J. Mayer, C. Standen (Hrsg.)

Lehrbuch Osteopathische Medizin

Johannes Mayer, Clive Standen (Hrsg.)

Lehrbuch Osteopathische Medizin

1. Auflage Studienausgabe

Herausgegeben von:
Dr. med. Johannes Mayer D. O. M.®, Clinical Ass. Professor OUHCOM Athens, Ohio/USA,
Vize-Präsident BDOÄ, Präsident DGOM
Clive Standen MA, DO, South Pacific College of Natural Medicine, Ellerslie, Auckland/Neuseeland

Mit Beiträgen von:
Jean Pierre Barral, Jim Bartley, Jean Michel Besnard, Wolfgang Boisserée, Maurice César, Zachary Comeaux, Rosalba Courtney, Karl Donner, Bernhard Ewen, Carol Fawkes, Heather Ferrill, Christian Fossum, Ilka Funke-Wellstein, Martin Grunwald, Helmut Hager, Christian Hartmann, Jason Haxton, Rainer Heller, Dietmar Hellmich, Hans-Christian Hogrefe, Jörg Hohendahl, Martin Ingenfeld, Rainer Kamp, Hollis H. King, Eduard Kraft, Michael L. Kuchera, Rupert Lebmeier, Eyal Lederman, Bernhard Leimbeck, Wolfgang Liebschner, Kenneth Lossing, Johannes Mayer, Heiko Methe, Frank Müller, Stephanie Müller, Winfried Neuhuber, John O'Brien, Gerald Osborn, Holger Pelz, Nick Penney, Marion Raab, Ines Repik, Robert Schleip, Stefan Schmidt, Andreas Schmitz, Ingo Schmitz, Mark D. Schuenke, Werner Schupp, Ralph Schürer, Thomas Seebeck, Gregor Slavicek, Clive Standen, Edward G. Stiles, Maja Storch, Joel Talsma, Wolfgang Tschacher, Stephen Tyreman, David J. Vaux, Harald Walach, Matt Wallden, Ruppert Wellstein, Frank H. Willard, Marc Wittmann

Übersetzt von: Gudrun Meddeb, Les Berges du Lac/Tunesien; Dr. med. Sibylle Tönjes, Kiel

Mit einem Geleitwort von: Leon Chaitow, Korfu/Griechenland

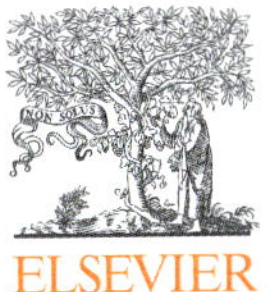

ELSEVIER

Elsevier GmbH, Bernhard-Wicki-Str. 5, 80636 München, Deutschland
Wir freuen uns über Ihr Feedback und Ihre Anregungen an: kundendienst@elsevier.com

ISBN: 978-3-437-55089-8
eISBN: 978-3-437-06443-2

1. Auflage 2017
1. Auflage Studienausgabe 2024

Wichtiger Hinweis für den Benutzer
Die medizinischen Wissenschaften unterliegen einem sehr schnellen Wissenszuwachs. Der stetige Wandel von Methoden, Wirkstoffen und Erkenntnissen ist allen an diesem Werk Beteiligten bewusst. Sowohl der Verlag als auch die Autorinnen und Autoren und alle, die an der Entstehung dieses Werkes beteiligt waren, haben große Sorgfalt darauf verwandt, dass die Angaben zu Methoden, Anweisungen, Produkten, Anwendungen oder Konzepten dem aktuellen Wissensstand zum Zeitpunkt der Fertigstellung des Werkes entsprechen. Der Verlag kann jedoch keine Gewähr für Angaben zu Dosierung und Applikationsformen übernehmen. Es sollte stets eine unabhängige und sorgfältige Überprüfung von Diagnosen und Arzneimitteldosierungen sowie möglicher Kontraindikationen erfolgen. Jede Dosierung oder Applikation liegt in der Verantwortung der Anwenderin oder des Anwenders. Die Elsevier GmbH, die Autorinnen und Autoren und alle, die an der Entstehung des Werkes mitgewirkt haben, können keinerlei Haftung in Bezug auf jegliche Verletzung und/oder Schäden an Personen oder Eigentum, im Rahmen von Produkthaftung, Fahrlässigkeit oder anderweitig übernehmen.

Für die Vollständigkeit und Auswahl der aufgeführten Medikamente übernimmt der Verlag keine Gewähr.
Geschützte Warennamen (Warenzeichen) werden in der Regel besonders kenntlich gemacht (®). Aus dem Fehlen eines solchen Hinweises kann jedoch nicht automatisch geschlossen werden, dass es sich um einen freien Warennamen handelt.

Bibliografische Information der Deutschen Nationalbibliothek
Die Deutsche Nationalbibliothek verzeichnet diese Publikation in der Deutschen Nationalbibliografie; detaillierte bibliografische Daten sind im Internet über http://www.d-nb.de/ abrufbar.

24 25 26 27 28 5 4 3 2 1

In ihren Veröffentlichungen verfolgt die Elsevier GmbH das Ziel, genderneutrale Formulierungen für Personengruppen zu verwenden. Um jedoch den Textfluss nicht zu stören sowie die gestalterische Freiheit nicht einzuschränken, wurden bisweilen Kompromisse eingegangen. Selbstverständlich sind **immer alle Geschlechter** gemeint.

Planung: Marko Schweizer, Laura Eichhorn, München
Projektmanagement: Alice Kachnij, Annekathrin Sichling, Sibylle Hartl, München
Redaktion: Monika Krumnow, Kasseedorf
Media Rights Management: Dr. Melanie Dobler, München
Herstellung: Ute Landwehr-Heldt, Bremen
Satz: abavo GmbH, Buchloe, Deutschland
Druck und Bindung: Dimograf, Bielsko-Biała, Polen
Umschlaggestaltung: SpieszDesign, Neu-Ulm
Titelfotografie: © istockphoto.com/Alkalyne

Aktuelle Informationen finden Sie im Internet unter **www.elsevier.de**

Geleitwort

Der sorgfältig erstellte und zusammengestellte Inhalt dieses Buches präsentiert die osteopathische Medizin als umfassende, schlüssige und prinzipienfeste Gesundheitsdisziplin, die sich bei einer großen Spannbreite von gesundheitlichen Beschwerden einsetzen lässt und nicht auf Schmerzen und Funktionsstörungen des Bewegungsapparats begrenzt ist. Ein Beispiel dafür sind die herausragenden Kapitel über die osteopathische Behandlung respiratorischer Krankheiten.

Die Osteopathie hat ihre Wurzeln in den USA und ist inzwischen weltweit zur Blüte gelangt. Für dieses umfassende Buch wurden Beiträge von Autoren aus allen sich entwickelnden Zweigen des Berufstands in den USA, Europa, Australien und Neuseeland zusammengetragen.

Um es gleich zu sagen: Dies ist kein Anleitungsbuch mit ausführlichen Beispielen für die manuellen Methoden und Techniken, von denen es bereits zahlreiche gibt. Stattdessen handelt sich um die Erläuterung des Warum, Wo, Was und Wann der klinischen Anwendung der Philosophie, Wissenschaft und Kunst der osteopathischen Behandlungsverfahren, die die grundlegenden Vorgaben dafür liefern, wie die Osteopathie am besten angewandt wird.

Durch diese Ausführungen, Erkundungen und Diskussionen der Merkmale der Osteopathie unterscheidet sich dieses Modell der Gesundheitsversorgung von anderen Ansätzen, sei es in der Schulmedizin (z. B. Physiotherapie, orthopädische manuelle Therapie) oder in der Komplementärmedizin (z. B. Chiropraktik).

Da die Förderung der Gesundheit – von Funktionalität, Vitalität und Resilienz – sowie die Wiederherstellung des Wohlbefindens die wichtigsten Ziele der osteopathischen Medizin sind, sollten ihre Prinzipien eine feste Basis haben. Daher wird die Grundlagenforschung, die die Wirkung der osteopathischen Ansätze auf die Gesundheit erklärt, im gesamten Buch ausführlich dargelegt. Das Gleiche gilt für die Grundsätze, die die osteopathische Praxis durchdringen.

Im Verlauf des Buches kristallisiert sich ein umfassender Überblick über die Vorzüge der osteopathischen Denkweise bei der Behandlung von Patienten heraus. Sie ist bezogen auf Erstvorstellung, Evaluation, Palpation, Diagnostik und Management unabhängig davon, ob die Patienten strukturelle oder funktionelle, pädiatrische oder geriatrische, akute oder chronische, physikalische oder psychische Beschwerden haben und ob sie unter Schmerzen oder Funktionsstörungen (oder beidem) – die global, regional oder lokal sein können – leiden. Bereiche wie die Patientensicherheit werden dabei genauso beachtet wie Belege für die Wirksamkeit (und Kosteneffektivität) der osteopathischen Behandlung.

Die Komplexität dieser zahlreichen Variablen könnte von einem wichtigen Grundsatz der Osteopathie ablenken, wonach der menschliche Körper eine sich selbst regulierende Einheit bildet und die Osteopathie nur die Aufgabe hat, das Gleichgewicht zu stärken oder Hinderungsgründe für eine Heilung zu modifizieren, zu modulieren oder zu entfernen.

Ich gratuliere den Herausgebern, Autoren und dem Verleger dieses Buches zu ihrem Konzept und der Veröffentlichung.

Korfu, Griechenland, Juni 2016
Leon Chaitow

Vorwort

Die Osteopathie ist ein vielfältiger und breit gefächerter Bereich im Gesundheitswesen. Sie wird unter verschiedenen Regelsystemen und in zahlreichen Praxisformen ausgeübt. Die osteopathische Praxis unterliegt zwar abhängig vom geografischen Standort des Therapeuten, von seinem Praxisgebiet und einer etwaigen Zulassung als Arzt gewissen Abweichungen, manche Eigenschaften sind jedoch fundamental und universell. Osteopathen und osteopathische Ärzte behandeln ein breites Spektrum an Patienten, die sich mit einem ebenfalls breiten Spektrum an Beschwerden, Krankheiten und Zusammenhängen vorstellen. Trotzdem aber vereinen die Denkprozesse, Werte und Fähigkeiten, die bei der Patientenbehandlung zum Einsatz kommen, Osteopathen und osteopathische Ärzte unabhängig von ihrem fachlichen Hintergrund.

Dieses Buch soll die Elemente erforschen und darlegen, die im weitesten Sinne der Philosophie, Wissenschaft und Praxis der Osteopathie zugrunde liegen. Unser Ziel als Herausgeber war die Schaffung eines Werkes, das das Wissen, die Grundgedanken und Grundsätze sowie die Fähigkeiten zusammenträgt, die es dem Arzt/Osteopath nicht nur ermöglichen, sich auf das Studium der Osteopathie einzulassen, sondern auch, sie weiter zu verbessern und zu verfeinern.

Unser Bestreben zielte von Beginn an darauf, ein Buch zusammenzustellen, das ein umfassendes Bild der Osteopathie als unabhängiges Gesundheitssystem, das komplementär zur Schulmedizin existiert, vermittelt und die Osteopathie als wissenschaftliche Methode mit starken Verbindungen zu anderen Natur- und Humanwissenschaften versteht.

Außerdem haben wir weitestgehend versucht, evidenzinformierte und personenzentrierte Aspekte der Osteopathie zu berücksichtigen und angesichts der wissenschaftlichen Entwicklung zum Umdenken hinsichtlich der osteopathischen Grundsätze und Philosophie anzuregen. Dazu wird die Osteopathie von einem internationalen Autorenteam aus Europa, den USA und Australasien in ihrem gegenwärtigen klinischen Kontext dargestellt.

Bei der Entwicklung des Textes wurde auf den hinter dem osteopathischen Ansatz stehenden Grundgedanken geachtet, ebenso bei der Betrachtung der Gründe für eine bestimmte Handlungsweise und der Art, wie die Denkweisen von osteopathischen Ärzten/Osteopathen reflektiert, diskutiert und entwickelt werden können. Auch das derzeitige Verständnis der Geschichte, der Entwicklung und der Bedeutung der Osteopathie wird betrachtet und dabei auf die sich entwickelnden und noch möglichen Rollen der Osteopathen und osteopathischen Ärzte bei der Behandlung einer sich rasch wandelnden und wachsenden Weltbevölkerung eingegangen.

Die Herausforderung für unseren Berufsstand besteht darin sicherzustellen, dass wir die Bedeutung der Palpation als zentrales Element einer guten Gesundheitsversorgung nicht aus den Augen verlieren. Außerdem müssen wir auch weiterhin vermitteln, dass die osteopathische Behandlung einen wichtigen Beitrag zur Lösung von Problemen leisten kann, mit denen sich der Einzelne in dieser immer stärker technologisch und sozial verknüpften Gesellschaft konfrontiert sieht. Und schließlich darf der osteopathische Berufsstand nicht vergessen, dass eine gute osteopathische Behandlung für all jene Menschen erschwinglich und erreichbar sein muss, die sie benötigen und in Anspruch nehmen wollen.

Wir danken allen unseren Autoren und dem Team von Elsevier München, insbesondere Alice Kachnij, Annekathrin Sichling, Monika Krumnow, Melanie Dobler und Marko Schweizer, für die kompetente Anleitung und Unterstützung.

Dasing, Deutschland, Juli 2016
Dr. med. Johannes Mayer

Ellerslie, Neuseeland, Juli 2016
Clive Standen MA, DO

Adressen

Jean Pierre Barral D. O., MROF
Barral Osteopathic Teaching Organization
Le Mas des Oliviers – Chemin de la Cubelle
30740 Le Cailar
Frankreich

Jim Bartley MB, ChB, FRACS, FFPMANZCA
10 Owens Road
Epsom, Auckland, 1023
Neuseeland

Dr. Jean-Michel Besnard
20 Rue de la Michodière
75002 Paris
Frankreich

Dr. med. dent. Wolfgang Boisserée
Praxis für Zahnheilkunde
Heidelweg 4
50999 Köln-Sürth

Maurice César D. O., M. R. O. B.
14, rue des Bons Enfants
4500 Huy
Belgien

Zachary Comeaux DO
191 Day Lily Lane
Lewisburg, West Virginia 24901
U. S. A.

Dr. Rosalba Courtney DO, PhD
Breath and Body Clinic
11 Binburra Ave
Avalon Beach NSW 2107
Australien

Dr. med. Karl Donner D.O.M.®
Facharzt für Orthopädie und Rheumatologie
Ringoldswilstrasse 120
3656 Tschingel
Schweiz

Dr. med. Bernhard Ewen D. O. M.®
Clin. Ass. Professor
OUHCOM Athens, Ohio/USA
Facharzt für Allgemeinmedizin
Osteopathische Schwerpunktpraxis
Breiter Weg 2a
55545 Bad Kreuznach

Carol Fawkes D.O.®
Barts and The London School of Medicine and Dentistry
Centre for Primary Care and Public Health
Blizard Institute
Yvonne Carter Building
58 Turner Street
London E1 2AB
Großbritannien

Heather Ferrill DO, MS
Chair of the Osteopathic Principles and Practices (OPP)
Department
Associate Professor of OPP
Rocky Vista University College of Osteopathic Medicine
8401 S. Chambers Rd.
Parker, Colorado 80134
U. S. A.

Christian Fossum D.O.®
Associate Professor and Head of Osteopathic Studies
School of Health Sciences Høyskolen Kristiania
Kirkegata 22
0153 Oslo
Norwegen

Dr. med. Ilka Funke-Wellstein
Gynäkologische Praxis FrauenWege
Raiffeisenstr. 2a
67105 Schifferstadt

PD Dr. phil. Martin Grunwald
Universität Leipzig
Paul-Flechsig-Institut für Hirnforschung
Haptik-Forschungslabor
Liebigstraße 19, Haus C
04103 Leipzig

Dr. med. Helmut Hager D.O.M.®
Orthophys
Praxis für Orthopädie, Osteopathische Medizin und
Physiotherapie
Cosimastr. 4
81927 München

Christian Hartmann D.O.®
Arzt und Osteopath
Am Gasteig 6
82396 Pähl

Jason Haxton M. A., D. O. (h. c.)
Museum Director
Museum of Osteopathic Medicine
800 W. Jefferson Street
Kirksville, Missouri 63501
U. S. A.

Dr. med. Rainer Heller D.O.M.®
Facharzt für Innere Medizin, Osteopathische Medizin
An Groß Sankt Martin 6
50667 Köln

Dr. med. Dietmar Hellmich D.O.M.®
Facharzt für Physikalische und Rehabilitative Medizin
Hochheimer Str. 53
55246 Mainz-Kostheim

Dr. med. Hans-Christian Hogrefe D.O.M.®
Facharzt für Orthopädie, Spezielle Schmerztherapie
Manuelle Medizin
Chefarzt Konservative Orthopädie, Osteopathische Medizin
Klinikum Landau-SÜW
Klinik Bad Bergzabern
Danziger Str. 25
76887 Bad Bergzabern

Dr. med. Jörg Hohendahl
Leitender Arzt Bereich Entwicklungs- und Neurorehabilitation
Klinik für Kinder- und Jugendmedizin
Ruhr-Universität Bochum
Alexandrinenstr. 5
44791 Bochum

Dr. phil. Martin Ingenfeld
Burgweg 25
87527 Sonthofen

Dr. med. Rainer Kamp D.O.M.®
Facharzt für Orthopädie
Hugo-Fuchs-Allee 6
58644 Iserlohn

Hollis H. King DO, PhD, FAAO
Clinical Professor of Family Medicine
Center for Integrative Medicine
University of California San Diego School of Medicine
9333 Genesee Ave., Ste. 200
San Diego, California 92121
U. S. A.

PD Dr. med. Eduard Kraft
Klinikum der Ludwig-Maximilians-Universität München
Klinik für Orthopädie, Physikalische Medizin und Rehabilitation
Leiter der Interdisziplinären Schmerzambulanz
Campus Großhadern
Marchioninistr. 15
81377 München

Michael L. Kuchera DO, F. A. A. O.
Professor of Osteopathic Manipulative Medicine (OMM)
Marian University
3200 Cold Spring Road
Indianapolis, Indiana 46222
U. S. A.

Dr. med. Rupert Lebmeier D.O.M.®
Facharzt für Allgemeinmedizin, , Osteopathische Medizin,
Naturheilkunde
Nardini-Klinikum
Kaiserstr. 14
66482 Zweibrücken

Dr. Eyal Lederman DO, PhD
15 Harberton Road
London N19 3JS
Großbritannien

Dr. med. Bernhard Leimbeck D.O.M.®
Orthophys
Praxis für Orthopädie, Osteopathische Medizin und Physiotherapie
Cosimastr. 4
81927 München

Dipl.-Med. Wolfgang Liebschner D.O.M.®
Facharzt für Physikalische und Rehabilitative Medizin
Spezielle Schmerztherapie, Osteopathische Medizin
Demmlerplatz 10
19053 Schwerin

Dr. Kenneth Lossing DO
748 Lincoln Ave
San Rafael, California 94901
U. S. A.

Dr. med. Johannes Mayer, D.O.M.®
Osteopathische Medizin
Facharzt für Allgemeinmedizin
Clinical Ass. Professor
OUHCOM Athens, Ohio/USA
Kreitweg 17
86453 Dasing

PD Dr. med. Heiko Methe
Abt. Innere Medizin – Kardiologie
Kliniken an der Paar
Krankenhaus Aichach
Krankenhausstr. 11
86551 Aichach

Frank Müller DO-DAAO, DOM-EROP
Facharzt f. Orthopädie
Ärztlicher Osteopath
Praxis für Orthopädie & Osteopathie
Klever Str 25
40477 Düsseldorf

Dr. Dipl.-Psych. Stephanie Müller
Universität Leipzig
Paul-Flechsig-Institut für Hirnforschung
Haptik-Forschungslabor
Liebigstraße 19, Haus C
04103 Leipzig

Prof. Dr. med. univ. Winfried Neuhuber
Institut für Anatomie LS1
Universität Erlangen-Nürnberg
Krankenhausstr. 9
91054 Erlangen

John C. O'Brien MA, DO
6 The Green
Marsh Baldon
Oxford OX44 9LW
Großbritannien

Dr. Gerald Osborn DO
G. Lincoln Memorial University
Psychiatrist
6965 Cumberland Gap Parkway
Harrogate, Tennessee 37752
U. S. A.

Dr. med. Holger Pelz D. O. M.®
Facharzt für Allgemeinmedizin/Psychotherapie
St.-Petri-Platz 5
21614 Buxtehude

Dr. Nick Penney BSc (Hons) Ost Med PhD
(Musculoskeletal Medicine)
Integrative Pain Care
437 Remuera Road
Remuera, Auckland 100
Neuseeland

Prof. Dr. med. Marion Raab
Institut für Anatomie LS1
Universität Erlangen-Nürnberg
Krankenhausstr. 9
91054 Erlangen

Dr. med. Ines Repik D.O.M.®
Fachärztin für Hals-Nasen-Ohrenheilkunde,
Osteopathische Medizin
Universitätsmedizin Mannheim
Hals-Nasen-Ohren-Klinik
Theodor-Kutzer-Ufer 1–3
68167 Mannheim

Dr. biol. hum. Robert Schleip
Universität Ulm
Division of Neurophysiology
Helmholtzstr. 16
89081 Ulm

Prof. Dr. phil. Stefan Schmidt
Universitätsklinikum Freiburg
Klinik für Psychosomatische Medizin
Hauptstr. 8
79104 Freiburg

Dr. med. Andreas Schmitz D. O.M.®
Facharzt für Orthopädie, Osteopathische Medizin
Hugo-Fuchs-Allee 6
58644 Iserlohn

Ingo Schmitz D. O.M. ®
Facharzt für Neurologie
Manuelle Medizin/Sportmedizin, Osteopathische Medizin
Obere Wilhelmstr. 31
53225 Bonn

Dr. Mark D. Schuenke
University of New England
Section of Human Anatomy
College of Osteopathic Medicine
11 Hills Beach Rd.
Biddeford, Maine 04005–9526
U. S. A.

Dr. med. dent. Werner Schupp
Fachpraxis für Kieferorthopädie
Hauptstr. 50
50996 Köln

Dr. med. Ralph Schürer D. O.M.®
Facharzt für Allgemeinmedizin, Spezielle Schmerztherapie,
Osteopathische Medizin
An der Pirschheide 28
14471 Potsdam

Thomas Seebeck D.O.T.®
Praxis Seebeck und Ortmann
Physiotherapie Praxis
Clemens-August-Str. 3
49413 Dinklage

Prof. Dr. med. univ. et med. dent. Gregor Slavicek
Steinbeis Transfer Institut
Biomedical Interdisciplinary Dentistry
Filderhauptstr. 142
70599 Stuttgart

Clive Standen MA, DO
South Pacific College of Natural Medicine
Ellerslie, Auckland
Neuseeland

Prof. Edward G. Stiles D.O., F. A. A. O.
University of Pikeville
Kentucky College of Osteopathic Medicine
147 Sycamore Street
Pikeville, Kentucky 41501
U. S. A.

Dr. Maja Storch
Psychologin
Institut für Selbstmanagement und Motivation Zürich ISMZ GmbH
Spin-off der Universität Zürich
Scheuchzerstr. 21
8006 Zürich
Schweiz

Joel Talsma MS
Touro University
Basic Sciences Department
1310 Club Drive
Vallejo, California 94594
U. S. A.

Prof. Dr. Wolfgang Tschacher
Universität Bern
Universitätsklinik für Psychiatrie und Psychotherapie
Bolligenstr. 111
3060 Bern
Schweiz

Prof. Stephen Tyreman PhD, MA, DO
Dean of Osteopatic Educational Developement
British School of Health
Campus Kristiania
PB 1190 Sentrum
0107 Oslo
Norwegen

David J. Vaux BOst MSc, MSc
8 Sandling way
St Marys Island
Chatham
Kent ME4 3AZ
Großbritannien

Prof. Dr. Dr. phil. Harald Walach
Institut für transkulturelle Gesundheitswissenschaften (IntraG)
Europa Universität Viadrina
Große Scharrnstr. 59
15230 Frankfurt/Oder

Matt Wallden BSc (Hons) MSc
Primal Lifestyle
Unit 5 Glebeland Centre
Vincent Lane
Dorking, Surrey RH4 3HW
Großbritannien

Ruppert Wellstein D.O.M.®
Facharzt für Allgemeinmedizin
Chirotherapie, Naturheilverfahren, Osteopathische Medizin
Allensteiner Str. 1
67240 Bobenheim-Roxheim

Frank H. Willard PhD
University of New England
Section of Human Anatomy
College of Osteopathic Medicine
11 Hills Beach Rd.
Biddeford, Maine 04005–9526
U. S. A.

PD Dr. Marc Wittmann
Institut für Grenzgebiete der Psychologie
und Psychohygiene e. V.
Wilhelmstr. 3A
79098 Freiburg

Abkürzungen

αSMA	Smooth Muscle α-Actin
γ-GT	Gamma-Glutamyltransferase
A.	Arterie
AAO	American Academy of Osteopathy
AC-Gelenk	Akromioklavikulargelenk
ACC	anteriorer zingulärer Kortex
ACE	Angiotensin-Converting Enzyme
ACPA	Antikörper gegen zitrullinierte Proteine
ACT	Akzeptanz- und Commitmenttherapie
ACTH	adrenokortikotropes Hormon
ADHS	Aufmerksamkeitsdefizit-Hyperaktivitätsstörung
ADL	Activities of Daily Life (Alltagskompetenz)
AGE	Advanced Glycation Endproduct
AGR	Area of Greatest Restriction (Schlüsselläsion)
AGS	adrenogenitales Syndrom
ALS	amyotrophe Lateralsklerose
ANCA	anti-neutrophile zytoplasmatische Antikörper
ANOA	Arbeitsgemeinschaft der nichtoperativen orthopädischen manualmedizinischen Akutkrankenhäuser
ANOVA	Analysis of Variance
ANS	autonomes Nervensystem
AOA	American Osteopathic Association
APS	Antiphospholipidsyndrom
AR	Außenrotation
ARAS	aufsteigendes retikuläres Aktivierungssystem
AS	ankylosierende Spondylitis (Spondylitis ankylosans)
ASO	American School of Osteopathy
AT	anterior Thorax (Counterstrain-Tenderpunkt)
ATL	anterior lateral Thorax (Counterstrain-Tenderpunkt)
ATP	Adenosintriphosphat
AWMF	Arbeitsgemeinschaft der Wissenschaftlichen Medizinischen Fachgesellschaften
BDD	Bodily Distress Disorder
BIA	Bioimpedanzanalyse
BLT	Balanced Ligamentous Tension
BMI	Body-Mass-Index
BMP	Bone Morphogenetic Protein
BMT	Balanced Membraneous Tension
BNP	Brain Natriuretic Peptide
BOA	British Osteopathic Association
BPPV	benigner peripherer paroxysmaler Lagerungschwindel
BPS	Bladder Pain Syndrome (interstitielle Zystitis)
BSE	bovine spongiforme Enzephalitis
BSG	Blutsenkungsgeschwindigkeit
BSO	British School of Osteopathy
BWS	Brustwirbelsäule
C	Bezeichnung für Halswirbel
CAM	Komplementär- und Alternativmedizin
cAMP	zyklisches Adenosinmonophosphat
CCD	kraniozervikales Syndrom
CCP	zyklisches zitrulliniertes Peptid
cCT	kraniale Computertomografie
CDG	Congenital Disorders of Glycosylation
CFS	Chronic-Fatigue-Syndrom
CGRP	Calcitonin Gene-Related Peptide
CIDO	Centre Internationale d'Ostéopathie
CIPD	chronisch-inflammatorisch demyelinisierende Polyneuropathie
CIS	Clinically Isolated Syndrome (klinisch isoliertes Syndrom)
CGRP	Calcitonin Gene-Related Peptide
CK	Kreatinkinase
CK-MB	Kreatinkinase Muscle-Brain Type
CMD	kraniomandibuläre Dysfunktion
CMS	kraniomandibuläres System
COPD	chronisch-obstruktive Atemwegserkrankung
COX	Cyclooxygenase
CP	chronische Polyarthritis
CPE	Continuing Professional Education (kontinuierliche Weiterbildung)
CPM	Conditioned Pain Modulation
CPPS	Chronic Pelvic Pain Syndrome (chronisches Beckenschmerzsyndrom)
CREB-Protein	cAMP Response Element-Binding Protein
CRF	Corticotropin-Releasing Factor
CRI	kranialer rhythmischer Impuls
CRP	C-reaktives Protein
CRPS	Complex Regional Pain Syndrome (komplexes regionales Schmerzsyndrom)
CT	Computertomografie
CTS	Karpaltunnelsyndrom
CTÜ	zervikothorakaler Übergang
CV4	Kompression des 4. Ventrikels
D	Bezeichnung für Dornfortsatz
DAAO	Deutsch-Amerikanische Akademie für Osteopathie
DALY	Disability-Adjusted Life Year
DCN	Hinterstrangkerne der Medulla oblongata
DEXA, DXA	Dual-Energy-X-Ray-Absorptiometry (Dual-Röntgen-Absorptiometrie)
DGOM	Deutsche Gesellschaft für Osteopathische Medizin
DHEA	Dehydroepiandrosteron
DIC	disseminierte intravasale Gerinnung
DIP-Gelenk	distales Interphalangealgelenk
DISH	diffuse idiopathische Skeletthyperostose
DMARD	Disease-Modifying Anti-Rheumatic Drugs
DNIC	Diffuse Noxious Inhibitory Control
DNS (DNA)	Desoxyribonukleinsäure (Deoxyribonucleic Acid)
D.O.®	Diplom in Osteopathie (Trademark VOD)
DO	Doctor of Osteopathic Medicine (in den USA)
D.O.M.®	Diplom Osteopathische Medizin (Trademark der DGOM)
DVT	digitale Volumentomografie
EAU	European Association of Urology
ECHO-Viren	Enteric-Cytophatic-Human-Orphan-Viren
ECM	extrazelluläre Matrix
ECS	Endocannabinoidsystem
EDSS	Expanded Disability Status Scale
EFO	European Federation of Osteopaths
EKG	Elektrokardiogramm
EMDR	Eye Movement Desensitization and Reprocessing
EMG	Elektromyografie
EMT	epithelial-mesenchymale Umwandlung
ENS	enterisches Nervensystem
EPF	Early Pregnancy Factor
EPSP	exzitatorische postsynaptische Potenziale
EROP	European Register of Osteopathic Physicians
ERS	Begriff aus der Muskel-Energie-Technik: der Wirbel steht extendiert, rotiert und seitgeneigt
ESO	European School of Osteopathy
EUG	Extrauteringravidität
FAK	fokale Adhäsionskinase
FGF	Fibroblast Growth Factor (Fibroblasten-Wachstumsfaktor)
FGID	Functional Gastrointestinal Disorder (funktionelle gastrointestinale Störung)
FIC	frontoinsularer Kortex
FIMM	Fédération Internationale de Médecine Manuelle

fMRT	funktionelle Magnetresonanztomografie
FORE	Forum for Osteopathic Regulation in Europe
FRC	funktionelle Residualkapazität
FRS	Begriff aus der Muskel-Energie-Technik: der Wirbel steht flektiert, rotiert und seitgeneigt
FSH	follikelstimulierendes Hormon
GABA	Gamma-Amino-Buttersäure
GAG-Schicht	Blasenschutzschicht aus Glykosaminoglykanen
Gamma-GT	Gamma-Glutamyl-Transferase
GBS	Guillan-Barré-Syndrom
GCRO	General Council and Register of Osteopaths
GERD	gastroösophageale Refluxkrankheit
Ggl.	Ganglion
GnRH	Gonadotropin-Releasing Hormone
GOsC	General Osteopathic Council (Großbritannien)
GOT	Generalized Osteopathic Treatment (ganzheitliche osteopathische Behandlung)
GTP	Guanosintriphosphat
HCG	humanes Choriongonadotropin
HIKP	habituelle Interkuspidation
HIV	Human Immunodeficiency Virus
HLA	humanes Leukozytenantigen
HoxA	Homöobox-Transkriptionsfaktor
HPA-Achse	Hypothalamus-Hypophysen-Nebennierenrinden-Achse
HPV	humane Papillomviren
HRT	Hormonersatztherapie
HRV	Heart Rate Variability (Herzfrequenzvariabilität)
HST	Haptik-Schwellentest
HSV	Herpes-simplex-Virus
HVLA	High Velocity Low Amplitude Manipulation
HWS	Halswirbelsäule
Hz	Hertz (Schwingungen pro Sekunde)
i. a.	intraarteriell
IASP	International Association of Pain
ICD	International Classification of Diseases
ICF	International Classification of Functioning, Disability and Health
ICHD	International Classification of Headache Disorders
ICR	Interkostalraum
IgE	Immunglobulin E
IHS	International Headache Society
IMT	inspiratorisches Muskeltraining
IR	Innenrotation
IRI	Infrarot Regulations Imaging (Infrarotthermografie)
ISG	Iliosakralgelenk
IUP	Intrauterinpessar
IVF	In-vitro-Fertilisation
JIA	juvenile idiopathische Arthritis
KASH	Klarsicht/Anc-1/Syne Homology
KCOM	Kirksville College of Osteopathic Medicine
KHK	koronare Herzkrankheit
L	Bezeichnung für Lendenwirbel
LAP	Latency-Associated Protein
LCO	Littlejohn College of Osteopathy
LDH	Laktatdehydrogenase
LH	luteinisierendes Hormon
LIF	Leukemia Inhibitory Factor
LMO	Lien Mécanique Ostéopathique
LOX	Lipoxygenase
LTBP	latentes TGF-β-Bindungsprotein
LUTS	Lower Urinary Tract Syndrome
LV-GCA	Large Vessel Giant Cell Arteriitis
LWS	Lendenwirbelsäule
M.	Musculus
MARM	Manual Assessment of Respiratory Motion
MBI	Mindfulness Based Interventions
MBSR	Mindfulness Based Stress Reduction
MCP-Gelenk	Metakarpophalangealgelenk
MCTD	Mixed Connective Tissue Disease
ME	myalgische Enzephalomyelitis
MET	Muskel-Energie-Technik
MFR	Myofascial Release (myofasziale Entspannungstechniken)
MLR	mesenzephale lokomotorische Region
MMSK	multimodale Stresskompetenz
mRNA	messenger RNA
MRT	Magnetresonanztomografie
MRZ-Reaktion	intrathekale Antikörper gegen Masern, Röteln und Herpes Zoster
MSS	muskuloskeletales System
MTP-Gelenk	Metatarsophalangealgelenk
n	Statistik: Anzahl der Merkmalsausprägungen
N	Statistik: Größe der Grundgesamtheit
N.	Nervus
Ncl.	Nucleus
ncRNA	non-coding RNA
NHS	National Health Service (Großbritannien)
NMDA	N-Methyl-D-Aspartat
NMR	Nuclear Magnetic Resonance (Kernspinresonanz)
NOA	National Osteopathic Archive
NPH	Normaldruckhydrozephalus
NPP	Nucleus-pulposus-Prolaps
NPV	Nucleus periventricularis
NRS	numerische Rating-Skala
NS-Neuronen	nozizeptive Neuronen
NSAID	nichtsteroidale Antiphlogistika
NSO	Nucleus supraopticus
OA-Gelenke	Gelenke zwischen Okziput und Atlas
OAA	Okziput-Atlas-Axis
OAB	Overactive Bladder (Reizblase)
OBA	Osteopathy Board of Australia
OBB	Osteopathie im biodynamischen Bereich
OIA	Osteopathic International Alliance
OM	osteopathische Medizin
OM-Naht	Sutura occipitomastoidea
OMM	osteopathische manipulative Medizin
OMT	osteopathische manipulative Therapie
ORC	Osteopathic Research Center
OSD	Osteopathie Schule Deutschland
PAG	periaquäduktales Grau
pAVK	periphere arterielle Verschlusskrankheit
pCO2	Kohlendioxidpartialdruck
PDD-NOS	Pervasive Developmental Disorder – not otherwise specified
PDGF	Platelet-Derived Growth Factor
PDL	periodontales Ligament
PET	Positronenemissionstomografie
PFO	polyfollikuläres Ovar
PGE2	Prostaglandin E2
PICO	Population, Intervention, Control, Outcome
PID	Pelvic Inflammatory Disease (entzündliche Erkrankungen des Beckens)
PIP-Gelenk	proximales Interphalangealgelenk
PIR	postisometrische Relaxationsbehandlung
PMR	Polymyalgia rheumatica
PNF	propriozeptive neuromuskuläre Fazilitation
PNI	Psycho-Neuro-Immunologie
PNS	peripheres Nervensystem
PPK	posteriorer Parietalkortex
PPS	Prostate Pain Syndrome (Prostata-Schmerzsyndrom)
PRM	primärer respiratorischer Mechanismus (Sutherland)
PROM	Patient Reported Outcome Measure
PsychThG	Psychotherapeutengesetz

PTBS	posttraumatische Belastungsstörung
R.	Ramus
RA	rheumatoide Arthritis
RDS	Reizdarmsyndrom
RGD	Arginin-Glycin-Asparaginsäure
RNS (RNA)	Ribonukleinsäure (Ribonucleic Acid)
ROM	Range of Motion
RTG	Regulationsthermografie
RZA	Riesenzellarteriitis
SAB	Subarachnoidalblutung
SAID	Specific Adaptation to Imposed Demands
SAS	Subakromialsyndrom
SAE	subkortikale arteriosklerotische Leukenzephalopathie
SC-Gelenk	Sternoklavikulargelenk
SCS	Strain-Counterstrain
SD	somatische Dysfunktion
SD	Standard Deviation (Standardabweichung)
SDC	Standardised Data Collection
SE	Standard Error (Standardfehler)
SEBQ	Self-Evaluation of Breathing Questionnaire
SER	Somato Emotional Release
SGOT	Serum-Glutamat-Oxalacetat-Transaminase
SGPT	Serum-Glutamat-Pyruvat-Transaminase
SI	primärer sensorischer Kortex
SIG	Sakroiliakalgelenk
S II	sekundärer sensorischer Kortex
SLAP	superiores Labrum von anterior nach posterior
SLE	systemischer Lupus erythematodes
SNS	somatisches (zerebrospinales) Nervensystem
SpA	Spondylarthritiden
SPD	Sensory Processing Disorder (sensorische Verarbeitungsstörung)
SPECT	Einzelphotonen-Emissionscomputertomografie
SS	Sum of Squares (Quadratsumme)
SSB	Synchondrosis sphenobasilaris
SSD	somatische Symptomstörung
SSO	Synchondrosis sphenooccipitalis
SSP	Supraspinatus
STD	Sexually Transmitted Disease (sexuell übertragbare Erkrankung)
SUN	Sad1/UNC-84 Homology
SUNA	short-lasting uniform neuralgiform headache attacks with cranial autonomic symptoms
SUNCT	short-lasting uniform neuralgiform headache attacks with conjunctival injection and tearing
TAK	trigeminale autonome Kopfschmerzen
TART	Tissue Texture Changes, Asymmetry, Range of Motion (altered), Tenderness
TCM	traditionelle chinesische Medizin
TEM	traditionelle europäische Medizin
TENS	transkutane elektrische Nervenstimulation
TEP	totale Endoprothese
TGF	Transforming Growth Factor
Th	Bezeichnung für Brustwirbel
THC	Tetrahydrocannabinol
THM-Oszillation	Traube-Hering-Mayer-Oszillation
TIA	transitorische ischämische Attacke
TMG	Temporomandibulargelenk
TNF-α	Tumor-Nekrose-Faktor α
ToM	Therory of Mind
Tr.	Tractus
TrP	Triggerpunkt
TVT	tiefe Beinvenenthrombose
VAS	visuelle Analogskala
VCD	Vocal Cord Dysfunction
VIP	Vasoactive Intestinal Polypetide
VOD	Verband der Osteopathen Deutschland e. V.
VPL	Nucleus ventralis posterolateralis
VRS	verbale Rating-Skala
VTA	ventrales tegmentales Areal
WDR-Neuronen	Wide-Dynamic-Range-Neuronen
WHO	World Health Organization
WOHO	World Osteopathic Health Organization
ZGA	Zygotic Genome Activation
ZNS	zentrales Nervensystem
ZRM	Zürcher Ressourcen Modell

Quellenverzeichnis

Der Verweis auf die jeweilige Abbildungsquelle befindet sich bei allen Abbildungen im Werk am Ende des Legendentextes in eckigen Klammern. Alle nicht besonders gekennzeichneten Grafiken und Abbildungen © Elsevier GmbH, München.

[E347-09] Moore K, Persaud TVN, Torchia MG. The Developing Human. Elsevier/Saunders, 9. Aufl. 2013.

[E365] James WD, Berger TG, Elston DM. Andrews' Diseases of the Skin: Clinical Dermatology. Elsevier/Health Sciences, 10. Aufl. 2006.

[E378] Fritz S, Grosenbach MJ. Mosby's Essential Sciences for Therapeutic Massage: Anatomy, Physiology, Biomechanics and Pathology. Elsevier/Mosby, 3. Aufl. 2009.

[E402] Drake RL et al. Gray's Anatomy for Students. Elsevier/Churchill Livingstone, 2005.

[E439] Townsend CM, Evers BM, Beauchamp RD. Sabiston Textbook of Surgery. Elsevier/Saunders, 18. Aufl. 2008.

[E549] Nolte J. The Human Brain. Elsevier/Mosby, 2008.

[E580] Drake RL, Vogl AW, Mitchell AWM. Gray's Anatomy for Students. Elsevier/Churchill Livingstone, 2. Aufl. 2009.

[E669] Myers T. Anatomy Trains: Myofascial Meridians for Manual and Movement Therapists. Elsevier/Churchill Livingstone, 2. Aufl. 2008.

[E701] Frazier MS. Essentials of Human Diseases and Conditions. Elsevier/Saunders, 4. Aufl. 2008.

[E838] Mitchell B, Sharma R. Embryology – An Illustrated Colour Text. Elsevier/Churchill Livingstone, 2005.

[E989] Magee DJ. Orthopedic Physical Assessment. Elsevier/Saunders, 5. Aufl. 2008.

[F228-003] Dailiana ZH et al. Scaphoid nonunions treated with vascularised bone grafts: MRI assessment. Eur J Radiol. 2004; 50 (3): 217–224.

[F235-001] Brandt TH, Strupp M. General vestibular testing. Clin Neurophysiol. 2005; 166 (2): 406–426.

[F264-003] Link TM, Majumdar S. Osteoporosis imaging. Radiol Clin North Am. 2003; 41 (4): 813–839.

[F751-004] Haynes RB et al. How to keep up with the medical literature: I. Why try to keep up and how to get started. Ann Intern Med. 1986; 105(1): 149–153.

[F886] Gallese V, Goldman A. Mirror neurons and the simulation theory of mind-reading. Trends Cogn Sci. 1998; 2 (12): 493–501.

[F887] Licciardone JC, Brimhall AK, King LN. Osteopathic manipulative treatment for low back pain: a systematic review and meta-analysis of randomized controlled trials. BMC Musculoskelet Disord. 2005; 6: 43.

[F889] Mokkink LB et al. The COSMIN study reached international consensus on taxonomy, terminology, and definitions of measurement properties for health-related patient-reported outcomes. J Clin Epidemiol. 2010; 63 (7): 737–745

[F900-002] Østergaard M et al. Structural lesions detected by magnetic resonance imaging in the spine of patients with spondyloarthritis – Definitions, assessment system and reference image set. J Rheumatol. 2009; 36 (Suppl. 84): 18–34.

[F914-001] Kuchera ML. Applying osteopathic principles to formulate treatment for patients with chronic pain. J Am Osteopath Assoc. 2007; 107: ES28–38.

[F914-002] Chanell MK. Modified Muncie technique: osteopathic manipulation for eustachian tube dysfunction and illustrative report of case. J Am Osteopath Assoc. 2008; 108 (5); 260–263.

[F936-001] Courtney R, van Dixhoorn J, Cohen M. Evaluation of breathing pattern: comparison of a Manual Assessment of Respiratory Motion (MARM) and respiratory induction plethysmography. Appl Psychophysiol Biofeedback. 2008; 33(2): 91–100.

[F937-001] Müller S, Winkelmann C, Krause F, Grunwald M. Occupation-related long-term sensory training enhances roughness discrimination but not tactile acuity. Exp Brain Res. 2014; 232 (6): 1905–1914.

[G100] Simons DG, Travell JG, Simons LS. Travell & Simons' Myofascial Pain and Dysfunction: The Trigger Point Manual: Vol. 1. Upper Half of Body. Lippincott, Williams & Wilkins, 1998.

[G210] Standring S. Gray's Anatomy. Elsevier/Churchill Livingstone, 40. Aufl. 2008.

[G338] Carreiro JE. An Osteopathic Approach to Children. Elsevier/Churchill Livingstone, 2. Aufl. 2009.

[G461] Myers TW. Anatomy Trains – Myofascial Meridians for Manual and Movement Therapists. Elsevier/Churchill Livingstone, 3. Aufl. 2014.

[G481] Bourgery JM, Jacob NH. Traité complet de l'anatomie de l'homme. Tome second. Paris, 1831.

[G482] Banks WP, Saxe R. Encyclopedia of Consciousness – Theory of Mind (Neural Basis). Academic Press, 2009.

[G483] Friedmann H, Glassmann J. Skriptenreihe der San Francisco International Manual Medicine Society (SFIMMS), 1997.

[G501] Hamilton WJ, Boyd JD, Mossman HW. Human Embryology. 4. Aufl. Heffer & Sons Ltd., 1972.

[G506] Kuchera ML, Kuchera WA. Osteopathic History, Philosophy and Somatic Influences in Health and Disease. Greyden Press, 1997.

[G507] Kuchera ML, Kuchera WA. Osteopathic Considerations in HEENT Disorders. Greyden Press, 2012.

[G508] Lederman E. Therapeutic stretching: towards a functional approach. Elsevier/Churchill Livingstone, 2013.

[G562] Heine H. Lehrbuch der biologischen Medizin – Grundlagen und extrazelluläre Matrix. 4.Aufl. Haug Verlag, 2014.

[G563] Boisserée W, Schupp W. Kraniomandibuläres und muskuloskelettales System. Quintessenz-Verlag, 2012. Mit freundlicher Genehmigung des Quintessenz-Verlags.

[G564] Bailey FR, Miller AM. Textbook of embryology. 3. Aufl. William Wood & Co, 1916.

[G565] Beck RW. Functional Neurology for Practitioners of Manual Medicine. 2. Aufl. Elsevier/Churchill Livingstone, 2011.

[G566] Mann D et al. Braunwald's Heart Disease: A Textbook of Cardiovascular Medicine. 10. Aufl. Elsevier/Saunders, 2015.

[G567] Czervionke LF, Fenton DS. Imaging Painful Spine Disorders. Elsevier/Saunders, 2011.

[G568] Applegate E. The Sectional Anatomy Learning System: Concepts/Applications. 3. Aufl. Elsevier/Saunders, 2010.

[G569] Washington CM, Leaver D. Principles and Practice of Radiation Therapy. 3. Aufl. Elsevier/Mosby, 2009.

[G570] Wein AJ et al. Campbell-Walsh Urology. 10. Aufl. Elsevier/Saunders, 2012.

[G571] Jones KJ. Neurological Assessment. Elsevier/Churchill Livingstone, 2011.

[G572] Drake R, Vogl A, Mitchell A. Gray's Anatomy for Students. 3. Aufl. Elsevier/Churchill Livingstone, 2015.

[G573] Stecco C. Functional Atlas of the Human Fascial System. Elsevier/Churchill Livingstone, 2015.
[G574] Barral JP, Mercier P. Visceral Manipulation. Eastland Press, 2006.
[G575] Grunwald M. Human Haptic Perception: Basics and Applications. Springer/Birkenhäuser, 2008.
[G576] Barral, JP, Croibier A. Manipulations vasculaires viscérales. Elsevier/Masson SAS, 2009.
[K358] Totem Studio (Pierre-François Couderc). www.totemstudio.com
[L108] Rüdiger Himmelhan, Heidelberg.
[L126] Dr. med Katja Dalkowski, Erlangen.
[L138] Martha Kosthorst, Borken.
[L190] Gerda Raichle, Ulm.
[L231] Stefan Dangl, München.
[L234] Helmut Holtermann, Dannenberg.
[L238] Sonja Klebe, Löhne.
[L243] Peter Sommerfeld, Wien.
[L252] abavo GmbH, Buchloe; Satz im Auftrag von Elsevier/Urban & Fischer.
[L268] Eléonore Lamoglia, Paris.
[L271] Matthias Korff, München.
[L289] Barbara Florence DeBruyn Haynes, Emporia, Kansas/USA.
[L290] Julius Ecke, Medizinische & Wissenschaftliche Illustration, München; www.julius-ecke.de.
[L291] Guido Göbbels, Köln.
[M593] Dr. med. Hans Garten, München.
[M678] Dr. biol. hum. Robert Schleip.
[O1023] Jutta Ewen, Bad Kreuznach.
[O1036] Piet van der Keylen, Universität Erlangen-Nürnberg.
[O1037] Dr. Carsten Appel, Praxis Endodontie am Venusberg, Bonn.
[O1038] Dr. Damir del Monte & Patrick Bohr, Karlsruhe.
[O1039] Dr. med. Dieter G. Thomas, D.O.M., gradierwerk, Multisensorische Privatpraxis für Osteopathie & Physiotherapie, Bad Nenndorf.
[O1040] Dr. med. dent. Marget Bäumer, Köln.
[P168] Jason Haxton, Kirksville/USA.
[P175] Dr. med. Holger Pelz, Buxtehude.
[P176] Prof. Dr. med. Dr. med. dent. Gregor Slavicek, Berlin.
[P177] Dr. Johannes Mayer, Dasing.
[P178] PD Dr. Martin Grunwald, Leipzig.
[P180] Dr. Michael Kuchera, Indianapolis/USA.
[P203] Thomas Seebeck, Dinklage.
[P205] Prof. Dr. med. Marion Raab, Erlangen.
[P216] Dr. Eyal Lederman, London.
[P241] Prof. Dr. med. univ. Winfried Neuhuber, Erlangen.
[P246] Carol Ann Fawkes, London.
[P247] Dr. med. Bernhard Ewen, Bad Kreuznach.
[P248] Dr. Rupert Lebmeier, Zweibrücken.
[P249] Dr. Dietmar Hellmich, Mainz-Kostheim.
[P250] Dr. Wolfgang Boisserée, Köln.
[P251] Dr. Hans-Christian Hogrefe, Bad Bergzabern.
[P252] Dr. Heiko Methe, Aichach.
[P253] Dr. med. Ilka Funke-Wellstein, Schifferstadt.
[P254] Dr. Helmut Hager, München.
[P255] Dr. med. Bernhard Leimbeck, München.
[P256] Dr. Jörg Hohendahl, Bochum.
[P257] Dr. Nick Penney, Auckland/Neuseeland.
[P258] Dr. Maja Storch, Zürich.
[P259] Dr. Gerald Osborn, Harrogate/USA.
[P260] PD Dr. Eduard Kraft, München.
[P261] Dr. Rainer Kamp, Iserlohn.
[R115] Habermeyer P. Schulterchirurgie. 3. Aufl. Elsevier/Urban & Fischer, 2002.
[R351] Földi M, Strößenreuther R. Grundlagen der manuellen Lymphdrainage, 5. Aufl. Elsevier/Urban & Fischer, 2011.
[S007-1-23] Paulsen F, Waschke J. Sobotta Atlas der Anatomie des Menschen. Bd. 1: Allgemeine Anatomie und Bewegungsapparat. 23. Aufl. Elsevier/Urban & Fischer, 2010.
[S007-2-22] Putz R, Pabst R. Sobotta Atlas der Anatomie des Menschen. 21. Aufl. Elsevier/Urban & Fischer, 2005.
[S007-2-23] Paulsen F, Waschke J. Sobotta Atlas der Anatomie des Menschen. Bd. 2: Innere Organe. 23. Aufl. Elsevier/Urban & Fischer, 2010.
[S007-3-23] Paulsen F, Waschke J. Sobotta Atlas der Anatomie des Menschen. Bd. 3: Kopf, Hals und Neuroanatomie. 23. Aufl. Elsevier/Urban & Fischer, 2010.
[T634] Prof. Frank H. Willard, University of New England, Maine/USA.
[T833] Prof. Erich Blechschmidt (1904–1992). Humanembryologische Sammlung im Zentrum Anatomie der Universität Göttingen, abgedruckt mit freundlicher Genehmigung.
[T834] The Endowment for Human Development, „Virtual Human Embryo" http://virtualhumanembryo.lsuhsc.edu
[T835] Michigan Histology and Virtual Microscopy Learning Ressources, University of Michigan, Medical School.
[T836] Dr. Mark D. Schuenke, Maine/USA.
[T853] Willard FH, Carreiro JE. Imaging Library. Biddeford, ME: University of New England, 2011.
[T854] Radiologie im Mediapark 3, Köln.
[T854-001]] Dr. med. Sönke Reineck, Facharzt für Diagnostische Radiologie, Radiologie im Mediapark 3, Köln.
[V728] wegamed GmbH, Essen.
[W965] Deutsche Gesellschaft für Osteopathische Medizin e. V. (DGOM).
[W965] 3f design darmstadt für ewen/kurs gezeichnet // Copyright: DGOM-Lehrer-Team.
[W990] Copyright MayrPrevent®.
[X349] Museum of Osteopathic Medicine and the International Center for Osteopathic History, Kirksville, Missouri/USA; Director: Jason Haxton, M.A., D.O. (h.c.).
[X349-001] Dr. Andrew Taylor Still with femur and pelvis bone in the years before opening his first school of osteopathy. [1998.20.01]
[X349-002] Andrew Taylor Still, D.O. (1828–1917), Founder of Osteopathic Healthcare. [1985.1023.08]
[X349-003] Still, Andrew Taylor: Autobiography of Andrew Taylor Still with a History of the Discovery and Development of the Science of Osteopathy. Kirksville/Missouri, 1897.
[X349-004] Leather handmade inserts or orthotics discovered in Dr. A.T. Still's boots. [1981.597.01a]
[X349-005] Dr. William Smith, M.D., D.O. (1863–1912) Professor Smith received the first diploma from the American School of Osteopathy Feb. 15, 1893. [1984.977.14]
[X349-006] Andrew Taylor Still with Walking Cane, Museum of Osteopathic Medicine, Kirksville, Missouri. [1984.951.10]
[X355] National Osteopathic Archive, London. Archivist: John C. O'Brien.

Inhaltsverzeichnis

Osteopathie in der Sportmedizin

Osteopathie in der Schmerztherapie

Osteopathie in der Neurologie

Fehler gefunden?

An unsere Inhalte haben wir sehr hohe Ansprüche. Trotz aller Sorgfalt kann es jedoch passieren, dass sich ein Fehler einschleicht oder fachlich-inhaltliche Aktualisierungen notwendig geworden sind. Sobald ein relevanter Fehler entdeckt wird, stellen wir eine Korrektur zur Verfügung. Mit diesem QR-Code gelingt der schnelle Zugriff.

https://else4.de/978-3-437-55089-8

Wir sind dankbar für jeden Hinweis, der uns hilft, dieses Werk zu verbessern. Bitte richten Sie Ihre Anregungen, Lob und Kritik an folgende E-Mail-Adresse: kundendienst@elsevier.com

I Geschichte und Philosophie der Osteopathie

KAPITEL

1 Einführung in die Geschichte der Osteopathie

Christian Hartmann

1.1 Osteopathie – eine rasante Entwicklung

Die Osteopathie ist mit ihren ca. 130 Jahren ein noch sehr junges Phänomen der Medizingeschichte. Eingebettet in die bewegte Zeit des 19. Jahrhunderts etablierte sie sich nach Eröffnung der ersten Schule, der **American School of Osteopathy** (ASO) im Jahr 1892 in Kirksville, Missouri, rasch innerhalb des Mittleren Westens der gerade entstehenden USA (Booth 1924). Von dort aus erfolgte die zunehmende Anerkennung über das gesamte Land, und mit der Gründung der **British School of Osteopathy** (BSO) in London gelang ihr bereits 1918 der nachhaltige Sprung über den Atlantik (Collins 2005, O'Brien 2013).

Das explosive Wachstum der Anfangsjahre verebbte in den folgenden Jahrzehnten, bis in den 1960er Jahren ein erneuter Entwicklungsschub einsetzte (Gevitz 2004). Diese „zweite Welle" erfasste vor allem die Staaten des Commonwealth und das europäische Festland, sodass eine nachhaltige Internationalisierung eingeleitet wurde, die in der Anerkennung der Osteopathie als komplementärmedizinisches Schwergewicht durch die WHO in dieser Dekade ihren vorläufigen Gipfel erreicht hat (WHO 2002, Mayer 2013). Ein Blick in die Zukunft ist zwar nicht möglich, aber die Tatsache, dass die Osteopathie ihre klinische Arbeit vor allem anatomisch-physiologisch begründet und der etablierten Medizin somit große Schnittmengen anbietet, dürfte die weitere Annäherung an bestehende Gesundheitssysteme stark begünstigen.

Die ebenfalls noch junge Geschichte der Osteopathie zeigt hierbei, dass der damit verbundene Integrationsprozess nicht ganz unproblematisch ist. Ihr ursprünglich von Still rein gesundheitsorientierter Ansatz widerspricht in ihrer Kernausrichtung den vorwiegend pathogenetisch, also krankheitsorientieren Gesundheitssystemen der westlichen Welt. Wie die Entwicklung der Osteopathie in den USA und den Staaten des Commonwealth belegt, gelingt eine vollumfängliche Integration nur dann, wenn der salutogenetische Aspekt außer Acht gelassen wird (Hartmann 2009, Hartmann und Pöttner 2011). Somit unterliegt die Osteopathie bei jeder Bemühung der Etablierung einer gewaltigen inneren Zerreißprobe, wobei opportunistischen Kräften zunehmend traditionell orientierte Strömungen gegenüberstehen. Während die Opportunisten eine Integration favorisieren, um von innerhalb des Systems aus besser wirken zu können, sehen letztere bereits in formalen Zugeständnissen die Gefahr, ihre ursprünglich gesundheitsorientierte Identität schon während des Assimilationsprozesses zu verlieren. Der hier zu beobachtende Diskurs über die eigentliche Identität und damit die Zukunft der Osteopathie ist zwar keineswegs neu (Northup 1966), es scheint aber, als habe er in den letzten Jahren an Fahrt aufgenommen (van Dun und Wagner 2012, Gevitz 2004, 2014). Weil aber Identität zugleich auch immer kollektives Gedächtnis (Assmann 1988) und Gedächtnis immer Geschichte bedeutet, dürfte das zunehmende Interesse an diesem Thema wohl auch hauptsächlich mit der gegenwärtigen Renaissance der Geschichtsforschung innerhalb der Osteopathie zusammenhängen.

Erst durch die Veröffentlichungen historischer Fakten war es möglich, substanzielle Unterschiede zwischen Stills Ansatz und der modernen Osteopathie zu identifizieren. Und da es letztlich historisch interessierte Forscher sind, die jenes Fundament bauen, auf dem eine solide Identitätsfindung überhaupt erst möglich ist, soll die kleine, aber bedeutende Disziplin der osteopathischen Geschichtsforschung hier kurz vorgestellt werden.

1.2 Die osteopathische Geschichtsforschung

Anders als die klinisch orientierten Disziplinen spielte die Osteopathiegeschichte bis vor Kurzem keine Rolle in der Osteopathie. Elmar R. Booth D.O. hatte zwar bereits 1905 mit seiner **History of Osteopathy and Twentieth-Century Medical Practice** einen umfassenden Einblick in die Gründerzeit der Osteopathie und die Entwicklung in den USA gewährt und damit einen bedeutenden Grundstein für die Geschichtsforschung gelegt, es sollte aber fast ein Jahrhundert dauern, bis seine Bemühungen wirklich nachhaltig aufgegriffen wurden (Booth 1924). In der Zwischenzeit finden sich zwar vereinzelt Abhandlungen, aber aufgrund fehlender oder fehlerhafter Quellenangaben sind sie wissenschaftlich nur bedingt verwertbar (Stark 2012). Erst mit der Wiederveröffentlichung der vier Monografien von Still im Jahr 1972 (Still 2005), vor allem aber 1994 durch die **American Academy of Osteopathy,** erwachte nicht nur langsam wieder ein größeres Interesse an der Gründerzeit, sondern man erhielt endlich die Möglichkeit, sich selbst ein Bild von **Stills Philosophie der Osteopathie** zu machen und war nicht mehr auf mündliche Überlieferungen angewiesen.

Um die Jahrtausendwende traten bedeutende Förderer der Geschichtsforschung in Erscheinung, allen voran der ehemalige Präsident der **Andrew Taylor Still University** in Kirksville, Missouri, Dr. James McGovern. Zwar existierte schon lange das bereits 1934 von Stills Tochter Blanche gegründete und heute der Universität angegliederte **Museum of Osteopathic Medicine** (MOM, ehemals Still National Osteopathic Museum; die Umbenennung erfolgte im Jahr 2010) und zunehmende Zuflüsse aus Nachlässen hatten das Museum in den 1980er und 1990er Jahren in den USA bekannt gemacht, aber erst durch die nachhaltige Unterstützung von Dr. James McGovern wurde dieser Prozess entscheidend beschleunigt. Unter der Leitung von Jason Haxton und durch die tatkräftige Mithilfe seiner Mitarbeiter Cheryl Gracy, Debora Summers, Carol Trowbridge und vieler anderer, die hier aus Platzgründen nicht genannt werden können, entwickelte sich das Museum innerhalb der vergangenen 15 Jahre von einem kleinen, eher national ausgerichteten Museum zu jenem internationalen und hochprofessionellen Epizentrum der Osteopathiegeschichte, wie wir es heute kennen und das jährlich von Hunderten geschichtsinteressierter Osteopathen aus der ganzen Welt besucht und kontaktiert wird (MOM 2005, 2009a, 2009b, 2014).

Vom Historiker John O'Brien initiierte und durch den ehemaligen BSO-Präsidenten Martin Collins sowie Robin Kirk unterstützte Projekte wie die Gründung des **National Osteopathic Archive** (NOA) im Jahr 2006 und die Etablierung der auf Osteopathiegeschichte spezialisierten Fachverlage **JOLANDOS** in Deutschland und **Edition Spirale** in Kanada sind weitere Belege für ein wachsendes Engagement dieser für die Osteopathie so wichtigen Disziplin.

Die wesentlich bessere Möglichkeit zur Recherche in den Archiven des MOM und später auch des NOA hat ihrerseits in den letzten zwei Jahrzehnten dazu geführt, dass nach und nach immer mehr wissenschaftlich relevante Arbeiten vor allem über A. T. Still und seinen Schüler J. M. Littlejohn veröffentlicht wurden (Gevitz 2004, McGovern und McGovern 2004, Collins 2005, Trowbridge 2006, Stark 2007, Hartmann und Pöttner 2011, O'Brien 2013, Fuller 2013, Lewis 2014). Auf der Basis dieser Arbeiten und dem ungebrochenen Engagement des MOM und des NOA ist es der Osteopathie schließlich erstmals in ihrer Geschichte möglich, ein gemeinsames und gut belegtes Gedächtnis als Grundlage für eine eigenständige Identität aufzubauen.

1.3 Einleitung zum Abschnitt I

Unabhängig von den unterschiedlichen Strömungen in der Osteopathie verbindet alle jedoch ein Aspekt: ihr Bezug auf den Entdecker der Osteopathie, den amerikanischen Landarzt A. T. Still (1828–1917) sowie auf dessen Ansatz. Folgerichtig widmet sich der erste Abschnitt des vorliegenden Lehrwerks umfassend diesem Themenkomplex.

In ➤ Kap. 2 erfolgt hierbei zunächst eine kurze Hinführung an die Zeit und das Umfeld, von denen Still geprägt wurde und in denen er gewirkt hat. Dieser historische Rahmen wird anschließend in ➤ Kap. 3 mit biografischen Daten gefüllt und durch detailliertere soziokulturelle Fakten ergänzt. Nun erst, da der Mensch Still „greifbarer" geworden ist und aufgrund der Tatsache, dass ohne Kenntnis dieses Menschen die Interpretation seiner äußerst markanten Sprache unmöglich ist, kann die Annäherung an die vor allem in seinen vier Büchern dargelegte Philosophie der Osteopathie erfolgen.

Das ➤ Kap. 4 ist schließlich ganz Stills Ansatz gewidmet und versucht dabei, eine neue **philosophische Sichtweise** darzulegen, um besser erschließen zu können, was Still mit den Ausdrücken „Osteopathie" bzw. „Philosophie der Osteopathie" verbunden hat. Hierzu wird der Begriff „Philosophische Osteopathie" verbindend eingeführt. Die Interpretation der Schriften erfolgte hierbei also nicht – wie bisher üblich – aus primär therapeutischer Sicht. Da dieser Wechsel der primären Deutungshoheit von Stills Texten in Richtung Geisteswissenschaft ein Paradigmawechsel in der Still-Forschung darstellt, wird er in dem Kapitel ausführlich begründet. Am Ende des Kapitels werden die aus der neuen Sichtweise gewonnenen Schlussfolgerungen übersichtlich als Prinzipien zusammengefasst. Dies erfolgt einerseits, um die Bedeutung der sich daraus erschließenden Erkenntnisse für die heutige Osteopathie, vor allem aber ihrer Vertreter, zu verdeutlichen und andererseits, um klar umrissene Ansatzpunkte einer wissenschaftlichen, das heißt argumentativ begründeten und belegbaren Kritik zugänglich zu machen. Und schließlich bilden die Prinzipien von Stills „Philosophischer Osteopathie" eine gute Brücke zum klinisch orientierten Abschnitt des vorliegenden Lehrbuchs, um daraus unabhängig von allen Autoritäten – so wie es Still von Osteopathen immer gewünscht und wie er es immer vorgelebt hat – ein völlig eigenes Verständnis über das Verhältnis von Stills Ansatz zur heutigen Osteopathie gewinnen zu können.

In dieser Tradition versteht sich auch der gesamte erste Abschnitt dieses Lehrbuchs.

LITERATUR

Assmann J. Kollektives Gedächtnis und kulturelle Identität. In: Assmann J, Hölscher T (Hrsg.). Kultur und Gedächtnis. Frankfurt/Main: Suhrkamp, 1988. S. 9–19.

American Osteopathic Association. Foundations for Osteopathic Medicine. Philadelphia: Lippincott Williams & Wilkins, 2003.

Booth ER. History of Osteopathy, and Twentieth-Century Medical Practice. Cincinnati: Caxton Press, 1905/1924.

Collins M. Osteopathy in Britain. The first hundred years. London: Booksurge Ltd, 2005. p. 44.

Fuller DB. Osteopathie und Swedenborg. Pähl: Jolandos Verlag, 2013. S. 44.

Gevitz N. A degree of difference: the origins of osteopathy and first use of the „DO" designation. J Am Osteopath Assoc. 2014; 114 (1): 30–40.

Gevitz N. The DOs: Osteopathic Medicine in America. Baltimore: Johns Hopkins University Press, 2004, p. 189.

Hartmann C. Osteopathie. Teil III: Berufspolitik, Ausbildung, Anerkennung. Physiotherapie med 2009; 3: 35–38.

Hartmann C, Pöttner M. Klassische osteopathische Feldtheorie. Pähl: Jolandos Verlag, 2011.

Lewis J. Vom trockenen Knochen zum lebendigen Menschen. Bangor: Dry Bone Press, 2014.

Mayer J. Standortbestimmung der osteopathischen Medizin/Osteopathie in Europa und weltweit. Manuelle Medizin. 2013; 51: 297–301.

McGovern JJ, McGovern RJ. Dein innerer Heiler. Pähl: Jolandos Verlag, 2004/2014.

MOM. Museum of Osteopathic Medicine. Now & Then. 2005. www.atsu.edu/museum/pdfs/newsletter/museum_spring_05.pdf (letzter Zugriff 28.10.2015).

MOM. Museum of Osteopathic Medicine. Now & Then. 2009a. www.atsu.edu/museum/pdfs/newsletter/museum_spring_09.pdf (letzter Zugriff 28.10.2015).

MOM. Museum of Osteopathic Medicine. Now & Then. 2009b. www.atsu.edu/museum/pdfs/newsletter/museum_winter_09.pdf (letzter Zugriff 28.10.2015).

MOM. Museum of Osteopathic Medicine. 80 years 1934–2014. 2014. www.atsu.edu/museum/pdfs/newsletter/museum_spring_14.pdf (letzter Zugriff 28.10.2015).

Northup GW. Osteopathic Medicine: An American Reformation. Chicago: American Osteopathic Association; 1966.

O'Brien J. Bonesetters: A History of British Osteopathy. Turnbridge Wells: Anshan Ltd.; 2013. p. 11.

Stark JE. Stills Faszienkonzepte. Pähl: Jolandos Verlag; 2007.

Stark JE. Quoting A. T. Still with rigor: a historical and academic review. J Am Osteopath Assoc. 2012; 112 (6): 363–373.

Stark JE. The Source of Osteopathy: The Profound Factors Leading to Andrew Taylor Still's Discovery of Osteopathy. Aus Vortragsunterlagen; 2007.

Still AT. Das große Still-Kompendium. Pähl: Jolandos Verlag, 2005.

Trowbridge C. Andrew Taylor Still (1828–1917). Pähl: Jolandos Verlag; 2006.

Van Dun PLS, Wagner C. Die Identitätskrise der Osteopathie in Europa. Osteopathische Medizin. 2012; 13 (4): 22–26.

WHO. World Health Organization. Policy Perspectives on Medicine. Traditional Medicine – Growing Needs and Potential. Genf. 2002. apps.who.int/iris/bitstream/10665/122025/1/em_rc49_13_en.pdf (letzter Zugriff: 30.12.2015).

WHO. World Health Organization. Benchmark for Training in Osteopathy. Genf. 2012. apps.who.int/medicinedocs/documents/s17555en/s17555en.pdf (letzter Zugriff 30.12.2015).

INTERNET-ADRESSEN

American Osteopathic Association. www.osteopathic.org

National Osteopathic Archive. www.noa.ac.uk

1

KAPITEL

2

Martin Ingenfeld

Wissenschaftliche, kulturelle und politische Zusammenhänge im 19. Jahrhundert

„Wenn man wirklich abseits der Straße und des tagtäglichen Lebens der Menschen stehen will, muss man seinen Weg mit Bedacht geplant haben, man muss ein Anliegen haben, das nicht das der Nachbarn ist und welches diese nicht verstehen können. Denn nur die Beschäftigung, in die man sich wirklich vertieft, bringt voran, hat Erfolg, gewinnt Raum und Boden, bestimmt die Zukunft von Einzelnen und Staaten, vertreibt dein Hirngespinst Kansas und belegt dafür real und auf Dauer das einzig wünschenswerte und freie Kansas gegen alle Grenzlandschurken mit Beschlag. Widerstand als Haltung ist Schwäche, weil sie sich nur dem Feind entgegenstellt und unterdessen allem Schönen den Rücken zuwendet." (Thoreau 2014, S. 52)

Folgt man Andrew Taylor Stills Erzählung vom Ursprung der osteopathischen Medizin, wie sie seine „Autobiography" (1897) vermittelt, verdankt sich ihre Entdeckung genauer Beobachtung der Natur und vor allem der Inspiration ihres Gründervaters. Still, der sich in seiner Autobiografie immerhin implizit zum Moses der Osteopathie stilisierte (Still 2006, S. 134 ff.), fehlte es nicht am Selbstbewusstsein desjenigen, der seine Entdeckung als eine persönliche, originäre Erkenntnis betrachtete. Den Geheimnissen der Natur auf den Grund gehend, sah er in den Prinzipien der Osteopathie zwar ihren höheren Ursprung, diese selbst jedoch hatte er dem eigenen Empfinden nach seinen Zeitgenossen eher abgetrotzt als ihren Anregungen und ihrem Zuspruch zu verdanken. Von den Steinen, die sie ihm in den Weg legten, zeugen weite Teile von Stills autobiografischen Erinnerungen.

Es versteht sich also keineswegs von selbst, nach den historischen Kontexten der Osteopathie in ihrer Entstehungszeit in der zweiten Hälfte des 19. Jahrhunderts zu fragen. Schon Norman Gevitz musste feststellen, dass die Ursprünge der Osteopathie, wie sie Still berichtet, eng mit einer Ausklammerung ihrer geistesgeschichtlichen Zusammenhänge und Voraussetzungen verbunden waren (Gevitz 2004). Die Vorstellung des **an der Frontier aufgewachsenen Landarztes,** der im Bruch mit den medizinischen Konzepten, die sein soziales und familiäres Umfeld prägen, und allein mithilfe seines Ingeniums der Natur selbst die Prinzipien der osteopathischen Medizin abliest, scheint sich nicht recht mit dem Gedanken zu vertragen, dass diese Osteopathie in ihren Ursprüngen gleichwohl eng mit wissenschaftlichen, kulturellen und politischen Zusammenhängen jener Zeit verbunden ist. Und hinzu kommt, dass Stills Ansatz mit seiner stets pragmatischen Anwendung eines theorieskeptischen Geistes auf konkrete (medizinische) Probleme mit dem Ziel ihrer Auflösung von vornherein in kritischer Distanz zu jenen intellektualistischen oder gar doktrinären Konzepten steht, die in der amerikanischen Medizin wenigstens in der ersten Hälfte des 19. Jahrhunderts gang und gäbe waren.

Aus einer ideengeschichtlichen Perspektive lässt sich die Entstehung der Osteopathie nichtsdestoweniger als eine Entwicklung Stills und seiner Nachfolger beschreiben, in der sich der Geist jener Zeit ausdrückt und zeitgenössische politische, kulturelle und wissenschaftliche Tendenzen niederschlagen. Das ist nicht bloß eine triviale Feststellung, denn die Rezeption intellektueller und spiritueller Bewegungen durch den Gründervater der Osteopathie spielte für deren inhaltliche Prägung und ihre Voraussetzungen eine nicht zu unterschätzende Rolle. Aufgabe dieses Kapitels ist es daher, das zeitliche und räumliche Entstehungsumfeld der Osteopathie – Nordamerika in der zweiten Hälfte des 19. Jahrhunderts – als einen Ort verständlich zu machen, an dem die Entwicklung der Osteopathie als medizinischer Innovation, in enger Verbindung mit einer bestimmten spiritualistischen Weltanschauung und einer bestimmten ärztlichen Ethik, möglich war. Dieser Ansatz wird geleitet von der Überzeugung, dass die Osteopathie in ihren Ursprüngen als ein im spezifischen Sinn **amerikanischer Ansatz** zu begreifen ist, das heißt: Er bringt eine Lebenswelt und ein kulturelles wie geschichtliches Selbstverständnis zum Ausdruck, mit dem sich eine junge Nation im 19. Jahrhundert selbst sah und interpretierte. Gerade deshalb aber lässt sich die Osteopathie nicht auf die kultur- und geistesgeschichtlichen Zusammenhänge, in denen sie sich entwickelt hat, reduzieren. Sie ist von ihnen nicht abhängig, sondern im Gegenteil – und gerade aus ihnen heraus – eine Aufforderung zur verständigen und pragmatischen Autonomie jedes einzelnen Osteopathen.

Die Osteopathie ist in ihren Ursprüngen eine amerikanische Entdeckung, und sie ist dies in einem prägnanten und zugleich im besten Sinne des Wortes. Prägnant, das heißt, die Osteopathie ist nicht nur zufällig im Westen der Vereinigten Staaten in der zweiten Hälfte des 19. Jahrhunderts entstanden, sie ist – zumindest bei A. T. Still – auch von einem amerikanischen Geist geprägt. Das bedeutet auch, andernorts, in Europa etwa, hätte die Osteopathie zu diesem Zeitpunkt so nicht entstehen können. Freilich ist die Frage nach dem Gewordensein eines Ansatzes nicht identisch mit der Frage nach ihrer Gegenwart. Allerdings ist letztere nicht angemessen zu beantworten, ohne auch jene nach den geschichtlichen Wurzeln zu stellen. Dass die Osteopathie in ihren Ursprüngen etwas spezifisch Amerikanisches gewesen sei, wurde im Übrigen bereits von niemand anderem als Andrew Taylor Still selbst bemerkt, und zwar gegen Ende seiner Schrift über „Osteopathy, Research and Practice“ (1910), wo er die Osteopathie wie folgt charakterisiert:

„Als Entdecker der Wissenschaft Osteopathie nannte ich die Schule, die ich in Kirksville in Missouri gründete, die Amerikanische Schule der Osteopathie, weil sie von Anfang bis Ende ein ausgesprochen amerikanisches Produkt ist. Sie ist ein Produkt Nordamerikas und besonders der Vereinigten Staaten. Dort denken, schließen und handeln die Menschen aufgrund ihrer eigenen Urteilskraft. Überall in den Vereinigten Staaten gibt es weise und fähige Denker. Ich glaube, ihr Pionierleben war eine Wirkung ihrer Fähigkeit, von der Ursache auf die Wirkung und von der Wirkung auf die Ursache zu schließen. […] In unserem Land gibt es die grenzenlose Freiheit von Gedanken, Rede und Handlung, seit die Worte ‚Alle Menschen sind frei und gleich‘ niedergeschrieben wurden. Die Freiheit der Rede ist das von Gott gegebene Recht des Menschen. Ohne zu fragen, ob es den Regierenden oder den Mitmenschen gefällt, denken, schließen und handeln wir nach diesem Prinzip. Wir zeigen kühn unser Werk und lassen es für sich sprechen. Wenn sich Europa einer unserer Errungenschaften – egal ob physischer oder mentaler Natur – zu Eigen machen will, hat es unserer Meinung nach das Recht dazu. Wir sind bereit, ebenso ihren Beifall wie ihre Missbilligung zu vernehmen, wie auch ihre Prophezeiungen zur Dauerhaftigkeit der Wissenschaft oder des Werks“ (Still 2005, S. 198).

Wenige Jahre nach Stills Geburt reist der französische Historiker und Politiker Alexis de Tocqueville durch die Vereinigten Staaten (1831/1832). Sein Werk „De la Démocratie en Amérique“, Ergebnis seiner Reise und der daran anschließenden Betrachtungen, 1835 bzw. 1840 in zwei Bänden publiziert, wurde zu einem Klassiker der politiktheoretischen Literatur über die amerikanische Republik (Tocqueville 2014). Nicht allein die politischen Institutionen der Vereinigten Staaten oder ihre historische Entwicklung seit den puritanischen Gründervätern machen dabei den für Tocqueville bemerkenswerten Unterschied im Hinblick auf den Erfolg der amerikanischen Republik gegenüber dem Scheitern etwa der französischen aus. Insbesondere aber führt er, bei allen der Demokratie innewohnenden Gefahren, diesen Erfolg auf sittliche Einstellungen und geistig-kulturelle Haltungen zurück, auf den Freiheitssinn der Amerikaner etwa, ihre religiösen Überzeugungen – die gleichzeitig aus der Politik herausgehalten würden – sowie auch ihre Bereitschaft, sich am demokratischen Gemeinwesen zu beteiligen. Kurzum, wie er nicht ohne Skepsis, und gleichermaßen Bewunderung, festhält: *„Die Lage der Amerikaner ist also ganz außergewöhnlich, und es ist anzunehmen, daß kein anderes demokratisches Volk je in eine solche versetzt werden wird“* (Tocqueville 1976, S. 520). Was Tocqueville hier um 1840 beschrieb, ist eine kulturelle und politische Sonderstellung Amerikas, die nicht nur in den entsprechenden zeitgenössischen inneramerikanischen Diskursen eine wichtige Rolle spielt und sich im Selbstbewusstsein der Nation niederschlägt – wie wir im Folgenden sehen werden. Sondern sie ist auch für Stills Verständnis seiner Osteopathie prägend: Wo die Vereinigten Staaten sich historisch, politisch und kulturell von Europa abgrenzen, in einer Sonderrolle ihr Selbstverständnis finden, da ist die Osteopathie für Still Ausdruck dieser Exzeptionalität seiner Nation im Rahmen der Medizin.

Im Folgenden sollen daher politische und geistes- sowie wissenschaftsgeschichtliche Umstände umrissen werden, die die Entstehung der Osteopathie bei Andrew Taylor Still beeinflussten. Stills Biografie ist in vielfacher Hinsicht von Entwicklungsprozessen der amerikanischen Gesellschaft seiner Zeit geprägt. Durch die kontinuierliche Ausweitung nach Westen und die andauernde Zuwanderung aus Europa erlebt das Land eine starke Dynamik, die sich in Stills Leben nicht zuletzt in einem hohen Grad an Mobilität – sowohl räumlicher wie sozialer und familiärer Art – niederschlug. Stills Leben umspannte eine Epoche, an deren Anfang eine systematische Besiedlung der Gebiete westlich des Mississippi gerade erst begonnen hatte. Als Still starb, stand das Land an der Schwelle zur Weltmacht. (Zur Biografie Stills ➤ Kap. 3, ferner Trowbridge 1991, Lewis 2012.)

2.1 Politische und gesellschaftliche Entwicklungen in den Vereinigten Staaten des 19. Jahrhunderts

Jene dreizehn britischen Kolonien an der nordamerikanischen Atlantikküste, von Massachusetts im Norden bis Georgia im Süden, die 1776 ihre Unabhängigkeit vom europäischen Mutterland erklärt und diese mit dem Frieden von Paris 1783 endgültig gewonnen hatten, begründeten mit Inkrafttreten der Verfassung im Jahr 1789 die Vereinigten Staaten von Amerika. Der Mississippi bildete zunächst die östliche Grenze des jungen Staats. Erst der Erwerb von mehr als zwei Millionen Quadratkilometern Land westlich des Stroms im Jahr 1803 schuf die Grundlage für die weitere territoriale Ausdehnung der anfangs auf den Osten des Kontinents beschränkten Nation. Dem von Präsident Thomas Jefferson (1743–1826, US-Präsident 1801–1809) gegen innenpolitischen Widerstand durchgesetzten

Louisiana Purchase, mit dem die erst wenige Jahre zuvor wiedererrichtete französische Kolonie an die USA überging – darunter auch das Territorium der späteren Bundesstaaten Missouri und der größte Teil von Kansas –, folgte bis zur Mitte des Jahrhunderts der Gewinn weiterer Gebiete Floridas (1819/21), Oregons (1818/46) sowie, im Ergebnis eines Krieges gegen Mexiko, von Texas (1845) und des gesamten Südwestens einschließlich Kaliforniens (1848). Vom späteren Erwerb Alaskas abgesehen (1867) hatten die Vereinigten Staaten mithin in kaum einem halben Jahrhundert ihre im Wesentlichen noch heute bestehende Ausdehnung auf dem nordamerikanischen Kontinent erreicht: ein enormer Zuwachs an Land und Boden, dem eine innere Konsolidierung erst noch folgte. (Aus der umfangreichen Literatur zur Geschichte der Vereinigten Staaten wird an dieser Stelle nur auf Jenkins 2012 bzw. in deutscher Sprache auf Stöver 2012, für die Antebellum-Ära insbesondere auch auf Howe 2007 bzw. Adams 2000, als hervorzuhebendes Beispiel für eine „Geschichte von unten" schließlich auch auf Zinn 2009 verwiesen.)

Im Jahr 1823 formulierte Präsident James Monroe (1758–1831, US-Präsident 1817–1825) die später unter dem Schlagwort der **Monroe-Doktrin** bekannt gewordene Perspektive einer langfristigen Außenpolitik seines Landes, die auf eine Teilung der Einflussbereiche Europas und Amerikas hinauslief (Boyer 2006, Seller 2007; ein Standardwerk zur Außenpolitik Monroes ist darüber hinaus immer noch Bemis 1949). Angesichts des zusammenbrechenden spanischen Kolonialreichs in Süd- und Mittelamerika reklamierten die Vereinigten Staaten den Doppelkontinent als eigene Hegemonialsphäre, frei von kolonialen Bestrebungen der europäischen Mächte, während sie ihrerseits auf eine Einmischung in die Konflikte der europäischen Staaten verzichten wollten. Faktisch sollten die USA diesem außenpolitischen Konzept über weite Teile des 19. Jahrhunderts folgen, zumal die Westexpansion des Landes imperiale Ansprüche nach innen lenkte und mögliche weltpolitische Interessen zunächst hinter innenpolitischen Problemen zurücktreten mussten.

Der durch den Louisiana Purchase zur Verfügung stehende Raum zog eine enorme Siedlungsdynamik in Richtung Westen nach sich. Zwischen 1800 und 1850 wuchs die Bevölkerung der Vereinigten Staaten von etwa 5 auf über 23 Millionen an, wobei die Einwanderung aus Europa vor allem ab den 1830er Jahren deutlich zunahm (Klein 2004; die Ergebnisse der Volkszählung des Jahres 1860 finden sich exemplarisch bei Kennedy 1864). Parallel dazu begann die Ära des **Wilden Westens.** Ein symbolisches Datum für diese Siedlungsströme bedeutete der kalifornische Goldrausch ab 1848.

Bis zum Ende des Jahrhunderts war die Landnahme der europäischstämmigen Siedler in nahezu allen Regionen des Landes abgeschlossen. Das weite Land wurde durch ein Netz an Postkutschenverbindungen, später durch Eisenbahnen (1869 wurde die erste transkontinentale Eisenbahnverbindung eröffnet) und Telegrafen sowie durch systematische Land- und Viehwirtschaft erschlossen. Andererseits entsprach der beständigen Westverschiebung der **Frontier** die Abdrängung der indigenen indianischen Bevölkerung Nordamerikas. Seit mit dem 1830 verabschiedeten **Indian Removal Act** die gesetzliche Grundlage für die zwangsweise Umsiedlung der indianischen Bevölkerung aus den Gebieten östlich des Mississippi in den Westen geschaffen worden war, folgte die Politik der US-Regierung dem Ziel, die Indianer in zunehmend kleiner bemessenen Reservaten zu konzentrieren und mittelbar an die Gesellschaft der europäischen Siedlerbevölkerung zu assimilieren. Dies führte nicht nur zur Zerstörung der traditionellen Lebensgrundlagen der Indianer, sondern auch zu ihrer kulturellen und spirituellen Entwurzelung, die neben Krankheiten und militärischen Auseinandersetzungen zum drastischen Rückgang der indianischen Bevölkerung im ganzen Land beitrug. Der **Homestead Act** von 1862, der jedem Siedler den kostengünstigen Erwerb von zuvor unbesiedeltem Land ermöglichte, führte zur faktischen Enteignung der Lebensgrundlagen vieler nomadischer Indianerstämme und leitete eine letzte Phase der Kriege gegen die Indianer ein. Im Jahr 1890 wurde schließlich auch das ursprünglich als Indianer-Territorium vorgesehene Gebiet von Oklahoma zur weißen Besiedlung freigegeben.

Die demografische und ökonomische Entwicklung des Landes verschärfte jedoch auch andere innenpolitische Gegensätze und Konfliktlinien; dies betraf nicht zuletzt die Frage der **Sklaverei.** Die vergleichsweise dünner besiedelten und agrarisch strukturierten Südstaaten waren ökonomisch traditionell auf die Sklaverei angewiesen und traten daher vehement für ihren Erhalt ein bzw. verteidigten sie als eine eigene Angelegenheit, eine Peculiar Institution (Euphemismus für Sklaverei), in die sich die Nordstaaten und die Bundesregierung nicht einzumischen hätten (Stampp 1967). Demgegenüber erschien sie in den industriell prosperierenden und durch die anhaltende Einwanderung rasch wachsenden Nordstaaten zunehmend vielen Bewohnern als moralisch anstößige und abschaffungsbedürftige Institution. Für die politische Union bedeutete dieses Spannungsverhältnis eine enorme Belastung, die schließlich im **Sezessionskrieg** (1861–1865) kulminieren sollte. (Eine Gesamtdarstellung des amerikanischen Bürgerkriegs bietet McPherson 1988, aus deutscher Sicht zuletzt auch Hochgeschwender 2013.)

Bereits mit dem sog. **Missouri-Kompromiss** (1820) wurde der Versuch unternommen, eine vorläufige Lösung der Konflikte von Sklavereigegnern und -befürwortern zu formulieren. (Zur Geschichte der Sklaverei in Amerika wird auf Berlin 2003 sowie Meissner et al. 2008 verwiesen.) Demzufolge wurde Missouri als Slave State in die Union aufgenommen; für die weitere Ausdehnung Richtung Westen wurde jedoch die Südgrenze Missouris – eine geografische Linie bei 36° 30' nördlicher Breite – als nördliche Grenze für zukünftige Slave States bestimmt. Das prekäre politische Gleichgewicht wurde durch eine Gleichzahl von Slave States und Free States gewahrt: Für Missouri wurde im Norden Maine von Massachusetts abgetrennt und als selbstständiger Staat in die Union aufgenommen, sodass bei nun 24 Bundesstaaten das politische Patt gewahrt blieb. 1836/37 folgte analog die Aufnahme von Arkansas und Michigan; der Staatenwerdung von Texas und Florida im Süden 1845 entsprach die von Wisconsin und Iowa im Norden. Als 1854 jedoch aus den im Louisiana Purchase erworbenen Gebieten die Territorien Kansas und Nebraska konstituiert werden sollten – beide nördlich der Compromise Line von 1820 gelegen –, erwies sich der Kompromiss als gescheitert. Der **Kansas-Nebraska Act** überließ die Regelung der Sklavereifrage vielmehr der demokratischen Entscheidung der örtlichen (weißen) Bevölkerung; dies nicht nur sehr zur Empörung der Sklavereigegner in den Nordstaaten, die unmittelbar zur Gründung der Republikanischen Partei als Partei der Abolitionisten beitrug (1854) (Greven 2004), sondern auch mit dem Ergebnis erbitterter blutiger Konflikte, mit denen Befürworter und Gegner der Sklaverei sowie ihre jeweiligen Unterstützer aus den Süd- bzw. Nordstaaten um das Übergewicht in Kansas wetteiferten **(Bleeding Kansas).** Anfang 1861 wurde Kansas schließlich als Free State in die Union aufgenommen. Zu diesem Zeitpunkt stand das Land aber bereits vor dem Bürgerkrieg, zu dessen unmittelbarem Anlass die Präsidentschaftswahl des Jahres 1860 wurde (Earle und Burke 2013, Goodrich 2005).

Die Wahl des Republikaners Abraham Lincoln (1809–1865, US-Präsident 1861–1865), der zunächst eigentlich keine sofortige Abschaffung der Sklaverei beabsichtigte, veranlasste erst sieben, später elf Südstaaten, die Union zu verlassen und die Konföderierten Staaten von Amerika zu gründen – es waren ebenjene Staaten, in denen die meisten Sklaven lebten (zur Geschichte der Konföderierten siehe Davis 2003). Der sich daran anschließende, vier Jahre andauernde Krieg forderte über 600.000 Opfer sowie zahllose Verletzte und Versehrte – bis heute der blutigste Krieg der amerikanischen Geschichte –, und er führte zu erheblichen Zerstörungen, insbesondere in den südlichen Staaten. Am Ende standen allerdings die Wiederherstellung der nationalen Einheit sowie die Abschaffung der Sklaverei durch den 13. Zusatzartikel zur Verfassung der Vereinigten Staaten, der Ende 1865 in Kraft trat. Die politische, ökonomische und gesellschaftliche Wiedereingliederung der Sezessionsstaaten **(Reconstruction)** sollte jedoch noch einige Zeit in Anspruch nehmen; die Staaten wurden jeweils zunächst unter Militärverwaltung gestellt und schrittweise wieder in die Union eingegliedert. Die Wiederherstellung der Vormachtstellung der Demokratischen Partei (in allen Südstaaten bis spätestens 1877) bezeichnete das Ende dieser Epoche (zusammenfassend dazu Foner 2002). Im Ergebnis beendete die Reconstruction jedoch weder die Differenzen zwischen Süd- und Nordstaaten noch die rassistische Diskriminierung der schwarzen Bevölkerung, die trotz formaler Aufhebung der Sklaverei fortbestand und in den Südstaaten auch gesetzlich hin zu einer Rassentrennung im öffentlichen Leben forciert wurde (sog. Jim-Crow-Gesetze). In den Südstaaten bestand diese Segregation, einschließlich der faktischen Vorenthaltung der Bürgerrechte der schwarzen Bevölkerung, teils bis in die zweite Hälfte des 20. Jahrhunderts hinein fort.

Gleichwohl standen die Vereinigten Staaten am Ende des 19. Jahrhunderts in einer Epoche wirtschaftlicher Blüte. Die Bezeichnung dieser Jahre als **Gilded Age,** „vergoldetes" Zeitalter – nach einem satirischen Roman von Mark Twain und Charles Dudley Warner (Twain und Warner 1873) – verweist allerdings auch auf die hinter der Oberfläche des wirtschaftlichen und technologischen Fortschritts anzutreffenden gesellschaftlichen Abgründe (siehe dazu auch Cashman 1993). Trotz des Bürgerkriegs wuchs die Bevölkerung bis 1900 auf etwa 76 Millionen Menschen, auch infolge des weiter wachsenden Zustroms von Einwanderern aus Europa – allen voran aus Deutschland, Irland und Großbritannien. Zwischen 1850 und 1930 erreichten mehr als 25 Millionen Europäer die Vereinigten Staaten. Um die Wende zum 20. Jahrhundert übertrafen die Vereinigten Staaten somit sowohl an Wirtschaftskraft wie auch – mit Ausnahme Russlands – an Bevölkerungszahl die imperialistischen Großmächte Europas. Ungeachtet mannigfacher ungelöster innenpolitischer Probleme war so die Grundlage gegeben für den Eintritt der Nation als dominierender Macht in das Konzert der Weltpolitik, der zunächst durch das Geltendmachen einer hegemonialen Rolle auf dem amerikanischen Doppelkontinent – etwa im Krieg gegen Spanien (1898) und gegen die Philippinen (1899 bis 1902) – vorbereitet wurde und mit dem Ersten Weltkrieg schließlich erfolgte.

2.2 Der geistige Möglichkeitsraum der Osteopathie

Der Journalist und Politiker der Demokratischen Partei **John Louis O'Sullivan** (1813–1895) sprach in einem Artikel des Jahres 1845 von einem **Manifest Destiny** der amerikanischen Nation, d. h. ihrer Bestimmung, sich über den gesamten Kontinent auszubreiten, diesen zu zivilisieren und ihm die Prinzipien von Freiheit und Demokratie zu bringen (O'Sullivan 1845, Zinn 2009, S. 127–168). Obwohl auch zeitgenössisch nicht unumstritten, bringt dieses Schlagwort einen die politische Kultur der jungen Nation prägenden Geist auf den Begriff: den eines Volkes von Einwanderern unterschiedlicher Herkunft und unterschiedlicher religiöser Bekenntnisse, die aufbrechen, eine neue Welt besiedeln. Bis zum Ende des 19. Jahrhunderts bleibt die so nicht nur von den einzelnen Siedlern aus je individuellen Motiven, sondern insgesamt mit großem Sendungsbewusstsein betriebene Expansion bis in die letzten Winkel des großen Landes ein zentrales Thema für das Selbstverständnis der amerikanischen Nation. Dem Historiker Frederick Jackson Turner (1861–1932) zufolge wurde die Erfahrung der Frontier, der beständige Kampf der Siedler mit der unzivilisierten Wildnis und ihren Widrigkeiten, gar zur prägenden Erfahrung im Hinblick auf die Überzeugung von einer geschichtlichen Sonderstellung der amerikanischen Nation, wie sie auch Tocqueville in den Vereinigten Staaten beobachtet hatte (Turner 1921).

Die Wurzeln der Erzählung vom Manifest Destiny und von der Sonderstellung der amerikanischen Nation lassen sich historisch allerdings weiter zurückverfolgen: nämlich bis hin zu den aus England ausgewanderten puritanischen Siedlern des 17. Jahrhunderts, die die Kolonien Neuenglands lange Zeit dominierten und auch noch im Amerika des 19. Jahrhunderts eine prägende Rolle spielten. Ihr religiös motiviertes Bestreben, eine weltliche Gemeinschaft im Sinne biblischer Ideale und mit vorbildhafter Funktion zu bilden, mag für den späteren **American Exceptionalism** entscheidend gewesen sein (Madsen 1998, Söderlind und Carson 2012). Zugleich wurde ihr Ethos im Hinblick auf den wirtschaftlichen wie auch (natur)wissenschaftlichen Fortschritt wirksam, nicht anders wie sich die in der Theologie der Puritaner formulierte Begründung der Religionsfreiheit, der Trennung von Staat und Religion und der Überzeugung von der demokratischen Gleichheit aller Menschen in den Grundsätzen der sich von der britischen Herrschaft selbst befreienden Kolonien niederschlugen. In diesem Sinne bringt bereits der erste Satz der von Thomas Jefferson verfassten **Unabhängigkeitser-**

klärung (1776) die Überzeugung von den unveräußerlichen Rechten des Individuums zum Ausdruck: „*We hold these truths to be self-evident, that all men are created equal, that they are endowed by their Creator with certain unalienable Rights, that among these are Life, Liberty and the pursuit of Happiness*" (Library of Congress 2015a).

Im Jahr 1863 griff **Abraham Lincoln** in seiner berühmten **Gettysburg Address** vor dem Hintergrund des Bürgerkriegs diese Vision der demokratischen Freiheit und Gleichheit aller Menschen, auf denen die amerikanische Nation gegründet sei, erneut auf: „*Fourscore and seven years ago our fathers brought forth on this continent a new nation, conceived in liberty, and dedicated to the proposition that all men are created equal. […] It is rather for us to be here dedicated to the great task remaining before us – that from these honored dead we take increased devotion to that cause for which they gave the last full measure of devotion – that we here highly resolve that these dead shall not have died in vain – that this nation, under God, shall have a new birth of freedom – and that government of the people, by the people, for the people, shall not perish from the earth*" (Library of Congress 2015b).

Dass der kontinentale Imperialismus der Vereinigten Staaten und die Überzeugung von der historischen Bestimmung der amerikanischen Nation im Hinblick auf bürgerliche Freiheit und demokratische Gleichheit aller Bürger eng mit rassistischen Vorstellungen und der gewaltsamen Vernichtung der indigenen Kulturen verbunden war, steht auf einem anderen Blatt. Und auch die Gleichstellung von Frauen, selbst die von nicht protestantischen Weißen wie katholischen Einwanderern aus Irland oder Italien, war in der von weißen, protestantischen Eliten der Ostküste dominierten Gesellschaft teils bis weit ins 20. Jahrhundert hinein nicht gegeben.

2.2.1 Religiöse Erweckungsbewegungen im 19. Jahrhundert

Wie bereits erwähnt, lässt sich die Bedeutung der Religion und insbesondere die des protestantischen Christentums für die Gesellschaft der Ostküstenkolonien seit der Zeit der ersten puritanischen Siedler der Massachusetts Bay Colony kaum überschätzen. Neben den Gemeinschaften jener Dissenter, die die anglikanische Staatskirche ablehnten, Baptisten, Kongregationalisten, Presbyterianern und Quäkern sowie unitarischen Christen, fanden sich unter den mehrheitlich britischen Siedlern vor allem Anhänger der Church of England, die auch in einigen Kolonien vorübergehend den Rang einer Staatskirche erhielt, und in geringerem Maße auch Katholiken. Die konfessionelle Pluralität, die in England seit dem 17. Jahrhundert bestand, reproduzierte sich auf diese Weise in den nordamerikanischen Kolonien. Sie bildete die Grundlage für das vergleichsweise hohe Maß an religiöser Toleranz gegenüber den verschiedenen (christlichen) Strömungen, wie es im Amerika des 19. Jahrhunderts bestand, und für die konsequente politische Durchsetzung der Religionsfreiheit und der Trennung von Kirche und Staat, die der 1791 in Kraft getretene erste Zusatzartikel der US-Verfassung mit seinen zwei **Religion Clauses** garantierte: „*Congress shall make no law respecting an establishment of religion, or prohibiting the free exercise thereof*" (Library of Congress 2015c). (Das Standardwerk zur religiösen Geschichte Amerikas bildet Ahlstrom 2004, zur kolonialen Epoche siehe insbesondere auch Kidd 2007.)

Die amerikanische Revolution führte insbesondere die Church of England in eine schwere Krise; sie konstituierte sich in den Vereinigten Staaten 1789 neu als **Episkopalkirche,** deren Oberhaupt nicht länger der König war (Hein und Shattuck 2005). Hingegen entwickelten sich die Baptisten und die Methodisten bis in die Mitte des 19. Jahrhunderts zu den **bedeutendsten Religionsgemeinschaften** des Landes (Ahlstrom 2004, S. 385 ff.). Sie profitierten insbesondere von einer zumeist als **Second Great Awakening** bezeichneten, vornehmlich protestantischen Bewegung, die sich durch ihren Evangelikalismus, d. h. ihren unmittelbaren, häufig von persönlichen Bekehrungserlebnissen geprägten Bezug auf Jesus Christus und die Bibel auszeichnete. Wichtig war außerdem häufig die Überzeugung von der unmittelbar bevorstehenden Wiederkehr Christi. Charakteristisch für diese Bewegungen waren z. B. unter freiem Himmel veranstaltete, oft mehrere Tage andauernde ekstatische **Camp Meetings** mit teils Tausenden von Teilnehmern sowie die **Circuit Riders,** die vor allem von der methodistischen Kirche zur Erschließung und Missionierung der abgelegenen Frontier-Regionen eingesetzt wurden (Johnson 1955, Farish 1969). In dieser Zeit entstanden allerdings auch neue Religionsgemeinschaften, und zwar insbesondere im Westen des Bundesstaats New York, einer Region, die als **Burned-over District** bekannt wurde (Cross 1950): Die Wurzeln etwa der von dem Baptistenprediger William Miller (1782–1849) begründeten Adventisten (Milleriten) sowie die auf Joseph Smith zurückgehenden Mormonen, insbesondere die 1838 gegründete Kirche Jesu Christi der Heiligen der Letzten Tage, entwickelten sich in dieser Region, ebenso der amerikanische Spiritismus. Auch die Gruppe der Disciples of Christ geht auf die Zeit des Second Great Awakening zurück (Ahlstrom 2004, S. 472–490.)

Sowohl für die methodistische Kirche als auch bei den Baptisten kam es im Laufe der Zeit zu immer schärferen Konflikten parallel zu den politischen Konfliktlinien der Zeit, insbesondere in der Sklavereifrage. In den Jahren 1844 und 1845 spalteten sich beide Gemeinschaften jeweils in Organisationen für die nördlichen bzw. die südlichen Bundesstaaten mit entsprechenden Haltungen zur Sklaverei (Ahlstrom 2004, S. 633 ff.). Gleichwohl kam es auch in der zweiten Hälfte des Jahrhunderts zu einer erneuten Phase verstärkter religiöser Aktivität (sog. **Third Great Awakening**), die nun vermehrt soziale Fragen in den Blick nahm und politische Reformanstrengungen unterstützte. In diesem Zusammenhang entstanden wiederum neue Gemeinschaften, wie etwa die Christian Science von Mary Baker Eddy (1821–1910), oder die späteren Zeugen Jehovas im Ausgang vom Werk des Charles Taze Russell (1852–1916). Robert Pearsall Smith (1827–1898) wurde zu einer zentralen Figur der christlichen Heiligungsbewegung. Parallel entstanden auch neue spirituelle Tendenzen, z. B. die auf den Lehren von Phineas Quimby (1802–1866) beruhende Neugeist-Bewegung. Insgesamt nahm so der religiöse Pluralismus der amerikanischen Gesellschaft der zweiten Hälfte des 19. Jahrhunderts weiter zu, durch die verstärkte Einwanderung von Katholiken und Juden nun auch außerhalb des protestantischen Christentums – die katholische Kirche wuchs in dieser Zeit zur größten einzelnen Religionsgemeinschaft im Land an (Ahlstrom 2004, S. 527–554).

2.2.2 Der Methodismus

Was biografische Prägungen Andrew Taylor Stills anbetrifft, so ist an dieser Stelle zunächst auf den Methodismus hinzuweisen. Sein Vater war als methodistischer Prediger, Missionar und Circuit Rider im äußersten Westen Virginias, später in Missouri und Kansas tätig, und als überzeugter Abolitionist blieb er der **Methodist Episcopal Church** auch nach der Abspaltung der Südstaaten-Methodisten 1844 treu. Stills Autobiografie zeugt von dieser kaum zu unterschätzenden methodistischen Prägung des Begründers der Osteopathie (siehe dazu etwa Stills Ausführungen zu seinem Vater im dritten Kapitel seiner Autobiografie: Still 2006, S. 49–54; auch bei Trowbridge 1991 und Lewis 2012 wird der Methodismus ausführlich diskutiert).

Die methodistische Tradition geht insgesamt auf den englischen Prediger **John Wesley** (1703–1791) zurück (Hattersley 2003); im 19. Jahrhundert erwies sie sich nirgends erfolgreicher als in den Vereinigten Staaten, wo sie zeitweise zur mitgliederstärksten christlichen Konfession aufstieg (Hempton 2005). Wie sein Vater war Wesley zunächst allerdings Priester der anglikanischen Staatskirche, innerhalb deren die Methodisten als Reformbewegung agierten. Zum endgültigen organisatorischen Bruch mit den Anglikanern kam es erst nach Wesleys Tod 1791, doch genügten ihm die als blutleer empfundenen Rituale und dogmatischen Lehren der Church of England schon zu Lebzeiten nicht. Infolgedessen wurden für den Methodismus weniger bestimmte theologische Lehren charakteristisch, in denen er sich an unter Anglikanern wie Reformierten bestehende Ansätze anschloss, als vielmehr die Ausprägung einer bewussten inneren Haltung des Gläubigen und dessen Bestreben, die eigene Lebensführung im Sinne des Evangeliums umzuformen.

Die strenge Systematik, mit der Wesley und andere schon zu Studienzeiten ihr religiöses Leben organisierten, brachte ihrer Gruppe entsprechend den Spottnamen „Methodisten" ein, den sie sodann affirmativ für sich übernahmen. Für die Methodisten ergab sich daraus die intensive Bemühung um Evangelisation, insbesondere mithilfe des Bibelstudiums in kleinen Gruppen sowie mittels der bereits erwähnten Wanderprediger und Camp Meetings, sowie ein ausgeprägtes soziales Engagement für die Armen und Ausgegrenzten der Gesellschaft. Aus diesem Grund spielten Methodisten eine bedeutende Rolle etwa in der abolitionistischen Bewegung, aber auch im Kampf gegen den Alkoholismus. Und auch die Volksmedizin lag Wesley am Herzen. Bereits im Jahr 1744 hatte er in England, zunächst anonym, eine Schrift mit medizinischen Ratschlägen publiziert, um auch ärmeren Menschen den Zugang zu einfachen Heilmitteln und Behandlungen zu ermöglichen (Rogal 1978, Wesley 1744). **Primitive Physick** war im 18. Jahrhundert weitverbreitet und begleitete später auch die amerikanischen Circuit Rider, die den Bewohnern der Frontier-Regionen häufig zugleich als einfache Ärzte dienten, auf ihren Wanderungen.

2.2.3 Freimaurerei, Swedenborgianismus, Spiritismus: esoterische Metaphysik und Alternativmedizin

Neben den großen christlichen Konfessionen und ihren Erweckungsbewegungen bestanden im Amerika des 19. Jahrhunderts auch kleinere Gemeinschaften, die sich typologisch am besten der Tradition westlicher Esoterik zuordnen lassen. Diese Strömungen hatten sich vornehmlich seit der Renaissance, zumeist unter Rückgriff auf die Antike und jüdische wie christliche Mystik entwickelt und im Untergrund des in Europa prädominanten Christentums eine Reihe astrologischer, alchemistischer und theosophischer Geheimlehren entwickelt oder etwa den Glauben an die Seelenwanderung vertreten (als allgemeine Einführung in die Geschichte der westlichen Esoterik seien Stuckrad 2004 und Goodrick-Clarke 2008 empfohlen).

Zu den Organisationen, die in diesem Zusammenhang in Europa entstanden, gehörte neben den Rosenkreuzern in gewissem Sinne auch die **Freimaurerei** (Stuckrad 2004, S. 188 ff.; Giese 2005). Sie war bereits zu Beginn des 18. Jahrhunderts von Europa nach Nordamerika gelangt und beeinflusste dort das Entstehungsumfeld der Osteopathie insofern, als dass deren Begründer Andrew Taylor Still selbst für einige Zeit Mitglied einer Freimaurerloge war (Stark 2007). Damit hatte er sich einer den Idealen der Aufklärung verpflichteten Organisation angeschlossen, für die die Freiheit des Geistes, die brüderliche Gleichheit der Menschen, Toleranz und Humanität zentrale Bedeutung besaßen. Als ethisch-humanistische Vereinigung blieben die Freimaurer zwar nicht frei von religiösen und mystischen Gehalten – zumindest der Glaube an Gott als Weltenschöpfer wurde zeitgenössisch von den meisten Logen vorausgesetzt. Dennoch zielte die Freimaurerei in erster Linie auf die ethische Lebenshaltung ihrer Mitglieder und auf Gesellschaftsreformen im Sinne ihrer Ideale ab, was im Kontext der Vereinigten Staaten u. a. die Ablehnung der Sklaverei implizierte. Diese religiös-metaphysische Zurückhaltung unterscheidet die Freimaurerei grundsätzlich von anderen esoterischen Strömungen, die im 19. Jahrhundert reüssierten. Für den Spiritismus etwa oder die Neugeist-Bewegung, die vorstehend bereits angesprochen wurden, waren Lehren und Spekulationen metaphysischer und jenseitsbezogener Art selbstverständlich.

Eine entscheidende vermittelnde Funktion zwischen der Esoterik der frühen Neuzeit und jener der Aufklärungsepoche bzw. des 19. Jahrhunderts nahm hier insbesondere der schwedische Gelehrte **Emanuel Swedenborg** (1688–1772) ein (Benz 1948, Lagercrantz 1997). Nach zahlreichen medizinischen und naturwissenschaftlichen Studien widmete er sich in einem letzten Lebensabschnitt ab dem Jahr 1744 der Ausarbeitung einer religiösen Lehre, mit der er das Christentum erneuern wollte und für die er sich auf Visionen bzw. auf unmittelbare Kontakte zu Engeln und Geistwesen berief.

Obwohl Swedenborg keine Anstrengungen unternahm, seine Lehre zu institutionalisieren, und er seine wichtigste theosophische Schrift „Arcana Coelestia" (1749–1756) zunächst anonym veröffentlichte, entwickelte seine Lehre eine enorme posthume Wirkungsgeschichte. Namentlich Immanuel Kant (1724–1804) publizierte noch zu Swedenborgs Lebzeiten eine kritische und polemische Abrechnung mit den aus seiner Sicht abstrusen Spekulationen Swedenborgs (Kant 1986). Andererseits bildete sich unter den Anhängern Swedenborgs nach dessen Tod eine eigene Organisation, die **Neue Kirche** bzw. **Kirche des neuen Jerusalem,** die bald auch in den jungen Vereinigten Staaten vertreten war (Ahlstrom 2004, S. 483–485; Block 1932). Obschon nie eine mitgliederstarke Organisation, fungierten die Swedenborgianer als Vermittler der spiritistischen Lehren Swedenborgs und verbreiteten seine Schriften. So wurde etwa der Schriftsteller Ralph Waldo Emerson (1803–1882) zu einem Bewunderer Swedenborgs (siehe hierzu seinen Essay „Swedenborg; or, the Mystic", in Emerson 1850), und sein Freund Henry James Sr. (1811–1882), der Vater des gleichnamigen Autors (1843–1916) sowie des bedeutenden Philosophen William James, wurde zu einem der einflussreichsten Anhänger des **Swedenborgianismus** in den USA (Lewis 1991). Die Rezeption Swedenborgs im Kontext der Osteopathie – wenn auch weniger bei Still selbst als etwa bei William Garner Sutherland (1873–1954) – ist darüber hinaus inzwischen zum Gegenstand eigener Forschungsarbeiten geworden (Fuller 2012).

Ein neben dem Swedenborgianismus für die eigenständige Entwicklung esoterischer und okkulter Lehren auf amerikanischem Boden wichtiger Einfluss ging zudem vom **Mesmerismus** aus, d. h. der von dem deutschen Arzt **Franz Anton Mesmer** (1734–1815) gegen Ende des 18. Jahrhunderts entwickelten Lehre eines **animalischen Magnetismus.** Mithilfe des Magnetismus, durch Handauflegen und frühe Hypnosetechniken beanspruchte Mesmer, diese von ihm als dem Menschen innewohnend postulierte Kraft für Heilungszwecke nutzbar zu machen. Auf diese Weise gelangte er im vorrevolutionären Frankreich zu großem Erfolg und Reichtum. Der Mesmerismus kombinierte alchimistische Lehren mit jüngeren naturwissenschaftlichen Erkenntnissen (Elektrizität bzw. Elektromagnetismus) hin zu einem alternativmedizinischen Behandlungsverfahren. Dessen Wirksamkeit wurde zwar schon von Zeitgenossen wie Antoine Lavoisier und Benjamin Franklin angezweifelt, allerdings auch von Nachfolgern Mesmers wie dem Marquis de Puységur (1751–1825) weiterentwickelt. Die von Mesmer und Puységur bei ihren Probanden hervorgerufenen Trancezustände wiesen zudem auf die Séancen voraus, die später mit dem **Spiritismus** populär wurden (Darnton 1995, Jütte 1996a, S. 103–114). Dieser entstand nun allerdings in den Vereinigten Staaten in der Mitte des 19. Jahrhunderts.

Zentrale Figuren dieser Entwicklungen waren einerseits die Schwestern Leah, Margaret und Catherine Fox, die in Hydesville im Bundesstaat New York lebten und in den Jahren 1847/1848 mit der Behauptung, mit dem in ihrem Haus wohnenden Geist eines Verstorbenen mittels Klopfgeräuschen zu kommunizieren, große Aufmerksamkeit erregten. Sie zogen mit öffentlichen Auftritten durch das ganze Land und vermarkteten sich erfolgreich als Medien für Geisterkontakte (Stuckrad 2004, S. 200 ff.; Chapin 2004, Moreman 2013).

Daneben ist auf **Andrew Jackson Davis** (1826–1910) hinzuweisen, der, nachdem er früh mit dem Mesmerismus und auch mit Swedenborg in Berührung gekommen war, durch Werke wie „The Principles of Nature" (1847) – vorgeblich im Zustand der Trance diktiert – und durch das sechsbändige „The Great Harmonia" (1850–1861) zu einem der führenden Spiritisten des Landes wurde (Moore 2003). Der Glaube an eine geistige Welt, in der die Geister der Toten lebten, und daran, dass der Kontakt mit diesen etwa mithilfe von Medien oder durch Séancen möglich sei, gewann in der zweiten Hälfte des 19. Jahrhunderts große Popularität, und dies nicht nur in den Vereinigten Staaten. Dort bewegte er sich im Umfeld der Strukturen und ekstatischen Gemeinschaftserlebnisse, wie etwa der Camp Meetings, die die protestantischen Erweckungsbewegungen gelegt hatten, obschon er inhaltlich durchaus in Opposition zu den christlichen Lehren trat, was etwa die Frage der Reinkarnation der Seele anbetraf.

In diesem von verschiedenen religiösen und spirituellen Bewegungen von der Mitte bis zum ausgehenden 19. Jahrhundert geformten Raum entwickelte sich schließlich auch die Osteopathie. Schon zuvor allerdings blieben der Swedenborgianismus, der Mesmerismus bzw. auf ihm aufbauend der **Phrenomagnetismus** – ein Amalgam der Lehren Mesmers und der Phrenologie, die geistige Eigenschaften und Zustände des Menschen an der äußeren Form von Schädel und Gehirn ablesen zu können beanspruchte – sowie sodann der Spiritismus nicht ohne Konsequenzen für das Verständnis des Verhältnisses von Geist und Körper bzw. von Krankheit und Heilung. Wo eine materielle und eine geistige Welt nicht nur aufeinander bezogen, sondern durch Kräfte und Kommunikation miteinander in Kontakt und Interaktion standen, da lag der Gedanke nicht fern, auch den Geist zur Heilung von Krankheiten und Leiden in Anspruch zu nehmen. Hier ergab sich eine neue Qualität insbesondere aus den Lehren der Neugeist-Bewegung, die ein prinzipielles Primat des Geistes über den physischen Körper und so auch die Möglichkeit der (bewussten) Heilung körperlicher Leiden durch geistige Prozesse voraussetzte.

Prägend für diese Bewegung wurden die Schriften von **Phineas Parkhurst Quimby** (1802–1866), der seit den späten 1830er Jahren als magnetischer Heiler durch Neuengland reiste (Anderson und Whitehouse 2003, Albanese 2007). Seine Überzeugung war es, dass jede Art von Krankheit ihre Wurzeln im menschlichen Geist habe und eine Änderung der geistigen Haltung entsprechend Heilung bewirken könne. Sowohl **Warren Felt Evans** (1817–1889), ein Priester der swedenborgianischen **Neuen Kirche,** als auch **Mary Baker Eddy,** die Begründerin der **Christian Science,** entwickelten die Überlegungen und Verfahrensweisen Quimbys weiter, und beiden ging es dabei insbesondere um religiöse und spirituelle Aspekte der Heilung von Krankheiten. Für die Christian Science – in Grundsätzen niedergelegt vor allem in Eddys „Science and Health, With Key to the Scriptures" (1875) – wurde die Vorstellung kennzeichnend, dass das Christentum aus der geistigen Haltung des glaubenden Menschen, aus seinem Gebet heraus auch in der Gegenwart die Überwindung von Sünde, Krankheit und Tod möglich mache (Jütte 1996a, S. 92 f.; prominent literarisch dargestellt finden sich Baker Eddy wie auch Mesmer bei Stefan Zweig; Zweig 1931). Evans' Buch „The Mental Cure" (1869) wiederum wurde zum Referenzwerk verschiedener religiöser Gruppen, die sich aus dem engeren christlichen Rahmen lösten. Gebet und Meditation, Affirmationen und Visualisierungen standen hier als Heilverfahren im Mittelpunkt (Teahan 1979).

Diese Beispiele zeigen, dass sich in der zweiten Hälfte des 19. Jahrhunderts im Untergrund von christlicher Religion und **heroischer Medizin** (➤ Kap. 2.3.1) eine Vielfalt alternativer spirituell-esoterischer wie auch alternativer medizinischer Strömungen entwickelte, die einerseits häufig eng miteinander verbunden waren, andererseits aber auf spezifische Defizite seitens der hegemonialen religiösen bzw. medizinischen Standpunkte reagierten. Obwohl Stills Osteopathie die metaphysischen Spekulationen von Swedenborgianern, Spiritisten und Neugeist-Anhängern nicht mitvollzog, bewegte sich ihr Entstehen doch in einem von diesen Bewegungen mitgeprägten Umfeld. Wie einleitend bereits gesehen, kam bei Still jedoch eine von ihm selbst als dezidiert amerikanisch geschilderte Haltung hinzu, die im Umgang mit konkreten ärztlichen Herausforderungen der Frontier, die sich im Rahmen der herkömmlichen religiösen wie medizinischen Sozialisation nicht überzeugend bewältigen ließen, wichtiger wurde als abstrakte metaphysische Spekulation: nämlich eine von der eigenen Freiheit im Denken und Handeln ausgehend an der Natur geschulte pragmatische Urteilskraft. Dies jedoch verbindet Andrew Taylor Still mit den Autoren aus dem Kreis der sog. Transzendentalisten.

2.2.4 Die Transzendentalisten

Bei den Transzendentalisten handelte es sich um eine Gruppe von Intellektuellen und Schriftstellern aus Neuengland in der Mitte des 19. Jahrhunderts, zu der u. a. Ralph Waldo Emerson (1803–1882), George Ripley (1802–1880), Theodore Parker (1810–1860), Henry David Thoreau (1817–1862) und Margaret Fuller (1810–1850) gehörten (Gura 2007, Schulz 1997). Die Bezeichnung dieses Kreises rührte von ihrer Bezugnahme auf die Transzendentalphilosophie namentlich Kants und des deutschen Idealismus generell, sie darf jedoch nicht im engen philosophischen Sinn verstanden werden (Goodman 2013). Vielmehr handelte es sich bei den Transzendentalisten um eine eher lose Gruppierung von Autoren, die vielfältige geistige Anregungen aufnahmen, die parallel etwa auch die deutsche und die britische Romantik befruchteten, und die mit einem erklärten Individualismus gegen die dominierenden religiösen und kulturellen Vorstellungen ihres soziales Umfelds auftraten. Insofern war das Aufkommen dieser Strömung eng verbunden mit dem Unitarismus. Diese aus der Reformation hervorgegangene humanistische Religionsgemeinschaft, die das Konzept der Trinität ablehnte, war in der Region Boston Anfang des 19. Jahrhunderts sehr einflussreich. Insbesondere prägte sie auch das Harvard College als Ausbildungsstätte unitarischer Geistlicher, die Emerson, Ripley und Parker durchliefen (siehe dazu auch Hankins 2004).

Für ihre Wirkungsgeschichte entscheidender war allerdings das Ungenügen der Transzendentalisten nicht nur an den klerikalen Eliten, sondern auch am materialistischen und rationalistischen Weltbild der Aufklärung. Dagegen setzten sie Freiheit und Selbstverantwortung des Individuums sowie sein Leben im Einklang mit der Natur. Zu Schlüsseltexten für diese Position wurden in erster Linie **Emersons** Aufsatz „Nature" (1836) sowie sein Vortrag „The American Scholar" (1837). Für Emersons Begriffe war nämlich die Natur als von Gottes Gegenwart durchdrungen der Ort, an dem der Mensch aus seiner subjektiven Erfahrung zur Erkenntnis Gottes gelangen könne. Dies aber zu erreichen, und dabei ein Bewusstsein der eigenen Einheit mit der Natur zu gewinnen, bedürfe es der Einsamkeit, während die Gesellschaft – aber auch die Studierstube der Gelehrten – die spirituelle Beziehung des Menschen zur Natur und zu Gott verhindere: *„To go into solitude, a man needs to retire as much from his chamber as from society. I am not solitary whilst I read and write, though nobody is with me. But if a man would be alone, let him look at the stars"* (Emerson 1836). Nirgends dürfte dies wirkungsreicher und, wenigstens dem Anspruch nach, radikaler eingelöst worden sein als in **Henry David Thoreaus** berühmtem Werk „Walden; or, Life in the Woods" (1854), das Thoreau als Ergebnis eines zweijährigen Lebens abseits der Gesellschaft seiner Zeit – in einer auf einem Grundstück Emersons errichteten Blockhütte – und als Versuch zu einem alternativen Lebensstil veröffentlichte.

Emersons Vortrag **„The American Scholar"** ist es zu verdanken, dass der Transzendentalismus als erste eigenständige intellektuelle Bewegung Amerikas in die Geistesgeschichte eingehen sollte. Dieser Text, bereits von Zeitgenossen als „Intellectual Declaration of Independence" der Nation gefeiert (Richardson 1996), entwarf das Ideal eines amerikanischen Gelehrten, der sich von überkommenen Vorstellungen und der ihn fesselnden Gesellschaft emanzipiert. Der amerikanische Gelehrte, so Emerson, sei der autonome „Man Thinking", der sich dem Studium der Natur und der Literatur zum Zwecke der Erkenntnis widmet. Auf diesem Wege werde auch die amerikanische Nation sich als solche von ihren intellektuellen Fesseln befreien und mithin ihrem Unabhängigkeitsanspruch gerecht: *„We will walk on our own feet; we will work with our own hands; we will speak our own minds. […] A nation of men will for the first time exist, because each believes himself inspired by the Divine Soul which also inspires all men"* (Emerson 1849, S. 9).

Der Transzendentalismus war für die Neugeist-Bewegung durch sein Eintreten gegen die Sklaverei für den Abolitionismus und nicht zuletzt für die Entwicklung einer eigenständigen amerikanischen Literatur vor entscheidender Bedeutung (Zapf 1996). Neben Emerson, Fuller und Thoreau lassen sich Autoren wie Walt Whitman (1819 bis 1892), Nathaniel Hawthorne (1804–1864) und Herman Melville (1819–1891) als vom Transzendentalismus beeinflusste Schriftsteller nennen; auch Henry James und sein Bruder William James, ein Patensohn Emersons, wurden durch dieses Umfeld geprägt (Lewis 1991). Für Andrew Taylor Still lässt sich ein vergleichbarer persönlicher Kontakt nicht behaupten; auch ist unklar, inwieweit er die Schriften der Transzendentalisten kannte. Seinem eigenen Werk ablesbar ist allerdings der Anspruch des Emersonschen American Scholar.

2.3 Entwicklungen in Medizin und Naturwissenschaften des 19. Jahrhunderts

Seit der Renaissance hatte parallel zur empirischen und experimentellen Erforschung der äußeren Natur auch das wissenschaftliche Interesse am Körper des Menschen einen erheblichen Erkenntnisfortschritt gebracht. Der Flame Andreas Vesalius hatte bereits im 16. Jahrhundert mithilfe sorgfältiger Sektionen das Wissen über den Aufbau des Körpers auf eine neue Grundlage gestellt („De humani corporis fabrica“, 1543), und der Italiener Girolamo Fracastoro war etwa zur selben Zeit zu der Überzeugung gelangt, dass infektiöse Keime, sog. Seminaria morbi, Krankheiten hervorrufen könnten („Dc Contagione et contagiosis morbis et eorum curatione“, 1546). William Harvey gelang im 17. Jahrhundert der Nachweis des Blutkreislaufs („De Motu Cordis“, 1628), und Giovanni Battista Morgagni begründete auf Grundlage der empirischen Untersuchung organischer Krankheitsursachen die moderne Pathologie („De sedibus et causis morborum per anatomen indagatis“, 1761).

Dessen ungeachtet blieb jedoch das humoralpathologische Paradigma, das seit Hippokrates und Galen die abendländische Medizin geprägt hatte, noch bis weit ins 19. Jahrhundert hinein vorherrschend und bestimmte das Verständnis von der Funktionsweise des Körpers und vom Wesen der Krankheiten. In diesem Sinne verstand man die Gesundheit des Menschen als einen Gleichgewichtszustand von vier Körpersäften, die zugleich mit den seelischen Temperamenten identifiziert wurden: Blut, gelbe und schwarze Galle sowie Schleim. Ein Mangel oder ein Überschuss bzw. eine falsche Zusammensetzung dieser Säfte führte demzufolge zu Krankheiten, die wiederum durch üble Dünste, sog. Miasmen, übertragen werden konnten. Entsprechend bestand die Aufgabe des Arztes in erster Linie darin, durch eine Regulierung der Ernährung und die Gabe von Arzneimitteln auf eine Wiederherstellung des Säftegleichgewichts hinzuwirken. (Medizinhistorischen Gesamtdarstellungen: Bynum et al. 2006, Eckart und Jütte 2014, Jackson 2011, Conrad et al. 2003, Starobinski 1963.)

2.3.1 Die „heroische“ Medizin und ihre Gegner in den Vereinigten Staaten

Der Vorstellungswelt der Humoralpathologie entstammten schließlich noch jene drastischen Heilverfahren, die in der Medizin bis ins 19. Jahrhundert verbreitet waren und ihr das Prädikat der **heroischen Medizin** einbrachten (Dary 2008) – weil sie den Heldenmut weniger des Mediziners als den des behandlungsbedürftigen Patienten erforderten, wie schon die Zeitgenossen bemerkten. Je stärker die Ordnung der Körpersäfte beeinträchtigt war, desto drastischere Eingriffe wurden erforderlich, um sie wieder ins Gleichgewicht zu bringen. Dazu dienten z. B. ausleitende Verfahren wie Aderlässe oder die Anwendung von Abführ- und Brechmitteln, ungeachtet ihrer teils erheblichen Nebenwirkungen, wie etwa im Falle von Kalomel (Quecksilberchlorid), das zu Haarausfall und Zahnverlust führen konnte.

Was die Entwicklung der Medizin in den Vereinigten Staaten betrifft, so ist hierbei an erster Stelle auf die Rolle von **Benjamin Rush** (1746–1813) hinzuweisen (Brodsky 2004, Rush 1947). Rush war ein aufgeklärter Intellektueller und Wissenschaftler. Er gehörte zu den Unterzeichnern der Unabhängigkeitserklärung und engagierte sich als reformorientierter Politiker gegen die Sklaverei und die Todesstrafe. Auch gilt er als Pionier der amerikanischen Anstaltspsychiatrie und Erfinder der Zwangsjacke. Als Arzt trat er freilich zugleich für drastische Maßnahmen wie ausgiebige Aderlässe oder die Gabe von Kalomel ein. Die gegen Ende des 18. Jahrhunderts sehr verbreitete Lehre des schottischen Arztes John Brown (1735–1788) vertrat hingegen die Auffassung, dass Krankheiten auf ein Übermaß oder einen Mangel an Erregung zurückzuführen seien, und verordnete daher Beruhigungsmittel bzw. vermeintliche Stimulanzien wie Alkohol oder Opium (Conrad et al. 2003, S. 378 f.).

Dass in Reaktion auf diese Behandlungsverfahren der Standardmedizin um 1800 alternativmedizinische Ansätze aufkamen, die sanftere Medikamente verschrieben oder auch ganz auf sie verzichteten, ist daher kaum ein Zufall. Die Polemik gegen die drastischen Verfahren der zeitgenössischen Medizin spielt etwa in der Entwicklung der Homöopathie **Samuel Hahnemanns** (1755–1843) eine bedeutende Rolle – Hahnemann kritisierte diese Medizin als **allopathisch,** insofern die verwendeten Arzneien am gesunden Menschen völlig andere Symptome hervorriefen als die zu behandelnde Krankheit. Dagegen setzte Hahnemann sein homöopathisches Grundprinzip similia similibus curantur: Ähnliches möge durch Ähnliches geheilt werden (Jütte 1996b; zur Begriffsgeschichte der sog. Allopathie auch Jütte 1996a, S. 23–27). Kaum anders verhielt es sich in der zweiten Hälfte des Jahrhunderts im Falle von Andrew Taylor Still, der die etablierte Medizin aus eigener Erfahrung als bestenfalls wirkungslos, eher gefährlich verwarf und dagegen einen medikamentenfreien Ansatz entwickelte.

Dabei ist zu bedenken, dass der medizinische Berufsstand in den Vereinigten Staaten über weite Strecken des 19. Jahrhunderts **kaum gesetzlich reguliert war.** Obwohl es wiederholt Ansätze gab, etwa eine Lizenzierung von Ärzten durchzusetzen, unterblieb eine systematische Regulierung der Ausbildung und Zulassung von Medizinern in den meisten Bundesstaaten. Im Ergebnis war es daher formal recht einfach, als Arzt medizinische Dienstleistungen anzubieten (dies verteidigt retrospektiv Hamowy [1979]), und auch die medizinische Ausbildung erfolgte in kommerziellen, privat organisierten Schulen oder im Rahmen einer Lehre (Apprenticeship) bei anderen Ärzten auf zumeist vergleichsweise niedrigem Standard (im internationalen Vergleich stellt dies Bonner [2000] heraus). Diese Strukturen entsprachen ganz dem freiheitlichen Geist der Frontier-Epoche, und sie ermöglichten es gerade alternativmedizinischen Bewegungen, die insbesondere den heroischen Methoden der etablierten Medizin kritisch gegenüberstanden, in vielen Regionen des Landes zu florieren. Dies galt neben der Homöopathie etwa für das vor allem auf Pflanzenheilkunde beruhende System von Samuel Thomson (1769–1843) oder für eklektische Ansätze, die etwa die indianische Heilkunde mit einbezogen, sowie später für die Osteopathie und die Chiropraktik von Daniel David Palmer (1845–1913). Daneben bestanden jedoch alle möglichen mehr oder weniger seriösen Therapieansätze – die Phrenologie, magnetische Heiler und Geistheiler wurden bereits angesprochen – bis hin zur sog. **Patent Medicine,** allerhand zu therapeutischen Zwecken angebotenen Produkten mehr oder weniger unklarer Zusammensetzung, die oft wirkungslos oder gar gesundheitsschädlich waren (Whorton 2002, Young 1961).

2.3.2 Zur Entstehung einer naturwissenschaftlich orientierten Medizin

Es wurde zu einem der Hauptziele der im Jahr 1847 gegründeten American Medical Association als Standesvertretung der sog.

Schulmediziner, feste Ausbildungs- und Zulassungsstandards für Ärzte in den Vereinigten Staaten zu etablieren (Fishbein 1947). Erst im Zusammenhang mit dem sog. **Flexner-Report** jedoch, im Jahr 1910 im Auftrag der Carnegie-Stiftung von Abraham Flexner (1866–1959) veröffentlicht, kam es zu einer grundlegenden Reform der Medizinerausbildung in den Vereinigten Staaten, verbunden mit der Anhebung ihrer Ansprüche sowie einer Akademisierung, die zur Schließung zahlreicher, gerade alternativmedizinischer Ausbildungsstätten, die den Anforderungen nicht genügten, führte. Damit war im Übrigen auch eine Anpassung der Ausbildung der osteopathischen an die der übrigen Mediziner verbunden (Beck 2004).

Was diese Reformen auf Seiten der sog. Schulmedizin allerdings erst möglich machte, war die endgültige Abkehr vom humoralpathologischen Paradigma und seinen heroischen Behandlungsverfahren. Den entscheidenden Schritt gingen in diesem Punkt zum einen **Rudolf Virchow** (1821–1902) mit seiner „Cellularpathologie" (1858), der zufolge die Ursache von Krankheiten in den Zellen des Körpers und Störungen ihrer Funktion zu suchen war, und zum anderen die **Mikrobiologie Louis Pasteurs** (1822–1895) und **Robert Kochs** (1843–1910), die der Keimtheorie – gegen die althergebrachte Miasmentheorie der Krankheitsentstehung – zum Durchbruch verhalf. Damit verbunden war insgesamt die strikte Orientierung am Methodenideal der experimentellen und empirisch-mathematischen modernen Naturwissenschaften, wie sie sich seit der frühen Neuzeit entwickelt hatten.

In der zweiten Hälfte des 19. Jahrhunderts kam es so zu einer erheblichen **Beschleunigung des medizinischen Fortschritts.** Im Anschluss an die Zelltheorie und die Mikrobiologie wurden etwa erste Impfstoffe entdeckt. Außerdem wurden Hygienestandards verbessert sowie Antisepsis und Narkose entwickelt. Hierbei erwies sich in den Vereinigten Staaten zudem der Bürgerkrieg als ein Katalysator, der zunächst zu einem gesundheitspolitischen Desaster geworden war. Der militärische Sanitätsdienst war mit der chirurgischen Versorgung der Verwundeten völlig überfordert. Die schlechten hygienischen und anästhetischen Bedingungen trugen dazu bei, dass mehr Soldaten an Krankheiten wie Ruhr, Typhus und Malaria starben als infolge der Kampfhandlungen. Politisch führte dies allerdings zu einer Reform des Sanitätswesens und begünstigte Bemühungen um eine langfristige Verbesserung der öffentlichen Gesundheitsversorgung (Devine 2014).

Zum Ende des Jahrhunderts erreichte die technische und wissenschaftliche Entwicklung eine bis dahin nicht erreichte Geschwindigkeit. Die Industrialisierung des beginnenden 19. Jahrhunderts war vor allem der Dampfmaschine und der Eisenbahn zu verdanken gewesen. In der zweiten Hälfte des Jahrhunderts kam dann aber die technische Nutzung der Elektrizität hinzu, etwa mit dem Telegrafen und dem Telefon, der elektrischen Beleuchtung und dem Elektromotor. Am Ende des Jahrhunderts gab es bereits zahlreiche, noch regional begrenzte Stromnetze; Thomas Alva Edison (1847 bis 1931) setzte sich in den 1880er Jahren entscheidend für die Elektrifizierung New Yorks ein. Carl Benz (1844–1929) erfand 1886 das erste Automobil mit Verbrennungsmotor. Dieser technisch-wissenschaftliche Fortschritt machte letztlich auch vor der Medizin nicht halt: So führte **Wilhelm Conrad Röntgens** (1845–1923) Entdeckung der nach ihm benannten Röntgenstrahlen (1895) unmittelbar zu ihrer diagnostischen Anwendung, so auch in der American School of Osteopathy in Kirksville, die – ungeachtet der Skepsis Stills – bald ein Röntgengerät beschaffte (Trowbridge 1991, S. 174 f.).

2.3.3 Die Evolutionstheorie

Ein anderer wissenschaftlicher Paradigmenwechsel ist schließlich auf die Weiterentwicklung der Evolutionstheorie der Biologie von Lamarck durch **Charles Darwin** (1809–1882) und **Alfred Russel Wallace** (1823–1913) zurückzuführen. 1859 veröffentlichte Darwin die erste Auflage seines Buches „On the Origin of Species", das die Grundprinzipien dieser Theorie entfaltete: dass nämlich, im Gegensatz zum biblischen Schöpfungsbericht, die verschiedenen Lebensformen sich mit der Zeit schrittweise entwickelt und ausdifferenziert hätten, und dass dieser Vorgang mithilfe der Prinzipien von Variation und Selektion zu erklären sei (Darwin 1872). Darwin belegte dies mit dem Schlagwort des „Survival of the Fittest", das er auf Anregung durch Wallace von dem Philosophen und Soziologen Herbert Spencer (1820–1903) übernahm.

Darwin stellte seine Theorie anhand eigener Forschungen dar, die er im Rahmen einer Reise nach Südamerika, zu den Galápagos-Inseln und nach Ozeanien bereits in den 1830er Jahren angestellt hatte. Ab 1857 standen Wallace und Darwin in engem Kontakt, ehe sie in den Jahren 1858 und 1859 mit ihren Theorien an die wissenschaftliche Öffentlichkeit traten. Insbesondere Darwins Buch stieß auf breites Interesse und die Faszination der Öffentlichkeit, obschon es im Konflikt mit einer wortgetreuen Bibelauslegung sehr umstritten war. Gleichwohl setzte sich das Prinzip der Evolution als theoretische Erklärung für die Entwicklung der Arten in der Wissenschaft rasch durch, nicht zuletzt dank der Unterstützung von **Thomas Henry Huxley** (1825–1895); die Theorie der natürlichen Selektion fand hingegen erst im 20. Jahrhundert breite wissenschaftliche Anerkennung. **Herbert Spencer** wiederum betrieb eine Ausdehnung des evolutionstheoretischen Paradigmas über die Biologie hinaus auf die kulturelle und gesellschaftliche Entwicklung des Menschen (Krähnke 2007).

Wie mit vielen der anderen in der amerikanischen Gesellschaft und ihrer wissenschaftlichen Öffentlichkeit wirksamen Theorien, so kam Andrew Taylor Still auch mit den medizinischen und biologischen Diskursen seiner Zeit in Berührung. So las er z. B. Virchows „Cellularpathologie" und begegnete der Evolutionstheorie, vermittelt vor allem durch Alfred Russel Wallace, der – im Gegensatz zu Darwin – auch als Spiritist engagiert war (Lewis 2012, S. 66–72 sowie S. 79–84, wo neben Virchow und Wallace auch auf Huxley, Darwin, Spencer und Ernst Haeckel als Lektüren Stills hingewiesen wird). Seine Osteopathie entfaltete sich in selbstbewusster Auseinandersetzung mit den verschiedenen Strömungen und Theorieansätzen ihrer Zeit, ohne sich eine davon umstandslos zu eigen zu machen. Sie bedeutete vielmehr eine von wahrgenommenen Defiziten der orthodoxen Medizin in den Vereinigten Staaten Mitte des 19. Jahrhunderts ausgehende, aus eigener empirischer Beobachtung der Natur sowie kritischer Wahrnehmung unterschiedlicher gesellschaftlicher Strömungen entfaltete Art und Weise, auf ärztliche Herausforderungen zu reagieren.

Als Still allerdings gegen Ende des 19. Jahrhunderts im Mittleren Westen der USA mit seiner Osteopathie an die Öffentlichkeit trat, hatte die akademische Medizin in Europa und in den Zentren der amerikanischen Ostküste längst auf den Stand der modernen Naturwissenschaften aufgeschlossen und deren Methoden und Verfahrensweisen übernommen. Es ist daher nicht verwunderlich, dass die Osteopathie seit ihrer Entstehung in intensiver Auseinandersetzung mit dieser wissenschaftlichen Medizin steht, in der sie immer wieder zwischen Abgrenzung und Anpassung die Frage ihrer Identität gestellt hat. Diese ist weiterhin nicht abschließend beantwortet.

LITERATUR

Adams WP. Die USA vor 1900. München: Oldenbourg, 2000.
Ahlstrom SE. A Religious History of the American People. 2nd ed. New Haven: Yale University Press, 2004.
Albanese C. A Republic of Mind and Spirit. New Haven: Yale University Press, 2007.
Anderson CA, Whitehouse DG. New Thought: A Practical American Spirituality. Rev. Ed. Bloomington: AuthorHouse, 2003.
Beck AH. The Flexner report and the standardization of American medical education. J Am Med Assoc. 2004; 291 (17): 2139–2140.
Bemis SF. John Quincy Adams and the Foundations of American Foreign Policy. New York: Alfred A. Knopf, 1949.
Benz E. Emanuel Swedenborg. Naturforscher und Seher. München: Verlag Hermann Rinn, 1948 (engl. Ausgabe: Emanuel Swedenborg. Visionary Savant in the Age of Reason. West Chester: Swedenborg Foundation, 2002).
Berlin I. Generations of Captivity: A History of African-American Slaves. Cambridge, London: The Belknap Press of Harvard University Press, 2003.
Block M. The New Church in the New World. A study of Swedenborgianism in America. New York: Holt, 1932.
Bonner TN. Becoming a Physician: Medical Education in Great Britain, France, Germany, and the United States, 1750–1945. Baltimore: Johns Hopkins University Press, 2000.
Boyer PS (ed.). The Oxford Companion to United States History. Oxford: Oxford University Press, 2006. S. 541.
Brodsky A. Benjamin Rush: Patriot and Physician. New York: St. Martin's Press, 2004.
Bynum W F et al. (ed.). The Western Medical Tradition. 1800–2000. Cambridge: Cambridge University Press, 2006.
Cashman SD. America in the Gilded Age. From the Death of Lincoln to the Rise of Theodore Roosevelt. 3rd ed. New York: New York University Press, 1993.
Chapin D. Exploring Other Worlds: Margaret Fox, Elisha Kent Kane, and the Antebellum Culture of Curiosity. Amherst: University of Massachusetts Press, 2004.
Conrad LI et al. The Western Medical Tradition. 800 BC to AD 1800. Cambridge: Cambridge University Press, 2003.
Cross WR. The Burned-Over District: The Social and Intellectual History of Enthusiastic Religion in Western New York, 1800–1850. Ithaca: Cornell University Press, 1950.
Darnton R. Mesmerism and the End of the Enlightenment in France. Cambridge: Harvard University Press, 1995 (dt. Ausgabe: Der Mesmerismus und das Ende der Aufklärung in Frankreich. Frankfurt/M, Berlin: Ullstein 1986).
Darwin C. The Origin of Species by Means of Natural Selection, or the Preservation of Favoured Races in the Struggle for Life. 6th ed. London: Murray, 1872 (dt. Ausgabe: Die Entstehung der Arten. Weinheim: VCH-Wiley Verlag, 2013).
Dary D. Frontier medicine: from the Atlantic to the Pacific, 1492–1941. New York: Alfred Knopf, 2008.
Davis WC. Look Away! A History of the Confederate States of America. New York: The Free Press, 2003.
Devine S. Learning from the Wounded: The Civil War and the Rise of American Medical Science. Chapel Hill: University of North Carolina Press, 2014.
Earle J, Burke DM. Bleeding Kansas, Bleeding Missouri: The Long Civil War on the Border. Lawrence: University Press of Kansas, 2013.
Eckart WU, Jütte R. Medizingeschichte. Eine Einführung. 2. Aufl. Stuttgart: UTB, 2014.
Emerson RW. Nature. Boston: James Munroe, 1836. p. 9.
Emerson RW. The American Scholar. in: Emerson RW. Nature; addresses, and lectures. Boston: James Munroe, 1849. S. 75–111.
Emerson RW. Representative Men. Seven Lectures. London: George Routledge, 1850. pp. 54–88.
Farish HD. The Circuit Rider Dismounts: A Social History of Southern Methodism, 1865–1900. Reprint. Cambridge: Da Capo Press, 1969.
Fishbein M. History of the American Medical Association, 1847–1947. Philadelphia: W. B. Saunders, 1947.
Foner E. Reconstruction: America's Unfinished Revolution, 1863–1877. New York: Harper Collins, 2002.
Fuller DB. Osteopathy and Swedenborg: The Influence of Emanuel Swedenborg on the Genesis and Development of Osteopathy, Specifically on Andrew Taylor Still and William Garner Sutherland. Bryn Athyn: Swedenborg Scientific Association Press, 2012 (dt. Ausgabe: Osteopathie und Swedenborg. Swedenborgs Einfluss auf die Entstehung der Osteopathie, im Besonderen auf A. T. Still und W. G. Sutherland. Pähl: Jolandos, 2013).
Gevitz N. The DOs. Osteopathic Medicine in America. 2nd ed. Baltimore: Johns Hopkins University Press, 2004.
Giese A. Die Freimaurer – Eine Einführung. 4. Aufl. Wien: Böhlau, 2005.
Goodman R. Transcendentalism. In: Zalta EN (ed.). The Stanford Encyclopedia of Philosophy. http://plato.stanford.edu/archives/fall2013/entries/transcendentalism/ (letzter Zugriff 4.11.2015), 2013.
Goodrich T. War to the Knife: Bleeding Kansas, 1854–1861. Lincoln: University of Nebraska Press, 2005.
Goodrick-Clarke N. The Western Esoteric Traditions: A Historical Introduction. Oxford: Oxford University Press, 2008.
Greven T. Die Republikaner. Anatomie einer amerikanischen Partei, München: C. H. Beck, 2004. S. 44–73.
Gura PF. American Transcendentalism: A History. New York: Farrar, Straus and Giroux, 2007.
Hamowy R. The early development of medical licensing laws in the United States 1875–1900. J Libert Stud. 1979; 3 (1): 73–119.
Hankins B. The Second Great Awakening and the Transcendentalists. Westport: Greenwood, 2004.
Hattersley R. The Life of John Wesley. A Brand from the Burning. New York: Doubleday, 2003.
Hein D, Shattuck GH Jr. The Episcopalians. New York: Church Publishing, 2005. pp. 35–62.
Hempton D. Methodism: Empire of the Spirit. New Haven: Yale University Press, 2005.
Hochgeschwendner M. Der amerikanische Bürgerkrieg. 2. Aufl. München: C. H. Beck, 2013.
Howe DW. What Hath God Wrought: The Transformation of America, 1815–1848. Oxford: Oxford University Press, 2007.
Jackson M (ed.). The Oxford Handbook of the History of Medicine. Oxford: Oxford University Press, 2011.
Jenkins P. A History of the United States. 4th ed. Basingstoke: Palgrave Macmillan, 2012.
Johnson CA. The Frontier Camp Meeting: Religion's Harvest Time. Dallas: Southern Methodist University Press, 1955.
Jütte R. Geschichte der alternativen Medizin. Von der Volksmedizin zu den unkonventionellen Therapien von heute. München: C. H. Beck, 1996a.
Jütte R. Medizin, Krankheit und Gesundheit um 1800. In: Sigrid Heinze (Hrsg.). Homöopathie 1796–1996. Eine Heilkunde und ihre Geschichte. Dresden: Deutsches Hygiene Museum Dresden, 1996b. S. 13–26.
Kant I. Träume eines Geistersehers. Ditzingen: Reclam, 1986.

2

2

Kennedy J C G. Population of the United States in 1860; compiled from the Original Returns of the Eighth Census. Washington: Government Printing Office, 1864.

Kidd TS. The Great Awakening: The Roots of Evangelical Christianity in Colonial America. New Haven: Yale University Press, 2007.

Klein HS. A Population History of the United States. Cambridge: Cambridge University Press, 2004.

Krähnke U. Herbert Spencer. In: Brock D, Krähnke U, Junge M. (Hrsg.). Soziologische Theorien von Auguste Comte bis Talcott Parsons. 2. Aufl. München: Oldenbourg, 2007. S. 79–98.

Lagercrantz O. Vom Leben auf der anderen Seite. Frankfurt/M: Suhrkamp, 1997.

Lewis J. A. T. Still: From the Dry Bone to the Living Man. Blaenau Ffestiniog: Dry Bone Press, 2012.

Lewis R W B. The Jameses. A Family Narrative. New York: Farrar, Straus and Giroux, 1991.

Library of Congress. www.loc.gov/rr/program/bib/ourdocs/Declarlnd.html (letzter Zugriff: 4.11.2015), 2015a.

Library of Congress. www.loc.gov/rr/program/bib/ourdocs/Gettysburg.html (letzter Zugriff: 4.11.2015), 2015b.

Library of Congress. www.loc.gov/rr/program/bib/ourdocs/Constitution.html (letzter Zugriff: 4.11.2015), 2015c.

Madsen DL. American Exceptionalism. Jackson: University Press of Mississippi, 1998.

McPherson JM. Battle Cry of Freedom: The Civil War Era. Oxford: Oxford University Press, 1988 (dt. Ausgabe: Für die Freiheit sterben. Die Geschichte des amerikanischen Bürgerkrieges. Köln: Anaconda, 2009).

Meissner J, Mücke U, Weber K. Schwarzes Amerika. Eine Geschichte der Sklaverei. München: C. H. Beck, 2008.

Moore JL. Introduction to the writings of Andrew Jackson Davis. Reprint. Whitefish: Kessinger, 2003.

Moreman CM (ed.). The Spritualist Movement. Speaking with the Dead in America and Around the World. Santa Barbara: ABC-CLIO, 2013.

O'Sullivan J. Annexation. United States Magazine and Democratic Review. 1845; 17 (1): 5–10.

Richardson RD. Emerson: The Mind on Fire. Berkeley/Los Angeles: University of California Press, 1996. p. 263.

Rogal SJ. Pills for the Poor: John Wesley's Primitive Physick. Yale J Biol Med. 1978; 51 (1): 81–90.

Rush B. The selected writings of Benjamin Rush. New York: Philosophical Library, 1947.

Schulz D. Amerikanischer Transzendentalismus. Ralph Waldo Emerson, Henry David Thoreau, Margaret Fuller. Darmstadt: Wissenschaftliche Buchgesellschaft, 1997.

Seller H-F. Der Weg der USA in die Weltpolitik. Die amerikanische Außen- und Sicherheitspolitik in ihren Grundlinien. München: Herbert Utz Verlag, 2007. S. 87–91.

Söderlind S, Carson JT (ed.). American Exceptionalisms. From Winthrop to Winfrey. Albany: State University of New York Press, 2012.

Stampp KM. The Peculiar Institution: Slavery in the Ante-Bellum South. New York: Alfred A. Knopf, 1967.

Stark J. Stills Faszienkonzepte. Eine Studie. 2. Aufl. Pähl: Jolandos, 2007. S. 75–77.

Starobinski J. Geschichte der Medizin. Lausanne: Édition Rencontre, 1963 (engl. Ausgabe: A History of Medicine. New York: Hawthorn Books, 1964).

Still AT. Osteopathy Research and Practice. Seattle: Eastlandpress, 1910.

Still AT. Forschung und Praxis. In: Still AT. Das große Still-Kompendium. Hartmann C (Hrsg.). Pähl: Jolandos, 2005. Teil IV.

Still AT. Autobiography. With a History of the Discovery and Development of the Science of Osteopathy. OsteoLib, Vol. Ia. Kirksville: Still National Osteopathic Museum, 2006 (dt. Ausgabe: Autobiografie. In: Still AT. Das große Still-Kompendium. Hartmann C [Hrsg.]. Pähl: Jolandos 2005. Teil I).

Stöver B. United States of America. Geschichte und Kultur. Von der ersten Kolonie bis zur Gegenwart. München: C. H. Beck, 2012.

von Stuckrad K. Was ist Esoterik? Kleine Geschichte des geheimen Wissens. München: C. H. Beck, 2004 (engl. Ausgabe: Western esotericism: A brief history of secret knowledge. London/Oakville: Equinox, 2005).

Teahan J F. Warren Felt Evans and Mental Healing: Romantic Idealism and Practical Mysticism in Nineteenth-Century America. Church Hist. 1979; 48 (1): 63–80.

Thoreau HD. Walden; or, Life in the Woods. Boston: Ticknor and Fields, 1854.

Thoreau HD. Lob der Wildnis. Berlin: Matthes & Seitz, 2014.

de Tocqueville A. (1976), Über die Demokratie in Amerika. München: Deutscher Taschenbuch Verlag, 1976.

Trowbridge C. Andrew Taylor Still 1828–1917. Kirksville: Truman State University Press, 1991 (dt. Ausgabe: Andrew Taylor Still 1828–1917. 4. Aufl. Pähl: Jolandos, 2006).

Turner FJ. The Significance of the Frontier in American History. In: Turner FJ (ed.). The Frontier in American History. New York: Holt, 1921. pp. 1–38.

Twain M, Warner CD. The Gilded Age: A Tale of Today. Hartford: American Publishing Co., 1873 (dt. Ausgabe: Das vergoldete Zeitalter – Eine Geschichte von heute. Norderstedt: Books on Demand, 2010).

Wesley J. Primitive Physick, Or, an Easy and natural Method of Curing most Diseases. London: Printed by Thomas Prye, 1744 (dt. Ausgabe: Natürliche Arzneien zur Heilung der meisten Krankheiten. Pähl: Jolandos, 2005).

Whorton JC. Nature Cures: The History of Alternative Medicine in America. Oxford: Oxford University Press, 2002.

Young JH. The Toadstool Millionaires: A Social History of Patent Medicines in America before Federal Regulation. Princeton: Princeton University Press, 1961.

Zapf H (Hrsg.). Amerikanische Literaturgeschichte. Stuttgart: Metzler, 1996. S. 98–110.

Zinn H. A People's History of the United States. New York: Harper Collins, 2009 (dt. Ausgabe: Eine Geschichte des amerikanischen Volkes. Berlin: Schwarzerfreitag, 2007).

Zweig S. Die Heilung durch den Geist. Mesmer, Mary Baker-Eddy, Freud. Leipzig: Insel Verlag, 1931.

KAPITEL

3 Die Entwicklung der Osteopathie durch Andrew Taylor Still

Jason Haxton

„... der Historiker muss die Zeit benennen, an der es noch keine Entdeckungen gab. Ich will die Zeit des Lesers bei der Darstellung der Geschichte der Osteopathie nicht damit verschwenden, dass ich erzähle, über wie viele Gesteinsbrocken die Räder meines Wagens gefahren sind, an wie vielen Baumstämmen sie hängen geblieben sind und wo sie über ein totes Wildschwein gerollt sind."

A. T. Still, DO (Still, undatiert [a])

In dem vorstehenden Zitat bemerkt Andrew Taylor Still (➤ Abb. 3.1) über seinen Erzählstil, dass er es als nicht notwendig erachtet, die Öffentlichkeit über alle kleinen Details seiner Entdeckung der Osteopathie zu informieren. Allerdings liefern seine Notizen und mehrere andere Quellen genügend Informationen, um eine klare, lineare Progression dieser wichtigen Schlüsselentdeckungen, die zu dieser neuen Behandlungsform führten, zu schaffen. A. T. Stills Reise und die Geschichte der Entdeckung der Osteopathie beginnt in seinen Augen, bevor das Konzept existierte – als Forscher muss man mehrere hundert Jahre zu den Vorfahren von A. T. Still zurückkehren, um seine Einflüsse aus kultureller Sicht zu betrachten.

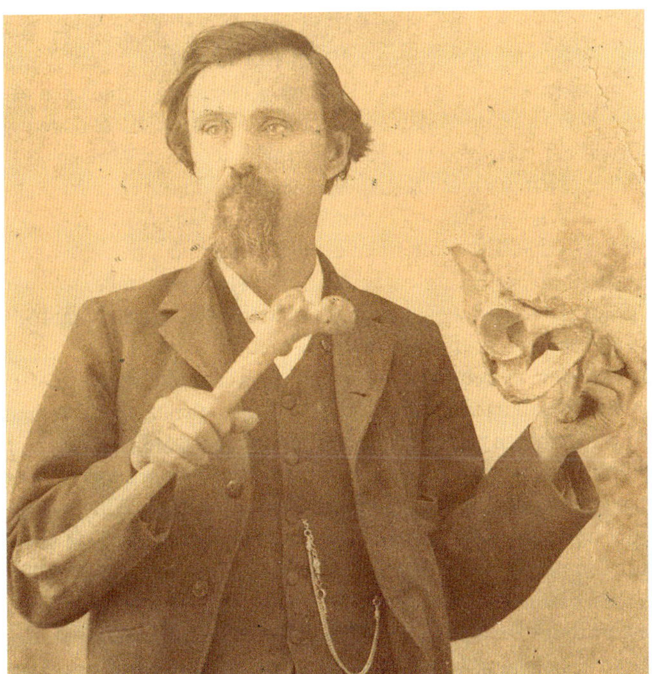

Abb. 3.1 A. T. Still mit einem Femur und einem Beckenknochen in den Jahren vor der Eröffnung seiner ersten Schule für Osteopathie. [X349–001]

3.1 Die europäischen und indianischen Vorfahren von A. T. Still

A. T. Still, der Begründer der Osteopathie, wurde am 6. August 1828 in einer Blockhütte in der westlichen Spitze von Virginia in den USA geboren. Er war der dritte Sohn von Doktor/Reverend **Abraham „Abram" Still** und **Martha Moore Still.** Sein Vater Abram war englischer und deutscher Abstammung und hatte als junger Erwachsener die Ausbildungen zum Arzt und zum Methodistenpriester abgeschlossen. In seiner Jugend hatte Abram gemeinsam mit seinen zahlreichen Geschwistern ein gutes Leben auf der Plantage in Buncombe County, North Carolina, geführt. Er wuchs in einem Umfeld der Sklaverei auf. Als Kind machte sich Abram vermutlich wenige Gedanken darüber, dass die Sklaven wie Eigentum behandelt wurden – ähnlich wie die Tiere der Farm. Erst als Abram erwachsen wurde und religiöses Mitgefühl entdeckte, geriet er in einen Konflikt mit dem Einsatz von Sklaven durch seine Familie.

Abram fühlte sich dazu verpflichtet, seine Stimme gegen den Lebensstil seines Vaters, Boaz, der fast überwiegend auf der Arbeit der schwarzen Sklaven beruhte, zu erheben. Da er keine Form der Sklaverei zu tolerieren bereit war, brach er den Kontakt zu seiner

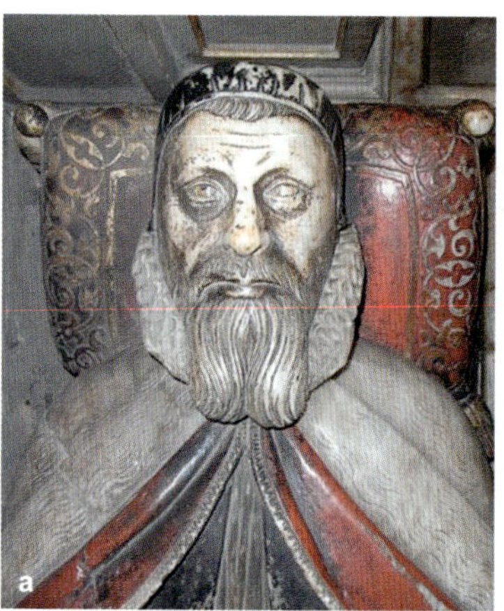
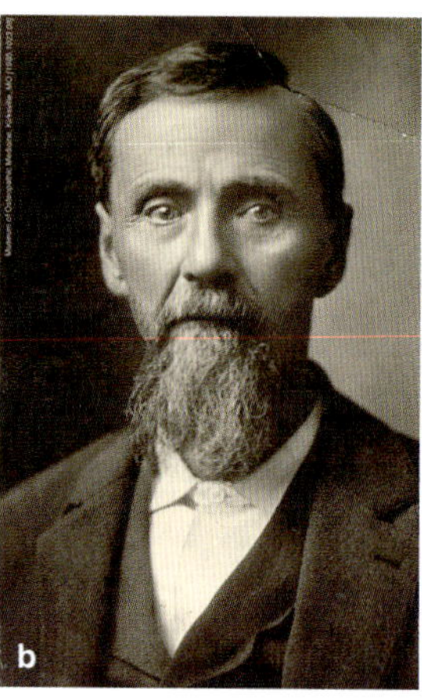

Abb. 3.2 a: Statue des nachreformatorischen Bischofs John Still (1543–1608), Bischof von Bath und Wells, in der Kathedrale von Wells an der zum Kapitelhaus gerichteten Ostwand. Er war der religiöse Führer der Diözese Bath und Wells der Kirche von England in der Provinz Canterbury in England (Encyclopedia Britannica 1911). [P168] **b:** Nachkomme: Andrew Taylor Still, DO (1828–1917), Begründer der Osteopathie. [X349–002]

Familie ab. Abram erzog alle seine Kinder so, dass sie die Sklaverei hassten und Sklavenhalter verurteilten. Diese Lektion gegen die Sklaverei hatte A. T. Still so gut verinnerlicht, dass er die Öffentlichkeit nach seiner Wahl in die Kansas Free State Legislature als junger Mann davon zu überzeugen versuchte, die Sklaverei in dem neuen Staat Kansas als ungesetzlich zu erklären. Er hatte Erfolg: Kansas wurde 1861 als freier Staat in die Union aufgenommen.

Blickt man noch weiter in die Vergangenheit, wurden der Reichtum und der Einfluss der Familie Still, die ein Leben auf einer Plantage in Amerika überhaupt erst möglich machten, seit Generationen vom Bischof von Königin Elizabeth I., John Still, weitergereicht (➤ Abb. 3.2). **Bischof John Still** war sehr gebildet und extrem einflussreich. Er investierte sein kirchliches Einkommen in erfolgreiche Bleiminenunternehmen und vererbte den nachfolgenden Still-Generationen ein großes Vermögen.

Samuel Still (der Urgroßvater von A. T. Still) und seine fünf Brüder waren die ersten Mitglieder der Still-Familie, die England verließen und ihr Glück in Amerika suchten. Während des amerikanischen Unabhängigkeitskriegs war Samuel Still ein Scout der Rebellen. Samuel wurde gegen Ende des Krieges von den britischen Gefolgsleuten gefangen genommen, der Spionage beschuldigt und standrechtlich erschossen. Sein Sohn **Boaz Still,** der englischer und deutscher Abstammung war (der Großvater von A. T. Still) heiratete Mary Lyda, eine Frau mit niederländischer und indianischer Abstammung (Booth 1924, S. 1–2). Ihre indianischen Vorfahren gehörten zum Stamm der Cheraw, die später aufgrund des Flusses, in dessen Nähe sie lebten, in Lumbee umbenannt wurden. Die Behauptung von A. T. Still, dass in seinen Adern auch indianisches Blut fließt, bezieht sich auf die Blutlinie seiner Großmutter Lyda (Denslow 1979).

Wie bereits erwähnt, führte der Einsatz von Sklaven zum Betrieb der Plantage dazu, dass es zum Zerwürfnis von Boaz und Mary mit ihrem Sohn Abram kam, sodass A. T. Still seine Großeltern väterlicherseits niemals kennengelernt hat.

Die Mutter von A. T. Still, **Martha Moore,** war schottischer Abstammung und stammte aus einer großen und wohlhabenden Siedlerfamilie. Ihre Vorfahren, die Moores, hatten sich Land der Shawnee-Indianer in Abbs Valley, Virginia, angeeignet. Der zukünftige Großvater von A. T. Still, **James jr.,** war mehrere Jahre zuvor von den Shawnee gefangen genommen worden – in der Hoffnung, dass die Familie Moore davon abgeschreckt und das Gebiet der Shawnee wieder verlassen würde. James jr. wurde von den Indianern an einen kanadischen Händler, Batest Ariome, verkauft. Die Shawnee waren wegen der Aneignung ihres Landes durch die Siedler frustriert und griffen sie an. Dabei töteten sie alle Mitglieder der Moore-Familie, die zu dem Zeitpunkt zu Hause waren – bis auf eine Tochter, die gefangen genommen und als Sklavin verkauft wurde. Viele Jahre nach dem Angriff der Indianer, der die Familie Moore ausgelöscht hatte, hörte ein Nachbar der Familie in Abbs Valley, Thomas Evans, dass James jr. und seine Schwester in Kanada lebten. Er kaufte sie frei und brachte sie nach Hause.

Eine unwahrscheinliche Schicksalswendung wollte es später, dass Martha „Moore" Still, die Tochter von James jr., sich eines Tages um ebenjenen Stamm der Shawnee kümmerte, ihm helfen und unterrichten würde, der damals ihre Familie angegriffen hatte. Sie zog mit ihrem Ehemann Abram, dem Doktor und Prediger, und ihrem in der Ausbildung zum Arzt befindlichen Sohn, A. T. Still, in die indianische Mission Wakarusa. Der Begründer der Osteopathie trug über die Blutlinie seines Vaters indianisches Blut in sich und als Gegenstück dazu Siedlerblut seitens der Blutlinie seiner Mutter. A. T. Still war eine genetische Mischung deutscher, niederländischer, schottischer und indianischer (Cheraw) Abstammung (Booth 1924, S. 3–6).

3.2 Überleben als Siedler in Missouri – die Kindheit von A. T. Still

Obwohl er den Reichtum der Plantage seiner Eltern hinter sich gelassen hatte, setzte Abram Still seine Ausbildung und seine Interessen so ein, dass er seiner Familie gemäß dem neunjährigen A. T. Still ein komfortables Leben in schönen Häusern mit reichlich Nahrung und guter Kleidung bieten konnte. Als Abram Still 1837 den Auftrag erhielt, Missionsarbeit bei den Siedlern des neu eröffneten Staates Missouri zu leisten, besaß er zwei Planwagen voller schöner Möbel mit sechs guten Pferden und 900 US-Dollar in Gold und Silber – das war damals eine erhebliche Summe.

Nachdem er den Fluss Mississippi überquert hatte und in Missouri angekommen war, wurde Abram von einem methodistischen Priesterkollegen gefragt, ob er ihm 700 US-Dollar leihen könne – er würde diese Schulden nach vier Monaten mit Zinsen auf einer Methodistenkonferenz, an der sie beide teilnehmen wollten, zurückzahlen. Abram Still vertraute seinem Religionskollegen und übergab ihm fast seine ganzen Ersparnisse. Mit dem wenigen Geld, das ihnen verblieben war, kaufte die Familie Still Besitzansprüche an einem Stück Land mit einem kleinen Haus und zwei Kühen. Da das verliehene Geld nicht wie versprochen auf der Konferenz zurückgezahlt wurde, war die Familie Abram Still mittellos ohne Rücklagen für Notfälle.

A. T. Still erinnerte sich daran, dass von da an harte Zeiten für sie anbrachen – mit abgetragener Kleidung und Schuhen. Bald lernte die Familie, dass sie sich in der Wildnis von Missouri durchs Leben schlagen musste. A. T. Still sagte, für nur einen Dollar hätte er sofort seinen Stolz heruntergeschluckt und seine Seele verkauft. Seine Erinnerungen an diese Zeit sind geprägt von Armut und zerrissenen Hosen. Seine Familie lebte so gut wie möglich von dem, was das Land ihnen bot. Jeder Tag war ein Kampf ums Überleben. Zu dieser Zeit überlebten Andrew und seine Familie, indem sie in der Natur auf Nahrungssuche gingen und auf ihrem Land Nutzpflanzen anbauten.

Um nicht zu hungern und um zu überleben, lernte A. T. Still, seine Umgebung zu beobachten. Er lernte in dieser schweren Zeit, dass er ohne Geld in der Natur überleben kann. Dadurch veränderte er sich so, dass ihm Geld nie wieder etwas bedeutete. Stattdessen verwendete er das verdiente Geld dazu, den bedürftigen Nachbarn zu helfen, die nicht über die Fähigkeiten verfügten, in der Wildnis nur mithilfe dessen, was die Natur ihnen anbietet, zu überleben. Er war zwar arm, nutzte aber seine Pionierkenntnisse zum Überleben. So ging es die gesamte Zeit – leben von einem auf den anderen Tag – bis zur Gründung der Schule für Osteopathie. Und dies war nicht leicht für die Familie. Aber obwohl sie das wenige Geld, dass sie verdienten, noch verschenkten, litt die Familie niemals Hunger und hatte immer ein Zuhause (Still, undatiert [b]).

A. T. Still schrieb: *„Meine Erfahrungen in der Wildnis waren für mich in so vieler Hinsicht wertvoll, dass ich es kaum beschreiben kann. Sie waren unschätzbar für meine wissenschaftlichen Studien. Bevor ich überhaupt mit dem Studium der Anatomie aus Büchern begonnen hatte, wusste ich schon alles aus dem großen Buch der Natur. Durch das Häuten von Eichhörnchen hatte ich Kontakt mit Muskeln, Nerven und Adern. Die Knochen, das großartige Gerüst des wundervollen Hauses, indem wir leben, waren für mich wie ein Studium, lange bevor ich die Namen erlernte, die ihnen die wissenschaftliche Welt gegeben hatte“* (Still 1897, S. 45).

Not macht erfinderisch. Wenn jemand mit einem Problem konfrontiert wird, wird er schon bald einen Weg finden, es zu lösen. Genauso war es mit der **Entdeckung der Osteopathie als Heilkunde.** A. T. Still sah, dass Medizin viel mit Raten zu tun hatte und meist für den Patienten eher schädlich war. Er wollte und brauchte medizinische Lösungen, auf die er sich für seine Frau und seine Kinder verlassen konnte.

3.3 Ereignisse, die zur Entdeckung der Osteopathie führten

Die Entdeckung der osteopathischen Behandlung erfolgte nicht durch eine einzelne Begebenheit, sondern durch eine lange Reihe von Ereignissen, die über Jahrzehnte hinweg einen ganzen Berg an Offenbarungen lieferten – eine langsame Akkumulation von Geschehnissen, die an einem bestimmten Zeitpunkt aus einer Sicht betrachtet wurden, sodass ihre Bedeutung schließlich offensichtlich wurde. A. T. Still berichtete einem Studenten namens **Ernest E. Tucker** von den Ereignissen, die zur Entdeckung der Osteopathie führten. Wir haben das Glück, dass Tucker niederschrieb, was ihm sein Mentor und Lehrer erzählte.

Im Jahr 1899 suchte Ernest E. Tucker, DO, als junger Erwachsener wegen geringfügiger medizinischer Beschwerden A. T. Still als Patient auf. Er war ihm von einer gemeinsamen Freundin, Frau Ligon, empfohlen worden. Wie von A. T. Still nach ihrem ersten Treffen vorhergesagt, kehrte er als Student der Osteopathie zu ihm zurück, machte seinen Abschluss und wurde später Fakultätsmitglied an der in Kirksville gegründeten Schule. Während dieser 17 Jahre währenden Freundschaft mit seinem Mentor, A. T. Still, protokollierte Tucker mehrere Gespräche, in denen der alte Arzt ihm Schritt für Schritt erklärte, welche Ereignisse und Entwicklungen dazu geführt hatten, dass er die Osteopathie entdeckt hatte (Tucker 1952). Hier sind einige der Höhepunkte dieser Gespräche, die von Tucker aufgeschrieben und von vielen Quellen bestätigt wurden – einige von ihnen stammen aus der Autobiografie von A. T. Still.

A. T. Still schrieb in seiner Autobiografie: *„Ich werde dieses Kapitel über meine Kindheitserfahrungen mit einem Zwischenfall beenden, der im Grunde meine erste Entdeckung der Osteopathie war. Bereits früh in meinem Leben begann ich Drogen zu hassen. Eines Tages, als ich etwa zehn Jahre alt war, hatte ich Kopfschmerzen.*

Ich machte aus dem Pflugzügel meines Vaters eine Schaukel zwischen zwei Bäumen. Da mein Kopf aber zum Schaukeln zu stark schmerzte, ließ ich den Zügel bis auf 20–30 cm über dem Boden hängen, legte den Rand einer Decke darauf und legte mich so auf den Boden, dass der Zügel ein Schaukelkissen war. Dadurch lag ich auf dem Rücken und mein Nacken auf dem Zügel.“ (➤ Abb. 3.3)

„Schon bald entspannte ich mich und schlief ein. Als ich nach einiger Zeit wieder aufstand, waren die Kopfschmerzen verschwunden. Da ich keine Ahnung von Anatomie hatte, dachte ich nicht weiter darüber nach, wie ein Seil Kopfschmerzen und die sie begleitende Übelkeit beheben kann. Nach dieser Entdeckung behandelte ich meinen Nacken immer auf diese Weise, sobald mich Übelkeit oder Kopfschmerzen überkamen.

Ich führte diese Behandlung 20 Jahre lang durch, bevor ich den Geistesblitz hatte und mir klar wurde, dass ich die Aktion der Nn. occipitales majores unterbrochen und den harmonischen Fluss des Blutes durch Arterien und Venen wiederhergestellt hatte, was zur sofortigen Linderung führte, wie der Leser gesehen hat“ (Still 1897, S. 31–33).

„Kurz nachdem ich in der Lage war, meine Kopfschmerzen zu lindern, litt ich unter einer Dysenterie oder einer Enteritis. Mir schien es, als ob mein Rücken durchbrechen würde, so krank fühlte ich mich. Im Hof meines Vaters lag ein Holzscheit. Um mir Linderung zu

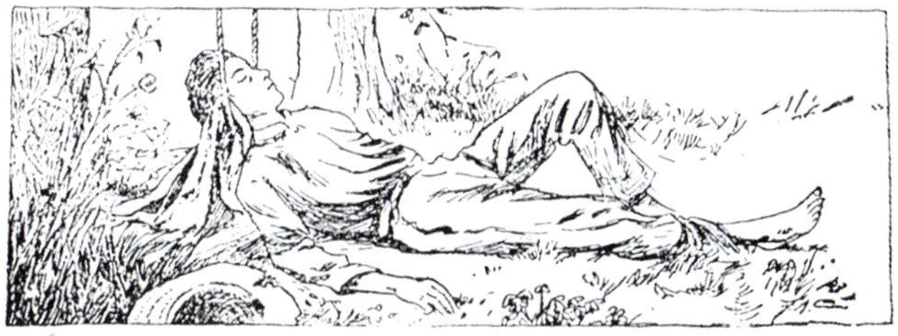

Abb. 3.3 „First Lesson in Osteopathy". Darstellung der ersten osteopathischen Behandlung in A. T. Stills Autobiografie von 1897. [X349–003]

verschaffen, legte ich mich mit dem lumbalen Rücken darauf und machte einige drehende Bewegungen, durch die meine verrutschten Knochen vermutlich wieder in ihre korrekte Position gebracht wurden, weil die Schmerzen kurz darauf nachließen, mein Bauch warm wurde, das Frösteln verschwand und damit auch die Dysenterie" (Tucker, undatiert [a], S. 20).

Am 29. Januar 1849 heiratete er ein Mädchen aus der Nachbarschaft, **Mary M. Vaughn.** Da die Gesamternte und das Vieh seiner Farm im Juli des darauffolgenden Jahres einem Hagelsturm zum Opfer fielen, sah er sich gezwungen, im nächsten Winter zu unterrichten, wofür er nur 15 US-Dollar im Monat erhielt – ein sehr niedriges Gehalt. A. T. Still fasste die Entscheidung, dass der stabilere Beruf eines Arztes zu einer größeren finanziellen Stabilität für seine Familie führen würde. Also ging er bei seinem Vater Abram in die Lehre als Arzt.

Im Mai 1853 verließ er mit seiner Frau Macon County und sie gingen gemeinsam mit seinem Vater zur Shawnee-Mission der Methodistenkirche auf dem Wakarusa, 40 Meilen westlich von Kansas City. Das Land war noch von den Indianern besetzt. Außerhalb der Mission wurde kein Englisch gesprochen. Hier führte er wieder eine Farm und half seinem Vater dabei, bei den Indianern Erysipele, Fieber, Dysenterie, Pneumonie und Cholera, die bei ihnen vorherrschenden Krankheiten, zu behandeln. Seine einzige Vorbereitung auf diese Arbeit hatte darin bestanden, dass er mit seinem Vater medizinische Bücher gelesen hatte (Still 1897, S. 60–61).

Zunächst hatte A. T. Still eine **typische medizinische Siedlerpraxis** und legte oft weite Strecken zurück, um seine bettlägerigen Patienten zu erreichen. Sobald er dort war, wandte er die für die damalige Zeit üblichen Verfahren an, die in seinen medizinischen Büchern beschrieben wurden: Aderlass, Schröpfen, Einläufe usw. (Museum of Osteopathic Medicine 2015). Allerdings änderte sich dies durch seine Erfahrungen mit den Indianern, die ihm erstmals die Gelegenheit gaben, Grundlagenforschung durchzuführen. Von ihnen lernte er einige **grundlegende Verfahren des Knochenrichtens** (Tucker, undatiert [b], S. 18). Von frühester Jugend an besaß das Studium der mechanischen Abläufe im menschlichen Körper eine große Faszination für ihn. Sein Interesse an diesen Dingen beruhte vermutlich vor allem auf der Umgebung seiner Familie: sein Vater war Arzt und Prediger, die drei Brüder seines Vaters waren Ärzte und seine beiden älteren Brüder wurden später auch Ärzte (Violette 1911, S. 243–245).

Am weiteren Weg von A. T. Still auf seiner Entdeckungsreise im Staat Kansas war eine Frau beteiligt, die er 1855 an Cholera sterben sah: *„Die Kontraktion der Glutealmuskulatur war so stark, dass ihre Hüften disloziert en und sie die Beine im rechten Winkel zur Seite warf. Dies sollte ich wieder richten, bevor sie in ihren Sarg gelegt werden konnte. Andere Ärzte erzählten mir von ähnlichen Fällen und bald schon lernte ich, dass Muskelkontraktionen zur partiellen Dislokation jedes Knochens im Körper, zu Kontraktionen und zu anderen Fehlstellungen führen können"* (Still 1907a).

Dadurch, dass A. T. Still die Hüftdislokation der verstorbenen Frau sah, sowie durch seine Erfolge bei der Behandlung seiner eigenen körperlichen Leiden kam er auf die Idee, dass die Ausrichtung der Knochen und Gewebe Antworten für die Heilung von Krankheiten liefern könnte. *„Ich setzte mich an meinen Schreibtisch in der Prärie, um zu studieren, was ich an den medizinischen Schulen gelernt hatte. Da ich der festen Überzeugung war, dass die beste Studie des Menschen immer noch der Mensch ist, begann ich mit dem Skelett. Ich verbesserte mein vorhandenes anatomisches Wissen, bis ich mit jedem Knochen des menschlichen Körpers vertraut war. Das Studium dieser unserer Knochen hat mich schon immer fasziniert"* (Still 1897, S. 96–97).

Eine weitere Begebenheit in Palmyra, Kansas, im Mai 1855, als er 27 Jahre alt war, lieferte ihm den Beweis dafür, dass eine erfolgreiche Ausrichtung die Funktion von Nerv und Muskel wieder vollständig herstellen kann. Eines Morgens, als er auf der Santa-Fe-Straße gen Westen ritt, traf er eine Gruppe mexikanischer Packer, die Güter auf großen Wagen von Kansas City nach Old Mexico brachten. Da es irgendein Problem zu geben schien, näherte sich A. T. Still der Gruppe Männer und erfuhr, dass einer von ihnen von seinem Pferd abgeworfen worden war und sich den Hals gebrochen hatte.

Er nahm zwei Weidestäbe (Eisenstäbe mit einem drehbaren Ring am Ende, die in den Boden gesteckt werden, sodass man ein Pferd daran anbinden kann), die er im Abstand von 7,5–10 cm entsprechend etwa der Halsbreite des Mannes in den Boden trieb und die dessen Körper fixierten. *„Ich erfasste seine Kopfhaare, setzte meine Füße gegen die Weidestäbe und zog vorsichtig an seinem Kopf, ohne diesen gegenüber der Wirbelsäule und dem Hals anzuwinkeln. Auf diese Weise renkte ich den dislozierten Knochen im Hals wieder ein, sodass das Gelenk zum Kopf wieder funktionierte."* Still sagte: *„Er lag dort einige Minuten und nach weniger als einer halben Stunde lief er wieder umher. Er sagte: ‚Muchas gracias, Señor – vielen Dank, mein Herr.' Ich war auch sehr dankbar, dass ich ihn nicht umgebracht hatte"* (Tucker, undatiert [b], S. 17).

Still war von dem Erfolg dieser Maßnahme begeistert und begann sofort mit dem erneuten Studium der mechanischen Konstruktion des Menschen, indem er die Skelette von Indianern, die an einer Cholera-Epidemie verstorben waren, exhumierte und die bislang gelernten Lektionen sorgfältig dokumentierte. In der Praxis beschränkte er seine Experimente viele Jahre lang auf die Behandlung von Dislokationen und Frakturen. Durch seine bemerkenswerten Erfolge damit eilte ihm sein Ruf bald schon bis zu den Grenzen der Siedlungen voraus.

Indianer nach Indianer wurden aus den Sandhaufen der indianischen Totenstätten exhumiert und disseziert – und trotzdem war er nicht zufrieden. Nach 1.000 Experimenten mit Knochen wurde er mit dem Einsatz und der Struktur von jedem Knochen im menschlichen Körper vertraut (Still 1897, S. 97, 273).

„Schließlich führte ich ein Selbstexperiment durch: Ich machte eine Zeichnung der Knochen des gesamten Körpers und stellte mich dann mit verbundenen Augen mit dem Rücken zu einem Tisch. Ein Assistent würde mir einen Knochen reichen, den ich anhand dessen, wie er sich ‚anfühlte', benennen würde. Dann würde ich Anweisungen geben, wo er auf der Zeichnung platziert werden soll (rechts oder links). Ich führte dies bis zu den kleinsten Knochen der Hände und Füße und der Wirbelsäule durch, bis die Zeichnung komplett ausgefüllt war. Dieses Experiment wiederholte ich immer wieder. Für nicht weniger als 12 Monate studierte ich nur die Knochen, bevor ich mich der deskriptiven Anatomie (der inneren Systeme) zuwandte, weil ich wissen wollte, was ein Knochen ist und wie er eingesetzt wird" (Still 1907b).

Er trug jahrelang Knochen in seinen Taschen herum, um ein Gefühl für sie zu bekommen. Dieses Vorgehen wird inzwischen als **„strukturelle Visualisierung"** bezeichnet, aber für A. T. Still war es eine logische Visualisierung. Für ihn erwachte zunächst der menschliche Körper durch die Logik zum Leben. Dann wurde er selbst Logik, zumindest bis zu einem gewissen Grad. Lebendes Licht, lebende Logik – das ist es, was wir sind (Tucker, undatiert [a], S. 94).

Das schlussendliche Ereignis, durch das sein neues Konzept geboren wurde, war ein Vortrag vor einer Klasse im Hörsaal der American School of Osteopathy im Jahr 1901 und wurde von Ernest E. Tucker niedergeschrieben. A. T. Still beschrieb der Klasse, wie ein kleiner Junge auf einem Maultier in großer Eile von einer etwa 25 Meilen entfernten Farm zu ihm kam und Still bat, schnell zu kommen und seiner Mutter zu helfen.

Da der Junge nichts Genaues über das medizinische Problem gesagt hatte, griff A. T. Still ganz selbstverständlich nach seiner geburtshilflichen Ausrüstung und folgte dem Jungen auf einem Pferd zu dessen Haus. Dort angekommen, fand er eine schwere Pneumonie und nicht die erwartete Schwangerschaft vor. Inzwischen war ein Schneesturm aufgezogen, sodass er nicht zurückreiten und die für die Behandlung der Pneumonie erforderlichen Medikamente holen konnte. Er erzählte, wie er nach der Thoraxuntersuchung dasaß, während seine Finger mechanisch weiter untersuchten und sich fragte, was er nun ohne die seiner Ansicht nach erforderlichen Medikamente tun solle. Dann fiel ihm auf, dass seine Finger ohne sein Zutun eine bestimmte Linie auf dem Thorax der Patientin verfolgten, ebenso wie man mit den Fingern gedankenverloren einer Stuhl- oder Tischkante folgt. Nun achtete A. T. Still auf diese Bewegung und stellte fest, dass er den Unterrand einer Rippe fühlte. War sie gebrochen? Sie schien nicht gebrochen zu sein. War sie disloziert? Ja, ganz offensichtlich nicht dort, wo sie hingehört. Er machte sich daran, die Dislokation zu reduzieren – das war das Mindeste, was er für die leidende Frau tun konnte; und er hatte Erfolg. Fast sofort nach seinem Manöver waren die Schmerzen geringer und verschwanden dann ganz. Das Fieber begann zu sinken und verschwand ebenso wie die Anstrengung beim Atmen innerhalb einer Stunde. Am nächsten Morgen war die Frau, eine hartgesottene Siedlerin, wieder bei der Arbeit und schlachtete Schweine im Hof.

Der dramatische Teil der Geschichte war das Schlachten der Schweine. Während er darauf wartete, dass der Schneesturm abziehen würde, erfuhr er, wie es zu der dislozierten Rippe gekommen war. Offensichtlich hatte die Familie Schweine geschlachtet, deren Kadaver an den Hinterläufen über dem Ast eines hohen Baums auf der Rückseite des Hauses aufgehängt wurden, um sie auszuweiden. Eines der Schweine war fertig und mithilfe eines Seils am Baumstamm festgebunden worden, damit es aus dem Weg ist. Irgendwie hatte sich das Seil aber gelöst, sodass das Schwein zurückgeschwungen war und die Frau mit seiner Schnauze am Thorax genau unter dieser Rippe getroffen hatte. Und obwohl die Schnauze weich war, traf sie mit der Wucht des gesamten Gewichts des Tierkörpers. Als Beleg dafür gab es einen kleinen blauen Fleck (Hämatom). Die Ereigniskette von der dislozierten Rippe bis zu den Symptomen, die eine Pneumonie vortäuschten, ist natürlich leicht vorstellbar.

Dies ist denn auch eine der Begebenheiten, die Still am intensivsten zum Nachdenken über den Zusammenhang zwischen der gestörten Ausrichtung von Körperteilen und Krankheiten anregten. Somit kam eine der großartigsten Offenbarungen der Menschheitsgeschichte unter der Schnauze eines Schweins hervor – wobei natürlich die richtige Person vor Ort sein muss, um das Geschehen zu beobachten, aufzuzeichnen und zu verwenden (Tucker, undatiert [a], S. 22–23).

Während des Bürgerkriegs durchlebte A. T. Still eine schwere persönliche Krise. Am 29. September 1859 starb seine Frau, Mary Vaughan, aufgrund von Geburtskomplikationen. Am 2. November 1860 heiratete er seine zweite Frau, **Mary E. Turner.** Ihr erstes gemeinsames Kind verloren sie wieder. Dann, 1864, verloren die Stills im Rahmen einer Epidemie der septischen Meningitis eines ihrer eigenen Kinder und ein adoptiertes Kind. Einen Monat nach dem Ende der Epidemie verstarb die Tochter seiner zweiten Frau an einer Pneumonie. Seine Unfähigkeit, seine Familie zu retten, und seine grauenvollen Erfahrungen als Civil War Hospital Steward führten dazu, dass A. T. Still fast alles, was er über Medizin gelernt hatte, zurückwies und nach neueren und besseren Methoden suchte. Andrew Taylor und Mary Elvira Still verbrachten die nächsten 20 Jahre damit, eine **bessere Form der Gesundheitspflege** zu suchen (Violette 1911, S. 245).

Stills Untersuchungen basierten auf seinem **Studium der Anatomie.** Da er als Jäger und Bauer aufgewachsen war, besaß er bereits ein Grundverständnis der strukturellen Beziehungen der Knochen, Muskeln und Organe. Ein Wissen, das er jetzt durch das Studium des menschlichen Skeletts erweiterte. Er war zunehmend davon überzeugt, dass sich die meisten Krankheiten ohne Medikamente lindern oder heilen lassen. Dazu mussten nur die entsprechenden anatomischen Abweichungen, die den freien Fluss von Blut und „Nervenkraft" im Körper störten, gefunden und korrigiert werden (Museum of Osteopathic Medicine 2015).

Erst am 22. Juni 1874, nach 19 Jahren voller gewissenhafter Studien und Experimente *„… erstrahlte plötzlich das helle Licht seiner neuen Philosophie über ihm, sodass er zum ersten Mal das großartige Gesetz der Heilmittel der Natur sah und verstand. Das wunderschöne System der Osteopathie offenbarte sich für ihn und zeigte ihm die Hintergründe seiner bisherigen Erfolge."*

„Er zeigte mir, wo er genau gestanden hatte, als ihm plötzlich die Bedeutung von allem klar wurde – was es in seiner Gesamtheit war, dieses Ding, das ihm stückchenweise aufgefallen und allmählich in ihm herangewachsen war. Er beschrieb es wie einen fürchterlichen Schlag auf den Rücken, der ihn umwarf und taumeln ließ. Seine ‚Geister' hatten ihm Stück für Stück und allmählich, wie es bei einem einfachen Menschen weise ist, diese umfassende Einsicht in die Grundlagen der menschlichen Effizienz und Krankheit gegeben. Das Bauwerk plötzlich in seiner Gesamtheit zu sehen (‚Sonnen- und Planetensysteme, die geordnet im Weltraum an Stellen rotieren, an denen ich noch nie einen Stern gesehen habe'), war für ihn in dieser Abruptheit und Wucht überwältigend. Das Erkennen der Osteopathie und der Anpassungen wirkte auf ihn wie ein Schlag auf den Rücken, der ihn umwarf und taumeln ließ", schrieb Ernest E. Tucker (Tucker, undatiert [b], S. 19).

„Dieses Jahr (1874) habe ich mit einer umfassenden Untersuchung der Antriebsräder, Ritzel, Becher, Arme und Schäfte des menschlichen Lebens mit ihren Kräften, ihrer Versorgung, ihrem Gerüst und ihren Ansätzen über Bänder begonnen sowie der Muskeln mit ihren Ursprüngen und Ansätzen, der Nerven mit ihren Ursprüngen und ihrem Versorgungsgebiet, des Blutflusses zum Herzen und von ihm weg, wie und wo die motorischen Nerven ihre Kraft und Bewegung erhalten, wie die sensiblen Nerven funktionieren, wie die willkürlichen und unwillkürlichen Nerven ihre Pflicht erfüllen, ihre Versorgungsquellen sowie die Arbeit bei Gesundheit, in den behindernden Teilen, an den Stellen, durch die sie ziehen, um ihren Teil zur Ökonomie des Lebens beizutragen: Diese Studien erweckten in mir ein neues Interesse. Ich war davon überzeugt, dass sich in manchen Nervenabschnitten eine Anomalie finden würde, die eine temporäre oder permanente Unterbrechung des arteriellen oder venösen Blutflusses toleriert und zur Krankheit führt.

Mit diesem Gedanken im Hinterkopf fragte ich mich: Was ist Fieber? Ist es eine Folge oder ein Ding, wie es oft von medizinischen Autoren beschrieben wird? Ich kam zu dem Schluss, dass es nur eine Folge ist. Diesem Gedankengang folgend habe ich Untersuchungen durchgeführt und meine Hypothese bestätigt, die ich von nun an als Wahrheit ansah, weil sie auf wundervolle Weise von der Natur bestätigt wurde, die jedes Mal bestätigend antwortete. Nach 25 Jahren voller Beobachtungen und Experimenten bin ich zu dem Ergebnis gekommen, dass es keine Krankheiten wie Fieber, Dysenterie, Diphtherie, Typhus, Salmonellose, Lungenfieber oder andere Fieberformen gibt. Auch Rheumatismus, Ischialgie, Gicht, Koliken, Lebererkrankungen, Krupphusten usw. bis zum Ende der Liste sind keine Krankheitsentitäten. Sie alle sind für sich allein und in Kombination Folgen. Die Ursache ist auffindbar und findet sich in der eingeschränkten oder übermäßigen Aktion von Nerven, die die Flüssigkeiten in Teilen des Körpers kontrollieren. Für jeden einigermaßen intelligenten Menschen, der sich mit der Anatomie und ihrer Arbeit mit der Maschine des Lebens vertraut gemacht hat, ist es offensichtlich, dass all diese Krankheiten Folgen sind, deren Ursache ein partielles oder komplettes Versagen der Nerven ist, die für den korrekten Fluss der Lebenssäfte sorgen."

Die Lehre der Osteopathie hat viele Versionen, von denen sie aber keine so umfassend und gut beschreibt, wie die Version von ihrem Begründer in seiner eigenen, typischen Sprachwahl: *„Osteopathie befasst sich mit dem Körper als einer komplizierten Maschine, die bis ins hohe Alter reibungslos und nützlich funktioniert, wenn sie korrekt ausgerichtet sowie ausreichend ernährt und gepflegt wird. Solange die menschliche Maschine in Ordnung ist, wird sie wie eine Lokomotive oder jede andere mechanische Erfindung wie bestimmt ihre Funktion erfüllen. Wenn alle Teile der Maschine in perfekter Harmonie ausgerichtet sind, dominiert im menschlichen Körper die Gesundheit aufgrund von Gesetzen, die genauso natürlich und unveränderlich sind wie das Gesetz der Schwerkraft, über den menschlichen Organismus. Jeder lebende Organismus ist so ausgestattet, dass er alle Chemikalien, Materialien und Kräfte herstellen und zubereiten kann, die er benötigt, um sich selbst auf- und umzubauen sowie die gesamte Maschinerie und alle Apparate, die erforderlich sind, um diese Arbeit möglichst perfekt durchzuführen und nur die Substanzen zu erzeugen, die die individuelle Ökonomie verwenden kann. Ohne Nachteile zu befürchten, können keine anderen Materialien als Nahrung und Wasser, die gemäß dem Appetit (ohne gestörten Appetit) aufgenommen werden."*

A. T. Still lebte in Baldwin, Kansas, als er seine Entdeckung machte. Dort war die Baker University beheimatet, eine methodistische Einrichtung, der Still und sein Vater sowie seine Brüder Land zur Verfügung gestellt hatten und bei deren Aufbau sie mitgewirkt hatten, als sie Jahre zuvor ins Leben gerufen wurde. A. T. Still bat um die Ehre, seine neu entdeckte Wissenschaft am Institut erklären zu dürfen, was jedoch von der Leitung strikt abgelehnt wurde (Violette 1911, S. 246–247).

Da er keine Unterstützung fand, entschied sich A. T. Still 1874 dafür, Kansas zu verlassen und nach Macon, Missouri, zurückzukehren, wo seine Ideen hoffentlich besser aufgenommen werden würden. Dies erfolgte nicht, sodass er nach einigen Monaten und mehreren vergeblichen Versuchen nach Norden in die nächste Stadt weiterzog – nach Kirksville. Hier fand er endlich eine gewisse Akzeptanz, die ausreichte, um im März 1875 eine Praxis am Marktplatz zu eröffnen (Museum of Osteopathic Medicine 2015).

In Kirksville, Missouri, fand er mindestens vier Freunde, die ihm halfen. Eine davon war Ivie, die ein Hotel führte und ihm für einen Monat kostenlos ein Zimmer und Mahlzeiten zur Verfügung stellte. Ein weiterer war F. A. Grove, M. D., der ihn bei seinen neuen Ideen unterstützte. Dann war es noch Robert Harris, ein Mechaniker und erfahrener Waffenschmied, dessen Frau A. T. Still von einer beunruhigenden Krankheit, unter der sie seit Jahren litt, befreit hatte, und zu guter Letzt Charley Chinn, von dem er zu äußerst entgegenkommenden Konditionen einige Räume über Chinn's Hardware Store anmietete. Die Freundlichkeit dieser Menschen wurde von Still immer wieder gepriesen. Nachdem er mit seiner Praxis Erfolg hatte, entschädigte er sie großzügig für ihre Unterstützung und Freundlichkeit.

Im North Missouri Register, einer Lokalzeitung, die von 1870 bis 1879 in Kirksville herausgegeben wurde, erschien in der Ausgabe vom 11. März 1875 die Visitenkarte von Still, in der er sich selbst als „Magnetischen Heiler" bezeichnete und seine Praxiszeiten angab. In der Ausgabe vom 18. März erschien diese persönliche Notiz: *„Die Leser des Registers werden gebeten, ihre Aufmerksamkeit der Karte von Dr. Still, dem magnetischen Heiler, zuzuwenden, der ganz im Stillen eine Praxis zur Heilung von Krankheiten eröffnet hat. Aufgrund seines Erfolgs bei den Patienten wird er nun gemeinsam mit anderen, die inzwischen mit ihm zusammenarbeiten, ein Krankenhaus aufbauen, das für seine gute Behandlung und Heilung der Betroffenen bekannt werden wird. Derzeit belegen sie zwei Räume über Chinn's Store und gehen davon aus, dass sie bald das gesamte darüber befindliche Stockwerk mieten werden."*

Wie wir dieser Anzeige und der persönlichen Notiz entnehmen können, träumte A. T. Still bereits 1875 von einem Krankenhaus, das in einem größeren Umfang realisiert wurde, als er es sich hätte träumen lassen (Violette 1911, S. 247–248).

Indem er sich selbst als **magnetischer Heiler und „blitzschneller Knochenrichter"** anpries und bis in weit entfernte Städte wie Hannibal reiste, baute sich Still langsam seine Reputation auf. Es sprach sich herum, dass es einen Doktor gab, der eine arzneimittellose, manipulative Medizin praktizierte – er konnte viele scheinbar hoffnungslose Fälle heilen (Museum of Osteopathic Medicine 2015).

Gerade als die Dinge endlich gut für Still und seine manipulativen Behandlungen liefen, erlebte er einen schweren Rückschlag. *„Ich erkrankte von September 1876 bis Juni 1877 schwer an Typhus, war sehr schwach und konnte nicht einmal die Hälfte der Zeit arbeiten. In dieser Zeit wurde mein finanzieller Rückhalt geringer. Lange Zeit dachte ich, dass ich irgendwann abberufen werde, um mein nutzloses, elendes Leben und das stundenlange Gejammer zu beenden."* Er war bereit, seine Ideen aufzugeben und den Tod zu akzeptieren.

„Meine Frau kam voller Sorgen zu mir und sagte: ‚Schau dir unseren zehn Jahre alten Sohn an. Er hat erzählt, dass er für einen Monat einen bezahlten Job gefunden hat. Er ist ganz allein losgegangen und hat sich Arbeit gesucht.' Ich hörte mir diese Geschichte an, und als sie sagte, dass er jagen würde – und zwar allein – bis ich wieder Arbeit gefunden hätte, durchzuckten mich blitzartig Hoffnung und Freude und alles, was ein Mann sich wünschen kann.

Ich erhob mich von meiner Couch der Verzweiflung, auf der ich für fast ein Zeitalter gelegen und gehungert hatte. Ich wusch mein Gesicht – nicht Dein Gesicht oder das Gesicht meines vermögenden Nachbarn, sondern das Gesicht, das Gott mir gegeben hatte. Ich wusch meine Augen und nutzte sie für mich, sah für mich und nur für mich selbst – und ging wieder arbeiten" (Still 1897, S. 136–137).

Vor Kurzem wurde im Museum entdeckt, dass A. T. Still orthopädische Ledereinlagen entworfen und in seine Schuhe gelegt hatte. Die seitenungleichen Druckmuster im rechten und linken Schuh zeigen, dass A. T. Still vermutlich aufgrund seiner monatelangen Typhuserkrankung ernsthafte Gleichgewichtsstörungen hatte (➤ Abb. 3.4). Vermutlich konnte er nur mithilfe des Wanderstabs, der erst nach seiner Erkrankung auftauchte, und der Stiefel mit den Einlagen gehen. Dass er auf einen Wanderstab angewiesen war, ist auf fast jedem Bild von A. T. Still zu sehen.

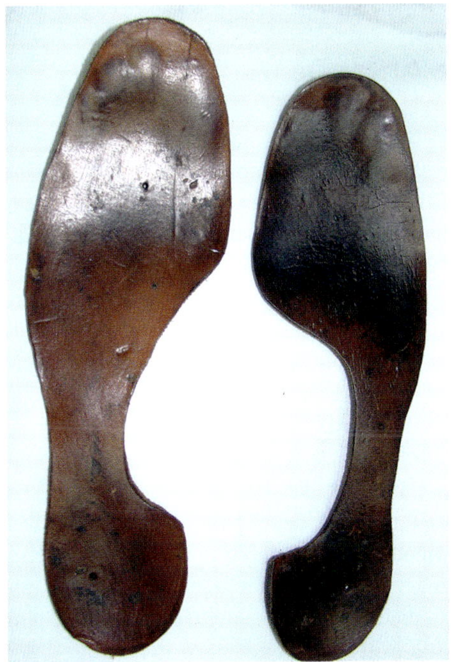

Abb. 3.4 Handgefertigte Ledereinlagen oder Orthesen, die in den Stiefeln von A. T. Still entdeckt wurden. [X349–004]

Außerdem hatte er den Begriff der Osteopathie noch nicht geprägt; dazu kam es erst etwa 1887. Obwohl er das Wort „Osteopathie" zur Beschreibung seiner Arbeit gewählt hatte, verwendete Still den Begriff „blitzschneller Knochenrichter" sogar noch 1891, ein Jahr bevor seine Schule für Osteopathie eröffnet wurde (Still 1891).

Irgendwann im Jahr 1887 entschied sich Still dazu, nicht mehr zu seinen Patienten zu reisen, sondern sie zu ihm nach Kirksville kommen zu lassen. Schon bald war der Andrang in seiner Praxis so groß, dass er ihn allein kaum noch bewältigen konnte. Mehrere Jahre lang schon hatte ihn immer jeweils einer seiner beiden Söhne, Harry und Charles, auf seinen Ausflügen begleitet und ihm assistiert, aber bislang war keiner von beiden ein Therapeut. Daher überlegte sich Still, dass er **seinen ältesten Sohn** voll unterweisen und aus ihm einen vollwertigen Therapeuten machen sollte. Nachdem er damit Erfolg hatte, aber trotzdem noch mehr Hilfe bei der Behandlung seiner Patienten, die in immer größerer Zahl heranströmten, benötigte, begann er damit, auch **zwei weitere Söhne, Charles und Herman,** und schließlich auch seinen **jüngsten Sohn Fred** und mindestens **drei enge Freunde der Familie,** die Herren Wilderson, Hatten und Ward, auszubilden, die alle später den Titel eines Doktors erhielten. Die Erfolge, die er mit diesen Familienmitgliedern und engen Freunden hatte, zeigten ihm, dass er **seine Wissenschaft an andere weitergeben kann,** und widerlegte die seinerzeit oft wiederholte Behauptung, dass die Osteopathie mit ihm sterben würde.

Er begann nun ernsthaft über die **Gründung einer Schule** nachzudenken, in der alle, die daran interessiert waren, die Kunst der Osteopathie erlernen könnten. Seine Schule würde Männer und Frauen, Schwarze und Weiße sowie internationale Studenten annehmen. Die Schule hatte sich schon nach kurzer Zeit etabliert, gehörte aber zu einem Krankenhaus, in dem die Leidenden geheilt wurden, sodass die Schule lange Zeit im Schatten der Krankenhausabläufe stand.

Das Krankenhaus wurde aufgrund der wachsenden Zahl von Patienten eingerichtet, die Still zur Behandlung aufsuchten. Im Jahr 1891 kamen sie zunehmend in Strömen aus allen Teilen des Landes und der Welt. Es war nicht ungewöhnlich, dass er pro Woche mehr als 100–125 Patienten behandelte. Bis zum Jahr 1892 erfolgten die Behandlungen zu Hause bei Still oder im Haus der Patienten, in Hotels oder in Pensionen (Violette 1911, S. 249–250).

3.4 William Smith besucht Andrew Taylor Still

A. T. Still entdeckte und entwickelte die Osteopathie allein. Aber seine Streitlust, wenn es um das Verketzern von Arzneimitteln ging, sowie seine ungewöhnlichen Ansätze zur Erklärung seiner Heilung nur mithilfe der Hände erzeugten Misstrauen. Außerdem war er aufgrund seiner fehlenden formalen medizinischen Ausbildung für viele nicht glaubwürdig und seine Methoden wurden ständig von Ärzten attackiert. Dadurch erwies es sich für ihn als schwierig, andere dazu zu bewegen, ihn zu akzeptieren und von ihm zu

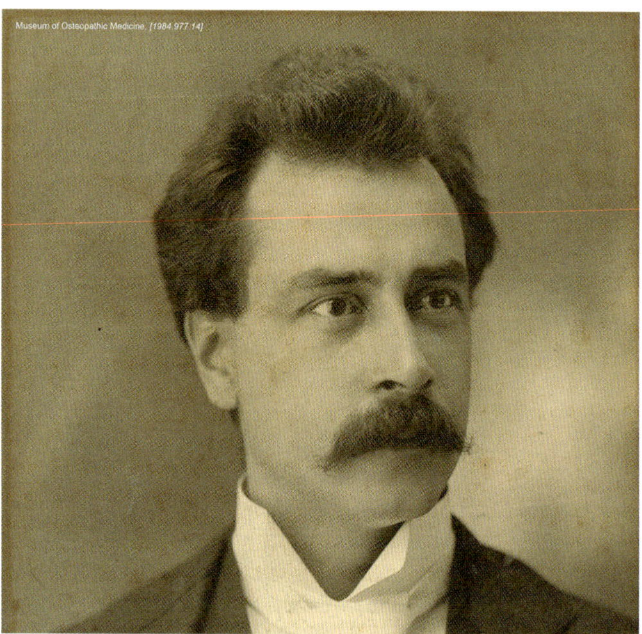

Abb. 3.5 William Smith, M. D., DO (1863–1912). Professor Smith erhielt am 15. Februar 1893 das erste Diplom der American School of Osteopathy. [X349–005]

lernen. Dies änderte sich, als William Smith, M. D., DO (1863 bis 1912), in Kirksville eintraf, um sich über diese amerikanische Form der Medizin zu informieren, mit der täglich viele medizinisch hoffnungslose Fälle geheilt wurden.

Der **in Europa ausgebildete William Smith** (> Abb. 3.5) war jung verheiratet und verbrachte seine Flitterwochen in den USA. Bei seinen Reisen hörte er immer wieder von Wunderheilungen durch einen Wanderarzt der Siedler – A. T. Still. William Smith hatte sieben Jahre lang am **Royal College of Surgeons in Edinburgh** studiert und war durch seinen noch nicht lange zurückliegenden Abschluss sehr versiert auf dem Gebiet der Medizin. Er war davon überzeugt, dass dieser Mann namens A. T. Still ein Scharlatan sei, der seine Patienten mit Tricks davon überzeugt, geheilt zu sein. Für Smith war es undenkbar, dass ein Mann, der von seinem Vater, einem Arzt, in der Wildnis der USA ausgebildet wurde, die Fähigkeiten erlangt haben könnte, schwere medizinische Fälle zu behandeln. Allerdings wandelte sich der Plan von William Smith, nach Kirksville zu kommen und A. T. Still als Betrüger bloßzustellen, in Bewunderung, als er seine Methoden zu verstehen lernte und die Ergebnisse der Behandlung sah.

An einem Montag, morgens um 10:30 Uhr, hörte Smith erstmals von den ortsansässigen Ärzten in Kirksville harsche Kritik über die Osteopathie. Noch im Laufe des Vormittags versprach A. T. Still, ihm die Osteopathie zu erklären. Abends trafen sie sich und um 4:30 Uhr des folgenden Morgens hatte Smith die Geschichten der Patienten, die die Behauptungen von Still untermauerten, untersucht. Smith hatte für die Osteopathie weitaus mehr Möglichkeiten erkannt als Still und versprochen, in zwei Wochen nach Kirksville zurückzukehren und von Still zu lernen, was er ihm beibringen konnte. Im Gegenzug würde Smith die Söhne und noch zwei weitere Personen in Anatomie unterrichten (The Osteopathic Physician 1907).

Smith besaß die besten Referenzen – er war ein ausgebildeter Arzt und Chirurg aus Schottland von einer der besten Schulen der Welt. Er war dazu in der Lage, der noch in den Kinderschuhen steckenden Schule von Still Seriosität zu verleihen und stellte das **Programm für eine klassische medizinische Ausbildung** zusammen. Dadurch beherbergte das kleine Haus mit ursprünglich 21 Studenten in nur wenigen Jahren mehr als 600 Studenten mit einem Curriculum und modernen medizinischen Einrichtungen nach dem Vorbild der großen intellektuellen europäischen Institute.

Aufgrund der hohen Standards und der komplett medizinischen Kursstruktur wurde der **neue osteopathische Ansatz in die Gesundheitsversorgung aufgenommen,** als die US-Regierung im Flexner-Report von 1910 die Unterschiede in der medizinische Ausbildung unter die Lupe nahm. Von den 166 Instituten, an denen ein medizinischer Abschluss möglich war, wurden bis 1933 insgesamt 100 aussortiert und geschlossen (Doukas et al. 2010). Alle neun osteopathischen Schulen, die nach dem Vorbild der ursprünglichen Schule eingerichtet worden waren, überlebten die intensive Kontrolle und erfüllten die Bedingungen; später schlossen sie sich zu sieben Schulen zusammen. Es besteht wohl kaum ein Zweifel daran, dass der Erfolg der osteopathischen Schulen **überwiegend auf dem Modell der europäischen medizinischen Institute** beruhte, das William Smith und später auch die Gebrüder Littlejohn einsetzten.

William Smith half Still bei der Erklärung der medizinischen Idiome sowie dabei, ein System für seine eigenen Inspirationen und Beobachtungen, seine Schlussfolgerungen und poetischen Einfälle zu formulieren. Smith sah die Qualitäten des Mannes (A. T. Still) und deutete ihn für die Menschen. Dadurch half er den Menschen, den „alten Doktor" zu verstehen, ihm zu vertrauen und ihn zu lieben. Mit der Unterstützung des brillanten William Smith konnte Still schneller arbeiten und mehr erreichen (The Osteopathic Physician 1912).

3.5 Die Anfänge der ersten osteopathischen Schule

Seine erste Jahresansprache am 1. Januar 1891 richtete Still in Kirksville, Missouri, an fünf Studenten der Osteopathie – sein Institut trug den Namen **„Die Knochenschule".** Diese fünf Studenten sollten zu seinen Assistenten ausgebildet werden und ihm bei der Behandlung der Patienten helfen sowie später als Instruktoren an der von ihm geplanten Schule tätig sein. Drei dieser Studenten hatte er auf seinen Reisen zur Behandlung von Patienten in Nevada und Eldorado Springs, Missouri, getroffen: Joe Hatten, William Wilderson, Marcus L. Ward. Die anderen beiden waren seine Söhne Charles und Herman. Da diese fünf Studenten die Manipulation erlernt hatten, war belegt, dass sie unterrichtet werden konnte.

Still machte bekannt, dass er Bewerbungen von weitaus mehr Studenten erhalten hatte und dass ihm Geld angeboten worden sei, um ein Krankenhaus mit Schule zu bauen, um die Kranken zu behandeln und die Philosophie seiner Heilkunst ohne giftige Drogen zu lehren (Still 1891).

Die **erste Schulsatzung** wurde am 10. Mai 1892 gemäß dem für wissenschaftliche Einrichtungen geltenden Gesetz verabschiedet. In der Juli-Ausgabe 1898 enthält das Journal of Osteopathy Stills Bericht über die Arbeit seiner Schule unter dieser Satzung.

„Zu dieser Zeit kamen viele zu mir und baten darum zu lernen, wie sie die Kranken heilen können. Ich zögerte, weil die Lehre nicht mein Lebensinhalt ist. Da ich aber vier Kinder hatte und wollte, dass sie die Grundlagen und die Philosophie lernen, deren Meisterschaft über Krankheiten ich schon an so vielen Orten bewiesen hatte, entschloss ich mich dazu, Dr. William Smith aus Edinburgh, Schottland, einzustellen. Er sollte ihnen Anatomie und Physiologie beibringen, da sie die Grundlage für meine erfolgreiche Heilung so vieler Krankheiten mit der neuen Methode und ohne Arzneimittel waren.

Nachdem ich mit Dr. Smith vereinbart hatte, dass er meine Söhne unterrichtet, baten auch andere darum, in die Klasse aufgenommen zu werden. Nachdem wir das getan hatten, hatten wir etwa 20 Studenten. Die Schule begann im November 1892 und dauerte über den gesamten Winter. Im März 1893 verließ mich Dr. Smith und eröffnete in Kansas City eine Praxis als Arzt und Chirurg“ (Booth 1924, S. 79).

Die **American School of Osteopathy (ASO)** wurde 1892 in Kirksville in einem Holzhaus mit zwei Zimmern gegründet. Die erste Klasse aus fünf Frauen und 16 Männern, zu denen auch drei von Stills Kindern und einer seiner Brüder gehörten, machte 1894 den Abschluss.

Die Schule wurde ein großer Erfolg. Im August 1894 begannen die Arbeiten an dem neuen Krankenhausgebäude, das im Januar 1895 eröffnet wurde. Im Jahr 1897 mussten zwei weitere Flügel angebaut werden, wodurch sich die Größe des Krankenhauses mehr als verdreifachte. Täglich kamen schätzungsweise mehr als 400 Menschen zur Behandlung nach Kirksville. Die Wabash Railroad erhöhte die Anzahl der täglich in Kirksville haltenden Personenzüge auf vier (Museum of Osteopathic Medicine 2015).

3.6 Littlejohn-Training und andere internationale Schulen

Ein weiterer Schotte, **Dr. John Martin Littlejohn** (1865–1947), und seine als Ärzte tätigen Brüder James und David sind für ihre Arbeit mit A. T. Still bekannt. Sie gründeten eine eigene **Schule für Osteopathie in Chicago** und förderten die Entwicklung der Osteopathie in den USA und dem Vereinigten Königreich.

J. Martin Littlejohn (➤ Kap. 5, ➤ Abb. 5.2) bezeichnete sich selbst im Alter von sieben Jahren als einen Studenten der Klassik, der Mathematik und der Physik. Sein Leben lang wollte er im akademischen und medizinischen Bereich tätig sein (Wernham 2008, S. 9).

Auf dem Gipfel seiner akademischen Karriere erkrankte er an Rachenblutungen und erfuhr, dass er nicht mehr lange leben würde, wenn er nicht in ein wärmeres Klima umsiedeln würde. Er verließ England und ging in die USA, um an der Columbia University in New York zu studieren. Im Jahr 1895 wurde ihm die Präsidentschaft des **Amity College in College Springs Iowa** angeboten – etwa 190 Meilen von Kirksville entfernt. Während dieser Zeit in Iowa suchte J. Martin Littlejohn wegen seiner Rachenerkrankung A. T. Still auf und ließ sich behandeln. J. Martin Littlejohn stellt nach der Behandlung durch Still fest: *„Früher hatte ich sechs Blutungen täglich, aber nach der Behandlung sind bis heute keine sechs Blutungen aufgetreten.“* Dieser Erfolg veranlasste ihn dazu, seine Stellung am Amity College aufzugeben und nach Kirksville umzuziehen, um eine **neue Karriere auf dem Gebiet der Osteopathie** zu beginnen.

Wegen seines akademischen Hintergrunds wurde J. Martin Littlejohn 1897, als er noch ein Patient war, eingeladen, an der ASO Physiologie zu unterrichten. Im darauffolgenden Jahr schrieb er sich als Student ein und wurde 1899 zum Dekan der Fakultät berufen – seine Tätigkeit als Präsident am Amity College war eine gute Vorbereitung auf die Bedürfnisse einer wachsenden osteopathischen Schule. Der Einzelunterricht in kleinen Gruppen ausgewählter Studenten, der in den Anfangsjahren von A. T. Still üblich war, konnte aufgrund der auf **mehr als 600 angewachsenen Studentenzahl** nicht länger vom Begründer und seinen erwachsenen Kindern geleistet werden. Sie brauchten Lehrkräfte mit Verwaltungskompetenz, die ein komplettes Curriculum unterrichten konnten und gleichzeitig den Anforderungen begegnen, die eine wachsende Anzahl Studenten und Angestellte mit sich bringen. J. Martin Littlejohn rief seine Brüder James und David, die gemeinsam mit William Smith den Ton angaben. Ein Drittel der ASO-Fakultät war in Europa ausgebildet worden. Die europäische Fakultät brachte das Wissen der Hochschulzeit mit, sodass die American School of Osteopathy nach dem Vorbild der großen akademischen Institute Europas aufgebaut wurde (Wernham 2008, S. 13, 15–16).

Im Jahr 1900 verabschiedeten sich die drei Gebrüder Littlejohn vermutlich aufgrund von Kleinstädterei und kultureller Differenzen von der neu gegründeten Schule in Kirksville und gründeten im reicheren Chicago ihr eigenes Institut, das **American College of Osteopathic Medicine and Surgery** unter der Leitung von J. Martin Littlejohn als Präsident (Wernham 2008, S. 47).

Im Jahr 1912 war die Littlejohn-Schule ein großer Erfolg und zog die Aufmerksamkeit eines osteopathischen Arztes auf sich, der Kirksville nun ebenfalls verließ und eine eigene Schule leiten wollte. Das Littlejohn-College wurde innerhalb eines Jahres gekauft und in das **Chicago College of Osteopathy** umbenannt. Im letzten Jahr wurde James Littlejohn zum Präsidenten des Littlejohn-College gewählt (Littlejohn College and Hospital 1912/1913). Nach dem Verkauf wurde er Vizepräsident des neuen Chicago College of Osteopathy (Chicago College of Osteopathy 1913/1914); Präsident war Dr. Carl P. McConnell.

Da J. Martin Littlejohn nach diesem Wechsel in der Führung an seinem früheren Institut keine neue Position an der umbenannten Schule erhalten hatte, war er arbeitslos und konnte von vorn beginnen. J. Martin Littlejohn kehrte mit seiner Frau und den sechs Kindern nach England zurück und begann, der Osteopathie zum Wachsen zu verhelfen (Wernham 2008, S. 54). Schließlich gründete er 1915 die **British School of Osteopathy,** die 1917 eröffnet wurde.

> William Smith, die Gebrüder Littlejohn und viele internationale Absolventen von A. T. Stills American School of Osteopathy trugen dazu bei, dass die Osteopathie zu einer heute weltweit verbreiteten Heilkunst geworden ist.

Andrew Taylor Still blieb bis fast zu seinem Tod im Alter von 89 Jahren an seiner American School of Osteopathy aktiv, obwohl er durch einen Schlaganfall im Jahr 1914 stark geschwächt wurde. Er starb am 12. Dezember 1917 (Museum of Osteopathic Medicine 2015).

„Wir nehmen uns den menschlichen Körper vor. Und nachdem wir Anatomie, Histologie, Physiologie, Chemie und alles andere durch haben fragen wir uns: Was ist Leben? Ich würde es gern testen. Nehmen Sie ein kleines Stück und analysieren Sie es. Diese Schule hat die Aufgabe, so weit wir nur können zu gehen, weil wir versuchen, den Tod durch den Sieg des Lebens über materielle Ursachen hinauszuschieben" A. T. Still, DO (Still 1903).

Still sagte einmal: *„Ich hätte mir nicht träumen lassen, dass es einmal so sein würde! Ich denke, es war einfach wundervoll!"* (Tucker, undatiert [a], S. 6).

LITERATUR

Booth ER. History of Osteopathy and Twentieth-Century Medical Practice. Cincinatti: The Caxton Press, 1924.

Chicago College of Osteopathy. 1913–1914 School Catalog. Kirksville: Museum of Osteopathic Medicine.

Denslow MJ. Correspondence from Mary Jane Denslow to a cousin. Ian Still (2014 Jan. 13), 1979.

Doukas DJ et al. Reforming medical education in ethics and humanities in finding common ground with Abraham Flexner. Acad Med. 2010; 85 (2): 318–323.

Encyclopedia Britannica (11th ed.). Bishop John Still. Cambridge: Cambridge University Press, 1911. p. 920.

Littlejohn College and Hospital. 13th Annual Announcement. Kirksville: Museum of Osteopathic Medicine, 1912–1913; [B1103].

Museum of Osteopathic Medicine. Andrew Taylor Still (Biography). 2015. http://www.atsu.edu/museum/index.htm#bio (letzter Zugriff: 21.1.2016).

Still AT. A history of any person, place, thing, government, or discovery, to be intelligently presented. Andrew Taylor Still Papers. Kirksville: Museum of Osteopathic Medicine, no date [a]. [2009.10.605], pp. 5–7.

Still AT. „Paps" reason for dreaming and writing soliloquies. Andrew Taylor Still Papers. Kirksville: Museum of Osteopathic Medicine, no date [b]. [2009.10.133], pamphlet.

Still AT. Annual address delivered by A. T. Still, DO, to the students of Osteopathy. Andrew Taylor Still Papers. Kirksville: Museum of Osteopathic Medicine, 1891; Jan. 1 [2009.10.10].

Still AT. Body and soul of man. Andrew Taylor Still Papers. Kirksville: Museum of Osteopathic Medicine, 1903; [2009.10.24].

Still AT. Letter to Edward Bok. Andrew Taylor Still Papers. Kirksville: Museum of Osteopathic Medicine, 1907a; Sept. 13. [2009.10.81] [585].

Still AT. Osteopathy. Some of the circumstances and personal experiments which led to treating bodily ills without drugs. Letter to Edward Bok. Andrew Taylor Still Papers. Kirksville: Museum of Osteopathic Medicine, 1907b; Aug 26 [2009.10.76].

The Osteopathic Physician. Dr. William Smith Pioneer, at his old post. 1907; Vol. XII, no. 1: 15. www.atsu.edu/museum/subscription/pdfs/op-1907/theosteopathicphysicianjuly1907.pdf (letzter Zugriff: 21.1.2016).

The Osteopathic Physician. Dr. William Smith died of pneumonia in Scotland February 15th after two days Illness. 1912; Vol. XXL, no. 3: 1–2. www.atsu.edu/museum/subscription/pdfs/op-1912/theosteopathicphysicianmarch1912.pdf (letzter Zugriff: 21.1.2016).

Tucker EE. Reminiscence of Andrew Taylor Still. Charles E. Still Collection. Kirksville: Museum of Osteopathic Medicine, 1952; Feb. [1997.04.119], p. 8.

Tucker EE. Reminiscence of Andrew Taylor Still. Charles E. Still Collection. Kirksville: Museum of Osteopathic Medicine, no date [a]. [1997.04.119].

Tucker EE. Reminiscence of Andrew Taylor Still. Charles E. Still Collection. Kirksville: Museum of Osteopathic Medicine, no date [b]. [1997.04.121].

Violette EM. History of Adair County. Kirksville: The Denslow History Company, 1911; Chapter XII.

Wernham J. The Life and Times of John Martin Littlejohn. Maidstone: The John Wernham College of Classical Osteopathy, 2008.

KAPITEL

4

Christian Hartmann

Stills Philosophie der Osteopathie – ein neuer Blickwinkel

„D. O. bedeutet Dig on!"

(Still 1915)

4.1 Auf dem Weg zu einer Philosophischen Osteopathie

4.1.1 Vorbemerkung

In diesem Kapitel geht es um die Frage, was Andrew Taylor Still (➤ Abb. 4.1) mit dem Ausdruck **Philosophie der Osteopathie** beschreiben wollte. Als Grundlage dienten Bücher, Artikel und unveröffentlichte Handschriften von Still sowie Zeitzeugenberichte über Still (Hartmann 2016b, Hartmann 2015). Es wurde schnell klar, dass eine Ausdeutung unter rein **therapeutischer** Sicht weder Stills Sprache noch den Textinhalten gerecht wird und hier eine Textanalyse aus **philosophischer** Sicht erfolgen muss. Dieses Kapitel basiert auf eben einer solchen Analyse und beschäftigt sich vor allem mit den unter diesem Blickwinkel neu erschlossenen Erkenntnissen über Stills Philosophie der Osteopathie.

Eine der wohl wichtigsten Schlussfolgerungen soll hier bereits vorweggenommen werden: Still versteht unter **Osteopathie** lediglich das Grundwissen, die Techniken und vor allem das Handlungsfeld des Osteopathen; seine **Philosophie der Osteopathie** hingegen geht als Lebensform weit darüber hinaus und befasst sich vor allem mit dem Osteopathen als Menschen in seiner Haltung zur Welt. Für Still sind Philosophie der Osteopathie und Osteopathie deshalb nicht identisch; vielmehr ist letztere lediglich ein integraler Bestandteil ersterer, wodurch seine Philosophie der Osteopathie ein ausgewogenes Verhältnis natur- und geisteswissenschaftlicher (Philosophie) Grundsätze beinhaltet.

Seit jener Zeit hat sich die Osteopathie vor allem im naturwissenschaftlichen Kontext erheblich weiterentwickelt; bezüglich der geisteswissenschaftlichen Überlegungen Stills steht eine klare Positionierung noch aus. Dies ist darauf zurückzuführen, dass wissenschaftlich akzeptable Arbeiten zu diesen Aspekten in Stills Schriften bisher gefehlt haben. Dieser Mangel wurde durch die Veröffentlichung des Buches **„Gedanken zu A. T. Stills Philosophie der Osteopathie"** behoben (Hartmann 2016b und Grimm 2016).

An dieser Stelle sei explizit darauf hingewiesen, dass die erarbeiteten Erkenntnisse und Gedanken in diesem Kapitel sich ausschließlich auf Stills **Philosophie der Osteopathie** beziehen. Ob und inwieweit insbesondere seine Ansichten zum therapeutischen Selbstverständnis des Osteopathen in die heutige Osteopathie einfließen sollen, muss jeder Osteopath bzw. müssen die osteopathischen Institutionen selbst entscheiden.

Zahlreiche im Kapitel ausgeführten Erkenntnisse und Fakten beruhen maßgeblich auf dem langjährigen Austausch mit der kanadischen Osteopathin und weltweit führenden Osteopathiehistorikerin und Still-Expertin Jane Stark. Bereichert wurde dieses historische Grundwissen erstmals substanziell im geisteswissenschaftlichen Kontext durch den Religionswissenschaftler und Philosophen Martin Pöttner, der sich fast ein Jahrzehnt intensiv mit den Texten der Gründerväter der Osteopathie beschäftigt hat. Und schließlich hat der sehr anregende und fruchtbare Austausch mit dem Philosophen Andreas Grimm – ebenfalls ein guter Kenner der Texte von Still – maßgeblich dazu beigetragen, dass die vielen Fragmente der 15-jährigen Studienarbeit des Autors sich schließlich in ein Bild fügten und nun hier vorgestellt werden können. Insbesondere die Argumente von Martin Pöttner und Andreas Grimm haben das typische Vorurteil des Autors als ausgebildeter Arzt und Physiotherapeut widerlegt, Philosophie wäre bloße „Wortklauberei" und hätte des-

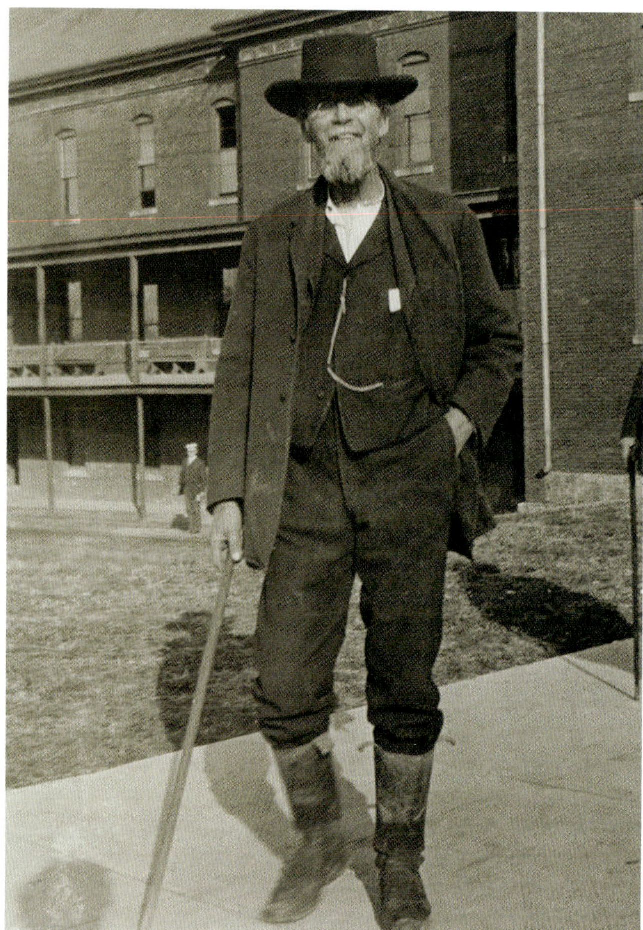

Abb. 4.1 Andrew Taylor Still vor seiner American School of Osteopathy (ca. 1897). Stills schlichte Kleidung und seine natürliche Pose verdeutlichen markant, dass er selbst als bereits angesehener Arzt keinerlei Wert auf die Zurschaustellung unnötiger Äußerlichkeiten legte. Mit diesem uneitlen Auftreten als einfacher, pragmatischer und mit Freude hart arbeitender Mensch bezeugt er zudem seine enge Verbundenheit mit den Mitmenschen seiner Zeit, den Grenzländern des Mittleren Westens der Vereinigten Staaten jener Zeit. Der unbekümmerte Gesichtsausdruck spiegelt zudem jenes geradezu kindlich freie und bedingungslose Schöpfungsvertrauen wider, das als Kernwesenszug seines Charakters konsequenterweise auch das Fundament seiner Philosophie der Osteopathie bildet. [X349–006]

halb in der modernen Osteopathie nichts zu suchen. Vielmehr erhellt gerade die **ursprüngliche** Philosophie – oder besser gesagt das bessere Verständnis der philosophischen **Lebensform** – einen bisher dunklen Raum in Stills Schriften und damit in der Philosophie der Osteopathie, der möglicherweise noch einmal bedeutend auch für die Zukunft der Osteopathie werden könnte.

4.1.2 Geschichte

Wirft man einen Blick in die Geschichte der Osteopathie, findet man im Grunde nur sehr wenige ernst zu nehmende Versuche, Stills Philosophiebegriff tatsächlich aus systematischer Sicht zu analysieren. Zwar erschien bereits 1919 der bemerkenswerte Artikel **„Dr. Still the Metaphysician"** (Tucker 1919), ansonsten finden sich aber zu diesem Thema bis vor etwa 20 Jahren nur fragmentarische Abhandlungen mit geringem wissenschaftlichem Wert. Ein Grund für diesen Stillstand mag auch darin liegen, dass man in den 1920er Jahren am **A. T. Still Research Institute in Pasadena** erstmals versucht hat, Stills Schriften auf einfache Prinzipien zu reduzieren. Die daraus entstandenen vier Grundsätze wurden 1953 im Auftrag der **American Osteopathic Association** (AOA) am damaligen **Kirksville College of Osteopathic Medicine** (KCOM) nochmals untersucht und geringfügig überarbeitet (Gevitz 2006). Da diese AOA-Lehrsätze von den US-amerikanischen und später auch den meisten Osteopathie-Verbänden außerhalb der USA weithin anerkannt wurden (WHO 2010), schien keine Notwendigkeit mehr bestanden zu haben, sich mit der Materie weiter auseinanderzusetzen; dies umso mehr, als Stills Originalschriften zu jener Zeit nicht mehr verfügbar waren.

Erst mit der Wiederauflage der vier Bücher Stills 1994 sowie einer Vielzahl seiner Artikel (Schnucker 1991) und dem damit verbundenen Aufblühen der Geschichtsforschung trifft man wieder zunehmend auf Arbeiten, die sich ernsthaft dem Philosophiebegriff Stills widmen (McKone 2001, Pöttner und Hartmann 2005, McGovern und McGovern 2013, Paulus 2015). Im deutschsprachigen Raum sei hier das umfassende Vorwort des Religionswissenschaftlers und Philosophen Martin Pöttner in **„Das große Still-Kompendium"** hervorgehoben (Still 2005, S. xii–xxix). Aus wissenschaftlicher Sicht wäre zudem die Masterthese **„Der Verdienst der Philosophie in der modernen osteopathischen Praxis"** zu erwähnen (Kipershtein 2013). **„Philosophische Osteopathie"** ist in dieser Entwicklung die aktuellste und umfassendste Veröffentlichung zum Thema, und man kann vermuten, dass dieser positive Trend erst am Anfang steht (Hartmann 2016a).

4.1.3 Bemerkungen zu diesem Kapitel

In ➤ Kap. 4.2 wird an einem prominenten Beispiel gezeigt, warum die Ausdeutung von Stills Texten aus rein therapeutischer Sicht problematisch ist und welche Mindestvoraussetzungen für eine seriöse Interpretation bestehen müssen. Um der Scheu therapeutischer Kreise gegenüber dem Begriff **Philosophie** zu begegnen, folgt eine kurze und einfache Beschreibung dessen, was unter Philosophie, oder besser der philosophischen Haltung oder **Lebensform** im Kontext des hier behandelten Themas zu verstehen ist. Da die Interpretation der Texte von Still aus philosophischer Sicht einem grundlegenden Paradigmawechsel innerhalb der Osteopathie gleichkommt, muss dieser Schritt gut begründet sein. Dies erfolgt anhand wichtiger Indizien in ➤ Kap. 4.3, wobei die Argumentation, wann immer möglich, durch Aussagen von Still selbst oder Zeitzeugen gestützt wird. (Zitate können niemals den gesamten Kontext wiedergeben. Wer hier die Richtigkeit der Thesen überprüfen möchte, sei auf das Eigenstudium der Originaltexte verwiesen. Voraussetzungen hierfür ➤ Kap. 4.2.2).

Mit der Besprechung der Indizien erfolgt zugleich das Herausarbeiten jener Aspekte, die sich aus der neuen Sichtweise in Bezug auf Stills Verständnis des Philosophiebegriffs ergeben. Daraus wird in ➤ Kap. 4.4 eine Hypothese in Bezug auf die Bedeutung der Begriffe

„Philosophie der Osteopathie“, „Osteopathie“, „Osteopath“, sowie „Philosophische Osteopathie“ dargelegt. In ➤ Kap. 4.5 folgt schließlich ein kurzes Fazit.

4.2 Die Kunst, Still zu interpretieren

„Ich bitte den Leser lediglich zu lesen, was ich geschrieben habe. Gehe wohin ich Dich entsende, denke, was ich Dich bitte zu denken, markiere die Fehler und halte Dich an das Gute.“ (Still 2005, S. I-69)

Das Zitat lässt vermuten, dass die Zuhörer oder Leser bereits zu Lebzeiten Stills versucht haben, Stills Gedanken mit den eigenen Denkkategorien und Überzeugungen auszudeuten. Das Sicheinlassen auf **seine** Denkart ist aber Grundvoraussetzung dafür, Still überhaupt verstehen zu können. Was geschieht, wenn man ihn nur durch die bekannte therapeutische und/oder naturwissenschaftliche Brille liest, zeigt ein sehr prominentes Beispiel, das nachfolgend ausführlicher besprochen wird (➤ Kap. 4.2.3).

4.2.1 Problematische Deutung

Wie bereits in der Einleitung erwähnt, bilden die 1953 durch die AOA revidierten Lehrsätze der Osteopathie für viele internationale Osteopathieströmungen die berufspolitische Grundlage. Auf der aktuellen AOA-Website liest man hierzu Folgendes (AOA 2015, WHO 2010):

Die Vertreterversammlung der American Osteopathic Association bestätigt die Lehrsätze der Osteopathischen Medizin als Richtlinie, die sich aus der zugrunde liegenden Philosophie der Osteopathischen Medizin ergibt.

1. Der Körper ist eine Einheit; die Person ist eine Einheit aus Körper (body), Verstand (mind) und Geist (spirit).
2. Der Körper ist zur Selbstregulation, Selbstheilung und Erhaltung der Gesundheit in der Lage.
3. Struktur und Funktion stehen in Wechselwirkung miteinander.
4. Die rationale Behandlung basiert auf dem Verständnis der Grundprinzipien der Körpereinheit, Selbstregulation sowie der wechselseitigen Verbindung zwischen Struktur und Funktion.

Überprüft man die Inhalte der auf den ersten Blick klar formulierten Lehrsätze anhand der Originalschriften von Still, erweisen sie sich jedoch aus mehreren Gründen als problematisch:

- Still selbst hat nie explizit eine definierte **Philosophie der Osteopathie** ausformuliert und es existiert von ihr bis heute keine ausformulierte und allgemeingültige Version, auf deren Basis man die Prinzipien überprüfen könnte (Kipershtein 2013). Eine den oben angegebenen Prinzipien *„[…] zugrunde liegende Philosophie der Osteopathischen Medizin […]“* wird auch auf der AOA-Website inhaltlich nicht beschrieben (AOA 2015).
- Per definitionem ist Medizin krankheitsorientiert (Pschyrembel 2014), wohingegen Stills Osteopathie den Fokus ganz auf der Anpassung anatomischer Strukturen in Hinblick auf die sich darin entfaltende selbstregulative Kraft der Natur hat und somit gesundheitsorientiert ist. Hierzu finden sich zahlreiche Textstellen wie etwa diese: *„Nicht den Kranken zu heilen ist die Pflicht des Maschinisten, sondern einen Teil des ganzen Systems so anzupassen, dass die Lebensflüsse fließen und die ausgetrockneten Felder bewässern können“* (Still 2005, S. I-94). Dass Still in diesem Zusammenhang von einer Unvereinbarkeit beider Denkarten ausgeht, drückt er ebenfalls an zahlreichen Stellen wie der folgenden aus: *„Hast Du je einen Waschbären gesehen, der zwei Bäume gleichzeitig hinaufgeklettert ist?“* (Still 2005, S. I-65). Still geht es also **nicht** um das Behandeln von Krankheiten und insofern widerspricht der Ausdruck Osteopathische(r) Medizin(er) Stills ursprünglichem Ansatz.
- Motiv der Evaluation war, sich klarer gegenüber der orthodoxen Medizin in den USA abzugrenzen (Gevitz 2006). Damit unterlag die Textanalyse von vornherein einem starken Bias und einer entsprechend selektiven – und damit zielorientierten – Interpretation. So wird z. B. auf den von Still zentral verwendeten Begriff der **Philosophie** nicht weiter eingegangen, obwohl er in zwei Buchtiteln auftaucht und darin zusammen mit anderen Begriffen wie **Philosoph, Schließen, Verstand** an ca. 3.500 Textstellen erwähnt wird.

Still legte großen Wert darauf, dass Osteopathen sich nicht durch unkritisches Nachsagen oder Nachahmen, sondern durch Handeln aufgrund eigenständigen Denkens auszeichnen. (Diese These wird noch ausführlich begründet.). So vermeidet er es offensichtlich ganz bewusst, dem *„[…] erwartungsfrohen Leser […]“* ein therapeutisches Rezeptbuch in Form weniger Prinzipien zu präsentieren. Vielmehr schreibt er sogar: *„Mehrere Bücher wurden zusammengestellt und ‚Prinzipien der Osteopathie‘ genannt. Sie mögen sich verkaufen, es wird ihnen aber nicht gelingen, das Wissen weiterzugeben, das die Studenten wünschen“* (Still 2005, S. II-9).

- **Zu Lehrsatz 1:**
  - Stills beschreibt die dreifach differenzierte Einheit des Menschen als **Körper, Bewegung** und **Verstand** und nicht als **Körper, Geist** und **Seele** (soul) (Still 2005, S. I-15).
  - Es ist nicht klar, wie die AOA den Begriff **Geist/Seele** (spirit) deutet und wie dieser im Verhältnis zu **Verstand** (mind) steht.
  - Still verwendet grundsätzlich das Wort **Mensch** und nicht **Person.** Die Wortwahl drückt aber eine grundsätzliche Haltung gegenüber anderen Menschen sowie ein bestimmtes therapeutisches Selbstverständnis.
- **Zu Lehrsatz 2:** Still beschreibt zwar häufig die Vollkommenheit der Natur, die ihr innewohnenden Mechanismen und dass man ihnen vertrauen soll (Still 2005, S. I-18), an keiner Stelle aber, dass sie in der Lage ist, sich selbst zu **heilen.** Ob und inwieweit der Begriff **Heilung** sich auf das aktive Handeln des Osteopathen oder den Organismus selbst bezieht, ist in Stills Texten nicht eindeutig zu klären. Kennt man etwa die juristische Definition von Heilung als Beseitigung eines „Formmangels“, könnte man auch folgende Aussage als Heilung werten: *„Der lebende Mensch ist die Maschine, die Natur ist der Ingenieur und Ihr seid die Meistermechaniker. Dies ist Eure Position und von Euch wird erwartet, dass Ihr sorgfältig alle Maschinenteile untersucht, die zur Reparatur gebracht werden, sodass Ihr alle Variationen vom Normalen erkennt und diese wieder so nahe wie möglich in die ursprüngliche Position bringt“* (Still 2005, S. II-96).

Sein berühmter Satz *„Gesundheit zu finden ist Aufgabe des Arztes, Krankheit kann jeder finden“* (Still 2005, S. III-44) drückt in diesem Zusammenhang lediglich aus, dass Osteopathen mit der Physiologie besser vertraut sein müssen als mit der Pathologie (was auch zum gesundheitsorientierten Ansatz passt). Anstatt von Selbstheilung ist hier eher die Rede von einem Organismus, bei dem Gesundheit stets präsenter und **integraler** Bestandteil ist. (Der Begriff Arzt umfasst bei Still sowohl Mediziner als auch Osteopathen. Mediziner titulierte er gewöhnlich als „Doktoren“. Unabhängig davon war Osteopathie in einigen Bundesstaaten ihres Ursprungslands bereits vor 1900 als eigenständige Mediziform anerkannt) (Booth 1924, S. 95–161).
Ob Still ein Verständnis von **Selbstheilung** hatte, muss demnach noch genauer untersucht werden. Den Begriff „Selbstheilung“ a priori vorauszusetzen, ist jedenfalls kritisch zu betrachten.

4

- **Zu Lehrsatz 4:** Man kann unterstellen, dass der Begriff **rational** bei der AOA **instrumentell** oder **zweckorientiert** interpretiert wird. Stills Rationalitätsverständnis war darüber hinaus auch noch **substanziell** und **moralisch,** womit eine grundlegende Gesinnungsethik bestimmt wird (Weber 1976), die in den Lehrsätzen aber unberücksichtigt bleibt.

4.2.2 Voraussetzungen zur Analyse der Texte A. T. Stills

Wie aus den oben angegebenen Kommentaren zu den AOA-Lehrsätzen ersichtlich wird, ist die Ausdeutung der Still-Texte keineswegs so leicht, wie dies sein einfacher Sprachstil suggerieren mag. Hat man die Schriften Stills mehrfach gelesen, weiß man, dass für eine qualifizierte Interpretation sogar eine ganze Reihe an allgemeiner und spezifischer Vorbedingungen erfüllt sein müssen:

- Neutrale Haltung gegenüber der Person Still und der Osteopathie.
- Bereitschaft, bestehende Überzeugungen zu Still und der Osteopathie jederzeit in Frage zu stellen.
- Vermeidung von Instrumentalisierungsabsichten.
- Vermeidung der Übertragung des eigenen therapeutischen Selbstverständnisses.
- Vorhandensein anatomisch-physiologischer Grundkenntnisse sowie klinische Erfahrung für die Ausdeutung klinisch relevanter Aspekte.
- Vorhandensein biografischen, soziokulturellen, historischen und philosophischen Hintergrundwissens für die Ausdeutung meta-klinischer Aspekte (siehe dazu auch ➤ Kap. 2, ➤ Kap. 3 sowie Trowbridge 2006, Lewis 2014, Hartmann 2015a, 2016, Fuller 2013, Stark 2007, Still 2005, S. xii–xxix).
- Ein Verständnis für Stills Ausdeutung des Begriffs Philosophie:
  - **Philosophie** – (gr. φιλοσοφια) drückt eine Lebensform aus, die von der „Liebe zum Wissen“ oder „Liebe zur Weisheit“ geprägt ist, auf das Gemeinwohl handelnd ausgerichtet ist und dem Ideal der Wahrheitssuche folgt. Der dabei verwendete **philosophische Regelkreis** lässt sich dabei grob so beschreiben:
  - Wahrnehmung von Naturphänomenen →
  - phänomenbezogenes Lernen durch Studium und Austausch →
  - (selbst)kritische Reflexion des Wahrgenommenen in Bezug auf bestehendes und dazu erlerntes Wissen →
  - Erkenntnis aufgrund intuitiv-logischer Prozesse
  - Formulierung einer rational begründeten Hypothese →
  - Erarbeitung eines praktikablen Handlungskonzepts →
  - Handlung nach bestem Wissen und Gewissen →
  - Wahrnehmung von Naturphänomenen → … siehe oben
- Durch die erneute bewusste Wahrnehmung des aufgrund der Handlung entstehenden Naturphänomens (z. B. ein Behandlungsergebnis, Symptom usw.) schließt sich der philosophische Regelkreis. Der für jegliche geistige Entwicklung im evulotorischen Sinn grundlegende Erkenntnisgewinn ist nur bei bewusster Schließung des Kreislaufs und Einhaltung sämtlicher Einzelschritte möglich. In diesem Sinn liefern nicht in Frage gestellte Meinungen, Einsichten, Glaubenssätze, Dogmen usw. (z. B. Erleuchtungen) im philosophischen Sinn keinen Erkenntnisgewinn.
- **Philosoph** – (gr. φιλοσοφος) ein nach den unter „Philosophie“ beschriebenen Grundmotivationen lebender und den philosophischen Regelkreis anwendender Mensch. Voraussetzung hierfür ist ein **radikal** von allen Autoritäten unabhängiges Denken und Handeln.
- **Philosophie der Osteopathie** – ist das Nachdenken über die Möglichkeiten, Reichweiten und Grenzen einer „philosophischen Osteopathie“ (etwa im Sinne einer Lebensform).
- **Osteopathie** – einer von vielen möglichen Handlungsräumen, in denen der Philosoph seine vor allem im fürsorglichen Kontext gewonnenen Erkenntnisse umsetzen kann (➤ Kap. 4.2.1).
- **Osteopath** – syn. für „Philosoph“ (im oben beschriebenen Sinn).

4.2.3 Philosophie – eine Annäherung

Da die meisten Osteopathen die Osteopathie als rein physisch, bestenfalls psychosomatisch orientierte Therapieform erlernt haben, stehen sie der Philosophie eher skeptisch gegenüber (wie der Autor im Übrigen bis vor einigen Jahren auch). Dies wohl auch, da das Bild der Philosophie stark von jener alltagsfernen Form des Philosophierens geprägt wurde, wie sie an Universitäten noch immer praktiziert wird. Im Gegensatz dazu stand die Philosophie der Antike ganz im Zeichen der Orientierung am Gemeinwohl, sodass nicht nur die abstrakte, sondern auch die **unmittelbare Bedeutung** der Erkenntnisse für die Menschen im Alltag eine große Rolle spielte. In jener Zeit beschäftigten sich Philosophen sowohl mit inneren wie äußeren Phänomenen des Menschseins, aber auch mit allen anderen Phänomenen der Natur. Bis in die Frührenaissance bildete Philosophie diesen Verschränkungsraum, in dem **alle** Wissenschaften in Form der **sieben freien Künste** (**Trivium:** Grammatik, Dialektik, Rhetorik, sowie **Quadrivium:** Arithmetik, Geometrie, Musik und Astronomie) gelehrt wurden (Rehfus 2012).

Mit der zunehmend mechanistischen Vorstellung der Welt seit der cartesianischen Wende wuchs das Wissen in Bereichen des Quadrivium vor allem ab der Frührenaissance so rasant an, dass sich daraus eigenständige Wissenschaftsdisziplinen wie etwa Physik und Chemie entwickeln konnten. Sie gewannen aufgrund ihrer großen praktischen Erfolge rasch an Bedeutung und begründete eine wissenschaftsgeschichtlich rückwirkend als **Naturalismus** bezeichnete Bewegung, die durch das Aufblühen einer vorzugsweise naturwissenschaftlich-mechanizistischen Weltdeutung gekennzeichnet war (Rehfus 2012). Als Gegenbewegung begründete der deutsche Philosoph Wilhelm Dilthey (1833–1911) eine lebensphilosophische Theorie, die dem Geist eine Eigengesetzlichkeit unterstellte, wobei er erstmals den Begriff **Geisteswissenschaft** verwendete (Dilthey 1883/2013). Die nun erfolgte Abgrenzung zwischen Natur- und Geisteswissenschaften verhinderte eine tatsächliche Entfaltung der Aufklärung, bei der naturwissenschaftliche Erkenntnisse durch philosophische Reflexionen sittlich so aufbereitet werden, dass sie auch in ihrer tatsächlichen Bedeutung für den Menschen erkannt werden können. Um die Aufklärung abzuschließen, d. h. um die bisher hauptsächlich **intellektuelle** Wissenschaft in **sittliche** Wissenschaft zu transformieren, bedarf es also der Zusammenführung beider Strömungen (Wallach 2011). Im Feld der Biowissenschaften, aber auch in anderen Wissenschaftsfeldern ist dieser Trend entgegen dem wissenschaftlichen Mainstream gut zu beobachten.

Für das vorliegende Thema ist diese Herleitung insofern von Bedeutung, als Stills **Philosophie der Osteopathie** eben einen solchen Verschränkungsraum repräsentiert und dass dieser sich durch eine bestimmte Haltung zum Leben, d. h. eine bestimmte Lebensform, ausdrückt. Unabhängig davon, ob sich seine Überlegungen auf physische oder metaphysische Dinge beziehen, subsummiert er eine grundlegend skeptische Haltung zu den „Dingen" unter dem Begriff **Philosophie** (wobei man ihm hier anmerken kann, dass er anstatt **philosophischer Haltung** das Substantiv Philosophie benutzt, das sich eher auf die Methode der Erkenntnisgewinne sowie die Systematisierung selbiger bezieht). Der Begriff **Wissenschaft** hingegen taucht vorwiegend dort auf, wo es um konkrete Beobachtungen und Überprüfungen der physikalischen Wirklichkeit, vor allem Handlungen geht. In dieser Weise scheint er den Begriff **Osteopathie** als Beobachtungs- und Handlungsraum zu verorten und konsequenterweise als **Wissenschaft** zu bezeichnen.

Seine theoretischen Überlegungen **rund um die Osteopathie** beziehen sich dagegen auch auf umfassend metaphysische Aspekte, wie etwa den Tod, den Geist des Menschen oder die übertragbaren Muster, d. h. die grundlegend überall erscheinenden und wirkenden Prinzipien innerhalb der Natur, aber auch die eigene Haltung zur Welt. All dies subsumiert er unter dem Begriff Philosophie. Dies macht Äußerungen wie die Folgende besser verständlich: *„Es ist mir gelungen, die Osteopathie auf eine Art und Weise bekannt zu machen, dass die Studenten die Philosophie dieser Wissenschaft begreifen und verstehen, […]"* (Still 2005, S. I-8).

Da seine Schriften bisher ausschließlich unter klinischen Aspekten betrachtet und interpretiert wurden, stehen folglich fundierte Interpretationen zu „meta-klinischen" Fragestellungen rund um die Osteopathie noch aus. Dieser Aufgabe widmet sich der nachfolgende Abschnitt.

4.3 Stills philosophische Osteopathie

„Der Mensch hat Angst davor, einen Weg zu betreten, den er nie zuvor betreten hat. Er fürchtet, was er nicht versteht. […] Nur wenige Menschen erlauben sich selbst jenseits eingefahrener Wagenspuren zu denken. […] Das war der Satz aller Sätze; […]." (Still 2005, S. I-50)

In diesem Zitat bezieht sich Still auf seinen guten Freund Robert Harris, den er in den 1880er Jahren um Rat fragte, warum die Menschen seine Osteopathie nicht annehmen wollen, obwohl sie doch nachweislich so erfolgreich sei.

Nachfolgend soll anhand der wichtigsten Indizien gezeigt werden, dass die philosophische Sichtweise auf Stills Texte nicht nur legitim, sondern geradezu zwingend ist, will man seine **Philosophie der Osteopathie** wirklich umfassend verstehen. Zugleich erfolgt ein Erarbeiten einzelner Aspekte oder Prinzipien, die sich aus den besprochenen Themen unter philosophischer Sichtweise ergeben. Hierbei wird wann immer möglich aus Stills Texten zitiert, um dem Leser ein „Gefühl" dafür zu geben, welche Komplexität sich zuweilen hinter Stills einfacher Sprache verbirgt. Aus Platzgründen können allerdings nur die wichtigsten Aspekte beispielhaft abgeleitet werden. Diese und weitere Prinzipien aus philosophischer Sicht werden in ➤ Kap. 4.4 um die bereits aus therapeutischer Sicht abgeleiteten AOA-Lehrsätze ergänzt, übersichtlich aufgelistet und kurz kommentiert.

4.3.1 Wissenschaftliche Erkenntnis

Seit 2013 liegt mit Matvey Kipershteins Masterarbeit **„Der Verdienst der Philosophie in der modernen osteopathischen Praxis"** die erste ernst zunehmende Grundlagenarbeit über den Ausdruck **Philosophie der Osteopathie** vor (Kipershtein 2013). Darin stellt der Autor zwei grundlegende Fragen:

1. Kann man in Stills Schriften eine Philosophie identifizieren, und wenn ja, welche Form besitzt sie?
2. Welche der in der osteopathischen Szene gebräuchlichen Versionen können – wenn überhaupt – in der modernen osteopathischen Theorie und Praxis gefunden werden?

Hierzu interviewte Kipershtein weltweit 13 Personen, die sich langjährig und sehr intensiv mit der Philosophie der Osteopathie beschäftigen, größtenteils als angesehene Repräsentanten innerhalb der Osteopathie wirken und somit durchaus als kompetenter Querschnitt gelten können. Dazu gehört u. a. der Autor des vorliegenden Kapitels, wobei sich – und dies wird in diesem Kapitel belegt – sein Verständnis des Begriffs **Philosophie der Osteopathie** aufgrund des intensiven Austauschs vor allem mit den Philosophen Andreas Grimm und Martin Pöttner deutlich geändert hat. In diesem Kapitel wird dem Inhalt des Interviews sogar in wesentlichen Bereichen widersprochen.

Nachdem Kipershtein sich einleitend dem Philosophiebegriff widmet, analysiert er Stills Texte bzw. die moderne Osteopathie, bezogen auf den definierten Philosophiebegriff in 19 einzelnen Kategorien, wie etwa **Verstand, Körper, Erfahrung, Gott** usw. Da Still jedoch wie in allen anderen Bereichen keinen universitären Vorgaben oder gelehrten Definitionen folgt und seine ganz eigene Ansicht zum Thema Philosophie oder besser zum „Philosophieren" hat, verwundert Kipershteins Resümee nicht: *„Der Autor schließt, dass, obwohl A. T. Still ein Philosoph war, keine bestimmte Form einer Philosophie in seinen Schriften gefunden werden kann, […]"* (Kipershtein 2013, S. 125).

Und Kipershteins Fazit zu seiner zweiten Frage lautet nach Auswertung der Umfragen:

„Als Resultat konnten bezogen auf die Definition der Philosophie vier unterschiedliche Kategorien innerhalb der modernen osteopathischen Theorie und Praxis identifiziert werden:

1. *Theologische und spirituelle Philosophien.*
2. *Unterschiedliche Interpretationen von A. T. Stills Ansichten.*
3. *Osteopathische Philosophie, so wie sie in den modernen Prinzipien zusammengefasst wird.*
4. *Phänomenologie.*

Jedoch schließt der Autor, dass diese Versionen im direkten logischen Widerspruch zueinander stehen und sich demnach gegenseitig ausschließen" (Kipershtein 2013, S. 146).

Abschließend beschreibt Kipershtein mehrere Vorteile, warum und wie Osteopathie von Philosophie profitieren könnte:

1. *„Philosophie hilft A. T. Stills Schriften besser zu verstehen.*
2. *Philosophie hilft dabei eine verständliche Sprache als Kommunikationsmittel mit Patienten und anderen Teilnehmern des Gesundheitswesens zu entwickeln.*
3. *Philosophie hilft dabei die Forschungsmethoden zu verbessern.*
4. *Philosophie vertieft das Verständnis darüber, was Osteopathen in ihrer Praxis machen.*
5. *Philosophie hilft dabei die Bedeutung spiritueller, religiöser und esoterischer Erfahrungen zu erfassen"* (Kipershtein 2013, S. 178).

Über die Vorteile einer undogmatischen **Philosophie der Osteopathie** schreibt er:

1. *„Sie wirkt als vereinigende Kraft für den Berufsstand.*
2. *Sie unterscheidet Osteopathie von anderen Berufen des Gesundheitswesens.*
3. *Es kann Osteopathie in jenen Fragen der Rechtsprechung helfen, bei denen der Platz der Osteopathie innerhalb des Gesundheitssystems noch diskutiert wird"* (Kipershtein 2013, S. 178).

Und er erwähnt wichtige Aspekte, die man bei ihrer Aufstellung berücksichtigen sollte:

1. *„Philosophische und naturwissenschaftliche Methoden sind ergänzend und stehen nicht im Gegensatz zueinander.*
2. *Philosophie kann das Verständnis der Osteopathie verändern.*
3. *Die Anwendung der Philosophie in Bezug auf die Osteopathie sollte auf praktische Ziele ausgerichtet sein"* (Kipershtein 2013, S. 178).

Bei all diesen aus seiner Arbeit nachvollziehbaren Schlussfolgerungen muss jedoch kritisch festgestellt werden, dass sich Kipershteins Arbeit an gelehrten Definitionen des Begriffs „Philosophie" orientiert und nicht in Hinblick auf Stills eigene Auslegung hierzu. Insofern erscheint fraglich, ob das Ergebnis der Studie tatsächlich aussagekräftig ist.

4.3.2 Kunsthandwerk statt Handwerk

Zuweilen wird Osteopathie auch dem Handwerk bzw. Kunsthandwerk zugerechnet (Lever 2014). Und tatsächlich legt Still allergrößten Wert auf die tatsächliche Anwendung der Osteopathie:

„Er (Anm.: der Osteopath) *weiß, dass er die Hand auf die Ursache legen und durch sein Tun beweisen muss, was er sagt"* (Still 2005, S. II-69).

Und er schreibt: *„Das Leben ist in Gefahr und kann nur durch Kunstfertigkeit, nicht durch Kraft und Unwissenheit gerettet werden"* (Still 2005, S. II-34).

Die Ausübung einer Anwendung erfolgt also nicht im handwerklichen Sinn durch eine **reparierende Korrektur** nach einer festen Vorgabe. Hierfür spricht im Übrigen auch, dass Still nie Anwendungen beschrieben oder unterrichtet hat: *„Ich will nicht, dass du oder sonst jemand, der Osteopathie studiert, ein Nachahmer ist. Mache nichts, nur weil du mich oder Dr. Hildreth oder Harry es machen siehst"* (Booth 1924, S. 494). (Arthur Hildreth [1863–1941] war einer der engsten Vertrauten A. T. Stills, Harry Still [1867–1942] war Stills Sohn.)

Dies passt auch zur Definition von Kunst: *„Das Wort Kunst bezeichnet im weitesten Sinne jede entwickelte Tätigkeit, die auf Wissen, Übung, Wahrnehmung, Vorstellung und Intuition gegründet ist (Heilkunst, Kunst der freien Rede). Im engeren Sinne werden damit Ergebnisse gezielter menschlicher Tätigkeit benannt, die nicht eindeutig durch Funktionen festgelegt sind. Kunst ist ein menschliches Kulturprodukt, das Ergebnis eines kreativen Prozesses"* (Farthing 2011).

Im Gegensatz zur konzepthaft geleiteten Vorgehensweise bei der handwerklichen **Korrektur** (Chirotherapie, Chiropraktik) ähnelt die kunsthandwerkliche Anwendung im manualtherapeutischen Kontext eher einer **prozesshaften, kreativen und organischen Anpassungsarbeit an den behandelten Organismus,** bei der Aspekte wie Imagination, Intuition, keine Fixierung auf bestimmte Funktionsziele, Kultur und Kreativität zentral sind. All diese Fähigkeiten beruhen aber letztlich auf der bewussten, d. h. rationalen Auseinandersetzung nicht nur mit dem Körper, sondern auch mit sich, oder allgemeiner gesprochen mit dem „Werkstoff Mensch".

Und so schreibt Still auch: *„Ich glaube fest daran, dass der Tod infolge von Schwindsucht bald der Vergangenheit angehört, wenn die Fälle rechtzeitig und von einem kunstfertigen Verstand behandelt werden"* (Still 2005, S. II-34).

Hier wird deutlich, dass Still „Kunstfertigkeit" nicht nur auf physische, sondern gleichermaßen auch auf metaphysische (mentale) Aspekte des Menschen bezieht. In diesem Kontext ist ein kunstfertiges Praktizieren der Osteopathie ohne einen prozesshaft kreativ verwendeten Verstand nicht möglich. Dies erfordert aber wiederum die Fähigkeit, unabhängig denken und handeln und auch tatsächlich mutig leben zu können – das Markenzeichen der Philosophie. Und so müssen auch sämtliche vermeintlich rein anwendungsbezogen erscheinende Aussagen von Still stets unter philosophischen Gesichtspunkten gelesen werden.

4.3.3 Stills Sprache

Kein medizinisches Sammelwerk

Stills Texte entsprechen auf den ersten Blick nicht den üblichen Anforderungen, die man normalerweise an medizinische Literatur stellt; denn es finden sich darin weder Leitlinien, Technikbeschreibungen, krankheitsbezogene Anwendungsbeschreibungen oder gar verbindliche Konzepte. Still schien sich dieser Erwartungshaltung bewusst gewesen zu sein und weist seine Leser daher zu Beginn seines zweiten Buchs **„Philosophie der Osteopathie"** explizit darauf hin, dass er auch gar nicht die Absicht habe, eine entsprechende Literatur zu „liefern": *„Den Lesern meines Buches über die Philosophie der Osteopathie möchte ich sagen, dass ich Euch nicht mit einem Sammelwerk langweilen möchte, nur um etwas an den erwartungsvollen Leser zu verkaufen"* (Still 2005, S. II-9).
Hier fragt man sich aus therapeutischer Sicht unwillkürlich:

- Wieso erachtet Still ein Sammelwerk als langweilig? oder
- Was ist das Problem dabei, erwartungsvoll zu sein?

Studiert man Still aufmerksam, erkennt man rasch seine starke Abneigung gegen das „erwartungsvoll" **Konsumieren** und **Nachahmen** von Erkenntnissen. Vielmehr scheint er unentwegt bemüht, klarmachen zu wollen, dass das Herzstück der Osteopathie im **aktiven und unabhängigen Generieren** von Wissen besteht:

„Unabhängig von seinem jeweiligen Thema kümmert sich der ursprüngliche Denker nicht um die so genannte Autorität in Vergangenheit oder Gegenwart" (Still 2005, S. IV-202). „Ich bin unabhängig wie ein Wolf, wenn er weiß, dass der Hund Strychnin gefressen hat. Der Grund für meine Unabhängigkeit liegt in meiner Fähigkeit, durch die Osteopathie den Saturn zu erblicken, und ihn als kleines Blutkörperchen im Körper des großen Universums zu sehen […]. Wenn ich die Erde, den Mond und das Sonnensystem betrachte, erkenne ich, dass der leitende Verstand jedes Teilchen im Sonnensystem gezählt hat und jedes zum richtigen Moment an die Reihe kommt – ohne Fehler" (Still 2005, S. I-106).

Es geht also um holistisches Denken als Voraussetzung dafür, Osteopathie überhaupt erst verstehen und ausüben zu können. Die aus medizinischer Sicht oftmals schwer zu interpretierende Sprache Stills entpuppt sich nun auf einmal geradezu als logische Konsequenz seiner Absichten, denn nur dadurch wird der „erwartungsvolle" Leser entweder den Text schnell wieder aus den Händen legen oder seine therapeutische Erwartungshaltung überdenken und beginnen. Anderenfalls droht die Gefahr, angebotene Antworten zu **konsumieren** und die offensichtlich beschriebenen Aussagen nicht durch eigenständiges **Reflektieren** zu erschließen.

Da Stills **Philosophie der Osteopathie** aber offensichtlich weit mehr umfasst als unmittelbar therapeutisch relevante Aspekte, erfordert die Interpretation eine quasi meta-klinische Sichtweise. Und eben diese kann Philosophie liefern: *„Philosophie hilft A. T. Stills Schriften besser zu verstehen"* (Kipershtein 2013, S. 178).

Nicht für uns geschrieben

In seinen Texten offenbart Still immer wieder eine große Verbundenheit zu seinen Mitmenschen, also den Pionieren des Grenzlandes Mitte des 19. Jahrhunderts. Still, der sein ärztliches Handwerk eingebettet und untrennbar mit seelsorgerischen Fragen bei seinem missionarisch tätigen Vater erlernt hatte, war vor allem in dieser Position als Landarzt, aber auch aufgrund seiner politischen und militärischen Aktivitäten vielen seiner Mitmenschen bestens bekannt und er mit ihnen ebenso gut vertraut.

Als Landarzt legte er großen Wert darauf, dass seine Patienten, die zumeist wie er selbst nur eine rudimentäre Schulausbildung genossen hatten, ihn jederzeit verstehen konnten. Deshalb verwendet er ganz bewusst eine sehr einfache Sprache: *„Ich benutze nur die einfache englische Sprache. Ich sage Knochen, Gehirn oder Buttermilch und versuche diese klaren Begriffe, die alle intelligenten Menschen verstehen werden, zu benutzen"* (Still 2005, S. IV-70).

Der Ausdruck **„intelligente Menschen"** zeigt im Übrigen, dass auch die geistige Mitarbeit der Leser erwartet wird, ja geradezu fordert. Und da das selbstständige Denken, das Philosophieren also, nicht immer wohl gelitten ist, redet Still den Mutigen zu: *„Die Bäume von Gottes Wald stehen in voller Blüte, die Zweige biegen sich unter den reifen Früchten und dicke Eichhörnchen der Vernunft laufen im Geäst, die Tische sind für alle Philosophen oder Narren gedeckt. Aber sie beachten nicht das Bellen der Hunde, welche die Bäume hinauf schauen und mit Augen, Ohren, Maul und Schwanz bellen, um die Aufmerksamkeit ihrer Herren zu erregen"* (Still 2005, S. I-41).

Mit der Zerstreuung des Gottesbegriffs durch über 50 Synonymbegriffe in seinen vier Büchern belegt Still einerseits seine pantheistische Ausrichtung und versucht damit jegliche Vereinnahmung seiner Person oder der Osteopathie durch religiös ausgerichtete Institution zu unterbinden. Und da zu jener Zeit im Mittleren Westen zahlreiche Religionen nebeneinander praktiziert wurden, dürfte Still diese „Demokratisierung" des Gottesbegriffs als Stilmittel verwendet haben, um möglichst viele Menschen zu erreichen. Auch dies entspricht einer grundphilosophischen Haltung: spirituelle Sachverhalte nicht zu verneinen, sie vielmehr zu respektieren und zu achten – obgleich sie für die rationale Erschließung und damit für die Philosophie nicht relevant sind.

Wie schwer diese „hemdsärmlige" Sprache jener Zeit aus therapeutischer Sicht zu deuten ist, verdeutlicht bereits Jane Stark in **„Stills Faszienkonzepte"** anhand des Faszienbegriffs (Stark 2007, S. 19–26). Hier findet sich zudem auch folgende Aussage aus einem Nachwort jener Zeit zu Stills Tod im Jahr 1917: *„Dr. Still hinterließ keinen Nachfolger. […] Philosophen, die ihr Werk vollendet haben, brauchen keine Nachfolger. […] Sein Werk (Stills Theorie und Praxis) sollte analysiert und auf eine für die praktische Unterweisung geeignete Form reduziert werden und in jeder osteopathischen Ausbildungsstätte zur Verfügung stehen"* (Stark 2007, S. 22).

In diesem Satz offenbart sich das ganze Dilemma: Einerseits erkennt man Still zwar als Philosophen an, andererseits vermeidet man, seine Texte aus philosophischer Sicht zu betrachten und sucht vergeblich nach einer Art „therapeutischer Übersetzung". Seine ebenso einfach zu lesenden wie nur schwer zu interpretierenden

Texte sind aber nur auf dem philosophischen Weg gänzlich erschließbar. Aus dieser Sicht enthält Stills Zitat über die „Bäume Gottes" z. B. folgende Aussagen:

- Nur wer seiner Vernunft folgt, kann überall bereitstehende Wahrheiten finden.
- Wer seine Vernunft einsetzt, gehört zu den Philosophen und/oder Narren.
- Kritiker der Vernunft geht es nicht um die Sache, sondern um Aufmerksamkeit.
- Philosophen und Narren bleiben von dieser unbegründeter Kritik unberührt.
- Es lohnt sich Kritik auszuhalten. Man erntet dafür Weisheit.
- Osteopathen sollen sich um Erkenntnis, nicht um Anerkennung bemühen.

Hier geht es Still also um die Haltung des Menschen – respektive des Osteopathen – und die damit verbundene zuversichtliche **unabhängige** Verwendung seines Verstands. Dies ist aber nicht auf „eine für die praktische Unterweisung geeignete Form" reduzierbar. Der Trugschluss, dass Stills Philosophie der Osteopathie sich aufgrund seiner einfachen Sprache leicht in eine **„praktische Form"** gießen lässt, hat sich jedenfalls in der Praxis oft genug als Fehleinschätzung erwiesen. Um den tieferen Sinn seiner Aussagen wirklich verstehen zu können, bedarf es also einer weit umfangreicheren Betrachtungsweise.

Verschriftlichung mündlicher Überlieferung

In Kipershteins Arbeit findet sich folgende bemerkenswerte Aussage des belgischen Osteopathen Max Girardin, DO:

„Still selbst ist teilweise verantwortlich für dieses Ergebnis (Anm: Unterschiedliche Ausdeutungen der Philosophie der Osteopathie), *da er die Leitlinien seiner Osteopathie nicht klar und ausdrücklich genug niedergelegt hat. Dies erinnert mich an die jüdische oder frühchristliche Tradition: In der jüdischen Tradition wurden Geschichten wie Fabeln erzählt; hierbei ist die Geschichte an sich nicht von Bedeutung, sondern die erzählte Geschichte enthielt, worum es eigentlich ging, das Wesentliche also. In der mündlichen Tradition ist es einfacher, sich die Geschichte zu merken als die ‚Pointe' (sic); der Transport einer Nachricht/Information auf diese Weise ist auch einfacher und hat mehr Wirkung. Als dann die Alten Griechen begannen, die bekannten Geschichten der jüdischen Jünger aufzuzeichnen, nahmen sie sie wörtlich und übermittelten sie entsprechend … und zerstörten damit konsequenterweise teilweise das Wesentliche der Nachricht/Information. Still unterrichtete seine Fabeln oder beispielgebenden Geschichten und schrieb sie sogar auf; die meisten Osteopathen nach Still mochten die alten Griechen und entwarfen darauf aufbauend ihre eigene Interpretation der Bibel, wobei sie ganz einfache, aber zentrale ‚Pointen' (sic) der Geschichte schlicht vergaßen"* (Kipershtein 2013, S. 121).

Die bei Girardin übersehenen „Pointen" entpuppen sich bei näherer Betrachtung aber lediglich als „blinder Fleck", der entsteht, wenn man Stills Texte nur mit der üblichen therapeutischen Erwartungshaltung liest. Da Still das **unabhängige Denken** (Philosophieren) als zentrale Grundvoraussetzung eines Osteopathen erachtete, erscheint es nur konsequent von ihm, in seinen Texten das Beschreiben von Leitlinien tunlichst zu vermeiden. Aus rein therapeutischer Sicht scheint damit natürlich „Etwas" zu fehlen, und so entsteht die Vorstellung, Still habe eine Art Geheimwissen „zwischen die Zeilen" geschrieben. Nichts könnte aber weiter entfernt von der Wahrheit sein, denn aus philosophischer Sicht sind seine Aussagen sehr klar.

Auch wenn Girardin bezüglich der Leitlinien und versteckten „Pointen" irrt, liefert er mit seinem Hinweis auf die Bedeutung der mündlichen Überlieferung einen sehr wichtigen Hinweis. Aus der Biografie Stills, aber auch aus seinem Sprachstil wird nämlich tatsächlich offensichtlich, dass er ganz von der Art der Kommunikation seiner Zeit in seinem Umfeld geprägt wurde. Bis zum Ausbau der Telegrafenverbindungen in den 1880er Jahren bildeten Missionare, spiritistische Zirkel, Überlieferungsriten der amerikanischen Ureinwohner, Handelsplätze, einfache Freimaurerlogen usw. quasi das „mündliche Internet" jener Zeit. Kombiniert man diese Informationen mit der Tatsache, dass Still die Verwendung des **eigenen** Verstands als höchstes Gut der Osteopathen ansah, verwundert es nicht, dass er in der Kunst der Maieutik die beste Möglichkeit sah, seinen Ansatz zu vermitteln Maieutik, gr. μαιευτικη maieutikḗ [téchnē] „Hebammenkunst"). Es geht hierbei darum, eine Art von Erkenntnis, die in uns liegt, selbständig zu Tage zu fördern – eben durch Nachdenken darauf zu kommen, wie es nun einmal nur sein kann. Deshalb steht mit dem Sprechen von Maieutik unweigerlich auch eine Revision des Konzepts von Anamnese an. Anamnese bedeutet nämlich Wiedererinnerung – also sich an etwas zu erinnern, das bereits da war/ist.

Den Gegensatz dazu bildet Unterricht, in dem der Lehrer den Schülern den Stoff dozierend mitteilt. Statt sein Wissen einfach nur „abzuladen", stellt der „Geburtshelfer" seinem Gegenüber Fragen, damit dieser von selbst auf **seine eigenen Antworten** kommen kann. Dies erklärt auch, warum in seinen vier Büchern über 500 Fragesätze zu finden sind, die man auch als direkt an den Leser gerichtet interpretieren kann.

Ein sehr schönes Beispiel der „mündlichen Hebammenkunst" findet sich in Stills Beschreibung seiner Begegnung mit dem schottischen Arzt Dr. William Smith (1862–1912):

„Aber ich wollte so ehrlich sein mit ihm (Anm.: Smith), *wie er mit mir und sagte, ich sei unwissend und versuche herauszubekommen, wozu diese Drähte in der Elektrizität dienten. Er ging darauf ein und sagte mir, darüber wisse er einiges zu berichten, da er praktische Erfahrung mit der Elektrizität habe".*

Smith erklärt Still daraufhin die Funktionsweise einer Batterie, mit der dieser zu jener Zeit jedoch bereits bestens vertraut gewesen sein dürfte

„An dieser Stelle seiner wohlwollenden Erläuterungen fragte ich ihn, wie viele Arten von Nerven im Menschen vorhanden seien, worauf er mir freundlich erwiderte: ‚Zwei, die motorischen und die sensorischen, also die positiven und die negativen Nerven.'
‚Wo ist des Menschen Maschine und wo entsteht die Kraft?'
Er antwortete, das Gehirn habe zwei Lappen und sei der Dynamo.
‚Gut und wo ist die Maschine?'
‚Das Herz ist die vollkommenste aller bekannten Maschinen.'
‚Was treibt das Herz an?'

‚Ich nehme an, der Geist des Lebens treibt alles an.‘
‚Ist es in seiner Bewegung willkürlich?‘
‚Nein es ist unwillkürlich und wird durch die Lebenskräfte gesteuert.‘ Vielleicht hilft ein wenig Elektrizität, das Herz in Bewegung zu halten – oder?‘“

Dieser Dialog geht noch eine Weile weiter, bis Smith das Spiel schließlich erkennt und bekennt: *„Sie haben entdeckt, wonach alle Philosophen 2000 Jahre lang vergeblich gesucht haben, […]“* (Still 2005, S. I-59).

Dass Still tatsächlich den **mündlichen** Dialog, oder besser im Inspirieren zum Nachdenken, um von selbst auf Lösungen zu kommen, als richtige Vermittlungsform der **Philosophie der Osteopathie** betrachtete und nicht „hands on“, oder das Erlernen aus Büchern, belegt folgende Erzählung eines frühen Schülers Stills eindrücklich:

„Eines nachmittags fragte er mich, ob ich ihn zu einem Patientenbesuch begleiten wolle. Ich war begeistert, da ich dachte, einen ungewöhnlichen Fall zu erleben und natürlich auf einige Unterweisungen hoffte. Als wir am Haus ankamen, sagte er mir, sich soll draußen warten. Er ging hinein, behandelte und als er wiederkam, begaben wir uns auf den Rückweg zur Schule. Kein einziges Wort über die Behandlung des Patienten wurde gewechselt. Am folgenden Tag bat er mich erneut, ihn zu begleiten und wir gingen hinaus auf eine Weide nördlich der Schule. Als wir unter einem Baum saßen, begann er über den gestrigen Besuch zu erzählen, beschrieb die Verfassung der Patientin und was seiner Meinung nach mit ihr los war; allerdings erwähnte er mit keinem Wort, wie er gedachte diesen Fall zu behandeln. Selbstverständlich lautete meine erste Frage: ‚Wie würden Sie einen Fall wie diesen behandeln?‘ Er antwortete: ‚Ich würde ihn so behandeln, wie es mir mein Vermögen zu Schließen raten würde. Ich will nicht, dass du oder sonst jemand, der Osteopathie studiert, ein Nachahmer ist. Mache nichts, nur weil du mich oder Dr. Hildreth oder Harry es machen siehst. Dir wurde ein Gehirn gegeben, damit du es benutzt und das must du erkennen, wenn du erfolgreich sein willst. Wenn du zu Praktizieren beginnen wirst und du weißt bei einer Sache nicht weiter, hast du keine Möglichkeit zu ‚Pa‘ zu rennen, um ihn zu fragen, was zu tun sei. Jetzt lass uns zu unserer Patientin gehen und ich möchte, dass du mir zeigst, wie sie behandelt werden sollte.‘ Anschließend wechselte er in andere Bereiche der Osteopathie und sprach die meiste Zeit des Nachmittags. Schließlich stand er auf und sagte: ‚Vielleicht denkst du jetzt, ich habe dir nicht viel erzählt, aber ich habe genug erzählt, damit du bis zum Ende deines Lebens beschäftigt bleibst. Vergiss niemals, wie viel noch vor dir liegt. Zögere nicht, deinem eigenen Urteilsvermögen und deinem eigenen Vermögen zu Schließen zu vertrauen und denk immer dran, dass du genauso fähig bist, wertvolle Erkenntnisse zu erlangen, wie jeder andere Mensch auch. Ich kann dir nicht mehr Glück wünschen, als dass du zu Beginn deiner Praxis harte Nüsse zu knacken haben wirst. Geh in kleine Städte, lebe von Maisbrot und Schweinemägen, wenn du musst, aber schlafe immer mit deinem Anatomiebuch unter dem Kopfkissen und vergiss nicht, dass du ein Gehirn innerhalb deines Schädels hast‘“ (Booth 1924, S. 493).

Um präzise zu sein, wird das Wesentliche in der Osteopathie also nicht über das Bücherstudium oder dem Beibringen von Techniken bzw. dem Dozieren von Wissen vermittelt, sondern geistige Anregung im maeiutischen Sinn. Alles andere dient im philosophischen Regelkreis (➤ Kap. 4.2.2, Begriff Philosophie) lediglich als begleitender Aspekt für das eigentlich zentrale **Reflektieren.** Damit taucht aber die berechtigte Frage auf, warum Still dann so viel über die Osteopathie **geschrieben** hat. Hier lohnt sich ein Blick in die Osteopathiegeschichte.

Zwar wurde bereits 1892 ein Entwurf für **„Die Philosophie und mechanische Prinzipien der Osteopathie“** urheberrechtlich angemeldet (man beachte hier bereits den Begriff **Philosophie** im Titel), das Projekt scheint von Still zu diesem Zeitpunkt wieder verworfen worden zu sein. Als jedoch E. D. Barber (1858–1915) 1895 **„Osteopathy – A New Science of Healing“** als kleines Klinikhandbuch inklusive Zeichnungen von Techniken veröffentlichte, schien Still zu ahnen, dass diese Form der Literatur einer rein auf technische und krankheitsorientierte Aspekte reduzierten Form der Osteopathie den Weg bahnen und damit seine ursprüngliche Form als angewandte Philosophie verdrängen würde. Aus dieser Sicht kann die inhaltlich stark improvisiert wirkende **„Autobiography of Andrew Taylor Still: With a History of the Discovery and Development of the Science of Osteopathy“** aus dem Jahr 1897 als Antwort auf Barbers Buch gewertet werden. Und ganz in der Manier eines Pioniers des Grenzlands, der keine halben Sachen macht, veröffentlichte er im selben Jahr die Erstausgabe seines **Journal of Osteopathy** und ließ zahlreichen Artikeln bis 1902 noch zwei weitere Bücher folgen.

Stimmt diese Annahme, würden seine Texte den eigentlich kaum realisierbaren Versuch darstellen, mündliche Überlieferung im oben angegebenen Kontext verschriftlichen zu wollen.

Still schien sich dieser Problematik durchaus bewusst gewesen zu sein: *„Falls ich eine Begebenheit erzähle, wird es die mir noch erinnerliche Wahrheit sein, ohne darauf zu achten, wie es gedruckt aussehen mag“* (Still 2005, S. I–7).

Damit schafft er aber eine Textgattung, die der heutigen Erwartungshaltung bezüglich therapeutischer Literatur nicht entspricht und aus dieser Sicht auch nicht wirklich interpretierbar scheint.

Einheit von Person und Text

Gerade weil Stills Sprachstil den Versuch einer Verschriftlichung von mündlicher Überlieferung darstellt, sind seine Texte untrennbar mit seiner Person verbunden. Daher bedarf es bei der Textanalyse umfangreichen Hintergrundwissens in Bezug auf seine Person, seinen Charakter, sein Umfeld, seine Geschichte sowie ganz allgemein gewichtiger Einflüsse. Nur dadurch gewinnt man ein Gespür nicht nur dafür, welche zentrale Bedeutung die philosophische Lebenshaltung in seinem Leben spielt, sondern auch, warum und wie er versucht, diese Haltung in seinen Mitmenschen wachzurufen. Neben der in geschriebener Form deutlich geringer einsetzbaren Kunst der Maieutik verwendet er hierbei auch das Mittel der Übertragung. Indem er viele Erlebnisse aus seinem Leben so lebendig wie möglich als Ich-Erzähler wiedergibt, ermöglicht es Still dem Leser, sich quasi in ihn hineinzuversetzen, um besser verstehen zu können, was **er** meint.

Still benutzt seine eigene Person demnach als Medium, um damit die **Philosophie der Osteopathie** im Allgemeinen und **die Haltung des Osteopathen** im Besonderen zu vermitteln.

Dass er hierbei nicht als Selbstdarsteller erscheint, liegt an geschickt eingestreuten relativierenden Aussagen zu seiner eigenen Person: *„Wenn ich von den Kämpfen während der Revolution lese, ‚wie Major A. T. Still die Rebellen mit erhobenem Säbel anfeuerte und seine Männer zum Sieg zwang', beginne ich an professionellen Biografieschreibern zu zweifeln, da ich weiß, dass es während eines harten zweistündigen Kampfes zwischen 30.000 Männern auf jeder Seite weder Säbelrasseln noch Schreierei gab"* (Still 2005, S. I-7).

Damit macht er auch klar, dass es in der **Philosophie der Osteopathie** nicht um Selbstdarstellung, sondern um die Sache selbst, oder wie Still es gern ausdrückt, um die „Wahrheit" geht: *„Ich empfinde es als meine Pflicht gegenüber dem 19. Jahrhundert, zumindest damit zu beginnen, diese leere Stelle mit der Wahrheit der Osteopathie auszufüllen"* (Still 2005, S. I-70).

4

Gerade weil Still seine „Wahrheiten" über die Osteopathie nun aber in unzählige Anekdoten aus seinem eigenen Leben verpackt, kann man seine Texte nur dann vertieft verstehen, wenn man umfassende Kenntnisse über Zeit, Umfeld und Biografie besitzt. Die reine therapeutische Sichtweise greift hier erneut zu kurz.

4.3.4 Der Ausdruck „Philosophie der Osteopathie"

Die Suche nach Textstellen, die den zentralen Ausdruck **Philosophie der Osteopathie** in Gänze beinhalten, führt zu einem verblüffenden Ergebnis: In seinem zweiten Buch **„Die Philosophie der Osteopathie"** (1899) taucht er nicht ein einziges Mal auf!

In der ersten Auflage des 47 Jahre später erfolgten Nachdrucks findet sich jedoch im Vorwort des Herausgebers (American Academy of Osteopathy, unterzeichnet wurde das Vorwort der Herausgeber von den Mitgliedern des Committee of Publication of the Academy of Applied Osteopathy: Alan R. Becker, Ralph W. Rice, Kenneth E. Little, Charles K. Smith, George W. Northup und Thomas L. Northup) folgender bemerkenswerte Satz: *„Die erste Abhandlung zur Philosophie der Osteopathie wurde nicht so sehr wegen der darin enthaltenen Aussagen wieder veröffentlicht, sondern um des Bildes wegen, dass es vom Verstand (mind) eines Menschen gezeichnet, der auf der Suche nach Wissen ist"* (Still 1940).

Wieder begegnet man dem Phänomen, dass Still zwar als Philosoph erkannt wurde, der logische nächste Schritt, seine Texte auch unter philosophischen Gesichtspunkten zu analysieren, aber nicht gemacht wurde. Darauf weist auch die relative Distanzierung zu den Inhalten hin, so als müsse man sich aus heutiger Sicht dafür entschuldigen.

Die weitere Recherche nach dem Ausdruck verläuft in den übrigen Schriftquellen ebenfalls ergebnisarm. Man findet lediglich vier relevante Textstellen:

„Den Lesern meines Buches über die Philosophie der Osteopathie möchte ich sagen, dass ich Euch nicht mit einem Sammelwerk langweilen möchte, nur um etwas an den erwartungsvollen Leser zu verkaufen" (Still 2005, S. II-9).

„Die Philosophie der Osteopathie kennt weder Leben noch Tod, welche nicht auf der Bewegung von Blut bzw. ihrer Inaktivität basiert" (Still 2005, S. III-47).

„Der Maschinist benötigt die Philosophie der Osteopathie; es ist unerlässlich, sie genau zu kennen oder Ihr werdet kläglich versagen und nicht weiter als die Quacksalberei des ‚Versuch und Irrtums' kommen" (Still 2005, S. I-76).

„Mit dieser kurzen Einleitung überlasse ich Dich nun dem Studium und der Praxis der Philosophie der Osteopathie, die hier dargelegt wird. Sie soll Dich entsprechend leiten, damit Du Deine eigenen Schlussfolgerungen ziehen kannst, die auf der alltäglichen Ausarbeitung der Wissenschaft beruhen" (Still 2005, S. IV-10).

In diesen Textstellen finden sich darüber hinaus keinerlei Hinweise, die sich aus therapeutischer Sicht unmittelbar verwerten lassen. Da er den Ausdruck aber in zwei seiner vier Bücher verwendet, kann man davon ausgehen, dass er für Still von zentraler Bedeutung war. Interessant in diesem Zusammenhang im Übrigen ein genauerer Blick auf diese beiden Titel:

- Die Philosophie der Osteopathie
- Die Philosophie und mechanische Prinzipien der Osteopathie

Insbesondere der zweite Titel lässt darauf schließen, dass Still eine Philosophie der Osteopathie meint, die zwar die mechanischen Prinzipien der Osteopathie beinhaltet, darüber hinaus aber auch noch andere Aspekte beschreibt. Anderenfalls hätte er „Die Philosophie und **ihre** mechanischen Prinzipien" geschrieben. Im ersten Titel ist sogar nur von Philosophie die Rede. Allein diese Tatsache müsste schon genügen, eine gründliche Textanalyse aus philosophischer Sicht durchzuführen.

4.3.5 Der Begriff „Philosophie"

Das wohl stärkste Indizien für die Interpretation von Stills Texten aus **primär** philosophischer Sicht ist die häufige Verwendung der Ausdrücke Philosophie, Philosoph, Philosophieren, und Ausdrücke wie **Verstand, Schließen, Nachdenken** usw., die sehr häufig im rein philosophischen Kontext stehen. Tatsächlich enthalten seine vier Bücher weit über 500 Stellen (diese Absolutzahl erhält ihre volle Bedeutung natürlich erst, wenn man sie in Relation zu den sehr selten oder gar nicht verwendeten Begriffen wie Technik, Konzept oder Behandlung setzt) mit Äußerungen wie etwa den Folgenden:

„Ich spreche nur in vergleichender Weise anhand von Beispielen zu Personen, mit denen ich den Nutzen des Schließens austausche und ich hoffe durch diesen Austausch von Meinungen die Wahrheit jedes Prinzips oder Naturgesetzes zu erfassen. So vergleiche ich, was über Ursache und Wirkung erkannt worden ist" (Still 2005, S. IV-160).

„Der Unterschied zwischen einem Philosophen und einem weniger kraftvollen Denker besteht darin, dass der eine alleine beobachtet und von seinen eigenen mentalen Kräften abhängt, um die Wahrheit zu erfahren. Dem anderen fehlt Selbstvertrauen und mentale Energie" (Still 2005, S. II-75).

Besonders interessant aber aus therapeutischer Sicht eher verwirrend sind Textstellen wie diese:

„Wäre er doch nicht auf die Suche nach dem glänzenden Dollar gegangen, bevor er den Trank der Vernunft trank, der erst nach 12 Monaten und harter Ausbildung in der Philosophie der Arterien auftaucht“ (Still 2005, S. I-86).

„Die Philosophie der Butter“ (Still 2005, S. I-40).

„Wenn dies nicht die Philosophie der Geburtshilfe ist, was dann?“ (Still 2005, S. III-184).

„Ich habe hier auf die Philosophie der Ursache für Cholera hingewiesen und hoffe und glaube, dass andere dieses Thema weiterverfolgen werden“ (Still 2005, S. IV-182).

Berücksichtigt man aber das bisher in diesem Kapitel Geschriebene, steht Philosophie bei Still oftmals einfach ausgedrückt nur für „sich ernsthafte Gedanken über eine Sache machen“ (einem Grundwesenszug der philosophischen Lebenshaltung). **Die Philosophie der Butter** würde demnach bedeuten, dass man sich mit allen Aspekten der Butter sorgfältig auseinandersetzt, wie etwa Ausgangsmaterial, Machart, Form und Konsistenz, Geschmack, Haltbarkeit usw. und ggf. Schlüsse daraus zieht, um aufbauend auf ihnen möglicherweise einen effizienteren Weg des Buttermachens zu entwickeln. (Was Still im Übrigen auch tat und dafür auch ein Patent erhielt. In diesem Kontext erscheint er plötzlich eher wie ein „Archimedes“ denn als ein „Hippokrates“.) Insofern entpuppen sich diese zunächst seltsam anmutenden Verwendungen des Begriffs **Philosophie** bei genauerer Untersuchung, d. h. bei Erkennen als Beschreibung einer aktiv gelebten Lebensform, als wichtiger Schlüssel auch für die Ausdeutung des Ausdrucks **Philosophie der Osteopathie.** Dieser umfasst offensichtlich nicht die Beschreibung eines komplementär- oder alternativmedizinischen Verfahrens, sondern besagt vielmehr, dass ein Osteopath sich zunächst einmal grundsätzlich als Philosoph zu verstehen hat und als solcher **alles** gründlich **beobachtet,** sich **selbstständig** darüber Gedanken macht und daraus **rationale** Schlüsse zieht, um diese **vernünftig** anzuwenden (philosophischer Regelkreis, ➤ Kap. 4.2.2).

Und dass es Still als Menschen, der grundsätzlich „auf der Suche nach Wissen ist,“ dabei tatsächlich um **alle,** also auch weit über den therapeutischen Alltag hinausgehende Fragen des Lebens ging, zeigen Textstellen wie diese: *„Eine der größten, wenn nicht die größte Frage, die sich jemals einem Philosophen in allen Zeitaltern gestellt hat, ist: Was ist Leben? Ist Leben eine Substanz? Wenn ja, was sind ihre Eigenschaften, sofern es sie gibt? […] Am Ende solcher philosophischen Arbeiten schließt der Philosoph: Leben ist tatsächlich eine Substanz und der Summe aller Elemente im Universum überlegen. Ihre Überlegenheit wird durch eine einzige Eigenschaft bewiesen – den Verstand“* (Still 2005, S. IV-199).

So schreibt aber nur ein Mensch, der seine primäre Berufung im Suchen nach Erkenntnissen sieht und für den die Beschäftigung mit dem Menschen, allen voran mit seinem Körper, geradezu den Königsweg dorthin repräsentiert. Und da Still als pragmatischer Pionier Theorien ohne praktischen Nutzen als wertlos erachtete, erscheint es auch aus biografischen Gründen nur logisch, dass er seine zunehmenden Erkenntnisse **über** den Menschen auch **am** Menschen in die Tat umsetzte. In diesem Sinn war die **Osteopathie** in mehrfacher Hinsicht für Still vorteilhaft: Ethisch, da es ihm als Philanthrop die Möglichkeit gab, seine Liebe zum Menschen auszudrücken, sozial, da es ihm unter der von ihm so geschätzten einfachen Bevölkerung des Grenzlands eine Art Zuhause bot und philosophisch, da ihm das Studium des beseelten Körpers in Theorie und Praxis die einmalige Gelegenheit bot, seine Erkenntnisse über den Menschen und sein universelles Wissen beständig zu überprüfen und weiterzuentwickeln:

„Die Fragen, die ich mir selber stellte, waren solche: ‚Habe ich einen Verstand, der in der Lage ist, durch Philosophie die große Frage ‚Was ist der Mensch‘ zu verstehen oder zu lösen?‘ Ihr erinnert Euch, dass ich damals als ein Mann gesprochen habe, dessen Mund nicht durch Furcht verschlossen war. Diese Frage ‚Was ist der Mensch?‘ deckt alle im Universum enthaltenen Fragen, keine bleibt übrig: ‚Wer ist Gott?‘, ‚Was ist Tod?‘, ‚Was ist gesund?‘, ‚Was ist Liebe?‘, ‚Was ist Hass?‘ Jedes einzelne dieser Wunder kann in dieser großartigen Kombination Mensch gefunden werden. Ist irgendetwas übrig? Nichts? Findest Du nicht alle Prinzipien im Himmel auf der Erde im Verstand, in der Materie oder in der Bewegung durch Art und Qualität im Menschen ausgedrückt?“ (Still 2005, S. I-112).

Still verstand sich also **primär** als Philosoph und erst **sekundär** als Behandler, woraus folgt, dass Osteopathie lediglich den Handlungsraum innerhalb seiner Philosophie der Osteopathie darstellt und beides getrennt betrachtet werden muss. Dies hat folglich enorme Konsequenzen für die Art und Weise, wie man sich Stills Texten primär annähert.

4.4 Hypothese

Aus den bisherigen Ausführungen zu Stills Ansatz kann schlüssig abgeleitet werden, dass die bisher zentral verwendeten Prinzipien der AOA sich vorwiegend auf den Handlungsraum in Stills Gesamtansatz beziehen. Insofern ergibt sich aus intellektueller und daher auch wissenschaftlicher Redlichkeit die zwingende Neuformulierung der grundlegenden osteopathischen Prinzipien, insofern man sich auf Still bezieht. Der Autor schlägt in Übereinstimmung mit dem Philosophen und guten Kenner der Texte von Still daher folgende Formulierungen vor:

- Der Begriff **Philosophie der Osteopathie** bezeichnet die ursprünglich philosophische Lebensform.
- Der Begriff **Osteopathie** bezeichnet den Handlungsraum dieser Lebensform
- Der Begriff **Osteopath** bezeichnet einen im fürsorglichen Kontext arbeitenden ursprünglichen Philosophen.
- Der Begriff **Philosophische Osteopathie** beinhaltet die ersten drei Aussagen.

4.5 Fazit

Ziel und Aufgabe dieses Kapitels ist, Stills **Philosophie der Osteopathie** aus philosophischer Sicht neu zu erarbeiten und in Prinzipien auszuformulieren. Hierbei ergibt sich als maßgebliche Schlussfolgerung, dass Stills Philosophie-Begriff im Sinne einer **philosophischen Lebensform** zum Leben und der Osteopath als diese Lebensform lebender Mensch zu verstehen ist. Zu beurteilen, ob und inwieweit eine derart fundamentale Transformation innerhalb der

Osteopathie möglich ist, sein könnte oder gar sein sollte, soll letztlich die Entscheidung jedes Einzelnen bleiben. Allein die Komplexität des Themenfelds, die Berücksichtigung der historischen Rahmenbedingungen und die Widersprüchlichkeit zwischen Stills Ansatz und weiten Teilen der modernen Medizin und auch Osteopathie verbietet hier allerdings eine vorschnelle Stellungnahme. Man muss davon ausgehen, dass eine mögliche Auseinandersetzung mit dem Thema und eine damit verbundene Weiterentwicklung oder besser Neuentstehung der Osteopathie im von Still angedachten Sinn wohl Jahre brauchen wird, um überhaupt in Gang zu kommen, Jahrzehnte, um nachhaltig und international zu wirken, und Generationen, um integraler Bestandteil der Medizin zu werden – insofern dies alles seitens der Osteopathie überhaupt erwünscht und seitens der Medizin nicht verhindert wird.

Eines aber ist sicher: A. T. Stills Ansatz spielt in der Neuzeit der Medizin eine bisher noch nicht beschriebene bedeutsame Rolle. Er beschreibt mit seiner Rückbesinnung auf die Lebensform bedeutender Philosophen der Antike tatsächlich eine Revolution im ursprünglichen Wortsinn. Anstatt medizinischer Methoden und Konzepte steht hier wieder der Mensch an sich in seinem ganzen Sein und vor allem in der Art, seinen Verstand zu benutzen, ganz im Zentrum der Aufmerksamkeit. Speziell für die Medizin ist hierbei herauszustellen, dass auch der Behandler dabei ebenso kritisch berücksichtigt wird wie der Patient. Der philosophische Blick des Therapeuten auf die Welt führt weiterhin dazu, dass Symptome nicht mehr zur Benennung von „bösen" Krankheiten dienen, um diese „heroisch" zu bekämpfen, sondern dass sie uns lediglich wertfrei Hinweise auf beständig wirkende physiologische Prozesse geben. Diesen natürlicherweise existierenden und sich entfalten wollenden Prozessen durch Veränderung der Rahmenbedingungen den maximalen Raum zu verschaffen, bildet den Handlungskern in Stills gesundheitsorientiertem Ansatz.

Seine **Philosophische Osteopathie** nimmt aber darüber hinaus auch in der Philosophiegeschichte einen bedeutenden Platz ein, da er durch seine **gelebte Handlungsorientierung** innerhalb des medizinischen Kontextes den Weg der Aufklärung um einen entscheidenden Schritt in Richtung vollständig geschlossenem philosophischen Handlungskreis darstellt. Insofern verspricht die weitere kritische Auseinandersetzungen mit Stills Texten vor allem aus geisteswissenschaftlicher Sicht noch einige Überraschungen nicht nur für Osteopathen bereit zu halten.

LITERATUR

AOA (American Osteopathic Association). www.osteopathic.org/inside-aoa/about/leadership/Pages/tenets-of-osteopathic-medicine.aspx 2015 (letzter Zugriff: 6.11.2015)

Booth ER. History of Osteopathy and 20th Century Medical Practice. Cincinnati: Caxton Press, 1924.

Dilthey W. Einleitung in die Geisteswissenschaften: Versuch einer Grundlegung für das Studium der Gesellschaft und ihrer Geschichte [1883]. Create Space Independent Publishing Platform, 2013.

Farthing S. Kunst. Die ganze Geschichte. Köln: Du Mont, 2011.

Fuller DB. Osteopathie und Swedenborg. Pähl: Jolandos Verlag, 2013

Gevitz N. Center or periphery? The future of osteopathic principles and practices. J Am Osteopath Assoc. 2006; 106 (3): 121–129.

Hartmann C. Begriffliche Auswertung der Schriften von A. T. Still. Unveröffentlicht. 2015. (Die Auswertung erfolgte anhand von PDF-Dateien und Acrobat X mit anschließender kontextorientierter Beurteilung der Treffer.) www.joldat.de/dokumente/pdf/still_begriffe.pdf (letzter Zugriff: 6.11.2015).

Hartmann C (Hrsg.). Erinnerungen an Andrew Taylor Still. Pähl: Jolandos Verlag, 2016a.

Hartmann C. Gedanken zu A. T. Stills Philosophie der Osteopathie. Pähl: Jolandos Verlag, 2016b.

Kipershtein M. Der Verdienst der Philosophie in der modernen osteopathischen Praxis. unveröffentlicht. 2013.

Lever R. Die Kunst und Philosophie der Osteopathie. Pähl: Jolandos Verlag, 2014.

Lewis J. Vom trockenen Knochen zum lebendigen Menschen. Bangor: Dry Bone Press, 2014.

McGovern JJ, McGovern RJ. Dein innerer Heiler. Pähl: Jolandos Verlag, 2013.

McKone WL. Osteopathic Medicine. London: John Wiley & Sons, 2001.

Pöttner M, Hartmann C. Triune osteopathy. Deutsche Zeitschrift für Osteopathie. 2005; (2): 18–22.

Pschyrembel. Klinisches Wörterbuch. 266. Aufl. Berlin: Walter de Gruyter, 2014. S. 1322.

Rehfus WD. Geschichte der Philosophie I-IV Paket. Stuttgart: UTB, 2012.

Schnucker RV. Early Osteopathy in the Words of A. T.Still. Kirksville: The Thomas Jefferson University Press, 1991.

Stark JE. Editorial. Now it is up to us. J Am Osteopath Assoc. 1918; January: 264–267. Übersetzt in: Stills Faszienkonzepte. Pähl: Jolandos Verlag, 2007.

Still AT. Philosophy of Osteopathy. Indianapolis: Academy of Applied Osteopathy, 1946. Originally published: Kirksville: published by AT Still, 1899.

Still AT. Das große Still-Kompendium. Hartmann C (Hrsg.). Pähl: Jolandos, 2005.

Trowbridge C. Andrew Taylor Still (1828–1917). Pähl: Jolandos Verlag, 2006.

Tucker EE. Dr. Still the Metaphysician. Journal of Osteopathy. 1919; (18): 486–494.

Wallach H. Spiritualität: Warum wir die Aufklärung weiterführen müssen. Klein Jasenow: Drachen Verlag, 2011.

Weber M. Wirtschaft und Gesellschaft [1921]. 5. Aufl. Tübingen: Mohr Siebeck, 1976. S. 12.

WHO. Benchmarks for Training in Osteopathy. Genf, 2010. http://apps.who.int/iris/bitstream/10665/44356/1/9789241599665_eng.pdf (letzter Zugriff 15.1.2016).

WEITERFÜHRENDE LITERATUR (AUSWAHL)

Abkürzungen: MOM = Museum of Osteopathic Medicine (ehem. Still National Osteopathic Museum), ATSP = Andrew Taylor Still Papers

American Osteopathic Association. Foundations for Osteopathic Medicine. Philadelphia: Lippincott Williams & Wilkins, 2003.

Artelt W. Einführung in die Medizinhistorik. Stuttgart: Enke Verlag, 1949.

Barber ED. Osteopathy. The New Science of Healing. Kansas City: Hudson-Kimberly Publishing Co., 1898.

Brinker K. Linguistische Textanalyse – Eine Einführung in Grundbegriffe und Methoden. Reihe: Grundlagen der Germanistik, Bd. 29. Erich Schmidt Verlag, Bielefeld, 2010.

Brown P. The Lightning Bonesetter – A Biography of the First Osteopath. Kirksville: MOM, [2004.238.50], undatiert.

Collins M. Osteopathy in Britain. The first hundred years. London: Booksurge Ltd., 2005.

Deason W. Dr. Still – nonconformist: how the old doctor reached his conclusion on osteopathy. Osteopathic Profession. 1934, (1): 45.

Diller H (Hrsg.). Corpus hippocraticum. Hippokrates: Schriften. Die Anfänge der abendländischen Medizin. Reinbek: Rowohlt, 1962.

Gevitz N. The DOs: Osteopathic Medicine in America. Baltimore: Johns Hopkins University Press, 2004.

Hartmann C. Wie kam die Allopathie in die Osteopathie? Deutsche Zeitschrift für Osteopathie. 2003; (2): 33.
Hartmann C. Osteopathie. Teil I: A. T. Still's Medizinphilosophie. Physiotherapie med. 2009; (1): 31–34.
Hartmann C, Pöttner M. Die Kunst Stills Texte zu lesen. Vortrag am Europäischen Kolleg für Osteopathie. München, 2004.
Hartmann C, Pöttner M. Von Littlejohn lernen: Osteopathie als angewandte biologische Wissenschaft. Deutsche Zeitschrift für Osteopathie. 2010; (4): 33–35; 2011; (1): 35–36.
Hartmann C, Pöttner M. Klassische Osteopathie: eine Feldtheorie als Vorbild und Grundlage. Osteopathische Medizin. 2011; (2): 14–18. Auch in: Hartmann C, Pöttner M. Klassische Osteopathische Feldtheorie. Pähl: Jolandos Verlag, 2011.
Janich N. Textlinguistik: Einführung. Tübingen: narr Verlag, 2008.
Kant I. Kritik der reinen Vernunft. Nachdruck. Köln: Anaconda Verlag, 2009.
Kuchera WA, Kuchera ML. History, Philosophy and Somatic Influences in Health and Disease. Vol 1. Dayton: Greyden, 1997.
Kuhn TS. Die Struktur wissenschaftlicher Revolutionen. Berlin: Suhrkamp TB Wissenschaft, 1996.
Littlejohn JM. Das große Littlejohn-Kompendium. Pähl: Jolandos Verlag, 2010.
Littlejohn JM. Osteopathische Diagnostik und Therapie. Pähl: Jolandos Verlag, 2012.
Mayer J. Standortbestimmung der osteopathischen Medizin/Osteopathie in Europa und weltweit. Man Med. 2013; (51): 297–301.
Nietzsche F. Menschliches – Allzumenschliches. Also sprach Zarathustra. Jenseits von Gut und Böse (Nachdruck). Hamburg: Nikol Verlag, 2013.
Northup GW. Osteopathic Medicine: An American Reformation. Chicago: American Osteopathic Association, 1966.
O'Brien J. Bonesetters: A History of British Osteopathy. Turnbridge Wells: Anshan Ltd., 2013.
Riesch A. Gesundheit als Metapher. Osteopathische Medizin. 2012; 13 (3): 10.
Spencer H. Die ersten Prinzipien der Philosophie. Pähl: Jolandos Verlag, 2004.
Stark JE. Quoting A. T. Still with rigor: an historical and academic review. J Am Osteopath Assoc. 2012; 112 (6): 363–373.
Still AT. Body and Soul of Man. Andrew Taylor Still Document Collection, Kirksville: MOM, NCOH1.9, undatiert.
Still AT. Dr. Andrew Taylor Still on Immortality. ATSP. Kirksville: MOM, ATSP1.18, undatiert.
Still AT. Brotherhood of Independent Thinkers. ATSP, Kirksville: MOM, NCOH2.22, undatiert.
Still AT. Life is Dual. ATSP. Kirksville: MOM, EL12.4, undatiert.
Still AT. Life. ATSP. Kirksville: MOM, EL12.4, undatiert.
Still AT. The Soule [sic] of Man. The Substance of God. ATSP. Kirksville: MOM, NCOH 2.1, undatiert.
Still AT. What is the Soul of Man. Kirksville: MOM. NCOH 1.4, undatiert.
Still AT. What was A. T. Still's Religion. ATSP. Kirksville: MOM, 1.42, undatiert.
Still AT. Scraps of the New Philosophy. Journal of Osteopathy, 1895 2 (6): 5.
Still AT. Autobiography of Andrew Taylor Still with a History of the Discovery and Development of the Science of Osteopathy. Kirksville: Eigenveröffentlichung, 1897/1908.
Still AT. Does nature think before it acts? Journal of Osteopathy. 1898; 5 (6): 266–267.
Still AT. Intuitive consciousness. Journal of Osteopathy. 1898: 5 (6): 267.
Still AT. Out on the ocean. Journal of Osteopathy. 1899; 5 (10): 458.
Still AT. Philosophy of Osteopathy. Kirksville: Eigenveröffentlichung, 1899.
Still AT. What is mind. Journal of Osteopathy. 1901; 241–242.
Still AT. The Philosophy and Mechanical Principles of Osteopathy. Kansas: Hudson-Kimberly Pub. Co., 1902.
Still AT. Still's philosophy of immortality. Journal of Osteopathy, 1912 (19), 6: 348–351.
Still AT. Osteopathy Research and Practice. Kirksville: The Journal Printing Co., 1910.
Still, Jr. CE. Frontier Doctor – Medical Pioneer. The Life and Times of A. T. Still and His Family. Kirksville: The Thomas Jefferson University Press, 1991.
Sutherland WG, Sutherland AS. Das große Sutherland-Kompendium. Pähl: Jolandos Verlag, 2004.
Van Dun PLS, Wagner C. Die Identitätskrise der Osteopathie in Europa. Osteopathische Medizin. 2012; 13 (4): 22–26.

INTERNET-ADRESSE

Museum of Osteopathic Medicine. www.atsu.edu/museum/

4

KAPITEL

5

John C. O'Brien

John Martin Littlejohn: ein visionäres Paradoxon

5.1 Die Familie Littlejohn

Nach der Veröffentlichung der Biografie „J. Martin Littlejohn: An Enigma of Osteopathy" im Juli 2015 durch den Autor wird in diesem Kapitel nur eine Zusammenfassung wichtiger Erkenntnisse zu Littlejohn vorgetragen.

Dieses Kapitel wird ein etwas anderes Licht auf J. Martin Littlejohn (1865–1947) in den frühen Gründungsjahren der Osteopathie werfen, indem seine Familie und insbesondere **sein jüngerer Bruder James Buchan Littlejohn** betrachtet werden. Er befand sich an der Seite von J. Martin Littlejohn, als dieser damit begann, seine Gedanken über die Gesundheit zu formulieren (1887–1912), hatte immer ein offenes Ohr für ihn und leitete ihn. Er war weitblickend, selbstbewusst und ein begnadeter Redner. Während der Berufsstand Bill Smith, einen Arzt aus Edinburgh, in die höheren Ränge der Osteopathie hebt, sollte James, ein Arzt und Chirurg aus Glasgow, mindestens genauso hoch – wenn nicht sogar höher – eingestuft werden.

Dieses Kapitel zeigt nicht nur, wie stark J. Martin Littlejohn von den Ratschlägen seines Bruders James abhängig war, sondern auch, wie der Bruch dieser brüderlichen Verbindung in den Jahren 1912 bis 1913 seine Rückkehr nach Großbritannien und die Gründung der British School of Osteopathy (BSO) gemeinsam mit Franz Horn zu einem gefährlichen Unterfangen machte. Außerdem hatte er ein sehr vertrauensvolles Verhältnis zu seinen anderen Geschwistern und – was ebenso wichtig ist – zu seinen Eltern. Seine **Ehefrau Mabel** und seine sechs Kinder unterstützten ihn auch dann, als J. Martin Littlejohn nicht nur von den Osteopathen, sondern auch darüber hinaus in der Kritik stand und sich einer enormen Arbeitsbelastung gegenüber sah.

Die Prämisse des Autors beruht auf diesem **familiären Rückhalt,** durch den J. Martin Littlejohn seine Ideale aufstellen konnte, obwohl sie dem Zeitgeist entgegenstanden, sofern sich dieser familiäre Zusammenhalt auf die Situation anwenden ließ. Dies spiegelte sich auch in der ablehnenden Haltung seines Vaters, James, gegenüber den Ansichten der **Scottish Reformed Presbyterian Church** zur Verschmelzung mit der Free Church wider, obwohl er sich damit auch den ortsansässigen Ältesten widersetzte (Campbell, undatiert). Obwohl sein Vater die Meinung einer Minderheit vertrat und er deswegen schlussendlich nach Irland versetzt wurde, war der Ethos der Familie, **Minderheitenmeinungen zu vertreten,** ein fester Bestandteil des Lebens von J. Martin Littlejohn.

Dabei muss man bedenken, dass die Reformed Presbyterian Church ihre Ursprünge im Bürgerkrieg hatte (dem sog. englischen

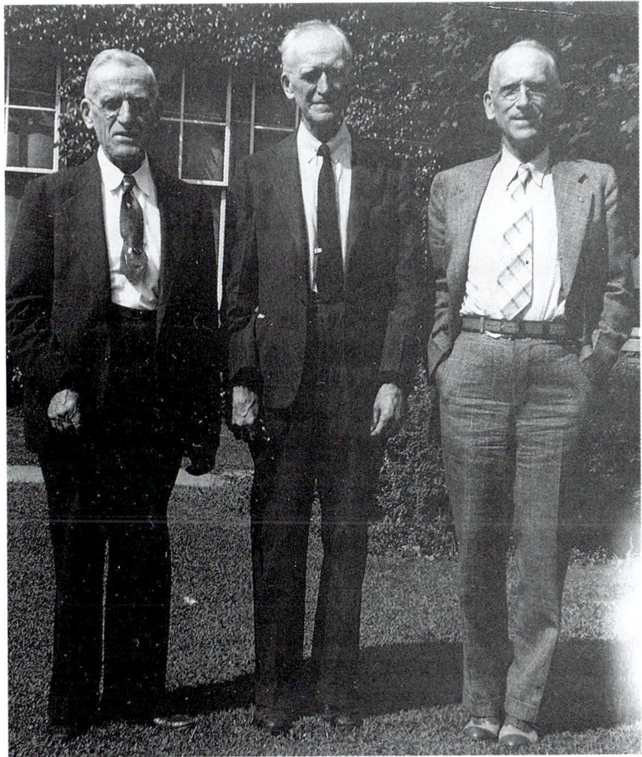

Abb. 5.1 David, James und William Littlejohn. [X355]

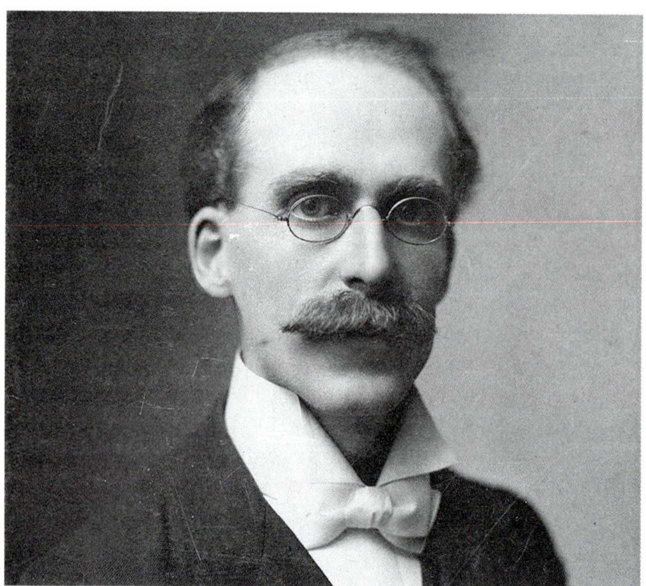

Abb. 5.2 John Martin Littlejohn im jüngeren Alter. [X355]

Bürgerkrieg, der in drei Stadien verlief: das erste Stadium von 1642–1646 und das zweite von 1648–1649 unterstützten den Kampf von König Charles I. gegen das Long-Parlament und das dritte Stadium von 1649–1651 unterstützte den Kampf von Charles II. gegen das Rump-Parlament). Dadurch stand sie der Monarchie und ihrer Betonung der akademischen Qualität der unter Universitätsabgängern rekrutierten Geistlichen entgegen (Campbell, undatiert).

Heutzutage sind Großfamilien in der westlichen Welt selten, sodass sich die lebhafte Stimmung in einer jungen, wachsenden Familie mit gebildeten Eltern, die dazu auch noch nicht allgemein übliche Meinungen vertraten, nur schwer vorstellen lässt. Die Stimmung in dieser Umgebung war nicht nur förderlich für die Bildung und angeregte Diskussionen, sondern bedeutete auch, dass viel geteilt werden musste – vom Weiterreichen von Kleidung an die Jüngeren bis hin zu persönlichen Überlegungen. Der Reichtum lag in der häuslichen Dynamik und nicht in geldwertem Besitz. Da die Familie alle Hochs und Tiefs teilte, würde sie sich selbstverständlich in Zeiten der Not hinter eines ihrer Mitglieder stellen. Diese frühen Jahre in Schottland und Garvagh in Irland hinterließen vermutlich unauslöschbare Spuren bei den Brüdern Littlejohn (➤ Abb. 5.1, ➤ Abb. 5.2). Durch den wachsen Einfluss seines Bruders James, dem erfolgreichen Arzt und Chirurgen, wurden jedoch alle seine Brüder zu einer Laufbahn in der Medizin ermutigt.

5.2 Sozialgeschichtliche Hintergründe

Bevor wir fortfahren, sollten wir ihre Herkunft betrachten, insbesondere den Hintergrund von J. Martin Littlejohns Leben – die amerikanische und europäische Sozialgeschichte.

J. Martin Littlejohn war ein herausragender Student und presbyterianisch-reformierter Priester in Irland. Er unternahm fruchtlose Versuche, eine Enklave von resoluten protestantischen Kirchgängern zu betreuen (Minutes 1888, S. 1–2), umgeben von der fremden römisch-katholischen Mehrheit und aufgescheucht durch eine wiedererwachende gälische Kultur und irischen Nationalismus.

Sein Vater stand ihm während der Anhörungen der presbyterianisch-reformierten Kirche, die von den Kirchenältesten von Creevagh verlangt wurden, um ihn zu entlassen, zur Seite (Minutes 1888, S. 3). Er traf in New York zur Zeit der Hegemonie der nordöstlichen Staaten über das Land nach einem stürmischen Bürgerkrieg (1861–1865) ein (Littlejohn 1895, S. 3). Die Vereinigten Staaten von Amerika (USA) waren de facto zu einer Weltmacht geworden.

Gegen Ende des ersten Weltkriegs (1914–1918) kehrte er nach Großbritannien zurück, nachdem seine Ideen von den osteopathischen Kollegen verworfen worden waren, sodass er die Leitung des **Littlejohn College of Osteopathy** (LCO) an seinen Bruder James verloren hatte (Littlejohn 1939, S. 16) (➤ Kap. 3.6). Inzwischen hatten J. Martin Littlejohn und James ihre Anteile am LCO an ein Konsortium von Kollegen verkauft, sodass es zum neu gegründeten **Chicago College of Osteopathy** (1913) unter der Leitung von Carl McConnell mit James als Stellvertreter wurde (Gevitz 1985, S. 154).

Er kehrte mit seiner jungen Familie nach Großbritannien zurück, aber der schicksalhafte Bruch mit seinem Bruder James beraubte nicht nur die US-Osteopathie der Möglichkeiten zur Entwicklung eines dritten Wegs entlang der Vorgaben der funktionellen Medizin, sondern bedeutete auch, dass J. Martin Littlejohn mit seinen dürftigen Organisationstalenten an der **British School of Osteopathy** (BSO) 20 Jahre später von denjenigen exponiert wurde, die den gesetzlichen Vorgaben in Großbritannien gegnerisch gegenüberstanden (House of Lords 1935, S. 220–225).

Der Erste Weltkrieg sah eine Intervention der USA, während Europa aufgrund der auszehrenden Grabenkämpfe sowie der verschwindenden Monarchien und Kaiserreiche erschöpft war. Der Pyrrhussieg von Versailles mit dem darauffolgenden rachsüchtigen Vertrag von Versailles (1919) bildete die Grundlage für weitere europäische Feindseligkeiten (1939–1945). Bei Ausbruch des Zweiten Weltkriegs hatte sich J. Martin Littlejohn nach 20 Jahren alleiniger Verantwortung von seinem geliebten BSO zurückgezogen und seine Anteile bei einem Mittagessen im Hotel Ritz in London an ein Konsortium verkauft.

J. Martin Littlejohn starb 1947 im kältesten aller Winter (Kennard und Littlejohn 2011). Er hinterließ im zerbombten London einen britischen osteopathischen Berufsstand, der durch Kritik, interne Kämpfe und ein fragiles, belagertes BSO geschwächt war.

5.3 Bedeutung der familiären Bindungen

Das stärkste von allen Elementen im Leben von J. Martin Littlejohn war immer seine Familie. Wie bereits beschrieben, übte in seinen jüngeren Jahren **sein Vater James** den stärksten Einfluss auf ihn aus, gemäß dessen traditionellen, oft nonkonformistischen protestantischen Idealen der Vater die Karriere seiner Kinder bestimmt (Kennard und Littlejohn 2011). Daher wurde festgelegt, dass J. Martin Littlejohn und **sein älterer Bruder William** sich an der Universität Glasgow für eine theologische Ausbildung zu Pfarrern der reformierten presbyterianischen Kirche einschreiben. Obwohl J. Martin Littlejohn drei Jahre jünger war, holte er William in der

Schule, an der Universität, im Priesterseminar und an der theologischen Hochschule immer wieder ein und stellt seinen älteren Bruder in den Schatten.

Auch wenn das für William sicherlich schwierig war, gibt es keine Belege dafür, dass es dadurch zur Verstimmung zwischen den beiden Brüdern kam. Tatsächlich scheint William während des kometenhaften Aufstiegs seines jüngeren Bruders in der reformierten presbyterianischen Kirche eher nachdenklich gewesen zu sein und erwies sich während der gesamten Zeit als sehr unabhängig. Er entschied sich, Irland zu verlassen und eine Karriere als Pfarrer der reformierten presbyterianischen Kirche in Nordamerika einzuschlagen. Chris Campbell beschreibt ein Dreifach-Atlantik-Konkordat zwischen der reformierten presbyterianischen Kirche in Nordamerika, Schottland und Irland mit regelmäßigen gegenseitigen Besuchen der Geistlichen (Campbell 2011). Daher konnte ihr Vater James ohne großen Aufwand von Schottland nach Irland umziehen.

Williams Bekenntnis zu den Vereinigten Staaten von Amerika wird von J. Martin Littlejohn bei einem kurzen Besuch in New York bestätigt, während er sich von einer Krankheit erholte. Schließlich entschied sich fast die gesamte Familie, auch ihre betagten Eltern, für eine Übersiedlung in die Neue Welt. Die einzige Ausnahme war **seine Schwester Elizabeth** (genannt Bessie), die später in Ipswich Tom Anthony heiratete. (Es wird angenommen, dass ihre beste Freundin Mabel Thompson, J. Martin Littlejohns zukünftige Ehefrau, eine ihrer Brautjungfern war; Kennard und Kennard 2014). William war viele Jahre lang als Geistlicher tätig.

Sein **jüngerer Bruder James Buchan** hat sicherlich eine entscheidende Rolle dabei gespielt, dass seine beiden älteren Brüder sich von der Priesterschaft verabschiedet und eine Karriere in der Medizin begonnen haben. William hielt sich zur Osteopathie auf Distanz, ebenso wie schließlich auch der **jüngste Bruder David,** indem er sich herauszog (1904) und sich auf das Studium der Rechtsmedizin und öffentlichen Gesundheit konzentriere. David schien nach dem Verlassen von Kirksville wenig Interesse an der Osteopathie gehabt zu haben, unterstützte aber seine beiden älteren Brüder vermutlich weiterhin bis zu seinem Rücktritt vom LCO-Vorstand zwischen 1902 und 1904 (ACOMS 1904, S. 8) (➤ Kap. 3.6).

J. Martin Littlejohns Weg in Richtung Medizin verlief komplizierter. Während dieser Zeit unterstützte ihn das Familiennetzwerk bei der Suche nach einer Ehefrau, da alle drei Brüder bereits geeignete Bräute gefunden hatten. Häufig entwickelten sich romantische Beziehungen zu den Freunden der Familie, die von Brüdern und Schwestern eingeführt wurden. Vermutlich profitierte die Freundschaft zwischen Bessie und Mabel durch die gemeinsame Teilnahme an einer Lehrerausbildung in einer nahe gelegenen Einrichtung. Weiteren Vorschub erlangte die Romanze zwischen **J. Martin Littlejohn und Mabel** auf der Hochzeit von Bessie und Tom in Ipswich (1899). Im nachfolgenden Jahr hielten die beiden durch transatlantische Korrespondenz Kontakt; ein Jahr später heirateten auch sie in Ipswich, England (Kennard und Kennard 2014). Mabel übernahm die Aufgabe in Illinois und später in England, eine Heimat für J. Martin Littlejohn und ihre sechs Kinder zu schaffen. Sie unterstützte ihn auch während der Konflikte mit seinem Bruder James. Im Jahr 1912 starb seine Mutter und wurde bei ihrem Mann James im Familiengrab in Kirksville beigesetzt. Der Tod seiner Mutter bestätigte, dass ihre Zukunft im Herkunftsland seiner Frau lag und nicht darin, voller Besorgnis in den USA auszuhalten. Anschließend schuf Mabel in Badger Hall, Benfleet, erneut ein komfortables Umfeld für J. Martin Littlejohn, um inmitten der Häuslichkeit und des Tumults ihrer wachsenden Familie zu verweilen.

Nach dem vernichtenden Bericht des Sonderausschusses des House of Lords über das BSO und die Leitung durch seinen Vater, übernahm sein Sohn James viele der außerschulischen Pflichten seines Vaters. Inzwischen scharten sich Mabel und die Familie um ihn, während sich der nun 70-jährige J. Martin Littlejohn zunehmend von seinem belastenden schulischen Zeitplan zurückzog, um Artikel zu verfassen, die seine in dem Bericht verunglimpften Handlungen verteidigten (Kennard und Littlejohn 2011). Während seines langen Lebens konnte er sich bei Rückschlägen in Irland, Schottland, Kirksville, Chicago und London immer auf die **loyale Unterstützung seiner Familie** verlassen.

Allerdings müssen wir nach Chicago zurückkehren, um die Kontroverse, die den Ethos des Littlejohn College zu Beginn der 20. Jahrhunderts heimsuchte, zu betrachten, als es scheinbar von allen Seiten bestürmt wurde. Zu diesem Zeitpunkt hatten J. Martin Littlejohn und sein Bruder James ein weiter gefasstes Konzept der **osteopathischen Läsion** formuliert. Das Ableiten einer dritten Option für die Osteopathie – weg von der traditionellen osteopathischen spinalen Läsion und gegensinnig zur Schulmedizin – erforderte eine Reform gemäß der Vorschläge von **Abraham Flexner** (➤ Kap. 6.2.2).

5

5.4 Die „Osteopathische Läsion"

„Gemäß der Lehre des Littlejohn College und Hospital beruht die osteopathische Wissenschaft vor allem auf dem Prinzip der Anpassung. Jede Fehlanpassung, die zu Fehlfunktionen führt, begünstigt das Entstehen einer osteopathischen Läsion. Es ist die Aufgabe des Osteopathen, derartige Fehlanpassungen zu korrigieren. Sie können strukturell bedingt sein oder in der Umgebung, dem Geist oder den Bereichen Ernährung und Berufstätigkeit zu suchen sein" (Comstock 1911, S. 656–676).

Bislang ging man davon aus, dass diese osteopathischen Prinzipien J. Martin Littlejohns eigene Gedanken über die „osteopathische Wissenschaft" waren, wozu seine Antwort auf Ernest Comstocks Artikel zu diesem Thema beitrug. Allerdings hatte sein Bruder James hinsichtlich des Ethos des Colleges ein gewichtiges Wort mitzureden. Comstock arbeitete vor und während der Metamorphose des Colleges zum Chicago College of Osteopathy eng mit James zusammen. Jedenfalls formuliert Comstock die Grundgedanken des Littlejohn College klar und deutlich aus: **Adaptation, Funktion** und **Umgebung** plus **Immunität** (nicht in der Abhandlung berücksichtigt) sind die Grundlagen der osteopathischen Wissenschaft und zentral für deren klinische Philosophie und vermutlich auch Effektivität (Comstock 1923, S. 91).

In der Zwischenzeit entwickelte J. Martin Littlejohn mit der Unterstützung von James eine Reihe von Grundsätzen, die sehr große Ähnlichkeit mit den frühen Ideen von A. T. Still vor ihrer Interpretation durch andere hatten (➤ Kap. 3). Aber das Littlejohn College erweiterte diese überarbeiteten Konzepte auf weitere Ursachen der Funktionsstörung/Fehlanpassung als die spinale osteopathische Läsion. **Dies erklärte sich gemäß J. Martin Littlejohn durch die Physiologie:** Zu den beliebtesten Büchern für Lehrer der physiologischen Grundlagen gehörte ein Werk des berühmten **Thomas Huxley.** Es war eine beschreibende, hochgebildete Erklärung der Abläufe im menschlichen Körper bei ausgewogener Funktion. Das Werk war weit davon entfernt, Grundwissen zu vermitteln, reichte aber als Grundlage, um den Studenten von J. Martin Littlejohn ohne Verständnis des Themas die osteopathischen Prinzipien und die Praxis physiologisch zu veranschaulichen. Huxley verfasste sein Buch so, dass er einen höchstmöglichen gemeinsamen Faktor unter seinen Lesern ansprach. Dies dürfte J. Martin Littlejohn gefallen haben (Huxley 1870). Obwohl J. Martin Littlejohn erwähnt, dass er an einigen physiologischen Vorlesungen von Lord Kelvin an der medizinischen Schule von Anderson, Glasgow, teilgenommen hat, war er dabei wahrscheinlich im Rahmen eines zweiten MB-Kurses der präklinischen Ausbildung bei James zu Gast (House of Lords 1935, S. 222: 3304–3308). Einen weiteren Einfluss hatten auch Huxleys Vorstellungen über die gegenseitige physiologische Abhängigkeit und **Darwins Theorie** über die **Entstehung der Arten,** den Kampf ums Dasein: das Versagen von Individuen innerhalb einer Art, sich an seine veränderte Umfeld anzupassen (Darwin 1872, S. 86–97).

Wenn sich Körper, Geist oder Seele eines Individuums nicht an Umstände oder Ereignisse anpassen können, kommt es zur Fehlanpassung. Mit diesem neodarwinistischen Konzept beschrieb J. Martin Littlejohn die **„Gefährdung des Wohlbefindens"** durch eine Funktionsstörung infolge mehrerer Fehlanpassungen.

> Die Aufgabe der Osteopathie war es, diese Fehlanpassungen zu ermitteln, die strukturell oder durch Arbeit, Umwelt, Ernährung oder psychologische Faktoren bedingt sein können. Könnten somit die Symptome oberflächliche Manifestationen weitaus tiefer liegender Folgen der zugrunde liegenden Fehlanpassung/maladaptiven Dysfunktion sein? Vielleicht lässt sich daraus schließen, dass diese Symptome auf einem separaten unbewussten Niveau durch oberflächliche Disstresssignale von Störfaktoren der Gesundheit entstehen? Der Arzt befasst sich nicht nur mit den Signalen (Symptomen), sondern auch mit dem unterschiedlichen Zusammenhang ihrer Entstehung mit zugrunde liegenden Funktionsstörungen.

Gemäß der Littlejohn-Hypothese der osteopathischen Grundlagen haben Individuen der menschlichen Spezies, die nicht zur Anpassung an Lebensumstände und Ereignisse in der Lage sind, in bestimmten Situationen ein erhöhtes Risiko für Störungen der allgemeinen Gesundheit. Das Individuum existiert in einem komplexen Zyklus: Wie biopsychosoziale Faktoren das Wohlbefinden gefährden können. Im Gegensatz zu dieser weiter gefassten Vision der osteopathischen Läsion steht die Vorstellung von Still, die von anderen vereinfacht und reduziert wurde, wonach ein verrenkter Wirbelkörper die Quelle der gesundheitlichen Störung und vieler Krankheiten ist. Es überrascht nicht weiter, dass Littlejohns umfassende Abhandlung von den meisten osteopathischen Kollegen abgelehnt wurde (Comstock 1911, S. 656–76, Littlejohn 1911, S. 727–729). Vielleicht waren Wohlbefinden und anschließende persönliche Entfaltung und „Streben nach Glück" damals keine zentralen Faktoren für die Gesundheit einer Person? Dies lässt sich in einer Zeit, in der es weder Sulfonamide noch Penicillinvorläufer und Breitbandantibiotika gab, kaum vorstellen. Sie werden Jahrzehnte später die Statistiken der Säuglingssterblichkeit nachhaltig beeinflussen. Die Impfungen und in neuer Zeit die Immuntherapien setzten diesen Prozess weiter fort. Allerdings bringt Langlebigkeit neue Probleme bezüglich Unabhängigkeit und Einsamkeit, Depression und Demenz, von denen der Osteopath viele direkt unter der Schirmherrschaft der Gesellschaft und der Medizin lindern kann.

> Die spinale osteopathische Läsion wurde der Grundstein der traditionellen Osteopathie in den USA und Großbritannien. Dies betonte selbst J. Martin Littlejohn anschließend an der BSO.

Leider wurde das Konzept des Littlejohn College vom Berufsstand, dessen Einigkeit über die spinale Läsion nach dem Tod von A. T. Still (1917) zu bröckeln begann, schlecht verstanden. Zahlreiche Osteopathen waren gefangen zwischen einem Ausschuss von Traditionalisten, der durch die florierende Chiropraktik unter Druck stand, und einer kleinen, aber signifikanten Gruppe von Osteopathen, die eine medizinische Zulassung anstrebten (BMA 1935 no. Ost. 16: S. 1–3, no. Ost. 17: S. 6–7). Außerdem riefen die Traditionalisten zur Geduld auf, weil die zukünftige Forschung ihren Glauben an das Vorliegen einer osteopathischen spinalen Läsion und deren Effekt auf Krankheiten als Quelle der Fehlfunktion untermauern würde.

Dies geschah schließlich in den 1940er und 1950er Jahren durch **J. Stedman Denslow** und **Irwin Korr** am Kirksville College of Osteopathic Medicine. Ihre Arbeit erwies sich als der Höhepunkt der Untersuchung der Art der Läsion. Denslow und Korr kamen zu drei grundlegenden abschließenden Fragen:

- Gibt es eine osteopathische spinale Läsion?
- Wie wirkt sich die spinale Läsion auf Krankheiten aus?
- Wie kann ihre Entfernung durch Manipulation das Ergebnis einer Krankheit verändern?

Sie waren nie in der Lage, dieses Rätsel zu lösen (Gevitz 1982; S. 90–92).

Bei der osteopathischen Läsion ging es jedoch nie um Krankheiten, sondern um Konzepte, um die Störungen mit „Gefährdung des Wohlbefindens" zu beschreiben. Darüber hinaus war das Konzept des Littlejohn College zentral für die Grundlagen der Osteopathie und personenbezogen hinsichtlich der vierfachen Grundlage aus Anpassung, Funktion, Umgebung und Immunität (Gevitz 1982, S. 33).

> Im Grunde stritten die Brüder Littlejohn dafür, den Modus Vivendi der Osteopathie auf **vier Grundthemen** zu stellen:
> 1. Sofern sich die Individuen nicht an die Ereignisse in ihrem Leben anpassen, besteht ein Risiko für allgemeine Gesundheitsstörungen.

2. Der menschliche Kern wird von der Funktion gesteuert, sei es Körper, Geist oder Seele.
3. Umweltveränderungen sind selbsterklärende neodarwinistische Faktoren.
4. Unser Immunsystem muss auf effizienten Ebenen funktionieren.

Sei es wie es sei, es bedurfte eines scharfsinnigen Comstock, diese ersten beiden Vorstellungen sowie die Umweltbelange übersichtlich und umfassend zu interpretieren. Heute würde eine breiter gefasste Vision der Osteopathie auch ökologische, soziale, immunologische und psychische Faktoren und Kampagnen gegen soziale Pandemien wie Übergewicht, Depression und Einsamkeit umfassen. Deswegen werden Änderungen in der Ausbildung erforderlich sein; trotzdem müssen wir auch weiterhin über den Körper zu allgemeiner Gesundheit gelangen. Comstock, der damit fast allein stand, hielt diese Littlejohn-Prinzipien ein gesamtes Berufsleben lang für selbstverständlich (Hall 1952, S. 34–36).

5.5 Die besondere Beziehung zwischen J. Martin Littlejohn und seinem Bruder James Buchan Littlejohn

An dieser Stelle müssen wir die komplizierte Beziehung zwischen den beiden Brüdern, die das Littlejohn College of Osteopathy (LCO) in Chicago an der Front der osteopathischen Ausbildung leiteten, betrachten. Sie führte schlussendlich zum vollständigen Zerwürfnis ihrer persönlichen, beruflichen und akademischen Beziehung.

James war weitaus extrovertierter, weniger nachtragend und ein begabter Dozent, der seine Studenten immer im Bann hielt (Berchtold 1975, S. 16–17). Er sorgte dafür, dass Chirurgie als Postgraduiertenfach unterrichtet wurde, bevor es in den Grundlehrgang des LCO integriert wurde. Davor war er maßgeblich an der Aufnahme des Fachgebiets als Thema an der **American School of Osteopathy** (ASO), Kirksville, und der Schaffung eines postoperativen Sanatoriums (1898) beteiligt (Trowbridge 1991, S. 174). Er stand an der Spitze der am LCO gelehrten Materia medica und forderte die Akkreditierung der medizinischen Schule mit vollen medizinischen Lizenzen unter der Gerichtsbarkeit des Illinois State Board of Health. Es war James mit seiner hingebungsvollen Ehefrau Edith, einer ASO-Absolventin, der in schwierigen Zeiten (1907–1913) die Führungsqualitäten von J. Martin Littlejohn zunehmend infrage stellte. Zu dieser Zeit wurde das LCO von einer Zangenbewegung bedroht:

- dem Verlust der öffentlichen Unterstützung durch die American Osteopathic Association (AOA) (Gevitz 1985, S. 153), die das LCO-Konzept als ketzerische Abweichung vom osteopathischen Berufsstand betrachtete, und
- dem Verlust der Unterstützung durch das Illinois State Board of Health, das sich hartnäckig weigerte, die LCO bona fide als medizinische Schule zu lizenzieren (Gevitz 1982, S. 69–70).

Darüber hinaus stellten **Abraham Flexner** und sein Inspektionsteam die Qualitätsstandards des LCO bei der Ausbildung und Patientenversorgung infrage (Flexner 1910, S. 214–215).

J. Martin Littlejohn war ganz anders als sein Bruder. Er war Wissenschaftler und eher introvertiert. Die Studenten am LCO (Berchtold 1975, S. 16) und am BSO (Canning 1956, S. 3–4) fanden seine Vorlesungen sehr trocken, dünn und schwer verständlich. Darüber hinaus fiel es J. Martin Littlejohn schwer, frühere Verfehlungen zu vergeben; er war kompromisslos und ein Stück weit hartnäckig und beharrte auch bei unklarer Ursache auf Diskussionen. Belege dafür finden sich bei einigen wichtigen Episoden in seinem Leben: als amtierender Pfarrer der reformierten presbyritanischen Kirche in Creevagh, Irland (Gregg 2011), durch die dauerhafte Feindseligkeit zwischen der Still-Familie und den Littlejohn-Brüdern (Littlejohn 1899) und seine Weigerung im Jahr 1926, seine Anteile an der BSO auf ein unabhängiges Kuratorium zu übertragen (Kennard 2011). Die gemeinsamen Anstrengungen der beiden Brüder und der Beitrag von James Ehefrau Edith führten das LCO durch jene Pioniertage (1900–1912). Allerdings verschlechterte sich ihre brüderliche Beziehung durch die anhaltenden Spannungen mit der AOA, die wegen der Abkehr vom traditionellen Konzept drohte, das LCO von der Liste der von ihr genehmigten Hochschulen zu streichen (Gevitz 1985, S. 154), und ebenso durch die Verweigerung der Akkreditierung des LCO durch das Illinois Board of Health mit voller medizinischer Zulassung als Ärzte und Chirurgen (Gevitz 1985, S. 153). In diese dritte, umfassende Option flossen die Ideen der beiden Brüder von verschiedenen Seiten ein; sie wurde aber vom Berufsstand abgelehnt. Die Auflösung ihrer Beziehung wurde zur **Personifikation der beiden künftigen osteopathischen Evolutionsstränge:** James steht für die in die Schulmedizin aufgenommene osteopathische Medizin und J. Martin Littlejohn für die Osteopathie, die Teil der Komplementärmedizin, nicht aber der Mainstream-Medizin oder -Wissenschaft ist.

Der Beitrag von J. Martin Littlejohn fußt auf ähnlichen Ideen wie der Beitrag von Thomas Huxley, wonach die physiologische Basis des Körpers als eine Form der einfachen, aber ausgeklügelten Synchronizität erklärt wurde. Umgekehrt waren die Schriften von J. Martin Littlejohn kaum vereinfacht oder durchsichtig, sondern verloren gelegentlich den Fokus und waren teilweise undurchdringbar (Tyreman 2011).

Im Gegensatz dazu verlieh James den LCO-Konzepten eine Basis: Seine Sicht der Osteopathie war Teil der Mainstream-Medizin und -Chirurgie. In vielerlei Hinsicht war er der Vorläufer einer Gruppe von Reform-Osteopathen, die von der American Medical Association (AMA) und der British Medical Association (BMA) trotz des gegensätzlichen Osteopathengesetzes (1935) im Vereinigten Königreich eine volle medizinische Zulassung forderten (BMA 1935, no. Ost. 16: S. 1–3, no. Ost. 17: S. 6–7). Allerdings war es Comstock, der die weitgefassten Ansichten der beiden Brüder viele Jahrzehnte lang gegen die Kritik durch die politischen Führer des Berufsstands verteidigte, die ihnen die Abkehr vom traditionellen Konzept der spinalen osteopathischen Läsion vor 20 Jahren vorwarfen (Hall 1952, S. 32–36).

Als J. Martin Littlejohn schließlich nach Großbritannien zurückkehrte (1913), um das BSO zu gründen, hörte dieses sehr erfolgreiche Triumvirat (J. Martin Littlejohn, James und Edith) auf zu existieren. J. Martin Littlejohn verzieh ihnen nie, dass sein Bruder ihn als LCO-Präsident verdrängt hatte (Littlejohn 1939, S. 16). Ihre Beziehung war irreparabel beschädigt, zur Versöhnung kam es nie. J. Martin Littlejohn verlor nicht nur einen Bruder, Freund und Berater, eine Schwägerin und gemeinsame Kollegen. Aufgrund ihrer fehlenden wichtigen organisatorischen Unterstützung wurden J. Martin Littlejohn und seine BSO später in einem Bericht des Sonderausschusses nach dem Osteopathiegesetz des House of Lords verurteilt (1935): *„Der einzigen in diesem Land existierenden Einrichtung zur Ausbildung und Prüfung von Osteopathen wurde gemäß der uns vorliegenden Beweise nachgewiesen, dass es von untergeordneter Bedeutung ist, seinen Zweck nicht erfüllt und sich vor allem in äußerst unehrlichen Händen befindet“* (House of Lords 1935, S. iv).

5.6 British School of Osteopathy (BSO)

Obwohl seine Ursprünge eher im Dunkeln liegen, wurde das BSO 1917 gegründet und die ersten Studenten machten 1925 ihren Abschluss (O'Brien 2013, S. 30–31) (➤ Abb. 5.3). Außerdem war das BSO ein zentraler Bestandteil der **British Osteopathic Association** (BOA), die eine enge Verbindung mit der AOA pflegte. In ihrem Manifest (1925) formulierte die BOA seine wichtige Bedeutung bei der Definition der Manipulation in einer Rede des angesehenen Osteopathen und Arztes Kelman MacDonald vor dem Houses of Parliament. Es legte fest, dass das BSO zentral für seine BOA-Diktate sein würde und als einzige osteopathische Einrichtung im Vereinigten Königreich für die Ausbildung von Studenten und postgraduierten Ärzten verantwortlich ist (MacDonald 1925, S. 1–20). Ironischerweise weigerte sich der BOA-Präsident J. Martin Littlejohn, die Eigentümerschaft am BSO an ein unabhängiges Kuratorium abzugeben. Dieser Akt des Trotzes schuf eine Situation, die die formale Trennung zwischen den Abgängern seiner US-Muttergesellschaft und den britischen Anhängern förderte. Außerdem traten viele BOA-Mitglieder der BSO-Fakultät zurück, während den BSO-Absolventen die Mitgliedschaft bei der BOA verweigert wurde (BSO1927–1928). Jahrzehntelang war die Beziehung zwischen den beiden Einrichtungen im Vereinigten Königreich von einer an Feindseligkeit grenzenden Gleichgültigkeit geprägt.

Nach dem Tod von William Looker (1926), dem Gründer der Manchester School of Osteopathy and Chiropractic, hatte J. Martin Littlejohn inzwischen die Ausbildung der zwölf übrigen Studenten übernommen, wobei viele der Looker-Absolventen ein BSO-Aufbaustudium verfolgten, um sich für ein BSO-Diplom der Osteopathie zu qualifizieren (IAO 1925–1942, S. 17–19, 21, 25). Drei Jahre später rekrutierte J. Martin Littlejohn weitere Studenten und Absolventen des untergegangenen British College of Chiropractic und der Western School of Osteopathy, Plymouth (Littlejohn 1933–1935). Er war bemüht, unter der Schirmherrschaft der BSO-Absolventen eine große Fraktion in Großbritannien ausgebildeter Osteopathen aufzubauen: die **Incorporated Association of Osteopaths** (IAO). Obwohl die praktischen Erwägungen bei der Organisation einer solchen Institution mit Schwierigkeiten verbunden waren – vor allem, wenn die Verantwortung für Vorträge und Demonstrationen fast ausschließlich bei J. Martin Littlejohn lag (Littlejohn 1935, S. 4–9). Diese Belastung wurde im Kreuzverhör durch den BMA-Anwalt, Sir William Jowitt, im Sonderausschuss des Osteopathengesetzes (1935) kritisch hinterfragt (House of Lords 1935, S. 225–260).

Gemäß der BSO-Prospekte umfasste der Kurs ein zweijähriges Studium der Grundlagenwissenschaften (Chemie, Physik und Biologie) und der medizinischen Wissenschaften (Anatomie und Physiologie) an **Einrichtungen, die nicht zur BSO gehörten** (Percival 2011). Diese Studenten sollten einen dem ersten Bachelor of Medicine gleichwertigen Abschluss erhalten und die Prüfungen zum zweiten Bachelor of Medicine bestanden haben, bevor sie mit den letzten beiden Jahre beginnen konnten. Es gibt Belege dafür, dass J. Martin Littlejohn nie die Teilnahme der Studenten an bestimmten Kursen und ihre Prüfungsergebnisse an externen Institutionen überprüfte. Ihm reichte das Wort des Studenten aus, bevor dieser

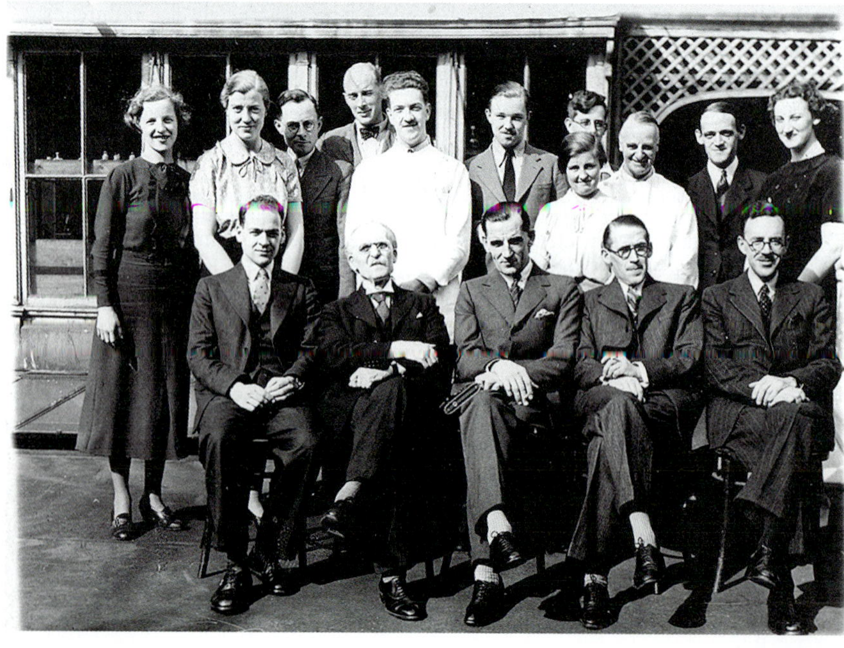

Abb. 5.3 Mitglieder der frühen British School of Osteopathy. [X355]

mit den letzten beiden Jahren am BSO begann (Hill 1935, S. 1–2). Dies soll nicht bedeuten, dass J. Martin Littlejohn und bestimmte Studenten heimlich eine Verschwörung ins Leben riefen, um diese frühen Studienjahre zu verschleiern, aber es war schon naiv von ihm, ihre Unterlagen nicht zu überprüfen, bevor er ihnen die Teilnahme an den letzten beiden Ausbildungsjahren erlaubte.

In diesen frühen fragilen Jahrzehnten unterstützte J. Martin Littlejohn – auch finanziell – stoisch Studenten, bis bestimmte BSO-Absolventen schrittweise einige seiner belastenden Aufgaben übernahmen. Unter der Leitung von J. Martin Littlejohns Verantwortung war kaum Teamarbeit oder Organisation zu erkennen, die harte Realität der Vor- und Nachkriegsmängel wurde vor allem nach seinem Tod nur allzu offensichtlich (Canning 1956, S. 8–9). Gemeinsam begannen der neue Leiter, **Shilton Webster-Jones,** und **Clem Middleton,** den BSO-Lehrplan, die Fakultät und die Verwaltung neu zu bewerten. Später gesellten sich Audrey Lady Percival (geborene Smith), Margot Gore und Colin Dove hinzu (Percival 2014). Alle im Ausschussverfahren (1935) dargelegten Abweichungen – vor allem die Erkenntnis, dass das BSO in jeder Hinsicht ein zweijähriger Kurs war – trug zur Desorganisation bei. Der Schatten von J. Martin Littlejohns Hingabe und Opfern hing über der Schule, während sich durch eine Neubewertung seiner Vortragsnotizen mit Einfluss auf den Lehrplan die Richtung des BSO drastisch änderte (Percival 2011). Diese umfassende Revision fand sehr zum Missfallen einiger Kollegen statt, die entweder die Augen vor diesen Mängeln verschlossen hatten oder sich ihrer nicht bewusst waren (O'Brien 2015, S. 104–108).

5.7 Schlussbetrachtung

Das Vermächtnis von J. Martin Littlejohn basiert auf seiner Mitbegründung des LCO und des BSO, zweier Institutionen, die sich zum Chicago College of Osteopathic Medicine und der ältesten etablierten Schulen in Europa gewandelt haben. Seine Schriften über die **„Littlejohn College Idea“** wurden bei der nachfolgenden Lehre in Großbritannien nie ganz gewürdigt, woran auch sein Bruder James keinen unerheblichen Anteil gehabt haben dürfte. Die Amtszeit von J. Martin Littlejohn an der BSO litt unter ihrem brüderlichen Streit – beide brauchten einander: der Mangel an wissenschaftlicher Teamarbeit und Amtshilfe an der BSO; jemand mit einem Blick auf das Wesentliche; jemand, der außerhalb des osteopathischen Konzepts denken konnte; jemand mit besseren sozialen Fähigkeiten, Flexibilität und verschiedenen beruflichen Stärken (Canning 1956, S. 3–9).

Nach seiner Rückkehr nach Großbritannien verfolgte J. Martin Littlejohn seine Ideen nicht weiter. Stattdessen zog er sich auf das traditionelle Konzept auf der Grundlage der osteopathischen spinalen Läsion zurück. Diese breiter gefassten Vorstellungen über die Gesundheit, die er und James als Studenten an der Glasgow University besprochen hatten – J. Martin Littlejohn beim Studium von Göttlichkeit und Recht, James beim Studium von Medizin und Chirurgie. Nachdem J. Martin Littlejohn in Waukesha, Michigan, genesen war, setzte er seine eigenen Studien in Chicago fort und verbrachte Zeit mit James, einem Postgraduierten an der University of Chicago (O'Brien 2015, S. 16–17). Inzwischen waren beide ernannt: J. Martin Littlejohn zum Leiter und James zum stellvertretenden Leiter des Amity College, Iowa (1894–1897). Später waren sie Senior-Mitglieder des Lehrkörpers der American School of Osteopathy (1898–1900). James war immer da, um seinen älteren Bruder zu unterstützen. Ihr fruchtbarer Beitrag zum LCO und zur Entwicklung der Osteopathie ergibt sich aus ihrer unterschiedlichen Berufsausbildung und ihren Charakteren. Ihr gemeinsamer Beitrag ist weitaus mehr als die Summe ihrer Einzelbeiträge. Außerdem sorgte die Anwesenheit von James Ehefrau zu einem stärkeren Zusammenhalt bei der Leitung des LCO. Allerdings wurde vielen Kollegen in Chicago klar, dass James die besseren Führungsqualitäten hatte. Während der Einfluss von J. Martin Littlejohn langsam nachließ, war James versöhnlicher mit den Kollegen, galt aber in Zeiten mit erhöhter Spannung repressiver (1908–1912), als das LCO von allen Seiten angegriffen wurde (O'Brien 2015, S. 47–49).

Die kürzlich publizierte Biografie über J. Martin Littlejohn (O'Brien 2015) bemüht sich, die Gründe dafür aufzudecken, warum viele dieser Rückschläge auftraten. Viele der J. Martin Littlejohn zugeschriebenen Fehler wären nicht eingetreten, wenn sich James ihm gegenüber in Großbritannien ehrlich und fair verhalten hätte. J. Martin Littlejohn war ein guter Familienvater, seine Studenten am LCO und am BSO bewunderten ihn. Allerdings muss man die leidenschaftliche Loyalität und Unterstützung seiner Ehefrau Mabel und seiner eigenen Kinder in diesen mageren und unruhigen Zeiten an der BSO und im weiteren Verlauf nach dem Bericht des Sonderausschusses des House of Lords berücksichtigen. Dieser kurze Einblick in sein Leben reicht nicht aus, um näher auf weitere wichtige Aspekte seines Lebens einzugehen. Diejenigen, die mehr über ihn erfahren möchten, werden auf die Biografie über J. Martin Littlejohn verwiesen (O'Brien 2015). Aber ist nicht inzwischen die Zeit gekommen, um nicht nur die Konzepte des Littlejohn College neu zu bewerten, sondern auch die Art, wie seine Familie ihn geprägt hat, und vor allem, wie der Beitrag seines Bruders James aussah?

5

LITERATUR

ACOMS. American College of Osteopathic Medicine & Surgery. Prospectus 1904.

Berchtold T. To Teach, To Heal, To Serve! A History of the Chicago College of Osteopathic Medicine 1900–1975. Chicago: Chicago College of Osteopathic Medicine, 1975.

BMA. British Medical Association. Quality of Osteopathic Education in the USA. BMA Committee on Osteopathy, 1935.

BSO. British School of Osteopathy. Prospectus 1927–1928.

Campbell C. Manuscript of the Life and Times of J. Martin Littlejohn. unnumbered page.

Campbell C. Early years of J. Martin Littlejohn. Lecture 4th National Osteopathic Archive History Society (NOAHS). Symposium J. Martin Littlejohn, June 2011 (DVD).

Canning J. Osteopathy: A Basic Science. London: BSO, 1956.

Comstock ES. The Littlejohn College Idea. J Am Osteopath Assoc (JAOA). 1911; 11.

Comstock ES. Chicago College of Osteopathy: Its History Reflex. 1923

Darwin C. Origin of Species. 6th ed. London: John Murray, 1872.

Flexner A. Medical Education in the United States and Canada: A Report to the Carnegie Foundation for the Advancement of Teaching. The Carnegie Foundation, 1910.

Gevitz N. The DO's: Osteopathic Medicine in America. Baltimore: The John Hopkins University Press, 1982.

Gevitz N. Osteopathic Medicine in Chicago: 1900–1985. Chicago: Proc. Inst. Med. 1985; Vol. 38.
Gregg AC. Incumbent minister. Creevagh: Reformed Presbyterian Church, correspondence, 2011.
Hall TE. The contribution of John Martin Littlejohn to Osteopathy. London: BSO, 1952.
Hill C. Letter to O. A. Hempson: O. A. Hempson correspondence. BMA Archives, 22nd March 1935.
House of Lords Select Committee. Registration and Regulation of Osteopaths Bill. London: HMSO, 1935.
Huxley TH. Lessons in Elementary Physiology. 4th ed. London: MacMillan, 1870.
IAO. Incorporated Association of Osteopaths. Council meetings, 1925–1942, Vol. I.
Kennard A, Kennard S. Conversation on JML and Mabel. 29th September 2014.
Kennard A, Littlejohn S. Family interview. NOA. DVD 2011.
Littlejohn JM. The Political Theory of Schoolmen. London: National Osteopathic Archive, 1895. Scanned material. JM Littlejohn further documents.
Littlejohn JM. Letters to various officers. American School of Osteopathy, 1899. With thanks to Still Museum of Osteopathic Medicine, AT Still University, Kirksville.
Littlejohn JM. A Letter from Dr. Littlejohn. J Am Osteopath Assoc (JAOA). 1911; 11.
Littlejohn JM. Letters to Trenear Michell, DO, 1933–1935. National Osteopathic Archive
Littlejohn JM. Personal writings and Letters. National Osteopathic Archive (NOA), 1935.
Littlejohn JB. Chicago College of Osteopathy Magazine. 1939 Edition.
MacDonald K. Osteopathy and its Position in the British Isles. Reprint of lecture in the House of Commons, Tuesday 31st March, 1925.
Minutes of the Southern Presbytery, Reformed Presbyterian Church of Ireland. March–November 1888.
O'Brien JC. The Bonesetters: A History of British Osteopathy. Tunbridge Wells: Anshan, 2013.
O'Brien JC. J. Martin Littlejohn: an Enigma of Osteopathy. Tunbridge Wells: Anshan, 2015.
Lady Percival Lady A. BSO: The post war years. 6th NOA History Society Symposium: History of the BSO, 3rd December 2011 (DVD).
Lady Percival A. Conversations. March–June 2014.
Trowbridge C. Andrew Taylor Still 1828–1917. Kirksville: Truman State University Press, 1991.
Tyreman S. Philosophy of J. Martin Littlejohn. Lecture 4th National Osteopathic Archive History Society (NOAHS). Symposium J. Martin Littlejohn, June 2011 (DVD).

KAPITEL

6

Zachary Comeaux

Osteopathie – die ersten 50 Jahre

Derzeit ist das klinische Verhalten eine Reaktion auf die Beschwerden des Patienten und wird von vielen Faktoren, wie der Ausbildung des Arztes, den Peer-Standards der Praxis sowie den publizierten Sicherheitsstandards, beeinflusst. Allerdings stützt sich die Entwicklung all dieser Erwartungen oder Einflüsse auf ein fortschrittliches Denken und Handeln und liefert retrospektiv die Geschichte oder Tradition. Wo liegen also die **Wurzeln der modernen Osteopathie?**

Als Andrew Taylor Still mit der Behandlung begann, löste er durch die Veröffentlichung seiner Positionen zu Medizin und Gesundheit sowie durch die Eröffnung einer Schule unbeabsichtigt einen öffentlichen Dialog über die Osteopathie aus und stürzte das Fachgebiet in einen sozialen Prozess. **Sozial** bedeutet jedoch verschiedene Meinungen über die Natur der Dinge. Die derzeitige Vielfalt der osteopathischen klinischen Praxis ist teilweise das Ergebnis einer 125 Jahre lang währenden akademischen und philosophischen Debatte und teilweise das Ergebnis einer parallel verlaufenden individuellen und sozialen Erfahrung, widersprüchlichen Meinungen und Einstellungen sowie von Versuchen, einen Konsens oder alternativ eine dominierende Meinung zu finden.

Der Stamm des Baums Osteopathie oder der osteopathischen Medizin liegt zwar ursprünglich in Amerika, hat aber sukzessive regionale und nationale Äste entwickelt. In diesem Kapitel wird versucht, das frühe Wachstum und die Verbreitung des Berufsstands zusammenzufassen (mit Fortsetzung in ➤ Kap. 7).

6.1 Die Wurzeln der Osteopathie

Die Osteopathie entstand als eigener Fachbereich und Berufsstand infolge der Erfahrungen eines Einzelnen, **Dr. Andrew Taylor Still.** Obwohl er in seinen Schriften kaum Quellen benennt, entsprang seine Denkweise dem komplexen intellektuellen Klima des mittleren bis späten 19. Jahrhunderts und wurde von den sozialen, wissenschaftlichen, kulturellen und religiösen Trends seiner Zeit beeinflusst (➤ Kap. 2, ➤ Kap. 3).

Die **besondere Stellung der Osteopathie** und die oft von Streitigkeiten geprägte Beziehung zur Schulmedizin sind tief in ihr und Stills Leben verwurzelt. Im frühen bis mittleren 19. Jahrhundert hing das Leben in Amerika insbesondere bei den Siedlern des Grenzlands im Mittleren Westen vom Wissen, der Initiative und der Stärke des Einzelnen ab. In der Blockhütte im äußersten Westen Virginias, in der Still in den 1830er Jahren seine Jugend verbrachte, hatte man das eigene Überleben und das seiner Familie selbst in der Hand. Signifikante kulturelle Einflüsse und soziale Unterstützung gab es nur in Form von einem oder zwei Nachbarn, seltenem Handelsverkehr und gelegentlichen Besuchen von Menschen aus dem Osten. Richtung Westen sowie in der direkten Umgebung fanden sich nur dunkle Wälder, Wildtiere und Wilde, die allesamt das Leben bedrohten. Stills Großvater mütterlicherseits, James Moore, war als Junge von den Shawnee-Indianern während eines Überfalls, bei dem sein eigener Vater getötet wurde, gefangen genommen worden (Moore 1854).

Eigenständiges Denken und Entscheiden sicherten das Überleben. **Stills Vater, Abram Still,** der als methodistischer Wanderprediger umherreiste, verkörperte diesen Geist und gab ihn an seinen Sohn weiter. Diese persönlichen Umstände verstärkten ein nationales Bewusstsein, bei dem bereits nach einer Generation die monarchische Dominanz gegen Freiheit eingetauscht war. Dies veranschaulicht auch folgendes Zitat: „*Wir erheben einen Anspruch auf das, was wir uns verdienen. Wir sind freie Amerikaner. Wir möchten uns anderen Schulen gegenüber nicht herablassend verhalten und möchten nicht herablassend behandelt werden und dulden es nicht, wenn auf unseren legitimen Rechten herumgetrampelt wird oder sie uns von irgendwelchen medizinischen Diktatoren genommen werden*" (Still 1902).

Als Still Antworten auf seine persönlichen Tragödien fand sowie auf seiner Suche nach dem Verständnis der Bedeutung von Krankheiten und einem alternativen Heilweg, setzte er seinen Geist und seine Lebenseinstellung als Siedler mit einer entsprechend scheinbaren Arroganz ein. So beschreibt er die Entdeckung der Osteopathie als das Hissen eines Banners am 22. Juni 1874: „*Ihr wollen wir folgen und uns in einen Kampf stürzen, der mehr Land bedecken wird als unter Alexander, Napoleon, Grant, Lee und Blucher, um anhand von Tatsachen einen größeren Feind zu erobern, als es den größten Generälen der Welt bislang gelungen ist, um einen Kampf mit größerem Einfluss auf die Menschheit zu fechten, als es bislang jemals zur Etablierung politischer, religiöser oder wissenschaftlicher Grundsätze geschehen ist."*

Viele von Stills Analogien entstammten teilweise seiner Teilnahme an verschiedenen Milizen während des Bürgerkriegs, der zugleich einen Kampf für die Anerkennung von Kansas als ein Bundesstaat ohne Sklaverei darstellte. Obwohl er als Offizier beim Militär diente, bekleidete Still zugleich das Amt eines Abgeordneten im territorialen Verfassungskonvent. Seine Initiative und Entschlossenheit wurden darüber hinaus gefordert, als ihn die religiösen Führer seiner Region als Abtrünnigen bezeichneten. Nachdem sich herumgesprochen hatte, dass seine osteopathische Arbeit nützlich sei, wurde sie von den Medizinern abgelehnt, diffamiert und missbilligt, bis sogar von legislativer Seite die Empfehlung kam, die Osteopathie als illegal einzustufen.

Was ehemals der Aktivität eines herumziehenden Heilers entsprang, sollte sowohl national als auch global eine nachhaltige Wirkung auf die Praxis der Medizin und die allgemeine Gesundheitsversorgung haben. Der Einfluss von Stills Ansatz zeigt sich allein schon daran, dass es auch mehr als 125 Jahre, nachdem er mit der Lehre der Osteopathie begann, weiterhin einen multidisziplinären osteopathischen Berufsstand von mehr als 90.000 osteopathischen Ärzten in den USA gibt und die Osteopathie zugleich in mehr als 30 Ländern weltweit progressiv wächst (American Osteopathic Association 2014, Osteopathic International Alliance 2014).

Bei der **Eröffnung seiner ersten formlosen Schule** im Jahr 1892 hatte Still die absolute persönliche Kontrolle. Ursprünglich hatte er vor, seine Kinder mit der Unterstützung des schottischen Arztes William Smith zu unterrichten, damit diese seine Arbeit verstehen und ihm somit besser assistieren könnten. Dieser Grundgedanke stand auch in den ersten Jahren der **American School of Osteopathy** (ASO) im Vordergrund. In Artikel III der Schulsatzung findet sich folgender Absatz: *„Ziel dieser Gesellschaft ist die Errichtung eines College für Osteopathie, dessen Profil unser aktuelles System der Chirurgie, Gynäkologie und Behandlung von Krankheiten allgemein verbessert, es auf eine rationalere und wissenschaftlichere Basis stellt, dem Berufsstand der Medizin Informationen weitergibt und die Auszeichnungen und Abschlüsse gewährt, die es auch an etablierten medizinischen Colleges gibt"* (Walter 1992).

Stills biografische Ereignisse belegen, wie sehr er von seinen Überzeugungen angetrieben wurde und sie als Arzt lebte. Dabei folgte er stets seinen altruistischen Motiven, vertraute auf seine Erfahrung und hielt an seinen Überzeugungen fest. Ob damit ein neues medizinisches Fachgebiet entstehen oder die Medizin seiner Zeit radikal reformiert werden sollte, stand dabei nicht in seinem Fokus. Die politischen Gegebenheiten jener Zeit sowie der Widerstand des medizinischen Berufsstands gegen Stills Überzeugungen die begründeten jedoch die **Wichtigkeit einer Trennung der Fachgebiete.**

Diese frühen Jahre liefern uns einige Lektionen zum besseren Verständnis unserer aktuellen Situation im Kontext eines globalen Berufsstands. Probleme, wie die öffentliche und behördliche Anerkennung, aber auch Themen wie Zusammenhalt versus individuellem Reputations- und Gewinnstreben, Philosophie und Wirkungsbereich der Praxis, bevorzugte Modelle zur Definition der Praxis – alles relevante Themen des 20. Jahrhunderts – waren bereits in den ersten Jahren in Amerika Gegenstand von Diskussionen und Intrigen und beeinträchtigten den inneren Zusammenhalt.

Die **Anfänge der Osteopathie** lassen sich am besten vor diesem Hintergrund rasch stattfindender kultureller Änderungen in Amerika, aber auch in Europa begreifen. Die Konzepte und das Betätigungsfeld der Medizin, aber auch die medizinische Ausbildung und Zulassung durchliefen eine rasante Entwicklung. Auch bahnbrechende Veränderungen in der Kommunikation und den wirtschaftlichen Strukturen wirkten sich signifikant auf die weitere Entwicklung und Verbreitung der Osteopathie als geregelten Fachbereich der Medizin aus. Da für ein umfassenderes Verständnis der Gesamtzusammenhänge ein extensives Studium der Literatur erforderlich ist, sollen in diesem Kapitel lediglich die wichtigsten Themen und Ereignisse zusammengefasst werden (➤ Kap. 2). Ausführliche Informationen zum Thema sind auch in den ersten Ausgaben des „Journal of Osteopathy" (sofern verfügbar) sowie in den Büchern von John Lewis (2012) und Martin Collins (2005) zu finden.

6.2 Die American School of Osteopathy

Still war gemäß den Gesetzen seiner Zeit regulärer Arzt (eine Kopie seiner medizinischen Zulassung von 1874 findet sich in Hildreth 2010). In den gesetzfreien Siedlungsgebieten mit geringen Ressourcen wurde aus pragmatischen Gründen die medizinische Ausbildung zum Arzt im Handwerksverfahren durchgeführt. Auf Basis dieser Ausbildung begann Still zu praktizieren und eine Nische für seinen besonderen Ansatz zu suchen. Dabei bezeichnete er sich wahlweise als Arzt, Knochenrichter oder magnetischen Heiler.

Zum Zeitpunkt der Gründung und bei der späteren Erweiterung seiner Schule achtete Still peinlichst genau auf die Qualität des Lehrplans. Dabei ließ er sich durch seine persönlichen Erfahrungen und seine Studien, aber auch durch seine persönlichen Neigungen leiten. Bis zum Jahr 1922 existierten bereits drei osteopathische Schulen allein im kleinen Kirksville, Missouri, sowie weitere Schulen in ganz Amerika. Still versuchte bis zu seinem Tod im Jahr 1917 die Kontrolle über das zu behalten, was er begonnen hatte, wobei er seine Absolventen nicht selten tadelte: *„Macht es nicht unnötig kompliziert, Jungs."* (Trowbridge 1991)

Die American School of Osteopathy (ASO) erhielt vom Staat Missouri das Recht, medizinische Abschlüsse (MD) zu gewähren. Die Satzung selbst beschreibt die Intention von Still, wonach **die Osteopathie die Medizin von innen reformieren** sollte.

Still zog als Titel die ursprüngliche und markante Auszeichnung des DO, was ursprünglich für Diplom-Osteopath steht und später in Doktor der Osteopathie umgewandelt wurde (Booth 1924, S. 81; Walter 1992). (Der Autor hat den Übergang zum Doktor der Osteopathie in den Auflagen von 1904 und 1905 von Booths Geschichte gefunden, was vermutlich aufgrund einer redaktionellen Durchsicht durch Fachleute entstanden ist.) Stills Beharrlichkeit und der Widerstand des medizinischen Berufsstands sowie von Teilen der Öffentlichkeit waren somit für die **Etablierung der Osteopathie als eigene medizinische Disziplin** grundlegend.

Die Änderung des Titels spiegelte dabei mehr als nur die Entscheidung, den Status des Berufsstands zu stärken, wider. Bei einer medizinischen Praxis haben Patienten bestimmte Erwartungen und es müssen die öffentliche Sicherheit, die Beziehungen zum medizinischen Berufsstand und eine entsprechende gesetzliche Reglementierung berücksichtigt werden. In Amerika liegt die Zulassung und Überwachung der medizinischen Approbationen dabei in den Händen der einzelnen Bundesstaaten.

> Bei einem denkwürdigen Beispiel für diese unklare Periode musste das State Supreme Court in Illinois im Jahr 1903 über das Recht eines DO zur Verwendung des Doktortitels bei der Werbung für seine Praxis entscheiden. Zwei Jahre zuvor hatte ein „Osteopathie-Gesetz" dieser Verwendung stattgegeben. Das State Board of Health wies aber auf die Verwechslungsgefahr mit den als MD praktizierenden Ärzten hin und stellte das Gesetz somit infrage. Es stellte klar, dass ein DO das Präfix „Dr." nur dann nutzen darf, solange er nicht die Absicht hat, seine Patienten damit absichtlich in die Irre führen zu wollen.

Aufgrund der Bedeutung des rechtlichen Status initiierte Still über Arthur Hildreth, ein Freund der Familie Still und einer der ersten Absolventen der ASO, zahlreiche wohl koordinierte Gesetzeskampagnen, die nach zähem Ringen zur Legitimierung der Osteopathie führen sollten. Diese sollen hier nicht im Detail erläutert werden.

Still setzte zur Kontrolle der akademischen und wirtschaftlichen Entwicklung der ASO Familienmitglieder als Dozenten und als Vorstandsmitglieder ein, da er voraussah, dass er selbst irgendwann nicht mehr da sein würde. Sein **Sohn Charles** wurde als legitimer Nachfolger zur Leitung der Schule ausgebildet und amtierte viele Jahre als ihr Vizepräsident. Aus Gründen persönlicher Vorteilsnahme verkaufte er seinen später erheblichen Anteil am Unternehmen und seine Stimmrechte jedoch an den Großneffen seines Vaters, **George A. Still.** Charles ignorierte die Gerüchte, wonach George angeblich nach der Präsidentschaft der Schule strebte, und läutete damit den Zusammenbruch der Still-Dynastie, der sich nach dem Tod seines Vaters vollzog, ein. Nachdem Stills Schwiegersohn, George Laughlin, die Nominierung abgelehnt hatte, übernahm George Still, der sich als Chirurg einen Ruf gemacht und an der Des-Moines-Schule akademische und finanztechnische Erfahrungen gesammelt hatte, in einem unternehmerischen Handstreich die Präsidentschaft.

Aber schon zu Lebzeiten Stills, als die ASO bereits gedieh, waren Curriculum und Arbeitsgänge nicht leicht zu kontrollieren. Still schaffte dies in gewissem Maße aufgrund seiner Persönlichkeit und seiner polemischen Fähigkeiten. Wann immer es nötig war, rekrutierte er die Lehrkräfte aus seinem treuen Kader hervorragender Absolventen. Schon bald ersetzte **Jeanette „Nettie" Bolles William Smith** und wurde damit zum zweiten Professor der Anatomie.

Aber nicht alle waren von Stills Charakter und Logik beeindruckt. Die daraus resultierenden Streitigkeiten unter den Dozenten zeigen sich am besten durch den Fall von **John Martin Littlejohn** und seinen Brüder. Littlejohn, der zunächst ebenso wie andere als Patient zu Still kam, wurde bald eine Lehrkraft und Leiter der Physiologie und Forschung. Später ersetzte er C.M. Hulett, einen Neffen von Stills Mutter, und wurde damit zum zweiten Dean of Studies. Durch seinen akademischen Hintergrund mit mehreren Abschlüssen nahm Littlejohn eine vorrangige Position an der Institution ein. Darüber hinaus leitete sein Bruder **J.B. Littlejohn** die Radiologie-Abteilung und **David Littlejohn** half William Smith als Assistent in der chirurgischen Abteilung. Gemeinsam wirkten sie als einheitliche Kraft (➤ Kap. 5).

An diesem Punkt erscheint eine Bemerkung angebracht. Für einen Siedler war A. T. Still ein gebildeter Mann, auch wenn er nicht nach europäischem Vorbild ausgebildet worden war. Jenseits der Metropolen der Ostküste und ohne die gewachsenen Universitäten und Ressourcen in Europa war die medizinische Ausbildung in den USA wissenschaftlich jener Europas unterlegen, was die Littlejohn-Brüder auf den Britischen Inseln und in New York zu ihrem Vorteil genutzt hatten. Und so kam es schließlich zu besagten akademischen Meinungsverschiedenheiten. Vor allem James Littlejohn wollte, dass an der ASO auch der Titel Medical Doctor (MD) vergeben werden sollte. Da dies nicht im Einklang mit Stills Ausbildungspraxis stand, zogen die Littlejohns nach Chicago und eröffneten im Jahr 1900 eine eigene Schule, das **American College of Osteopathic Medicine and Surgery.** John, der im Grunde Stills Ansatz, wenn auch auf wissenschaftlicher und nicht philosophischer Ebene, vertrat, kehrte nach London zurück, nachdem er sich mit seinem Bruder James aus den gleichen Gründen überworfen hatte, die zum Weggang aus Kirksville geführt hatten. Zurück in England gründete er dort in London 1917 die **British School of Osteopathy.**

6.2.1 Freunde und Feinde

Die Vielfalt der frühen Osteopathie ging auf **vier Einflussfaktoren** zurück:

- Die bereits erwähnten wetteifernden administrativen bzw. finanziellen Interessen
- Wetteifernde Schulen
- Abweichende intellektuelle Meinungen
- Die Entwicklung autonomer nationaler Institutionen

Dabei gab es oftmals deutliche Überschneidungen. Kommt dem Leser das nicht irgendwie vertraut vor?

1897 trafen sich die osteopathischen Absolventen und gründeten die national fungierende **American Association for the Advancement of Osteopathy** (AAAO), die 1901 in American Osteopathic Association (AOA) umbenannt werden sollte (Booth 1924, S. 251). Die ersten in der Verfassung verankerten Aufgaben richteten sich auf den Schutz und die Selbsterhaltung der Osteopathie als Profession, da den Klinikern der neu aufgekeimten Fachrichtung ein feindseliger politischer Wind entgegenwehte. Durch diese Ausrichtung auf Selbstschutz formte der Verband darüber hinaus aber auch den Charakter des Berufs und so entstand ein von den Schulen und somit auch von der ASO und der Still-Familie eigenständiges Machtzentrum.

Still selbst war über die rasante Ausbreitung von Schulen bestürzt, da sie häufig von minderer Qualität und mehr an finanziellen Gewinnen als an Dienstleistung oder akademischer Integrität interessiert waren. Die Still-Familie war hingegen zu jener Zeit in erster Linie auf die Durchführung von Gesetzeskampagnen in den einzelnen Bundesstaaten fokussiert. Die Qualität der osteopathischen Schulen wurde gleichzeitig angeblich von den Associated Colleges of Osteopathy überwacht, aber da diese Organisation die geforderten Qualitätsstandards nicht konsequent durchsetzte, half die neu gegründete American Osteopathic Association beim Überprüfen und Verklagen der eher unprofessionell agierenden „Diplom-Mühlen". Außerdem konnten einzelne AOA-Mitglieder Rechtshilfe in Anspruch nehmen, wenn ihre Praxis und ihre Referenzen in lokalen Gericht angefochten wurden – was häufig der Fall war.

Den Absolventen wurde jedenfalls immer deutlicher, dass Still mit der akademischen Ausbildung das Ziel verfolgte, ihnen das gesamte Spektrum der medizinischen Erkrankungen nahezubringen, mit dem sie und ihre medizinischen Kollegen konfrontiert werden. Daher waren sie auch zu derselben Sorgfalt verpflichtet, wie sie von jedem anderen Arzt erwartet wurde.

6.2.2 Verantwortlichkeit in der Medizin

Mit zunehmender Reifung der Nation und Verbesserung der Lebensqualität stiegen auch ganz allgemein die Erwartungen in Bezug auf die medizinische Ausbildung. Parallel zum Prozess der Qualitätskontrolle waren osteopathische Colleges auch von der öffentlichen Debatte über die medizinische Ausbildung betroffen. Das Problem betraf nicht nur die Osteopathie, denn viele kleinere MD-Programme basierten noch immer auf dem „Old School"-Muster der Wundermittel, die aber aufgrund der neueren europäischen Forschungsergebnisse im Bereich der Biologie sowie den Trends in der medizinischen Ausbildung im Grunde obsolet geworden waren. Wetteifernde medizinische Programme, wie Chiropraktik, Homöopathie, eklektische und christliche Wissenschaft, erschwerten zudem die Diskussion über philosophische und politische Grundlagen – und jedes Lager hatte seine Anhänger.

Die **American Medical Association** (AMA) sowie die **American Osteopathic Association** waren über die öffentliche Wahrnehmung ihrer Schulen, deren Attraktivität für Studenten und die öffentliche Sicherheit besorgt. Im Vordergrund stand zwar die Qualität der Bildung und der Absolventen, hierzu gab es aber keine verbindlichen Standards. Daher schuf die AMA 1904 einen Rat aus Vertretern der Schulen und staatlichen Untersuchungsgremien, die sich einen eigenen Überblick über den Stand der medizinischen Schulen verschafft hatten. Die komplexen staatlichen Zulassungssysteme verhinderten aber, dass sie trotz entsprechender Ergebnisse nichts unternehmen konnten (Gevitz 1998). Im Jahr 1907 präsentierten Mitglieder der Kommission dieses Dilemma und ihre Anliegen dem Leiter der Carnegie-Stiftung. Diese Stiftung bildete den philanthropen Ableger des Industriellen und Millionärs Andrew Carnegie, der häufig bedeutende Beiträge zur öffentlichen Wohlfahrt gemacht hatte. Damit hatte er sich einen guten Ruf vor allem bei der gebildeteren Bevölkerung erworben. So beauftragte die Stiftung den Lehrer und Autor **Abraham Flexner** mit einer umfassenden Evaluierung der medizinischen Schulen in den USA und Kanada und ließ ihm bei der Auswahl der Kriterien freie Hand.

Flexner, der selbst kein Arzt war, entschied sich für eine Auswertung auf Basis der administrativen und didaktischen Strategien und Ressourcen des ehemaligen Johns Hopkins College of Medicine. Modern und finanziell gut ausgestattet war es dazu angehalten, die beste zeitgenössische europäische medizinische Ausbildung umzusetzen, und Flexner beschloss, diese als Ausgangskriterium bei der Beurteilung anderer Schulen zu verwenden – eine hohe Messlatte.

Für die meisten Colleges landesweit ermittelte er, dass sie unter dem Standard lagen. Hier ein Auszug aus seinen Kommentaren über seinen Besuch bei der ASO (Flexner 1910): *„American School of Osteopathy. Gegründet 1892, gehört zwei Einzelpersonen. Aufnahmebedingung: weniger als eine gemeine Schulausbildung. Teilnehmer: 560 (Alter von 18–54 Jahre). Lehrkörper: 12, davon 11 studentische Assistenten. Für die Unterhaltung verfügbare Mittel: Gebühren von etwa 89.600 US-Dollar (Schätzung). Laboreinrichtungen: entsprechen in keiner Weise der Anzahl der Studenten, ebenso wenig der Lehrkörper. Als bakteriologisches und physiologisches Labor dient ein einzelner Raum mit angrenzendem Vorbereitungsraum […]. Klinische Einrichtungen: ein angrenzendes Krankenhaus mit 54 Betten, wobei die Arbeit fast nur ‚chirurgisch' ist […]. Es gibt einen Kurs aus 20 Vorträgen über die Täuschungen der Medizin, damit der Absolvent weiß, warum er keine ‚Drogen' verabreicht. Die Schule ist ein Geschäft, das seinen Eigentümern einen großen Profitrahmen sicherstellt. Die Möbel der Vorlesungsräume sind billigster Machart. Das hohe Einkommen wird somit überwiegend als Gewinn abgeschöpft."*

Unabhängig davon, ob der Bericht stimmte, war er zumindest beunruhigend und führte zu selbstkritischen Überprüfungen der ASO und der Entschlossenheit, Verbesserungen vorzunehmen. Das Carnegie-Projekt hatte nicht die Kompetenz einer staatlichen Regulierung und verfügte über kein anderes offizielles Mandat als die Kraft der öffentlichen Meinung. Diese war jedoch eine erhebliche Motivationskraft. Motiviert durch den Druck der öffentlichen Meinung, des Gesetzgebers, der Patienten und der Studieninteressierten reformierte sich die ASO, ebenso wie auch andere Schulen. Viele Hochschulen für Medizin, Homöopathie und Osteopathie mussten angesichts des damit verbundenen Aufwands bzw. der notwendigen Kompromisse in Bezug auf die Einhaltung der Empfehlungen aus dem Flexner-Bericht geschlossen werden. Wer die Herausforderung annahm, wurde Teil einer Reformierung der medizinischen Ausbildung, die sich starrer am medizinischen Modell orientierte und letztlich zum heutigen Lehrplan an osteopathisch-medizinischen Hochschulen in Amerika führte.

Ungeachtet der ursprünglichen Proteste ihres Gründers A. T. Still wurden an der ASO so bereits früh Pharmakologie und Physiologie als eigenständige Fächer unterrichtet. Die einzelnen Spezialisierungen in der Praxis begannen mit der Erweiterung der chirurgischen Einrichtungen und Praxis. **George Laughlin,** Stills Schwiegersohn, musste ein konkurrierendes Krankenhaus eröffnen, um Chirurgie überhaupt weiter anbieten zu können. Daraus erwuchs schließlich das zur ASO in Konkurrenz stehende A. T. Still College of Osteopathy and Surgery, das einen weiteren Blick auf dieses medizinische Fachgebiet erlaubte. 1924 fusionierten beide Institutionen, die Klinik Laughlins und die ASO, wobei Laughlins chirurgische Bemühungen integriert wurden.

6.2.3 Integration

Getragen von einer Welle des sozialen Wandels befanden sich die ASO und der Berufsstand als Ganzes 1917 in einer prekären Lage, denn es existierte kein eindeutiger Ort, der eine Kontrolle für die schnell wachsende Profession übernahm. Zugleich verstarb A. T. Still am 12. Dezember des gleichen Jahres im Alter von 89 Jahren. Seine Gedenkfeier wurde jedoch von noch größeren Ereignissen überschattet. Amerika befand sich seit nunmehr 9 Monaten in einem blutigen Weltkrieg. Osteopathen wurden zu jener Zeit für die amerikanische Armee nicht als vollwertige Ärzte eingezogen. Da sie offiziell nicht als Mediziner anerkannt waren, halfen die Absolventen aber nach ihrer Einberufung wo sie konnten, wobei sie von der DO-Führung aufgefordert wurden, sich den medizinischen Protokollen der Streitkräfte unterzuordnen (Lamb 1920). Viele dienten und starben im Kampf.

Von den schätzungsweise 10 Millionen Todesopfern, die dieser Krieg forderte, beruhte ein Drittel davon auf Krankheiten und nicht auf feindliche Waffeneinwirkung. Im Mai 1918 beobachteten Beamte des öffentlichen Gesundheitswesens in Kansas vor allem unter den Rekruten eine hohe und rasch fortschreitende Morbidität. Ähnliche Fälle wurden kurz darauf auch aus Europa gemeldet. Noch bevor die Epidemie richtig verstanden war, bezeichnete man sie als **Spanische Grippe,** da die ersten Berichte aus Spanien stammten. Unabhängig vom Herkunftsort fiel auf, dass offensichtlich Truppentransporte zur Verbreitung des Virus beitrugen. Bis zum Ende der Pandemie, die in den USA in drei konsekutiven Wellen verlief, starben weltweit 20 Millionen Menschen an dieser Krankheit.

Die Osteopathen behandelten die Grippe ihrer gewohnten Routine bei systemischen Erkrankungen folgend. McConnell beschrieb 1918 in einem Leitartikel im Journal of the American Osteopathic Association (JAOA) eine typische Behandlung der Influenza, die sich während der Epidemie als wirksam erwiesen hatte (McConnell 1918).

Kendrick Smith, DO, berichtete über einen retrospektiven Fragebogen zur Inzidenz, Therapie und Mortalität der Influenza, der an alle US-Gesundheitsbeauftragten versandt wurde und wovon 148 ausgefüllt zurückgeschickt wurden. Auch die AOA befragte 2.445 Osteopathen und erhielt deren Patientenakten aus der Zeit der Grippeperiode. Die statistische Analyse und der Vergleich der von diesen beiden Kohorten gemeldeten Daten ergab, dass bei traditioneller konservativer Behandlung 5 % der behandelten Personen verstarben, wohingegen dieser Prozentsatz bei den osteopathisch behandelten Personen nur bei 0,25 % lag. Außerdem verstarben 30 % der konventionell behandelten Patienten an den schweren Komplikationen der Streptokokken-Pneumonie, aber nur 10 % der osteopathisch behandelten Personen (Smith 1920). Trotz der Signifikanz dieser Zahlen konnten sie die nach wie vor bestehenden Vorurteile der medizinischen Gemeinschaft und dem von ihr ausgeübten Einfluss auf Regierung und Militär gegenüber der Osteopathie nicht verdrängen.

Zugleich wurden Osteopathen aufgrund der Zunahme der Zahl ihrer Zulassungen in sämtlichen Bundesstaaten – der erste erhielt seine Zulassung in Vermont – in vielen Fällen vor Gericht als Sachverständige bei Personenschäden und Haftungsfragen angehört. Auch hier muss die politische Situation der USA bedacht werden. E. R. Booth zitiert zahlreiche juristische Verfahren, während derer die Rolle der Osteopathen divers diskutiert und entsprechend unterschiedlich anerkannt wurde (Booth 1924, S. 162–201).

6.2.4 International

Zu Beginn des 20. Jahrhunderts basierte die soziale Vernetzung auf schriftlicher Kommunikation in Form von Briefen sowie der Übermittlung telegrafischer Nachrichten. Persönliche Kontakte auf internationaler Ebene wurden durch den Bahnverkehr und interkontinentalen Schiffsverkehr erleichtert, wobei die Sprachbarriere einen weiteren hemmenden Faktor bei der Verbreitung von Konzepten darstellte.

Vor allem aufgrund ihrer Sprachverwandtschaft und des transatlantischen Handelsverkehrs fanden sich bald auch **auf den Britischen Inseln Osteopathen.** Viel ist hierbei auch den Bemühungen von J. M. Littlejohn zuzuschreiben, der sich bereits 1898 mit dem Thema „Osteopathie in der apostolischen Sukzession der Medizin" an die Society of Science Letters and Arts in London gewandt hatte und dort einen Vortrag zum Thema hielt. Im Juli des darauffolgenden Jahres folgte die Fortsetzung mit „Osteopathie als Wissenschaft" (Collins 2005, S. 11).

Neben den Mitarbeitern von Littlejohn praktizierten bald auch andere amerikanische Osteopathen auf den Britischen Inseln. Collins zitiert William Smiths Rückkehr in seine Heimat Schottland, dann zog es Jay Dunham und Ray Foote nach Irland. Littlejohn selbst praktizierte angeblich bereits 1899 in London. F. J. Horn gründete 1902 eine Praxis in London und arbeitete 1917 mit Littlejohn zusammen an der Gründung der British School of Osteopathy (BSO). Wichtig ist, dass bereits vor diesem Zeitpunkt alle Osteopathen im Vereinigten Königreich Absolventen amerikanischer Schulen waren. Infolgedessen ging die 1918 eröffnete **British School of Osteopathy** letztlich auf die Initiative von Osteopathen zurück, die ihre Ausbildung im Ausland absolviert hatten und zugleich Mitglieder der AOA waren (Collins 2005, S. 14).

Die Osteopathie wurde sporadisch auch in anderen Ländern eingeführt, wie ein Bericht von Rachel Road, DO, über ihre Praxis in Tokio von 1901 zeigt. Außerdem verbrachte K. Nemoto, ein Absolvent der Akita Medical School in Japan, ein Postgraduiertenjahr in Kirksville an der ASO und erhielt die Ehrendoktorwürde dieser Einrichtung (Journal of Osteopathie 1900). Florence McGeorge, ein Australier, studierte 1900 an der ASO, gefolgt von Isabelle und James Blake im Jahr 1907 (Hawkins und O'Neill 1900).

6.2.5 Osteopathisches Betätigungsfeld

Aufgrund von Stills Ausführungen in seinem Buch „Forschung und Praxis" geht klar hervor, dass er ein anderes Paradigma für die Behandlung von Patienten vorstellen wollte – und zwar eines, das sich **allen** Beschwerden widmet. Hierzu zählten auch psychische Erkrankungen bzw. mentale Störungen. A. G. Hildreth wurde 1914 von Still mit der Gründung und Verwaltung des späteren **Still-Hildreth-Sanatoriums** in Macon, Missouri, beauftragt. Hier wurden im ersten Jahr 50 Patienten betreut und die Behandlungsstrategie bestand – wie auch in anderen Bereichen der Osteopathie – darin, die physiologischen Auswirkungen körperlicher oder geistiger Belastung zu beheben, um dem Körper damit zu ermöglichen, sich selbst zu heilen. Neben der umfassenden osteopathischen Behandlung wurde aber zugleich auch für eine sichere und komfortable Umgebung, gute Hygiene und Ernährung sowie viel Frischluft gesorgt.

Die Einrichtung bestand bis 1964, wobei sie stets den Entwicklungen in Medizin und Osteopathie folgte. Von Hildreth stammt noch eine Zusammenfassung der dortigen Aktivitäten aus dem Jahr 1929. In mehr als 15 Jahren waren 3.517 Patienten aufgenommen worden, 3.380 davon wurden mit einer Heilungsrate von 55 % wieder entlassen. In ➤ Tab. 6.1 ist eine Liste der in diesem Zusammenhang aufgeführten Diagnosen, bei denen der generationsbedingte Terminologiewechsel berücksichtigt werden muss, wiedergegeben.

6

Tab. 6.1 Jahresbericht des Still-Hildreth-Sanatoriums: Behandlungsergebnisse der ersten 15 Jahre.[a]

Behandlungsgrund/Diagnosen	Anzahl Patienten	Heilungsquote in %
organische Krankheit	395	–
andere nervöse oder mentale Krankheiten	100	–
Untersuchung, Meinung und Beratung	1.148	–
Dementia praecox	800	35
manisch-depressive Psychose	615	66
Infektion und Erschöpfung	56	94
toxische Psychose	35	94
Psychoneurose	212	77
präsenile wahnhafte Psychose	6	50
traumatische Psychose	4	100
apopleptische Verwirrtheitspsychose	2	100
beginnende atherosklerotische Demenz	5	100
beginnende präsenile Demenz	2	100

[a] Nach Hildreth 1929.

6.2.6 Konsolidierung und Wachstum

Der Zeitraum von 1920 bis 1930 ist durch eine Phase der Konsolidierung gekennzeichnet. Die Fachzeitschriften der Zeit sind voll von individuellen Erfahrungen – Fallberichte mit der Aufstellung von Grundprinzipien für die Behandlung vieler Krankheiten von Tuberkulose über Hämorrhoiden und Polio bis hin zur posttraumatischen Belastungsstörung. Außerdem gab es umfangreiche Artikel über angewandte Physiologie und Empfehlungen für die Behandlung. Weiterhin wurden die klinische Behandlung bei normaler Schwangerschaft, die Geburtshilfe und das Management der Eklampsie beschrieben. Im Legislativbereich wurden zunehmende Eingriffe der Regierung in der Rechtsprechung mit Bezug auf das Recht der DO zum Praktizieren als Ärzte, Gerichtsmediziner und Leichenbeschauer gemeldet. Überliefert ist auch die Werbung für Produkte, Hilfsmittel, individuelle Verhaltensweisen mit Hilfeersuchen sowie Todesanzeigen. Zuweilen findet sich ein Leitartikel über das Verhältnis zur physikalischen Therapie, den Niedergang der Homöopathie oder Kritik an der Chiropraktik, um damit die Vorteile der Osteopathie zu definieren und zu verteidigen.

All dies sind **Anzeichen eines sich entwickelnden Berufsstands.** Das Journal of Osteopathy listete 1926 18 geplante Konventionen des Landesverbands auf. Im Mai desselben Jahres enthält die Zeitschrift eine 30 Seiten lange Zusammenfassung des Status der osteopathischen Gesetzgebung in Bezug auf Ausbildungsvorgaben und Praxisparameter in sämtlichen 48 Bundesstaaten der USA und in Kanada.

Ende der 1920er Jahre spiegelt sich das Wachstum in der Osteopathie auch in der Anzahl ihrer Schulen wider. Aus dem Sturm des Aufruhrs, der dem Aufeinandertreffen der „Old School"-Medizin und dem Flexner-Bericht folgen sollte, trieben sechs amerikanische osteopathische Schulen den Berufsstand nach vorn. Parallel dazu plante Littlejohn, seinen Kader von Absolventen und das Programm der British School of Osteopathy dem englischen Parlament vorzustellen.

Die amerikanischen Schulen hatten zu diesem Zeitpunkt 1.562 Studenten aufgenommen, so z. B.:

- Chicago College of Osteopathy: 131 Studenten
- Des Moines Still College of Osteopathy: 237 Studenten
- Kansas City of Osteopathy and Surgery: 109 Studenten
- Kirksville College of Osteopathy and Surgery: 598 Studenten
- College of Osteopathic Physicians and Surgeons (Los Angeles): 233 Studenten
- Philadelphia College of Osteopathy: 254 Studenten

Die Lage der Schule legte zu einem Großteil fest, aus welcher lokalen Bevölkerung sich die Studenten überwiegend rekrutierten. Darüber hinaus waren unter den verschiedenen Studentenschaften auch folgende Nationalitäten vertreten (Willard 1929): Kanada (40), Schweden (3), Norwegen (1), Schottland (1), England (7), Japan (3), Australien (1), Mexiko (2), Irland (1), Tschechoslowakei (1), Russland (2) und Frankreich (1).

Zusammenfassung

Zwischen 1859, als ein verzweifelter Still mit seiner Seele rang, um den Tod seiner Frau und mehrerer seiner Kinder zu verstehen, und 1930 erwuchs die Osteopathie von einem Funken der Inspiration zu einem Lauffeuer, dass sich global verbreitete, um menschliche Bedürfnisse zu erfüllen. Die Osteopathie hatte damit begonnen, einen Platz in der heutigen Zeit ebenso zu finden, wie das moderne Zeitalter seinerseits versucht, sich selbst zu verstehen.

Der globale Fortschritt der Osteopathie, der zunächst vor allem in Großbritannien stattfand, wird in ➤ Kap. 7 besprochen.

LITERATUR

American Osteopathic Association. 2014. www.osteopathic.org/inside-aoa/about/aoa-annual-statistics/Pages/default.aspx (letzter Zugriff: 13.2.2016).

Booth ER. History of Osteopathy and Twentieth Century Medical Practice. Cincinnati: Caxton Press, 1924.

Collins M. Osteopathy in Britain the first hundred years. London: BookSurge, 2005.

Flexner A. Medical Education in the United States and Canada. A report to the Carnegie Foundation for the Advancing of Teaching. Bulletin 4. New York: Carnegie Foundation, 1910. pp. 253–254.

Gevitz N. Other Healers. Baltimore: Johns Hopkins University Press, 1998. p. 110.

Hawkins P, O'Neill A. Osteopathy in Australia. Bundoora: P. I. T. Press, 1990. p. 19.

Hildreth AG. Fifteen years at Still-Hildreth. Journal of Osteopathy. 1929; 36 (9): 518–521.

Hildreth AG. The Lengthening Shadow of Dr. Andrew Taylor Still. 2nd ed. Kirksville: Simpson Printing, 2010. p. 295.

Journal of Osteopathy. 1900; 7 (4): 187. www.atsu.edu/museum/subscription/pdfs/journalofosteopathyvol7no41900september.pdf (letzter Zugriff: 13.2.2016).

Lamb H. Osteopathy and the Army. J Am Osteopath Assoc. 1920; 20: 512.

Lewis J. A.T Still: From the Dry Bone to the Living Man. Blaenau Ffestiniog: Dry Bone Press, 2012.

McConnell CP. The treatment of influenza. J Am Osteopath Assoc. 1918. Reprinted: J Am Osteopath Assoc. 2000; 100 (5): 311–313.

Moore J. The Captive's of Ab's Valley. A legend of frontier life. Philadelphia: Presbyterian Board of Publications, 1854.

Osteopathic International Alliance. 2014. http://wp.oialliance.org/about-us/ (letzter Zugriff: 13.2.2016).

Still AT. The Philosophy and Mechanical Principles of Osteopathy. Kansas: Hudson-Kimberly Pub. Co., 1902. p. 23.

Still AT. Research and Practice of Osteopathy. Kirksville: A. T. Still, 1910. Reprint: Seattle: Eastland Press, 1992. p. 277.

Smith RK. One hundred thousand cases of influenza with a death rate of one-fortieth of that officially reported under conventional medical treatment. J Am Osteopath Assoc. 1920. Reprinted: J Am Osteopath Assoc. 2000; 100 (5): 320–333.

Trowbridge C. Andrew Taylor Still. Kirksville: The Thomas Jefferson University Press, 1991. p. 198.

Walter G. The First School of Osteopathic Medicine. Kirksville: College of Osteopathic Medicine, 1992. p. 14.

Willard A. Where our students come from. Journal of Osteopathy. 1929; 36 (4): 225–226.

KAPITEL

7

Zachary Comeaux

Die weltweite Ausbreitung der Osteopathie

7.1 Bedeutung der Geschichte

Geschichte folgt dem Ablauf von Fußspuren, der bis in die Gegenwart führt. Neben der Initiierung und Erarbeitung eines neuen Konzepts wird die **Geschichte der Osteopathie** dabei von zwei weiteren großen Themen bestimmt: der **Integration** in die Gesundheitssysteme mehrerer souveräner Nationen und daraus folgend dem **Kampf** für eine tragfähige Beziehung mit der Schulmedizin.

Im Zuge der Bewältigung dieser Herausforderungen sind in den einzelnen Ländern verschiedene Strömungen der osteopathischen Praxis entstanden.

A. T. Still bezeichnete seine Absolventen als **DO: Diplomaten der Osteopathie.** Um Parität mit den Doktoren der Medizin zu erklären, nahmen die Absolventen kurz darauf den selbst festgelegten Titel „Doktor der Osteopathie" an. Obwohl heute auf den amerikanischen Diplomen „Doktor der osteopathischen Medizin" steht, lautet die öffentliche Berufsbezeichnung DO und der Betreffende genießt unbegrenzte medizinische Zulassung. In mehreren europäischen Ländern besitzen Osteopathen eine uneingeschränkte medizinische Zulassung, sofern sie die nationalen Vorgaben für einen Abschluss als MD (Doctor of Medicine) sowie die Anforderungen einer freiwilligen, aber formal organisierten und integrierten osteopathischen Fachgesellschaft erfüllen.

Aber es gibt auch andere Arten von DO. Da John Martin Littlejohn im Vereinigten Königreich zu einer Zeit mit der Ausbildung von Osteopathen begann, als die Gesundheitsversorgung im Medical Act von 1858 geregelt wurde und wonach nur Ärzte eine unbegrenzte medizinische Zulassung besaßen, weist der britische DO in der Praxis einen eingeschränkteren Anwendungsbereich auf. Mit dieser **eingeschränkten Zulassung als DO** verbreitete sich die Osteopathie im gesamten Vereinigten Königreich, in Europa und sogar im größten Teil der Welt. Dabei lassen sich **drei DO-Formen** ausmachen:

- Ärzte, die bereits in verschiedenen Disziplinen qualifiziert sind, können einen Teilzeitkurs über etwa 5 Jahre oder weniger besuchen, in dessen Verlauf sie die osteopathischen Prinzipien und Fähigkeiten erlernen.
- Eine zweite Möglichkeit, einen DO zu erhalten, ist ein grundständiges Vollzeitstudium.

In beiden Fällen erwirbt man das Zertifikat und eine akademische Auszeichnung oder Qualifikation. In manchen Ländern existieren Bildungsprogramme im tertiären Bildungssystem und die Absolventen beenden ihr Studium mit einem Bachelor oder Master. Sofern die Qualifikation mit den **Benchmarks for Osteopathic Education** der Weltgesundheitsorganisation (WHO) übereinstimmt, wird sie im Allgemeinen von den organisierten internationalen Osteopathenvereinigungen anerkannt (Website [1]).

- Bei der dritten Ausbildungsmöglichkeit wird die Osteopathie als Teilgebiet der physikalischen Therapie und nicht als eigenständiges Fachgebiet verstanden. Darüber hinaus gibt es in einigen Ländern ohne Reglementierungen Osteopathen, die den Titel mit einer begrenzten Ausbildung erwerben oder sich einfach selbst so bezeichnen, ohne eine Qualifikation erworben zu haben.

Somit präsentiert sich die Osteopathie derzeit der Öffentlichkeit auf höchst komplexe Weise.

Warum diese Vielfalt? Die Osteopathie begann zwar als eine amerikanische Bewegung in der Medizin, verbreitete sich aber schnell in der gesamten englischsprachigen Welt. Heute wird in mehr als 50 Ländern Osteopathie praktiziert. Die initiale Saat für die **Einrichtung einer osteopathischen Präsenz in einem Land** erfolgte dabei im Allgemeinen auf drei Wegen:

- Besuch von einem oder mehreren in Amerika ausgebildeten Osteopathen
- Rückkehr eines außerhalb des Landes ausgebildeten Einheimischen
- Neugründung einer Schule durch einen Einzelnen oder eine bereits bestehende Schule im Herkunftsland

Diese drei Grundarten der Entwicklung treten in verschiedenen Kombinationen und Mustern auf.

Bevor auf die Einzelheiten eingegangen wird, sollte man wissen, dass die Vehikel für den Aufbau eines zusammenhängenden Berufsstands aus **unterschiedlichen Kombinationen folgender Elemente** bestanden:

- Freiwilliger Zusammenschluss freier Praktiker, Organisationen und Verbände, Schulen und Colleges
- Organisierte Akkreditierung durch besagte Einrichtungen
- Freiwillige Registrierung der Qualifikationen von Einzelpersonen
- Staatliche Anerkennung und Regelung der vorgenannten Punkte

Jedes Land hat diese Elemente in zum jeweiligen Gesundheitssystem und den politischen Umständen passenden Weise kombiniert.

7.2 Eine neue medizinische Fachrichtung – warum sich Sorgen machen?

Der medizinische Fortschritt findet in der Regel im nationalen, theoretischen und gesellschaftspolitischen Kontext statt. Während die Medizin in Europa Mitte des 19. Jahrhunderts wissenschaftlich begründet war, überstieg die Nachfrage nach Ärzten in Amerika durch die rasch wachsende Bevölkerung und die explosionsartige Expansion in neue Gebiete die akademischen Kapazitäten der jungen Nation. Daher durchliefen Mediziner meist eine Art Lehre. Die existierenden Schulen waren nicht immer aktive Forschungszentren; viele wiederholten gebetsmühlenartig die Praktiken der „Wundermedizin" der Vorgeneration. Entsprechend waren die Ergebnisse der medizinischen Behandlung oft miserabel. Besonders deutlich wurden die Mängel dieses medizinischen Systems während Epidemien von Typhus, Malaria und Meningitis. Auch die Still-Familie war wiederholt davon betroffen, was Andrew Taylor Still in seiner Verzweiflung dazu motivierte, sich für einen Wandel einzusetzen.

Still verwendete die Bezeichnung MD – initial infolge der Ausbildung bei seinem Vater, einem methodistischen Wanderprediger und Arzt. Er nahm zwar irgendwann am Unterricht am Kansas City College of Physicians and Surgeons teil, empfand das Curriculum aber als für seine Bedürfnisse ungeeignet, setzte seine intuitive Suche nach einem besseren Ansatz fort und zog gebildete Freunde hinzu. Schließlich fügte er alles zusammen und rief **im Juni 1874 die Osteopathie ins Leben** (Lewis 2012). Zunächst war es nicht sein Ziel, einen neuen Berufsstand zu schaffen, sondern lediglich die Medizin zu reformieren. Während er an vielen Fronten blockiert wurde, ermutigten ihn auf der anderen Seite auch all jene, die seinen Erfolg sahen, zur Ausbildung weiterer Interessierter. Unterstützt von William Smith, gründete Still **1893 seine American School of Osteopathy** (ASO), nachdem er zuvor in einem Pilotjahr seine Kinder ausgebildet hatte (➤ Kap. 3).

Zwar erhielt die ASO vom Staat Missouri die Zulassung zur Verleihung des medizinischen Grads, Still wollte aber, dass seine Schüler und die Öffentlichkeit diesen neuen Behandlungsansatz als etwas Einzigartiges und Anderes betrachten – daher stammt auch die Bezeichnung als **Diplomaten der Osteopathie.** Während des Peer-Review von E. R. Booths „Geschichte der Osteopathie" im Jahr 1906 wurde die Bezeichnung DO im Text von „Diplomat" in „Doktor" geändert. Eine ausführlichere Beschreibung der ersten Jahre der Osteopathie, die überwiegend auf Amerika beschränkt war, findet sich in ➤ Kap. 6.

> Das Curriculum der ASO beinhaltete überwiegend die funktionelle Anatomie des Körpers sowie die externe Wiederherstellung ihrer Integrität durch manuelle Manipulation. Eingeschlossen waren weitere Studien zur Relevanz der funktionellen Anatomie.

Allerdings meldete John Martin Littlejohn, Stills zweiter Studiendekan, wahrscheinlich in Zusammenarbeit mit seinen Brüdern bei zwei Punkten Widerspruch an. Littlejohn bestand auf einer stärkeren Bedeutung des Physiologiestudiums und forderte – vermutlich unter Einflussnahme seines Bruders James – als Abschluss ein Diplom der Osteopathie und der Medizin. Still weigerte sich. Ebenso wie heute waren die Feinheiten der persönlichen Rivalitäten um die Führung in Organisationen komplex. Auf jeden Fall verließen die Littlejohns die ASO und gründeten zunächst das **American College of Osteopathic Medicine and Surgery** in Chicago. Später kehrte John Martin Littlejohn in das Vereinigte Königreich zurück, wo er schließlich 1918 die **British School of Osteopathy** (BSO) in London gründete (➤ Kap. 5).

7.3 Die britische Erfahrung

Da sich die Osteopathie bereits früh in England ausbreitete und dadurch in viele Teile der Welt gelangte, lohnt es sich, einen intensiveren Blick auf die Entwicklungen in Großbritannien zu werfen.

Durch die sprachliche Nähe und die kulturellen Bindungen konnte sich die Osteopathie leicht von Amerika aus auf den Britischen Inseln ausbreiten. Obwohl die initiale Einführung 1898 durch John Martin Littlejohns Vorlesungen bei der Society of Science, Letters and Arts erfolgte, brachten schon bald immer mehr Absolventen der amerikanischen Schulen die Praxis nach Großbritannien. Während Littlejohn zwischen Großbritannien und Amerika pendelte, bevor er 1913 endgültig in das Vereinigte Königreich übersiedelte, kehrte der in Schottland ausgebildete William Smith, Stills Mitbegründer der ASO, im Jahr 1901 zurück. Andere folgten (Collins 2005, S. 12) und bereits 1910 existierte eine **British Osteopathic Association** (BOA) mit 12 Mitgliedern.

Zwischen 1914 und 1921 stellten Littlejohn und seine Mitarbeiter einen auf den Richtlinien der **American Association of Colleges of Osteopathy** basierenden Studiengang zusammen. Die Entwicklung des britischen Gesundheitssystems war zu dieser Zeit durch den Medical Act beschränkt, wonach jemand ohne einen vollständigen Abschluss in Medizin nicht als Arzt oder Chirurg praktizieren durfte. Der Tradition des Gewohnheitsrechts folgend war jedoch der Status – oder der Berufsstand – nicht registrierter Ärzte, Knochenrichter, Botaniker, Hebammen und Bader so lange legal, wie er nicht per Gesetz eindeutig als illegal bezeichnet wurde. Die Osteopathie gehörte als neuer Beruf zu dieser Kategorie. Während die Osteopathie in Amerika – wenn auch nach hartem Kampf – die Einstufung als vollqualifizierter medizinischer Beruf erreicht hatte, entschied sich Littlejohn dafür, seinen Fall vor das Parlament zu bringen und die Arbeit seiner frühen Absolventen als Beweise vorzulegen.

In der Zwischenzeit warnte das **General Medical Council** 1925 die Anästhesisten vor einer Unterstützung nicht registrierter Ärzte. Wilfred Streeter, ein in Amerika ausgebildeter DO mit Spezialisierung auf Audiologie, benötigte aber regelmäßig solche Dienste. Aufgrund dieses Dilemmas wurde eine Änderung des Medical Act vorgeschlagen, die sich auf die Vorteile für die Öffentlichkeit durch die Dienstleistungen der Ärzte berief. Nach erheblicher Lobbyarbeit und umfassenden Diskussionen stellte der Gesundheitsminister fest, dass eine vorgesehene Regelung der Osteopathie in England in erster Linie in England ausgebildete Osteopathen betreffen sollte. Seiner Meinung nach sollte dieser Beruf, sofern er denn wirklich einen Wert hatte, an britischen Schulen gelehrt werden. Obwohl die BSO bereits bestand, war sie zu diesem Zeitpunkt noch nicht anerkannt oder reguliert.

1931 und erneut 1933 wurde dem House of Commons ein Gesetzentwurf mit dem Titel **„Registration and Regulation of Osteopathy Bill"** vorgelegt. Es folgte eine lange und hitzige Debatte, in deren Verlauf der gewohnte Widerstand der Mainstream-Ärzteschaft laut wurde. Am Ende verlor die Initiative an Schwung und wurde an einen Ausschuss des House of Lords weitergereicht. Bei der dortigen Anhörung kam es zu Konflikten zwischen der BSO und den in Amerika ausgebildeten Osteopathen, die den Großteil der BOA-Mitglieder ausmachten.

Ein Faktor, der es für Littlejohn schwierig machte, die Kompetenz seiner Absolventen zu untermauern, war sein Lehrplan, der auch Grundlagenwissenschaften umfasste. Zwar kontrollierte er die klinische Ausbildung seiner Schüler sorgfältig, ihre wissenschaftlichen Arbeiten absolvierten sie aber an der Chelsea Polytechnic, der University of Sheffield und dem King's College London. Im Zuge dieser Mischausbildung unterstützte Littlejohn auch einige Studenten, indem er ihre Ausbildungszeit an der Looker's Manchester School of Osteopathy and Chiropractic nach dem Tod dessen Gründers anerkannte. Erst später stellte sich heraus, dass einige Studenten ihre wissenschaftlichen Kurse noch nicht abgeschlossen hatten, obwohl sie dafür eine Bestätigung vorlegen konnten. Diese Tatsache verschwieg Littlejohn anfänglich dem Ausschuss. Als sie dann jedoch ans Licht kam, beeinträchtigte sie die Integrität des Profils der BSO-Absolventen sowie die persönliche Integrität von Littlejohn. Nachdem er auf diese Weise diskreditiert war, setzte er seine lautstarken Argumentationen nicht weiter fort.

Da auch von anderen Parteien Widerstand kam, schien die erfolgreiche Verabschiedung des Gesetzes unsicher. Es folgten langwierige Diskussionen, die ausführlich von Martin Collins zusammengefasst wurden (Collins 2005).

Ein Großteil der Diskussionen drehte sich, ebenso wie es heute sein könnte, um den wissenschaftlichen Nachweis der Wirksamkeit und die Ausbildungskompetenz der Einrichtungen. Da kein Konsens erzielt werden konnte, empfahl das Select Committee die Schaffung eines freiwilligen Registers. Ein Register oder eine Registrierung ist im Wesentlichen eine Liste derjenigen, die sich gegenüber einer Peer-Review-Gruppe bezogen auf einen einheitlichen Standard als kompetent erweisen. Dieser Schritt, der oft eine Vorstufe bildet, umging zwar das Problem der gesetzlichen Anerkennung, Regulierung oder Unterstützung, wurde aber Littlejohns ultimativen Agenda für den Berufsstand nicht gerecht.

Da die Gesetzgebung blockiert war, folgte eine umfassende interne Debatte, wobei die BOA und die BSO polarisierten. Wie vom Select Committee empfohlen, wurde durch das **General Council and Register of Osteopaths** (GCRO) ein Register entwickelt. Es war aber bei seiner Einführung von der BOA aufgestellt worden und bevorzugte deren in Amerika ausgebildete Mitglieder. Später infiltrierten die Absolventen der BSO, die zunächst in der Incorporated Association of Osteopaths und später in der **Osteopathic Association of Great Britain** organisiert waren, zunehmend das GCRO und das Register.

Während des Zweiten Weltkriegs kämpfte sowohl die BSO als auch der gesamte Berufsstand ums Überleben. Nach dem Krieg wurden unbedeutende interne Kämpfe fortgesetzt, wobei der Berufsstand selbst letztlich durch die Zufriedenheit der Patienten erhalten blieb. 1947 wurde Littlejohn als Schulleiter durch **Shilton Webster-Jones** abgelöst und die Schule begann, zu einem kollektiven Bildungsunterfangen zu werden und aus dem Schatten ihres Gründers herauszutreten. In den 1950er Jahren schrumpften die Abschlussklassen bis auf nur zwei Studenten. Durch gewissenhafte Selbstverbesserung und den klinischen Erfolg der BSO wuchs sie schrittweise und wurde für ein breiteres Spektrum an Studenten, Männer und Frauen gleichermaßen, attraktiv. Mehrere andere Schulen entstanden, die sich oft unter verschiedenen Akronymen verwandelten oder fusionierten, aber meist nur geringe Studentenzahlen aufwiesen.

Ein interessantes Beispiel für die Komplexität der britischen Osteopathie ist die Geschichte der **European School of Osteopathy** (ESO) in Maidstone, Kent. Sie war von **Thomas Dummer** gegründet worden und beherbergte Sommerstudenten aus der französischen Schule für Osteopathie, der **Ecole Française d'Ostéopathie** (EFO). Als der EFO in Frankreich Rechtsstreitigkeiten drohten, vereinigte sie sich dauerhaft mit der ESO. Die Schule wurde zunächst vom British College of Naturopathy and Osteopathy beherbergt, die Studenten teilten sich aber auch Räumlichkeiten, die im Besitz von **John Wernham** waren und die später für einige Zeit der einzige Standort der Schule wurden. Als auch hier der Platz nicht mehr ausreichte, erwarb die EFO, die sich inzwischen European School of Osteopathy (ESO) nennt, 1979 ein Anwesen in der Nähe. Dieses wurde schließlich der klinische Standort, während die akademischen Einrichtungen in den Vorort von Boxley, dem aktuellen Sitz, verlagert wurden.

Wernhams Schule, das **Osteopathic Institute of Applied Osteopathy,** sollte später als **Maidstone College of Osteopathy** bekannt werden und schließlich in **John Wernham College of Classical Osteopathy** umbenannt werden (Collins 2005, S. 300).

Wernhams wichtigste Ziele waren der Erhalt und die Weiterverbreitung seiner Interpretation von Littlejohns Lehre, die meist als biomechanische Behandlung interpretiert worden war. Die ESO vermittelte durch Tom Dummer und andere eine andere Herangehensweise an das osteopathische Konzept. Dennis Brooks, der an der BSO ausgebildet wurde und an der Etablierung der späteren ESO beteiligt war, studierte gemeinsam mit einem jüngeren Kollegen, Clem Middleton, **Sutherlands kraniale Osteopathie** (1950er Jahre) und führte sie in die BSO ein. Der Grundstein dafür war von Helen Emilie Jackson, einer Amerikanerin, die 1939 in eine britische Familie eingeheiratet hatte, gelegt worden. Colin Dove, der von 1968–1977 Rektor der BSO war, erwähnt in seiner BSO-Diamantjubiläumsrede reziproke Gastvorlesungen und Gastkurse an der Cranial Academy und der Sutherland Cranial Teaching Foundation, während gleichzeitig für 36 Studenten ein einwöchiges kraniales Seminar an der BSO stattfand.

In den 1970er Jahren rückte der kraniale Ansatz bei der BSO in den Hintergrund, während die ESO das Konzept weiter verfolgte. Dadurch entstanden in England **zwei unterschiedliche Strömungen des osteopathischen Konzepts,** von denen das eine die strukturelle Integrität betont und das andere die biodynamischen Funktionen. Ersteres wurde bis nach Australien und Neuseeland weitergetragen und letzteres beeinflusste die Entwicklung in Frankreich und Mitteleuropa sehr stark (Comeaux 2005, Stoddard 1986, Middleton 1950, Jackson 2000, Dove 1977).

1990 wurde – ungeachtet der bisherigen britischen Fortschritte in der Osteopathie – ein Bericht zur Osteopathie angekündigt, der vom King's Fund finanziert und von Sir Thomas Bingham durchgeführt werden sollte. Diese Entwicklung, die der Prinz von Wales unterstützte, führte schließlich 1993 zum **Osteopaths' Act.** Das Gesetz regulierte die Osteopathie und begründete den **General Osteopathic Council** (GOsC), in dem sich alle, die auch weiterhin den Titel eines Osteopathen führen wollten, registrieren mussten. Die Qualifikation umfasste einen Abschluss an einer anerkannten Schule. Zudem mussten die praktizierenden Osteopathen ein persönliches Portfolio erstellen und einreichen, das innerhalb der folgenden zwei Jahre überprüft wurde, wobei die meisten von ihnen die Kriterien erfüllten. Alle anderen, denen das nicht gelang oder die sich gegen die Erfüllung dieses Standards entschieden, schlossen sich zu dem neuen Berufsstand der **„Osteomyologie"** zusammen (Website [2]).

> Derzeit gibt es im Vereinigten Königreich neun osteopathische Schulen, die neue Bewerber annehmen, und die BSO wurde zur Vergabe von Studienabschlüssen autorisiert – in gewisser Hinsicht ähnlich dem Status einer Universität (Website [3]).

7.4 Osteopathie in Europa

7.4.1 Frankreich

Die osteopathischen Konzepte wurden in Frankreich 1923 durch den amerikanischen DO Major Stirling bei einer Gruppe von Ärzten eingeführt. 1957 eröffnete Paul Geny, ein französischer Massagetherapeut, die erste Schule für Osteopathie in Frankreich: **L'Ecole Française d'Ostéopathie.** Dabei wurde Geny stark von Dennis Brooks, einem britischen DO, und Thomas Dummer, der ebenfalls als Dozent tätig war, unterstützt. Im Sommer studierten die Studenten an der neu gegründete European School of Osteopathy (➤ Kap. 7.3) (Barillon 2000).

Als es in Frankreich 1964 zu rechtlichen Problemen hinsichtlich der Abschlusspraxis kam, verlegte Geny die Schule mit Hilfe von Brooks und Dummer dauerhaft nach England. Die Absolventen der ESO, darunter Francis Peyralade, Parnelle Bradbury und Marc Bozzetto, kehrten später nacheinander nach Frankreich zurück, formierten sich neu und gründeten dort mehrere osteopathische Schulen. Dazu gehört das **Centre Internationale d'Ostéopathie** (CIDO) in Saint Etienne mit J. P. Barral und P. Feval in Führungspositionen. Andere Privatschulen folgten.

Methodisch betrachtet neigte die französische Osteopathie dazu, ähnlich wie die kraniale Osteopathie einen starken funktionellen Schwerpunkt zu setzen, was vor allem auf die Einführung durch die ESO zurückzuführen ist. Die viszeralen Techniken von Jean Pierre Barral (1998) sind ein Beispiel für diese Einstellung, „L'Approache Tissulaire" von Pierre Tricot ein weiteres (Barral 1988, Tricot 2002). Interessanterweise hatten fast alle Osteopathen in Frankreich ihre osteopathische Qualifikation zusätzlich zu einer Qualifikation als Physiotherapeuten oder, seltener, als Ärzte erworben. Dies ist aus edukativer, professioneller und regulativer Sicht von Bedeutung und hatte wohl auch einen großen Einfluss darauf, wie sich ihr Praxisstil entwickelte.

Hinsichtlich des Fortschritts und des Wachstums stellt ein Bericht der Académie Nationale de Médecine 1962 folgendes fest: *„Der Beruf wird von Strömungen unterschiedlicher Herkunft durchzogen. Ärzte, die auch osteopathisch arbeiten, bezeichnen sich oft als Osteotherapeuten. Ihre Zahl liegt bei ca. 100. In Frankreich gibt es ca. 5.000 Osteopathen, die keine Mediziner sind, von denen die eine Hälfte ihre Tätigkeit hauptberuflich ausübt, während die anderen parallel als Physiotherapeuten arbeitet."* (Website [4]).

Zu jenem Zeitpunkt gab es 100 als Osteopathen tätige Ärzte und 5.000 Osteopathen ohne ärztlichen Hintergrund. In diesem rechtlichen Umfeld wurde die letztgenannte Praxis vor allem wegen ihrer Beliebtheit toleriert, obwohl sie illegal war. Nur gelegentlich wurde ein Osteopath angeklagt und als Zeichen der Integrität der Justiz verurteilt. Nach mehrfachen Bemühungen wurde die Osteopathie in Frankreich aber schließlich 2002 anerkannt. Diese Zulassung war jedoch eingeschränkt und setzte in bestimmten Fällen eine ärztliche Überweisung voraus. 2007 folgten Einschränkungen bei der funktionellen Behandlung am Becken sowie bei der kranialen Behandlung von Säuglingen, die jünger als sechs Monate sind. Darüber hinaus wurde 2007 eine Kommission für Bildung eingerichtet, um Schulen zu akkreditieren, wobei dies 14 von ihnen gelang. Da jedoch die Anzahl der Schulen auf 70 und die Zahl der Therapeuten auf 22.000 anwuchs, überarbeitete die Regierung 2015 die Liste und erhöhte die Anzahl anerkannter Schulen auf 21 (Websites [5, 6]). Daraufhin mussten viele der über 70 Schulen schließen.

7.4.2 Deutschland

Die Einführung der Osteopathie in Deutschland war komplexer und fand zeitlich später statt. In einem Klima der Nichtregulierung, abgesehen vom Gesetz über die berufsmäßige Ausübung der Heilkunde ohne ärztliche Bestallung (Heilpraktikergesetz), importierten Einzelpersonen sowohl die ärztliche als auch die nichtärztliche Strömung der Praxis und ein Spektrum von Praxisstilen.

1994 etablierte sich der **Verband der Osteopathen Deutschland e. V.** (VOD) und ein Register, das den DO als Bildwortmarke eintragen ließ, um die Qualität der nichtärztlichen osteopathischen Praxis zu gewährleisten. Die derzeit 22 anerkannten Schulen tragen zur Sicherung der Bildungsqualität bei. Der aktuelle Ausbildungsstandard beträgt in Form einer Teilzeitausbildung 1.350 Unterrichtsstunden in Osteopathie. Zugangsvoraussetzung ist eine abgeschlossene Ausbildung als Physiotherapeut bzw. die Zulassung als Arzt oder Heilpraktiker. Für Nichtmediziner gibt es auch Vollzeitprogramme über 3 Jahre mit einem Abschluss als Bachelor oder Master. Osteopathen dürfen nur als zugelassene Heilpraktiker oder Ärzte in der Praxis tätig sein.

Ebenfalls 1994 etablierte sich die **Deutsche Gesellschaft für Osteopathische Medizin** (DGOM) als Weiterbildungseinrichtung für Ärzte. Die Mitglieder haben an einer deutschen Universität Medizin studiert mit abschließender Approbation und anschließend in 750 Stunden bei der DGOM eine Fortbildung in Osteopathie absolviert. 1998 entstand zudem aus einem Kern amerikanischer osteopathisch tätiger Ärzte die **Deutsch-Amerikanische Akademie für Osteopathie** (DAAO) mit einem vergleichbaren Angebot. Inzwischen gibt es in Deutschland fünf ärztliche Organisationen zur Ausbildung von Osteopathen, die einem ähnlichen Basislehrplan folgen.

Bei dem Kampf um die Vorherrschaft des nationalen osteopathische Wegs gab es einige Zeit lang Auseinandersetzungen zwischen der ärztlichen und der nichtärztlichen Strömung. Doch nach einer klaren Aussage der Regierung, wonach es keine spezifische osteopathische Gesetzgebung mit Einführung einer neu ausgerichteten medizinischen Fachrichtung geben würde, begannen beide Richtungen, sich gegenseitig zu ergänzen, und schließlich wurden beide von der **Osteopathic International Alliance** (OIA) anerkannt (➤ Kap. 7.6).

Da das offene akademische Klima in Deutschland einen kontinuierlichen Erfahrungsaustausch mit vielen Ländern ermöglicht, ist die osteopathische Praxis sehr vielfältig.

7.4.3 Andere europäische Länder

Abhängig von der initialen Einführung variiert das Gleichgewicht zwischen ärztlichen und nichtärztlichen Osteopathen sowie die Bevorzugung biomechanischer gegenüber funktioneller Methoden in anderen europäischen Ländern. **Russland** ist ein interessantes Hybrid. Während seiner Amtszeit als Leiter der ESO schuf Renzo Molianri durch das Sommer-Workshop-Programm in England einen kosmopolitischen Kader von Mitarbeitern. Wegen der wachsenden Teilnehmerzahl aus Russland bot er die Ressourcen der ESO bei der Gründung einer Schule in St. Petersburg an, die didaktisch von **Viola Frymann,** DO, unterstützt wurde. Obwohl es in dieser Stadt inzwischen fünf Schulen gibt, machen alle Schüler zunächst einen Abschluss an einer etablierten medizinischen Hochschule. Nach dem Medizinstudium durchlaufen die russischen Ärzte ein umfassendes osteopathisches Programm mit mehr als 3.000 Stunden.

In anderen europäischen Ländern wurde die osteopathische Medizin überwiegend durch Einzelpersonen, die im Ausland studiert haben und dann nach Hause zurückkehrten, eingeführt. In einem Klima der Nichtregulierung haben sich in **Italien** seit 1990 mehrere Schulen und ein Register etabliert. Ein ähnliches Muster findet sich in **Spanien,** wo durch zahlreiche Einflüsse unterschiedliche Behandlungsschwerpunkte und philosophische Präferenzen festgelegt wurden. Aufgrund der kulturellen Nähe hatte die Schule von Madrid einen erheblichen Einfluss auf die Einführung der Osteopathie in Südamerika. Durch den von der BSO übernommenen biomechanischen Schwerpunkt interpretiert diese Schule die Osteopathie als Teilgebiet der physikalischen Therapie. Die Leistungspunkte, die in den Grundkursen der physikalischen Therapie erworben wurden, gehören zu den Mindestanforderungen für eine DO-Zertifizierung.

Obwohl es in **Portugal** schon seit Jahren ein ähnlich tolerantes Klima gab, führten die fortschreitenden Bemühungen um eine Anerkennung der Osteopathie im Oktober 2014 zur Aufnahme in die Liste der vom Gesundheitsministerium anerkannten Berufe. Das im Diário da República veröffentlichte Dokument enthält eine Definition, die Kompetenz und das Betätigungsfeld der Osteopathie (Website [7]).

In **Norwegen, Finnland, Schweden** und **Österreich** gibt es jeweils einen kleinen, aber respektierten osteopathischen Berufsstand. Obwohl bereits im Jahr 1900 erste Osteopathen ihren Weg nach Österreich fanden, markiert die Gründung der **Wiener Schule für Osteopathie** im Jahr 1991 einen Meilenstein der österreichischen Osteopathie. Der Schulleiter, Raimund Engel, war hierbei entscheidend an der Gründung der WOHO (➤ Kap. 7.6) beteiligt.

Obwohl der Berufsstand relativ klein ist, hat ein ähnliches Einführungsmuster von Schulen in **Finnland** zur formalen Anerkennung der Osteopathie durch die Regierung geführt. In **Norwegen** ist die Osteopathie bislang nicht reguliert. Praxis und Unterrichtsstil beruhen jeweils auf den verschiedensten Kontakten mit der internationalen osteopathischen Gemeinschaft.

In **Belgien** haben verschiedene andere Kombinationen vergleichbarer Entwicklungen zur Anerkennung der Osteopathen als eigenständiger Beruf geführt. In den **Niederlanden** und in der **Schweiz** hat sich die Osteopathie nach ähnlichen Mustern entwickelt. Schließlich hat sich vor Kurzem auch eine Privatschule auf **Kroatien** etabliert.

Informationen zum aktuellen Status in vielen Ländern finden sich auf der Internetseite der Osteopathic International Alliance, Country Directories (Website [8]).

7.5 Verbreitung außerhalb Europas

7.5.1 Südamerika

Aufgrund der kulturellen Nähe wurde die Osteopathie aus Europa und nicht aus Nordamerika auf diesem Kontinent eingeführt. 1986 eröffnete der belgische Osteopath, Bernard Quef das **Instituto**

7

Brasleiro de Osteopatia. Zur gleichen Zeit begannen auch die französischen Osteopathen Philippe Manuard und Philippe Septanil, Kurse in diesem Land abzuhalten. Inzwischen sind weitere Schulen entstanden, diverse Initiativen führten zur Erstellung eines Register und seit die Regierung die Osteopathie auf die offizielle Liste der Berufe gesetzt hat, ist sie anerkannt (Websites [9, 10]). Allerdings existieren keine verbindlichen Regelungen. Zudem leistet der Federal Council of Physical and Occupational Therapists (ein privater Berufsverband) erheblichen Widerstand, da er die Osteopathie als Teilgebiet der physikalischen Therapie behalten möchte (Website [11]).

Die Schule in Madrid hat mehrere Niederlassungen in ganz Südamerika. Die praktisch bedeutendste unabhängige Schule auf dem Kontinent außerhalb Brasiliens ist die 2008 gegründete **Escuela Argentina de Osteopatia.** Sie entstand nach der Einführung der Osteopathie in Argentinien 1996 durch Gilles Devron, DO (Website [12]).

7.5.2 Australien

Obwohl die beiden australischen Staatsangehörigen Isabelle und James Blake 1907 an der American School of Osteopathy studiert hatten, folgte die spätere formale Entwicklung der Osteopathie in Australien und Neuseeland weitgehend der BSO und damit dem Littlejohn-Modell (Hawkins und O'Neill 1990).

Bereits 1955 gab es die Australian Osteopathic Association, die inzwischen zur **Osteopathy Australia** umorganisiert wurde. Bis 2010 wurde die Praxis der Osteopathie durch jeden Bundesstaat einzeln geregelt. Infolge des Health Practitioner Regulation National Law wurde jedoch das **Osteopathy Board of Australia** als Unterabteilung der Australian Health Practitioner Regulation Agency, der Aufsichtsbehörde für alle anerkannten Gesundheitsberufe in Australien, gegründet. Die Agentur verfügt über separate Akkreditierungsbehörden für jeden reglementierten Beruf und ist für die Einhaltung der minimalen Bildungsstandards in 14 Gesundheitsberufen zuständig.

Auf Basis nationalen Rechts entstand auch das **Osteopathy Board of Australia** (OBA), das die Ausübung der Osteopathie durch etwa 2.000 registrierte Osteopathen reguliert. Es gibt keine osteopathischen medizinischen Schulen in Australien. Das Diplom der US-amerikanischen osteopathischen medizinischen Hochschulen wird für die Praxis der Allgemeinmedizin anerkannt, der Titel „Osteopath" darf aber nur verwendet werden, sofern man sich als Arzt registriert und sich das OBA von der Kompetenz des Registrierten überzeugt hat.

7.5.3 Neuseeland

1999 wurde am Unitec Institute of Technology ein Bachelor-Programm für Osteopathie entwickelt, 2001 folgte ein Master-Programm. Es gibt keine osteopathischen medizinischen Programme in Neuseeland und nur einem internationalen medizinischen Absolvent wurde ausnahmsweise die ärztliche Zulassung gewährt. Ansonsten sind Osteopathen eine von zahlreichen Berufsgruppen, die unter dem Health Practitioners Competence Assurance Act (HPCA), das 2003 in Kraft trat, anerkannt werden. *„Dieser Unterabschnitt (114 [4]) legt als juristische Körperschaft als den Berufsstand der Osteopathen vertretende Autorität den Osteopathic Council fest"* (Website [13]). Nach diesem Gesetz muss jeder regulierte Berufsstand einen oder mehrere Praxisbereiche festlegen und veröffentlichen. Der Titel Osteopath darf nur nach einer Registrierung beim **Osteopathic Council of New Zealand** (OCNZ) geführt werden und für das Praktizieren der Osteopathie bedarf es eines gültigen Annual Practising Certificate. Alle Absolventen des Unitec-Programms wurden zugelassen. Derzeit gibt es in Neuseeland etwa 400 Osteopathen, und abhängig vom Ort der primären Ausbildung haben sich im Laufe der Geschichte mehrere Verbände etabliert, die seit 2013 unter den **Osteopaths New Zealand** vereint sind.

7.5.4 Kanada

Das für Kanada typische englisch-französische Erbe spiegelt sich auch in der Osteopathie wider. Wie in den USA ist die Zulassung ebenso Sache der einzelnen Provinzen. In den zentralen und westlichen Provinzen, in denen überwiegend Englisch gesprochen wird, durften sich einige amerikanische DO niederlassen. Sie bilden die **Canadian Osteopathic Association.** Allerdings ist die Anzahl der Osteopathen trotz der jüngsten Bemühungen des Michigan State University College of Medicine, mehr Osteopathen unter den kanadischen Bürgern zu rekrutieren, nur gering. In British Columbia, Alberta und Ontario sind die Titel „Osteopath" und „osteopathischer Arzt" ausschließlich Ärzten vorbehalten, die beim College of Physician and Surgeons registriert sind. Somit praktizieren graduierte, nichtärztliche Osteopathen außerhalb des Gesetzes und der Regulierungen. Dadurch besteht die Gefahr schlechter Standards in Ausbildung und Praxis.

In den 1970er Jahren praktizierten mehrere in Amerika ausgebildete DO auch in der Provinz Quebec und überzeugten einen lokalen Arzt der Notaufnahme, Jean-Guy Sicotte, die osteopathische Praxis zu integrieren. Aus dieser Initiative wurde eine Partnerschaft mit dem französischen Osteopathen Philippe Druelle, als sie gemeinsam mit Kollegen nach einem europäischen Modell für Lehre und Praxis das **College d'Etudes Ostéopathiques** gründeten. Im Laufe der Zeit entstanden zahlreiche andere Schulen im östlichen Kanada. Derzeit gibt es mehr als 1.000 nicht lizenzierte Osteopathen in der Provinz Quebec. In den letzten Jahren gab es Fortschritte bei der Anerkennung und Regulierung sowohl in dieser Provinz als auch in Nova Scotia.

7.5.5 Japan

Wie Vertreter vieler anderer Länder studierten auch Japaner bereits recht früh in Kirksville. K. Nemoto, ein Absolvent der Akita Medical School in Japan, verbrachte ein Postgraduiertenjahr in Kirksville an der ASO und erhielt die Ehrendoktorwürde. Mitte der 1950er Jahre lehrte der Armeemediziner Koga-san als Lehrling die Grundlagen der Osteopathie. Takagi, ein von Koga betreuter orthopädischer Chirurg, gründete später gemeinsam mit Hiratsuka die **Japan Osteopathic Supply,** einen Verlag zur Übersetzung osteopathischer Werke, sowie 1992 das **Japan College of Osteopathy.** Seitdem hat sich aus der Praxis und anderen kleinen Schulen in mehreren Provinzen eine Föderation gebildet, die auch ein Register entwickelte. Widerstand aus der Ärzteschaft, die geringe Größe des Berufsstands und interne Schwierigkeiten im Hinblick auf die Organisation behindern die Anerkennung durch die National Diet.

7.5.6 China

Obwohl einzelne Praktizierende in China Osteopathie gelehrt haben, wurde bislang kein Versuch unternommen, diese Aktivitäten an den international anerkannten Standards auszurichten oder den Dialog mit internationalen Organisationen zu suchen.

7.5.7 Afrika

Dem Autor ist durch persönliche Korrespondenz ein erstes Interesse an der Osteopathie in Marokko, Ghana und Ägypten bekannt. Aufgrund der beschränkten Ressourcen, der schwachen Infrastruktur und der politischen Instabilität gibt es jedoch keine formalisierten Programme. Es wurde versucht, in Südafrika ein amerikanisches Arztmodell anerkennen zu lassen. Einzelne Osteopathen nehmen in verschiedenen Ländern an der Missionsarbeit teil. Auf der Insel Réunion praktizieren französische Osteopathen.

7.6 Eine Einheit bilden

Wie kann aus einer derartigen Kollage aus Beziehungen und Initiativen eine einheitliche internationale Profession hervorgehen?

Lange Zeit gab es in den 1980er Jahren transatlantische Besuche von Einzelpersonen oder Gruppen. Es waren amerikanische DOs, die an den Treffen der **Fédération Internationale de Médecine Manuelle** (FIMM) teilnahmen und versuchten, einen internationalen Verband zu gründen (Websites [1, 14]).

Die FIMM wurde im Mai 1958 nach den Konzepten der europäischen manuellen Therapie gegründet. Anschließend hat sie sich auf die muskuloskeletale Medizin und die osteopathische Medizin ausgeweitet. Obwohl sie nicht ausschließlich osteopathisch tätige Ärzte repräsentiert, wurde insbesondere auf Ausbildungs- und Praxisstandards geachtet, um dem Trend einer Laienpraxis der manuellen Therapie entgegenzuwirken. Dies entsprach dem Ziel der American Osteopathic Association (AOA), die Osteopathie weiterhin als medizinisches Fachgebiet zu bewahren.

Gleichzeitig besuchten Osteopathen aus Europa Versammlungen der **American Academy of Osteopathy** (AAO), deren Fokus darauf lag, den manuellen Ansatz im amerikanischen Berufsstand zu beschwören, da er ansonsten der Schulmedizin immer ähnlicher wurde. Ziel der europäischen Osteopathen war es, vom „Mutterland" bei ihrem Kampf um Anerkennung anerkannt oder unterstützt zu werden.

Eine spürbare Folge der AAO-Zusammenkunft war die Gründung der **World Osteopathic Health Organization** (WOHO), die bei einer AAO-Versammlung im März 2003 im Forum des Committee on International Affairs angeregt wurde. Die WOHO sollte sich als Organisation von Einzelpersonen mit der internationalen Zusammenarbeit und dem beruflichen Aufstieg befassen. Ein wichtiges Ziel war die Schaffung einer Quelle der gegenseitigen Unterstützung der einzelnen Mitglieder bei ihren beruflichen und politischen Bemühungen. Die WOHO wurde von einem Vorstand aus ärztlichen und nichtärztlichen Osteopathen aus verschiedenen Ländern geleitet.

Da die AOA ähnliche Bedürfnisse wahrnahm und um die internationale Anerkennung des amerikanischen DO kämpfte, führten einige Konsenssitzungen schließlich zum Zusammenschluss einiger Organisationen in Form der **Osteopathic International Alliance** (OIA). Der Lenkungsausschuss bestand aus einer größeren Gruppe von insgesamt 34 Personen aus zehn Ländern und 17 internationalen Organisationen. Im Juli 2005 hielt die OIA ihre Eröffnungskonferenz in Washington mit 45 Teilnehmern aus fast einem Dutzend Ländern, die mehr als 30 verschiedene internationale Organisationen repräsentierten.

Die Mitglieder der neuen Osteopathic International Alliance mussten gemäß der Gründungssatzung vollwertige Mitglieder der Organisationen sein, die in ihrem Land mit gesetzlich geregelten Vorgaben für den Berufsstand die meisten Osteopathen repräsentierten. Durch diese Vorgabe gab es jedoch nur eine kleine Anzahl möglicher Vollmitglieder. Nachdem sich das Regulierungsverfahren etabliert hatte, wurde jedoch auch eine Vollmitgliedschaft für andere nationale Gruppen möglich.

Mit zunehmender Entwicklung der Organisation und durch den Informationsaustausch wurde auch die Geschäftsordnung der OIA weiterentwickelt, um den Schwerpunkt auf Inklusivität zu verstärken und gleichzeitig die professionellen Standards zu wahren. Dadurch konnte sich die Organisation intensiver auf die inhaltliche Arbeit konzentrieren.

WOHO und OIA arbeiteten eng bei der Erstellung der wichtigen **World Health Organization's Benchmark for Osteopathic Education and Training** zusammen und trugen Ressourcen und Mittel dazu bei. Dieses Dokument lieferte objektive Informationen, um die Osteopathie in das Aufmerksamkeitsfeld der nationalen Gesundheitsministerien zu bringen und diese zum Handeln zu bewegen. Als es schließlich veröffentlicht wurde, geschah dies in einer stark überarbeiteten Form und mit dem Titel „Benchmarks" und nicht „Guidelines". Alle waren sich einig, dass es nicht den vollen Umfang des Berufsstands repräsentierte.

Anschließend verwandte die OIA erhebliche Anstrengungen auf die Erstellung eines eigenen Dokuments, das in Absprache mit einem leitenden WHO-Mitarbeiter als „Statusbericht" bezeichnet wurde: „Osteopathie und osteopathische Medizin: eine globale Sicht der Praxis, der Patienten, der Ausbildung und des Beitrags zur Gesundheitsversorgung" (Website [15]).

> Vor Kurzem wurde berichtet, dass die OIA inzwischen mehr als 75 Organisationen aus 30 Ländern auf fünf Kontinenten und mehr als 120.000 Osteopathen vertritt. Damit ist sie die

wichtigste internationale Organisation und Verfechterin für hohe Standards in der osteopathischen Behandlung auf globaler Ebene (Website [16]). Die Bedeutung der regionalen Koordination und der professionellen Interessenvertretung kann nicht genug betont werden.

Da die Europäische Union eine bedeutende internationale Vereinigung ist, ist das **Forum for Osteopathic Regulation in Europe** (FORE) aktiv an der Entwicklung der akademischen Berufsstandards und der allgemeinen Zusammenarbeit innerhalb der Europäischen Gemeinschaft beteiligt. Auch das **European Register of Osteopathic Physicians** (EROP) trägt zur Aufrechterhaltung der Qualitätsstandards bei. Osteopathen können der **European Federation of Osteopaths** (EFO) beitreten (Websites [17–19]).

Zusammenfassung

Die moderne Globalisierung als kulturelles Phänomen scheint von sozialer Vernetzung ebenso wie von der Aktivität von Institutionen und Individualreisen vorangetrieben zu werden. Einzelne Osteopathen nehmen über die Grenzen hinweg an Konferenzen und Kursen teil. Sie zeichnen das Material auf und tauschen sich über YouTube aus. Forschende Studenten arbeiten über Skype und E-Mail mit Experten aus der Praxis zusammen. Während die Ausbildungsprogramme weiterhin die theoretische Grundlage für eine zukünftige Generation von Osteopathen bildet, muss die Zukunft durch den beschleunigten multifaktoriellen Prozess erst noch bestimmt werden.

Der Berufsstand der Osteopathen muss seinen einzigartigen Beitrag zur Gesundheitsversorgung über mehr etablierte Forschungsprogramme und akademischere Bildungsprogramme mit einem Masterabschluss belegen. Insgesamt sollte der osteopathische Geist unter dem Aspekt, dass die reine Osteopathie sowohl Wissenschaft als auch Philosophie ist, erneuert werden.

Darüber hinaus wurden viele der Still-Grundsätze zum Wohlbefinden sowie zahlreiche der Modelle zur Manipulation, die von dieser Tradition abgeleitet wurden, anerkannt und angepasst und haben die Terminologie der Manualmedizin und anderer medizinischer Richtungen nachhaltig geprägt. Die Aufrechterhaltung eines einzigartigen und unverwechselbaren Behandlungsansatzes bleibt aber seit jener Zeit immer noch eine Herausforderung.

Seit Andrew Taylor Still haben Osteopathen versucht, die medizinische Sichtweise zu erweitern und die Person bzw. den Patienten als ein einzigartiges komplexes System zu betrachten. Dabei sollte man stets bedenken, dass diese Tradition in vielfacher Weise das Gesundheitswesen bereichert hat – wie in etwa die jüngste Initiative der WHO zum Thema **„personenzentrierte Gesundheitsversorgung"** (Website [20]).

LITERATUR

Barillon B. Paroles d'anciens. Interview par Francois Bel. L'Apostil. 2000; Mars (6).
Barral JP. Visceral Manipulation. Seattle: Eastland Press, 1988.
Collins M. Osteopathy in Britain the first hundred years. London: BookSurge, 2005.
Comeaux Z. Integration with medicine – the scope of cranial work. In: Chaitow L (ed.). Cranial Manipulation: Theory and Practice. 2nd ed. London: Churchill Livingstone/Elsevier, 2005.
Dove C. British School of Osteopathy Yearbook. London, 1977.
Hawkins P, O'Neill A. Osteopathy in Australia. Bundoora: PIT Press, 1990. p. 19.
Jackson D. Helen Emilie Jackson. The Osteopath. 2000; 2 (10): 23.
Lewis J. A.T Still: From the Dry Bone to the Living Man. Blaenau Ffestiniog: Dry Bone Press, 2012. p. 44.
Middleton C. The Osteopathic Quarterly. 1950; 3 (1).
Stoddard A. Osteopathic Association of Great Britain Newsletter. 1998; 4: 9.
Tricot P. Approche Tissulaire. Vannes: Editions Sully, 2002.

WEBSITES

(Letzter Zugriff zu allen folgenden Links: 16.2.2016)
[1] Benchmarks for Training in Osteopathy. World Health Organization. www.who.int/medicines/areas/traditional/BenchmarksforTraininginOsteopathy.pdf
[2] Association of Osteomyologists. http://osteomyology.co.uk/?page_id=2
[3] General Osteopathic Council. www.osteopathy.org.uk/training-and-registration/becoming-an-osteopath/training-courses/
[4] www.osteopathie.org/documents.php?url=121.pdf
[5] www.legifrance.gouv.fr/affichTexte.do?cidTexte=JORFTEXT000000462001&dateTexte=
[6] www.osteopathe-syndicat.fr/etudiant-en-osteopathie/selection-ecole-osteopathie.html
[7] Diário da República, 1.ª série, no. 194, 8 de outubro de 2014. https://dre.pt/application/file/58217958
[8] Osteopathic International Alliance. http://wp.oialliance.org/resources/country-directories/
[9] Registrario Brasiliero des Osteopatas. www.registrodososteopatas.com.br/english/registro.html
[10] Brazilian Minster of Labor, classification of occupations. www.mtecbo.gov.br/cbosite/pages/pesquisas/BuscaPorTituloResultado.jsf
[11] www.osteopatiabrasil.com/article/legislacao-e-regulamentacao-da-osteopatia-no-brasil/
[12] School of Argentine. www.escueladeosteopatia.com.ar/Como-se-estudia.html
[13] www.legislation.govt.nz/act/public/2003/0048/latest/DLM204329.html?search=sw_096be8ed8100092a_osteopathy_25_se&p=1&sr=0
[14] www.fimm-online.com/index.cfm
[15] International Federation for Manual/Musculoskeletal Medicine. www.fimm-online.com/pub/en/4D5F040A03747E76040A720C030F0309030F720C747904046
[16] Osteopathic International Alliance. http://wp.oialliance.org/about-us/
[17] Forum for Osteopathic Regulation in Europe. www.forewards.eu/
[18] European Registry of Osteopathic Physicians. www.erop.org/osteopath_eng.shtml
[19] European Federation of Osteopaths. www.efo.eu
[20] WHO. People-Centred Health Care, a policy framework. www.wpro.who.int/health_services/people_at_the_centre_of_care/documents/ENG-PCIPolicyFramework.pdf

7

II Wissenschaftliche Basis der Osteopathie

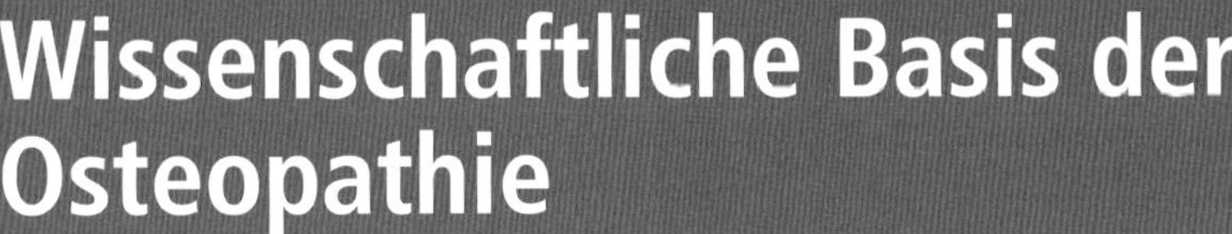

KAPITEL

8 Das Fasziensystem: Embryologie, Organisation und Zusammensetzung

Mark D. Schuenke, Joel Talsma und Frank H. Willard

Eine Faszie ist ein komplexes Netzwerk, das im gesamten somatischen und viszeralen Bereich des Körpers vorkommt. Sie besteht aus unregelmäßigem Bindegewebe, das in der Regel schichtweise angeordnet ist und zum Schutz oder zur Polsterung dient. Außerdem ist es stark an Heilungsprozessen beteiligt. Da sich Faszien aus den mesenchymalen Geweben des Embryos entwickeln, haben sie überall Zugang und können fast alle Gewebe zwischen den äußeren ektodermalen Geweben und den inneren endodermalen Geweben umhüllen und schützen. Anhand ihrer Zusammensetzung und Lage lassen sich die Faszien des Körpers in **vier Hauptschichten** unterteilen:

- Eine oberflächliche Lage, die den gesamten Körper bedeckt.
- Eine tiefe oder umhüllende Lage, die alle Bestandteile des Bewegungsapparats umhüllt.
- Eine meningeale Lage, die das zentrale Nervensystem bedeckt.
- Eine viszerale Lage, die die Körperhöhlen auskleidet und die inneren Organe abstützt.

Außerdem ist inzwischen bekannt, dass die Faszien eine Schlüsselrolle bei der Reaktion der Gewebe auf Belastungen und Verletzungen sowie bei der Gewebeheilung spielen.

Die **Definition von Faszien** ist Gegenstand von Diskussionen (Schleip et al. 2012a). Die meisten älteren Literaturquellen konzentrieren sich dabei auf die Unregelmäßigkeit der Fasern im Gewebe. Die Definition einer Faszie muss jedem unstrittige Kriterien an die Hand geben, anhand derer er eine Faszie im Körper erkennen kann.

> Die ältere Literatur, wie Henry Grays Sentinel-Text über Anatomie (Gray 1870), definiert eine Faszie als ein Bindegewebe unterschiedlicher Dichte mit einem unregelmäßigen Netz aus Kollagenfasern.

Diese Definition ist sinnvoll, weil die Dichte der Kollagenfasern keine Rolle spielt. Der Hinweis, dass Faszien ein unregelmäßiges Fasernetz besitzen, schließt zudem Sehnen und Bänder sowie Aponeurosen aus. Außerdem öffnet die Angabe von unregelmäßig angeordneten Kollagenfasern bei der Definition das Tor zu einer funktionellen Definition. Faszien wurden in früheren Definitionen als Verpackungsmaterial bezeichnet. Die unregelmäßige Anordnung der Fasern legt zudem nahe, dass Faszien Zug in unterschiedlichen Richtungen widerstehen können, während Bindegewebe mit gleichmäßiger Ausrichtung, wie Sehnen, Bänder und Aponeurosen, nur in eine begrenzte Anzahl von Richtungen gedehnt werden können und in den anderen Ebenen leichter zerreißen.

8.1 Embryonaler Ursprung

Faszien entstammen dem Mesenchym, das in der mittleren Ebene des Embryos liegt und als Mesoderm bezeichnet wird (Hamilton 1976). Es entsteht in der 3. Entwicklungswoche durch eine Invagination des Epiblasten (➤ Abb. 8.1) und wird von einem primitiven Bindegewebe, dem Mesenchym, ausgefüllt (➤ Kap. 9). Der Haupt-

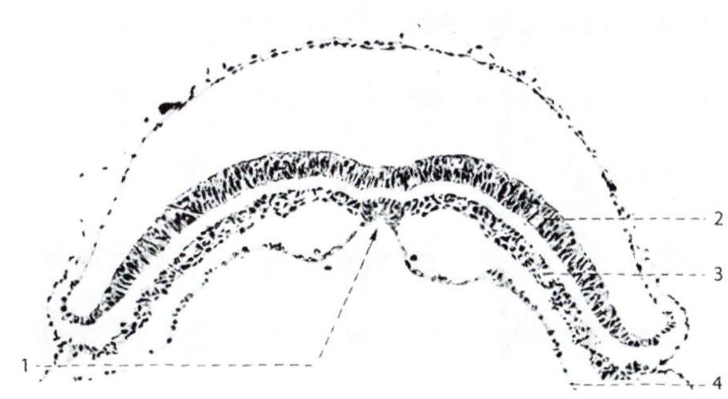

Abb. 8.1 Mikroskopische Fotografie des Dreischichtstadiums des humanen Embryos in der 3. Entwicklungswoche. Das neu gebildete Mesoderm liegt zwischen dem Ektoderm und dem Entoderm. **1** Chorda dorsalis, **2** Ektoderm, **3** Mesoderm, **4** Endoderm. [T833]

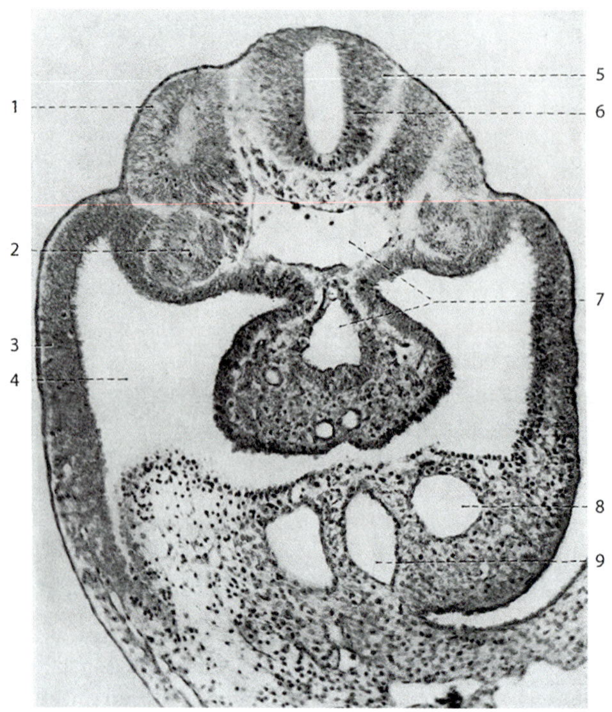

Abb. 8.2 Mikroskopische Fotografie eines humanen Embryos am Ende der 3. Entwicklungswoche. In der Körperwand finden sich drei Mesenchymcluster: Das paraxiale Mesoderm, das die Somiten bildet, das intermediäre Mesoderm, aus dem Teile des Nierensystems hervorgehen, und das Seitenplattenmesoderm, das durch das intraembryonale Zölom in Somatopleura und Splanchnopleura unterteilt wurde. **1** Paraxiales Mesoderm, das einen Somiten bildet. **2** Intermediäres Mesoderm, das das Nierensystem bildet. **3** Somatopleura der Seitenplatte. **4** Intraembryonales Zölom, das Somatopleura von Splanchnopleura trennt. **5** Hinterwurzelganglion. **6** Neuralrohr. **7** Aorta oben und viszerales Peritoneum unten. **8** A. umbilicalis. **9** Urachus. [T833]

zelltyp sind **Mesenchymzellen.** Diese großen Stammzellen besitzen lange, dendritenartige Fortsätze und bilden die Fasern und die Extrazellulärmatrix des Mesenchyms. Mesenchymzellen differenzieren sich in Zellen, wie **Fibroblasten, Osteoblasten** (knochenbildende Zellen), **Chondroblasten** (knorpelbildende Zellen), **Myoblasten** (Vorläufer der Muskelzellen) und **Adipoblasten** (Vorläufer der Fettzellen) (Moore et al. 2013). Am Ende der 3. Entwicklungswoche wird das **Mesoderm der Embryonalscheibe** in drei – bezogen auf das Neuralrohr – von lateral nach medial ausgerichtete Regionen unterteilt:

- Seitenplattenmesoderm
- Intermediäres Mesoderm
- Paraxiales Mesoderm

Anschließend wird das Seitenplattenmesoderm durch die Entwicklung des intraembryonalen Zöloms in zwei Schichten geteilt: das **somatische Mesoderm** (Somatopleura) und das **splanchnische Mesoderm** (Splanchnopleura). Aus dem Seitenplattenmesoderm, dem intermediären und dem paraxialen Mesoderm geht die tiefe Hüllfaszie hervor, die den Bewegungsapparat umhüllt. Aus dem splanchnischen Mesoderm entsteht die viszerale Faszie, die die Körperhöhlen auskleidet und die Organe abstützt (➤ Abb. 8.2). Auf diese Weise entsteht eine grundsätzliche Abgrenzung der somatischen und viszeralen Faszie.

Im axialen Anteil des Körpers entwickeln sich die einzelnen Skelettmuskeln aus Kondensationen von Mesenchymzellen im paraxialen Mesoderm, den Somiten. Von der 2. bis in die 3. Entwicklungswoche verwandelt sich das paraxiale Mesenchym in lockere, spiralförmige Zellcluster, die **Somitomere.** In der nachfolgenden Woche werden die einzelnen Somitomere kompakter und trennen sich (Segmentation), sodass die **Somiten** entstehen (➤ Abb. 8.2). Die Segmentation des paraxialen Mesenchyms in Somiten verläuft von kranial nach kaudal. Die komplexe **Somitogenese** scheint von einer phylogenetisch konservierten biologischen Segmentationsuhr angetrieben zu werden (Resende et al. 2014). Humane Embryonen bilden 30 Somitenpaare (➤ Abb. 8.3).

Jeder Somit bildet eine nach dorsal weisende Zellschicht und eine ventral darunterliegende Zellkondensation. Die Zellen im ventralen und ventromedialen Bereich exprimieren PAX1 und SOX9, zwei für die Knorpelproduktion erforderliche Transkriptionsfaktoren (Standring 2008). Diese Zellen bilden das **Sklerotom,** aus dem später die Wirbelsäule und die Rippen hervorgehen. Die dorsale Zellschicht wird als Dermatomyotom bezeichnet und teilt sich in drei Zellgruppen auf (➤ Abb. 8.4). Die mediale und die laterale Gruppe bilden das Myotom; aus der medialen Gruppe gehen später die epaxialen (paraspinalen) Muskeln hervor und aus der lateralen Gruppe die hypaxialen Muskeln. Anschließend dehnt sich die zentrale Gruppe der dorsalen Schicht aus und bildet die alles bedeckende Dermis.

Die Extremitätenmuskeln gehen aus den **Extremitätenknospen** hervor, die wiederum aus dem lateralen somatischen Mesoderm stammen (Moore et al. 2013). Zu Beginn der 4. Entwicklungswoche entstehen im lateralen Mesoderm vier Kondensationen von Mesenchymzellen, die die Extremitätenknospen bilden (➤ Abb. 8.5). Sie sind von einer Ektodermschicht bedeckt, die sich an der Spitze jeder Knospe zur Randleiste verdickt. Die dynamischen Interaktionen zwischen den Ektodermzellen und den darunter liegenden Mesenchymzellen induzieren und leiten die Entwicklung der Extremität (Lane und Tickle 2003). Die Mesenchymzellen der Extremitätenknospe können verschiedene Bindegewebe bilden, wie Faszien, Knorpel und Knochen – aber keine Muskulatur.

Nach etwa 33 Tagen wandern die Myoblasten aus dem Somiten nach lateral in das Mesenchym der Extremitätenknospe und bilden dort **Vormuskelmassen.** Diese Migration und die Anordnung der Vormuskelmassen werden vermutlich zumindest teilweise von den Mesenchymzellen gesteuert. Einige intrinsische Mesenchymzellen der Extremitätenknospen sind **Faszienvorläuferzellen** und exprimieren den Transkriptionsfaktor 4 (Tcf4) sowie Hox11. Tcf4-positive Faszienvorläuferzellen sind bei Wildtieren und in experimentellen Modellen ohne Myoblasten etwa gleich angeordnet (Kardon et al. 2003). Wird die Expression von Tcf4 unterbrochen, sind die Muskeln verkürzt und verformt (Kardon et al. 2003). Auch bei einer Störung bei der Hox11-Expression der Faszienvorläuferzellen fehlen manche Muskeln und trennen sich andere nicht von der Vormuskelmasse (Swinehart et al. 2013).

Während sich ein Teil der Mesenchymzellen der Somatopleura in sich entwickelnde lange Röhrenknochen differenziert, teilt sich die Vormuskelmasse in eine dorsale und eine ventrale Masse auf beiden Seiten der Knochenstrukturen. Jede Muskelmasse ist von Tcf4-positiven Mesenchymzellen der Somatopleura (Faszienvor-

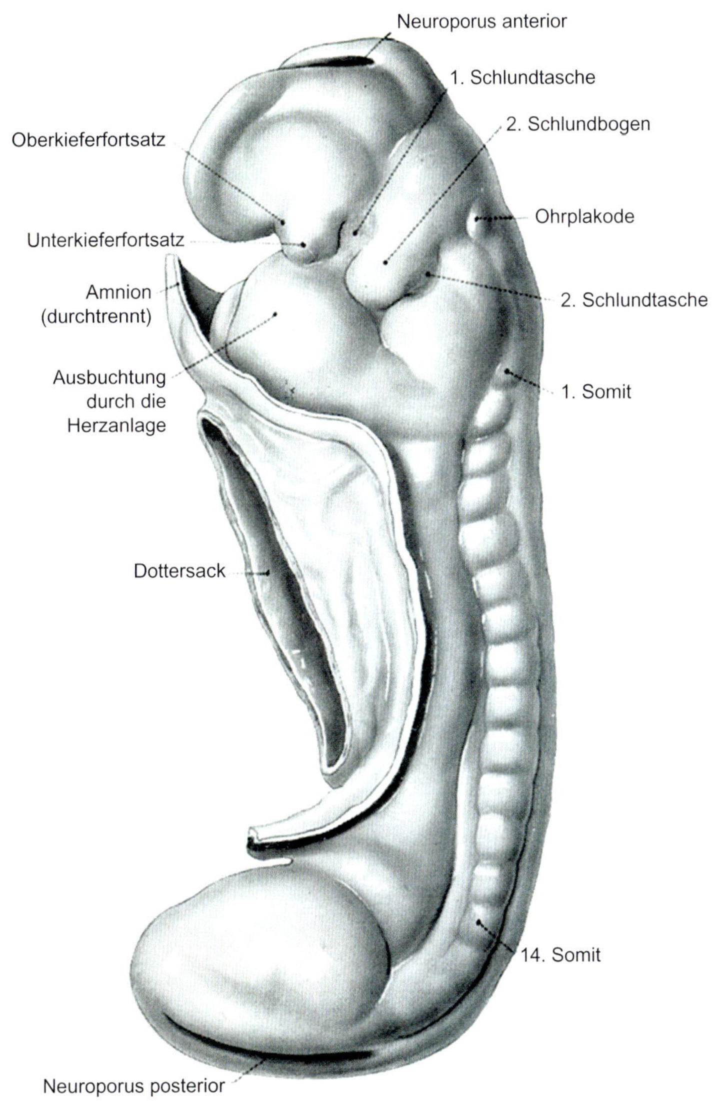

Abb. 8.3 Schräg laterale Ansicht eines rekonstruierten humanen Embryos mit einem Gestationsalter von etwa 25 Tagen. Die neu gebildeten Somiten liegen entlang der Dorsalseite des Embryos. [G501]

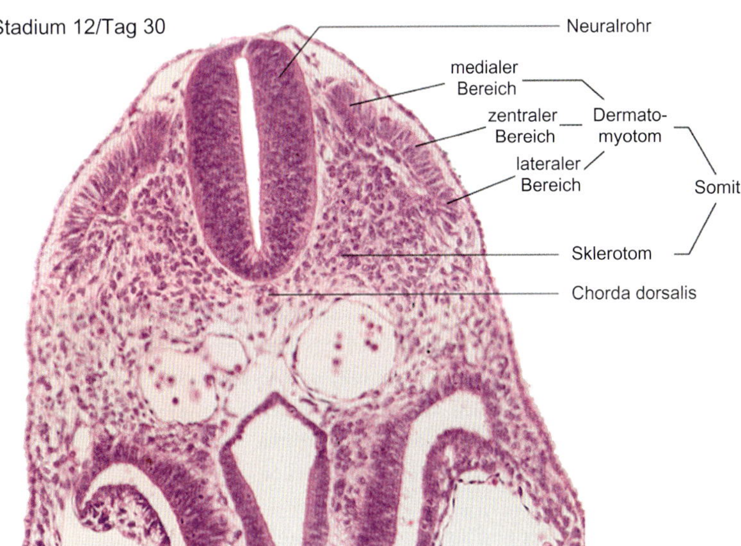

Abb. 8.4 Axialer Schnitt durch den sich entwickelnden Rücken eines humanen Embryos im Stadium 12 mit einem Gestationsalter von etwa 30 Tagen. Gezeigt ist die Entwicklung des Dermatomyotoms und des Sklerotoms des Somiten. [T834]

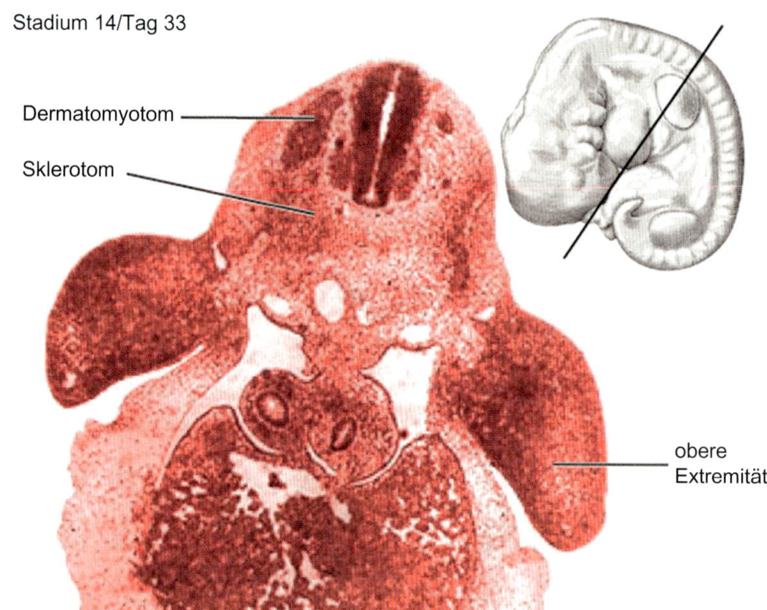

Abb. 8.5 Schnitt durch eine Extremitätenknospe (obere Extremität) bei einem humanen Embryo im Stadium 14/ nach 33 Gestationstagen. [T833]

läuferzellen) umgeben. Der sich entwickelnde Knochen ist ebenfalls von Tcf4-positiven Zellen, den mutmaßlichen Vorläufern des Periosts, umgeben. Auch während sich die dorsale und ventrale Muskelmasse in die einzelnen Muskeln aufteilen, ist jede der Muskelmassen von Tcf4-positiven Mesenchymzellen der Somatopleura umgeben, aus denen die **epimysiale Faszie** hervorgeht. Weitere Tcf4-positive Zellen vermischen sich mit den Myoblasten und werden zu den **peri- und endomysialen Faszien.**

Aus dieser Schilderung ergibt sich, dass die Faszienvorläuferzellen die Organisation der Vormuskelmassen in den Extremitätenknospen steuern. Alle Faktoren, die die normale Entwicklung der Faszienvorläuferzellen stören, unterbrechen auch die normale Entwicklung der Vormuskelmassen und damit die Anordnung der Muskeln in der Extremität.

In der Umgebung der Myotuben verbleiben einige nichtdifferenzierte Mesenchymzellen der Somatopleura, von denen manche Faszienvorläuferzellen sind. Sie differenzieren sich später in Fibroblasten und bilden damit die **Faszienschichten Endomysium, Perimysium** und **Epimysium** des Muskels. Wie bereits erwähnt, entstehen Skelettmuskeln in einer Matrix aus primitiven Faszienzellen, sodass sie von der Faszienmatrix durchdrungen sind. Wenn sich der Muskel vergrößert und die Myozyten aufgrund von Aktivitäten hypertrophieren, werden die Faszienschichten zu sehr schmalen Bändern komprimiert und bilden das Perimysium und das Endomysium. Die Bindegewebsmatrix, die den Muskel umhüllt, wird als **epimysiale Faszie** bezeichnet (Stecco 2015). Gemeinsam bilden Epimysium, Perimysium und Endomysium das Muskelstroma, also ein „strukturelles Skelett" zur Stützung des funktionellen Gewebes (Parenchyms) des Muskels.

Knochen, Knorpel, Bänder und Sehnen entstehen auf eine ähnliche Weise wie Muskeln. Primitive Mesenchymzellen im Sklerotom des Somiten differenzieren sich in Osteoblasten, Chondroblasten oder Fibroblasten und lagern eine spezielle Matrix ab, die an der Bildung der Wirbel beteiligt ist. Initial bilden einige Mesenchymzellen Cluster ohne Gefäße und somit ein zellreiches Kondensat. Anschließend differenzieren sie sich in Chondroblasten oder Osteoblasten und lagern eine spezielle Matrix für Knorpel bzw. Knochen ab. Diese Matrixablagerung ist von Mesenchymzellen umgeben, aus denen später Periost, Perichondrium und Peritendineum hervorgehen. Somit haben diese umgebenden Gewebe ähnliche Eigenschaften wie die epimysiale Faszie, die den Muskel umhüllt. In den Über-

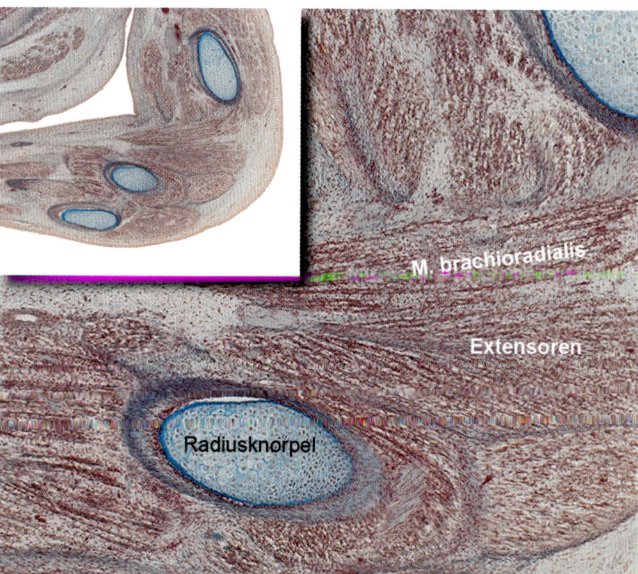

Abb. 8.6 Schnitt durch die obere Extremität eines humanen Embryos im Stadium 23 (56 Gestationstage). Gezeigt sind Myotuben (künftige Myozyten) in einer Mesenchymmatrix. Die Matrix geht in das Mesenchym, das die knorpeligen Modelle der Extremitätenknochen umgibt, sowie in das dermale Mesenchym unter der Epidermis über. [T634]

gangsbereichen zwischen Muskel, Sehne, Knochen, Band und Knorpel verschmelzen diese „epimysialen Schichten“ nahtlos und schaffen eine große, körperweite tiefe Faszienschicht (➤ Abb. 8.6).

Ähnliche **Hüllfaszienschichten** finden sich an neurovaskulären Bündeln und den Kapseln von Organen, wie den Lymphknoten. Ein neurovaskuläres Bündel tritt in einen Muskel und die umhüllende Schicht, die oft als Tunica adventitia bezeichnet wird, ein und verschmilzt mit der epimysialen Faszie des Muskels oder dem Periost des Knochens. Das **Epineurium des Nervs** besteht aus zwei Schichten. Die äußere Schicht ist locker organisiert und verschmilzt mit der

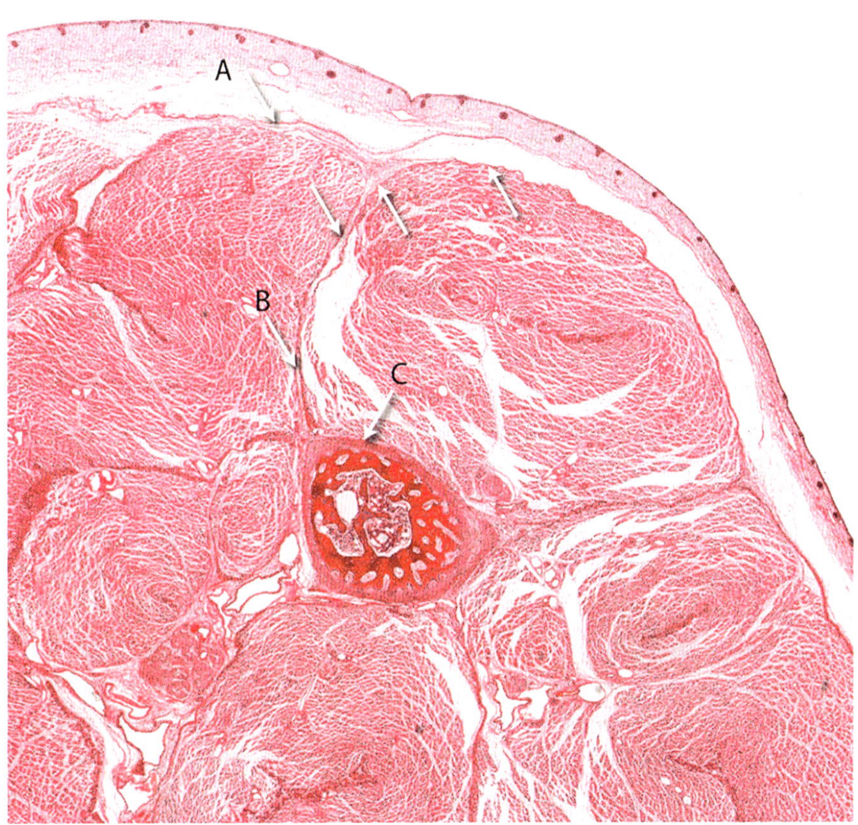

Abb. 8.7 Axialer Schnitt durch den Unterschenkel eines humanen Feten. Die Faszienebenen gehen nahtlos von der aponeurotischen Faszie (A →), die alle Unterschenkelmuskeln umgibt (Fascia crura) in die epimysiale Faszie des Muskels (B →) und das Periost des Knochens (C →) über. [T835]

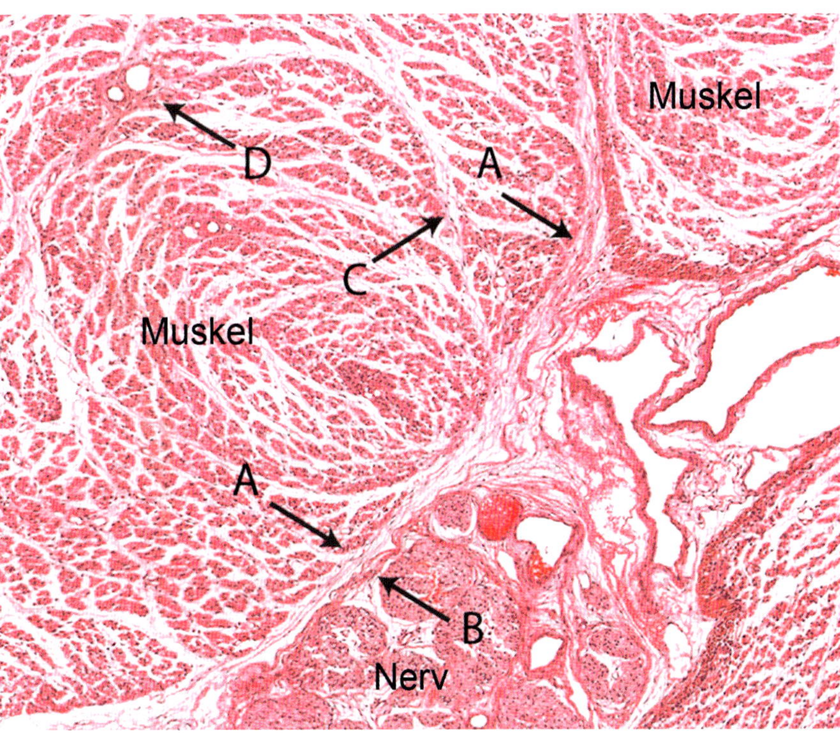

Abb. 8.8 Axialer Schnitt durch den Unterschenkel eines humanen Feten. Die einzelnen Muskeln sind von ihrer epimysialen Faszie umgeben (A →). Die epimysiale Faszie und das Epineurium verschmelzen miteinander (A → und B →). Die perimysiale Faszie zieht nach innen und unterteilt den Muskel in große Faszikel (C →). Blutgefäße sind entlang der perimysialen Faszie in die Tiefe des Muskels gezogen. Die Adventitia der Gefäße geht ebenfalls nahtlos in das Perimysium über (D →). [T634]

8

umhüllenden Faszie (Stolinski 1995). Die innere Schicht verläuft zwischen den Nervenfaszikeln (außerhalb des Perineuriums) und bildet dadurch ein Epineurium für die abzweigenden Äste. Durch die Vereinigung dieser Schichten – Epimysium, Periost, Perineurium und Tunica adventitia – wird das neurovaskuläre Bündel im Stroma des Muskels oder am Knochen befestigt. Die Hüllfaszie bildet ein schützendes Netzwerk um Muskel, Knochen, Knorpel, Sehnen, Bänder und Aponeurosen. Allerdings kann sich diese Schicht auch entzünden. In diesem Fall kommt es zur Proliferation von Zellen und zur Ausbildung von Adhäsionen (Lau und Pomahac 2014).

Die umhüllenden Faszien der Muskeln gehen nahtlos in die umhüllenden Faszien von Knochen, Bändern und Sehnen über, sodass im Bewegungsapparat eine **Faszienmatrix** oder ein **Fasziennetz** entsteht (➤ Abb. 8.7). Mit zunehmendem Größenwachstum des Gewebes werden die umhüllenden Faszien oft komprimiert, sodass die Beziehungen nur schwer zu erkennen sind. Daher zeigen sich diese Zusammenhänge besser bei der Untersuchung von fetalem Gewebe. Die äußere Periostschicht scheint eine Faszie zu sein und besteht aus Fibroblasten und Kollagenbündeln, während die innere Schicht osteogen ist und aus Fibroblasten und Knochenvorläuferzellen besteht (Mills 2012). Die äußere Schicht des Periosts (➤ Abb. 8.7) geht überganslos in die epimysiale Faszie des Muskels über. Die epimysiale Faszie wiederum geht in zahlreiche perimysiale Septen über, die den Muskel in Faszikel unterteilen. Selbst die Adventitia, die die neurovaskulären Bündel umgibt, geht in die Hüllfaszie von Muskeln und Knochen über. Diese Beziehungen persistieren, wenn das neurovaskuläre Bündel in den Muskel eindringt, indem es im Muskel entlang der perimysialen Septen verläuft (➤ Abb. 8.8).

Auch die **Endothelzellen** der sich entwickelnden Gefäße beeinflussen die Teilung der Vormuskelmassen. Sie geben Platelet-Derived Growth Factor-B (PDGF-B) ab, der die Myoblasten hemmt und die Aktivität der Faszienvorläuferzellen erhöht (Tozer et al. 2007). Dadurch entstehen **Faszienebenen,** die bis in den Muskel reichen und in denen die Gefäßbündel verlaufen. Da die Nerven den Wegen der Arterien im Körper folgen, treten auch sie über diese Faszienebenen in den Muskel ein. Die unregelmäßig angeordneten Kollagenfaserbündel der Fasziensepten schützen das neurovaskuläre Netz bei Muskelkontraktionen.

Dieses kurze Beispiel zeigt, wie die frühe Entwicklung der Faszie aus dem Mesenchym ihre entscheidende Rolle beim Schutz und der Abstützung aller Strukturen mesenchymalen Ursprungs begünstigt. Aufgrund der ähnlichen embryonalen Abstammung behalten aus Faszien entstandene Zellen eine Pluripotenz, von der die angrenzenden Gewebe profitieren können. Zellen des Epimysiums haben ein hohes chondrogenes Potenzial (Li et al. 2011, Wong et al. 2015) und exprimieren viele Transkriptionsfaktoren, die ihre Selbsterneuerung und Pluripotenz fördern (Wong et al. 2015). Beim Vergleich von Sehnenzellen mit den Zellen des Peritendineums besitzen letztere ein höheres osteogenes Potenzial sowie eine höhere Migrationsgeschwindigkeit und Proliferationsrate (Cadby et al. 2014). Dies legt nahe, dass faszienstämmige Zellen gut dazu geeignet sind, das Gewebe, das sie umgeben, bei der Heilung zu unterstützen (Ackermann 2013).

8.2 Vier Hauptfaszienschichten

8.2.1 Oberflächliche Faszie

Die Außenfläche des Körpers ist von einer Hautschicht bedeckt, die über eine unterschiedlich zusammengesetzte und unterschiedlich dicke Faszie verankert ist (➤ Abb. 8.9). Gray's Anatomy (amerikanische Ausgabe) (Clemente 1985) beschreibt die oberflächliche Faszie als zweischichtig aus einer oberflächlichen Fettschicht und einer tieferen, membranösen Schicht. Die membranöse Schicht ist an der tiefen Faszienschicht des Bewegungsapparats verankert.

Aktuelle Arbeiten haben ergeben, dass es eine **oberflächliche Fettschicht,** eine **membranöse Schicht** und eine **tiefe Fettschicht** gibt (Stecco et al. 2011). Die beiden Fettschichten der oberflächlichen Faszie werden durch zarte Bindegewebssepten geteilt, die zwischen der Dermis auf der Außenfläche zur membranösen Schicht auf der Innenfläche sowie von der membranösen Schicht zur darunter liegenden tiefen Faszie verlaufen. Die dünne membranöse Schicht ist die „oberflächliche Faszie" im engeren Sinne (Stecco 2015). An den Stellen, wo die Septen vertikal ausgerichtet sind, werden sie als Hautbänder oder **Retinacula cutis** bezeichnet. Oft teilt

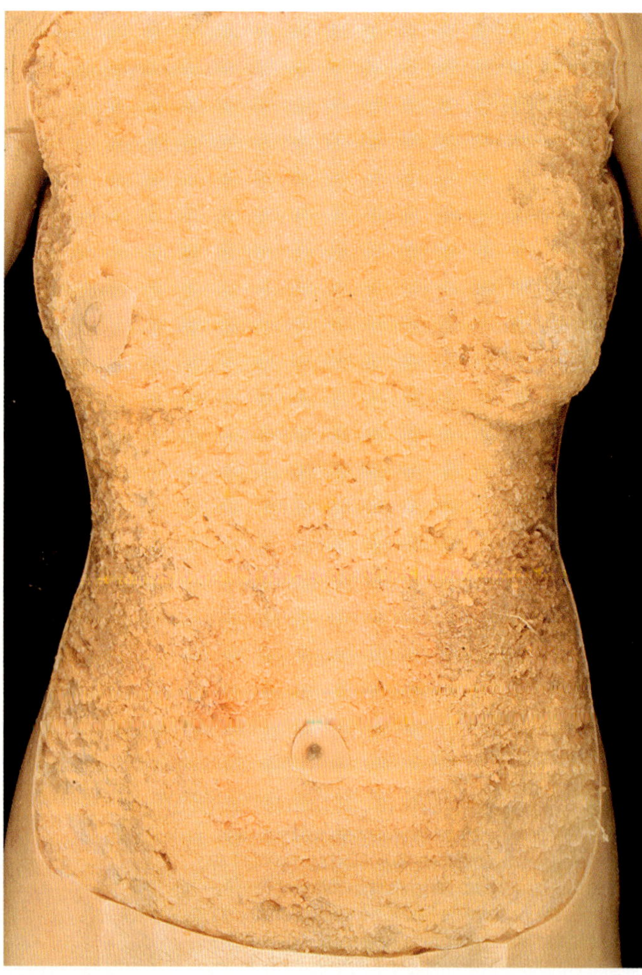

Abb. 8.9 Rumpf einer Frau, deren Dermis entfernt wurde, um die darunter liegende oberflächliche Schicht aus Fett- und Fasziengewebe darzustellen. [T853]

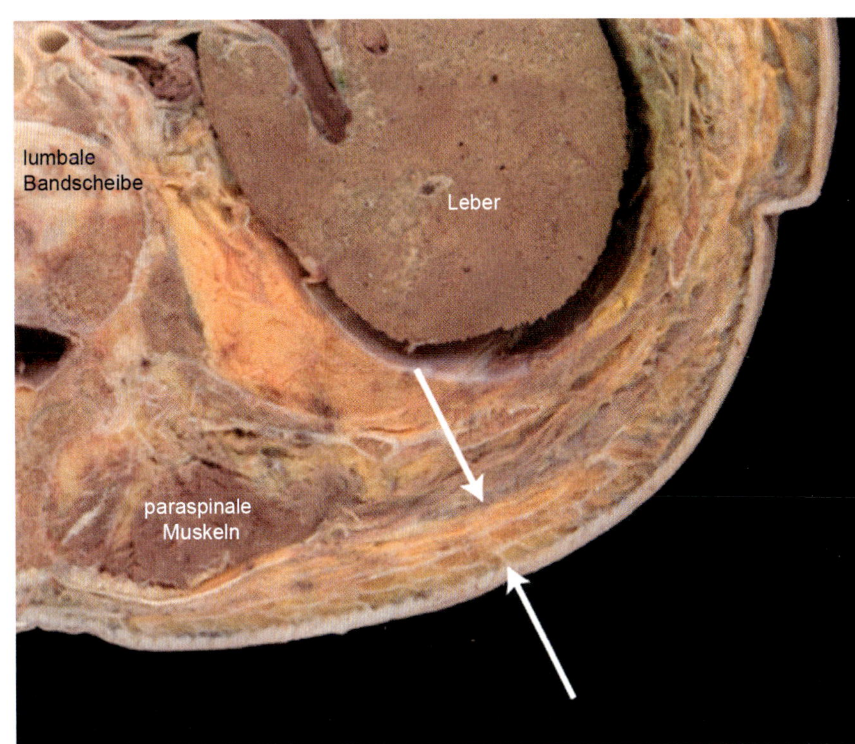

Abb. 8.10 Unterer rechter Quadrant eines Axialschnitts durch den Rumpf einer 92-jährigen Frau. Die Pfeile zeigen das oberflächliche Fett und die Faszie. Zu erkennen sind zudem mehrere dünne membranöse Bindegewebsblätter, in denen Fett eingelagert ist. [T853]

sich die dünne membranöse Schicht in mehrere Blätter auf, die von Fettgewebe getrennt werden. Dadurch entsteht eine Art konzentrisches Geflecht aus membranösen Faszienbändern und keine singuläre Schicht; in anderen Bereichen fehlt die Faszie sogar ganz (➤ Abb. 8.10). Die meisten anatomischen Veröffentlichungen (Clemente 1985, Piersol und Huber 1930) bezeichnen die gesamte Fettschicht und die Faszie als oberflächliche Faszie oder gelegentlich als Panniculus adiposus oder Tela subcutanea. Daher umfasst eine mehr traditionell ausgerichtete Definition der oberflächlichen Faszienschicht im Grunde alle Strukturen zwischen der Haut und der tiefen umhüllenden Faszie – auch das Fettgewebe und die Retinacula cutis.

8.2.2 Tiefe Faszie oder Hüllfaszie

Die tiefe oder Hüllfaszie umgibt die Strukturen des Bewegungsapparats sowie die neurovaskulären Komponenten der somatischen Körperwand und der Extremitäten. Sie geht vom somatischen Mesoderm (der Seitenplatte) aus und bildet, wie oben beschrieben, ein Gerüst für den Bewegungsapparat. Vor Kurzem wurde der Verlauf der tiefen Faszie an den Extremitäten und dem Rumpf detailliert in einem wunderschönen Atlas dargestellt (Stecco 2015). In der Regel ist die **tiefe Faszie in zwei Formen** angeordnet: als **epimysiale Faszie** um Muskeln und als **aponeurotische (membranöse) Faszie,** die breite Blätter bildet, die entweder abgeschlossene Muskelkompartimente bilden oder ganze Körperbereiche umscheiden (Stecco 2015). Der Begriff epimysiale Faszie ist auf die Muskeln beschränkt, während sich eine ähnlich strukturierte und funktionierende Faszie auch um Sehnen (Peritendineum), Bänder und echte Aponeurosen findet. Bei allen myofaszialen ligamentären Konstruktionen geht das Epimysium nahtlos in die entsprechende Schicht der dazugehörigen Sehnen und Bänder über. Außerdem ist diese tiefe Schicht der tiefen Faszie auch an der Bildung der Tunica adventitia der Gefäße und des Epineuriums der Nerven beteiligt.

Am **Rumpf** umhüllt die tiefe Faszie **die axialen Muskeln.** Beim Erwachsenen bilden diese myofaszialen Schichten zwei parallel verlaufende Schläuche, die von der Wirbelsäule getrennt werden (➤ Abb. 8.11). Der myofasziale Schlauch ventral der Wirbelsäule wird als **hypaxial** und der Schlauch dorsal der Wirbelsäule als **epaxial** bezeichnet. Die Organisation dieser Schläuche wird verständlich, wenn man ihren embryonalen Ursprung betrachtet.

In der 3. Entwicklungswoche finden sich in der embryonalen Körperwand zwei Massen aus kondensierten Mesenchymzellen, von denen eine dorsal oder epaxial und eine ventral oder hypaxial der Wirbelsäule liegt. Diese Zellkondensate entstammen der dermatomyogenen Schicht des Somiten. Die beiden Vormuskelmassen werden von einem dünnen Septum intermusculare getrennt (➤ Abb. 8.12). Von dem sich entwickelnden Spinalnerv wächst ein Ramus dorsalis in die sich entwickelnden Muskeln des Myotoms der dorsalen Zellmasse ein und innerviert sie. Gleichzeitig wächst ein Ramus ventralis in die ventrale Zellmasse ein. Aus dem Myotom der dorsalen oder epaxialen Vormuskelmasse werden später die paraspinalen Muskeln und aus dem Myotom der ventralen oder hypaxialen Masse Strukturen, wie der M. longus und die Mm. scaleni der Halswirbelsäule, die Interkostalmuskeln des Thorax und die Muskeln der vorderen Bauchwand. Das **Septum intermusculare,** das die epaxialen und hypaxialen Muskeln trennt, wird schließlich

8

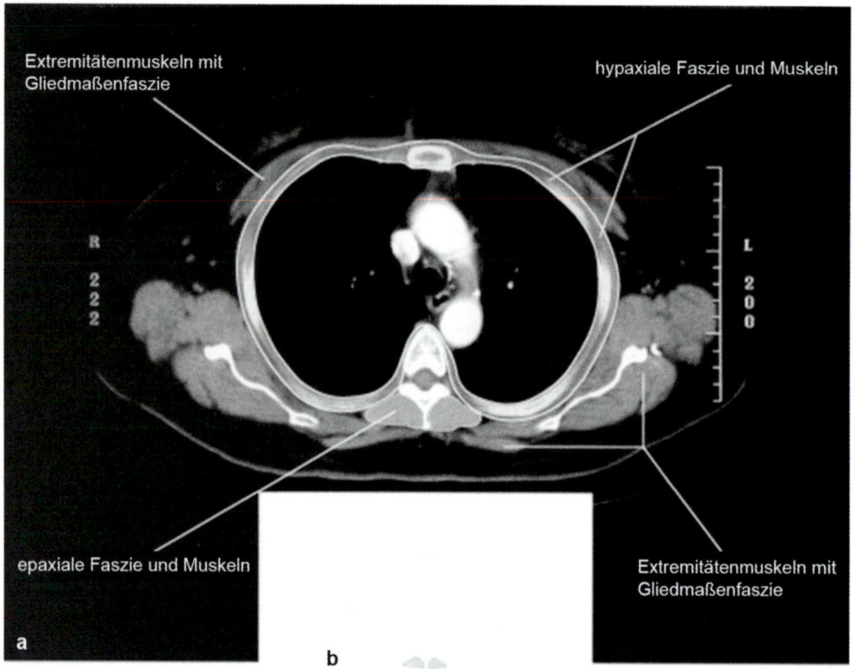

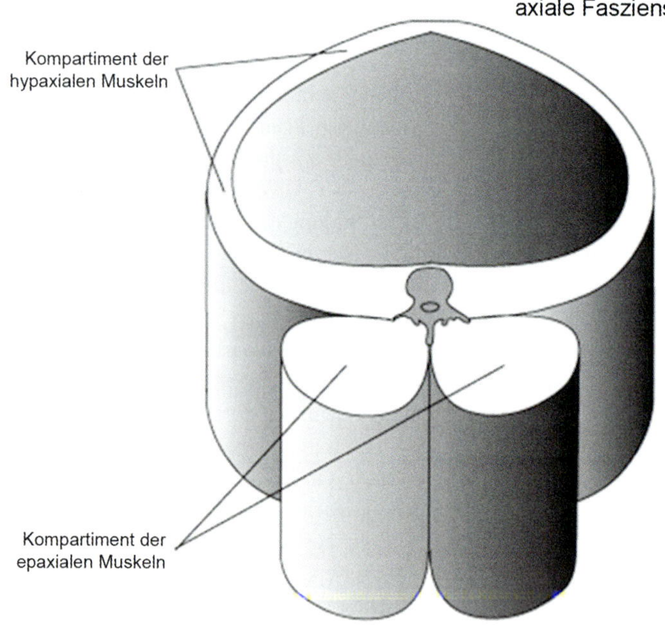

Abb. 8.11 Organisation der Faszie im Rumpf. **a:** Axiale Thorax-CT. Die weißen Linien markieren die tiefe Faszie, die die somatischen Gewebe umhüllt und von den Extremitätenmuskeln abgrenzt. **b:** Extraktion der thorakalen Körperwandfaszie aus dem CT-Bild. **c:** Dreidimensionale Rekonstruktion der somatischen Körperwandfaszie mit einem ventralen Faszienschlauch, der an den dorsalen Faszienschlauch angrenzt. Der dorsale Faszienschlauch wird in der Mittellinie durch die Dornfortsätze der Wirbel in zwei Teile geteilt. [T634]

zu einer Faszie, die an den Querfortsätzen der Wirbelkörper ansetzt und auch beim Erwachsenen die epaxialen und die hypaxialen Muskeln trennt.

Im **Lumbalbereich** sind die Überreste des Septum intermusculare an der mittleren Schicht des thorakolumbalen Komplexes beteiligt (Willard et al. 2012). Diese aponeurotische Schicht trennt die dorsal liegenden paraspinalen Muskeln vom ventral liegenden M. quadratus lumborum. Durch die Dornfortsätze der Wirbel wird die dorsale Muskelmasse in **zwei symmetrische Kompartimente** auf der rechten und linken Seite der Wirbelsäule geteilt. Wenn sich die Mesenchymzellen der epaxialen und hypaxialen Masse in Myoblasten differenzieren und Muskeln bilden, sind sie auch weiterhin in eine Matrix aus primitivem Mesenchym eingebettet, aus dem später ihre tiefe Faszie wird. Daher bilden die umhüllenden Faszien der hypaxialen und epaxialen Muskelsäulen einen **kontinuierlichen Schlauch,** der von der Schädelbasis bis zum Beckenkamm reicht.

Die **epaxialen Faszien** setzen an der Linea nuchae der Schädelbasis an, umhüllen die paraspinalen Muskeln als paraspinales Retinaculum (Schuenke et al. 2012) und reichen kaudal bis zum Os ilium, Os coccygeum und dem Tuber ischiadicum. Im paraspinalen

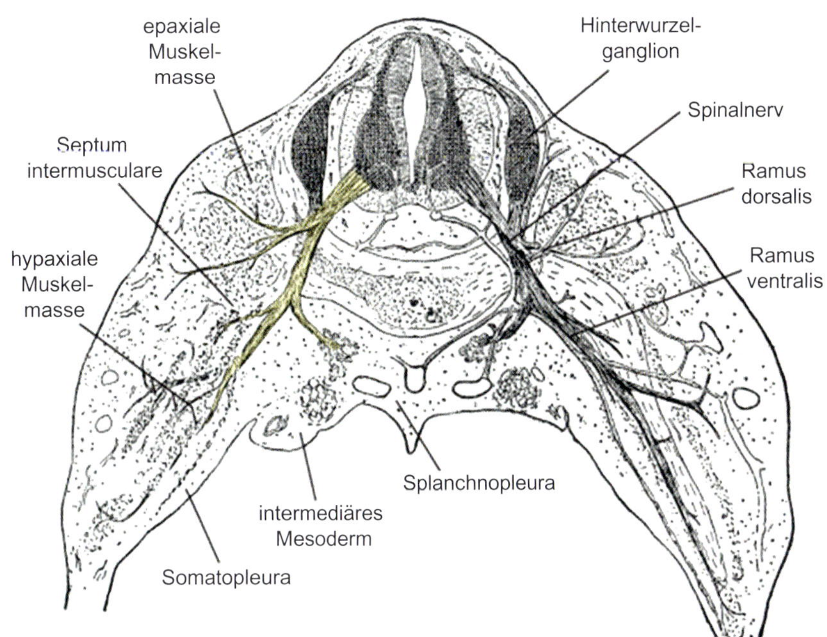

Abb. 8.12 Zeichnung eines Axialschnitts durch einen humanen Embryo mit einem Gestationsalter von 5,5 Wochen. Gezeigt ist die Aufteilung in epaxiale und hypaxiale Muskeln, die durch ein Septum intermusculare getrennt werden. Der Ramus dorsalis tritt in die epaxialen Muskeln und der R. ventralis in die hypaxialen Muskeln ein. [G564]

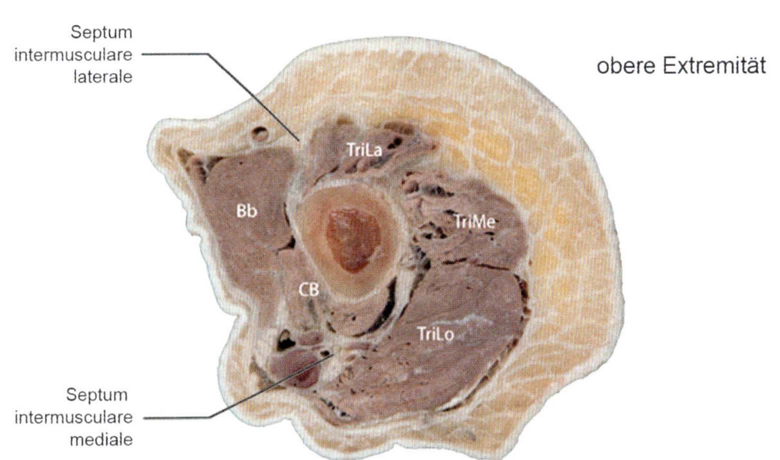

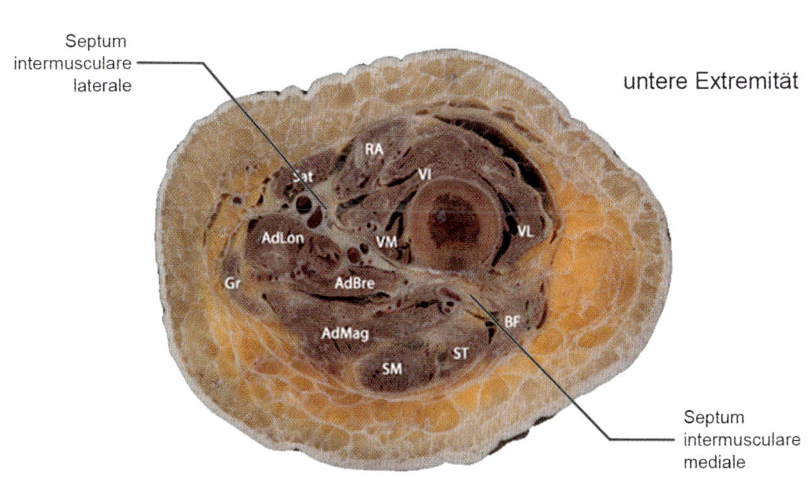

Abb. 8.13 Die Axialschnitte der Extremitäten zeigen die aponeurotische Faszie, die die Extremitätenmuskeln umhüllt, und die intermuskulären Septen, die die großen neurovaskulären Bündel und Knochen umgeben und die Extremitätenmuskeln in ein ventrales und ein dorsales Kompartiment teilen.
Obere Extremität: Bb = M. biceps brachii, CB = M. coracobrachialis, TriLa = M. triceps brachii, Caput laterale, TriMe = M. triceps brachii, Caput mediale, TriLo = M. triceps brachii, Caput longum.
Untere Extremität: Gr = M. gracilis, AdLon = M. adductor longus, AdBre = M. adductor brevis, AdMag = M. adductor magnus, SM = M. semimembranosus, ST = M. semitendinosus, BF = M. biceps femoris, VL = M. vastus lateralis, VI = M. vastus intermedius, VM = M. vastus medialis, Sat = M. sartorius, RA = M. rectus femoris. [T853]

8

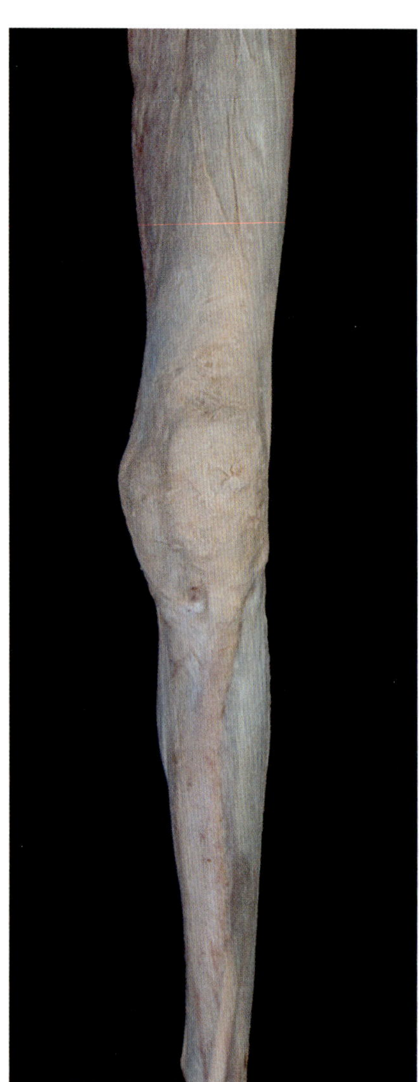

Abb. 8.14 Ventrale Ansicht eines Beins, bei dem die Haut und die oberflächliche Faszie abgetragen wurden, um die aponeurotische Faszie (Fascia lata) darzustellen. [T853]

Retinaculum verschmilzt diese Faszie mit dem Epimysium der paraspinalen Muskeln. Die **hypaxiale Faszie** entspringt kranial am Margo inferior mandibulae, umhüllt auf dem Weg nach kaudal die hypaxialen Muskeln und setzt kaudal an der Crista iliaca und dem Os pubis an.

Keine dieser Faszien reicht bis auf den Schädel. Viele der Knochen und Muskeln des Kopfes gehen nicht aus den Somiten, sondern aus dem Neuralrohr hervor und hängen mit der Bildung der Kiemenbögen zusammen.

Die Entstehung und die Organisation der **Faszie der Extremitätenmuskeln** sind komplizierter. Die oberflächliche Faszie enthält ebenso wie im axialen Bereich Fettgewebe und einen membranösen Anteil, allerdings ist diese dünne Schicht nicht durchgängig vorhanden. Meist imponiert die membranöse Schicht als ein netzartiger Komplex aus untereinander verbundenen Septen und nicht als durchgehende Schicht (➤ Abb. 8.10). In der oberen Extremität ist die oberflächliche Schicht – abhängig von dem in die Bindegewebssepten eingelagerten Fett – unterschiedlich dick (➤ Abb. 8.13). Eine tiefe Schicht der umhüllenden Faszie, die am besten als **aponeurotische Faszie** bezeichnet werden sollte (Stecco 2015), umgibt die gesamten Muskeln des Arms. Von dieser Schicht ausgehend unterteilen intermuskuläre Septen die Muskelmasse in ein ventrales und ein dorsales Kompartiment. Die Septen reichen von der aponeurotischen Faszie nach innen und gehen nahtlos in das Periost des Knochens über. Auch die epimysialen Faszien, die die einzelnen Muskeln umgeben, verschmelzen nahtlos mit den intermuskulären Septen (außen) und dem Perimysium des Muskels (innen). In den intermuskulären Septen verlaufen die großen neurovaskulären Bündel und geben penetrierende Äste in die Muskeln ab (➤ Abb. 8.13).

In der unteren Extremität wird die oberflächliche Faszie durch dünne membranöse Bindegewebsblätter in zahlreiche Lobuli unterteilt (➤ Abb. 8.13). Die tiefe Hüllfaszie ist in der unteren Extremität uniformer und dicker und bildet eine aponeurotische Faszienschicht, die **Fascia lata** (➤ Abb. 8.14). Sie ist über dicke intermuskuläre Septen am Knochen im Kern der Extremität befestigt. Ebenso wie in der oberen Extremität unterteilen die intermuskulären Septen das Bein in ventrale und dorsale Kompartimente; sie dienen als Leitungswege der großen neurovaskulären Bündel und verschmelzen mit den epimysialen Faszien der einzelnen Muskeln. Durch die Kompartimentierung wird die Extremität bei Kontraktion der Muskeln zusätzlich stabilisiert.

Noch interessanter sind die **Übergangsbereiche** zwischen den Extremitäten und dem Rumpf, wo Übergangsmuskeln proximal am Rumpf und distal an der Gliedmaße ansetzen. Nachfolgend erfolgt eine Betrachtung für die obere Extremität.

Die **Übergangsmuskeln der oberen Extremität** sind die Mm. trapezius, latissimus dorsi, rhomboidei, levator scapulae, pectoralis und serratus anterior. Sie entstammen dem medialen Anteil der Extremitätenknospe und wandern nach proximal zum Rumpf. Die meisten von ihnen bilden flache Blätter, die den Rumpf umgeben (➤ Abb. 8.15). Jeder dieser Muskeln ist ebenso wie alle anderen Muskeln des Körpers von einem Perimysium und einem Endomysium umhüllt. Wenn diese Muskeln ihre Verbindung mit dem Rumpf herstellen, überschneiden sie einander und bilden komplexe intermuskuläre Faszienschichten.

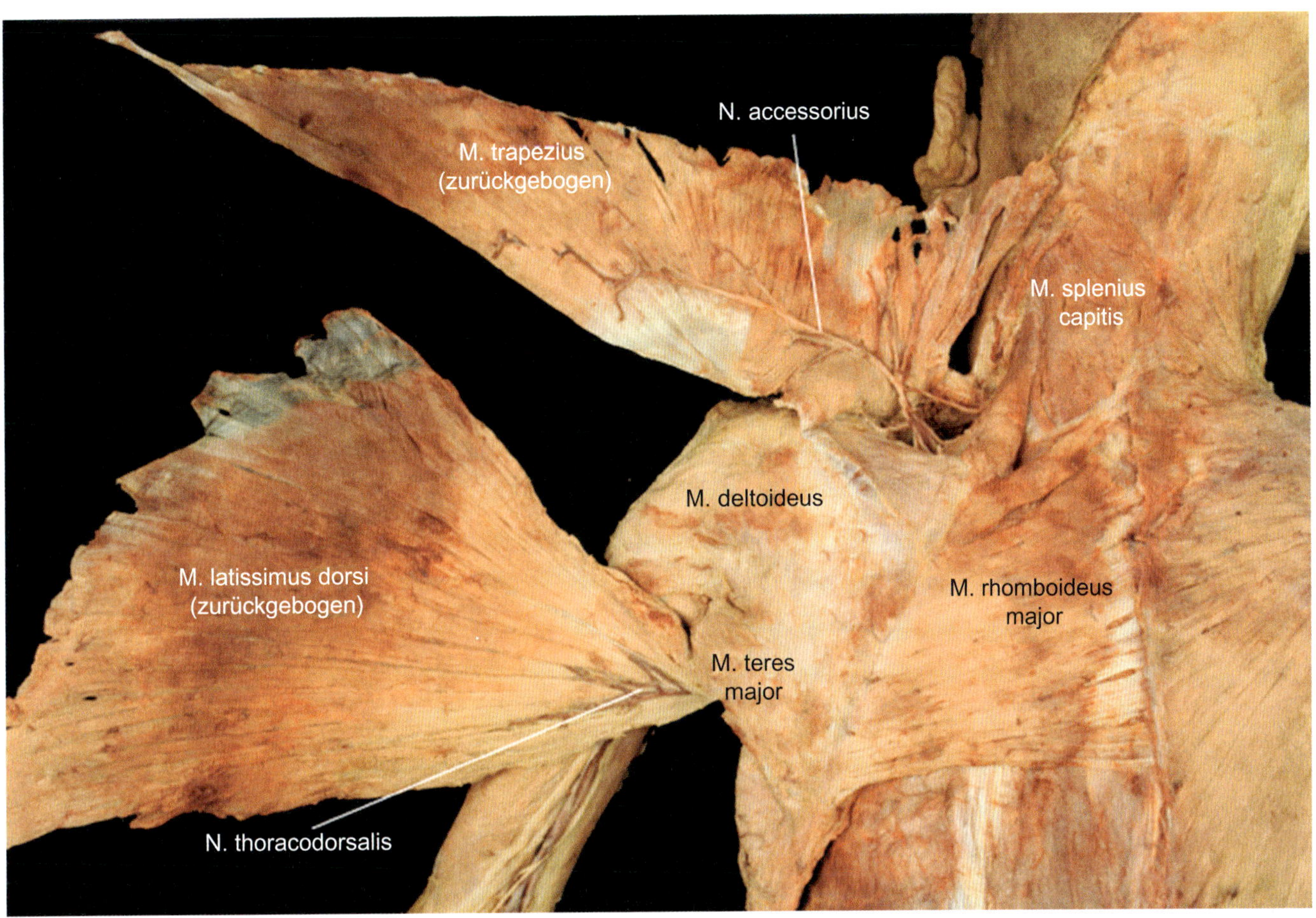

Abb. 8.15 Dorsale Ansicht des Rumpfes nach Ablösen der axialen Verbindungen der Mm. trapezius und latissimus dorsi. Die Muskeln wurden neben dem Körper ausgebreitet. Beide entstammen dem Mesoderm außerhalb des paraxialen Mesoderms, wachsen nach innen, bedecken die paraspinalen Muskeln und setzen an den Dornfortsätzen des Achsenskeletts an. Der kraniale Ansatz des M. trapezius befindet sich am Schädel. Der M. latissimus dorsi entspringt kaudal am Beckenkamm und ist über thorakolumbale Aponeurosen mit dem Kreuzbein sowie über das Lig. sacrotuberale mit dem Tuber ischiadicum verbunden. Diese beiden Muskeln und ihre Aponeurosen sind von der tiefen Faszie der Extremitätenmuskeln umhüllt. [T853]

Ein klassisches Beispiel für die **Verflechtung der intermuskulären Ebenen** findet sich in der vorderen Thoraxwand. Der M. pectoralis major und der M. serratus anterior sind jeweils von epimysialen Faszien umgeben. An den Stellen, an denen diese beiden Muskeln direkt nebeneinander liegen (➤ Abb. 8.16), werden sie von einer kombinierten epimysialen Faszienschicht getrennt. Unter dieser Konstruktion liegt der M. serratus anterior, der an den Stellen, an denen er nicht mit der epimysialen Faszie der Mm. intercostales und dem Rippenperiost verbunden ist, von diesen Strukturen durch eine weitere kombinierte Faszienschicht getrennt wird. Dadurch besteht die Rumpfwand aus mehreren sich abwechselnden Ebenen aus epimysialen Faszien und Muskeln, wobei jede epimysiale Faszienebene aus einer Doppellage besteht (➤ Abb. 8.17).

Die großen neurovaskulären Bündel sind bei ihrem Eintritt in die Extremitäten von einer Adventitia umhüllt, die aus dem somatischen Mesoderm hervorgegangen ist. Wenn das **neurovaskuläre Bündel** zwischen den Mm. scaleni hindurchzieht, verschmilzt seine **Adventitia** mit der epimysialen Faszie dieser Muskeln. Anschließend zieht das neurovaskuläre Bündel durch den Apex der Axilla. Dabei verläuft es in der Fascia axillaris, einer Verdickung der tiefen Faszie, die aus dem Septum intermusculare brachii und der Faszie des M. serratus anterior hervorgehen soll (Stecco 2015). In seinem Verlauf nach lateral trifft das neurovaskuläre Bündel auf die epimysialen Faszien der Mm. pectorales (ventral), des M. serratus anterior (medial) und des M. subscapularis (dorsal).

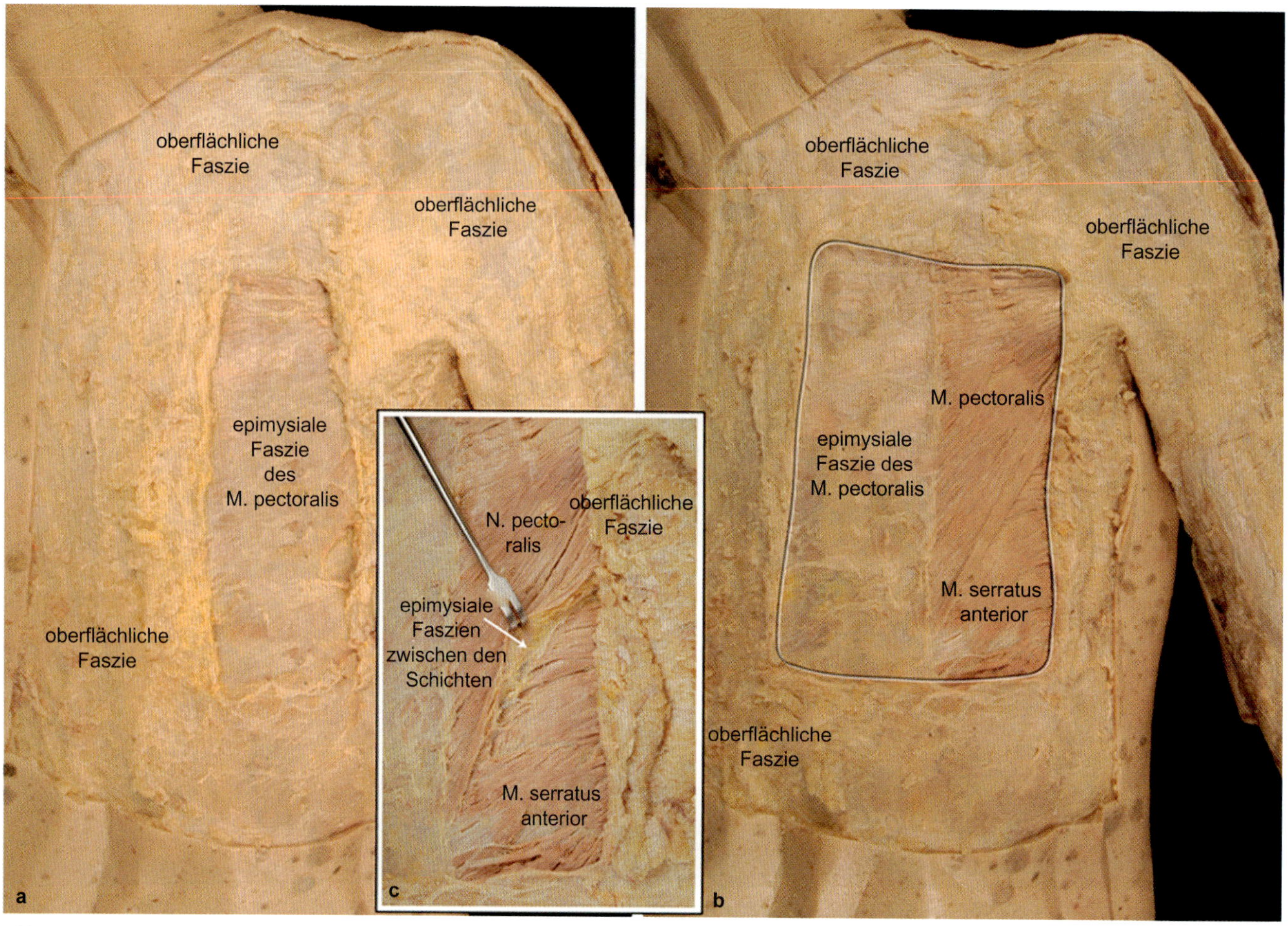

oberflächliche Faszie
oberflächliche Faszie
epimysiale Faszie des M. pectoralis
oberflächliche Faszie
a
N. pectoralis
oberflächliche Faszie
epimysiale Faszien zwischen den Schichten
M. serratus anterior
c
oberflächliche Faszie
oberflächliche Faszie
M. pectoralis
epimysiale Faszie des M. pectoralis
M. serratus anterior
oberflächliche Faszie
b

Abb. 8.16 Ventrale Ansicht der Schulter und der Pektoralisregion. **a:** Hier wurde die Haut entfernt, um die oberflächliche Faszie darzustellen. Außerdem wurde die oberflächliche Faszie gefenstert, sodass die darunterliegende Hüllfaszie des M. pectoralis major und des M. serratus anterior (beides Extremitätenmuskeln, die sich um den Rumpf legen) zu sehen ist. **b:** Die tiefe Faszie wurde in der lateralen Hälfte des Fensters entfernt, sodass die beiden Muskeln zu erkennen sind. **c:** Die Pars lateralis des M. pectoralis major wurde angehoben, sodass die doppellagige tiefe Faszie, die die beiden Muskeln trennt, zu sehen ist. Diese Faszienschicht entsteht durch die Kombination der Faszie, die den M. pectoralis major auf seiner Unterseite umhüllt, und der Faszie, die den M. serratus anterior auf seiner Oberseite bedeckt. [T853]

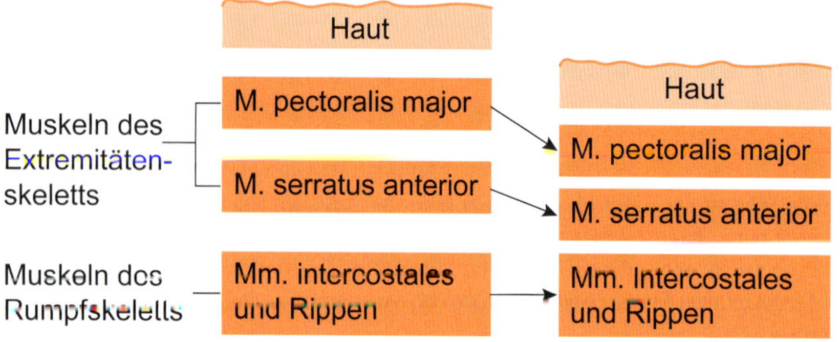

Abb. 8.17 Diese Zeichnung zeigt die Bildung einer doppellagigen tiefen Faszie zwischen benachbarten Muskeln. Der Stapel auf der linken Seite zeigt die einzelnen Muskeln, die jeweils von einer tiefen Faszienschicht umgeben sind. Der Stapel auf der rechten Seite zeigt, wie diese Schichten miteinander verschmelzen, sobald die Muskeln eng nebeneinander auf der Rumpfwand liegen. [T634/L271]

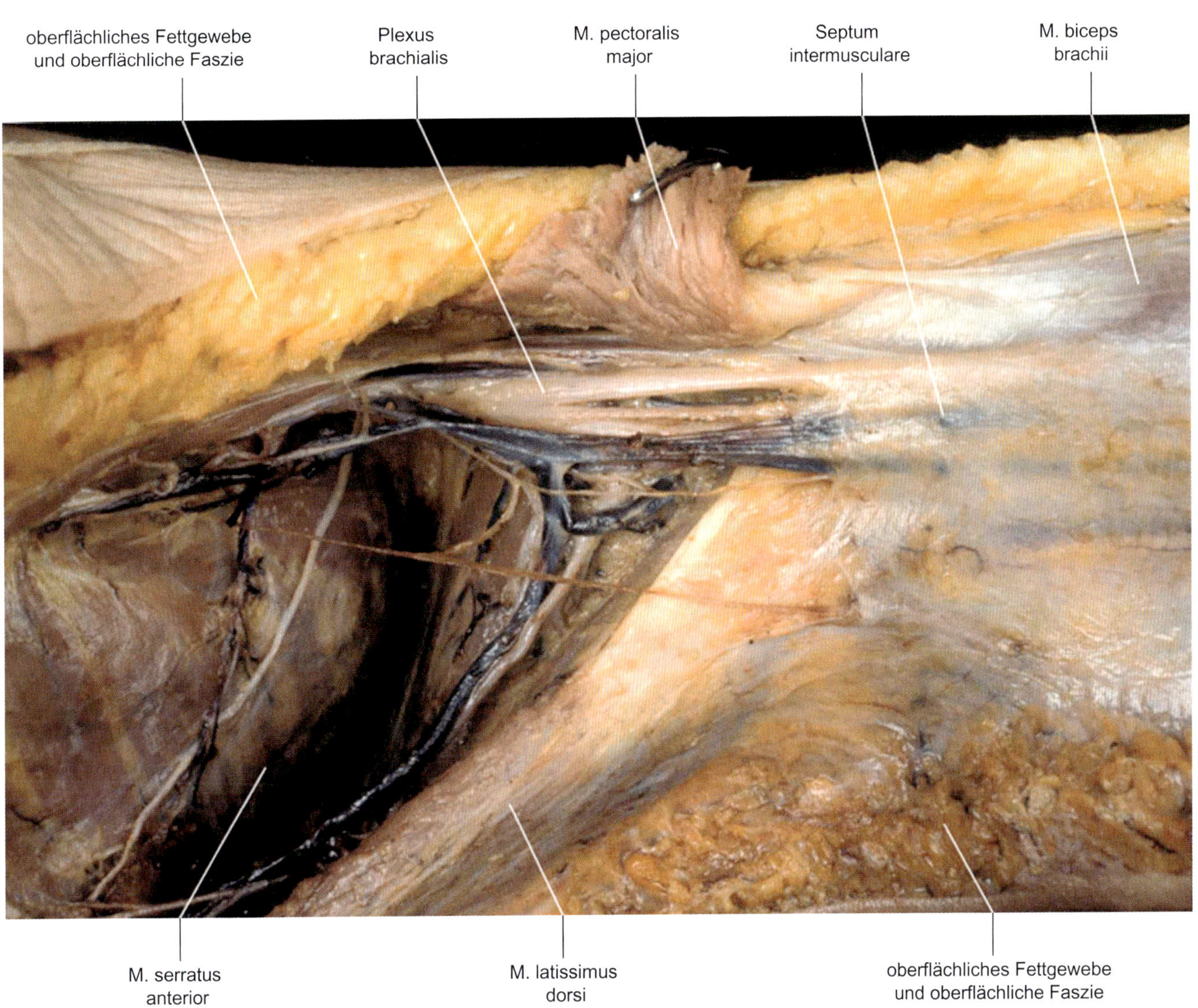

Abb. 8.18 Ansicht der Axilla von ventral und inferior. Das axilläre Fett und die Lymphknoten wurden entfernt, um das neurovaskuläre Bündel der oberen Extremität darzustellen. Dieses Bündel ist von einer Faszienscheide oder Tunica adventitia umgeben, die in die tiefe Faszie des M. pectoralis und des M. latissimus dorsi übergeht. Distal tritt das neurovaskuläre Bündel in das Septum intermusculare brachii ein. [T853]

Distal der Axilla gibt es einen komplexen Bereich, in dem die epimysialen Faszien der Übergangsmuskeln mit den aponeurotischen Faszien und dem Septum intermusculare brachii verschmelzen. An dieser Stelle **teilt sich das neurovaskuläre Bündel** auf und entsendet eine ventrale Komponente mit der A. brachialis sowie den Nn. medianus und ulnaris in das Septum intermusculare brachii mediale sowie die A. profunda brachii sowie die Nn. radialis und axillaris in das Septum intermusculare brachii laterale (➤ Abb. 8.18). Beim Eintritt des neurovaskulären Bündels in die Faszie des Septum intermusculare gibt es Arterien- und Nervenäste in die epimysialen Faszien der angrenzenden Muskeln ab.

8.2.3 Meningeale Faszie

Die meningeale Faszie umfasst die komplexen Bindegewebsblätter, die das Nervensystem umgeben. Für ihre Darstellung wird der Leser auf andere Ressourcen verwiesen, da sie in diesem Kapitel nicht berücksichtigt wird.

8.2.4 Viszerale Faszie

Die Körperhöhlen, wie die **Pleurahöhle** und die **Bauchhöhle,** werden von einer Bindegewebsschicht ausgekleidet, die oft als viszerale

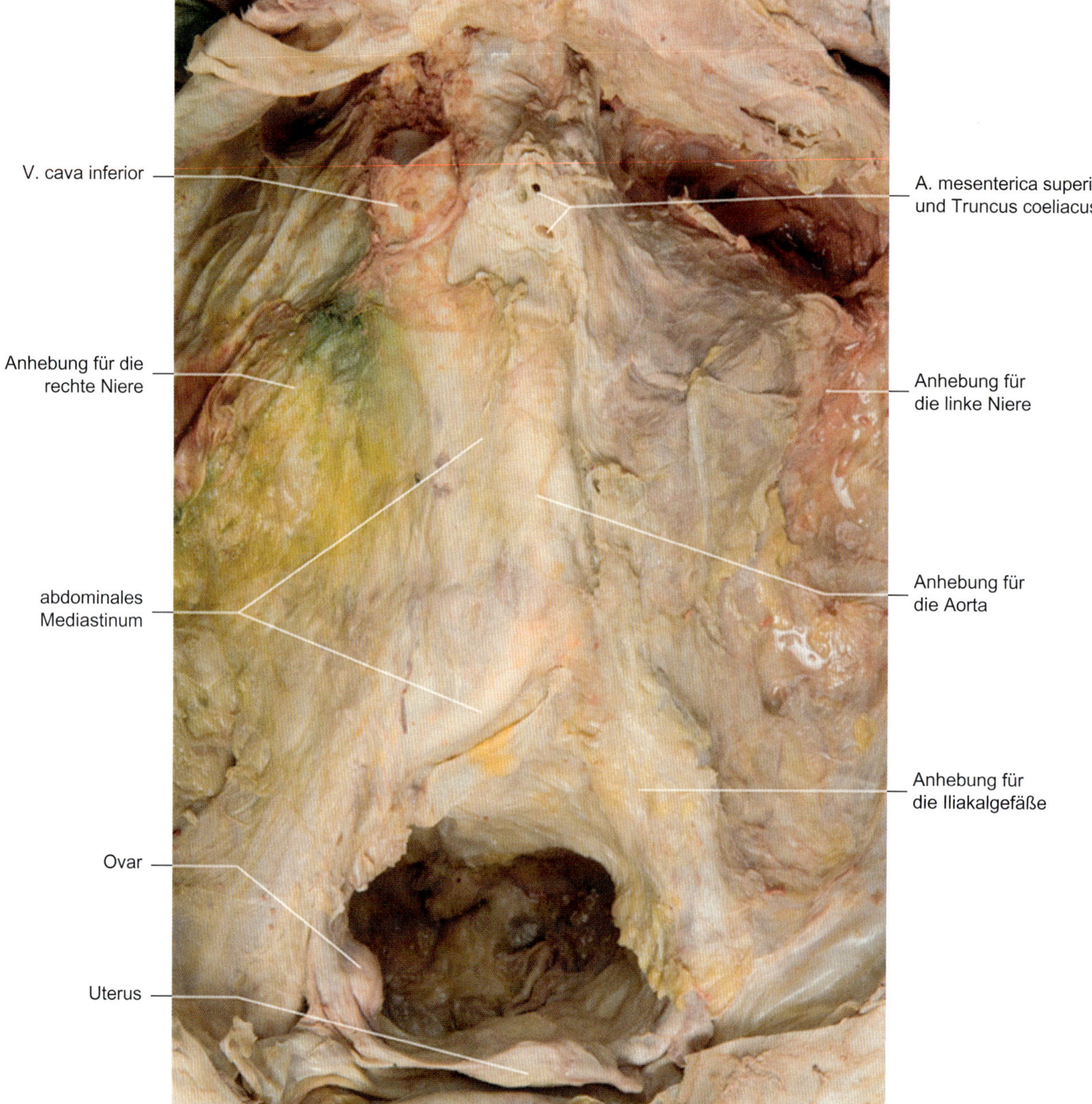

Abb. 8.19 Ventrale Ansicht der hinteren Bauchwand nach der Entnahme aller Bauchorgane. Das Peritoneum parietale ist intakt. In der Mittellinie ist ein Kamm zu erkennen. Er entspricht dem abdominalen Mediastinum, einer direkten Fortsetzung des thorakalen Mediastinums. [L853]

Faszie bezeichnet wird. Diese Hüllschicht des Gewebes entstammt dem splanchnischen Mesoderm der Seitenplatte. Lateral und ventral hat die Körperwand engen Kontakt mit der Körperhöhle, sodass die viszerale Faszie mit einer komprimierten Faszie verschmilzt, die aus der Somatopleura hervorgegangen ist (➤ Abb. 8.12). Im Thorax wird diese komprimierte Schicht als Fascia endothoracica bezeichnet, im Abdomen als Fascia endothoracica und Fascia transversalis und im Becken als Fascia endopelvina. Dorsal haben die Körperhöhlen engen Kontakt mit der Wirbelsäule. Dort verdickt sich die viszerale Faszie zu einem Schlauch oder dem Mediastinum, das von der Schädelbasis bis zum Beckenboden reicht (➤ Abb. 8.19). Dieser mediastinale Faszienschlauch enthält alle großen Blut- und Lymphgefäße sowie einen Großteil des autonomen Nervensystems.

Die viszerale Faszie zieht vom Mediastinum in die Körperhöhlen, beteiligt sich an den Mesenterien und dem Mesokolon und umhüllt die Lungenwurzel. Beim Eintritt in ein **Mesenterium** liegt die viszerale Faszie zwischen zwei Mesothelschichten, einem einschichtigen Plattenepithel, das die Körperhöhlen auskleidet. Im Mesenterium enthält die viszerale Faszie zahlreiche Blut- und Lymphgefäße sowie Fasern des autonomen Nervensystems (➤ Abb. 8.20). Auf diese Weise bildet sie eine Art Stützgewebe für das neurovaskuläre System, das vom Mediastinum aus zu den einzelnen Organen zieht.

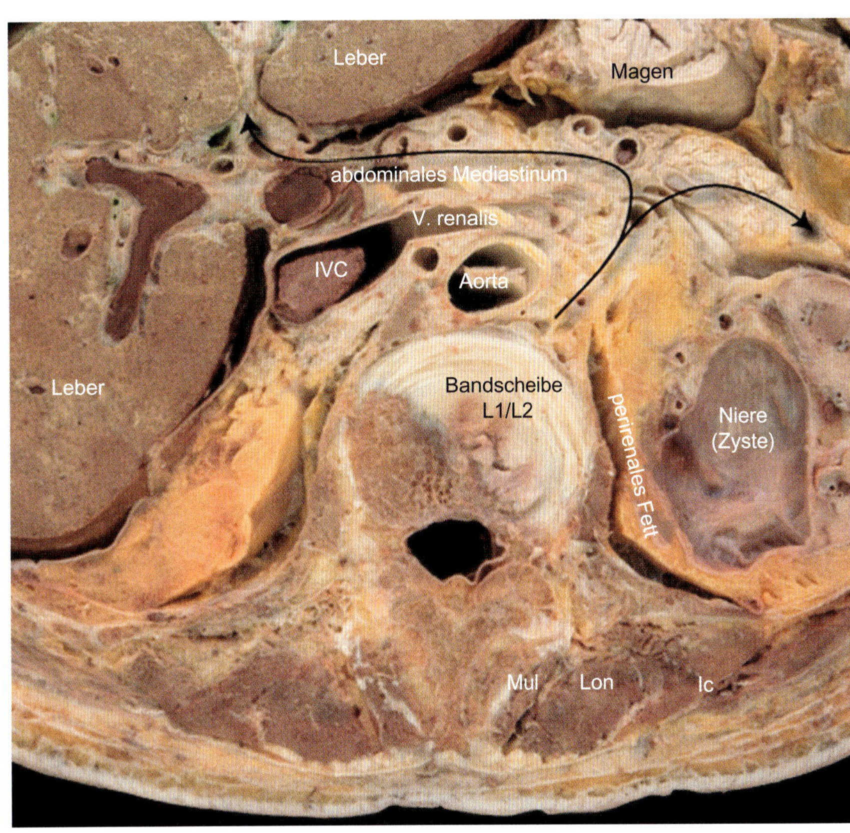

Abb. 8.20 Axialer Schnitt auf Höhe der Bandscheibe L1/L2. In der Mitte der viszeralen Faszie des abdominalen Mediastinums befindet sich die Aorta. Die gebogenen Pfeile folgen dem Verlauf der viszeralen Faszie aus dem Mediastinum in die Mesenterien der Bauchhöhle. IVC = V. cava inferior, Mul = M. multifidus, Lon = M. longissimus, Ic = M. iliocostalis. [T853]

Unterschied zwischen viszeralen und somatischen Bändern

Oft werden bestimmte Verdickungen der viszeralen Faszien als Bänder bezeichnet, wie das Treitz-Band der Bauchhöhle oder das Lig. transversum cervicis (Lig. cardinale) im Becken. Dabei handelt es sich jedoch nicht um Bänder im eigentlichen Sinn, wie die Bänder im somatischen Anteil des Körpers. Somatische Bänder bestehen aus gut organisierten Faszienbündeln mit gleicher Ausrichtung. Viszerale Bänder hingegen sind eine Verdichtung oder Verdickung des unregelmäßigen Bindegewebes und enthalten oft eine signifikante Menge Fettgewebe. Im Gegensatz zu somatischen Bändern sind viszerale Bänder dehnbar und enthalten oft unterschiedlich viel glatte Muskulatur.

Die viszerale Faszie muss von den Adhäsionen, die zwischen den Strukturen der Körperhöhlen auftreten können, abgegrenzt werden. Eine Entzündung oder Reizung der viszeralen Faszie löst die Proliferation von Fibroblasten mit nachfolgender Fibrose aus. Bei starken Entzündungsreaktionen werden zahlreiche Zytokine und Chemokine in die Faszienschicht abgegeben, die unter dem einschichtigen Plattenepithel, das die Körperhöhlen auskleidet, liegt (Beyene et al. 2015). Die bereits vorhandenen Fibroblasten verändern ihren Phänotyp und werden zu **reaktiven oder Adhäsionsfibroblasten.** Offenbar entwickeln sich weitere Fibroblasten durch die Transformation von Epithel- und Mesenchymzellen aus den proliferierenden Mesothelzellen. Viele dieser Fibroblasten besitzen die Eigenschaften von Myofibroblasten. Diese reaktiven Zellen können signifikante Mengen von Kollagen bilden, sodass ein dichtes fibrotisches Bindegewebsband entsteht. Eine derartige Fibrose kann nahe gelegene Organe umgeben oder einschließen und deren Lumen okkludieren.

8.3 Zusammensetzung

8.3.1 Faszienkomponenten

Faszien bestehen aus **fünf Hauptbestandteilen,** die in unterschiedlicher Menge vorhanden sind:

- Zellen
- Fasern
- Glykosaminoglykanen
- Proteoglykanen
- Glykoproteinen

Die letzten vier bilden die Extrazellulärmatrix, die eine strukturelle Funktion hat, die Diffusion von Nährstoffen und Abfallprodukten sowie die Migration von transienten Zellen ermöglicht. Aktuelle Studien zeigen, dass die Komponenten der Extrazellulärmatrix noch weitere Funktionen, wie die Sequestration von Wachstumsfaktoren und die Fähigkeit, manche Zellfunktionen zu steuern, haben. Nachfolgend werden einige der Funktionen der Extrazellulärmatrix erläutert. Dabei liegt der Fokus auf den Mechanismen, über die das Interface zwischen Extrazellulärmatrix und Zellen an der Mechanotransduktion (➤ Kap. 11) beteiligt ist (Ingber et al. 2014).

8

Zellen

Definitionsgemäß gibt es keine Extrazellulärmatrix ohne Zellen. Bindegewebe enthält zahlreiche Zellen. Die häufigsten Zelltypen (z. B. Fibroblasten, Mastzellen und Makrophagen) werden nachfolgend beschrieben. Unter pathologischen Bedingungen können Faszien von weiteren Zellen (z. B. Lymphozyten, Neutrophile) infiltriert werden.

Fibroblasten

Die Fibroblasten sind die am meisten in Faszien vertretenen Zellen. Ihr Aussehen richtet sich nach ihrer Aktivität und der Umgebung. Ruhende und aktive Fibroblasten sind in vitro und bei der Wundheilung sternförmig (Rhee und Grinnell 2007). Außerdem nehmen sie diese Form bei mechanischer Gewebebelastung an (Langevin et al. 2005, Rhee 2009). Relativ ruhende Fibroblasten imponieren fusiform und liegen oft verstreut zwischen Kollagenfaserbündeln. Außerdem können Fibroblasten **dendritische Fortsätze** bilden, die mit den dendritischen Fortsätzen anderer Fibroblasten in der Faszie Kontakt haben, sodass ein dreidimensionales Netz entsteht. An der Bildung und Kopplung von dendritischen Fortsätzen ist die Aktivität von Rho- und Rac-GTPasen erforderlich, die von PDGF und Lysophosphatidsäure stimuliert werden (Grinnell et al. 2003). Nicht bekannt ist, ob Fibroblasten über diese dendritischen Verbindungen auch metabolisch gekoppelt sind; auf jeden Fall dürften sie die Zellen aber bei **Mechanosensation und Mechanotransduktion koppeln** (Banes et al. 1995).

8

Fibroblasten stellen die **fibrillären Komponenten** (Kollagen und elastische Fasern) der Extrazellulärmatrix her und sind überwiegend auch für die Produktion der **Bestandteile der Grundsubstanz,** wie Glykoproteine, Glykosaminoglykane und Proteoglykane, zuständig. Außerdem sezernieren Fibroblasten Zytokine (z. B. Interleukine, Wachstumsfaktoren, Thymic Stromal Lymphopoietin) und Matrixmetalloproteasen, die zur Aufrechterhaltung und Steuerung des lokalen Interstitiums beitragen. Da in der Grundsubstanz Nährstoffe, Abfallprodukte und Sekretionsprodukte ausgetauscht werden, können die von den Fibroblasten abgegebenen Zytokine über Lymph- und Blutgefäße systemisch verteilt werden. Durch ihre Lage im Interstitium sind die Fibroblasten zudem so platziert, dass sie Wachstumsfaktoren und Zytokine von benachbarten Bindegewebszellen (z. B. Makrophagen, Mastzellen, Lymphozyten) oder Epithelzellen erhalten können. Die meisten Zellen, die in der Faszie und ihrer Umgebung liegen, geben u. a. Transforming Growth Factor-β (TGF-β) ab. Bei Fibroblasten kann TGF-β zur Expression von 150 Genen führen und damit u. a. zur Kollagenproduktion und zur Differenzierung von Fibroblasten in Myofibroblasten führen (Laurent et al. 2007).

Die Sammlung und Freisetzung der vorgenannten Fibroblastenprodukte wird durch die Aktivität der Faszie gesteuert. Fibroblasten überwachen die Spannung und die chemische Zusammensetzung des Gewebes und **reagieren auf Veränderungen** (Rhee 2009, Miron-Mendoza et al. 2012). Diese Veränderungen können durch Mechanismen innerhalb des Organismus auftreten, z. B. infolge von Muskelkontraktionen, oder durch äußere Einflüsse, wie den Druck im Rahmen einer osteopathischen manipulativen Behandlung (OMT). Als Reaktion auf derartige Krafteinwirkungen sezernieren die Fibroblasten Produkte (wie Kollagen oder Glykosaminoglykane) oder führen Kontraktionen ähnlich wie bei glatten Muskelzellen durch, um einen schwachen Faszientonus aufzubauen (Schleip et al. 2005, 2012, Hinz et al. 2001).

> Durch ihre Eigenschaften (z. B. die Herstellung von Bindegewebsfasern und Grundsubstanz, die Mediation von Schmerzen und Entzündungen, die Erzeugung und Weiterleitung von Kraft) und ihre Lage in einem Medium mit hoher Austauschrate können Fibroblasten besonders gut auf Weichgewebeschäden und eine OMT reagieren (Meltzer und Standley 2007, Eagan et al. 2007). Obwohl dazu noch weitere Studien erforderlich sind, lässt sich schon jetzt vermuten, dass die OMT die mechanischen Kräfte der Fibroblasten (Pohl 2010) und anormale Quervernetzungen von Kollagen (Gupta et al. 1998) verändert und die Hydrierung des Gewebes verbessert (Schleip et al. 2012b).

Myofibroblasten

Myofibroblasten ähneln den Fibroblasten und weisen einige der zellulären und biochemischen Eigenschaften glatter Muskelzellen auf. Myofibroblasten können aus Fibroblasten sowie aus Epithelzellen, hepatischen Sternzellen (Ito-Zellen) und fibroblastenartigen Stammzellen des Knochenmarks entstehen (Wynn 2008). Sie exprimieren – anders als Fibroblasten – mehrere **spezifische Marker,** wie Smooth Muscle α-Actin (αSMA), Cadherin II (Ehrlich et al. 2006) und 140kDa-Paladin 4lg (Rönty et al. 2006). Das Vorhandensein von αSMA verstärkt die Kontraktilität der Zelle signifikant (Hinz et al. 2001). Diese Kontraktionen können für lange Zeit aufrechterhalten werden, weil die Myosin-Leichtkettenphosphatase durch den Rho/Rho-Kinase-Signalweg gehemmt wird (Tomasek et al. 2006).

Die **Differenzierung von Fibroblasten zu Myofibroblasten** wird u. a. durch mechanische Belastung und durch Zytokine, wie TGF-β, ausgelöst (Strauch und Hariharan 2013). Als Reaktion auf die mechanische Belastung bilden die Fibroblasten Stressfasern aus zytoplasmatischem Aktin (Werner und Grose 2003). Diese Stressfasern verbinden sich über Cadherin Junctions mit extrazellulären Fasern und Komponenten der Grundsubstanz (Hinz et al. 2004). Auch die Myofibroblasten produzieren weiterhin Fasern und Grundsubstanz, bis die erhöhte mechanische Belastung beendet wird. Zu diesem Zeitpunkt wird der Reiz für die Myofibroblasten entfernt und es kommt zur Apoptose (Rao et al. 2010). Bei einem Lymphstau werden die Differenzierung von Fibroblasten in Myofibroblasten, die Proliferation von Fibroblasten und die Kollagenbildung gehemmt. Bei einem verstärkten Fluss von Lymphe und interstitieller Flüssigkeit hingegen werden Fibrogenese und Faszienreparatur gefördert (Hinz et al. 2004).

Makrophagen

Makrophagen (oder Histiozyten) entstehen aus **zirkulierenden Monozyten,** die in die Faszie eingewandert sind und die Faszie eng mit dem Immunsystem verknüpfen. Sie werden durch proinflammatorische Zytokine und eine Phagozytose in der angrenzenden Extrazellulärmatrix aktiviert. Aktive Makrophagen phagozytieren zelluläre Abfälle, absterbende Zellen und Fremdkörper. Außerdem setzen sie **Zytokine** frei, insbesondere Tumor-Nekrose-Faktor α (TNF-α) und TGF-β_1 (Papadakis und Targan 2000). Diese Zytokine fördern das Einwandern weiterer Makrophagen sowie die Proliferation und Differenzierung von Fibroblasten und Myofibroblasten und prädisponieren das Gewebe damit möglicherweise für eine Fibrose und Narbenbildung (Kisseleva und Brenner 2008). Außerdem exprimieren aktive Makrophagen noch weitere MHC-Klasse-II-Moleküle, sodass sie effektive antigenpräsentierende Zellen sind.

Mastzellen

Mastzellen finden sich nur vereinzelt in der Faszie. Sie befinden sich oft in der Nähe der neurovaskulären Bündel und sind vor allem in zwei Subtypen vorhanden. Der **erste Typ** ist in der Regel mit der Mukosa der viszeralen Organe assoziiert und enthält überwiegend Tryptase. Der **zweite Typ** befindet sich oft im Bindegewebe und enthält Tryptase und Chymase (McEuen und Walls 2008). Neben diesen Proteasen produzieren Mastzellen noch proinflammatorische Zytokine und sind zur Phagozytose fähig. Mastzellen entstehen aus **hämatopoetischen Stammzellen.** Die sich entwickelnden Mastzellen verlassen das Knochenmark mit dem Blut und treten erst in das periphere Gewebe ein, bevor sie ihre Reifung abschließen.

Mastzellen exprimieren FcεRI-Rezeptoren mit hoher Affinität für den Fc-Anteil von Immunglobulin E (IgE), einem Antikörper-Isotyp, der bei allergischen Reaktionen und Parasitosen aktiv ist. Sobald IgE an den Rezeptor bindet, degranuliert die Mastzelle, setzt das antikoagulatorisch wirkende Heparin und das vasodilatierende Histamin sowie Säurehydrolasen, Tryptase, Capthepsin G, Carboxypeptidase und Chondroitinsulfat frei (Galli 1993). Bindegewebsmastzellen enthalten auch TNF-α, der zur erhöhten Fibroblastenaktivität und nachfolgender Fibrose beiträgt (Galli 1993).

Fasern

Kollagen

Kollagen ist der **in Faszien vorherrschende Fasertyp** und macht bis zu 18 % des Gewebevolumens von dichten Hüllfaszien aus (Benetazzo et al. 2011). Die Kollagenmoleküle bestehen aus drei Polypeptid-α-Ketten, die eine Tripelhelix bilden. Der Durchmesser dieser Moleküle beträgt etwa 1,5 nm, aber viele Kollagenarten polymerisieren dann zu größeren Fasern (Exposito et al. 2010). Kollagenfasern werden intrazellulär hergestellt und die Fibrillen im Extrazellulärraum zusammengesetzt. Von den 28 bekannten Kollagenformen ist **Typ-I-Kollagen** die in den meisten Bindegeweben vorherrschende Isoform und verleiht den Geweben Zugfestigkeit (Exposito et al. 2010). Außerdem bilden Kollagenfasern das Gerüst für den Rest der Extrazellulärmatrix. Durch das Kollagengeflecht entstehen Poren in der Extrazellulärmatrix mit einer Größe von 1–20 µm in der Säugetierdermis (Wolf et al. 2009).

Kollagen wird überwiegend von Fibroblasten sowie in geringerem Umfang von Myofibroblasten, aktivierten Monozyten und einigen Typen von Epithelzellen gebildet (Tabata et al. 2008). PDGF, TGF-β, Ascorbinsäure, Acetaldehyd, Glukose (nur Typ-III-Kollagen), Kalzium, Östrogen und Strahlung erhöhen die Kollagenbildung (Kavitha und Thampan 2008). Parathormon reduziert die Kollagensynthese (Kavitha und Thampan 2008). Abhängig von den Gegebenheiten kann TNF-α die Kollagensynthese hemmen (Greenwel et al. 2000) oder fördern (Galli 1993, Theiss et al. 2005).

Elastische Fasern

Elastische Fasern sind ein kleiner, aber wichtiger Bestandteil von Faszien und machen etwa 1 % des Gewebevolumens aus (Benetazzo et al. 2011). Sie bestehen aus **amorphen Elastinmolekülen** in einem Fibrillingerüst. Das Vorläuferprotein **Tropoelastin** und das Glykoprotein **Fibrillin** werden vor allem von Fibroblasten hergestellt. In der Extrazellulärmatrix werden die Elastinmoleküle zusammengesetzt und dann von Fibrillin umhüllt, sodass elastische Fasern entstehen. Unter Zug sind elastische Fasern sehr dehnbar. Sobald die Spannung nachlässt, ziehen sie sich wieder zusammen und verleihen der Faszie dadurch eine enorme Resilienz.

Glykosaminoglykane, Proteoglykane und Glykoproteine

Die drei anderen **Hauptkomponenten der Extrazellulärmatrix** sind Glykosaminoglykane, Proteoglykane und Glykoproteine. Glykosaminoglykane sind lange, nicht verzweigte Polysaccharide, wie Heparansulfat. Die meisten Glykosaminoglykane sind sulfatiert und somit negativ geladen, sodass sie Natrium anziehen. Das Natrium wiederum zieht Wasser in das Gewebe. Die meisten Glykosaminoglykane sind an ein Kernprotein gebunden, sodass ein Proteoglykan entsteht. Aufgrund der **Hydrophilie der Glykosaminoglykane** ist eine Extrazellulärmatrix mit einem hohen Gehalt an Proteoglykanen sehr gut hydriert. Daher sind vor allem Proteoglykane für das Gesamtvolumen der Extrazellulärmatrix sowie für das Ausmaß der in ihr stattfindenden Diffusion zuständig. Glykoproteine sind flexible Adhäsionsmoleküle, die Bindungsdomänen für verschiedene Moleküle, wie Kollagen, Glykosaminoglykane, Zelloberflächenrezeptoren und Wachstumsfaktoren, enthalten. Somit sind Glykoproteine, wie **Fibronektin,** überwiegend für die Verknüpfung der Einzelkomponenten der Extrazellulärmatrix untereinander und mit den angrenzenden Zellen verantwortlich.

8.3.2 Bedeutung der Faszienkomponenten bei der Mechanotransduktion

Fibronektin

Dem Glykoprotein Fibronektin wird eine große Bedeutung für das Interface zwischen Extrazellulärmatrix und Zelle zugeschrieben (White et al. 2008). Es enthält ebenso wie viele andere Glykoproteine viele Domänen mit Bindungsaffinitäten für Kollagen und andere Moleküle der Extrazellulärmatrix. Dadurch kann es Kollagenfasern und Proteoglykane der Extrazellulärmatrix miteinander verbinden.

Außerdem enthält Fibronektin eine **RGD-Domäne** (Arginin-Glycin-Asparaginsäure), die zur Erkennungssequenz für die Bindung transmembranöser Integrine gehört (Mao und Schwarzbauer 2005).

Darüber hinaus bindet Fibronektin noch andere Transmembranrezeptoren, wie **Syndekane** (Klass et al. 2000). Durch diese Verbindung kann es Moleküle in der Extrazellulärmatrix (wie Kollagen und Fibrin) mit dem Zytoskelett benachbarter Zellen verbinden. Über kryptische Stellen können Fibronektinmoleküle zu **Fibronektinfibrillen** polymerisieren (Mao und Schwarzbauer 2005, Klass et al. 2000). Unter Zugspannung werden diese kryptischen Stellen durch Konformationsänderungen freigelegt und die Fibronektin-Fibronektin-Polymerisierung gefördert. Die so entstandenen Fibronektinfibrillen können aus mehreren hundert Fibronektinmolekülen bestehen und sich über mehrere Zellen erstrecken, die dadurch verbunden werden (Mao und Schwarzbauer 2005). Vermutlich hängt die Funktion der **Integrine** bei der Bildung der Fibronektinfibrillen vom Vorhandensein von Syndekanen ab. Zellen, die eine bestimmte Mutation von Syndekan 2 exprimieren, können keine Fibronektinfibrillen mehr bilden und keine Verbindung mit dem Zytoskelett herstellen (Klass et al. 2000).

Fibronektinfibrillen verkoppeln nicht nur Zellen miteinander und mit der Extrazellulärmatrix, sondern steuern auch die Zusammensetzung der Extrazellulärmatrix. Wenn keine Fibronektinfibrillen vorhanden sind, ist die Ablagerung von Kollagen I reduziert (Sottile und Hocking 2002). Außerdem haben In-vitro-Studien gezeigt, dass Fibronektin die Proliferation von Fibroblasten fördert und die Organisierung der Extrazellulärmatrix steuert (Sevilla et al. 2010).

Transmembranproteine

Das Interface zwischen Extrazellulärmatrix und Zelle befindet sich an der Zellmembran, an der Komponenten der Extrazellulärmatrix über Transmembranproteine, wie Integrine und Syndekane, mit dem Zytoskelett interagieren. Über diese Transmembranproteine werden auf die Extrazellulärmatrix einwirkende Kräfte auf das Zytoskelett übertragen und die Zelle kann die Extrazellulärmatrix unter Zugspannung setzen.

Integrine bestehen aus einer α- und einer β-Untereinheit, die nicht konvalent miteinander verbunden sind. Jede Untereinheit enthält eine große extrazelluläre und eine weitaus kleinere zytoplasmatische Domäne. Integrine binden in der Extrazellulärmatrix ein adhäsives Glykoprotein und im Zytoplasma ein Element des Zytoskeletts. Da die α- und β-Untereinheiten in verschiedenen Isoformen vorkommen, gibt es viele unterschiedliche Heterodimere von Integrin mit jeweils spezifischer Affinität für ein bestimmtes Glykoprotein. So bindet α5β1-Integrin Fibronektin, während αvβ3-Integrin Vitronektin bindet.

> Durch die Bindung von Glykoproteinen aus der Extrazellulärmatrix und Elementen des Zytoskeletts sind Integrine ideal dazu geeignet, mechanische Belastungen der Extrazellulärmatrix in die Zelle weiterzuleiten.

Aktuelle Studien zeigen, dass eine Familie von Transmembranproteinen, die Syndekane, die Funktion der Integrine ergänzen (Klass et al. 2000). **Syndekane** besitzen ebenso wie alle Proteoglykane ein Kernprotein, das durch die Bindung von Gykosaminoglykanketten modifiziert wurde. Bei den Syndekanen handelt es sich bei diesen Ketten überwiegend um Heparansulfat und diese Ketten finden sich ausschließlich im extrazellulär liegenden Anteil des Moleküls. **Heparansulfat** ist wichtig, weil mehrere andere Moleküle an Heparan binden, darunter mehrere Wachstumsfaktoren und Komponenten der Extrazellulärmatrix, wie Fibronektin und Fibrillin (Jastrebova et al. 2010). Daher verbinden Syndekane diese extrazellulären Moleküle über Heparan mit der Zelle (Ruoslahti und Yamaguchi 1991). Der im Zytoplasma liegende Anteil der Syndekane ist direkt mit α-Aktin und mehreren anderen Proteinen des Zytoskeletts verbunden (Klass et al. 2000). Ähnlich wie die Integrine sind auch die Syndekane vermutlich an der Mechanosensation sowie an der Organisierung der Extrazellulärmatrix und/oder des Zytoskeletts beteiligt.

Zytoskelett und Adhäsionskomplexe

Die zytoplasmatischen Ausläufer der Integrine und Syndekane binden an das Aktinzytoskelett, das aus einem Kernprotein, dem globulären (G) Aktin, besteht. **G-Aktin** besitzt eine typische Polarisierung mit einer Spalte zur Bindung von **Adenosintriphosphat (ATP)** am negativ geladenen Ende. G-Aktinproteine polymerisieren abhängig von ihrer Konzentration und der Anwesenheit von ATP zu filamentösem (F) Aktin. Das mit ATP beladene G-Aktin wird am positiv geladenen Ende von **F-Aktin** angefügt. Dann wird ATP hydrolysiert und das anorganische Phosphat mit einer Halbwertszeit von etwa 6 Minuten abgegeben. Durch die Abgabe von Phosphat wird die Bindungsstärke reduziert und das Filament allgemein destabilisiert. Dadurch kommt es am negativ geladenen Ende von F-Aktin zur Depolymerisierung (Treadmilling). Das **Treadmilling** verlängert das positiv geladene Ende und verkürzt das negativ geladene Ende, sodass das Filament sich bewegen kann (Egelman und Orlova 1995). In nichtmuskulären Zellen bindet zudem Myosin II mit dem F-Aktin kontraktile Strukturen, die als **Stressfasern** bezeichnet werden (Naumanen et al. 2008). Diese kontraktilen Bündel erzeugen Zugspannung, die für viele Zellfunktionen genutzt werden kann und z. B. bei der Lokomotion oder der Modifikation der Zellform eingesetzt wird.

Das Treadmilling und die kontraktilen Fähigkeiten des Aktinzytoskeletts können auch dazu verwendet werden, die Stabilität der Extrazellulärmatrix einzuschätzen und die Zusammensetzung der Zelle und/oder der Extrazellulärmatrix entsprechend zu verändern (Chiquet et al. 2009). Initial ist die Zelle über **kleine Integrincluster,** die als fokaler Komplex bezeichnet werden, mit der Extrazellulärmatrix verbunden (Chiquet et al. 2009). Die fokalen Komplexe haben eine Größe von höchstens 1 µm. Intrazellulär sind die Integrine locker mit einem Adapterprotein des Zytoskeletts, wie **Paxillin,** oder mit einigen adhäsiven Glykoproteinen, wie **Vinkulin,** verbunden, wobei die fokalen Komplexe nur für eine sehr kurze Zeit bestehen und sehr dynamisch sind. Sie finden sich am Interface von Zellen, die langsam unter Zug gesetzt werden, mit der Extrazellulärmatrix. Sofern diese Spannung nicht kontinuierlich einwirkt, reift der fokale Komplex nicht. Ist die Spannung aber groß genug und wirkt sie lange genug ein, reifen die fokalen Komplexe zu stabileren Strukturen, den fokalen Adhäsionen.

Fokale Adhäsionen sind größer (3–10 μm) und über weitere Adapterproteine weitaus fester mit dem Zytoskelett verbunden. Diese Verbindung ist wichtig, weil die Zelle durch sie am Ort der fokalen Adhäsionen kontinuierlich Zugspannung erzeugen kann, um deren Stabilität zu prüfen (Choquet et al. 1997). Sofern die Extrazellulärmatrix weich ist, werden die fokalen Adhäsionen irgendwann abgebaut. Wenn aber die von der Extrazellulärmatrix einwirkenden Kräfte genauso groß oder größer sind als die auf die Zelle wirkenden Kräfte, erhöht die Zelle den internen Zug gegen die von außen einwirkende Kraft. Es besteht ein linearer Zusammenhang zwischen der Höhe der einwirkenden Kraft und der Größe der fokalen Adhäsion (Balaban et al. 2001).

Fokale Komplexe und fokale Adhäsionen enthalten überwiegend αvβ3-Vitronektin-Integrine (Chiquet et al. 2009). Die dritte Form von Adhäsionskomplexen, die **fibrilläre Adhäsion,** verwendet hingegen den α5β1-Fibronektinrezeptor. Daher ist noch unklar, ob die fibrillären Adhäsionen durch die Reifung von fokalen Adhäsionen entstehen oder sich von ihnen unabhängig entwickeln. Dessen ungeachtet entwickeln sich fibrilläre Adhäsionen später als fokale Adhäsionen durch kontinuierliche hohe Spannung. Besonders typisch für fibrilläre Adhäsionen ist die extrazelluläre Assoziation mit Fibronektinfibrillen; über Fibronektin sind sie mit mehreren Komponenten der Extrazellulärmatrix verbunden. Ebenfalls typisch ist das Vorhandensein von Tensin auf der intrazellulären Seite. **Tensin** ist ein Phosphoprotein mit mehreren Bindungsstellen für Aktin und stellt dadurch eine sehr starke Verbindung zwischen dem Integrin und Aktin her (McCleverty et al. 2007). Fokale Komplexe und fokale Adhäsionen enthalten wenig bis gar kein Tensin. Der Unterschied zwischen fokalen und fibrillären Adhäsionen beruht vor allem auf den unterschiedlichen Integrinen. Das α5β1-Integrin rekrutiert Tensin und fördert die Bildung von Fibronektinfibrillen, indem es eine hohe RhoA-Aktivität unterstützt (Danen et al. 2002). Das αvβ3-Integrin unterstützt diese RhoA-Aktivität nicht und kann daher nicht das in fibrillären Adhäsionen vorherrschende Integrin sein.

Kombinierte Rolle von Kalzium und fokaler Adhäsionskinase bei der Modifikation des Zytoskeletts

Vermutlich vermittelt die Aktivierung der Integrine eine Umwandlung der mechanischen Energie aus der Extrazellulärmatrix in **intrazelluläre Kalziumsignale** (Balasubramanian et al. 2007). Gemäß Becchetti et al. (2010) bilden Integrine Komplexe mit Ionenkanälen in der Zellmembran. Durch auf die Integrine einwirkende Kräfte wird der intrazelluläre Kalziumspiegel innerhalb von Millisekunden erhöht, und zumindest ein Teil dieses Kalziums strömt aus der Extrazellulärmatrix ein (Pommerenke et al. 2002). Tritt die externe Belastung zyklisch auf (1 Hz), strömt mehr Kalzium ein als bei einer gleich großen, aber konstanten Belastung (Pommerenke et al. 2002). Diese Oszillationen des Kalziumgehalts lassen sich paradoxerweise durch die **Steifheit der Extrazellulärmatrix** modulieren. In vitro wurde ein spontaner oszillierender Kalziumeinstrom in mesenchymale Stammzellen nachgewiesen (Kim et al. 2009). Die Steifigkeit der Extrazellulärmatrix modulierte die Häufigkeit und das Ausmaß dieser Oszillationen und nahm schrittweise ab, als die Festigkeit der Extrazellulärmatrix von 12 kPa auf 1 kPa absank. Dieser Effekt beruht vermutlich auf kalziumabhängigen Veränderungen des Zytoskeletts, da der Kalziumeinstrom für das Zusammenfügen von Stressfasern essenziell ist (Davies et al. 2006).

Auch Integrine scheinen durch die Regulation der Aktivität der **fokalen Adhäsionskinase (FAK)** und der RhoA-GTPase entscheidend an der Bildung von **Aktinmikrofilamentbündeln und fokalen Adhäsionen** beteiligt zu sein (Ren et al. 1999). Die FAK ist eine zytoplasmatische Tyrosinkinase, die durch die Ligation der α- und β-Untereinheiten von Integrin aktiviert wird (Cabodi et al. 2010, Mitra et al. 2005). Außerdem wird ihre Aktivierung von bestimmten Wachstumsfaktoren, wie Fibroblast Growth Factor und Transforming Growth Factor-β, gesteuert (Hunger-Glaser et al. 2004, Thannickal et al. 2003). Die FAK steuert mehrere Signalmoleküle, wie die das Zytoskelett regulierenden RhoA-Proteine. Aktive, mit Guanosintriphosphat (GTP) beladene RhoA-Proteine binden und aktivieren mehrere Proteine, die an der Organisierung des Aktinzytoskeletts und der Haftkomplexe beteiligt sind (Nobes und Hall 1999, Rottner et al. 1999). Die FAK wird ebenso wie Kalzium durch zyklisch einwirkende Kräfte (1 Hz) stärker aktiviert als durch konstanten Druck (Pommerenke et al. 2002). Durch die **Regulation des Zytoskelettrecyclings** steuert sie die Fähigkeit der Zelle, Zugspannung aufzubauen (Mietra et al. 2005).

> Der erhöhte Kalziumeinstrom und die erhöhte Aktivität der fokalen Adhäsionskinase wirken synergistisch bei der Erzeugung von Zugspannung und Bewegung in der Zelle.

Verbindungen zwischen Extrazellulärmatrix, Zytoskelett und Nukleus

Veränderungen des Zytoskeletts beeinflussen die Lage des Nukleus und den Zustand des nukleären Chromatins. Bei den meisten Eukaryonten wird der Zellkern positioniert, da seine Lage für Mitose, Migration und Polarisierung wichtig ist (Chancellor et al. 2010, Zhang et al. 2010). Das Zytoskelett beeinflusst die Lage des Nukleus über das Protein **Nesprin** (➤ Abb. 8.21), das an Aktin bindet und eine hochkonservierte KASH-Domäne enthält, die vom Zytoplasma bis in die äußere Kernhülle reicht. Außerdem bindet die KASH-Domäne von Nesprin an das SUN-Protein der inneren Kernhülle (Zhang et al. 2010). Das SUN-Protein wiederum bindet an die nukleäre Lamina, die direkten Kontakt mit Chromatin hat.

> Durch mechanische Belastung wird im Chromatin das Entpacken bestimmter DNA-Motive induziert, die dadurch besser erreichbar sind und leichter transkribiert werden können (Dalby et al. 2007).

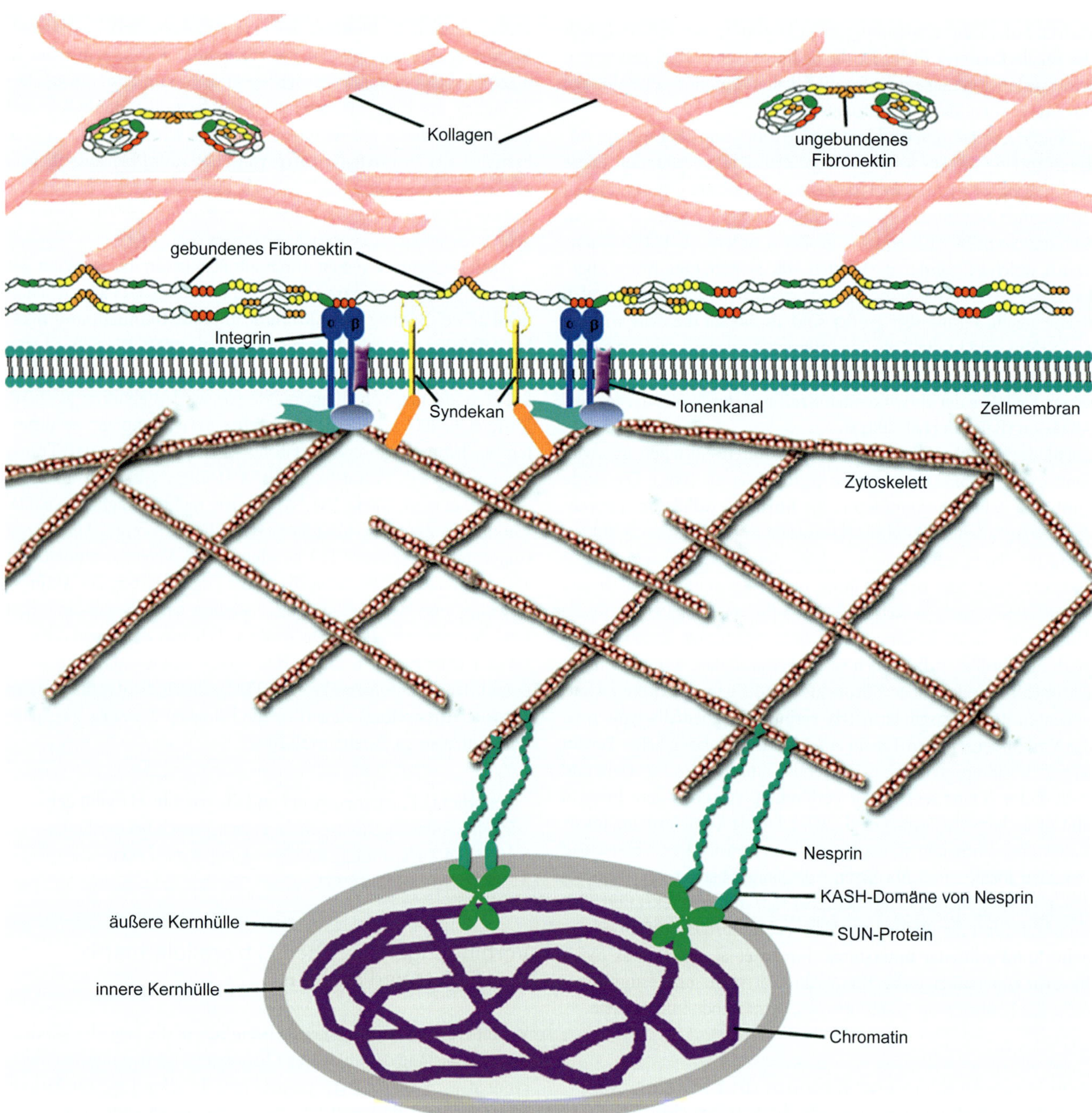

Abb. 8.21 Signalweg der Mechanotransduktion von der Extrazellulärmatrix auf das Chromatin. Fibronektin bindet Integrine und Syndekane an das Zytoskelett. Das Zytoskelett ist physikalisch über Nesprin und SUN-Proteine mit Chromatin verbunden. Dadurch kann eine mechanische Belastung der Extrazellulärmatrix auf den Nukleus übertragen werden und zu Konformationsänderungen des Chromatins zur Erleichterung der Transkription führen. Außerdem öffnen sich als Reaktion auf die Belastung auch mechanisch regulierte Kalziumkanäle, die mit Integrinen assoziiert sind, und aktivieren die fokale Adhäsionskinase. [T836]

In einer Serie eleganter Experimente wiesen Meyer und Kollegen nach, dass die Integrin-vermittelte Spannung die cAMP-Signalgebung (zyklisches Adenosinmonophosphat) und die Gentranskription verändert (Meyer et al. 2000). Kurz gesagt erhöhten Scherkräfte, die auf eine mit Fibronektin beschichtete und an Integrin gebundene Perle einwirkten, eine Zunahme der nukleären Translokation der Proteinkinase A und der Aktivität des Transkriptionsfaktors CREB-Protein (cAMP Response Element-Binding Protein). Durch die Bindung an das cAMP Response Element (CRE) aktiviert CREB die Transkription. Außerdem wurden beim Einwirken von Scherkräften auf an Fibronektin gebundenes Integrin im Bereich der einwirkenden Spannung immer mehr Ribosomen und mRNA rekrutiert (Chicurel et al. 1998).

8

Die über die Extrazellulärmatrix einwirkende und über das Zytoskelett weitergeleitete Spannung reguliert somit nicht nur Transkription und Translation, sondern auch das Fortschreiten des Zellzyklus (Huang et al. 1998).

Spannung und Wachstumsfaktoren der Extrazellulärmatrix

Die zyklische Weiterleitung der Spannung zwischen Zelle und Extrazellulärmatrix ermöglicht nicht nur die Weiterleitung externer Kräfte direkt bis zum Zellkern, sondern steuert auch die parakrine Aktion einiger Wachstumsfaktoren. In der Extrazellulärmatrix werden zahlreiche **Wachstumsfaktoren,** wie Fibroblast Growth Factor (FGF) und TGF-β, gespeichert. Der FGF besitzt eine hohe Affinität für das Heparansulfat in den transmembranösen Syndekanen (Jastrebova et al. 2010). Obwohl die Mechanismen noch nicht vollständig bekannt sind, setzt die stabile Bindung von FGF an seinen Rezeptor das Vorhandensein von Heparansulfat voraus. Durch diese räumliche Beziehung befindet sich der FGF in einer idealen Position, um zur Mechanotransduktion beizutragen (➤ Kap. 11).

TGF-β wird von Zellen, wie Fibroblasten, Myofibroblasten, Mastzellen und Epithelzellen, als Teil eines großen latenten Komplexes sezerniert. Dieser Komplex enthält **drei Komponenten:**

- TGF-β
- latentes TGF-β-Bindungsprotein (LTBP)
- Latency-Associated Protein (LAP)

Sobald dieser große latente Komplex in die Extrazellulärmatrix abgegeben wird, bindet LTBP an Proteine der Extrazellulärmatrix, wie Fibrillin (Chaudhry et al. 2007). Gleichzeitig interagiert LAP mit Integrinen (Wells und Discher 2008). Die Freisetzung von TGF-β aus dem großen latenten Komplex hängt von der Festigkeit der Extrazellulärmatrix ab.

- Wenn sie fest genug ist, induziert die auf den großen latenten Komplex wirkende Spannung eine **Konformationsänderung** mit Freisetzung von TGF-β.
- Ist die Extrazellulärmatrix hingegen weich (elastische Module < 5 kPa), führt die von der Zelle erzeugte **Zugspannung** auf den latenten TGF-β-Komplex zur Deformierung der Extrazellulärmatrix (Wells und Discher 2008) und es wird kein TGF-β freigesetzt.

Die **Freisetzung von TGF-**β ist für die Extrazellulärmatrix besonders wichtig, weil es die Synthese und Zusammensetzung von Fibronektin (Hocevar et al. 1999, Varga et al. 1987) und die Kollagensynthese fördert (Kavitha und Thampan 2008, Varga et al. 1987). Wenn TGF-β an seinen Rezeptor bindet, werden Smad-Proteine phosphoryliert und zum Nukleus transloziert. In der Folge werden mehr Komponenten der Extrazellulärmatrix und mehr latente TGF-β-Komplexe gebildet.

Der gesamte Umfang der Interaktionen zwischen dem Zytoskelett und der Extrazellulärmatrix muss erst noch erforscht werden. Die Annahme, wonach jede Bewegung über das Zytoskelett zur Maschinerie des Zellkerns weitergeleitet und in Transkriptionssignale übersetzt wird, ist sehr grob vereinfacht. In diesem Fall würde jede Bewegung – vom Herzschlag bis zu einer Yogafigur – die Transkription neuer Proteine auslösen. Möglicherweise müssen sich mehrere Signale summieren, bevor es zur Translation neuer Proteine kommt oder es gibt noch unbekannte inhibitorische Signale, die die Mechanotransduktion zulassen oder anhalten. Obwohl Verbindungen zwischen der Extrazellulärmatrix und dem Chromatin nachgewiesen wurden und der Prozess der Mechanotransduktion wissenschaftlich belegt ist, sind weitere Studien erforderlich, um die Steuermechanismen dieser Signale zu klären.

Faszienreparatur und Fibrose

Bei **akuten Gewebeschäden** induziert der vorübergehende Anstieg der TGF-β-Konzentration die Differenzierung von Fibroblasten zu Myofibroblasten sowie eine Zunahme der Kollagensynthese. Nach Abschluss der normalen Gewebereparatur werden die Myofibroblasten durch eine breitflächige Apoptose entfernt (Rao et al. 2010, Carlson et al. 2003). Unter bestimmten Bedingungen jedoch, wie chronischen Gewebereizungen oder frühzeitigem Einwirken proapoptotischer Reize, kommt es zu einer Heilungsstörung und zur Fibrose.

Die **Fibrose** entsteht durch eine Hyperproliferation von Materialien der Extrazellulärmatrix, sodass die Faszie in das angrenzende Parenchym einwächst. Dadurch kommt es zur Vernarbung und Verhärtung des Organs. So verursacht eine dauerhaft erhöhte Konzentration von TGF-β die exzessive Sekretion von Kollagen und Akkumulation von Myofibroblasten. Die zusätzlichen Myofibroblasten erhöhen die Faszienspannung und die Freisetzung inflammatorischer Zytokine. Durch die Akkumulation von Materialien der Extrazellulärmatrix wird die Faszie wiederum verfestigt.

Mehrere OMT-Verfahren, die bei Faszienrestriktionen angewandt werden, reduzieren das Ödem und den Analgetikabedarf (Meltzer und Standley 2007). Die Dehnung des Bindegewebes kann die Expression und Freisetzung von proinflammatorischen Zytokinen, wie Interleukin 1b, reduzieren (Tsuzaki et al. 2003).

LITERATUR

Ackermann PW. Neuronal regulation of tendon homeostasis. Int J Exp Pathol. 2013; 94: 271–286.

Balaban NQ et al. Force and focal adhesion assembly: a close relationship studied using elastic micropatterned substrates. Nat Cell Biol. 2001; 3 (5): 466–472.

Balasubramanian L et al. Integrin-mediated mechanotransduction in renal vascular smooth muscle cells: activation of calcium spark. Am J Physiol Regul Integr Comp Physiol. 2007; 293: R1586–R1594.

Banes AJ et al. Mechanoreception at the cellular level: the detection, interpretation, and diversity of responses to mechanical signals. Biochem Cell Biol. 1995; 73 (7–8): 349–365.

Becchetti A et al. New Insights into the regulation of Ion channels by integrins. Int Rev Cell Mol Biol. 2010; 279C: 135–190.

Benetazzo L et al. 3D reconstruction of the crural and thoracolumbar fasciae. Surg Radiol Anat. 2011; 33 (10): 855–862.

Beyene RT, Kavalukas SL, Barbul A. Intra-abdominal adhesions: Anatomy, physiology, pathophysiology, and treatment. Curr Probl Surg. 2015; 52 (7): 271–319.

Cabodi S et al. Integrins and signal transduction. Adv Exp Med Biol. 2010; 674: 43–54.

Cadby JA et al. Differences between the cell populations from the peritendon and the tendon core with regard to their potential implication in tendon repair. PLoS One. 2014; 9 (3): e92474.

Carlson MA, Longaker MT, Thompson J. Wound splinting regulates granulation tissue survival. J Surg Res. 2003; 110 (1): 304–309.

Chancellor TJ et al. Actomyosin Tension Exerted on the Nucleus through Nesprin-1 Connections Influences Endothelial cell adhesion, migration, and cyclic strain-induced reorientation. Biophys J. 2010; 99 (1): 115–123.

Chaudhry SS et al. Fibrillin-1 regulates the bioavailability of TGFbeta1. J Cell Biol. 2007; 176 (3): 355–367.

Chicurel ME et al. Integrin binding and mechanical tension induce movement of mRNA and ribosomes to focal adhesions. Nature. 1998; 392 (6677): 730–733.

Chiquet M et al. From mechanotransduction to extracellular matrix gene expression in fibroblasts. Biochim Biophys Acta. 2009; 1793 (5): 911–920.

Choquet D, Felsenfeld DP, Sheetz MP. Extracellular matrix rigidity causes strengthening of integrin-cytoskeleton linkages. Cell. 1997; 88 (1): 39–48.

Clemente CD. Gray's anatomy of the human body. Philadelphia: Lea & Febiger, 1985.

Dalby MJ et al. Nanomechanotransduction and interphase nuclear organization influence on genomic control. J Cell Biochem. 2007; 102 (5): 1234–1244.

Danen EH et al. The fibronectin-binding integrins $\alpha 5\beta 1$ and $\alpha v\beta 3$ differentially modulate RhoA-GTP loading, organization of cell matrix adhesions, and fibronectin fibrillogenesis. J Cell Biol. 2002; 159 (6): 1071–1086.

Davies SL et al. Ca^{2+}-sensing receptor induces Rho kinase-mediated actin stress fiber assembly and altered cell morphology, but not in response to aromatic amino acids. Am J Physiol Cell Physiol. 2006; 290 (6): C1543–1551.

Eagan TS, Meltzer KR, Standley PR. Importance of strain direction in regulating human fibroblast proliferation and cytokine secretion: a useful in vitro model for soft tissue injury and manual medicine treatments. J Manipulative Physiol Ther. 2007; 30 (8): 584–592.

Egelman EH, Orlova A. New insights into actin filament dynamics. Curr Opin Struct Biol. 1995; 5 (2): 172–180.

Ehrlich HP, Allison GM, Leggett M. The myofibroblast, cadherin, alpha smooth muscle actin, and the collagen effect. Cell Biochem Funct. 2006; 24 (1): 63–70.

Exposito JY et al. The fibrillar collagen family. Int J Mol Sci. 2010; 11 (2): 407–426.

Galli SJ. New concepts about the mast cell. N Engl J Med. 1993; 328: 257–265.

Gray H. Anatomy, Descriptive and Surgical. (A new American from the 5th and enlarged English edition). Philadelphia: Lea, 1870.

Greenwel P et al. Tumor necrosis factor alpha inhibits type I collagen synthesis through repressive CCAAT/enhancer-binding proteins. Mol Cell Biol. 2000; 20 (3): 912–918.

Grinnell F et al. Dendritic fibroblasts in three-dimensional collagen matrices. Mol Biol Cell. 2003; 14 (2): 384–395.

Gupta R et al. The effect of shear stress on fibroblasts derived from Dupuytren's tissue and normal palmar fascia. J Hand Surg Am. 1998; 23 (5): 945–950.

Hamilton WJ. Textbook of Human Anatomy. 2nd ed. St. Louis: C. V. Mosby Co., 1976.

Hinz B et al. Alpha-smooth muscle actin expression upregulates fibroblast contractile activity. Mol Biol Cell. 2001; 12 (9): 2730–2741.

Hinz B et al. Myofibroblast development is characterized by specific cell-cell adherens junctions. Mol Biol Cell. 2004; 15 (9): 4310–4320.

Hocevar BA, Brown TL, Howe PH. TGF-beta induces fibronectin synthesis through a c-Jun N-terminal kinase-dependent, Smad4-independent pathway. EMBO J. 1999; 18 (5): 1345–1356.

Huang S, Chen CS, Ingber DE. Control of cyclin D1, p27(Kip1), and cell cycle progression in human capillary endothelial cells by cell shape and cytoskeletal tension. Mol Biol Cell. 1998; 9 (11): 3179–3193.

Hunger-Glaser I et al. PDGF and FGF induce focal adhesion kinase (FAK) phosphorylation at Ser-910: dissociation from Tyr-397 phosphorylation and requirement for ERK activation. J Cell Physiol. 2004; 200 (2): 213–222.

Ingber DE, Wang N, Stamenovic D. Tensegrity, cellular biophysics, and the mechanics of living systems. Rep Prog Phys. 2014; 77 (4): 046603.

Jastrebova N et al. Heparan sulfate domain organization and sulfation modulate FGF-induced cell signaling. J Biol Chem. 2010; 285 (35): 26842–26851.

Kardon G, Harfe BD, Tabin CJ. A Tcf4-positive mesodermal population provides a prepattern for vertebrate limb muscle patterning. Dev Cell. 2003; 5 (6): 937–944.

Kavitha O, Thampan RV. Factors influencing collagen biosynthesis. J Cell Biochem. 2008; 104 (4): 1150–1160.

Kim TJ et al. Substrate rigidity regulates Ca^{2+} oscillation via RhoA pathway in stem cells. J Cell Physiol. 2009; 218 (2): 285–293.

Kisseleva T, Brenner DA. Mechanisms of fibrogenesis. Exp Biol Med (Maywood). 2008; 233 (2): 109–122.

Klass CM, Couchman JR, Woods A. Control of extracellular matrix assembly by syndecan-2 proteoglycan. J Cell Sci. 2000; 113 (3): 493–506.

Lane EB, Tickle C. How to make a hand. Oxford: Blackwell, 2003.

Langevin HM et al. Dynamic fibroblast cytoskeletal response to subcutaneous tissue stretch ex vivo and in vivo. Am J Physiol Cell Physiol. 2005; 288 (3): C747–C756.

Lau FH, Pomahac B. Wound healing in acutely injured fascia. Wound Repair Regen. 2014; 22 (Suppl 1): 14–17.

Laurent GJ et al. Regulation of matrix turnover: fibroblasts, forces, factors and fibrosis. Biochem Soc Trans. 2007; 35 (4): 647–651.

Li G et al. Identification and characterization of chondrogenic progenitor cells in the fascia of postnatal skeletal muscle. J Mol Cell Biol. 2011; 3 (6): 369–377.

Mao Y, Schwarzbauer JE. Fibronectin fibrillogenesis, a cell-mediated matrix assembly process. Matrix Biol. 2005; 24 (6): 389–399.

McCleverty CJ, Lin DC, Liddington RC. Structure of the PTB domain of tensin 1 and a model for its recruitment to fibrillar adhesions. Protein Sci. 2007; 16 (6): 1223–1229.

McEuen AR, Walls AF. Purification and characterization of mast cell tryptase and chymase from human tissues. Methods Mol Med. 2008; 138: 299–317.

Meltzer KR, Standley PR. Modeled repetitive motion strain and indirect osteopathic manipulative techniques in regulation of human fibroblast proliferation and interleukin secretion. J Am Osteopath Assoc. 2007; 107 (12): 527–536.

Meyer CJ et al. Mechanical control of cyclic AMP signaling and gene transcription through integrins. Nat Cell Biol. 2000; 2 (9): 666–668.

Mills SE. (ed.). Histology for Pathologists. 4th ed. Philadelphia: Lippincott Williams & Wilkins, 2012.

Miron-Mendoza M et al. Individual versus collective fibroblast spreading and migration: regulation by matrix composition in 3D culture. Exp Eye Res. 2012; 99: 36–44.

Mitra SK, Hanson DA, Schlaepfer DD. Focal adhesion kinase: in command and control of cell motility. Nat Rev Mol Cell Biol. 2005; 6 (1): 56–68.

Moore KL, Persaud TVN, Torchia M. The Developing Human. 9th ed. Philadelphia: Elsevier Saunders, 2013.

Naumanen P, Lappalainen P, Hotulainen P. Mechanisms of actin stress fibre assembly. J Microsc. 2008; 231 (3): 446–454.

Nobes CD, Hall A. Rho GTPases control polarity, protrusion, and adhesion during cell movement. J Cell Biol. 1999; 144 (6): 1235–1244.

Papadakis KA, Targan SR. Tumor necrosis factor: biology and therapeutic inhibitors. Gastroenterology. 2000; 119 (4): 1148–1157.

Piersol GA, Huber GC. Piersol's Human anatomy: including structure and development and practical considerations. 9th ed. Philadelphia: Lippincott, 1930.

Pohl H. Changes in the structure of collagen distribution in the skin caused by a manual technique. J Bodyw Mov Ther. 2010; 14 (1): 27–34.

Pommerenke H et al. The mode of mechanical integrin stressing controls intracellular signaling in osteoblasts. J Bone Miner Res. 2002; (4): 603–611.

Rao KB et al. Evaluation of myofibroblasts by expression of alpha smooth muscle actin: a marker in fibrosis, dysplasia and carcinoma. J Clin Diagn Res. 2010; 8 (4): ZC14–ZC17.

Ren XD, Kiosses WB, Schwartz MA. Regulation of the small GTP-binding protein Rho by cell adhesion and the cytoskeleton. EMBO J. 1999; 18 (3): 578–585.

Resende TP, Andrade RP, Palmeirim I. Timing embryo segmentation: dynamics and regulatory mechanisms of the vertebrate segmentation clock. Biomed Res Int. 2014; 2014: 718683.

Rhee S. Fibroblasts in three dimensional matrices: cell migration and matrix remodeling. Exp Mol Med. 2009; 41 (12): 858–865.

Rhee S, Grinnell F. Fibroblast mechanics in 3D collagen matrices. Adv Drug Deliv Rev. 2007; 59 (13): 1299–1305.

Rönty MJ et al. Isoform-specific regulation of the actin-organizing protein palladin during TGF-β1-induced myofibroblast differentiation. J Invest Dermatol. 2006; 126 (11): 2387–2396.

Rottner K, Hall A, Small JV. Interplay between Rac and Rho in the control of substrate contact dynamics. Curr Biol. 1999; 9 (12): 640–648.

Ruoslahti E, Yamaguchi Y. Proteoglycans as modulators of growth factor activities. Cell. 1991; 64 (5): 867–869.

Schleip R, Klingler W, Lehmann-Horn F. Active Fascial Contractility. Med Hyp. 2005; 65 (2): 273–277.

Schleip R, Jäger H, Klingler W. What is „fascia"? A review of different nomenclatures. J Bodyw Mov Ther. 2012a; 16 (4): 496–502.

Schleip R et al. Strain hardening of fascia: static stretching of dense fibrous connective tissues can induce a temporary stiffness increase accompanied by enhanced matrix hydration. J Bodyw Mov Ther. 2012b; 16 (1): 94–100.

Schuenke MD et al. Anatomical constituents of lumbar myofascial load transfer: An outline of the lateral raphe and the lumbar interlaminar triangle. J Anat. 2012; 221 (6): 568–576.

Sevilla C, Dalecki D, Hocking D. Extracellular matrix fibronectin stimulates the self-assembly of microtissues on native collagen gels. Tissue Eng Part A. 2010; Tissue Eng Part A. 2010; 16 (12): 3805–3819.

Sottile J, Hocking DC. Fibronectin polymerization regulates the composition and stability of extracellular matrix fibrils and cell-matrix adhesions. Mol Biol Cell. 2002; 13 (10): 3546–3559.

Standring S. Gray's Anatomy. 40th ed. London: Churchill Livingstone Elsevier, 2008.

Stecco C. Functional Atlas of the Human Fascial System. Edinburgh: Churchill Livingstone Elsevier, 2015.

Stecco C et al. The fascia: the forgotten structure. Ital J Anat Embryol. 2011; 116 (3): 127–138.

Stolinski C. Disposition of collagen fibrils in human tendons. J Anat. 1995; 186: 577–583.

Strauch AR, Hariharan S. Dynamic interplay of smooth muscle α-actin gene-regulatory proteins reflects the biological complexity of myofibroblast differentiation. Biology (Basel). 2013; 2 (2): 555–586.

Swinehart IT et al. Hox11 genes are required for regional patterning and integration of muscle, tendon and bone. Development. 2013; 140 (22): 4574–4582.

Tabata T et al. Induction of an epithelial integrin αvβ6 in human cytomegalovirus-infected endothelial cells leads to activation of transforming growth factor-β1 and increased collagen production. Am J Pathol. 2008; 172 (4): 1127–1140.

Thannickal VJ et al. Myofibroblast differentiation by transforming growth factor-β1 is dependent on cell adhesion and integrin signaling via focal adhesion kinase. J Biol Chem. 2003; 278 (14): 12384–12389.

Theiss AL et al. Tumor necrosis factor (TNF) α increases collagen accumulation and proliferation in intestinal myofibroblasts via TNF receptor 2. J Biol Chem. 2005; 280 (43): 36099–36109.

Tomasek JJ et al. Contraction of myofibroblasts in granulation tissue is dependent on Rho/Rho kinase/myosin light chain phosphatase activity. Wound Repair Regen. 2006; 14 (3): 313–320.

Tozer S et al. Involvement of vessels and PDGFB in muscle splitting during chick limb development. Development. 2007; 134 (14): 2579–2591.

Tsuzaki M et al. ATP modulates load-inducible IL-1beta, COX 2, and MMP-3 gene expression in human tendon cells. J Cell Biochem. 2003; 89 (3): 556–562.

Varga J, Rosenbloom J, Jimenez SA. Transforming growth factor beta (TGF beta) causes a persistent increase in steady-state amounts of type I and type III collagen and fibronectin mRNAs in normal human dermal fibroblasts. Biochem J. 1987; 247 (3): 597–604.

Wells RG, Discher DE. Matrix elasticity, cytoskeletal tension, and TGF-beta: the insoluble and soluble meet. Sci Signal. 2008; 1 (10): pe13.

Werner S, Grose R. Regulation of wound healing by growth factors and cytokines. Physiol Rev. 2003; 83 (3): 835–870.

White ES, Baralle FE, Muro AF. New insights into form and function of fibronectin splice variants. J Pathol. 2008; 216 (1): 1–14.

Willard FH et al. The Thoracolumbar Fascia: anatomy, function and clinical considerations. J Anat. 2012; 221 (6): 507–536.

Wolf K et al. Collagen-based cell migration models in vitro and in vivo. Semin Cell Dev Biol. 2009; 20 (8): 931–941.

Wong HL et al. Characteristics of stem cells derived from rat fascia: in vitro proliferative and multilineage potential assessment. Mol Med Rep. 2015; 11 (3): 1982–1990.

Wynn TA. Cellular and molecular mechanisms of fibrosis. J Pathol. 2008; 214 (2): 199–210.

Zhang J et al. Nesprin 1 is critical for nuclear positioning and anchorage. Hum Mol Genet. 2010; 19 (2): 329–341.

KAPITEL

9

Marion Raab und Winfried Neuhuber

Grundlagen der Embryologie aus osteopathischer Sicht

„You begin with anatomy, and you end with anatomy, a knowledge of anatomy is all you want or need […]" A. T. Still (Still 1899)

Die Anatomie ist eine zentrale Grundlage der Osteopathie und die Embryologie ist ein wichtiges Kerngebiet der Anatomie. Um mit Ernst Haeckel zu sprechen: Sie ist *„[…] die erste und unentbehrlichste Grundlage aller anatomischen Erkenntnisse […]"* (Haeckel 1866). Der Begriff **Embryologie** umfasst per definitionem die Entwicklung des Individuums von der Zeugung bis zur Geburt. Da jedoch viele Veränderungen bzw. Ausreifungen von Organen weit über den Zeitpunkt der Geburt hinaus einen lebenslang fortlaufenden Prozess darstellen, der erst mit dem Tod endet, wird diese Definition von vielen Autoren oft weiter gefasst.

Die Erkenntnisse aus der Embryologie des Menschen sind unabdingbar für ein tieferes Verständnis der physiologischen Verhältnisse im Organismus, der Lagebeziehungen von Organen und Strukturen zueinander sowie der Ursachen von Fehlbildungen und damit auch von diversen Pathologien und deren Klinik.

Die rasante Entwicklung der **Zellbiologie** mit ihren diversen Disziplinen, wie der **Molekulargenetik, Epigenetik** und **Molekularbiologie,** hat zu einem enormen Wissenszuwachs auch im Bereich der Embryologie geführt. Mit dem offiziellen Abschluss des Human Genom Projects 2003 gilt der menschliche genetische Code (DNA) als entschlüsselt. Um nun auf Grundlage der entschlüsselten Gene definierte Aminosäuresequenzen und Proteine ableiten zu können, ergab sich die Notwendigkeit der Erforschung der Proteine **(Proteomik).** Die **Epigenetik** wiederum beschäftigt sich mit der Frage, wann entsprechende Genabschnitte überhaupt abgelesen werden und welche Faktoren hierauf Einfluss nehmen, also wie Gene reguliert werden können. Gerade im Bereich der Entwicklung scheint es von essenzieller Bedeutung zu sein, in welcher Zelle welcher Genabschnitt zu welchem Zeitpunkt aktiv ist und welche Proteine in diesem Zuge gebildet werden. Diese Proteinausstattung ist dann wohl entscheidend dafür, wie sich Zellen verhalten, wie sie mit anderen Zellen kommunizieren, ob und wie schnell sie proliferieren, differenzieren und schließlich, ob und wohin sie sich bewegen. Allerdings sei insbesondere hier der Molekularbiologe und Hirnforscher Gerald Edelman (1929–2014), Nobelpreisträger für Medizin und Physiologie 1972, zitiert: *„If you had a complete copy of a dinosaur's DNA and the genetic code, you still would not be able to make a dinosaur – or even determine what one looked like."* Edelmann betonte, dass die Entschlüsselung des genetischen Codes nicht ausreichend ist, um die zentralen Fragen der Entwicklungsgenetik und Evolution zu klären. So ist für ihn die zentrale Frage, wie aus einem eindimensionalen DNA-Code ein dreidimensionaler Körper entsteht, noch immer unbeantwortet (Edelman 1988).

Bei der Beschreibung der **Embryologie aus osteopathischer Sicht** steht ein Name im Mittelpunkt des Interesses: der deutsche Anatom und Embryologe **Erich Blechschmidt,** der von 1942–1973 Ordinarius des Anatomischen Instituts der Universität Göttingen war. Er lieferte viele kritische Argumente gegen Haeckels Biogenetisches Grundgesetz, nachdem die Entwicklung des menschlichen Embryos (Ontogenese) die stammesgeschichtliche Entwicklung (Phylogenese) nachvollziehe, und beschrieb eine individualspezifische Entwicklung menschlicher Embryonen von der Befruchtung an. Nach seiner Vorstellung vollzieht sich die Gestaltänderung des Embryos als Folge von Bewegungsvorgängen in gerichteten Stoffwechselfeldern (Blechschmidt 2011). Die beiden Osteopathen Magoun und Jealous sehen die von Blechschmidt beschriebenen Muster der Bewegungsvorgänge im sich entwickelnden Embryo mit William Garner Sutherlands Beobachtungen und Beschreibungen des primär respiratorischen Rhythmus in Einklang (Jealous 2001). Blechschmidts kinetische Embryologie hat damit Eingang u. a. in die kraniosakrale Osteopathie gefunden.

Dieses Kapitel soll einen Überblick über die aktuellen molekularbiologischen Grundlagen und Erkenntnisse der embryonalen Frühentwicklung des Menschen geben. Für das osteopathische Verständnis der Embryologie sind nach unserer Ansicht allerdings anthroposophische Aspekte unabdingbar. Sie ergänzen, wie auch ein Blick auf Blechschmidts kinetische Embryologie, deshalb die naturwissenschaftliche Sichtweise. Dieses Kapitel zielt weder auf die Vermittlung einer kompletten Chronologie der embryonalen Entwicklungsstadien ab, noch soll es ein rein philosophisches sein. Ausdrücklich möchten wir den Leser an dieser Stelle ermuntern, sich mit der Embryologie des Menschen im Allgemeinen und der Morphogenese im Speziellen zu befassen und hierzu auf die einschlägigen Lehrbücher zurückzugreifen (Moore et al. 2013, Rohen 2016, Wolpert et al. 2015).

9.1 Präimplantationsentwicklung: von der befruchteten Eizelle zur Blastozyste

9.1.1 Befruchtung

Den Beginn der Entwicklung des Menschen stellt zweifelsohne die Vereinigung von Ei- und Samenzelle dar, die **Befruchtung.** Zu bedenken gilt es hier natürlich (was wir stillschweigend voraussetzen), dass im Rahmen der **Gametogenese** bereits im Vorfeld Oozyte und Spermium differenzieren mussten und bei beiden Geschlechtern die notwendige Reifeteilung (Meiose) zu reifen haploiden Gameten geführt hat, wobei die Oozyte die 2. Reifeteilung mit der Ovulation beginnt, aber erst nach der Befruchtung vollenden wird. Ei- und Samenzelle treffen sich mit dem Ziel der Vereinigung normalerweise im ampullären Teil der Tuba uterina (➤ Abb. 9.1).

Die Befruchtungskaskade beginnt, wenn die **Zona pellucida** (Glashaut; Schutzhülle um die Eizelle, bestehend aus Mukopolysacchariden und Glykoproteinen) durchdrungen ist, sich die Plasmamembranen von Ei- und Samenzelle vereinigt haben und Kopf und Schwanz des Spermiums vollständig in das Zytoplasma der Eizelle eingetaucht sind. Dabei werden von der **mütterlichen Seite** mütterliche nukleäre DNA, das Zytoplasma und mit ihm zahlreiche überlebensnotwendige Proteine und mRNA sowie die mitochondriale DNA eingebracht. Einige dieser Proteine, die bereits während der Gametogenese gebildet wurden, verbleiben nach der Befruchtung und tragen zur Regulation der nächsten Entwicklungsschritte bei (Shi und Wu 2009). Die **väterliche Seite** steuert die väterliche nukleäre DNA sowie ein Zentriolenpaar bei, das zur Ausbildung der Teilungsspindel benötigt wird. Da väterlich vererbte mitochondriale DNA trotz aufgenommener väterlicher Mitochondrien nicht nachzuweisen ist, ist davon auszugehen, dass väterliche Mitochondrien, wie beim Fadenwurm nachgewiesen, von der befruchteten Eizelle autophagiert werden. Dies heißt auch, dass die **mitochondriale DNA** beim Menschen ausschließlich maternal vererbt wird (Giles et al. 1980) und mitochondriale Erbkrankheiten (z. B. bestimmte Erkrankungen des Sehnervs, Myopathien, bestimmte Epilepsieformen) auch nur maternal weitergegeben werden können (Saneto und Sedensky 2013). Außerdem wird durch die Ausstattung des Spermiums mit nur einem Geschlechtschromosom (entweder X oder Y) an dieser Stelle das chromosomale Geschlecht festgelegt.

Mit dem Eindringen des Spermiums in die Eizelle kommt es zu einer rhythmischen Freisetzung von Kalziumionen aus intrazellulären Kalziumspeichern, die sich wellenförmigen im Zytoplasma ausbreiten und zu einer Aktivierung der Eizelle führen, die nun die 2. Reifeteilung vollendet. Gleichzeitig wird durch die Zona pellucida verhindert, dass weitere Spermien eindringen können **(Polyspermieblock).** Nach Bildung der weiblichen und männlichen Vorkerne kommt es in beiden über einen Zeitraum von etwa 12 Stunden zu einer DNA-Replikation, sodass nun beide haploiden Kerne 23 Chromosomen mit je zwei Chromatiden beinhalten. Gleichzeitig kommt es mit Hilfe eines Mikrotubuliapparats zur Zentrierung der Vorkerne in der Eizellmitte und zu ihrer maximalen Annäherung.

> Mit dem Auflösen beider Kernmembranen und einem Anordnen der Chromosomen beider Vorkerne in einem gemeinsamen Spindelapparat ist die Zygote entstanden und der Befruchtungsvorgang vollendet.

9.1.2 Furchungsteilungen (Tubenei)

Die erste Zelle des neuen Individuums, die **Zygote** besitzt mit 46 Chromosomen wieder den normalen Chromosomensatz und beginnt nach etwa 30 Stunden mit der ersten **Furchungsteilung.** Ein zweizelliger Embryo entsteht, wobei die entstandenen Zellen jeweils eine komplette Kopie des gesamten Genoms enthalten. Mit der Furchung beginnt sich die einzellige Zygote schrittweise durch wiederholte Zellteilungen in Tochterzellen zu unterteilen. Furchungsteilungen unterscheiden sich von „normalen“ mitotischen Zellteilungen dadurch, dass der Zellzyklus während der Furchungsteilungen ohne zwischengeschaltete Phasen von Zellwachstum und -differenzierung abläuft und es so zu einer exponentiellen Vermehrung der **Blastomere** kommt, die mit jeder Furchungsteilung kleiner werden. Es verschiebt sich somit die Kern-Plasma-Relation zugunsten der Zellkerne, sodass diese in der Masse vermehrt werden, während die Masse des Zytoplasmas kompensatorisch ab-

9

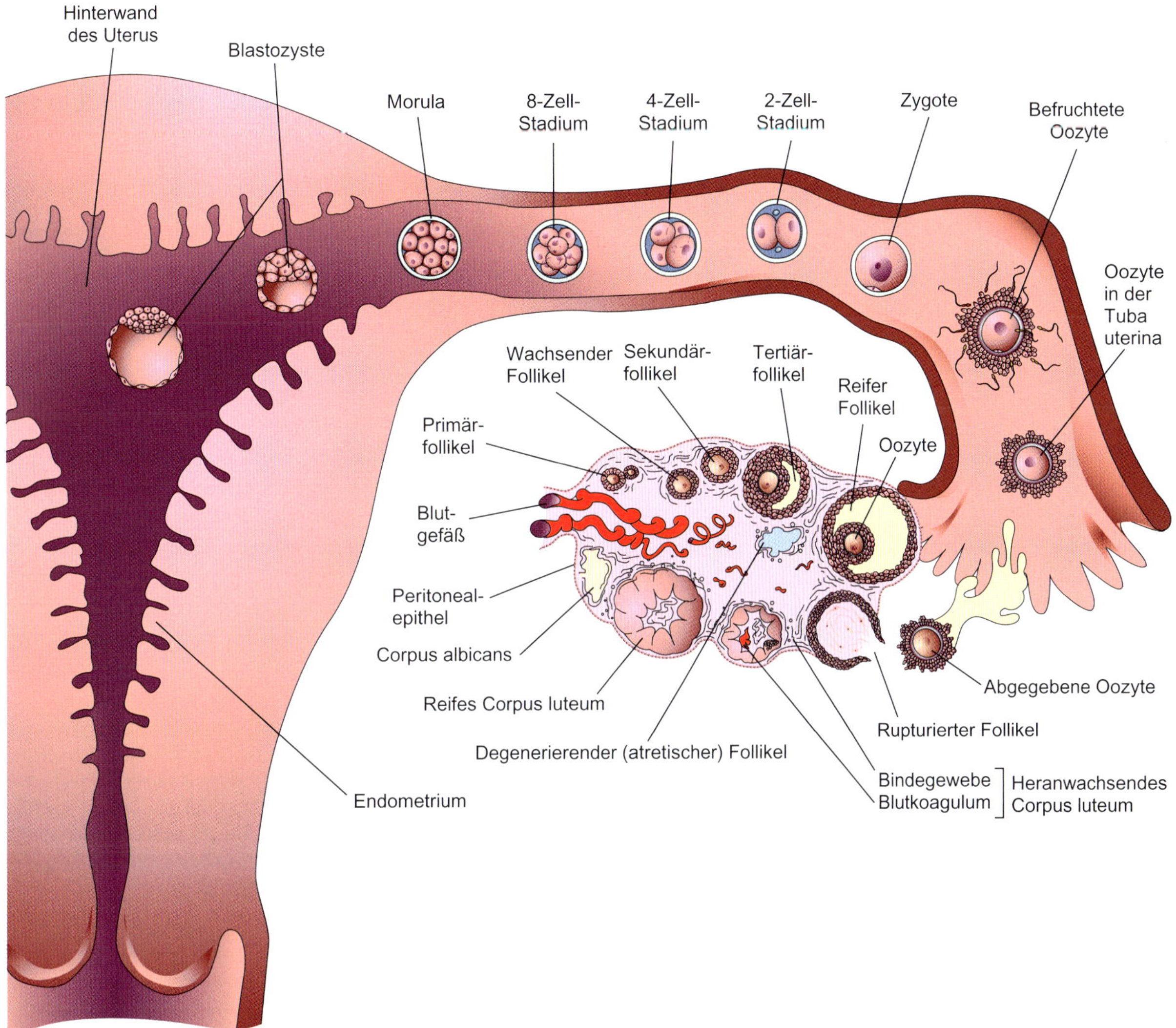

Abb. 9.1 Zusammenfassende Darstellung der weiblichen Gametogenese, der Befruchtung und der Präimplantationsentwicklung des menschlichen Embryos in der ersten Woche. Mit der Befruchtung, die normalerweise im Eileiter stattfindet, beginnt die Entwicklung des menschlichen Embryos. Sie endet mit der Bildung der Zygote. Es schließen sich die verschiedenen Stadien der Furchungsteilungen an (2-Zell-Stadium bis zur Morula). Die Blastozyste, nun frei in der Uterushöhle liegend, wird sich in der Folge in die Uterusschleimhaut implantieren.
Ei- und Granulosazellen sowie die frühen Entwicklungsstadien sind der Übersichtlichkeit wegen im Verhältnis zu Ovar, Eileiter und Uterus mehrfach vergrößert, die Blastozysten sind – damit der jeweilige Aufbau sichtbar wird – eröffnet dargestellt. [E347–09]

nimmt. Die kräftige, nicht dehnbare Zona pellucida, die bis zur Implantation weiterhin den Keim umgibt, hält ihn zusammen und die Gesamtgröße ungefähr konstant. Blechschmidt spricht in diesem Stadium vom **Tubenei** (Blechschmidt 2011). Die weiteren Furchungsteilungen erfolgen zügig, müssen jedoch beim Menschen nicht synchron erfolgen, da die Blastomere, zytoplasmatisch voneinander getrennt, quasi einzeln vorliegen und die Furchungsteilungen nicht immer bei allen Blastomeren zeitgleich erfolgen. Es kommt daher nicht unbedingt immer zu einem 4-Zell-, 8-Zell-, 16-Zell-, 32-Zell-Stadium, sondern es können jede x-beliebige Zahl Blastomeren im Embryo auftreten. Während dieser Teilungen wird der Keim in der Tuba uterina Richtung Uterus befördert, wo er nach etwa 4 Tagen ankommt und zunächst frei im Cavum uteri liegt (➤ Abb. 9.1).

Eine gerade für die wissenschaftliche Embryologie zentrale und immer wieder gestellte Frage ist die nach der Totipotenz der humanen Blastomere. Einfacher ausgedrückt, bis zu welchem Zeitpunkt aus einer einzelnen Blastomere allein ein ganzes lebens- und vermehrungsfähiges Individuum entstehen kann.

Die einzig sichere und damit ultimativ totipotente Zelle stellt die Zygote dar.

Vor allem aus Tierexperimenten ist bekannt, dass während der Präimplantationsentwicklung Blastomere zunehmend ihre Totipotenz verlieren. Dies scheint mit der Tatsache verbunden, dass die Zellen bei jedem Teilungsschritt kleiner werden und damit zunehmend ihre Fähigkeit verlieren, sich in einen vollständigen Organismus zu entwickeln. Zu welchem Zeitpunkt dies allerdings beim Menschen genau der Fall ist, ist momentan genauso wenig bekannt, wie die Mechanismen, die dieses regeln, da Embryonenforschung beim Menschen aufgrund nachvollziehbarer ethisch-moralischer Grundsätze und juristischer Restriktionen nicht möglich bzw. stark eingeschränkt ist. So sprechen wir hier von Vermutungen, wenn wir sagen, dass neben der Zygote allenfalls einzelne Blastomere der frühen Furchungsteilungen eine Totipotenz aufweisen, belegt ist es nur bei einer einzigen Blastomere eines 4-Zell-Stadiums (De Paepe et al. 2014). **Pluripotenz** hingegen bezieht sich auf die Fähigkeit einer Zelle, sich sowohl in vitro als auch in vivo in alle Zelltypen der drei Keimblätter zu differenzieren. Es handelt sich hierbei dann um sog. **embryonale Stammzellen** (De Paepe et al. 2014), die nun aber die Fähigkeit verloren haben, einen ganzen Organismus bilden zu können; sie sind also nicht mehr totipotent.

9.1.3 Kompaktierung (Morula, Blastomerenei) und Polarisierung

Schon ab dem 8-Zell-Stadium beginnt ein Vorgang, der als **Kompaktierung** beschrieben wird und wohl als das früheste Zeichen beginnender Differenzierung angesehen werden kann. Hierbei lagern sich Blastomere eng aneinander an, es werden Zell-Zell-Kontakte intensiviert und eine Zell-Zell-Kommunikation in Gang gesetzt, die als Voraussetzung für die Morphogenese der Blastozyste gesehen werden kann. Es kommt dabei zur Ausbildung von Adhärenzkontakten zwischen den einzelnen Blastomeren, wodurch die individuellen Zellumrisse zugunsten der Entstehung einer kompakten Zellkugel, der **Morula** (Maulbeerkeim) verschwinden. Blechschmidt spricht in diesem Stadium vom **Blastomerenei** (Blechschmidt 2011). Bei der Maus sind mittlerweile auch mehrere Komplexe (z. B. ein kalziumabhängiger E-Cadherin-Catenin-Komplex sowie ein kalziumunabhängiger Immunglobulin-Family-Nektin-Komplex) beschrieben, die diese interzelluläre Adhäsion vermitteln (für genauere Einzelheiten und weiterführende Zitate siehe Eckert et al. 2015).

Im Rahmen der Kompaktierung beginnt mit der **Polarisierung** der Blastomere gleichzeitig auch der erste Schritt in der Musterbildung und der Anlage des Körperplans. So kann man an den Blastomeren klar eine **apikale** (nach außen gerichtet, frei von Zellkontakten, mikrovillireich) von einer **basolateralen Zellseite** (nach innen gerichtet, reichhaltige Ausbildung von Zellkontakten, mikrovilliarm) unterscheiden. Auch im Zytoplasma ist diese Polarisierung durch eine vermehrte apikale Ansammlung von Zytoskelettelementen (Aktin, Mikrotubuli) und Endozytosevesikeln sichtbar. Während des 16-Zell- und frühen 32-Zell-Stadiums teilt sich die große Vielzahl der Zellen radiär, also längs in apikobasaler Richtung, und es resultieren daraus zwei polarisierte Tochterzellen (➤ Abb. 9.2a). Einige wenige Zellen teilen sich nun aber tangential, also quer zur Symmetrieachse, und es entstehen dadurch jeweils eine polarisierte und eine unpolarisierte Tochterzelle (➤ Abb. 9.2b). Die Festlegung der Teilungsebene in den jeweiligen Zellen erfolgt durch die Ausrichtung der Teilungsspindeln, die wiederum von der chromosomal determinierten Position der Zentriolen abhängen, die die entsprechend sternförmige Ausrichtung der Mikrotubuli der Teilungsspindel bedingen.

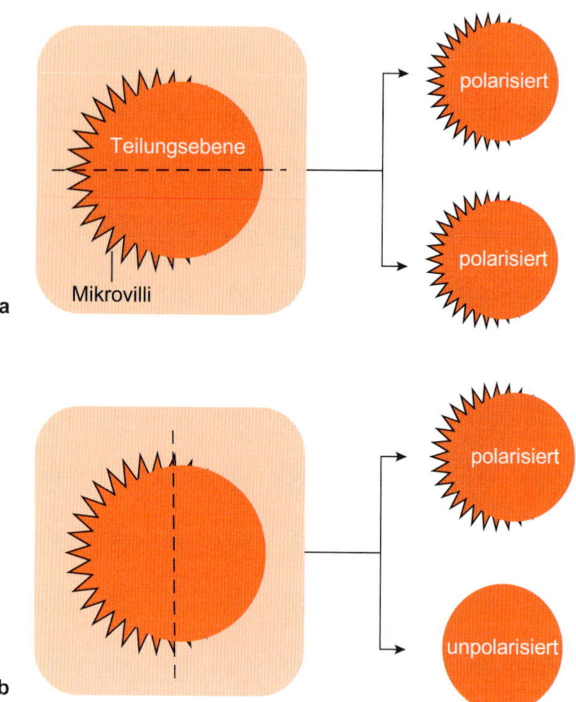

Abb. 9.2 Polarisierung der Blastomeren, mögliche Teilungsebenen und entsprechend resultierende Zellformen. In den Schemata sind die beiden möglichen Teilungsebenen einer zu teilenden polarisierten Blastomere eingezeichnet. Eine Teilung kann radiär, in apikobasaler Richtung **(a)** oder tangential, in laterolateraler Richtung **(b)** erfolgen. Eine radiäre Teilung resultiert dementsprechend in der Entstehung zweier polarisierter Zellen, eine tangentiale Teilung in einer polarisierten und einer unpolarisierten Zelle. [P205]

Aus den nichtpolarisierten Zellen im Inneren entsteht die sog. innere Zellmasse der Blastozyste, die sich zum Embryoblast entwickeln wird, während sich die äußere Zellmasse als dünne Zelllage entlang der Reste der Zona pellucida der Blastozyste ausbreitet und später den Trophoblast bilden wird.

9.1.4 Blastogenese

Der mit der Kompaktierung begonnene Prozess der Polarisierung wird nun bis zum 32-Zell-Stadium so weiter fortschreiten, dass sich der polarisierte Zelltyp der äußeren Zellmasse zunehmend zu einem funktionierenden Transportepithel differenziert, das in der Lage ist, die die Wand der **Blastozystenhöhle** zu bilden. Hierfür müssen zwei wichtige Voraussetzungen erfüllt werden:

- Zum einen der Aufbau einer Permeabilitätsschranke apikolateral zwischen den benachbarten Epithelzellen mittels Bildung von Verschlusskontakten (Tight Junctions).
- Zum anderen die zeitgleiche Aktivierung von Natriumpumpen (vermehrte Na^+-K^+-ATPase-Aktivität) an der basolateralen, also der Blastozystenhöhle zugewandten Membran.

Der Aufbau eines Na^+-Gradienten im Inneren mit nachfolgendem osmotischem Wassereinstrom könnte, ähnlich wie bei der Maus, auch beim menschlichen Embryo ursächlich für die Entstehung der Blastozystenhöhle sein (Eckert et al. 2015, Wolpert et al. 2015). Zum Ende der Furchungsteilungen besteht die **Blastozyste** aus einem einlagigen polarisierten Epithel, dem **Trophoblast,** der die flüssigkeitsgefüllte Blastozystenhöhle und die innere Zellmasse, den **Embryoblast,** umschließt.

Da hierbei die innere Zellmasse auf eine Seite verschoben ist, entsteht in der Blastozyste zum ersten Mal eine Asymmetrie. Es lässt sich nun auch eine klare Achse definieren, die vom Embryonalpol (diskaler Pol) zum Abembryonalpol (antidiskaler Pol) reicht (Embryonal-Abembryonal-Achse).

9.1.5 Genetische und epigenetische Regulation am Beispiel der Präimplantationsentwicklung

Der Begriff **Epigenetik** umschreibt Mechanismen und Konsequenzen, die durch vererbbare Chromosomenmodifikationen eine Änderung im Phänotyp einer Zelle oder eines Organismus bewirken, ohne dabei die DNA-Sequenz **(genetischen Code)** zu verändern. Wesentliche epigenetische Modifikationen sind u. a. nachträgliche Modifikationen bestimmter Basen **(DNA-Methylierungen),** Veränderungen des Chromatins **(Histonmodifikationen),** durch RNA-Interferenzen **(RNAi, RNA-Silencing)** vermittelte Mechanismen sowie im Bereich der embryonalen Frühentwicklung die **X-Chromosom-Inaktivierung.** Man weiß mittlerweile, dass epigenetische Modifikationen in allen Organismen, von der Pflanze über das Tier zum Mensch, eine essenzielle Rolle für die Steuerung von Entwicklungsprozessen spielen.

Diese epigenetischen Vorgänge erzeugen in jeder Zelle eine spezifische individuelle Signatur, die, jeweils zellspezifisch, das Genom mit einer entwicklungsgesteuerten, epigenetischen Codierung überzieht. Chromosomen werden strukturiert, die Genaktivität spezifisch auf Gen- und Gewebsebene gesteuert, ganze Genomabschnitte genauso aber stummgeschaltet. Diese epigenetischen Codierungen sind potenziell reversibel und können daher im Verlauf eines Lebens entwicklungsbedingte, aber auch umwelt- und ernährungsbedingte Veränderung erfahren und, einmal programmiert, auch auf Tochterzellen weitergegeben werden. Besonders vulnerable Phasen für solche epigenetischen Modifikationen sind beim Menschen die Embryo- und Organogenese, unmittelbar postnatal und die frühe Kindheit.

Epigenetische Fehlsteuerungen haben eine eklatante klinische Bedeutung für die Entstehung jedweder Tumorerkrankungen sowie immunologischer, neuronaler und auch metabolischer Störungen.

Die genetische und die epigenetische Regulation sind sehr eng miteinander verknüpft. Jede epigenetische Modifikation benötigt verschiedene Enzyme oder Proteinkomplexe. Dies wiederum bedingt aber zunächst die Expression der dafür codierenden Gene sowie eine Translation in die entsprechenden Proteine. Das hieraus entstandene epigenetisch wirksame Produkt kann erst jetzt tatsächlich die Genexpression modifizieren.

Während der **Keimzellbildung und -reifung** erhalten Ei- und Samenzellen verschiedene epigenetische Markierungen. So werden im Spermium z. B. Somatic-Linker-Histone durch testisspezifische Varianten und die meisten Histone durch Protamine ersetzt (Kimmins und Sassone-Corsi 2005), eine wichtige Voraussetzung für die Kompaktierung des väterlichen Genoms im Spermium. In der Eizelle ist z. B. der Methylierungsgrad eines bestimmten Histons (H3K4) erhöht, was eine wichtige Rolle im Imprinting-Prozess der bereits in die Meiose eingetretene Oozyte darstellt (**Genomic Imprinting:** essenzieller Vorgang, der festlegt, ob ein Gen aus dem maternalen oder paternalen Erbgut transkribiert wird) (Corry et al. 2009). Außerdem beinhaltet die Eizelle eine Vielzahl von RNA-Transkripten, die bei der Reifung und Aktivierung der Eizelle nach der Befruchtung eine wichtige Rolle spielen (Shi und Wu 2009). Die elterliche genomische Prägung der Gene der Keimzellen wird vorerst auch in der Zygote erhalten bleiben. Damit die Zygote die Totipotenz erlangen kann, muss nun das genetisch inaktive Chromatin der Keimzellen einem Remodeling-Prozess („Reset") unterzogen werden. Das bedeutet, dass zunächst das väterliche und mütterliche Imprintingmuster aktiv gelöscht und die unterdrückten Einheiten der parentalen nukleären Genome aktiviert werden müssen. Diesen Reset steuert die Eizelle durch epigenetische Beeinflussung der Kernaktivitäten (Kikyo und Wolffe 2000). Nach der Befruchtung wird das väterliche Genom wieder dekondensiert, indem z. B. hyperacetyliertes Histon H4 gegen Protamine ausgetauscht wird.

Dieser epigenetische Gesamtprozess wird auch als **„Zygotic Genome Activation (ZGA)"** zusammengefasst und beinhaltet den zunehmenden Abbau der mit der Eizelle eingebrachten maternalen RNA-Transkripte sowie die Aktivierung des „neuen" Genoms der Zygote (Corry et al. 2009, Shi und Wu 2009). Damit steigt die basale Transkriptionsaktivität der Zygote an, womit die Phase der maternalen Kontrolle der Entwicklung endet. Beim Menschen geschieht dies im 8- bis 16-Zell-Stadium. Das heißt aber auch, dass die erste Entwicklungsphase des Embryos bis zu diesem Zeitpunkt fast ausnahmslos unter Kontrolle der „mitgebrachten" maternalen Transkriptionsfaktoren steht. Die zunehmende zygotische Genaktivität wird begleitet von einer allmählichen passiven Demethylierung des maternalen Genoms, während die paternale DNA nach der Befruchtung innerhalb von Stunden aktiv, wahrscheinlich durch eine in der Eizelle vorhandene Demethylase, demethyliert wird.

Die ersten **Differenzierungsprozesse des Embryos** werden nun wiederum von einer De-novo-Methylierung (des jetzt hypomethylierten Genoms) begleitet, was zu einem **Silencing** (Gen-Stilllegung) einzelner Genabschnitte führt und die Pluripotenz der Blastomeren bedingt. Eine weitere De-novo-DNA-Methylierung beginnt während der Blastozystenbildung, wo unterschiedliche Methylierungsgrade der Zellen der inneren und äußeren Zellmasse auch mit der Differenzierung der Zellen in Embryoblasten und Trophoblasten zu korrelieren scheinen (Santos et al. 2002, Shi und Wu 2009).

9

Neben diesen Unterschieden bei der DNA-Methylierung scheinen auch Histonmethylierungsgrade in innerer und äußerer Zellmasse zu differieren. So hat man z. B. bei pluripotenten Embryoblastzellen eine extensive Methylierung am Histon H3 gefunden (meH3K27), während in Trophoblastzellen meH3K27 nur im inaktiven X-Chromosom gefunden wurde (Corry et al. 2009, Erhardt et al. 2003). Generell könnte das bedeuten, dass, im Vergleich zum Trophoblast, das Chromatin der Embryoblastzellen in einem höheren Maß epigenetischen Modifikationen, die mit einer Repression der Transkription verbunden sind, ausgesetzt ist, was wiederum für die Entwicklung der Pluripotenz verantwortlich sein könnte (Corry et al. 2009). In diesen Silencing-Vorgang scheinen auch sog. nicht-codierende RNA-Transkripte involviert zu sein (**non-coding RNA, ncRNA:** Überbegriff für alle RNAs, die nicht, wie die mRNA, in Proteine übersetzt werden).

Ein letztes Beispiel zu diesem Thema soll ein Blick auf die **Inaktivierung des X-Chromosoms** sein. Die Notwendigkeit hierfür besteht ausschließlich in mit zwei X-Chromosomen (XX) ausgestatteten weiblichen Embryonen, wo eines der beiden X-Chromosomen inaktiviert werden muss, damit nur eines transkriptional aktiv ist (Lyon 1961). Während der Präimplantationsentwicklung unterliegt der Aktivitätszustand des maternalen X (Xm) und des paternalen X (Xp) einem dynamischen Änderungsprozess, wobei die Inaktivierung des jeweiligen X-Chromosoms wiederum durch epigenetische Prozesse, wie DNA-Methylierung, Histonmodifikation und ncRNA-Silencing hervorgerufen wird. So wird in weiblichen Embryonen das Xp während der Furchungsteilungen inaktiviert und behält diesen Status auch in den Zellen des Trophoblasten und der daraus entstehenden Plazenta bei. In den Zellen der inneren Zellmasse hingegen wird die Inaktivierung des Xp rückgängig gemacht und nach weiteren Differenzierungsschritten eines der beiden X-Chromosomen (Xm oder Xp) jeweils zufällig ausgewählt und wieder inaktiviert (Shi und Wu 2009).

9.2 Implantation der Blastozyste und Differenzierung von Trophoblast und Embryoblast

9.2.1 Schlüpfen (Hatching) der Blastozyste

Die **Zona pellucida,** die noch immer den Keim umgibt, hat in der Tuba uterina u. a. die Aufgabe, eine verfrühte Implantation zu verhindern und, da sie keine HLA (Human Leukocyte Antigen oder Histokompatibilitätsantigen) auf der Oberfläche trägt, auch immunologisch einen Schutz für den sich entwickelnden Keim gegenüber dem mütterlichen Immunsystem auszuüben. Am Ende des 5. Entwicklungstags – die Blastozyste liegt frei im Cavum uteri – kommt es zu einem regelrechten Schlüpfen der Blastozyste aus der Zona pellucida **(Hatching).** Der Keim befreit sich aus seinem zu eng werdenden Korsett durch eine Volumenzunahme, die aufeinanderfolgende rhythmische Ausdehnungswellen verursacht und zu einer Sprengung der bereits enzymatisch aufgelockerten Zona pellucida führt. Dieses Hatching wird auch als eine „erste Geburt" verstanden. Die freie Blastozyste erfährt jetzt eine Änderung der Oberflächenadhäsivität und ist nun bereit, mit dem Endometrium in Kontakt zu treten. Bis zur Implantation wird sie noch deutlich an Größe zunehmen, etwa 256 Zellen zählen und vom Sekret der Uterusdrüsen ernährt.

9.2.2 Implantation und Differenzierung des Trophoblasten

Bei allen höheren Säugern (Plazentatieren) besteht ein relativ enges Zeitfenster **(Implantationsfenster),** in dem die uterine Umgebung für die Aufnahme der Blastozyste empfänglich ist. Beim Menschen liegt diese rezeptive Periode zwischen Tag 20 und 24 des 28-tägigen regulären Menstruationszyklus. Von zentraler Bedeutung für den Erfolg der Reproduktionsmedizin ist zweifelsohne die erfolgreiche Implantation der mittels IVF (In-vitro-Fertilisation) befruchteten Blastozyste in den Uterus innerhalb dieses Zeitfensters. Der Schlüssel für die optimale uterine Rezeptivität liegt in dynamischen und präzise kontrollierten molekularen und zellulären Vorgängen, die als Voraussetzungen zur Steuerung des Blastozystenwachstums, der Anheftung der Blastozyste an das Endometrium und der folgenden Schritte bis zur vollständigen Implantation des Keims gesehen werden. An dieser Steuerung sind verschiedenen Gene beteiligt, die u. a. für diverse Zytokine (z. B. LIF = Leukemia Inhibitory Factor), Homöobox-Transkriptionsfaktoren (z. B. HoxA10, HoxA11) und Wachstumsfaktoren (z. B. Indian Hedgehog Proteins, Bone Morphogenetic Proteins; BMP) codieren und mit den ovarialen Hormonen (Progesteron und Östrogene) zusammenwirken (Zhang et al. 2013).

Der Vorgang der **Implantation** ist hochkomplex und als Ergebnis eines erfolgreichen **embryomaternalen Dialogs** (Molecular Dialogue, Embryo-Maternal Crosstalk) zu sehen.

- Voraussetzung hierfür ist auf embryonaler Seite zum einen die **Fähigkeit zur Produktion von Signalstoffen,** die für verschiedene autokrine, parakrine und juxtakrine Signalübertagungsmechanismen, also für ein Aussenden von Signalen in Richtung des mütterlichen Gewebes, notwendig sind.
- Die **Expression von Rezeptoren** zum anderen ist als Voraussetzung zu sehen, dass auch eine Reaktion auf Signalstoffe maternaler Herkunft, also ein Empfangen von Signalen und deren adäquate Beantwortung, erfolgen kann.
- Im **Ergebnis** bedeutet das die Steuerung von Proliferation, Differenzierung, Adhäsionsfähigkeit und Invasivität des jungen Embryos.

Man kennt mittlerweile eine ganze Reihe von Faktoren, die sowohl im Eileiter als auch im Uterus produziert werden und offenkundig Teil dieses molekularen Dialogs sind. Dazu zählen u. a. Proteoglykane, Muzine und Albumine, die eine wichtige Rolle für das Immunprivileg des Embryos, aber auch für viele Transportprozesse, vor allem im Zusammenhang mit der Implantation, spielen. An diese Makromoleküle sind wiederum eine Vielzahl von Hormonen, Immunglobulinen, Wachstumsfaktoren, immunmodulatorisch wirkenden Peptiden (Zytokine, Chemokine, Interferone) sowie Proteasen, Prostaglandine oder andere Metaboliten gebunden (für eine genaue Darstellung und weiterführende Zitate siehe Thouas et al. 2015).

Die Implantation kann in drei Stadien unterteilt werden (➤ Abb. 9.3):
- Annäherung (Apposition)
- Anheftung (Adhäsion, Attachment)
- Penetration/Invasion

Im Bereich der apikalen Pole der Endometriumzellen werden während des offenen Implantationsfensters kleine Erhebungen (hormonell vorbereitete, lokalisierte Ödeme) sichtbar, deren Aufgabe wohl in der Absorption von Uterusflüssigkeit liegt und in deren Strom die Blastozyste, Embryonalpol voraus, angesaugt wird. Wachstums- und andere Faktoren, die vom Uterus ausgeschüttet werden, triggern eine **Veränderung der Trophoblastzelloberfläche** und bereiten so die Adhäsion vor. Integrinvermittelt kommt es zur Anheftung an die Oberfläche des Uterusepithels, wodurch weitere Kaskaden im molekularen Dialog in Gang gesetzt werden, die über die Apoptoseeinleitung der Epithelzellen zur Kontaktaufnahme mit der darunterliegenden Basalmembran führen.

Der Trophoblast differenziert sich in seiner äußeren Schicht weiter zum **Synzytiotrophoblast,** einem invasiven Phänotyp, der die Basalmembran durchbricht und nun mit seinen fingerförmigen Fortsätzen ins bindegewebige Stroma des Endometriums eindringt. Der Synzytiotrophoblast entsteht aus der auch weiterhin zellulär aufgebauten inneren Schicht des Trophoblasten, dem **Zytotrophoblast,** durch Mitosen ohne Zytoplasmadurchtrennung und bildet so eine vielkernige Zytoplasmamasse, in der keine Zellgrenzen mehr ersichtlich sind (Synzytium).

Als Antwort auf die Implantation kommt es im Endometrium – in direkter Umgebung des Embryos – zu einer extensiven Proliferation und Differenzierung der Stromazellen in **polyploide Deziduazellen** (Deziduation; Armant 2005, Zhang et al. 2013). Dabei werden vom Synzytiotrophoblast verschiedene Faktoren gebildet, wie z. B. besondere Signalmoleküle (z. B. Interleukine, COX-2-abhängige Prostaglandine, TNF, FAS-Ligand) und lytische Enzyme (Proteasen und andere), die das mütterliche Gewebe auflösen und die vollständige Einnistung des Keims ermöglichen. Die in den Deziduazellen eingelagerten Nährstoffe (Aminosäuren, Lipide und Glykogen) werden vom Synzytiotrophoblast mittels Endozytose aufgenommen und stellen eine perfekte Nahrungsquelle für den jungen Keim dar.

Zur **Ausbildung der Immuntoleranz,** um also den genetisch „halb fremden" Embryo vor Angriffen des mütterlichen Immunsystems zu schützen, wird die Dezidua als eine essenzielle, schützende Barriere gesehen. Auch hierfür sind wiederum eine Vielzahl von Molekülen und Signalkaskaden erforderlich (Zhang et al. 2013). Ein immunsuppressives Protein **(Early Pregnancy Factor; EPF),** das vom Synzytiotrophoblast (u. a.) gebildet wird, kann 24–48 Stunden nach der Implantation im mütterlichen Blut nachgewiesen werden und so eine Frühschwangerschaft bestätigen. Auch der Nachweis von β-HCG **(humanes Choriongonadotropin)** im mütterlichen Urin, das ebenfalls vom Synzytiotrophoblast gebildet wird, findet als Schwangerschaftstest Verwendung; allerdings wird der Test erst am Ende der 2. Entwicklungswoche positiv. Das β-HCG, ein luteotropes Hormon, ist zum Erhalt der Schwangerschaft essenziell, da über eine hierüber vermittelte vermehrte Progesteronproduktion des Corpus luteum gravidatis die Menstruation verhindert wird.

Am Ende der 1. Woche ist die Blastozyste oberflächlich in das Endometrium implantiert, am 10. Tag ist sie vollständig im

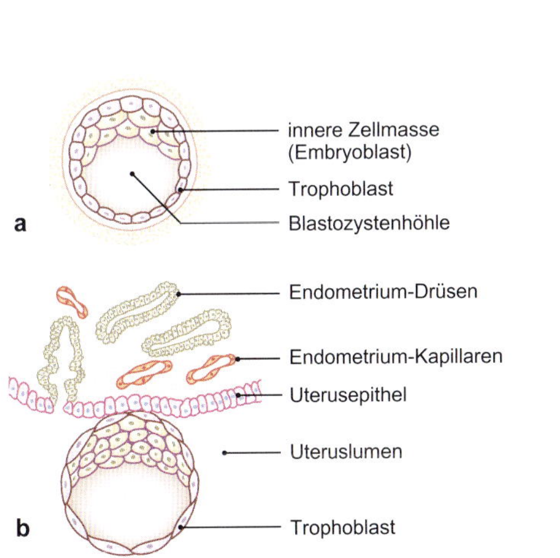

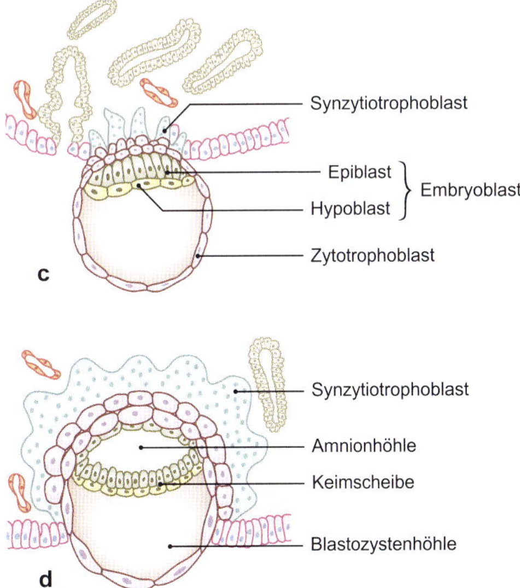

Abb. 9.3a–d Darstellung der Entwicklung von der Blastozyste bis zur Invasion des Keims im Endometrium, am Ende des Implantationsvorgangs. Im Zuge der Blastogenese kommt es zur Differenzierung einer inneren (Embryoblast) und äußeren Zellmasse (Trophoblast) **(a)**. Durch den embryomaternalen Dialog getriggert, nähert sich die freie Blastozyste dem Endometrium an, adhäriert schließlich **(b)** und der Trophoblast beginnt sich in den invasiv wachsenden Synzytiotrophoblast und den Zytotrophoblast zu differenzieren **(c)** und stellt somit die Grundlage des uteroplazentaren Kreislaufs dar. Der Embryoblast differenziert zur zweiblättrigen Keimscheibe mit Epi- und Hypoblast. Wachstumsbewegungen führen zu einer Spaltbildung zwischen Epiblast und Zytotrophoblast und bilden die Amnionhöhle, die von Amnionepithel ausgekleidet wird **(d)**. [E838]

9

Endometrium versunken und nach weiteren 2 Tagen ist der entstandene Epitheldefekt wieder vollständig gedeckt und das Schlusskoagulum nicht mehr sichtbar.

9.2.3 Differenzierung des Embryoblasten

Im Gegensatz zur rasanten Expansion des Trophoblasten bleibt der Embryoblast zunächst eher im Wachstum zurück. Der bis zur Implantation der Blastozyste wenig differenziert erscheinende Zellhaufen bildet am 7. Tag zwei Zellschichten aus:

- den **Epiblast,** der aus hochprismatischen Zellen besteht,
- den **Hypoblast,** der aus eher isoprismatischen bis flachen Zellen besteht.

Die Frage, welche Zellen des Embryoblasten nun zum Epi- und welche zum Hypoblast differenzieren, scheint bereits in der Morula entschieden zu werden und auf der Expression von zwei Transkriptionsfaktoren, dem Homöodomain-Protein **Nanog** und zwei Gata-Family-Proteinen **Gata4** und **Gata6,** zu basieren. Während die Blastozyste heranreift, bilden sich Zellen heraus, die einen höheren Expressionslevel von Nanog und einen niedrigeren von Gata4/6 aufweisen und umgekehrt, mit dem Ergebnis, dass sich zwei Zellpopulationen differenzieren: Nanog-exprimierende Epiblastzellen und Gata4/6-exprimierende Hypoblastzellen (Kuijk et al. 2012, Oron und Ivanova 2012). Welche Signalkaskade für diese Regulation beim menschlichen Embryo verantwortlich ist, ist unklar.

Die beiden unterschiedlichen Zelllinien liegen nun durcheinander, zufällig verteilt im embryoblastären Zellhaufen der frühen Blastozyste. Wie die beiden Vorläuferzelltypen jetzt ihren endgültigen Platz in der Keimscheibe finden, ist ebenfalls noch Spekulation. Ob Signale aus dem Blastemwasser diese Ausrichtung beeinflussen, ob es an unterschiedlichen Adhäsionsfähigkeiten von Epi- und Hypoblastzellen oder an einer bevorzugten Adhäsion von Epiblastzellen an Trophoblastzellen liegt, ist unklar. Sicher ist wohl nur, dass es in dem Zellhaufen zu einer bidirektionalen Zellwanderungsbewegung kommt und dass Zellen, die am Ende falsch positioniert sind, durch Apoptose eliminiert werden (Oron und Ivanova 2012, Wolpert et al. 2015).

Der sich im Rahmen der Implantation massiv vermehrende Trophoblast drückt zunehmend den Embryoblast Richtung Blastemwasser, wodurch ein schmaler Spaltraum zwischen Zytotrophoblast und Epiblast entsteht, die Anlage der **Amnionhöhle.** Vom Rand des Epiblasten ausgehende Zellen (Amnioblasten) breiten sich an der Innenseite des Trophoblasten aus und kleiden so die gesamte Amnionhöhle aus (➤ Abb. 9.3). Einen Tag später (9. Tag) entstehen auch auf der Hypoblastseite flache Zellen, die die gesamte Blastozystenhöhle von innen auskleiden und damit den primären Dottersack bilden.

Die Epiblastzellen bilden so den Boden der Amnionhöhle und stehen mit dem Amnion in Verbindung. Der Epiblast entspricht bereits in diesem Stadium der Dorsalseite des Embryos. Der Hypoblast bildet das Dach der Blastozystenhöhle und stellt die Ventralseite des Embryos dar. Die **dorsoventrale Achse** des Embryos ist damit festgelegt.

Epi- und Hypoblast proliferieren flächenhaft, sodass aus dem undifferenzierten Zellhaufen des Embryoblasten nun eine rundliche, flache Scheibe entstanden ist: die zweiblättrige Keimscheibe.

Am Ende der zweiten Entwicklungswoche hat sich durch das massive Wachstum des Trophoblasten der Keim (bestehend aus der Keimscheibe und den beiden Bläschen Amnionhöhle und Dottersack), am Haftstiel hängend, weiter von der Innenseite des Zytotrophoblasten abgelöst und es entsteht die **Chorionhöhle,** die zunächst noch von einem dreidimensionalen Netzwerk **extraembryonalem Mesoderms** gefüllt ist. Auf der Innenseite des Zytotrophoblasten lässt sich ein parietales Blatt extraembryonalen Mesoderms von einem **viszeralen Blatt,** um Amnionhöhle und Dottersack gelegen, unterscheiden (➤ Abb. 9.4a).

9.3 Gastrulation

Der britische Entwicklungsbiologe Lewis Wolpert hat über die Gastrulation den oft zitierten Satz gesagt: *„Nicht Geburt, Hochzeit oder Tod, sondern die Gastrulation ist wahrhaftig das wichtigste Ereignis im Leben."*

Der Begriff **Gastrulation** wurde von Ernst Haeckel 1873 geprägt und beschreibt den Prozess der Bildung des intraembryonalen Mesoderms und Endoderms aus dem Epiblast als eine Abfolge von Proliferation, Zellbewegungen und Neuanordnung, die im Verlauf zu dreidimensionalen Veränderungen der körperlichen Gestalt führen (Haeckel 1873). Die Zellen des Hypoblasten sind als Induktoren der Gastrulation von Bedeutung, beteiligen sich aber nicht, wie lange angenommen, an der Bildung embryonalen Gewebes.

Unter dem Begriff der **Gastrulation** sind mehrere hochkomplexe Prozesse vereint, die beim Menschen allesamt in der 3. Entwicklungswoche ablaufen und die zu folgenden zentralen Ergebnissen führen (➤ Abb. 9.4):

- Definitive Festlegung der **Körperachsen**
- Entstehung der drei Keimblätter **Ektoderm, Mesoderm und Endoderm,** wobei das Ektoderm den Embryo außen bedeckt und das Meso- und Endoderm ins Innere wandern
- Beginn der Ausbildung der dreidimensionalen körperlichen Gestalt (Formentwicklung; **Morphogenese**)

Ein Teil der molekularen Signalkaskaden, die die Gastrulation induzieren und regulieren, sind heute bekannt. Dieses Wissen stammt vor allem aus Untersuchungen an wirbellosen Tieren (Seeigel, Fruchtfliege) oder den bekannten Wirbeltiermodellspezies (Krallenfrosch, Maus, Huhn). Nichtsdestoweniger scheinen sich die wichtigsten Elemente dieser Regulation im Laufe der Evolution erhalten zu haben, sodass sie in ähnlicher, teilweise auch identischer Form auf den menschlichen Embryo übertragbar sind.

9

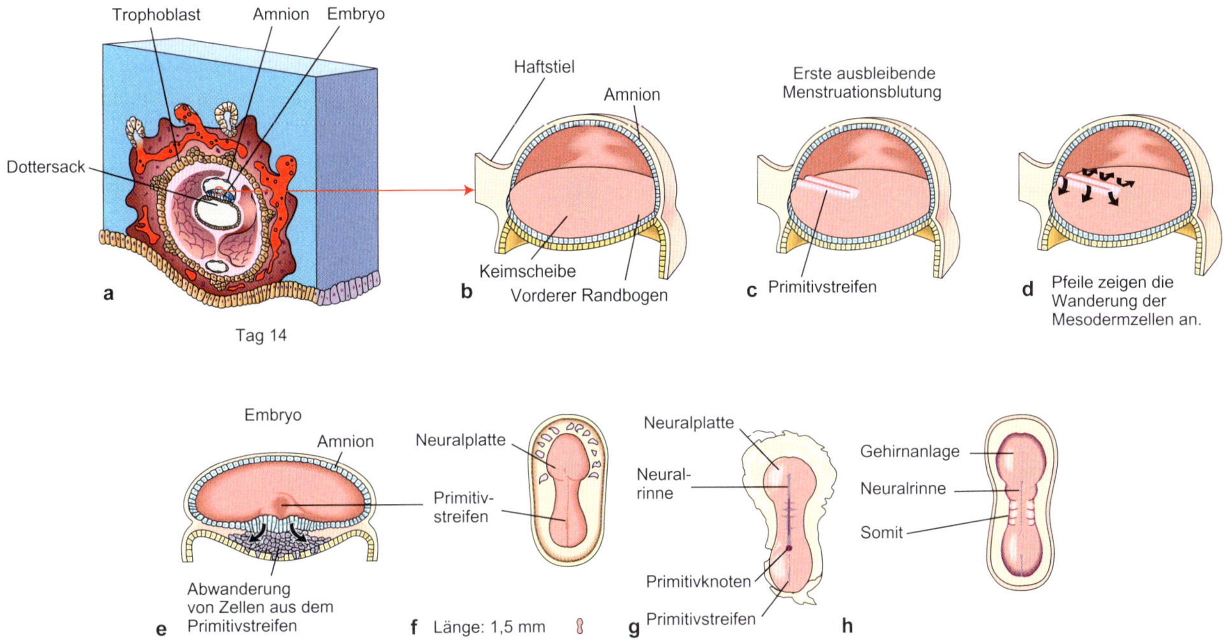

Abb. 9.4a–h Schematisierte Darstellung der Vorgänge in der 3. und 4. Entwicklungswoche. Ausgehend von den Verhältnissen am 14. Tag der Entwicklung **(a)**, dem Vorliegen der zweiblättrigen Keimscheibe **(b)**, werden nun die Etappen der Gastrulation (**c:** Entstehung des Primitivstreifens; **d** und **e:** Mesodermbildung; f: Entstehung der Neuralplatte) bis hin zur Neuralrohrbildung **(g)** und Entstehung der ersten Somiten **(h)** aufgezeigt. [E347–09]

9.3.1 Festlegung der Körperachsen

Ein Schlüsselprozess der Embryogenese ist zweifelsohne die Festlegung der beiden Körperachsen: **dorsoventral** (Rücken – Bauch) und **kraniokaudal** (Schädel – Steiß; Körperlängsachse des Menschen). Beide Achsen zusammen definieren dann automatisch die **linke und rechte Seite** des Körpers. Der Mensch ist, wie alle Vertebraten, **bilateral symmetrisch** gebaut. Dies trifft auch für einen Teil der Organe zu, die symmetrisch paarig angelegt sind (z. B. Lungen, Nieren, Gonaden). Trotzdem unterscheiden sie sich in ihrer Anatomie oder in der Lage. So gibt es zwar zwei symmetrisch angelegte Lungen, wovon aber die rechte drei, die linke nur zwei Lappen besitzt. Andere, unpaare Organe (z. B. Herz, Leber, Milz) hingegen sind asymmetrisch angelegt, wobei das Herz links der Mittellinie, die Leber rechts davon liegt. Diese **Links-rechts-Differenzierung** wird am Ende der Gastrulation einsetzen.

Die **dorsoventrale Achse** wird, wie oben beschrieben, bereits unwiderruflich durch die Entstehung von Epi- und Hypoblast festgelegt.

Das erste morphologische Substrat, das eine **kraniokaudale Polarität** erahnen lässt, ist die Bildung des **vorderen Randbogens** (früher **Prächordalplatte;** bei der Maus **anteriores viszerales Endoderm, AVE;** ➤ Abb. 9.4b). Um einen kleinen sichelförmigen Bereich am Rand der Keimscheibe gelegen, avanciert im 14 Tage alten Embryo eine Gruppe Hypoblastzellen (in der Folge als **„Randbogenzellen"** bezeichnet) zum wichtigsten **Organisationszentrum** der kraniokaudalen Achsenentwicklung sowie der Musterbildung und ventralen Morphogenese während und nach der Gastrulation. Hierzu zählen wohl auch die Bildung des Darmrohrs und die Positionierung der Herz- und Kopfanlage (Madabhushi und Lacy 2011).

Mit der Wanderung der Hypoblastzellen zum vorderen Randbogen, also zu der Stelle, wo sich später auch das Herz entwickelt, wird der **kraniale Pol** des Embryonalkörpers definiert. Damit die Randbogenzellen den „richtigen" Ort auf der Keimscheibe finden, scheint die Kombination aus induktiven Signalen des Epiblasten, vor allem **Nodal** (Mitglied der Transforming-Growth-Factor-β-Superfamilie; TGF-β) sowie inhibitorischen Signalkaskaden, u. a. **BMP** (eine TGFβ-Subfamilie), eine wichtige Rolle zu spielen. Auch scheinen die **Wnt-Signalkaskade** sowie deren Antagonisten eine Wegweiserfunktion zu erfüllen (Wnt: zysteinreiche Proteine, die die Genexpression sowie Zell-Zell-Kontakt-Bildung beeinflussen) (Robertson 2014, Stuckey et al. 2011). Gleichzeitig zu den Wanderungsbewegungen der Randbogenzellen zum kranialen Pol wird genau entgegengesetzt, am **kaudalen Pol,** die **Bildung des Primitivstreifens** initiiert. Auch hierfür sind diverse Faktoren mit einer induktiven Wirkung, wie z. B. **Wnt-** und **Nodal-Expression** in Zellen am kaudalen Pol, aber auch Inhibitoren, die z. B. aus den Randbogenzellen kommen (u. a. Nodal- und Wnt-Gegenspieler: Cerberus [im Huhn] oder **Lefty-1** [in der Maus], BMP) und im kranialen Bereich der Keimscheibe die Ausbildung des Primitivstreifens verhindern, verantwortlich.

Mit der Ausbildung des vorderen Randbogens kranial und dem Beginn der Primitivstreifenbildung kaudal ist die **kraniokaudale Achse** festgelegt.

Die **Links-rechts-Differenzierung,** also die Etablierung der „normalen" Lageverhältnisse der unpaaren Organe in Brust- und Bauchhöhle, stellt den letzten Schritt der Körperachsendifferenzierung dar (**Situs solitus** im Gegensatz zum **Situs inversus,** wo eine teilweise oder vollständig spiegelverkehrte Anordnung der Organe im Körper vorliegt). Auch wenn der auslösende Mechanismus für die einsetzende morphologische Asymmetrie noch immer unbekannt ist, versteht man inzwischen doch einige Vorgänge der Differenzierungskaskade besser und weiß z. B., dass für die Links-rechts-Differenzierung eine normale Zilienfunktion erforderlich ist. So scheinen in der Maus Zilien tragende Zellen der ventralen Oberfläche des Primitivknotens durch koordinierten Zilienschlag einen **linksgerichteten Strom** der Extrazellulärflüssigkeit zu erzeugen. Neben den Zilien, die für den Flimmerschlag verantwortlich zeichnen, hat man im Randbereich dieser Zellen immobile Zilien gefunden, die als Mechanosensoren die Richtung des Flüssigkeitsstroms detektieren und deren Aktivierung (bei entsprechend linksgerichtetem Strom) zu einem Anstieg der Kalziumkonzentration in den Zellen des Primitivknotens der **linken Seite** führt.

Eine Hypothese geht nun davon aus, dass die Ausbreitung dieses Kalziumsignals in benachbarte Zellen des **linken Seitenplattenmesoderms** (nicht aber des rechten) dort auch zu einer links einseitig vermehrten **Nodal- und Lefty-Expression** und dadurch, wiederum etwas später, auch zu einer vermehrten Expression des **Homöobox-Gens Pitx2** (Paired-Like Homeodomain Transcription Factor 2) führt (Shiratori und Hamada 2014). Die über einen längeren Zeitraum aufrechterhaltene asymmetrische Pitx2-Expression im linken Seitenplattenmesoderm soll auch für die links-rechts-asymmetrisch verlaufende Organogenese verantwortlich sein (Hamada und Tam 2014). So zeigt sich, wiederum etwas später (beim Menschen im 7-Somiten-Stadium), am sich entwickelnden Herzschlauch die erste morphologische Organasymmetrie in Form einer leichten linksseitigen Einkerbung.

> Die asymmetrische Positionierung und Morphogenese der inneren Organe ist also, nach momentanem Stand der Wissenschaft, das Ergebnis einer asymmetrischen Genexpression auf der linken und rechten Seite des Embryos.

9

9.3.2 Bildung des Primitivstreifens und Entstehung der Keimblätter

Das Auftreten des **Primitivstreifens** (Tag 15) am kaudalen Pol der Keimscheibe ist das erste offensichtliche Zeichen der beginnenden Gastrulation (➤ Abb. 9.4c). Die sog. **epithelial-mesenchymale Umwandlung** (Epithelial-Mesenchymal Transition, EMT; Ingression) ist der zentrale, der Gastrulation zugrunde liegende Prozess. Die **EMT** hat als Prozess in der Embryologie eine immense Bedeutung für die Ausbildung des Körperplans und die Differenzierung vieler Gewebe und Organe. Sie wirkt einerseits an der Wundheilung mit, kann aber andererseits auch Organfibrosierungen und Tumorprogression verursachen (Thiery et al. 2009). Hierbei verlieren die apikobasal polaren Mesodermvorläuferzellen des Epiblasten ihren epithelialen Charakter, werden flaschenförmig und verlängern sich. Dabei lösen sie ihre Verschlusskontakte zu den Nachbarzellen und die Adhärenzkontakte zur Basalmembran. Nach Auflösen der Basalmembran verlassen die nun runden bis polygonalen Zellen, die auch zahlreiche Fortsätze ausbilden, den Zellverband und wandern als Zellen des mittleren Keimblatts **(Mesoderm; Mesenchym)** in den Spaltraum zwischen Epi- und Hypoblast hinein (➤ Abb. 9.4d, ➤ Abb. 9.4e), wobei wasserbindende Hyaluronsäure für die Erweiterung dieses Spalts verantwortlich gemacht wird. Dies geschieht in der Medianebene der Keimscheibe, in einem schmalen Bereich unter dem sich in Richtung Keimscheibenmitte verlängernden Primitivstreifen. Zeitgleich kommt es neben der intraepithelialen Zellwanderung, die auf die posteriore Mittellinie hin gerichtet ist, auch zu einer lokalen Proliferation der Epiblastzellen.

Für den Prozess der EMT sind im Rahmen der Gastrulation wiederum zahlreiche Genexpressionskaskaden und Signalmoleküle beschrieben. So aktiviert z. B. Wnt3 die Nodal-Expression, das zusammen mit FGF (Fibroblast Growth Factor) die Internalisierung des Epiblasten induziert. Das Mesoderm exprimiert seinerseits das **Brachyury-Gen** (Transkriptionsfaktor des T-Gens, der für die Rumpforganisation verantwortlich ist), das die EMT weiter unterhält (Wolpert et al. 2015). Ein weiterer, für die EMT entscheidender Schritt scheint die Änderung der Adhärenzkontakte von E-Cadherin-vermittelten epithelialen Interaktionen hin zu N-Cadherin-vermittelten mesenchymalen Interaktionen zu sein (**Cadherine** sind kalziumabhängige Glykoproteine, die benachbarte Zellen fest miteinander verbinden). Dies geschieht vermutlich durch FGF, der die E-Cadherin-Expression in den Zellen herunterreguliert (Nakaya und Sheng 2008).

Da sich die EMT im Wesentlichen auf die Zellen beschränkt, die sich in der Medianebene befinden, dort aber in zahlreichen Zellen gleichzeitig auftritt und nach ventral gerichtet ist, bildet sich entlang des Primitivstreifens dorsal eine sichtbare, leichte Einsenkung im Epiblast, die **Primitivrinne.** Nach Erreichen der Keimscheibenmitte bildet sich am kranialen Ende des Primitivstreifens der **Primitivknoten** (**Hensen-Knoten** beim Huhn, **Spemann Organizer** bei Amphibien; ➤ Abb. 9.4 g), eine Richtung Amnionhöhle leicht vorstehende, nach kranial aber scharf begrenzte Zellverdichtung mit einer mittigen Einsenkung, der **Primitivgrube.** Der Primitivknoten ist ein **Organisationszentrum** für die Musterbildung im Mesoderm, reguliert die Wanderungsbewegungen von Ekto- und Mesoderm und induziert über verschiedene Signalkaskaden die Entwicklung des Neuroektoderms entlang der anterior-posterioren Achse.

Die auf der ganzen Länge des Primitivstreifens entstehenden Mesodermzellen breiten sich im Spaltraum rasch bis in die Peripherie der Keimscheibe aus, wo sie Anschluss an das viszerale Blatt des extraembryonalen Mesoderms bekommen. Die so vom Mesoderm neu erschlossene Räumlichkeit entspricht der **primären Leibeshöhle.**

Durch das rasante Wachstum des Embryos in der 3. Woche (vor allem kranial des Primitivknotens durch die Bildung der **Neuralplatte;** ➤ Abb. 9.4 f.), bildet sich im Primitivstreifen, aber auch am kaudalen Ende, weiterhin zahlreicher Mesodermzellennachschub. Aus Zellmarkierungsversuchen weiß man, aus welchen Abschnitten des Primitivstreifens welche Mesodermkompartimente entstehen. Grob kann man sagen, je weiter kaudal im Primitivstreifen Mesodermzellen gebildet werden, desto weiter lateral liegen sie später im Embryo. Aus den kaudalen Anteilen des Primitivstreifens entsteht

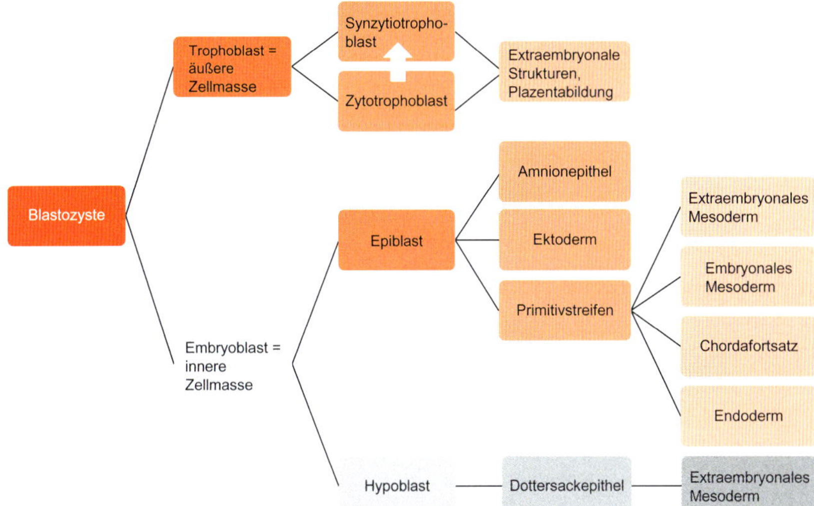

Abb. 9.5 Differenzierung der embryonalen Gewebe. [P205]

also das **Seitenplattenmesoderm,** entsprechend Richtung kranial folgen **intermediäres, paraxiales** (Somiten) und axiales Mesoderm, das schlussendlich dem Chorda-/Kopffortsatz und dem prächordalen Mesoderm entspricht. Die Zellen für das **extraembryonale Mesoderm** entstehen an der kaudalsten Stelle des Primitivstreifens.

Der Primitivstreifen kann in der Folge mit dem Längenwachstum des Embryos nicht mithalten, wird im Verhältnis immer kleiner, bis er schließlich in der 5. Woche in die Endknospe integriert wird.

Erst mit den drei aus dem Epiblast entstehenden Keimblättern treten Zellschichten auf, die differenzierte Progenitorzellen **(Vorläuferzellen)** enthalten und in der Folge unterschiedliche Differenzierungswege beschreiten (➤ Abb. 9.5). Dabei werden Gewebe für innere und äußere Oberflächen (polarisierte, epitheliale Zellformen) entstehen und ebensolche, die zwischen diesen Oberflächen zu liegen kommen. Mit dem **Mesoderm (Mesenchym)** kommt hier eine aus dem mittleren Keimblatt neu entstandene unpolare Zellform hinzu. Aus der vom Primitivknoten ausgehenden **Chordaplatte,** eventuell auch vom kaudalen Ende des Primitivstreifens, werden einzelne aus dem Epiblast ausgewanderte Zellen in die Hypoblastenschicht aufgenommen und beginnen, den Hypoblast allmählich zur Seite zu drängen: Das innere Keimblatt, das **Endoderm,** entsteht. Nachdem die mesodermalen und endodermalen Zellen den Epiblast verlassen haben, repräsentieren die in der Epiblastenschicht zurückbleibenden Zellen das **Ektoderm.**

- Aus dem Mesoderm entwickeln sich in der Folge das Skelett, Bindegewebe, Muskeln, Herz, Blut, Niere und einige anderen Gewebe.
- Das Endoderm wird den Verdauungstrakt und die Lunge sowie assoziierte Drüsen bilden.
- Aus dem Ektoderm, unterteilt in ein Oberflächen- und ein Neuroektoderm, werden sich die Epidermis sowie das Nervensystem entwickeln.

9.3.3 Entstehung und Bedeutung der Chorda dorsalis

Die **Chorda dorsalis** (Rückensaite, Notochorda, mesodermales Achsenskelett aller Vertebraten) gilt als das strukturelle und molekulare Schlüsselelement des sich entwickelnden Embryos. Vom **Primitivknoten** aus wandern epiblastäre mesenchymale Chordavorläuferzellen (Chordamesoderm) nach kranial zwischen Epi- und Hypoblast ein. Sie behalten allerdings, anders als die anderen Mesenchymzellen, ihren epithelialen Charakter bei und lagern sich zu einer stabförmigen Mittellinienstruktur zusammen. Der zunächst kurze und dicke **Chordafortsatz** (Kopffortsatz) verlängert sich weiter nach kranial und nimmt die Form einer aus wenigen Zellen bestehenden Platte an **(Chordaplatte).** Am Ende der 3. Woche hat der Chordafortsatz seine volle Länge erreicht und kommt mit seiner Spitze nahe des Vorderrands der Keimscheibe zu liegen.

Die weitere Differenzierung des axialen Mesoderms hängt nun entscheidend von der Fähigkeit der Chordamesodermzellen ab, bestimmte Gene zu exprimieren (z. B. **Brachyury, Goosecoid** [Homöobox-Gen], **Sonic Hedgehog [SHH],** lokal wirkendes Morphogen) und eine Reihe von Signalmoleküle zu produzieren (z. B. **Nodal, Chordin, Noggin, Cerberus-Related Protein**). Die Morphogenese der Chorda dorsalis selbst ist **(Notch-)**abhängig von der Differenzierung der Chordamesodermzellen in zwei Zellpopulationen, eine äußere Epithelzellschicht und eine innere Vakuolenzellschicht. Während die äußeren Zellen beginnen, eine dicke **extrazelluläre peri-chordale Basalmembran** zu produzieren, die sich aus verschiedenen extrazellulären Matrixproteinen zusammensetzt, bilden die inneren Zellen **große flüssigkeitsgefüllte intrazelluläre Vakuolen,** die zunehmend die gesamten Zellen ausfüllen. Die Vakuolen haben einen hohen Gehalt an Glykosaminoglykanen und es strömt durch den osmotischen Gradienten zunehmend Wasser ein. Die **Basalmembran** besteht aus

- einer inneren Lamina (vor allem Laminine),

9

- einer mittleren Lamina (dichtstehende parallel angeordnete Kollagenfibrillen, zirkulär um die Chorda),
- einer äußeren Lamina (Kollagenfibrillen, longitudinal angeordnet).

Die Basalmembran verhindert durch diesen molekularen Aufbau eine zirkumferenzielle Expansion der inneren Zellen, sodass ein Wachstum der Chorda nur in anterior-posteriorer Richtung erfolgen kann. Gleichzeitig üben die wachsenden Vakuolenzellen im Inneren einen zunehmenden Druck auf die sie umgebende zugfeste peri-chordale Basalmembran aus und verleihen der Chorda damit ihre charakteristische Steifheit und mechanische Festigkeit. So entsteht also während der Entwicklung ein **hydrostatisches Skelett,** das die Verlängerung der kraniokaudalen Achse vor Einsetzen der Wirbelbildung steuert.

Neben dieser strukturellen Funktion stellt die Chorda dorsalis auch einen wichtigen Signalgeber für die Musterbildung der angrenzenden Gewebe dar. So sind der Primitivknoten und die Chorda dorsalis verantwortlich für die neuroektodermale Differenzierung des Ektoderms. **SHH** und die **BMP-Antagonisten** (z. B. **Noggin**) aus der Chorda dorsalis sind (durch Induktion und Inhibition sowie durch den Aufbau morphogenetischer Gradienten gesteuert) z. B. an der Differenzierung des ventralen Neuralrohrs in die Grundplatte beteiligt. Im Bereich des Mesoderms ist die Expression von SHH und Noggin in der Chorda essenziell für die Musterbildung der Disci intervertebrales sowie der Sklerotomdifferenzierung, aber auch für die Entwicklung des Herzens und der Gefäße. Die Differenzierung endodermaler Strukturen, wie der dorsalen Pankreasanlage, sind ebenfalls von chordalen Faktoren, wie z. B. SHH, Activin-βB und FGF2, abhängig (für eine genaue Darstellung und weiterführende Zitate siehe Corallo et al. 2015).

Um die 5. Woche der Embryonalentwicklung weist die peri-chordale Basalmembran ein metameres Muster von mehr oder weniger kondensierten Zonen auf, die die äußeren und inneren Anteile des Anulus fibrosus sowie in Verbindung mit dem kranialen Sklerotomabschnitt des kaudalen angrenzenden Somiten die Wirbelkörper bilden. Während sich die Chorda dorsalis im Bereich der Wirbelkörper vollständig zurückbildet, bleiben im Zentrum der Disci intervertebrales kleine Areale von Chordagewebe zurück, kondensieren und bilden den Nucleus pulposus.

9

9.4 Primäre Neurulation

Der Begriff der **primären Neurulation** (Ende 3. bis Ende 4. Woche) umfasst die Grundlagen der Entwicklung des Zentralnervensystems, beginnend mit der Induktion des Neuroektoderms und endend mit dem Schluss des **Neuralrohrs,** einschließlich der Differenzierung der **Neuralleistenzellen** (➤ Abb. 9.6). Im Gegensatz dazu bezieht sich die **sekundäre Neurulation** auf die Bildung der Sakrokokkzygealknospe **(Endknospe),** die durch Kanalisierung eines Epithelstrangs zur Bildung des Neuralrohrs der kaudalen sakralen und kokkzygealen Region führt (darauf wird in diesem Kapitel nicht näher eingegangen und auf die einschlägigen Lehrbücher verwiesen).

Noch zu Beginn der Gastrulation können sich Ektodermzellen unabhängig von ihrer Lage sowohl in Oberflächenektoderm (Epidermis) als auch in Neuroektoderm (Nervengewebe) entwickeln. Mit dem Ende der Gastrulation ist diese Differenzierung abgeschlossen.

Das bedeutet, dass der erste Schritt in der Entwicklung des Nervensystems die Differenzierung des **Neuroektoderms** darstellt. Die Induktion für diesen Schritt geht sowohl vom **Primitivknoten** als auch von der **Chorda dorsalis** aus und scheint vom BMP-Level der umliegenden Gewebe abzuhängen. Als Initiatoren der Induktion wurden nämlich mit **FGF, Wnt, Retinsäure, Noggin, Chordin** und **Follistatin** allesamt **BMP-Antagonisten** gefunden. Neuroektoderm kann also nur entstehen, wenn die BMP-Level aktiv erniedrigt werden. „Default" entsteht also immer Oberflächenepithel.

Durch die aktive Unterdrückung des BMP-Signalings im Bereich des Chordafortsatzes kommt es lokal im darüberliegenden Ektoderm, in einem zunächst ovalen Bereich, zu einer Umwandlung der Zellen in hochprismatisches Neuralepithel (**Neuralplatte;** ➤ Abb. 9.4 f.). Gleichzeitig mit dem Wachsen der Chorda dorsalis vergrößert sich die Neuralplatte nach kranial und erreicht schließlich die Oropharyngealmembran. Der Prozess der Neuralrohrbildung wird durch eine kleine, nur an wenigen Stellen vorhandene Zellpopulation angetrieben. Sie finden sich einmal entlang der Mittellinie der Neuralplatte, dann entlang der Grenze zur zukünftigen Epidermis und schließlich in den Seiten der Neuralfalten. Die Zellen am Rand der Neuralplatte werden vom benachbarten Ektoderm zusammengedrängt und dadurch apikal eingeschnürt. Dasselbe geschieht auch mit den Zellen entlang der Mittellinie der Neuralplatte, wodurch ein „medianes Gelenk" entsteht und durch die resultierende Faltung der Neuralplatte die **Neuralfurche** (17./18. Tag) gebildet wird.

Die hierdurch hervorgerufenen Kräfte führen zur Anhebung der beiden Ränder der Neuralplatte einschließlich des angrenzenden Ektoderms, sodass es zur Entstehung der **Neuralfalten** und einer jetzt tieferen **Neuralrinne** (➤ Abb. 9.4 g, ➤ Abb. 9.6) dazwischen kommt. Die Neuralfalten, die sich nach dorsal in die Amnionhöhle vorwölben, werden nun durch zwei koordinierte Bewegungen der Neuralplatte aufeinander zubewegt.

- Die **erste und wichtigste Bewegung** entsteht durch das Wachstum des Embryos in kraniokaudaler Richtung, das Chorda-induziert mit der Elongation des sich bildenden Neuralrohrs einhergeht. Dadurch reduziert sich die Weite der Neuralplatte und die Ränder der Neuralfalten werden enger aneinander gebracht.
- Die **zweite Bewegung** betrifft Zellen, die in den dorsolateralen Seiten der Neuralfalten wiederum von umliegenden Zellen eingeengt und apikal eingeschnürt werden. Die Keilform dieser Zellen führt zur Bildung zweier neuer „dorsolateraler Gelenke", an denen die Neuralfalten abknicken, sodass sich die Zellen der beiden Enden jetzt genau gegenüber stehen (Entstehung eines **Korrosionsfelds** nach Blechschmidt, ➤ Abb. 9.8). Diese bilden **Filopodien** (kleine fingerförmige Zellfortsätze) aus und in dem Moment, wo sich beide Enden berühren, kommt es zu einer **epithelialen Adhäsion** (L-CAM getriggert).

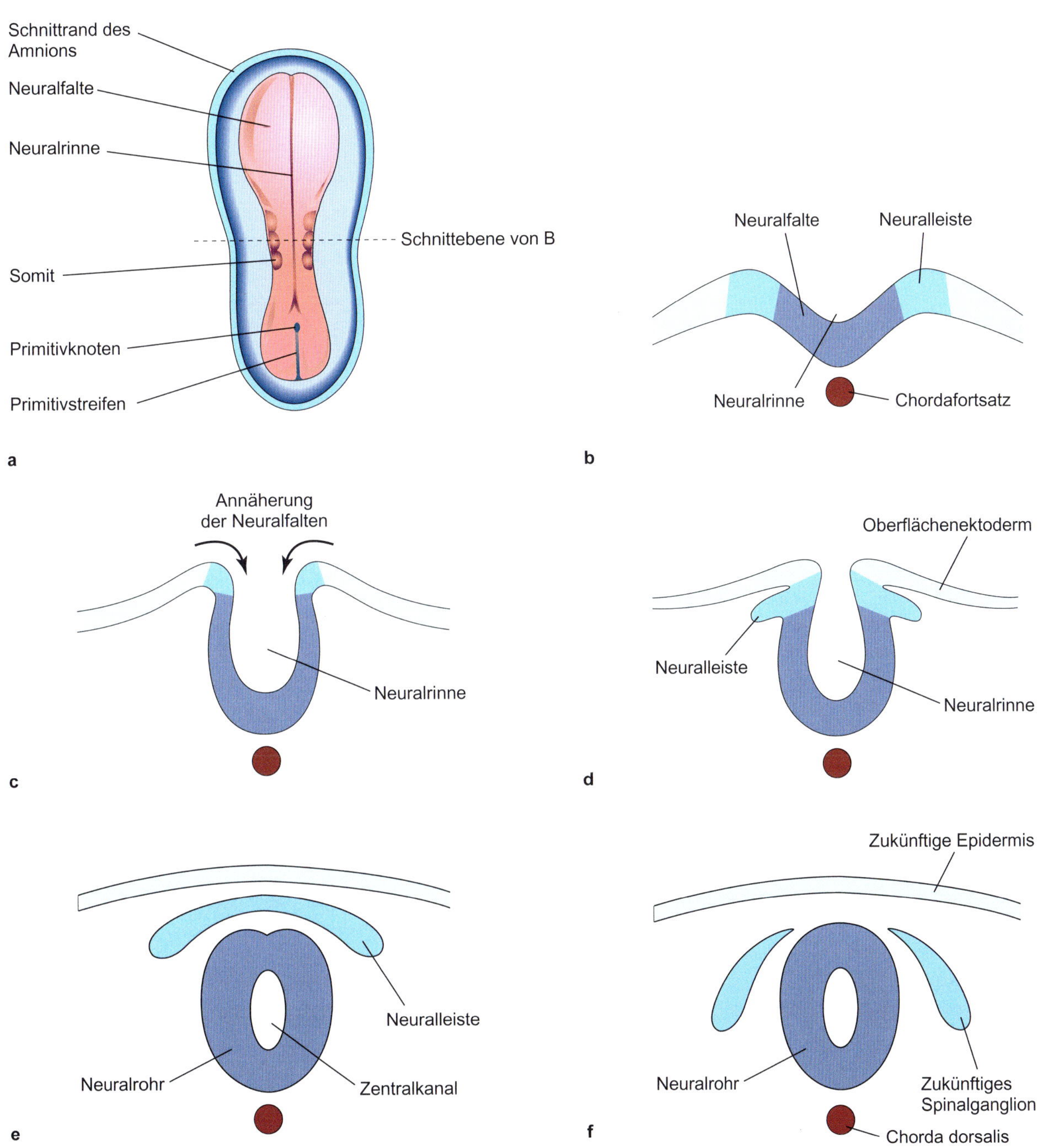

Abb. 9.6a–f Schemazeichnungen zur Bildung von Neuralrinne, Neuralfalte, Neuralrohr und Neuralleistenzellen. Dargestellt sind Transversalschnitte der jeweilig aufeinanderfolgenden Entwicklungsschritte. [E347–09]

Bereits während der Entwicklung der Neuralfalten beginnt das Neuroektoderm N-CAM und N-Cadherin zu exprimieren, während das Oberflächenektoderm E-Cadherin exprimiert. Diese unterschiedliche Ausstattung an Adhäsionsmolekülen scheint eine Voraussetzung für den jetzt stattfindenden, sog. **Remodeling-Prozess** zu sein. Hierbei werden die ursprünglichen Epithelverbände (neuronal wie auch nichtneuronal) der jeweiligen Enden zunächst gelöst und mit dem entsprechend gleichen Epithel der Gegenseite (neuronal-neuronal und epidermal-epidermal) neu wiederhergestellt. Es resultiert hieraus das geschlossene **Neuralrohr,** überdacht von einer geschlossenen Oberflächenektodermschicht. Die initiale Verschlussstelle liegt beim menschlichen Embryo an der Rhombencephalon-/Rückenmark-Grenze. Eine zweite initiale Verschlussstelle befindet sich am äußersten kaudalen Ende der Neuralplatte. Von hier ausgehend verlängert sich der Verschluss in beide Richtungen. Der komplette Verschluss der kranialen Region **(Neuroporus anterior)** erfolgt am Tag 25, der Schluss des **Neuroporus posterior,** der dann auch den Vorgang der Neurulation beendet, am 26.–28. Tag (Greene und Copp 2009).

9

Im Zuge des Remodelings verlassen einige Epithelzellen den epithelialen Verband zu beiden Seiten des Neuralrohrs durch weite Lücken in der unter dem Epithel liegenden Basalmembran. Auch dieser Vorgang entspricht wieder einer EMT. Da diese Zellen mit mesenchymalem Charakter aus der sog. Neuralleiste hervorgehen, werden sie als Neuralleistenzellen bezeichnet. Sie bilden u. a. verschiedene Bindegewebearten am Kopf, die Melanozyten der Haut sowie die Zellen der sensorischen und autonomen Ganglien und des Nebennierenmarks.

9.5 Ausbildung der dreidimensionalen körperlichen Gestalt

Im Verlauf der Embryogenese ändert der Embryo mehrfach seine Form, bis er in der 8. Woche ein eindeutiges menschliches Aussehen hat. Von Beginn der Entwicklung bis zur Blastozyste hat der Embryo eine **kugelförmige** Gestalt. Die Differenzierung des Embryoblasten führt zu einer zweidimensionalen runden bis oval geformten Keim**scheibe.** Die Ausbildung der dreidimensionalen Körpergestalt erfolgt mit Beginn der Gastrulation und der damit verbundenen Neuerschließung des durch die **Einstülpungsbewegung** des Epiblasten sowie der Differenzierung des Mesoderms geschaffenen Innenraums, der **primären Leibeshöhle.**

Gestaltgebende Prozesse sind hierbei vor allem Zellbewegungen, -wanderung und -verschiebung. Gleichzeitig mit der Neurulation setzt mit der Somitenbildung auch die Differenzierung des Mesoderms ein. Im paraxialen Mesoderm treten hierbei etwa vom 20. Tag an – streng segmental gegliedert und einer zyklischen Genaktivität (der **HOX-Gene**) und chordalen Induktion geschuldet – nacheinander die Paare der z. T. wieder epithelialisierten (durch eine Umkehrung der EMT, also einer mesenchymalen-epithelialen Umwandlung [MET]) **Somiten** (Urwirbel) auf und führen zu einer **metameren Gliederung,** die auch von außen sichtbar ist. Weiter nach lateral differenzieren sich beidseits die Somitenstiele (intermediäres Mesoderm) und das Seitenplattenmesoderm, das mit dem extraembryonalen Mesoderm in Verbindung bleibt und durch die Vergrößerung von im Inneren auftretende Spalten die **Zölomhöhle (sekundäre Leibeshöhle)** bildet.

Mit dem Einsetzen der Differenzierung der Somiten in **Sklerotome** und **Dermatomyotome** beginnt (wiederum durch EMT) die exzessive Bildung von „Körpersubstanz" in Form von **intraembryonalem Mesenchym** und extrazellulärer Matrix, woraus alle Binde- und Stützgewebe, aber auch Muskulatur, Blut und Gefäße des Körpers entstehen werden. In dieser Zeit kommt es also nicht nur zu einem raschen und **massiven Längenwachstum** des Embryonalkörpers, insbesondere auch der Gehirnanlage, sondern auch zu einer **Zunahme der Körperlichkeit,** was einem Dickenwachstum entspricht.

Die Ausbildung der definitiven dreidimensionalen Körperform erfolgt in der 4. bis 6. Entwicklungswoche durch zwei Einrollbewegungen, die man als **Abfaltungen** bezeichnet (➤ Abb. 9.7). Eine dieser Einrollbewegungen erfolgt in kraniokaudaler, die zweite in laterolateraler Richtung.

Die Ursache für die kraniokaudale Abfaltung wird im Allgemeinen als Folge eines **Wachstumsunterschieds** gesehen. Auf der Oberseite des Embryos kommt es zu einer rasanten Ausdehnung vor allem. des Neuroektoderms, wogegen die auf der Unterseite liegenden Strukturen des Endoderms und des Dottersacks nicht mithalten können. In der Folge entsteht eine simultane Krümmung des kranialen und kaudalen Endes mit der Ausbildung der **Kopf- und Steißfalte.** Die Ursache der transversalen Abfaltung wird im raschen Wachstum von Somitenderivaten und Seitenplattenmesoderm gesehen.

Beide Einrollbewegungen führen zu einer Ventralbewegung der Ränder der Keimscheibe, sodass der Embryo eine zylindrische Form erhält. Dabei wird das Endoderm zunehmend in das Innere des Embryos eingestülpt (Anlage des Darmrohrs) und die Verbindung zum Dottersack eingeengt, wodurch der entstehende Nabelring zum Ansatzpunkt der Nabelschnur wird.

9.6 Ganzheitliche Entwicklungskonzepte

In der Anatomie/Embryologie und Entwicklungsbiologie (auch in der Reproduktionsmedizin) ist es heutzutage eine gängige Vorgehensweise, die Erklärung übergeordneter Funktionen (auch emotional-/seelischer) in molekularen Prozessen auf Gewebs- und Zellebene zu suchen. Für viele Entwicklungsprozesse der Embryo-, aber auch der Organogenese gibt es bereits Erklärungsmodelle auf molekularer, genetischer oder epigenetischer Ebene und trotzdem bleiben viele Fragen offen.

Vielleicht kann es an dieser Stelle hilfreich sein, einmal einen Schritt zurückzutreten, um wieder einen größeren Überblick über die Dinge als Ganzes zu bekommen, oder auch einen Schritt zur Seite zu machen, um die Dinge von einer anderen Perspektive aus zu betrachten. Beides birgt überraschende Entdeckungen und vielleicht auch neue Erkenntnisse.

Zentrales Element der ganzheitlichen Betrachtung der embryonalen Entwicklung des menschlichen Organismus ist seine Existenz als Ganzes, als **geistige leib-seelische Einheit,** mit Beginn der Befruchtung. Blechschmidt formuliert es als das *„Gesetz von der Erhaltung der Individualität"* (Blechschmidt 2011). Der menschliche Organismus wird nicht „gebaut" oder „entsteht" wie ein Bauwerk aus zusammengefügten Einzelteilen, sondern existiert mit Beginn seiner Entwicklung als Individuum. Rohen beschreibt dies als Entwicklung *„vom Ganzen in die Teile"* (Rohen 2016). Die embryonale Entwicklung geht von der totipotenten Zygote aus, in der der Organismus als Ganzes bereits vorhanden ist. Von dort aus erfolgt die Differenzierung in immer kleiner werdende Funktionseinheiten, die über die Keimblätter in deren Derivate zunimmt. Erst ganz am Schluss, nach Abschluss aller Wachstums- und Differenzierungsvorgänge, entstehen Einzelzellen mit spezieller Struktur, Form und Funktion. Die Zelle mit all ihren molekularen Spezialitäten steht

9

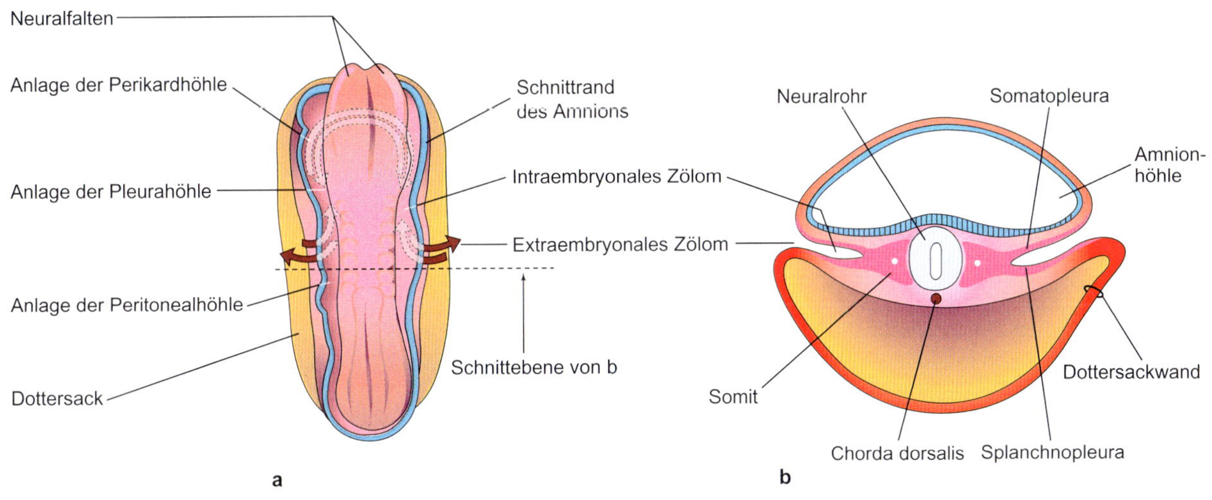

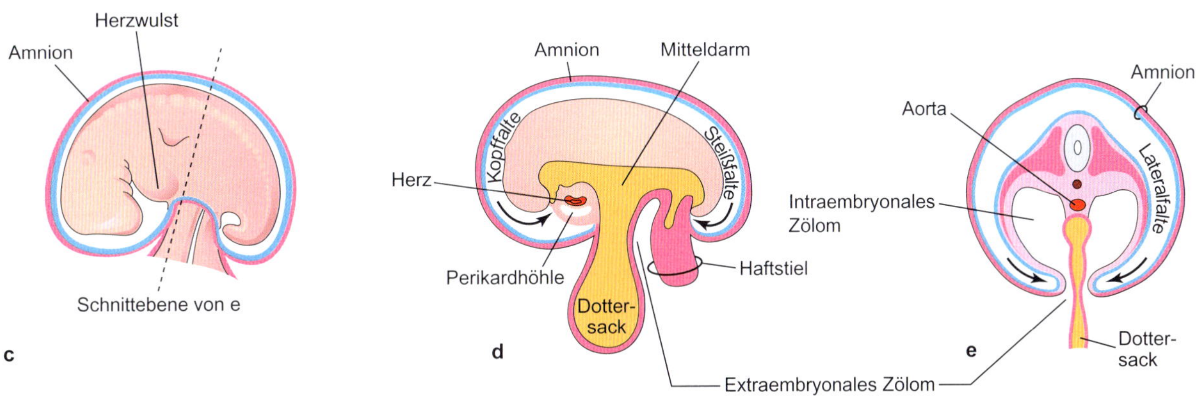

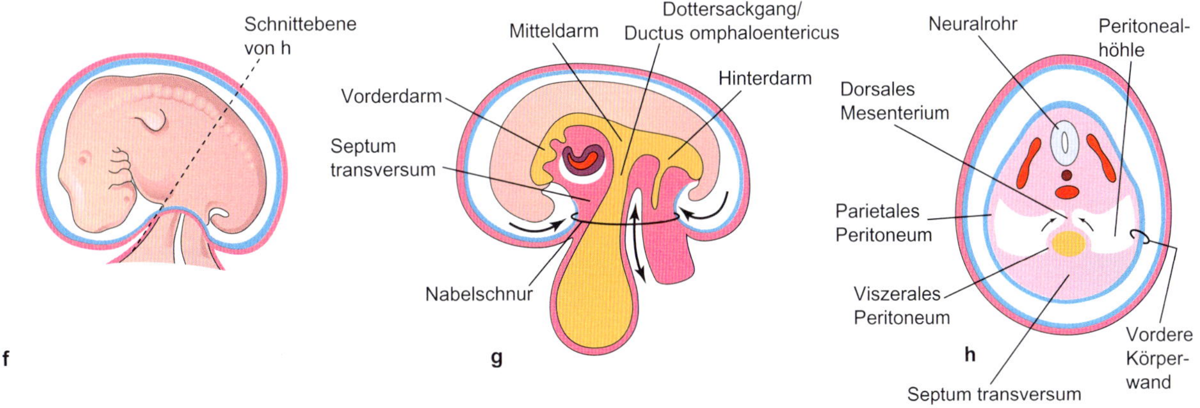

Abb. 9.7a–h Schematische Darstellung der Abfaltung des Embryos. **a:** Dorsalansicht eines Embryos zu Beginn der 4. Woche. Das Amnion ist abgetrennt und die seitlichen Pfeile deuten den Zölomspalt an. **b:** Querschnitt durch den Embryo in der in (a) angegebenen Höhe. **c:** Seitenansicht eines Embryos in der Mitte der 4. Woche. **d:** Sagittalschnitt von (c) mit Darstellung der Kopf- und Steißfalte. **e:** Transversalschnitt durch die in (c) angegebene Schnittebene. Das Schema zeigt, wie der Embryo mit der Aufeinanderzubewegung der Lateralfalten seine zylindrische Gestalt erhält. **f:** Seitenansicht des Embryos am Ende der 4. Woche. g: Sagittalschnitt von (f) mit zunehmender Bildung und Einengung des Nabelrings. **h:** Transversalschnitt durch die in (f) angegebene Schnittebene mit vollständigem Schluss der vorderen Körperwand und Bildung der Körperhöhlen. [E347–09]

also nicht am Anfang, sondern am Ende des Entwicklungsprozesses.

Für weiterführende Gedanken, auch die Philosophie der Osteopathie betreffend, wird auf ➤ Kap. 4 und ➤ Kap. 15 sowie auf eine zusammenfassende Darstellung im Buch von G.F. Meert (Meert 2012) verwiesen.

9.6.1 Dreigliedrigkeit in der menschlichen Entwicklung

Ein sehr altes Prinzip, um Differenzierungsprozesse zu erfassen – Blechschmidt spricht von einem *„fundamentalen Charakteristikum breiter Wirklichkeit"* – ist die **Dreigliedrigkeit.** Allgemein gültige Beispiele hierzu sind die drei Dimensionen des Raums (Länge, Breite Höhe), die drei Aggregatzustände (fest, flüssig, gasförmig), in der Musik der Dreiklang, in der Psychologie Freuds drei Instanzen der Persönlichkeit (Ich, Es, Über-Ich) oder die drei Wesensglieder in der Anthroposophie (Leib, Seele, Geist). Diese Dreigliedrigkeit findet sich auch in vielen Differenzierungen des menschlichen Embryos, was für Blechschmidt den Systemcharakter des Organismus und seine vorgegebene Ganzheit unterstreicht (Blechschmidt 2011).

Die **befruchtete Eizelle** selbst besteht aus einer Zellmembran (einem Äußeren), einem Kern (einem Inneren) und dem Zytoplasma (dem Verbindenden). Nach der ersten Furchungsteilung sind die beiden Tochterzellen innerhalb der Zona pellucida durch ein gemeinsames interzelluläres Stoffwechselfeld verbunden. Auch in der Blastozyste lässt sich mit der inneren und äußeren Zellmasse und der Blastozystenhöhle dazwischen diese Dreigliedrigkeit finden. Nach der Implantation bilden sich zwei Blasen, Amnionhöhle und Dottersack, in deren Berührungszone die Keimscheibe entsteht, die in der Folge wieder dreiteilig wird. Das Ektoderm wird relativ schnell wachsen, das Endoderm relativ langsam und zwischen beiden entwickelt sich das Mesoderm. Die Hirnanlage ist mit Vorderhirn, Mittelhirn und Rautenhirn ebenfalls dreigliedrig. Auch die Funktionssysteme des Organismus, die sich in Informationssystem (Nerven- und Sinnessystem), Stoffwechselsystem und vermittelnd dazwischen das rhythmische System (Zirkulations- und Atmungssystem) unterteilen lassen, entsprechen dieser Dreigliedrigkeit. Sicher gibt hier noch viel mehr Beispiele und somit Raum für eigene Überlegungen.

9

9.6.2 Kinetische Embryologie nach Blechschmidt

Die im Folgenden exemplarisch dargestellten grundlegenden Leitsätze können allenfalls einen kleinen Einblick in Blechschmidts Verständnis einer kinetischen Embryologie geben. Nichtsdestoweniger wollen wir den Leser ermuntern, sich mit dieser dynamischen Sichtweise der Embryologie mehr zu beschäftigen. Die zentralen Aussagen, darunter auch einige Originalzitate, stammen aus Blechschmidts Schriftensammlung (Blechschmidt 2011).

Der Mittelpunkt von Blechschmidts Theorie ist zweifelsohne die Frage nach der **embryonalen Morphogenese,** also danach, wie sich die Gestalt des menschlichen Embryos herausbildet und wie man diese Prozesse erklären kann. Er verbindet die Begriffe **Entwicklung** und **Bewegung** und tritt so für eine – im Gegensatz zur statischen Beschreibung von Entwicklungsstadien – dynamische Betrachtung von Wachstums- und Entwicklungsprozessen ein. Für ihn sind es auch dynamische, von außen einwirkende Entwicklungsreize, die die treibende Kraft früher Differenzierungsprozesse im menschlichen Embryo darstellen, und erst sekundär die hierdurch aktivierte DNA – *„Gene agieren nicht, sie reagieren nur!"*

Die Entwicklungsreize (z.B. physikalische Kräfte wie Druck, Zug, Dehnung, Sog; Konzentrationsgradienten von Metaboliten und Sauerstoff) treffen auf Zellen (Zellmembranen), Zellverbände und Organe, die abhängig von ihrer Lage, Form und Struktur mit einer kompensatorischen Entwicklungsbewegung antworten. Blechschmidt sieht in der Entwicklung eines Organs stets schon den Beginn seiner späteren Tätigkeit, wobei *„jeder Entwicklungsschritt durch Funktion und als Funktion erfolgt"*. So kann die frühe Entwicklungsbewegung der Armanlage z.B. als ein Wachstumsgreifen aufgefasst und als Einleitung der späteren Körperbewegungen gesehen werden.

> Jede Entwicklungsbewegung ist eine *„Bewegung gegen Widerstand"*, den der Embryo nur unter Energieverbrauch überwinden kann. Er verrichtet somit Entwicklungs-Arbeit und damit eine Leistung, die einen individuellen Stoffwechsel voraussetzt.

Differenzierung in Stoffwechselfeldern

Blechschmidt sieht den Stoffwechsel, die Versorgung mit Nährstoffen/Energie und Sauerstoff, von Beginn an als Motor von Differenzierung und Entwicklungsbewegungen. Gestaltungsbewegungen bzw. **Gestalt** ist also nichts anderes als das Ergebnis von gerichteten Stoffwechselbewegungen. Diese stellen auch ein Bindeglied zwischen den Zellen in einem räumlich abgegrenzten Gebiet, einem **„Stoffwechselfeld"**, dar. Je nach den äußeren Reizen, die auf Zellen treffen, und der Position, wo sich die Zellen im Gewebeverband befinden, werden unterschiedliche Spannungsfelder (unterschiedliche Gradienten bei Zufuhr und Abtransport, Wachstumswiderstände) entstehen. Blechschmidt hat solche Stoffwechselfelder analysiert und verschiedene Typen beschrieben (die wichtigsten sind in ➤ Abb. 9.8 dargestellt). Exemplarisch sollen hier Stoffwechselfelder beschrieben werden, die im Rahmen der Skelettbildung und der Entstehung der Muskulatur der (oberen) Extremität zum Tragen kommen.

Die Extremitäten werden zunächst als Hautfalten sichtbar, wobei das **Ektoderm** am freien Rand der Hautfalten **Gestaltungsarbeit leistet,** dabei aber nur einen **geringen Wachstumswiderstand** überwinden muss. Entsprechend entsteht ein **intensives Flächenwachstum** an der Oberfläche **mit einem hohen Nahrungsbedarf,** wobei die epithelialen Zellen an der freien Oberfläche ihre Abbauprodukte leichter abgeben können als die tiefer liegenden. Hierdurch entsteht ein Stoffwechselgefälle zwischen Außen und Innen, das kompensatorisch Blutgefäße zum Sprossen Richtung Gefälle veranlasst. Das **Gefäßnetz** hat nun zwei Seiten. Eine liefert dem Ek-

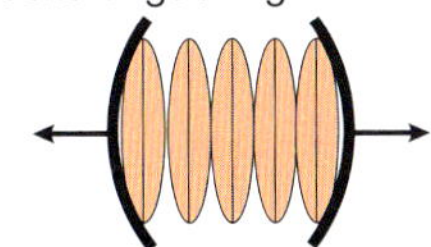

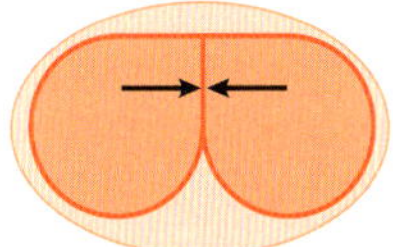

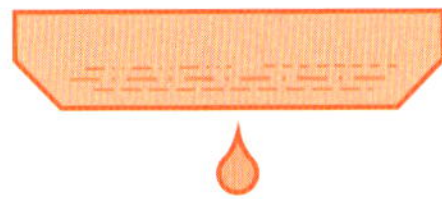

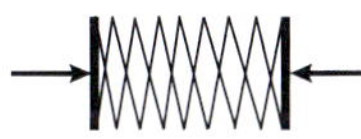

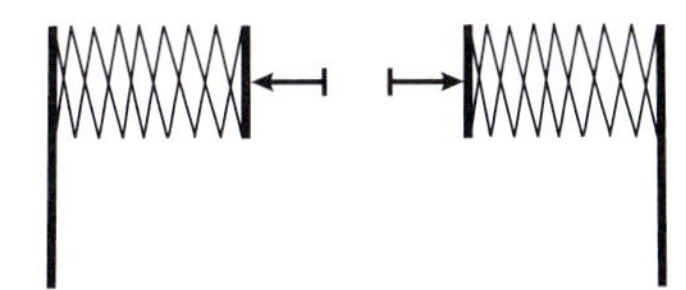

Dilatationsfelder
Zellen werden durch von außen wirkende Kräfte gedehnt, wodurch sich ihre äußere Gestalt verändert → Entstehung von Muskelfasern

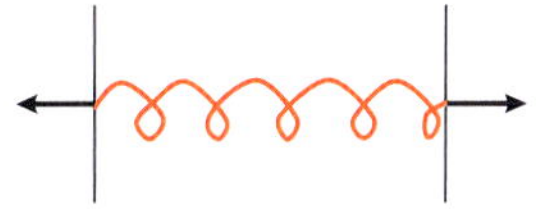

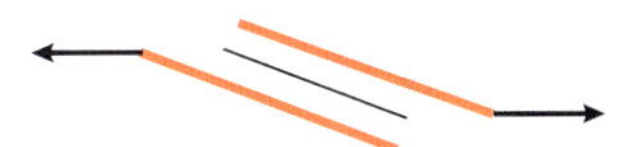

Abb. 9.8 Darstellung der wichtigsten Stoffwechselfelder nach Blechschmidt. [P205]

toderm Nahrung zur intensiven Zellvermehrung, die andere dient der Aufnahme von Abbauprodukten und Flüssigkeit aus der Tiefe. Durch die osmotische Wirkung des Blutes wird vermehrt Wasser ins Gefäßnetz aufgenommen.

> Der Wasserentzug aus dem Inneren führt zu einer engeren Aneinanderlagerung, einer Verdichtung der Zellen (= Densationsfeld; ➤ Abb. 9.8), Vorknorpel entsteht.
>
> Der Vorknorpel geht allmählich in Knorpel über, sobald die Interzellularsubstanz durch Wasserentzug mehr und mehr verfestigt und durch zunehmenden Druck von außen die Zellen abplatten (= Kontusionsfeld; ➤ Abb. 9.8).

Die relativ schlecht ernährten Knorpelzellen in der Tiefe sind zunehmend weniger in der Lage, ihre Abbauprodukte abzugeben, stauen sie im Inneren an, wodurch ein erhöhter osmotischer Druck in den Knorpelzellen entsteht.

> Die Zellen quellen auf und werden blasig. Mit dem Quellwachstum üben sie ein Stemmkörperwachstum in die bevorzugte Richtung aus (= Distusionsfeld; ➤ Abb. 9.8).

Das gesamte embryonale Knorpelskelett stellt deshalb, nach Blechschmidts Sicht, den ersten aktiven Bewegungsapparat dar.

Mit der Verlängerung des Knorpelskeletts entstehen zwischen Skelett und Haut Dilatationsfelder (➤ Abb. 9.8). In ihnen werden Zellen im Zusammenhang mit dem Längenwachstum des Skeletts gedehnt. Derartige gedehnte Zellen differenzieren sich zu Muskelzellen bzw. -fasern.

Sämtliche Muskeln funktionieren also zuerst entwicklungsdynamisch **passiv,** wodurch in der Funktionsentwicklung des Skeletts und der Muskulatur eine Umkehr stattfindet.

Die Differenzierung der Extremitäten geht also vom Ektoderm aus, stellt damit auch ein Beispiel für eine **Entwicklungsbewegung von außen nach innen** dar – im Gegensatz zum Begriff der **Ent**wicklung, wo eher eine **Ausrollbewegung von innen heraus nach außen** beschrieben wird.

Abschließend möchten wir anmerken, dass sich Blechschmidt, ein Embryologe der „vormolekularen Ära", entsprechend der damaligen Zeit einer eher goetheanisch geprägten Sprache bediente. Seine visionären Ideen konnte er mangels moderner wissenschaftlicher Möglichkeiten nicht anders als beschreiben. Nichtsdestoweniger sollten auch in der heutigen „molekularen Welt" Überlegungen, wie sie u. a. Blechschmidt aufgrund exakter Beobachtungen angestellt hat, nicht a priori als „alter Hut" abgetan werden, sondern dürfen durchaus als Ideenreservoir verstanden werden. Letztlich haben wir mit den modernen Methoden zwar ein neues „Vokabular" geschaffen, um hochkomplexe Vorgänge der embryonalen Entwicklung des Menschen mechanistisch und detailliert zu beschreiben. Das sollte aber nicht darüber hinwegtäuschen, dass wir die meisten Vorgänge nicht verstehen und die Embryonalentwicklung ein Rätsel ist.

LITERATUR

Armant DR. Blastocysts don't go it alone. Extrinsic signals fine-tune the intrinsic developmental program of trophoblast cells. Dev Biol. 2005; 280: 260–280.

Blechschmidt E. Die Frühentwicklung des Menschen – eine Einführung. München: Kiener Verlag, 2011.

Corallo D, Trapani V, Bonaldo P. The notochord: Structure and functions. Cell Mol Life Sci. 2015; 72: 2989–3008.

Corry GN et al. Epigenetic regulatory mechanisms during preimplantation development. Birth Defects Res C Embryo Today. 2009; 87: 297–313.

De Paepe C et al. Totipotency and lineage segregation in the human embryo. Mol Hum Reprod. 2014; 20: 599–618.

Eckert JJ, Velazquez MA, Fleming TP. Cell singanling during blastocyst morphogenesis. In: Leese HJ, Brison DR (eds.). Cell signaling during mammalian early embryo development New York: Springer, 2015. pp. 1–22.

Edelman GM. Topobiology – an introduction to molecular embryology. New York: Basic Books/Perseus Books, 1988.

Erhardt S et al. Consequences of the depletion of zygotic and embryonic enhancer of zeste 2 during preimplantation mouse development. Development. 2003; 130: 4235–4248.

Giles RE et al. Maternal inheritance of human mitochondrial DNA. Proc Natl Acad Sci USA. 1980; 77: 6715–6719.

Greene NDE, Copp AJ. Development of the vertebrate central nervous system: Formation of the neural tube. Prenat Diagn. 2009; 29: 303–311.

Haeckel E. Begriffe und Aufgabe der Ontogenie: Generelle Morphologie der Organismen, Berlin: Georg Reimer, 1866.

Haeckel E. Die Gastreae-Theorie, die phylogenetische Classifikation des Thierreichs und die Homologie der Keimblätter. Jena, 1873.

Hamada H, Tam PP. Mechanisms of left-right asymmetry and patterning: Driver, mediator and responder. F1000Prime Rep. 2014; 6: 110.

Jealous J. Emergency of originality. 2nd ed. Farmington: Biodynamic/Sargent Publishing, 2001.

Kikyo N, Wolffe AP. Reprogramming nuclei: Insights from cloning, nuclear transfer and heterokaryons. J Cell Sci. 2000; 113 (Pt 1): 11–20.

Kimmins S, Sassone-Corsi P. Chromatin remodelling and epigenetic features of germ cells. Nature. 2005; 434: 583–589.

Kuijk EW et al. The roles of fgf and map kinase signaling in the segregation of the epiblast and hypoblast cell lineages in bovine and human embryos. Development. 2012; 139: 871–882.

Lyon MF. Gene action in the x-chromosome of the mouse (mus musculus l.). Nature. 1961; 190: 372–373.

Madabhushi M, Lacy E. Anterior visceral endoderm directs ventral morphogenesis and placement of head and heart via bmp2 expression. Dev Cell. 2011; 21: 907–919.

Meert GF. Veno-lymphatische kraniosakrale Osteopathie. München: Urban & Fischer, 2012.

Moore KL, Persaud TVN, Viehbahn C. Embryologie. Entwicklungsstadien – Frühentwicklung – Organogenese – Klinik. 6. Aufl. München: Urban & Fischer, 2013.

Nakaya Y, Sheng G. Epithelial to mesenchymal transition during gastrulation: An embryological view. Dev Growth Differ. 2008; 50: 755–766.

Oron E, Ivanova N. Cell fate regulation in early mammalian development. Phys Biol. 2012; 9: 045002.

Robertson EJ. Dose-dependent nodal/smad signals pattern the early mouse embryo. Semin Cell Dev Biol. 2014; 32: 73–79.

Rohen JW. Morphologie des menschlichen Organismus. 4. Aufl. Stuttgart: Verlag Freies Geistesleben, 2016.

Saneto RP, Sedensky MM. Mitochondrial disease in childhood: Mtdna encoded. Neurotherapeutics. 2013; 10: 199–211.

Santos F et al. Dynamic reprogramming of DNA methylation in the early mouse embryo. Dev Biol. 2002; 241: 172–182.

Shi L, Wu J. Epigenetic regulation in mammalian preimplantation embryo development. Reprod Biol Endocrinol. 2009; 7: 59.

Shiratori H, Hamada H. Tgfbeta signaling in establishing left-right asymmetry. Semin Cell Dev Biol. 2014; 32: 80–84.

Still AT. Philosophy of osteopathy. Kirksville: American Academy of Osteopathy, 1899 (reprint 1977).

Stuckey DW et al. Coordination of cell proliferation and anterior-posterior axis establishment in the mouse embryo. Development. 2011; 138: 1521–1530.

Thiery JP et al. Epithelial-mesenchymal transitions in development and disease. Cell. 2009; 139: 871–890.

Thouas GA et al. Soluble ligands and their receptors in human embryo development and implantation. Endocr Rev. 2015; 36: 92–130.

Wolpert L et al. Principles of development. 5th ed. Oxford: Oxford University Press, 2015.

Zhang S et al. Physiological and molecular determinants of embryo implantation. Mol Aspects Med. 2013; 34: 939–980.

KAPITEL

10

Winfried Neuhuber und Marion Raab

Zentrales und peripheres, somatisches und autonomes Nervensystem

Dieses Kapitel gibt einen groben Überblick über das zentrale und periphere Nervensystem, umreißt wichtige Konzepte und soll zum Studium der einschlägigen Literatur anregen. Die großen Sinnessysteme (Sehen, Gehör, Geschmack, Geruch) werden nur am Rande behandelt. Grundkenntnisse der Anatomie des Nervensystems werden vorausgesetzt.

10.1 Definitionen

Das **zentrale Nervensystem (ZNS)** umfasst Gehirn und Rückenmark, das **periphere Nervensystem (PNS)** Spinalnerven und ihre Äste, die Hirnnerven III–XII sowie sensorische und autonome Ganglien, die sich zu einem großen Teil in den Organen selbst (intramurale Ganglien) befinden. Deren prominenteste Vertreter bilden das Darmwandnervensystem **(enterisches Nervensystem, ENS).** Die anatomisch und hinsichtlich der Regenerationsfähigkeit neurobiologisch relevante Grenze stellen die Wurzeleintritts- und Austrittszonen an Rückenmark und Hirnstamm dar. „Quer" dazu trennt eine virtuelle Grenze das **somatische** (zerebrospinale, **SNS**) vom **autonomen (ANS)** Nervensystem. Beide stellen eher funktionelle Konzepte dar, da sie anatomische Strukturen sowohl des ZNS als auch des PNS beanspruchen.

10.2 Zentrales Nervensystem

10.2.1 Allgemeines

Das **Gehirn** mit den **Großhirnhemisphären,** dem **Kleinhirn** und dem **Hirnstamm** ist in der Schädelkapsel, das **Rückenmark** im Wirbelkanal geborgen, eingehüllt von Dura und Leptomeningen, schwimmend im Liquor cerebrospinalis. Gehirn und Rückenmark sind Abkömmlinge des Neuralrohrs, während die Meningen aus dem die Anlage des ZNS umgebenden Mesenchym stammen. Interaktionen zwischen Meningealzellen und dem Neuroektoderm sind für die strukturelle Entwicklung des Gehirns wichtig (Sievers et al. 1985).

Rückenmark und Hirnstamm zeigen außen weiße und innen graue Substanz, während Groß- und Kleinhirn durch die äußere graue Rinde und das innere weiße Mark gekennzeichnet sind. Graue Substanz, die in das Mark eingelagert ist, bildet sog. **Kerne** (Nucleus, -i; Ncl., Ncll.) (➤ Abb. 73.3). Das Weiß rührt vom Überwiegen myelinisierter (markhaltiger) Axone, das Grau vom Überwiegen von Nervenzellkörpern, Dendriten, Synapsen und unmyelinisierten (marklosen) Axonen her. Das ZNS ist ein modular und hierarchisch organisiertes, aber auch reziprok zusammenhängendes **Netzwerk** von Nervenzellgruppen.

Die Grenze zwischen Gehirn und Rückenmark, definiert durch die Ebene des Foramen magnum bzw. zwischen den Wurzeln des letzten Hirnnerven (HN XII) und des ersten zervikalen Spinalnerven (C1), ist eher willkürlich denn natürlich. Sie gebiert auch „Hybride", wie die „Rückenmarkwurzel" (Radix spinalis) des „Hirnnerven" N. accessorius (HN XI), die aus Motoneuronen des zervikalen Vorderhorns entspringt, als Strang durch das Foramen magnum in die Schädelhöhle tritt und mit den kaudalen Vaguswurzeln (HN X) durch das Foramen jugulare wieder austritt. Dieser merkwürdige Verlauf wurzelt in einer komplizierten Entwicklungsgeschichte (Krammer et al. 1987, Pu et al. 2013). Ein anderes Beispiel ist der spinale Trigeminustrakt und -kern, der sich in den Lissauer-Trakt bzw. das Hinterhorn des zervikalen Rückenmarks fortsetzt.

10.2.2 Rückenmark

Ein Querschnitt durch das **Rückenmark (Medulla spinalis)** zeigt den prototypischen „Schmetterling" der grauen Substanz mit Vor-

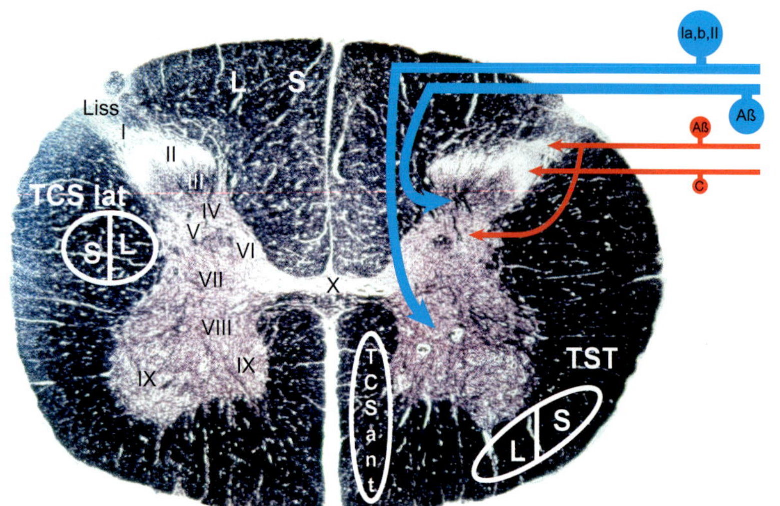

Abb. 10.1 Querschnitt durch das lumbale Rückenmark des Menschen; Weigert-Markscheidenfärbung (myelinisierte Axone blauschwarz). Links: Rexed-Laminae I–X; Somatotopik im Hinterstrang und in der Pyramidenbahn (Tr. corticospinalis lateralis = TCSlat) im Seitenstrang. S = sakral, L = lumbal. Rechts: Schematische Darstellung der Endigungsverteilung propriozeptiver (Ia, Ib, II), exterozeptiver niederschwelliger (Aβ) und dünnkalibriger extero- und interozeptiver (Aδ, C) Afferenzen auf die Laminae. Außerdem Somatotopik im Tr. spinothalamicus (TST) und Lokalisation des Tr. corticospinalis anterior (TCSant) im Vorderstrang. Liss = Lissauer-Trakt. [P241]

der-, Hinter- und im Thorakalmark auch Seitenhorn sowie die Hinter-, Seiten- und Vorderstränge der weißen Substanz (➤ Abb. 10.1). Die Vorderhörner sind am mächtigsten im unteren Zervikal- und im Lumbosakralmark, wo die Motoneurone für die Extremitätenmuskulatur liegen. Die weiße Substanz ist im obersten Zervikalmark am mächtigsten, weil dort noch alle Axone der ab- und aufsteigenden Bahnen vorhanden sind. Das Rückenmark endet mit dem Conus terminalis beim Erwachsenen auf Höhe des ersten bis zweiten Lendenwirbelkörpers und setzt sich als Filum terminale (das nur aus Glia und Pia mater besteht) bis zum Ende des Duralsacks auf mittlerer Sakralhöhe fort.

Das Rückenmark als primäre neuronale Koordinationsstruktur für Rumpf und Extremitäten, bekommt seine segmentale Organisation von den mesodermalen Somiten aufoktroyiert. Der embryonale Hirnstamm hingegen verfügt in Gestalt der Rhombomere über ein eigenes rostrokaudales Organisationssystem, das z. B. die Position der einzelnen Hirnnervenkerne und der Ein- und Austrittsstellen der Hirnnervenwurzeln bestimmt.

Die **efferenten** Axone der **Vorderwurzeln** entstammen **Motoneuronen,** die sich rostrokaudal um die Austrittszone gruppieren; so entstehen perlschnurartig angeordnete Motoneuronpools. Die Endigungen der **afferenten Hinterwurzelaxone** aus den primärafferenten sensorischen **Spinalganglienzellen** sind besonders dicht im Eintrittssegment. Allerdings führt der mehr oder weniger ausgeprägte rostrokaudale Verlauf ihrer Kollateralen zu großen Unterschieden im zentralen Ausbreitungsmuster, sodass eine segmentale Organisation etwas verwischt wird.

Die unterschiedliche Größe und Packungsdichte der Nervenzellkörper sowie das teilweise fast völlige Fehlen myelinisierter Axone im Grau des Rückenmarks regten das Konzept eines von dorsal nach ventral geschichteten Aufbaus in zehn Rexed-**Laminae** an (➤ Abb. 10.1). Die Schichtung rührt von Gradienten der von ventral (Sonic Hedgehog) bzw. dorsal (Bone Morphogenetic Proteins) in das Neuralrohr des Embryos diffundierenden Molekülen her, die konzentrationsabhängig in Zusammenwirken mit zelltypspezifischen Genexpressionsmustern die phänotypische Differenzierung von Proneuronen (neuronalen Vorläuferzellen) in Grundplatte (dem späteren Vorderhorn mit Motoneuronen und Interneuronen) und Flügelplatte (dem späteren Hinterhorn mit Projektions- und Interneuronen) steuern (Goulding 2009). Andererseits finden die von den Spinalganglien über die Hinterwurzel einwachsenden Axone entsprechend ihrer anatomisch-funktionellen Signatur (kutan-, tief-somatisch-, viszeroafferent; extero-, interozeptiv; peptiderg, nichtpeptiderg) ihre Zielneurone in den verschiedenen Laminae. Dies wird von Interaktionen der Wachstumskegel (Growth Cones) der Axone mit verschiedenen Wegweisermolekülen gesteuert.

Dicke myelinisierte Axone (I, II, Aβ) aus größeren Spinalganglienzellen, die Informationen aus dem Bewegungsapparat (Propriozeption) und von niederschwelligen Mechanosensoren („Tastkörperchen") der äußeren Haut, Mund-, Anal- und Genitalschleimhäuten (epikritische Sensibilität) leiten, treten in den ipsilateralen **Hinterstrang** ein und ziehen zu den Hinterstrangkernen in der Medulla oblongata. Hier werden sie auf den **Lemniscus medialis** (➤ Abb. 10.2) umgeschaltet, der die Information über den kontralateralen ventroposterioren Thalamus dem primärsensorischen Kortex zuführt. Dünne myelinisierte (Aδ) und unmyelinisierte (C) Axone, von denen ein großer Teil nicht nozizeptiv ist, stammen von den kleineren Spinalganglienzellen und ziehen im **Lissauer-Trakt** (➤ Abb. 10.1) einige Segmente rostrokaudal, erreichen aber nicht den Hirnstamm. Diese Afferenzen signalisieren Temperatur, Gewebeschädigung (Nozizeptoren) und den Zustand der Gewebe (pH-Wert, Entzündungsmediatoren usw.); eine besondere Klasse (niederschwellige mechanosensitive C-Afferenzen) vermittelt emotional konnotierte Tastempfindung (Sensual Touch). Die dünnkalibrigen Afferenzen wurden früher als „protopathische Sensibilität", neuerdings als „homöostatische Afferenzen" zusammengefasst (Craig 2015). Die Kollateralen dieser Afferenzen enden, abhängig von ihrer Herkunft (extero- oder viszeroafferent), in Lamina I, II oder V des Hinterhorns. Die rostrokaudale Ausdehnung des Endigungsgebiets ist am größten bei Viszero-, am kleinsten bei Hautafferenzen, worauf u. a. die diffuse bzw. gute Lokalisierbarkeit von Reizen zurückgeführt wird. Diese dünnen Afferenzen werden in Lamina I und V auf Ursprungsneurone des im Segment kreuzenden **anterolateralen Systems** (➤ Abb. 10.1) (Tractus/Tr. spinothala-

10

micus, spinoreticularis, spinomesencephalicus) umgeschaltet, endigen aber vorwiegend an Inter- und propriospinalen Neuronen. Kollateralen der extero- bzw. propriozeptiven dickkalibrigen Afferenzen strahlen in den „Kern" des Hinterhorns (Ncl. proprius, Laminae III und IV) ein, oder ziehen ins Vorderhorn zu Motoneuronen (primäre Ia-Muskelspindelafferenzen für den monosynaptischen Muskeleigenreflex) und Interneuronen (auch Ia; Ib von Golgi-Sehnenorganen; sekundäre II-Afferenzen von Muskelspindeln) (➤ Abb. 10.1).

Projektionsneurone, die Ursprünge von langen aufsteigenden Bahnen, stellen nur etwa 5 % aller Nervenzellen des Hinterhorns; **Interneurone** und über wenige Segmente projizierende **propriospinale Neurone** sind in der Überzahl. Ähnlich verhält es sich im ventralen Rückenmarkgrau: **Motoneurone** des Vorderhorns und **präganglionäre Neurone** des Seitenhorns sind gegenüber den Interneuronen in der Minderheit.

Sowohl in den Strängen der weißen Substanz als auch im grauen „Schmetterling" herrscht eine **topische Ordnung** (➤ Abb. 10.1). Im Hinterstrang schmiegen sich die Afferenzen aus sakralen Segmenten medial an die Mittellinie, während sukzessive rostral dazutretende Afferenzen immer weiter lateral zu liegen kommen. Umgekehrt werden die aufsteigenden Axone des Tr. spinothalamicus nach Kreuzung im Vorderseitenstrang von lateral nach medial entsprechend ihres von sakral nach zervikal aufsteigenden Ursprungs geschichtet. In der Pyramidenbahn, deren Hauptteil im Seitenstrang absteigt, liegen die Axone für die zervikalen Segmente am medialsten, die für die sakralen ganz lateral. Im Hinterhorn endigen die Afferenzen aus ventralen Regionen medial, jene aus dorsalen Gebieten lateral. Da die Dendriten der Hinterhornneurone sich nicht nur rostrokaudal, sondern auch mediolateral ausbreiten, erhält ein und dasselbe Neuron unter Umständen Einstrom aus Rücken und Bauch. Die Rolle dieser komplexen Konvergenzmöglichkeiten ist unverstanden. Im Vorderhorn liegen die Motoneurone für distale Extremitätenmuskeln lateral, jene für proximale Extremitätenmuskeln und axiale Muskulatur medial. So erreichen die im Seitenstrang absteigenden Pyramiden- und Rubrospinalbahnen leicht die Motoneurone für Handmuskeln, während die im Vorderseitenstrang verlaufenden Vestibulospinalbahnen und die vordere Pyramidenbahn eher Zugang zu Motoneuronen für axiale Muskulatur haben. Die Bedeutung der Bahnen für die Fein- oder grobe Haltungsmotorik ist somit anatomisch vorgegeben.

Im **Hinterhorn** findet eine komplexe Verarbeitung der Primärafferenzen statt, die alle den erregenden (exzitatorischen) **Transmitter Glutamat** verwenden. Diese Verarbeitung wird von erregenden und hemmenden (inhibitorischen) Interneuronen geleistet, wobei wiederum Glutamat als exzitatorischer und **GABA sowie Glycin als inhibitorische Transmitter** benutzt werden. Wichtige Rollen spielen auch Opioide, die von Interneuronen gebildet werden sowie Peptide wie Substanz P und Calcitonin Gene-Related Peptide (CGRP) aus dünnkalibrigen „peptidergen" Primärafferenzen. Darüber hinaus beeinflussen Prostaglandine die Verarbeitung insbesondere nozizeptiver Signale. Einen wesentlichen Beitrag zur Verarbeitung der afferenten Signale liefert die **Konvergenz** von Primärafferenzen auf sekundären Hinterhornneuronen. Zwar gibt es spezifisch exterozeptive, aber keine spezifisch interozeptiven Hinterhornneurone. Viszerale und tief-somatische Afferenzen konvergieren immer auf exterozeptiven Neuronen mit den dort eintreffenden Hautafferenzen. Andererseits scheint es bei den exterozeptiven Projektionsneuronen in Lamina I eine gewisse Spezifität für einzelne Reizqualitäten (mechanische oder thermische Noxen, Jucken, nichtnoxische mechanische Reize) zu geben. Die Verarbeitung der Primärafferenzen im Hinterhorn steht unter der modulierenden Kontrolle absteigender Systeme aus Hirnstamm und Großhirn.

Im **Vorder- und Seitenhorn** werden nicht nur motorische Kommandos auf Motoneurone bzw. präganglionäre autonome Neurone weitergegeben. Vielmehr horten die exzitatorischen und inhibitorischen Interneurone im Verein mit den skeleto- und viszeromotorischen Neuronen motorische **Programme** (z. B. Gehen, Vasokonstriktion und -dilatation), die von deszendierenden Bahnen (Pyramidenbahn, Tr. rubro-, reticulo- und vestibulospinalis) sowie im Rahmen somatosomatischer, somatoviszeraler, viszerosomatischer und viszeroviszeraler Reflexe abgerufen werden. Dabei enthält dieses „Abrufen" eine modulierende Komponente, die z. B. in der Dämpfung der Muskeleigenreflexe durch die Pyramidenbahn zum Ausdruck kommt.

10.2.3 Hirnstamm

Medulla oblongata (verlängertes Mark, kurz: Medulla), **Pons** (Brücke) und **Mesencephalon** (Mittelhirn) stellen von kaudal nach rostral die Abschnitte des Hirnstamms dar (➤ Abb. 10.2). Deren äußere Form lässt bereits Unterschiede in den Funktionsschwerpunkten erahnen, der **Grundbauplan** ist jedoch gleich. Die mittlere Zone nimmt das **Tegmentum** mit den in die **Formatio reticularis** eingelagerten **Hirnnervenkernen** ein, dem sich **basal** die langen, phylogenetisch jungen absteigenden Bahnen anlagern; durch das Tegmentum selbst ziehen alle aufsteigenden Bahnen sowie phylogenetisch ältere absteigende Bahnen. Dorsal des Tegmentums befinden sich die Liquorräume des **4. Ventrikels** und des **Aquädukts,** die im Bereich von Pons und Medulla vom Kleinhirn, im Mittelhirn von der Vierhügelplatte **bedeckt** werden.

Der innere Bau des **Hirnstammtegmentums** weist Ähnlichkeiten mit dem des Rückenmarks auf, doch ist die dorsoventrale Anordnung des „sensorischen" Hinterhorns und „motorischen" Vorderhorns durch „Aufklappen" im Bereich der **Rautengrube** zu einer lateromedialen geworden. So kommen die **sensorischen** Hirnnervenkerne (Trigeminus-, Vestibularis- und Cochleariskerne) lateral, die **motorischen** (Oculomotorius-, Trochlearis-, Abducens- und Hypoglossuskerne) medial zu liegen (➤ Abb. 10.2). Eine Zwischenstellung, ähnlich dem Seitenhorn des Rückenmarks, nehmen die **viszeromotorischen** Kerne des kranialen Parasympathikus (➤ Kap. 10.5; Ncl. accessorius n. III/„Edinger-Westphal", Speichelkerne, dorsaler Vaguskern) sowie die **branchiomotorischen** Kerne (motorischer Trigeminuskern, Fazialiskern, Ncl. ambiguus) ein, die z. T. nach ventrolateral gewandert sind, was charakteristische Haarnadelverläufe ihrer Axone erzeugt (z. B. inneres Fazialisknie). Seitens der sensorischen Kerne liegt der Solitariuskern in einer ähnlichen intermediären Position; er ist als **viszerosensorischer** Kern die Anlaufstelle für Primärafferenzen aus Brust-,

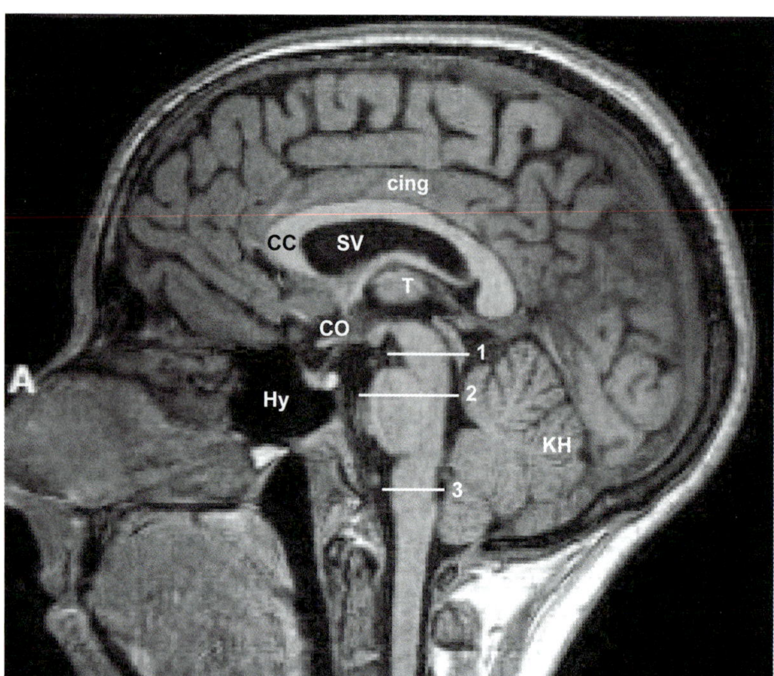

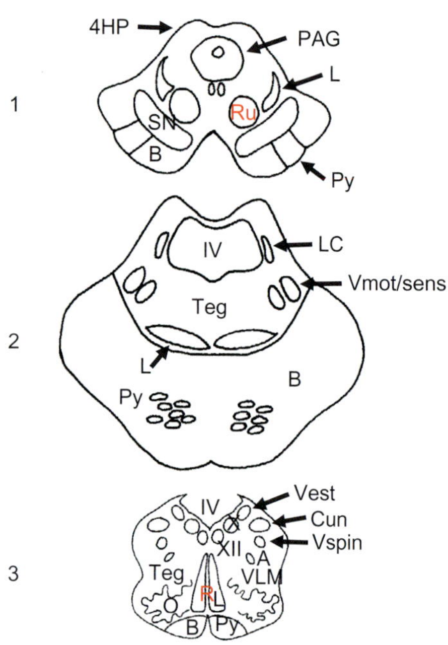

Abb. 10.2 Kernspintomografischer Sagittalschnitt durch den Kopf eines Probanden (T1-Relaxation). Die Schnittebenen 1, 2, 3 durch den Hirnstamm entsprechen den axialen Schemata des Mittelhirns (1), der Brücke (2) und der Medulla (3) rechts. Die longitudinale Drei-Etagengliederung des Hirnstamms in Basis (B), Tegmentum (Haube, Teg) und Tectum (Dach, 4HP = Vierhügelplatte des Mittelhirns; Kleinhirn = KH im Schema weggelassen) wird deutlich. A = Ncl. ambiguous, CC = Corpus callosum, cing = Gyrus cingula, Co = Chiasma opticum, Cun = Ncl. cuneatus externus, Hy = Hypophyse (Hinterlappen weiß/hyperdens), IV = 4. Ventrikel, L = Lemniscus medialis, LC = Locus coeruleus, O = untere Olive, PAG = periaquäduktales Grau, Py = Pyramidenbahn, R = Raphekerne, Ru = Ncl. ruber, SN = Substantia nigra, SV = Seitenventrikel, T = Thalamus, Vest = Ncl. vestibularis, VLM = ventrolaterale Medulla, Vmot/sens = motorischer (medial) und sensorischer (lateral) Trigeminuskern, Vspin = spinaler Trigeminuskern, X = Vaguskernkomplex, XII = Hypoglossuskern. [O1036/P241]

Bauch-, vermutlich auch aus Beckenorganen sowie, in seinem rostralen Abschnitt, für Geschmacksafferenzen.

Die **Formatio reticularis** zeigt eine ähnliche lateromediale Organisation. Die kleinzellige laterale Formatio reticularis besteht größtenteils aus Interneuronen, die zusammen mit den efferenten Hirnnervenkernen somato- und viszeromotorische Programme in modularer Form bereithalten und **„Rhythmusgeneratoren"** (Pattern Generators) für vitale Funktionen (Atmung, Kreislauf, Kauen, Schlucken, Erbrechen usw.) beherbergen. Die großzellige mediale Formatio reticularis ist Ursprung vor allem absteigender Bahnen zum Rückenmark, die die Grundmotorik koordinieren. Die mediale Formatio reticularis der Brücke hat große Bedeutung für die Blickmotorik. Die ventrale Formatio reticularis ist vor allem in viszerale Funktionen eingebunden; zu ihr werden die median gelegenen Raphekerne und die ventromediale und -laterale Medulla gezählt. Im dorsolateralen Tegmentum der Brücke liegt der Locus coeruleus, der mit seinen auf- und absteigenden noradrenergen Projektionen von der Großhirnrinde bis zum Rückenmark alle ZNS-Strukturen innerviert; ihn wegen seiner adrenergen Neurone zum „zentralen Sympathikus" zählen zu wollen, wäre jedoch ein Fehlschluss. Die Formatio reticularis erhält afferenten Einstrom aus dem Rückenmark, den sensorischen Trigeminuskernen, dem Solitariuskern sowie allen speziellen Sinnessystemen. Andererseits wird sie aus der Großhirnrinde, den Basalganglien, dem limbischen System und dem Hypothalamus beeinflusst.

Ein kleiner Kern im Mittelhirntegmentum (Ncl. tegmenti pedunculopontinus) spielt als **mesenzephale lokomotorische Region (MLR)** eine wichtige Rolle bei der Steuerung der Skelettmotorik, weil er über die medulläre Formatio reticularis die im Rückenmark gespeicherten Bewegungsprogramme auslösen kann (Goulding 2010).

Im Tegmentum des Mittelhirns und der rostralen Brücke finden sich auch Nervenzellgruppen, die Acetylcholin als Transmitter verwenden (cholinerg). Sie sind Bestandteile des **aufsteigenden retikulären Aktivierungssystems (ARAS),** dessen Bahnen, z. T. in den intralaminären Thalamuskernen umgeschaltet, aber auch direkt die Großhirnrinde aktivieren. Dieses System regelt unsere Bewusstseinslage, die Vigilanz und ist an der Schlafregulation beteiligt.

Im Tegmentum des Mittelhirns treten der **Ncl. ruber** und große Gruppen melaninhaltiger dopaminerger Neurone auf, die den kompakten Teil der **Substantia nigra** und das **ventrale tegmentale Areal (Ventral Tegmental Area, VTA)** einnehmen. Aus dem Ncl. ruber entspringt eine gekreuzte Bahn zum Rückenmark, die im Seitenstrang eng benachbart mit der Pyramidenbahn zieht und auf die Motoneurone der distalen Extremität zielt, sie stellt eine im engeren Sinn extrapyramidale Bahn für die Feinmotorik dar. Die Neurone der Substantia nigra projizieren zum dorsalen Striatum und auch zum Pallidum, sind somit in die Skelettmotorik eingebunden. Die Neurone des VTA projizieren zum ventralen Striatum und zum Präfrontalkortex; sie sind Teil des sog. „Belohnungssystems".

Die **Basis** des Hirnstamms wird in der Medulla von den **Pyramiden** gebildet, die der in ihnen verlaufenden Pyramidenbahn den Namen geben. 90 % ihrer Axone kreuzen auf Höhe des Foramen magnum und ziehen im Seitenstrang des Rückenmarks abwärts.

10 % verlaufen im Vorderstrang und kreuzen erst in den für sie bestimmten Segmenten. So erreicht der größte Teil der Pyramidenbahn die lateral gelegenen Motoneuronen für distale Extremitätenmuskeln; ihr kleinerer Teil projiziert auf die medial gelegenen Motoneurone für axiale Muskulatur. Im Mittelhirn verläuft die Pyramidenbahn in dessen **Basis,** den **Hirnschenkeln (Crura cerebri).** Deren größerer Teil wird von den kortikopontinen Bahnen eingenommen, die an den in der **Basis** der Brücke gelegenen **Brückenkernen** enden; deren Axone kreuzen die Seite und ziehen über den mittleren Kleinhirnstiel zum Cerebellum.

Das **Dach** des Mittelhirns wird von der **Vierhügelplatte (Lamina tecti)** gebildet. Die unteren Hügel (Colliculi inferiores) sind ein Teil der Hörbahn und für die koordinierte Verarbeitung akustischer und somatoafferenter Informationen bedeutsam. Die oberen Hügel (Colliculi superiores) erhalten Einstrom aus dem Auge, den Basalganglien, dem frontalen Augenfeld der Großhirnrinde und dem Rückenmark und sind essenziell für die Blickmotorik sowie die Koordination von Blick- und Kopfbewegungen. Das Dach im Bereich von Pons und Medulla stellt größtenteils das **Kleinhirn,** das sich über die Rautengrube wölbt, und nur zu einem kleinen Teil kaudal die dünne **Tela choroidea** des 4. Ventrikels, die dessen Plexus choroideus trägt.

Zwischen Tectum und Tegmentum des Mittelhirns formiert sich um den Aquädukt das **„zentrale Höhlengrau" (Substantia grisea centralis, Periaquäduktales Grau/PAG).** Seine Neurone erhalten Afferenzen aus dem anterolateralen System des Rückenmarks (Tr. spinomesencephalicus) und dem spinalen Trigeminuskern, sind reziprok mit dem Hypothalamus, der Amygdala und dem präfrontalen Kortex verbunden und projizieren absteigend auf verschiedene Hirnstammkerne (ventrale Medulla, laterales pontines Tegmentum), von denen wiederum Bahnen zum Rückenmark absteigen.

> Das PAG ist eine wichtige subkortikale Struktur zur Verhaltenssteuerung, da es die körperlichen Aktivitäten einerseits für Flucht und Kampf, andererseits für Rückzug und Ruhe koordiniert. Auch spielt es eine Schlüsselrolle in der Modulation der nozizeptiven Verarbeitung im Hinterhorn.

10.2.4 Zwischenhirn

Das **Zwischenhirn (Diencephalon)** nimmt eine Zwischenstellung ein zwischen Hirnstamm und Großhirnhemisphären. Das kommt auch dadurch zum Ausdruck, dass sein größter Anteil, der **Thalamus,** paarig angelegt ist und beidseits die Wand des median gelegenen **3. Ventrikels** bildet (➤ Abb. 10.3). Er wird während der Entwicklung von den Großhirnhemisphären überdeckt und verwächst mit diesen im Bereich der **Capsula interna** (➤ Abb. 10.4), die nicht nur die Pyramidenbahn und die kortikopontinen Bahnen führt, sondern auch die reziproken Verbindungen zwischen Großhirnrinde und Thalamus. Der trogartige **Hypothalamus** schließt basal an, bildet die untere Seitenwand des 3. Ventrikels und mit seinem medianen Anteil dessen Boden. Von diesem Boden führt der Trichter des **Infundibulums** zur **Hypophyse** („Hypophysenstiel"), unmittelbar

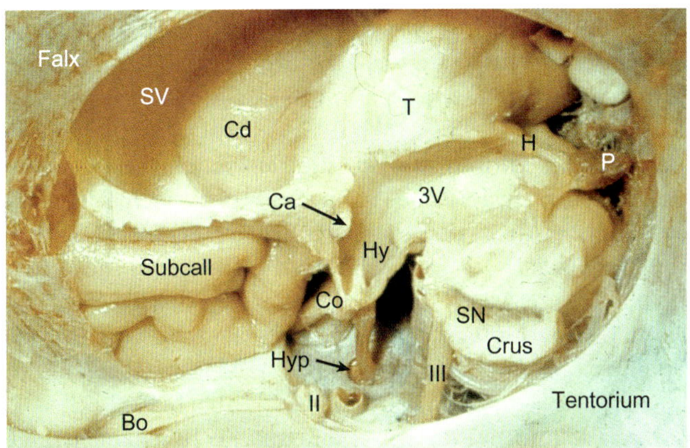

Abb. 10.3 Einblick von schräg links oben in den rechten Seitenventrikel (SV) und 3. Ventrikel (3V) nach Entfernung der linken Großhirnhemisphäre und des linken Zwischenhirns durch Durchtrennung des linken Hirnschenkels (Crus). Bo = linker Bulbus olfactorius, Ca = Commissura anterior, Cd = rechter Ncl. caudatus, Co = Chiasma opticum, H = rechte Habenula, Hy = Hypothalamus, Hyp = Hypophyse, II = N. opticus, III = N. oculomotorius, P = Corpus pineale, Subcall = Area subcallosa, T = Thalamus. [P241]

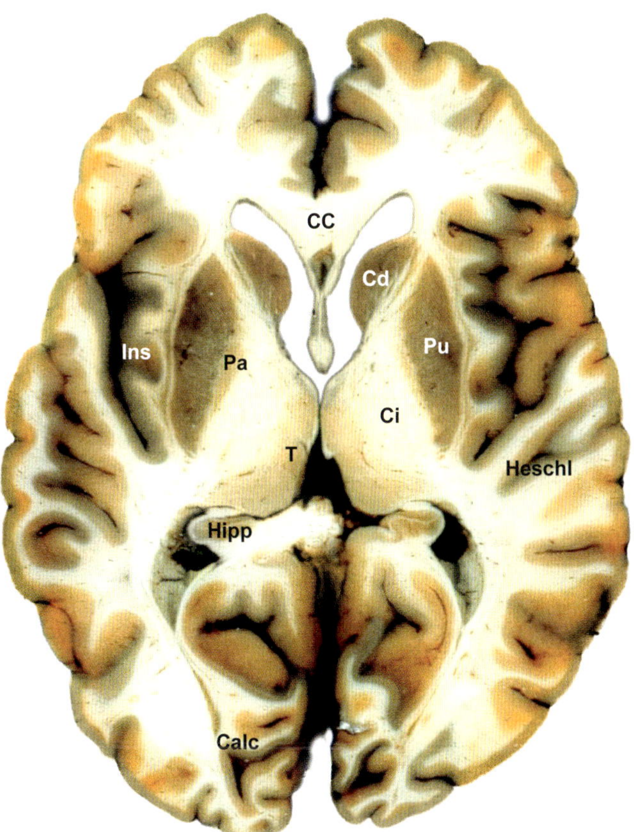

Abb. 10.4 Axialschnitt durch das menschliche Gehirn auf Höhe der Basalganglien. Die graue Substanz (Rinde und Kerne) grenzt sich scharf gegen die weiße Substanz ab. Calc = Fissura calcarina, CC = Corpus callosum, Cd = Ncl. caudatus, Ci = Capsula interna, Fo = Fornix, Heschl = Heschl-Querwindungen, Hipp = Hippocampus, Ins = Insel, Pa = Pallidum, Pu = Putamen, Ro = Radiatio optica (zentrale Sehstrahlung), T = Thalamus. Scheibenplastinat. [P241]

davor liegt das Chiasma opticum (Sehnervkreuzung), das mit dem Hypothalamus verwachsen ist, da sich Sehnerv und Retina aus dem Diencephalon entwickeln, der „Hirnnerv" II also eine zentralnervöse Bahn des ZNS darstellt (➤ Abb. 10.2, ➤ Abb. 10.3). Die Vorderwand des 3. Ventrikels wird von der Lamina terminalis gebildet, dem Abkömmling des embryonalen medianen Telencephalons, das sich beim Verschluss des Neuroporus anterior, der ursprünglichen rostralen Öffnung des Neuralrohrs, bildete. Hier gehen Diencephalon und Telencephalon ineinander über. Dorsal, mit der rechten und linken Habenula („Zügel") an den beiden Thalami befestigt, liegt die **Epiphyse** (Corpus pineale, Zirbeldrüse); sie bildet mit den Habenulae und deren Kernen den **Epithalamus** (➤ Abb. 10.3).

Der **Thalamus** lässt sich in zahlreiche Kerne unterteilen, die man nach ihrer Lage als anteriore und posteriore, ventrale und dorsale sowie mediale und laterale usw. zusammenfasst. Typisch für Thalamuskerne ist, dass sie jeweils **reziprok** mit spezifischen Kortexarealen, jedoch nicht untereinander verbunden sind (➤ Abb. 10.5). Der Thalamus fungiert als Relais für sensorische Bahnen zur Großhirnrinde. So sind das Corpus geniculatum laterale in die Sehbahn zur primären Sehrinde, das Corpus geniculatum mediale in die Hörbahn zur primären Hörrinde und die ventroposterioren Kerne in das lemniskale und anterolaterale somato- und viszerosensorische System, sowohl spinal als auch trigeminal, zum primären und supplementären sensorischen Kortex eingeschaltet („sensorischer" Thalamus). Ein spezieller Kern des ventroposterioren Komplexes (Ncl. ventromedialis posterior, ➤ Abb. 10.6) soll für die Weiterleitung „homöostatischer" Afferenzen aus der spinalen Lamina I zur Inselrinde zuständig sein (Craig 2015). Die ventrolateralen Kerne des Thalamus bilden Relais in den Rückkopplungsschleifen zwischen Kleinhirn bzw. Basalganglien und motorischen Großhirnrindenarealen („motorischer" Thalamus). Anteriore und mediale Thalamuskerne sind durch ihre Projektionen zu limbischen Kortexarealen (präfrontaler und zingulärer Kortex) charakterisiert („limbischer" Thalamus). Sowohl thalamokortikale als auch kortikothalamische Neurone verwenden den exzitatorischen Transmitter Glutamat. Diese reziproken Verbindungen zwischen Thalamus und Kortex ziehen durch die Capsula interna, die dem Thalamus lateral anliegt. Abzweigungen dieser Bahnen erregen den lateral dem Thalamus anliegenden Ncl. reticularis, dessen Neurone mittels des inhibitorischen Transmitters GABA eben jene Thalamuskerne hemmen, die gerade mit dem Kortex eine „erregende" Zwiesprache pflegen (Wimmer et al. 2015). So ist der Ncl. reticularis thalami in einer strategischen Position, die Filterfunktion des Thalamus und somit die Aufmerksamkeit für bestimmte Reize zu beeinflussen.

Auch der **Hypothalamus** gliedert sich in zahlreiche Kerne, die nach ihrer Lage oder aufgrund ihrer Nähe zu charakteristischen Strukturen benannt werden. Sie stehen in komplexer Weise untereinander in Verbindung, was einen interessanten Gegensatz zu den Kernen des Thalamus darstellt. Der Hypothalamus erhält über Integrationszentren im Hirnstamm (Solitariuskern, Parabrachialkerne) und Rückenmark vagale und spinale Afferenzen sowie humorale Signale aus dem Blut, die ihn über den metabolischen Zustand unseres Körpers unterrichten. Über spezielle lichtempfindliche Ganglienzellen der Netzhaut und den retinohypothalamischen Trakt

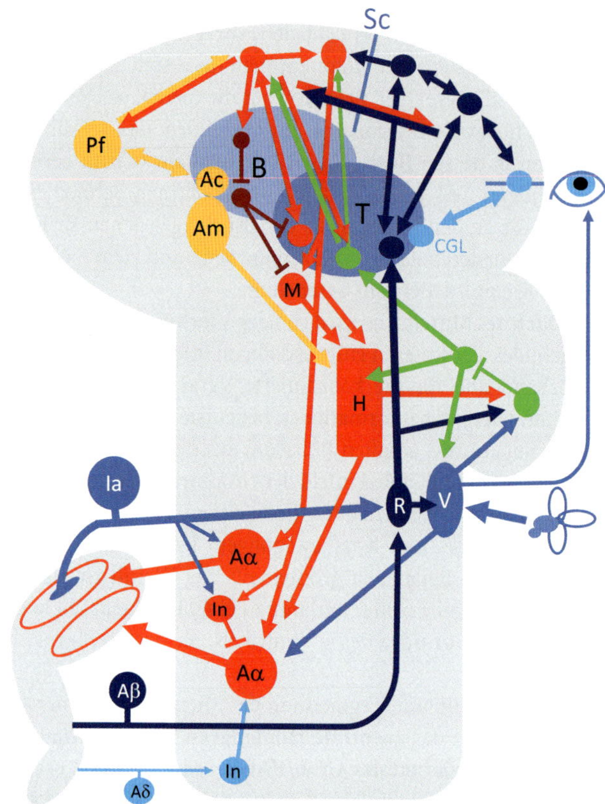

Abb. 10.5 Synopsis der efferenten (rot) und afferenten (blau) Strukturen und Verbindungen des somatischen Nervensystems (SNS). Grün: Kleinhirnrinde und -kerne mit ihren wichtigsten Efferenzen; gelb: limbische Rinden- und Kerngebiete mit Verbindungen zum SNS. → = erregende und ⊥ = hemmende Synapsen. Die α-Motoneurone des spinalen Vorderhorns stehen unter dem Einfluss von Muskelspindelafferenzen (Ia), Interneuronen (In) sowie absteigenden Bahnen aus dem primärmotorischen Kortex (vor Sulcus centralis = Sc), dem Hirnstamm (H: Ncl. ruber, Formatio reticularis) und dem Vestibularissystem (V). Proprio- (Ia) und exterozeptive (Aβ) Afferenzen werden über Relaiskerne im Rückenmark und Hirnstamm (R: Ncl. dorsalis Clarke, Hinterstrangkerne, Ncl. cuneatus externus) zum Kleinhirn, Vestibularissystem und über den ventroposterioren Thalamus (T) zum primärsensorischen Kortex (Gyrus postcentralis) geleitet. Die Vestibulariskerne empfangen Signale aus dem Labyrinth (Bogengangs- und Maculaapparat); die Sehrinde (horizontale blaue Linie okzipital = Fissura calcarina) empfängt visuelle Signale über das Corpus geniculatum laterale (CGL) des Thalamus. Erstere führen Zwiesprache mit dem Kleinhirn, letztere mit dem parietalen Assoziationskortex (↔). Der ventrolaterale Thalamus ist in Rückkopplungskreise zwischen prämotorischem Kortex (hellrot) und Basalganglien (B, dunkelrot) sowie zwischen Großhirn (rot, über Brückenkerne in H) und Kleinhirn (grün) eingebunden. Thalamuskerne und Großhirnrinde sind reziprok (↔) miteinander verbunden, ebenso prämotorischer und sensorischer Assoziationskortex. Limbische Strukturen (gelb: Pf = präfrontaler Kortex; Ac = Ncl. accumbens; Am = Amygdala) sind reziprok mit dem prämotorischen Kortex verbunden und beeinflussen auch über die Hirnstammkerne den spinalen motorischen Apparat. Die mesenzephale lokomotorische Region (M) wird vom motorischen Kortex und den Basalganglien beeinflusst und wirkt über die Formatio reticularis (in H) ebenfalls auf die spinale Motorik. Die Okulomotorik (blauer Pfeil rechts) wird vom Vestibularissystem und dem Kleinhirn-Hirnstammnetzwerk gesteuert. [P241]

wird er über die tageszeitlichen Helligkeitsschwankungen informiert und kann so alle Lebensfunktionen zirkadian rhythmisieren. Reziproke Verbindungen mit dem limbischen System, insbesonde-

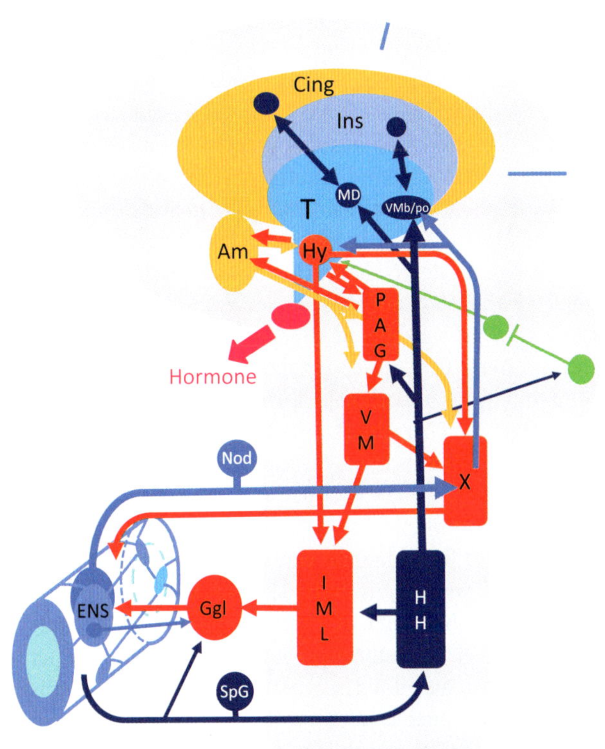

Abb. 10.6 Synopsis der wichtigsten Strukturen und Verbindungen des autonomen Nervensystems (ANS). Der Verdauungstrakt dient als Beispiel für ein peripheres Organsystem; Farbcodierung wie in > Abb. 10.5. Präganglionäre Neurone des spinalen (sympathischen und parasympathischen) Ncl. intermediolateralis (IML) und des kranialen Parasympathikus (vor allem Vaguskernkomplex = X) projizieren zu peripheren Ganglien (Ggl, summarisch für Grenzstrang-, paravertebrale und Beckenganglien) bzw. im Fall des Vagus zum enterischen Nervensystem (ENS). Die postganglionären Neurone versorgen neben Blutgefäßen und Drüsen auch die enterischen Ganglien. Dünne Afferenzen aus inneren Organen, tiefen somatischen Strukturen und auch der Haut mit Zellkörpern in Spinalganglien (SpG) projizieren zum Hinterhorn (HH), das die Signale einerseits dem IML, andererseits zum Hirnstamm (z. B. PAG), zum Kleinhirn und über den Thalamus zu Insel (Ins) und zingulärem Kortex (Cing) weiterleitet. Vagusafferenzen aus Brust- und Bauchorganen (Zellkörper im Ggl. nodosum = Nod) projizieren zum Solitariuskern (Teil des X) und weiter über den Thalamus zur Insel sowie zum Hypothalamus und zur Amygdala. Hypothalamus, Amygdala und PAG projizieren, z. T. über die ventrale Medulla (VM), auf die Vaguskerne und den IML. VMb/po = Ncl. ventromedialis basalis bzw. posterior thalami, MD = Ncl. mediodorsalis thalami. [P241]

re der Amygdala, und dem PAG binden ihn in die Steuerung des Verhaltens ein.

Die **Integrationsleistungen** des Hypothalamus werden über seine Efferenzen auf die beiden „motorischen“ Systeme umgelegt, die die Homöostase aufrechterhalten: das autonome Nervensystem und das Endokrinium. Für endokrine Regulationsaufgaben stehen das großzellige (magnozelluläre) und das kleinzellige (parvozelluläre) System zur Verfügung. Große Neurone des Ncl. paraventricularis und Ncl. supraopticus produzieren die Hormone Adiuretin (Vasopressin, ADH) und Oxytocin, die aus den Endigungen ihrer Axone im Hypophysenhinterlappen (Neurohypophyse) ins Blut abgegeben werden. Ersteres ist essenziell für die Langzeitregulation von Wasserhaushalt und Blutdruck, letzteres für die Steuerung des Gruppenverhaltens und die Wehenkontraktion der Uterusmuskulatur. Neurone des parvozellulären Systems finden sich z. T. auch im Ncl. paraventricularis, vor allem aber im Ncl. arcuatus am Boden des 3. Ventrikels. Die Axone dieser Neurone ziehen zur Eminentia mediana im Hypophysenstiel, wo ihre Hormone (Liberine und Statine) ans Blut abgegeben werden und über das hypothalamo-hypophysäre Pfortadersystem zum Hypophysenvorderlappen (Adenohypophyse) gelangen, um dort die Freisetzung von dessen Hormonen zu regulieren. Die Efferenzen zu autonomen Kerngebieten sowohl des Hirnstamms, insbesondere dem Vaguskernkomplex, als auch des Rückenmarks (Ncl. intermediolateralis) stammen aus nichtendokrinen parvozellulären Neuronen des Ncl. paraventricularis und aus dem lateralen Hypothalamus. Sie ziehen unter dem Boden des 4. Ventrikels und im Hinterseitenstrang des Rückenmarks zu ihren Zielgebieten.

Für die Erfüllung seiner Koordinationsaufgaben ist der Hypothalamus auf direkten Kontakt mit dem Blut angewiesen. Dies wird ermöglicht durch seine Assoziation mit **zirkumventrikulären Organen,** in denen die Blut-Hirn-Schranke aufgehoben ist. Das Organum vasculosum laminae terminalis (OVLT) und das Subfornikalorgan (SFO) als Sensoren liegen im Bereich des vorderen Hypothalamus und sind mit seinen dortigen Kernen eng verbunden. So spielt der vordere Hypothalamus eine Schlüsselrolle in der Regulation des Wasser- und Salzhaushalts und des Trinkverhaltens. Ebenfalls über das OVLT und SFO können im Blut zirkulierende Entzündungsmediatoren Fieber und das „Kranksein-Verhalten“ (Sickness Behaviour) auslösen. Andere humorale Signale, wie etwa Glukose oder das „Schlankheitshormon“ Leptin, werden über spezielle Transportvorgänge an Neurone verschiedener Hypothalamuskerne herangebracht und ermöglichen so die Steuerung von Metabolismus und Nahrungsaufnahme. Auch das zirkumventrikuläre Organ des 4. Ventrikels, die Area postrema, liefert über den Solitariuskern und die Parabrachialkerne humorale Informationen an den Hypothalamus. Umgekehrt erfordert die endokrine Funktion des Hypothalamus eine durchlässige Blut-Hirn-Schranke in der Eminentia mediana und im Hypophysenhinterlappen; diese beiden Strukturen bilden mit der Epiphyse die sekretorischen zirkumventrikulären Organe.

Die beiden Strukturen des Epithalamus, **Epiphyse und Habenulakerne,** sind in neuroendokrine und limbische Funktionen eingebunden. Die Zellen der Epiphyse, die Pinealozyten, stammen entwicklungsgeschichtlich von lichtempfindlichen Zellen ab („Scheitelauge“ der niederen Vertebraten). Sie sind für ihre Funktion der tageszeitlich abhängigen Melatoninausschüttung auf Lichtinformation über einen Umweg angewiesen. Dieser führt vom Ncl. suprachiasmaticus, der über den retinohypothalamischen Trakt entsprechend der Hell-Dunkel-Periode „eingestellt“ wird, über den Ncl. paraventricularis zu sympathischen präganglionären Neuronen im Rückenmark, die zu postganglionären Zellen des obersten Halsgrenzstrangganglions projizieren, deren Axone wiederum entlang der A. carotis interna zur Epiphyse gelangen. Nachts wird über einen sympathischen adrenergen Impuls Melatonin ausgeschüttet und wirkt auf den Hypothalamus und auf periphere endokrine Organe.

Die Habenulakerne erhalten Einstrom aus dem limbischen System, dem Hypothalamus und den Basalganglien und projizieren ihrerseits auf Kerne des Hirnstamms, die für die Steuerung von Verhalten (z. B. VTA) und autonomen Funktionen (z. B. Raphekerne) wichtig sind. Die Habenulakerne fungieren somit als integrierender Verkehrsknotenpunkt.

10.2.5 Endhirn

Das **Endhirn (Telencephalon)** wird von den beiden **Großhirnhemisphären** repräsentiert, die bei Primaten während der Entwicklung das Zwischenhirn, den Hirnstamm und das Kleinhirn völlig überwuchern. Dabei führt das Wachstum der sechsschichtigen **Neuhirnrinde (Neokortex)** soweit, dass phylogenetisch ältere Rindenareale mit weniger Schichten (**Archikortex**/Hippocampus) von der Oberfläche in die Tiefe verlagert werden. Die älteste Endhirnstruktur, der **Paläokortex,** wird am Gehirn des Menschen vom **Bulbus olfactorius** (➤ Abb. 10.3) und der an der basalen Fläche des Großhirns gelegenen Riechrinde **(olfaktorischer Kortex)** repräsentiert. Der Tr. olfactorius stellt somit keinen Hirnnerven, sondern eine zentralnervöse Bahn dar, die den Bulbus olfactorius mit den olfaktorischen Rindenarealen verbindet. Auch die Fila olfactoria, die Axone der Riechsinneszellen, die den ersten Hirnnerv (N. olfactorius) bilden, nehmen eine Zwischenstellung ein; sie werden von speziellen Hüllzellen eingescheidet und von Derivaten der Meningen begleitet. Dieses „Riechhirn" (Rhinencephalon) ist mit der **Hippocampusformation** (➤ Abb. 10.4) und dem **Mandelkern (Amygdala),** essenzielle Strukturen für Gedächtnisbildung und Verhaltenssteuerung, im Schläfenlappen eng verbunden.

Die beiden Hemisphären sind durch Rechts-links-Verbindungen **(Kommissuren),** deren mächtigste der **Balken (Corpus callosum,** ➤ Abb. 10.2, ➤ Abb. 10.4) ist, über die Mittellinie verbunden. Die kleineren Kommissuren (**Commissura anterior** und **Fornix**/Commissura hippocampi, ➤ Abb. 10.3, ➤ Abb. 10.4) verbinden vor allem Strukturen des Schläfenlappens. Alle Kommissuren entstehen im Telencephalon medium („Kommissurenplatte"), das selbst im Wachstum zurückbleibt und als **Lamina terminalis** am fertigen Gehirn in der Tiefe des vorderen Hemisphärenspalts liegt. Da auch das Chiasma opticum eine Kommissur, nämlich des Diencephalons, darstellt, ist es mit der Lamina terminalis verbunden; hier gehen Tel- und Diencephalon ineinander über.

Die Hemisphären werden unterteilt in:

- Stirnlappen (Frontallappen)
- Scheitellappen (Parietallappen)
- Hinterhauptslappen (Okzipitallappen)
- Schläfenlappen (Temporallappen)

Das Muster typischer, an jedem Gehirn erkennbaren Windungen **(Gyri)** und Furchen **(Sulci, Fissurae)** erlaubt weitere Gliederungen. So grenzt der **Sulcus centralis** (➤ Abb. 10.5) den Frontal- vom Parietallappen, der **Sulcus lateralis** den Temporal- gegen den Frontoparietallappen ab. Vor der Zentralfurche liegt der **Gyrus praecentralis** (primär-motorischer Kortex), hinter ihr der **Gyrus postcentralis** (primär-sensorischer Kortex). Eine weitere charakteristische Furche findet man an der medialen Fläche des Okzipitallappens, die **Fissura calcarina** (primär-visueller Kortex). In der Tiefe des Sulcus lateralis erscheint die Insel (**Lobus insularis,** ➤ Abb. 10.4), das kortikale Repräsentationsfeld nicht nur des Geschmacksinns, sondern auch der Afferenzen aus den inneren Organen und anderer „homöostatischer" Afferenzen (nozizeptiv, Sensual Touch). Ihr eng benachbart, auf dem kranialen „Plateau" des Schläfenlappens, liegen die **Heschl-Querwindungen** (primär-auditiver Kortex, ➤ Abb. 10.4). An der medialen Hemisphärenfläche fällt der Gyrus cinguli (➤ Abb. 10.2) auf, der sich wie ein Gürtel um den Balken legt und vorn ins subkallosale Rindenareal (medialer präfrontaler Kortex, ➤ Abb. 10.3), hinten um den Balken herum in den Gyrus parahippocampalis (entorhinaler Kortex) an der basalen Fläche des Temporallappens übergeht **(Lobus limbicus).** Der Gyrus cinguli wurde in letzter Zeit als Ort der affektiven Verarbeitung nozizeptiver Reize erkannt, die ihn über den mediodorsalen Thalamuskern erreichen. Die entorhinale Rinde rollt sich nach medial unter Verminderung ihrer Schichtenzahl von sechs auf drei ein, sodass der allokortikale **Hippocampus** in die Tiefe am Boden des Unterhorns verlagert wird. Lobus limbicus, Hippocampus, Amygdala und ventrales Striatum (Ncl. accumbens) sind die Hauptkomponenten des **limbischen Systems,** das als „emotional brain" gewissermaßen Geist und Körper miteinander „verzahnt". Es beeinflusst sowohl somatische als auch autonome Funktionen und bildet das irdische Zentrum unserer Persönlichkeitsstruktur.

Das Bestreben, anatomisch abgrenzbare Hirnstrukturen mit funktionellen, gar psychischen Eigenschaften zu korrelieren, hat eine lange Tradition und wird mit jeder neu entwickelten Technik neu belebt (Lipp und Wolfer 1995). Zwar lassen sich primär-motorischer, primär-sensorischer, primär-visueller und primär-auditiver Kortex relativ gut mit den oben genannten Gyri korrelieren, doch gelingt dies bei den komplexeren Funktionen, insbesondere der Kognition, weniger gut. So haben sich, u. a. auch aufgrund von Studien mit funktioneller Magnetresonanztomografie (fMRT) sowie in der vergleichenden Neurowissenschaft, zusätzliche topografische Orientierungsbegriffe eingebürgert, wie z. B. lateraler und medialer präfrontaler oder posteriorer parietaler Kortex. Die Gliederung der Großhirnrinde in primäre und sekundäre (Assoziations-)Areale ist nützlich, wird aber zunehmend von einem Netzwerkkonzept („Connectom"; Sporns 2012) überformt. So ist z. B. für Planung, Ausführung und Kontrolle von Bewegungen stets eine reziproke Kooperation von prä- und primärmotorischen Arealen des Frontallappens sowie primärsomatosensorischen und somatosensorisch-visuellen Assoziationsarealen des Parietallappens erforderlich. Nichtsdestoweniger bildet die klassische Einteilung der Großhirnoberfläche ein nützliches Bezugssystem. Gleiches gilt für die histologische Parzellierung der Großhirnrinde („Brodmann-Areale", ➤ Abb. 73.1). Spätere Studien untermauerten dieses Konzept, führten aber auch zu wesentlichen Modifikationen und zur Erfassung einer individuellen Variabilität (Zilles und Amunts 2010).

An anatomischen und virtuellen Schnitten durch die Großhirnhemisphären (➤ Abb. 10.4) erkennt man die Grenzen zwischen grauer und weißer Substanz, letztere als **Marklager,** erstere als **Rinde** und ins Mark eingelagerte **Kerne.** Diese Kerne sind die **Basalganglien** und der **Thalamus.** Die weiße Substanz, die diesen Kernkomplex durchsetzt, ist das Fasersystem der **Capsula interna,** die absteigende (Pyramidenbahn, kortikopontine, -striatale und -thalamische Bahnen) und aufsteigende (thalamokortikale) Bahnen führt. Beim Embryo „sprengen" die von der Hirnrindenanlage auswachsenden Axone (die später zur Capsula interna werden) den basal gelegenen **Ganglienhügel** (die Anlage sowohl der Basalganglien als auch des Thalamus), sodass das telenzephale **Striatum** in den Ncl. caudatus (medial der Capsula interna) und das Putamen (lateral der Capsula interna) aufgeteilt wird. Andererseits wird vom dienzephalen Thalamus dessen ventraler Teil abgespalten und, lateral der Capsula interna zu liegen kommend, als **Pallidum** ans Putamen angelagert, sodass der **Ncl. lentiformis** entsteht. Der dorsale Teil des Thalamus bleibt somit medial der Capsula interna (und wird zum definitiven Thalamus), ebenso wie der Ncl. caudatus, von dem er durch die **Stria terminalis** abgegrenzt wird. Durch das C-förmige Wachstum der Hemisphären, dessen „Rotationsachse" durch die Basalganglien geht, entsteht der Schläfenlappen. Der Ncl. caudatus wird dabei zu seinem namensgebenden Schwanz ausgezogen, und die aus dem posterioren Teil des Ganglienhügels entstehende **Amygdala** wird mit dem Hippocampus in den Temporallappen verlagert. Sie behält jedoch ihre enge Beziehung zum Striatum, dessen ventraler Anteil, der **Ncl. accumbens,** ebenso wie sie selbst dem **limbischen System** zugerechnet wird.

Als Nachkommen des Hohlraums des embryonalen Telenzephalonbläschens liegen die beiden **Seitenventrikel** in der Tiefe der Hemisphären (➤ Abb. 10.2, ➤ Abb. 10.3, ➤ Abb. 10.4). Ihr Dach bildet der Balken, in ihrem Boden liegen der Ncl. caudatus und der Thalamus. Um die Basalganglien herum erstrecken sich die Seitenventrikel als Unterhorn in den Temporallappen, während Vorder- und Hinterhorn im Frontal- bzw. Okzipitallappen liegen. Beide Seitenventrikel stehen über das **Foramen interventriculare** untereinander und mit dem 3. Ventrikel in Verbindung. Einen Liquor bildenden **Plexus choroideus** trifft man nur im Mittelteil des Seitenventrikels und im Unterhorn an, während er im Vorder- und Hinterhorn fehlt. Durch das Foramen interventriculare hängt er mit dem Plexus choroideus des 3. Ventrikels zusammen.

Die **weiße Substanz** der Großhirnhemisphären baut sich aus drei reziproken Bahnsystemen auf:

- **Kommissurbahnen,** die rechte und linke Hemisphäre verbinden, wie z. B. der Balken
- **Assoziationsbahnen,** die frontale, parietookzipitale und temporale Gebiete derselben Hemisphäre verbinden, wie z. B. der Fasciculus longitudinalis superior und arcuatus
- **Projektionsbahnen,** die in der Capsula interna absteigend (z. B. Pyramidenbahn) oder aufsteigend (thalamokortikale Bahnen) den Kortex mit subkortikalen Strukturen verbinden

Auf die Struktur der Großhirnrinde einzugehen, würde den Rahmen dieses Kapitels sprengen. Nur einige Prinzipien seien vorgestellt. Die unterschiedlichen Formen der kortikalen Nervenzellen führten zu Klassifikationen, wie etwa Pyramiden- und Körnerzellen (auch Nicht-Pyramidenzellen genannt), die Reichweite ihrer axonalen Projektionen ließen Golgi-I- und Golgi-II-Typen mit langen, die Rinde verlassenden bzw. kurzen, lokal begrenzten Projektionen unterscheiden. Letztere erfüllen die Funktion von inhibitorischen und exzitatorischen Interneuronen, die auch im Großhirn zahlenmäßig den aus der Rinde hinausprojizierenden exzitatorischen Pyramidenzellen überlegen sind. Neben der Organisation der Kortexneurone in **Schichten** wurde auch eine vertikale in sog. **Säulen (Kolumnen)** von jeweils einigen hundert Projektions- und Interneuronen offenbar. Wegweisend für dieses Konzept war die Entdeckung von vertikalen Dendritenbündeln (Fleischhauer et al. 1972) und der sog. **„barrel fields",** der tonnenförmigen Nervenzellgruppen im primärsensorischen Kortex der Ratte, die Afferenzen von jeweils einem einzelnen Schnurrhaar („whisker") erhalten (van der Loos und Woolsey 1973). Auch im primär-visuellen Kortex sind die Nervenzellgruppen, die Afferenzen aus dem gleich- und dem gegenseitigen Auge erhalten (im Chiasma opticum kreuzen nur 50 % der Sehnervaxone), in alternierenden Säulen (okuläre Dominanzkolumnen) angeordnet. Diese topisch geordnete Säulenarchitektur findet sich in allen Kortexarealen auch beim Menschen und ist die Grundlage für den somatotopisch geordneten **Homunkulus** (➤ Abb. 61.1).

Die **Basalganglien** (Striatum mit Ncl. caudatus und Putamen sowie Pallidum zusammen mit Substantia nigra und Ncl. subthalamicus, ➤ Abb. 10.3, ➤ Abb. 10.4) stellen ein System sich gegenseitig beeinflussender Kerngruppen dar, die über den ventrolateralen Thalamus in einen Regelkreis mit motorischen Kortexarealen eingebunden sind (➤ Abb. 10.5). Die Hauptzellen im Striatum und Pallidum sind inhibitorische GABAerge Projektionsneurone. Das Striatum empfängt exzitatorischen Einstrom aus dem Kortex, was zu einer stärkeren Hemmung des nachgeschalteten Pallidums durch das Striatum führt. Dadurch verringert sich die Hemmwirkung im Sinn einer Disinhibition auf den nachgeschalteten Thalamus, sodass dieser über seine exzitatorische Projektion den motorischen Kortex stärker erregen kann. Parallel zu diesem bewegungsfördernden „direkten" Weg scheint es einen bewegungshemmenden „indirekten" Weg zu geben, in den der (exzitatorische) Ncl. subthalamicus und ein Teil des (inhibitorischen) Pallidums eingeschaltet sind. Die dopaminergen Neurone der Substantia nigra, die zum Striatum und auch Pallidum projizieren, und der Ncl. subthalamicus, der Afferenzen aus dem Kortex erhält, balancieren diese bewegungsfördernden und -hemmenden „Wege" aus und helfen so bei der Entscheidung für mehr oder weniger Bewegung. Das Ergebnis wird an den motorischen Apparat von Hirnstamm und Rückenmark zum größten Teil über die Pyramidenbahn und nur zu einem kleinen Teil vom Pallidum über die Formatio reticularis weitergegeben. Somit sind die Basalganglien hauptsächlich in die pyramidale und nicht in erster Linie in die extrapyramidale Motorik eingebunden.

> Das Großhirn ist nach allgemeiner Ansicht für alle „höheren" neural vermittelten Funktionen zuständig: Planung, kontrolliertes Ausführen und Korrigieren von Bewegungsabläufen, erkennendes Verarbeiten von Reizen unterschiedlichster Art, Lernen, Gedächtnisbildung, motivationelle und emotionelle Steuerung des Verhaltens, „Denken" usw. Dabei ist zu beachten, dass die Großhirnrinde all dies nicht ohne reziproke Interaktion mit subkortikalen Strukturen, wie Basalganglien, Thalamus, Hirnstamm und seinen „Aktivierungssystemen", Kleinhirn und nicht zuletzt dem Rückenmark leisten kann.

10.2.6 Kleinhirn

Das **Kleinhirn (Cerebellum,** ➤ Abb. 10.2) besitzt wie das Großhirn zwei **Hemisphären** und in der Mitte den **Wurm (Vermis).** Seine Rinde ist transversal in parallele Blätter **(Folien)** gefaltet. Die Abgrenzung seines Vorder- vom Hinterlappen ist weniger auffällig als die des **Lobus flocculo-nodularis** an seiner basalen Fläche. Dieser entwicklungsgeschichtlich alte Kleinhirnlappen dient vor allem der Gleichgewichts- und Blickmotorik. Im Mark des Cerebellums finden sich, analog zum Großhirn, seine **Kerne.** Das Kleinhirn ist beidseits über je drei **Kleinhirnstiele (Pedunculi cerebelli)** mit jedem der drei Hirnstammabschnitte verbunden: Mit der Medulla oblongata über den unteren, mit der Brücke über den mittleren und mit dem Mittelhirn über den oberen Kleinhirnstiel. Über die Bahnen in diesen Stielen steht das Kleinhirn über Vermittlung verschiedener Hirnstammkerne mit allen Abschnitten des ZNS in reziproker Verbindung. Es liegt im **Nebenschluss** aller afferenten Informationskanäle und beeinflusst über seine Efferenzen nicht nur die Skelettmotorik, sondern auch kognitive und autonome Prozesse.

Bedeutsamer als die Lappeneinteilung, ist die Gliederung des Cerebellums in mediolaterale **sagittale Zonen** nach seinen bevorzugten reziproken Verbindungspartnern. Teile des Vermis und der Lobus flocculo-nodularis repräsentieren das **Vestibulozerebellum,** dessen Verbindungen zu den Vestibulariskernen seine Bedeutung für Gleichgewichts- und Blickmotorik erklären. Die paramedianen Abschnitte der Hemisphären, nebst einiger Anteile des Wurms, stehen afferent (über spinozerebelläre Bahnen) und efferent (über den Ncl. ruber) mit dem Rückenmark in Verbindung und werden als **Spinozerebellum** bezeichnet; der größte Teil unserer alltäglichen Motorik wird vom Spinozerebellum koordiniert. Der größere laterale Teil der Hemisphären steht reziprok mit der neokortikalen Großhirnrinde in Verbindung; da die kortikale Bahn zum Kleinhirn in den Brückenkernen umgeschaltet wird, nennt man diese Zone **Ponto- oder Neozerebellum.** Diesen sagittalen Zonen der Kleinhirnrinde sind von lateral nach medial folgende Kerne zugeordnet:

- dem Neozerebellum der Ncl. dentatus,
- dem Spinozerebellum die Ncll. globosus und emboliformis,
- dem Vestibulozerebellum der Ncl. fastigii und die Vestibulariskerne.

Über den unteren Kleinhirnstiel führen Bahnen aus dem Rückenmark und der Medulla propriozeptive, aber auch viszerale Afferenzen zum Kleinhirn. Die Bahnen aus der Medulla stammen aus der kontralateralen unteren **Olive** (die sich ventrolateral am Hirnstamm vorwölbt und Afferenzen aus allen Anteilen des ZNS erhält; ➤ Abb. 10.2) und dem **Ncl. cuneatus externus,** dem Relaiskern für propriozeptive Afferenzen aus Hals- und Schultermuskeln. Der untere Kleinhirnstiel ist auch der Weg aus dem Kleinhirn zu den Vestibulariskernen, zur Formatio reticularis und zur unteren Olive. Über den dicken mittleren Kleinhirnstiel treten, nach ihrer Umschaltung und Kreuzung in der Brücke, die Afferenzen aus der Großhirnrinde sowie visuelle Afferenzen (über einen Kern der Formatio reticularis) ein. Der obere Kleinhirnstiel wird von den Projektionen aus dem Ncl. dentatus zum kontralateralen „motorischen" Thalamus (und weiter zur Großhirnrinde) und zum Ncl. ruber benutzt. Über ihn gelangt auch eine der spinozerebellären Bahnen, gewissermaßen durch die Hintertür noch ins Kleinhirn.

Die **Kleinhirnrinde** zeigt einen stereotypen dreischichtigen Bau. Auf die oberflächliche **Molekularschicht** folgen die in einer Reihe liegenden großen **Purkinje-Zellen,** die von den winzigen dicht angeordneten **Körnerzellen** unterlagert werden.

Fast alle Afferenzen zur Kleinhirnrinde endigen als **Moosfasern** mit exzitatorischen Synapsen an den Körnerzellen. Diese senden ihre Axone in die Molekularschicht, wo sie sich T-förmig aufzweigen und parallel zu den quer angeordneten Folien verlaufen. Dabei bilden sie mit den sagittal ausgerichteten Dendritenbäumen der Purkinje-Zellen erregende Synapsen. Die Afferenzen aus der unteren Olive ranken sich wie Efeu als **Kletterfasern** an den Dendritenbäumen der Purkinje-Zellen hoch und enden dort ebenfalls mit exzitatorischen Synapsen. Das Bombardement der Purkinje-Zellen durch erregende glutamaterge Moosfaser- und Kletterfasereingänge wird durch verschiedene hemmende GABAerge Interneurone gedämpft.

Die Purkinje-Zellen selbst sind inhibitorisch und senden ihre Axone zu den im Mark gelegenen Kleinhirnkernen, stellen also, analog zu den Pyramidenzellen der Großhirnrinde, den „output" der Kleinhirnrinde dar. Die Kleinhirnkerne projizieren exzitatorisch durch die Kleinhirnstiele zu den oben genannten Zielgebieten in Großhirn und Hirnstamm (➤ Abb. 10.5). Eine inhibitorische Untergruppe von Neuronen der Kleinhirnkerne projiziert auf jene Nervenzellen der unteren Olive, die über ihre Kletterfasern wiederum diejenigen Purkinje-Zellen erregen, die auf dieselben hemmenden Kleinhirnkernneurone projizieren. Diese exzitatorisch-doppelt-inhibitorisch (somit disinhibitorisch) gekoppelte Gruppe von Neuronen wird als **Kleinhirnmodul** bezeichnet, womit eine gewisse Analogie zu den Säulen-Modulen der Großhirnrinde besteht.

> Das Kleinhirn vergleicht die aus der Peripherie und der Außenwelt eingehenden Informationen mit den „Plänen" des Großhirns und verschiedener subkortikaler Akteure, die es in Gestalt einer „Efferenzkopie" erhält, und meldet das Ergebnis an das Großhirn und subkortikale Strukturen, wie z. B. den Ncl. ruber zurück. So trägt es wesentlich zur Kontrolle und „Glättung" (Harmonisierung) der Motorik bei.

10.3 Peripheres Nervensystem

Im Gegensatz zum ZNS, das dem Neuralrohr entstammt, leiten sich alle Strukturen des PNS, außer den motorischen und autonomen präganglionären Axonen und eventuell Teilen des Perineuriums, von der Neuralleiste her. An der Entwicklung der sensorischen Hirnnervenganglien beteiligen sich auch Plakoden, umschriebene Verdickungen des Ektoderms.

Die motorischen **Vorder-** und sensorischen **Hinterwurzeln** (Radix anterior bzw. Radix posterior) der **Spinalnerven** (Nn. spinales C1–8, T1–12, L1–5, S1–5 und Co) sowie die Wurzeln der **Hirnnerven** (Nn. kraniales) III–XII werden auf ihrem Weg durch den Subarachnoidalraum von Pia mater begleitet und von Liquor umspült.

An den Durchtrittsstellen durch die Dura stülpt sich diese trichterförmig aus und geht in die Kapsel der Spinalganglien und das Epi- und Perineurium der Nerven über. Besondere Verhältnisse finden sich beim Trigeminusganglion, das am Boden der mittleren Schädelgrube in einer von Leptomeninx ausgefüllten Duratasche von Liquor umspült wird (Cavum trigeminale Meckeli). Bei den anderen Hirn- und Spinalnerven geht die Leptomeninx in das endoneurale Bindegewebe der sensorischen Ganglien bzw. der Nerven über, was dem Liquor Zutritt zu diesen Kompartimenten verschafft und wesentlich an seiner Rückresorption ins Blut und in die Lymphe beteiligt ist (Zenker et al. 1994).

Periphere Nerven bestehen aus Bündeln myelinisierter und unmyelinisierter Axone, die aus Motoneuronen des Vorderhorns und der motorischen Hirnnervenkerne, prä- und postganglionären autonomen Neuronen und Neuronen sensorischer Ganglien entspringen. Die myelinisierten Axone werden einzeln von Schwann-Zellen begleitet, wobei eine Schwann-Zelle den Abschnitt zwischen zwei Ranvier-Schnürringen (Internodium) spiralig umhüllt (im Gegensatz dazu umhüllt eine Oligodendrogliazelle im ZNS mehrere Axone). Unmyelinisierte Axone werden immer zu mehreren von einer Schwann-Zelle begleitet; dabei finden sich in einem solchen Remak-Bündel in der Regel sowohl efferente als auch afferente Axone. Die Axone sind in endoneurales Bindegewebe eingebettet, das Kapillaren und neben Fibroblasten diverse Immunzellen enthält. Die endoneuralen Kapillaren sind abgedichtet (Blut-Nerven-Schranke). Die Axonbündel und ihr endoneurales Kompartiment werden vom Perineurium umhüllt, einem mehrschichtigen flachen Epithel mit Tight Junctions, das sich vermutlich z. T. aus dem Neuralrohr ableitet (Kucenas et al. 2008); es stellt eine schützende Diffusionsbarriere dar. In der Regel endet das Perineurium in der Peripherie offen und entlässt die Axone ins Interstitium; nur bei spezialisierten Mechanosensoren („Tastkörperchen" der Haut, Muskelspindeln, Golgi-Sehnenorgane) geht das Perineurium in die Kapsel dieser Sensoren über. Mehrere von Perineurium umhüllte Axonbündel werden vom Epineurium zu einem peripheren Nerv zusammengefasst. Diese Bindegewebshülle verbindet die Nerven mit ihrer Umgebung und führt Blutgefäße heran (Vasa nervorum); diese Gefäße sind bis zu ihrem Durchtritt durch das Perineurium innerviert. Im Epineurium finden sich auch dünne Axonbündel (Nervi nervorum) und gelegentlich eingekapselte Mechanosensoren. Das Epineurium bietet dem Nerv durch seine zugfesten kollagenen Fasern Schutz gegen Überdehnung, enthält aber auch, ebenso wie das Perineurium, elastische Fasern, die die Ruhelänge nach Streckung wieder herbeiführen.

An der Grenze zwischen ZNS und PNS ändert sich die Regenerationsfähigkeit der Neurone. Im ZNS wird sie durch Faktoren aus Gliazellen unterdrückt. Im PNS können zumindest die myelinisierten motorischen und sensorischen Axone regenerieren, kaum jedoch die unmyelinisierten Afferenzen und autonomen Efferenzen.

Der motorisch-sensorisch gemischte **Spinalnerv,** der distal des Spinalganglions aus der Vereinigung von Hinter- und Vorderwurzel hervorgeht, teilt sich unmittelbar darauf in einen ventralen und einen dorsalen Ast (**Ramus** ventralis/**anterior** bzw. dorsalis/**posterior**), die jeweils sowohl motorische als auch sensorische Axone enthalten. Die ventralen Äste bilden zur Innervation des lateralen und ventralen Halsbereichs (und des Zwerchfells!) sowie der Extremitäten die Plexus cervicalis (C2–C4), brachialis (C5–Th1) und lumbosacralis (Th12–S3). Die dorsalen Äste bilden nur im Sakralbereich einen rudimentären Plexus. Die segmentalen Innervationszonen sind im Rumpfbereich transversal bandartig als Dermatome, Myotome und vermutlich auch Sklerotome angeordnet, wobei sich benachbarte „Tome" überlappen. Im Bereich der Extremitätenanlagen kommt es durch Gewebeverschiebungen zu Verwerfungen dieses Bandmusters.

Die komplizierten Wanderungsbewegungen der Myoblasten führen dazu, dass Myotome meist nicht unter die homonymen Dermatome zu liegen kommen. Die bekannten Dermatomkarten der Lehrbücher unterscheiden sich bisweilen nicht unerheblich (für eine kritische Synopsis siehe Lee et al. 2008). Zur Systematik der Spinalnervenabkömmlinge und ihrer Innervationsgebiete wird auf die Lehrbücher der Anatomie verwiesen. Die Sklerotome sind zu wenig untersucht, um sichere Aussagen über individuelle Unterschiede machen zu können.

Weitere Äste des N. spinalis sind die **Rami communicantes,** die ihn mit dem sympathischen Grenzstrang verbinden, und der **Ramus meningeus** (sinuvertebralis), der rückläufig durch das Foramen intervertebrale zu den Strukturen im Wirbelkanal verläuft.

Die **Hirnnerven** III–XII sind wie Spinalnerven gebaut. Ihre speziellen Zielgebiete (Augenmuskeln, Innenohr usw.; zur Systematik siehe Lehrbücher der Anatomie) bringen jedoch markante Unterschiede in der Zusammensetzung der Axonqualitäten mit sich. So wird klassischerweise zwischen motorischen, sensorischen und gemischten Hirnnerven unterschieden. Allerdings mischen sich den „rein motorischen" Augenmuskelnerven zahlreiche sensorische Axone des Trigeminus (im Bereich des Sinus cavernosus) und dem „rein motorischen" N. hypoglossus sensorische Axone aus den Spinalganglien C2 und C3 (über die Ansa cervicalis profunda) sowie dem Ganglion jugulare des Vagus bei (Neuhuber und Mysicka 1980). Selbst der „rein sensorische" N. vestibulocochlearis enthält das efferente olivokochleäre Bündel zur Innervation der äußeren Haarzellen der Schnecke.

Sensorische Ganglien sind als **Spinalganglien** den Hinterwurzeln aller Spinalnerven (gelegentliche Ausnahme: C1) und als sensorische Hirnnervenganglien den **Hirnnerven V** (Ganglion trigeminale Gasseri), **VII** (Ganglion geniculi), **IX** (Ganglion superius und inferius/petrosum) und **X** (Ganglion superius/jugulare und inferius/nodosum) zugeordnet. Umhüllt von einer bindegewebigen Kapsel liegen die rundlichen Zellkörper der **pseudounipolaren** primärafferenten Neurone, umgeben von **Satellitenzellen,** im endoneuralen Bindegewebe. Die Kapillaren der Ganglien, anders als jene des peripheren Nerven, sind durchlässig.

Eine somatotopische Ordnung der Ganglienneurone existiert nur im Trigeminusganglion. Die sensorischen Vagusneurone sind insofern topisch geordnet, als Afferenzen aus den Thorax- und Bauchorganen ihre Zellkörper im Ganglion nodosum, jene aus Pharynx und oberem Ösophagus, Larynx und äußerem Gehörgang (R. auricularis n. vagi) die ihren im Ganglion jugulare haben. Diese Aufteilung der Innervationsgebiete korreliert mit der embryonalen Herkunft der sensorischen Neurone. Die Nervenzellen des Ganglion jugulare, wie auch die Spinalganglienzellen und jene des Trigeminusganglions, leiten sich von der Neuralleiste her, die Neurone des Ganglion nodosum entstammen einer Plakode. Plakodalen Ursprungs sind auch die Neurone des Ganglion spirale und vestibulare (HN VIII) sowie des Ganglion geniculi (HN VII) und inferius des HN IX.

Abgesehen von vereinzelten Beobachtungen wurden keine Synapsen an sensorischen Ganglienzellen gefunden. Das Axon der primärafferenten Neurone teilt sich T-förmig in einen peripheren („dendritischen") und zentralen („axonalen") Fortsatz. Beide Fortsätze sind morphologisch und funktionell Axone; der periphere ist allerdings für die Aufnahme spezifischer Reize spezialisiert. Dies geschieht bei myelinisierten afferenten Axonen im Zusammenwirken mit spezialisierten Zellen (modifizierten Schwann-Zellen, Merkel-Zellen der Epidermis, intrafusalen Muskelfasern der Muskelspindeln; „eingekapselte" Mechanosensoren), wobei die assoziierten Zellen spezielle Rezeptormoleküle tragen (z. B. Piezo2; Maksimovic et al. 2014). Die peripheren Verzweigungen dünn myelinisierter Aδ-Axone und unmyelinisierter C-Axone enden im Gewebe nicht eingekapselt, sondern „frei". Sie sind für die Reiztransduktion mit speziellen Rezeptormolekülen (z. B. TRPV1 für Hitze und pH-Wert) ausgestattet. Der zentrale Fortsatz kontaktiert synaptisch sekundäre Neurone im Rückenmark oder in sensorischen Hirnnervenkernen.

Große Ganglienzellen senden in der Regel dicke myelinisierte, kleine Ganglienzellen dünn myelinisierte oder unmyelinisierte Axone aus. Kleine Ganglienzellen enthalten oft Peptide wie z. B. Substanz P und CGRP, die größtenteils in die peripheren Endigungen transportiert werden und dort nach Freisetzung lokal-effektorisch (Vasodilatation, Plasmaextravasation, Immunmodulation) wirken können. Peptide können aber auch entlang des Axonverlaufs ins Endoneurium freigesetzt werden; die Bedeutung dieses Effekts ist unklar (Bernardini et al. 2004).

Die Rolle der **Satellitenzellen** ist relativ wenig erforscht. Interessanterweise enthalten sie Rezeptoren für CGRP (Lennerz et al. 2008) und dürften, ähnlich den Astrozyten des ZNS, als Kaliumpuffer wirken (Vit et al 2008).

Motorische Axone enden mit cholinergen motorischen Endplatten an quergestreiften Muskelfasern. Sie sind allesamt myelinisiert und werden je nach ihrem Ziel als Aα-Axone zur extrafusalen und Aγ-Axone zur intrafusalen Muskulatur klassifiziert. Nach Eintritt der motorischen Axonbündel ins Endomysium endet das Perineurium offen und die terminalen motorischen Axone werden nach dem letzten Internodium von Teloglia begleitet.

Autonome Ganglien des Sympathikus und Parasympathikus sind wie sensorische Ganglien gebaut; ihre postganglionären Nervenzellkörper sind jedoch multipolar, besetzt mit Synapsen der präganglionären Neurone, dennoch umhüllt von Satellitenzellen. Die Ganglien des enterischen Nervensystems unterscheiden sich davon durch die Abwesenheit einer bindegewebigen Kapsel und von intraganglionärem Bindegewebe und Blutgefäßen, eine kompakte Struktur aus ineinander verflochtenen Nerven- und enterischen Gliazellen samt ihren Fortsätzen, ähnlich dem Neuropil des ZNS und die Abwesenheit myelinisierter Axone.

10.4 Somatisches (zerebrospinales) Nervensystem

Als somatisches Nervensystem (SNS) kann man jene neuronalen Strukturen zusammenfassen, die uns die Orientierung in der Umgebung und die zielgerichtete Bewegung in ihr ermöglichen. Dazu gehören das visuelle und auditive System, die epikritische und propriozeptive Sensorik einschließlich des Vestibularapparats und der skeleto- und okulomotorische Apparat. Die wesentlichen Strukturen sind in ➤ Abb. 10.5 schematisch zusammengefasst. Im wachen Individuum ist dieses System ständig aktiv und die verschiedenen Rückkopplungsschleifen laufen simultan ab. Im Schlaf kommt es phasenweise durch Entkopplung des spinalen motorischen Apparats von den supraspinalen Zentren zum „Abschalten" der Skelettmuskulatur.

10.5 Autonomes Nervensystem

Das autonome Nervensystem (ANS) sorgt mit dem Endokrinium für die Aufrechterhaltung der Homöostase und ihre Anpassung an die unterschiedlichsten Lebenssituationen. Seine afferenten Neurone sind nicht nur in die reflektorische Steuerung der Organfunktionen eingebunden, sondern vermitteln uns neben dem Eingeweideschmerz auch das Körperbewusstsein (Material Self). Ebenso wie das SNS beansprucht das ANS Strukturen sowohl des PNS als auch des ZNS. Das ANS ruht nie. Die wesentlichen Strukturen sind in ➤ Abb. 10.6 zusammengefasst (siehe auch Neuhuber 2009).

Der efferente Schenkel des ANS ist aus der Kette der prä- und postganglionären Neurone aufgebaut. Dies erfordert eine synaptische „Umschaltung" in peripheren autonomen **Ganglien,** in denen die Zellkörper der **postganglionären** Neurone sitzen. Die Zellkörper der **präganglionären** Neurone liegen im ZNS; ihre Konzentration im **Hirnstamm** sowie im **Rückenmark** (Seitenhorn und Zona intermedia der **Segmente C8–L2** und **S2–S4**) ist die anatomische Grundlage für die Unterscheidung in den thorakolumbalen **Sympathikus** sowie den kranialen und sakralen **Parasympathikus.**

Die **Axone der präganglionären sympathischen Neurone** verlassen das Rückenmark über die Vorderwurzeln und treten von den Spinalnerven durch die **Rami communicantes albi** in den **sympathischen Grenzstrang (Truncus sympathicus)** ein. In dessen **paravertebralen Ganglien,** die von der Schädelbasis (Ganglion cervicale superius) bis vor die Sakrumspitze (Ganglion impar) reichen (Verteilerfunktion des Grenzstrangs!), erfolgt die Umschaltung der meisten von ihnen. Ein Teil zieht unverschaltet über **Splanchnicus-Nerven** (Nn. splanchnici thoracales und lumbales) weiter in **die prävertebralen Ganglien** vor der Bauchaorta bzw. die **Beckenganglien** sowie zum **Nebennierenmark,** wo sie umgeschaltet werden. „Umschaltung" bedeutet nicht nur Weiterleitung, sondern vor allem auch Integration durch Konvergenz mehrerer präganglionärer auf ein einziges postganglionäres Neuron und Divergenz eines einzelnen präganglionären auf viele postganglionäre Neurone. Die unmyelinisierten **Axone der postganglionären Neurone** in den paravertebralen Ganglien treten über die Rami communicantes grisei in alle Spinal- und Hirnnerven, mit deren Ästen sie zu ihren Zielorganen, Blut-

10

gefäßen, Drüsen und Lymphknoten im gesamten Körper ziehen. Viele postganglionäre sympathische Axone scheinen aber keine besonderen Strukturen zu innervieren, sondern enden „frei“ im Bindegewebe mit ungeklärter Funktion. Die Thoraxorgane werden von feinen, nach medial ziehenden Ästen aus dem Grenzstrang mit postganglionären Axonen versorgt, die am Aortenbogen und Lungenhilus **Geflechte (Plexus)** bilden. Die postganglionären Axone aus den prävertebralen Ganglien ziehen zu den Bauchorganen; sie versorgen dort Blutgefäße, lymphatisches Gewebe (Milz, Lymphfollikel des Darms) und vor allem die Ganglien des ENS. Die Beckenorgane beziehen ihre sympathischen postganglionären Axone aus den **Beckenganglien (Plexus hypogastricus inferior),** z. T. aus sakralen Grenzstrangganglien (Nn. splanchnici sacrales); der präganglionäre Zustrom erfolgt über den **Plexus hypogastricus superior,** der aus den prävertebralen Geflechten hervorgeht und sich in die beiden **Nn. hypogastrici** dexter et sinister spaltet, die ins rechte und linke Beckengeflecht eintreten.

Die **präganglionären** Neurone des **kranialen Parasympathikus** liegen in der Nähe des Okulomotorius- und Fazialiskerns („Edinger-Westphal“- bzw. Speichelkerne/Ncll. salivatorii), im dorsalen Vaguskern und in der externen Formation des Ncl. ambiguus (kardioinhibitorische Neurone, ventral der branchiomotorischen Neurone für Pharynx, Larynx und Ösophagus). Ihre Axone verlassen den Hirnstamm über die **Hirnnerven III, VII, IX und X,** um die postganglionären Neurone in den zugeordneten **Ganglien** (III: Ggll. ciliare, VII: pterygopalatinum und submandibulare, IX: oticum, X: intramurale Ganglien der Brust- und Bauchorgane) zu erreichen, von denen Drüsen in Kopf, Hals, Brust- und Bauchorganen sowie Blutgefäße (auch des Gehirns) versorgt werden.

Die **präganglionären** Neurone des **sakralen Parasympathikus** liegen im Rückenmark auf Höhe von S2–S4; ihre Axone verlassen die Spinalnerven über die **Nn. splanchnici pelvini,** die in den **Plexus hypogastricus inferior** eintreten und dort auf **postganglionäre Neurone** umgeschaltet werden, die zu den Beckenorganen ziehen. Die Beckenganglien sind also parasympathisch-sympathisch gemischt. Sie liegen im Bindegewebe beidseits von Rektum, Samenblasen und Prostata bzw. Zervix. Ihre Ausläufer ziehen durch den Beckenboden zu den Schwellkörpern des äußeren Genitales.

Alle präganglionären Neurone sind cholinerg, ebenso die postganglionären parasympathischen und die sympathischen sudomotorischen Neurone. Postganglionäre parasympathischen Neurone verwenden aber auch Stickoxyd als Transmitter, einen der stärksten Vasodilatatoren. Die meisten postganglionären sympathischen Neurone verwenden Noradrenalin, z. T. auch ATP und Peptide.

Der Sympathikus innerviert alle Organe und Gewebe, einschließlich des Knochens. Der Parasympathikus ist wesentlich spezialisierter; er versorgt nicht die Blutgefäße der Extremitäten, der Rumpfwand und die großen Gefäße, ebenso wenig wie Nieren, Nebennieren und lymphatische Organe.

Die präganglionären Neurone im Rückenmark bilden mit benachbarten Interneuronen Module zur Steuerung viszeraler Funktionen (z. B. von Vasokonstriktion in der Haut oder im Skelettmuskel, Sudomotorik, Piloarrektion, gastrointestinale Motilität, Blasen- und Mastdarmentleerung usw.). Diese Module werden nicht summarisch, sondern selektiv von Primärafferenzen und absteigenden Bahnen aktiviert. Ursprungsneurone für absteigende Bahnen zu spinalen autonomen Neuronenpools, also **autonome Prämotorneurone,** liegen in den **Raphekernen,** der **ventromedialen** und **-lateralen Medulla** und dem **pontinen Tegmentum** (➤ Abb. 10.2). So steuern Prämotorneurone in der rostralen ventrolateralen Medulla über sympathische präganglionäre Neurone Herz-Kreislauf- und Nierenfunktion, solche in der rostralen ventromedialen Medulla die Schweißsekretion und Neurone der Raphekerne die Thermogenese im braunen Fettgewebe. Der Barrington-Kern im Tegmentum der Brücke fungiert als pontines Miktionszentrum, projiziert aber auch zu sympathischen Neuronen, die Milz und Niere innervieren (Cano et al. 2000). Auch aus dem **Hypothalamus** (Ncl. paraventricularis und lateraler Hypothalamus) stammen Bahnen zu spinalen präganglionären Neuronen. Das **PAG,** die **Amygdala** und **limbische Kortexareale** nehmen über ihre Projektionen zu den pontinen und medullären Kernen Einfluss auf die spinalen autonomen Module.

Auch die präganglionären Neurone im Hirnstamm werden aus denselben Kerngebieten wie ihre spinalen Pendants beeinflusst. Man muss davon ausgehen, dass z. B. die somatotopisch geordneten Neuronengruppen des dorsalen Vaguskerns, die zu Ganglien des Herzens oder des Verdauungstrakts projizieren, ähnlich selektiv angesteuert werden.

In allen autonomen Nerven ziehen viele **viszeral-afferente,** meist Aδ- und C-Axone, z. B. im Vagus wesentlich mehr als efferente. Ihre Zellkörper liegen in den Spinalganglien und im Ganglion nodosum. Im Rückenmark konvergieren sie mit Afferenzen aus der Haut und tiefen somatischen Geweben auf sekundären Neuronen der Laminae I und V; im Hirnstamm enden sie im Solitariuskern. Die Konvergenz spinaler viszeraler Afferenzen an Hinterhornneuronen ist die Grundlage für fortgeleiteten Schmerz aus inneren Organen **(Referred Pain),** häufig zur Körperoberfläche. Über das spinale anterolaterale System und die Projektionen des Solitariuskerns erreichen sie autonome Integrations- und Regulationsstrukturen in der Formatio reticularis, den Parabrachialkernen, dem PAG, dem Hypothalamus, der Amygdala und der Inselrinde, dem viszeralen Kortex. Aber nicht nur die eigentlich viszeralen Afferenzen aus inneren Organen, sondern auch dünne Afferenzen aus tiefen somatischen Strukturen (Muskeln, Gelenken, Bindegewebe) und der Haut müssen als **Afferenzen des ANS** angesehen werden („homöostatische“ Afferenzen). Die Meldung des metabolischen Zustands z. B. der Skelettmuskulatur bei körperlicher Belastung (Azidose) löst umgehend über spinale und supraspinale (Medulla, Hypothalamus) Integrationszentren Korrekturreaktionen aus (Atemfrequenzerhöhung, muskuläre Vasodilatation). Durch ihre Fähigkeit zur Freisetzung vasoaktiver und immunmodulatorischer Peptide sind diese primärafferenten Neurone auch **lokal-effektorische** Partner der autonomen efferenten Neurone.

Wie eng Schmerz mit Homöostase zusammenhängt, spiegelt sich nicht nur in der gemeinsamen Repräsentation viszeraler und nozizeptiver Afferenzen im insulären und limbischen Kortex wider, sondern auch in der Anatomie des **absteigenden schmerzmodulierenden Systems** (➤ Abb. 10.7). Dieselben Hirnstrukturen, die oben als Sitz sympathischer und parasympathischer Prämotorneurone genannt wurden (Raphekerne, ventrale Medulla, pontines

10

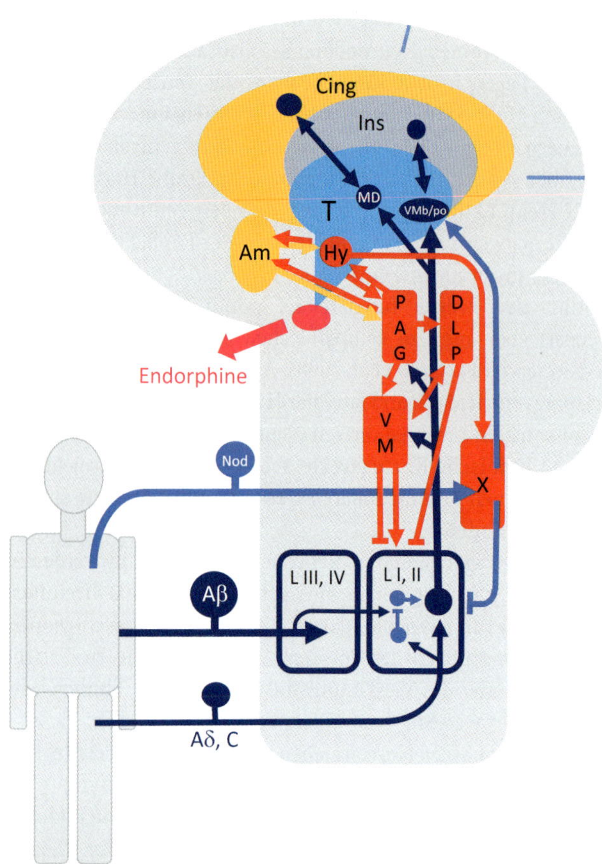

Abb. 10.7 Synopsis des endogenen schmerzmodulierenden Systems. Nozizeptive Aδ- und C-Afferenzen erregen Projektions- und Interneurone in Lamina I und II. Die dortige Signalverarbeitung wird von absteigenden Bahnen aus der ventralen Medulla (VM: Raphekerne, Ncll. gigantocellularis und paragigantocellularis) und der dorsolateralen Brücke (DLP, z. B. Locus coeruleus) sowohl hemmend als auch erregend moduliert; diese Kerne werden wiederum vom PAG und dieses vom Hypothalamus und limbischen System beeinflusst. Von den Projektionsneuronen im Lamina I steigen Bahnen zu VM, PAG und Thalamus auf. Auch Kollateralen niederschwelliger Mechanosensoren (Aβ) und Vagusafferenzen modulieren die nozizeptive Verarbeitung im Hinterhorn. Abkürzungen und Farbcodierung wie in ➤ Abb. 10.5 und ➤ Abb. 10.6. [P241]

Tegmentum, PAG, Hypothalamus, Amygdala) sind auch Ursprung serotoninerger, adrenerger und opioiderger Bahnen zum oberflächlichen Hinterhorn, wo sie die Verarbeitung nozizeptiver Afferenzen beeinflussen.

Schließlich zeigt auch die Anatomie absteigender Bahnen aus dem Hirnstamm die Verschränkung somatischer und autonomer Funktionen. Serotoninerge Neurone der Raphekerne projizieren zum motoneuronalen Apparat des Rückenmarks, sodass auch auf diesem Weg, neben den limbischen Projektionen auf den motorischen Kortex, das muskuloskeletale System mit autonomen Funktionen synchronisiert wird („emotionelles motorisches System").

Das **enterische Nervensystem (ENS),** lange als „intramurale Provinz" des Parasympathikus verkannt, stellt eine Abteilung des ANS sui generis dar. Seine Geflechte in der Wand des Verdauungstrakts (Plexus myentericus zwischen äußerer und innerer Muskelschicht; Plexus submucosus externus und internus in der Bindegewebsschicht zwischen Muskulatur und Schleimhaut) erstrecken

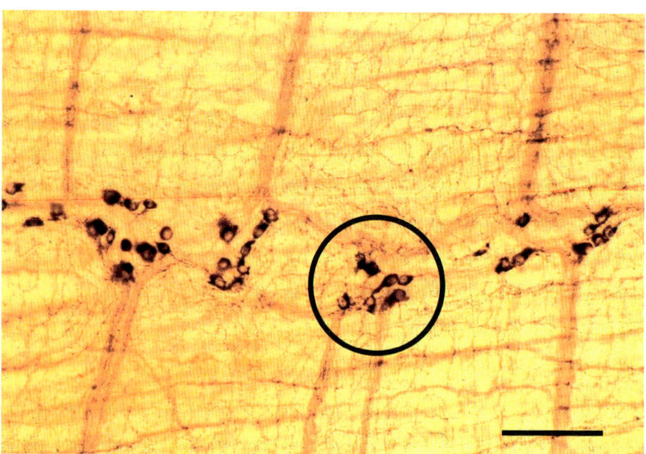

Abb. 10.8 Der Plexus myentericus des Rattendünndarms, dargestellt mit einer Färbung für nitrerge (Stickoxyd produzierende) Neurone. Die schwarzblauen Nervenzellen gruppieren sich zu Ganglien (Beispiel im Kreis), die über dicke Primärstränge zu einem Netz verbunden sind. Dünnere Axonbündel bilden Sekundär- und Tertiärplexus, deren feinste Ausläufer zwischen den glatten Muskelfasern verlaufen. Bereits diese Übersichtsaufnahme lässt unterschiedliche Größen und Formen der Neurone erkennen, Hinweise auf ihre unterschiedlichen Funktionen. Maßstab = 100 µm. [P241]

sich vom Beginn des Ösophagus bis zum Analkanal und beherbergen in den Ganglien an den Knotenpunkten der Plexus etwa so viele Nervenzellen wie das Rückenmark, nebst eines Vielfachen an enterischen Gliazellen (➤ Abb. 10.8). Die Ganglien ähneln in ihrer Feinstruktur eher dem ZNS als anderen autonomen Ganglien; sie sind von keiner bindegewebigen Kapsel, sondern nur von der Basalmembran gegen das Interstitium abgegrenzt. Da diese Ganglien afferente, efferente und Interneurone enthalten, die efferenten sowohl exzitatorisch (über Acetylcholin) als auch inhibitorisch (über Stickoxyd, ➤ Abb. 10.8) auf glatte Muskulatur und sekretorisch auf die Schleimhaut wirken und die axonalen Projektionen sowohl aufsteigend (oral) als auch absteigend (anal) verlaufen, ist das ENS in der Lage, sämtliche Grundfunktionen (Peristaltik, Sekretion, Immunmodulation usw.) des Verdauungstrakts zu steuern. Zum ENS werden auch die Ganglienplexus im Pankreas und in der Gallenblase gerechnet.

Zur Koordination der verschiedenen Funktionen des Gastrointestinaltrakts mit jenen des Gesamtorganismus steht das ENS mit dem ZNS in reziproker Verbindung. Der Vagus kontrolliert mit den cholinergen Efferenzen aus seinem dorsalen Kern und seinen mechano- und chemosensorischen Afferenzen vor allem den oberen Verdauungstrakt, insbesondere den Schluckvorgang und die Sphinkteren von Ösophagus und Magen. Das distale Kolon und Rektum steht unter der Kontrolle des sakralen Parasympathikus, der die Defäkation koordiniert. Der Sympathikus hemmt die Motilität und steuert die sekretomotorischen enterischen Neurone, was große Bedeutung für den Flüssigkeitshaushalt hat. Aus dem distalen Kolon und Rektum projiziert eine spezielle Gruppe von intestinofugalen Neuronen zurück zu prävertebralen Ganglien und auch zum sakralen Rückenmark und beeinflusst so sympathische motilitätsregulierende postganglionäre und vermutlich auch parasympathische präganglionäre Neurone. Schließlich geben noch die spinalen Afferenzen aus dem Darm auf ihrem Weg durch die prävertebralen Ganglien Kollateralen an deren Neurone ab. So werden die prävertebralen Ganglien zu Integrationszentren, über die intestinointestinale Reflexe ohne Beteiligung des ZNS ablaufen können.

LITERATUR

Bernardini N et al. Morphological evidence for functional capsaicin receptor expression and calcitonin gene-related peptide exocytosis in isolated peripheral nerve axons of the mouse. Neuroscience. 2004; 126: 585–590.

Cano G et al. Connections of Barrington's nucleus to the sympathetic nervous system in rats. J Auton Nerv Syst. 2000; 79: 117–128.

Craig AD. How do you feel? Princeton: Princeton University Press, 2015.

Fleischhauer K, Petsche H, Wittkowski W. Vertical bundles of dendrites in the neocortex. Z Anat Entwicklungsgesch. 1972; 136: 213–223.

Goulding M. Circuits controlling vertebrate locomotion: moving a new direction. Nat Rev Neurosci. 2009; 10: 507–518.

Krammer EB et al. The motoneuronal organization oft he spinal accessory nuclear complex. Adv Anat Embryol Cell Biol. 1987; 103: 1–62.

Kucenas S et al. CNS-derived glia ensheath peripheral nerves and mediate motor root development. Nat Neurosci. 2008; 11: 143–151.

Lee MWL, McPhee RW, Stringer MD. An evidence-based approach to human dermatomes. Clin Anat. 2008; 21: 363–373.

Lennerz JK et al. Calcitonin receptor-like receptor (CLR), receptor activity-modifying protein 1 (RAMP1), and calcitonin gene-related peptide (CGRP) immunoreactivity in the rat trigeminovascular system: differences between peripheral and central CGRP receptor distribution. J Comp Neurol. 2008; 507: 1277–1279.

Lipp HP, Wolfer DP. New paths towards old dreams: microphrenology. In: Alleva E et al. (eds.) Behavioural brain research in naturalistic and semi-naturalistic settings. Dordrecht: Kluwer, 1995. pp. 3–36.

Maksimovic S et al. Epidermal Merkel cells are mechanosensory cells that tune mammalian touch receptors. Nature. 2014; 509: 617–621.

Neuhuber W. Anatomie des Autonomen Nervensystems. In: Haensch CA, Jost W (Hrsg.). Das Autonome Nervensystem. Stuttgart: Kohlhammer, 2009. S. 15–44.

Neuhuber W, Mysicka A. Afferent neurons of the hypoglossal nerve of the rat as demonstrated by horseradish peroxidase tracing. Anat Embryol. 1980; 158: 349–360.

Pu Q et al. Occipital somites guide motor axons of the accessory nerve in the avian embryo. Neuroscience. 2013; 246: 22–27.

Sievers J et al. Selective destruction of meningeal cells by 6-hydroxydopamine: a tool to study meningeal-neuroepithelial interaction in brain development. Dev Biol. 1985; 110: 127–135.

Sporns O. Discovering the human connectome. Cambridge: MIT Press, 2012.

Van der Loos H, Woolsey TA. Somatosensory cortex: structural alterations following early injury to sense organs. Science. 1973; 179: 395–398.

Vit JP et al. Silencing the Kir4.1 potassium channel subunit in satellite glial cells oft he rat trigeminal ganglkion results in pain-like behavior in the absence of nerve injury. J Neurosci. 2008; 28: 4161–4171.

Wimmer RD et al. Thalamic control of sensory selection in divided attention. Nature. 2015; 526: 705–709.

Zenker W, Bankoul S, Braun JS. Morphological indications for considerable diffuse reabsorption of cerebrospinal fluid in spinal meninges particularly in the areas of meningeal funnels. Anat Embryol. 1994; 189: 243–258.

Zilles K, Amunts K. Centenary of Brodmann's map – conception and fate. Nature Rev Neurosci. 2010; 11: 139–145.

WEITERFÜHRENDE LITERATUR

Bear MF, Connors BW, Paradiso MA. Neurowissenschaften. Engel AK (Hrsg.), 3. Aufl. Heidelberg: Spektrum, 2009.

Benninghoff A, Drenckhahn D. Anatomie. Bd. 2. 16. Aufl. München: Elsevier, 2004.

Furness JB. The enteric nervous system. Oxford: Blackwell, 2006.

Jänig W. The integrative action of the autonomic nervous system. Cambridge: Cambridge University Press, 2006.

Mai JK, Paxinos G (ed.). The human nervous system. 3rd ed. London: Academic Press, 2012.

10

KAPITEL

11

Robert Schleip

Mechanotransduktion: von der zellulären Ebene bis zum ganzen Körper

Eine manuelle osteopathische Behandlungstechnik ist – neben psychosozialen und anderen relevanten Wirkungsebenen – ein Versuch, den Körper mittels körperlicher manueller Berührung zu beeinflussen. Im Gegensatz zum auf die Biochemie fokussierten Ansatz der pharmazeutischen Medizin versucht der Osteopath, das Gewebe hierbei in erster Linie mittels biomechanischer Druck- und Zugkräften sowie Scherimpulse zu beeinflussen. Es ist daher hilfreich, ein möglichst detailliertes Verständnis zu entwickeln, wie im Körper des Patienten mechanische Impulse wahrgenommen, verarbeitet und weitergeleitet werden.

11.1 Passive Biomechanik: meist keine ausreichende Erklärung

Einige klassische Modelle manueller Therapie postulierten, dass die in einer Behandlung verwendeten **biomechanischen Verformungskräfte** ausreichend sein könnten, um auf direkter mechanischer Ebene eine plastische Verformung faszialer Bindegewebe zu bewirken (Rolf 1977, Barnes 1990). Diese Annahme ruht jedoch auf einem sehr unsicheren physiologischen Fundament. Zweifelsfrei sind vorübergehende viskoelastische Steifigkeitsveränderungen schon bei moderaten Verformungen erreichbar; etwa bei einer 2-prozentigen Dehnung einer ligamentären Struktur. Solche Veränderungen sind dann aber nicht nachhaltig und werden üblicherweise nach mehreren Minuten (spätestens wenigen Stunden) von einer vollständigen Rückkehr der Ausgangswerte abgelöst. Die entsprechenden biomechanischen Belastungstests hierzu wurden mehrheitlich an isolierten Bändern, Sehnen und Faszien ex vivo durchgeführt, also an Geweben, die nicht mehr mit einem lebenden Organismus verbunden waren. Meist waren in den belasteten Geweben zu diesem Zeitpunkt auch keine lebenden Zellen mehr vorhanden, während die Fasern und Grundsubstanz des Gewebes nahezu dieselben mechanischen Eigenschaften wie zu Lebzeiten aufwiesen.

Erst wenn die Verformung dieser „zellulär-toten" Gewebe ein Ausmaß erreicht, das kurz vor dem Beginn des **absoluten Gewebeversagens** liegt (sog. **„microfailure zone"**), beginnt das Gewebe mit einer bleibenden Verformung zu reagieren. Es erhebt sich daher die Frage, welche Verformungskräfte notwendig sind, um auf rein mechanischer Ebene – also ohne Involvierung von aktiven zellulären Prozessen – eine solche nachhaltige Verformung zu erreichen. Sowohl in einer klassischen Übersichtsarbeit von Threlkeld (1992) als auch einer aktuelleren Kooperationsstudie unserer Forschungsgruppe (Chaudhry et al. 2008) wurde diese Frage dahingehend beantwortet, dass die **in der Manualtherapie auftretenden Verformungskräfte** (in Newton pro mm^2) selbst bei einer relativ rabiaten Anwendungsweise **nicht ausreichen dürften,** um bei festen Bindegeweben – wie der Lumbalfaszie, Plantarfaszie oder dem iliotibialen Band – eine nachhaltige Veränderung zu bewirken. Bei besonders lockeren Bindegeweben, wie dem nasalen Bindegewebe unter der Gesichtshaut, liegt hingegen eine solche Veränderung durchaus im Rahmen des Möglichen.

Der Leser mag diese Kräfteverhältnisse mit einem frischen Stück Fleisch vom Metzger in vielen Aspekten selbst nachvollziehen. Bei diesem myofaszialen Gewebe sind meist keine zellulären Reaktionen mehr auslösbar, während die nicht zellulären Elemente noch fast identisch mit einem lebenden Gewebe sind. Mit etwas Geschick lassen sich hier mit den bloßen Händen kleinere Adhäsionen zwischen nebeneinanderliegenden faszialen Muskelhüllen lösen. Sofern es sich jedoch um derbere Verhärtungen und Faserverbindungen handelt, wären „Bärenkräfte" nötig, um ohne Zuhilfenahme von Werkzeugen eine bleibende Release-Wirkung zu erreichen.

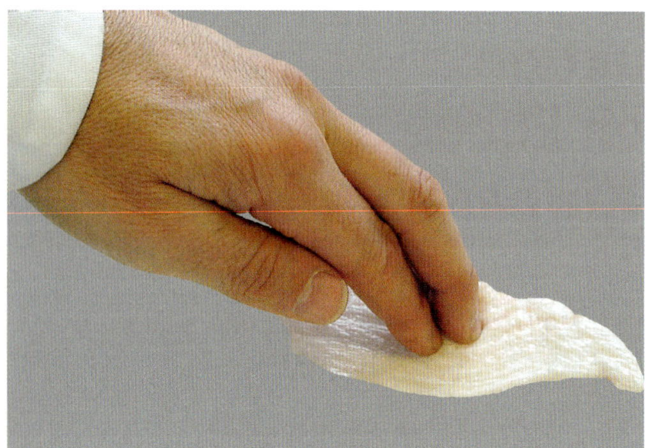

Abb. 11.1 Manuelle Behandlungsversuche des Autors an einem frischen Stück Lumbalfaszie eines Nagetiers. An solch derben Bindegeweben bedarf es meist außergewöhnlich großer Kräfte, um eine wirklich nachhaltige Veränderung der biomechanischen Eigenschaften zu bewirken. Anders könnte dies bei lebenden Geweben sein, in denen sich noch viable Zellen befinden und bei denen das behandelte lokale Gewebe mit einem reaktionsfähigen größeren Organismus verbunden ist. (© 2008 fascialnet.com) [M678]

Spannend wird es dann, wenn man die Gewebereaktionen anschließend mit ähnlich dosierten Manipulationen an einem lebenden Menschen oder Tier vergleicht. Was ist hier genau anders? Warum und wie genau erlebt man als behandelnder Osteopath jetzt eine ganz andere Gewebereaktion? (➤ Abb. 11.1).

Die Antwort auf diese vielschichtige Fragestellung berührt nicht nur philosophische, sondern auch hochinteressante biologisch-physiologische Aspekte. Es liegt nahe, dass zumindest ein Großteil der bei einer osteopathischen Behandlung empfundenen Release-Phänomene nicht von einer rein passiven Verformung des „toten" Gewebes stammt, sondern mit einer aktiv-lebendigen Reaktion zellulärer Elemente im Gewebe zusammenhängt. Ein wichtiges Element könnten hierbei **mechanosensible Nervenendigungen im Gewebe** sein, deren Stimulation wiederum zu diversen physiologischen Reaktionen im gesamten Organismus sowie auf lokaler Ebene führen. Welche mechanischen Stimulationen auf dieser neurophysiologischen Wirkungsebene geeignet sind, um welche Reaktionen auszulösen, wurde bereits an anderer Stelle beleuchtet (Schleip 2004).

11.2 Fibroblasten – die Baumeister faszialer Strukturen

11

Ein weiterer Aspekt, der in diesem Kapitel in den Vordergrund gestellt wird, beinhaltet die **mechanische Stimulation der Bindegewebszellen (Fibroblasten).** In den meisten Bindegeweben machen diese Zellen zwar nur einen sehr geringen Prozentsatz des Volumens aus (➤ Abb. 11.2). Ähnlich wie bei den Menschen in einer Großstadt stellen diese lebenden Anteile – trotz ihres relativ geringen Volumenanteils – dennoch die Baumeister des Großteils der restlichen Substanz dar, indem sie mit ihrer regen Tätigkeit im Laufe der Zeit immer wieder neue Strukturen erzeugen, veraltete Bausteine durch neue ersetzen und beständige Umbauten entsprechend

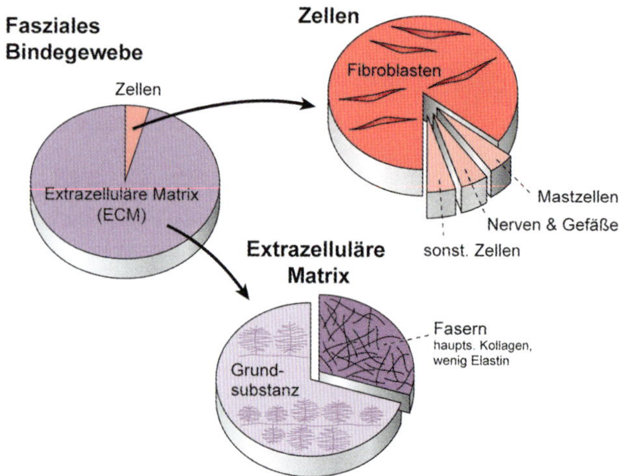

Abb. 11.2 Komponenten des faszialen Bindegewebes. Die Zellen (mehrheitlich Fibroblasten) im Gewebe machen nur einen sehr kleinen Volumenanteil aus. Dennoch erzeugen sie sämtliche Fasern sowie einen beträchtlichen Teil der viskösen Grundsubstanz. (© fascialnet.com) [M678]

ihrer Bedürfnisse durchführen. Sämtliche Faserelemente des Bindegewebes werden von diesen multipotenten Bindegewebszellen, den Fibroblasten, erzeugt und erneuert; wie dies auch mit den meisten Elementen der Grundsubstanz der Fall ist, die ebenfalls von diesen Baumeister-Zellen geschaffen werden (bis auf das in der extrazellulären Matrix gebundene Wasser, das mehrheitlich durch reine Sogwirkung der Grundsubstanz aus dem Blutplasma aktiv angesaugt wird) (➤ Kap. 8.3).

Binnen weniger Wochen können die Fibroblasten auf diese Weise enorme architektonische Veränderungen der umgebenden extrazellulären Matrix bewirken, wie man z. B. bei der Frozen Shoulder (einer primären faszialen Versteifung) oder bei fibrotischen Brandnarben beobachten kann.

11.3 Womit nehmen die Fibroblasten unsere mechanische Stimulation wahr?

Ein Osteopath, der an einer nachhaltigen Veränderung der bindegewebigen Architektur interessiert ist, dürfte daher großes Interesse haben, von den derzeit aktuellsten Forschungseinsichten zu lernen, womit diese Baumeister-Zellen die mechanischen Impulse seiner Hände wahrnehmen und wie sie diese verarbeiten. Dies berührt eines der derzeit spannendsten Gebiete der Matrixbiologie, nämlich die Frage nach der genauen Erklärung der sog. **Mechanosensation.** Da Fibroblasten im klassischen medizinischen Verständnis primär als „biochemische Fabriken" verstanden werden, versucht die aktuelle Bindegewebsforschung zu verstehen, womit und wie diese Zellen mechanische (also nicht chemische) Impulse wahrnehmen und dann intern in eine biochemische Reaktionskaskade übersetzen.

Als erstes wurden hierzu besonders spezialisierte Regionen an der Zellmembran entdeckt, sog. **Focal Adhesions,** an denen sich mechanosensible Rezeptionskanäle befinden, die wiederum chemische Prozesse im Zellinneren auslösen. Wenig später wurde ferner demonstriert, dass die **alpha-glattmuskulären Aktin-Faserbündel** im Zellinneren ebenfalls eine mechanosensible Eigenschaft haben. Beide Elemente scheinen primär auf Zug- und weniger auf Druckkräfte als mechanische Stimulationsrichtungen zu reagieren. Vermutlich hat das auch mit der grundsätzlichen Architektur der Fibroblasten zu tun: laut Ingber stellen in diesen Zellen die spannungsgeladenen Mikrofilamente sowie die ebenfalls spannungsgeladene Membran die primären Stabilitätselemente dar (Ingber et al. 2014). Ähnlich des von Fuller popularisierten **Tensegrity-Modells** in der Architektur bilden diese spannungsresistenten Elemente ein tragendes Gerüst, in dem die kompressionsstabilen Mikrotubuli als lokale Abstandshalter eingebettet sind (Myers 2015).

Allerdings bedarf es sowohl bei den Focal Adhesions als auch den spannungssensiblen Faserbündeln – zumindest in Zellkulturexperimenten – geradezu brachialer Zugspannungskräfte, um die nötige Reizschwelle für eine Reaktionsauslösung zu erreichen. Erst in neuerer Zeit wurde dann ein weiterer mechanosensibler „Täter" entdeckt und als möglicherweise wichtigstes Reaktionselement in dieser Dynamik beschrieben. Hierbei handelt es sich um die sog. **Zilien,** also kleinsten Flimmerhärchen, die von der Zellmembran in die Grundsubstanz ragen. Ursprünglich als mehr oder weniger nutzlose Überbleibsel der Fortbewegungs- und Wahrnehmungsfühler unserer urzeitlichen Einzeller-Vorfahren betrachtet, haben sich einige dieser Zilien bei den Fibroblasten offenbar darauf spezialisiert, den sog. **„Fluid Shear" der umgebenden sirupartigen Grundsubstanz** zu registrieren und diese Botschaft präzise an das Zellinnere weiterzugeben. Je nachdem, wie weit diese dünnen Flimmerhärchen durch die Verschiebebewegung des umgebenden „Ozeans" temporär verbogen werden, übersetzen sie diesen Reiz in unterschiedliche Aktivierungsmuster der zellulären Baumeister-Tätigkeit. Überraschend: Um diese feinen Flimmerhärchen ausreichend zu stimulieren, reichen schon „flüsternd-sanfte" Impulskräfte aus, sofern diese mit einer internen Flüssigkeitsverschiebung im Gewebe einhergehen, die in den Zilien eine vorübergehende leichte Seitneigung bewirken.

11.4 Einfluss der Konstitution auf die zelluläre Dynamik

Anscheinend experimentiert die Biologie bezüglich der **Reaktionsbereitschaft dieser Fibroblasten** (etwa zur verstärkten Produktion kollagener Quervernetzungen) mindestens ebenso umfangreich, wie sie es etwa mit der genetischen Variation unterschiedlicher Körpergrößen beim Menschen praktiziert. Während manche Menschen von Geburt an zu einem weicheren und nachgiebigen Bindegewebe neigen (sowie einer damit einhergehenden erhöhten Neigung zur systemischen Hypermobilität), gibt es am anderen Ende des Variationsspektrums Menschen, die zu einem besonders festen Bindegewebe neigen. Im Zuge der neuen Sichtweise der evolutionären Medizin sollten solche Ausprägungen weniger als Pathologien verstanden werden, sondern als Spezialisierungen, die – ähnlich einer Farbenblindheit, die mit einer erhöhten Sensitivität für Grauwertunterschiede einhergeht – in bestimmten Lebenskontexten eine erhöhte Funktionalität mit sich bringen.

Von Masi et al. (2007) stammt hierzu das Erklärungskonzept einer **klimatisch-orientierten genetischen Spezialisierung.** Danach weisen die sog. „Wikinger-Typen" mit erhöhter Stabilität und verringerter Flexibilität im arktischen Klima eine bessere Fitness auf, während im tropischen Klima eine erhöhte Beweglichkeit mit weniger muskulärer Reibung eine bessere Überlebenswahrscheinlichkeit mit sich bringt. In der Tat zeigt sich die sog. Wikinger-Krankheit (Dupuytren-Kontraktur oder palmare Fibromatose) sowie die damit verwandte plantare Fibromatose an der Fußsohle (Ledderhose-Kontraktur) besonders häufig bei Menschen, deren Vorfahren aus nordeuropäischen Regionen abstammen, während diese fibrotischen Gewebeverhärtungen bei Menschen aus afrikanischen oder südasiatischen Gebieten fast unbekannt sind.

Umgekehrt scheint eine genetisch-konstitutionelle Neigung zur allgemeinen Hypermobilität bei Frauen in südasiatischen Gebieten weiter verbreitet zu sein als bei Männern in nordeuropäischen Gebieten. Interessanterweise geht diese Tendenz zu einem weicheren Bindegewebe mit einer erhöhten Neigung zur juvenilen Skoliose einher (bei gleichzeitig verringerter Neigung zu Morbus Bechterew) sowie mit einer vermehrten Ausprägung von hängenden Ohrläppchen und einem nur dünnen Zungenbändchen. Letztere Eigenschaften scheinen offenbar mit der – hier gering ausgeprägten – Vernetzungsfreude der Fibroblasten zur Ausbildung sog. Cross-Links zwischen nebeneinanderliegenden Kollagengeweben zusammenzuhängen.

Vorläufiges Fazit für den behandelnden Therapeuten

Ein Patient sollte niemals mit einem vorgegebenen Ideal verglichen werden, egal wie fest oder weich er sich anfühlt. Wenn ein Mensch als starrer Wikinger oder hypermobiler Schlangenmensch schmerzfrei zu uns schwankt, sollten wir dennoch vorsichtig damit sein, ihn an unsere Vorstellungen eines normalen Menschen anzupassen. Anders ist dies, wenn deutliche regionale Unterschiede in der Gewebefestigkeit eindeutig mit den beklagten Schmerzsyndromen korrelieren. Hier ist es wahrscheinlicher, dass die regionalen Veränderungen weniger mit einer allgemeinen genetischen Spezialisierung zusammenhängen als mit anderen prägenden Lebensereignissen und Verhaltensweisen des Patienten.

11.5 Welche mechanische Stimulation bewirkt welche Fibroblastenreaktion?

Parallel zum **Wolff-Gesetz,** das die Anpassung von Knochengewebe an wiederkehrende herausfordernde mechanische Belastungsreize beschreibt, untersucht das sog. **Davis-Gesetz** eine ähnlich ausgerichtete Anpassungsdynamik der faszialen Bindegewebe. Werden kollagene faserige Bindegewebe wiederholt einer moderat dosierten Zugspannung ausgesetzt, beginnen die stimulierten Fibroblasten, die Architektur ihrer Matrix-Umgebung nachhaltig zu verfestigen. Damit dies geschieht, muss allerdings ein relativ hoher Schwellenwert überschritten werden (bei Sehnen um ca. 4 % Dehnung; beim intramuskulären Bindegewebe offenbar etwas weniger), und den Fibroblasten muss anschließend an die herausfordernden Reizanforderungen eine adäquate Zeitspanne für eine verstärkte regenerative Umbauarbeit erlaubt werden (➤ Abb. 11.3). Die Auslotung der hierfür optimalen Belastungsdosierungen und -variationen ist aktueller Forschungsinhalt auf dem Gebiet des Faszientrainings. Dieser Aspekt ist für einen Osteopathen dahingehend von Interesse, wenn es im Sinne einer Nachhaltigkeit darum geht, den Patienten anzuleiten, den Aufbau eines resilienteren Bindegewebes im Laufe der Zeit zu fördern.

Hochdosierte ruckartige Zugbelastungen stimulieren in den Fibroblasten die **Ausschüttung von proinflammatorischen Botenstoffen.** Im richtigen Kontext angewandt, kann dies als Beginn eines gesunden **Wundheilungs- und Reparaturprozesses** interpretiert werden. Möglicherweise spielen diese Anpassungsprozesse eine Rolle bei erfolgreichen Anwendungsfällen von hoch dosierter Bindegewebsmanipulationen, wie sie in den Methoden von Typaldos oder von Khalifa verwendet werden (Typaldos 2014, Ofner et al. 2014). Nicht unwichtig scheint hier eine anschließend mehrtägige Regenerationszeit nach den hochdosierten Behandlungssitzungen zu sein, um die zellulären Wundheilungsprozesse zum Abklingen zu bringen.

Wenn nicht nur einige Dutzend, sondern Hunderte bis Tausende solcher ruckartigen Mikrozerrungen hintereinander verabreicht werden, kann dies allerdings leicht zu einer nicht vollendeten (bzw. stagnierten oder daueraktivierten) Wundheilungsdynamik führen. Dies könnte eine häufig fehlgeleitete Anpassungsdynamik beim Repetitive Strain Syndrome sein.

Eine mehrwöchige Immobilisierung (wie bei einem Gipsverband oder chronischem Bewegungsmangel in einem vorhandenen Gelenkbereich) kann hingegen zur Ausbildung von zusätzlichen Cross-Links bzw. zur Verfilzung der kollagenen Architektur führen. Das Gewebe wird dann spröder und weniger dehnbar. Die einzelnen Kollagenfasern verlieren ihre natürliche Wellung (sog. Crimp),

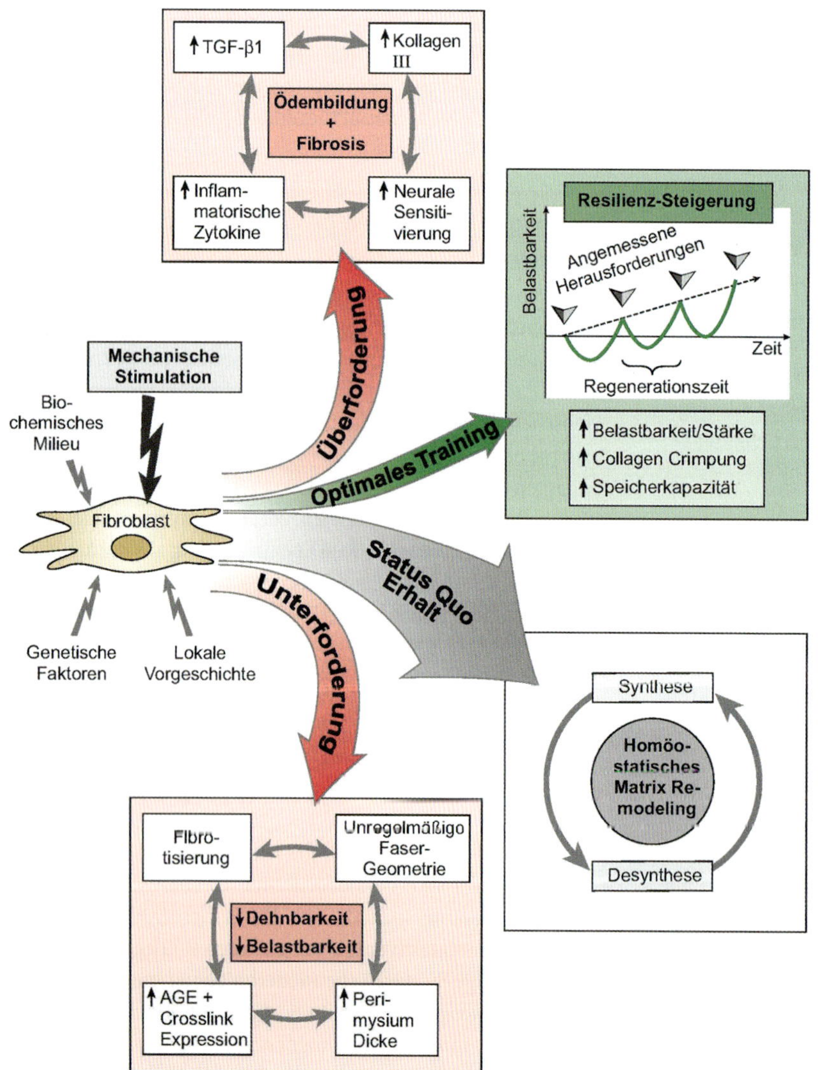

Abb. 11.3 Mechanosensible Anpassung faszialer Bindegewebe nach dem Davis-Gesetz. Ähnlich wie knöchernes Bindegewebe (dann beschrieben durch das Wolff-Gesetz) passen Fibroblasten ihre architektonische Umbauarbeit faseriger kollagener Bindegewebe an die erlebten mechanischen Stimulationen an. Sowohl Überforderung als auch chronische Unterforderung können eine Fibrotisierung auslösen. Bei Überforderung ist dies meist eine „nasse" Verfilzung, die mit entzündlichen Prozessen sowie Ödembildung einhergeht. Die eher trockene Verfilzung einer Unterforderung ist durch eine kristalline Versprödung (durch die sog. Advanced Glycation Endproducts) der Grundsubstanz und andere Cross-Link-Formationen gekennzeichnet. Der relativ schmale Stimulationsbereich einer nachhaltigen Resilienz-Steigerung ist hingegen durch adäquat dosierte herausfordernde Belastungen verbunden mit angemessenen Regenerationszeiten gekennzeichnet. TGF-β1 = Transforming Growth Factor β1, AGE = Advanced Glycation Endproduct. (© 2015 fascialnet.com) [M678]

wie sie etwa bei sportlich aktiven oder jugendlichen Menschen typisch ist. Von diesen Umbauarbeiten abgesehen reduzieren die Fibroblasten ihre Stoffwechselaktivität und schalten in eine Art Ruhemodus herunter.

Zellkulturversuche an künstlichen Ligamenten, die von der osteopathischen Forschungsgruppe um Standley ausgeführt wurden, deuten ferner an, dass die Anwendung von langandauernden sanften Dehnreizen die Fibroblasten zu einer verbesserten Wundheilungsreaktion animieren kann (Cao et al. 2015). Beim Vergleich von 3- bis 12-prozentigen Dehnungsausmaßen sowie 1- bis 5-minütigen Anwendungszeiten zeigte sich, dass die niedrigsten Dehnungsbelastungen (3 %) sowie die längste Anwendungszeit (5 Minuten) am wirksamsten waren, um die Heilung einer zuvor gesetzten Wunde zu beschleunigen.

Vorsichtiges Fazit

Nach einer Verletzung könnte durch eine regelmäßige, durch Yin Yoga inspirierte langsam-sanfte Dehnung – sofern richtig dosiert – die Reparaturtätigkeit der Fibroblasten verbessern.

Für Manualtherapeuten mindestens ebenso interessant dürfte eine andere Versuchsreihe derselben Forschergruppe sein. Hier wurden Fibroblasten in Zellkultur einer simulierten indirekten osteopathischen Technik, bestehend aus einer 60 Sekunden langen vorübergehenden Spannungsreduktion einer zuvor als Dauerzustand hergestellten Grundspannung, ausgesetzt. Dies führte zu einer Reduktion der proinflammatorischen Auswirkung einer vorhergehenden Repetitive-Motion-Injury-Simulation. Die Simulation einer Myofascial-Release-Behandlung (in Form einer insgesamt 60 Sekunden langen geringgradigen Gewebedehnung) führte im Anschluss an eine Repetitive-Strain-Injury-Simulationsbehandlung ebenfalls zur Dämpfung der inflammatorischen Reaktion, jedoch zusätzlich auch zur Reduktion der apoptotischen Auswirkungen dieser Vorschädigung (Zein-Hammoud et al. 2015).

Ähnlich wertvoll erscheint das Ergebnis einer Zellkulturstudie, in der Fibroblasten zwar keiner Dehnung ausgesetzt wurden, sondern durch einen geringgradigen Fluid Shear der umgebenden Grundsubstanz stimuliert wurden. Dieses sanfte Umspültwerden führte zur verstärkten Expression des Kollagen abbauenden Enzyms MMP-1 in einem Zeitfenster von 4 bis 8 Stunden nach der Stimulation (Zheng et al. 2012).

Eine mögliche klinische Umsetzung könnte die osteopathische Arbeit mit Narben, Frozen Shoulder und anderen fibrotischen Geweben betreffen. Anstatt die Hauptaufmerksamkeit des Behandlers auf die Dosierung oder Richtung des manuellen Drucks zu richten, könnte es noch hilfreicher sein, bei der manuellen Arbeit die langsamst mögliche kontinuierliche Schubgeschwindigkeit zu suchen, um damit die Fibroblasten zum Abbau überschüssigen Kollagens nach der Behandlung zu stimulieren.

11.6 Einfluss anderer Faktoren auf die zelluläre Dynamik

Neben der Genetik und den biomechanischen Stimulationen hat auch die lokale Vorgeschichte (an biomechanischen sowie biochemischen prägenden Erfahrungen) einen Einfluss auf die Matrix modellierende Aktivität der Fibroblasten. So kann chronische sympathische Aktivierung zur **erhöhten Expression des Botenstoffes TGF-β1** führen (Bhowmick et al. 2009). Dieser wird interessanterweise von den Fibroblasten in speziellen kleinen Lagerungsnestern in der extrazellulären Matrix auf Vorrat deponiert. Wenn dann das Gewebe erhöhten mechanischen Turbulenzen ausgesetzt wird, werden diese Depots nicht durch chemische, sondern mechanische Weise geöffnet und der „Zaubertrank" des gelagerten TGF-β1 schwirrt im Überfluss durchs Gewebe. Dies wiederum führt dazu, dass zahlreiche Fibroblasten sich mittels des Zaubertranks in hochkontraktile **Myofibroblasten** verwandeln, deren Kollagensynthese und Kontraktionskräfte die von normalen Fibroblasten um ein Vielfaches übertreffen (Hinz et al. 2012) (➤ Kap. 8.3.2).

Der Säuregehalt der Grundsubstanz könnte selbstverständlich die kontraktile und fibrotische Dynamik der Bindegewebszellen beeinflussen. So zeigte sich in einer Studie von Pipelzadeh und Naylor (1998), dass ein erhöhter Säurewert zu einer erhöhten Kontraktilität der Myofibroblasten führte. Damit ist die Brücke nicht weit zu begründeten Spekulationen über den **Einfluss der Ernährung auf die zelluläre Dynamik.** Mit großer Sicherheit darf angenommen werden, dass ein proinflammatorisches biochemisches Milieu eine fibrotische Wucherung begünstigen kann. Eine bindegewebsfreundliche Ernährung sollte daher antiinflammatorische Komponenten mit anderen Elementen verbinden, die eine gesunde Matrix-Synthese der Fibroblasten unterstützen (Hankinson und Hankinson 2012). Ein solch biochemischer Ansatz kann jedoch ein gesundes Bewegungsverhalten im Alltag niemals ersetzen, allenfalls ergänzen.

11.7 Myofasziale Zugübertragung auf regionaler Ebene

Nach dem klassischen Modell der muskulären Biomechanik kann man die Funktion eines Muskels ausreichend verstehen, wenn man sich verdeutlicht, dass er bei einer Kontraktion versucht, die beiden sehnigen Ansätze des Muskels am Skelett (Ursprung und Ansatz) zueinanderzuziehen. So bestechend und ästhetisch befriedigend dieses Modell auch für den Lernenden sein mag, so geht es doch weit an den realen Verhältnissen vorbei, wenn man die faszialen Vernetzungen berücksichtigt. Bei den meisten Muskeln inseriert ein wesentlicher Anteil der Muskelfasern (durchschnittlich 30 %) nämlich gar nicht in den sehnigen Ansätzen, sondern zieht zur faszialen Muskelhülle, die ihrerseits sehr eng mit den Hüllen danebenliegender Muskeln sowie anderer Nachbarstrukturen verwachsen ist.

Auch wurden die faszial-membranösen Anheftungen vieler Muskeln aus didaktischen Vereinfachungszwecken in vielen Lehrbüchern der letzten Jahrzehnte vernachlässigt, wie z. B. Aponeurosis musculi bicipitis brachii (früher Lacertus fibrosus) des M. biceps brachii oder die Anheftung des M. biceps femoris an das sakrotuberale Ligament. Wenn die adhärent vernetzten Nachbarmuskeln funktionelle Synergisten sind, verändert das die grundsätzliche Zugwirkung eines Muskels nur bedingt.

Wie die Gruppe um Huijing überzeugend aufzeigte, findet jedoch oft auch myofasziale Zugübertragung (von Muskelhülle zu Muskelhülle) auf Nachbarmuskeln, die funktionelle Antagonisten sind, statt (Huijing 2009). Während dies den Widerstand einer einzelnen Bewegung erhöht, führt es zu einer erhöhten Stabilität des Gelenks bei dynamischen Bewegungen. Interessanterweise gibt es hier offenbar große individuelle Unterschiede, wie erheblich diese funktionelle Vernetzung zwischen antagonistischen Muskelgruppen ist. Bei vielen spastischen Paresen ist sie etwa besonders deutlich erhöht und erklärt dann, dass trotz eines umfangreichen Trainings in der neuromuskulären Ansteuerung sich die Beweglichkeit der Betroffenen häufig weiterhin von Jahr zu Jahr verschlechtert.

Während einige Chirurgen diese neue Einsicht mittlerweile erfolgreich in neue operative Techniken übersetzt haben, in denen sie die unüblich starken Verwachsungen zwischen verschiedenen Muskelgruppen auflockern, lässt sich diese Erkenntnis möglicherweise auch in der Osteopathie mit einer gezielten manuellen Lösungsarbeit an den muskulären Septen bei den betroffenen Patienten umsetzen.

Vor dem Hintergrund der aktuellen Faszienforschung muss weiterhin die klare terminologische Trennung zwischen Bändern und Sehnen in Frage gestellt werden. In der Vergangenheit war man davon ausgegangen, dass Bänder und Gelenkkapseln vonseiten der Muskeln nur über die Gelenkstellungsveränderung beeinflusst werden, während die Spannung von Sehnen und Aponeurosen auch ganz unmittelbar von den daran ziehenden Muskeln beeinflusst wird. Wie van der Wal (2009) überzeugend zeigen konnte, sind jedoch fast alle Sehnen im Körper adhärent mit kapsulären und ligamentären Geweben verwachsen und übertragen dadurch auch muskuläre Spannungen direkt an diese. Dies bedeutet, dass z. B. die Spannung und Funktion der Kniegelenkkapsel nicht unwesentlich auch durch die Grundspannung der faszialen Hülle des M. gluteus maximus oder des M. semimembranosus beeinflusst wird.

11.8 Mehrgelenkige myofasziale Ketten

11

Es gibt eine ganze Reihe hypothetischer Modelle, die beschreiben, wie **mechanische Zugspannung im Körper** über sog. Muskelschlingen oder myofasziale Ketten über mehrere Gelenke und Einzelmuskeln hinweg übertragen wird. Im französisch-italienischen Sprachraum sind z. B. die Systeme von Busquet sehr verbreitet, im deutschen Sprachraum waren es lange die sog. Muskelschlingen von Tittel und im englischen Sprachraum sind derzeit die als „Anatomy Trains" bezeichneten myofaszialen Leitbahnen von Myers sehr verbreitet (Tittel 2015, Myers 2015, Richter und Hebgen 2015). Leider scheint die Verbreitung der jeweiligen Modelle innerhalb und außerhalb der Osteopathie mehr von den grafischen und fotografischen Fertigkeiten der Autoren geprägt zu werden als von wissenschaftlichen Evidenzstudien, zumal es auch erhebliche Unterschiede zwischen den verschiedenen Modellen bezüglich der propagierten Verbindungslinien gibt.

In einer Studie von Wilke wurden nun erstmals mehrere der **myofaszialen Leitbahnen von Myers** daraufhin systematisch untersucht, inwieweit sich hierfür in der anatomischen Literatur eine wissenschaftliche Evidenz finden lässt (Wilke et al. 2016). Danach gibt es eine starke Evidenz für die wesentlichen Übergänge der oberflächlichen Rückenlinie und die der vorderen sowie hinteren funktionellen Linien. Eine nur moderate Evidenz fand sich für die Spirallinie und die laterale Linie, während sich keine Evidenz für die oberflächliche Frontlinie finden ließ.

Möglicherweise lassen sich die Unterschiede zwischen den verschiedenen Linienmodellen auch mit der eher flächigen Architektur vieler wichtiger myofaszialer Strukturen im menschlichen Körper erklären. ➤ Abb. 11.4 verdeutlicht als Beispiel die Faserverläufe entlang des lateralen Oberschenkels. Hier wäre es ein Leichtes, mit Hilfe von Skalpell oder Pinsel eine für Laien überzeugende myofasziale Kette zu postulieren, die von unterhalb des Knies bis zum vorderen oberen Darmbeinstachel verläuft. Ebenso überzeugend wäre es allerdings auch möglich, diese myofasziale Kette zum hinteren oberen Darmbeinstachel strahlen zu lassen. Ein Osteopath tut also

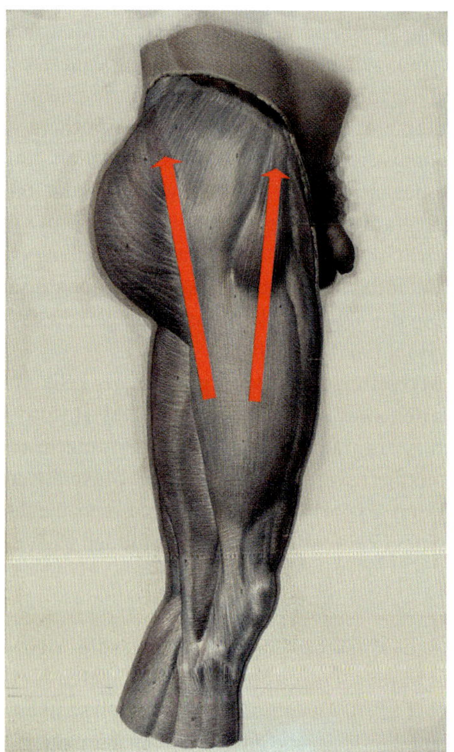

Abb. 11.4 Welche Zugübertragungslinie ist die „richtige"? Es bedarf keiner überdurchschnittlicher Dissektionskünste, um am anatomischen Präparat eine myofasziale Kette herauszupräparieren, die vom Knie zum vorderen Darmbeinstachel zieht. Genauso gut lässt sich aber auch eine myofasziale Kette zum hinteren Darmbeinstachel darstellen. Der Leser sollte sich daher auch bei besonders schön gezeichneten Darstellungen myofaszialer Ketten nicht vorschnell verleiten lassen, diesen auch eine übergeordnete funktionelle Bedeutung zuzuschreiben. In vielen Regionen scheint zudem eher eine flächige Zugübertragung als eine lineare vorzuherrschen. (© 2015 fascialnet.com) [G481/M678]

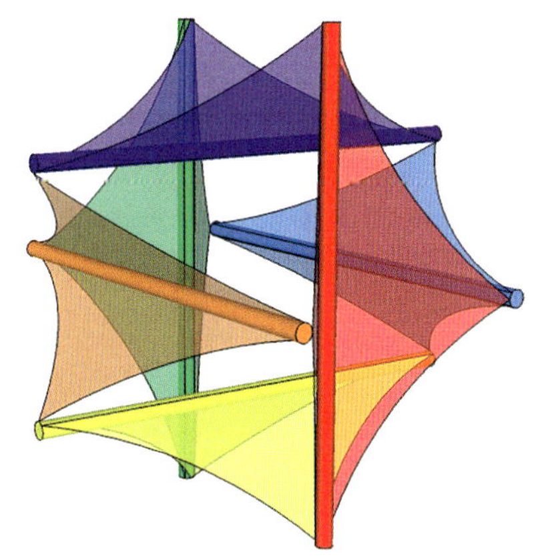

Abb. 11.5 Flächige Tücher oder schmale Seile? Ein Tensegrity-Modell, bei dem flächige Membranen wesentliche Haltearbeit übernehmen, ist möglicherweise ein adäquateres Modell zum Verständnis der myofaszialen Biomechanik als eines, in dem die Zugspannungsübertragung allein durch lineare Seile übernommen wird. (© T. Flemons 2008, www.intensiondesigns.com)

gut daran, sich nicht zu sehr auf lineare Denkmodelle zu verlassen. Wer z. B. darauf besteht, dass ein kinesiologisches Haut-Tape immer entlang eines vorgegebenen „myofaszialen Meridians" angelegt werden sollte, verkennt möglicherweise die viel komplexeren und flächigeren Spannungsvernetzungen im realen Körper.

Auch das zu Beginn dieses Kapitels erwähnte Tensegrity-Modell könnte in seiner ursprünglichen Form aus Stäben und Seilen eine allzu simple Vereinfachung für die Biomechanik des menschlichen Körpers sein. Ein neueres alternatives Modell könnte den realen Verhältnissen evtl. besser entsprechen, in dem neben Seilen auch flächige Membranen als Spannungsübertragungselemente verwendet werden (➤ Abb. 11.5). Selbstverständlich ist auch dieses Modell keine optimale Repräsentation der menschlichen Architektur und Biomechanik. Zusätzlich müssten rheologische Prinzipien berücksichtigt werden, etwa in Form von Beuteln und Schwämmen, die mit unterschiedlich viskösen Flüssigkeiten gefüllt sind und diese bei Belastung unterschiedlich leicht abgeben. Eine rein linear gedachte Kraftübertragung – etwa von Ort A nach B nach C – wird in den seltensten Fällen der komplexen Vernetzungsdynamik gerecht, die den Körper unserer Patienten kennzeichnen.

Je nach quantitativer und zeitlicher Dosierung der mechanischen Behandlungsreize reagieren Fibroblasten mit der Produktion unterschiedlicher Botenstoffe.

- Lang anhaltend sanfte Stimulationen können so z. B. die Wundheilung beschleunigen und eine antientzündliche Wirkung bewirken.
- Kräftig dosierte Stimulationen können wiederum eine proentzündliche und Stoffwechsel anregende Wirkung zeigen.

YELLOW FLAG

- Alleinige Konzentration auf passiv-osteopathische Behandlungen und/oder gesunde Ernährung ohne eine nachhaltige Einbeziehung und Förderung eines faszienfreundlicheren Bewegungsverhaltens des Patienten im Alltag
- Enthusiastisch vertretene „Weniger ist mehr"- oder „Kräftig ist gut"-Konzepte zur Dosierung der mechanischen Behandlungsstimulationen ohne Verständnis des Davis-Gesetzes zur Fibroblastensensitivität
- Linear verengte Denkmodelle mechanischer Übertragungsketten im Verständnis des Behandlers

RED FLAG

Überdosierte Zufügung von Gewebeirritationen oder Mikroverletzungen durch den Behandler ohne adäquat dosierte anschließende Regenerationszeit des aktivierten Gewebes.

Zusammenfassung

- Um die Zugübertragungswirkung eines Muskels zu verstehen, sollte man auch über seine spezifischen faszialen Vernetzungen Bescheid wissen. Etwa 30 % der Muskelfasern führen nicht zu den Sehnen, sondern zu komplexen faszialen Vernetzungen über oft mehrere Gelenke hinweg.
- Myofasziale Ketten sind oft willkürlich selektionierte Ausschnitte aus flächigen Zugverteilungsmustern.
- Im Sinne einer verstärkten Nachhaltigkeit ist es sinnvoll, die mechanosensiblen Reizschwellen und Reaktionsbereitschaften der Fibroblasten in die klinische Arbeit einzubeziehen.

LITERATUR

Barnes JF. Myofascial Release: The Search of Excellence. Paoli, PA: Rehabilitation Services Inc., 1990.

Bhowmick S et al. The sympathetic nervous system modulates CD4(+) FoxP3(+) regulatory T cells via a TGF-beta-dependent mechanism. J Leukoc Biol. 2009; 86 (6): 1275–1283.

Cao TV et al. Duration and magnitude of myofascial release in 3-dimensional bioengineered tendons: effects on wound healing. J Am Osteopath Assoc. 2015; 115 (2): 72–82.

Chaudhry H et al. Three-dimensional mathematical model for deformation of human fasciae in manual therapy. J Am Osteopath Assoc. 2008; 108 (8): 379–390.

Hankinson MT, Hankinson EA. Entzündungshemmende Ernährung bei orthopädischen Erkrankungen. In: Schleip R et al. (Hrsg.). Lehrbuch Faszien: Grundlagen – Forschung – Behandlung. München: Elsevier Urban & Fischer, 2012. S. 344–349.

Hinz B et al. Recent developments in myofibroblast biology: paradigms for connective tissue remodeling. Am J Pathol. 2012; 180 (4): 1340–1355.

Huijing PA. Epimuscular myofascial force transmission: a historical review and implications for new research. International Society of Biomechanics Muybridge Award Lecture, Taipei, 2007. J Biomech. 2009; 42 (1): 9–21.

Ingber DE, Wang N, Stamenovic D. Tensegrity, cellular biophysics, and the mechanics of living systems. Rep Prog Phys. 2014; 77 (4): 046603.

Masi AT, Benjamin M, Vleeming A. Anatomical, biomechanical, and clinical perspectives on sacroiliac joints: an integrative synthesis of biodynamic mechanisms related to ankylosing spondylitis. In: Vleeming A et al. (Eds.) Movement, stability and lumbopelvic pain. 2nd edition. Edinburgh: Churchill Livingstone Elsevier, 2007. pp. 205–227.

Myers T. Anatomy Trains: Myofasziale Leitbahnen für Manual- und Bewegungstherapeuten. 3. Aufl. München: Elsevier Urban & Fischer, 2015.

Ofner M et al. Manual Khalifa Therapy improves functional and morphological outcome of patients with anterior cruciate ligament rupture in the knee: a randomized controlled trial. Evid Based Complement Alternat Med. 2014; 462840.

Pipelzadeh MH, Naylor IL. The in vitro enhancement of rat myofibroblast contractility by alterations to the pH of the physiological solution. Eur J Pharmacol. 1998; 357 (2–3): 257–259.

Richter P, Hebgen E. Triggerpunkte und Muskelfunktionsketten in der Osteopathie und Manuellen Therapie. 4 Aufl. Stuttgart: Haug, 2015.

Rolf IP. Rolfing: The Integration of Human Structures. Santa Monica: Dennis Landman, 1977.

Schleip R. Die Bedeutung der Faszien in der manuellen Therapie. Deutsche Zeitschrift für Osteopathie. 2004; (1): 10–16.

Threlkeld AS. The effects of manual therapy on connective tissue. Phys Ther. 1992; 72 (12): 893–901.

Tittel K. Muscle slings in sport. München: Kiener Press, 2015.

Typaldos S. Faszien Distorsions Modell. 4. Aufl. Wolfenbüttel: Institut für fasziale Osteopathie, 2014.

van der Wal J. The architecture of the connective tissue in the musculoskeletal system-an often overlooked functional parameter as to proprioception in the locomotor apparatus. Int J Ther Massage Bodywork. 2009; 2 (4): 9–23.

Wilke J et al. What is evidence-based about myofascial chains? A systematic review. Arch Phys Med Rehab. 2016; 97 (3): 454–461.

Zein-Hammoud M, Standley PR. Modeled osteopathic manipulative treatments: a review of their in vitro effects on fibroblast tissue preparations. J Am Osteopath Assoc. 2015; 115 (8): 490–502.

Zheng L et al. Fluid shear stress regulates metalloproteinase-1 and 2 in human periodontal ligament cells: involvement of extracellular signal-regulated kinase (ERK) and P38 signaling pathways. J Biomech. 2012; 45 (14): 2368–2375.

KAPITEL

12

Harald Walach, Stefan Schmidt und Marc Wittmann

Neurobiologische Grundlagen der Osteopathie

Osteopathie hat mit manchen anderen Verfahren der manuellen Therapie und der Komplementärmedizin eines gemeinsam: sie baut implizit darauf, dass es eine – wie auch immer geartete – enge Beziehung zwischen **mental-psychologischen Prozessen,** wie Aufmerksamkeit, Schmerzerleben, Gefühlen, und **physiologisch-körperlichen Prozessen,** wie etwa Muskelspannungen und Entzündungsprozessen, gibt. Dabei wird davon ausgegangen, dass eine Kommunikation über diese Beziehung in zwei Richtungen verlaufen kann. Man kann über körperliche Manipulationen, wie Berührungen, Druck, sanfte Bewegungen, psychische Befindlichkeiten therapeutisch beeinflussen, etwa wenn Osteopathen Kolikschmerzen kleiner Kinder behandeln (Dobson et al. 2012).

Psychische Probleme, wie etwa eine depressive Stimmung oder ein erlittenes Trauma, drücken sich aber auch körperlich aus und können im Gewebe ertastet werden. Gleichzeitig beeinflussen körperliche Krankheiten die psychische Befindlichkeit. Psychisches Erleben kann die „Ursache" von körperlich sich äußernden Krankseins sein. Intuitiv ist allen klar, dass es sich hier um eine enge Einheit zwischen Leib und Seele, Psyche und Körper, physiologischen und psychologischen Prozessen handelt.

Wie kann man sich das konzeptuell und konkret vorstellen? Wir wollen in diesem Kapitel auf diese Fragen eingehen. Auch wenn wir nicht in der Lage sein werden, alle diese Fragen zufriedenstellend zu beantworten, so wollen wir doch wenigstens das Bewusstsein für die konzeptuellen Probleme schärfen und einen Überblick über mögliche und bekannte Mechanismen geben, die solche Effekte vermitteln können.

Wir gehen dabei folgendermaßen vor: Nach einem kurzen Aufriss des Problems, der die philosophische Seite des **Leib-Seele-Problems** thematisiert, werden wir verschiedene Mechanismen erörtern, die in der letzten Zeit entdeckt wurden, die plausibel machen können, wie solche Effekte zustande kommen. Wir bedienen uns dabei der Erkenntnisse der Physiologie, der Neurobiologie und der Placeboforschung.

12.1 Konzeptuelle Grundlagen – das Leib-Seele Problem

Viele Neurowissenschaftler gehen davon aus, dass neuronale Prozesse des Gehirns, oder allgemeiner gesprochen körperliche Vorgänge, unser psychisches Erleben nicht nur verursachen, sondern mit ihm mehr oder weniger identisch sind (Damasio 2000, Dennett 1994, Koch 2004, Metzinger 2008, Roth 1997). Man hört und liest Sätze wie „Das Gehirn denkt …" oder „Das Gehirn empfindet Schmerzen im Areal xyz." Man kann verstehen, dass und wie solche sog. **Identitätstheorien** oder **physikalistischen Theorien** zustande kommen. Denn immerhin weiß man aus der Neuropsychologie, dass es bei bestimmten Störungen oder Verletzungen im Gehirn, z. B. ein Tumor oder eine Läsion aufgrund eines Schlaganfalls, zu dezidierten Ausfällen kommen kann. Diese starke Korrelation von Gehirnvorgängen und psychischen Fähigkeiten und dem Erleben verleitet dazu zu übersehen, dass es sich hierbei lediglich um eine Korrelation handelt und diese nicht zwingend eine Ursächlichkeit darstellt und schon gar keine Identität. Zudem stellt eine Äußerung wie „Das Gehirn denkt" einen klassischen **mereologischen Fehlschluss** dar, da man die Eigenschaft eines Ganzen (der Mensch) einem seiner Teile (das Gehirn) zuschreibt (Bennett und Hacker 2003). Der Mensch denkt; an Neuronen lassen sich aber nur Aktionspotenziale und an Neuronenverbänden lediglich Potenzialschwankungen ableiten.

Es ist aus unserer Sicht wichtig, sich klar zu machen, dass psychisches Erleben kategorial verschieden von physiologischen Vorgängen wie Neuronenentladungen oder Transmitterausschüttungen sind (Hoche 2008). Während das Gehirn ein sehr begrenztes Repertoire an Aktionen hat – Neuronenentladungen laufen immer relativ ähnlich ab, Transmittersysteme gibt es nur in begrenzter Anzahl –, ist unser Erleben enorm reichhaltig und vielfältig. Bislang hat es keine Theorie vermocht, diese Reichhaltigkeit aus der relativen Begrenztheit neurophysiologischer Vorgänge befriedigend herzuleiten (Chalmers 1996, 2010). Und selbst wenn dies einmal geschehen sollte, so bleibt immer noch ein ganz grundsätzliches konzeptuelles Problem: Wie sich z. B. **Schmerz anfühlt,** rein subjektiv, die Qualität, das damit verbundene Leiden; das ist eine innere, persönliche Erfahrung, die sich nicht in Neuronenentladungen selbst wiederfinden lässt. Die **Qualität unseres Erlebens,** die sog. **Qualia,** ist kategorial verschieden von den materiellen Prozessen, die sie möglicherweise verursachen, aber auf jeden Fall begleiten (Bois-Reymond 1916, Nagel 1974).

Kategoriale Verschiedenheit meint, dass wir verschiedene Aussagesysteme benötigen, um die Sachverhalte jeweils auszudrücken und dass wir nicht auf eines dieser Systeme verzichten können. Tun wir das, sagen wir also z. B. „Mein Schmecken dieses alten Pinot Noir aus dem Burgund ist die Entladung der Neuronen in den Arealen a, b und m im Gehirn", dann begehen wir einen Kategorienfehler. Kategorienfehler sind solche Fehler, bei denen eine Aussage eines Systems mit einem anderen zusammengebracht wird, etwa „der blaue Himmel ist laut". Hier verwenden wir das Prädikat „laut", das dazu dient, die Stärke von Tönen zu beschreiben, und wenden es auf eine Farbe an. Wir empfinden dies als kompetente Sprecher der deutschen Sprache intuitiv als falsch, und wenn jemand im normalen Alltag so etwas sagen würde, dann würden wir entweder denken, die Person ist aus der Psychiatrie entsprungen oder jemand versucht sich in Poesie. Gedichte bedienen sich manchmal solcher Kategorienvermischungen.

Schon Leibniz und mit ihm Bieri und andere haben darauf hingewiesen: Wenn man das Gehirn aufblasen könnte, sodass man darin herumgehen könnte wie in einer Mühle oder einer anderen mechanischen Apparatur, wir würden immer nur Neuronenentladungen und Transmitterausschüttungen sehen, nie aber Schmerz, Trauer, Geschmack von Schokolade oder Wein, Liebe oder Hass oder die Qualität der wechselnden Farben bei einem Sonnenuntergang, geschweige denn die dazu gehörigen Gefühle und Affekte (Bieri 1995, Leibniz 1966).

Gleichzeitig sind wir uns relativ sicher – auch wenn manche Berichte von Nahtoderfahrungen u. ä. wissenschaftliche Gespenstergeschichten diese Sicherheit manchmal hinterfragen –, dass unser Gehirn am Entstehen dieser Erfahrungen in irgendeiner Form beteiligt ist. Denn, das legt die Evolution nahe, mit steigender Komplexität des Gehirns sind Lebewesen zu immer größeren kognitiven, sozialen und emotionalen Leistungen und Ausdrucksweisen fähig. Diese Evolution des Gehirns dürfte auch für den evolutionären Erfolg des Menschen verantwortlich sein. Denn es ermöglicht komplexe Zeichensysteme, soziale Intelligenz, Bindung und kooperatives Verhalten. Das Gehirn mag diese Erfahrungen „irgendwie", auf eine Art, die wir noch nicht verstehen, verursachen. Manche sprechen davon, dass psychisches Erleben, also das „Innen" unserer Innenwelt, aus der Komplexität unserer neuronalen und körperlichen Strukturen entsteht, so ähnlich wie die „Flüssigkeit" und andere Eigenschaften des Wassers aus der Kombination von Sauerstoff und Wasserstoff entstehen, obwohl sie weder im Sauerstoff selbst noch im Wasserstoff enthalten sind, sondern erst durch deren Kombination entstehen (Bunge 1980, Van Gulick 2001). So elegant diese Idee ist, so übersieht sie allerdings doch, dass alle sog. **emergenten** Eigenschaften, die wir kennen, zunächst immer **auf der gleichen begrifflich-kategorialen** Ebene angesiedelt sind. Die Flüssigkeit des Wassers oder seine spezifische Dichte und Struktur sind alles materielle Eigenschaften. Der „Überstieg" in eine andere kategoriale Ebene ist bislang noch nicht zufriedenstellend erklärt worden.

Intuitiv gehen wir davon aus, dass körperliche Prozesse und psychische Vorgänge nebeneinander existieren. Man könnte uns daher als **intuitive Dualisten** bezeichnen. Dies beruht auf unseren Alltagserfahrungen. So führt z. B. unser Wunsch, das Licht anzuschalten, dazu, dass sich unser Arm hebt und wir den Lichtschalter betätigen. Also hat ein „immaterieller" Prozess, der Wunsch nach Helligkeit, eine kausale Wirkung in der materiellen Welt. Dieser implizite Dualismus zwischen psychischen und materiellen Prozessen geht in der westlichen Geistesgeschichte auf René Descartes (1596 bis 1650) zurück, der damit einer Grundintention Ausdruck verlieh. Diese Form des Dualismus ist immer noch bei vielen Ärzten und Psychologen verbreitet, etwa wenn sie von „Psychosomatik" reden und damit meinen, dass psychisches Erleben Krankheit **verursacht.** Diese Haltung ist genauso problematisch wie die eines **materialistischen Monismus,** der davon ausgeht, dass es „in Wirklichkeit" nur materielle Prozesse gibt. Denn wie muss man sich dieses Zusammenspiel von Geist und Körper konkret vorstellen? Descartes versuchte es konzeptuell mit der Zirbeldrüse. Er dachte, hier würden sich Leib und Seele die Hand reichen und gewissermaßen Austausch pflegen. Man sieht leicht, dass eine derartige Lösung nicht funktioniert. In jüngster Zeit haben es Beck und Eccles mit einer Theorie versucht, die darauf beruht, dass Quantenschwankungen in den Vesikeln der Neuronen Transmitter ausschütten (Beck und Eccles 1992), aber auch das löst nicht das Problem, wie **kategorial Verschiedenes** miteinander interagieren kann.

Hat also der Materialismus das Problem zu erklären, wie man von materiellen Vorgängen zu Innerlichkeit und psychischem Erleben – einer anderen Kategorie – gelangt, so hat der Dualismus das Problem zu erklären, wie zwei so verschiedenartige Substanzen miteinander interagieren können.

Man sieht, dass dieses Problem nicht leicht zu lösen ist. Als Arbeitshypothese für dieses Kapitel schlagen wir einen denkbaren Minimalkonsens vor, der den monistischen Impuls der Wissenschaft – also alles möglichst auf eine einfache Substanz zurückzuführen – aufgreift, aber die dualistische Alltagsphänomenologie trotzdem erhält. Wir optieren hier für einen neutralen Monismus, der sich uns aber in unserer Alltagswelt und -phänomenologie in doppelter Weise präsentiert: als materiell-physiologische Phänomene und als psychisch-geistige Phänomene (Atmanspacher 2003, 2014). Als Verständnishilfe verwenden wir den Begriff **Komplementarität** (Walach und Römer 2000).

12.2 Das Komplementaritätsprinzip zum Verständnis leib-seelischer Einheit und phänomenologischer Dualität

Das **Komplementaritätsprinzip** wurde von Niels Bohr in die Physik eingeführt, um die eigenartigen Eigenschaften von Quanten zu verstehen (Bohr 1966). Das Problem der damaligen Physik war, dass es Quanten gibt, z. B. Lichtquanten, die zwei Eigenschaften besitzen, die nicht gleichzeitig festgestellt werden können und die dennoch zusammen gehören. Wenn man etwa den Impuls eines Photons erfassen will, benötigt man eine Messanordnung, die es unmöglich macht, seinen Ort festzustellen. Wenn man umgekehrt den Ort feststellen will, verliert man die scharfe Kenntnis seines Impulses. Dabei handelt es sich nicht um ein technisches Problem, sondern um eine prinzipielle Eigenschaft dieser Systeme. Diese Tatsache, dass die Materie in ihrer grundlegenden Natur Eigenschaften aufweist, deren gleichzeitige Messung und Feststellung sich gegenseitig ausschließen, die aber dennoch zur Beschreibung nötig sind, belegte Bohr mit dem Begriff Komplementarität. Er hat ihn nie richtig definiert, aber in einer Annäherung könnte man folgendens sagen:

> Komplementäre oder inkompatible Beschreibungen sind solche, die sich gegenseitig maximal ausschließen und dennoch gleichzeitig nötig sind, um einen Sachverhalt zu verstehen oder einen Gegenstand zu beschreiben.

Interessant ist dabei die Tatsache, dass Bohr diesen Begriff der **Komplementarität** aus der Psychologie entlehnt hat (Rosenfeld 1961): **William James** verwendete ihn, um die Phänomenologie multipler Persönlichkeiten zu verstehen. Der Wahrnehmungspsychologe **Edgar Rubin** konstruierte bistabile oder zweideutige Wahrnehmungsbilder, sog. Kippbilder, die man auf zwei sich gegenseitig ausschließende Weise sehen kann. Bohr hatte verschiedene Verbindungen zur Psychologie und Philosophie seiner Tage, in denen diese Sachverhalte diskutiert wurden. Er übernahm von dort den Begriff und führte ihn in die Physik ein.

Daher ist es auch durchaus zulässig, ihn wieder in die Psychologie zu reimportieren. **Fahrenberg** hat das vor etwa 35 Jahren getan und vorgeschlagen, dass man die Beziehungen zwischen leiblichen und seelischen Vorgängen in diesem Sinne als sich gegenseitig ausschließende und dennoch nötige Beschreibungen einer Sache, nämlich des lebendigen Menschen, verstehen solle und dafür den Begriff **Komplementarität** benützen könne (Fahrenberg 1979). Wir halten diesen Vorschlag noch immer für klug und hilfreich (Walach 2012, 2013), denn er leistet zwei Dinge:

- Zum einen ist er sparsam, was die ontologische Festlegung angeht. Ob die „zugrunde liegende" Substanz im Universum die Materie ist – eine **materialistische Ontologie** also – oder Geist – eine **idealistische Ontologie** – oder etwas ganz anderes – eine Art **transzendenter Monismus,** muss im Rahmen eines solchen Modells nicht spezifiziert werden. Mögen sich Physiker und Philosophen dazu Gedanken machen.
- Zum anderen lässt es auf jeden Fall die phänomenologische Dualität intakt, die wir intuitiv erleben und die es eben schwierig macht, Psychisches auf Materielles (oder umgekehrt) zu reduzieren, weil sich sonst ein Kategorienproblem ergibt.

Wir schlagen deshalb vor, psychische und materielle, leibliche und seelische Prozesse als komplementären Ausdruck **einer Wirklichkeit** zu verstehen. Wir haben an anderer Stelle Vorschläge gemacht, wie man sich das im Detail vorstellen könnte (Römer und Walach 2011, Walach 2014, Walach und Römer 2011).

Dieses Modell erlaubt es, den Wechsel und den Übergang zwischen leiblichen und psychischen Prozessen als etwas zu sehen, das man gar nicht weiter begrifflich-theoretisch verstehen muss, zumindest nicht für praktische Zwecke. Und es erlaubt zu begreifen, wie psychische und leibliche Vorgänge verschränkt sind. Von diesem Ausgangspunkt können nun verschiedene Achsen der Interaktion diskutiert werden. Dabei soll zunächst einem Missverständnis vorgebeugt werden: Das Gehirn allein ist nicht alles in diesem Zusammenspiel zwischen Körper und Seele. Das Gehirn wäre ohne seine Afferenzen aus der Peripherie leiblos. Damasio hat gezeigt, wie wichtig all diese Afferenzen sind, um es dem Gehirn zu ermöglichen, eine adäquate Repräsentanz des Körpers aufzubauen; diese Repräsentanz des Körpers macht sozusagen die Grundmelodie des Bewusstseins aus (Damasio 2000, 1994).

Das Körpererleben stellt den Rahmen oder den Anker für das sonstige bewusste Erleben dar. Zusätzlich zu den zentralnervösen Prozessen müssen daher auch die autonom-nervösen diskutiert werden. Denn das **autonome Nervensystem,** das relativ selbstständig – daher autonom – arbeitet, hat verschiedene wichtige Schnittstellen mit dem **zentralnervösen Nervensystem,** das mit dem bewussten Erleben und der Psychologie im engeren Sinne verbunden ist (Hellhammer und Hellhammer 2008). Und schließlich ist noch das **Immunsystem** zu diskutieren, von dem wir wissen, dass es auf vielfältige Weise sowohl mit dem zentralen Nervensystem als auch mit dem autonomen interagiert und daher ebenso zu einer wichtigen Schnittstelle geworden ist. Die **Psycho-Neuro-Immunologie** (PNI) und die **Psycho-Endokrinologie** sind die entsprechenden Fachrichtungen, die sich mit diesem Zusammenspiel beschäftigen (Ader et al. 1991). In immer bedeutsameren Focus geraten in letzter Zeit auch Studien, die zeigen, dass sich unser psychisches Erleben und unser Verhalten bis auf die Ebene der Genexpression bemerkbar machen (Robinson 2004). Dieser unter dem Titel **Epigenetik** fungierende Forschungsbereich wäre genauso wichtig, kann aber im Rahmen dieses Kapitels nicht ausführlicher diskutiert werden.

12.3 Neurobiologische Aspekte

12.3.1 Regulation peripherer Wahrnehmungen und zentrale Repräsentationen interozeptiver Signale

Das Gehirn kann als ein Integrationsorgan des Organismus gesehen werden, in dem Informationen zusammenlaufen und integriert werden. Dabei handelt es sich um **neuronale Informationen** des somatischen und des autonomen Nervensystems, **immunologische Informationen** aus dem Immunsystem sowie **endokrinologische Informationen** des hormonellen Systems. Afferenzen aus der Peripherie, über Druck, Position, Stoffwechselstatus und Entzündungsprozesse werden zum Gehirn geleitet und dort integriert. Umgekehrt wird über komplexe **inhibitorische (hemmende) Prozesse** eine Vielfalt von Informationen aus der Peripherie blockiert und nur das, was wirklich wichtig ist, wird weiterverarbeitet. So stellt ein gesunder Organismus laufend eine dynamische Balance her.

Eine Schmerzwahrnehmung etwa entsteht dann, wenn periphere Läsionen zu lokaler Freisetzung von nozizeptiven Mediatoren – meist Substanz P – und Entzündungsmediatoren – etwa Histamin – führen, die in der afferenten Summe stärker sind als hemmende Prozesse, die zentralnervös diese Afferenzen im Normalfall balancieren. Dann empfinden wir Schmerz. Durch wiederholte Aktivierung dieser afferenten Schmerzbahnen werden an den Synapsen, bereits auf der Ebene des Rückenmarks, aber auch weiter zentral, Lernprozesse aktiviert (Sandkühler 2000). Im ungünstigen Fall können so chronische Schmerzverarbeitungsprozesse gebahnt werden, die auch dann „Schmerz" signalisieren, wenn die periphere Ursache – etwa eine Entzündung aufgrund eines lokal irritierten Nervs – längst behoben ist. So entsteht häufig, vereinfacht gesprochen, **chronischer Schmerz** als Störung der zentralen Hemmung und der zentralen Schmerzverarbeitung. Alle Versuche, eine solche Wahrnehmungsstörung peripher, etwa durch die Verabreichung von Entzündungshemmern, zu beeinflussen, wird daher nicht von Dauer sein.

In der gleichen Weise kann man sich leicht vorstellen, dass etwa die kontraintuitiv erscheinenden Maßnahmen mancher Naturheilverfahren regulatorisch in solches Geschehen eingreifen können: etwa eine Durchblutungssteigerung, eine Hitzeüberstimulation, oder eine physikalische Stimulation von anderen Körperstellen des gleichen **Dermatoms,** dem vom gleichen Rückenmarkganglion aus innervierten Hautareal.

Man kann verstehen, dass eine zentralnervöse Verarbeitungsstörung durch psychologische Prozesse sowohl entstehen als auch behandelt werden kann. Die Entstehung solcher somatischen Probleme durch psychische Prozesse war schon **Sigmund Freud** bekannt, der sie unter dem Namen **Konversionsstörung** behandelt hat. Später haben Psychosomatiker in der Nachfolge Freuds von **Organsprache** gesprochen (Ellenberger 1973). Während sich viele Detailannahmen im Einzelnen nicht bewahrheiteten, besteht doch wenig Zweifel, dass sich psychische Probleme als körperliche Beschwerden äußern können. Jedem Praktiker wird geläufig sein, dass ein **Schmerz,** der psychisch nicht zugelassen werden kann, sich häufig ein somatisches Ventil sucht und als „Rückenschmerz" oder anderer Schmerz wieder auftaucht.

Es wäre aus unserer Sicht verfehlt, hier von einer psychischen **Verursachung** körperlicher Prozesse zu sprechen, falls man darunter das Hineinregieren eines kategorialen Bereichs, des Psychischen, in einen anderen, den Physischen, verstehen wollte. Wenn man hingegen psychische und körperliche Prozesse als zwei komplementäre Seiten ein und desselben Geschehens ansieht, dann verschwindet das Rätsel: Dann werden alle körperlichen Prozesse psychische Seiten haben und umgekehrt (Fava und Sonino 2009, von Uexküll et al. 1995). Daher ist es im Rahmen eines solchen Modells nicht sonderlich erstaunlich, dass sich psychischer Schmerz nicht nur psychisch, sondern manchmal auch körperlich zeigt, vor allem dann, wenn er nicht „zur Kenntnis" genommen wird, also nicht bewusst ist. Umgekehrt erfüllt der körperliche Schmerz seine Funktion und kann daher verschwinden, wenn der psychische Schmerz in seinem Vorhandensein und möglicherweise auch in seiner Herkunft gewürdigt worden ist. Daher ist es aus Sicht dieses Modells fatal, wenn man, therapeutisch gesehen, verschiedene Domänen für die Behandlung „körperlicher" und „psychischer" Probleme oder Schmerzen einrichtet, da sich diese Domänen durchdringen.

Neurobiologisch sind dafür die im Folgenden diskutierten Strukturen bekannt.

Die Insula – Integration somatischer und affektiver interozeptiver Signale

Der **insulare Kortex (Insula)** ist ein Areal der Großhirnrinde, das von Stirn-, Scheitel- und Schläfenlappen verdeckt wird und das relativ nah und eng mit Strukturen **des limbischen Systems** verbunden ist und deshalb dem erweiterten limbischen System zugeordnet wird. Die Insula ist in den letzten Dekaden immer klarer als das **Integrationszentrum** für somatische Afferenzen erkannt worden, sie ist der **primäre interozeptive Kortex** (Craig 2009). Die Insula steht weniger für die topografischen Repräsentanzen unserer Hautempfindungen und unserer Willkürmotorik, die als **Homunkulus** entlang der zentralen Furche repräsentiert werden. Die Insula hat vielmehr eine **primär-affektiv integrierende Funktion** des gesamten Körperzustands aus der Peripherie und den inneren Organen. Sie integriert eine Fülle von Afferenzen, die über die zentrale Schaltstelle, den **Thalamus,** vermittelt werden, bevor sie weiter im Rahmen höherer kortikaler Verarbeitungsprozesse analysiert werden. Die Insula bildet ein affektiv-gefühltes Körperselbst ab, aus dem primäres Bewusstsein für unsere Körperlichkeit entsteht, darüber also „wie ich mich jetzt im Moment fühle" (Craig 2015).

Wir wissen aus Studien, dass bei Menschen, die sich intensiv mit Achtsamkeitsmeditation befassen, zu der auch ein sorgfältiges Achten auf alle Körperregungen gehört, der Inselkortex stärker ausgebildet ist (Hölzel et al. 2011, 2007, Ott et al. 2011) bzw. stärker aktiviert wird (Lutz et al. 2008). Das bedeutet aber auch: Wir können durch sorgfältiges gegenwärtiges Achten auf unseren Körper und seine Regungen auch Einfluss nehmen auf die Art, wie Körperlichkeit in unserem Bewusstsein repräsentiert ist. Dies ist deshalb möglich, weil Prozesse der Aufmerksamkeitslenkung und der Emotionsregulation, die mit Strukturen des limbischen Systems, des **cingulären** und des **präfrontalen Kortex** assoziiert sind, ebenfalls eng mit dem Inselkortex verbunden sind. Der Inselkortex ist auch anatomisch sehr eng mit jenen Strukturen des limbischen Systems verbunden, die für unsere Gedächtniskonsolidierung nötig sind, mit dem Hippocampus.

Dies könnte die Grundlage für das oft beschworene und doch so flüchtige **Körpergedächtnis** sein. Mit diesem Begriff belegt man gewöhnlich die Erfahrung, dass die Bearbeitung körperlicher Spannungszustände, vor allem, wenn sie tiefer im Gewebe verankert sind, oft mit der Reaktivierung von Erinnerungen, nicht selten traumatischer Natur, einhergeht. Aus der Gedächtnis- und Traumaforschung ist bekannt, dass Traumen häufig mit einer Fragmentierung von Inhalten einhergehen (Hirsch 2011, Reinders et al. 2003). Für manche Inhalte herrscht dann oft **Hypermnesie,** für andere **Amnesie.** Traumaopfer können oft zentrale Inhalte nicht erinnern, können aber banalste Kleinigkeiten des Kontextes sehr genau beschreiben. Oder aber sie werden von unbestimmtem Affekt überflutet,

12

dem sie keinerlei konkreten Anlass zuordnen können. Hier kann der Körper als Anker oft eine wichtige Rolle spielen, eben weil über die affektiven Körperrepräsentanzen manchmal der Zugang zu den fragmentierten Inhalten möglich wird. Dies ist Chance und Gefahr zugleich.

Alle peripheren Manipulationen am Körper, die dazu geeignet sind, diese affektiv getönte Körperrepräsentanz zu beeinflussen, werden daher auch unser gefühltes Körperselbst und unser Wohlbefinden beeinflussen. Da der Inselkortex auch Afferenzen aus tiefer liegenden und nicht nur aus peripheren sensorischen Bereichen integriert, sind auch und vor allem Tiefenstimulationen, wie sie bei der Massage, bei Osteopathie oder anderen manipulativen Techniken, aber auch imaginäre Verfahren, bei denen einfach die Aufmerksamkeit symbolisch auf tiefere Strukturen gelenkt wird, dazu geeignet, in diesem Bereich Modifikationen zu induzieren.

Schmerzregulation

Die Schmerzafferenzen aus der Peripherie, die auf der Ebene der peripheren Nervenendigungen und Ganglien meist mit **Substanz P,** einem Neuropeptid, als Transmitter arbeiten, werden, wenn sie die absteigend-hemmenden Einflüsse überwinden können, über das **periaquäduktale Grau,** einer Region im Zwischenhirn, und den **Thalamus** in ein wohl bekanntes **Schmerznetzwerk** weitergeleitet. Dieses **nozizeptive Netzwerk** arbeitet meistenteils mit **Cholecystokinin** als Transmitter und rekrutiert ein weites Netzwerk, zu dem somato-topologische Repräsentanzen im somatosensorischen Kortex und im Inselkortex, aber auch rhythmische Resonatoren im Thalamus gehören, die mit den höheren Zentren verbunden sind und die Intensität des gefühlten Schmerzes zu vermitteln scheinen (Colloca und Benedetti 2005, Llinas et al. 1999, May 2009).

Es gibt ein topografisch und strukturell paralleles **Opiat-Netzwerk,** das zentralnervös den Schmerz hemmen kann. Es operiert vor allem mit **endogenen Opiaten** (Petrovic et al. 2002). Die entsprechenden Zentren sind neben Kernen in der **Substantia nigra** des Hirnstamms vor allem Kerne im **periaquäduktalen Grau.** Dort wird durch kortikale Modulationsprozesse die absteigende Hemmung moduliert und entsprechend verstärkt oder geschwächt. Wenn etwa die Wahrnehmung einer extremen Bedrohung den Organismus in allerhöchste Erregung versetzt, so kann es sein, dass im Schockzustand die absteigende Hemmung so stark ist, dass alle von der Peripherie kommenden Schmerzreize blockiert werden und ein Schwerstverletzter sich noch retten kann bzw. keinen Schmerz empfindet. Allerdings hält dieser Effekt nur für eine begrenzte Zeit an.

In der **Placeboforschung** hat sich gezeigt, dass eine psychogen vermittelte Analgesie genau dieselben opioiden Regelkreise verwendet und so die absteigende Schmerzhemmung aktiviert (Colloca et al. 2010, Petrovic et al. 2002). Dies kann auf verschiedene Weise geschehen. Die psychische Erwartung scheint ein wichtiger Effekt zu sein. Anstatt diese mit einem abschätzigen „Placebo"-Etikett abzuwerten, sollten wir sie verstehen lernen als Teil eines mächtigen Arsenals von Selbstregulations- und Selbstheilprozessen, die dem Organismus zur Verfügung stehen (Meissner 2014).

Eine andere Art der Aktivierung läuft über die Lenkung der Aufmerksamkeit. Das **dopaminerg** arbeitende System, das sich vor allem aus Zentren im **cingulären Kortex,** den **Basalganglien** und dem **präfrontalen Kortex** zusammensetzt und für die Erkundung aller potenziell wohltuender Kontexte zuständig ist (Toates 2001), greift moderierend in das oben beschriebene Balancesystem der Nozizeption und der absteigenden Hemmung ein. Mütter und Väter kennen den Effekt: Ein Kind, das vor Schmerzen weint, „vergisst" seinen Schmerz rasch, wenn man ihm etwas richtig Spannendes bietet. Hier hat das **dopaminerge System,** das der Aufmerksamkeitslenkung auf potenziell Glück verheißende Reize zugrunde liegt, moderierend in die Schmerzwahrnehmung eingegriffen. Daher kann alles, was die Aufmerksamkeit wirklich in den Bann zieht und vom Schmerz ablenkt, diesen moderierenden Regulationsprozess hervorrufen. Genau aus diesem Grund werden in vielen multimodalen Schmerztherapieprogrammen die Patienten aktiviert, damit sie, trotz Schmerzen, wieder Dinge tun, die ihnen Spaß machen. Dopamin wird dabei fälschlicherweise oft als „Glückshormon" bezeichnet. Das dopaminerge System muss man sich aber eher als ein System vorstellen, das evolutionär die Aufgabe hat, dem Organismus zu helfen, sich Kontexte, Umgebungen und Konstellationen zu merken, in denen für das Überleben Wichtiges zu erwarten ist: z. B. Nahrung, Sicherheit, Geborgenheit oder Sex.

Schmerzpatienten sind häufig auf die einzelnen Körperbereiche fixiert, die ihnen Schmerzen bereiten. Daher sind sie oft extrem überrascht, wenn ein Therapeut kontraintuitiv an anderer Stelle zu behandeln beginnt. Ein bekannter Manualtherapeut erzählt immer wieder, dass er die Behandlung eines verletzten Knöchels etwa am Knie oder am Oberschenkel beginne und Patienten dann ganz erschrocken darauf hinwiesen, dass ihnen nicht der Oberschenkel, sondern der Knöchel wehtue. Gute Therapeuten, vor allem solche, die ganzheitlich denken, handeln aber oft so, und dies zu Recht. Denn somatisch gesehen handelt es sich um eine Umlenkung der Aufmerksamkeit auf andere Körperbereiche, die dazu angetan sein kann, die Balance der somatischen Repräsentanzen zu verändern und über die Aktivierung des Aufmerksamkeit lenkenden Systems hemmend in die Schmerzwahrnehmung einzugreifen.

12.3.2 Die Gleichwertigkeit von Realität und Imagination im Gehirn

Es ist sehr wichtig zu verstehen, dass das menschliche Gehirn eine Art Wirklichkeitskonstruktionsmaschine darstellt. Es bildet nicht ab, was sich außen befindet und was uns über unsere Sinnesorgane erreicht, sondern rekonstruiert das, was wir vernünftigerweise erwarten dürfen (Gray 1995). Insbesondere das, was von dieser Erwartung ganz deutlich abweicht, wird „wahrgenommen" (Wahrnehmung als Vorhersage; **perception as prediction**). Insgesamt sind nur 3 bis 5 % der Gehirnaktivität mit Signalen befasst, die aus der Peripherie kommen (Gusnard und Raichle 2001, Raichle 2006, Raichle et al. 2001). Anders ausgedrückt: Was wir **erleben,** ist zu großen Teilen „hausgemacht", und insbesondere Wichtiges und Neuartiges, das von der Erwartung abweicht, schafft es, den Filter der Sinneswahrnehmung zu passieren. Das bedeutet aber auch, dass für unser Gehirn nur wenig Unterschied zwischen „wirklich“ und „vorgestellt“, „echt“ und „eingebildet“ besteht. Deshalb kann es vorkommen, dass Menschen Schmerzen erleben, obwohl es keinen passenden organischen Befund gibt. Und deshalb kann man auch mit Aktionen, mit denen man diese Erwartungskonstruktion verwirrt, therapeutisch wirken, obwohl sich an den äußeren Umständen nichts ändert und alles nur „im Kopf“ passiert.

Das ist die Basis wohltuender therapeutischer Suggestionen, die z. B. im Rahmen der lösungsorientierten Kurztherapie so wirkungsvoll sind (Shazer 1994). Aber auch somatische Interventionen, die über das afferente System neue Informationen in das zentrale Nervensystem (ZNS) leiten, bedienen sich dieses Umstands. Daher können Patienten, indem sie sich positive Endzustände vorstellen oder einer therapeutischen Suggestion des Therapeuten folgen, in einen Modus der Selbstheilung gelangen.

12.3.3 Die Bedeutung des autonomen Nervensystems

Lange war man der Meinung, das **autonome Nervensystem (ANS)** sei wirklich komplett autonom und unabhängig von allen zentralnervösen Prozessen, die mit bewusster Wahrnehmung und Willkürmotorik verbunden sind. Seine Aufgabe sei die Regulierung der unbewusst ablaufenden und unbewusst bleibenden basalen Körperfunktionen, die dem Überleben dienen, wie etwa Herzschlag, Atmung, Regulierung des Stoffwechsels, Schlaf-wach-Rhythmus usw. Diese Auffassung von der Separierung der Systeme ist phänomenologisch in den 1960er Jahren ins Wanken geraten, als indische Yogis im Westen bekannt wurden, die ihre Herzfrequenz willkürlich drosseln konnten, sodass sie fast wie tot wirkten und sich dann wieder aktivierten. Mönche konnten durch Sammlung in der Meditation so viel Körperhitze erzeugen, dass sie auf ihre Körper gelegte nasse, eiskalte Decken trotz kalter Temperaturen im Freien zu trocknen vermochten (Esch 2014). Solche Berichte haben schon relativ bald gezeigt, dass es innige Verbindungen der sog. autonomen Prozesse mit den bewusst-willentlichen zentralnervösen Vorgängen geben muss. Wie genau dies geschieht, wurde erst in den letzten Dekaden erforscht. Hier spielen mehrere Zusammenhänge eine Rolle.

Durch das ANS werden wichtige Reaktionsmuster vermittelt. Das ANS ist anatomisch in zwei Zweige gegliedert, das **sympathische** und das **parasympathische System.** Beide Systeme arbeiten immer parallel und im Wesentlichen antagonistisch, sodass im Körper eine dynamische Balance zwischen Verbrauch und Abbau, Arbeit und Regeneration besteht. Das sympathische System ist dabei eher dem Bereich der Arbeit, der Mobilisierung von Reserven und der Aktivität zugeordnet, während das parasympathische eher der Erholung, dem Aufbau von Reserven und der Entspannung entspricht. Bekannt geworden ist der Allgemeinheit vor allem die Erstreaktion auf Stress, die durch den Sympathikus vermittelt wird: Bei Wahrnehmung einer Bedrohung wird sofort das **Nebennierenmark** aktiviert, **Adrenalin/Epinephrin** wird ausgeschüttet und der **Sympathikus** aktiviert alle Organsysteme, um mit der Anforderung umzugehen. Dabei wird im ANS nicht unterschieden, welcher Natur der Reiz ist. Ein gefährliches, lebensbedrohliches Tier löst die gleiche Antwort aus wie eine schrille Glocke oder eine sportliche Herausforderung. Ist die Herausforderung gemeistert, wird der Parasympathikus aktiv und stellt den Organismus auf Regeneration um, die wir normalerweise im Schlaf finden, aber auch in Erholungspausen oder beim Essen.

Der Sympathikus wird typischerweise durch alles aktiviert, was potenziell bedrohlich erscheint oder für dessen Bewältigung eine Aktivierung benötigt wird (Praag et al. 2004). Wenn diese Reize zu stark sind, reden wir im Volksmund von **Stress,** was übersetzt Belastung oder Druck bedeutet. Weil dieses System phylogenetisch relativ alt ist, reagiert es auch automatisch. Daher sind Stressreaktionen heute vielleicht häufiger als früher. Denn der postmoderne Mensch ist von potenziellen Stressoren umgeben, angefangen von eng getakteten Terminplänen, Belastungstests im Stau, Angst vor versäumten Chancen, nicht zu vergessen der Sozial- und Freizeitstress, der zu einem Gutteil durch das heutzutage vorherrschende Überangebot an Möglichkeiten bedingt ist.

Solange dieser „Stress“ durch entsprechende Erholungspausen balanciert wird, ist es meist unkompliziert. Aber wenn die beiden Systeme aus der Balance geraten, droht Schaden. Wir illustrieren dies an einem Beispiel (Porges 2001, 1995):

Das Herz ist ein völlig autonom arbeitendes Organ. Es hat seinen eigenen internen nervalen Rhythmusgeber am Sinusknoten, von wo aus der elektrische Rhythmus generiert wird. Würde dieser Rhythmus ungebremst an das Herz weitergegeben, dann hätten wir eine normale Ruheschlagfrequenz des Herzens von etwa 120 Schlägen pro Minute. Nun unterliegt das Herz aber dem bremsenden Einfluss des Parasympathikus und dem aktivierenden des Sympathikus. Der Grundtonus ist der bremsende parasympathische Einfluss, der dazu führt, dass das Herz bei einem gesunden Menschen im Ruhezustand zwischen 60- und 70-mal pro Minute schlägt. Wird mehr Leistung gefordert, etwa aufgrund körperlicher Aktivität, dann nimmt der sympathische Einfluss zu, was zu einer stärkeren Aktivierung führt. Umgekehrt kann aber auch eine Hemmung parasympathischer Aktivität zu einer höheren Herzfrequenz und eine Mischung dieser beiden Einflüsse kann sogar zu einer tödlich verlaufenden Rhythmusstörung führen, weil durch den Wegfall der parasympathischen Bremse der Herzschlag erhöht und durch sympathischen Einfluss noch gesteigert wird. Es wird häufig berichtet, dass gerade solche organisch nicht zu befundenden Rhythmusstörungen in der heutigen Zeit als Signatur unserer Lebensweise häufiger werden.

Man kann aber an diesem Beispiel auch folgendes gut illustrieren: Wenn wir nun durch die Lenkung unserer Aufmerksamkeit auf den Atem diesen allmählich verlangsamen – und dies geschieht einfach dann, wenn wir ihn beobachten –, dann führt dies über eine interne Rückkopplung zu einer Verlangsamung der Herzfrequenz (Grossman et al. 2004, Grossman und Kollai 1993). Denn die Verlangsamung der Atmung führt zu einem Anstieg des parasympathischen Tonus, was zu einer Verlangsamung des Herzschlags führt. Dies erklärt, warum man schon früh in Studien zur **Meditation** feststellte, dass Meditierende langsamer atmen, eine niedrigere Herzfrequenz und insgesamt einen geringeren Grundumsatz haben (Wallace 1970). Durch Meditation wird, ähnlich wie durch andere

Entspannungsverfahren, die parasympathische Aktivität erhöht und damit der Organismus in einen allgemeinen Entspannungszustand gebracht.

Entspannung kann man auf verschiedene Weisen erreichen: Man kann sie durch mentale Stressbewaltigung und entsprechende „Entspannungsverfahren" erlangen, man kann sie aber auch so erreichen, dass man Verspannungen in der Skelett- und Haltemuskulatur aktiv löst. Denn oft kann auch eine noch so tiefe „mentale" Entspannung nicht alle chronischen Spannungen der Haltemuskulatur lösen. So lässt sich leicht verstehen, dass manipulative Verfahren und solche, die aktiv verspanntes Gewebe angehen, auch eine zentrale Entspannung bewirken.

Mit einer erhöhten parasympathischen Aktivität werden gleichzeitig noch weitere Regelprozesse angesprochen:

Über den **antiinflammatorischen Reflex** werden aktivierte **Makrophagen** gebremst (Tracey 2007), die an lokalen Entzündungsprozessen beteiligt sind. Interessanterweise tragen diese Makrophagen Rezeptoren für **Acetylcholin,** den Transmitter, der vom Parasympathikus verwendet wird. Das bedeutet: Bei einer ausgiebigen Aktivierung des Parasympathikus wird Acetylcholin freigesetzt, das wiederum in der Peripherie überaktivierte Makrophagen hemmen kann. Dadurch trägt parasympathische Aktivierung zu einer lokalen Entzündungshemmung bei. Auf diese Weise können Regelprozesse, die zunächst „nur" Entspannung intendieren, auch in immunologische Prozesse eingreifen. Dass dies auch umgekehrt der Fall ist, weiß man aus den Forschungsarbeiten der Psychoneuroendokrinologie, die im folgenden Abschnitt dargestellt werden.

Es kann somit gezeigt werden, dass Prozesse, die die Balance des ANS herstellen, einer Überaktivierung der Stressachse entgegenwirken und zu einem Ausgleich von anabolen und katabolen Stoffwechselprozessen führen. Auch überschießende Entzündungsreaktionen, die bei fast allen chronischen Erkrankungen festzustellen sind, werden dadurch potenziell reguliert. Dass Osteopathie als ein Verfahren, das über die Stimulation tief liegender Gewebekompartimente arbeitet, in diese Balance zwischen sympathischer und parasympathischer Aktivierung eingreifen kann, ist naheliegend, auch wenn dazu bisher noch keine Forschungsarbeiten vorliegen.

12.3.4 Neuroimmunologische Aspekte

Ein weiteres System, das lange Zeit als autonom und unabhängig vom Nervensystem galt, ist das Immunsystem mit seinem verzweigten Netzwerk von dezentralen Systemen (Ader et al. 1991). Dieses Dogma fiel, als Robert Ader in den 1970er Jahren, aufbauend auf früheren russischen Versuchen, die Konditionierbarkeit des Immunsystems nachweisen konnte und damit einen Einfluss bewusster bzw. unbewusster psychischer Prozesse auf scheinbar autarke immunologische Vorgänge aufzeigte. In den darauffolgenden Forschungsarbeiten zeigte sich eine starke Interaktion dieser beiden Bereiche. Man findet im **Hypothalamus,** aber auch in Regionen, die an die Ventrikel angrenzen, also dort, wo das Gehirn über die **Zerebrospinalflüssigkeit** Kontakt zum flüssigen Milieu des Körpers halten kann, Rezeptoren für praktisch alle immunologisch relevanten **Zytokine, Hormone** und **Peptide.** Auch umgekehrt hat sich gezeigt, dass praktisch alle Hormone auch Neurotransmitterfunktionen und immunologische Funktionen haben und umgekehrt.

Der Hypothalamus überwacht kontinuierlich den immunologischen Zustand des Organismus. Wenn es nötig wird, leitet er dann auch bestimmte Aktionen ein. Das beste Beispiel ist die Grippe. Dabei lanciert das Immunsystem eine starke Abwehrreaktion gegen einen Erreger. Eine Reihe von Zytokinen wird ausgeschüttet, die das Immunsystem dazu verwendet, innerhalb seiner eigenen Subsysteme zu kommunizieren. Diese Zytokine können aber auch vom ZNS, in dem Fall im Hypothalamus, wahrgenommen werden. **Interleukin-1** etwa, ein pro-inflammatorisches Zytokin, wird von Makrophagen dazu verwendet, eine allgemeine Abwehrreaktion zu mobilisieren. Gleichzeitig führt dies im Hypothalamus dazu, dass sich unser Temperaturempfinden verändert, wodurch der Körper die Temperatur nach oben reguliert und Fieber entsteht. Man wird müde und zieht sich zurück, eine mehr oder weniger bewusst ablaufende Verhaltensreaktion, die in diesem Falle rein immunologischer Natur ist. Läuft eine solche Immunreaktion fehlerhaft oder wird sie schlecht zurückreguliert, kann sich daraus durchaus auch eine Depression entwickeln, die phänomenologisch viel Ähnlichkeit mit einem Rückzug aufgrund eines Infekts hat (Maes 1999).

In ähnlicher Weise trägt das Immunsystem, vor allem wenn es leicht dereguliert ist, etwa im Zuge chronischer Entzündungsreaktionen oder Überstimulationen aufgrund von Allergien oder Atopien, dazu bei, dass immunologische Prozesse bewusst erlebte Verhaltenskonsequenzen haben. Ein Beispiel hierfür wäre, dass ein Asthmatiker wegen einer bedrohlich erlebten Situation einen an sich physiologisch unmotivierten Asthmaanfall erleidet.

Umgekehrt können therapeutische Interventionen, die die psychische Achse solcher Erkrankungen zum Ziel haben, wiederum regulierend ins Immunsystem eingreifen, wie dies oben am Beispiel des antiinflammatorischen Reflexes gezeigt wurde.

Es ist heute zu einem Gemeinplatz geworden, wenn man sagt, man habe eine Erkältung oder eine Infektion wegen „Stress" bekommen. Die Basis dafür ist psychoimmunologischer Natur. Cohen zeigte schon in den 1990er Jahren in einem nunmehr klassischen Experiment an Medizinstudenten, die alle mit einem Rhinovirus infiziert worden waren, dass nur diejenigen, die wirklich unter Stress gestanden hatten, eine manifeste Infektion mit Symptomen erlitten, obwohl alle virologisch-immunologisch diese Infektion hatten (Cohen et al. 1991).

Stress oder Belastung beruhen meist auf zwei Achsen. Die erste unmittelbare, sympathische Achse wird in ➤ Kap. 12.3.3 dargestellt. Sie verläuft über die sympathische Innervierung der **Nebenniere,** wodurch **Epinephrin** ausgeschieden wird. Sie dient der unmittelbaren Auseinandersetzung mit einer Bedrohung, entweder durch Flucht oder Aggression. Daneben gibt es aber noch eine zweite, etwas langsamere Achse. Sie wird über eine automatische Bedrohungsanalyse gesteuert, die in den **Mandelkernen (Amygdalae)** des limbischen Systems geschieht. Da alle Sinnesafferenzen über diese Kerne laufen, wird eine Analyse der emotionalen Bedeutung eines Reizes möglich, noch bevor der Reiz bewusst verarbeitet werden kann (Davidson 2000, De Martino et al. 2006). Ein Teil dieser Analyse dient dazu, reflexartiges Verhalten einzuleiten, z. B. eine

Bewegung anzuhalten oder rasch auszuführen, wenn Gefahr droht. Ein anderer Teil mobilisiert die nötigen Reserven über eine endokrinologische Achse, der **Hypothalamus-Hypophysen-Nebennierenrinden-Achse (HPA-Achse).** Hier wird vom Hypothalamus über die Hypophyse hormonell die Nebennierenrinde stimuliert, die dann Kortisol freisetzt. Diese zweite Stressachse führt zu einer längerfristigen Mobilisierung, insbesondere durch eine Umlenkung von Reserven, etwa aus den Speichern in die Muskulatur und ins Gehirn. Weiterhin kommt es zu einer Erhöhung des Grundumsatzes und zu einer Blockierung immunologischer Reaktionen, da diese in aller Regel Energie benötigen und den Organismus daher eher lähmen als aktivieren würden (Hellhammer und Hellhammer 2008). Daher erleben wir unter „Stress" eher Infekte bzw. Stress kann entzündliche Prozesse verschlimmern, weil Gegenregulationsprozesse des Immunsystems gestört werden.

Therapeutische Maßnahmen, die ganz allgemein einer systemischen Entspannung und einer Erhöhung parasympathischer Regulationsfähigkeit dienen, führen deshalb oft dazu, dass sich auch gestörte Immunprozesse wieder regulieren. Und solche finden wir bei vielen chronischen Erkrankungen.

Zusammenfassung

Das dargestellte Zusammenspiel der unterschiedlichen Systeme zeigt, dass es nicht sinnvoll ist, zwischen Systemen und deren Prozessen zu trennen. Ein Denken in vermeintlich getrennten Systemen und Prozessen ist meist der Tatsache geschuldet, dass das akademische System in Kompartimente unterteilt ist und sich Forscher, die sich z. B. intensiv mit dem somatischen Nervensystem befassen, in der Regel weniger intensiv mit dem autonomen Nervensystem oder dem Immunsystem beschäftigen und umgekehrt. So wird die intime Verzahnung dieser physiologischen Systeme gern übersehen. Aus dieser Perspektive ist es wenig sinnvoll zu fragen, ob eine therapeutische Maßnahme einen „spezifischen" Effekt auf ein bestimmtes System hat.

Dies soll mit einer Analogie aus der Placeboforschung illustriert werden: Eigentlich ist ein Placebo, das einen zentralen endorphinabhängigen Prozess der Schmerzreduktion bewirkt, das Spezifischste schlechthin. Denn die Schmerzreduktion wird nur dort veranlasst, wo sie nötig ist und endogenes Morphium erreicht nur die Rezeptoren, die es erreichen muss. Dagegen wäre eine systemische Morphiuminjektion oder orale Applikation, die ebenfalls die nötigen Rezeptoren erreicht, viel unspezifischer. Denn sie würde auch Opioid-Rezeptoren anderswo im Organismus, etwa im Darm oder an den Immunzellen, blockieren, wo wir gar keine solche Reaktion benötigen.

Insofern sind therapeutische Prozesse, die den Körper zur Eigenreaktion anregen und die somit auch unter dem Begriff **Selbstheilungsprozesse** gefasst werden können, vor allem in ihrer scheinbaren Unspezifität sehr spezifisch. Der gesetzte Reiz selbst mag zwar relativ unspezifisch sein, aber die Antwort des Körpers auf den Reiz ist durchaus spezifisch.

Andersherum kann in einem bestimmten therapeutischen System eine Intervention sehr spezifisch erscheinen: z. B. kann ein ganz bestimmtes Heilbadewasser oder ein ganz bestimmter therapeutischer Griff indiziert sein, die aufgrund der jeweils geltenden therapeutischen Theorie als spezifische Intervention zu betrachten sind. Aber der Körper selbst beantwortet eventuell diese Stimuli mit einer als relativ unspezifisch erscheinenden Antwort, nämlich z. B. mit der Regulierung der sympathisch-parasympathischen Balance oder mit einer Regulierung des Verhältnisses von Nozizeption zu absteigender Hemmung. Und obwohl die Reaktion des Körpers von außen betrachtet eher unspezifisch erscheinen mag, ist sie dennoch, von innen gesehen, hochspezifisch, weil eben die Regulation genau dort passiert, wo der Organismus sie braucht, und genau so geschieht, wie es für den Organismus optimal ist.

Berücksichtigt man diese vernetzten und komplexen Regulationsprinzipien, dann wird deutlich, dass ganz unterschiedliche therapeutische Ansätze zu ähnlichen Effekten führen können. Der eine Mensch mag womöglich über ein Meditationsprogramm all jene Fähigkeiten zur Regulation seiner inneren Prozesse erwerben, die nötig sind, ihn in einer guten Balance zu halten. Ein anderer findet vielleicht eine Therapie, die durch somatische Aktivierung von zentralen Prozessen am Ende zu ähnlichen Erfolgen führt.

LITERATUR

Ader R, Felten DL, Cohen N (eds.). Psychoneuroimmunology. 2nd Ed.. San Diego: Academic Press; 1991.

Atmanspacher H. Mind and matter as asymptotically disjoint, inequivalent representations with broken time-reversal symmetry. Biosystems. 2003; 68: 19–30.

Atmanspacher H. 20th century versions of dual-aspect thinking. Soc Mind-Matter Res. 2014; 12 (2): 245–288.

Beck F, Eccles JC. Quantum aspects of brain activity and the role of consciousness. Proc Natl Acad Sci USA. 1992; 89 (23): 11357–11361.

Bennett MR, Hacker PMS. Philosophical Foundations of Neuroscience. Malden: John Wiley & Sons; 2003.

Bieri P. Why is consciousness puzzling? In: Metzinger T (ed.). Conscious Experience. Thoverton: Imprint Academic; 1995. pp. 45–60.

Bohr N. Causality and Complementarity: Essays 1958–1962 on Atomic Physics and Human Knowledge. New York: Vintage; 1966.

du Bois-Reymond EH. Über die Grenzen des Naturerkennens. Leipzig: Veit & Co; 1916.

Bunge M. The Mind-Body Problem. A Psychobiological Approach. Oxford: Pergamon; 1980.

Chalmers DJ. The Conscious Mind: In Search of a Fundamental Theory. New York: Oxford University Press; 1996.

Chalmers DJ. The Character of Consciousness. New York: Oxford University Press; 2010.

Cohen S, Tyrrell DAJ, Smith AP. Psychological stress and susceptibility to the common cold. N Engl J Med. 1991; 325 (9): 606–612.

Colloca L, Benedetti F. Placebos and painkillers: Is mind as real as matter? Nat Rev Neurosci. 2005; 6 (7): 545–552.

Colloca L et al. How the number of learning trlals affects placebo and nocebo responses. Pain. 2010; 151 (2): 430–439.

Craig AD. How do you feel – now? The anterior insula and human awareness. Nat Rev Neurosci. 2009; 10 (1): 59–70.

Craig AD. How Do You Feel? An Interoceptive Moment with Your Neurobiological Self. Princeton: Princeton University Press; 2015.

Damasio A. Descarte's Error: Emotion, Reason, and the Human Brain. New York: Grosset/Putnam; 1994.

Damasio A. Feeling of What Happens: Body and Emotion in the Making of Consciousness. New York: Mariner Books; 2000.

Davidson RJ. Affective style, psychopathology, and resilience: brain mechanisms and plasticity. Am Psychol. 2000; 55 (11): 1196–1214.

Dennett DC. Philosophie des menschlichen Bewusstseins. Hamburg: Hoffmann und Campe; 1994.

Dobson D et al. Manipulative therapies for infantile colic. Cochrane Database Syst Rev. 2012; 12: CD004796.

Ellenberger HF. Die Entdeckung des Unbewußten: Geschichte und Entwicklung der dynamischen Psychiatrie von den Anfängen bis zu Janet, Freud, Adler und Jung. Bern: Huber; 1973.

Esch T. Selbstregulation: Selbstheilung als Teil der Medizin. Ein medizinisch-kultureller Blick auf die moderne Autoregulationsforschung. Dtsch Ärztebl. 2014; 111 (50): A2214–A2220.

Fahrenberg J. Das Komplementaritätsprinzip in der psychosomatischen Forschung und psychosomatischen Medizin. Z Klin Psychol Psychopathol Psychother. 1979; 27: 151–167.

Fava GA, Sonino N. Psychosomatic assessment. Psychother Psychosom. 2009; 78 (6): 333–341.

Gray JA. The contents of consciousness: A neuropsychological conjecture. Behav Brain Sci. 1995; 18: 659–722.

Grossman P, Kollai M. Respiratory sinus arrhythmia, cardiac vagal tone, and respiration: within- and between-individuals relations. Psychophysiology. 1993; 30: 486–495.

Grossman P, Wilhelm FH, Spoerle M. Respiratory sinus arrythmia, cardiac vagal control and daily activity. Am J Physiol Heart Circ Physiol. 2004; 287: H728–H734.

Van Gulick R. Reduction, emergence and other recent options on the mind/body problem. A philosophical overview. J Conscious Stud. 2001; 8: 1–34.

Gusnard DA, Raichle ME. Searching for a baseline: Functional imaging and the resting human brain. Nat Rev Neurosci. 2001; 2 (10): 685–694.

Hellhammer DH, Hellhammer J (eds.). Stress: The Brain-Body Connection. Basel: Karger; 2008.

Hirsch M. Trauma. Gießen: Psychosozial Verlag; 2011.

Hoche HU. Anthropological Complementarism: Linguistic, Logical, and Phenomenological Studies in Support of a Third Way Beyond Dualism and Monism. Paderborn: Mentis; 2008.

Hölzel BK et al. Mindfulness practice leads to increases in regional brain gray matter density. Psychiatry Res. 2011; 191 (1): 36–43.

Hölzel BK et al. Differential engagement of anterior cingulate and adjacent medial frontal cortex in adept meditators and non-meditators. Neurosci Lett. 2007; 421 (1): 16–21.

Koch C. The Quest for Consciousness: A Neurobiological Approach. Reading: Roberts; 2004.

Leibniz GW. Monadologie (1714). In: Buchenau A, Cassirer E (eds.). Hauptschriften zur Grundlegung der Philosophie. Vol. 2. Hamburg: Meiner; 1966. pp. 435–456.

Llinas RR et al. Thalamocortical dysrhythmia: A neurological and neuropsychiatric syndrome characterized by magnetencephalography. Proc Natl Acad Sci USA. 1999; 96: 15222–15227.

Lutz A et al. Regulation of the neural circuitry of emotion by compassion meditation: effects of meditative expertise. PLos ONE. 2008; 3 (3): e1897–e1897.

Maes PDM. The inflammatory response system activation model of major depression. In: Müller N (ed.). Psychiatry Psychoimmunology Viruses. Wien/New York: Springer; 1999. pp. 55–62.

De Martino B et al. Frames, biases, and rational decision-making in the human brain. Science. 2006; 313 (5787): 684–687.

May A. New insights into headache: an update on functional and structural imaging findings. Nat Rev Neurol. 2009; 5 (4): 199–209.

Meissner K. Placebo Responses on Cardiovascular, Gastrointestinal, and Respiratory Organ Functions. In: Benedetti F, Enck P, Frisaldi E et al. (eds.). Placebo. Heidelberg: Springer; 2014. pp. 183–203.

Metzinger T. The Ego Tunnel: The Science of the Mind and the Myth of the Self. New York: Basic Books; 2008.

Nagel T. What is it like to be a bat? Philos Rev. 1974; 83: 435–450.

Ott U, Hölzel BK, Vaitl D. Brain Structure and Meditation: How Spiritual Practice Shapes the Brain. In: Walach H, Schmidt S, Jonas WB (eds.). Neuroscience, Consciousness and Spirituality. Dordrecht: Springer; 2011. pp. 119–128.

Petrovic P et al. Placebo and opioid analgesia – imaging a shared neuronal network. Science. 2002; 295: 1737–1740.

Porges SW. Orienting in a defensive world: mammalian modifications of our evolutionary heritage. A polyvagal theory. Psychophysiology. 1995; 32 (4): 301–318.

Porges SW. The polyvagal theory: phylogenetic substrates of a social nervous system. Int J Psychophysiol. 2001; 42 (2): 123–416.

van Praag HM, de Kloet ER, van Os J. Stress, the Brain and Depression. Cambridge, MA: Cambridge University Press; 2004.

Raichle ME. The Brains dark energy. Science. 2006; 314 (1249): 1250.

Raichle ME et al. A default mode of brain function. Proc Natl Acad Sci USA. 2001; 98 (2): 676–682.

Reinders AATS et al. One brain, two selves. Neuroimage. 2003; 20: 2119–2125.

Robinson GE. Beyond nature and nurture. Science. 2004; 304 (5669): 397–399.

Römer H, Walach H. Complementarity of phenomenal and physiological observables: A primer on generalised quantum theory and its scope for neuroscience and consciousness studies. In: Walach H, Schmidt S, Jonas WB (eds.). Neuroscience, Consciousness and Spirituality. Dordrecht: Springer; 2011. pp. 97–107.

Rosenfeld L. Nils Bohr. Amsterdam: North Holland; 1961.

Roth G. Das Gehirn und seine Wirklichkeit: Kognitive Neurobiologie und ihre philosophischen Konsequenzen. Frankfurt/M: Suhrkamp; 1997.

Sandkühler J. Learning and memory in pain pathways. Pain. 2000; 88 (2): 113–118.

de Shazer S. Words Were Originally Magic. New York: W.W. Norton; 1994.

Toates F. Biological Psychology: An Integrative Approach. Harlow: Pearson Education; 2001.

Tracey KJ. Physiology and immunology of the cholinergic antiinflammatory pathway. J Clin Invest. 2007; 117 (2): 289–296.

von Uexküll T et al. Psychosomatische Medizin. 5. Aufl. München: Urban & Fischer; 1995.

Walach H. Komplementarität: Rahmen für eine Wissenschaftstheorie der Psychologie. In: Gödde G, Buchholz MB (Hrsg.). Der Besen, mit dem die Hexe fliegt. Wissenschaft und Therapeutik des Unbewussten. Bd. 1: Psychologie als Wissenschaft der Komplementarität. Gießen: Psychosozialverlag; 2012. S. 301–26.

Walach H. Psychologie: Wissenschaftstheorie, philosophische Grundlagen und Geschichte. 3. Aufl. Stuttgart: Kohlhammer GmbH; 2013.

Walach H. Geist in der Flasche – vulgärer Materialismus auf dem Tisch: Kategorienfehler, unbequeme Daten und ein bescheidener Beitrag zum Leib-Seele-Problem. In: Weinzierl J, Heusser P (Hrsg.). Was ist Geist? 2. Wittener Kolloquium für Humanismus, Medizin und Philosophie (Bd. 2). Würzburg: Könighausen & Neumann; 2014. pp. 85–121.

Walach H, Römer H. Complementarity is a useful concept for consciousness studies. A reminder. Neuroendocrinol Lett. 2000; 21: 221–232.

Walach H, Römer H. Generalized entanglement – a nonreductive option for a phenomenologically dualist and ontologically monist view of consciousness. In: Walach H, Schmidt S, Jonas WB (eds.). Neuroscience, Consciousness and Spirituality. Dordrecht: Springer; 2011. pp. 81–95.

Wallace RK. Physiological effects of transcendental meditation. Science. 1970; 167 (3926): 1751–1754.

KAPITEL

13 Soziale Kompetenz und Achtsamkeit in der Osteopathie

Holger Pelz

13.1 Begrifflichkeit der Achtsamkeit

Achtsamkeit (mindfulness) ist eine Aufmerksamkeit mit einem besonderen Bewusstseinszustand für Wahrnehmungen (Kabat-Zinn 2013, S. 51 ff.). Ursprünglich stammt Achtsamkeit aus der buddhistischen Lehre und Meditation und wird heute in viele Verfahren, vor allem in der Psychotherapie, integriert.

Es gibt eine große Zahl **achtsamkeitsbasierter Entspannungsverfahren,** die sich ohne Anspruch auf Vollständigkeit in ein Anwendungsspektrum zwischen körperlich aktiver und passiver (Soma-Aspekt) sowie konzentrativ aktiver und passiver Ausrichtung (Psyche-Aspekt) einordnen lassen (➤ Abb. 13.1). Auch wenn Osteopathie im biodynamischen Bereich (➤ Kap. 13.4) keine eigentliche Entspannungsmethode ist, ist sie zur Einordnung der enthaltenen „Entspannungsaspekte" in ➤ Abb. 13.1 integriert.

Jon Kabat-Zinn hat 1979 das **MBSR-Konzept** (Mindfulness Based Stress Reduction) in die Medizin, Psychologie und Psychiatrie als damals junges Forschungsgebiet einer integrativen, ganzheitlichen Medizin eingeführt (Kabat-Zinn 2013). Folgt man Kabat-Zinn, so versteht er Achtsamkeit als absichtsvoll, auf ein Hier und Jetzt bezogen und vor allem als nicht wertend. Die „rechte Haltung" als Grundlage der Achtsamkeit innerhalb des MBSR-Konzepts beschreibt er mit **sieben grundlegenden Aspekten:**

1. Nicht-Urteilen
2. Geduld
3. Den Geist des Anfängers bewahren
4. Vertrauen
5. Nicht-Erzwingen
6. Akzeptieren
7. Loslassen.

Diese miteinander verbundenen Aspekte seien, so Kabat-Zinn, Ausdruck einer einzigen Haltung in der Achtsamkeitsmeditation (Kabat-Zinn 2013, S. 51 ff.). Im Folgenden werden diese Aspekte in Bezug auf die Osteopathie beleuchtet.

Die Neurowissenschaften beschreiben heute die bewussten, qualitativ intraindividuellen und ausschließlich subjektiven Wahrnehmungen der Achtsamkeit als eine durch extero- und interozeptive Rückkopplungsschleifen im Gehirn entstehende Funktion. **Exterozeption** ist die afferente Verarbeitung der äußeren sensorischen und **Interozeption** die afferente (z. B. propriozeptive) Verarbeitung der inneren Empfindungen (➤ Kap. 21). Beide afferenten Systeme gehören zum sog. „Bottom up"-System der organismischen Verarbeitung mit Richtung auf das zentrale Nervensystem (ZNS) (Kandel 2012, S. 403 ff.). Einem Reiz folgt eine neuronale Erregung, die zunächst mit Gedächtnisleistungen, der Erfahrung, bewertet wird und dann als Kognition (bewusst) sowie schließlich als Gefühlsqualität wahrgenommen wird (Kandel 2012, S. 409).

Ein Reiz, sei er nun exterozeptiv oder interozeptiv, bewirkt eine Reaktion (Emotion, von E = heraus und motion = bewegen), der die Bewertung, die Kognition und auch das wahrgenommene Gefühl jederzeit wieder rückkoppelnd modulieren kann. Bei der Rückkopplung spielen Top-down-Verarbeitungen von Gedächtnisleistungen des ZNS in Richtung Körper als Emotion eine Rolle (Kandel 2012, S. 355).

	↗ (Erregung) →	Bewertung (Gedächtnis) →	Kognition →	Gefühl
Reiz		↑↓	↑↓	↑↓
	↘ (Reaktion) →	Emotion	→ Emotion →	Emotion

Der **Aspekt des Nicht-Urteilens,** d. h. nicht zu bewerten, macht die Schwierigkeit in der Einübung der Achtsamkeitsmeditation deutlich, denn neurophysiologisch bewertet das Gehirn unbewusst, bevor eine Kognition oder Gefühlswahrnehmung im Bewusstsein entsteht. Zeitlich vor dem Bewusstsein initiierte Reaktionen können lediglich als vom Gehirn unbewusst bewertete Erfahrungen in die rekurrente Verarbeitung in den dynamischen Prozess der bewussten „Steuerung" einbezogen werden. Es lässt sich mit diesem neurophysiologischem Wissen somit leicht ausrechnen, dass Achtsam-

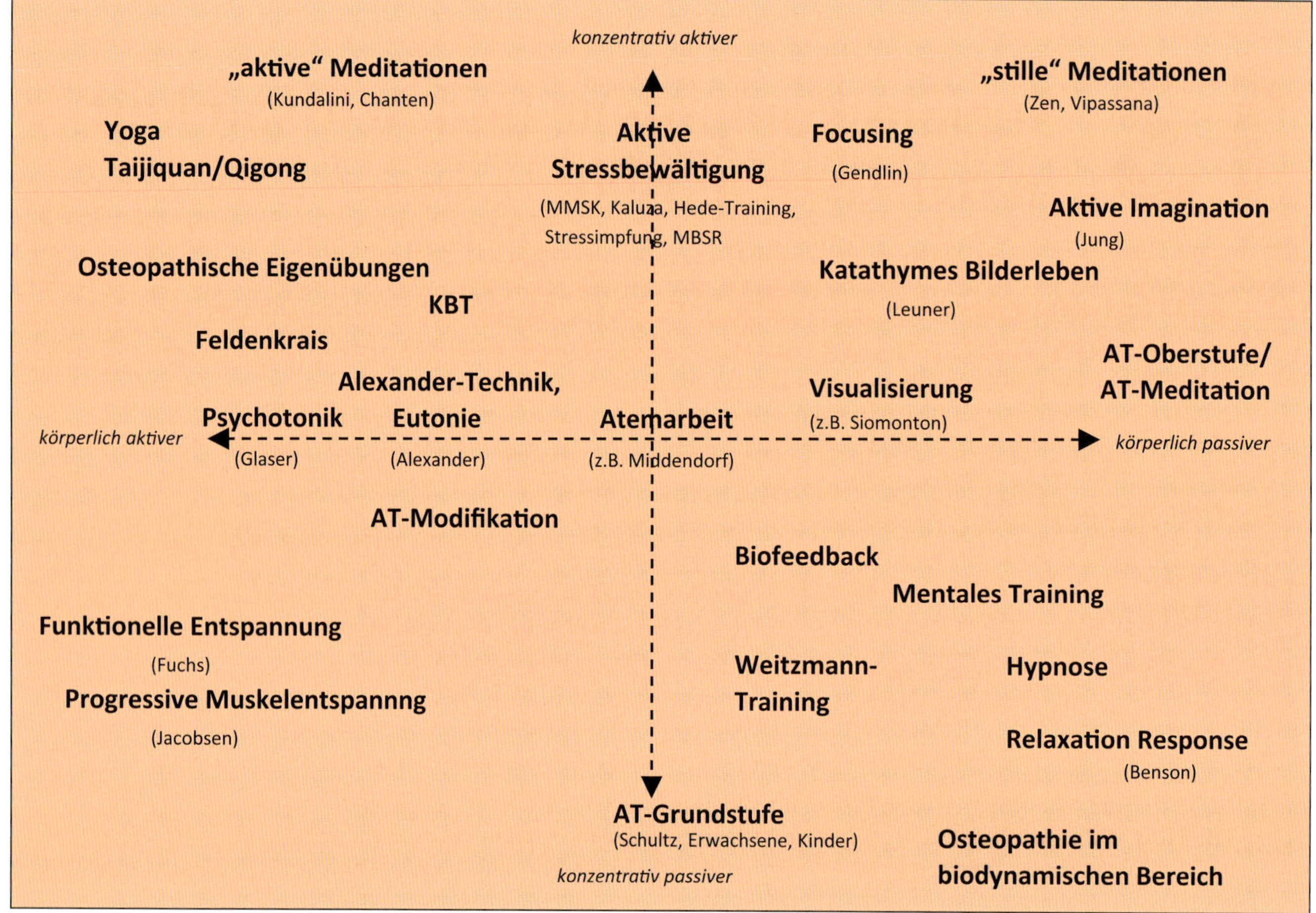

Abb. 13.1 Methoden der Achtsamkeit. MMSK = multimodale Stresskompetenz, KBT = konzentrative Bewegungstherapie, MBSR = Mindfulness Based Stress Reduction, AT = autogenes Training. [P175]

keit – vor allem für den Aspekt des Nicht-Urteilens – Übung und Erfahrung (Erinnerung) bedarf (Carlson et al. 2007).

Die Herstellung des notwendigen besonderen Bewusstseinszustands wird in der Achtsamkeitsmeditation technisch durch die Einschränkung exterozeptiver Afferenzen erzeugt. Das Schließen der Augen, die Ruhe im Raum und auch die auf die Körpereigenbewegungen (Organbewegungen) beschränkte Bewegung lassen die Aufmerksamkeit automatisch auf eine Wahrnehmung nach innen auf die interozeptiven Afferenzen ausrichten.

Dieser Prozess ist allen Entspannungsverfahren in unterschiedlicher Ausprägung zwischen Vigilanz (Wachheit) und Ungerichtetheit gemein (Kabat-Zinn 2013, S. 67 ff.). Die **Qualität einer Entspannung** („relaxation response“) ist ein Phänomen der Aufmerksamkeitsstruktur und nimmt mit abnehmender Vigilanz sowie mit zunehmender Ungerichtetheit (Bewusstheit) zu (Kraft 2004).

Das „richtige“ Maß der „relaxation response“wird durch diejenigen Aspekte vorgegeben, auf die die Achtsamkeit gerichtet wird. Ein „Zuwenig“ wie auch ein „Zuviel“ an „relaxation response“ (Entspannung) schränken die bewusste Wahrnehmung – entweder durch zu enge Fokussierung mit zu hoher Wachheit oder durch eine zu weite Fokussierung mit zu geringer Wachheit – ein (➤ Abb. 13.2).

Durch das Herstellen dieses besonderen Bewusstseinszustands in der Achtsamkeit wird eine **Umschaltung im autonomen Nervensystem** (ANS) von einem sympathischen auf einen mehr parasympathischen Zustand erreicht. Dieser Umschaltprozess muss willentlich aktiv eingeleitet werden und kann innerlich, trotz eingeleiteter geeigneter äußerer Bedingungen, durch aktive innere Stressoren (z. B. Gedanken) behindert werden. Ein **bewusstes Sich-darauf-Einlassen** ist unumgänglich und muss immer wieder geübt werden.

Vertrauen, Akzeptieren und Loslassen sind Grundvoraussetzungen, um die Umschaltung auch durch geeignete innere Bedingungen herzustellen. Das MBSR-Konzept ist als übendes Verfahren ein aktives Konzept und kann nicht passiv von einem Therapeuten bei einem Patienten herbeigeführt werden, da die Einflussnahme auf die inneren Stressoren (Gedanken, Gefühle, Schmerzen) nur vom Betroffenen selbst erzeugt werden kann (Kabat-Zinn 2013, S. 318 ff.).

Für die große Gruppe von Patienten, die

- viel Kontrolle benötigen,
- wenig Selbstvertrauen haben,
- nicht gut akzeptieren und nicht gut loslassen können,
- schnell ungeduldig sind und
- vieles vorverurteilen und erzwingen wollen,

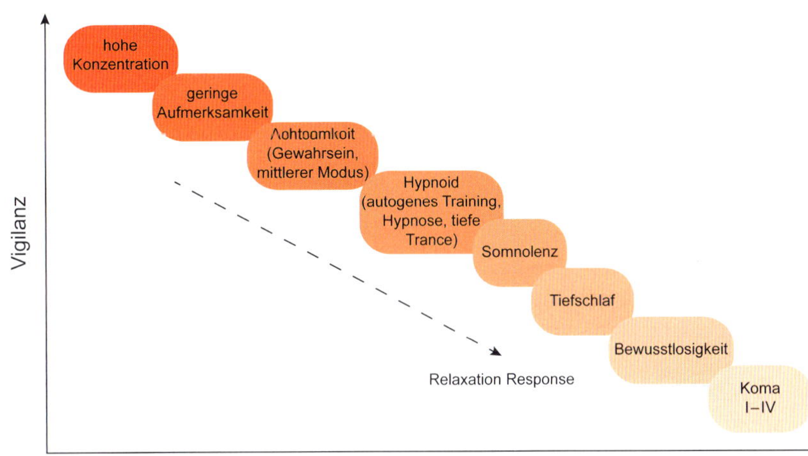

Abb. 13.2 Aufmerksamkeitsstruktur. [P175/L271]

scheint ein MBSR-Konzept ungeeignet. Diese Patienten aber hätten wahrscheinlich den größten Nutzen, weil es zu einer allgemeinen Aktivitätsminderung im ANS kommt (Tang et al. 2009). Gerade diese Patientengruppe kommt aber nicht selten und mit hohen „Heilserwartungen" in osteopathische Behandlungen. Es geht darum, sich „passiv" behandeln zu lassen und eine unbewusste Bedürftigkeit in Form einer entsprechenden „Zuwendung" befriedigt zu bekommen („Dafür zahle ich schließlich auch!"). Osteopathie würde durch Erfüllung dieser Erwartungen zu reiner „Wellness" reduziert und den ebenso bestehenden Ansprüchen der Osteopathie, eine komplementäre Medizinmethode zu sein, nicht gerecht werden. Ein Osteopath könnte zwar versuchen, diesen Patientenwünschen gerecht zu werden, ist aber therapeutisch zum Scheitern verurteilt, da MBSR-Elemente nur vom Patienten selbst durchgeführt werden können. Andererseits könnte der Osteopath versuchen, Patienten zur aktiven Mitarbeit zu motivieren, wenn MBSR-Elemente für sie in Betracht kommen – und dabei genauso scheitern, da die Patienten ihre Erwartungen und Wünsche, passiv behandelt zu werden, nicht erfüllt bekommen. An dieser Stelle ist sorgfältige Patientenaufklärung erforderlich! Entscheidungen der „mündigen" Patienten müssten vom Therapeuten danach genauso respektiert werden, wie Patienten das Angebot des Osteopathen für Osteopathie, nicht aber für „Wellness", zu respektieren hätten.

13.2 Anwendung von Achtsamkeit

Für die Achtsamkeit in der Osteopathie muss zwischen der Anwendung durch den Patienten und der Anwendung durch den Therapeuten unterschieden werden.

13.2.1 Anwendung der Achtsamkeit durch Osteopathen

Die Achtsamkeit kann bereits durch die **Bedingungen im Umfeld einer osteopathischen Behandlung** für die Patienten-Osteopathen-Begegnung gebahnt werden.

- Osteopathen sollten für eine Behandlung genügend Zeit einplanen.
- Es sollten eine ruhige, attraktive und störungsfreie Umgebung für die Behandlung und geeignete Behandlungshilfen unkompliziert zur Verfügung stehen.
- Osteopathische Therapeuten sollten vor allem selbst von inneren Stressoren, wie privaten und dienstlichen Problemen, Termindruck, Schlafmangel, Post-Party-Einschränkungen und anderem körperlichen Unwohlsein, frei sein.
- Sie sollten in der Lage sein, auf einen Patienten mit dessen mitgebrachter Art und Weise aktiv zuhörend einzugehen.
- Sie sollten sich selbst dabei wenig persönlich einzubringen.

All diese für den Patienten äußeren Maßnahmen sind geeignet, die notwendige Geduld und den Geist des Anfängers zu bewahren, Vertrauen zu schaffen und ein Akzeptieren und Loslassen zu ermöglichen.

In der Osteopathie bedeutet Achtsamkeit, neben den oben genannten Kriterien, vor allem achtsam auf den eigenen Körper zu sein. Diese **körperbezogene Achtsamkeit** muss die durch den Körper transportierten kognitiven, gefühlten (psychischen) Aspekte der Emotionen unbedingt einschließen. Rollin Becker, Viola Frymann und auch Torsten Liem berichten, dass sie ihre Aufmerksamkeit während der Untersuchung und Behandlung gleichzeitig auf den Patienten und auf den eigenen Körper lenken (Sidler 2010, Frymann 2007, Liem 2013a).

> Diese Achtsamkeitsprinzipien sollten in allen osteopathischen Behandlungen unterstützenden Einzug finden und so einen nachhaltigeren Behandlungserfolg verbessern.

13.2.2 Anwendung der Achtsamkeit durch Patienten

Viele Patienten richten ihre Aufmerksamkeit bei geeigneten Umgebungsbedingungen schon auf der osteopathischen Behandlungsliege unaufgefordert durch ein Schließen der Augen nach innen. Sie bewirken so ganz selbstverständlich und automatisch eine Umschaltung hin zu den Bedingungen der Achtsamkeit. Für andere Patienten kann es für eine erfolgreichere Behandlung richtig sein, auf die Einrichtung der geeigneten inneren Bedingungen hinzuweisen, um so die Umschaltung im ANS leichter herstellen zu lassen.

Die ganz unwillkürliche, nicht bewertende Absicht ist die **Achtsamkeit auf das Hier und Jetzt** der Wahrnehmungen im eigenen Körper. Die Neugier (der Geist des Anfängers), wie sich das Köpergefühl durch die Behandlung ändern wird, kann und sollte vom osteopathischen Therapeuten durch Erklärungen und Hinweise unterstützt und intensiviert werden.

Kabat-Zinn berichtet: *„Für mich ist es erstaunlich, welch großen Wert wir einerseits auf unser äußeres Erscheinungsbild (oder das unserer Mitmenschen) legen, während wir andererseits das Gefühl für den Körper vollkommen verloren haben“* (Kabat-Zinn 2013, S. 112). Im MBSR-Konzept integriert Kabat-Zinn daher die von ihm als **Body-Scan-Meditation** beschriebene Vorgehensweise (Kabat-Zinn 2013, S. 112 ff.), die die Achtsamkeit auf den eigenen Körper ausrichtet. Diese Vorgehensweise findet im Prinzip während einer osteopathischen Behandlung, ebenso statt.

Osteopathische Selbstbehandlungen kommen der Body-Scan-Meditation noch näher und werden nach Anleitung durch den Osteopathen von den Patienten eigenständig durchgeführt. Osteopathische Selbstbehandlungen sollten speziell auf die Problematik des Patienten ausgerichtet sein, um so die Nachhaltigkeit des Behandlungserfolgs zu erhöhen (Seebeck 2014) (➤ Kap. 30.3). Für Patienten, die eine große Distanz zum eigenen Körper haben, aber eine Gerätemedizin wegen ihrer Technikgläubigkeit akzeptieren, ist eine **Biofeedback-Behandlung** ein möglicher anfänglicher Zugang zum eigenen Körpergefühl (Rief und Birbaumer 2011). Die Körpergefühlerfahrungen einer Biofeedback-Behandlung könnten dann bei Patienten im Anschluss durch MBSR und/oder osteopathische Selbstbehandlungen Anwendung finden. Ein entsprechendes Vorgehen ist insbesondere bei Patienten geeignet, die unter Stress stehen und an einem anhaltend erhöhten sympathikotonen Niveau des ANS leiden.

> Body-Scan-Meditation, osteopathische Eigenübungen und Biofeedback richten die Achtsamkeit auf das Körpergefühl aus und reduzieren einen sympathikotonen Tonus des ANS.

13.3 Kompetenz durch Achtsamkeit

Osteopath und Patient haben eine enge therapeutische Beziehung, die seitens des Osteopathen ebenso kompetent behandelt werden muss wie das Gewebe des Patienten.

Die **Prinzipien der Achtsamkeit** nach Kabat-Zinn sind für jede osteopathische Behandlung eine Bereicherung, da sie ein Erzwingen und ein Hineininterpretieren (Vorurteilen) vorbeugen. Den Bedingungen im Hier und Jetzt der osteopathischen Behandlung, die oft auch Unerwartetes erbringen, kann man so viel angemessener gerecht werden. Der eigenen Berührung mit ihren sensorisch wahrgenommenen Empfindungen wirklich zu vertrauen und sich von den tatsächlichen Gegebenheiten des Gewebes – und nicht von den eigenen Vorstellungen und Erwartungen – leiten zu lassen, ist eine der herausragenden Leistungen, die einen kompetenten Osteopathen ausmachen. Dabei ist Achtsamkeit unumgängliches „Handwerkszeug“.

Einerseits ist es eine neurowissenschaftliche Evidenz, dass man wegen der „Beeinflussung“ der Wahrnehmungen durch die Gedächtnisleistungen des Gehirns, also wegen seiner Erfahrungen, vorwiegend kognitiv nur wahrnimmt, was bereits bekannt ist. Andererseits ist es eine Evidenz, dass man nicht alles kennen kann und der **„Geist des Anfängers“** helfen kann, neue sensorische Palpationsbefunde im Hier und Jetzt exterozeptiv in die Erfahrungswelt der bekannten eigenen Interozeption zu integrieren (Hartmann 2012). Derart neue Befunde müssen stets überprüft und dann als Realitäten in die eigene Kognition integriert werden. Ein Zitat des US-amerikanischen Journalisten Joseph Pulitzer (nach dem der Pulitzer-Preis benannt ist) lautet: *„Eine Nachricht ist erst eine Nachricht, wenn ein zweiter Blick den ersten bestätigt.“*

Die Achtsamkeitsprinzipien sind für Osteopathen sehr hilfreich, um den Bedingungen jedes Patienten individuell gerecht zu werden. In der **Osteopathieausbildung** spielt das, was gesehen wird (Konstitution, Haltung, Bewegung) und das, was getastet wird (Konsistenz, Beschaffenheit, Reaktion), eine bedeutende Rolle. Die visuellen und taktilen Informationen werden in der Regel vom Lehrenden verbal beschrieben, erläutert und kommentiert. Das anschließende praktische Üben macht die Vorabinformationen für die Lernenden dann zur endgültigen, ganz subjektiven, persönlichen und intraindividuellen inneren Gefühlsrealität.

Der Vorgang ist ein Prozess des **Abgleichs der extero- und interozeptiven Afferenzen** im Osteopathen, die so nach und nach zur gelernten Erfahrung werden. Lernende in der Osteopathie benutzen den eigenen Körper, um neue taktile, palpatorische Befunde mit visuellem und akustischem Input in Einklang zu bekommen. Erfahrenen Osteopathen gelingt es später, die Konstitution, Haltung, Bewegung und sogar Konsistenz und Beschaffenheit des Gewebes sowie dessen Reaktion allein aus dem Gesehenen, meist unbewusst, zu antizipieren. Dabei werden die Bedingungen des Patienten, als seien sie im eigenen Körper des Osteopathen vorhanden, wahrgenommen. Dieser **Prozess der unbewussten Einfühlung** wird durch die tatsächlich palpierten Bedingungen gewissermaßen „nur“ noch überprüft und Abweichungen fallen sofort auf. Der eigene Körper des Osteopathen wird – und das entspricht exakt den modernen neurowissenschaftlichen Modellen der Gefühlsbildung – zum bewussten Verstehen des komplexen Geschehens im Patienten genutzt. Jedes Kind lernt genau so, noch bevor es Sprechen lernt, die Welt kennen, denn zum Sprechen wird bereits viel körperliche Erfahrung benötigt. In der osteopathischen Ausbildung spielt dieses **Prinzip der verinnerlichten Imitation** der Patientenbedingungen offiziell fast keine Rolle (Poustka et al. 2011, Kandel 2012, S. 483), weil vorwiegend die kognitive Bewertung der Wahrnehmungen der Exterozeption vom Patientenkörper geübt wird und nicht die Interozeption der durch diese Wahrnehmungen bewirkten eigenen Emotionen (➤ Abb. 13.3).

Mit dem eigenen Körper kann man, wenn man in Achtsamkeit im Hier und Jetzt geübt ist, weniger bewertend und somit „realisti-

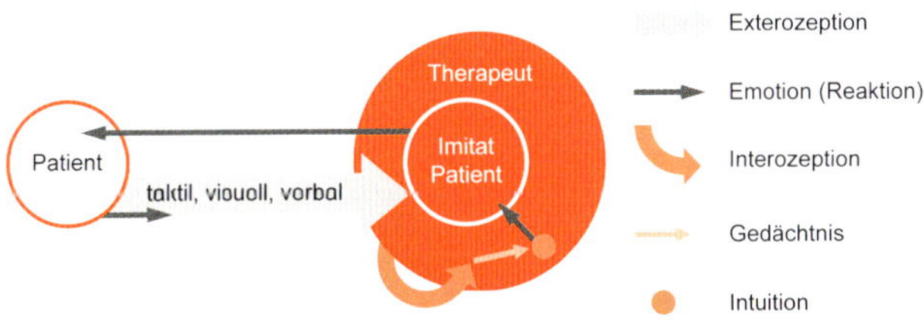

Abb. 13.3 Verinnerlichte Imitation. [P175/L271]

scher" umgehen. Komplexe Situationen können so als Ganzes unmittelbar und individuell stimmig erfasst werden. Die Psychologie spricht im Zusammenhang mit Gedächtnisressourcen von **Intuition** (Vogeley und Schilbach 2011). Auch in der Osteopathie wird Intuition als relevant diskutiert und Sutherlands Metapher **„with thinking fingers"** ist für ein direktes Verständnis der Dinge, ohne diskursive Analyse, mit diesem Hintergrundwissen sehr stimmig (Sidler 2010).

Der Erklärungsansatz für diese verinnerlichte Imitationsfähigkeit ist neurowissenschaftlich mit der **Entdeckung der Spiegelneurone** durch Rizzolatti et al. gefunden worden (Rizzolatti et al. 2001). Die Spiegelmechanismen spielen nicht nur für Handlungen, sondern auch für die Verkörperung von Sprache eine Rolle und sind im Gehirn entsprechend funktionell repräsentiert. Das unbewusste Gestikulieren beim Sprechen, selbst wenn das Gegenüber nicht zu sehen ist, verdeutlicht dies (Gallese et al. 2011). In ➤ Abb. 13.4 wird gezeigt, dass dieses Phänomen auch für den zuerst beschriebenen visuellen Modus existiert. Die kortikale Aktivität während der Beobachtung (oben) entspricht der Aktivität des eigenen Handelns (unten). Dies ist hier anhand eines höheren Primaten (Affen) untersucht und dargestellt (Kandel 2012, S. 482).

Am interessantesten für die Osteopathie sind Untersuchungen der **taktilen Sensorik.** Der sekundäre somatosensorische Kortex wird sowohl aktiviert, wenn wir eine Berührung am Körper passiv erfahren, als auch, wenn wir durch Berührung eines anderen an entsprechender Körperstelle die Berührung aktiv durchführen (Gallese et al. 2011). Wenn man diese Erkenntnisse auf die Osteopathie überträgt, könnte von einer **„taktilen Spiegelung" oder einem „verkörperten Einfühlungsvermögen"** (Embodiment) gesprochen werden (Storch et al. 2010) (➤ Kap. 65).

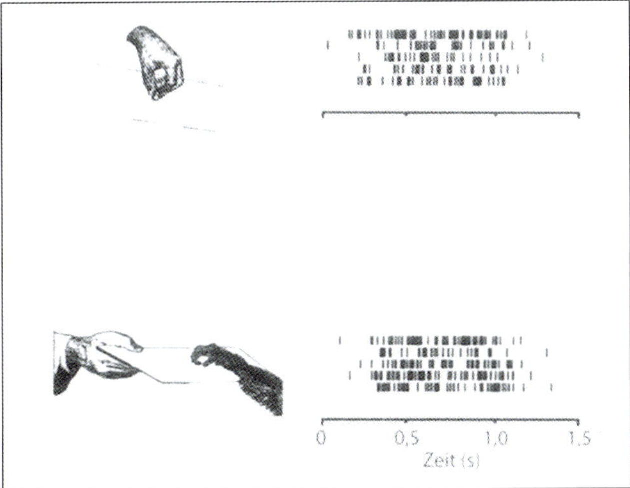

Abb. 13.4 Spiegelmechanismen. [F886]

Einfühlung als Gefühl ist und bleibt aber immer ein subjektives, intraindividuelles, dafür aber bewusstes Phänomen der Psyche, das nur indirekt mitteilbar ist (Damasio 2011). Darum sind psychische Erlebensqualitäten mit Worten auch so schwer auszudrücken und werden so metaphorisch, bildreich und ausschweifend von Menschen um- und beschrieben.

Wegen der komplexen Bildung der kognitiv zu bewerteten Gefühlswahrnehmungen mittels exterozeptiver und interozeptiver Rückkopplungsmechanismen ist es bei aufkommenden Emotionen des Patienten in osteopathischen Behandlungen sehr viel „praktikabler", auf das eigene Spiegelsystem zu vertrauen. Im Sinne der Achtsamkeit wird dabei gewissermaßen intuitiv auf das „Bauchgefühl gehört" (Spitzer 2011). Wir erkennen Emotionen unserer Mitmenschen, indem wir bei uns selbst zerebrale Strukturen nutzen, die auch an der direkten Empfindung ebendieser Emotionen beteiligt wären (Calder et al. 2000). Das „Bauchgefühl" nutzt genaugenommen vom Patienten übertragenes unbewusstes eigenes (Gedächtnis) „Wissen" der Erfahrung (➤ Abb. 13.3), visuelle, verbale und taktile Übertragungen.

Achtsam arbeitende Osteopathen haben die Absicht, den Körper des Patienten so zu unterstützen, dass der Patient nach einer Behandlung nachhaltig **mehr Wohlgefühl** erleben kann (EROP 2009). Da Wohlgefühl ein Zustand ist, der körperliches, psychisches und soziales Erleben einschließt, muss ein Osteopath diese Erlebensbereiche auch in eine Behandlung einbinden (Definition des Gesundheitsbegriffs in der Präambel der World Health Organiziaton). Die Absicht eines Osteopathen ist demnach nicht nur die Ausrichtung auf ein Symptom (DAWOS-Methode, „Da, wo's weh tut!" [Liem 2013b]; „Pain is a great liar!"), sondern die Ausrichtung auf den ganzen Patienten (Kabat-Zinn 2013, S. 255 ff.). Da der Osteopath im Hier und Jetzt der Behandlung allein durch seine Anwesenheit als Person zu einem Gefühl des Patienten beiträgt, muss die Achtsamkeit unbedingt auch auf die eigene Person ausgedehnt werden.

Die **eigene Unvoreingenommenheit** eines achtsamen Osteopathen ermöglicht das Offenlassen eines Behandlungsresultats. Dieses Offenlassen wiederum ermöglicht die Beachtung anderer Phänomen (Da wo es nicht weh tut!). Osteopathen, die sich achtsam auf einen Patienten einlassen, wechseln dabei in den genannten besonderen Bewusstseinszustand, der wesentlich durch die Umschaltung des ANS mitbestimmt wird. In diesem Zustand sind „Störungen" weitgehend ausgeblendet. Dabei können sich Zeit und Raum im Erleben des Osteopathen so verändern, dass eine größere Durchlässigkeit für Empfindungen entsteht. In einem normal vigilanten Zustand kämen entsprechende Empfindungen niemals zustande. Diese Phänomene lassen sich heute mit vegetativen Modulationen der extero- und interozeptiven Afferenzen in der Inselrinde des Gehirns neurowissenschaftlich erklären (Hartmann 2012). Die Insel gehört im Gehirn zum limbischen System und ist maßgeblich an der Bildung eines Körperselbstgefühls beteiligt.

Die Umsetzung von Achtsamkeit in der Osteopathie ist an sich Kompetenz und wird von Patienten auch so verstanden werden.

13

13.4 Achtsamkeit und Osteopathie im biodynamischen Bereich

Für Osteopathen, die sich mit der biodynamischen Vorgehensweise befassen, wie sie von James Jealous in der Osteopathie beschrieben wird (Jealous 2006), spielt Achtsamkeit eine besonders bedeutsame Rolle.

Osteopathy in the Biodynamic Field (OBF) bzw. Osteopathie im biodynamischen Bereich (OBB) ist ein afferentes Vorgehen des Osteopathen mit dem Patienten (Eland 2015). Die Berührung (Touch) ist darauf ausgerichtet, die inhärenten Rhythmen und Bewegungen des Patienten bis hin zu den tiefsten Rhythmen der „primären Respiration" als elementarster Lebensgrundrhythmus zu erfassen. Dazu ist seitens des Osteopathen u. a. genau die von Kabat-Zinn beschriebene Achtsamkeit notwendig. Die Achtsamkeit ist beim OBB-Konzept auf die Wahrnehmung dieser osteopathischen Rhythmen des Patienten gerichtet. Sie ist auf das Hier und Jetzt fokussiert und lässt eine nicht bewertete Wahrnehmung der afferenten Empfindungen und der daraus resultierenden Gefühle des Osteopathen zu. Der Therapeut muss für dieses Vorgehen Übung und Erfahrung haben, um die interozeptiven Afferenzen aus dem eigenen Organismus von denen der exterozeptiv wahrgenommen Afferenzen des Patienten differenzieren zu können.

Inhärente Motilitäten finden sich auch bei der **Palpation im kraniosakralen und viszeralen Bereich** der Osteopathie. Für diese Bereiche mit inhärenten Organeigenbewegungen sind die hier betrachteten Achtsamkeitsprinzipien natürlich ebenso von wesentlicher Bedeutung. Biodynamik wendet aber speziell – aufgrund des alleinigen afferenten Vorgehens – die Einstellung des besonderen Bewusstseinszustands mit Umschaltung des ANS auf einen parasympathischen Modus an. Dabei ist Achtsamkeit vor allem als Hinwendung zu den Erscheinungen im eigenen Organismus des behandelnden Osteopathen notwendig, um die Erscheinungen beim Patienten zu beurteilen. Die Besonderheit der Osteopathie im Vergleich zu vielen technisch-schulmedizinischen Methoden ist die physikalische Berührung des Patienten durch den untersuchenden/behandelnden Osteopathen mit all den subjektiven Aspekten beim Osteopathen und auch beim Patienten.

Eine weitere mit einem afferenten Vorgehen erforderliche spezielle Leistung des biodynamisch behandelnden Osteopathen stellt die **„Divided Attention"** dar. Die gespaltene Aufmerksamkeit des Osteopathen auf die Vorgänge im Patienten trennt die lokal wahrgenommenen Phänomene von den Vorgängen, die global im ganzen Patientenorganismus ablaufen.

Diese Spaltung zwischen lokal und global wahrgenommenen Phänomenen entspricht letztlich einem kognitiven **„multitasking-artigen Rückkopplungsvorgang"**, der vom Therapeuten immer wieder achtsam reguliert und beobachtet werden muss. Die sich langsamer darstellenden globalen Phänomene werden so überhaupt erst – und nur intuitiv unterstützt – wahrnehmbar. Der behandelnde Osteopath hat dabei eigene Gefühlsqualitäten einzubeziehen (➤ Abb. 13.5).

Da sich Neuronen in einem Prozess offensichtlich synchronisieren, um im „Arbeitsgedächtnis" durch Gleichtakt Bewusstsein zu erzeugen, können verschiedene Bewusstseinsinhalte als Schutz vor „Überschwemmung normalerweise nicht gleichzeitig auftreten und würden Störungen des Bewusstseins hervorrufen (Tassin 2004). Antonio Damasio schreibt: *„Bewusstsein ist ein Geisteszustand, in dem man Kenntnis von der eigenen Existenz und der Existenz einer Umgebung hat"* (Damasio 2011). Hier wird durch das „und" die Verknüpfung von Intero- und Exterozeptivem deutlich. Weiter schreibt er: *„Bewusstsein ist ein Geisteszustand, zu dem ein Selbst-Prozess hinzukommt"* (Damasio 2011). „Selbst" weist auf die Reflexivität des Sich-Selbst-Bewusst-Seins hin, wozu Zeit benötigt wird (Westmeyer 2011, S. 637 f.). Dieses Zeit-Phänomen des Bewusstseins macht der Begriff „Prozess" deutlich (Westmeyer 2011, S. 635 ff.). Schließlich schließt er seine Definition ab: *„Bewusste Geisteszustände haben immer einen Inhalt […] und werden stets gefühlt"* (Damasio 2011).

In ➤ Abb. 13.5 wird mit diesem Zeitstrom-Prozess des Bewusstseins deutlich gemacht, dass für die Wahrnehmung der primären respiratorischen Rhythmen eine „Divided Attention" zwischen lokalen und globalen Phänomenen sowie Intuition erforderlich sind. Bewusstsein benötigt immer Zeit und schließt – im Gegensatz zu nicht bewusster Erfahrung (Intuition) – „Gleichzeitigkeit" im Zuge des Prozesses aus.

Im Falle einer biodynamisch afferenten Untersuchung/Behandlung ist die Achtsamkeit auf die „Bewegungen" fokussierend eingestellt, die ausschließlich in dem besonderen Bewusstseinszustand der Achtsamkeit zugängig sind. Die im Fokus stehenden „Bewegungen" sind Phänomene, die sich ausschließlich dem subjektiven und intraindividuellen Erleben des behandelnden Osteopathen selbst und nur deshalb als exterozeptiv erschließen, weil die eigenen innerlichen interozeptiven Afferenzen quasi „herausgerechnet" werden können (Kandel 2012, S. 407 ff.).

Den **besonderen Bewusstseinszustand der Achtsamkeit** kann man auch als tranceähnlichen Zustand des behandelnden Osteopathen bei der Berührung bezeichnen. Der „Gefahr", eigene Kognitionen in Form von Vorstellungen und Gedanken als von außen stammend einzuordnen, kann nur mit guten Kenntnissen über die eigenen interozeptiven afferenten Wahrnehmungen begegnet werden. Einmal mehr wird für den notwendigen Erfahrungshorizont von

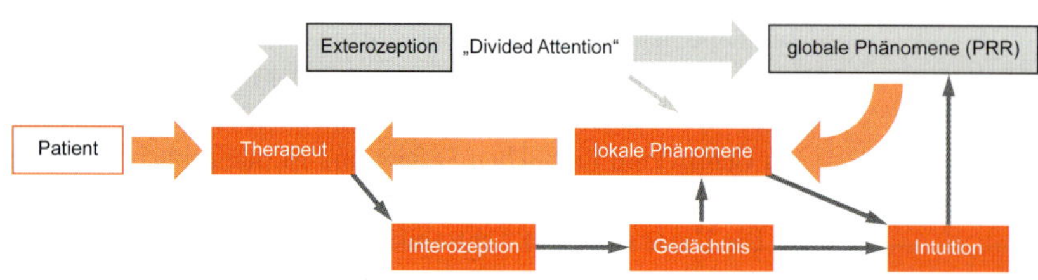

Abb. 13.5 „Divided Attention". Hellgraue Pfeile/Kästen: Achtsamkeit (PRR = primäre respiratorische Rhythmen). Orange Pfeile: Erfahrung. Orange Kästen: Reaktion/Emotion. [P175/L271]

Osteopathen eine qualitativ geeignete Ausbildung deutlich. **Ideomotorik** kann durch Denken tendenziell eine motorische Reaktion bzw. das Gefühl dafür auslösen (Wegner et al. 2003). Die auch als Carpenter-Effekt bezeichnete psychische Intention kann als eigene unbewusste Muskelmikrobewegung mittels Elektromyografie (EMG) nachgewiesen werden (Mulder 2005). Ideomotorik kann aber nur bei „Input" (Wahrnehmungen, Vorstellungen, Gedanken) als Reaktionsbildung entstehen und gehört zu den als Psychomotorik bekannten Phänomenen, die auf den Spiegelsystemen basieren und ein motorisches Lernen überhaupt erst ermöglichen (Reichenbach 2011). Ideomotorik ist für Osteopathen eine Voraussetzung für das Entstehen von Erfahrungen, dessen „Gefahr", efferent, also ideomotorisch, zu handeln aber durch Achtsamkeit auf die Afferenz bewusst ausgeschlossen werden kann und muss. Für Osteopathen handelt es sich um ein ausgesprochen anspruchsvolles Vorgehen, das viel Übung erfordert.

Die Unterscheidung des eigenen vom fremden „Input" mittels einer „Divided Attention" für lokale und globale Phänomene im Patienten wird durch Achtsamkeit überhaupt erst möglich. Achtsamkeit ist eine Voraussetzung für diese besondere biodynamische Leistung einer „Divided Attention" des Osteopathen.

> Osteopathie im biodynamischen Bereich
> - stellt hohe Anforderungen an Osteopathen, die sich mit den eigenen körperlichen und psychischen Phänomen sowie deren Reaktionen darauf auskennen und einbringen müssen;
> - erfordert zusätzlich, die eigenen körperlichen und psychischen Phänomene von denen des Patienten exakt differenzieren und genau dadurch und damit behandeln zu können.

13.5 Achtsamkeit und Emotionen

Kabat-Zinn unterscheidet zwischen der **Schmerzreaktion** (Emotion) und dem **Schmerzgefühl** (Kabat-Zinn 2013, S. 331 ff.). Diese Unterscheidung entspricht den modernen neurowissenschaftlichen Betrachtungen, wie sie von Antonio Damasio beschrieben werden (Damasio 2011, S 122 f.). Schmerzen sind aber sowohl Reaktion des Organismus als auch Gefühlsqualität. Mit „Sie sind nicht der Schmerz" versucht Kabat-Zinn dem Patienten diese Aspekte als getrennt betrachtbar aufzuzeigen (entsprechend der „Divided Attention") (Kabat-Zinn 2013, S. 333 ff.). Ein gemeinsames aversives Erleben von Emotion und Gefühl kann durch Trennung der Aspekte Emotion und Gefühl durch Achtsamkeit zu einem anderen Erleben führen. Kabat-Zinn schlägt vor, sich mit der größtmöglichen Achtsamkeit den Qualitäten des Schmerzes, so wie sie gerade im Moment gefühlt werden, zuzuwenden und die körperliche Szenerie im Ganzen und mit Ruhe und Gelassenheit (wie von außen) zu beobachten (Kabat-Zinn 2013, S. 350 ff.). Es sei auf diese Weise möglich, den Schmerz so zu erfahren, als sei er wie losgelöst von sich (seinem Körper) zu fühlen. Dadurch sei der Schmerz nicht mehr der Schmerz, den man „hat", sondern er sei einfach Schmerz: Ein Empfinden, das schwer in Worte zu fassen sei. Man könne dabei die Erfahrung einer Stille „im" Schmerz oder „hinter" dem Schmerz machen. Diese Stille im Symptom des Schmerzes erinnert an die Stille eines Fulkrums, eines Dreh- und Angelpunkts, in der in der OBB durch die verweilende afferente Wahrnehmung das Wirksamwerden der Selbstheilungskräfte unterstützt wird. Der Schmerz könne, so Kabat-Zinn, vielleicht nicht mehr Flucht, sondern Zuflucht aus einer höheren Warte der Betrachtung sein (Kabat-Zinn 2013, S. 333 ff.).

Im neurowissenschaftlichen Kontext wird dieser Prozess als **Extinktion** bezeichnet (Flor und Diers 2011). Unter Extinktion versteht man ein zusätzliches Lernen, das z. B. eine Schmerzemotion mit einem anderen als dem Schmerzgefühl, wie mit einem Gefühl der höheren Warte (eversives Gefühl), verknüpft. Das Schmerzgefühl wird quasi außer Kraft gesetzt (Kabat-Zinn 2013, S. 378 ff.). Hier finden sich ganz praktisch die Spiegelungen und das in der Neuropsychotherapie angewendete Biofeedback wieder (Flor und Diers 2011). Extinktion ist nicht nur für die Trennung, sondern selbstverständlich und vor allem für Verknüpfungen von Emotionen und Gefühlen möglich. Diesen Vorgang könnte man als **Transmutation in der OBB** verstehen (Eland 2015). Er wird in der Psychotherapie von Carl Gustav Jung als **Wandlung** bezeichnet (Jung 1991). Schmerzen sind sicher in den Osteopathiebehandlungen eine zentrale emotionale und auch Gefühlsqualität. Kabat-Zinn: „*Seelisch und geistiges Leiden ist ein Phänomen, das noch viel häufiger vorkommt als der körperliche Schmerz und mindestens ebenso lähmend sein kann. Psychisches Leiden tritt in vielen Formen auf*" (Kabat-Zinn 2013, S. 364).

> Extinktion: Trennen von Emotion und Gefühl (z. B. Schmerz) → Fulkrum, Stille
> Extinktion: Verknüpfen von Emotion und Gefühl → Transmutation, Wandlung
> Extinktion = Lernen

13.6 Achtsamkeit und Empathie

Empathie, als Begriff für ein Einfühlungsvermögen in die emotionalen Übertragungen eines Patienten während einer Gesprächstherapie, stammt in diesem Zusammenhang ursprünglich von Carl Rogers (Rogers 1973). Da Osteopathie sich mit Emotionen befasst, ist **Einfühlungsvermögen** in der Osteopathie allgemein erforderlich und benötigt, wie bereits aufgezeigt, Achtsamkeit. Emotionen als körperliche Reaktionen, zu denen auch somatische Dysfunktionen (EROP 2009), entsprechende Kompensationen (Ewen 2013), Adaptionen (Forte 2009) und Dekompensationen zählen (➤ Kap. 14.3.2), sind häufig mit bewussten Geisteszuständen verknüpft und enthalten darum stets den Aspekt des Gefühls (Damasio 2011). Emotionale Veränderungen während und nach einer osteopathischen Behandlung sind die Regel. Anderenfalls war eine Behandlung ganz einfach ineffektiv. Behandelnde Osteopathen bedürfen daher der Fähigkeit der Empathie, der emotionalen Einfühlung, in den behandelten Patienten.

Die neurowissenschaftlichen Grundlagen für eine **Empathiefähigkeit** besitzen alle Lebewesen, die sich aktiv in ihrer Umwelt

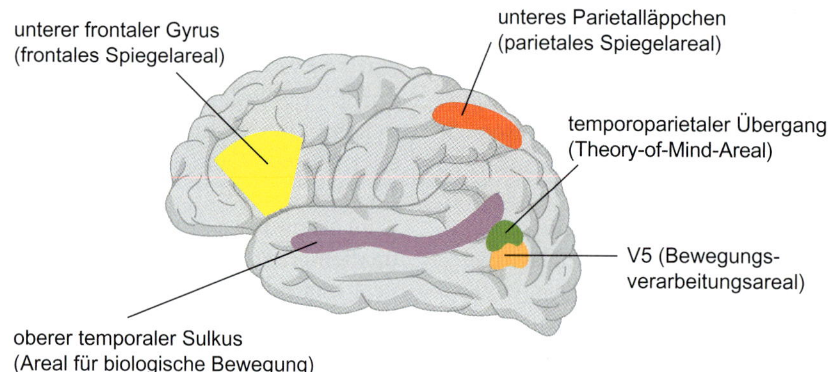

Abb. 13.6 Areale sozialer Wahrnehmung im Gehirn. [L138]

bewegen können. Dazu ist **„Reafferenz"** erforderlich, die die Differenzierung zwischen den Folgen einer eigenen Handlung und denen äußerer Ereignisse gewährleistet. Es wird angenommen, dass eine Kopie des motorischen Befehls den sensorischen Arealen des Gehirns als „Efferenzkopie" zur Verfügung gestellt wird. Auf diese Weise kann die eigene Bewegung aus der Repräsentation der Umwelt herausgerechnet und die sensorische Wahrnehmung korrigiert werden (von Holst und Mittelstaedt 1950).

Das neurophysiologische Spiegelsystem des Kortex ist ein weiteres grundlegendes System für die Empathiefähigkeit (➤ Kap. 13.3). Heute sind ein **frontales Spiegelneuronenareal** im unteren frontalen Gyrus der Area F5 des Gehirns sowie ein **parietales Spiegelneuronenareal** im unteren Parietalläppchen bekannt, die mit dem Bewegungsverarbeitungsareal V5 und dem Areal für biologische Bewegung im oberen temporalen Sulkus verschaltet sind (Kandel 2012, S. 483) (➤ Abb. 13.6).

Das Spiegelsystem generiert aber ausschließlich Gefühle, die die sensorisch wahrgenommenen Handlungen motorisch imitiert, als seien sie selbst durchgeführt worden. Die für eine Empathiefähigkeit entscheidende neurowissenschaftliche Erklärung, die eng mit dem Reafferenzprinzip und dem Spiegelsystem verbunden ist, stellt die **„Theory of Mind" (ToM)** dar. ToM bezeichnet die Fähigkeit, das Verhalten anderer Menschen zu erklären und vorauszusagen (Leube und Kirchner 2011). Sie befähigt Menschen, einer anderen Person mentale Zustände zuzuschreiben (Kandel 2012, S. 475). In voller Ausprägung existiert die ToM nur beim Menschen (Tomasello 2002) (➤ Abb. 13.7).

Die Idee einer ToM brachte Sigmund Freud in den modernen wissenschaftlichen Diskurs ein; für ihn war sie ein inhärenter Bestandteil seiner Vorstellung der psychoanalytischen Situation. Der Analytiker brauche Einfühlungsvermögen, um Konflikte und Wünsche seiner Patienten zu verstehen (Kandel 2012, S. 473).

Neurophysiologisch ist gesichert, dass ein ToM-Areal im temporoparietalen Übergang beteiligt ist (Kandel 2012, S. 483). Die Entdeckung der neurowissenschaftlichen Grundlagen der ToM verdanken wir den Forschungen Leo Kanners (Kanner 1943) und Hans Aspergers (Asperger 1944), die über autistische Kinder geforscht haben, denn Autisten mangelt es erheblich an Empathiefähigkeit.

Achtsamkeit ist als absichtsvoll auf ein Hier und Jetzt bezogen und vor allem als nicht wertend zu verstehen, so die Definition von Kabat-Zinn. Osteopathen sollten sich darum den Emotionen der Patienten empathisch zuwenden (EROP 2009). Emotionen sind mit Gefühlen verknüpft. Ein Gefühl ist ein allein dem Fühlenden zugängiges Funktionsphänomen der Psyche. Antonio Damasio schreibt dazu: *„Gefühle von Emotionen sind zusammengesetzte Wahrnehmungen dessen, was in unserem Körper und unserem Geist abläuft, wenn wir Emotionen haben. […] Diese Gefühle gründen sich auf eine einzigartige Beziehung zwischen Körper und Gehirn, die der Interozeption eine bevorzugte Stellung einräumt. […] Die Interozeption beherrscht den Prozess und ist für das verantwortlich, was wir als den gefühlten Aspekt dieser Wahrnehmung bezeichnen"* (Damasio 2011).

Gefühle sind als Funktionsphänomen immer einzelne Zeitpunkte (Hier und Jetzt), die wie eine Aneinanderreihung von Fulkra einen Bewusstseinsstrom in der physikalischen Zeit erzeugen.

Das Gefühl eines Menschen erschließt sich einer anderen Person nun ausschließlich durch dessen Fähigkeit, über eine ToM zu verfügen, was eine empathische Einfühlung überhaupt erst ermöglicht.

Achtsamkeit ist als bewusst angewendete „Technik" besonders gut für Osteopathen geeignet, sich auch den Gefühlsaspekten von Emotionen zuwenden zu können. Entsprechend der neurowissenschaftlichen Erkenntnisse ist dazu während der sensorisch-exterozeptiven Berührung der interozeptive Prozess der Wahrnehmungen eigener Emotionen erforderlich (➤ Abb. 13.3). Dies kann nur im Hier und Jetzt, im Moment des Prozesses selbst, stattfinden (➤ Abb. 13.5). Die daraus resultierenden eigenen Gefühlsqualitäten des behandelnden Osteopathen befähigen entsprechend der ToM dazu, einem Patienten mentale Zustände zuzuschreiben. Sie bilden somit indirekt – über die im eigenen Körper-Gehirn-Prozess des Osteopathen wahrgenommenen Gefühlsqualitäten – die Gefühle des behandelten Patienten ab. Dieser Vorgang entspricht der eigentlichen empathischen Einfühlung und ist nur dann entsprechend der Definition der Achtsamkeit nicht wertend, wenn die eigenen Gefühlsqualitäten und deren emotionale Reaktionen, entsprechend dem Reafferenzprinzip, von denen des behandelten Patienten extrahiert werden können. Diese Extraktion macht eine

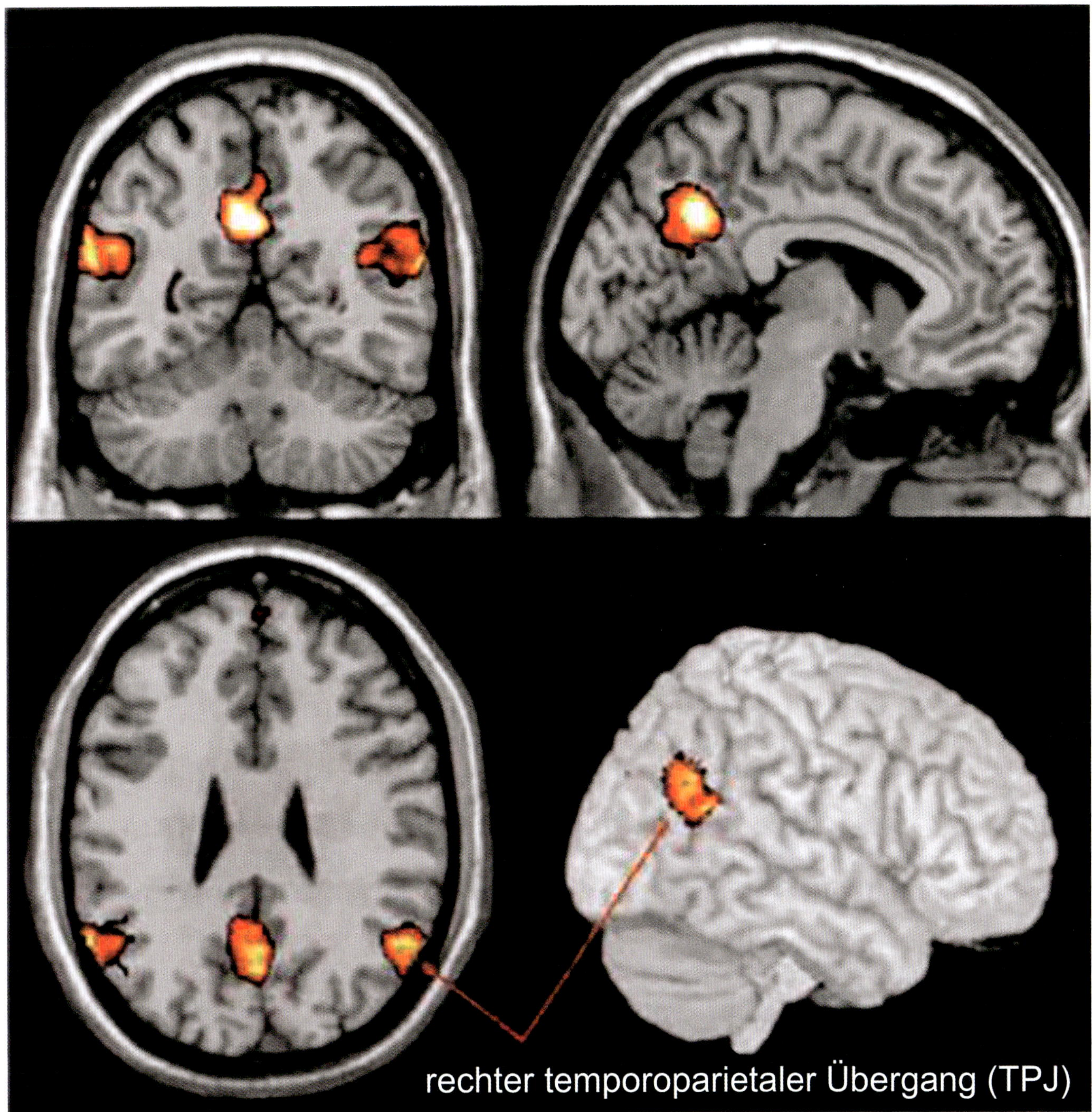

Abb. 13.7 MRT der ToM-Areale. TPJ = Temporo-Parietal Junction. [G482]

Selbsterfahrung notwendig und unumgänglich, um die Gefühlsqualitäten eines anderen evident zu identifizieren und nicht mit den eigenen zu verwechseln.

In der **Psychotherapie** wird dieser Vorgang auch als Übertragung, vor allem von unbewussten emotionalen Aspekten, bezeichnet (Wöller und Kruse 2005, S. 161 ff.). Gelingt dieser komplexe Vorgang, können unbewusste Anteile des anderen identifiziert und entsprechenden Emotionen bewusst empathisch zugeordnet werden. In der Rückmeldung an den behandelten Patienten kann das wie ein Gedankenlesen (Gedankenübertragung) imponieren (Wöller und Kruse 2005, S. 185). Die Rückmeldung würde in der Psychotherapie, wenn sie bewusst geschieht, als **therapeutische Intervention** (Wöller und Kruse 2005, S. 20) und, wenn sie unbewusst geschieht, als **Gegenübertragung** (Wöller und Kruse 2005, S. 172 f.) des Therapeuten auf den Patienten bezeichnet werden. Gegenübertragungen entsprächen psychotherapeutisch einem Mitagieren und unterlägen nicht der Kontrolle eines therapeutischen Prozesses (Wöller und Kruse 2005, S. 119 f.).

13.7 Achtsamkeit und soziale Kompetenz

Psychotherapeuten stehen in der Pflicht, Supervision zu machen und sich in der Ausbildung einer umfangreichen Selbsterfahrung bzw. Lehranalyse zu unterziehen, um sich gut zu kennen und die eigenen Dinge von denen der Patienten unterscheiden zu können.

Empathie bedeutet, alle aufkommenden Gefühle ungewertet akzeptierend zuzulassen, solange sie evident, das heißt stimmig, dem anderen (Patienten) zugeordnet werden können (Rogers 1973).

Für die manuelle, empathische, therapeutische Begegnung in der Osteopathie ist eine Achtsamkeit seitens des Osteopathen unumgänglich und sollte bei der sehr persönlichen Therapiemethode der Osteopathie in jedem Fall „state of art" sein und lebenslang geübt werden (EROP 2009). Osteopathen behandeln nicht nur den leiblich-geweblich-strukturellen Organismus des Patienten, sondern einen ganzen Menschen, der auch durch psychische Funktionen in einem Zusammenspiel von Struktur und Funktion bestimmt ist (Littlejohn 2008). Die „Theory of Mind" macht als menschliches Phänomen deutlich, dass unser Gehirn, wenn es durch Umschaltung in die entsprechende „relaxation response" der Achtsamkeit die Gefühlswelt eines anderen nachspürt, sozial kompetent funktioniert. Osteopathie ist an und für sich nur wirklich Osteopathie, wenn sie achtsam und somit sozial kompetent praktiziert wird. Achtsamkeit generiert soziale Kompetenzen, wie Empathie und das Phänomen der „Theory of Mind".

„Das Gehirn als Beziehungsorgan ist ein soziales Organ" (Fuchs 2008).
Osteopathen müssen das beachten.

Zusammenfassung

- Achtsamkeit bedarf eines Bewusstseinszustands der „relaxation response" (Entspannung).
- Achtsamkeit ist allgemein erlernbar; Meditationstechniken (Body-Scan) und autogenes Training sind dazu gute Grundlagen für Osteopathen.
- Achtsamkeit kann in der Osteopathie stark körperorientiert angewendet werden.
- Achtsamkeit ist neurowissenschaftlich gut untersucht und mit Osteopathie gut kompatibel.
- Achtsamkeit basiert auf zentralen Phänomenen, wie der Spiegelung, der Extinktion, der Reafferenz und der Intuition, die sämtlich in der Osteopathie von Bedeutung sind.
- Achtsamkeit unterstützt empathische Beziehungsgestaltung in der Osteopathie durch Integration von Psyche und Emotion.
- Achtsamkeit bahnt die sozialen Kompetenzen der Empathie und der „Theory of Mind".
- Achtsamkeit erfordert ein reflektiertes, selbstkritisches und auf Stimmigkeit ausgerichtetes Vorgehen.
- Supervision, z. B. in Balint-Gruppen (Balint 2001), ist für alle Osteopathen eine enorme Kompetenzerweiterung für die Achtsamkeit auf den eigenen und den Patientenorganismus im emotionalen und psychischen Sinne.

LITERATUR

Asperger H. Die „Autistischen Psychopathen" im Kindesalter. Archiv für Psychiatrie und Nervenkrankheiten. 1944; 117: 73–136.

Balint M. Der Arzt, sein Patient und die Krankheit. 10. Aufl. Stuttgart: Klett-Cotta, 2001.

Calder AJ et al. Impaired recognition and experience of disgust following brain injury. Nat Neurosci. 2000; 3: 1077–1078.

Carlson LE et al. One year pre-post intervention follow-up of psychological, immune, endocrine and blood pressure outcomes of mindfulness-based stress reduction (MBSR) in breast and prostate cancer outpatients. Brain Behav Immun. 2007; 21: 1038–1049.

Damasio A. Selbst ist der Mensch. München: Siedler, 2011. S. 169 ff.

Eland D. Kursskripte „Osteopathie im biodynamischen Bereich 1–3". Masterkursreihe bei der DGOM e. V. 2015. http://dgom.info/osteopathie_biodynamischer_bereich.html (letzter Zugriff: 24.11.2015).

EROP. Deklaration Osteopathie. Pähl: Jolandos, 2009.

Ewen B. Osteopathische Verfahren und osteopathische Medizin. Manuelle Medizin. 2013; 51: 291–294.

Flor H, Diers M. Wie verlernt das Gehirn den Schmerz? In: Schiepek G (Hrsg.) Neurobiologie der Psychotherapie. 2. Aufl. Stuttgart: Schattauer, 2011. S. 523 ff.

Forte M. Grundgedanken zur funktionellen Medizin nach Forte. Manuelle Medizin. 2009; 47: 418–422.

Frymann V. Palpation und darüber hinaus. In: Hartmann C (Hrsg.). Die gesammelten Schriften von Viola Frymann. Pähl: Jolandos, 2007. S. XIII–XXV.

Fuchs T. Das Gehirn – ein Beziehungsorgan. Stuttgart: Kohlhammer, 2008.

Gallese V, Bertram W, Buccino G. Verkörperte Simulation der Sprache. In: Schiepek G (Hrsg.). Neurobiologie der Psychotherapie. 2. Aufl. Stuttgart: Schattauer, 2011. S. 329.

Hartmann C. Osteopathie und Wissenschaft: Körperwahrnehmung durch innere und äußere Afferenzen. Osteopathische Medizin. 2012; 13 (3): 28–30.

von Holst E, Mittelstaedt H. Das Reafferenzprinzip (Wechselwirkungen zwischen Zentralnervensystem und Peripherie). Naturwissenschaften. 1950; 37: 464–476.

Jealous J. Einleitung in die Biodynamik der Osteopathie im kranialen Bereich. (Ein Interview mit James, Auckland, Neuseeland, Februar 2004). Osteopathische Medizin. 2006; 7 (3): 4–9.

Jung CG. Wandlungen und Symbole der Libido. München: DTV, 1991.

Kabat-Zinn J. Gesund durch Meditation. München: Knaur, 2013.

Kandel E. Das Zeitalter der Erkenntnis. München: Siedler, 2012.

Kanner L. Autistic disturbances of affective contract. Nervous Child. 1943; 2: 217–250.

Kraft H. Autogenes Training für die Praxis. Köln: Deutscher Ärzte-Verlag, 2004.

Leube D, Kirchner T. Theory of Mind. In: Schiepek G (Hrsg.) Neurobiologie der Psychotherapie. 2. Aufl. Stuttgart: Schattauer, 2011. S. 276.

Liem T. Diagnosekriterien. In: Liem T (Hrsg.). Morphodynamik in der Osteopathie. Stuttgart: Hippokrates, 2013a. S. 202–235.

Liem T. Die Palpationsfähigkeit des Osteopathen wird zu wenig genutzt. Osteopathische Medizin. 2013b. 14: 23.

Littlejohn JM. Psychophysiologie. Pähl: Jolandos, 2008.

Mulder T. Das adaptive Gehirn. Über Bewegung, Bewusstsein und Verhalten. Stuttgart: Thieme, 2005.

Poustka L et al. Neurobiologie. In: Schiepek G (Hrsg.) Neurobiologie der Psychotherapie. 2. Aufl. Stuttgart: Schattauer, 2011. S. 544 f.

Reichenbach C. Psychomotorik. München: UTB, 2011.

Rief W, Birbaumer N. Biofeedback. 3. Aufl. Stuttgart: Schattauer, 2011.

Rizzolatti G, Fogassi L, Gallese V. Neurophysiological mechanisms underlying the understanding and imitation of action. Nat Rev Neurosci. 2001; 2: 661–670.

Rogers CR. Counseling and Psychotherapy. Boston: 1942. Dt. Ausgabe: Die nicht-direktive Beratung. München: Kindler, 1973.

Seebeck T. Die osteopathische Selbstbehandlung. Lohne: Lotus-Press, 2014.

Sidler S. Relevanz der Intuition in der Osteopathie – Überlegungen und ein Literaturüberblick. Manuelle Medizin. 2010; 11: 4–9.

Spitzer M. Entscheidungen aus dem Bauch. BR alpha, Sendung vom 5.8.2011.

Storch M et al. Embodiment. Die Wechselwirkungen von Körper und Psyche verstehen und nutzen. 2. Aufl. Bern: Huber, 2010.

Tang YY et al. Central and autonomic nervous system interaction is altered by short-term meditation. PNAS USA. 2009; 106: 8865–8870.

Tassin JP. Moleküle des Bewusstseins. Spektrum der Wissenschaft, Spezial: Bewusstsein. 2004 (1): 76.

Tomasello M. Die kulturelle Entwicklung des menschlichen Denkens. Frankfurt/Main: Suhrkamp, 2002.

Vogeley K, Schilbach L. Stufen der sozialen Kognition: Intuitive, präreflexive und inferenzielle, reflexive Verarbeitung. In: Schiepek G (Hrsg.) Neurobiologie der Psychotherapie. 2. Aufl. Stuttgart: Schattauer, 2011. S. 314 f.

Wegner DM, Fuller VA, Sparrow B. Clever hands: uncontrolled intelligence in facilitated communication. J Pers Soc Psychol. 2003; 85 (1): 5–19.

Westmeyer H. Die Konstruktbegriffe des Ich und des Selbst. In: Schiepek G (Hrsg.) Neurobiologie der Psychotherapie. 2. Aufl. Stuttgart: Schattauer, 2011.

Wöller W, Kruse J. Tiefenpsychologisch fundierte Psychotherapie. 2. Aufl. Stuttgart: Schattauer, 2005.

KAPITEL

14 Psychotherapie und Osteopathie

Holger Pelz

Body, Spirit and Mind ist der heute gebräuchliche Terminus für den **Triune Man** des Andrew Taylor Still. Seine gesundheitsorientierte Medizinphilosophie war als Renaissance der rationalen Naturheilkunde des Hippokrates von Kos (460–370 v. Chr.) grundsätzlich ganzheitlich ausgerichtet. Still schreibt: *„In der Folge haben wir eine Einheit von Verstand, Materie und Leben: den Menschen"* (Hartmann und Pöttner 2005).

Später spricht John Martin Littlejohn von **Body and Mind,** wobei er unter **Mind** den Geist versteht und **Spirit** und **Mind** als funktional differenzierte Einheit, unter diesem Geist, im Sinne des Mentalen, zusammenfasst (Littlejohn 2008).

Littlejohn sieht die Psychologie als wertvollen Bereich der Medizin an, weil die Einbeziehung von „mind" für das eigentliche medizinische Problem, das für ihn der Gegensatz von Krankheit und Gesundheit ist, ausschlaggebend sei (Littlejohn 2008). Littlejohn ordnete die Psyche demnach dem „mind" zu.

14.1 Begrifflichkeiten

Geist (Mentales), den Littlejohn als „spirit" (Transzendenz) und „mind" (Kognition) zusammenfasst, unterscheidet sich grundlegend vom Begriff „soul" (Seele).

Geist und Seele sind je nach fachlicher, historischer und soziokultureller Perspektive ganz unterschiedliche Bedeutungen zugeschrieben worden, die bis hin zur synonymen Anwendung beider Begriffe reichen. Für eine moderne und wissenschaftliche Betrachtung, die auch aktuelle neurowissenschaftliche Erkenntnisse berücksichtigt, ist eine einheitliche und differenzierte Auslegung, speziell der beiden Termini Geist und Seele, für das heute verwendete **Body-Spirit-and-Mind-Konzept** erforderlich.

Sowohl Still als auch Littlejohn haben unabhängig vom Verständnis der Begriffe Geist und Seele Osteopathie als ganzheitlich denkend und als körperlich handelnd verstanden. Der Körper wird als Träger des Mentalen und der Seele in den Mittelpunkt gestellt.

Das in der EROP-Deklaration (European Register of Osteopathic Physicians) verwendete Body-Spirit-and-Mind-Konzept (EROP 2009) ist also von „Körper-Geist-Seele"-Einheit zu unterscheiden, da dieser Ausdruck im christlichen Sinne geprägt ist (Dreifaltigkeit) und weder von Still noch von Littlejohn so gemeint war.

Der Begriff **Geist** soll sich im Folgenden auf alle Aspekte des Bewusstseins mit den mentalen menschlichen Leistungen der Kognition und Reflexion beziehen. Mentale Funktionszustände sind dabei heute durch neurowissenschaftlich-technische Beobachtung anderen ebenso zugängig wie der physikalische Körper, und somit sind beide der sog. **Dritte-Person-Perspektive** zuzuschreiben.

Hingegen ist die **Seele (Psyche)** im Folgenden stets intraindividuelles Moment und allein einer **Erste-Person-Perspektive** zugängiges Phänomen des Erlebens, was nicht Littlejohns „mind" (Mentales) entspricht (Hartmann 2011). Die Neurowissenschaftler sprechen vom sog. **Qualia-Phänomen** (LeDoux et al. 2002), auch „black box" genannt (Liem et al. 2012), wobei sich das Gehirn nicht selbst bei bewussten Vorgängen der Erlebensqualität beobachten kann.

Körper (Soma) → Dritte-Person-Perspektive
Geist (mentale Aspekte) → Dritte-Person-Perspektive
Seele (Psyche) → Erste-Person-Perspektive

Wissenschaftliche Studienerkenntnisse, die heute evidenzbasiert, doppelblind und möglichst prospektiv durchgeführt werden, können nur indirekt Aussagen über die Erste-Person-Perspektive machen (Hartwig 2013). Indirekte Aussagen bedeuten, dass heute einer Person mit modernen neurowissenschaftlich-technischen Mitteln, wie der funktionellen Magnetresonanztomografie (fMRT) oder der Positronenemissionstomografie (PET), zwar beim Erleben zugesehen werden kann, dass jedoch wegen des Qualia-Phänomens keine Aussagen über die subjektiven, intraindividuellen Erlebensqualitäten gemacht werden können.

Dritte-Person-Perspektive → Soma
Erste-Person-Perspektive → Psyche

Sowohl in der Osteopathie als auch in der Psychotherapie sind die Erlebensqualitäten von behandelten Patienten und behandelndem Therapeuten jedoch entscheidendes Moment der Therapieansätze. In der Psychotherapie ist der Therapeut auf die verbalen und auch nonverbalen Mitteilungen des Patienten angewiesen, die über die Sprache immer nur indirekt von der Erste-Person-Perspektive des Patienten mitteilen. In der Osteopathie ist der Therapeut auf die nonverbalen Mitteilungen angewiesen, die ebenfalls indirekt, vorwiegend über den taktilen Kontakt, von der Erste-Person-Perspektive des Patienten mitteilen. In beiden Fällen erfährt der Therapeut über eigene, subjektive, intraindividuelle Erlebensqualitäten seiner eigenen Erste-Person-Perspektive etwas über den Patienten. Die Erfahrung des Therapeuten ermöglicht es, Mitteilungen des Patienten vom eigenen Erleben zu unterscheiden (soziales Gehirn) (Fuchs 2008).

14.2 Psychotherapie und Osteopathie

14.2.1 Psychotherapie

In Deutschland regelt das **Psychotherapeutengesetz** (PsychThG) die Anwendung der Verfahren

- der Psychoanalyse,
- der tiefenpsychologischen Psychotherapie (internationale Bezeichnung: psychodynamische Psychotherapie)
- und der Verhaltenstherapie (Watson 2000) in der Patientenversorgung.

Störungsbilder in den Bereichen Denken, Fühlen und Handeln werden therapiert. Dazu sind verschiedene psychotherapeutische Techniken notwendig. Die sog. **„Settings"** (z. B. das klassische Liegen auf der Couch ohne Blickkontakt zum Therapeuten in der Analyse; die Vis-à-Vis-Begegnung mit dem Therapeuten in der Tiefenpsychologie und die agierende Vorgehensweise in der Verhaltenstherapie) sind durch unterschiedliche therapeutische Beziehungsgestaltung geeignet, auf das mit dem Patienten verabredete und angestrebte Therapieziel hinzuwirken. Heutige Psychotherapie schließt viele neue differenzielle Indikationen, wie Burnout, Mobbing, psychosomatische bzw. somatopsychische und somatoforme Störungen, ein (Grave 2004, S. 143).

Psychoanalyse (Siegmund Freud) → kein Blickkontakt (Couch)
Tiefenpsychologie (Carl Gustav Jung) → Vis-à-Vis-Kontakt
Verhaltenstherapie → praktisch begleitender Kontakt

Die modernen psychotherapeutischen Ansätze sind stark an den Ressourcen der Patienten ausgerichtet und nicht selten sogar medikamentös unterstützt. Sie sind deutlich problemorientierter und variabler am Patienten ausgerichtet als die eher rigiden Therapiekonzepte klassischer Psychotherapieschulen. Aktuelle Therapieansätze sind insgesamt als eklektische Vorgehensweisen (d. h. die klassischen Psychotherapieschulen übergreifend) zu bezeichnen (Grave 2004, S. 392 ff.).

Osteopathen, die meist nicht klassisch psychotherapeutisch geschult und oft noch nicht einmal in grundlegenden Gesprächstechniken ausgebildet sind (Rogers 1972), ist die enge Zusammenarbeit mit ausgebildeten Psychotherapeuten oft dringend angeraten. Immer wenn im Zuge von osteopathischen Behandlungen Emotionen auftreten, die dem Patienten selbst nicht bekannt waren und ihn überfordern, sollte der behandelnde Osteopath den Patienten motivieren, sich psychotherapeutische Hilfe zu nehmen. **Psychotherapeutische Hilfe** ist insbesondere angezeigt, wenn die Situation für den Osteopathen nicht einzuschätzen bzw. nicht zu kontrollieren ist. Nicht selten sind osteopathische Behandlungen und die „Beseitigung" von osteopathisch behandelbaren somatischen Dysfunktionen sogar der Einstieg in eine zuvor körperlich verdeckte zusätzliche psychotherapeutisch behandelbare Problematik.

Bei psychosomatoformen Problemen erleben sich Patienten vordergründig als körperlich krank (Hausrotter 2004), obwohl Schulmediziner weder eindeutige somatische noch psychische Diagnosen erheben können. Osteopathen werden gerade in diesen Fällen eigenständig vermehrt von Patienten konsultiert.

In der Psychotherapie sind in diesen Fällen **Körpertherapiemethoden** wie die klassische Massage, die Alexander-Technik, die Feldenkrais-Methode, das Rolfing, das Rebalancing, Qigong und Tai-Chi bedeutsam. Osteopathen sollten diese Methoden zumindest kennen, denn wegen der Körperorientiertheit bestehen häufig patientenseitige Vorerfahrungen. Überschneidungen mit osteopathischen Konzepten, z. B. dem myofaszialem Release (MFR), sollten einem Osteopathen darum auch vertraut sein.

Der Psychoanalytiker Wilhelm Reich (1897–1957) hat historisch betrachtet aus Sicht der klassisch psychoanalytischen Psychotherapie nach Siegmund Freud sicher den größten Einfluss auf die Körperpsychotherapiemethoden gehabt (Senf 2003). Wegen dessen Verzicht auf die „Redekur" wurde Reich von Freud aus der bedeutsamen „Internationalen Psychoanalytischen Vereinigung" ausgeschlossen. Die klassische Körperpsychotherapie nach Wilhelm Reich zählt heute zu den bekannten und praktizierten Körperpsychotherapien (Boadella 1996). Weiterhin spielen die biodynamische Psychologie nach Gerda Boysen (Bach 1997), die Bioenergetik nach Alexander Lowen (Lowen und Lowen 1979) und das Focusing nach Eugene T. Gendlin (Gendlin 2004), die sämtlich nicht zu den in Deutschland anerkannten Psychotherapieverfahren zählen, in der Zeit nach Wilhelm Reich eine Rolle.

Die **„sprechende Medizin"** wird heute noch immer, abgegrenzt zur klassischen Humanmedizin, als klinischer Spezialbereich für die Psyche angesehen, obwohl sich viele Menschen weder nur von der klassischen Schulmedizin noch von der Psychotherapie verstanden erleben. Menschen sehen diese beiden wichtigen Bereiche als ganzheitliche, gemeinsame Tatsache und als unbedingt gemeinsam zu sich gehörig an. Auf Nachfragen können oft viele wechselseitige Beziehungen von den Betroffenen konkret benannt werden. Die Verknüpfungen von Körper und Seele sind für Patienten aus einer intraindividuellen Erste-Person-Perspektive eine subjektive Evidenz. Eine Betrachtung aus der Dritte-Person-Perspektive (Beobachtern zugängige wissenschaftliche Evidenz) darf aber nicht, auch nicht durch naturwissenschaftliche Studien, auf nur eine Perspektive (Dritte-Person-Perspektive) reduziert verstanden werden, da beide Perspektiven (Erste- und Dritte-Person-Perspektive) eng zusammenwirken (Vogeley und Schilbach 2011).

14.2.2 Osteopathie

Für Osteopathen ist in der Behandlung eine unmittelbare aktuelle Beziehung im Hier und Jetzt durch die therapeutische Berührung wirksam. Er stellt eine physische Berührung dar und bringt eine **Zweite-Person-Perspektive** (Fuchs 2008) für die Beziehungsbeteiligten zum Ausdruck, die quasi unabdingbar eine „Meta-Person" aus den sich aufeinander beziehenden Menschen als Intersubjektivität bildet (Hartmann 2011). Nach Watzlawick gilt: *„Man kann nicht nicht kommunizieren"*, wenn man in Beziehung ist (Watzlawick et al. 2011). Dabei sind mit Kommunikation keineswegs nur verbale Kommunikation, sondern auch nonverbale Modi (visuell, taktil) gemeint. Martin Bubers: *„Man wird am Du zum Ich!"* (Buber 2008) kann als Hinweis der Gerichtetheit einer Ursache-Wirkungs-Beziehung der Außen- auf die Innenwelt verstanden werden, die sich für Osteopathen in der von Erich Blechschmidt dargestellten Embryo- und Morphogenese als Erklärung vieler osteopathischer Zusammenhänge wiederfindet (Blechschmidt 2008) (➤ Kap. 9.6.2). Aus diesen Überlegungen leitet sich zwangsläufig eine hohe ethische Verantwortlichkeit jedes Therapeuten für die zu behandelnden Patienten unmittelbar ab. Dies rechtfertigt die **formaljuristische Absicherung** der Patienten in einer Arzt-Patienten-Beziehung, da die Risiken eines manipulativen Missbrauchs jenseits eines salutogenetischen Therapieziels (nach Wohlbefinden suchend) durchaus bestehen.

14.3 Beziehungsaspekte von Psychotherapie und Osteopathie

14.3.1 Übertragungen

Die Wechselwirkungen zwischen Menschen, seien sie nun verbal, visuell, taktil, olfaktorisch oder gustatorisch, werden in der Psychotherapie Übertragung genannt und spielen in der klassischen Psychotherapie als **Übertragungs-** (vom Patienten auf den Therapeuten) und **Gegenübertragungsphänomene** (vom Therapeuten auf den Patienten) eine zentrale Rolle für das therapeutische Vorgehen.

Möglichst umfangreiche und viele Lebensbereiche betreffende eigene und bewusste Kenntnisse der Gefühls-, Denk- und Verhaltensweisen sind für die Übertragungsanalyse eines Psychotherapeuten die eigentliche therapeutische Leistung. Dies bedarf daher einer eingehenden Selbsterfahrung bzw. Selbstanalyse jedes Psychotherapeuten in der Therapieausbildung (Wöller und Kruse 2005, S. 204).

In der **Psychoanalyse** ist das **Setting** (kein Sicht- und Körperkontakt) derart gestaltet, dass es für eine verbale Übertragung möglichst wenig Störungen anderer Sinnesmodi gibt. In der **Tiefenpsychologie und Verhaltenstherapie** ist durch ein **Vis-à-Vis-Setting** zusätzlich zum verbalen auch der visuelle Übertragungsmodus zu berücksichtigen. Dies gestaltet die Analyse der Wechselwirkungen sehr viel komplexer. Wirkt der Therapeut mit eigenen, unreflektierten und somit unbewussten Aspekten auf den Patienten zurück, spricht man von der bereits genannten Gegenübertragung. Die Bewusstwerdung von Gegenübertragungsgefühlen durch den Therapeuten bei sich selbst ist für einen Therapieerfolg häufig nur durch zusätzliche externe Klärungen möglich. Mit Hilfe eines Supervisors wird in einer Supervision versucht, undurchsichtige Verstrickungen des Therapeuten mit dem Patienten für den Patienten zu klären (Wöller und Kruse 2005, S. 204).

Anders als in der Osteopathie, die durch die Berührung eine direkte physische Beziehung entstehen lässt, bildet sich eine Meta-Person der Zweite-Person-Perspektive in der Psychotherapie vorwiegend indirekt durch die Übertragungen und Gegenübertragungen der Fernsinne (verbal-auditiv und visuell).

Wie komplex die **Beziehungswechselwirkungen** bei körperlich-taktilem osteopathischem Kontakt in Verbindung mit verbalem und visuellem Übertragungsmodus werden, weiß jeder erfahrene Osteopath. Wenn Patienten im Zuge einer Behandlung viele vermeintlich nicht somatische Probleme schildern, wird die Komplexität sofort deutlich. Für die behandelten Patienten gibt es dann regelmäßig Verknüpfungen zu individuellen „Problemen", die durch eine osteopathische Behandlung Bewusstheit von bislang unbewussten Aspekten erlangen können (Hartmann 2011). Das Bedürfnis osteopathisch behandelter Patienten, sich verbal zum Ausdruck bringen zu können, ist Hinweis auf behandlungsintendierte Selbstregulationsprozesse **(Selbstheilungskräfte).** Eine Hinwendung zu weiterführender bewusster (psychischer) Bearbeitung ist absolut folgerichtig.

Leider begleiten Osteopathen verbale Kommunikation oft ebenso wenig kompetent, wie somatische Dysfunktionen von Psychotherapeuten nicht kompetent begleitet werden können, weil sie dem Psychotherapeuten zumeist überhaupt nicht bekannt sind. Nicht selten beschränken sich Osteopathen daher weitgehend auf den taktilen Kontakt durch die Berührung und vermeiden Verbalisierungen und gelegentlich sogar beziehungsregulierende Blickkontakte. Dies kann auf Patienten sehr verunsichernd wirken, auch wenn dieses Verhalten einfach als abspaltende Abwehr und unbewusster Selbstschutz eines überforderten, aber behandelnden Osteopathen fungiert (Wöller und Kruse 2005, S. 163). In der sprechenden Psychotherapie werden andersherum taktile Kontakte tatsächlich weitgehend vermieden. Die Merkwürdigkeit dieser Spaltung ist das eigentliche „Problem" eines effizienten Therapieansatzes, denn für alle somatoformen, psychosomatischen und somatopsychischen Störungen besteht die Notwenigkeit (ein sich Wenden in der Not) für eine Integration von Soma und Psyche (von Uexküll 2002).

Psyche, Erste-Person-Perspektive (Therapeut und Patient)
„Meta-Person", Zweite-Person-Perspektive (Gegen-Übertragung) → taktil, verbal, visuell
Soma, Dritte-Person-Perspektive (Therapeut und Patient)

14.3.2 Kompensation und Dekompensation

Das osteopathische Prinzip der Kompensation und Dekompensation ist außerordentlich gut geeignet, funktionelle somatische Verkettungen ganz unterschiedlicher Gewebe mit und untereinander zu beschreiben (Ewen 2013). Eine **Dekompensation,** die mit Beschwerdesymptomatik in Form bewusster Funktionseinschränkungen und/oder z. B. mit Schmerzen verbunden ist, liegt immer dann vor, wenn mindestens zwei Kompensationen miteinander im Konflikt stehen. **Kompensationen** liegen vor, wenn ein Körperteil auf eine funktionelle oder strukturelle Variation eines anderen Körperteils reagiert. **Somatische Dysfunktionen** in der Osteopathie können Kompensationen sein. Dabei werden angepasste Gewebeveränderungen, die funktionelle Kompensationen dauerhaft aufrechterhalten, **Adaptationen** genannt (Forte 2009).

Zusätzlich ist das Prinzip aber ebenso gut geeignet, funktionelle Verknüpfungen somatischer und psychischer Aspekte unter und miteinander allgemein zu beschreiben.

Das **Prinzip von Kompensation und Dekompensation** ist auch in Bezug auf die **Psychotherapie** interessant, weil autobiografische Erfahrungen der Vergangenheit mit aktuell auslösenden Bedingungen verknüpft sein können (Wöller und Kruse 2005, S. 102). Im Hier und Jetzt können körperliche (oft Schmerzen) und/oder psychoemotionale Symptome (z. B. Angstgefühle und körperliche Angstreaktionen) einen Konflikt verursachen (Wöller et al. 2005). Psychotherapeutisch wird tatsächlich ebenfalls von einer Dekompensation gesprochen! Die Parallelen zwischen dem osteopathischen Prinzip und dem sich aus der Psychodynamik ableitenden Prinzip der Psychotherapie sind offensichtlich. Für eine komplexe Behandlung psychosomatischer, somatoformer und funktioneller Probleme ist das gemeinsame Prinzip außergewöhnlich hilfreich, weil es menschliche Phänomene ganzheitlich begreift und behandelt (Risch 2013).

Soma, Dritte-Person-Perspektive → Kompensationen → Dekompensation/Adaptation
Psyche, Erste-Person-Perspektive → Kompensationen → Dekompensation/Adaptation
Soma ↔ Kompensationen ↔ Dekompensation/Adaptation ↔ Kompensationen ↔ Psyche

14.3.3 Autonomes Nervensystem

Dem autonomen Nervensystem (ANS) kommt eine **Schlüsselrolle in der Vermittlung der Wechselwirkungen** von Außen- und Innenwelt (Dritte-Person-Perspektive und Erste-Person-Perspektive) zu. Sympathische Reaktionen beeinflussen die körperlichen Wahrnehmungen von Angst und Stress, wodurch z. B. das Schmerzerleben moduliert wird (Beck 2011). Somatische Reaktionen des ANS sind für aufmerksame Beobachter bewusst wahrnehmbar. Der Beobachter selbst zählt mit den Reaktionen, die er bei sich bewusst wahrnimmt, natürlich auch dazu. Somatische Reaktionen – und nicht nur durch das ANS bedingte Reaktionen – sind der Dritte-Person-Perspektive zugängig und auch technisch messbar, z. B. mittels „Lügendetektor" oder Bio-Feedback (Winfried und Birbaumer 2011). Zentral ausgelöste Reaktionen des ANS können aber global im Organismus wirken und dann als Kompensationen im Organismus mit diversen anderen lokalen Kompensationen, die sich osteopathisch als somatische Dysfunktionen darstellen, Konflikte erzeugen und somit auch Dekompensationen mit entsprechenden Symptomen bewirken!

14.3.4 Faszien, intero- und exterozeptive Effekte

Die Faszien sind als **mesodermaler Gewebeanteil** universell im Organismus vorhanden und werden vom ANS enerviert (Schleip 2004). Über sog. **interozeptive Prozesse** (➤ Kap. 21), die von Mechanorezeptoren der Faszien initiiert propriozeptiv auf das zentrale Nervensystem (ZNS) zurückwirken (Schleip 2004), besteht über das ANS ein Regelkreis. Auf diesen Regelkreis können durch Verknüpfungen im ZNS auch die Fernsinne (auditiv und visuell) Einfluss nehmen (Meyer und Damasio 2009).

Die Fernsinne Sehen und Hören sind neben den in der Osteopathie vorwiegend genutzten taktilen Übertragungen an den **exterozeptiven Prozessen** aus der Außenwelt eines Organismus wesentlich beteiligt (➤ Kap. 21). Exterozeptive Prozesse sind somit für die Bildung von Verknüpfungen zwischen Körper und Seele mitverantwortlich (Hartmann 2012). Aus Sicht der Erste-Person-Perspektive, des subjektiven, intraindividuellen Erlebens der Innenwelt (Psyche), muss aber der eigene Organismus einschließlich des physischen Gehirns für das weitere Verständnis als Außenwelt verstanden werden. Neurowissenschaftlich ist diese Sichtweise heute Standard (Hartmann 2011).

Dritte-Person-Perspektive: Außenwelt → Exterozeption → Soma → Interozeption → ZNS → Innenwelt → Psyche: Erste-Person-Perspektive

14.3.5 Somato und Emotio

Der Begriff der **Emotion** wird heute (merkwürdigerweise) allgemein für seelische (psychische) und nicht für somatische Phänomene angewendet. Auch der osteopathischen Literatur kann man ganz uneinheitliche Bedeutungszuschreibungen des Begriffs Emotion entnehmen. Die meist impliziten „Definitionen" und Betrachtungsperspektiven lassen eine sehr unterschiedliche Begrifflichkeit erkennen.

Unterschiedliche osteopathische Konzepte, wie die eines „SomatoEmotional Release" nach Upledger (Upledger und Grossinger 2002) oder eines „Emotional Release" (DGOM 2015), sollen mit osteopathischen „Techniken" einen „Release" (Lösung) herbeiführen, der auch die Erste-Person-Perspektive der Psyche mit einschließt.

Der sehr verbreitete Begriff **„somato-emotional"** macht eindrücklich deutlich, dass dieses „emotional" eine Verbindung seelischer mit körperlichen Aspekten („somato") ausdrücken soll und psychisch zu verstehen ist. Im praktischen Sprachgebrauch wird der Begriff **Emotion** in diesem Sinne meist synonym für ein psychisch erlebtes Gefühl angewendet. Die Bestrebungen, eine Verbindung zwischen Psyche und Körper durch „Somato" und „Emotio" zu beschreiben, ist unzweifelhaft Ausdruck einer ganzheitlichen Sichtweise, die auch von Patienten gewünscht wird. Für den praktischen Umgang der Osteopathen mit Emotionen ist ein synonymes Verständnis aber problematisch. „Emotio" kann entweder als Aspekt der Erste-Person-Perspektive verstanden, aber praktisch als Dritte-Person-Perspektive behandelt werden – oder andersherum kann „Somato" als Dritte-Person-Perspektive verstanden, aber als Erste-Person-Perspektive behandelt werden. Im zweiten Fall, der Behandlung von „Somato" als Erste-Person-Perspektive, ist die Abgrenzung zur Esoterik nicht mehr möglich und unter Berücksichtigung der Neurowissenschaften heute sicher auch nicht haltbar.

Für ein naturwissenschaftliches Verständnis von „Somato" und „Emotio" muss die Bedeutung für diese zwei Begriffe geklärt werden. Für ein **einheitlich geltendes Verständnis** der Bedeutung sowohl für die Osteopathie als auch für die Psychotherapie sind die modernen Naturwissenschaften hilfreich. Es gibt Tendenzen, vor allem in der Physik und eben in den Neurowissenschaften, die Subjektivität eines Beobachters als Basis in ein Wissenschaftsverständnis zu integrieren bzw. neu zu verstehen. Die „Unauflöslichkeit" des Subjektivitätsphänomens, das offenbar nur spirituell philosophisch transzendiert werden kann, könnte so zu einem anderen, neuen Verständnis der Zusammenhänge von Außen- und Innenwelt des Menschen führen (von Baeyer 2013). Es würde dann den realen Wünschen der Menschen nach Ganzheitlichkeit tatsächlich entgegenkommen bzw. diesen entsprechen.

14.3.6 Emotion

Für Osteopathen, die es wegen der somatischen Stimulation mit sehr komplexen Übertragungssituationen zu tun haben, ist eine Vereinfachung ohne einen Reduktionismus sinnvoll. Dies macht jedoch ein Umdenken aus der gewöhnlich uneinheitlichen zu einer einheitlichen Betrachtungsperspektive für Soma und Emotion erforderlich. **Emotion** muss dafür ganz einfach im ureigenen Wortverständnis als E (von Ex: heraus) und motion (Bewegung) verstanden werden.

- Emotion ist aus dieser einfachen Betrachtung das sich von innen nach außen heraus Bewegende.
- Emotion ist alles, was körperlich wirksam wird. Der eigene Körper ist, wie bereits dargestellt, für das bewusste „Ich" der Erste-Person-Perspektive Außenwelt.
- Emotionen sind immer körperliche Auswirkungen, körperlicher Ausdruck, körperliche Phänomene.
- Emotionen können sowohl **interozeptiv** (von innen heraus) von den emotional bewegten Personen selbst als auch von anderen Personen (z. B. Therapeuten), mit den Sinnen oder technisch transformiert, **exterozeptiv** (von außen) wahrgenommen werden.
- Emotionen sind sodann, dieser Definition konsequent folgend, alle molekularen und sogar atomaren Bewegungen (fMRT).
- Emotionen sind somit der Dritte-Person-Perspektive und naturwissenschaftlichen Methoden zugängig. Sie sind kein Aspekt des ausschließlich subjektiven Qualia-Phänomens (Kandel 2012).
- Emotionen sind Teil des Soma, der Körperlichkeit, die vor allem psychovegetativ auch generell über das ANS vermittelt wird (vegetativ, entspricht emotional bzw. somatisch). Im Folgeschluss wäre der Begriff „somato-emotional" eine Wortverdoppelung als körperlich in den Körper heraus bewegend, was jedoch mit der ursprünglichen Anwendung der Begriffe so nicht gemeint gewesen ist und ein Umdenken zwingend erforderlich macht.
- Emotionen sind als Phänomen primär unbewusst und im ursprünglichen Wortverständnis einfach als körperlich (physisch) zu verstehen (von Gimborn 2013).

Emotionen = Bewegung = Dritte-Person-Perspektive (primär unbewusst) = Außenwelt

14.3.7 Gefühl

Emotionen müssen aber im Zuge eines Umdenkens von Gefühlen unterschieden werden (Damasio 2011, S. 122 f.). Ein Gefühl (Feeling) ist als Wahrnehmung erstens immer bewusst und zweitens als Qualia-Phänomen, wie auch das bewusste Denken, ausschließlich Erste-Person-Perspektive und aktives, subjektiv psychisches Erleben (Hartmann 2011).

Gefühl = aktives bewusstes Erleben = Psyche = Erste-Person-Perspektive = Innenwelt

Emotionen sind deshalb nur bewusst, wenn sie mit Gefühlen verknüpft sind. Sie bleiben ohne Verknüpfung mit Gefühlen unbewusst. Genau hier, im Bewussten, ist die Psychotherapie „aktiv". Psychotherapie muss aber auch das Unbewusste als Zugang zum Bewussten des Patienten nutzen. Psychotherapie unterstützt Menschen beim **Verknüpfen und Neuverknüpfen von Emotionen und Gefühlen** unter Zuhilfenahme von bewussten Übertragungen vor allem mit Sprache.

Der berechtigte Einspruch, dass jedes Gefühl auch Emotionen haben müsse und somit eine Unterscheidung nicht möglich sei, ist vordergründig „gefühlt" richtig, denn es gibt bei sich gesund fühlenden erwachsenen Menschen immer relativ stabile und reproduzierbare, auch wissenschaftlich-statistisch zu erhebende und aufzubereitende Verknüpfungen zwischen Gefühlen und Emotionen. Durch diese Verknüpfungen gibt es quasi unendlich viele, sehr subtil differenzierte sowie subjektiv variable **Erlebensmöglichkeiten,** die die Individualität von Menschen ausmacht. Auf diese Vielfalt lassen sich auch die geschichtlich in Dynamik befindlichen Bedeutungen von Begriffen und Termini zurückführen.

Für Säuglinge liegen bei der Geburt nur wenige „feste" **Verknüpfungen** von Gefühl und Emotion vor (Lichtenberg 1991). Es gibt keine genetische Festlegung dieser Verknüpfungen, Genetik ermöglicht aber die Option für Verknüpfungen (LeDoux 2002). Die flexible Anpassbarkeit an eine Umwelt macht diese Offenheit notwendig. Verknüpfungen bleiben individuell und soziokulturell außenweltbedingt modifizierbar, was wohl einer der wichtigsten Gründe für die Unterschiedlichkeiten in dieser Welt darstellt. Verknüpfungen bewirken die aber ebenfalls notwendigen Stabilitäten, um in einer „feindlichen", sich ständig ändernden Umwelt bestehen zu können. Zwischen Offenheit und Stabilität entsteht eine dynamische Homöostase.

Eine moderne neurowissenschaftliche Erklärung für das Zustandekommen von Gefühlen besteht in der komplexen Verarbeitung **extro- und introversiver Vorgänge.** Ein Reiz, der neurophysiologische Erregung erzeugt, wird zentral bewertet, dann der Kognition zugängig gemacht und schließlich als Gefühl bewusst. Jede Reaktion, direkt auf den Reiz, auf die Bewertung, auf die Kognition und auch auf das Gefühl, wird wiederum in den zentralen Prozess der Bewertung, Kognition und bewussten Gefühlswahrnehmung einbezogen. Der Verarbeitungsprozess befindet sich in ständig regulierender Anpassung und im ständigen Austausch von emotionalen Reaktionen der Dritte-Person-Perspektive des Körpers mit der Erste-Person-Perspektive der Psyche (Kandel 2012, S. 407 ff.).

14.3.8 Verknüpfungen und Speicherungen

Neurowissenschaftlich entstehen die bereits genannten wichtigen Verknüpfungen der Beziehungen zwischen Körper und Seele sehr wahrscheinlich aus den durch Synapsen gebildeten plastizitären Vorgängen im ZNS. Speziell den **NMDA-Rezeptor (N-Methyl-D-Aspartat) tragenden Synapsen** dürfte eine besondere Bedeutung zukommen (Spitzer 1996). Verschiedene Sinnesmodi werden im ZNS in Vorwärts-rückwärts-Schleifen zwischen sog. Konvergenz-Divergenz-Zonen der Rindenfelder zu einer einheitlich erlebbaren Wahrnehmung verknüpft und können so auch gespeichert bleiben (Damasio 2011, S. 157 ff.).

- Mentale Funktionszustände sind durch synaptische Verbindungen zentral speicherbar.
- Bewegungen (Emotio-Aspekt) sind als mentale Funktionszustände zentral speicherbar.
- Gefühle (Psyche-Aspekt) ergeben sich als aktives Erleben aus mentalen Funktionszuständen.
- Zentrale Speicherungen können synaptisch verknüpft (gelernt) werden.

14.3.9 Beispiel

Menschen können sich entweder selbst als nicht stimmig erleben (A) oder von anderen als nicht stimmig erlebt werden (B). Darüber hinaus kann auch der Fall vorliegen, dass die Unstimmigkeit den Betroffenen selbst primär unbewusst bleibt.

- **A:** „Das ich alles immer so negativ sehen muss!"
- **B:** „Er macht immer gute Miene zum bösen Spiel."

Beide Mitteilungen sind Beispiele für Unstimmigkeit zwischen den Verknüpfungen von Emotionen und Gefühlen. In beiden Fällen wird von einer **Störung der Konsistenz** gesprochen. Dabei bezieht sich Konsistenz auf einen Zustand des Organismus: Sie bezeichnet die Übereinstimmung bzw. Vereinbarkeit der synchron ablaufenden neuronalen/psychischen Prozesse (Grave 2004, S. 186 f.).

- **A:** weist auf die Bewusstheit für ein Gefühl der Negativität (Bewertung) hin, das mit einer divergierenden (in Konflikt stehenden) Handlung (Emotion) verknüpft ist. In diesem Fall, der bewussten Reflektierbarkeit (interozeptiver Vorgang) und des bewussten Konflikts der Unstimmigkeit mit der emotionalen Handlung des Negativsehens könnte sich wegen des bewussten „Leidensdrucks" (Dekompensation) leicht eine psychotherapeutische Behandlungsnachfrage für Betroffene ergeben.
- **B:** In diesem Fall der Fremdbeobachtung müsste für die Unstimmigkeit zunächst von außen, z. B. durch den Therapeuten, auf den vermeintlichen Konflikt der Unstimmigkeit zwischen der unbewussten Handlung (gute Miene) und den Schilderungen des Betroffenen (böses Spiel) – in der indirekt der Hinweis auf das Gefühl durch die Bewertung „böse" zu finden ist – nachfragend hingewiesen werden. Der Betroffene hätte dann zunächst zu prüfen, ob ihm ein Konflikt, eine Unstimmigkeitswahrnehmung des äußeren Beobachters, überhaupt entsprechend bewusst werden kann. Wenn nämlich zu den beiden Handlungen (Emotionen) – Miene und Schilderung – keine zwei unterschiedlichen Gefühle existieren, könnte auch bei Nachfrage kein Leidensdruck bewusst werden, da für den Patienten keine Dekompensation durch widersprüchliche Gefühle vorläge. Die vorsichtige Nachfrage aus einer Dritte-Person-Perspektive (des Therapeuten) entspräche in diesem Fall einer Konfrontation (psychotherapeutische Intervention) mit einer inneren Erste-Person-Perspektive des Betroffenen. Dies kann neben der Bestätigung der Beobachterperspektive leicht zu

schwierigen Verstrickungen, „Missverständnissen“ mit Kränkungen und heftigen, auf den Beobachter „unangemessen“ wirkenden Emotionen führen (Wöller und Kruse 2005, S. 171), da die Integrität der stabilen, aber subjektiven Welt destabilisierend von außen in Frage gestellt würde. Für den Betroffenen kann der Zustand einer inneren Kompensation das stimmigere Gefühl als das äußere Verwirrung auslösende Fremdbestimmtheitsgefühl sein.

Diese einfachen und doch auch bereits komplexen Bedingungen können im Falle der verbalen Nachfrage der fremdbeobachteten Unstimmigkeiten **zusammen mit taktilen osteopathischen Behandlungen** als Übertragungen besonders wirksam werden. Hierbei können alle möglichen Verknüpfungen zum Tragen kommen. Nicht nur körperliches Abwehrverhalten, sondern auch überraschende individuelle verbale oder andere emotionale Reaktionen können auftreten.

Prinzipiell sollten sich **nicht psychotherapeutisch geschulte Osteopathen** an einfache Vorgehensweisen halten. Sie sollten regelhaft darauf vertrauen, dass die Übertragung der Bewusstheit eines inneren Gefühlskonflikts beim Patienten, wie im Falle A, auch eine verbale Kommunikation darüber ermöglicht. Auf diese verbale Kommunikation könnten sich Osteopathen auch ohne psychotherapeutische Begleitung einlassen, wenn sie nicht aktiv verbal in den Behandelten dringen, sondern eher nachfragende und verstehen wollende Begleiter bleiben.

Im Fall der Fremdbeobachtung mit einer fraglichen Bewusstheit, eher Unbewusstheit, des Betroffenen und ohne mitgeteilten Leidensdruck sollten Osteopathen für jede Interaktionsweise, taktil und/oder verbal, sehr behutsam vorgehen und ggf. eher in Erwägung ziehen, einen Psychotherapeuten für den Behandelten hinzuziehen zu können.

14.4 Behandlungsansätze

14.4.1 Biodynamik

Osteopathen, die biodynamische, aber auch kraniosakrale und viszerale Zugänge anwenden, müssen sich insbesondere mit überraschenden **Übertragungsphänomenen** auseinandersetzen. Durch diese speziellen osteopathischen Vorgehensweisen werden leicht globale, ANS-vermittelte Dekompensationen berührt und aufgelöst und dabei bislang unbewusste Emotionen wirksam aufgedeckt.

Speziell bei Behandlungen mit **„Osteopathie im biodynamischen Bereich“** (Eland 2015) sind spürbare Bewegungen des Osteopathen für Patienten nicht mehr wahrnehmbar. Dies führt leichter zu interozeptiven Wahrnehmungen des behandelten Patienten. Typische parasympathische Umschaltphänomene, wie sie aus dem autogenen Training (Schulz 1973) und von Trance-ähnlichen Zuständen aus der Hypnotherapie (Erickson et al. 1978) für das ANS bekannt sind (Hess 1954), entsprechen bei der Behandlung dem Erleben von Patienten und Therapeut. Genau durch diese psychovegetative Umschaltung von Sympathikus- auf Parasympathikusaktivität und der dadurch bewirkten anderen Bewusstseinszustände werden psychoemotionale Verknüpfungen entsprechend leichter bewusst. Es gibt keine „Ablenkungen“, aber **eine „Hinlenkung“ auf das Eigentliche des Wesens** (auf das Wesentliche).

Osteopathen, die Osteopathie im biodynamischen Bereich anwenden, kennen ihre auf die Gesundheit (Eland 2015) des Patienten gerichtete Aufmerksamkeit. Sie entsteht mittels konstituierter Intersubjektivität (Meta-Person) als Aspekt der Zweite-Person-Perspektive (interagierendes Du). In der biodynamischen Osteopathie sind vor jeder Behandlung beim Therapeuten das „Centering“, die „Abreaction“ und ein „Zero Input“ Instrumente, die dem Osteopathen helfen, die für die Herstellung der Intersubjektivität notwendige psychovegetative Umschaltung im eigenen ANS herstellen zu können (Weber 2013).

> Daraus ergibt sich für Osteopathen eine wesentliche Frage:
> Welche Vorgehensweisen sind speziell für Osteopathen geeignet, um die in der biodynamischen, kraniosakralen oder viszeralen Therapie durch Auflösung von Dekompensationen aus dem Unbewussten auftauchenden Emotionen mit Patienten verbal kommunizieren zu können?

> Biodynamische Osteopathie kann Dekompensationen durch Konflikte von Verknüpfungen bewusster und unbewusster Emotionen lösen und unbewusste Anteile im aktiven Erleben von Patienten bewusst werden lassen (Psyche).

14.4.2 Focusing

Das von Eugene T. Gendlin entwickelte Focusing stellt für Osteopathen eine lern- und lehrbare Methode zur Verbalisierungshilfe dar. Focusing lässt sich sogar mit osteopathischen Behandlungsstrategien kombiniert einsetzen (Muzzi 2014). Grundlegende Kommunikationsaspekte des Focusing, wie z. B. die Gefühl und innere Haltung widerspiegelnde Nachfrage, basieren auf der Gesprächstherapietechnik nach Carl R. Rogers (Rogers 1972). Sie findet in der personen- bzw. klientenzentrierten Psychotherapie grundlegend Anwendung.

Dreh- und Angelpunkt, gewissermaßen Fulcrum, des Focusing ist der **„Felt Sense“** (körperlich spürbare Bedeutung). Felt Sense enthält schon im Begriff die Verknüpfung von Gefühl mit Emotion (Gendlin 2004) und ist die interozeptive, bewusste Wahrnehmung eines Körpergefühls (sense), das gerade gefühlt wird (felt). Dieses Körpergefühl bewusst zu beachten (➤ Kap. 13), verändert, so Gendlin, das Körpergefühl und kann prozessual bewusst mit einem erneuten Felt Sense überprüft werden (Gendlin 2004).

> Felt Sense → Verknüpfung von Emotion und (Körper-)Gefühl.

Dieser Prozess könnte in der Osteopathie, z. B. während einer biodynamischen, kraniosakralen, viszeralen oder auch myofaszialen Behandlung, vom behandelten Patienten in Begleitung des Osteopathen durchgeführt werden. Dabei kann es zu gegenseitigen Rückmeldungen von Fremdwahrnehmungen durch den Osteopathen und den behandelten Patienten in einem Dialog kommen. Für die Meta-Person wird dabei nur der Modus von vorwiegend taktil zu auch verbal verändert. Behandelte Patienten konstituieren ihren Felt Sense dadurch erneut als Bewusstsein für ein Körpergefühl (Gendlin 2004). In diesem Prozess kommt der verbalen Benennung von subjektiven Gefühlen auf der Zweite-Person-Perspektive, der Meta-Person, eine besondere Bedeutung zu, da die sprachliche Benennung als Akt des bewusst werdenden Handelns die Erste- und Dritte-Person-Perspektive jeweils miteinander konstituiert. Die Interaktion selbst entspräche der Zweite-Person-Perspektive, der eigentlichen Meta-Person (Schilbach et al. 2013).

14.4.3 Psychosomatoformes Behandlungsbeispiel

Das Beispiel A: „Das ich alles immer so negativ sehen muss!" (➤ Kap. 14.3.9) könnte nach einer osteopathischen Behandlung zu folgendem Dialog führen.

Patient (P): „Ich verstehe gar nicht, das ich mich schon wieder so negativ und verärgert fühle, obwohl sich die Behandlung eigentlich gut anfühlt."

Osteopath (O): „Wo fühlen Sie denn den Ärger?"

P: „Im Brustkorb."

O: „Der Brustkorb fühlte sich für mich gerade sehr entspannt an."

P: „Ja, stimmt! Ich ärgere mich auch eher, dass ich mir nicht immer mal Zeit nehme, das auch so zu fühlen."

O: „Wie fühlt sich der Brustkorb denn jetzt an?"

P: „Gut, sehr frei und entspannt."

O: „Und der Ärger?"

P: „Eigentlich bin ich eher enttäuscht."

O: „Enttäuscht?"

P: „Ja, über mich. … Ich werde mir zukünftig mehr Zeit nehmen. … Der Gedanke fühlt sich viel besser an."

Die Intervention (Hartmann 2011) des Osteopathen „Der Brustkorb fühlte sich für mich gerade sehr entspannt an" ist ganz einfach die Mitteilung eines Felt Sense des Osteopathen, der durch die bewusste Wahrnehmung mitteilbar werden kann. Die übrigen Verbalisierungen des Osteopathen sind im Sinne Rogers ganz einfache empathisch spiegelnde Rückfragen (Rogers 1972). Sie konstituieren beim Patienten den Prozess des Focusing, den in der Vergangenheit (bewussten) symptomatischen Spannungszustand im Brustkorb nach der Behandlung bewusst dem Gefühl des Ärgers zuordnen zu können. Die bewusst gewordene Unstimmigkeit kann aber nun weiterhin bewusst nicht mehr in den Brustkorb „verschoben" werden, da der erneute Felt Sense des behandelten Patienten – mit der positiv bewerteten Veränderung – sich für die Zukunft nur dann stimmiger anfühlt, wenn er auch anders handelt (sich mehr Zeit nimmt) (Liem 2011).

Das Beispiel zeigt einen typischen **psychosomatoformen Veränderungsprozess,** der vom Osteopathen nur unterstützend begleitet und nicht bewirkt wird. Die Veränderung erfolgt im behandelten Patienten selbst und basiert auf den von A. T. Still beschriebenen Selbstheilungskräften (Hartmann und Pöttner 2005). Ohne die Verbalisierung würde aber die alleinige osteopathische Behandlung für den Felt-Sense-Prozess des behandelten Patienten nicht nachhaltig werden. Die Verbalisierung bewirkt die Aufhebung der alexithymen Aspekte (a = nicht, lexis = Wort, thymos = Gefühl), die jeder Thematik mit psychosomatoformen Unstimmigkeiten stets innewohnt (Franz 2014). Die Aufforderung an den Patienten, während einer osteopathischen Behandlung Körpergefühle bewusst wahrzunehmen (Felt Sense), erleichtert in der Nachbesprechung den Focusing-Prozess des Patienten wesentlich.

Focusing ist in der Osteopathie aufgrund der körperlichen Berührung während der Behandlung gut geeignet, einen integrierenden, ganzheitlichen, Körper und Seele einschließenden Selbstheilungsprozess zusätzlich zum osteopathischen, körperlich-taktilen Aspekt auch bewertend, kognitiv, fühlend und psychisch (seelisch) zu begleiten. So kann ein stimmiges Wohlgefühl im Sinne einer **Salutogenese** entstehen. Salutogenese baut auf

- die Kohärenz (entspricht der Konsistenz bzw. Stimmigkeit),
- die Orientierung nach Gesundheit,
- die Ausrichtung an Ressourcen,
- die Wertschätzung der Subjektivität und
- die Aufmerksamkeit nach Selbstheilungsvermögen.

Salutogenese baut auf das Denken in dynamischer Prozess- und Lösungsorientiertheit und auf ein Sowohl-als-auch (Antonovsky 1997).

YELLOW FLAG

- Fremdbeobachtung des Osteopathen von unbewussten Aspekten beim Patienten (➤ Kap. 14.3.9, B)
- Freunde, Bekannte und Verwandte (Befangenheit, unbewusste Aspekte)

RED FLAG

- Persönlichkeitsstörungen
- Psychiatrische Erkrankungen
- Medikamentös Behandelte (insbesondere Psychopharmaka)
- Suchtkranke
- Suizidale Patienten
- Schwangere

14.5 Evidenzbasierte Medizin

Ein besonderes Problem für komplementär- und alternativmedizinische Methoden stellt der vermeintliche **Konflikt mit der evidenzbasierten Medizin** dar.

Osteopathie und auch Psychotherapie sind von dem Wissenschaftsstandard der evidenzbasierten Medizin betroffen (Hartwig 2013). Evidenzbasierte Medizin beruht auf der wissenschaftlichen Auswertung einer externen Beobachtungsmöglichkeit auch interner Phänomene (von Heymann 2013). Sie hebt auf der Dritte-Person-Perspektive ab. Das Verständnis von Evidenz aus der Sicht der Osteopathie und auch der Psychotherapie basiert aber auf der Erste-Person-Perspektive, was eine prinzipielle Unterscheidung zur evidenzbasierten Medizin bedeutet.

Die Subjektivität eines Individuums mit dessen Erste-Person-Perspektive wird von der evidenzbasierten Medizin mit der Dritte-Person-Perspektive betrachtet. Die Psychotherapie (für die das auch gilt) wird erstaunlicherweise formal nicht, wie die Osteopathie, zu den komplementär- und alternativmedizinischen Methoden gerechnet. Die Psychotherapie verdankt ihren Status als medizinisch anerkannte Methode insbesondere Studien, die auf der evidenzbasierten Medizin abheben, jedoch nicht ohne Weiteres auf die Osteopathie übertragbar, aber vorbildhaft sein dürften (Wager und Yalin 2013).

Im Jahr 2000 bekam **Eric Kandel,** ein psychoanalytisch ausgebildeter Arzt, den Nobelpreis für Medizin. Seine Arbeiten konnten belegen, dass Manipulationen, die lang anhaltende Veränderungen im Output des Zentralnervensystems zur Folge haben, tatsächlich mit einer Veränderung von Genexpression einhergehen. Gene können, so Kandel, sowohl durch Antidepressiva als auch durch Psychotherapie „eingeschaltet" werden und Veränderung erzeugen, wenn entsprechend nachhaltige therapiebedingte „Efferenzen" (Output) vorliegen (Kandel 1998).

Viele Effekte, von denen Patienten profitieren, werden von der evidenzbasierten Medizin als unspezifisch und nicht untersuchungsrelevant aus den Studien statistisch als Placeboeffekt herausgerechnet (Hartwig 2013). **Somatoformen und funktionellen „Störungen"** kann wegen der besonderen Wirksamkeit der Intersubjektivität (Zweite-Person-Perspektive, Meta-Person) die Schulmedizin nur unzureichend evidenzbasiert gerecht werden. Diese Störungen sind aber genau auf die Erste-Person-Perspektive sowohl des Therapeuten als auch des Patienten angewiesen (Hartwig 2013). Viele Patienten erleben aber ihre ganz individuellen Probleme als von der Schulmedizin nicht berücksichtigt und nicht verstanden. Die Wahrnehmung, dass intraindividuelle Phänomene unberücksichtigt bleiben, steht mit der Definition der WHO im Widerspruch, die Gesundheit als Zustand des körperlichen, psychischen und sozialen Wohlbefindens definiert. Das osteopathische Konzept von A.T. Still soll aber genau diesem Aspekt einer Ganzheitlichkeit Rechnung tragen. Sie bezieht eine Zweite-Person-Perspektive ein und kann deshalb von einer evidenzbasierten Betrachtung nicht erfasst werden und bleibt somit wissenschaftlich unberücksichtigt.

> Evidenzbasiertes Vorgehen → nutzt Stochastik (Dritte-Person-Perspektive) → für Aussagen **über** die Erste-Person-Perspektive und **von** der Dritte-Person-Perspektive
>
> Osteopathie und Psychotherapie → Nutzen Meta-Person (Zweite-Person-Perspektive) → für Aussagen **von** der Erste-Person-Perspektive und **von** der Dritte-Person-Perspektive

14.6 Placebo und Nocebo

Die Diskussion um die Reduktion der Osteopathie auf das Niveau eines Placebo (lat.: „Ich werde gefallen") (Breidert und Hofbauer 2010) ist aus der Dritte-Person-Perspektive der Schulmedizin eine Tatsache und aus der Erste-Person-Perspektive sofort zu widerlegen. Die Diskussion ist damit Produkt einer philosophischen Frage. Die Aussage „Wer heilt, hat Recht!" ist aber als „Verteidigung", selbst wenn das für Einzelfälle zutrifft, allgemein nicht haltbar. Eine derartige Haltung muss für eine Osteopathische Medizin unbedingt spezifiziert und auch eingeschränkt werden. Osteopathie ist, auch wenn sie eine Erfahrungsmedizin ist, kein Bereich, in dem alles auf dem „Zufall", geheilt zu haben, beruhen kann. Bei entsprechender Erfahrung des Osteopathen ist der Therapieerfolg wahrscheinlich und kann aber, genau wie in der Chirurgie, „Überraschungen" niemals ausschließen, da komplexe Systeme (Organismen) niemals genau vorhergesagt werden können.

Selbst wenn die Effektstärke fast doppelt so groß wie die eines Medikaments ist (Anwendung auf ein einheitliches Symptom oder Krankheitsbild), kann der Erfolg osteopathischer Behandlungseffekte durch ein statistisches Herausrechnen dieses „Placeboeffekts" gegenüber dem spezifischen Medikamenteneffekt bedeutungslos gerechnet werden (Hartwig 2013). In der **Effektstärke** liegt jedoch genau der für somatoforme und funktionelle Phänomene bedeutsame **Benefit einer osteopathischen Behandlung** (Walach und Sadaghiani 2002). Die Erwartung von Patienten, auch für subjektiv begründete „Störungen" ihrer Gesundheit eine professionelle Begleitung zu bekommen, ist berechtigt und bedarf eines Perspektivwechsels (Hartmann 2011). Osteopathie ist kein „Placeboeffekt", sondern Zweite-Person-Perspektive-Effekt und nutzt dazu die Erste-Person-Perspektive für einen Behandlungserfolg.

Wird ein Therapie-Output nachhaltig, werden die Effekte auch mit evidenzbasierten Methoden naturwissenschaftlich spezifisch nachweisbar (wie Kandel für die Psychotherapie zeigen konnte). Die Gefahr, dass Osteopathie als **Nocebo** (lat.: „Ich werde schaden") wirkt, ist ebenfalls nicht zu unterschätzen. Anders als die „spezifischen" Wirkungen von Medikamenten, deren Nebenwirkungen mit den Methoden der evidenzbasierten Medizin allgemein begrenzbar sind, müssen die Effekte in der Osteopathie genauso „unspezifisch" und ebenso stark bleiben, wie das für die Effektstärke eines Placebos zu erwarten ist. Ob Osteopathie einen Placebo- oder einen Noceboeffekt für den Patienten bewirkt, hängt nicht allein von den angewendeten „Techniken" ab, sondern wesentlich von der Zweite-Person-Perspektive, der Interaktion, den Übertragungen und Gegenübertragungen (Breidert und Hofbauer 2010). Die Wirksamkeit steht und fällt mit dem Therapeuten und welche Beziehung er zum Patienten und dessen Organismus bekommt (Benedetti et al. 2007).

Die Osteopathische Medizin ist in dieser Hinsicht eine Kunst (Novy und Sommerfeld 2013), die der Erste-Person-Perspektive des Osteopathen und des Einlassens auf die Zweite-Person-Perspektive bedarf, um nachhaltige Effekte für den Patienten zu erzielen. Werden die hohen, auch ethischen Anforderungen an die therapeutische Beziehung nicht erfüllt, können die Auswirkungen für den Patienten schnell ebenso starke Noceboeffektstärke bewirken, wie die „falsche" Anwendung von Medikamenten (Breidert und Hofbauer 2010).

> Effektstärke Medikament = Dritte – (Erste- + Zweite-Person-Perspektive)
>
> Effektstärke Osteopathie und Psychotherapie = Dritte- + Erste- + Zweite-Person-Perspektive

14

14.7 Trauma

Ein Trauma (griech.: Wunde) ist ein ganz unspezifischer Begriff, der je nach Bedingung (z. B. Quantität/Ausmaß), Umstand (z. B. Qualität) und Auswirkung (z. B. Symptomatik) in der Literatur für die vielen medikamentösen und nichtmedikamentösen Therapieansätze unterschiedlichste Definitionen erfährt und somatisch wie psychisch verstanden werden kann (Krebs und von Franque 2013). Allgemein ist ein Trauma aber an ein konkret ursächliches äußeres Ereignis gebunden und wirkt auf den Körper ein. Die Schwierigkeit der Begriffsbedeutung weist auf die Thematik der schwer mit der Dritte-Person-Perspektive zu operationalisierenden Subjektivität einer Erste-Person-Perspektive von Traumen hin (Reddemann 2008). Ob eine Situation bzw. Situationen traumatisch wirken, hängt nicht nur von äußeren Umständen (Soma), sondern auch stark vom inneren Erleben (Psyche) auslösender Ereignisse und insbesondere deren Zusammentreffen ab (Krebs und von Franque 2013).

Die Theorie der **Synergetik** wurde als **„Lehre vom Zusammenwirken"** erstmals zur Beschreibung komplexer dynamischer Systeme von unbelebter Natur entwickelt, formuliert aber allgemeine Prinzipien und Modellvorstellungen, die für das Verständnis von Traumen und daraus resultierender Therapieansätze relevant sind (Flatten et al. 2003). Die Synergetik kann heute mathematisch die Selbstregulation von Systemzuständen chaotischer, biologischer Dynamiken mit spezifischen Attraktoren zu einer Ordnung immer besser beschreiben (dies schließt die Selbstheilung ein) (Haken und Schiepek 2006).

EMDR (Eye Movement Desensitization and Reprocessing) wird in der Psychotraumatherapie eng umschriebener Traumen als Methode so erfolgreich angewendet, dass sie heute quasi Goldstandard ist. EMDR wurde erst 1987 von Francine Shapiro entwickelt und publiziert (Hoffmann 1999). In wenigen Sitzungen ist über diesen Ansatz „Heilung" zu erzielen, was zuvor entweder gar nicht möglich schien oder Monate mit herkömmlichen Psychotherapien in Anspruch nahm. Neurophysiologie und der körperliche Zugang werden hierbei mit psychotherapeutischen Gesprächstechniken kombiniert eingesetzt und bewirken vorwiegend über das Erleben der Erste-Person-Perspektive positive Veränderungen!

Um einer **Langzeitpotenzierung auf molekularer Gedächtnisebene** bei Traumen vorzubeugen, die immer sowohl somatische als auch psychische Korrelate aufweisen, muss die durch vermehrte und andauernde elektrische Reizung initiierte Glutamatausschüttung mit daraus resultierender Stimulierung der NMDA-Rezeptoren verhindert werden (Fendt und Fanselow 1999). Extern (exterozeptiv) ausgelöste und vermehrte Reize können die Freisetzung von **CRF (Corticotropin-Releasing Factor)** fördern und die Aktivierung der Hypothalamus-Hypophysen-Nebennieren-Achse bewirken. Hierbei stimuliert die Produktion von Noradrenalin das sympathische Nervensystem und löst globale Veränderungen aus, die biologisch primär auf eine Flucht- oder Kampfreaktion (flight or fight reaction) vorbereiten (Flatten 2011). Schließlich kann bei andauernder Aktivierung des endogenen Opioidsystems eine vegetative Dämpfung und Verringerung der Schmerzwahrnehmung eintreten, die bei übermäßiger Opioidausschüttung zu einer kompletten Analgesie mit einer affektiven Betäubung und einer psychomotorischen Erstarrung (freezing) führen kann. Dies stellt vermutlich die Ursache des sog. **Totstellreflexes** dar. In extremen Situationen kann ein derartiger Zustand biologisch ein Überleben ermöglichen, wenn Flucht oder Kampf keine adäquaten Reaktionen darstellen. Psychoemotionale Verknüpfungen, die sich speziell als Dekompensationen somatischer Dysfunktionen mit unbewussten Emotionen konflikthaft darstellen, müssen aber entsprechend behandelt werden, da sie keinen biologischen Sinn machen und Wohlgefühl dennoch nachhaltig verhindern können.

> Traumen aus der Außenwelt (Dritte-Person-Perspektive) → Innenwelt (Erste-Person-Perspektive) → Verknüpfung von Speicherungen → Emotionen + Psyche (aktives Erleben der Erste-Person-Perspektive)

Zusammenfassung

- Emotionen sind als Dritte-Person-Perspektive körperlich-physikalische Außenwelt.
- Gefühle sind als bewusster und aktiver Aspekt des Erlebens die Psyche.
- Mentale Funktionszustände können gespeichert werden (Unterbewusstsein). Sie bilden die Grundlage für Ressourcen, basieren auf der Dritte-Person-Perspektive und bilden die Träger für Psyche und Emotionen.
- Osteopathie und Psychotherapie nutzen die Meta-Person, die Zweite-Person-Perspektive.
- Osteopathie und Psychotherapie nutzen die Erste-Person-Perspektive von Therapeut und Patient. Beim Patienten werden dadurch Ressourcen der Selbstheilungskräfte genutzt.
- Erste- und Zweite-Person-Perspektive wirken mit der Dritte-Person-Perspektive synergistisch.

14.8 Folgerungen

Für Osteopathen und osteopathische Ärzte (im Folgenden wird nicht unterschieden) gibt es einige wenige, aber wichtige Folgerungen für die eigene Kompetenz, die sich aus dem Dargestellten ergeben.

Osteopathen sollten **sich selbst gut kennen.** Das gilt vor allem für die taktilen Erfahrungen und Wahrnehmungen. Dieses Kennenlernen hält lebenslang an und ist in ständiger Veränderung. Prinzip: „Übung macht den Meister".

Das **Nutzen der Meta-Person und der eigenen Innenwelt** sind sehr effektive „Instrumente", die verantwortlich zu nutzen sind. Eigene „Grenzen" müssen (demütig) akzeptiert werden, denn „Übergriffigkeit" ist als Ausdruck von Überforderung respektlos und auch ineffektiv für Patienten.

Das **Erlernen einer Entspannungsmethode** mit dem Kennenlernen der psychovegetativen Umschaltung am eigenen Leib ist nach Dafürhalten des Autors grundsätzlich erforderlich, denn Osteopathie geht über reine Technik (der Außenwelt) weit hinaus (in die Innenwelt).

Allgemein bietet sich für Osteopathen, die speziell mit biodynamischer und kraniosakraler Therapie sowie osteopathischer Viszeraltherapie und lange bestehenden Traumen mit Patienten arbeiten, die **Teilnahme an einer regelmäßigen Balint-Gruppenarbeit zur Supervision** an (Balint 2001). Für die genannten Osteopathiekonzepte spielen die Verknüpfungen mit anderen Modi (visuell und verbal) eine größere Rolle als für die Behandlung vorwiegend somatischer Dysfunktionen, weil es größere Einflüsse der Psyche vor allem über das ANS gibt.

Osteopathen können in schwierigen Übertragungs- und Gegenübertragungssituationen mit Patienten sicherer werden, wenn sie stets **bewusst hinterfragen:**

- Prinzip: „Was in meiner Wahrnehmung stammt von mir?" (Interozeption) und
- „Was stammt vom Patienten?" (Exterozeption).

Die eigenen Behandlungen/Interventionen können mit diesem Wissen besser bewusst kontrolliert werden. Osteopathie und Psychotherapie folgen vergleichbaren Prinzipien, jedoch mit verschiedenen Zugängen.

Eine der wichtigsten Überlegungen für Osteopathen ist der **Perspektivwechsel** zu einer konstruktiven Zurückhaltung bei gleichzeitigem Vertrauen in die Ressourcen des Patienten. Das gilt allgemein für alle Übertragungs- und Gegenübertragungsmodi: taktile, visuelle und verbale.

Die **Investition von Zeit** (für osteopathische Behandlungen) ist für das „Anregen" der Selbstheilungskräfte wirkungsvoll. Die therapeutische Begegnung muss sich für Therapeut und Patient „stimmig" anfühlen, um effektiv sein zu können.

- Prinzip: „Weniger ist mehr!"

Andrew Taylor Stills Masterprinzip lautet daher auch folgerichtig: „Find it, fix it and leave it alone!"

LITERATUR

Antonovsky A. Salutogenese. Zur Entmystifizierung der Gesundheit. Tübingen: dgvt, 1997.

Bach S. Narzißmus im Licht der Biodynamik. In: Thielen M (Hrsg.). Narzißmus: Körpertherapie zwischen Energie und Beziehung. Berlin: Leuter, 1997.

von Baeyer HC. Eine neue Quantentheorie. Quanten-Bayesianismus. Spektrum der Wissenschaft. 2013; 11: 46–51.

Balint M. Der Arzt, sein Patient und die Krankheit. 10. Aufl. Stuttgart: Klett-Cotta, 2001.

Beck AK. Das autonome Nervensystem in der Osteopathie: Überblick über die therapeutischen Optionen. Osteopathische Medizin. 2011; 12 (3): 23–25.

Benedetti F et al. When words are painful: unraveling the mechanisms of the nocebo effect. Neuroscience. 2007; 14: 260–271.

Blechschmidt E. Vom Ei zum Embryo. Die Gestaltungskraft des menschlichen Keims. Eine Einführung in die Humanbiologie. 8. Aufl. Stein am Rhein: Christiana, 2008.

Boadella D. Wilhelm Reich. Pionier des neuen Denkens. Eine Biographie. Bern/München: Scherz, 1996.

Breidert M, Hofbauer K. Placebo: Missverständnisse und Vorurteile. Osteopathische Medizin. 2010; 11 (3): 14–18.

Buber M. Ich und Du. Stuttgart: Reclam, 2008.

Damasio A. Selbst ist der Mensch. Körper, Geist und die Entstehung des menschlichen Bewusstseins. München: Siedler, 2011.

DGOM. Kursprogramm DGOM e. V. (Deutsche Gesellschaft für Osteopathische Medizin). 2015. http://dgom.info/ausbildung.html (letzter Zugriff: 24.11.2015).

Eland D. Kursskripte „Osteopathie im biodynamischen Bereich 1–3". Masterkursreihe bei der DGOM e. V. 2015. http://dgom.info/osteopathie_biodynamischer_bereich.html (letzter Zugriff: 24.11.2015).

Erickson MH, Rosssi EL, Rossi SL. Hypnose. München: Pfeiffer, 1978.

EROP (European Register of Osteopathic Physicians). Deklaration Osteopathie. Pähl: Jolandos, 2009.

Ewen B. Osteopathische Verfahren und osteopathische Medizin. Manuelle Medizin 2013; 51: 291–294.

Fendt M, Fanselow MS. The neuroanatomical neurochemial basis of conditioned fear. Neurosci Biobehav Rev. 1999; 23: 743–760.

Flatten G. Posttraumatische Belastungsstörungen. In: Schiepek G (Hrsg.). Neurobiologie der Psychotherapie. 2. Aufl. Stuttgart: Schattauer, 2011. S. 460.

Flatten G et al. Die Wirkung von traumatischem Stress auf biopsychologische Selbstorganisationsprozesse. Ein Beitrag zum Verständnis der Posttraumatischen Belastungsstörung aus der Perspektive der Synergetik. Psychotherapeut. 2003; 48: 31–39.

Forte M. Grundgedanken zur funktionellen Medizin nach Forte. Manuelle Medizin. 2009; 47: 418–422.

Franz M. Vom Affekt zum Mitgefühl: Entwicklungspsychologische und neurowissenschaftliche Aspekte der emotionalen Regulation am Beispiel der Alexithymie. Klinisches Institut für Psychosomatische Medizin und Psychotherapie, Universitätsklinikum Düsseldorf. www.uniklinik-duesseldorf.de/fileadmin/Datenpool/einrichtungen/klinisches_institut_fuer_psychosomatische_medizin_und_psychotherapie_id70/dateien/alx_franz_homepage.pdf (letzter Zugriff: 13.11.2015).

Fuchs T. Das Gehirn – ein Beziehungsorgan. Stuttgart: Kohlhammer, 2008.

Gendlin ET. Technik der Selbsthilfe bei Lösungen persönlicher Probleme. 4. Aufl. Reinbek: Rowohlt, 2004.

von Gimborn G. Spielneuronen – ein unentbehrliches Werkzeug in der Osteopathie. Osteopathische Medizin. 2013; 14 (2): 18–21.

Grave K. Neuropsychotherapie. Göttingen: Hogrefe, 2004.

Haken H, Schiepek G. Synergetik in der Psychologie: Selbstorganisation verstehen und gestalte. Göttingen: Hogrefe, 2006.

Hartmann C, Pöttner M. Das große Still-Kompendium, 3. Aufl. Pähl: Jolandos, 2005. S. 149.

Hartmann C. Neubewertung der klassischen osteopathischen Feldtheorie am Beispiel von Perzeption und Wahrnehmung. Osteopathische Medizin. 2011; 12 (3): 8–12.

Hartmann C. Osteopathie und Wissenschaft: Körperwahrnehmung durch innere und äußere Afferenzen. Osteopathische Medizin. 2012; 13 (3): 28–30.

Hartwig B. Evidenzbasierte Medizin – der Goldstandard auch in der Osteopathie? Osteopathische Medizin. 2013; 14 (4): 19–23.

Hausrotter W. Begutachtung somatoformer und funktioneller Störungen. München: Urban & Fischer, 2004.

Hess WR. Das Zwischenhirn. 2. Aufl. Basel: Schwabe, 1954.

von Heymann W. Vergleich chirotherapeutischer Manipulation mit Diclofenac- und Placebobehandlung bei akuter, nichtspezifischer Lumbalgie. Manuelle Medizin. 2013; 51: 307–312.

Hoffmann A. EMDR in der Therapie psychotraumatischer Belastungssyndrome. Stuttgart: Thieme, 1999.

Kandel E. A new intellectual framework for psychiatry. Am J Psychiatry.1998; 155: 457–69.

Kandel E. Das Zeitalter der Erkenntnis. München: Siedler, 2012. S. 403 ff.

Krebs CA, von Franque M. Osteopathische Behandlung bei psychischen Traumafolgen. Osteopathische Medizin. 2013; 14 (3): 7–11.

LeDoux J. Synaptic Self. How Our Brains Become Who We Are. New York: Viking, 2002 (Deutsche Ausgabe: Das Netz der Persönlichkeit. Wie unser Selbst entsteht. Düsseldorf: Patmos, 2003).

Lichtenberg JD. Psychoanalyse und Säuglingsforschung. Berlin: Springer, 1991.

Liem T. Wechselseitige Beziehungsdynamiken und subjektive Ansätze in der Osteopathie. Osteopathische Medizin. 2011; 12 (2): 4–7.

Liem T, Hilbrecht H, Schmidt T. Osteopathie und Wissenschaft. Osteopathische Medizin. 2012; 13 (1): 4–10.

Littlejohn JM. Psychophysiologie. Pähl: Jolandos, 2008.

Lowen A, Lowen L. Bioenergetik für Jeden. Das vollständige Übungshandbuch. München: Kirchheim, 1979.

Meyer KA, Damasio A. Convergence and divergence in a neural architecture for recognition and memory. Trends Neurosci. 2009; 32 (7): 376–382.

Muzzi D. „Osteopathie, Emotionen und Focusing". Kurs an der Osteopathie Schule Deutschland (OSD), 2014. www.cliniquecamirandmuzzi.com/ (letzter Zugriff: 25.11.2015).

Novy R, Sommerfeld P. Osteopathie als Kunst? Osteopathische Medizin. 2013; 14 (2): 4–7.

Reddemann L. Imagination als heilsame Kraft: Zur Behandlung von Traumafolgen mit ressourcenorientierten Verfahren. 14. Aufl. Stuttgart: Klett-Cotta, 2008.

Risch AJ. Metaphern für Gesundheit – Gesundheit als Metapher. Osteopathische Medizin. 2013; 13 (3): 10–14.

Rogers CR. Die nicht direktive Beratung. Studienausgabe. München: Kindler, 1972.

Schilbach L et al. Toward a second-person neuroscience. Behav Brain Sci. 2013; 36: 393–414.

Schleip R. Die Bedeutung der Faszien in der manuellen Therapie. Deutsche Zeitschrift für Osteopathie. 2004; 1: 10–16.

Schulz JH. Das Autogene Training. Konzentrative Selbstentspannung. Stuttgart: Thieme, 1973.

Senf B. Die Wiederentdeckung des Lebendigen. Frankfurt: Omega, 2003.

Spitzer M. Geist im Netz. Heidelberg: Spektrum Akademischer Verlag, 1996. S. 148–182.

von Uexküll T. Psychosomatische Medizin. 6. Aufl. München: Urban & Fischer, 2002.

Upledger JE, Grossinger R. Somato Emotional Release. Berkeley: North Atlantic Books, 2002.

Vogeley K, Schilbach L. Domänen der sozialen Kognition: Selbst-Fremd-Differenzierung und Selbst-Fremd-Austausch. In: Schiepek G (Hrsg.). Neurobiologie der Psychotherapie. 2. Aufl. Stuttgart: Schattauer, 2011. S. 311.

Wagner M, Yalin M. Osteopathie in Deutschland. Manuelle Medizin. 2013; 51: 339–346.

Walach H, Sadaghiani C. Placebo und Placeboeffekte – Eine Bestandsaufnahme. PPmP. 2002; 52 (8): 332–342.

Watson, JB. Behaviorismus. Frankfurt/M: Klotz, 2000.

Watzlawick P, Beavin JH, Jackson DD. Menschliche Kommunikation. Formen Störungen und Paradoxien. 12. Aufl. Bern: Huber, 2011.

Weber KH. Das biodynamische Konzept im Rahmen der Osteopathie. Osteopathische Medizin. 2013; 14 (4): 24–28.

Winfried R, Birbaumer B. Biofeedback. Grundlagen, Indikationen, Kommunikation, Vorgehen. 3. Aufl. Stuttgart: Schattauer, 2011.

Wöller W, Kruse J. Tiefenpsychologisch fundierte Psychotherapie. 2. Aufl. Stuttgart: Schattauer, 2005.

Wöller W, Bernard J, Kruse J. Angst und Panik. In: Wöller W, Kruse J. Tiefenpsychologisch fundierte Psychotherapie. 2. Aufl. Stuttgart: Schattauer, 2005. S. 315.

KAPITEL

15 Eine anthropo-ökologische Sichtweise

Stephen Tyreman

Eine fundamentale Frage, mit der sich Osteopathen (und auf Osteopathie spezialisierte Ärzte) konfrontiert sehen, lautet: Was ist der klare (der Gebrauch des Wortes „einzigartige" wird bewusst vermieden, weil es so schwer zu rechtfertigen ist) Beitrag der Osteopathie zur gesundheitlichen Versorgung des Menschen? Auf welche Weise stärkt der osteopathische Ansatz die Fähigkeit eines Menschen, gut zu leben? Diese Fragen sind nicht identisch mit Fragen nach der Effektivität und der Wirkweise der Osteopathie. Letztere wären relevant, wenn es sich bei der Osteopathie einfach nur um eine Therapie handeln würde; aber viele Osteopathen behaupten, dass die osteopathische Praxis mehr ist als die Fähigkeit zur Korrektur von Fehlfunktionen und zur Sicherstellung guter Aktivitätsabläufe, nämlich **ein komplettes System.**

Dies wird in der Regel dadurch zum Ausdruck gebracht, dass die **Osteopathie als eine Philosophie** dargestellt wird – eine Behauptung, die nur wenige andere Gesundheitsberufe für sich in Anspruch nehmen. Natürlich kann die Osteopathie keine Philosophie im herkömmlichen Sinne, wie Utilitarismus, Positivismus oder Phänomenologie, sein, da die Osteopathie keinen signifikanten Beitrag zu den grundlegenden philosophischen Problemen der menschlichen Erfahrung – Erkenntnistheorie, Ontologie, Hermeneutik usw. – leistet. Sie kann aber ein bestimmtes Konzept der menschlichen Gesundheit und Nicht-Gesundheit beschreiben, aus dem zu entnehmen ist, wie Osteopathen Diagnose und Behandlung verstehen; was zählt, ist **ein gutes Behandlungsergebnis** und wie es objektiviert werden kann. Dies ist der Punkt, an dem „die Philosophie" weitaus schwerer klar zu erkennen ist.

15.1 Die Verpflichtung der Osteopathie gegenüber dem „medizinischen Modell"

Die osteopathische Praxis befasst sich traditionell damit, den Körper durch die Überwindung von Hürden mithilfe von manuellen Techniken bei der Selbstheilung zu unterstützen. Dieser Ansatz soll sich vom sog. medizinischen Modell, das sich auf Krankheiten und Kranksein konzentriert, unterscheiden. Allerdings lässt sich nur schwer feststellen, worin der **grundsätzliche Unterschied** bestehen soll. Der einzige wirkliche Unterschied zwischen der Behandlung einer Krankheit mit externen Maßnahmen, wie Medikamenten oder Operationen, und mit Stimulation oder Wiederherstellung der internen Ressourcen des Körpers ist lediglich, dass sich der eine Ansatz externer Maßnahmen aufgrund ihrer Wirkung bedient, während der andere Ansatz **interne Ressourcen** mobilisiert; in beiden Fällen wird aber ein Heilmittel angewandt. Es mag andere Gründe geben, aus denen interne gegenüber externen Maßnahmen bevorzugt werden, **der Grundgedanke** ist jedoch derselbe: Herausfinden, was nicht richtig ist, die Ursache dafür finden und sie mit pharmakologischen Substanzen, Operationen, manueller Behandlung oder einem anderen Verfahren beseitigen.

Dies ist stark vereinfacht, aber in seinem Kern ist das **medizinische Modell** konzeptuell einfach; das macht seine Anziehungskraft aus und ist der Grund dafür, dass es das medizinische Denken seit einem Jahrhundert dominiert. Es basiert auf der Grundidee, nach der es **normale, ideale physiologische und anatomische Wertebereiche** für den Homo sapiens gibt und dass er, solange er sich innerhalb dieser Bereiche bewegt, gesund bleiben dürfte. Weicht er zu weit oder zu lange von diesen Normbereichen ab, steigt das Risiko für das Auftreten einer Krankheit. Daher basiert die medizinische Ausbildung seit mehr als 100 Jahren auf dem Verständnis des normalen Aufbaus und der normalen Funktion des menschlichen Körpers, dem Erlernen bestimmter pathologischer Abweichungen und dem Erwerb von Techniken zur Anwendung von Heilmitteln.

Dieses Konzept hat zweifelsohne viel zum Verständnis des menschlichen Befindens beigetragen. Wir wissen heute mehr über die menschliche Gesundheit, über Krankheit und effektive Behandlungen als jemals zuvor; allerdings werden zunehmende Bedenken laut, dass das medizinische Modell bestimmte Aspekte außen vor lässt (Mori 2000, Sharpe und Walker 2009, Sweeney 2006, Warsop 2009). Der Wissenszuwachs und die gewaltigen technischen Fortschritte in Pharmakologie und Chirurgie haben jedoch nicht zu einer entsprechenden Eradikation der Gesundheitsprobleme geführt. So nehmen die USA, die weitaus höhere Gesundheitsausgaben pro Kopf haben als andere Länder, in den globalen Gesundheitstabellen einen der hinteren Plätze ein. Natürlich hat die Lebenserwartung in den Industrienationen dramatisch zugenommen, ist die Kindersterblichkeit dort geringer und wurden viele Krankheiten nahezu ausgerottet. Sie wurden aber durch eine neue Form chronischer, multifaktorieller Krankheiten ersetzt, die eine neue Herangehensweise erfordern.

15.2 Ganzheitlicher Ansatz

Die Saat für einen anderen Ansatz wurde ursprünglich im späten 19. und frühen 20. Jahrhundert in Westeuropa gesät. Es ging um das Verständnis des menschlichen Seins, der menschlichen Gesundheit und der Bedeutung der Gesundheitsversorgung. Die Frage nach der Art des menschlichen Seins ist das älteste philosophische Problem überhaupt, das zu Beginn des 20. Jahrhunderts jedoch in eine neue Phase eintrat, die von vielen als zunehmend kalte, rationale, gefühllose Wissenschaft, die das menschliche Sein mechanistisch und kausal erklärte, verstanden wurde. Die Biologie und das Studium des Lebens, so sagte es diese Vorgehensweise, könnten schlussendlich auf die Gesetze der Physik und der Chemie reduziert werden. Selbst der Verstand und die Gefühle des Menschen seien im Grunde nichts weiter als chemische oder elektrische Epiphänomene, die manipuliert und repliziert werden können, sobald ihre Mechanismen verstanden wurden.

Die neue **mechanistische Sichtweise** von lebenden Dingen wurde, so hieß es, von Newtons Beschreibung eines mechanischen Universums mithilfe des „blinden Uhrmachers", der nur den mathematischen Gesetzen gegenüber verpflichtet ist, gefördert und weiter verstärkt durch Darwins Theorien des evolutionären „Fortschritts" als reinem Überleben in einer feindseligen Umgebung.

Als Reaktion darauf rebellierte eine Gruppe aus Wissenschaftlern und Philosophen, überwiegend in Deutschland, gegen die Reduktion des Menschen auf eine Maschine und suchte nach einer alternativen, man könnte sagen romantischen Erklärung; sie waren aber weder Vitalisten, die nach einer magischen „Lebenskraft" suchten, noch wollten sie auf irrationalen Mystizismus oder religiöse Dogmen zurückgreifen. Die Historikerin Anne Harrington beschreibt diese „Wiederverklärung der Wissenschaft" in der ersten Hälfte des 20. Jahrhunderts. Sie gibt an, dass *„der englische Wissenschaftler (Newton) in ihren Augen in eine Welt voller Farben, Qualität und Spontanität geboren wurde, die er rücksichtlos in eine kalte, qualitätslose und unpersönliche Welt aus homogenen dreidimensionalen Räumen, in denen Partikel der Materie wie Marionetten zu mathematischen Gesetzen tanzten, verwandelte"* (Harrington 1996, S. 4).

Harrington markiert den Zeitraum zwischen 1914 und 1918 als Kernzeit. Die zerstörerischen Maschinen, die durch Europa gerollt waren, vernichteten nicht nur Leben, sondern auch etwas, was zuvor als menschlicher Geist bezeichnet worden war.

Die wichtigsten dieser Akademiker sind heute nur wenig bekannt, weil ihre Arbeiten erst vor Kurzem ins Englische übersetzt wurden und weil der Krieg von 1939–1945 sie überschattete. Trotzdem finden sich ihre Ideen in vielfacher Weise im heutigen Denken wieder. Der Platz in diesem Kapitel reicht nicht aus, um ihnen allen gerecht zu werden, aber zwei sollen besonders herausgestrichen werden.

Jakob von Uexküll (1864–1944) war die vermutlich wichtigste Figur. Seine Ideen inspirierten Denker wie von Bertalanffy, Heidegger, Merleau-Ponty, Lorenz und viele andere. Harrington schreibt, dass *„heute so unterschiedliche Fachgebiete wie Physiologie, Philosophie, Medizin, Verhaltensforschung, Semiotik und Cybernetik die Bedeutung und die Stimulation von Uexkülls Grundsätzen anerkennen"* (Harrington 1996, S. 34).

Sein wichtigstes Ziel war die Schaffung einer **„antimechanistischen Wissenschaft des Lebens und Verhaltens",** die nicht rein auf die Physik reduziert war. Zu diesem Zweck stellte er die Behauptung auf, dass lebende Geschöpfte nicht losgelöst von der Umgebung, in der sie leben, betrachtet werden können. Lebende Dinge sind Organismen und keine Maschinen. Von Uexküll argumentierte, dass Organismen sich selbst eine Umwelt schaffen, eine Umgebung oder einen „Lebensraum", der für sie typisch und eng mit dem Ort, an dem sie leben, verknüpft ist und der von den ihnen verfügbaren Sinnesorganen, mit dem sie ihn wahrnehmen können, abhängt (von Uexküll 1934). (Die Umgebung umfasst alles in der unmittelbaren Umwelt eines Organismus; von Uexküll verwendet den Begriff aber sehr spezifisch nur für den Teil der Umwelt, der für den Organismus von sensorischer Bedeutung ist. Daher wird der Begriff „Umgebung" im Folgenden nur für den Teil der Umwelt mit sensorischer Bedeutung verwendet und die weiter gefasste Umgebung als „Umwelt" bezeichnet.)

Er unterschied zwischen „Umgebungen" als der Ansammlung von Dingen, die in der Nähe eines Organismus vorkommen, und der Umwelt als dem Teil der Umgebung, der für den Organismus von Bedeutung ist. Die **Umwelt ist eine „Blase"** (wie von Uexküll sie beschrieb), in der der Organismus und seine Umgebung durch die sensorische Wahrnehmung der Umgebung durch den Organismus und seine Reaktionen auf sie verbunden sind.

Er wurde von den Arbeiten von Immanuel Kant beeinflusst, der den Gedanken einer unabhängig geordneten äußeren Realität (der nominalen Welt) ablehnt, die „da draußen" mit einer vorab festgelegten Struktur und Form existiert, die wir „kennenlernen" müssen. Wir haben keinen direkten Zugang zu einer derartigen Welt und verlassen uns auf die Reizung unserer Sinne und unsere Interpretation der Reize (einschließlich derer, die durch wissenschaftliche Instrumente vermittelt werden). Daher ist der einzige Eindruck der Realität, den wir erhalten können, eine **sensorische phänomenale Erfahrung.** Wir verleihen einem ungeordneten Universum dadurch Ordnung und Form, wie wir es verstehen. Auf diese Weise schaffen wir darüber hinaus eine bedeutsame Realität, die mit uns verbunden ist.

Daraus folgt, dass wir niemals (nicht einmal im Prinzip) werden verstehen können, wie sich die „Welt" für einen Hund, eine Fledermaus oder einen Lachs darstellt, weil wir die Welt nicht wie sie wahrnehmen und dies auch nicht könnten. **Jedes Wesen schafft seine eigene Umwelt** als eine „Blase" aus sich selbst und seiner Umgebung unter Berücksichtigung der Merkmale, die es für seine Zwecke als typisch erachtet. Meine Wahrnehmung der Realität ist für mich einzigartig, weil nur ich sie mit meinen Sinnen erfassen kann. Wie ich sie interpretiere, hängt von meinen Erfahrungen, meinem kulturellen Hintergrund, meiner Bildung usw. ab. Ich nehme „die Welt" anders wahr als jemand anderes, selbst wenn wir in derselben Umgebung leben. Ein Insekt nimmt eine Rose anders wahr als ein Botaniker, dieser anders als ein Poet und dieser wiederum anders als ein Hund. Dabei ist es nicht so, dass nur einer die Essenz der Rose richtig wahrnimmt und die anderen nicht, sondern dass die Wahrnehmung an sich die Bedeutung für das Geschöpf hat. Die korrekte Wahrnehmung von Organismen, einschließlich des Homo sapiens, muss im Kontext mit der Umgebung geschehen, in der sie leben, muss durch das sensorische System, mit dem sie ihre Umgebung wahrnehmen und die von ihnen darauf erfolgenden Reaktionen vermittelt werden.

Aus diesem Grund bedeutet das menschliche Dasein **„Leben in der Welt“**, eine dynamische, wechselseitige, ineinandergreifende Existenz. Sie steht im Gegensatz zum beliebten Konzept des unabhängigen, autonomen Homo sapiens, der die Welt umfasst. Um dies zu verstehen, muss die Art der Beziehung und nicht das Objekt oder Subjekt an sich ergründet werden. Daher wird die Aufmerksamkeit auf diese Beziehung gelenkt.

Der französische Arzt und Philosoph **Georges Canguilhem** (1904–1995), der ebenfalls von Uexküll beeinflusst wurde, hielt es für einen Fehler, unser Verständnis von Krankheiten auf einen idealen Standard von normalem physiologischem Verhalten zu gründen. Stattdessen, so argumentiert er, gibt es einen **Bereich des „Normalen“** und Gesundheit ist die Fähigkeit, bei Änderungen der direkten Umgebung von einem Normalen ins andere zu wechseln (Canguilhem 1991). *„Der Mensch fühlt sich nur gesund – was an sich Gesundheit ist – wenn er sich besser als normal – also angepasst an seine Umgebung und deren Anforderungen – aber normativ fühlt, also neue Lebensformen annehmen kann“* (Canguilhem 1991, S. 200).

Für einen Säugling ist etwas anderes normal als für einen Erwachsenen, auf Höhe des Meeresspiegels ist etwas anderes normal als in großer Höhe und für einen Sportler ist etwas anderes normal als für jemanden mit überwiegend sitzender Tätigkeit usw. Canguilhem geht so weit vorzuschlagen, dass Krankheiten ihre eigenen „Normen“ aufweisen. *„[…] das Konzept des Normalen ist kein Konzept der Existenz, das objektiv gemessen werden kann; […] das Pathologische muss als eine Form des Normalen verstanden werden, da das Anormale zwar nicht das Normale, aber ein anderes Normales ist“* (Canguilhem 1991, S. 203).

Typisch für Organismen ist die Fähigkeit, von „einer Form des Normalen“ zur anderen zu wechseln. Dadurch unterscheiden sie sich grundsätzlich von mechanischen Dingen. Ein Teil der Anpassung erfolgt theologisch: Lebende Geschöpfe besitzen Zielstrebigkeit, die sich beim Menschen in Form von Lebenszielen und Ehrgeiz manifestiert.

15.3 Die zentrale Bedeutung der Beziehungen

Ein fundamentaler Teil des menschlichen Seins ist die Anpassung an die Umgebung. Der Homo sapiens ist ein **Beziehungswesen.** Wir verstehen und erklären die menschliche Funktion damit, in welcher Beziehung die Körperteile zueinander stehen – z. B. das Blut mit dem Gehirn oder die Leber mit dem Duodenum – und in welcher Beziehung wir zu den uns umgebenden Dingen stehen. Aber im Grunde besteht unser Leben daraus, in welcher Beziehung wir zu der Welt, in der wir leben, stehen.

- Durch die Interaktion mit der uns umgebenden Welt stellen wir **physikalische Beziehungen** her.
- Indem wir unsere Erfahrungen verstehen und erklären, stellen wir **kognitive Beziehungen** her.
- Indem wir emotional auf unsere Umgebung reagieren, stellen wir **affektive Beziehungen** her.
- Außerdem versuchen wir, in komplexen und geheimnisvollen Ereignissen eine Bedeutung oder eine **spirituelle Bedeutung** zu erkennen.

Durch diese Beziehungen sind wir mit der Welt verbunden. Ohne ein Verständnis dieser Beziehungen lässt sich die menschliche Existenz weder untersuchen noch verstehen. Noch wichtiger ist der Umstand, dass sich die Beziehungen mit der uns umgebenden Welt ändern, wenn sich Zeit und Ort ändern. Daher überrascht es ein wenig, dass die Art und Bedeutung der Beziehungen als Beziehungen nicht so viel wissenschaftliches Interesse erregt hat, wie die Dinge, zu denen wir in Beziehung stehen, und die Mechanismen, durch die diese Beziehungen auftreten. Die treibende Kraft hinter zahlreichen medizinischen Untersuchungen und Forschungen ist der Wunsch der Vereinfachung und Reduktion der Beziehungen auf die Ursache-Wirkungs-Beziehungen von Einzelkomponenten.

Wir geben zu, dass der Homo sapiens Luft, Wasser und Nährstoffe benötigt, um am Leben zu bleiben, und dass die äußere Welt uns bei falschen Kontakten schädigen kann, z. B. durch eine Verletzung. Aber die Art, wie wir Beziehungen eingehen und womit wir sie eingehen sowie der Effekt dieser Beziehungen ist hochkomplex. Viele Menschen gehen ganz selbstverständlich davon aus, dass Nahrung für uns das Gleiche ist wie z. B. Treibstoff für eine Maschine. Natürlich soll Nahrung Energie und Nährstoffe liefern, um die körperlichen Aktivitäten zu unterstützen, aber unsere Beziehung zum Essen, unsere Vorlieben und Abneigungen, die mit Speisen und Mahlzeiten verbundenen Geschichten, Traditionen und Rituale, legen nahe, dass unsere Beziehung dazu weit über die Beziehung zu einer reinen Nahrungsquelle hinausgeht. Die Beziehung zwischen den Menschen und ihrer Nahrung ist ganz anders als die Beziehung eines Autos zu seinem Kraftstoff. Wie wir dargestellt haben, wiesen Biophilosophen zu Beginn des 20. Jahrhunderts darauf hin, dass Lebensformen Organismen sind, die eine bestimmte und nicht rein mechanistische Beziehung zu ihrer Umgebung haben.

Durch unsere **physikalische Beziehung mit unserer Umgebung** können wir interagieren, uns bewegen, unsere Umgebung kreativ und produktiv manipulieren und umordnen. Durch die Modifikation unsere Umgebung mittels Architektur, Design und Dekoration erweitern wir die Grenzen unseres Seins; Kleidung und Aussehen tragen zu unseren Beziehungen bei. Unsere Sprache und unsere Gedanken stellen unsere Beziehung zur uns umgebenden Welt her, indem sie Ordnung, Vorhersagbarkeit und Sicherheit einführen. Ein Teil unserer Beziehungen ist chronologisch; das Fortschreiten der Zeit ändert unsere Beziehungen mit der Welt. Die Zeit unserer Geburt liegt immer weiter zurück und der Zeitpunkt unseres Todes rückt immer näher und beeinflusst unsere Wahrnehmung des Hier und Jetzt. Wir freuen uns auf vorausliegende Ereignisse oder fürch-

15

ten sie. Frühere Erfahrungen, ob nun gute oder schlechte, beeinflussen unsere aktuellen und zukünftigen Beziehungen zu den Dingen.

Insbesondere für Osteopathen waren Beziehungen ein wichtiges und oft integrales Element für das Verständnis der menschlichen Gesundheit. Bei der Betrachtung der Haltung bilden wir Theorien darüber, wie die Körperteile in Reaktion auf die Schwerkraft, die Lage und die Aktivität strukturell zueinander stehen sollten. **Dr. John Martin Littlejohn** (➤ Kap. 5) befasste sich mit der funktionellen Anpassung der Körperteile aneinander und an die äußere Umgebung (Littlejohn 1905). Die Schulterfunktion lässt sich nur verstehen, wenn ihre Beziehungen zu Thorax und Hals, ihre Ansätze usw. berücksichtigt werden. Trotzdem haben die Beziehungen und ihre Bedeutung für die Gesundheit nicht die gleiche Aufmerksamkeit erfahren wie die Dinge, die in Beziehung zueinander stehen.

Dies beruht zum Teil auf dem starken Einfluss des medizinischen Modells mit seiner mächtigen Ursache-Wirkungs-Erklärung. Wenn man demnach eine Krankheit erklären will, müssen eine Anomalie und deren Ursache gefunden werden. Zweifelsohne hat die Biomedizin zu wichtigen Fortschritten beim Verständnis und der Behandlung von Gesundheitsproblemen des Menschen geführt. Inzwischen wird aber zunehmend erkannt, dass sie zur Erklärung chronischer, komplexer und multifaktorieller Krankheiten nur bedingt in der Lage ist (Greaves 1979 und 2002, Warsop 2009).

15.4 Ätiologische und ökologische Medizin

Im Jahr 1963 veröffentlichte der amerikanische osteopathische Arzt **Harold V. Hoover,** der vermutlich vor allem wegen der Einführung der funktionellen Technik bekannt sein dürfte, im Journal of the American Osteopathic Association einen dreiteiligen Artikel mit dem Titel „A Hopeful Road Ahead for Osteopathy" (Hoover 1963). Diese Arbeit ist eine Bitte an die amerikanischen diplomierten Osteopathen, einen anderen Weg als die „allopathische" Medizin zu verfolgen, von dem er behauptet, dass dieser dichter an dem von **A. T. Still** befürworteten Weg liegt. Seine Analyse befasst sich damit, wie Krankheit und Kranksein verstanden werden sollten. Dabei betrachtet er die Krankheit nicht einfach als Ursache des Krankseins – ein Ansatz, den Hoover als **„ätiologisch"** bezeichnet hat. Stattdessen berücksichtigt er die Interaktion zahlreicher Faktoren, die jeweils nur im Kontext des Ganzen von Bedeutung sind und die sich zum Wohle des Ganzen an sich ändernde Umstände anpassen können – ein Prozess, der als **„ökologisch"** bezeichnet wird. Im Grunde plädierte Hoover für ein neues Verständnis der Beziehungen zwischen Kranksein und Krankheit.

Hoover gibt selbst zu, dass diese Ideen weder von ihm stammen noch einzigartig für die Osteopathie sind. Sie finden sich auch in der hippokratischen Medizin und nehmen bei den Entwicklungen im Europa des frühen 20. Jahrhunderts eine Schlüsselstellung ein (➤ Kap. 15.2). Hoover behauptet, dass diese Idee zentral für die osteopathischen Lehren von A. T. Still, C. P. McConnell, J. M. Littlejohn und anderen ist. Während diese Idee zu Beginn der Osteopathie integraler Bestandteil von deren Theorie und Praxis war, erwies es sich angesichts des medizinischen Modells, das Krankheiten als Entitäten und als die Ursachen des Krankseins betrachtete, als schwierig, diesen von Hoover beschriebenen funktionellen Ansatz in eine Form zu bringen, die sich lehren und ausüben lässt.

In seinem Plädoyer streicht Hoover die Bedeutung der Sprache hervor. Sprache legt fest, wie wir denken, und gemäß Hoover ist die uns verfügbare Sprache *„für das höchste Praxisniveau unzureichend"* (Hoover 1963). Seine Argumentation besagt, dass die in der Medizin verwendete Sprache für das Verständnis zahlreicher Gesundheitsprobleme unzureichend ist, weil das, was sie zu repräsentieren behauptet – nämlich die Welt, wie der Patient sie wahrnimmt – nicht von der Umgangssprache ausgedrückt werden kann. Er schreibt: *Wenn die vom osteopathischen Arzt verwendete Sprache nicht dazu ausreicht, um die Welt, in der er und sein (sic) Patient sich befinden, müssen die von ihm mithilfe seiner fehlerhaften Sprache erdachten Konzepte ebenfalls fehlerhaft sein und zu inadäquaten und unwissenschaftlichen Praktiken führen, die für den Arzt inakzeptabel und für den Patienten möglicherweise verheerend sind.* (Hoover 1963).

Hoover streicht zwei wichtige Punkte hervor. Einer davon ist, dass die Struktur der Sprache das Denken bestimmt. Wittgenstein, der von Hoover nicht anerkannt wurde, hat angemerkt, dass es ohne Sprache keine Gedanken, sondern nur Gefühle oder das Empfinden von etwas gibt. Erst durch die Sprache können wir alle denken, verstehen, argumentieren und Ideen austauschen. Es ist die Sprache, die die Ideen hervorbringt, und nicht umgekehrt. Die Art, wie wir denken, verstehen, konzipieren und die Welt, die wir direkt und vikariierend erleben, beschreiben, wird von Terminologie und Semantik vorgegeben. Dies gilt für alle intellektuellen Aktivitäten, auch dafür, wie wir über Gesundheit denken und Diagnosen stellen.

Bezug nehmend auf die linguistische Theorie seiner Zeit, führt Hoover an, dass Sprache – und obwohl er das nicht spezifiziert, meint er die englische Sprache – linear und „additiv" ist und auf Subjekt und Prädikat basiert. Das westliche intellektuelle Wissen und die Sprache, aus der es hervorgegangen ist, entwickelten sich aus der aristotelischen Denkweise, wonach die Erfahrungen der Welt anhand von gemeinsamen Faktoren kategorisiert werden. Wenn wir ein Tier durch den Garten laufen sehen, wissen wir, selbst wenn wir noch nie dieses spezielle Geschöpf gesehen haben, dass es sich um eine Katze handelt, weil es wie eine Katze aussieht und sich so verhält; es scheint wie andere Tiere zu sein, die wir kennen und wir haben – zusammen mit den uns bekannten Menschen – gelernt, sie als Katzen zu bezeichnen. Auf diese Weise bekommen neue Erfahrungen Sinn und lassen sich kategorisch kommunizieren, indem sie dem, was wir bereits wissen, zugeordnet werden. Anders ausgedrückt, konzentrieren wir uns auf gemeinsame Faktoren, wie Größe und Form, Bewegungsformen oder Fressmuster von Katzen, anstatt darauf zu achten, was eine Erfahrung einzigartig macht, wie die individuellen Idiosynkrasien der Katze, ihre Fellzeichnung, ihre Tagesroutine oder ihre Nahrungsvorlieben.

Auf ähnliche Weise werden in der westlichen Medizin Diagnosen gestellt. In der Psychiatrie z. B. basiert die **Diagnose von Krankheiten** auf „Sätzen aus Kriterien" (DSM 5). Anhand des Vorhandenseins oder Fehlens von bestimmten Kriterien wird eine Diagnose zugewiesen. In der physikalischen Medizin werden Veränderungen – Symptome und Befunde – durch klinische Tests und Untersuchungen abgeklärt, um eine Krankheit diagnostizieren und das Kranksein des Patienten einer bekannten Nosologie zuordnen zu können. Dies trägt zwar dazu bei, die Komplexität von Gesundheit und Krankheit besser zu verstehen, ignoriert aber die Faktoren, die die Krankheitserfahrung für den Patienten bedeutsam machen und die Tatsache, dass jeder Mensch „seine" Krankheit anders und auf seine Art wahrnimmt. Es wird davon ausgegangen, dass Krankheiten natürlich sind und ihnen alle Gesundheitsprobleme zugeordnet werden können. Das Problem ist aber, dass zahlreiche Erfahrungen von Kranksein von Natur aus in keine bekannte Kategorie passen. Die sog. medizinisch nicht erklärbaren Symptome machen 30–40 % der Arztkonsultationen aus und führen seitens des Arztes zu einem Gefühl des Versagens („Ich weiß nicht, was Ihnen fehlt.") und seitens der Patienten zu Frustration oder Schuldgefühlen (Eriksen et al. 2013, Henningsen et al. 2003, Morriss und Gask 2009, Smith und Dwamena 2007, Warsop 2009).

Zudem hat die **Klassifikation von Krankheiten** erhebliche finanzielle und politische Auswirkungen. Die Krankenkassen zahlen für Gesundheitsdienstleistungen anhand von Diagnoseschlüsseln und die Anbieter planen ihre Dienste anhand von Krankheitsstatistiken. Die Einführung der 10. Überarbeitung der **International Classification of Diseases Codes** (ICD-10) erhöhte die Anzahl der Krankheitskategorien von 14.000 im ICD-9 auf 69.000 in der neuen Ausgabe. Dabei handelt es sich zwar zugegebenermaßen um eine Mixtur aus Syndromen, pathologischen Veränderungen, klar definierten Krankheiten und Symptomen, das Problem bleibt aber dasselbe: die sog. Krankheitserfahrung, wie Unglücklichsein (ICD-10 R45.2), Altersschwäche und hohes Alter (ICD-10 R54), werden ohne Verwendung des Begriffs „Patient" beschrieben.

Sprache fördert nicht nur eine Klassifikation von Erfahrungen, die nur annäherungsweise die echte Erfahrung beschreiben, sie geht auch von einer direkten Beziehung zwischen der Realität der Erfahrung (dem Leiden) und dem Begriff zu ihrer Beschreibung aus. Auf dieselbe Weise, auf die sich das Wort „Katze" auf die reale Einheit „Katze" bezieht, deren Existenz unabhängig davon ist, wie der Mensch sie nennt, bezieht sich auch eine Diagnose, wie Tuberkulose oder Melanom, direkt auf eine Form der Realität, die Tuberkulose oder ein Melanom ist. Dabei ist aber nicht klar, was die Realität ist. Das Problem ist, dass **„die Realität des Krankseins"**, wie sie vom Betroffenen wahrgenommen wird, nicht der Wahrnehmung derselben Realität durch einen anderen entspricht. Dies ist dasselbe Thema, das oben betrachtet wurde und mit dem sich von Uexküll und Canguilhem auseinandersetzten.

Die individuelle Erfahrung einer Krankheit umfasst weitaus mehr als die Definition der Begriffe „Tuberkulose" oder „Melanom" in medizinischen Lehrbüchern. Die Erfahrung weist Überschneidungen mit den medizinisch definierten Begriffen auf, wird aber durch für den Einzelnen einzigartige Faktoren ergänzt, wie die Bedeutung der Krankheit für den Betroffenen, seine psychische und emotionale Reaktion darauf, die Auswirkungen auf das Leben usw. Unser Verständnis der Realität – wie wir das, was wir als real empfinden, sprachlich beschreiben – setzt nicht nur unsere eigene Wahrnehmung voraus (➤ Kap. 15.2), sondern auch die Suche nach gemeinsamen Faktoren, um diese kategorisieren zu können. Das durch den Garten laufende Tier wird als „Katze" klassifiziert, weil es die allgemein für Katzen typischen Merkmale aufweist, die es mit anderen Geschöpfen mit katzenartigen Merkmalen gemein hat, obwohl sie nicht identisch sind. Tatsache ist aber, dass diese bestimmte Katze – Tibbles oder „meine Katze" – durch etwas anderes oder präziser durch einen komplexen Satz aus Faktoren definiert wird, die diese Katze nicht nur durch Genexpression, geografische Lage oder zeitliches Zusammentreffen, sondern durch Erfahrungen mit mir oder etwas anderem verbinden. Dasselbe gilt für die Gesundheitsversorgung. Die besonders unangenehmen Erfahrungen von Lethargie, Schmerzen, Übelkeit usw. werden als eine universelle Krankheitskategorie eingeteilt, obwohl die darunter leidende Person sie auf ihre Weise wahrnimmt und ihnen eine ganz eigene Bedeutung beimisst.

Die Linearität der Sprache beruht auf der wechselseitigen Beziehung zwischen einem Wort oder Begriff und dem, was es beschreibt. Ein Wort bezieht sich auf ein bestimmtes Ding, das es dadurch universell kategorisiert, und wird durch zusätzliche Wörter linear ergänzt. Daher sind Sätze und Bücher genauso linear wie unser Denkvorgang. Das Denken erfolgt somit nicht über bestimmte Instanzen, sondern über universelle Kategorien. Insbesondere Einzelbeispiele von Bäumen, Katzen, Tuberkulose und Nieren sind nicht identisch mit anderen Einzelbeispielen dieser Kategorien, sind einander aber so ähnlich, dass wir unseren sensorischen Erfahrungen einen Sinn zuweisen und sie mittels Sprache anderen Menschen mitteilen können.

Es gibt **zwei Kritikpunkte** am Verständnis von Krankheiten anhand diagnostischer Kategorien:

- Der erste ist, dass sich bestimmte Erfahrungen zu weit voneinander unterscheiden, als dass sie sinnvoll durch eine Bezeichnung beschrieben werden können. Dies ist einer der Gründe, aus denen der ICD-10 mehr Kategorien besitzt als der ICD-9. Aber wie stark müssen sich individuelle Erfahrungen ähneln oder wo ist die Schwelle der Gemeinsamkeiten, damit sie zu einer Kategorie gehören? Ein Patient erfährt z. B., dass die Ursache für seine Schmerzen und Steifigkeit eine Arthrose ist. Wie jedoch erklärt das seine Erfahrungen? Berücksichtigt man die Tatsache, dass die meisten Erwachsenen Veränderungen ihrer Gelenkoberflächen aufweisen und dass die im Röntgen erkennbaren Veränderungen bei jedem Patienten schon eine Zeit lang vor dem ersten Auftreten von Symptomen bestanden haben, bleibt die Frage, inwieweit die Diagnose „Arthrose" eine sinnvolle Erklärung für das, was dem Patienten fehlt, ist.
- Wie wirkt sie sich auf den jeweiligen Behandlungsplan aus? Natürlich gibt es viele Formen der Arthrose. Oft werden zusätzliche pathologische Informationen ergänzt, um die Erstbezeichnung zu modifizieren, was jedoch in der Praxis nur selten zu einem individualisierten Behandlungsplan führt. Wie viele Unterkategorien einer „Krankheit" lassen sich entwickeln, um die realen Erfahrungen widerzuspiegeln, bevor wir dabei enden, dass jede Einzelerfahrung eine eigene Kategorie bildet? Sollte der Fokus nicht eher auf der Entwicklung einer wirklich **personenzentrierten Versorgung** liegen, statt sich nur mit der Autonomie oder den Vorlieben eines Patienten zu befassen?

Während die hier beschriebenen aktuellen nosologischen Kategorien genügen dürften, eine Welt zu schaffen, die dafür ausreicht, dass der Mensch mit ihr in Wechselwirkung treten kann, kann dieser Ansatz nicht alles abdecken und manche Phänomene erfordern eine andere Sprachwahl, um andere Denkweisen zu ermöglichen. Um seinen Standpunkt zu verdeutlichen, verweist Hoover auf Entwicklungen in Mathematik und Physik. Die Newtonsche Physik basiert auf klaren Ursache-Wirkungs-Beziehungen, die Gesetzen unterliegen und mit traditionellen linearen mathematischen Gleichungen analysiert werden können. Als Einstein klar wurde, dass diese Beziehungen für extreme Größen und Geschwindigkeiten keine Gültigkeit mehr haben, benötigte er eine funktionellere „Sprache“, also eine „funktionelle Mathematik“, die nicht linear den simultanen Effekt multipler Faktoren berücksichtigen konnte. In dieser Sprache haben die Symbole abhängig von ihrem Zusammenhang verschiedene Werte.

Dies ist auf den ersten Blick vielleicht schwer zu verstehen, wir kennen diesen Gedanken aber aus anderen Bereichen. In der Musik wird eine Note als Markierung auf einer Notenzeile symbolisiert. Der Wert dieser Markierung hängt vom Zusammenhang in diesem Musikstück ab. Die Bedeutung oder Signifikanz von As hängt von der Tonart des Musikstücks ab, davon, ob es diskordant oder harmonisch klingen soll und welche Position es in einem Akkord oder in der Melodie hat. Außerdem hängt sie davon ab, auf welchem Instrument sie gespielt wird und von dessen natürlicher Harmonik, wie laut oder weich usw. Die wissenschaftliche Bedeutung von As lautet natürlich, „dass die Luft mit 415,3 Hz vibriert“. Dies verrät uns aber nichts über seine Bedeutung in der Musik. Eine Symphonie von Beethoven kann anhand ihrer Resonanzen analysiert oder auf einem Oszilloskop als komplexe, aber weiterhin lineare Anordnung von Vibrationen dargestellt werden, wobei nur wenige Menschen dies als eine Interpretation der Musik werten würden. Musik erfordert die Sprache der Durchführung, an der zahlreiche Instrumente, Timing, Ausdruck usw. beteiligt sind. Dasselbe gilt für das Verständnis für Gesundheit und Krankheit.

Die moderne Physik und insbesondere die Quantenwelt lassen sich nicht ohne die moderne Mathematik erklären, weil die konventionellen Ursache-Wirkungs-Beziehungen und die normale Sprache zu ihrer Beschreibung nicht ausreichen. Das Ergebnis ist eine „Welt“, die die meisten von uns nur schwer in Gänze verstehen oder eine Beziehung dazu entwickeln können, weil sie für uns kontraintuitiv ist. Die normale Sprache kann nicht erklären, was geschieht, weil sie die Ideen nicht definieren kann. Es ist eine neue mathematische Sprache erforderlich, die sich sehr von den uns vertrauten Wörtern unterscheidet.

Da unsere Sprache und somit die Art, wie wir diese Welt verstehen, linear ist und auf Subjekt und Prädikat – Dingen und mit ihnen zusammenhängenden Aktivitäten/Ereignissen – beruht, betrachten und beschreiben wir die Welt linear mit Subjekt und Prädikat. Es wird vorausgesetzt, dass Dinge nur einen Wert – sich selbst – haben. Tatsächlich ist aber unser Körper und insbesondere eine Person keine Ansammlung von Einzelverhaltensweisen. Menschen sind komplexe Systeme, in denen mehrere Dinge gleichzeitig geschehen und miteinander interagieren, was ihr Verhalten weiter verändert.

In Hoovers Augen ist dies das Problem: Die **Erfahrung von Gesundheit und Krankheit** passt nicht in die aristotelischen Klassifikationen. Daher zwängen wir sie in Kategorien und gehen davon aus, dass sie Ansammlungen von bestimmten Ereignissen mit Ursachen und Wirkungen sind. Damit meint er, dass zwar mehreren Menschen die gleiche Krankheit zugewiesen wird, dass aber die individuellen Erfahrungen dieser Menschen unweigerlich unterschiedlich sind. Dabei handelt es sich nicht nur um eine unterschiedliche Einstellung gegenüber dem Kranksein, sondern um eine individuelle physiologische Reaktion in dem von Canguilhem vertretenen Sinne, die individualisiert beurteilt und behandelt werden muss. In dem von ihm vorgeschlagenen Modell wird ätiologisch durch ökologisch ersetzt. Leider ergibt sich aus seinen Schriften nicht, wie das ökologische Modell aussehen sollte, sondern nur, dass es funktionell ausgerichtet sein sollte. Die anthropo-ökologische Sichtweise ist ein Versuch, dem, was Hoover und die anderen gemeint haben, eine klarere Form zu geben.

15.5 Menschliches Handeln

Bevor die anthropo-ökologische Sichtweise als ein alternatives Modell menschlicher Gesundheitsbeschwerden eingeführt wird (➤ Kap. 26), soll noch ein letztes Element der Geschichte von Professor **Irvin Korr** ergänzt werden. Er ist der osteopathischen Welt gut bekannt als einflussreicher Physiologe, der in der zweiten Hälfte des 20. Jahrhunderts in Kirksville arbeitete und zu unserem Verständnis der Beziehung zwischen den Strukturen des Bewegungsapparats und der Krankheitsentstehung beitrug. Für mich ist sein **konzeptuelles Verständnis der menschlichen Funktionen** genauso wichtig oder sogar noch wichtiger. Statt die Körperfunktionen als Mechanismen zu verstehen, versuchte er, die physiologischen Abläufe im menschlichen Körper aus existenzieller Sicht zu ergründen. Er argumentierte, dass das menschliche Leben nicht nur von einer guten Funktion von Herz, Niere, Lunge usw. abhängt, obwohl sie natürlich erforderlich sind, sondern von Aktivitäten. Er stellte fest, dass *„Leben sich nicht aus den Organfunktionen zusammensetzt. […] Woraus besteht das menschliche Leben? Was macht der Mensch (sic)? Alles das, was er die anderen machen sieht. Er bewegt sich, läuft, arbeitet, spielt Tennis, baut Häuser, malt Bilder, hat […] Sex und führt Krieg. Er ist kreativ. Er lehrt, lernt, schreibt, bildet, praktiziert Medizin, führt Operationen und osteopathische Manipulationen durch. […] Das menschliche Leben wird durch die Kontraktionen der quergestreiften Muskeln ausgedrückt. Jeder Aspekt des menschlichen Lebens wird von den Muskeln und Gelenken des Körpers ausgeführt. […] Nun beginnen wir zu erkennen, dass selbst die höchstintellektuellste Tätigkeit insofern wertlos ist, sofern sie nicht in und auf die Umgebung ausgeübt und anderen kommuniziert werden kann“* (Korr 1970).

Anders gesagt ist das menschliche Leben durch **Aktivitäten in einer Umgebung charakterisiert.** Menschen sind Agenzien – Akteure –, die in der Schaffung ihrer Umwelt ihre Identität finden (ihre Rolle spielen, wie Shakespeare es tat). Kranksein hingegen ist der Verlust der Handlungsfähigkeit. Das Oxford English Dictionary definiert Agens als „handelnd, Macht ausübend, im Gegensatz zu

Patiens" und eine der Definitionen von Patiens lautet „Ziel der Aktion eines anderen; passiv" (bezogen auf Agens). Die Unfähigkeit zum Durchführen von Aktionen auf die in der Regel erwartete Weise leitet die Phase des Patientwerdens ein.

Von Uexküll führte an, dass sich die Umwelt eines Organismus ständig ändert und durch die Vereinigung – Funktionskreis – aus dem Organismus und der wahrgenommenen Umgebung selbst schafft und geschaffen wird. Diese dynamische Wechselbeziehung wird durch die Merkmale (die sensorischen Hinweise, die das Verhalten lenken) und die Wirkmale (das reaktive Verhalten) aufrechterhalten. Es gibt kein mechanisches Phänomen, bei dem das Verhalten durch chemische oder physikalische Kräfte oder genetische Programmierung vorab festgelegt ist. Es handelt sich um eine komplexe, lebende, dynamische Einzigartigkeit, eine Choreografie aus Organismus und Umgebung.

Daraus folgt, dass Hoover zurecht fordert, die Linearität der ätiologischen Medizin abzulehnen und sich einer ökologischen Denkweise zuzuwenden.

Zusammenfassung

In diesem Kapitel wurde versucht, zwei Dinge darzulegen, die aus osteopathischer Sicht für das Verständnis der Gesundheit und des Leidens des Menschen wichtig sind.

Das Erste ist, dass die Homo sapiens, wie alle lebenden Geschöpfe, Organismen und keine Maschinen sind und dass Organismen nicht losgelöst von der von ihnen bewohnten Umgebung verstanden werden können. Daraus ergeben sich zwei weitere Punkte: Zunächst müssen die Beziehungen zwischen dem Organismus und seiner Umgebung besser verstanden werden und nicht die Objekte, die sich ändern oder die Veränderung auslösen. Und dann muss berücksichtigt werden, dass das, was „normal" ist, nicht nur variabel und abhängig von seiner Umgebung, sondern auch wertbeladen ist, da es Urteile darüber beinhaltet, was „gut" für die Einheit aus Organismus und Umgebung ist. Wenn die Homo sapiens keine Mechanismen sind, die in zahlreichen Umgebungen funktionieren, sondern Organismen, die sich auf ihre Umgebung einlassen und sie formen und von ihr geformt werden, sodass ein vereintes Ganzes entsteht, also einen Funktionskreis bilden, muss die traditionelle Sichtweise der „guten Funktion" neubewertet werden. Statt eine bestimmte Anzahl von Kriterien zu testen, wie Bluttests, Haltungsanalysen, Lungenfunktionstestungen usw., und unsere diagnostischen und therapeutischen Aktionen von ihnen bestimmen zu lassen, sollten sie nicht mehr sein als nützliche Anhaltspunkte für weitere Fragen über die **funktionellen Fähigkeiten des jeweiligen Patienten in seiner Umwelt.**

Das Zweite, was versucht wurde darzulegen, ist, dass unsere Wahrnehmung von Funktion, Dysfunktion, Gesundheit und Krankheit sowie die Sprache und Terminologie, die wir verwenden, und die Art, mit der wir Phänomene kategorisieren, nicht nur dem Beschreiben dienen, sondern die Grundlage unseres Verständnisses bilden. Dies bedeutet, dass alle Fachrichtungen und insbesondere die Gesundheitsdienstleister dazu verpflichtet sind, während ihrer Tätigkeit ständig ihr Tun und die Bedeutung der von ihnen verwendeten Begriffe zu reflektieren.

LITERATUR

Canguilhem G. The Normal and the Pathological. New York: Zone Books, 1966/1978/1981.

Eriksen TE et al. At the borders of medical reasoning: aetiological and ontological challenges of medically unexplained symptoms. Philos Ethics Humanit Med. 2013; 8: 11.

Greaves D. Disease concepts models and classification in Western medicine – illustrated by reference to pulmonary tuberculosis and coronary heart disease. Soc Soc Hist Med Bull (Lond). 1979; (24): 31–35.

Greaves D. Reflections on a new medical cosmology. J. of Med. Ethics. 2002; 28: 81–85.

Harrington A. Reenchanted Science: Holism in German Culture from Wilhelm II to Hitler. Princeton: Princeton University Press, 1996.

Henningsen P, Zimmermann T, Sattel H. Medically unexplained physical symptoms, anxiety, and depression: A meta-analytic review. Psychosom Med. 2003; 65 (4): 528–533

Hoover HV. A hopeful road ahead for osteopathy. J Am Osteopath Assoc. 1963; 62: 485–498; 608–616.

Korr I. The sympathetic nervous system as mediator between the somatic and supportive processes. In: Buzzel J. (ed.). The Physiologic Basis of Osteopathic Medicine. New York: Postgraduate Institute of Osteopathic Medicine and Surgery, 1970.

Littlejohn JM. Principles of Osteopathy. Kirksville: Self-published, 1905.

Mori M. The twilight of „medicine" and the dawn of „health care": reflections on bioethics at the turn of the millennium. J Med Philos. 2000; 25 (6): 723–744.

Morriss R, Gask L. Assessment and immediate management of patients with medically unexplained symptoms in primary care. Psychiatry. 2009; 8 (5): 179–183.

Sharpe M, Walker J. Symptoms: a new approach. Psychiatry. 2009; 8 (5): 146–148.

Smith RC, Dwamena FC. Classification and diagnosis of patients with medically unexplained symptoms. J Gen Intern Med. 2007; 22 (5): 685.

Sweeney K. Complexity in Primary Care: understanding its value. Oxford: Radcliffe Publishing, 2006.

von Uexküll J. A Foray into the Worlds of Animals and Humans. Minneapolis: University of Minnesota Press, 2010/1934.

Warsop A. Medically unexplained symptoms and the meaning of health – a phenomenological clue. Psychiatry. 2009; 8 (5): 149–152.

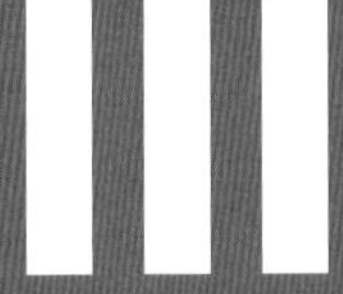

Osteopathische Forschung

KAPITEL

16

Hollis King

Osteopathische Forschung – die Entwicklung einer Forschungstradition

„Ich hoffe und wünsche mir, dass jeder Osteopath die Suche nach den wissenschaftlichen Grundlagen fortsetzt, die mit den Mechanismen des menschlichen Körpers und der Gesundheit zusammenhängen sowie mit den sich immer weiter ausdehnenden Wahrheiten und Gesetzen der Natur."

(Still 1910)

Forschung war schon immer ein wichtiger Bestandteil der osteopathischen Ausbildung und Praxis. Ebenso wie andere Arbeiten aus dem Ende des 19. Jahrhunderts waren auch Andrew Taylor Stills Forschungen systematische Beobachtungen anhand ausführlicher anatomischer Dissektionen. Stills erste Studenten, die später führende Positionen in der Profession einnahmen, erkannten den Bedarf für wissenschaftliche Untersuchungen zur Osteopathie und begannen 1902, Gelder dafür aufzubringen. Daraus resultierte schlussendlich **1909 das A.T. Still Research Institute** (Booth 1924). Im Vereinigten Königreich wurde 1934 The British Institute of Osteopathic Research gegründet sowie etwa zur gleichen Zeit das Scottish Osteopathic Research Institute. Keines der beiden Institute überlebte jedoch den Zweiten Weltkrieg (Collins 2005, O'Brien 2012).

Lange war die finanzielle Unterstützung der limitierende Faktor bei der osteopathischen Forschung (King 2011). In den USA bündelten die Osteopathen ihre Ressourcen und gründeten **im Jahr 2000 das Osteopathic Research Center** (ORC) am University of North Texas Health Science Center in Fort Worth, Texas, das mehrmals öffentliche Forschungsgelder von den National Institutes of Health erhielt. Das A.T. Still Research Institute ist auch weiterhin ein Eckpfeiler der osteopathischen Forschungsbemühungen in den USA und führt derzeit gemeinsam mit dem ORC mehrere Forschungsprojekte durch, wie die Implementierung des Practice-Based Research Networks (PBRN). Geringere Mittel zur Pilotforschung stammen vom Council of Research of the American Osteopathic Association und dem Louisa Burns Osteopathic Research Committee of the American Academy of Osteopathy. Im Vereinigten Königreich wurde **im Jahr 2003 der National Council for Osteopathic Research** (NCOR) gegründet, der die osteopathische Forschung koordiniert und ausführt.

Es gibt mehrere europäische Forschungsorganisationen und -fonds in Italien, Spanien, Frankreich, Belgien und Deutschland, die osteopathische Studien durchführen und von denen einige Forschungsprojekte mit der für die osteopathische Ausbildung erforderlichen Qualität durchführen (CORPP 2015). Einige dieser Projekte haben sich auf die Evidenzbasis der Osteopathie ausgewirkt und werden nachfolgend erwähnt.

Auf beiden Seiten des Atlantiks und weltweit haben Menge und Qualität der osteopathischen Studien zugenommen und erfüllen inzwischen die Voraussetzungen der evidenzbasierten Forschung, die in vielen Ländern die Zulassung unterstützt und einen Einfluss auf die Erstattungsfähigkeit osteopathischer Leistungen hat. Der einzige negative Aspekt der verbesserten osteopathischen Forschung ist nach Ansicht des Autors die Tendenz, den Nutzen der osteopathischen Interventionen mithilfe von Abläufen im Körper zu erklären, was wiederum die biologische reduktionistische Sichtweise der menschlichen Krankheiten unterstützt und im Gegensatz zur ganzheitlichen Betrachtung von Seele, Geist und Körper durch A.T. Still steht. Dieses Lehrbuch schließt sich dieser Tendenz nicht an, da es Kapitel über psychosomatische Krankheiten (➤ Kap. 64) und Embodiment (➤ Kap. 65) enthält.

16.1 Frühe osteopathische Forschung

Andrew Taylor Still betrachtete die Osteopathie als ein System zur Behandlung des Menschen als Ganzes und nicht nur als eine Reihe von Techniken zur Korrektur von Erkrankungen des Bewegungsapparats. Die ersten osteopathischen Texte konzentrierten sich auf alle im klinischen Alltag häufigen Krankheitsbilder (Still 1910, McConnell 1917). Es wurden osteopathische Behandlungsverfahren für Störungen wie Hepatitis, Koliken und Bradykardie beschrieben

(McConnell 1917). McConnell sowie die meisten nachfolgenden Autoren konzentrierten sich auf die Behandlung von segmentalen Rückenmarkläsionen, die heute als somatische Dysfunktionen gelten. Die vermutlich **erste Besprechung der segmentalen Fehlstellung als Ursache von Systemerkrankungen** wurde 1892 von Still veröffentlicht und 1899 von ihm untermauert (Still 1892, 1899).

Die osteopathischen Mediziner hatten einen wichtigen Anteil am Erhalt und der Entwicklung des **Konzepts der viszerosomatischen/somatoviszeralen Interaktionen** bei Gesundheit und Krankheit. Dieses Konzept und seine neurologischen Aktionsmechanismen liefern ein überzeugendes Argument dafür, warum die Osteopathische Medizin (OM) wichtig ist und immer wichtiger wird, sodass die Erforschung dieser Phänomene auch im 21. Jahrhundert fortgeführt wird. Es ist nur wenig darüber bekannt, wie A. T. Still einige seiner oben beschriebenen Ideen entwickelte. Die viszerosomatischen Interaktionen sind jedoch seit Jahrtausenden bekannt und tauchten erstmals etwa 600 v. Chr. im Sanskrit von Sushruta auf. In diesem altertümlichen Text beschreibt Sushruta „Hritshoola", was wörtlich übersetzt „Herzschmerz" bedeutet und einer kardialen Ischämie entspricht, die als somatischer Schmerz wahrgenommen wird (Dwivedi und Dwivedi 2007).

Einfach ausgedrückt, arbeitet die vom autonomen Nervensystem koordinierte Physiologie bei optimal ausgerichtetem neuromuskuloskeletalem System normal. Diese Ansicht unterstreicht **zwei der wichtigsten Grundsätze der Osteopathie:**

1. Der Körper ist zu Selbstregulation und Selbstheilung fähig.
2. Es besteht eine reziproke Beziehung zwischen der Struktur und der Funktion des Körpers.

Zu den einflussreicheren osteopathischen Forschern gehörte **Louisa Burns,** DO, die mehrere Bücher über ihre Arbeit am A. T. Still Research Institute veröffentlichte. Sie wies als erste empirisch die **Mechanismen der viszerosomatischen und somatoviszeralen Interaktionen** im Tiermodell nach. Burns beobachtete bei chirurgisch vorbereiteten Hunden nach Stimulation des Magens eine Kontraktion der Spinalmuskeln nahe dem 6.–9. Brustwirbel. Die Stimulation der Gewebe nahe dem 5.–8. Brustwirbel führte zur muskulösen und sekretorischen Aktivität im Magen. Eine Stimulation nahe dem 8.–12. Brustwirbel löste Darmaktivität aus (Burns 1907).

Abgesehen von Burns bahnbrechender Arbeit zu den Interaktionen zwischen autonomem Nervensystem und viszeralen Funktionen gab es noch **andere wichtige osteopathische Forschungsprojekte** an großen Patientenpopulationen, die vom Mainstream der medizinischen und wissenschaftlichen Forschung weitgehend übersehen wurden.

- In einer Beobachtungsstudie aus dem Jahr 1920 lag die Mortalitätsrate von 110.120 Patienten, die während der Epidemie der spanischen Grippe von 1917 bis 1918 osteopathisch manipulativ behandelt wurden, bei 0,25 %. Im Vergleich dazu lag die Mortalität bei den Influenzapatienten, die traditionell medizinisch behandelt wurden, bei sehr konservativer Schätzung bei 5–6 %. Bei den medizinisch behandelten Patienten mit Pneumonie betrug die Mortalität 33 % und erreichte in manchen großen Zentren sogar 68–78 %. Im Gegensatz dazu betrug die Mortalität bei den 6.258 osteopathisch behandelten Patienten mit Pneumonie 10 % (Smith 1920).
- Jones ermittelte anhand einer Datensammlung von S. V. Robuck, DO, am A. T. Still Research Institute bei 13.816 Schwangeren, die pränatal eine osteopathische manipulative Therapie (OMT) erhalten hatten und von osteopathischen Ärzten entbunden wurden, eine Mortalitätsrate von 2,2 auf 1.000 Lebendgeburten im Vergleich zu Berichten in Regierungsbulletins von 6,8 auf 1.000 Lebendgeburten bei kaukasischen Müttern (Jones 1933).

Es gibt noch weitere Beispiele für qualitativ hochwertige Forschungsarbeiten auf dem Gebiet der Osteopathie im 20. Jahrhundert. Die aufgeführten Beispiele veranschaulichen aber das Fundament, das die Osteopathen für die Forschungsagenden der heutigen Zeit gelegt haben.

16.2 Erkrankungen des Bewegungsapparats

In den Augen vieler nicht osteopathisch tätiger Ärzte und Therapeuten gilt die OMT vorwiegend der Behandlung des Bewegungsapparats. In diesem Lehrbuch versuchen wir aufzuzeigen, dass die **OMT eine ganzheitliche Behandlungsmethode ist.** Seit den Tagen der „blitzschnellen Knochenrichter" (wie A. T. Still sich selbst einst anpries) steht bei der Überweisung zum Osteopathen die Behandlung körperlicher Schmerzen und Bewegungseinschränkungen im Vordergrund (Trowbridge 1991. O'Brien 2012).

Fast alle Lehrschriften zur OM zeigen OMT-Techniken für jeden Teil des Bewegungsapparats. Tatsächlich ist die als OMT bezeichnete manuelle Therapie die ganzheitlichste von allen. Die Liste der Verfahren ist lang und auch dieser Text befasst sich mit dem gesamten Körper und bespricht viele der vorhandenen OMT-Techniken.

Es gibt randomisierte, kontrollierte klinische Studien, die den Nutzen der OMT bei Nackenschmerzen (McReynolds und Sheridan 2005, Schwerla et al. 2008), Schulterschmerzen (Knebl et al. 2002), Karpaltunnelsyndrom (Sucher 1994) und verstauchtem Sprunggelenk (Eisenhart et al. 2003) belegen. Bei Weitem am besten untersucht ist der Einsatz zur Behandlung lumbaler Rückenschmerzen.

Eine der größten klinischen Studien war der **UK BEAM Trial** an 1.334 Patienten, in der sportliche Übungen mit spinaler Manipulation (durch Osteopathen, Chiropraktiker und Physiotherapeuten) und einer Kombination von beidem verglichen wurden. Dabei ergab sich für die Manipulation nach 3 Monaten ein mäßiger und nach 12 Monaten ein geringer Nutzen im Vergleich zur Standardbehandlung; somit wurde der Nutzen der spinalen Manipulation bestätigt (UK BEAM Trial Team 2004, Vogel et al. 2005). Licciardone et al. führten einen systematischen Review und eine Metaanalyse von randomisierten klinischen Studien über lumbale Rückenschmerzen durch (Licciardone et al. 2005). In ➤ Abb. 16.1 sind die Ergebnisse der Metaanalyse, die insgesamt einen Nutzen der OMT belegte ($p = 0{,}001$), aufgeführt.

Eine weitere große randomisierte kontrollierte Studie verglich im 2×2-Design die OMT mit einer vorgetäuschten OMT mit jeweils

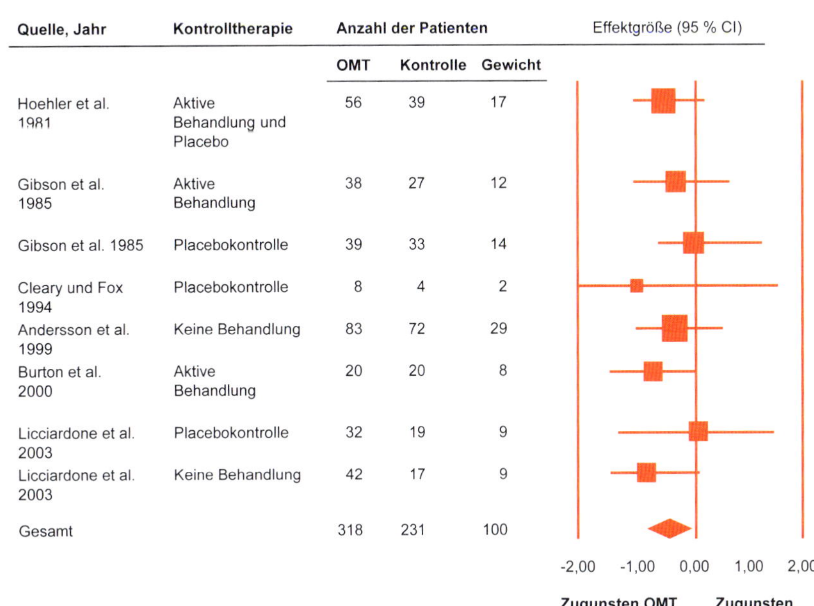

Quelle, Jahr	Kontrolltherapie	Anzahl der Patienten OMT	Kontrolle	Gewicht
Hoehler et al. 1981	Aktive Behandlung und Placebo	56	39	17
Gibson et al. 1985	Aktive Behandlung	38	27	12
Gibson et al. 1985	Placebokontrolle	39	33	14
Cleary und Fox 1994	Placebokontrolle	8	4	2
Andersson et al. 1999	Keine Behandlung	83	72	29
Burton et al. 2000	Aktive Behandlung	20	20	8
Licciardone et al. 2003	Placebokontrolle	32	19	9
Licciardone et al. 2003	Keine Behandlung	42	17	9
Gesamt		318	231	100

Abb. 16.1 Effektgröße bei lumbalen Rückenschmerzen. CI = Konfidenzintervall, OMT = osteopathische manipulative Therapie. Gesamteffektgröße –0,30; 95 % CI –0,47 bis –0,13; p = 0,001. [F887/L271]

echtem bzw. vorgetäuschtem Ultraschall. Im Laufe von 8 Wochen gab es sechs Behandlungssitzungen und nach 12 Wochen wurden die Ergebnisse ermittelt. Die Patienten, die eine OMT erhalten hatten, erzielten mit höherer Wahrscheinlichkeit als die Patienten mit vorgetäuschter OMT eine mäßige Besserung der lumbalen Rückenschmerzen (p = 0,002) (Licciardone et al. 2013). Diese Ergebnisse belegten, dass die OMT bei der Linderung chronischer lumbaler Rückenschmerzen das Kriterium der Cochrane Review Group für eine mittlere Effektgröße erfüllte.

Es wurden **Praxisleitlinien für die Behandlung chronischer lumbaler Rückenschmerzen** erstellt, die überwiegend auf der Metaanalyse von Licciardone et al. von 2005 und in geringerem Umfang auf den Ergebnissen des UK BEAM Trial beruhen und besagen, dass die OMT in den Behandlungsplan von Patienten mit chronischen lumbalen Rückenschmerzen aufgenommen werden sollte (American Osteopathic Association 2010).

> Inzwischen kann durchaus davon ausgegangen werden, dass es „Beweise" für den Nutzen der OMT bei der Behandlung chronischer lumbaler Rückenschmerzen gibt. So akzeptiert das NIH Center for Complementary and Integrative Health keine Vorschläge mehr für Forschungsprojekte zur Effektivität der OMT, da sie inzwischen als belegt gilt.

16.3 Gynäkologie und Geburtshilfe

Wie bereits erwähnt, gehörte zur frühen osteopathischen Forschung eine groß angelegte Beobachtungsstudie über den Zusammenhang zwischen OMT und geburtshilflichem Ergebnis (Jones 1933). Dieser Anwendungsbereich der OMT ist auch weiterhin Gegenstand intensiver Forschungen. Außerdem gab es noch weitere frühe Erkenntnisse der osteopathischen Forschung, die zur hohen Forschungsaktivität auf diesem Gebiet beitragen. So berichtete Whiting, dass eine pränatale OMT die Wehendauer bei Primipara und Multipara reduziert (Whiting 1911). Und auch Hart beschrieb eine kürzere Wehendauer sowie seltener Zangenentbindungen nach pränataler OMT (Hart 1918).

Die aktuelle geburtshilfliche Forschung hat die **pränatale OMT** untersucht. King et al. ermittelten in einer Fallkontrollstudie nach pränataler OMT einen Rückgang der Frühgeburtlichkeit und des mekoniumhaltigen Fruchtwassers (King et al. 2003). Guthrie und Martin beschrieben eine signifikante Abnahme der lumbalen Rückenschmerzen nach OMT während der Wehen (Guthrie und Martin 1982). Licciardone et al. stellten fest, dass Frauen, die im dritten Trimenon eine OMT erhielten, sich nicht im Roland-Morris Disability Questionnaire verschlechterten, während sich Frauen, die subtherapeutischen Ultraschall oder die Standardbehandlung erhielten, deutlich gegenüber der OMT-Gruppe verschlechterten (Licciardone et al. 2010).

In der randomisierten kontrollierten **PROMOTE-Studie** wurden bei 400 Frauen, die im dritten Trimenon eine OMT, Placebo-Ultraschall oder die Standardbehandlung erhielten, signifikante Behandlungseffekte mit reduzierter funktioneller Verschlechterung und weniger Schmerzen nach OMT und Placebo-Ultraschall im Vergleich zur Standardbehandlung (p < 0,001) ermittelt. Die OMT war jedoch nicht effektiver als Placebo-Ultraschall, was wohl darauf beruhte, dass auch diese Patientinnen berührt wurden und mehr Zeit mit ihnen verbracht wurde als bei der Standardbehandlung (Hensel 2015).

Ein weiterer vielversprechender Forschungsbereich im Rahmen der Frauengesundheit ist die **Behandlung der primären Dysmenorrhö.** In einer kleinen klinischen Studie konnten Boesler et al. die Hypothese stützen, wonach die OMT lumbale Rückenschmerzen und krampfartige Regelschmerzen reduziert (Boesler et al. 1993). In einer pragmatischen, randomisierten kontrollierten Studie („treat what you find") ermittelten Schwerla et al. bei Frauen nach OMT eine signifikantere Schmerzreduktion und bessere Lebensqualität im Vergleich zur Kontrollgruppe (Schwerla et al. 2014). Außerdem reduzierte die OMT die Harnwegssymptome (Franke und Hoesele 2013) und Beckenschmerzen (de Almeida et al. 2010) bei Frauen signifikant.

> Der Einsatz der OMT bei Krankheitsbildern, die nur bei Frauen auftreten, ist ein vielversprechender Forschungsbereich mit einer leicht verfechtbaren Hypothese zum Wirkungsmechanismus der OMT, die vermutlich die strukturelle Ausrichtung der zugrunde liegenden normalen endokrinen, neurologischen und Kreislauffunktionen optimiert.

16

16.4 Funktionen des Immunsystems

Vorzeichen war die erfolgreiche Reduktion der Mortalität während der Influenzaepidemie 1917–1918 durch die OMT, die gemäß verschiedener Quellen weltweit zu etwa 50 Millionen Todesfällen führte (aktuelle Schätzungen gehen von bis zu 100 Millionen Todesfällen aus), darunter etwa 675.000 Amerikaner (Billings 2005).

Zu Beginn der 1930er Jahre berichteten Castlio und Ferris-Swift von einer Verstärkung des Immunsystems mithilfe der sog **„Milzpumpe“.** Ihre Daten zeigten einen Anstieg der Leukozytenzahl um 80 %, eine um 95 % erhöhte Opsonierung, eine um 80 % vermehrte IgM-Agglutination und eine Zunahme der Komplementaktivität um 90 % (Castlio und Ferris-Swift 1932, 1934).

Diese frühen Studien leiteten eine sehr vielversprechende Forschungsrichtung ein, die sich mit den Effekten der thorakalen Lymphpumpe beim Menschen und der abdominalen Lymphpumpe bei Tieren befasst.

Measel führte über 7 Tage nach einer Pneumokokkenimpfung zweimal täglich eine **thorakale Lymphpumpenbehandlung** durch und stellte fest, dass dadurch 14 Tage nach der Impfung die antigenspezifischen Antikörpertiter signifikant erhöht waren (Measel 1982). Jackson et al. führten die thorakale Lymphpumpenbehandlung nach einer Hepatitis-B-Impfung 2 Wochen lang dreimal wöchentlich durch und fanden 13 Wochen nach der Impfung deutlich erhöhte Hepatitis-B-Antikörpertiter (Jackson et al. 1998). Andere Studien am Menschen ermittelten die Verstärkung der Basophilie (Mesina et al. 1998) und der Effekte der Influenzaimpfung durch eine thorakale Lymphpumpenbehandlung (Breithaupt et al. 2001).

Bei Tieren lässt sich der Lymphfluss **nach abdominaler Lymphpumpenbehandlung** messen. Dery et al. injizierten in die Hinterläufe von Ratten fluoreszierendes Albumin und ermittelten nach der abdominalen Lymphpumpe einen Anstieg der Fluoreszenz im Schwanz der Ratten (Dery et al. 2000). Mittels operativer Punktion des Ductus thoracicus zeigten Knott et al. nach der Durchführung von thorakalen und insbesondere abdominalen Lymphpumpentechniken bei nicht bewusstlosen Hunden eine signifikante Zunahme des Lymphflusses im Ductus thoracicus (Knott et al. 2005).

Eine äußerst wichtige Serie von Veröffentlichungen aus den Laboratorien von Lisa Hodge und Fred Downey an der University of North Texas Health Science in Fort Worth über den **Zusammenhang zwischen Lymphpumpe und immunologischen Funktionen** wurde international anerkannt und etabliert die OMT als wichtiges Instrument bei der Behandlung von Infektionskrankheiten. Hodge et al. zeigten bei Hunden eine deutliche Zunahme der Leukozytenzahl und des Lymphflusses im Ductus thoracicus nach Durchführung der abdominalen Lymphpumpe, wobei alle Zelllinien gleichmäßig vermehrt waren (Hodge et al. 2007).

Durch die **verstärkte Freisetzung von Immunzellen** stärkt die Lymphpumpe den immunologischen Schutz vor Infektionskrankheiten. Übertragen auf die Funktion beim Menschen könnte dies bedeuten, dass alle Leukozyten sowie antiinflammatorische Zytokine, die Gegenspieler der proinflammatorischen Zytokine, und während der Infektion freigesetzte Chemokine rasch aus den Geweben in die Lymphgefäße gepumpt werden, sodass der Körper sie zur Bekämpfung von Infektionen und Entzündungen einsetzen kann (Schander et al. 2012). Hodge et al. stellten fest, dass die meisten der dann vermehrt im Lymphsystem vorhandenen Leukozyten aus dem gastrointestinal assoziierten Lymphgewebe (GALT) stammen (Hodge et al. 2010).

Schander et al. injizierten Ratten *Streptococcus pneumoniae* in die Nase und führten anschließend in der Testgruppe eine Lymphpumpenbehandlung durch, während die Ratten der Placebogruppe nur in der Hand gehalten und die Ratten der Kontrollgruppe nicht berührt wurden. Nach 8 Tagen wurden die Lungen präpariert und auf *S. pneumoniae* überprüft. Dabei fanden sich in der Testgruppe signifikant weniger Kolonien von *S. pneumoniae* als in den beiden anderen Gruppen (Schander et al. 2011). Hodge kommt hinsichtlich des Wirkungsmechanismus der Lymphpumpentechniken bei Pneumonien zu folgendem Schluss: *„Die Lungeninfektion aktiviert Makrophagen, die proinflammatorische Zytokine und Chemokine freisetzen, die Neutrophile anlocken. Nachdem sie in der Lunge rekrutiert wurden, phagozytieren und töten die Neutrophilen die Bakterien. Neutrophile und Makrophagen können zudem antimikrobiell aktiv werden, indem sie reaktive Sauerstoffspezies und reaktive Stickstoffspezies abgeben. Indem sie im Blut mehr Makrophagen und Neutrophile zur Verfügung stellt, stärkt die Lymphpumpe die angeborene Immunität gegenüber Pathogenen und erleichtert deren Clearance bei einer Pneumonie“* (Hodge 2012, S. 19).

> Die ausführliche Besprechung aller hier genannten Studien hätte den Rahmen des Kapitels gesprengt, aber diese Forschungsrichtung ist von großer Bedeutung und sollte deswegen betont werden, damit der Leser Interesse daran hat, die Veröffentlichungen zu lesen und selbst in dieser Richtung zu forschen und/oder die Lymphpumpentechniken bei Patienten mit Infektionskrankheiten oder Immunschwäche einzusetzen.

16.5 Systemische Krankheiten und physiologische Funktionen

Wie bereits erwähnt, behandelt der Osteopath nach Ansicht des Autors die gesamte Person – Körper, Geist und Seele (oder Essenz für die Agnostiker und Atheisten). Dieses Kapitel folgt diesem allgemeinen Ansatz, indem es sich nicht nur auf Störungen des Bewegungsapparats und zu behandelnde Körperbereiche konzentriert. Diese Aspekte der Osteopathie sind zwar wichtig, aber nur Teilaspekte. Durch die Anwendung der schon besprochenen Konzepte – viszerosomatische und somatoviszerale Interaktionen sowie Lymphfluss – erfüllen wir heute **Stills Axiome hinsichtlich des Lymphsystems** („Wässern der ausgetrockneten Felder") und **des Gefäßsystems** („Die Arterie hat die höchste Bedeutung").

Die OMT hat sich bei zahlreichen Krankheiten und Störungen als effektiv erwiesen. In diesem Abschnitt können wir jedoch nicht von einer belegten Wirkung der OMT sprechen und bleiben daher der Forschung gegenüber kritisch. Allerdings soll betont werden, dass die Studien, von denen viele Pilotstudien und unvollendete Studien sind, mit wenigen Ausnahmen auf einen möglichen Nutzen der OMT bei zahlreichen Krankheiten und Funktionen hinweisen.

Gastrointestinaltrakt

Der postoperative Ileus verläuft ohne Komplikationen und klingt in der Regel spontan nach 2–3 Tagen wieder ab. Es gibt drei Studien über den Einfluss der OMT auf den postoperativen Ileus. Die Krankenhausverweildauer war nach OMT im Vergleich zur Kontrollgruppe verkürzt (Herrmann 1965, Crow und Gorodinsky 2009). Die Inzidenz des postoperativen Ileus wurde von Baltazar et al. angegeben (Baltazar et al. 2013). Außerdem war die Krankenhausverweildauer bei einer kleinen Gruppe von Patienten mit Pankreatitis nach OMT verkürzt (Radjieski et al. 1998).

Herzfunktion

Die Herzfrequenzvariabilität wurde durch die OMT verbessert (Giles 2013, Henley et al. 2008). Diese Ergebnisse erscheinen sehr vielversprechend hinsichtlich des Wirksamkeitsbelegs der OMT, wurden jedoch von den National Institutes of Health Center for Complementary and Integrative Health nicht finanziell unterstützt, da die Herzfrequenzvariabilität als zu allgemein eingestuft wurde. Nach Ansicht des Autors ist dies aber trotzdem ein Erfolg versprechender Forschungsbereich.

In einer kleinen Studie an hypertensiven Patienten sank nach Durchführung der Chapman-Reflexe zwar der Serumspiegel von Aldosteron signifikant und reproduzierbar, nicht jedoch der Blutdruck (Mannino 1979). In einer krankenhausbasierten randomisierten, kontrollierten Studie ermittelten O-Yurvati et al. nach postoperativer OMT eine signifikante Besserung der hämodynamischen Funktion nach koronarer Bypass-Operation im Vergleich zu Kontrollen ohne OMT (O-Yurvati et al. 2005).

Atmung

Neben der bereits erwähnten Studie von Hodge über die Lymphfunktionen bei Pneumonie wurde eine große klinische Studie zur Behandlung der Pneumonie bei älteren Menschen durchgeführt, die Multicenter Osteopathic Pneumonia Study in the Elderly (MOPSE) (Noll et al. 2010). Die MOPSE basierte auf zwei vorausgegangenen Studien (Noll et al. 1999, 2000), in denen bei älteren stationären Patienten mit Pneumonie eine signifikante Abnahme der Verschreibung oraler Antibiotika ermittelt wurde. Auch die Krankenhausverweildauer war kürzer. In der MOPSE waren die Ergebnisse jedoch nicht so deutlich, da die Krankenhausverweildauer in der OMT-Gruppe nur geringfügig, aber signifikant reduziert war. Außerdem verstarb keiner der Patienten, die bei ihrem stationären Aufenthalt eine OMT erhalten hatten.

Die Asthmabehandlung hat sich bei Kindern mit einem signifikant besseren exspiratorischen Peak Flow nach der OMT als effektiv erwiesen (Guiney et al. 2005, Bockenhauer et al. 2002). Patienten, die wegen einer Gallenblasenoperation stationär aufgenommen wurden und eine thorakale Lymphpumpenbehandlung erhielten, erreichten rascher die präoperativen Werte der forcierten Vitalkapazität (FVC) und der forcierten exspiratorischen Einsekundenkapazität (FEV_1) als die Kontrollgruppe (Sleszynski und Kelso 1993).

Neurologische Funktionen

Nach Ansicht des Autors hat die OMT auf dem Gebiet der Neurowissenschaften viel zu bieten. Mehrere Studien haben den Nutzen der OMT bei der Verbesserung von Gleichgewichtssinn und Ausgeglichenheit bei gesunden älteren Patienten (Lopez et al. 2011) sowie bei Patienten mit Schwindel (Fraix et al. 2013) belegt. Cutler et al. konnten mittels kranialer Manipulation die Schlaflatenz und die sympathische Muskelaktivität reduzieren (Cutler et al. 2005). Aus neuroanatomischer Sicht liegt die Vermutung nahe, dass sich diese Effekte der OMT auch auf das Gehirn und die Strukturen des Nervensystems und damit auf zahlreiche neurologische Funktionen und Krankheiten auswirken.

Beim postkommotionellen Syndrom und bei traumatischen Hirnschäden besteht großes Interesse an einer OMT und insbesondere an einer kranialen Manipulation. Neben den beiden bereits erwähnten Studien, die eine Anwendung bei neurologischen Krankheiten vorschlagen, gibt es Studien, die den Nutzen der OMT bei Kopfschmerzen (Anderson und Seniscal 2006, Schabert und Crow 2009, Arnadottir 2013) und Migräne sowie beim Parkinson-Syndrom (Wells et al. 1999) belegen. Es gibt allerdings noch recht teure Untersuchungsverfahren, mit denen sich das Ansprechen von Hirnschäden auf die OMT nachweisen ließe.

16.6 Pädiatrie

Die pädiatrische Osteopathie hat sich bei zahlreichen Störungen bei Neugeborenen und Kindern als nützlich erwiesen. Der Autor hat einige Jahre mit Viola M. Frymann, DO, am Osteopathic Center for Children zusammengearbeitet. In ihrem Büro hing ein Zitat von Alexander Pope an der Wand: *„Wohin der Zweig gebogen wird, neigt sich der Baum."* Der potenzielle Nutzen einer Korrektur von Geburtstraumen und kleinkindlichen Verletzungen mittels OMT, wie Frymann es jahrelang getan hat, ist leicht vorstellbar. Frymann belegte den Nutzen der kranialen OMT bei Lernstörungen (Frymann 1976) und für die neurologische Entwicklung (Frymann et al. 1992). Ihre Arbeiten haben zu weiteren Studien zur Anwendung der OMT zur Verbesserung kognitiver Funktionen bei Kindern Anlass gegeben. Eine derartige Verbesserung konnte in Russland nachgewiesen werden (Lassovetskaia 2005).

Es gibt Hinweise darauf, dass die kraniale Manipulation bei Koliken von Kindern (Hayden und Mullinger 2005) und bei Schlafapnoe (Vandenplas et al. 2008) von Nutzen ist. In einer anderen Studie, in der Säuglinge im Alter von 6–12 Wochen mit infantiler Haltungsasymmetrie randomisiert mittels OMT oder Placebo-OMT behandelt wurden, besserte sich die Asymmetrie bei den Kindern der OMT-Gruppe deutlicher als in der Kontrollgruppe (Philippi et al. 2006).

Aus Italien stammen Veröffentlichungen über zwei Studien an neonatalen Intensivstationen. Pizzolorusso et al. und Cerritelli et al. belegten bei Frühgeborenen auf der neonatalen Intensivstation nach OMT eine Reduktion der gastrointestinalen Funktionsstörungen und der Krankenhausverweildauer (Pizzolorusso et al. 2011, Cerritelli et al. 2013). Außerdem legen ihre Daten nahe, dass die OMT auf der neonatalen Intensivstation kosteneffektiv war.

Die nicht synostotische okzipitale Plagiozephalie, bei der in der Regel eine Helmtherapie der Säuglinge erforderlich ist, besserte sich in einer Pilotstudie signifikant gemessen an den anthropometrischen und plagiozephalometrischen Standardmessungen (Lessard et al. 2011). Auch Kinder mit Zerebralparese profitieren von einer OMT. Davis et al. zeigten, dass die OMT bei Kindern mit Zerebralparese den Bewegungsumfang von Hals- und Brustwirbelsäule vergrößerte (Davis et al. 2007). In der Studie von Duncan et al. besserte die OMT die Mobilität und die funktionelle Unabhängigkeit (Duncan et al. 2008).

16.7 Ausblick

Das Konzept eines zunehmenden Bewusstseins für die Forschung bei den Osteopathen erfordert kreatives und innovatives Denken. Nach Beobachtung des Autors enthalten viele im Rahmen der osteopathischen Ausbildung in Staaten außerhalb der USA abgeschlossenen wissenschaftlichen Arbeiten ausgezeichnete Ansätze für die Pilotforschung und für Technologien, die in größeren Studien untersucht werden könnten. Um diese durchführen zu können, ist vermutlich eine Zusammenarbeit mit großen wissenschaftlichen Organisationen, wie dem National Council for Osteopathic Research (NCOR), der Commission for Osteopathic Research, Practice and Promotion (CORPP) und den größeren Ausbildungsprogrammen erforderlich.

Wie bereits erwähnt, ist inzwischen die Erforschung der „Wirkmechanismen" der OMT erforderlich, nachdem immer deutlicher wird, dass sie „funktioniert" und von gesundheitlichem Nutzen ist. Die physiologischen Aspekte der OMT müssen oft an Tiermodellen untersucht werden (z. B. Hodge 2012) und können dann hoffentlich mithilfe des technischen Fortschritts auf den Menschen übertragen werden. Dadurch, dass die Technologien immer preiswerter werden, stehen inzwischen weitere vielversprechende Forschungsansätze zur Verfügung (z. B. Buzzati et al. 2015).

Langsam, aber sicher hat die Evidenzbasis der Osteopathie einen Punkt erreicht, an dem die OMT nicht länger von der medizinisch-wissenschaftlichen Gemeinde abgetan werden kann. Dies dürfte nicht unerheblich zu den Fortschritten in den USA bei der Schaffung einheitlicher Ausbildungsstandards unter Beibehaltung der osteopathischen Grundsätze und Praktiken beigetragen haben.

Ein weiterhin unterentwickelter Forschungsbereich betrifft Geist und Seele. Wie wirkt sich die OMT auf die Psyche eines Menschen aus? Die Aufgabe besteht nun darin, die Ressourcen und Ergebnisvariablen zu finden, mit deren Hilfe sich dieser Forschungsbereich ausweiten lässt – die letzte Grenze des Beitrags von Andrew Taylor Still zur Gesundheitsversorgung.

Schlusswort

Der Autor entschuldigt sich beim Leser, falls er nicht auf Studien verwiesen hat, die das hier Gesagte besser darstellen oder für ein Kapitel wie dieses essenziell sein sollten.

LITERATUR

de Almeida BS, Sabatino JH, Giraldo PC. Effects of high-velocity, low amplitude spinal manipulation on strength and the basal tonus of female pelvic floor muscles. J Manipulative Physiol Ther. 2010; 33 (2): 109–116.

American Osteopathic Association Clinical Guideline Subcommittee on Low Back Pain. J Am Osteopath Assoc. 2010; 110: 563–576.

Anderson RE, Seniscal C. A comparison of selected osteopathic treatment and relaxation for tension-type headaches. Headache. 2006; 46: 1273–1280.

Andersson GBJ et al. A comparison of osteopathic spinal manipulation with standard care for patients with low back pain. N Engl J Med. 1999; 341: 1426–1431.

Arnadottir TS, Sigurdardottir AK. Is craniosacral therapy effective for migraine? Tested with HIT-6 questionnaire. Complement Ther Clin Pract. 2013; 19 (1): 11–14.

Baltazar GA et al. Effect of osteopathic manipulative treatment on incidence of postoperative ileus and hospital stay in general surgery. J Amer Osteopath Assoc. 2013; 113: 204–209.

Billings M. The influenza pandemic of 1918. 2005. https://virus.stanford.edu/uda/ (letzter Zugriff: 27.1.2016).

Bockenhauer SE et al. Quantifiable effects of osteopathic manipulative techniques on patients with chronic asthma. J Am Osteopath Assoc. 2002; 102: 371–375.

Boesler D et al. Efficacy of high-velocity low-amplitude manipulative technique in subjects with low-back pain during menstrual cramping. J Amer Osteopath Assoc. 1993; 93: 203–204.

Booth ER. History of osteopathy and twentieth-century medical practice. Cincinnati: Caxton Press, 1924. pp. 555–556.

Breithaupt T et al. Thoracic lymphatic pumping and the efficacy of influenza vaccination in health young and elderly populations. J Am Osteopath Assoc. 2001; 101: 21–25.

Burns L. Viscero-somatic and somato-visceral spinal reflexes. J Am Osteopath Assoc. 1907; 7: 51–60.

Burton AK, Tillotson KM, Cleary J. Single-blind randomized controlled trial of chemonucleolysis and manipulation in the treatment of symptomatic lumbar disc herniation. Eur Spine J. 2000; 9: 202–207.

Buzzatti L et al. Atlanto-axial facet displacement during rotational high-velocity low-amplitude thrust: an in vitro 3D kinematic analysis. Man Ther. 2015; 20 (6): 783–789.

Castlio Y, Ferris-Swift L. Effects of splenic stimulation on normal individuals on the actual and differential blood cell count and the opsonic index. Coll J (Kansas City). 1932; 16: 111–120.

Castlio Y, Ferris-Swift L. Effects of direct splenic stimulation on the cells and antibody content of the blood stream in acute diseases. Coll J (Kansas City). 1934; 18: 196–211.

Cerritelli F et al. Effect of osteopathic manipulative treatment on length of stay in a population of preterm infants: a randomized controlled trial. BMC Pediatrics. 2013; 13: 65.

Cleary C, Fox JP. Menopausal symptoms; an osteopathic investigation. Complement Ther Med. 1994; 2: 181–186.

Collins JC. Osteopathy in Britain – the first 100 years. BookSurge Publishing, 2005.
CORPP. Commission for Osteopathic Research, Practice and Promotion vzw. www.corpp.org/home (letzter Zugriff: 27.1.2016).
Crow WT, Gorodinsky L. Does osteopathic manipulative treatment (OMT) improves outcomes in patients who develop postoperative ileus: a retrospective review. Intern J Osteopath Med. 2009; 12: 32–37.
Cutler MJ et al. Cranial manipulation can alter sleep latency and sympathetic nerve activity in humans: a pilot study. J Altn Comp Med. 2005; 11: 103–108.
Davis MF et al. Confirmatory factor analysis in osteopathic medicine: fascial and spinal motion restrictions as correlates of muscle spasticity in children with cerebral palsy. J Am Osteopath Assoc. 2007; 107: 226–232.
Dery M, Winterson B, Yonuschot G. The effect of lymphatic pump manipulation on the healthy and injured rat. Lymphology. 2000; 33: 58–61.
Duncan B et al. Effectiveness of osteopathy in the cranial field and myofascial release as complementary treatment for children with spastic cerebral palsy: a pilot study. J Am Osteopath Assoc. 2008; 108: 559–570.
Dwivedi G, Dwivedi S. Sushruta – the Clinician – Teacher par Excellence. Indian J Chest Dis Allied Sci. 2007; 49: 243–244.
Eisenhart AW, Gaeta TJ, Yens DP. Osteopathic manipulative treatment in the emergency department for patients with acute ankle injuries. J Am Osteopath Assoc. 2003; 103: 417–421.
Fraix M et al. Use of the SMART Balance Master to quantify the effects of osteopathic manipulative treatment in patients with dizziness. J Am Osteopath Assoc. 2013; 113: 394–403.
Franke H, Hoesele K. Osteopathic manipulative treatment (OMT) for lower urinary tract symptoms (LUTS) in women. J Bodyw MovTher. 2013; 17: 11–18.
Frymann VM. Learning difficulties of children viewed in the light of the osteopathic concept. J Am Osteopath Assoc. 1976; 76: 712–720.
Frymann VM, Carney RE, Springall P. Effect of osteopathic medical management on neurological development in children. J Am Osteopath Assoc. 1992; 92: 729–744.
Gibson T et al. Controlled comparison of short-wave diathermy treatment with osteopathic treatment in non-specific low back pain. Lancet. 1985; I: 1258–1261.
Giles PD et al. Suboccipital decompression enhances heart rate variability indices of cardiac control in healthy subjects. J Altern Complement Med. 2013; 19: 92–96.
Guiney PA et al. Effects of osteopathic manipulative treatment on pediatric patients with asthma: a randomized controlled trial. J Am Osteopath Assoc. 2005; 105: 7–12.
Guthrie RA, Martin RH. Effect of pressure applied to upper thoracic (placebo) versus lumbar areas (osteopathic manipulative treatment) for inhibition of lumbar myalgia during labor. J Am Osteopath Assoc. 1982; 82: 247–251.
Hart LM. Obstetrical practice. J Am Osteopath Assoc. 1918; 18: 609–614.
Hayden C, Mullinger B. A preliminary assessment of the impact of cranial osteopathy for the relief of infantile colic. Comp Ther Clin Prac. 2006; 12: 83–90.
Henley CE et al. Osteopathic manipulative treatment and its relationship to autonomic nervous system activity as demonstrated by heart rate variability: a repeated measures study. Osteopath Med Prim Care. 2008; 2: 7.
Hensel KL et al. Pregnancy research on osteopathic manipulation optimizing treatment effects: the PROMOTE study. Am J Obstet Gynecol. 2015; 212: 108.e1–9.
Herrmann E. Postoperative ileus. The DO. 1965: 163–164.
Hodge LM. Osteopathic lymphatic pump techniques to enhance immunity and treat pneumonia. Int J Osteopath Med. 2012; 15: 13–21.
Hodge LM et al. Abdominal lymphatic pump treatment increases leukocyte count and flux in thoracic duct lymph. Lymphat Res Biol. 2007; 5: 127–132.
Hodge LM et al. Abdominal lymphatic pump treatment mobilizes leukocytes from the gastrointestinal associated lymphoid tissue into lymph. Lymphat Res Biol. 2010; 8: 103–110.
Hoehler FK, Tobis JS, Buerger AA. Spinal manipulation for low back pain. J Am Med Assoc. 1981; 245: 1835–1838.
Jackson KM et al. Effect of lymphatic and splenic pump techniques on the antibody response to hepatitis B vaccine: a pilot study. J Am Osteopath Assoc. 1998; 98: 155–160.
Jones M. Osteopathy and obstetrical mortality and stillbirth and infant mortality: symposium on osteopathy in obstetrics chaired by S. V. Robuck, DO. J Am Osteopath Assoc. 1933; 33: 350–353.
King HH. Development and support of osteopathic research. In: Chila AG (ed.) Foundations of osteopathic medicine. 3rd ed. Philadelphia: Lippincott, Williams & Wilkins, 2011.
King HH et al. Osteopathic manipulative treatment in prenatal care: a retrospective case control design study. J Am Osteopath Assoc. 2003; 103: 577–582.
Knebl JN et al. Improving functional ability in the elderly via Spencer technique, an osteopathic manipulative treatment: a randomized controlled trial. J Am Osteopath Assoc. 2002; 102: 387–396.
Knott M et al. Lymphatic pump treatments increase thoracic duct flow. J Am Osteopath Assoc. 2005; 105: 447–456.
Lassovetskaia L. Applications of the osteopathic approach to school children with delayed psychic development of cerebro-organic origin. In: King HH (ed.) Proceedings of international research conference: Osteopathy in pediatrics at the osteopathic center for children in San Diego, CA 2002. Indianapolis: American Academy of Osteopathy, 2005. pp 52–59.
Lessard S, Gagnon I, Trottier N. Exploring the impact of osteopathic treatment on cranial asymmetries associated with nonsynostotic plagiocephaly in infants. Complement Ther Clin Pract. 2011; 17: 193–198.
Licciardone JC et al. Osteopathic manipulative treatment for chronic low back pain: a randomized controlled trial. Spine. 2003; 28: 1355–1362.
Licciardone JC, Brimhall AK, King LN. Osteopathic manipulative treatment for low back pain: a systematic review and meta-analysis of randomized controlled trials. BMC Musculoskelet Dis. 2005; 6: 43.
Licciardone JC et al. Osteopathic manipulative treatment of back pain and related symptoms during pregnancy: a randomized controlled trial. Am J Obstet Gynecol. 2010; 202: 43.e1–8.
Licciardone JC et al. Osteopathic manual treatment and ultrasound therapy for chronic low back pain; a randomized controlled trial. Ann Fam Med. 2013; 11: 122–129.
Lopez D et al. Effect of comprehensive osteopathic manipulation treatment on balance in elderly patients: a pilot study. J Am Osteopath Assoc. 2011; 111: 382–388.
Mannino JR. The application of neurologic reflexes to the treatment of hypertension. J Am Osteopath Assoc. 1979; 79: 225–231.
McConnell CP (ed.). Clinical Osteopathy. Chicago: The A. T. Still Research Institute, 1917.
McReynolds TM, Sheridan BJ. Intramuscular Ketorolac versus osteopathic manipulative treatment in the management of acute neck pain in the emergency department: a randomized clinical trial. J Am Osteopath Assoc. 2005; 105: 57–68.
Measel JW Jr. Introduction: thoughts on osteopathic practice and infectious disease. Osteopath Ann. 1982; 10: 92–94.
Mesina J et al. Transient basophilia following the application of lymphatic pump techniques; a pilot study. J Am Osteopath Assoc. 1998; 98: 92–94.
Noll RN et al. Adjunctive osteopathic manipulative treatment in the elderly hospitalized with pneumonia: a pilot study. J Am Osteopath Assoc. 1999; 99: 143–144.
Noll RN et al. Benefits of osteopathic manipulative treatment for hospitalized elderly patients with pneumonia. J Am Osteopath Assoc. 2000; 100: 776–782.
Noll RN et al. Efficacy of osteopathic manipulation as an adjunctive treatment for hospitalized patients with pneumonia; a randomized controlled trial. Osteopath Med Prim Care. 2010; 4: 2.
O'Brien J. Bonesetters: a history of British osteopathy. Turnbridge Wells: Anshan Publishers, 2012.

O-Yurvati AH et al. Hemodynamic effects of osteopathic manipulative treatment immediately after coronary artery bypass graft surgery. J Am Osteopath Assoc. 2005; 105: 475–481.
Philippi H et al. Infantile postural asymmetry and osteopathic treatment: a randomized therapeutic trial. Dev Med Child Neurol. 2006; 48: 5–9.
Pizzolorusso G et al. Effect of osteopathic manipulative treatment on gastrointestinal function and length of stay of preterm infants: an exploratory study. Chiropr Man Therap. 2011; 19: 15.
Radjieski JM, Lumley MA, Cantieri MS. Effect of osteopathic manipulative treatment on length of stay for pancreatitis: a randomized pilot study. J Am Osteopath Assoc. 1998; 98: 264–272.
Schabert EC, Crow WT. Impact of osteopathic manipulative treatment on cost of care for patients with migraine headache: a retrospective review of patient records. J Am Osteopath Assoc. 2009; 109: 403–407.
Schander A, Gummelt KL, Hodge LM. Lymphatic pump technique facilitates the clearance of respiratory infection with Streptococcus pneumonia. J Am Osteopath Assoc. 2011; 111: 506–7.
Schander A, Downey HF, Hodge LM. Lymphatic pump manipulation mobilizes inflammatory mediators into lymphatic circulation. Exp Biol Med. 2012; 237: 58–63.
Schwerla F et al. Osteopathic treatment of patients with chronic non-specific neck pain: a randomized controlled trial of efficacy. Forsch Komplementmed. 2008; 15: 138–145.
Schwerla F et al. Osteopathic treatment in patients with primary dysmenorrhea: a randomized controlled trial. Int J Osteopath Med. 2014; 17: 222–231.
Sleszynski SL, Kelso AF. Comparison of thoracic manipulation with incentive spirometry in preventing postoperative atelectasis. J Am Osteopath Assoc. 1993; 93: 834–836.
Smith RK. One hundred thousand cases of influenza with a death rate of one-fortieth of that officially reported under conventional medical treatment. (reprint of J Am Osteopath Assoc. 1920; 19: 172–175). J Am Osteopath Assoc. 2000; 100: 320–323.
Still AT. Philosophy and mechanical principles. Kirksville: AT Still, 1892. pp 45–50.
Still AT. Philosophy of osteopathy. Kirksville: AT Still, 1899. pp 213–220.
Still AT. Osteopathy: research and practice. Originally published by the Author 1910, quote from edition published Seattle: Eastland Press, 1992. Introduction.
Sucher BM. Palpatory diagnosis and manipulative management of carpal tunnel syndrome. J Am Osteopath Assoc. 1994; 94: 647–663.
Trowbridge C. Andrew Taylor Still 1828–1917. Kirksville: Thomas Jefferson University Press, 1991.
UK BEAM Trial Team. United Kingdom back pain exercise and manipulation (UK BEAM) randomized trial: effectiveness of physical treatments for back pain in primary care. BMJ. 2004; 329:1377.
Vandenplas Y et al. Osteopathy may decrease obstructive apnea in infants: a pilot study. Osteopath Med Prim Care. 2008; 2: 8.
Vogel S, Dear J, Evans D. The UK BEAM trial – a review and discussion. Intern J Osteopath Med. 2005; 8: 62–68.
Wells MR et al. Standard osteopathic manipulative treatment acutely improves gait performance in patients with Parkinson's disease. J Am Osteopath Assoc. 1999; 99: 92–98.
Whiting LM. Can the length of labor be shortened by osteopathic treatment? J Am Osteopath Assoc. 1911; 11: 917–921.

KAPITEL

17

Gregor Slavicek

Statistische Prinzipien in der Forschung

17.1 Statistische Prinzipien

Aufgaben und Zielsetzungen der Statistik sind äußerst vielfältig und lassen sich wie folgt darstellen: Zusammenfassen, Ordnen und Beschreiben von Daten, die zum besseren Verständnis einer Grundgesamtheit (Population, Elemente, Merkmalsträger, Objekte usw.) systematisch und exakt gesammelt wurden. Die Daten werden anhand von Kennzahlen beschrieben und mithilfe von Grafiken dargestellt und veranschaulicht. Diese Form der Statistik wird als **deskriptive** oder **beschreibende Statistik** bezeichnet. Werden Unterschiede zwischen Stichproben festgestellt, dann soll auf Basis der Wahrscheinlichkeitstheorie überprüft werden, ob diese Unterschiede zufällig entstanden sind oder ob es vielmehr möglich ist, diese Unterschiede systematisch zu analysieren und zu erklären. Dieser Teil der Statistik wird als **induktive** oder **schließende Statistik** bezeichnet.

Ziel eines wissenschaftlichen Projekts ist es, den Nachweis zu erbringen, dass ein Unterschied, der zwischen zwei oder mehreren erfassten Stichproben festgestellt wurde, nicht zufällig besteht. Aus wissenschaftlicher Sicht wird dann von signifikanten Unterschieden gesprochen. Soll die Annahme überprüft werden, ob sich Stichproben tatsächlich unterscheiden, und das Ergebnis der statistischen Auswertung zeigt ein signifikantes Ergebnis an, dann wird die Nullhypothese H_0 abgelehnt und die Alternativhypothese H_A akzeptiert. Es wird mit hoher Wahrscheinlichkeit angenommen, dass der festgestellte Unterschied zwischen den Stichproben tatsächlich existiert, mit hoher Wahrscheinlichkeit nicht zufällig entstanden ist und infolgedessen eventuell auf einen konkreten Einflussfaktor (z.B. Therapie, Intervention, Umweltbedingung) zurückzuführen ist.

In diesem Zusammenhang ist es wesentlich, die Begriffe **signifikant** und **relevant** näher zu spezifizieren:

- Ein **signifikanter Unterschied** liegt vor, wenn mithilfe statistischer Verfahren der bestehende Unterschied zwischen Stichproben als nicht zufällig eingeschätzt wird. Es kann das Ergebnis auf Basis des Studiendesigns auf die Grundpopulation übertragen werden.
- Ein **relevantes Ergebnis** bezieht sich auf die (klinische) Umsetzbarkeit der Studienergebnisse. So kann ein signifikanter Unterschied in einer klinischen Studie festgestellt worden sein, dieser ist möglicherweise jedoch so gering, dass er klinisch kaum oder gar keine Relevanz besitzt, also nur von geringer Bedeutung ist. Umgekehrt ist es durchaus möglich, dass ein (knapp) nicht signifikantes Ergebnis trotzdem klinische Bedeutung hat, also Relevanz besitzt. Gerade kleinere klinische Forschungsprojekte sind oft aufgrund der geringen Anzahl von Studienteilnehmern nicht in der Lage, signifikante Ergebnisse darzustellen, aber die Daten deuten trotzdem auf klinisch bedeutende Erkenntnisse hin, die in umfangreicheren Forschungsprojekten noch weiter untersucht werden sollten.

17.1.1 Begriffsbestimmungen

Es werden in der Statistik Begriffe verwendet, deren Definition und korrekte Anwendung von elementarer Bedeutung in statistischen Auswertungen sind. Daher sollen zunächst die Definitionen dieser Begriffe erläutert werden.

Population Aus statistischer Sicht handelt es sich um die Gesamtheit aller Träger eines Merkmals, die untersucht werden sollen.

Stichprobe Eine Auswahl aus einer Population. Alle Elemente der Stichprobe stammen aus der Population, die in der Studie untersucht werden soll und weisen daher auch das Merkmal bzw. die Merkmale der Population auf. Die Auswahl der Stichprobe aus der Population muss so getroffen werden, dass sie repräsentativ ist. Repräsentativ ist eine Stichprobe dann, wenn von den Daten und statistischen Auswertungen der Stichprobe auf die Grundpopulation geschlossen werden kann. Grundvoraussetzung für das Ziehen einer repräsentativen Stichprobe ist, dass sämtliche Elemente der Population die gleiche Chance haben, für die Stichprobe ausgewählt zu werden.

Variable Variablen sind Merkmale, die die Studienobjekte (Studienteilnehmer, Probanden, Versuchstiere, Proben usw.) tragen und bestimmt werden können. Solche Variablen dienen einerseits zur Identifizierung der geeigneten Population und der repräsentativen Stichprobe, andererseits handelt es sich dabei auch um jene Messwerte, die zur Hypothesentestung gemessen und verwendet werden sollen. Bei der Hypothesenbildung können auch abhängige von unabhängigen Variablen unterschieden werden. Die **abhängige Variable** ist repräsentativ für jenes Merkmal, das in der Studie von grundlegendem Interesse ist und im Rahmen der Studie erklärt werden soll. Die **unabhängige Variable** stellt jenen Parameter dar, der im Studiendesign variiert wird, wobei das Ausmaß der Veränderung der abhängigen Variablen gemessen wird.

17

Stratifizierung Ein Verfahren, das gewährleisten soll, dass bekannte Eigenschaften der Stichprobe innerhalb der zu untersuchenden Gruppen der Studie möglichst gleichmäßig abgebildet werden; es sollen Gruppen gebildet werden, die sich am Anfang der Studie möglichst nicht unterscheiden. Je mehr über Population und Stichprobe bekannt ist, desto besser kann das Studiendesign auf bekannte Eigenschaften, die das Ergebnis beeinflussen können, ausgerichtet und das Vorgehen des Stratifizierens geplant werden.

Randomisierung Ein Verfahren, das gewährleisten soll, dass unbekannte Eigenschaften der Population bzw. der Stichprobe innerhalb der zu untersuchenden Gruppen der Studie möglichst gleichmäßig abgebildet werden; es sollen Gruppen gebildet werden, die sich am Anfang der Studie möglichst nicht unterscheiden sollen.

Bias (in der Statistik: Verzerrung, systematische Fehler) Unter Bias werden alle Möglichkeiten verstanden, die zu einer Verfälschung der statistischen Ergebnisse führen können. Dies tritt immer dann ein, wenn die gezogene Stichprobe nicht repräsentativ für die zu untersuchende Population ist. Von einer Verfälschung durch den Beobachter spricht man, wenn bewusst oder unbewusst bei der Stichprobenziehung, bei Stratifizierung oder Randomisierung und bei vorgenommenen Messungen/Befragungen/Interviews usw. Einfluss auf die Parameter bzw. die Messwerte genommen wird.

17.1.2 Hypothesen

Basis jeder statistischen Analyse ist eine **Annahme,** die grundsätzlich für möglich gehalten wird und die überprüft werden kann. Eine solche Annahme ist zu Beginn eines Forschungsprojekts noch nicht bewiesen, wurde jedoch auf Basis von Voruntersuchungen und grundsätzlichen Überlegungen erstellt. Es werden Rahmenbedingungen auf Basis des aktuellen Wissenstands aufgestellt, innerhalb deren die Annahme Gültigkeit haben soll. Diese Annahme wird als Hypothese bezeichnet.

Als Basis einer statistischen Überprüfung wird eine der ursprünglichen Hypothese entgegengesetzte Hypothese formuliert. Die so formulierte Hypothese wird als **Nullhypothese** (H_0) bezeichnet. Die ursprüngliche Hypothese, die der grundsätzlichen Annahme entspricht, erhält nun den Zusatz Alternativ und wird als **Alternativhypothese** (H_A) bezeichnet. Getestet wird nun, ob die Nullhypothese als wahr angenommen werden kann. Bei solchen Ergebnissen kommt es zur Ablehnung der Alternativhypothese. Zeigt die induktive Statistik jedoch an, dass die Nullhypothese nicht zutrifft, so wird die Alternativhypothese akzeptiert. Dieses Modell der Hypothesentestung auf Basis der Falsifizierung (Widerlegung) geht auf K. Popper (1902–1994) zurück, der die Möglichkeit, eine Theorie endgültig zu verifizieren (Bestätigung, im Sinne von wahr sein), entschieden ablehnt, da eine endgültige Verifikation einer Hypothese niemals möglich sein kann (Schurz 2007).

Alternativhypothese: Gruppe I und Gruppe II sind nicht gleich.

$$H_A : I \neq II$$

Nullhypothese: Gruppe I und Gruppe II sind gleich.

$$H_0 : I = II$$

Verteilungshypothesen Es wird untersucht, wie bestimmte Parameter innerhalb einer Population verteilt sind. Häufig werden Verteilungshypothesen in Studien nicht als primäres Studienziel formuliert, vielmehr hilft die Kenntnis von unterschiedlichen Merkmalsverteilungen in einer Stichprobe bei der Einordnung und Interpretation der Ergebnisse.

Unterscheidungshypothesen Es wird überprüft, ob sich Gruppen, die aus einer repräsentativen Stichprobe anhand bestimmter Merkmale gebildet wurden, in Bezug auf weitere Parameter unterscheiden. Dabei ist darauf zu achten, dass das zu untersuchende Merkmal nicht bereits direkt oder indirekt bei der Gruppeneinteilung verwendet wurde.

Zusammenhangshypothesen Es wird überprüft, ob zwischen zwei Parametern innerhalb einer bezogen auf die Grundpopulation repräsentative Stichprobe ein Zusammenhang besteht. Kausale Zusammenhänge dürfen auf dieser Basis jedoch nicht abgeleitet werden. Bei einem positiven Zusammenhang verändern sich beide Parameter in gleicher Weise. Nimmt ein Parameter hingegen ab, wenn der andere Parameter zunimmt, dann spricht man von einer negativen Korrelation.

Wirkungshypothesen (Kausalhypothesen) Es wird überprüft, ob ein gerichteter Zusammenhang zwischen den beiden Parametern besteht. Die Wirkung kann aus Sicht der Hypothese nicht umgekehrt werden – Wirkungshypothesen sind grundsätzlich gerichtet. Bei der Formulierung von Wirkungshypothesen ist besonders auf das Forschungsumfeld zu achten, um bestehende Kofaktoren berücksichtigen und korrekt einschätzen zu können. Es muss bei der Formulierung immer auf die exakte Definition der abhängigen und unabhängigen Variablen geachtet werden, wobei die abhängige Variable diejenige ist, an der der Effekt nachgewiesen werden soll, und die unabhängige Variable jene ist, die den Effekt auslösen soll.

Grundsätzlich können in einem Forschungsprojekt je nach zugrunde liegenden Fragestellungen **unterschiedliche Hypothesen** formuliert werden. Klinische Studien, die meist die Wirksamkeit von Therapien oder die Exaktheit von diagnostischen Methoden überprüfen sollen, basieren auf einer Haupthypothese, die den primären Endpunkt berücksichtigt. Auf diese Haupthypothese (als Wirkungshypothese formuliert) werden statistische Parameter innerhalb der Studie ausgerichtet (Machin et al. 2006). Darüber hinaus können jedoch weitere Endpunkte festgelegt werden. In sozial- bzw. wirtschaftswissenschaftlichen Projekten werden oft viele unterschiedliche Hypothesen formuliert. Dabei ist jedoch im Forschungsdesign darauf zu achten, dass die eigentliche Fragestellung aus unterschiedlichen Perspektiven betrachtet wird, um ein möglichst umfassendes und realitätsnahes Ergebnis erzielen zu können (Treumann 2005).

17.1.3 Fehler erster und zweiter Art

Hypothesen sind Annahmen, die richtig oder falsch sein können und im Rahmen eines Forschungsprojekts bestätigt oder verworfen werden. Da jedoch nicht bekannt sein kann, ob eine Hypothese tatsächlich wahr (bzw. falsch) ist, können bei der Hypothesentestung Fehler auftreten: Eine wahre Annahme wird fälschlich abgelehnt oder aber eine falsche Annahme wird fälschlich akzeptiert. Es ergeben sich zwei Fehlermöglichkeiten:

- Fehler erster Art (α-Fehler): Es wird irrtümlich eine tatsächlich falsche Hypothese angenommen, der tatsächlich nicht bestehende Unterschied zwischen den Gruppen wird fälschlich erkannt.
- Fehler zweiter Art (β-Fehler): Es wird irrtümlich eine tatsächlich korrekte Hypothese abgelehnt, ein tatsächlich nicht bestehender Unterschied zwischen den Gruppen wird fälschlich erkannt (➤ Abb. 17.1).

Der α-Fehler wird durch das sog. Signifikanzniveau (p) kontrolliert, damit wird die Irrtumswahrscheinlichkeit ausgedrückt (➤ Abb. 17.1). Je geringer die Irrtumswahrscheinlichkeit festgelegt wird (je kleiner das Signifikanzniveau p festgelegt wird), desto geringer ist die Gefahr, eine tatsächlich nicht korrekte Annahme (formuliert als H_A) zu akzeptieren und die tatsächlich korrekte Nullhypothese (H_0) zu verwerfen; allerdings steigt die Gefahr des β-Fehlers, eine tatsächlich korrekte Alternativhypothese abzulehnen (➤ Abb. 17.1).

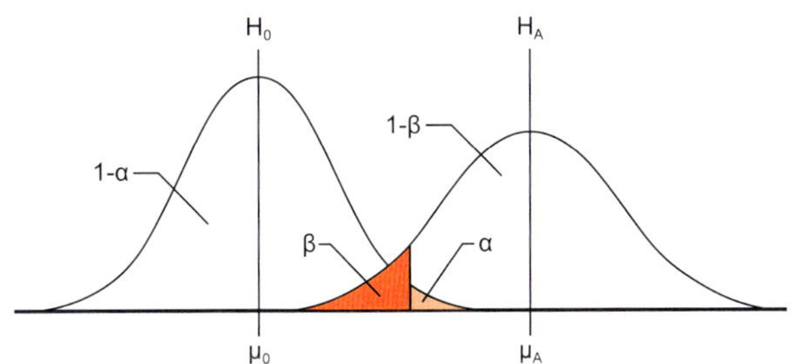

Abb. 17.1 Die Beziehung von Nullhypothese und Alternativhypothese und die Beziehung zwischen α-Fehler und β-Fehler sind dargestellt. H_0: Daten unter Alternativhypothese; μ_0: Mittelwert unter Alternativhypothese; α: Wahrscheinlichkeit, einen Fehler 1. Art zu begehen, die H_A wird fälschlich angenommen; β: Wahrscheinlichkeit, einen Fehler 2. Art zu begehen, die H_0 wird fälschlich beibehalten; 1-α: Wahrscheinlichkeit der richtigen Entscheidung in Bezug auf eine tatsächlich falsche H_A, diese wird korrekterweise abgelehnt; 1-β: Wahrscheinlichkeit der richtigen Entscheidung in Bezug auf eine tatsächlich falsche H_0, diese wird korrekterweise abgelehnt. [P176/L271]

17.2 Daten in statistischen Auswertungen

Jede statistische Auswertung beruht auf Daten, die während des wissenschaftlichen Projekts auf Basis des Studienprotokolls erfasst werden. Die Kenntnis, um welche Daten es sich handelt, ist entscheidend, um die Daten korrekt darstellen, auswerten und interpretieren zu können.

17.2.1 Einteilung von Daten

Daten können zunächst in kategorische (nominale oder ordinale) und numerische (diskrete oder kontinuierliche) Daten eingeteilt werden. Darüber hinaus ist es möglich, Daten in Skalenform darzustellen. Hier werden Skalen mit **natürlichem Nullpunkt** und mit **willkürlichem Nullpunkt** unterschieden (Rudolf und Kuhlisch 2008).

Kategorische Daten

- **Nominale Daten:** kategorische, qualitative Daten, die das Vorhandensein eines Merkmals beschreiben. Dabei sind diese Merkmale unabhängig in ihrer Reihenfolge, dass bedeutet, es macht keinen Unterschied, ob die Merkmale in dieser oder einer anderen Sequenz abgefragt oder dargestellt werden. Die einfachsten nominalen Daten beziehen sich nur auf jeweils zwei Möglichkeiten – ja oder nein, Merkmale vorhanden oder nicht vorhanden. Diese Daten werden als binäre (bi-nominale) Daten bezeichnet. Nominale Daten können auch in Nominalskalen erfasst werden – die Ausprägung des qualitativen Merkmals wird durch Anzahl und Prozentangaben dargestellt.
- **Ordinale Daten:** kategorische, qualitative Daten, bei denen es Sinn macht, diese in einer bestimmten Reihenfolge darzustellen. Ob ein nominaler Datensatz auch als ordinaler Datensatz zu betrachten ist, hängt oft von der Fragestellung, die der wissenschaftlichen Untersuchung zugrunde liegt, ab.

Ordinalskalen stellen zunächst ebenfalls die Verteilung eines qualitativen Merkmals, darüber hinaus wird auch die Reihung bzw. Ordnung der Merkmalsausprägungen erfasst. Dabei ist darauf zu achten, dass nicht zwangsläufig die Abstände zwischen den einzelnen Merkmalsausprägungen immer gleich sind. Diese Abstände bei Ordinalskalen sollten nicht quantifiziert werden.

Die Auswertung kategorischer Datensätze erfolgt über Anzahl (n) und prozentuellen Anteil (%) innerhalb der Grundgesamtheit (N). Die übliche Darstellung von ordinalen und nominalen Daten-

17

sätzen erfolgt mithilfe von Balken- bzw. Kreisdiagrammen, wobei zwischen n (Häufigkeiten) oder % (Prozente) gewählt werden kann. In einem wissenschaftlichen Bericht sollten immer beide Informationen (n und %) angegeben werden.

Numerische Daten

Daten, die gemessen werden. Die Einheit, mit der das Merkmal gemessen wird, gilt auch für die statistischen Kenngrößen wie der Standarddeviation, auch wenn es nicht üblich ist, diese in statistischen Auswertungen anzugeben.

- **Numerisch diskrete Daten:** Daten, bei denen nur ganze natürliche Zahlen vorkommen. Trotzdem sind Rechenoperationen wie Berechnung des Mittelwerts möglich. Der so berechnete Wert bildet jedoch oftmals keinen tatsächlich vorkommenden Wert ab. Viele Beispiele lassen sich für numerisch diskrete Daten anführen, wie Tore bei einem Fußballspiel. Der Mittelwert kann berechnet werden, stellt oft jedoch keinen realen Wert dar: 1,7 Tore pro Fußballspiel.
- **Numerisch kontinuierliche Daten:** Daten, die tatsächlich gemessen werden. Berechnete Mittelwerte sind, auch wenn sie in der Stichprobe der Studie nicht vorkommen, realistische Werte, die in der Grundgesamtheit (Grundpopulation) vorkommen.

Numerische Daten werden auch häufig als Skalen angegeben. Diese werden als **metrische Skalen** oder **Kardinalskalen** bezeichnet und beruhen auf messbaren und quantifizierbaren Parametern. **Intervallskalen** beruhen auf messbaren und quantifizierbaren Parametern, die Abstände zwischen den Differenzen von Messwerten können berechnet und daher berücksichtigt werden; es ist zulässig, Quotienten zu berechnen. Die Intervallskala weist jedoch keinen absoluten Nullpunkt auf, auch ein eventuell vorhandener Null-Wert (Variable mit dem Wert 0) ist willkürlich festgelegt und kann daher nicht dazu verwendet werden, andere Variablen zueinander in Relation zu setzen. **Verhältnisskalen** beruhen auf messbaren und quantifizierbaren Parametern, die Abstände zwischen den Differenzen von Messwerten können berechnet werden und es ist zulässig, Quotienten zu berechnen. Jede Variable einer Verhältnisskala nimmt einen bestimmten Wert ein. Ein besonderer Wert ist die Variable mit dem Wert Null, wobei es sich innerhalb einer Verhältnisskala um eine echte Null handelt. Somit kann jede Variable auf dieser Skala eindeutig zugeordnet und ins Verhältnis zu dieser Null gesetzt werden (Rudolf und Kuhlisch 2008).

Eine Besonderheit von numerischen Daten stellt die Möglichkeit der **Skalentransformation** dar (> Abb. 17.2).

17.2.2 Wahrscheinlichkeiten

Statistik beschäftigt sich grundsätzlich mit Wahrscheinlichkeiten, also mit der Wahrscheinlichkeit, dass ein Ereignis eintritt. In medizinischen wissenschaftlichen Projekten wird häufig die **Irrtumswahrscheinlichkeit** von 5 % oder p = 0,05 akzeptiert. Dies mag aus wissenschaftlicher Sicht sehr hoch erscheinen, doch jede Reduktion führt zu einem dramatischen Anstieg an Ressourcenbedarf, vor allem an Probanden. Aus Sicht des Patienten sollen möglichst abgesicherte, mit wenig Irrtumswahrscheinlichkeit behaftete Schlussfolgerungen gezogen werden, aus Sicht der Ressourcenknappheit wird

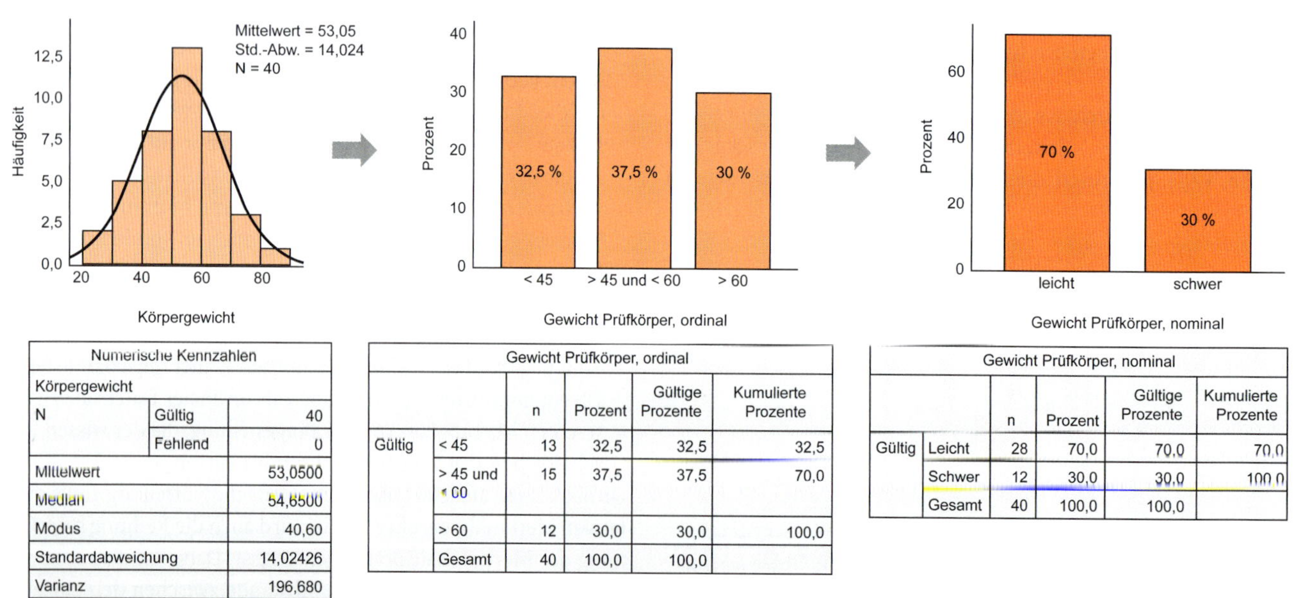

Numerische Kennzahlen		
Körpergewicht		
N	Gültig	40
	Fehlend	0
Mittelwert		53,0500
Median		54,6500
Modus		40,60
Standardabweichung		14,02426
Varianz		196,680
Minimum		20,40
Maximum		83,30

Gewicht Prüfkörper, ordinal					
		n	Prozent	Gültige Prozente	Kumulierte Prozente
Gültig	< 45	13	32,5	32,5	32,5
	> 45 und < 60	15	37,5	37,5	70,0
	> 60	12	30,0	30,0	100,0
	Gesamt	40	100,0	100,0	

Gewicht Prüfkörper, nominal					
		n	Prozent	Gültige Prozente	Kumulierte Prozente
Gültig	Leicht	28	70,0	70,0	70,0
	Schwer	12	30,0	30,0	100,0
	Gesamt	40	100,0	100,0	

Abb. 17.2 Beispiel einer Skalentransformation: Die zunächst vorliegenden numerischen Daten werden in drei Gruppen ordinaler Daten eingeteilt und schlussendlich in nominale/binäre Daten umgewandelt. Es geht zunehmend Information verloren. Die Datentransformation ist nur in einer Richtung möglich, nominale Datensätze können nicht transformiert werden. In besonderen Situationen ist die Transformation von ordinalen Daten in numerische Daten möglich, auf eventuelle Einschränkungen der mathematischen Möglichkeiten ist zu achten. [P176/ L271]

eine Möglichkeit der falschen Schlussfolgerungen akzeptiert. Auch muss zur Kenntnis genommen werden, dass bei einer Verringerung des Risikos, eine nicht wirksame Therapie als wirksam anzuerkennen, gleichzeitig das Risiko steigt, eine tatsächlich wirksame Therapie als unwirksam einzustufen und damit den betroffenen Patienten eine eventuell vielversprechende Möglichkeit vorzuenthalten.

17.2.3 Freiheitsgrad (Degrees of Freedom)

Bei vielen statistischen Berechnungen spielen sog. Freiheitsgrade eine wesentliche Rolle. Zunächst kann der Begriff, zwar nicht ganz korrekt, auf Basis der Anzahl der Gruppen, die auf Basis der Stichprobe gebildet werden, erläutert werden. Werden die Teilnehmer zufällig in zwei Gruppen eingeteilt, so trägt der letzte einzuteilende Teilnehmer bereits die Gruppenzugehörigkeit, ohne dass eine Zuteilung erfolgt – er hat die Freiheit „zu wählen" verloren. Freiheitsgrade ergeben sich also aus bereits bekannten Parametern, die zur Verfügung stehen, um eine Stichprobe zu beschreiben. Wenn das mittlere Körpergewicht einer Stichprobe mit n = 8 bekannt ist, dann kann, nachdem das Körpergewicht von sieben Probanden bestimmt wurde, das Körpergewicht des 8. Teilnehmers berechnet werden. Ist zusätzlich noch die Standardabweichung des Körpergewichts der Stichprobe bekannt, dann fällt ein weiterer Freiheitsgrad weg. Die Kenntnis der Freiheitsgrade ist bei induktiven statistischen Verfahren von essenzieller Bedeutung.

17.3 Deskriptive Statistik

Deskriptive Statistik beschäftigt sich mit der Beschreibung der Daten, die während der Studie erhoben wurden und nun eine repräsentative Stichprobe darstellen. Durch die Darstellung der erhobenen Daten ist es möglich, die Daten besser zu verstehen und mit dieser Kenntnis die richtigen Entscheidungen für die induktive Statistik treffen zu können. Außerdem ist es nur durch exakte Kenntnis der Daten möglich, die Ergebnisse interpretieren und einordnen zu können.

Es stehen prinzipiell zwei Möglichkeiten zur Verfügung: grafische Darstellung und Zusammenfassung der Daten durch Kennzahlen.

17.3.1 Grafische Darstellung von Daten

Ordinale und nominale Daten werden üblicherweise in **Balken oder Kreisdiagrammen** dargestellt, wobei als Basis n oder % dienen kann. **Histogramme** werden zur Darstellung von numerischen Daten verwendet. Soll die Abhängigkeit zweier numerischer Daten zueinander dargestellt werden, dann kann ein **Punkt-Wolken-Diagramm (Scatter Plot)** erstellt werden, wobei ein Parameter auf der x-Achse, der andere Parameter auf der y-Achse aufgetragen wird. Es können Korrelation und kausale Zusammenhänge ermittelt werden, wobei diese beiden Begriffe strikt zu trennen sind. Punkt-Wolken können grafisch durch die Darstellung von Korrelations- oder Regressionsgeraden ergänzt werden.

Eine besondere Darstellung von Daten, insbesondere bei nicht normalverteilten Daten, stellt die **Box-Whisker-Grafik (Box Plot)** dar. Diese Grafik wird verwendet, um die Verteilung von Daten darzustellen. Dabei werden der Median, das 25 %-Quartil und das 75 %-Quartil verwendet, um die Box darzustellen; die Whiskers (engl.: whisker = Schnurrhaar der Katze) werden durch Minimum und Maximum begrenzt. Der Mittelwert spielt hier nur eine untergeordnete Rolle, er kann durch Kerben an der Box angezeigt werden. Die Box zeigt den Interquartilabstand, die Whiskers die Spannweite an. Oft wird jedoch die Länger der Whiskers begrenzt, mit dem Ziel, extreme Werte auch grafisch herauszustellen. Die Whiskers werden in diesen Fällen dann durch den Wert bestimmt, der das 1,5-Fache des Interquartilabstands anzeigt. Dann sind die Whiskers unterschiedlich lang. Die Werte, die nun außerhalb des Interquartilabstands liegen, werden als Ausreißer bezeichnet: milde Ausreißer liegen zwischen dem 1,5- und 3-fachen Interquartilabstand, extreme Ausreißer außerhalb des 3-fachen Interquartilabstands (Kay 2007).

17.3.2 Kennzahlen

Numerische Daten werden durch Kennzahlen beschrieben. Die folgenden Kennzahlen werden dabei am häufigsten verwendet und dienen auch vielen statistischen Signifikanztests wie dem Student-t-Test als Ausgangslage. Die Einheit der jeweiligen berechneten Kennzahl ist identisch mit der Einheit der Ausgangswerte, aber üblicherweise in statistischen Angaben nicht mehr explizit angegeben.

Mittelwert Er wird aus der Summe der Messwerte dividiert durch die Anzahl der Messwerte berechnet.

Median Der Median ist jener Wert, der die Daten in zwei gleich große Hälften (eine unterhalb und eine oberhalb des Medians) teilt. Er wird auch als der Wert in der Mitte bezeichnet. Wenn n eine ungerade Zahl ist, dann ist der Median ein tatsächlich in den Daten vorkommender Wert. Wenn n eine gerade Zahl ist, dann wird der Median aus dem Mittelwert der beiden in der Mitte liegenden Daten berechnet. Bei der Bestimmung des Medians ist es unbedingt erforderlich, die Daten aufsteigend zu sortieren.

Modus (Modal) Der Modus oder Modalwert ist jener Wert, der am häufigsten vorkommt. Es ist durchaus möglich, dass mehrere Modalwerte (Modi) vorliegen.

Varianz Die Varianz ist ein Maß für die Streuung der Daten um den Mittelwert. Die Berechnung erfolgt über mehrere Rechenschritte, wobei zunächst die Abstände jedes einzelnen Werts zum Mittelwert berechnet werden. Anschließend soll der mittlere Abstand der Werte zum Mittelwert bestimmt werden. Aufgrund des vorangegangenen Rechenschritts (Abstand jedes Messwerts zum Mittelwert) ergibt sich jedoch eine Zahlenreihe mit negativen und positiven Vorzeichen (links und rechts des Mittelwerts), sodass die für die Mittelwertberechnung erforderliche Summe immer den Wert 0 ergibt. Dies kann durch das Quadrieren aller Werte umgangen werden. Nun kann die Summe der quadrierten Abstände zum Mittelwert berechnet und durch die Anzahl der Messwerte dividiert werden. Dieser Wert ist die Varianz der Population. Liegt jedoch eine Stichprobe vor, so wird nicht durch n, sondern durch n minus 1 dividiert.

Standardabweichung (Standard Deviation) Die Standardabweichung ist das eigentliche statistische Maß für die Streuung der Daten einer Stichprobe und wird aus der Varianz durch das Ziehen der Quadratwurzel berechnet. Dieser Rechenschritt (Wurzel der Varianz) ist aufgrund der bei der Varianzberechnung vorgenommenen Quadrierung der Abstände zum Mittelwert erforderlich. Standardabweichungen für eine Population bzw. Stichprobe werden häufig mit σ (Sigma) gekennzeichnet, aber auch die Abkürzungen sd oder SD (Standard Deviation) sind gebräuchlich. Ein kleiner Wert der Standardabweichung drückt aus, dass die Daten nahe um den Mittelwert angeordnet sind. Die Anzahl der Messwerte, also die Anzahl der Teilnehmer an einer Studie, hat großen Einfluss auf die Standardabweichung.

Standardfehler (Standard Error) Der Standardfehler (SE) ist ein Wert, der die Ungenauigkeit des Mittelwerts einer zufällig gezogenen Stichprobe in Relation zum tatsächlichen Populationsmittelwert beschreibt und ist der Quotient aus SD der Stichprobe und Quadratwurzel n. Diese Ungenauigkeit des Mittelwerts erklärt sich dadurch, dass der Mittelwert der Stichprobe aufgrund der gezogenen Stichprobe berechnet wird. Eine andere zufällig gezogene Stichprobe weist einen anderen Mittelwert auf. Der Standardfehler zeigt an, wie stark die möglichen Stichprobenmittelwerte um den tatsächlichen Populationsmittelwert streuen. Je kleiner die Standardabweichung und je größer die Anzahl der Messwerte, desto kleiner der Standardfehler.

Spannweite, Minimum, Maximum, Ausreißer Das Minimum ist der kleinste Wert der Stichprobe, das Maximum der größte Wert der Stichprobe. Aus der Differenz zwischen Maximum und Minimum ergibt sich die Spannweite. Ausreißer sind Daten, die von den anderen Daten abweichen, also sehr weit vom Mittelwert entfernt sind. Da Ausreißer den Mittelwert stark beeinflussen, ist es beim Vorliegen von Ausreißern sinnvoll, auf statistische Parameter und Verfahren auszuweichen, die nicht vom Mittelwert abhängig sind. Der Median hingegen ist robust gegen Ausreißer. Werden Ausreißer erkannt, kann es erforderlich sein, nichtparametrische Testverfahren einzusetzen.

Quartile und Perzentile Quartile beschreiben jene Menge an Daten, die innerhalb eines bestimmten Bereichs der Daten liegen. Es werden das 25 %-, 50 %- und 75 %-Quartil beschrieben. Der angegebene Wert zeigt jenen Wert an, der exakt an der jeweiligen Grenze liegt. Es lässt sich somit erkennen, wie die Daten verteilt sind. Das 50 %-Quartil entspricht dem Median. Perzentile entsprechen den Quartilen, der jeweilige Bereich kann je nach Anforderung gewählt werden (1 %-, 3 %-, 97 %-, 99 %-Perzentil).

Konfidenzintervalle Auf Basis einer repräsentativen Stichprobe sollen weitreichende Schlüsse bezüglich diagnostischer Verfahren, therapeutischer Anwendungen und prognostischer Aussagen getroffen werden. Solche Schlussfolgerungen werden im Vertrauen auf die zugrunde liegenden Daten gezogen. Um den Mittelwert der gezogenen Stichprobe besser einschätzen zu können, werden Vertrauensintervalle herangezogen. Es handelt sich um jenes Intervall, in dem auf Basis der Stichprobendaten mit hoher Sicherheit der tatsächliche Mittelwert der Population zu finden ist. Auf Basis des Stichprobenmittelwerts und des Standardfehlers kann gesagt werden, dass der Stichprobenmittelwert mit einer Wahrscheinlichkeit von 95 % im Bereich μ ± 1,96 SE (Standard Error) um den Populationsmittelwert liegt. Es können auch 99 %- und 99,9 %-Konfidenzintervalle bestimmt werden (Campbell 2006, Kay 2007).

17.3.3 Verteilung von Daten

Bei der Darstellung bei numerischen Daten wird einerseits die Lage, andererseits die Verteilung der Daten wiedergegeben. Gerade die Kenntnis der Verteilung von numerischen Daten um den Mittelwert ist wesentlich und eine unbedingte Voraussetzung für die Wahl der korrekten statistischen Verfahren. Normalverteilungen werden von schiefen Verteilungen unterschieden.

Normalverteilung Die Normalverteilung (Gauß-Verteilung, in grafischer Darstellung Glockenkurve) zeigt an, dass die erhobenen Werte gleichmäßig links und rechts vom Mittelwert gruppiert sind. Durch die beiden berechneten Kennzahlen Mittelwert und Standardabweichung wird eine Normalverteilung definiert. Innerhalb der ersten Standardabweichung rechts und links vom Mittelwert liegen bereits rund 68 % aller Daten (➤ Abb. 17.3). Bei gleichbleibender Varianz der Daten wird eine Glockenkurve also höher und schmäler, wenn mehr Daten erfasst werden. Dies zeigt auch die Bedeutung der Stichprobengröße (Sample Size): je größer die Stichprobe, desto enger werden die Daten um den Mittelwert liegen. Sollen nun zwei Stichproben miteinander verglichen werden, so können die Mittelwerte bestimmt werden. Diese weisen, vorausgesetzt, dass es sich um zwei unterschiedliche Populationen handelt, einen gewissen Abstand zueinander auf – es ist eine **Mittelwertdifferenz** zu erkennen. Je größer der Abstand, desto deutlicher wird der Unterschied der beiden Stichproben. Handelt es sich tatsächlich um zwei Stichproben, die sich unterscheiden, dann werden die beiden

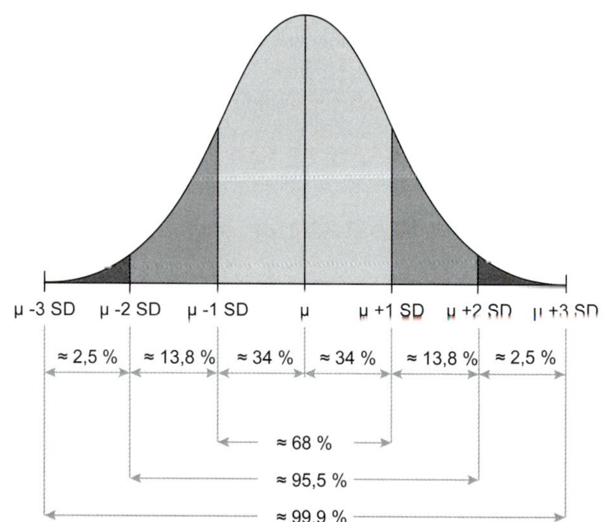

Abb. 17.3 Glockenkurve. Die Normalverteilung mit Prozentangaben, wie viele der Daten sich jeweils in dem markierten Bereich der Glockenkurve befinden. μ = Mittelwert; sd = Standard Deviation (Standardabweichung). [P176/L271]

Glockenkurven höher und steiler, die Mittelwerte werden sich aber nicht mehr wesentlich in ihrer Lage verändern. Die Standardabweichung wird geringer. Wenn jedoch kein Unterschied zwischen den beiden Gruppen besteht, also die beiden Stichproben aus ein und derselben Population stammen, werden sich die Mittelwerte bei mehr Daten annähern und schlussendlich einen gemeinsamen Mittelwert bilden (Machin et al. 2009).

Überprüfung auf Normalverteilung Zunächst können der Mittelwert und der Median verglichen werden. Liegen diese beiden eng zusammen, so kann dies als Hinweis auf Normalverteilung gewertet werden. Anschließend kann überprüft werden, in welchem Bereich der Daten die Grenze der zweiten zur dritten Standardabweichung liegt. Diese Grenze muss noch im realistischen Bereich liegen, um eine Normalverteilung annehmen zu dürfen. Dazu werden jeweils zwei Standardabweichungen vom Mittelwert abgezogen bzw. hinzugerechnet. Liegt dieser Wert bereits außerhalb der möglichen Werte, die tatsächlich vorkommen können, so wird eine Normalverteilung ausgeschlossen. Der **Kolmogorov-Smirnov-Test** kann auch bei kleineren Stichproben eingesetzt werden, um zu überprüfen, ob eine gegebene Verteilung mit hoher Wahrscheinlichkeit von der Normalverteilung abweicht (Sachs 1978).

Schiefe Verteilung Wenn die Daten nicht gleichmäßig um den Mittelwert verteilt sind, so spricht man von schiefer oder asymmetrischer Verteilung. Bei diesen Verteilungen ist der Mittelwert nur begrenzt aussagekräftig, es kann durchaus besser sein, den Median zur Beschreibung der Daten zu verwenden. Der Vergleich von Mittelwert und Median lässt bestimmte Rückschlüsse auf die Verteilung der Daten zu. Je enger Mittelwert und Median zusammenfallen, desto eher liegt eine Normalverteilung vor – dies muss aber noch durch weitere Kennzahlen verifiziert werden.

17.4 Induktive Statistik

Die induktive Statistik ist jener Teil der Statistik, der sich mit dem Ziehen von Schlüssen über die Population auf Basis der untersuchten Stichprobe beschäftigt. Es soll nun abgeschätzt werden, ob die beobachteten Merkmale innerhalb der Stichprobe auf tatsächliche und damit repräsentative Eigenschaften der Population beruhen. Ziel ist es, zufällig entstandene Differenzen von überzufälligen, nicht zufällig entstandenen Merkmalen zu unterscheiden. Diese nicht zufällig entstandenen Merkmale werden als signifikant bezeichnet. **Signifikanz** bedeutet bei der Testung von Hypothesen zu ermitteln, mit welcher Wahrscheinlichkeit die Hypothese tatsächlich zutrifft.

Alle induktiven statistischen Berechnungen werden auf Basis einer Hypothese durchgeführt. Bereits bei der Planung der Studie sollte festgelegt werden, welcher statistische Test zur Anwendung kommen soll. Dies setzt die exakte Kenntnis der Daten, die auf Basis der Stichprobe generiert werden, voraus. Grundsätzlich werden parametrische von nichtparametrischen Tests unterschieden.

Parametrische Tests basieren auf Parametern wie Mittelwert und Standard Deviation und dürfen nur dann verwendet werden, wenn die Daten normalverteilt sind. Dies ist insbesondere bei kleinen Stichproben oft problematisch nachzuweisen. Auch sei nochmals darauf hingewiesen, dass der Mittelwert auf extreme Werte wie Ausreißer reagiert und gerade bei kleinen Stichproben von einem einzigen Wert stark beeinflusst werden kann. Große Stichproben sind weniger anfällig, sie sind robust. **Nichtparametrische Tests** kommen zum Einsatz, wenn die Daten nicht normalverteilt sind. Nichtparametrische Tests beruhen im Allgemeinen auf Median und Varianz (Sachs 1978).

17.4.1 Student-t-Test

Dieser Test wird verwendet, wenn normalverteilte Datensätze von zwei Gruppen vorliegen. Zunächst ist zu prüfen, wie die beiden Gruppen in Beziehung zueinander stehen. Handelt es sich um zwei unabhängige Gruppen, so wird der **ungepaarte** Student-t-Test (unpaired t-Test) gewählt. Sind die Elemente in den beiden Gruppen jedoch identisch, so wird der **gepaarte** Student-t-Test (paired t-Test) verwendet. Einen Sonderfall stellt der **Ein-Stichproben-t-Test** (One-Sample t-Test) dar, bei dem nur eine einzige Stichprobe untersucht wird und der Vergleichsparameter bereits bekannt ist, z. B. aus Vorstudien, aus der Literatur oder aus statistischen Datenbanken. Es wird mithilfe von Mittelwerten und Standarderror der Stichproben der sog. t-Wert berechnet, der mit dem kritischen Wert in der t-Tabelle verglichen wird. Ist der berechnete Wert größer als der kritische Wert in der Tabelle, dann wird die Nullhypothese abgelehnt und die Alternativhypothese akzeptiert.

17

One-Sample t-Test Es liegt nur eine Stichprobe vor, die durch Mittelwert und Standardabweichung repräsentiert wird. Die Daten müssen normalverteilt sein. Es ist ein Vergleichswert bekannt, gegen den getestet werden soll. Die Auswahl dieses Vergleichswerts muss selbstverständlich begründet und belegt werden. Es wird die Nullhypothese (H_0: Es besteht kein Unterschied zwischen der dem Mittelwert der gezogenen Stichprobe und dem Referenzwert) getestet.

Der so berechnete t-Wert wird mit dem kritischen Wert aus der t-Tabelle verglichen. Ist der berechnete t-Wert größer als der kritische t-Wert in der t-Tabelle, dann wird die Nullhypothese abgelehnt und die Alternativhypothese (H_A: Es besteht ein Unterschied zwischen dem Mittelwert der gezogenen Stichprobe und dem Referenzwert) angenommen (Kay 2007, Sachs 1978).

Ungepaarter T-Test Der ungepaarte t-Test wird angewendet, wenn die Daten der beiden Gruppen, die verglichen werden sollen, von unterschiedlichen Stichproben stammen. Es werden die Mittelwerte und die Standardabweichungen der beiden Stichproben zur Berechnung des t-Werts herangezogen. Eine Normalverteilung der Daten beider Stichproben wird vorausgesetzt, das Vorliegen einer Normalverteilung muss ggf. überprüft werden (Kay 2007, Sachs 1978).

Gepaarter T-Test Der ungepaarte t-Test wird angewendet, wenn die erhobenen Daten, die verglichen werden sollen, von einer Stichprobe stammen, also z. B. vor und nach einer Intervention erhoben wurden. Es werden die Mittelwerte und die Standardabweichungen der beiden Stichproben zur Berechnung des t-Werts herangezogen. Eine Normalverteilung der Daten beider Stichproben wird vorausgesetzt, das Vorliegen einer Normalverteilung muss ggf. überprüft werden (Kay 2007, Sachs 1978).

17.4.2 Varianzanalyse (ANOVA)

Bei der Varianzanalyse wird getestet, ob die Daten von unterschiedlichen Stichproben aus derselben Population stammen. Dabei werden die Varianzen der einzelnen Stichproben bestimmt und mit der Varianz zwischen den Stichprobenmittelwerten verglichen. Es werden mehrere Stichproben oder mehrere Gruppen einer Stichprobe, ggf. unter Einfluss mehrerer Faktoren, verglichen. ANOVA (Analysis Of VAriance) vergleicht die Streuung zwischen Stichproben mit der Streuung innerhalb von Stichproben. Die sog. **Ein-Weg-ANOVA** beruht auf den Mittelwerten von mehr als zwei Stichproben – es handelt sich im Prinzip also um eine Erweiterung des t-Tests. Wird eine ANOVA nur mit zwei Stichproben durchgeführt, so entspricht dies wiederrum einem t-Test.

Bei der ANOVA-Statistik wird der **F-Wert** berechnet. Er ergibt sich aus dem Verhältnis des Mittelwerts der Varianzen zwischen den Stichproben zum Mittelwert der Varianzen innerhalb der Stichproben.

Der berechnete F-Wert (die Prüfgröße) wird mit dem kritischen Wert in der F-Tabelle verglichen. Dazu ist die Kenntnis der Freiheitsgrade erforderlich. Ist die Prüfgröße (der berechnete F-Wert) größer als der kritische Wert in der Tabelle, dann wird die Nullhypothese abgelehnt und die Alternativhypothese akzeptiert. Je größer der F-Wert, desto wahrscheinlicher ist es, das der beobachtete Unterschied zwischen den Gruppen nicht zufällig, sondern signifikant ist (Sachs 1978).

Allerdings kann auf Basis der ANOVA nicht rückgeschlossen werden, welche der Gruppen sich nun tatsächlich unterscheiden. Es wird nur ausgesagt, dass ein Unterschied besteht (oder eben nicht). Unter der Annahme, dass die Varianz in den Faktorenstufen nur auf den Faktor zurückzuführen ist, so müssten alle Messwerte in den Faktorenstufen identisch sein – der Unterschied zwischen den Gruppen kann nur durch den Faktor erklärt werden. Da jedoch offensichtlich die Messwerte in den einzelnen Faktorenstufen nicht gleich sind, müssen noch andere Einflüsse für diese Unterschiede verantwortlich sein: 1. Zufall, 2. Störvariable. Der tatsächliche Effekt des Faktors kann somit berechnet werden.

Die **Nullhypothese einer ANOVA** kann allgemein wie folgt formuliert werden:

- H_0: Es besteht kein Unterschied zwischen den Mittelwerten der Stichproben.
- H_A: Es bestehen (irgendwelche) Unterschiede zwischen den Mittelwerten.

Es gilt also, dass die Nullhypothese als Ganzes abgelehnt wird, wenn der Unterschied auch nur zwischen zwei Gruppen nachgewiesen wird. Nun werden zwei Varianzberechnungen auf der Basis der Stichproben durchgeführt: einmal die Berechnung der geschätzten Varianz innerhalb der Gruppen, andererseits die Berechnung der geschätzten Varianz zwischen den Gruppen. Auch wird die Varianz aller Messwerte, also über alle Gruppen hinweg, berechnet. Die Varianz wird durch sog. **Quadratsummen** (Sum of Squares, SS) bestimmt.

Unter der Annahme, dass alle Stichproben der gleichen Population entstammen und normalverteilt sind, sind die Varianzen zwischen den Gruppen – aber auch innerhalb der Gruppen – ähnlich und repräsentieren alle die gleiche Population. Je größer aber die Varianz zwischen den Gruppen im Vergleich zur Varianz innerhalb der Gruppen ist, desto eher wird die Nullhypothese abgelehnt. Die Varianzen der Daten innerhalb der Gruppen sind nur durch die Fehlervarianz der Gruppe zu erklären, während die Varianz der Daten zwischen den Gruppen sowohl durch den tatsächlichen Effekt (Faktor, Treatment) als auch durch die Fehlervarianz beeinflusst wird. Somit kann die Nullhypothese nicht abgelehnt werden, wenn der tatsächliche Effekt (Treatment) nicht vorhanden ist. Dies wird durch die Berechnung des F-Werts überprüft. Ist der berechnete F-Wert ungefähr 1, dann wird die H_0 nicht verworfen; es gibt offensichtlich keinen Unterschied zwischen den Gruppen, der durch den Faktor erklärbar ist. Nachdem die Nullhypothese abgelehnt wurde, kann nun überprüft werden, zwischen welchen Gruppen die Unterschiede tatsächlich vorliegen. Diese werden als Post-hoc-Tests bezeichnet. Dazu kann prinzipiell der t-Test verwendet werden, da ja Normalverteilung der Daten vorliegt. Es handelt sich dabei jedoch um wiederholte Testungen, und der α-Fehler kumuliert. Es müssen also Korrekturen (u. a. Holm-Bonferroni) zur Anwendung gebracht oder mithilfe des Tukey-Tests geprüft werden.

Die Stärke des Zusammenhangs zwischen dem beobachteten Unterschied der Mittelwerte der Gruppen und dem Faktor kann durch Berechnung des Werts ε (Eta) vorgenommen werden, wobei dies nur bei größeren F-Werten Sinn macht (der F-Wert muss > 1 sein). Durch ε wird die Effektstärke ausgedrückt. ε ist damit einem Korrelationskoeffizienten ähnlich.

Eta-Quadrat (ε^2, Eta^2): Dieser Wert wird ebenfalls verwendet, um die Effektstärke zu beschreiben. Der berechnete ε^2-Wert drückt aus, wie gut der beobachtete Unterschied zwischen den Gruppen durch den Faktor erklärbar ist. Er kann auch in Prozent ausgedrückt werden. Je größer der Wert, desto wesentlicher ist der Einfluss des Faktors, des Treatments. Anzumerken ist, dass dies eine vereinfachte Darstellung und nur für die **einfaktorielle ANOVA** zulässig ist. Bei **mehrfaktorieller ANOVA** muss das partielle ε^2 berechnet werden (Sachs 1978).

17.4.3 Nichtparametrische Tests

Falls festgestellt wird, dass die Daten nicht normalverteilt sind, oder bei kleinen Stichproben extreme Werte beobachtet werden, müssen statistische Verfahren angewandt werden, die nicht auf Parametern (Mittelwert, Standardabweichung) beruhen und daher als nichtparametrische Tests bezeichnet werden.

Rangtests

Prinzip des Rangtests: Zunächst werden sämtliche Messdaten geordnet, die Gruppenzugehörigkeit bleibt jedoch erhalten. Nun werden die Rangzahlen (1, 2, 3, 4 … n) hinzugefügt, die ebenfalls den Gruppen zugeordnet werden können. Anschließend werden die Rangzahlen der Gruppen summiert und für die Signifikanzüberprüfung herangezogen. Der Vorteil des Rangtests gegenüber einem parametrischen Test ist, dass die Ränge robust sind gegen Ausreißer, der Mittelwert jedoch nicht.

Der **Mann-Whitney-U-Test** ist ein nichtparametrischer Signifikanztest, der bei ungepaarten Stichproben, die nicht normalverteilt sind, angewendet wird. Es werden jedoch gleiche oder ähnliche Varianzen der beiden Stichproben vorausgesetzt. Der ungepaarte t-Test ist das Äquivalent bei normalverteilten Daten.

Die Daten der Stichprobe 1 und 2 werden zusammengeführt und gereiht, die Information zur Stichprobenzugehörigkeit muss erhalten bleiben. Die Datenreihe wird durch Rangzahlen ergänzt. Die **Rangzahlen** werden den Gruppen zugeordnet, die **Rangsumme** der Stichprobe 1 (R1) und die Rangsumme der Stichprobe 2 (R2) werden berechnet. Auf Basis der Werte R1 und R2 werden die U-Werte jeweils für die Stichprobe 1 und 2 bestimmt (U1, U2).

Der kleinere U-Wert wird nun mit dem kritischen Wert in der Tabelle verglichen. Ist der kleinere U-Wert kleiner als der kritische Wert, dann wird die Nullhypothese abgelehnt und die Alternativhypothese akzeptiert. Dieses Ergebnis zeigt mit hoher Wahrscheinlichkeit einen signifikanten Unterschied zwischen den Stichproben an. Je kleiner der U-Wert, desto größer ist der Unterschied zwischen den Stichproben, desto eher wird die Alternativhypothese angenommen. Wie bei anderen Rangtests auch, müssen **verbundene Ränge** beachtet werden. Verbundene Ränge sind Ränge, die mehrmals besetzt sind, d. h., es sind gleiche Messwerte vorhanden. Durch genaues Messen kann die Anzahl verbundener Ränge üblicherweise reduziert werden.

Liegen mehr als zwei Stichproben vor, die nicht normalverteilt sind, so kann als Erweiterung des U-Tests der Kruskal-Wallis-Test verwendet werden (Weiß 2005).

Der **Wilcoxon-Rang-Test** ist ein nichtparametrischer Signifikanztest, der bei gepaarten Stichproben angewendet wird. Es werden jedoch gleiche oder zumindest ähnliche Varianzen der beiden Stichproben vorausgesetzt. Der gepaarte t-Test ist das Äquivalent bei normalverteilten Daten. Es werden die beiden Stichproben jedoch nicht in eine gemeinsame Reihe gebracht, sondern **Paardifferenzen** gebildet, um die Rangfolge bzw. Rangordnung der Paardifferenzen zur Prüfung der Hypothesen zu verwenden.

Die Paardifferenzen ergeben sich aus dem Unterschied der Messung 1 und 2. Paardifferenzen, die den Wert 0 ergeben – wenn also Messwert 1 und Messwert 2 gleich sind – werden nicht weiter berücksichtigt. Es muss jedoch der Parameter n für die Stichprobengröße entsprechend angepasst werden. Die Paardifferenzen können nun in einer Rangfolge geordnet werden, und zwar auf Basis der Absolutwerte, wobei jedoch die Information plus und minus erhalten bleiben muss. Nun werden die Ränge bestimmt, wobei gebundene Werte (Bindungen oder Ties) besonders berücksichtigt werden, indem der Durchschnittsrang berechnet wird. Dann werden die Rangsummen berechnet, und zwar für die positiven und negativen Werte. Die Rangsumme für die positiven Werte erhält die Bezeichnung T^+, die Rangsumme für die negativen Werte erhält die Bezeichnung T^-. Der kleinere T-Wert wird für die weitere Prüfung der Signifikanz herangezogen. Dazu wird der kleinere T-Wert mit dem kritischen Wert in der Tabelle für den Wilcoxon-Test verwendet und auf Basis der festgelegten Irrtumswahrscheinlichkeit von $p = 0{,}1$, $p = 0{,}05$ oder $p = 0{,}01$ getestet. Die Nullhypothese wird abgelehnt, wenn die Prüfgröße gleich oder kleiner als der kritische Wert in der Wilcoxon-t-Tabelle ist (Weiß 2005).

17.4.4 Suche nach Zusammenhängen

Chi-Quadrat-Test (χ^2-Test)

Dieser Test basiert auf zwei kategorischen Variablen (nominal oder ordinal). Dabei wird die Häufigkeit verwendet, mit der ein bestimmtes Merkmal beobachtet wurde. Die Basis des Chi-Quadrat-Tests ist die Differenz zwischen tatsächlicher und erwarteter Häufigkeit.

Zunächst werden die zu vergleichenden Daten in eine Kontingenztafel **(4-Felder-Tafel)** eingetragen. Dabei werden jeweils zwei nominale oder ordinale Eigenschaften jedes einzelnen Teilnehmers verwendet, um diesen in ein Feld der Kontingenztafel einzutragen. Es wird also festgestellt, wie häufig die möglichen Kombinationen der beiden kategorischen Variablen vorkommen. Nun können die erwarteten Häufigkeiten berechnet werden. Dies geschieht unter der Annahme, dass kein Unterschied in der Verteilung in der Kontingenztafel vorliegt. In vier weiteren Rechenschritten wird der χ^2-Wert bestimmt. Die Rechenschritte 1–3 werden für jedes der vier Felder durchgeführt.

- **Schritt 1:** Berechnung der Differenz zwischen der erwarteten und der tatsächlichen Häufigkeit
- **Schritt 2:** Quadrieren der Differenzen
- **Schritt 3:** Dividieren der quadrierten Differenz durch die erwartete Häufigkeit
- **Schritt 4:** Bildung der Summe der im Schritt 3 erhaltenen Differenzen für jedes Feld der Kontingenztafel (χ^2-Wert)

Dieser Wert wird anhand geeigneter Tabellen unter Berücksichtigung der Freiheitsgrade auf Signifikanz überprüft. Der χ^2-Test sollte bei kleinen Stichproben nicht angewendet werden. In diesen Fällen kann auf den exakten Fisher-Test zurückgegriffen werden. Sollen mehr als zwei kategorische Daten verglichen werden, so kann der Mantel-Haenszel-Test verwendet werden (Kay 2007).

Korrelationsanalyse

Mithilfe der Korrelationsanalyse (Zusammenhangsanalyse, Analyse der Wechselbeziehung) wird überprüft, wie stark der Zusammenhang zwischen zwei Variablen ausgeprägt ist, wobei eine lineare, also geradlinige Beziehung der beiden Variablen zunächst angenommen wird. Es besteht die Möglichkeit der positiven, aber auch der negativen Korrelation: Eine negative Korrelation bedeutet, dass der Wert einer Variablen abnimmt, wenn der Wert der anderen Variablen steigt. Wird dies grafisch wiedergegeben, dann wird dies in allgemeiner Konvention mit einer von links nach rechts absteigenden Geraden dargestellt.

Neben der grafischen Darstellung kann die Korrelation durch den Wert r oder ρ angegeben werden. Dabei deuten Werte $r < 0,2$ auf eine nur schwache, meist bedeutungslose Korrelation, Werte zwischen 0,2 und 0,4 auf eine schwache Korrelation, die ggf. nochmals geprüft werden sollte, hin. Werte zwischen 0,4 und 0,6 deuten auf eine deutliche Korrelation, Werte zwischen 0,6 und 0,8 auf eine hohe Korrelation hin. Werte von $r > 0,8$ zeigen eine sehr hohe Korrelation an; bei diesen Ergebnissen sollte jedoch genau überprüft werden, ob nicht ein systematischer Fehler die Ursache für diese so deutliche Korrelation ist.

Zu beachten bei der Interpretation von Korrelationen ist, dass der Korrelations-Koeffizient nichts über Ursache und Wirkung aussagt. Eine solche kann, muss aber nicht vorliegen. Auch ist nicht automatisch auf das Signifikanzniveau zu schließen. Des Weiteren ist zu beachten, dass die Korrelationsanalyse auf der Annahme eines linearen Zusammenhangs beruht. Es sind jedoch auch nicht lineare Beziehungen zwischen zwei Variablen möglich, die einen niedrigen Wert r (ρ) aufweisen können (Zöfel 2003).

Regressionsanalyse

Es wird überprüft, wie Variablen zusammenhängen und sich gegenseitig beeinflussen. Dabei wird die Abhängigkeit einer Variablen (die abhängige Variable) von einer unabhängigen Variablen quantifiziert. Eine Regressionsanalyse wird dann durchgeführt, wenn eine (abhängige) Variable von der (unabhängigen) Variablen abhängt. Es werden u. a. folgende Formen der Regressionsanalyse unterschieden:

- Lineare Regression
- Logistische Regression
- Poisson-Regression

Analog zur Korrelationsgeraden kann eine Gerade dazu verwendet werden, um die Regression darzustellen und zu bestimmen. Dies geschieht aus einer Punktwolke heraus. Es handelt sich dabei um die Gerade mit dem geringsten Abstand zu sämtlichen Punkten. Die Steigung m der Ausgleichsgeraden kann bestimmt werden. Der Wert m wird als Gradient der Ausgleichsgeraden bezeichnet. Es kann der Schnittpunkt mit der y-Achse lokalisiert werden. Dieser Punkt bestimmt die Konstante b. Bei einer Punktwolke wird die Gerade berechnet, die den kleinsten Abstand (repräsentiert durch die möglichst kleinste Summe der Quadrate) zu allen Punkten aufweist (Sachs 1978).

LITERATUR

Campbell M. Statistics at square two. 2nd ed. Oxford: Blackwell Publishing, 2006.

Kay R. Statistical Thinking for Non-Statisticians in Drug Regulation. Chichester: John Wiley & Sons Ltd. 2007.

Machin D, Day S, Green S. Textbook of Clinical Trials. 2nd ed. Chichester: John Wiley & Sons Ltd, 2006.

Machin D et al. Sample Size Tables for Clinical Studies. 3rd ed. Chichester: Wiley-Blackwell, 2009.

Rudolf M, Kuhlisch W. Biostatistik. München: Pearson, 2008.

Sachs L. Angewandte Statistik: Statistische Methoden und ihre Anwendungen. 5. Aufl. Heidelberg: Springer, 1978.

Schurz G. Das Problem der Induktion. In: Keuth H (Hrsg.) Karl Popper: Logik der Forschung. 3. Aufl. Berlin: Akademie Verlag, 2007. S. 25–40.

Treumann KP. Triangulation. In: Mikos L, Wegener C (Hrsg.) Qualitative Medienforschung – Ein Handbuch. Konstanz: UVK Verlagsgesellschaft, 2005. S. 209–221.

Weiß C. Basiswissen Medizinische Statistik. 3. Aufl. Heidelberg: Springer, 2005.

Zöfel P. Statistik für Wirtschaftswissenschaftler. München: Pearson, 2003.

KAPITEL

18

Gregor Slavicek

Prinzipien der qualitativen und quantitativen Forschungsmethoden

18.1 Unterschiede qualitativer und quantitativer Methoden

Qualitative Methoden erfassen Eigenschaften eines sozialen Milieus und setzen sich im Wesentlichen mit Reaktionen auf bestimmte Reize innerhalb eines erfassbaren Umfelds auseinander. Der Begriff qualitativ leitet sich hier nicht von Qualität, sondern vielmehr von Quale (plural: Qualia) ab. Er beschreibt die Fähigkeit bzw. den Vorgang, Erfahrungen und Erlebtes zu Empfindungen und Gefühlen werden zu lassen.

Damit wird ein Phänomen ausgedrückt, das es z. B. bei der Betrachtung einer Farbe zu einer Erfahrung kommt, zu einer Empfindung. Diese kann positiv oder negativ sein. Es kommt also aufgrund eines bestimmten Stimulus zu einer emotionalen und durchaus physisch messbaren Reaktion. Der Begriff **Qualia** umfasst die Eigenschaften von Dingen und die Auswirkungen dieser Eigenschaften auf das Individuum Mensch. So wie eine bestimmte Farbe positive oder negative Gefühle auslösen kann, die sich durchaus auf biologische Messungen wie Blutdruck, Puls usw. auswirken, können bestimmte Gerüche, taktile Sensationen und visuelle Reize zu sehr starken, teilweise auch überschießenden Reaktionen führen.

Qualitative Forschungsmethoden versuchen gerade diese Schnittpunkte zu erfassen und im Erkenntnisgewinn einfließen zu lassen. Die Reaktion des Individuums soll in einer bestimmten Situation durch einen definierten Stimulus beobachtet und anschließend systematisch analysiert werden. Die Reaktion des Individuums wird dabei, soweit möglich, auch unter der Tatsache betrachtet, dass andere und länger zurückliegende Erfahrungen die jetzige Reaktion beeinflussen. Der Forscher möchte im Rahmen eines qualitativen Forschungsprojekts diese Einflüsse berücksichtigen. Soll eine Krankengeschichte im Rahmen einer Studie analysiert werden, dann kann dies **quantitativ** durch Erfassung von Anzahl und Ausprägung bestimmter Ereignisse und **qualitativ** unter Berücksichtigung der individuellen Biografie des Individuums erfolgen. Natürlich wird in einer quantitativen Studie auch der Hintergrund des Patienten abgefragt, z. B. Schulbildung, sozialer Status, familiärer Status. Dies aber eher aus der Überlegung heraus, in der Auswertung Subgruppen bilden zu können und die quantitativen Daten vergleichend darzustellen. Der Ansatz einer qualitativen Studie wäre hier, das soziale und berufliche Umfeld, die biografischen Daten sowie traumatische Erlebnisse zu erfassen und die jetzige Reaktion auf den aktuellen Stimulus in der derzeitigen Konstellation zu verstehen. Oft, aber nicht ausschließlich, wird bei qualitativen Forschungsprojekten als Reaktion die Antwort des Studienteilnehmers verstanden, wobei auch die non-verbalen Reaktionen von großem Interesse sein können. Ein Stimulus kann eine einzelne Frage, das Vorlesen einer Textpassage, ein Filmausschnitt oder das Inszenieren einer bestimmten Situation sein. Auch hier ist diese Auflistung als beispielhaft zu verstehen.

Oft werden quantitative und qualitative Forschungsansätze konkurrierend zueinander betrachtet, und die jeweiligen Vorteile der bevorzugten Methoden stark hervorgehoben und die entsprechenden Nachteile der anderen Methoden deutlich betont. Es herrscht durchaus teilweise ein erbitterter Methodenstreit. Dabei ist es gerade die **Kombination quantitativer und qualitativer Methoden,** die gemeinsam umfassendere Antworten liefern kann. Es ist grundsätzlich falsch, qualitative und quantitative Forschungsmethoden gegeneinander auszuspielen. Es obliegt dem verantwortungsvollen Forschenden, die geeignete Wahl der Methoden zu wählen. Nur dann ist die bestmögliche Auswertung der Daten möglich, und die zur Verfügung stehenden Ressourcen werden optimal eingesetzt. So lässt eine rein quantitative Betrachtungsweise oft viele Fragen unbeantwortet, was denn nun ein Ergebnis – ausgedrückt in Verteilungsdaten, Prozentangaben und signifikanten Kennzahlen – tatsächlich im (klinischen) Alltag bedeutet. Andererseits sind qualitative Forschungsergebnisse schwierig einzuordnen, wenn quantifizierbare Bezugsgrößen fehlen.

Dabei weist bereits Feyerabend (Feyerabend 1980) darauf hin, dass einseitig bevorzugte Forschungsmethoden und starres Festhalten an Forschungsdogmen abzulehnen sind, da es dadurch zu einer Einschränkung des Erkenntnisgewinns kommen kann. *„Kluge Menschen halten sich nicht an Maßstäbe, Regeln, Methoden, auch nicht an ‚rationale Methoden', sie sind Opportunisten, das heißt, sie verwenden jene geistigen und materiellen Hilfsmittel, die in einer bestimmten Situation am ehesten zum Ziele zu führen scheinen"* (Feyerabend 1980). Der seine Betrachtungen zusammenfassende Slogan **„Wider dem Methodenzwang (Against Method)"** darf jedoch nicht so interpretiert werden, dass man machen kann, was man will. Methodische Vorgehensweise und die korrekte Ausübung des wissenschaftlichen Handwerks ist auch bei Feyerabend eine unbedingte Voraussetzung für den Erkenntnisgewinn. Es soll vermieden werden, dass qualitative Erkenntnisse die Hypothese, die für die quantitative Datenerfassung erstellt wurde, zur nachträglich geänderten Auslegung der Hypothese führen, um die Ergebnisse entsprechend formulieren zu können. Die Hypothese für die quantitative Auswertung darf nur im gewählten Rahmen betrachtet werden, auch wenn der Rahmen durch die Erkenntnisse der qualitativen Ergebnisse rückblickend betrachtet anders gesehen werden kann.

Abschließend soll darauf hingewiesen werden, dass sowohl qualitative als auch quantitative Forschungsansätze immer mit Vor- und Nachteilen verbunden sind. Der Forschende muss abwägen, mit welchen Methoden am besten das Ziel erreicht werden kann, ohne dass Fehlinterpretationen erfolgen. Es kann in vielen komplexen Fragestellungen durchaus empfohlen werden, beide Ansätze zu kombinieren und die Stärken zu bündeln und die Schwächen zu kontrollieren (➤ Abb. 18.1).

Auch aus qualitativen Daten können quantitative Daten im Sinne von Merkmalsausprägungen, Verteilungen und Kategorisierung extrahiert werden. Auch hier ist zu beachten, dass diese Ergebnisse mit nötiger Vorsicht zu interpretieren sind – die nachträgliche Auslegung in Bezug auf Korrelationen und gar kausale Zusammenhänge geschieht bereits unter Einfluss der erhobenen Daten.

Qualitative und quantitative Ergebnisse sind in Bezug auf die Ziele einer Studie mit Generalisierbarkeit, Wirkungszusammenhang und Kontexterstellung unterschiedlich zu bewerten:

- Quantitative Ergebnisse lassen sich durch Kenntnis des Umfelds einer Studie auf Basis der qualitativen Ergebnisse generalisieren und verallgemeinern.
- Kausale Zusammenhänge, die in qualitativen Daten ersichtlich sind, werden durch quantitative Fakten verständlich und erhärtet.

18

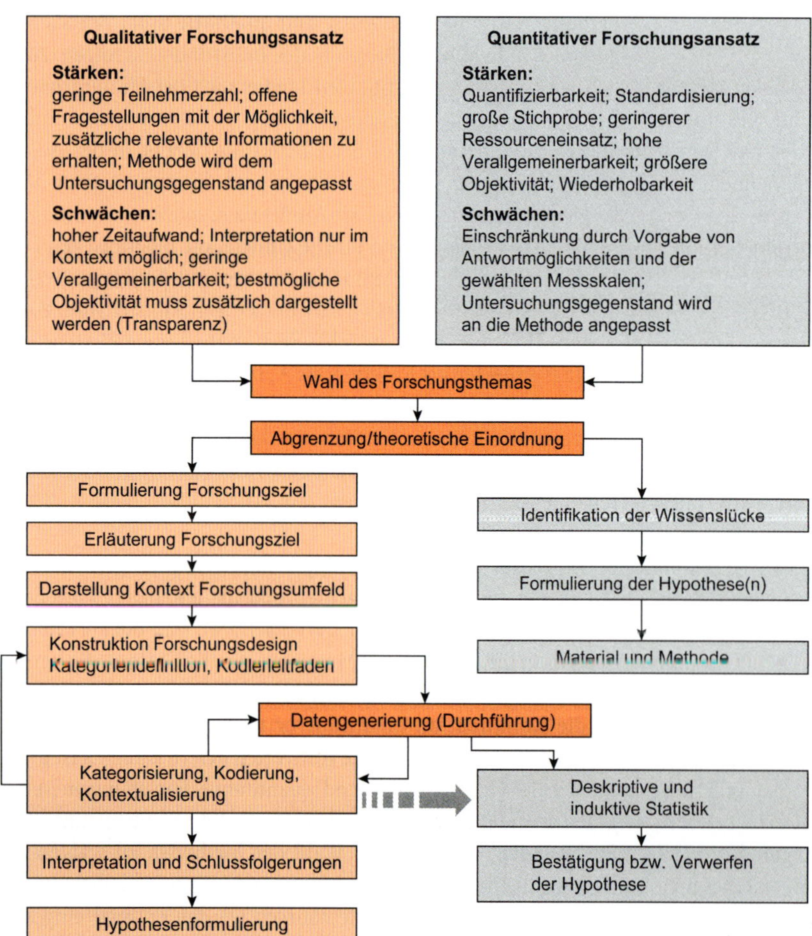

Abb. 18.1 Qualitativer vs. quantitativer Forschungsansatz. [P176/L271]

- Auslegung und Ableitung der Bedeutung der Ergebnisse sind nur durch die Zusammenführung aller Daten möglich.

Qualitative Forschung zeichnet sich im Allgemeinen durch eine überschaubar kleine Anzahl von Studienteilnehmern aus, die noch dazu oft sehr selektiv und meist nicht zufällig (nicht randomisiert) ausgewählt werden. Dieses Vorgehen wird der qualitativen Forschung oft zum Vorwurf gemacht. Dies ist bei der Durchführung eines qualitativen Forschungsprojekts auch zu berücksichtigen. Es ist keinesfalls so, dass qualitative Forschungsprojekte keinerlei Wert auf die Stichprobenziehung legen, sondern die gezielte und selektive Auswahl der Teilnehmer den Nachteil der kleinen Stichprobe wieder ausgleichen soll. *„Der Wert von Zufallsstichproben wird von qualitativen Sozialforschern jedoch nicht prinzipiell bestritten"* (Lamnek 2010). Auch in einem qualitativen Forschungsprojekt werden quantitative Daten erfasst, die jedoch nicht primär dafür gedacht sind, signifikante Unterscheidungen herauszuarbeiten, sondern vielmehr helfen, die Ergebnisse einordnen zu können.

Ein wesentliches **Unterscheidungsmerkmal zwischen quantitativer und qualitativer Forschung** stellt die Rolle des Untersuchers in den Forschungsprojekten dar. Während der quantitativ Forschende möglichst wenig in Erscheinung treten möchte, im Idealfall tatsächlich nur Beobachter ist und das Forschungsumfeld gar nicht beeinflusst, ist der qualitativ Forschende tatsächlich in dem Projekt unmittelbar involviert und Interaktionen zwischen Forscher und Teilnehmer sind nicht nur geduldet, sondern Teil des Forschungsprojekts. Während ein rein quantitatives Forschungsprojekt auf Basis eines a priori formulierten Studienprotokolls durchgeführt wird, das nicht oder nur in bestimmten Situationen (wie z. B. bei notwendigen Protokoll-Amendements aufgrund Sicherheitsrisiken für die Teilnehmer an klinischen Studien) geändert werden darf, ist es oft Ziel einer qualitativen Forschung, den Rahmen, der a priori eher unscharf festgelegt wurde, während des Projektfortschritts zu schärfen und ggf. auch in der Richtung zu ändern.

18.2 Methodentriangulation

Um Ergebnisse von qualitativen, aber auch quantitativen Forschungsprojekten besser interpretieren zu können, sollen unterschiedliche Methoden innerhalb eines Forschungsprojekts verknüpft werden (Lamnek 2010). Ziel ist es, die Schwächen und Stärken, die jeder wissenschaftlichen Methode anhaften, auszugleichen. Durch den Einsatz unterschiedlicher methodischer Herangehensweisen wird die Interpretation der Ergebnisse in Bezug auf den Forschungsgegenstand aus unterschiedlichen Blickpunkten ermöglicht (Denzin 1989). Neben dem Begriff Methodentriangulation sind in ähnlicher Weise die Begriffe **Methodenmix, multimethodisches Vorgehen, Methodenkombination** oder **Methodenintegration** etabliert worden. Triangulation ist ein Begriff, der in unterschiedlichsten Bereich eingesetzt wird, und zwar immer dann, wenn Dreiecke eingesetzt werden, um flächige oder räumliche Beschreibungen und Berechnungen vorzunehmen. Im engeren Sinne wird Methodentriangulation von einer Herangehensweise in der Landvermessung oder Navigation abgeleitet – ein Ort kann exakt lokalisiert werden, wenn er von drei Punkten aus angepeilt (betrachtet) wird.

Um die Forschungsfrage durch Betrachtungen von unterschiedlichen Blickwinkeln aus beleuchten zu können, stehen **verschiedene Methoden der Triangulation** zur Verfügung. So können Daten, die als Basis für qualitative Auswertungen dienen sollen, aus verschiedenen Quellen, von unterschiedlichen Studienteilnehmern oder auch mehreren Orten stammen – **Datentriangulation.** Weiterhin können Daten zu verschiedenen Zeitpunkten erhoben werden – wobei jedoch darauf zu achten ist, dass diese zeitliche Verschiebung keinen wesentlichen Einfluss auf die Ergebnisse hat. Eine weitere Möglichkeit der Methodentriangulation besteht darin, beteiligte Ebenen bzw. Personenkreise innerhalb eines Forschungsprojekts getrennt zu betrachten. Dies könnten bei einer interdisziplinären osteopathischen Fragestellung zur interdisziplinären Zusammenarbeit die tatsächlich untersuchte bzw. behandelte Gruppe an Probanden sein sowie zusätzlich die beteiligten Osteopathen, die Gruppe der interdisziplinär teilnehmenden Spezialisten und ggf. noch die administrativ-organisatorisch tätigen Mitarbeiter. Von **interdisziplinärer Triangulation** wird gesprochen, wenn die Fragestellung von unterschiedlichen Disziplinen aus betrachtet wird, sodass Informationen z. B. aus medizinischer Sicht, aus der Soziologie, Ökonomie, Psychologie, Ethik, Anthropologie und Gestaltung/Design zusammengeführt werden, wenn die Frage gestellt wird, welche Einflussfaktoren in Bezug auf die Behandlungsergebnisse in einer osteopathischen Praxis zu berücksichtigen sind. Darüber hinaus können Triangulationen durch die Einbindung verschiedener Untersucher (Forschertriangulation) vorgenommen werden.

Eine häufig angewandte Triangulationstechnik ist die Methodentriangulation. Dabei werden verschiedene Methoden der Datenerfassung verwendet, sodass verschiedene Ergebnisse zur Interpretation herangezogen werden können. Dadurch können Stärken und Schwächen einzelner Methoden zusammengeführt und ausgeglichen werden.

18.3 Die Befragung als Instrument der qualitativen und quantitativen Forschung

Befragung bedeutet Kommunikation zwischen zwei oder mehreren Personen. Durch verbale Stimuli (Fragen) werden verbale Reaktionen (Antworten) hervorgerufen. Dies geschieht in bestimmten Situationen und wird durch gegenseitige Erwartungen geprägt. Die Antworten beziehen sich auf die erlebten und erinnerten sozialen Ereignisse, stellen Meinungen und Bewertungen dar. Befragungen können strukturiert oder offen gestaltet sein, persönlich-mündlich, telefonisch, schriftlich oder auch online stattfinden und immer nur einen oder auch mehrere Personen gleichzeitig umfassen.

Mit dem Mittel der Befragung wird nicht soziales Verhalten insgesamt, sondern lediglich verbales Verhalten erfasst (Atteslander 2010). Somit ist die Befragung ein bedeutendes Werkzeug in Forschungsprojekten, sowohl in quantitativer, aber auch in qualitativer Hinsicht. Dabei wird die Datenqualität von Kooperationsbereitschaft und Verweigerungsneigung der Befragten geprägt. Der **Moment der Kontaktaufnahme** kann somit bereits über Erfolg und Misserfolg entscheiden: Wird der Teilnehmer offen antworten und ist er bereit, persönliche Meinungen und Bewertungen auch wiederzugeben, oder kommt es zu einem sog. **Non-Response-Verhalten,** bei dem entweder gar nicht geantwortet wird (Abbruch) oder bewusst falsch oder zufällig angekreuzt wird?

Bei der Auswertung eines Fragebogens muss immer der Zusammenhang und die Situation, die der Fragensteller skizziert hat, berücksichtigt werden. Die Ergebnisse sind nur unter Berücksichtigung jener Situation gültig, unter denen sie entstehen.

18.3.1 Gestaltung eines Fragebogens

Ein Fragebogen muss in seinem Aufbau strukturiert sein, sodass der Befragte den Überblick behält, aufmerksam bleibt und nicht das Interesse verliert und abbricht. Zu Beginn muss für den Teilnehmer erkennbar sein, dass das Thema tatsächlich von Interesse ist und warum diese Befragung einschließlich der persönlichen Teilnahme erforderlich ist – dies geschieht mit einem kurzen Einleitungstext. Anschließend werden zwei bis drei sog. **Eisbrecherfragen** gestellt. Damit wird **Vertrauen** aufgebaut und die **Offenheit** des Teilnehmers gesteigert. Es ist darauf zu achten, nur Fragen zu stellen, die tatsächlich mit dem Forschungsthema in Zusammenhang stehen. Sensible Themenbereiche sollten ggf. auf mehrere Fragen aufgeteilt werden, eine direkte Frage zu heiklen Themen (wie finanzielle Belange, Einkommen, Erkrankungen usw.) muss behutsam gestellt werden und kann auch zu einem Abbruch führen.

18

Bei der Zusammenstellung der Fragen sollten Eisbrecherfragen, die spannend und themenbezogen sein sollten, vorangestellt werden. Solche Fragen stellen im Idealfall sofort einen persönlichen Bezug des Fragebogens zum Befragten her. Insbesondere die Eisbrecherfragen sollen technisch einfach zu beantworten sein. Danach werden Fragen gestellt, die die Spannung steigen lassen, sodass die Aufmerksamkeit steigt und der Befragte neugierig ist, welche Fragen noch gestellt werden. Es wird von **Fragebogendramaturgie** gesprochen. Auch muss die Reihenfolge beachtet werden, da sich aus der Reihung von Fragen **Reihenfolgeeffekte** ergeben können. Dazu können auch Kontrollfragen eingebaut werden, die die Möglichkeit bei der Auswertung bieten, die Konsistenz der Antworten zu überprüfen. Über sog. **Filterfragen** kann bei der Auswertung eine bestimmte Gruppe von Befragten besonders ausgewertet bzw. ausgeschlossen werden. **Trichterfragen** führen vom Allgemeinen zum Speziellen. Elektronische Fragebögen bieten die Möglichkeit, bei bestimmten Filter- oder auch bei Trichterfragen die darauffolgenden Fragen zu variieren.

Der **Papierfragebogen** muss optisch sehr gut gestaltet werden, damit klar ist, dass bei einem bestimmten Filter (Antwort nein – Fortfahren bei Frage Nr. xx) der Befragte in bestimmter Art und Weise zu reagieren hat. Darüber hinaus können noch **Übergangsfragen** (um auf einen neuen Themenschwerpunkt überzuleiten) und **Motivationsfragen** (bauen wieder den persönlichen Bezug zum Fragebogen auf) gestellt werden. Fragen, die sich unter Umständen beeinflussen können, müssen räumlich im Fragebogen getrennt werden. Auf komplexere Fragen sollen einfachere Fragen folgen. Heikle Abfragen sollen eher am Ende des Fragebogens gestellt werden, damit ein frühes Abbrechen vermieden wird.

Nachdem die Fragen erstellt wurden, muss der Fragebogen zwingend in einem **Pretest** getestet werden. Besonderes Augenmerk ist dabei auf Definitionen von Begriffen zu legen – immer unter der Maßgabe, dass die Befragten diese Begriffe verstehen. Und bei einem Fragebogen ist die Grundgesamtheit und damit die Stichprobe üblicherweise nicht mit den Experten in einer Expertenbefragung gleichzusetzen. Es müssen also Begriffe verwendet werden, die die **teilnehmenden Personen aus der Grundgesamtheit** auch korrekt verstehen und zuordnen können. Dabei wird insbesondere darauf geachtet, ob die Zielgruppe die Fragen präzise versteht und auch beantworten kann. Die Testpersonen geben den subjektiven Eindruck und die Probleme, die bei der Beantwortung aufgetreten sind, wieder. Der Fragebogen ist anschließend zu adaptieren. Erst wenn der Pretest keine Änderungsnotwendigkeit ergibt, kann der eigentliche Untersuchungsplan umgesetzt werden.

Bei anonymen Fragebögen muss auch gewährleistet werden, dass die Anonymität bei der Rücksendung erhalten bleibt. Werden Fragebögen per Fax oder E-Mail zurückgeschickt, können sehr wohl Rückschlüsse gezogen werden. Der Schritt von der Rücksendung bis hin zur Auswertung und die eventuell zugesagte Anonymität muss entsprechend dokumentiert werden.

Vor der Auswertung werden die Daten in Tabellen übertragen. Falls nicht eindeutig zu erkennen ist, wie die Frage beantwortet wurde (zwei Kreuze bei einer Frage, die eigentlich nur ein Kreuz erlaubt; ein Kreuz zwischen zwei Kästchen), so muss diese als nicht beantwortet gekennzeichnet werden. Um solchen **Datenverlust zu vermeiden,** ist bei der Erstellung der Fragen und der Antwortmöglichkeiten vorausblickend und bereits analytisch zu denken. Es empfiehlt sich, dabei verschiedene Auswertungsszenarien durchzudenken und die Konsequenzen abzuschätzen.

Fragen können folgende **Themenbereiche** ansprechen:

- Fragen nach Einstellungen, Präferenzen und Meinungen
- Überzeugungen, Wertvorstellungen und Orientierungen
- Wissen
- Verhalten
- Eigenschaften und soziodemografischer Hintergrund

Fragen können außerdem nach der **Form der Frage** eingeteilt werden:

- Offene Fragen
- Geschlossene Fragen
- Halboffene Fragen

Offene Fragen werden so gestellt, dass sie nicht mit ja oder nein zu beantworten sind. Darüber hinaus werden keine Antwortalternativen vorgegeben, die zur Auswahl zur Verfügung gestellt werden. **Geschlossene Fragen** lassen sich bereits mit ja oder nein (als binär) beantworten, oder es werden sämtliche (aus Sicht des Forschenden) Antwortmöglichkeiten vorgegeben; es ist nicht vorgesehen, dass der Teilnehmer noch zusätzliche Antworten geben kann. Die Antwortmöglichkeiten können weiter eingeschränkt werden, indem nur eine Antwortmöglichkeit (Einfachauswahl) erlaubt wird, aber auch Mehrfachnennungen (Mehrfachauswahl) sind möglich. Bei **halboffenen Fragen** werden Antwortmöglichkeiten vorgegeben, aber auch die Möglichkeit angeboten, zusätzliche Angaben vorzunehmen.

Die Form der Fragen (offen, geschlossen, halboffen) hat naturgemäß Vor- und Nachteile, die bei der Zusammenstellung des Frage-

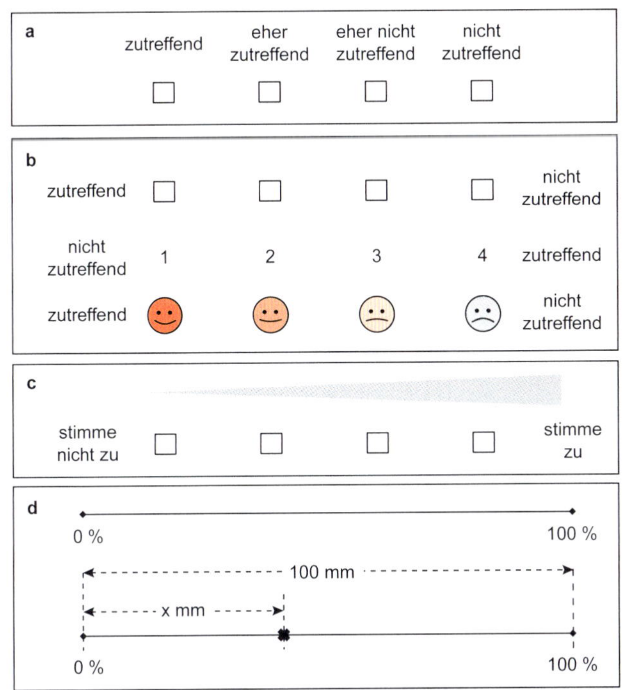

Abb. 18.2 Skalen. [P176/L271]

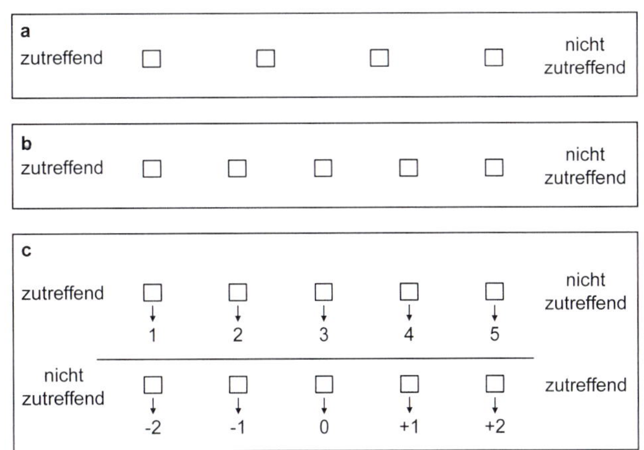

Abb. 18.3 Skalen und Skalentransformation. [P176/L271]

bogens berücksichtigt werden müssen. Bei der offenen Fragestellung wird der Befragte durch die vorgegebenen Antworten weder eingeschränkt noch beeinflusst, jedoch sind die Antworten möglicherweise auf spontane Einfälle und nicht auf systematisches Abwägen durch den Befragten zurückzuführen. Andererseits kann die Vorgabe der Antworten zu Verzerrungen und zu Einschränkungen führen, wobei die Vorgabe von Antworten dem Forschenden eine größere Möglichkeit zur Beeinflussung bietet. Nur bei gewissenhafter Vorbereitung des Fragebogens sind die Vorgaben der Antworten bei der geschlossenen Fragestellung vollständig. Auch wird dem Befragten zusätzliche Information zur Verfügung gestellt, auf welches Thema die Frage konkret abzielt. Offene Fragen können dazu führen, dass die auf diese Art Befragten – insbesondere beim Vorliegen von sprachlichen und orthografischen Einschränkungen – gehemmt sind und nur sehr zögerlich antworten. Auch können die Antworten durch sprachliche oder schriftliche Einschränkung etwas anderes ausdrücken als tatsächlich gemeint ist.

Befragungen können auch in Form von **Skalen** erfolgen. Dabei werden Antwortmöglichkeiten zur Verfügung gestellt, die der Befragte bewerten soll bzw. in eine Reihung (wichtig bis nicht wichtig; bevorzugt bis nicht bevorzugt; Befürwortung bis Ablehnung usw.) bringen soll. Es wird ein metrisches Skalenniveau erzeugt. Solche Fragestellungen können als **verbalisierte Skalen** oder **numerische Skalen** (werden auch als endpunktbenannte Skalen bezeichnet) aufgebaut werden (> Abb. 18.2).

Es macht einen Unterschied, ob bei einer Skala gerade oder ungerade Antwortmöglichkeiten angegeben werden. Eine gerade Anzahl von Antworten bietet prinzipiell keine Mitte, der Befragte muss sich grundsätzlich für eine Seite entscheiden. Ob gerade oder ungerade Skalen Vorteile bzw. Nachteile haben, wird in der Literatur kontrovers diskutiert. Die Mittelkategorie (die Antwortmöglichkeit in der Mitte) kann durchaus als Ausweichkategorie bei Nichtwissen oder Verweigerung genutzt werden. Andererseits, falls tatsächlich die Bewertung in der Mitte durch den Studienteilnehmer ausfallen würde, wird diese Option bei geraden Skalen gar nicht angeboten. Auf alle Fälle erlaubt eine ungerade Anzahl mit einem Wert in der Mitte die Transformation in eine positive und eine negative Seite und daraus die Berechnung eines Bewertungsmittelwerts, der wiederum grafisch umgesetzt werden kann (> Abb. 18.3). Die Anzahl der Skalenpunkte sollte nicht mehr als 7 ± 2 betragen. Üblicherweise sind numerische, endpunktbenannte Skalen ausreichend, eine umständliche Verbalisierung ist nicht erforderlich. Bei der Darstellung sollte möglichst wenig Beeinflussung vorgenommen werden, um nicht den Befragten in die eine oder andere Richtung zu verleiten. Es wird von **eindimensionalen Skalen** gesprochen, wenn die Skalenpunkte von klein nach groß bezeichnet werden, **zweidimensionale Skalen** sind Skalen, die einen Mittelpunkt (z. B. 0) und eine positive und eine negative Seite haben.

Eine Besonderheit stellt die **visuelle Analogskala (VAS)** dar. Dabei werden subjektive Bewertungen eines eher abstrakten Begriffs, wie z. B. Schmerz, in Zahlen übergeführt. Bei Schmerzskalen würde 0 als **kein Schmerz vorhanden** und 10 (bzw. 100) als der **schlimmste vorstellbare Schmerz** bezeichnet werden. Der Studienteilnehmer markiert auf der Linie zwischen den beiden Endpunkten mit einem Kreuz das subjektive Empfinden. Nun kann die Lage des markierten Punkts in Millimeter umgewandelt werden, da die Gesamtlänge mit 10 cm (oder 100 mm) festgelegt wurde. Wird die Auswertung anhand von Ausdrucken vorgenommen, die nicht mehr ganz den ursprünglichen Dimensionen entsprechen, so muss die gemessene Länge in die ursprüngliche Dimension zurückgeführt werden. Dies gilt auch insbesondere, wenn die Fragebögen per Fax oder in gescannter Form vorliegen (> Abb. 18.2d).

Fragen sind so zu stellen, dass alle Befragten die Fragen gleich verstehen. Jede Frage, die gestellt wird, muss Informationen abfragen, über die die Befragten auch tatsächlich verfügen; ansonsten wird geraten oder oft auch abgebrochen. Unnötig kompliziert formulierte Fragen sind zu vermeiden, da dadurch das Verständnis erschwert wird und die Abbruchraten steigen. Verwendete Begriffe sollen eindeutig formuliert werden. Beim Verwenden von Fachbegriffen muss die Zielgruppe berücksichtigt werden – je mehr Laien befragt werden, desto einfacher müssen die Begriffe gewählt werden, ohne dass der Sinn dadurch verloren geht. Es gilt jedoch die Grundregel, dass **Eindeutigkeit wichtiger als Einfachheit** ist. Komplexe Fragestellungen mit kompliziertem Satzaufbau führen zu Verwirrungen, die sich negativ auf die Datenqualität auswirken können bzw. wiederum die Abbruchrate erhöhen. Gleichzeit steigt auch die Gefahr, dass redundant formuliert wird und überflüssige Informationen gegeben werden, die die Eindeutigkeit der Frage auflockern.

Fragen sollen die Befragten in die Lage versetzen, sich in die abgefragte Situation hineinzuversetzen. Hypothetische Fragen sind zu vermeiden. Es ist nur in Ausnahmen zulässig, Fragen mit Phrasen wie „Stellen Sie sich vor …" oder „Angenommen, Sie …" zu beginnen. Besonders wichtig ist es, den eindeutigen zeitlichen Rahmen herzustellen: Bezieht sich die Frage auf gegenwärtige, vergangene und zukünftige Szenarien? Auch hier ist es erforderlich, immer genau abzuwägen, ob diese Frage durch den Studienteilnehmer überhaupt beantwortet werden kann.

Doppelte Stimuli wie doppelte Verneinungen führen häufig zu fehlerhaften Daten, da die Frage unterschiedlich aufgefasst wird. So ist zu erwarten, dass die Frage „Stimmen Sie zu, dass es nicht gut ist, wenn Experten zu diesem Thema nicht befragt werden?" mit den Antwortmöglichkeiten „stimme zu" und „stimme nicht zu" zu Verwirrung sowohl bei den Befragten, aber auch später bei der Auswertung führen wird, da der tatsächliche Sinn kaum zu erfassen ist. Suggestive Fragen, Vorgaben und Unterstellungen sind zu vermeiden, da eventuell die Befragten sich nicht widersprechen trauen oder sich der vermeintlichen Meinung der Mehrheit anschließen.

Antwortkategorien müssen eindeutig sein und dürfen sich nicht überschneiden. So ist die Abfrage des Alters in den Kategorien 20–30, 30–40, 40–50 nicht eindeutig, da es Überschneidungen gibt. Die Antwortkategorien, die angeboten werden, müssen sämtliche möglichen Antworten auch abdecken.

18.4 Quantitative und qualitative Methoden der Datenerhebung

Ziel qualitativer Forschung ist es, **Auslöser** in einer bestimmten Situation, die zu **Handlungen bzw. Reaktionen** bestimmter Personen führen, zu verstehen. Daher hat der qualitativ ausgerichtete Forscher nicht nur die Handlungen bzw. Reaktionen der Personen zu beobachten und (quantitativ) zu erfassen, sondern vielmehr auch die auslösenden Momente und Objekte im jeweiligen Umfeld mit einzubeziehen. Von qualitativ forschenden Personen wird quasi verlangt, dass sie sich von der eigenen Betrachtung und Interpretation der Rahmenbedingungen lösen und den Blickwinkel aus Sicht des Befragten annehmen (Denzin 1989). Somit ist es naheliegend, dass Änderungen der grundlegenden Theorien und Annahmen im Laufe eines Forschungsprojekts vorkommen, um eine Darstellung der realen Umwelt möglichst realitätsnah gewährleisten zu können. Der Sozialforscher muss tief in Szenarien eindringen, die naturgemäß fremd und fern sind. Die Interaktion des Forschers mit dem Untersuchten, die direkte persönliche Auseinandersetzung im Umfeld des Befragten und die so gewonnenen Erfahrungen führen zu neuen Betrachtungsweisen und Interpretationsmöglichkeiten der Daten.

Anhand eines **Beispiels** soll dies erläutert werden: mittels Fragebogen kann in einer Follow-up-Studie erfasst werden, wie es Personen nach erfolgreicher (Chemo-)Therapie geht. Dabei können physische und psychische Daten erhoben werden, die einen quantitativen und nur bedingt qualitativen Rückschluss erlauben. Die auf Basis der quantitativen Methodik vorweg festgelegte Hypothese unterstellt, dass die Befragten in dieser Situation (nach erfolgreicher Chemotherapie, bereits in der Erhaltungsphase) diese Termine grundsätzlich positiv und motivierend empfinden. In diesem Kontext werden auch die erhobenen Daten interpretiert. Dabei hat die Prämisse der Objektivität gefordert, dass der Untersucher mit dem Befragten nicht in Kontakt tritt und die Daten anonym und verblindet ausgewertet werden. Ein qualitativer Ansatz bringt jedoch zwangsläufig Interaktionen mit sich. Der Forscher begleitet die Person in das Umfeld (hier: ambulante Einrichtung) und kann so erfahren, dass zwar prinzipielle Zufriedenheit (und Dankbarkeit) mit dem Betreuungsprozess besteht, aber der Studienteilnehmer jeden Follow-up-Termin völlig anders wahrnimmt: als regelmäßig wiederkehrender Schicksalstag, an dem die Diagnose Rezidiv gestellt werden könnte. Dies hat der Studienteilnehmer wahrscheinlich bereits des Öfteren bei anderen Patienten in der Ambulanz miterlebt, umso häufiger, je länger er in der Follow-up-Phase ist. So kann der Forscher verstehen, dass die physische und psychische Zufriedenheit durchaus hoch ist, jedoch die Anspannung einige Tage vor und insbesondere am Tag der ambulanten Visite negativ und hemmend die Aktivitäten des täglichen Lebens einschließlich Stimmungslage beeinflusst. Durch das Hinzufügen solcher qualitativer Aspekte können die durchaus positiv beantworteten Fragebögen neu und komplexer verstanden werden.

18.4.1 Fragebogen

Ein Fragebogen setzt sich oft aus quantitativen und qualitativen Elementen zusammen. Einerseits soll anhand des Fragebogens eine Hypothese bestätigt oder verworfen werden, aus quantitativer Sicht durch den Vergleich von Häufigkeiten und Verteilungen bzw. Kennzahlen, die sich aus der Stichprobe ergeben. Dazu muss selbstverständlich eine entsprechend große Anzahl von Teilnehmer bereit sein, den Fragebogen auch (vollständig) zu beantworten. Die Anonymität macht es jedoch oft schwierig, die Qualität der Antworten einzuschätzen. Um möglichst sichere Schlussfolgerungen ziehen zu können, muss die Teilnehmeranzahl entsprechend groß sein. Dies gelingt nur dann, wenn die sog. **Rücklaufquote** hoch ist. Bei anonymen Fragebögen muss die Rücklaufquote sehr niedrig angesetzt werden, 3–5 % Rücklaufquote sind bei postalisch verschickten Fragebögen schon sehr gut. Aus dieser erwarteten Rücklaufquote ergibt sich die tatsächliche Anzahl der Fragebögen, die verschickt werden müssen, um auf die erforderliche Anzahl der auswertbaren Fragebögen zu kommen. Hat die Sample-Size-Berechnung n = 150 ergeben, dann müssen bei einer erwarteten Rücklaufquote von 5 %

insgesamt 3.000 Fragebögen verschickt werden. Die Rücklaufquote kann durch geeignete Maßnahmen beeinflusst werden:

- Nicht zu lange und damit umfangreiche Fragebögen
- Keine unnötigen (nicht auf das primäre Studienziel ausgerichtete) Fragen stellen
- Kurzer einleitender Text mit motivierender Erklärung zum Thema
- Vereinfachte Rücksendemöglichkeiten (frankiertes, anonymes Rücksendekuvert mit Rücksendeadresse),
- Dramaturgischer Fragebogenaufbau

18.4.2 Qualitative Interviews

Interviews sind Erhebungsverfahren, bei denen die Auskunftspersonen Gelegenheit haben, auf offen gestellte Fragen ihre Sichtweise darzustellen, wobei ihnen dabei ein möglichst großer Freiraum gewährt wird, die aus subjektiver Sicht wichtigen Themen ansprechen und erläutern zu können. Eine direkte Interaktion zwischen Untersucher und Befragten ist hier nicht nur akzeptiert, sondern gewünscht. Der Untersucher muss dabei jedoch auch offen und unvoreingenommen sein, um das Interview nicht bewusst oder unbewusst in eine bestimmte Richtung lenken zu können. Auch ist ein Interview nicht notwendigerweise auf eine Hypothese aufbauend. Oft wird auf die explizite Formulierung von Hypothesen vor der Interviewphase verzichtet, damit die Fülle und der Umfang der möglichen Informationen möglichst weit bleiben. Das Interview wird dabei auf die vorangestellte Forschungsfrage orientiert. Die Hypothesen werden oft nicht vor dem Interview formuliert, sondern bewusst offen gelassen. In einem qualitativen Forschungsdesign kann es durchaus üblich sein, die Hypothesen erst im Anschluss an Experteninterviews zu formulieren. Somit wird die Formulierung von Hypothesen zum Ziel und nicht zum Ausgangspunkt in solchen wissenschaftlichen Projekten. Auch wenn eine offene Herangehensweise dazu verleiten kann anzunehmen, dass in einem qualitativen Forschungsdesign mit Interviews alles offen gehalten wird und a priori undefiniert bleibt, so ist auch hier im **Forschungsprotokoll** festzulegen, wie ausgewertet wird und in welcher Form die Daten aufbereitet, ausgewertet und analysiert werden.

Die Befragten werden bei dieser Methode der Erhebung als Experten betrachtet – wobei sich dieser Begriff nicht auf eine bestimmte Art oder Menge an (Fach-)Wissen bezieht, sondern einzig darauf, ob diese Person über den Gegenstand der Befragung aus persönlicher Erfahrung tatsächlich relevante Informationen geben kann. Der Experte wird explizit dazu aufgefordert, subjektive Deutungen, Meinungen und Interpretationen einzubringen. Die erforderliche Anzahl n ist im Gegensatz zu einer anonymen Befragung einer repräsentativen Stichprobe mittels quantitativen Fragebogens gering: Bereits einige wenige Experten als Auskunftspersonen können einen substanziellen Beitrag zur Studie leisten. Es muss jedoch darauf hingewiesen werden, dass das kleine n nicht dazu führen soll, Experteninterviews mit einer Fallstudie, basierend auf einem Einzelfall, gleichzusetzen.

Während in der quantitativen Forschung der Forscher im Idealfall gar keinen Einfluss während der Datenerhebung hat und mit den Studienteilnehmern gar nicht in Kontakt tritt, so ist dies bei qualitativen Interviews erwünscht und gefordert. Interaktion und Kommunikation sind Teil der qualitativen Forschung. In einer klinischen Studie zur Darstellung der Wirksamkeit einer Therapie wird explizit gefordert, den Kontakt zwischen Proband und Untersucher möglichst auszuschließen, um die mögliche Interaktion, die durchaus zu unbewussten Veränderungen von Daten führen kann, zu vermeiden. Es werden Verfahren der Verblindung vorgenommen, sodass die Befunde von diagnostischen Unterlagen von Personen durchgeführt werden, die nicht mit den Probanden in Kontakt treten. Beim Interview ist diese Interaktion ein Teil des methodischen Vorgehens. Der Interviewer muss die jedoch grundlegenden **Regeln und systematischen Prinzipien der Interviewführung** kennen, trainieren und beherrschen.

Die Interaktion zwischen Interviewten und Interviewer dient neben der offenen Fragestellung auch dazu, den Rahmen der Relevanz der gestellten Fragen möglichst aus Sicht des Interviewten offen zu halten. Der Interviewer ist aufgefordert, den aus seiner Sicht eventuell logischen Rahmen und Kontext während des Interviews auszublenden und die Gesprächsrichtung dem Interviewten zu überlassen. Natürlich ist darauf zu achten, dass der Gesprächsfaden die eigentliche Fragestellung nicht vollständig verlässt.

Ein Studienteilnehmer, insbesondere wenn es zu einem direkten Kontakt mit dem Fragesteller kommt, handelt aus verschiedenen Motiven heraus. Zunächst kann dieser auf die gestellten Fragen möglichst wahrheitsgemäß antworten, um zum Erkenntnisgewinn beizutragen. Allerdings können die Fragen beeinflusst werden, wenn sich der Befragte als kompetent und wissend darstellen möchte. Umgekehrt ist es durchaus möglich, dass der Befragte eine Tendenz zur Zustimmung zeigt, um es dem Gegenüber recht zu machen. Die Antworten werden dann eher in der Form formuliert, von der angenommen wird, dass es am ehesten der Ansicht des Interviewers entspricht. Auch können Antworten eher in Richtungen tendieren, die sozial oder politisch anerkannt sind und als korrekt gelten. Dies gilt insbesondere für sensible Themenbereiche.

Grundsätzlich beruhen **qualitative Interviews** auf der Annahme, dass durch eine offene Befragung, die dem Befragten die Möglichkeit gibt, verschiedene Aspekte aus einer subjektiven Sichtweise einzubringen, neue und andere Erkenntnisse ermöglicht werden. Die **Interaktion zwischen Interviewer und Interviewten** wird bei solchen Forschungsprojekten bewusst herbeigeführt und ermöglicht es, die Tiefe und Breite bei der Fragebeantwortung zu erweitern und nicht bereits durch das Vorgeben einer bestimmten Auswahl von Antwortmöglichkeiten eher einzuschränken. Kommunikation wird bewusst als Mittel zum Zweck eingesetzt. Der Forschende lässt sich also ganz bewusst in das jeweilige Umfeld und auf Interaktionen ein, um ein besseres, vertieftes Verständnis für die Beweggründe und Entscheidungsmotivationen des Befragten im jeweiligen Forschungsumfeld zu erfahren. Dabei ist es ein Merkmal der qualitativen Forschung, dass die Hypothesen a priori noch nicht formuliert wurden, sondern erst im Laufe der Interviews bzw. der Auswertung an Schärfe und Präzision gewinnen, um schlussendlich als (Teil-)Ergebnis des Forschungsprojekts formuliert zu werden. Die Meinungen und Grundannahmen, die im Rahmen der Ausarbeitung des qualitativen Forschungsprojekts vorlagen, können sich auch durchaus ändern.

Die Durchführung von qualitativen Interviews wird üblicherweise als teilstandardisiert geplant. Dies bedeutet, dass sich durchaus Unterschiede bei der Durchführung von Interviews ergeben. Daher ist es entscheidend, dass die Vorgehensweise und die zugrunde liegenden Regeln bei der Datenerhebung und auch bei der Auswertung explizit kommuniziert werden (siehe auch Gütekriterien, ➢ Kap. 18.6).

Das **narrative Interview** zielt darauf ab, den Interviewten zu animieren, in Form einer Erzählung einen bestimmten alltäglichen Sachverhalt darzustellen (Küsters 2009). Erlebtes soll verbalisiert und in dem Interview dokumentiert werden. Der Interviewte wird dabei animiert, eine Geschichte mit Zeit und Ort, Sequenz der Handlungen und eigentlichen Hauptsache (Pointe) zum Abschluss zu erzählen. Die Geschichte kann abschließend nochmals reflektiert und gedeutet werden. Grundsätzlich beruht dieser Ansatz auf der Annahme, dass im Rahmen einer Geschichte der Erzähler subjektive Sinn- und Deutungsmuster vollständig und kohärent wiedergeben kann und die Struktur nicht durch Zwischen- bzw. Gliederungsfragen durch den Interviewer beeinflusst wird. Auch ist der Interviewte durch die eigene grundlegende Erfahrung mit Geschichtenerzählungen gezwungen, diese zu Ende zu erzählen und darin alle wesentlichen Elemente, die für Entscheidungen und Handlungen wesentlich sind, darzustellen. Der Interviewer verhält sich beim narrativen Interview eher passiv, außer zu Beginn, wenn die Szene, auf der die Geschichte beruhen soll, aufgebaut wird und am Ende, wenn nochmals reflektiert und rückblickend zusammengefasst wird. Es ist jedoch wesentlich, dem Interviewten die volle Aufmerksamkeit zu signalisieren, denn nur dann wird eine Geschichte auch als erzählenswert wahrgenommen und vollständig erzählt. Das narrative Interview zielt auf maximale Offenheit ohne theoretische Einschränkungen ab. Die Gesprächssteuerung liegt hier beim Befragten (Tilemann 2005).

Beim **Experten-Interview** wird der Begriff des Experten in doppelter Hinsicht eingesetzt. Einmal ist der Experte jemand, der über ein bestimmtes Fachwissen verfügt und aufgrund der biografischen Daten für das Interview ausgewählt wurde. Darüber hinaus muss der Experte jedoch auch in dem Umfeld, das gerade für dieses Forschungsprojekt relevant ist, integriert sein. Es besteht also eine doppelte Beziehung des Experten zur Forschungsfrage. Es ist beim Experten-Interview also nicht primäres Interesse, Fachwissen abzufragen, sondern vielmehr dieses Fachwissen im Kontext einer konkreten Situation bzw. eines bestimmten Umfelds zu reflektieren.

Das Fachwissen muss konkret in einer bestimmten Situation eingesetzt werden. Der Interviewte erwartet vom Interviewer jedoch auch ein bestimmtes Maß an Fachwissen, sodass das Fachwissen auch auf Augenhöhe und unter der üblichen Terminologie kommuniziert werden kann. Der Interviewer hat sich somit auf dem jeweiligen Gebiet entsprechend einzuarbeiten. Der **Interviewleitfaden** muss dieses Fachwissen in dieser Situation auch bereits reflektieren. Der Interviewer muss darauf achten, dass der Interviewte nicht nur Fachwissen wiedergibt, sondern vielmehr sich auch auf eigene Meinungsäußerung und persönliche Interpretationen einlässt.

Das Experteninterview wird häufig zur Hypothesengenerierung eingesetzt, die Gesprächssteuerung findet im Wechselspiel zwischen dem Befragten und dem Interviewten statt. Ziel von Experteninterviews ist es nicht, mit statistischen Wahrscheinlichkeiten bestimmte Zusammenhänge und Wirkungsrichtungen darzustellen. Vielmehr sollen die Aussagen im Umfeld und in dem Rahmen erfasst werden, in dem die Aussagen gemacht werden, wobei der prozesshafte Forschungscharakter erhalten bleibt: Es wird akzeptiert, dass bei qualitativen Forschungsansätzen spätere Richtungsänderungen auf Basis bereits erhobener Daten möglich und erwünscht sind (Mikos und Wegener 2005).

Weitere Interviewformen sind das **fokussierte Interview** (der Interviewte wird bereits mit einer bestimmten Situation bzw. unterstützendem Material konfrontiert, die Befragungsstrategie ist eng und erlaubt dem Interviewten nur bedingt ein Abweichen vom eigentlichen Gegenstand) und das **problemzentrierte Interview** (als Kombination aus narrativem und leitfadenorientiertem Interview) (Mikos und Wegener 2005).

Das **Gruppeninterview** bzw. die **Gruppendiskussion** hat das Ziel, Meinungen und Tendenzen der Teilnehmer innerhalb des gewählten Kontextes herauszuarbeiten. Es erfolgt jedoch keine Befragung in der Gruppe, sondern die Gruppe soll, geführt durch einen Moderator, zu einem bestimmten Themenbereich Meinungen diskutieren und reflektieren. Dabei sollen Personen mit unterschiedlichem Hintergrund zu dem aktuellen Themenbereich Stellung beziehen. Der Leiter der Diskussion hat darauf zu achten, dass jeder Teilnehmer zu Wort kommen kann und die nachträgliche Zuordnung des Textes im Transskript zum jeweiligen Sprecher gewährleistet ist. Nachdem die Teilnehmer ausgewählt wurden, wird die Diskussion durch eine Einführung in die Thematik durch den Diskussionsleiter vorgenommen und das wissenschaftliche Gesamtprojekt, soweit erforderlich, vorgestellt. Anschließend stellt der Moderator die prinzipiellen Vorgaben und Regeln dar. Die Teilnehmer werden aufgefordert, so zu sprechen, wie sie normalerweise auch sprechen würden. Die Diskussion wird durch eine Eingangsfrage eröffnet, wobei diese Frage den **Grundreiz zur Diskussion** geben soll. Bei der Initiierung ist darauf zu achten, dass der Reiz für alle Gruppenteilnehmer ähnlich stark ist und nicht einige wenige Teilnehmer besonders stark bzw. schwach angesprochen werden.

Im Allgemeinen wird sich nun rasch eine Diskussion entwickeln, wobei der Moderator darauf zu achten hat, dass Meinungen aller Teilnehmer zugelassen werden und auch alle zu Wort kommen können – wobei prinzipiell kein Zwang besteht, sich zu einem bestimmten Punkt zu äußern. Dies würde durchaus kontraproduktiv sein, da wertvolle Zeit vergehen kann, bis sämtliche Teilnehmer eventuell identische Statements abgeben. Nur wenn die Thematik vom eigentlichen Thema abweichen sollte, greift der Moderator wieder ein – es ist aber darauf einzugehen, ob die Gruppe nicht selbst den diskutierten Schwerpunkt als wesentlich erachtet und daher die Diskussion in diese Richtung lenken möchte. Nachdem die Gruppe sämtliche Fragenkomplexe diskutiert hat, kann der Diskussionsleiter in einer weiteren Phase Widersprüche, Meinungsverschiedenheiten und Inkonsistenzen aus der vorangegangenen Diskussion aufgreifen und nochmals gezielt nachfragen. Die Diskussion ist zu Ende, wenn alle Fragen aus Sicht der Gruppe und aus Sicht der Forschenden ausreichend diskutiert wurden (Mikos und Wegener 2005).

Eine Sonderform der Befragung stellt die sog. **Delphi-Befragung** dar. Dabei werden Experten, die auch als **„well informed people"** bezeichnet werden, zu einem bestimmten Zeitpunkt über zukünftige Entwicklungen befragt. Als Experten gelten in diesem Zusammenhang Personen, die neben einem Fachwissen (Experte) über aktuelle Positionen und Tätigkeitsschwerpunkte in einem hochspezialisiertem Umfeld verfügen, die sie in die Lage versetzen, zukünftige Entwicklungen zu präzisieren. Die Auskünfte der Befragten stellen Meinungen dar, die sich nicht auf bereits Erlebtes bzw. Erfahrenes beziehen, wie in anderen Formen qualitativer Befragungen. Delphi-Methoden werden vorwiegend als Planungsinstrumente bei komplexen und disziplinübergreifenden Fragestellungen eingesetzt. Der auf Konsensus ausgerichtete Blick in die Zukunft steht dabei oft zum Mittelpunkt solcher Forschungsprojekte (Häder 2014).

Anzumerken ist, dass es weitere Befragungsmethoden in der qualitativen Forschung gibt, die jedoch nicht alle in diesem Kapitel besprochen werden können.

18.5 Auswertung und Analyse qualitativer Daten

Bei qualitativen Forschungsprojekten wird auch die Situation, in der das Interview stattgefunden hat, dokumentiert und protokolliert. Bei Gruppeninterviews muss durch die **Protokollierung** sichergestellt sein, dass die Zuordnung der Gruppenteilnehmer zu den gesprochenen bzw. transkribierten Texten eindeutig möglich ist. Die soziodemografischen Daten der Interviewpartner sind ebenso wie die Beobachtungen und Eindrücke des Forschenden als teilnehmender Beobachter zu protokollieren. In qualitativen Forschungsprojekten wird auch gefordert, dass der durchführende Forscher Beobachtungen, Eindrücke, relevant erscheinende Umstände und mögliche Einflussgrößen festhält und in Form einer **Datenbeschreibung** dokumentiert. Damit wird der Interpretationsprozess unterstützt und für den Leser transparent und nachvollziehbar. Dies kann eine bestimmte, sich wiederholende Gestik des Interviewten, aber auch dessen Körpersprache sein. Auch können besondere tagespolitische oder gesellschaftliche Ereignisse festgehalten werden, wenn diese das Grundthema des Forschungsprojekts tangieren und eventuell auch bei den Interpretationen zu berücksichtigen sind. Zu berücksichtigen sind sämtliche Faktoren, die die Daten beeinflussen können, sowohl durch Einflüsse des Interviewers als auch des Befragten. Der Durchführende der Studie muss darauf achten, dass es zu keiner Einflussnahme kommt. Dies gelingt bei eher quantitativ ausgerichteten Studien durch die Vermeidung des direkten Kontakts, qualitative Studien sind hingegen besonders durch die Interaktion zwischen Interviewten und Interviewer gekennzeichnet. Daher muss der Interviewer besondere Schulungen und Kenntnisse aufweisen, damit ein **Interviewer-Effekt** (die unbewusste Einflussnahme auf die Ergebnisse) vermieden wird. Auch können durch den direkten Kontakt des Untersuchenden mit dem Befragten zusätzliche Informationen, wie z. B. einzelne Reaktionen, Körpersprache, Persönlichkeitsmerkmale, Ort und Umfeld der Befragung, eingeholt werden.

Die **Transkription** stellt die Übertragung der Aufnahmen in die schriftliche Form dar. Die Textpassagen werden ungekürzt und exakt übertragen. Darüber hinaus können anhand von bestimmten Transkriptionsrichtlinien Details in die schriftliche Form übertragen werden, die für die spätere Auswertung und das weiterführende Verständnis von Bedeutung sein können: steigende oder fallende Intonation, Lautstärke, Zögern, Pausen, Lachen, Abbrüche in einem Satz bzw. in einem Wort, unverständliche Teile, Absetzen, Dehnungen, Betonungen. Lachen kann z. B. als kurzes Auflachen, längeres Lachen, lachendes Sprechen des Textes codiert werden. Auch muss es eindeutig möglich sein, den transkribierten Text einem bestimmten Sprecher zuordnen zu können. Bei der Transkription von narrativen Interviews oder Gruppeninterviews kann ein **Sequenzprotokoll** erstellt werden, das bestimmte Einheiten und Handlungen zusammenfasst und hilft, den gesamten Text strukturell aufzubereiten. Dies wird in der qualitativen Forschung auch bei der Analyse von umfangreichen Krankengeschichten, längeren Zeitungsartikeln, Filmen, Büchern usw. eingesetzt (Flick et al. 2004).

Ein wesentlicher Schritt bei der Auswertung qualitativer Daten ist die **Kategorisierung und Codierung.** Darunter wird ein methodisch kontrolliertes Verfahren verstanden, das es ermöglichen soll, die Inhalte der umfangreichen Texte aus Interviews oder anderen Quellen vergleichbar zu machen (Prommer 2005). Von vielen wird dies als zwingend in solchen Forschungsprojekten erachtet, damit überhaupt Interpretationen durchgeführt werden können. Die Codierung dient dazu, Daten und Phänomene zu erfassen und zu Einheiten (thematisch, sinnhaft usw.) zusammenzufassen. Auf Basis der Codierung besteht die Möglichkeit zur quantitativen Auswertung **(quantitative Inhaltsanalyse).** Codieren ist ein kritischer Prozess, da der Forscher die Balance zwischen einschränkender Wirkung der Kategorisierung und Codierung einerseits und die grundlegend offene Herangehensweise bei qualitativen Forschungsprojekten finden muss. Wird zu stark codiert, kann der qualitative Charakter verloren gehen, wird zu wenig codiert, leidet die Möglichkeit der Interpretation und Schlussfolgerung (Flick et al. 2004).

Codieren kann auch als Entwicklungsvorgang beschrieben werden, bei dem empirisch erfasstes Material mit dem Forschungsumfeld zusammengeführt wird: *„Durch den Codiervorgang werden 1.) generative Fragen weiter verfolgt wie auch generiert, 2.) die Daten aufgebrochen, sodass der Forscher von der reinen Beschreibung zur Interpretation auf höhere Abstraktionsebenen gelangt. Der Codiervorgang ist das zentrale Verfahren, mit dem 3.) eine Schlüsselkategorie entdeckt werden kann und 4.) folglich die Integration der ganzen Analyse eingeleitet wird. Der Codiervorgang bringt 5.) die gewünschte konzeptuelle Dichte, d. h. die Zusammenhänge zwischen den Codes und die Entwicklung jedes einzelnen Codes"* (Glaser und Strauss 1979).

Die **qualitative Inhaltsanalyse** ist neben der quantitativen Inhaltsanalyse eine Möglichkeit, einen Text zu interpretieren. Der Forschende hat die Aufgabe, bei qualitativen Inhaltsanalysen die Auswertungseinheiten (z. B. nur das gesamte Interview oder einzelne Abschnitte eigenständig), die Codierungseinheiten (z. B. nur ganze Absätze, einzelne Sätze oder einzelne Wörter) und die Kontexteinheiten exakt zu definieren und zu dokumentieren. Wesentlich ist, dass es dadurch nicht zu einer starken Einschränkung kommt und der offene Charakter des Forschungsprojekts verloren geht. Aus qualitativer Sicht ist zu beachten, dass nicht die Analyse eines Textes im Vordergrund steht, sondern vielmehr die Schlussfolgerungen, die bezogen auf den Verfasser, dessen Umfeld und den Bezugsrahmen des Textes gezogen werden. Es ist ein zentraler Baustein der qualitativen Inhaltsanalyse, den Text nicht isoliert, sondern vielmehr unter Berücksichtigung eines breiten Kontextes (Autor, Adressaten des Textes, zeitlicher, politischer, gesellschaftlicher und geografischer Hintergrund) zu erfassen. Bei der qualitativen Inhaltsanalyse kann es nicht Zielsetzung sein, den gesamten Text in allen denkbaren Richtungen zu analysieren. Es wird keine vollständige und allgemeingültige Analyse erwartet. Die Einschränkungen in der Zielsetzung führen in der Folge zu den systematischen Kategorien, die die gewählten Aspekte der Auswertung widerspiegeln. Dadurch wird gleichzeitig ermöglicht, die Schlussfolgerung in einen nachvollziehbaren Rahmen einzubetten.

Die **Grounded Theory** wurde in den 1960er Jahren im Rahmen von Studien zum Umgang mit Sterbenden entwickelt (Glaser und Strauss 1979). Der Begriff **„grounded"** ist in diesem Zusammenhang am besten mit **„begründet"** zu übersetzen. In der Fachliteratur hat sich u.a. der Begriff der gegenstandsverankerten Theorie eingebürgert. Im Vordergrund bei der Entwicklung dieses Ansatzes stand, die Dominanz der Überprüfung von Hypothesen im Forschungsprozess zu vermeiden und vielmehr auf die Entwicklung von Hypothesen im jeweiligen Forschungsumfeld einzugehen. *„Die Grounded Theory ist eine qualitative Forschungsmethode, die eine Reihe von Verfahren nutzt, um eine induktive abgeleitete, gegenstandsverankerte Theorie über ein Phänomen zu entwickeln"* (Glaser und Strauss 1979). Es soll eine theoretische Erkenntnis aus qualitativen Daten abgeleitet werden, die aber nicht nur die soziale Wirklichkeit in einem bestimmten Kontext abbildet, sondern gleichzeitig auch den Prozess darstellen, der zu der Entwicklung dieser Theorie geführt hat. Die erhobenen Daten werden in eine **auf den erhobenen Daten begründete** (= grounded) Theorie übergeführt. Am Anfang eines solchen Projekts steht also weder eine Theorie noch eine Hypothese, sondern vielmehr ein Untersuchungsbereich. Die Relevanz einzelner Punkte wird erst im Laufe der Untersuchung klar. Die Überprüfung der Theorie (der Hypothese) ist bei diesem Ansatz nicht der finale Schritt in dem Forschungsprojekt, sondern es findet eine laufende Überprüfung mit Falsifizierung und Verifizierung der Hypothese statt, sodass diese immer wieder verändert wird. Dies wird als **Fluidität in der Grounded Theory** bezeichnet. Gemeint ist damit die Voraussetzung, ständige Veränderungen im Forschungsprozess zu akzeptieren. Im Wesentlichen orientiert sich die Grounded Theory an einer entsprechenden Aufbereitung von Daten einschließlich Kategorisierung, Codierung und Visualisierung. Es wird jedoch der Prozess der Datengenerierung mehrmals durchlaufen, wobei die Erkenntnisse des vorhergegangen Prozesses immer berücksichtigt werden (Glaser und Strauss 2010).

18.6 Gütekriterien quantitativer und qualitativer Forschung

Unter Gütekriterien werden Kennzeichen verstanden, anhand deren die Qualität in Forschungsprojekten beurteilt werden kann.

18.6.1 Gütekriterien quantitativer Forschung

In quantitativen Forschungsansätzen wird die Qualität in erster Linie von Präzision, Reproduzierbarkeit und (Un-)Beeinflussbarkeit der Messungen bestimmt. Je mangelhafter die Messung, desto geringer ist die Qualität der Daten und desto fragwürdiger die daraus gezogenen Schlussfolgerungen. Darüber hinaus werden vom Forschenden zusätzliche Anstrengungen unternommen, um die Datenqualität und damit die Qualität des Forschungsprojekts insgesamt hochzuhalten:

- Auf das Forschungsziel exakt angepasste Festlegung der Eigenschaften potenzieller Studienteilnehmer (Ein- und Ausschlusskriterien)
- Präzise Einhaltung und Prüfung der Ein- und Ausschlusskriterien
- Stratifizierungsprozesse, um bekannte Eigenschaften der Studienteilnehmer gleichmäßig auf die zu untersuchenden Gruppen zu verteilen
- Randomisierungsverfahren, um unbekannte Eigenschaften der Studienteilnehmer gleichmäßig auf die zu untersuchenden Gruppen zu verteilen
- Exakte Definition der sog. Endpunkte, vor allem bei klinischen Studien (primärer Endpunkt und sekundäre Endpunkte)
- Kenntnis und Berücksichtigung von α- und β-Fehler
- Kenntnis und Kontrolle aller möglicher Einflussgrößen
- Verblindung der Probanden
- Verblindung der Personen, die Untersuchungen vornehmen
- Verblindung von Personen, die Befunde erstellen
- Verblindung von Personen, die die statistische Datenauswertung durchführen
- Kenntnis und Berücksichtigung aller Limitationen

Grundsätzlich werden in quantitativen Forschungsprojekten, insbesondere in Hinblick auf die vorzunehmenden Messungen, die folgenden Gütekriterien gefordert:

- **Hohe Validität der Messungen:** Es wird tatsächlich das gemessen, was gemessen werden soll.
- **Hohe Reliabilität:** Die Messung ist wiederholbar, bei wiederholten Messungen unter gleichen Bedingungen werden die gleichen Ergebnisse erzielt.
- **Objektivität:** Die Messung unterliegt keinem subjektiven Einfluss durch Studienteilnehmer.

18.6.2 Gütekriterien qualitativer Forschung

Intersubjektive Nachvollziehbarkeit Im Gegensatz zu quantitativen Forschungsprojekten, bei denen objektive Messungen im Vordergrund stehen, werden in qualitativen Forschungen bewusst subjektive Bewertungen verlangt. Subjektive Bewertungen sind jedoch nicht überprüfbar. Daher werden solche subjektiven Ergebnisse im Grunde genommen nicht bewertet, sondern es wird überprüft, inwieweit diese Bewertung nachvollzogen werden kann und wie die Bewertung zustande gekommen ist (z. B. bei der Entscheidung für oder gegen eine Alternative). Dies wird durch exakte Dokumentation des Forschungsprozesses erreicht. Auch werden die Interpretationen nicht von einzelnen Forschern, sondern vielmehr in der Gruppe durchgeführt und diskutiert. Darüber hinaus erfolgt die Auswertung und Interpretation unter Anwendung codifizierter Verfahren.

Indikation des Forschungsprozesses Darunter wird die Angemessenheit und Ausgewogenheit von Forschungsprozess und Forschungsgegenstand verstanden. Dazu zählen die Angemessenheit der Erhebungs- und Auswertungsmethoden, die Beachtung des richtigen Zugangs, die Genauigkeit der Transkription, die Auswahl der Studienteilnehmer (Sampling-Strategie).

Empirische Verankerung Jede Hypothese beruht auf einer Annahme innerhalb eines definierten Forschungsumfelds. Die qualitative Forschung – im Gegensatz zu quantitativen Forschungsansätze – erlaubt allerdings, dass sich das gewählte Forschungsumfeld während eines Projekts ändern kann und somit Forschungsprojekte auch primär theoriebildend und hypothesengenerierend ausgerichtet sein können. Auf jeden Fall muss auch ein qualitatives Forschungsprojekt auf Beobachtungen beruhen und in einen begründeten Forschungsrahmen eingebettet sein.

Limitation Limitationen (Einschränkungen) treten in jedem Forschungsprojekt auf. Dies ist durch die Knappheit von Ressourcen (Anzahl der Studienteilnehmer bzw. personelle, räumliche, zeitliche und monetäre Ausstattung) erklärbar. Es ist Aufgabe des Forschenden, die Grenzen des eigenen Forschungsprojekts zu erkennen, zu dokumentieren und zu kommunizieren. Das erzielte Forschungsergebnis einschließlich der Schlussfolgerungen können nur gemeinsam mit der Darstellung der Grenzen des Geltungsbereichs korrekt eingestuft werden. Dies gilt insbesondere dann, wenn eine hohe Verallgemeinerbarkeit der Schlussfolgerungen durch das forschende Team angestrebt wird. Limitationen eines Forschungsprojekts werden teilweise durch Interessenskonflikte verursacht.

Kohärenz Das Forschungsprojekt muss in sich stimmig konzipiert und durchgeführt werden. Insbesondere ist während der Theoriebildung darauf zu achten, dass diese in sich stimmig und konsistent ist. Falls diesbezüglich während des Forschungsprojekts Widersprüche bzw. unerwartete Ergebnisse auftreten, ist darzulegen, wie diese Widersprüche und Inkonsistenzen berücksichtigt werden und wie diese Erkenntnisse in den folgenden Studienverlauf zu integrieren sind.

Relevanz Ressourcen sind generell knapp und ein sparsamer Umgang mit ihnen ist aus ethischen, ökonomischen und ökologischen Beweggründen Pflicht eines Forschers. Auch müssen in diesem Zusammenhang die Sicherheit und der Datenschutz der Studienteilnehmer beachtet werden. Daher sind Forschungsprojekte nur dann als qualitativ hochwertig anzusehen, wenn die (zu erwarteten) Ergebnisse hochwertig sind, und zwar aus Sicht der Bedeutung für den Einzelnen, für die betroffene Bevölkerung und in Hinblick auf Generalisierbarkeit. Dieser Anspruch muss auch bereits für die zugrunde gelegte Theorie gelten.

Reflektierte Subjektivität In qualitativen Forschungsprojekten ist der Forscher nicht nur stiller Beobachter, sondern vielmehr in das Forschungsumfeld integriert und er interagiert mit den Studienteilnehmern. Daher ist die subjektive Beurteilung einschließlich der Berücksichtigung der Reaktionen des Forschers auf bestimmte Situationen Teil des Projekts. Es ist daher erforderlich, diesen subjektiven Beitrag des Forschers darzulegen. Die Subjektivität wird methodisch und reflektiv bei der Theoriebildung und Auswertung eingebunden.

LITERATUR

Atteslander P. Methoden der empirischen Sozialforschung. 10. Aufl. Berlin: De Gruyter, 2010.

Denzin NK. The research act: A theoretical introduction to sociological methods. 3rd ed. Upper Sattle River: Prentice Hall, 1989.

Feyerabend P. Erkenntnis für freie Menschen. Frankfurt/M.: Edition Suhrkamp, 1980.

Flick U, von Kardorff E, Steinke I. Qualitative Forschung. Ein Handbuch. 5. Aufl. Reinbek: Rowohlt Taschenbuchverlag, 2004.

Glaser BG, Strauss AL. Die Entdeckung gegenstandsbezogener Theorie: Eine Grundstrategie qualitativer Sozialforschung. In: Hopf C, Weingarten E. Qualitative Sozialforschung. Stuttgart: Klett-Cotta, 1979.

Glaser BG, Strauss AL. Grounded Theory. Strategien qualitativer Forschung. 2. Aufl. Bern: Verlag Hans Huber, 2010.

Häder M. Delphi-Befragungen. Ein Arbeitsbuch. 3. Aufl. Berlin: Springer VS, 2014.

Mikos L, Wegener C (Hrsg.). Qualitative Medienforschung. Ein Handbuch. Konstanz: UVK Verlagsgesellschaft, 2005.

Lamnek S. Qualitative Sozialforschung. 5. Aufl. Basel: Beltz-Verlag, 2010.

Küsters I. Narrative Interviews: Grundlagen und Anwendungen 2. Aufl. Wiesbaden: VS Verlag für Sozialwissenschaften, 2009.

Prommer E. Codierung. In: Mikos L, Wegener C (Hrsg.). Qualitative Medienforschung. Ein Handbuch. Konstanz: UVK Verlagsgesellschaft, 2005. S. 404–415.

Tilemann F. Das narrative Interview in der Biographieforschung. In: Mikos L, Wegener C (Hrsg.). Qualitative Medienforschung. Ein Handbuch. Konstanz: UVK Verlagsgesellschaft, 2005. S. 291–296.

KAPITEL

19

Carol Fawkes

Grundlagen der osteopathischen Behandlungsevaluation

Ärzte verwenden verschiedene Evidenzformen, um sich in ihrer Praxis weiterzubilden. Die von Sackett vorgeschlagene **Evidenzhierarchie** fasst die Arten und das Niveau der Evidenz, die allen Ärzten zur Verfügung steht, zusammen (➤ Abb. 19.1) (Sackett 1986).

Genauso wichtig ist es für den Arzt, evidenzbasiert zu arbeiten und Evidenz für seine Praxis zu haben. Die letztgenannte Evidenzform kann durch die Sammlung praxisbezogener Daten gewonnen werden. Dabei werden die Daten von den Ärzten im Rahmen der klinischen Konsultationen erhoben. Die Art der Datenerfassung und der Inhalt der Daten unterscheiden sich von Arzt zu Arzt; manche Daten sind aber bei allen gleich. Die **standardisierte Erhebung von Daten durch alle Osteopathen** kann eine Fülle von Evidenz erzeugen, mit deren Hilfe die Osteopathen die Praxis beschreiben und Evaluationsstandards, wie ein klinisches Audit, festlegen.

19.1 Die Praxis überprüfen

Viele Ärzte denken, dass sie ihre Praxis allein durch die Beobachtung ihres klinischen Alltags beschreiben können. Die Evaluation der Praxis durch das systematische Sammeln von standardisierten Daten kann jedoch zu überraschenden Ergebnissen führen und ver-

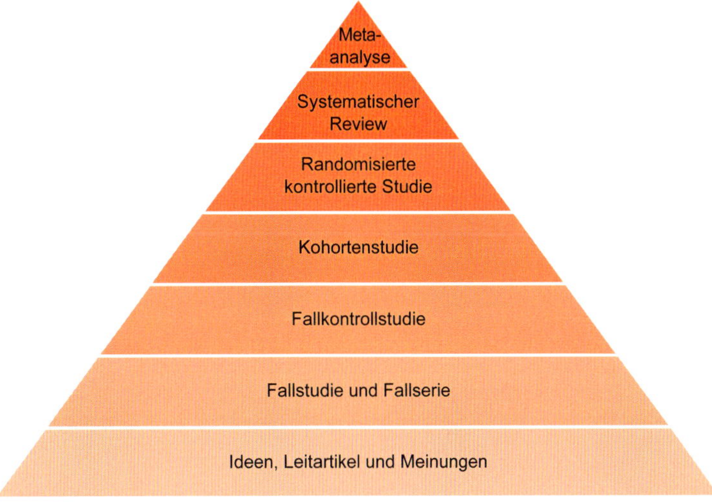

Abb. 19.1 Evidenzhierarchie. [F751–004/L271]

mittelt ein weitaus robusteres Bild der jeweiligen Praxis. Standardisierte Daten sind nicht nur für die einzelne osteopathische Praxis zur Schulung und Reflexion sowie für das Marketing von Nutzen, sondern auch für den gesamten Berufsstand, indem interessierten Außenstehenden wie Patienten, Versicherern, politischen Institutionen und Kommissionen weitere Informationen über die Osteopathie geliefert werden können.

Die **Qualitätssicherung** ist in allen Modellen der Gesundheitsversorgung wichtig. Sowohl die Erhebung standardisierter Daten als auch das klinische Audit können zu untrennbaren Bestandteilen dieses Vorgangs werden.

In diesem Kapitel werden die folgenden Punkte zur Nutzung der **Standardised Data Collection (SDC)** und des klinischen Audits erklärt:

- Die standardisierte Datenerfassung: ihre wichtigsten Merkmale und der Einsatz in der klinischen Praxis.
- Das klinische Audit: Wie es sich von der Forschung unterscheidet, was es umfasst, wie es durchgeführt wird und wie es die Praxis verändern kann.
- Patient Reported Outcome Measures (PROM) und ihr Einsatz in der klinischen Praxis.

19.1.1 Datenerfassung in der Praxis

Die Fokussierung auf die **Qualität der Gesundheitsversorgung** ist ein ausdrücklicher Teil der klinischen Praxis. Sie wird in der Literatur unterschiedlich beschrieben:

- Struktur, Prozess und Ergebnis(se) der Behandlung (Donabedian 1966, 1980)
- Zugang, Bedeutung, Effektivität, Gleichheit, Effizienz, Ökonomie und soziale Akzeptanz (Maxwell 1984)
- Patientenqualität, professionelle Qualität und Managementqualität (Ovretveit 1992)

Zur Schaffung von Qualitätsstandards müssen Ausgangsdaten zu jedem dieser Schlüsselpunkte erfasst werden. Die Durchführung ist von Fachrichtung zu Fachrichtung unterschiedlich: Manche betrachten sich nur bestimmte Praxisbereiche, z. B. anatomische Regionen (Moore 1999), andere nur bestimmte Interventionen (HyDAT Team 2009). Für mehrere Fachgebiete wurden **Instrumente zur standardisierten Datenerfassung** entwickelt:

- Physiotherapie (Moore et al. 2012)
- Osteopathie (Kelso und Townsend 1973, Seffinger et al. 1995, Friedman et al. 1996, Sleszynski et al. 1999, Fawkes et al. 2014)
- Pharmakologie (Wolf und Gilbert 2002, Taylor et al. 2006)
- Medizin (Radford et al. 2007)
- US-amerikanisches Militär (Hauret et al. 2010)
- Geburtshilfe (Website [1])

In den USA wurde ein erheblicher Aufwand bei der Entwicklung einer standardisierten Datenerfassung betrieben und eine standardisierte Patientenakte erstellt. Sie konzentriert sich auf eine bestimmte Anzahl von Bedürfnissen, wie die Abrechnung mit den Kostenträgern im Gesundheitswesen. Das in Großbritannien entwickelte Werkzeug zur standardisierten Datenerfassung erhebt nur die Praxisdaten.

19.1.2 Nutzen der standardisierten Datenerfassung

Die Einführung der evidenzbasierten und evidenzinformierten Praxis in die moderne Gesundheitsversorgung hat die Erwartungshaltung der Patienten an ihre Ärzte und Therapeuten verändert (Nevo und Slonim-Nevo 2011). Die Patienten verfügen über mehr Informationen und benötigen auch mehr Informationen. Als Reaktion darauf beschreibt die Datenerfassung evidenzinformiert die Praxis, liefert Evidenz über die Praxis und sammelt die wertvollen Erfahrungen des jeweiligen Arztes.

19.1.3 Durchführung der standardisierten Datenerfassung in einer Praxis

Dem Arzt stehen **zahlreiche Instrumente** zur standardisierten Datenerfassung (SDC) zur Verfügung, die sich – abhängig von der Anzahl der erforderlichen Daten – in ihrer Länge unterscheiden. Beispiele für SDC-Instrumente finden sich in veröffentlichen Studien (Moore et al. 2012, Fawkes et al. 2014). In manchen Praxen sind spezielle Daten erforderlich, z. B. die Zeit, die zwischen dem Patientenkontakt und dem ersten Termin vergeht, die Veränderung der Medikation, die Anzahl der durchgeführten Behandlungen oder andere durchgeführte Dienstleistungen. Derartige Daten lassen sich mit einem Formular erfassen.

Bei jeder Form der Datenerfassung muss berücksichtigt werden, warum die Daten gesammelt werden und wofür sie eingesetzt werden sollen. Dies erleichtert die Zusammenstellung des Inhalts eines SDC-Instruments.

> Datensammlung kann zum Selbstzweck erfolgen, ist aber auch ein wichtiges Stadium des klinischen Audits. Eine alleinige Datenerfassung ist nicht mit einem klinischen Audit identisch.

19.2 Klinisches Audit

19.2.1 Entwicklung

Im 20. Jahrhundert trieben die Arbeiten von Codman (1916), Overertviet (1992) und Donabedian (1980) die Wissenschaft des klinischen Audits voran. Einer der ersten Vorreiter des klinischen Audits war jedoch **Florence Nightingale**: Während sie im Jahr 1854 die Patienten im Militärkrankenhaus in Scutari als Krankenschwester pflegte, notierte sie sorgfältig die Mortalitätsrate der verwundeten Patienten. Aufgrund ihrer Ergebnisse setzte sie strikte Hygienestandards für das Krankenhaus und die Ausrüstung durch und konnte zeigen, dass die Mortalitätsrate dadurch von 40 % auf 2 % sank.

Das Audit wurde 1916 von **Ernest Codman** in den USA weiterentwickelt. Er wird oft wie folgt zitiert: „*[…] Informationen über alle Fälle sammeln, um zu ermitteln, ob die Behandlung erfolgreich war, und falls sie es nicht war, warum nicht (sic)*". Seine Initiative traf auf *„den Widerstand der Arroganz, eine träge Selbstzufriedenheit und den Ärger der nun gestörten Selbstbequemen“* (Codman 1916).

In Großbritannien wurde das klinische Audit 1908 von dem Chirurgen **Hey Groves** eingeführt (Groves 1908) und entwickelte sich weiter zum medizinischen Audit, das 1989 in dem White Paper „Working for Patients“ definiert wurde (Department of Health 1989). Dies war der erste Versuch eines standardisierten Audits in der Gesundheitsversorgung und wurde von Medical Audit Advisory Groups unterstützt (Irvine und Irvine 1991). Das medizinische Audit ging später in das klinische Audit über und wurde 1993 formal in den National Health Service (NHS) aufgenommen. Zur Unterstützung des klinischen Audits wurde die National Clinical Audit Advisory Group (NCAAG) gegründet. Das NCAAG entwickelte 2009 eine neue Definition des Audits: *„Das klinische Audit ist die Beurteilung des Prozesses (anhand evidenzbasierter Kriterien) und/oder des Behandlungsergebnisses (anhand des Vergleichs mit anderen). Das Ziel ist die Förderung und Unterstützung von Maßnahmen zur Verbesserung der nationalen und lokalen Qualität sowie durch ein erneutes Audit die Beurteilung der Effekte dieser Maßnahmen”* (Website [2]). Das Healthcare Quality and Innovation Programme (HQIP) ist die nationale Organisation in Großbritannien, die derzeit für die Durchführung der Audits zuständig ist. Sie bietet Patienten und Ärzten weitreichende Informationen über die Praxis, die Beteiligung und unterstützende edukative Ressourcen (Website [3]).

19.2.2 Definition

Das klinische Audit wurde auf verschiedene Weise definiert. Mawson und McCreadie (1993) beschrieben es als einen zyklischen Prozess mit den folgenden **Hauptstadien:**

- Auswahl eines Themas
- Beobachtung der Praxis
- Vergleich der aktuellen Praxis mit den vereinbarten Standards
- Durchführen von Veränderungen
- Re-Audit

Eine aktuellere Definition des Audits lautet: *„Ein Zyklus zur Verbesserung der Qualität mit Erfassung der Effektivität einer Praxis und Vergleich mit den Standards für hohe Qualität sowie das Einleiten von Maßnahmen, um die Praxis nach diesen Standards auszurichten, um die Qualität und die Ergebnisse der Behandlung zu verbessern“* (Burgess 2011).

Der Begriff „Audit“ wird synonym für „klinisches Audit“ verwendet, kann aber abhängig vom Zusammenhang noch weitere Bedeutungen haben. Zu den verschiedenen **Audit-Formen** gehören:

- **Finanzielles Audit:** Beurteilung von durchgeführten Transaktionen und dem Status eines Geschäfts zu einem bestimmten Zeitpunkt
- **Operationales Audit:** Beurteilung der Effektivität der Praxisabläufe
- **Compliance-Audit:** Beurteilung, ob die gesetzlichen Vorgaben erfüllt werden

In anderen Situationen werden zahlreiche Maßnahmen eingeleitet, die nicht auf einem Abgleich mit den Standards beruhen. Diese Art der Aktivität ist nicht mit einem klinischen Audit vergleichbar, z. B.:

- **Routine-Monitoring:** umfasst z. B. die Beurteilung des klinischen Ergebnisses. Dazu werden die Patientendaten und das Ansprechen der vom Patienten selbst angegebenen Ergebnisvariablen ermittelt. Solange jedoch kein Abgleich mit den festgelegten Standards erfolgt, handelt es sich dabei nicht um ein klinisches Audit.
- **Patientenfeedback:** umfasst z. B. das Ausfüllen von Fragebögen durch den Patienten und kann im Rahmen der Service-Beurteilung oder von größer angelegten Forschungsprojekten erfolgen, sollte aber nicht als klinische Audit betrachtet werden.

19.2.3 Clinical Governance

Das Konzept der „Clinical Governance“ wird in Großbritannien und andernorts zunehmend in die osteopathische Praxis eingeführt. Es wird inzwischen von den Krankenversicherungen als selbstverständlich vorausgesetzt; oft wird auch ein klinisches Audit verlangt. Besonderer Wert wird auf die Überwachung der Behandlungsqualität und das Einleiten von Maßnahmen abhängig von den Ergebnissen, die potenziell durch ein Audit gewonnen wurden, gemäß der Osteopathic Practice Standards gelegt (Website [4]). Der General Osteopathic Council (UK) führte 2011 ein Pilotverfahren zur Revalidierung für Osteopathen ein. Im Rahmen dieses Verfahrens wurde den Osteopathen auch ein klinisches Audit angeboten (Website [5]). Um dieses Verfahren zu unterstützen und mehr Osteopathen zur Durchführung eines Audits zu veranlassen, entwickelte der National Council for Osteopathic Research ein Audit-Handbuch für Osteopathen, die in eigener Praxis tätig sind. 19

Bei anderen Gesundheitsberufen fordern z. B. die Standards of Proficiency for Physiotherapists des UK Health and Care Professions Council (HCPC) direkter ein klinisches Audit und stellen fest, dass registrierte Therapeuten in der Lage sein müssen, *„ihre Praxis zu überprüfen, zu reflektieren und nochmals zu prüfen sowie an Audit-Verfahren teilzunehmen“* (Website [6]).

International wird die Durchführung klinischer Audits von zahlreichen Aufsichtsbehörden, Ausbildungseinrichtungen und Berufsvertretungen als erforderlicher Standard oder Teil der Ausbildung gefordert (Websites [7–9]). Der Nutzen von Audits bei der Beurteilung, ob bestimmte Leistungen (z. B. kontinuierliche Weiterbildung) erfüllt werden, wurde von zahlreichen Organisationen überprüft, während andere die Fähigkeit zur Durchführung eines Audits als Teil der Erfassung der Ergebnisvariablen von Praxis und Behandlung betrachten (Websites [10–12]).

19.2.4 Nutzen

Eine der wichtigsten Stärken des klinischen Audits ist das **vom Arzt gewählte Audit-Thema.** Es sollte für den jeweiligen Arzt und seine Praxis relevant sein. Zum möglichen **Nutzen des klinischen Audits** für Patienten, Ärzte und Praxen gehören (Fawkes und Moore 2012):

- Effektivere Verwendung der klinischen Zeit

- Erhöhte Zufriedenheit der Patienten
- Effizienter Einsatz der Behandlungseinrichtungen und Ressourcen
- Erhöhter klinischer Scharfsinn/verbessertes klinisches Urteilsvermögen
- Aufdecken von Ausbildungs-/Fortbildungsbedarf
- Anfragen nach besser geeigneten Untersuchungsverfahren
- Aufdecken von Schulungsbedarf beim Personal

Außerdem haben verschiedene Studien gezeigt, dass Ärzte durch die verbesserte Kommunikation zwischen Berufsgruppen und eine höhere berufliche Zufriedenheit und besseres Fachwissen auch persönlich von der Teilnahme profitiert haben (Johnston et al. 2000).

19.2.5 Service-Evaluation, Audit, Datenerfassung und Forschung

Die Begriffe Audit, Forschung, Service-Evaluation und Datenerfassung werden oft synonym gebraucht, unterscheiden sich aber hinsichtlich ihrer Merkmale und Anwendungsbereiche (➢ Tab. 19.1).

Tab. 19.1 Unterschiede zwischen Forschung, Audit, Service-Evaluation[a] und Datenerfassung

Forschung	Audit	Service-Evaluation	Datenerfassung
umfasst oft Experimente, die auf einer Hypothese beruhen	umfasst nie Experimente, sondern den Vergleich der Daten mit vorhandenen Standards	so geplant und durchgeführt, um die aktuelle Behandlung zu definieren oder zu beurteilen	Beschreibung der aktuellen Praxis
systematische Untersuchung	systematischer Review der Praxis	Untersuchung des derzeitigen Service ohne Bezug auf einen Standard	beschreibt die derzeitige Behandlung
umfasst oft eine Randomisierung	umfasst nie eine Randomisierung	umfasst nie eine Randomisierung	umfasst nie eine Randomisierung
oft aufwendig für die Patienten	kaum aufwendig für die Patienten	kaum aufwendig für die Patienten	kaum aufwendig für die Patienten
kann einen neuen Behandlungsansatz untersuchen	umfasst nie einen vollständig neuen Behandlungsansatz	umfasst nie einen vollständig neuen Behandlungsansatz	umfasst nie einen vollständig neuen Behandlungsansatz
schafft neues Wissen über die Effektivität von Behandlungsansätzen	beantwortet die Frage: „Arbeiten wir nach der bestmöglichen Praxis?"	beantwortet die Frage: „Welche Standards erreicht der Service?"	beantwortet die Frage: „Was umfasst der derzeitige Service?"
umfasst oft Experimente an Patienten	Patienten werden weiter so behandelt wie immer	Patienten werden weiter so behandelt wie immer	Patienten werden weiter so behandelt wie immer
dauert oft lange und erfolgt an vielen Patienten	erfolgt meist an wenigen Patienten und über einen kurzen Zeitraum, evtl. mit Ausfüllung eines Fragebogens oder Durchführung eines einfachen Interviews	erfolgt meist an wenigen Patienten und über einen kurzen Zeitraum, evtl. mit Ausfüllung eines Fragebogens oder Durchführung eines einfachen Interviews	erfolgt meist an wenigen Patienten und über einen kurzen Zeitraum. In manchen Praxen kann sie ständig erfolgen.
basiert auf einer wissenschaftlich validierten Probengröße (ausgenommen sind manche Pilotstudien)	wird eher an einer pragmatisch gewählten Probengröße durchgeführt	wird eher an einer pragmatisch gewählten Probengröße durchgeführt	pragmatische Probengröße, sofern die Datenerfassung über einen kurzen Zeitraum erfolgt
routinemäßige umfassende statistische Datenauswertung, abhängig davon, ob es sich um qualitative oder quantitative Forschung handelt	Manche einfachen statistischen Verfahren sind hilfreich.	Manche einfachen statistischen Verfahren sind hilfreich.	Manche einfachen statistischen Verfahren sind hilfreich.
Die Ergebnisse sind meist allgemeingültig und können veröffentlicht werden. Quantitative Forschung lässt sich leichter verallgemeinern als qualitative Forschung, die dafür aber übertragbar ist.	Die Ergebnisse sind nur für die lokale Praxis relevant (obwohl das Audit für ein größeres Publikum interessant sein kann; daher können Audits veröffentlicht werden).	Die Ergebnisse sind nur für die lokale Praxis relevant	Die Ergebnisse sind nur für die lokale Praxis relevant. Sie können mit den Ergebnissen andere Praxen kombiniert werden (sofern alle Daten standardisiert sind) und so ein praxisübergreifendes Profil liefern.
unklare Verpflichtung, auf die Ergebnisse zu reagieren	Die jeweiligen Ärzte sind verpflichtet, auf die Ergebnisse zu reagieren.	Die jeweiligen Ärzte sind verpflichtet, auf die Ergebnisse zu reagieren.	Die jeweiligen Ärzte sind verpflichtet, auf die Ergebnisse zu reagieren.
Die Ergebnisse beeinflussen die klinische Praxis insgesamt.	Die Ergebnisse beeinflussen die Tätigkeit eines Arztes in seiner Praxis.	Die Ergebnisse beeinflussen die Tätigkeit eines Arztes in seiner Praxis.	Die Ergebnisse können die Tätigkeit von Ärzten in ihren Praxen beeinflussen; bei verschmolzenen Daten sind auch berufsweite Einflüsse möglich.
muss immer von einer Ethikkommission zugelassen werden	muss nicht von einer Ethikkommission zugelassen werden	muss nicht von einer Ethikkommission zugelassen werden	muss nicht von einer Ethikkommission zugelassen werden
kann Anwendungsbereiche für ein Audit aufdecken	kann Vorläufer von klinischer Forschung sein, indem es fehlende Evidenz aufzeigt	kann Einsatzbereiche für ein Praxis-Audit aufzeigen	kann Vorläufer eines Audits sein und beim Aufdecken wichtiger Themen helfen

[a] Nach Dokumenten der UK Health Research Authority (Website [13]).

19.2.6 Ethik

Die Zulassung von klinischen Audits durch Ethikkommissionen ist vom klinischen Setting und der geografischen Lage abhängig. In Australien wird für manche Audits eine „Low Risk"-Applikation empfohlen, insbesondere wenn die Ergebnisse veröffentlicht werden sollen. In den USA sollte Rat von den lokalen Gesundheitsdienstleistern oder dem lokalen Institutional Review Board (IRB) eingeholt werden. In Großbritannien muss ein Audit nicht von einem Research Ethics Committee genehmigt werden (Website [13]). Allerdings sollten Osteopathen, die an größeren Einrichtungen tätig sind, mit den örtlichen Regelungen zur Clinical Governance vertraut sein, die vorhanden sein können, bevor in Großbritannien innerhalb des NHS Audits durchgeführt werden können. Osteopathen, die in eigener Praxis tätig sind, benötigen für die Durchführung eines klinischen Audits weder eine ethische Beurteilung noch eine Genehmigung.

Allerdings sollte ein Audit immer unter ethischen Gesichtspunkten durchgeführt werden und die Schweigepflicht darf nicht verletzt werden: Im Sinne der Transparenz ist es allgemein üblich, die Patienten mit einer entsprechenden Beschilderung über die Durchführung eines Audits zu informieren.

19.2.7 Inhalt

Im Gesundheitswesen können zur Qualitätsbeurteilung verschiedene Komponenten überprüft und untersucht werden (➤ Tab. 19.2).

19.2.8 Bedeutung für die Osteopathie

Seit ihren Anfängen hat die Osteopathie einen starken Wandel durchlaufen. In Großbritannien verankerte der Osteopaths' Act (1993) den Status vieler Fachbereiche und gewährte dem Berufsstand einen geschützten Titel (Website [17]). Die deutliche Änderung der Infrastruktur des Berufsstands spiegelt sich auch in der Regulation, der Ausbildung und den Berufsvertretungen wider. Die Arbeit mit anderen Fachgruppen und die gesetzliche Regelung bringen Vorteile mit sich, erhöhen aber auch die Erwartungen der Patienten und anderer Berufsgruppen. Alle Dienstleister im Gesundheitswesen müssen dazu in der Lage sein, ihre Praxis objektiv zu reflektieren, die Ergebnisse zu messen, Änderungen zur Qualitätssicherung durchzuführen und die Qualität zu erhöhen (sofern indiziert). Das klinische Audit bietet dem Osteopathen die Gelegenheit, die Aspekte seiner Praxis, die für ihn selbst und seine Patienten wichtig sind, zu untersuchen.

Tab. 19.2 Verschiedene Formen des Audits

Form	Beschreibung
Audits der Struktur	Die Struktur umfasst die physikalischen Attribute der Gesundheitsversorgung, wie die Praxisräume, die Praxisausrüstung, das Dienstleistungsteam und die Patientenakten (Irvine und Irvine 1997).
Audits der Abläufe und Inhalte der Behandlung	Die Gesundheitsversorgung ist Ergebnis der Einstellungen, der Fähigkeiten und des Wissens des Arztes und die Summe seiner Aktionen und Entscheidungen in seiner Praxis (Irvine und Irvine 1997). Die Patienten verfügen meist über nur wenig Wissen über die Abläufe und sind dadurch nicht in der Lage, diese Aspekte der Behandlung zu beurteilen. Allerdings können sie das Verhalten des Arztes ihnen gegenüber beurteilen und daher einen wichtigen Beitrag zu dieser Auditform leisten (Irvine und Irvine 1997).
Audits des Ergebnisses	Das Ergebnis ist die Veränderung des Gesundheitsstatus der Patienten infolge der Behandlung. Daher sind die Ergebnisvariablen in der Regel das Ansprechen auf die Intervention, der angegebene Gesundheitsstatus, das Wissensniveau und die Zufriedenheit (Burgess 2011).
Audits der Patientenzufriedenheit	Die Empfehlungen des NHS White Paper von 2008 konzentrieren sich vor allem darauf, den Patienten an die erste Stelle zu stellen und an der Entscheidungsfindung über die Behandlung zu beteiligen (Website [14], McCarney et al. 2007). Sie betonen die Bedeutung der Rückmeldung durch die Patienten für die künftige Behandlung (Lord Darzi 2008). Ein Audit ist eine Möglichkeit, diesen Aspekt der Gesundheitsversorgung zu beurteilen und darzustellen. Die Patientenzufriedenheit ist nicht nur ein integraler Teil der Praxis im NHS, viele private Krankenversicherer fordern Belege für ihre Existenz (Fawkes und Moore 2012).
retrospektive und prospektive Audits	• Retrospektive Audits sind zur raschen Erfassung von Daten über die Behandlung in der jüngsten Vergangenheit nützlich (Website [15]). Wichtig ist, dass sie nicht weit zurückreichen dürfen, da sich selbst die beste Praxis ständig verändert. Frühere Standards veralten rasch und sind kaum geeignet, Hinweise auf notwendige Veränderungen der aktuellen Praxis zu liefern. Da ein retrospektives Audit von der Vollständigkeit der Patientenakten abhängig ist, kann es die Behandlung oft nicht präzise abspiegeln (Website [16]). • Audits können prospektiv durchgeführt werden und liefern dann ein besseres Bild der aktuellen Praxis. Prospektive Audits können geplant und das Personal kann auf seine Beteiligung vorbereitet werden. Anschließend sollten nur vollständige Akten zur Verfügung stehen (Website [16]). Allerdings können prospektive Audits das Verhalten des Arztes beeinflussen (McCarney et al. 2007).

19.2.9 Durchführung

Der Audit-Zyklus (> Abb. 19.2) besteht aus mehreren, klar definierten Stadien, in denen jeweils kleinere Arbeitsschritte erfüllt werden müssen (> Tab. 19.3).

1. Auswahl eines relevanten Themas

Sofern ein Audit erwogen wird, müssen mehrere Aspekte berücksichtigt werden. Damit ein Audit für die Praxis von Wert ist und sich reibungslos durchführen lässt, sollte das **SMART-Akronym** beachtet werden. Ein Audit sollte sein:

- Spezifisch
- Messbar
- Durchführbar (engl. achievable)
- Wissenschaftlich basiert (engl. research-based)
- Zeitgemäß (engl. timely)

Bei der Planung des Audits müssen vor allem **zwei Fragen** beantwortet werden:

- Warum wird dieses Audit durchgeführt?
- Was soll mit dem Audit erreicht werden?

Die Themenauswahl richtet sich danach, was für die fragliche Klinik hinsichtlich des Praxisprofils, der Berufshaftpflichtversicherung, der Revalidierung (d. h. das Schaffen von Evidenz, um nachzuweisen, dass alle gesetzlichen Vorgaben und Praxisstandards befolgt werden), des Marketings oder Praxismanagements oder vertraglicher Verpflichtungen gegenüber Angestellten/Dienstleistern besonders relevant ist.

19

2. Literaturdurchsicht und Identifikation der bestmöglichen Praxis

Immer mehr wissenschaftliche Literaturdatenbanken bieten einen **freien Zugang zu den Volltextversionen** der Zeitschriftenartikel an. Die drei bekanntesten sind PubMed, Stanford HighWire und Google Scholar (Websites [18–20]). Eine Suche in der Grundlagenliteratur ist nicht schwierig und wird mit zunehmender Praxis einfacher. Weitere Informationen über die Literatursuche finden sich in evidenzbasierten Tutorials auf der Internetseite von NCOR (Websites [21, 22]). Außerdem gibt es Informationen über verschiedene hilfreiche Seiten, über die Zugang zu den Volltextversionen möglich ist (Website [23]).

Einer der abschreckenden Aspekte einer Literatursuche ist die schiere Masse der auffindbaren Informationen. Die Qualität der Literatur schwankt enorm und es gibt mehrere Instrumente zur kritischen Beurteilung, die bei der Evaluation der Artikel helfen (Website [24]).

Neben der veröffentlichen Forschung sind auch die zum Audit-Thema vorhandenen aktuellen klinischen Leitlinien und die Vorgaben der Regulierungsbehörde oder der Standesorganisation wichtig (Websites [25, 26]). Sie liefern Informationen über den akzeptierten Praxisstandard. Weitere nützliche Quellen für Informationen mit qualitativ hochwertiger Evidenz und Leitlinien sind in Großbritannien das National Institute for Health and Clinical Excellence (NICE) und die Cochrane Collaboration, die Evidenz unabhängig von der Nationalität aufnimmt (Websites [27, 28]).

> Manchmal gibt es keine Informationen, die sich speziell auf die Osteopathie beziehen. In diesem Fall sollte nach Arbeiten aus anderen Fachrichtungen des Gesundheitswesens gesucht werden, die Informationen über auch auf die Osteopathie anwendbare Verfahren, Kriterien und Standards liefern.

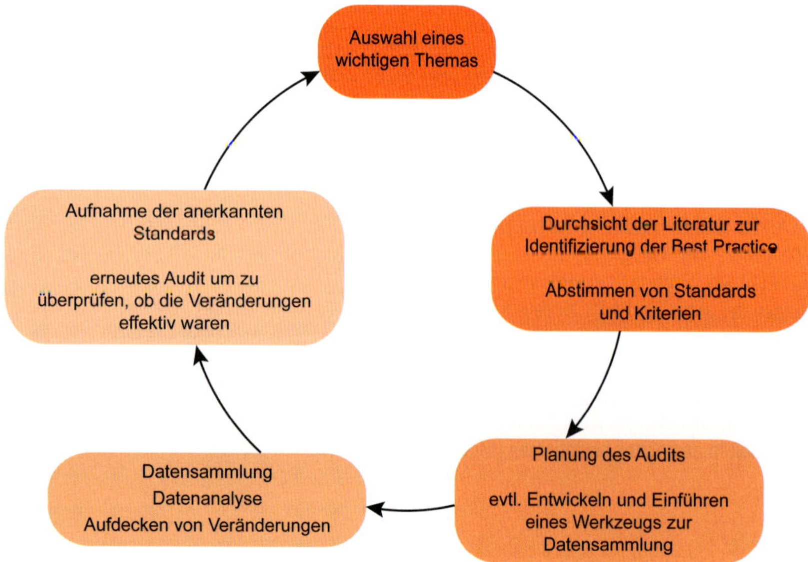

Abb. 19.2 Der Audit-Zyklus. [P246/L271].

Tab. 19.3 Die zehn zentralen Schritte des klinischen Audits

1. Auswahl eines relevanten Themas	Festlegen eines Themas mit Relevanz für • das Praxis-Setting • die Patientenpopulation • das Patientenmanagement
2. Literaturdurchsicht und Identifikation der bestmöglichen Praxis	• Suche in wissenschaftlichen Datenbanken nach veröffentlichter Literatur über den Themenbereich • Suche in anderen Datenbanken nach grauer Literatur mit Informationen über Standards
3. Standards und Kriterien festlegen	• Identifikation von Kriterien in der Literatur • Identifikation von Standards in der Literatur • Diskussion mit Kollegen über ihre Ansichten zu den Standards und Kriterien
4. Planung des Audits	• Festlegen, wer beteiligt ist • Festlegen klar umschriebener Rollen für die Beteiligten • festlegen eines Zeitplans für das Audit gemeinsam mit den Beteiligten • Festlegen von Ein- und Ausschlusskriterien • Festlegen der Probengröße und der Art der Datenerfassung • Festlegen der Art der Datenanalyse und der sie durchführenden Person • Festlegen, wie und wem gegenüber die Informationen aus dem Audit vorgestellt werden • Identifikation von Bereichen, in denen Hilfe zum Erfüllen dieser Stadien erforderlich ist
5. Entwickeln eines Instruments zur Datenerfassung	• Klären, ob bereits ein Instrument zur Datenerfassung vorhanden ist • Klären, ob ein neues Instrument zur Datenerfassung erforderlich ist • Festlegen des Inhalts des neuen Instruments • Schaffen eines neuen Instruments und Abänderung nach dem Pilotversuch • Sicherstellen, dass keine Daten erfasst werden, die eine Identifikation der Patienten ermöglichen
6. Datenerfassung	• Sicherstellen, dass nur die erforderlichen Daten erfasst werden • Festlegen der erforderlichen Probengröße anhand von Probengrößentabellen
7. Datenanalyse	• Festlegen der Art der Datenanalyse • Festlegen der Person, die die Datenanalyse durchführt
8. Identifikation von Veränderungen	• Festlegen von Veränderungen, die aufgrund der Datenanalyse erforderlich sind • Festlegen, wie (und von wem) die Veränderungen der Praxis durchgeführt werden • Festlegen, in welchem Zeitraum die Veränderungen erfolgen und erfolgreich sein sollen
9. Re-Audit	• Festlegen, wann ein Re-Audit erfolgen soll • Herausfinden, was erreicht wurde • Herausfinden, was (überhaupt) noch verbesserungswürdig ist
10. Verbreitung der Ergebnisse	• Verfassen eines Audit-Berichts • Festlegen, wie die Ergebnisse verbreitet werden sollen • Festlegen, wer Zugang zu den Ergebnissen des Audits hat

3. Standards und Kriterien festlegen

Kriterien und Standards werden oft anders bezeichnet, z. B. als Ziele, Bezugsgrößen und Marker. Sie sollten auf der bestmöglichen Praxis beruhen, können aber auch vereinbart werden. Sie sind in Form einfacher Feststellungen darüber, was bei einer Dienstleistung oder Patientenbehandlung erwartet wird, abgefasst. Sie konzentrieren sich auf klar definierte, klinisch relevante, messbare und für die Patienten relevante Punkte. Gemeinsam mit den Kollegen muss festgelegt werden, was gemessen werden soll.

Standardeinstellung: zentraler Aspekt des Audit-Zyklus. Zu Beginn des Audits sollte gefragt werden: „Was ist in meiner/unserer Praxis verbesserungswürdig?" Diese Frage kann sich auf die klinische Praxis, die Abläufe in der Praxis, die Praxisumgebung oder andere Aspekte der Patientenversorgung beziehen. Diese Überlegung kann während der Konsultation in Unterpunkte unterteilt werden, wie die Beurteilung von Veränderungen beim Fortschritt der Patienten, die Art, wie dies dokumentiert wird, die Zufriedenheit der Patienten, die Art der Dokumentation unterschiedlicher Befunde usw.

Was ist ein Standard? Er wurde 1993 von Samuel et al. als „ein Kriterium mit seinem erwarteten Leistungsniveau" definiert. Damit kann auch ein Leistungsbereich gemeint sein, der vom mindestens erwarteten Behandlungsniveau bis zur bestmöglichen Behandlung reicht.

Festlegen von Standards: Wichtig ist, dass Standards und Kriterien wann immer möglich evidenzbasiert sein sollten. Bei Dienstleistungen sollte jedoch die Zustimmung des Praxispersonals eingeholt werden, um zu berücksichtigen, was für die Beteiligten machbar ist. Auf jeden Fall müssen alle Team-Mitglieder den Standards zustimmen. Dadurch wird eine Identifikation mit dem Audit-Prozess erreicht und ein Nutzen des Audits ist wahrscheinlicher.

Hilfreich beim Festlegen lokaler Standards ist die **Untersuchung des aktuellen Leistungsniveaus** in der Praxis der Einrichtung. Dazu kann zufällig in zehn Fallakten überprüft werden, wie die einzelnen Praxisbereiche dokumentiert werden. Daraus lässt sich ableiten, welcher Standard in einem Audit realistisch ist. Wenn ein Standard zu niedrig angesetzt wird, ist eine Verbesserung in diesem Leistungsbereich unwahrscheinlich. Da progressiv Veränderungen in die Praxis übernommen werden, können die Standards zu einem späteren Zeitpunkt bei der Wiederholung des Audits überprüft werden. Hibble (1992) beschreibt dieses Szenario mit **„harten Standards"**, die auf guten wissenschaftlichen Daten beruhen, und **„weichen Standards"**, für die es keine derartigen Daten gibt.

Kriterien werden in Kombination mit Standards im Audit-Prozess eingesetzt.

Was sind Kriterien? Sie sind Elemente der Patientenbehandlung, die von Ärzten definiert und gemessen werden können. Sie basieren auf der Übereinstimmung darin, dass sie für eine gute Behandlungsqualität wichtig sind.

Kriterien liefern klare Beispiele der für die Praxis wichtigen Aspekte. Die Befragung der Patienten liefert oft Beispiele dafür, welche Kriterien bei der Beurteilung einer guten Dienstleistung wichtig sind. Einige der bei Patiententerminen wichtigen Kriterien sind z. B.:

- Die Patienten sollten sich dem Arzt innerhalb von 5 Minuten nach der vereinbarten Zeit vorstellen können.
- Akut kranke Patienten sollten sich dem Arzt innerhalb von 48 Stunden nach Kontaktaufnahme mit der Praxis vorstellen können.
- Die Patienten sollten bei der Vereinbarung eines Termins mit einer Person sprechen oder eine Nachricht hinterlassen können. Das Telefon sollte nicht unbeantwortet klingeln.

4. Planung des Audits

19

Durch die korrekte Planung lässt sich das Audit einfacher, organisierter und rentabler durchführen, ohne dass wertvolle Zeit und Ressourcen verschwendet werden. Bei der Planung eines Audits müssen **mehrere Aspekte** berücksichtigt werden:

- Definition des Projekts: Über diesen Faktor müssen sich alle Beteiligten einig sein. Je mehr sich die Beteiligten am Entscheidungsprozess beteiligten können, umso mehr identifizieren sie sich mit dem Audit. Dadurch steigt auch die Wahrscheinlichkeit für einen Erfolg des Audits.
- Festlegen eines Projektkoordinators: einsetzen einer Person, die alle Aspekte des Audits überwacht.
- Festlegen eines Projektteams: sicherstellen, dass das gesamte Team das Auditthema als relevant betrachtet und seine Rollen und Verantwortlichkeiten kennt.
- Festlegen eines Datenerfassers.
- Unterweisen der Projektteilnehmer.
- Festlegen des zeitlichen Ablaufs (Anfang und Ende hängen vom untersuchten Thema ab).
- Festlegen von Hauptaufgaben und des Zeitpunkts, an dem sie beendet sind.
- Festlegen von Ein- und Ausschlusskriterien (sofern relevant).
- Festlegen der Art der Proben und der Probengröße. Sie hängt von der Art des Audits sowie davon ab, ob Patienten, Akten oder andere Praxisbereiche betrachtet werden.
- Festlegen, welche Daten erfasst werden.
- Festlegen, welche Datenanalyse erfolgen soll.
- Feststellen, ob für die Analyse zusätzliche Hilfe erforderlich ist.

Datenerfassung

- Suchen oder Schaffen eines geeigneten Instruments zur Datenerfassung
- Sammeln der Informationen mithilfe aller relevanten Dokumente

Überprüfen der Praxis

- Untersuchen der Ergebnisse der Datenanalyse
- Vorstellen der Ergebnisse und Diskussion mit dem Audit-Team/Praxispersonal
- Aufstellen und vereinbaren von empfohlenen Veränderungen
- Kommunikation dieser Veränderungen an alle Beteiligten; festlegen, wie und über welchen Zeitraum sie implementiert werden sollen
- Durchführen der Empfehlungen
- Re-Audit
- Feedback über das Re-Audit an alle am Audit Beteiligten
- Erstellen eines Audit-Berichts

5. Entwickeln eines Instruments zur Datenerfassung

Damit das Audit möglichst einfach ist, dürfen nur die geeigneten Daten erfasst werden. Bei der Erfassung von Patientendaten müssen einige **wichtige Aspekte** berücksichtigt werden:

- Alle erfassten Daten müssen anonymisiert sein: Name, Geburtsdatum, Anschrift und andere Daten, anhand derer die Patienten identifiziert werden können, dürfen nicht erfasst werden.
- Bei der Erfassung von Patientendaten sollten die Erfassungsbögen nach dem Zufall nummeriert und die Zuordnung von Patienten und Nummern an einem anderen Ort aufbewahrt werden.
- Es sollten nur solche Daten erfasst werden, die für das festgelegte Audit-Thema relevant sind. Es gilt der Grundsatz des Datenschutzes: „adäquat, relevant und nicht exzessiv".
- Die ausgefüllten Audit-Formulare sollten nach Abschluss aller Stadien des Audits und Erstellen des Audit-Berichts vernichtet werden (Website [29]).

Testen des Instruments zur Datenerfassung und Durchführen erforderlicher Änderungen

Für den Einsatz in der Praxis stehen viele Instrumente zur Datenerfassung zur Verfügung. Sie werden bei der initialen Literatursuche oder bei der Suche auf Seiten, wie HQIP, identifiziert. Wenn ein neues Instrument zur Datenerfassung geschaffen wurde, sollte in einem Pilotversuch überprüft werden, ob es die geeigneten Daten und nicht zu viele Daten erfasst. Hier kann ein Kollege hinzugezogen werden, um sicherzustellen, dass es klar und unmissverständlich ist.

Die Instrumente zur Datenerfassung können in Form von mehreren DIN-A4-Blättern oder als Zusammenstellung zur leichteren Datenerfassung zum Einsatz kommen.

6. Datenerfassung

Es sollten nicht mehr Daten erfasst werden als unbedingt nötig. Das Gleiche gilt z. B. auch für die Anzahl der Fragen des Instruments zur

Tab. 19.4 Tabelle zur Berechnung der Probengröße bei klinischen Audits[a]

Populationsgröße	Probengröße (95 % Konfidenzintervall ± 5 %)
50	44
100	79
150	108
200	132
500	217
1.000	278
2.000	322
5.000	357

[a] Nach Websites [30–32].

Datenerfassung und die Anzahl der Patienten in der untersuchten Probe (➤ Kap. 17, ➤ Kap. 18).

Probengröße Bei der Überprüfung der Patientenversorgung müssen nicht die Daten von allen Patienten erfasst werden. Durch die Auswahl einer geeigneten Probengröße werden so viele Patienten aufgenommen, dass die Ergebnisse ein ausreichendes Konfidenzniveau erreichen. Dazu wird eine Tabelle mit Probengrößen (➤ Tab. 19.4) oder ein Rechner zur Ermittlung der Probengröße eingesetzt (Websites [30–32]). Häufig wird bei einem Audit mit Patienten oder Patientenakten eine Probengröße von 20–50 gewählt (Website [30]).

Probenauswahl Es gibt mehrere Möglichkeiten, eine Probe für ein Audit auszuwählen. Abhängig vom untersuchten Thema muss festgelegt werden, ob bestimmte Ein- und Ausschlusskriterien erfüllt werden müssen. Bei einem Audit zur Hypertonie sollten z. B. Patienten mit der Diagnose einer Hypertonie ausgewählt werden. Es gibt verschiedene Arten der Proben, die beiden häufigsten sind:

- Bei einer **randomisierten Probe** ist die Wahrscheinlichkeit, für die Probe ausgewählt zu werden, für die gesamte Population gleich groß. Dazu wird entweder allen Patienten eine Zahl zugewiesen und die Teilnahme anschließend ausgelost, oder es wird ein Zufallszahlengenerator eingesetzt (Website [33]).
- Bei einer **systematischen Probe** wird z. B. jeder 10. zur Behandlung vorstellig werdende Patient oder jede 10. Patientenakte in das Audit aufgenommen.

7. Datenanalyse

Das Verfahren zur Datenanalyse hängt von der Art der erfassten Daten ab. In manchen Fällen reicht eine deskriptive Statistik aus, in anderen Fällen ist eine ausführlichere statistische Auswertung erforderlich.

Es gibt verschiedene Ressourcen, die bei der Datenanalyse helfen. So enthält Excel zahlreiche Funktionen, die zur Auswertung und Zusammenfassung von Daten verwendet werden können. Online-Ressourcen in Form einer Anleitung zur statistischen Auswertung klinischer Audits wurden von der Healthcare Quality Improvement Partnership (HQIP) zusammengestellt (Website [34]). Die Daten können auf verschiedene Weise präsentiert werden:

- Kategorische Daten: z. B. wird die Anzahl der Patienten in der Probe in einem Balkendiagramm dargestellt.
- Histogramme werden zur Zusammenfassung kontinuierlicher Daten, wie Blutdruck und Körpergewicht, eingesetzt.
- Bei der Unterteilung einer größeren Gruppe, z. B. anhand von bestimmten Eigenarten innerhalb der Population, kann ein Tortendiagramm verwendet werden.

Andere Formen des Praxis-Reviews

Die Clinical Governance betrachtet verschiedene Praxisbereiche. Untersucht werden können Aspekte wie die Zufriedenheit und die Erfahrungen der Patienten. Dazu stehen abhängig von den Bereichen und dem Ausmaß des Interesses verschiedene Fragebögen zur Verfügung. Fragebögen können unterschiedliche Daten erfassen, z. B. numerische (quantitative) Daten über die Scores bestimmter Schlüsselfaktoren der Patientenzufriedenheit, wobei die Patienten bei der Form von Fragebögen oft qualitative Daten in Form persönlicher Kommentare liefern (Kap. 18.4.1). Die Patienten äußern ihre Ansichten deutlicher, wenn die Anonymisierung gewährleistet ist. Qualitative Kommentare lassen sich auf verschiedene Weise zusammenfassen, wie:

- Häufigkeit, mit der bestimmte Schlüsselwörter auftauchen
- Themen, die aus den geäußerten Kommentaren hervorgehen

8. Identifikation von Veränderungen

Infolge eines Audits sind **zwei Arten von Veränderungen** möglich:

- Änderungen der aktuellen Arbeitspraxis in der Patientenversorgung
- Änderungen der aktuellen Arbeitspraxis bei den Abläufen und der Verwaltung

Die Ärzte und das Hilfspersonal, die am Audit beteiligt waren, müssen allen Veränderungen zustimmen. Vor einem Re-Audit sollte ein ausreichender Zeitraum eingeplant werden, damit die Änderungen greifen können.

- Erstellen eines Aktionsplans für die Durchführung der geeigneten Veränderungen
- Festlegen, welche Veränderungen das Audit als erforderlich identifiziert hat
- Besprechen, wie diese Veränderungen durchgeführt werden können
- Vorschlagen eines Aktionsplans, der für eine bessere Identifikation mit dem Plan das gesamte Personal umfasst
- Einplanen eines ausreichend langen Zeitraums, damit die Änderungen greifen können

9. Re-Audit

Dieses Stadium des Audit-Zyklus wird oft vergessen. Häufig konzentriert sich das Audit nur auf seine ersten Schritte, wie das Festlegen geeigneter relevanter Standards, die Untersuchung, ob die Behandlung diese Standards erreicht hat, und das Festlegen erforderlicher Veränderungen. Nachdem die initiale Audit-Phase beendet ist und die ermittelten Veränderungen durchgeführt wurden, wird der Vorgang oft als beendet betrachtet.

Ohne ein Re-Audit kann das beteiligte Personal nicht feststellen, ob sich die Veränderungen gelohnt haben und effektiv waren, oder ob weitere Veränderungen erforderlich sind.

Bei der Beendigung des Audits liefert der Vergleich des tatsächlichen Ergebnisses mit dem erwarteten Ergebnis wertvolle Informationen. Dabei wird auch auf alle unerwarteten Unterschiede und deren möglichen Gründe geachtet und eine Entscheidung über die Prioritäten der Veränderungen getroffen, sofern mehr identifiziert wurden als erwartet.

Überprüfen der Standards Manchmal wurden die Standards für das Audit initial zu niedrig angesetzt: Womöglich gab es Probleme bei der Suche nach geeigneter Literatur oder anderen Hinweisen auf geeignete Standards. Derartige Standards sollten vor dem Hintergrund der in einer Praxis durchgeführten Veränderungen erneut betrachtet und entschieden werden, ob die Standards künftig höher angesetzt werden.

10. Verbreitung der Ergebnisse

Viele Ärzte investieren bereits in die Durchführung eines Audits viel Zeit und Mühe. Trotzdem kann das Erstellen eines Audit-Berichts für die Praxis und alle am Audit Beteiligten hilfreich sein. Wichtig ist, dass das erstmals an einem Audit beteiligte Personal über die Ergebnisse informiert wird; außerdem kann es hilfreich sein, die Patienten der Praxis darüber zu informieren. Es gibt noch mehrere andere Gründe, die für das Erstellen eins Audit-Berichts sprechen:

- Beim Erschließen neuer Tätigkeitsbereiche, z. B. Arbeit in der Industrie oder im NHS, ist Evidenz für die Durchführung von Audits mit guter Qualität oft nützlich.
- Bei geplanten Investitionen in Personalschulungen oder Veränderungen der Marketingstrategie der Praxis ist ein strukturiertes Dokument zur Referenz hilfreicher als versprengte Informationsschnipsel;
- Wenn das Praxis-Audit im Rahmen einer Fortbildungsaktivität durchgeführt wurde, muss diese Aktivität dokumentiert werden.

Ein Audit-Bericht sollte einige Schlüsselaspekte, die in ➤ Tab. 19.5 aufgeführt sind, enthalten.

Beim Abschluss des Audits sollte das Gefühl vorherrschen, etwas erreicht zu haben. Dabei hilft es, sich auf die vielen möglichen Vorteile von Audits und die Auswirkungen auf die klinische Praxis zu konzentrieren.

Tab. 19.5 Punkte, die ein Audit-Bericht enthalten sollte

Einleitung	• Zusammenfassung der Ziele • Zusammenfassung der Ergebnisse • Zusammenfassung des vorgesehenen Nutzens des Audits für die eigene Praxis
Kriterien/Zielsetzung	• Beschreiben und begründen der verwendeten Kriterien • Beschreiben, wie diese Kriterien gefunden wurden • Beschreiben der Relevanz der Kriterien bezogen auf das Audit-Thema
Standards	• Beschreiben der festgelegten Standards • Beschreiben, wie diese Standards gefunden wurden • Beschreiben, mit wem und wie Konsens über die Standards erzielt wurde
Methoden	Beschreiben, • wo und wann das Audit stattfand • wie lange es dauerte • wer daran beteiligt war • das Audit-Thema • die Auswahl einer beteiligten Population und die Probengröße • welche Daten erfasst und welche Ergebnisvariablen verwendet wurden (sofern relevant)
Ergebnisse	• Beschreiben der wichtigsten Ergebnisse • Beschreiben, in welchem Umfang die jeweiligen Standards erfüllt wurden
Auswertung der Ergebnisse	• Beschreiben der aufgedeckten Punkte • Beschreiben der vorgesehenen Veränderungen • Festlegen, wie lange es dauern soll, bis die Veränderungen greifen
Re-Audit	• Angeben, wann das Re-Audit durchgeführt wurde • Beschreiben der wichtigsten Ergebnisse
Schlussfolgerungen	Beschreiben, • was aus dem Audit gelernt wurde • welchen Einfluss das Audit auf die eigene Praxis und/oder die Patienten hatte • was geplant ist, um die Standards zu überwachen • wann vermutlich ein weiteres Audit durchgeführt werden wird

Zusammenfassung

Das klinische Audit

- ist ein für die Praxis wertvoller Prozess zur kontinuierlichen Reflektion der Qualität der erbrachten Dienstleistungen.
- gibt den Osteopathen die Möglichkeit, die Effektivität ihres Patientenmanagement mit festgelegten und belegten Standards für eine hohe Qualität zu vergleichen.
- liefert Informationen darüber, wie sich die zentralen Aspekte des Praxisbetriebs verbessern lassen.
- kann Osteopathen bei der Verbesserung der Behandlungsqualität und der -ergebnisse unterstützen.
- ist nützlich bei der Aufdeckung von Fortbildungsbedarf.

Weitere Ressourcen, die gemeinsam mit den Instrumenten des Audits verwendet werden, sind Patient Reported Outcome Measures (PROMs). Diese vom Patienten ausgefüllten Fragebögen helfen bei der Beurteilung der Effektivität der Behandlung im Rahmen eines Audits (Kap. 19.3.1).

19.3 Weitere Informationsquellen

Es gibt zahlreiche Audit-Instrumente. In Großbritannien sind sie auf der Internetseite des National Council for Osteopathic Research zu finden (Website [34]). In Australien (Queensland) hat das lokale Department of Health mehrere Audit-Instrumente entwickelt (Website [36]). In den USA hat die Agency for Healthcare Research and Quality mehrere Instrumente für unterschiedliche Bereiche der Gesundheitsversorgung erarbeitet (Website [37]). Das New Zealand Ministry of Health hat im Rahmen des Programms Clinical Excellence mehrere Instrumente erstellt (Website [38]).

19.3.1 Patient Reported Outcome Measures (PROMs) und Audit

Abhängig von der Art des klinischen Audits ist es gelegentlich ratsam, ein Patient Reported Outcome Measure (PROM) zu verwenden. Bei der Beurteilung der Behandlungseffektivität können PROMs sehr spezifische Angaben der Patienten über ihre Fortschritte durch die Behandlung erheben.

Was sind PROMs? Im Grunde ist ein Patient Reported Outcome Measure (PROM) ein Fragebogen, der den Gesundheitsstatus des Patienten erfassen soll. Früher wurden Fragebögen und zahlreiche Interviewformen eingesetzt, um die Fortschritte des Patienten zu ermitteln. Der wichtigste Unterschied gegenüber einem PROM ist, dass der Patient den Fragebogen selbst ausfüllt und seine Ansichten nicht von einem Arzt oder anderen medizinisch geschulten Mitarbeiter interpretiert werden. In der osteopathischen Praxis kann ein PROM z. B. zum Erfassen von Schmerzen, Behinderung, Lebensqualität, Müdigkeit, allgemeinem Wohlbefinden oder Zufriedenheit eingesetzt werden.

PROMs haben verschiedene Einsatzbereiche, z. B.:

- Ermittlung der Effektivität einer Behandlung
- Fördern einer Diskussion mit den Patienten
- Überwachen des Fortschritts
- Einsatz als Entscheidungshilfe.

Ermittlung des Ergebnisses mittels PROMs Früher wurde das Behandlungsergebnis an der Mortalität und Morbidität gemessen: Anlass für die Behandlungsinterventionen waren objektive Befunde wie Labortests, Röntgenbefunde und die klinische Evaluation des Patienten (Fitzpatrick 1992).

1998 identifizierten Fitzpatrick et al. sieben Hauptformen von Instrumenten zur Erfassung von PROMs:

- Krankheitsspezifisch
- Ortsspezifisch
- Dimensionsspezifisch
- Generisch
- Zusammenfassend
- Individualisiert
- Nutzen

Warum ist der Einsatz von PROMs nützlich? Zahlreiche Interessenvertreter, die an der osteopathischen Praxis beteiligt sind, wie Versicherer, Gesundheitskommissare und Patienten, suchen nach immer mehr PROM-Daten. Früher wurden PROM-Daten mithilfe von ausgedruckten Fragebögen ermittelt. Da dieser Ansatz aber sehr ressourcenintensiv ist, werden neue Wege der Datenerfassung entwickelt, um diesen Prozess durch den Einsatz moderner Technologie zu vereinfachen. So wird vom National Council for Osteopathic Research (NCOR) ein elektronisches Hilfsmittel zur Erfassung speziell von Ergebnisdaten von Osteopathen entwickelt.

PROMs – Verständnis der Terminologie Die Klinimetrie ist die Wissenschaft des Messens und umfasst die Evaluation von Validität, Reliabilität und Ansprechen. Ebenso wie jedes andere Fachgebiet hat auch die Klinimetrie ihre eigene Nomenklatur. Früher war

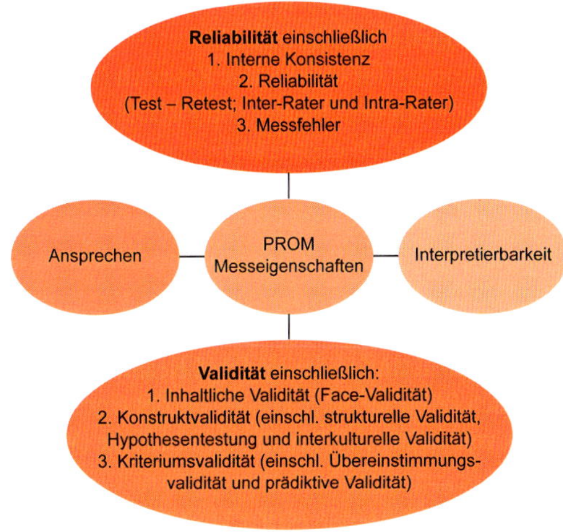

Abb. 19.3 Zusammenfassung der klinischen Eigenschaften von Patient Reported Outcome Measures (PROMs) anhand der COSMIN-Taxonomie. [F889/L271]

19

problematisch, dass die einzelnen Forschungsgruppen zur Beschreibung desselben Sachverhalts unterschiedliche Begriffe verwendeten. Seitdem arbeiten die verschiedenen akademischen Gruppen an einer einheitlichen Terminologie, um die Verwirrung von Ärzten und anderen Berufsgruppen, die PROMs verwenden, zu reduzieren.

Die Definitionen in ➤ Abb. 19.3 basieren auf der **Terminologie der COSMIN-Gruppe** (**CO**nsensus-based **S**tandards for the selection of health **M**easurement **IN**struments) aus den Niederlanden. Eine visuelle Darstellung der Taxonomie der COSMIN-Gruppe findet sich auf ihrer Internetseite (Website [39]).

Wer könnte Interesse an meinen Daten haben? Immer mehr Zielgruppen verlangen robuste Ergebnisdaten ohne Bias und andere Marker einer guten Behandlungsqualität. Diese Grundvoraussetzungen der Clinical Governance werden von den Beauftragten der Dienstleister, der Versicherer und der Regulationsbehörden verlangt.

In Gesundheitssystemen, in denen die Osteopathie weniger gut etabliert ist, kann die Erfassung robuster Ergebnisdaten dazu beitragen, die Tätigkeit dieses Fachgebiets zu beschreiben. Sie kann sich auf verschiedene Bereiche beziehen, z. B.:

- Effektivität der Behandlung
- Kosteneffektivität
- Sicherheit der Patienten
- Hohe Qualität der Dienstleistungen, z. B. kurze Wartezeiten
- Ausmaß der Patientenzufriedenheit
- Erfahrungen der Patienten
- Ergebnisse mit harten Daten statt Berichte
- Unterstützung der Praxisentwicklung durch Aufdecken eines besseren Einsatzes der Praxisressourcen

19

Das Erfassen von Daten über die klinische Praxis ist für viele Ärzte ein völlig neuer Ansatz. Obwohl sie initial eher abschreckend wirkt, kann sie vielfältig von Nutzen sein, Entwicklungen in der aktuellen Praxis aufdecken und die Behandlung der Patienten sowie die Geschäftsentwicklung unterstützen

Weitere Informationen über PROMs Es gibt viele Internetseiten mit Informationen über PROMs, z. B.:

- Das National Council for Osteopathic Research (NCOR) führt mehrere Projekte mit dem Einsatz von PROMs in der osteopathischen Praxis durch (Website [40]).
- Die Oxford University hat eine durchsuchbare Datenbank zusammengestellt, die zahlreiche PROMs in verschiedenen klinischen Bereichen beschreibt und die entsprechenden Veröffentlichungen benennt (Website [41]).
- Ergebnisvariablen zum Einsatz in der komplementären und alternativen Medizin sind in der IN-CAM Health Outcomes Database zu finden (Website [42]), außerdem gibt eine weitere CAM-Datenbank von der Universität Witten/Herdecke (Website [43]).

Standardised Data Collection (SDC), klinisches Audit und der Einsatz von PROMs sind eine wertvolle Ergänzung zur Weiterentwicklung der klinischen Praxis sowie zur Verbesserung und Steigerung der Patientenversorgung, da sie dem Arzt die Möglichkeit geben, ihre Praxis und ihre Dienstleistung zu reflektieren. Die Einbettung von SDC, klinischem Audit und dem Einsatz von PROMs in den klinischen Alltag wird zunehmend selbstverständlich, um die Ausreifung des Patientenmanagements zu belegen und zu zeigen, das Interesse an einer Rückmeldung der Patienten besteht.

19.4 Audit in der Praxis – ein Arbeitsbeispiel

Ebenso wie sich der Berufsstand der Osteopathen verändert hat, haben sich auch die Erwartungen der Patienten geändert. Dies betrifft nicht nur das Verhalten der Osteopathen als professionelle Dienstleister und die Interaktion mit den Patienten, sondern auch die Praxisumgebung. Das Ziel dieses allgemeinen Praxis-Audits ist die Identifikation von Bereichen, die sich auf Praxen anwenden lassen und mithilfe der Forschung, von Leitlinien und anderen Dokumentationen verschiedener Berufsgruppen ermittelt wurden, aber trotzdem für Osteopathen relevant sind.

Ziele des Audits

Dieses Audit soll Folgendes identifizieren:

- Die gute Praxis für osteopathische Praxen.
- Relevante lokale und nationale Leitlinien, damit die Osteopathen in deren Sinne tätig sein können.
- Wo hohe Standards erreicht werden und welche Bereiche verändert werden müssen.

Literaturrecherche

Die für eine osteopathische Praxis geltenden Standards werden von nationalen und internationalen Interessengruppen beeinflusst. Dazu gehören die Patienten (Leach et al. 2011), die nationale Regierung (UK Environmental Protection Act 1990; Website [44]), Regulierungsbehörden (GOsC 2012; Website [45]), lokale Regierungseinrichtungen (UK Hazardous Waste Regulation 2005; Website [46]) und medizinische Dienste (UK Care Quality Commission; Website [47]).

All diese Interessengruppen haben jeweils relevante Studien durchgeführt, eigene Richtlinien entwickelt oder lokale Vorgaben aufgestellt. Anhand der Literatur dieser Gruppen lassen sich Standards, Kriterien und Inhalt des Audit-Instruments entwickeln. Unter Verwendung von PubMed und Google wurden Studien über die Erfahrungen und Erwartungen der Patienten, Berichte von Organisationen – wie der Care Quality Commission (CQC), dem General Osteopathic Council (GOsC), dem Institute of Osteopathy (iO) –, lokalen Behörden, anderen Berufsgruppen – wie dem British Acupuncture Council (Website [48]), der Chartered Society of Physiotherapy und dem General Chiropractic Council/Royal College of Chiropractors – sowie professionellen speziellen Interessengruppen, z. B. hinsichtlich der Infektionskontrolle (Infection Prevention Society, CQC, und the Infection Prevention and Control Nurses College; Websites [49, 50]), durchgeführt.

Tab. 19.6 Das PICO-Format

PICO	Population	Intervention	Vergleichsfaktor oder Kontrolle	Ergebnis
Suchbegriffe	Patients	Osteopath*	nicht anwendbar	Expectation* oder Experience*
Folgende Suchabfrage wurde durchgeführt: Patients AND (experience* [ti] OR expectation* [ti]) AND osteopath*. Damit wurden 34 Studien (Ergebnisse bzw. Treffer) zu den Erfahrungen und Erwartungen von Patienten bei osteopathischer Behandlung herausgesucht. Studien mit besonderer Relevanz wurden mit einem Critical Appraisal Tool (CASP, Website [24]) überprüft, um ihre Qualität und somit ihren Nutzen beim Aufstellen von Kriterien und Standards zu ermitteln. Außerdem wurden diese Suchbegriffe bei Google und bei anderen wichtigen Organisationen eingegeben.				

Suchstrategie Für die Erwartungen und Erfahrungen der Patienten bei der osteopathischen Behandlung ist eine sehr einfache Suche möglich. Der effektivste Weg zur Durchführung einer einfachen Suche, die alle relevanten Informationen erfasst, ist das PICO-Format (Population, Intervention, Kontrolle [Control], Ergebnis [Outcome]; ➤ Tab. 19.6).

- Zur Suche nach Studien mit unterschiedlichen Formulierungen bzw. Deklinationen kann eine Trunkierung verwendet werden. Dazu wird hinter den Wortstamm ein * gesetzt. Die PubMed-Suche zeigt die ersten 600 Treffer mit Variationen des trunkierten Stamms
- Zur Suche nach Studien, in deren Titel ein bestimmtes Wort enthalten ist, wird nach dem Suchbegriff [ti] eingegeben.

Standards und Kriterien

Für das allgemeine Praxis-Audit wurden folgende **Kriterien** identifiziert:

1. Die Praxis erfüllt bei der Untersuchung der Erwartungen der Patienten die Vorgaben aus der Studie von Leach et al. (2011).
2. Die Praxis erfüllt die Vorgaben der Osteopathic Practice Standards (Website [4]).
3. Die Praxis erfüllt die Vorgaben der (britischen) lokalen Behörden zur Entsorgung von klinischen Abfällen.

Als **Standards** wurden festgelegt:

- Kriterium 1 erfüllt den Standard zu 100 %.
- Kriterium 2 erfüllt den Standard zu 100 %.
- Kriterium 3 erfüllt den Standard zu 100 %.

Planung des Audits

- Zeitpunkt und Dauer: Das Audit fand am 1. März 2015 statt und dauerte etwa 30 Minuten.
- Beteiligte/Untersucher: Ein Kollege betrachtete alle Bereiche. er füllte das Audit-Instrument entsprechend seiner Befunde aus.
- Audit-Instrument: wurde anhand der Ergebnisse von wissenschaftlichen Studien, Zulassungsdokumenten und Internetseiten bestimmter Gruppen, z. B. der lokalen Behörden und der Care Quality Commission, erstellt. Dieses Global Audit Tool kann auf der Internetseite des National Council for Osteopathic Research heruntergeladen werden (Website [51]).

Auswertung der Ergebnisse

Nach Abschluss des Audits erfolgte eine einfache Evaluation in einer Excel-Tabelle, um Bereiche herauszufiltern, die besonders beachtet werden müssen. Die Befunde wurden grafisch zusammengefasst (➤ Abb. 19.4).

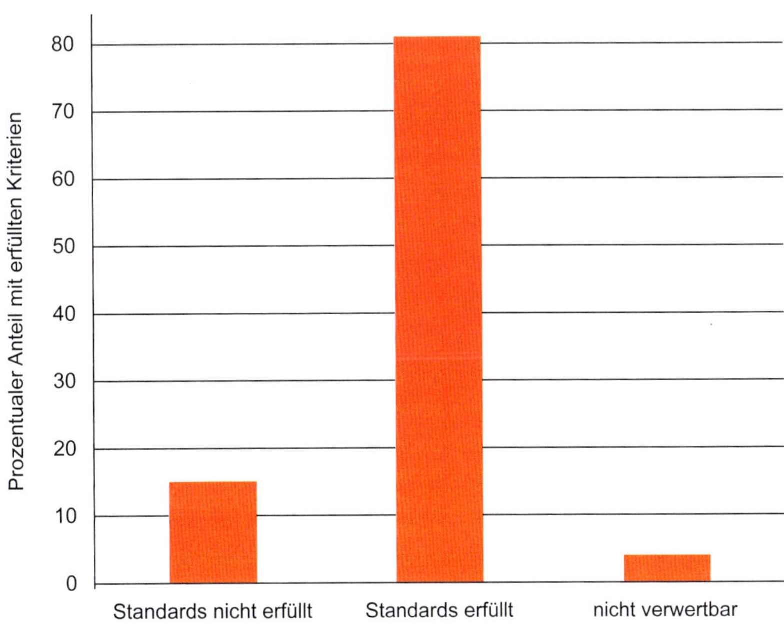

Abb. 19.4 Erfüllte und nicht erfüllte Kriterien des allgemeinen Praxis-Audits [P246/L271].

19

Vier Punkte des Audit-Instruments wurden nicht erfüllt:

- Es gab keine Aufzeichnung über die Inspektion der elektrischen Geräte der Praxis.
- Es gab keine Übersicht über die Behandlungskosten.
- Es gab kein Beschwerdeverfahren.
- Es gab keine Notausgangsschilder.

Maßnahmen aufgrund der Ergebnisse

Es wurde beschlossen, dass sofort Maßnahmen ergriffen und in einem Re-Audit einen Monat nach dem ersten Audit überprüft werden. Folgende vier Maßnahmen wurden ergriffen:

- Die Inspektionsnachweise der elektrischen Geräte wurden herausgesucht und für das Re-Audit bereitgelegt.
- Im Wartezimmer und im Behandlungsraum wurden Listen mit den Kosten aller Behandlungsangebote aufgehängt.
- Im Wartezimmer und im Behandlungsraum wurde ein Hinweis auf das neu geschaffene Beschwerdeverfahren angebracht.
- Alle sicheren Ausgangspunkte der Praxis wurden mit Notausgangsschildern markiert.

Identifikation des nächsten Schritts, einschließlich eines Zeitplans für das Re-Audit

Nach Abschluss dieser Maßnahmen war die Praxis bereit für ein Re-Audit. Das Audit-Instrument wurde erneut vollständig ausgefüllt, um die Bereiche, in denen die Standards nicht erfüllt worden waren, zu erfassen und gleichzeitig zu überprüfen, dass die Standards in anderen Bereichen inzwischen nicht nachgelassen hatten.

Das **Re-Audit** fand einen Monat nach dem initialen Audit statt und wurde von derselben Person durchgeführt. Beim Re-Audit wurden die Standards in 96 % der Fälle erfüllt; 4 % der Kriterien waren auch weiterhin nicht auf die Praxis anwendbar.

Schlussfolgerungen

Obwohl die Praxis sauber, hygienisch und einladend zu sein schien, gab es Bereiche, in denen die von den Behörden geforderten Standards nicht erreicht wurden. Durch dieses kurze Audit wurden diese kleinen Aspekte aufgedeckt und beseitigt. Das Audit ermittelte nicht nur die Bereiche, in denen die Standards nicht erfüllt wurden, sondern bestätigte auch, dass sie in den meisten Bereichen erfüllt wurden. Ein Audit ist relativ einfach in der Durchführung und bedarf nur einer geringen Vorplanung.

19.5 Glossar

Einige der nachstehenden Definitionen sind in einer Tabelle auf der Cosmin-Internetseite zusammengefasst (Website [52]).

Tab. 19.7 Glossar

Begriff	Definition
Anschauungs-Validität	Das Ausmaß, mit dem die Fragen des Instruments das zu messende Konstrukt widerspiegeln.
Befund	Objektiver Hinweis auf eine Krankheit, Gesundheitsstörung oder den Effekt einer Behandlung. Wird meist von einem Arzt beobachtet, gemessen oder interpretiert und kann auch für den Patient offensichtlich sein.
Behandlungsnutzen	Effekt einer Behandlung auf einen Patienten, bei dem eine bestimmte Kombination aus Symptomen und/oder Befunden vorlag.
Erinnerungsphase	Der Zeitraum, den die Teilnehmer bei der Beantwortung von Messinstrumenten berücksichtigen sollen. Kann von 24 Stunden bis zu mehreren Wochen reichen und hängt überwiegend vom untersuchten Konzept ab.
Inhaltsvalidität	Gibt an, in welchem Umfang die bei einer bestimmten Population zu betrachtenden Konzepte von einem Fragebogen erfasst werden. Zur Evaluation eines Fragebogens müssen einige Aspekte, die bei der Entwicklung von Fragebögen eine Rolle spielen, bekannt sein: • Messziel des zu beurteilenden Fragebogens • Zielpopulation des zu beurteilenden Fragebogens • Konzepte, die der Fragebogen messen soll, sowie deren Eignung für diesen Zweck • Zur Auswahl der Fragen verwendete Methoden • Wurde eine Pilotstudie durchgeführt, um die Lesbarkeit und Verständlichkeit sicherzustellen? • Interpretierbarkeit der Fragen und ob ein Lesealter über 12 Jahren erforderlich ist, um sie zu verstehen
Instrument	Erfasst Daten oder Messwertänderungen und sollte eine Bedienungsanleitung enthalten. Ein Beispiel für ein Instrument ist ein Fragebogen.
interkulturelle Validität	Das Ausmaß, mit dem eine übersetzte oder an die Kultur angepasste Version eines Fragebogens genauso abschneidet wie der ursprüngliche Fragebogen.
interne Konsistenz	Das Ausmaß, mit dem ein Fragebogen oder eine bestimmte Subskala des Fragebogens homogen ist/korreliert, ob sie also das gleiche Konzept erfassen. Skalen zur internen Konsistenz werden erzielt durch: • Gute Definitionen der Konstrukte • Gute Fragen • Durchführung einer Hauptkomponentenanalyse oder einer exploratorischen Faktorenanalyse • Vervollständigung durch eine bestätigende Faktorenanalyse

Interpretierbarkeit	Zuordnung klinischer oder häufiger Bedeutungen zu den Antworten des Patienten. Spiegelt sich in einer quantitativen Antwort oder der Veränderung des Punktwerts eines bestimmten Instruments wider.
Inter-Rater-Reliabilität	Das Ausmaß, mit dem die Punktwerte eines Messinstruments bei verschiedenen Untersuchern in der gleichen Situation gleich bleiben.
Intra-Rater-Reliabilität	Das Ausmaß, mit dem die Punktwerte eines Messinstruments bei dem gleichen Untersucher in der gleichen Situation gleich bleiben.
Konfidenzintervall (CI)	Beschreibt die Zuverlässigkeit der Präzision von Untersuchungsergebnissen.
Konstruktvalidität	Der Umfang, in dem die Punktezahl eines bestimmten Instruments so mit anderen Messwerten/Instrumenten zusammenhängt, dass es mit der theoretischen Hypothese der zu untersuchenden Konzepte übereinstimmt. Dies wird beurteilt durch: • Testung der aufgestellten, möglichst spezifischen Hypothesen, z. B. der erwarteten Korrelation der Messungen • Testung der aufgestellten Hypothesen, z. B. auf die erwarteten Unterschiede zwischen „bekannten" Gruppen • Feststellung, ob eine positive Einstufung vorliegt • Feststellen einer positiven Einstufung bei vorab festgelegten Hypothesen, wenn mindestens 75 % der Ergebnisse bei einer Untergruppe von mindestens 50 Patienten die festgelegte Hypothese bestätigen
Konzept	Bei einem Patient Reported Outcome Measure (PROM) bezeichnet das Konzept das Messziel der PROM.
Kriteriumsvalidität	Das Ausmaß, mit dem die Punktzahlen eines bestimmten Instruments den Goldstandard angemessen widerspiegeln. Gilt als positiv, wenn • überzeugende Argumente dafür vorliegen, dass der „Goldstandard" der beste verfügbare Standard ist, • die Korrelation mit dem vorgeschlagenen Goldstandard mindestens 0,70 beträgt.
Median	Der Median ist der mittlere Wert, wenn Daten nach ihrem numerischen Wert angeordnet werden.
Messeigenschaften	Alle Merkmale eines Messinstruments, wie die Reliabilität der Messung, verschiedene Aspekte der Validität und die Fähigkeit zur Erfassung von Veränderungen. Sie sind für jedes Instrument spezifisch und hängen von dem Kontext ab, in dem das Instrument eingesetzt wird, z. B. der Population, dem klinischen Setting und der Indikation.
Messfehler	Systematischer oder zufälliger Fehler der Punktwerte. Kann auf echten Veränderungen des Patienten beruhen, die durch das gemessene Konstrukt abgebildet werden.
Minimally Important Change (MIC)	Veränderung der Daten eines Fragebogens bzw. der PROM-Daten auf Patientenebene.
Minimally Important Difference (MID)	Veränderung der Daten eines Fragebogens bzw. der PROM-Daten auf Populationsebene.
Mittelwert	Wird oft auch als Durchschnittswert bezeichnet und berechnet, indem die Summe aller Werte durch deren Anzahl geteilt wird.
Mode	Der häufigste (und beliebteste) Wert eines Datensatzes, der am einfachsten zu erfassen ist.
Nachweis von Veränderungen	Das Ausmaß, mit dem ein Instrument anhand von unterschiedlichen Punktwerten Veränderungen in einer Population und dem untersuchten Konzept nachweist. Veränderungen im Laufe der Zeit können auf individueller Ebene oder für Populationen nachgewiesen werden.
Population	Eine umschriebene Gruppe mit bestimmten Interessen oder Merkmalen.
Probe	Die Anzahl an Patienten, die für eine klinische oder wissenschaftliche Studie erforderlich sind. Mithilfe von Probengrößenrechnern werden die Probengrößen, die für bestimmte Studien oder Audits erforderlich sind, berechnet.
Proxy-Reported Outcome	Angaben über einen Patienten durch Dritte, z. B. eine Pflegeperson. Nicht identisch mit dem Bericht eines Beobachters, in dem ein Arzt seine Beobachtungen festhält und oft auch interpretiert.
Reliabilität	Das Ausmaß, mit dem ein Messinstrument frei von Messfehlern ist.
Sensitivität	Das Ausmaß, mit dem ein Messinstrument definierte Veränderungen über einen Zeitraum erfassen kann.
Skala	Quantitatives oder qualitatives System zur Messung von Reaktionen auf den zu untersuchenden Punkt. Anhand der numerischen oder visuellen Angaben lassen sich Punktwerte berechnen.
Strukturvalidität	Das Ausmaß, in dem die Punktwerte eines Messinstruments die Dimension des untersuchten Konstrukts wiedergeben.
Symptom	Subjektive Beschwerden, die nur vom Patienten wahrgenommen werden. Können mit einer bestimmten Krankheit oder den Effekten einer Behandlung zusammenhängen.
Test-Retest-Reliabilität	Das Ausmaß, in dem die Punktwerte gleich bleiben, wenn Patienten mit unverändertem Gesundheitszustand den Test zu verschiedenen Zeitpunkten ausfüllen.

LITERATUR

Burgess R (ed.). New Principles of Best Practice in Clinical Audit. London: Radcliffe Publishing, 2011.

Codman EA. A Study in Hospital Efficiency. Boston: Privately printed, 1916.

Lord Darzi A. High quality care for all: NHS Next Stage Review final report. 2008. www.dh.gov.uk/prod_consum_dh/groups/dh_digitalassets/@dh/@en/documents/digitalasset/dh_085828.pdf (letzter Zugriff: 24.2.2016).

Department of Health. Working for patients. London: The Stationery Office, 1989.

Donabedian A. Evaluating the quality of medical care. Milbank Mem Fund Q. 1966; 44 (Suppl): 166–206.

Donabedian A. The definition of quality: a conceptual exploration. In: Donabedian A (ed.) Explorations in Quality Assessment and Monitoring. Ann Arbor: Health Administration Press, 1980.

Fawkes CA, Moore AP (eds.). An Introduction to Clinical Audit for Practising Osteopaths. The National Council for Osteopathic Research. ISBN 978-0-9552750-6-7; 2012.

Fawkes CA et al. Development of a data collection tool to profile osteopathic practice: Use of a nominal group technique to enhance clinician involvement. Man Ther. 2014; 19: 119–124.

Fitzpatrick R. Quality of life measures in healthcare. I: applications and issues in assessment. Br Med J. 1992; 305: 1074–1077.

Fitzpatrick R et al. Evaluating patient-based outcome measures for use in clinical trials. Health Technol Assess. 1998; 2: 1–74.

Friedman HD et al. Standardisation of the hospital medical record for osteopathic structural examination: part 2. Effects of an educational intervention on documentation of palpatory and structural findings and diagnosis. J Am Osteopathic Assoc. 1996; 96: 529–536.

Groves EWH. Surgical statistics: a place for unfamiliar registration of operation results. Br Med J. 1908; ii: 1008–1009.

Hauret K et al. Musculoskeletal injuries description of an under-recognized injury problem among military personnel. Am J Prev Med. 2010; 38 (Suppl.):S61–70.

Hibble A. Teaching Medical Audit: A trainee/trainer workbook. Cambridge: East Anglia Regional Health Authority, 1992.

19

HyDAT team. The HyDAT project: UK aquatic physiotherapy data collection. London: Chartered Society of Physiotherapy, 2009.

Irvine D, Irvine S (eds). Making Sense of Audit. Oxford: Radcliffe Medical Press, 1991.

Irvine D, Irvine S. Making Sense of Audit. 2nd ed. Abingdon: Radcliffe Medical Press, 1997.

Johnston G et al. Reviewing audit: barriers and facilitating factors for effective clinical audit. Qual Health Care. 2000; 9: 23–36.

Kelso AF, Townsend AA. A research records system to meet osteopathic clinical research requirements. J Am Osteopathic Assoc. 1973; 73: 318–321.

Leach CMJ et al. 2011. Investigating osteopathic patients' expectations of osteopathic care: the OPEn project. www.ncor.org.uk/wp-content/uploads/2013/02/open_full_research_report_public.pdf (letzter Zugriff: 24.2.2016).

McCarney R et al. The Hawthorne Effect: a randomised, controlled trial. BMC Med Res Methodol. 2007; 3: 30.

Mawson SJ, McCreadie MJ. TELER: the way forward in clinical audit. Physiotherapy. 1993; 79: 758–761.

Maxwell RJ. Quality assessment in health. Br Med J. 1984; 288: 1470–1472.

Moore AP. An audit of the outcome of physiotherapy intervention for outpatients with cervical spine pain and dysfunction. University of Brighton, 1999.

Moore AP, Bryant EC, Olivier GWJ. Development and use of standardised data collection tools to support and inform musculoskeletal practice. Man Ther. 2012; 17: 489–496.

Nevo I, Slonim-Nevo V. The myth of evidence-based practice: towards evidence-informed practice. Br J Soc Work. 2011; 1–22.

Ovretveit J. Health Service Quality: An Introduction to Quality Methods for Health Services, Oxford: Blackwell Science, 1992.

Radford M et al. ACC/AHA 2007 methodology for the development of clinical data standards. J Am Coll Cardiol. 2007; 49: 830–837.

Sackett DL. Rules of evidence and clinical recommendations on the use of antithrombotic agents. Chest. 1986; 89: 2 s–3 s.

Samuel O, Sakin P, Sibbald B. Counting on quality. Royal College of General Practitioners' Audit Programme. London: Royal College of General Practitioners, 1993.

Seffinger MA, Friedman HD, Johnston WL. Standardisation of the hospital medical record for osteopathic structural examination: recording of musculoskeletal findings and somatic dysfunction diagnosis. J Am Osteopathic Assoc. 1995; 95:90–96.

Sleszynski SL, Glonek T, Kuchera WA. Standardised medical record: a new outpatient osteopathic SOAP note form: validation of a standardised office form against physician's progress notes. J Am Osteopathic Assoc. 1999; 99: 516–529.

Taylor T et al. Standarised data collection for multi-centre clinical studies of severe malaria in African children: establishing the SMAC network. Trans R Soc Trop Med Hyg. 2006; 100: 615–622.

Wolf C, Gilbert P. Implementing a standardized data model e a real life experience. 2002. www.lexjansen.com/pharmasug/2002/proceed/DM/dm04.pdf (letzter Zugriff: 24.2.2016).

WEBSITES

(Letzter Zugriff auf alle nachfolgend aufgeführten Links: 24.2.2016)

[1] Midwives Alliance of North America. mana.org/research/benchmarking

[2] National Clinical Audit Advisory Group. 2009. www.dh.gov.uk/ab/NCAAG/index.htm

[3] Healthcare Quality Improvement Partnership (HQIP). www.hqip.org.uk/

[4] General Osteopathic Council. Osteopathic Practice Standards. 2012. www.osteopathy.org.uk/uploads/osteopathic_practice_standards_public.pdf

[5] General Osteopathic Council: Revalidation. www.osteopathy.org.uk/practice/Revalidation/

[6] Health and Care Professions Council. Standards of Proficiency for Physiotherapists. 2007. www.hpc-uk.org/assets/documents/10000DBCStandards_of_Proficiency_Physiotherapists.pdf

[7] Philosophy of osteopathic studies at Southern Cross University. www.scu.edu.au

[8] Nova South Eastern University. medicine.nova.edu/msbi/faqs.html

[9] Osteopathy Board of Australia and their random clinical audits of case notes. www.osteopathyboard.gov.au

[10] National Board of Osteopathic Medical Examiners (NBOME) in its Fundamental Osteopathic Medical Competency Domains. www.nbome.org/docs/NBOME%20Fundamental%20Osteopathic%20Medical%20Competencies.pdf (p. 20: 4.8.1).

[11] European audit standards Forum for osteopathic regulation in Europe. www.forewards.eu/index.php?option=com_docman&task

[12] Victoria University Graduate Capabilities for Osteopathic Practice. www.osteopathyboard.gov.au/News/Professional-Practice-Issues.aspx (letzter Zugriff: 8.3.2016).

[13] Health Research Authority. www.hra.nhs.uk/documents/2013/09/defining-research.pdf

[14] Department of Health. Equity and excellence: Liberating the NHS (2010). www.dh.gov.uk/prod_consum_dh/groups/dh_digitalassets/@dh/@en/@ps/documents/digitalasset/dh_117794.pdf

[15] Health and Social Care Act. 2012. www.legislation.gov.uk/ukpga/2012/7/contents/enacted

[16] Clinical Governance Support Team. A Practical Handbook for Clinical Audit. 2005. www.hqip.org.uk/assets/Downloads/Practical-Clinical-Audit-Handbook-CGSupport.pdf #page not found, please check#

[17] The Osteopaths Act. www.legislation.gov.uk/ukpga/1993/21/contents

[18] Pub Med. www.ncbi.nlm.nih.gov/pubmed

[19] Stanford Highwire. highwire.stanford.edu/cgi/search?quick=true

[20] Google Scholar: scholar.google.co.uk

[21] National Council for Osteopathic Research: An introduction to literature searching. www.ncor.org.uk/wp-content/uploads/2014/02/intro_to_searching_the_internet.pdf

[22] National Council for Osteopathic Research: Further searching on the internet. www.ncor.org.uk/wp-content/uploads/2014/02/further-searching-on-internet.pdf
[23] National Council for Osteopathic Research: Useful sites. www.ncor.org.uk/wp-content/uploads/2014/02/Useful-websites.pdf
[24] CASP. www.casp-uk.net
[25] General Osteopathic Council. www.osteopathy.org.uk
[26] Institute of Osteopathy. www.osteopathy.org
[27] National Institute for Health and Care Excellence. www.nice.org.uk
[28] The Cochrane Collaboration. www.cochrane.org
[29] Information Commissioner's Office. ico.org.uk/for-organisations/guide-to-Data-protection/Data-protection-principles/
[30] University Hospitals Bristol NHS Trust. How To Guides. 2012. www.uhbristol.nhs.uk/files/nhs-ubht/5%20How%20To%20Sample%20Data%20Collection%20and%20Form%20v3.pdf
[31] research-advisors.com/tools/SampleSize.htm
[32] Sample size calculator. www.raosoft.com/samplesize.html
[33] Random number generator. www.random.org
[34] HQIP. www.hqip.org.uk/resources/introduction-to-statistics-for-clinical-audit-and-qi/
[35] National Council for Osteopathic Research Audit tools. www.ncor.org.uk/practitioners/audit/clinical-audit-tools/
[36] Queensland Department of Health Audit Tools. www.health.qld.gov.au/psu/safetyandquality/nsqhss-audit-tools.asp
[37] Agency for Healthcare Research and Quality. www.ahrq.gov/professionals/quality-patient-safety/index.html
[38] New Zealand Ministry of Health. www.health.govt.nz/publication/toward-clinical-excellence-introduction-clinical-audit-peer-review-and-other-clinical-practice
[39] Consensus-based Standards for the selection of health Measurement Instruments (COSMIN) group. www.cosmin.nl
[40] National Council for Osteopathic Research. ncor.kukiventures.com/practitioners/Patient-reported-outcomes
[41] Oxford University. phi.uhce.ox.ac.uk/perl/phig/phidb_search.pl
[42] In-Cam Research Network. www.Incamresearch.ca/node/153
[43] Universität Witten/Herdecke. cambase.dmz.uni-wh.de/CiXbase/camdb/index_en.html
[44] Environmental Protection Act. 1990. www.legislation.gov.uk/ukpga/1990/43/contents
[45] General Osteopathic Council Osteopathic Practice Standards. www.osteopathy.org.uk/news-and-resources/document-library/osteopathic-practice-standards/
[46] Hazardous Waste (England and Wales) Regulation. 2005. www.gov.uk/government/uploads/system/uploads/attachment_data/file/218704/haz-waste-regs-guide.pdf
[47] Care Quality Commission. www.cqc.org.uk
[48] British Acupuncture Council Code of Safe Practice Clinical Safe Audit Tool (CoSPCAT). www.acupuncture.org.uk
[49] Infection Prevention and Control Nurses College. www.infectioncontrol.co.nz/home
[50] Infection Prevention Society. www.ips.uk.net
[51] National Council for Osteopathic Research. www.ncor.org.uk/wp-content/uploads/2012/12/A-general-practice-audit.pdf
[52] COSMIN definitions of domains, measurement properties, and aspects of measurement properties. www.cosmin.nl/images/upload/files/Tabel%20met%20definities-new.pdf

IV Diagnose und Grundsätze der osteopathischen Behandlung

Anamnese, Untersuchung und Diagnose

Grundsätze osteopathischer Behandlung

KAPITEL

20 Die Anamnese aus osteopathischer Sicht

Clive Standen

„Was ist die Moral von der Geschichte, welche Information trifft zu? Der Gedanke, dass das Leben besser sein könnte, ist unauslöschlich in unseren Herzen und unseren Köpfen verankert."

Paul Simon: Train in the Distance

Der Fallgeschichte oder Anamnese wird fast immer eine sehr hohe Bedeutung zugesprochen. Sie bildet das unentbehrliche Fundament einer erfolgreichen klinischen Konsultation. Dementsprechend ist die Anamneseerhebung eine für Ärzte aller Fachrichtungen wichtige Kompetenz, die vor allem auf den Kommunikationsfähigkeiten basiert: *„Die Kommunikationsfähigkeiten untermauern nahezu alle Faktoren, die dazu beitragen, dass eine Konsultation erfolgreich oder als desaströs verläuft"* (Pawlikowska et al. 2007).

Schwieriger ist die Feststellung, was eine **„gute"** Anamneseerhebung ausmacht oder mithilfe welcher Mechanismen sie „gut" erhoben wird. *„Anamnesen werden erhalten, nicht erhoben"* (Sir Richard Bayliss).

Wie in ➤ Kap. 7 beschrieben, praktizieren Osteopathen und osteopathisch tätige Ärzte in vielen Ländern weltweit unter den unterschiedlichsten Rahmenbedingungen. Trotzdem scheint der **Patiententyp,** der den Osteopathen oder osteopathisch tätigen Arzt aufsucht, recht konsistent zu sein. Auch die **Fürsorgepflicht** ist unabhängig vom Land und vom Tätigkeitsbereich die gleiche. Es obliegt den Ärzten und Osteopathen selbst, sich die Fähigkeiten der Informationsgewinnung und Kommunikation anzueignen und sie zu verfeinern.

Obwohl das Gesundheitswesen nach Kathryn Montgomery Hunters Worten *„schonungslos kontextuell"* ist (Hunter 1996), ist das Bedürfnis der Patienten, angehört und behandelt zu werden, immer gleich. Eines der Probleme bei der Erhebung einer validen, wertvollen und bedeutsamen Anamnese ist die **effektive und zeitnahe Befragung mit Interesse, Fürsorge und Mitgefühl.** Eine ehrliche Antwort auf das, was der Patient sagt, bestätigt ihm, dass wir uns für ihn interessieren und unsere Menschlichkeit und unser Mitgefühl behalten.

Als Osteopathen sehen wir uns zudem mit der Herausforderung konfrontiert, die verbale Anamnese später mit den palpatorischen Informationen, die wir durch unseren entwickelten Tastsinn erhalten, in Einklang zu bringen. Die gestellten Fragen sind eine wertvolle Möglichkeit, um die Aufmerksamkeit des Patienten darauf zu lenken, wie wir denken und was für uns von Interesse sein könnte, insbesondere wenn er zum ersten Mal einen Osteopathen aufsucht. Angesichts dieser Komplexität kann es manchmal hilfreich sein, die Fragen zu begründen, wenn der Patient sie als eher unpassend empfindet.

Die Anamnese bildet die Grundlage und bestimmt die Art der therapeutischen Beziehung. Indem der Patient einbezogen und ihm der Hintergrund der Anamnese erläutert wird, versteht er besser, was und wie der Arzt denkt. Dadurch wiederum liefert der Patient Informationen über Details, die ihm zuvor als unwichtig oder überflüssig erschienen, obwohl sie tatsächlich höchst relevant und nützlich sind.

Dieses Kapitel gibt eine kurze Übersicht über Konsultationsmodelle, geht dann auf die Feinheiten bei der Erhebung und Dokumentation einer guten Anamnese sowie auf einige der dazu eingesetzten Strategien ein. Außerdem werden die Aspekte der Anamnese, die in der osteopathischen Praxis von besonderer Bedeutung sind, besprochen.

20.1 Konsultationsmodelle – eine Übersicht

Im Laufe der letzten 45–50 Jahre wurden für Bildungs- und Ausbildungszwecke mehrere **hypothetische und pragmatische Konsultationsmodelle** vorgeschlagen und übernommen. Die Art, wie sie sich entwickeln, und ihre Schwerpunkte haben sich in dem Maße verschoben, wie das Interesse an einer patienten- und personenzentrierten

Medizin gewachsen ist. Eine ausführlichere Darstellung der folgenden kurzen Zusammenfassung findet sich unter www.each.eu (Website [1]). Folgende Modelle werden in der Regel als relevant erachtet:

- Körperlich, psychisch und sozial (Modell des Royal College of General Practitioners; RCGP 1972)
- Stott und Davis (1979)
- Byrne und Long (1976)
- Herons Interventionsanalyse mit sechs Kategorien (Heron 1986)
- Helmans „Volksmodell" (Helman 1981)
- Bernes Transaktionsanalyse (Berne 1964)
- Pendleton et al. „Die Konsultation – ein Ansatz zum Lernen und Lehren" (Pendleton1984, Pendleton et al. 2003)
- Neighbour: Fünf Checkpoints (Neighbour 1987)
- McWhinney: Gesundheit-Krankheit-Modell oder patientenzentrierte Befragung (1984, Stewart et al. 2003)
- Cohen-Cole und Bird: Der 3-Funktionen-Ansatz der medizinischen Anamneseerhebung (Cohen-Cole und Bird 2000)
- Umfassende klinische Methode/Calgary-Cambridge Guide Mark 2. (Website [2])
- Ed Warren: BARD 2002 (Warren 2002)
- John Launer: Narrativ-basierte Medizin (Launer 2002)

Die Autoren von „The Essential GP Training Handbook" stellten fest, dass alle aufgezählten Modelle drei Gemeinsamkeiten aufweisen (Mehay 2012):

- **Informations-Input:**
  - Rapport (Neighbour)
  - Datenerhebung (Calgary Cambridge)
  - Ideen – Sorgen – Erwartungen (Health Belief Model)
  - Was ist passiert? (Helman)
- **Informationsverarbeiter:**
  - Verschmelzen der Absichten von Arzt und Patient (McWhinney)
  - Warum ich – warum jetzt – was passiert, wenn ich nichts mache? (Helman)
  - Arzt ± Patient betrachten die Krankheit (Byrne und Long)
  - Strukturgebung (Calgary Cambridge)
- **Ergebnis-Output:**
  - gemeinsames Verständnis (Pendleton)
  - verordnend – informativ – kathartisch – katalytisch – konfrontierend – unterstützend (Heron)
  - Was sollte ich tun? (Helman)
  - Erklären und Planen (Calgary Cambridge)
  - Sicherheitsnetz und Organisation (Neighbour)

Anschließend besprechen sie, wie sich diese Modelle von denjenigen unterscheiden, die sich primär auf Aufgaben oder auf Verhalten konzentrieren. Außerdem kann eine Konsultation natürlich mit dem Fokus auf den Arzt oder den Patienten ablaufen.

Der „3-Funktionen-Ansatz der medizinischen Anamneseerhebung" unterteilt die Interaktion mit dem Patienten in drei grundlegende Elemente:

- Aufbauen einer Beziehung
- Beurteilen der Beschwerden des Patienten
- Management der Beschwerden des Patienten

Es ist zwar verlockend davon auszugehen, dass diese drei Elemente aufeinander folgen, tatsächlich sind sie jedoch miteinander verwoben. Management und Behandlung können bereits beginnen, während der Patient seine Geschichte erzählt.

Cecil Helman, ein Medizinanthropologe, schlug in seinem „Volksmodell" vor, dass ein Patient, der wegen Beschwerden bei einem Arzt vorstellig wird, sechs Fragen beantwortet haben möchte:

- Was ist passiert?
- Warum ist es passiert?
- Warum ist es mir passiert?
- Warum ist es jetzt passiert?
- Wie geht es weiter, wenn nichts dagegen unternommen wird?
- Was sollte ich deswegen unternehmen oder an wen sollte ich mich wenden, wenn ich Hilfe benötige?

Dies ist eine nützliche Erweiterung der drei Grundelemente des vorherigen Modells und bildet ein gutes Gerüst zur Klärung der Situation des Patienten.

Osteopathische Studenten und Ärzte, die die Modelle im Detail erkunden, werden feststellen, dass sie sich selbst auf unterschiedliche Weise entwickeln und dass einige von ihnen deutlich näher an der traditionellen osteopathischen Sichtweise der Beschwerden als eine Kombination aus körperlichen, geistigen, seelischen und Umweltfaktoren sind, die im Rahmen der Gesamtsituation des Patienten berücksichtigt werden müssen.

Die **BARD- und Helman-Struktur** passen besonders gut zur osteopathischen Theorie und Philosophie und sollen daher ausführlicher betrachtet werden. Helman scheint insbesondere im Sinne der osteopathischen Schriften von Philip Latey zu sein (Latey 2016).

Wie in > Kap. 15, > Kap. 26 und > Kap. 32 dargestellt, hat die osteopathische Praxis viel mit anderen Fachrichtungen gemein. Man kann mit Recht sagen, dass die von den Befürwortern der verschiedenen Modelle entwickelten Grundsätze auch auf die Osteopathie und andere Formen der traditionellen und komplementären Medizin angewandt werden können. Auch die Fähigkeiten und Kompetenzen der Kommunikation und Informationsbeschaffung sind für die Osteopathie und alle Fachrichtungen der Schulmedizin gleichermaßen von Bedeutung.

20.2 Die osteopathische Anamnese

Der osteopathische Ansatz der Anamneseerhebung und somit die Konsultation als Ganzes unterscheidet sich von der Schulmedizin darin, dass die anamnestischen Informationen mithilfe des Tastsinns des Therapeuten kontextualisiert werden. Die Anamnese bildet die Vorstufe zu einer **berührungsbasierten Exploration des Patienten,** bei der objektive Untersuchungsverfahren zum Einsatz kommen und die eine subjektivere Beurteilung der Gewebequalität erlaubt. Damit beurteilt der Osteopath bei der Erhebung der verbalen Anamnese gleichzeitig den geistigen und emotionalen Zustand des Patienten, seinen körperlichen Habitus, seine Art sich zu bewegen sowie seine Gestik und die Flüssigkeit der Bewegungen.

Da auf die osteopathische Anamneseerhebung eine berührungsbasierte Konsultationsphase folgt, hat die osteopathische Anamnese ein eher offenes oder divergentes Ende und sogar explorativen Charakter. Bei der Konsultation eines Osteopathen oder eines osteopathisch tätigen Arztes **ist die Anamnese**

- in der Regel der erste Schritt und die Grundlage der Patient-Therapeut-Beziehung.
- eine hervorragende Möglichkeit zur Schaffung einer Patient-Therapeut-Beziehung sowie zur Erforschung und Festlegung von Grenzen.
- oft erst nach mehreren Sitzungen beendet.
- eine Möglichkeit für den Patienten, Aufmerksamkeit als Person zu erhalten, was für manche Patienten eine neue Erfahrung ist.
- die Gelegenheit für den Patienten zu erfahren, was für den Arzt von Interesse ist oder sein könnte. Fragen, und die Art, wie sie gestellt und die Antworten beachtet werden, schulen den Patienten und veranlassen ihn, weitere Informationen mitzuteilen.
- oft der erste Schritt der Behandlung. Schon das Erzählen der Krankengeschichte kann bei einem interessierten Zuhörer, der fürsorglich und respektvoll reagiert, therapeutisch sein.

Unabhängig vom Kontext kann sich die Anamneseerhebung auf **verschiedene Faktoren** konzentrieren:

- Die Anliegen und Beschwerden des Patienten: Wonach sucht der Patient?
- Wie Paul Simon vorschlägt, ist der „Gedanke, dass das Leben besser sein könnte", eine wichtige Handlungsaufforderung. Die Patienten wollen behandelt werden, weil sie ihr Leben auf die eine oder andere Art verbessern möchten. Ausführlich wird dieser Aspekt in ➤ Kap. 15 beschrieben, sodass es an dieser Stelle ausreichen soll zu sagen, dass zwar viele Patienten von dem Wunsch getrieben sind, ihre Schmerzen zu lindern, viele aber auch ihr Leben ändern oder ihre Handlungskompetenz wiederherstellen möchten. Klarheit über die Beweggründe des Patienten erhält man nicht innerhalb von Minuten, da er erst ausreichend Vertrauen zum Arzt aufbauen muss, bevor er ihm persönliche Gedanken, Hoffnungen und Gefühle mitteilt.
- Die Anamnese des Patienten ist in langen und komplexen Fällen oft von besonderer Bedeutung. Auch hier ist die Art der Kommunikation mit offenen Fragen in den ersten Minuten der ersten Konsultation entscheidend für den Langzeiterfolg des gemeinsamen Unterfangens.
- Der Zustand des Patienten: Wenn der Arzt eine bestimmte Krankheit vermutet, werden gezielte Fragen gestellt, um deren Vorliegen zu bestätigen oder auszuschließen. Die Art der Befragung ist wiederum wichtig für die Art der Patient-Therapeut-Beziehung.
- Das Anliegen des Arztes: Es muss grundsätzlich bedacht werden, dass sich eine Anamneseerhebung nur allzu leicht auf folgende Muster konzentrieren kann:
  - häufige oder Lieblingsdiagnosen
  - einen angenommenen – oder echten – Handlungsbedarf
  - Zeitmanagement

20.3 Ansätze zur Informationsgewinnung

Der Osteopath hat verschiedene Optionen, um mit der Konsultation zu beginnen. Der klinische Denkprozess richtet sich danach, wie die Informationen gewonnen werden.

Vom Patienten aufgeschrieben Informationen lassen sich gewinnen, indem der Patient gebeten wird, eine von mehreren Formen der **Selbstdokumentation** durchzuführen:

- Fragebögen zur allgemeinen Krankengeschichte, die der Patient vor der ersten Konsultation ausfüllt, helfen dem Arzt bei der schriftlichen Dokumentation der aktuellen Beschwerden, der medizinischen Anamnese und des allgemeinen Gesundheitszustands des Patienten.
- Vom Patienten auszufüllende Fragebögen können vor der Behandlung sowie während der verschiedenen Behandlungsstadien für psychologische Profile und zur Erfassung des psychischen Habitus des Patienten eingesetzt werden.
- Mithilfe von Schmerzzeichnungen, anatomischen Skizzen und visuellen Schmerzskalen können Informationen über Ausmaß, Art und Intensität der Schmerzen erhoben werden.

Vom Arzt aufgeschriebene Fragen und Antworten Die „traditionelle" Art, bei der die Anamnese mithilfe von Fragen erhoben wird. Ein Großteil dieses Kapitels und der weiter oben zusammengefassten Konsultationsmodelle befasst sich mit diesem Ansatz zur Informationsgewinnung. Er wird nachfolgend ausführlicher besprochen.

Beobachtung Passt das, was der Arzt sieht, zu dem, was der Patient erzählt hat? Passt es zu den Symptomen, der Anamnese und den beschrieben funktionellen Defiziten oder Handlungsinkompetenzen?

Berührungsbasierte Informationsgewinnung Der osteopathisch tätige Arzt untersucht den Patienten, die Beziehungen zwischen seinen Geweben und die Funktionsqualität mit seinem geschulten Berührungssinn. Er vergleicht und trianguliert die palpatorischen Informationen mit dem, was wer fühlt, was ihm erzählt wurde und was er vermutet. Mit zunehmender Erfahrung kann er die palpatorischen Informationen dazu verwenden, einen kontinuierlichen Dialog mit dem Patienten zu führen, in dessen Rahmen er nach fehlenden oder unvollständigen Angaben fragt. Die Kombination aus einem offenen Dialog und respektvoller, akzeptierender Berührung kann ein mächtiges Element des therapeutischen Prozesses sein.

20.4 Formen der Anamneseerhebung

Ebenso wie Menschen eine persönliche und oft unverwechselbare Art haben sich auszudrücken, bevorzugen sie auch bestimmte Formen der Anamneseerhebung. Mit zunehmender Erfahrung und Vertrautheit mit der klinischen Situation werden Variationen und Experimente für den Arzt einfacher. Erfahrene Ärzte können abhängig von der Situation und dem Patienten verschiedene Formen der Anamneseerhebung verwenden. Einige dieser Formen der Anamneseerhebung lassen sich wie folgt zusammenfassen.

Festgelegte Abfolge Der Arzt hat eine gut etablierte Routine, in der er sich wohl fühlt, die Kontrolle hat und Informationen mit einer bekannten Sequenz von Themen und Fragen erhebt. In Lehrkrankenhäusern wird die Abfolge oft schriftlich vorgegeben (in Papierform oder elektronisch). Diese Vorgehensweise bietet den Vorteil, dass wichtige Themen nicht so leicht ausgelassen werden können, ist aber nicht hilfreich, wenn ungewöhnliche Beschwerden vorliegen oder der Patient – absichtlich oder unbeabsichtigt – nicht kooperiert.

Suche nach bestimmten Schlüsselantworten/Hinweisen/Auslösern der Beschwerden Manche Ärzte folgen lieber Anzeichen oder Hinweisen des Patienten, um für sie wahrscheinliche Erklärungen zu bestätigen oder zu widerlegen. Dieser Ansatz ähnelt oft einem Algorithmus und kann bei einer homogenen Patientenpopulation gut funktionieren. Aber auch hier besteht die Gefahr, vorzeitig eine bestimmte Richtung einzuschlagen, die andere wertvolle Informationen unerklärt lässt, weil der Arzt zu einer scheinbar zufriedenstellenden, aber vorzeitigen Schlussfolgerung kommt.

Systembasiert Fragen werden gestellt, um bestimmte Gewebe, Strukturen oder Systeme aufgrund eines hochentwickelten Verständnisses des Gewebeverhaltens im Normalen und Gesunden zu benennen oder auszuschließen. Dieser methodisch gründliche Ansatz deckt reichliche Informationen auf. Der Nachteil ist, dass oft auf die Gefühle des Patienten keine Rücksicht genommen wird und dass es schwierig sein kann, die gewonnenen Informationen zu kontextualisieren und zu integrieren.

Entscheidungsfragen Durch das Stellen von Entweder/Oder-Fragen wird die Aufmerksamkeit des Patienten auf bestimmte Bereiche gelenkt und ihm eine klare Wahl zwischen den für den Arzt wichtigen Bereichen gegeben. Diese Form kann bei gesprächigen Patienten oder Menschen, die komplexere Fragen nicht gut verstehen, nützlich sein.

Dialogorientiert Jede Frage basiert auf der letzten Antwort des Patienten. Der Arzt nutzt die Kommentare und Antworten des Patienten, um dessen Aufmerksamkeit zu halten und Informationen zu bekommen, indem er Bezug auf das, woran der Patient gerade denkt, nimmt. Dabei muss darauf geachtet werden, dass keine wichtigen Bereiche ausgelassen werden. Bei korrekter Durchführung hat der Patient hinterher aber nicht das Gefühl, dass er ausgefragt wurde. Daher ist diese Technik bei nervösen oder ängstlichen Patienten hilfreich.

Sequenziell Komplexe Fälle können durch die Konzentration auf die Schaffung eines genauen zeitlichen Ablaufs das Verständnis der Reihenfolge, in der Ereignisse eingetreten sind, und ihrer Zusammenhänge entwirrt werden.

Schematisch oder formlos Ärzte, die lieber visuell als verbal oder schriftlich arbeiten, erheben die Anamnese mit einer zeichnerischen Darstellung, wie der MindMap™ oder einer anatomischen Skizze.

20.5 Probleme und Besonderheiten bei der Anamneseerhebung

„Hören Sie Ihrem Patienten aufmerksam zu, er teilt Ihnen die Diagnose mit." Sir William Osler

Unabhängig vom gewählten Ansatz und dem Patiententyp sind bei der Erhebung einer guten Anamnese einige Hürden zu überwinden. Was macht die Anamneseerhebung so schwer? Die persönliche Erfahrung zeigt, dass eine der größten Herausforderungen in der Notwendigkeit besteht, mehrere Dinge gleichzeitig tun zu müssen:

- **Betrachten** des Patienten
- **Konzentrieren** auf den Patienten, ohne erdrückend oder bedrohlich zu wirken
- **Reagieren** auf die nonverbalen Hinweise des Patienten
- **Zuhören,** aktiv und genau, was der Patient sagt und wie er es tut
- **Nachdenken** über die Bedeutung des Gesagten
- **Formulieren** der nächsten Frage
- **Sprechen** im richtigen Moment, ohne den Patienten zu unterbrechen, und dabei auf das Letztgesagte des Patienten zurückgreifen, um eine therapeutische Beziehung aufzubauen
- **Reagieren** auf das Gehörte, aktiv und angemessen, insbesondere wenn es unerwartet, möglicherweise schwerwiegend für den Patienten oder schockierend ist
- **Aufzeichnen** der Informationen während des Gesprächs
- **Entscheiden,** was als Nächstes zu tun ist
- **Hinterfragen** der eigenen Handlungen und der gewonnenen Informationen
- **Bemerken** von Übertragung und Gegenübertragung

Diese Herausforderungen bringen mehrere Fußangeln und Fallstricke mit sich:

- **Schweigen.** Wenn bei der Anamneseerhebung niemals beide schweigen, ist das ein schlechtes Zeichen; ein zu langes Schweigen ist aber für den Patienten unangenehm. Wie lang ist zu lang?
- **Unterbrechungen.** Wann darf der Patient unterbrochen werden? Wie kann er elegant und effektiv – und sogar produktiv – unterbrochen werden, um der Patient-Therapeut-Beziehung näher zu kommen? Eine Studie, in der untersucht wurde, wie lange Patienten von sich aus über ihre Anamnese sprechen, ermittelte dafür nur 92 Sekunden; 78 % der Patienten beendeten die initiale Aussage nach 2 Minuten (Langewitz 2002). Das bedeutet, dass kaum ein Risiko besteht, dass ein Patient zu lange redet und unterbrochen werden muss, wenn er initial reden kann, so lange er möchte.
- **Ignorieren von Antworten.** Wann kann das vom Patienten Gesagte ignoriert und mit dem nächsten Punkt auf der geistigen Liste weitergemacht werden?
- **Fehlende Aufmerksamkeit.** Eine Frage zweimal stellen – das ist jedem schon passiert und geschieht, wenn der Arzt mit Informationen überschwemmt oder anderweitig abgelenkt wird. Das Vertrauen des Patienten kann dadurch beeinträchtigt werden oder ihn lediglich irritieren.
- **Kontrolle.** Die Kontrolle zu behalten, während der Patient seinem normalen Sprachmuster folgt, ist bei weitschweifenden, gesprächigen, mitteilsamen Patienten oder bei Patienten, die im Alltag eine Autoritätsposition haben, oft schwierig. In diesen Fällen hilft es, Fragen zu stellen oder zur kontextualisieren.
- **Kulturelle Aspekte.** Empfindlichkeiten bei zahlreichen Themen, die mit den vorherrschenden kulturellen Bräuchen zusammenhängen. Oft gibt es auch ein geschlechtsabhängiges Element.
- **Art der Fragen.** Eröffnungsfragen, nachhakende, definierende, zeitliche, räumliche, klarstellende Fragen usw., offene oder geschlossene Fragen. Wann kann nachgehakt werden, wann müs-

sen Fragen wiederholt oder umformuliert werden, wann muss eine andere Dialogform gewählt werden?

20.6 Komponenten der osteopathischen Anamnese

Die nachfolgend wiedergegebenen Konzepte sind vielen, wenn nicht sogar allen Modellen der Anamneseerhebung gemein und als Ausgangspunkt der osteopathischen Anamnese von gleicher Bedeutung.

20.6.1 Beschwerden oder Grund der Vorstellung

Es empfiehlt sich, das Gespräch mit einer offenen Frage oder einer Feststellung zu beginnen, um den Patienten dazu aufzufordern, den Grund seiner Vorstellung darzulegen. Dieser Grund wird oft als „Hauptbeschwerde" bezeichnet, beschreibt aber die Motive und die Situation des Patienten oft nur unzureichend. Manche Patienten beschreiben ihre Beschwerden kurz und knapp, andere holen weiter aus und erzählen eine verworrene Geschichte und wieder andere möchten nur einen Rat vom Osteopathen haben, wie sie sich in einer bestimmten Situation verhalten sollen und was sie machen können.

Wichtig sind die Reaktion auf die vom Patienten geschilderten vordergründigen Beschwerden und die Gewinnung von reichlich relevanten Informationen. Vieles davon wird während der Anamneseerhebung besprochen, während einige Details, wie der zeitliche Verlauf, vom erfahrenen Arzt während der Untersuchung erfragt werden. Es gibt verschiedene Akronyme, die dem unerfahrenen Arzt dabei helfen sollen, alle wichtigen Aspekte der Hauptbeschwerden zu erfassen. Eines der bekanntesten ist SOCRATES:

- **S**ite (Lokalisation): Der Patient soll die genaue Lokalisation des Symptoms zeigen und beschreiben.
- **O**nset (Beginn): Erinnert sich der Patient an den Beginn des Symptoms? Trat es plötzlich oder allmählich auf? Hängt es mit einem besonderen Ereignis oder einer Handlung zusammen?
- **C**haracter (Qualität): Wie beschreibt der Patient den Schmerz, z. B. als stechend, brennend, drückend?
- **R**adiation (Ausstrahlung): Strahlen die Schmerzen irgendwohin aus?
- **A**ssociations (Assoziationen): Treten neben den Schmerzen weitere Symptome, wie eine Parästhesie, auf?
- **T**ime Course (zeitlicher Verlauf): Folgen die Schmerzen einem zeitlichen Muster? Wie lange dauern sie an?
- **E**xacerbating/Relieving Factors (verstärkende/abschwächende Faktoren): Gibt es Faktoren, durch die die Schmerzen zu- oder abnehmen?
- **S**everity (Schwere): Wie stark werden die Schmerzen auf einer Skala von 1 bis 10 eingestuft?

Das SOCRATES-Akronym kann für jede Form der Schmerzanamnese herangezogen werden (Website [3]).

Der Patient wird aufgefordert, dem Arzt seine Geschichte zu erzählen, indem der Arzt ihn dazu ermuntert und ihm aktiv zuhört, also interessiert und aufmerksam ist. Der Patient erhält für seine Schilderung ausreichend Zeit (die oben erwähnten zwei Minuten). Erst danach werden einige Fragen gestellt. Auf diese Weise bekommt der Arzt ein besseres Gefühl für die Wahrnehmung der Beschwerden durch den Patienten und ihres zeitlichen Verlaufs. Manche Patienten haben sich keine Krankengeschichte überlegt, sodass es unvermeidbar ist, ihnen mithilfe von Fragen eine ausführliche Anamnese zu entlocken (➤ Kap. 20.4).

Die Anamneseerhebung dauert Zeit und erfordert die Anpassung des Fragestils mit der Verwendung unterschiedlicher Fragen und der Umformulierung von Fragen, damit die Interaktion nicht monoton wird und sich ständig wiederholt. Die besten „Geschichtsforscher" machen nichts weiter als eine entspannte Unterhaltung mit ihren Patienten zu führen.

20.6.2 Unterschiedliche Typen von Fragen

- **Offene Fragen:** sind der Goldstandard der Anamneseerhebung. Sie suggerieren keine „richtige" Antwort und geben dem Patienten die Gelegenheit, seine Gedanken auszuformulieren. Außerdem helfen sie bei der Erfragung bestimmter Informationen über ein Symptom. Wichtig ist auch die Reaktion des Patienten auf die ersten Fragen, um sicherzustellen, dass der Arzt langsam und verständlich redet und dem Patienten dabei hilft, sich auf das Wesentliche zu konzentrieren. Außerdem ist es oft hilfreich, die Fragen in unterschiedlicher Reihenfolge und mit wechselndem Rhythmus zu stellen. Oft sind die Patienten überrascht darüber, wie genau ein Osteopath alles wissen will: Wie genau sind Sie hingefallen? Worauf sind Sie gefallen? Wo war der blaue Fleck? Erinnern Sie sich daran, was Sie kurz vorher gemacht haben? Beispiele: „Erzählen Sie mir doch etwas genauer, wie es passiert ist." „Und wie haben Sie sich in den ersten Tagen danach gefühlt?"
- **Fragen mit Antwortoptionen:** Gelegentlich muss überprüft werden, was genau ein Patient mit einer bestimmten Aussage gemeint hat. In diesem Fall ist keine offene Fragestellung möglich, sondern dem Patienten werden einige Möglichkeiten vorgegeben, um ihm zu zeigen, welche Informationen benötigt werden – ggf. sollte auch erklärt werden, warum das wichtig ist.
- **Suggestivfragen:** sollten am besten vermieden werden, da sie den Patienten in eine bestimmte Richtung lenken, die von der Formulierung der Frage oder den Gedankengängen des Fragenden vorgegeben wird. Zudem wird ein zurückhaltender Patient nur mit Ja oder Nein auf die Frage antworten, obwohl die Wahrheit dazwischen liegt oder ganz anders lautet. Suggestivfragen können bei der Ermittlung des genauen Zeitpunkts eines Unfalls oder Ereignisses helfen.
- **Rekapitulieren, nachprüfen und zusammenfassen:** Nach der Anamneseerhebung sollte der Patient eine kurze Zusammenfassung darüber erhalten, wie der Arzt das Gesagte verstanden hat. Dadurch wird der Patient einbezogen und hat das letzte Wort, sodass sein Engagement und eine aktive Teilnahme sichergestellt sind.

Dieser Zeitpunkt ist oft auch gut dazu geeignet, um bereits gestellte Fragen, auf die der Patient keine befriedigende Antwort gegeben hat, umzuformulieren und erneut zu stellen. Oft hängt die therapeutische Beziehung von der Entscheidung ab, ob eine Frage sofort oder zu einem späteren Zeitpunkt erneut gestellt wird: Wird dieselbe Frage mehrmals gestellt, wird oft nur betont, dass der Arzt mit dem Patienten unzufrieden ist, was bei diesem Gefühle wie Mangelhaftigkeit oder Frustration auslösen kann.

Sofern eine Frage nicht die gewünschte Antwort hervorbringt, ist es Sache des Arztes, sie umzuformulieren oder das Thema verständlicher anzugehen. Die Rekapitulierung ist dafür ein ausgezeichneter Zeitpunkt.

20.6.3 Kontext der Anamnese

John Gazewood von der University of Virginia stellte in seinem Seminar „Taking a Medical History" (Website [4]) mehrere wichtige Punkte fest:

- Die meisten medizinischen Diagnosen werden anhand der medizinischen Anamnese gestellt.
- Die Arzt-Patient-Beziehung entwickelt sich aus der Anamneseerhebung.
- Die Anamneseerhebung ist die wichtigste klinische Fähigkeit.

Genau verstehen – das effektive Interview

Objektivität – Validität

- Wichtig zum Überwinden der eigenen Überzeugungen und Vorurteile.
- Erfordert aktives Zuhören mit Rückmeldungen an den Patienten.
- Vorzeitige Interpretationen müssen vermieden werden.

Genauigkeit Wörter sind die Grundeinheit eines Gesprächs. Die in Gesprächen gewonnenen Informationen sind nur so gut wie das Verständnis der Bedeutung der verwendeten Wörter.

Reproduzierbarkeit Zwei Untersucher sollten unabhängig voneinander beim selben Patienten zu derselben Anamnese kommen. Das ist oft nicht der Fall (wie viele von uns wissen).

Die Entwicklung und Umsetzung folgender **Grundeinstellungen** hilft dabei, die Anamnese effektiv zu erheben:

- Respekt: Wertschätzung der Eigenarten und Überzeugungen des anderen.
- Authentizität: Seien Sie Sie selbst – professionell und persönlich.
- Empathie: verstehen und sensible Würdigung einer anderen Person sowie Kommunikation dieses Verständnisses gegenüber dem Patienten.

Wer hat die Gesprächsführung?

Die Gespräche sind zunächst patientenzentriert (kontrolliert durch den Patienten) und entwickeln sich dann zu arztzentrierten Gesprächen. Die Gesprächsführung kann zwischen Arzt und Patient wechseln, dabei kann es leicht zu Kommunikationsstörungen kommen, wenn z. B. der Patient sehr weit ausholt oder der Arzt zu stark kontrollierend eingreift. Von patientenzentrierten Gesprächen ist bekannt, dass die Patienten hinterher zufriedener sind und bessere Behandlungsergebnisse erreichen.

Patientenzentriertes Gespräch Erfolgt mit einer Kombination aus offenen und direkten Fragen und liefert gleichzeitig Informationen über die Lebensumstände und die Symptome des Patienten.

- Wie fühlt sich die Situation für den Patienten an? Wie reagiert der Patient emotional auf seine Situation, z. B. mit Angst, Misstrauen, Wut, Trauer oder Ambivalenz?
- Wie erklärt sich der Patient sein Kranksein – den Verlust der Handlungskompetenz? Wie versteht der Patient die Krankheit und ihre Ursachen? Wie stellt er sich eine sinnvolle Behandlung vor?
- Wie nimmt der Patient diese Krankheit wahr? Welchen Einfluss hat sie auf seine Leistungsfähigkeit? Wie hat sie sich auf Beziehungen ausgewirkt? Was ist ihre symbolische Bedeutung?
- Welche Erwartungen hat der Patient?
  - Was erwartet der Patient vom Arzt?
  - Welches sind seine Werte und Ängste?
  - Was möchte der Patient jetzt und was möchte er längerfristig?
  - Wer ist der Patient? Was sind seine Interessen, sein Beruf, für ihn wichtige Beziehungen, Werte und Hauptsorgen?

Arztzentriertes Gespräch Chronologische Klärung der Krankheit. Umfangreiche qualitative und quantitative Beschreibung des Symptoms. Führt zur Differenzialdiagnostik.

- Offene Fragen
- Gezielte offene Fragen – die sieben W-Fragen:
  - Wo in Ihrem Körper ist das Symptom? (Lokalisation)
  - Wie fühlt es sich an? (Qualität)
  - Wie stark ist es? (Schwere)
  - Wann hat es begonnen? Kommt und geht es oder ist es konstant vorhanden? Wie lange dauert es an? Wie oft tritt es auf? (Zeitpunkt)
  - Wann tritt es auf? (Zusammenhang)
  - Wodurch wird es schlimmer oder besser? (Einflussfaktoren)
  - Welche anderen Symptome treten gleichzeitig auf? (Begleitsymptome)
- Gezielte oder geschlossene Fragen
  - Klärung unklarer Bedeutungen
  - Erfragen zusätzlicher Details
  - Hypothesentestung: Der Arzt stellt eine Hypothese über die Ursache der Krankheit auf, warum der Patient auf eine bestimmte Weise auf die Krankheit reagiert usw. Dann stellt er gezielte Fragen, um die Hypothese zu überprüfen.
- Konfrontation: Aufzeigen und Klärung von Unstimmigkeiten in der Anamnese, im Verhalten, in der verbalen bzw. nonverbalen Kommunikation

20.6.4 Inhalt der Anamnese

Befasst sich die Anamnese mit einem Ereignis oder einem Vorgang? Sofern die Beschwerden des Patienten mit einem Ereignis zusammenhängen, handelt es sich häufig um ein Trauma. In diesem Fall muss sich der Arzt ein genaues Bild davon machen, was und wie es passiert ist sowie vom Kontext mit dem Leben des Patienten – sowohl den akuten Umständen als auch den Langzeiteffekten.

Die Klärung von **Details eines traumatischen Ereignisses** muss vorsichtig erfolgen. Das Ereignis kann von besonderer Bedeutung gewesen sein, es können weitere Familienmitglieder verletzt worden sein usw. Auch das zu starke Drängen auf zu viele Details hat eine nachteilige Wirkung auf den Patienten. Eine angemessene Exploration des Traumas berücksichtigt mentale, emotionale und sogar spirituelle Elemente. Das ist nicht immer am besten möglich, wenn der Arzt dem Patienten gegenüber sitzt. Der Zeitpunkt, an dem derartige Themen angesprochen werden, muss gut gewählt werden. Bei vielen Patienten ist es besser, sie mit der Berührungskomponente in den Prozess der Informationsbeschaffung einzubeziehen. Besonders wertvoll ist oft die Kombination aus sachkundiger, akzeptierter Berührung und der Exploration von Themen, die für den Patienten relevant sind. Für eine ausführlichere Darstellung dieses Themas wird wiederum auf die Arbeit von Latey verwiesen (Latey 2016).

Ein weiterer für ereignisbezogene und prozessbezogene Beschwerden relevanter Aspekt ist das **Aufstellen eines klaren Zeitplans:** Was ist wann passiert? Dazu muss dem Patienten oft dabei geholfen werden, Informationen, die er seit Jahren nicht abgerufen oder in Betracht gezogen hat, Stück für Stück zusammenzusetzen. Daher gelten die gleichen Überlegungen wie oben: Wird zu viel Wert auf Details gelegt, kann der Patient dies als unangemessen und spitzfindig empfinden. Wann mehr Details erhoben werden, wann das Thema gewechselt wird und wie und wann wieder auf das Thema zurückgekommen wird, sind weitere Elemente der Anamneseerhebung, die Feingefühl und Urteilsfähigkeit erfordern.

Der zeitliche Ablauf kann sich auf allgemeinere Lebensumstände des Patienten beziehen oder mehr auf die zeitliche Entwicklung der Symptome, wie sie entstanden sind und sich dann ausgebreitet oder unterschiedliche Strukturen und Systeme beteiligt haben.

Bei Patienten, die davon überzeugt sind, dass ihre Symptome durch ein Ereignis ausgelöst wurden, von dem sie sehr klare Vorstellungen haben, muss beachtet werden, dass die Folgen des Ereignisses durch eine bereits vorhandene Erkrankung ausgelöst oder verstärkt wurden. Es ist nur allzu leicht, voreilige Schlüsse zu ziehen.

Eine der größten Herausforderungen bei der Anamneseerhebung ist eine angemessene Reaktion auf die Hinweise des Patienten, die ihm emotionalen Spielraum lässt, und gleichzeitig seine Überzeugungen auszuloten. Wieder einmal ist es eine zusätzliche Schwierigkeit oder ein Vorteil des osteopathischen Ansatzes, dass er verbale, visuelle und berührungsbasierte Komponenten kombiniert.

- Die Schwierigkeit ergibt sich daraus, dass der Arzt die Anamnese verwenden muss, um den Patienten auf die berührungsbasierte Komponente vorzubereiten.
- Der Vorteil ist, dass die berührungsbasierte Komponente der Informationsbeschaffung eine Möglichkeit liefert, um sich mit einem Patienten zu beschäftigen; diese Möglichkeit bietet sich vielen anderen Berufen nicht.

20.7 Humor

„Das Leben lässt sich nur mit Humor bewältigen." Bob Newhart

Humor findet sich in jedem Element und jedem Tag unseres Lebens. Nach der Erfahrung des Autors ist Humor ein wesentlicher Teil der osteopathischen Praxis. Wenn sich der Arzt natürlich verhält, ist der Patient ruhiger, vertraut ihm mehr, ist eher von seiner Kompetenz überzeugt und nimmt den Arzt als echte Person wahr. Das bemühte Vermeiden von etwas innerhalb des therapeutischen Raums, das eigentlich witzig ist, wird schnell als unflexibel wahrgenommen und kann dazu beitragen, den unnatürlichen Charakter der Situation zu verstärken. Der respektvolle und umsichtige Einsatz von Humor in Situationen, in denen es sich anbietet, kann oft selbst ein Teil der Behandlung sein.

Allerdings ist dem Autor bewusst, dass es ein vergebenes Bemühen wäre, dem Leser erklären zu wollen, was witzig ist und wann dieser Witz eingesetzt werden kann.

„Weisheit ist die Folge von Erfahrung. Erfahrung ist oft die Folge mangelnder Weisheit." Terry Pratchett

20.8 Beispiele

Die beiden nachfolgenden Beispiele sollen die Bedeutung der Anamneseerhebung als Teil des therapeutischen Dialogs und der Behandlung veranschaulichen. Eine schlechte Anamneseerhebung kann den Patienten frustrieren oder entfremden, während eine Anamnese, die mit echtem Interesse und anhand der Situation des Patienten erhoben wird, den Heilungsprozess bereits einleiten kann.

Beispiel 1 Die leitende Pflegefachkraft einer ambulanten Gynäkologieklinik fragte ihre Patientin, wie sie mit dem jungen Arzt zurechtgekommen ist, der in ihrer Schicht recht neu war. „Oh, er war sehr höflich und hat auch die richtigen Fragen gestellt. Wirkliches Interesse hatte er aber nicht."

Beispiel 2 Eine 78-jährige Frau wurde erstmalig gemeinsam mit ihrer Tochter bei einem erfahrenen Osteopathen vorstellig. Sie erzählte, dass sie sich von ihrem Leben völlig überfordert fühlt. Sie pflegte ihren älteren Ehemann, der sich von einem früher im Jahr erlittenen Schlaganfall gut erholt hatte. Sie war am Ende ihrer Belastbarkeit und gab an, sie habe das Gefühl gebrechlich und dement zu werden. Das Leben mache keinen Spaß mehr. Die Tochter bestätigte, was ihre Mutter gesagt hatte, und war sichtlich besorgt. Die Konsultation umfasste ein langes Gespräch (Anamnese) sowie eine eher kurze Untersuchung und Behandlung.

Bei der nächsten Vorstellung nach fünf Tagen sah die Patientin deutlich besser aus. „Wir sind nach Hause gefahren", erzählte sie, „und haben alle Fragen, die Sie uns gestellt haben, und alles, worüber wir gesprochen haben, aufgeschrieben. Und dann wurde uns klar, dass ich seit einer Ewigkeit keinen Urlaub mehr gemacht habe und was ich tun muss, um die Kontrolle über mein Leben wiederzuerlangen." Ihre Tochter bestätigte wiederum den Umfang der Veränderung.

Zusammenfassung

Die Anamneseerhebung ist eine sich entwickelnde Fähigkeit, die vom theoretischen Verständnis von Krankheiten beeinflusst sowie vermutlich noch stärker durch den leichteren Zugang der Patienten zu umfangreicheren medizinischen Informationen verändert wird. Die Arzt-Patient-Beziehung basiert auch weiterhin stark darauf, wie beide in einer kleinen, intimen Umgebung miteinander umgehen. Einen großen Einfluss haben vor allem die Art der Befragung durch den Arzt sowie seine Interaktion mit dem Patienten.

Wie auch immer die Anamnese erhoben wurde, was auch immer die Beschwerden sein mögen, wie gut der Arzt auch immer meint, den Patienten zu kennen: Die Anamnese muss gut dokumentiert werden, damit sie um des Patienten und des Arztes willen, aber auch zum Wohle des Berufsstands jederzeit wieder abrufbar ist.

LITERATUR

Berne E. Games People Play. The Basic Handbook of Transactional Analysis. New York: Grove Press, 1964.

Byrne PS, Long BEL. Doctors Talking to Patients. London: RCGP Publications, 1976.

Cohen-Cole S, Bird J. The Medical Interview. The Three Function Approach. 2nd ed. Mosby-Year Book. Mosby Inc., 2000.

Helman CG. Disease versus illness in general practice. J R Coll Gen Pract. 1981; 31 (230): 548–552.

Heron J. Six Category Intervention Analysis. 2nd ed. Human Potential Research Project. Guildford: University of Surrey, 1986.

Hunter KM. „Don't Think Zebras": Uncertainty, Interpretation, and the Place of Paradox in Clinical Education. Theor Med. 1996; 17: 225–241.

Langewitz W et al. Spontaneous talking time at start of consultation in outpatient clinic: cohort study. BMJ. 2002; 325: 682–683.

Latey P. 2016. www.philiplatey.com.au/dvdandbooks (letzter Zugriff: 2.3.2016).

Launer J. Narrative-based primary Care: a practical guide. Abingdon: Radcliffe Medical Press, 2002.

Mehay R (ed.). The Essential Handbook for GP Training & Education. Boca Raton: CRC Press, 2012.

Neighbour R. The Inner Consultation. Lancasger: MTO Press, 1987.

Pendleton D. The Consultation: An Approach to Learning and Teaching. Oxford: Oxford Unversity Press, 1984.

Pendleton D et al. The New Consultation: Developing Doctor-Patient Communication. Oxford: Oxford University Press, 2003.

Pawlikowska T et al. Consultation models. Learning to Consult. Abingdon: Radcliffe Publishing, 2007. pp. 178–215.

RCGP. The Working Party of the Royal College of General Practitioners. The Triaxial Model of the Consultation. London: RCGP, 1972.

Stewart M et al. Patient-centered medicine: transforming the clinical method. 2nd ed. Abingdon: Radcliffe Medical Press, 2003.

Stott NCH, Davis RH. The exceptional potential in each primary care consultation. J R Coll Gen Pract. 1979; 29 (201): 201–205.

Warren E. An introduction to BARD: a new consultation model. Update 5.9.02. www.skillscascade.com/models.htm#BARD (letzter Zugriff: 2.3.2016).

WEBSITES

[1] Models of Consultations. www.each.eu/wp-content/uploads/2014/07/tEACH-Models-of-the-consultation_0.pdf (letzter Zugriff: 2.3.2016).

[2] Calgary Cambridge guide to the medical interview – communication process. www.gp-training.net/training/communication_skills/calgary/guide.htm (letzter Zugriff: 2.3.2016).

[3] www.osceskills.com/e-learning/subjects/patient-history-taking/#sthash.Q3fawjHz.dpuf (letzter Zugriff: 2.3.2016).

[4] http://www.med-ed.virginia.edu/courses/pom1/2006-2007/Lecture%20Notes/THE%20PAST%20MEDICAL%20HISTORY_HO.pdf (letzter Zugriff: 2.3.2016).

KAPITEL

21 Die Kunst der Palpation

Johannes Mayer

Grundlage jeder manuellen Diagnose und Therapie ist die Palpation. Sie ist eine primäre und archaische Art der Kontaktaufnahme, ursprünglich in der Mutter-Kind-Beziehung. Archaisch in dem Sinne, dass diese Art des Kontakts wohl die älteste und in allen Kulturen verankerte taktile Beziehung zwischen Mutter und Kind präsentiert – bereits im Mutterleib, während der Geburt und unmittelbar nach der Geburt. *„Der Tastsinn ist die Grundlage des ‚In-der Welt-Seins‘, denn es ist das Medium, welches dem Menschen die Orientierung in Zeit und Raum ermöglicht“* (Burton und Heller 1964).

Im Rahmen dieses Kapitels werden die Dimensionen der Palpation im osteopathischen Kontext ausgeleuchtet. Der Fokus richtet sich auf die Praxis der Palpation, die Schulung und die „Meisterschaft“ in der Palpation.

21.1 Definitionen

Haptik Die Begriffe Haptik, Perzeption, Propriozeption, Extero- und Interozeption und deren wissenschaftliche Grundlagen werden in ➤ Kap. 22 ausführlich erläutert.

Palpation *„Palpation ist die Anwendung eines variablen Drucks der Finger auf die Oberfläche der Haut oder anderer Gewebe mit dem Ziel, den Zustand der darunterliegenden Teile zu bestimmen“* (Glossary of Osteoapthic Terminology 2011). Diese Definition aus dem amerikanischen Glossary ist absichtlich sehr global und unpräzise. Die eigentlichen Dimensionen der Palpation werden ausgeklammert. Wesentlich umfassender ist folgende Definition: *„Palpation ist eine diagnostische Fähigkeit, die ein Osteopath dazu benutzt, um den Status des zu untersuchenden Gewebes oder Systems zu fühlen und wahrzunehmen. Dieser osteopathische Sinn beinhaltet die zahlreichen sensorischen Aspekte der Palpation, wie Flüssigkeit, Textur, Temperaturdifferenzen und subtile Bewegungen. Diese Fähigkeit, kleinste Bewegungen zu erfassen, erlaubt es dem Osteopathen, die inhärenten Bewegungen, die in allen lebenden Organismen vorhanden sind, wahrzunehmen“* (Canadian College of Osteopathy 2015).

21.2 Osteopathische Aspekte der Perzeption

Perzeption ist

- die Fähigkeit zu sehen, zu hören oder anderer Dinge gewahr zu werden über die Sinne,
- der Weg, bei dem etwas in Erwägung gezogen, verstanden oder interpretiert wurde (Oxford Dictionary 2015).

Perzeption wird als primär unbewusster Prozess der individuellen Informations- und Wahrnehmungsverarbeitung gesehen. Somit ist Perzeption nie „objektiv", sondern immer subjektiv, multimodal und ein multi-dimensionales Erlebnis. Es variiert mit zahlreichen Faktoren, wie dem emotionalen Zustand, kognitiven Faktoren, dem Perzeptions- („bottom-up oder top-down") und dem Visualisierungsprozess (Dror 2005). Im Prozess der Perzeption werden im Bewusstsein des Therapeuten die vorhandenen „Vorstellungsbilder" mit den wahrgenommenen Teilaspekten der Wirklichkeit abgeglichen und daraus eine neue subjektive Wirklichkeit erzeugt.

Es existieren zahlreiche empirische Daten über die Funktionsweise des Gehirns, es gibt aber keine einheitliche Theorie. Der Neurowissenschaftler Karl Friston propagiert das **„Free-Energy"-Prinzip für adaptive Systeme,** mit dem Handlung, Perzeption und Lernen erklärt werden können (Friston 2010). Jedes sich selbst organisierende System, das im Gleichgewicht mit seiner Umgebung ist, muss die freie Energie reduzieren. Das Prinzip kann in einer mathematischen Formel ausgedrückt werden. Es zeigt, wie adaptive biologische Systeme, wie z. B. das Gehirn, der natürlichen Tendenz zur Unordnung widerstehen. Charakteristisch für biologische Systeme ist die Homöostase. Dadurch können Systeme bei sich konstant ändernder Umgebung (inneres und äußeres Milieu) ihre Struktur und ihren Funktionszustand erhalten.

Der Neurowissenschaftler und Philosoph Henrik Walter, Leiter des Forschungsbereichs Mind and Brain an der Charité Berlin, fasst die „free-energy theory" folgendermaßen zusammen: *„Das Gehirn ist die Schaltzentrale eines lebenden Organismus und hat sich als Überlebensorgan entwickelt. Es muss Energie sparen. Daher ‚interessiert' es sich nur für Neues und ‚geht davon aus', dass Bekanntes so bleibt, wie es ist. Das Gehirn sagt aufgrund seiner Erfahrung voraus, was das Ergebnis der Handlungen des Organismus sein wird, es generiert Hypothesen. Es registriert dann nur die Differenz von Vorhersage und Ergebnis (Vorhersagefehler). Es ist bemüht, diese Differenz möglichst gering zu halten, entweder durch bessere Hypothesen (top-down) oder genauere Wahrnehmung (bottom-up). Die Differenz lässt sich als ‚freie Energie' quantifizieren. Das Prinzip Vorhersage, Abgleich, Reaktion auf Differenz mit dem Ziel der Minimierung der freien Energie ist ein durchgehendes Organisationsprinzip auf jedem Level des hierarchisch gegliederten Systems"* (Walter 2013). Dies könnte die Grundlage dafür sein, dass erfahrene Osteopathen auf mehr gespeicherte Muster zurückgreifen und einen komplexeren Abgleich durchführen können – sozusagen das theoretische Modell für die intuitiven „top-down"-Entscheidungen und Handlungen.

21.3 Osteopathische Aspekte der Interozeption

Die wissenschaftlichen Grundlagen und die Rolle der Interozeption werden in ➤ Kap. 22.5 erläutert. In diesem Kapitel wird der spezifische Bezug zum osteopathischen Konzept hergestellt.

In der somatosensorischen Forschung herrscht die Meinung vor, dass Berührung durch schnell leitende periphere Nerven übertragen wird und die kortikale Repräsentanz unterschiedlich ausgeprägt ist: für die Lippen und Fingerkuppen sehr hoch, für andere Areale geringer (sensorischer Homunkulus). Es gibt seit einigen Jahren zunehmende Evidenz dafür, dass Berührung einen erheblich interozeptiven Anteil hat, der weniger mit dem diskriminativ-kognitiven System des somatosensorischen Kortex, sondern mehr mit dem emotionalen System verbunden ist (McGlone 2014). Man nennt dies die **„affektive Palpationshypothese"** Diese Hypothese besagt, dass die freien Nervenendigungen die emotionale, hormonelle und verhaltensgesteuerte Antwort der Haut-Haut-Berührung gewährleisten. Andererseits hat man herausgefunden, dass eine physiologische emotionale Perzeption nur dann möglich ist, wenn beide Systeme (freie Nervenendigungen und schnelle Fasern) gemeinsam funktionieren.

Die Interozeption könnte eine wesentlich größere Bedeutung in der osteopathisch manuellen Therapie spielen als bisher angenommen. Da während jeder Therapie auch die freien Nervenendigungen stimuliert werden, ist immer eine direkte Verbindung in das limbische System möglich. Die **spinothalamische Bahn** könnte eine **Erklärung für somatoemotionale Reaktionen** liefern. Auf der anderen Seite sind so die typischen Effekte einer osteopathischen Behandlung wie Wärme/Kältegefühl, Wohlgefühl/Geborgensein, Leichtigkeit/Schwere, Expansion/Pulsation verständlich. Der Therapeut berührt den Patienten mit seinen Fingern und nicht mit seiner behaarten Haut. Dabei werden auch im Therapeuten überwiegend nur die schnellen diskriminativen sensorischen Bahnen aktiviert und nicht die interozeptiven.

Man könnte die haptische Interaktion Patient-Therapeut so interpretieren: Beim Patienten werden immer exterozeptive und interozeptive Impulse ausgelöst, die gleichzeitig ein körperliches und emotionales Erleben bewirken. Dabei können in beiden Bereichen positive, aber auch negative Wahrnehmungen sofort entstehen. Dies wäre eine Erklärung dafür, warum die vermeintlich „gleiche" Behandlung je nach Kontext eine völlig unterschiedliche Reaktion im Patienten bewirken kann. Der Therapeut palpiert primär über die Mechanorezeptoren seiner Hand und nicht interozeptiv. Über die Beobachtung der Körpersprache des Patienten über vegetative Signale, Sprache usw. und dann sekundär über das „Halten" des Patienten kann auch der Therapeut seine interozeptiven Kanäle öffnen und den Patienten wie sich selbst in seiner Ganzheit palpieren.

21.4 Ebenen der Palpation

Kappler (2002) fordert für die Kunst der Palpation: **Disziplin, Zeit, Geduld** und **Übung.**

Viola Frymann beschreibt eine Palpationsübung, bei der Temperatur, Textur, Feuchtigkeit, Elastizität, Turgor, Gewebespannung, Dicke/Dünne, Gestalt, Irritabilität und Bewegung palpiert werden sollen (Frymann 2007). Ähnliche Übungen finden sich in fast allen Osteopathielehrbüchern. Diese Übungen sind für die Lehre wichtig: Der Schüler lernt, den Fokus jeweils anders einzustellen und er lernt **afferentes Listening.**

Gibt es **Voraussetzungen für eine osteopathische Palpation** oder kann man einfach und zu jeder Zeit palpieren? Wie bereits ausgeführt, kann man die Palpation nur in einem größeren Kontext der Perzeption verstehen. Dabei spielen psychologische Faktoren,

Bewusstsein und Intention eine überragende Rolle. Vereinfacht kann man postulieren, dass zu einer osteopathischen Palpation **emotionale Intelligenz** eine wichtige Voraussetzung liefert. Goleman (2011) beschreibt unter emotionaler Intelligenz fünf verschiedene Qualitäten:

- **Selbstbewusstheit:** Fähigkeit eines Menschen, seine Stimmungen, Gefühle und Bedürfnisse zu akzeptieren und zu verstehen, und die Fähigkeit, deren Wirkung auf andere einzuschätzen
- **Selbstmotivation:** Begeisterungsfähigkeit für die Arbeit, sich selbst unabhängig von finanziellen Anreizen oder Status anfeuern zu können
- **Selbststeuerung:** planvolles Handeln in Bezug auf Zeit und Ressourcen
- **Soziale Kompetenz:** Fähigkeit, Kontakte zu knüpfen und tragfähige Beziehungen zu Patienten aufzubauen, gutes Beziehungsmanagement und Netzwerkpflege
- **Empathie:** Fähigkeit, emotionale Befindlichkeiten anderer Menschen zu verstehen und angemessen darauf zu reagieren

Als Osteopathen sollten wir uns dieser psychologisch-sozialen Dimensionen immer bewusst sein. Sowohl Patient als auch Therapeut stehen in diesem Kontext. Die emotionale Kompetenz sollte auch bei der Ausbildung und Fortbildung der Osteopathen und osteopathischen Ärzte einen größeren Stellenwert einnehmen als dies bisher üblich ist. Meist wird nur in Vorträgen darauf hingewiesen. Notwendig ist ein kontinuierlicher Reifungs- und Lernprozess vom Beginn der Ausbildung bis zum Ende. In Praxis- und Theorieteilen, wie sie z. B. in der „psychosomatischen Grundversorgung" für Ärzte angeboten wird, können solche Fähigkeiten erworben werden (Curriculum psychosomatische Grundversorgung 2001). Während der Berufsausübung sind ergänzende Elemente, wie z. B. Balint-Gruppen unter Supervision, wichtig.

Die vielen palpatorischen Eindrücke, die jeder Therapeut erfassen kann, lassen sich in sieben Grundebenen mit vielen Unterebenen einteilen.

21.4.1 Struktur

Um die strukturellen Komponenten zu erfassen palpieren wir die

- **Form:** glatt/kantig, rund/eckig, groß/klein, spitz/stumpf, zylindrisch/kubisch.
- **Oberfläche:** glatt/rau, weich/hart, grobkörnig/feinkörnig, offenporig/geschlossen.
- **Tiefe:** oberflächlich/tief, klein/voluminös.
- **Gestalt:** Hier ist das strukturelle „Erfassen" der gesamten Gestalt gemeint. Nach Goethe drückt sich in der strukturellen Gestalt häufig auch das Wesen der Dinge aus. Goethe übertrug das „Schauen" auf die belebte Natur und entwickelte seine Morphologie. Hegel betrachtet die Gestalt als unmittelbaren Ausdruck eines Inneren. Für ihn ist Schönheit durch die Gestalt, die Ausdruck eines lebendigen und beseelten Innen ist, definiert. Aus osteopathischer Sicht sollte der Gestalt der Struktur durchaus mehr Bedeutung geschenkt werden, da so ein Zugang zu gestaltpsychologischen Ebenen ermöglicht wird. Eine weitere Betrachtung der Gestaltpsychologie ist sehr lohnenswert, übersteigt aber den Rahmen dieses Kapitels. In ➤ Abb. 21.1 wird ein Beispiel gezeigt, wie das Gehirn nach dem Gesetz der Prägnanz fehlende Elemente ersetzt.
- **Struktur in Beziehung zu Nachbarstrukturen:** Hier wird der Kontext angesprochen. Jede Struktur des menschlichen Körpers steht in einem anatomisch/physiologischen Kontext mit den Nachbarstrukturen. „Gesundheit" drückt sich auch in einer physiologischen strukturellen Beziehung aus.

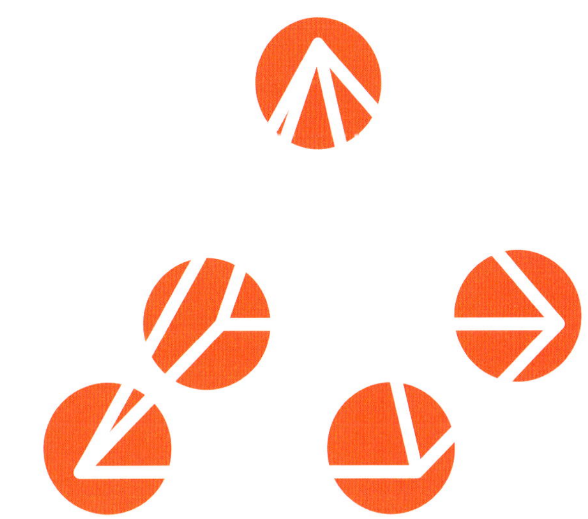

Abb. 21.1 Wie das Gehirn fehlende Teile ergänzen kann und eine dreidimensionale Pyramide entsteht. [L271]

21.4.2 Gewebe

In der Osteopathie ist alles grundsätzlich Gewebe – von der Zelle bis zu komplexen Geweben wie einem Knochen oder einer Faszie. Die Palpation der Gewebedimension qualifiziert das Gewebe selbst. Nach van Allen (1964) gibt es fünf spezifische Kriterien, um die **Qualität von Geweben** zu charakterisieren:

- Spannung
- Turgor
- Dichte
- Eindrückbarkeit
- Elastizität

Wir ergänzen hier noch **Temperatur, Irritabilität** und **Textur.**

Temperatur Jedes Gewebe hat eine Temperatur, in der Regel entsprechend der Körpertemperatur. Bei Entzündungsprozessen oder Tumoren ist die Temperatur in der Regel immer erhöht, ebenso wie bei akuten Traumen (einer Art „steriler Entzündung"). Bei chronischen Prozessen, wie z. B. Narben, ist die Temperatur leicht erniedrigt. Der Körper hat insgesamt eine Thermoabstrahlung im Infrarotbereich zwischen 800 und 1.000 nm (Barral 2004). Diese Thermoabstrahlung ist wie eine Glocke oder eine zweite Haut im Abstand von ca. 8–10 cm um den gesamten Körper herum fühlbar. Sie kann auch mit entsprechenden Geräten gemessen werden. Barral entdeckte, dass bei somatischen Dysfunktionen oder bei strukturellen Veränderungen diese „Thermo-Glocke" in charakteristischer Weise gestört ist. Diese Veränderungen werden bei der manuellen Thermodiagnose diagnostisch bewertet.

Spannung In der Osteopathie ist eine der wichtigsten Befunde die Gewebespannung. Grundsätzlich gibt es drei Möglichkeiten: ausbalanciert, zu viel Spannung oder zu wenig Spannung (van Allen 1964). Spannung kann man fühlen, indem man die zu untersuchenden Strukturen (Band, Faszie, Muskel usw.) langsam dehnt oder voneinander weg bewegt. Je tiefer man sich in den Körper hinein bewegt, desto langsamer und weicher muss palpiert werden. In der Regel vergleicht man die pathologische mit der physiologischen Seite (z. B. rechter Ellenbogen mit linkem Ellenbogen) oder man vergleicht von Segment zu Segment (z. B. thorakal 2–4). Die Palpation in verschiedenen Levels und Tiefen des Gewebes (Haut, superfiziale Faszie, Muskel, tiefe Faszie, Peritoneum usw.) ist keine Frage des Drucks, sondern mehr eine Frage der Intention (Comeaux 2005).

Turgor Unter Turgor versteht man den Wassergehalt eines Gewebes. Der Turgor beschreibt, wie geschwollen oder ausgedehnt ein Gewebe ist. Bei hohem Turgor ist das Gewebe härter, bei geringerem weicher. Bei einer akuten Entzündung wird z. B. der Turgor deutlich erhöht, bei einer chronischen Entzündung eher erniedrigt sein.

Dichte Osteopathisch wird zwischen hoher Dichte wie Knochen und niedriger Dichte wie Flüssigkeit unterschieden. Jedes Gewebe hat eine charakteristische Dichte. So kann z. B. eine Sehne, der Sehnen-Muskel-Übergang und der Muskel allein aufgrund der unterschiedlichen Dichte differenziert werden. Mehr Wassergehalt entspricht in der Regel auch weniger Dichte. Dies trifft aber nicht auf alle Gewebearten zu. Bei einem traumatisierten Gewebe kann die Dichte durch narbige Veränderungen und weniger durch den Wassergehalt bestimmt sein.

Eindrückbarkeit Hier geht es um die Frage, ob sich Strukturen durch Kompression annähern lassen. Können sie die dabei entstehende Spannung ausbalancieren oder entsteht eine höhere Spannung? Tritt beim Eindrücken des Gewebes plötzlich ein Dysfunktionsmuster auf und wenn ja, wo liegt das Fulcrum für dieses Dysfunktionsmuster?

21

Elastizität Geprüft wird die Elastizität des Gewebes, indem der Osteopath zunächst einen sanften Druck auf das zu untersuchende Gewebe ausübt. Beurteilt wird die Reaktion des Gewebes auf den Druck (Resistenz) sowie das Ausmaß der Verformung. Im zweiten Schritt wird die Reaktion des Gewebes beurteilt, wenn der Therapeut den Druck aktiv nachlässt (Resilienz).

Irritabilität Dies ist die lokale Reizbarkeit eines Gewebes (bei Entzündung vermindert), aber auch im übertragenen Sinn die Reizbarkeit (Dermografismus auf normalen Gewebereiz). Bei chronischen Schmerzpatienten ist z. B. die Irritabilität von Haut und Muskulatur in der Regel deutlich erhöht. Die Irritabilität ist somit auch ein Hinweis auf Reaktionen des autonomen Nervensystems und emotionaler Komponenten.

Textur Unter Textur versteht man die Oberflächenbeschaffenheit eines Gewebes, vergleichbar mit einem Stoffmuster, wo auch zwischen einem Seidenstoff und einem Baumwollstoff große Unterschiede bestehen. Aus osteopathischer Sicht wird die Textur durch folgende Zeichen beeinflusst: Ödem, Vasodilatation, Fibrose, Hypertonizität, Kontraktur. Palpieren kann man z. B. den Fasergehalt, die Verdickung, die Zähigkeit, die „Durchsaftung" des Gewebes und die Widerstandsfähigkeit.

21.4.3 Bewegung

Grundlage allen Lebens ist die Bewegung. Die osteopathische Palpation prüft daher immer die Bewegungsqualität und -quantität. Bei der Bewegung gibt es verschiedene Komponenten.

- **Normale Bewegung**
  Physiologische Bewegungen in sagittaler, frontaler oder koronarer Ebene oder die entsprechenden Kombinationen dieser Ebenen. Wichtig ist dabei die Symmetrie der Bewegung. Bewegung wird im Glossary (2011) folgendermaßen definiert:
  - Eine Änderung der Position in Bezug auf ein fixiertes System.
  - Der Akt oder Prozess, bei dem ein Körper seine Position in Bezug auf die Richtung, die Bahn und die Geschwindigkeit ändert.

Physiologische Bewegungen sind Änderungen der Position von Körperstrukturen im normalen Bewegungsrahmen.

- **Physiologische Barriere**
  Laut Glossary (2011) die Grenze der aktiven Bewegung.
- **Anatomische Barriere**
  Laut Glossary (2011) die Grenze der Bewegung, die durch anatomische Strukturen bedingt ist – die Grenze der passiven Beweglichkeit.
- **Pathologische Barriere**
  Laut Glossary (2011) eine Einschränkung der Gelenkbeweglichkeit, die mit einer pathologischen Veränderung der Gewebe einhergeht.
- **Endgefühl**
  Wie verläuft eine Bewegung am Ende der physiologischen Bewegung? Findet sich ein elastischer, weicher Endpunkt oder ein harter Endpunkt? Ein hartes Endgefühl ist in der Regel ein Hinweis auf Dysfunktionen. Die Qualität des Endgefühls gibt Hinweise auf die Gewebe und Kräfte, die an der Dysfunktion beteiligt sind.
- **Bewegung im Kontext**
  Analysiert wird auch die Bewegung im Zusammenspiel mit den Nachbargelenken oder Geweben. Findet sich ein harmonisches, ausbalanciertes Miteinander oder führt die Bewegung zu Dysfunktionsmustern?

21.4.4 Rhythmus

Bewegung braucht Rhythmus und die meisten körpereignen Rhythmen unterliegen einer zirkadianen Kurve.

Atmung Der physiologische Atemrhythmus beträgt in Ruhe 10 bis 14/min, er kann bei Anstrengung bis auf gut 25 steigen und in tiefer Meditation bis auf 1 sinken. Nachts verlangsamt sich die Atmung oft auf Werte < 10/min.

Arterieller Puls Der arterielle Puls liegt in Ruhe zwischen 40–80, je nach Trainingszustand des Herzens. Er kann bei Anstrengung auf über 180 steigen und in tiefer Entspannung Werte von 10 erreichen.

Kraniosakraler Rhythmus laut Glossary (2011) eine palpable rhythmische Fluktuation, von der man annimmt, dass sie mit dem „primären Atemrhythmus" synchron ist. Dieser Mechanismus wird folgendermaßen beschrieben: ein konzeptuelles Modell, das einen Prozess beschreibt, der fünf interaktive eigenständige Funktionen umfasst:

1. Die inhärente Motilität des Gehirns und des Rückenmarks
2. Die Fluktuation der zerebrospinalen Flüssigkeit
3. Die Beweglichkeit der intrakraniellen und intraspinalen Membranen
4. Die artikulare Mobilität der Schädelknochen
5. Die Mobilität des Sakrums zwischen den beiden Ossa ilea, die unabhängig von der Bewegung der sphenobasilären Synchondrose ist

Bezüglich einer wissenschaftlich nachweisbaren Palpation des **kranialen rhythmischen Impulses** (CRI) wird exemplarisch auf die wegweisenden Arbeiten von Nelson, Sergueef und Glonek hingewiesen (Nelson et al. 2001, 2006, Sergueef et al. 2001). Die Autoren konnten im direkten Vergleich Palpation mit Farblaser-Doppler-Flussmessungen eindeutige Korrelationen zwischen der beschriebenen und der gemessenen Palpationsbewegung herstellen. Aufgrund zahlreicher Messungen wird gefolgert, dass die Traube-Hering-Mayer-Welle (THM) synchron mit dem CRI verläuft. Laut Nelson liegt die Rate des CRI in den meisten Palpationsstudien zwischen 4 und 14. Die in der Doppler-Flussmessung gefundene Rate der THM-Welle liegt bei durchschnittlich 4,5. In der Studie von Nelson wurden von einem Großteil der Untersucher genau die Rate von 4–5 palpiert, von einem anderen Teil eine doppelt so hohe Rate von 8–12 in einem Verhältnis von 1:2 zur THM-Welle. Die in den verschiedenen Studien berichteten Raten einerseits zwischen 4–6 und andererseits um die 10 wären so erklärbar. Neben diesen beiden Frequenzen gibt es noch eine dritte langsamere, tidenartige Bewegung („long-tide"), die in einem Zeitraum von 9 Minuten ca. 6-mal stattfindet, also für einen kompletten Zyklus ca. 90 Sekunden benötigt (Becker 2007).

Viszerale Motilität Nach Barral (2007) ist die Motilität die natürliche, rhythmische Eigenbewegung eines Organs. Die Motilität ist unabhängig von der respiratorischen Atmung und dem CRI, der Rhythmus liegt bei 7–9 Zyklen/min. Der Ursprung dieser Bewegung ist wissenschaftlich nicht geklärt. Es wird postuliert, dass die Motilität ein Spiegel der embryonalen Entwicklungsbewegung darstellt. Neuere Erklärungen betrachten die Motilität als die Summe aller Flüssigkeitsbewegungen (➤ Kap. 50.2.2).

Lymphatischer Rhythmus Nach Chikly (2001) haben die Lymphangiome einen Eigenrhythmus von 6–9/min. Die Lymphbewegung kann in diesem Rhythmus in der Haut selbst, aber auch in tieferen Schichten, wie z. B. den Organen, palpiert werden.

Faszienbewegung Schleip et al. (2005) konnten in vitro nachweisen, dass die dorsolumbale Faszie eine eigenständige Kontraktilität aufweist. Histologisch finden sich in der humanen dorsolumbalen Faszie bei jüngeren Patienten eine höhere, bei älteren eine geringere Anzahl Myofibroblasten. Besonders viele kontraktile Elemente befinden sich in der Nähe von Blutgefäßen und intrafaszialen Nervenendigungen. Experimentell ausgelöste Kontraktionen von humanen Faszien sind der ganz langsamen und lang anhaltenden Kontraktion von Schließbewegungen bei Muscheln ähnlich (archaische Muskelaktivität aus phylogenetischer Sicht). Der Eigenrhythmus der Faszien liegt bei 6–8/min. In neueren Studien (Follonier et al. 2010) wurde die Oszillation der Myofibroblasten untersucht und ein durchschnittlicher Rhythmus von 99 Sekunden gefunden. Hier darf spekuliert werden, ob der Myofibroblasten-Rhythmus mit der „long-tide" identisch sein könnte.

21.4.5 Flüssigkeiten

Liquor cerebrospinalis Wie oben bereits erläutert, kann der CRI am Schädel, aber auch sonst im Körper, überall palpiert werden. Die Mittellinienstrukturen bewegen sich in einer Flexions-/Extensionsbewegung. Die paarigen, lateralen Strukturen bewegen sich während der kranialen Flexion in Außenrotation und bei der kranialen Extension in Innenrotation. Die Frequenz liegt zwischen 4–12/min. Das theoretische Modell für die überall palpierbare Liquorbewegung ist der Verlauf der peripheren Nerven bis in die äußerste Peripherie des Körpers. Da alle Nerven von Dura umhüllt sind, werden sie auch von Liquor umspült. Die Bewegung des CRI soll somit bis in die Peripherie gespiegelt werden.

Blut in Arterien und Venen Der arterielle Puls ist einer der verlässlichsten palpatorischen Eindrücke. Aus osteopathischer Sicht ist die Durchblutung aller Gewebestrukturen von großer Wichtigkeit. Still schreibt in seiner Autobiografie: *„The rule of the artery must be absolute, universal, and unobstructed, or disease will be the result"* (Still 1897).

Es gibt einen osteopathischen Therapieanasatz, bei dem gezielt in allen Geweben die Arterien im myofaszialen Gewebe aufgesucht und therapiert werden (Barral und Croibier 2011). Barral arbeitet vor allem mit Induktions- und mit Dehntechniken.

Körperwasser Der Gesamtwassergehalt des menschlichen Körpers ist je nach Alter unterschiedlich. Säuglinge haben ca. 80–85 % Wassergehalt, Kinder 75 %, Erwachsene 65 % und ältere Patienten nur noch 55 %. Von der gesamten Körperflüssigkeit ist ca. zwei Drittel intrazellulär und ein Drittel extrazellulär (Schmidt et al. 2011). Aus osteopathischer Sicht kann man in jeder Art von Gewebe die „wässrige" Komponente palpieren und auch in dieser „Fluid Phase" arbeiten.

Fluid8-Methode nach J. Mayer

Die vom Autor entwickelte Fluid8-Methode soll hier am Beispiel der Wirbelsäule kurz beschrieben werden. Bei dieser globalen Palpation wird nicht auf die Gewebestruktur (Muskel, Faszie, Sehne, Knochen usw.) geachtet, sondern es wird das gesamte Gewebe links und rechts vom Dornfortsatz in Lokalisation über den Querfortsätzen wie eine Flüssigkeitssäule betrachtet. Fokus ist der von Becker beschriebene „Quantenkontakt" (Becker 2007).

Becker beschreibt in seinen vier Schritten der Palpation folgendes: *„Wenn ihr euren Handkontakt hergestellt und eure propriozeptiven Bahnen auf Empfang geschaltet habt, hört ihr dem zu, was in der Körperphysiologie geschieht – ihr schaltet sozusagen das sensori-*

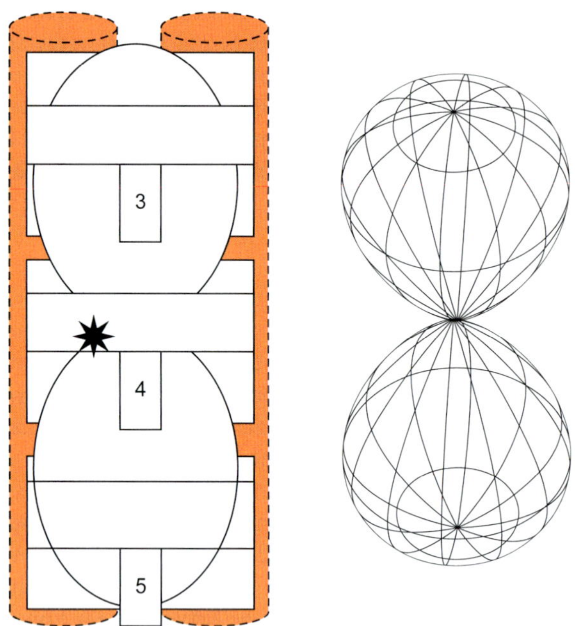

Abb. 21.2 Schematische Darstellung der Fluid8-Methode am Beispiel der Lendenwirbelsäule. [P177/L271]

sche Areal eures Gehirns ein. Denkt von oben aus, spürt von oben aus. Diese dritte Ebene der Palpation nenne ich sensorisch-motorisch. Wir haben jetzt diese drei Ebenen der Palpationsfähigkeit und wollen einen Schritt weitergehen. Nun könnt ihr diese drei Ebenen vergessen und euch sagen: Ich werde zuhören, zuhören, zuhören und ihr kommt auf die vierte, eine Quantenebene. Ich kann das nicht erklären, aber ich bekomme auf dieser Quantenebene mehr Informationen als auf allen drei anderen Ebenen zusammen. Diesen Quantenkontakt vergleiche ich gerne mit einem Wasserläufer.“

Voraussetzung für diese „Quantenebene“ ist ein extrem weicher und rein afferenter Kontakt (➤ Kap. 21.6). Beide Hände werden von lateral her flächig angelegt, wie ein „Eintauchen“ in die Wasseroberfläche mit Fokus auf eine flüssige Turbulenz, wie in einen Strudel; nicht in einen faszialen Zug mit Listening. In unserem Beispiel (➤ Abb. 21.2) liegen der Finger 3 auf dem Querfortsatz 3, der Finger 2 auf dem Querfortsatz 4 und der Daumen auf dem Querfortsatz 5. Wenn der Strudel gefunden ist, richten wir den Fokus auf das Zentrum des Strudels (Finger 2). Das Feintuning erfolgt über zwei Fulcra (Becker 2007), die im Falle der Wirbelsäule in den beiden Schultern des Therapeuten oder in den Ellenbogen liegen. Die Perzeption für den Strudel im Wasser ist nicht ein Hineinsinken, sondern eher eine leichte Erhabenheit mit dem Charakter einer Vibration. Der Strudel ist links oder rechts über dem Querfortsatz in einem Wirbelsäulensegment, z. B. L4 (➤ Abb. 21.2).

Alle lebenden Gewebe zeigen eine Flüssigkeitsdynamik, die als Eigenbewegungen sinusartig und dreidimensional ablaufen (➤ Abb. 21.2). Diese Eigenbewegung bezeichnet man als **Lemniskate** (Hermanns 2012). In der Natur gibt es zahlreiche Beispiele für Lemniskate, wie das Rollen eines Bootes auf dem Wasser oder die Bewegung eines Drachens im Wind. Im menschlichen Körper finden wir strukturelle und funktionelle Lemniskate. Die bekanntesten strukturellen Lemniskaten sind das Becken und das Centrum tendineum des Zwerchfells.

Es erfolgt jetzt ein **afferentes Listening:** In welche Richtung startet die 8, nach oben links oder rechts, nach unten links oder rechts? Der Strudel liegt im Zentrum der 8. An der Wirbelsäule läuft die 8 immer über drei Segmente. Dies liegt vermutlich an der embryologischen Entwicklung der Wirbelkörper, die trisegmental gegliedert ist.

Wir folgen mit allen sechs Fingern gedanklich der 8; normalerweise läuft sie 3–5 Touren. Bei einem Stopp kann die 8 nochmals zwei- bis dreimal in die gleiche oder in eine ganz andere Richtung starten. Nach insgesamt 5–8 Touren mündet die 8 in einen Stillpunkt, der aber nur ca. 20–30 Sekunden dauert. Der Stillpunkt kann mit leichter Kompression vertieft werden. Wichtig ist es, den Stillpunkt über die Fulcra zu halten und zu balancieren. Nach dem Stillpunkt erfolgt eine dreidimensionale Expansion zunächst lokal, der wir folgen. Die Expansion geht dann an der Wirbelsäule in der flüssigen Phase die gesamt Wirbelsäule entlang bis zum Coccyx und zur Schädelbasis. In der Perzeption fühlt man eine Art Wellenbewegung entlang der Flüssigkeitssäule. Zum Abschluss der Technik erfolgt eine mechanische Segmentbewegung in Flexion und Extension zur „mechanischen Öffnung“ der Facetten. Bei dem erweiterten Fluid8-Modus wird zusätzlich die Midline-Bewegung als sich veränderndes Licht – ähnlich wie in der Biodynamik – betrachtet.

Die Fluid8-Technik kann an jeder Stelle des Körpers eingesetzt werden, auch im Knochen. Hier eignet sie sich insbesondere zur Therapie intraossärer Störungen. Je erfahrener der Therapeut wird, umso gezielter kann er der dreidimensionalen Bewegung der Lemniskate folgen (➤ Abb. 21.2). Die Fluid8-Therapie kann mit jeder anderen osteopathischen Technik ohne Probleme kombiniert werden; häufig ermöglicht sie erst den Einsatz einer Methode wie Muskel-Energie-Technik (MET) oder HVLA-Technik (High Velocity Low Amplitude). Die in ➤ Kap. 43 und ➤ Kap. 59 beschriebenen Lemniskate der Extremitäten sind Ausdruck komplexer myofaszialer Bewegungen. Im Gegensatz dazu ist bei der Fluid8-Methode die flüssige Phase aller Gewebe der diagnostische und therapeutische Fokus. Die Fluid8-Methode steht im klassischen osteopathischen Kontext (W. Sutherland, A. Wales, R. Becker). *„Fluids first, than membranes, than bones“* (Zitat von Jane Carreiro in Pediatric Course 3–5 der Deutschen Gesellschaft für Osteopathische Medizin, DGOM).

21.4.6 Energetik

Energie wird in diesem Kontext primär als physikalisches Phänomen und nicht als spirituelles Phänomen betrachtet. Es soll die Frage beleuchtet werden, ob man Energie palpieren kann, wenn ja, welche und wie. Grundlage für diese Übersicht sind die aktuellen wissenschaftlichen Arbeiten, die im Buch „Energy Medicine East and West“ (Mayor und Micozzi 2011) veröffentlicht sind sowie die Präsentation der FAAO-These von J. Hendry (Hendryx 2014).

In der Osteopathie werden normalerweise **fünf konzeptionelle Modelle** präsentiert:

- Biomechanisch-strukturelles Modell
- Respiratorisch-zirkulatorisches Modell
- Neurologisches Modell
- Metabolisches Modell
- Biopsychosoziales Modell

Das **sechste Modell ist das bioenergetische,** das so unterschiedliche Konzepte wie Lebenskraft, Vitalität des Gewebes, biophysikalische und bioelektrische Eigenschaften umfasst (Hendryx 2014). Die bioenergetische Forschung gehört in die Kategorie Biophysik. Es wird erforscht, wie die endogenen und exogenen Energiequellen lebende Systeme beeinflussen. Becker versuchte in den 1960er Jahren, energetische Palpation zu erklären. In den Jahren 1964 und 1965 beschreibt er in vier Artikeln bioenergetische Felder, Biodynamik und biokinetische intrinsische Energien und Kräfte in Beziehung zu Fulcra, diagnostischer und therapeutischer Berührung und zur Potency (Becker 2007). Für Becker ist die wesentliche energetische Kraft im Körper die des CRI, die in allen Geweben palpabel ist. *„Wenn wir unsere Hände an einen Patienten legen, der bei guter Gesundheit ist, spüren wir ein allgemeines Gefühl von Wohlbefinden. Wir spüren den respiratorischen Zyklus seiner Atmung. Wir spüren die Flexion und Extension seiner in der Mittellinie verlaufenden Strukturen in ihrer Funktion. Wir fühlen die abwechselnde externe und interne Rotation seiner bilateralen Strukturen in ihrer Funktion. Im gesamten Körper ist etwas fühlbar, das in den heutigen Anatomie- und Physiologietexten normalerweise nicht erwähnt wird: eine generelle Tidenbewegung des gesamten Körpers, ein Hereinfluten und Hinausebben. Es ist eine rhythmische Bewegung innerhalb aller Körperflüssigkeiten.“*

Robert Fulford, einer der prominentesten Verfechter des bioenergetischen Modells, hielt auf der AAO Convocation 1997 einen bemerkenswerten Vortrag, in dem er Folgendes postulierte: *„Der menschliche Körper ist komponiert aus komplexen Strömen sich bewegender Energie. Wenn diese Energieströme geblockt oder eingeengt werden, verlieren wir physische, emotionale und geistige ‚Flüssigkeit‘, die uns normalerweise zur Verfügung steht. Wenn die Blockade lang genug dauert, ist das Ergebnis Schmerz, Unbehagen, Krankheit und Disstress.“*

Rubik definiert das **Biofeld** folgendermaßen: *„Das Biofeld ist ein komplexes und extrem schwaches elektromagnetisches Feld des Körpers, von dem man annimmt, dass elektromagnetisch die Homöodynamik gesteuert wird“* (Rubrik 2002).

Oschmann sieht den menschlichen Körper als eine piezoelektrische Matrix oder als Flüssigkristall eingebettet in einem Gewebe-Tensegrity-Modell (Oschmann 2003).

Ho spricht von einem kristallinen Bewusstsein: *„Der Organismus ist im Ideal eine Quantum-Superposition kohärenter Aktivitäten mit instantaner, nicht lokaler Interkommunikation im gesamten System. Die bestechendste Evidenz für die Kohärenz des Organismus ist die Entdeckung (1992), dass alle lebenden Organismen Flüssigkristalle sind. Man kann zeigen, dass von der makroskopischen bis auf die mikroskopische Ebene alle Aktivitäten kohärent organisiert sind“* (Ho 2008). In den Augen von Mae Wan Ho ist jeder Teil des Organismus in Kommunikation mit jedem anderen Teil durch ein dynamisches, sich ständig veränderndes flüssiges kristallines Medium, das den gesamten Körper durchdringt, von den Organen und Geweben bis in jede Zelle. Der sichtbare Körper entsteht gerade dort, wo die Wellenfunktion des Organismus am dichtesten ist. Unsichtbare Quantumwellen breiten sich von jedem von uns aus und durchdringen alle Organismen; gleichzeitig nimmt jeder von uns die Wellen anderer Organismen auf. *„In einem ganz realen Sinn ist niemand allein, wir sind keine isolierten Atome, die gegen den Rest der Welt kämpfen, stattdessen ist jeder von uns unterstützt und konstituiert durch alles, was im Universum vorhanden ist. Wir sind im Universum zu Hause, vor allem sind wir nicht ohnmächtige Beobachter außerhalb der Natur, wir sind Teilhaber, wir sind ständig ‚Mitgestalter‘ von uns selbst und von anderen, wir können unsere Träume wahr werden lassen“* (Ho 2008).

Das Substrat unserer diagnostischen und therapeutischen Bemühungen in der Osteopathie ist die **somatische Dysfunktion** (SD). Im „Glossary of Osteopathic Terminology“ wird die SD folgendermaßen definiert: „Eingeschränkte oder beeinträchtigte Funktion der zueinander in Beziehung stehenden Komponenten des somatischen Systems, den skeletalen, gelenkmäßigen und myofaszialen Strukturen und deren Bezug zu vaskulären, lymphatischen und neuronalen Elementen“ (AACOM 2011). Dabei fehlt der bioenergetische Aspekt. Da alle lebenden Systeme von Natur aus energetisch sind, stellt sich die Frage, ob energetische Dysfunktionen im Körper somatische Dysfunktionen auslösen und damit die Gesundheit beeinträchtigen können. Vom therapeutischen Aspekt her stellt sich die Frage, ob bioenergetische Therapien somatische Dysfunktionen beeinflussen oder gar lösen können.

Welche bioenergetischen Phänomene können palpiert werden?

CRI Wie bereits erwähnt, ist auch der kraniosakrale Rhythmus ein bioenergetisches Phänomen, das überall im Körper palpiert werden kann. Bemerkenswert ist, dass laut Becker neben dem normalen CRI immer wieder spontane Stillpunkte zu beobachten sind – am Ort der Therapie, aber auch davon entfernt (Becker 2007). Diese häufig bestätigte Beobachtung ist nur bioenergetisch zu erklären.

Dynamic Strain Vector Release Hendryx beschreibt eine wirkungsvolle bioenergetische Therapie von somatischen Dysfunktionen. Über dem Gewebe der SD werden ein oder mehrere energetische Strain-Vektoren manuell lokalisiert und exakt eingestellt. Das Ergebnis ist ein sofortiger Release in der SD (Hendryx und O'Brien 2003). Der Autor selbst arbeitet seit Jahren erfolgreich mit dieser Methode, häufig als Abschlussbehandlung von hartnäckigen oder wiederholt auftretenden somatischen Dysfunktionen.

Manuelle Thermodiagnose nach Barral (➤ Kap. 21.4.2) Mit der manuellen Thermodiagnose lassen sich thermische Spots am Körper erfassen. Sie ist vor allem als rasche Screening-Methode diagnostisch geeignet.

Fluid8 Die in ➤ Kap. 21.4.5 beschriebene Methode ist nur initial eine physikalische Bewegung im Wasser. Nach dem Stillpunkt tritt die Expansionsphase ein, die wie eine Welle die ganze Wirbelsäule entlangläuft. Dieses Gefühl der Wellenbewegung ist sicherlich nicht eine echte Wasserwelle, wohl eher eine elektromagnetischen Welle.

Laut Oschmann manifestiert sich Bioenergie im elektromagnetischen Spektrum von ganz niedrigwelligen Frequenzen (< 100 Hz) bis zu 10^{15} Hz im Bereich des sichtbaren Lichts (Oschmann 2003). Interessanterweise „verwandelt" sich bei der Fluid8-Methode die Wellenbewegung am Ende fast immer in einen Lichtstrahl.

„Potency" Sutherland hat diesen Begriff geprägt. Sein Schüler Becker erläutert die Potency in zahlreichen Artikeln und Vorträgen (Becker 2007). Er beschreibt die Potency der Tide: *„Der Liquor cerebrospinalis birgt in sich eine Potency, ein Lebensatem-Prinzip sowie ein Höchstes Bekanntes Element – eine Flüssigkeit in der Flüssigkeit. Diesen unsichtbaren Faktor findet man an dem Punkt in der Mitte zwischen Inhalation und Exhalation, einem Fulcrumpunkt in dem tidenartigen Wechseln von Flexion/Außenrotation zu Extension/Innenrotation. Am Balancepunkt der Tide des Liquors cerebrospinalis findet man sie, diese Potency."* Nach Becker drückt die Tide den „inhärenten Behandlungsplan" des Patienten aus. Dieser Plan gibt dem Therapeuten die Orientierung, alles, was innerhalb des Heilungsprozesses erfolgen muss, ist eine Funktion der primären Atmung. Dieser Plan orientiert sich nicht an der Analyse und den Kenntnissen des Therapeuten, er entwickelt sich von selbst. Becker sagte einmal: *„Vertraue der Tide und geh dann aus dem Weg."*

Die therapeutische Erfahrung der Potency ist praktisch nicht in Worte zu fassen. In der Potency kumulieren und interagieren verschiedene bioenergetische Phänomene, sodass jede Potency ihre eigene Perzeption im Therapeuten und Patienten auslöst. Die Wahrnehmung der Potency ist auch von der Interaktion Patient/Therapeut einschließlich der jeweiligen Intention abhängig. Somit ist die Perzeption der Potency immer ein subjektives einmaliges Stattfinden.

Auf der anderen Seite hat jeder Therapeut, der die Potency einmal erlebt hat, eine sofortige und nachhaltige Perzeption. Die Potency kann man nicht lernen, man muss sie zulassen. Becker fasst sein therapeutisches Prinzip folgendermaßen zusammen: *„Ich behandle, um die Gesundheit wieder herzustellen, ich versuche nicht das Problem zu lösen"* (Becker 2007).

21.4.7 Kommunikation

Allgemein

Jede Palpation ist immer gleichzeitig eine Kommunikation zwischen Therapeut und Patient. **Wer berührt, wird berührt.**

Kommunikation erfolgt zum Großteil auf nonverbaler Ebene. Nach Nathan sind folgende Elemente zu beachten: Intonation, Betonung und Lautstärke der Stimme, Interaktion Stimme und Atmung, nonverbale Laute wie Stöhnen, Seufzen, Bewegungen, Körperhaltung, Mimik, Gestik, körperliche Nähe, Halten, Berühren, Umarmen (Nathan 2001). Die physiologische Sichtweise der Palpation ist in der manuellen Medizin üblich, sie ist aber eine technische Einengung. Bei jeder Palpation findet Kommunikation statt. Jede Berührung ist psychologisch bedeutungsvoll. Jeder Therapeut ist verpflichtet, bei der Palpation ein sicheres psychologisches Umfeld für den Patienten zu kreieren. Dieses sichere Umfeld wird durch die innere Haltung des Therapeuten, die professionelle Umgebung, die Körpersprache und die professionelle Art der Palpation erreicht.

Somatische Dysfunktionen führen zu einem veränderten Körpererleben des Patienten. Osteopathische Therapie muss das veränderte Körpererleben des Patienten diagnostizieren und behandeln. Während einer osteopathischen Behandlung können unbewusste psychologische Ereignisse sowohl im Patienten als auch im Therapeuten aktiviert werden (➤ Tab. 21.1).

Osteopathie ist keine Psychotherapie, sie wirkt aber auch therapeutisch auf die Psyche.

Die Rolle des Oxytocin

Oxytocin ist ein Nonapeptid. Es wirkt als Neurotransmitter und als Hormon. Oxytocin wird im Bereich des Hypothalamus im Nucleus periventricularis (NPV) und im Nucleus supraopticus (NSO) produziert. In der weiblichen Brust und im Uterus sind reichlich Rezeptoren für Oxytocin vorhanden. Oxytocin-Rezeptoren sind aber auch überall im Gehirn verteilt (Freund-Mercier et al. 1987.) Vom NPV projizieren oxytocinerge Nervenfasern vor allem in die Amygdala, den Hippocampus, das Striatum, den Nucleus acumbens, die Raphe-Kerne, den Locus coeruleus und nicht zuletzt in das Rückenmark.

Durch physikalische Schädigung der Haut und/oder Schmerzreaktionen werden Corticotropin-Releasing-Faktoren (CRF) und Vasopressin freigesetzt. Dies löst eine Kaskade aus, die auf „Kampf oder Flucht" ausgerichtet ist – die klassische Stressreaktion, die über die Achse Hypothalamus–Hypophyse und Nebenniere abläuft. Im Gegensatz dazu stimuliert sanfte Berührung der Haut – wie in der Osteopathie üblich – das Oxytocin-Netzwerk im Gehirn. Dies ist nach Meinung von Unväs-Mosberg der Gegenspieler zur klassischen „Abwehrreaktion" (Unväs-Mosberg et al. 2005). Der physiologische Aspekt dieser Oxytocin-Kaskade ist ein **Anti-Stressmuster**, das zur Entspannung und zu Wachstum führt. Die verhal-

Tab. 21.1 Signale Arzt/Patient und Patient/Arzt

Signale Patient/Arzt – Beispiele		Signale Arzt/Patient – Beispiele	
Keiner glaubt mir.	Akzeptiere mich.	Ich schütze dich.	Ich ekle mich.
Niemand hilft mir.	Beschütze mich.	Ich halte dich.	Du schon wieder.
Ich habe Angst.	Halte mich.	Entspanne dich.	Du willst gar nicht.
Es tut so weh.	Ich kann nicht loslassen.	Ich nehme dein Leid an.	Ich bin verärgert.
Warum muss ich soviel Leid tragen?	Ich fühle mich wohl.	Ich will dir helfen.	Du schätzt meine Kunst gar nicht.
Ich bin unsicher.	Es tut so gut.	Ich freue mich.	Ja – aber

tensmäßigen Aspekte beinhalten Beruhigung und vertiefte Beziehungen.

Aufgrund aller vorliegenden Daten aus Tierversuchen und Untersuchungen am Menschen kann man ferner davon ausgehen, dass Oxytocin nicht nur bei der Geburt und beim Stillen eine große Rolle spielt, sondern bei allen Menschen stimuliert wird, die sich sicher, beruhigt und in vertrauensvoller Umgebung fühlen. Es ist daher sehr wahrscheinlich, dass bei einer Palpation, die in einem vertrauensvollen und sicheren therapeutischen Setting durchgeführt wird, eine zentrale Oxytocin-Ausschüttung im Patienten und Therapeuten stimuliert wird (wer berührt, wird berührt). Therapeutische Signale des Vertrauens und der Sicherheit könnten so über die Achse Amygdala-Hippocampus unbewusst dazu führen, dass der Patient seinem Therapeuten vertraut und Oxytocin stimuliert wird. Dies führt dann zu veränderten Sozialverhalten, der Stresslevel nimmt ab und physiologische Regulationsprozesse werden stimuliert (Unväs-Mosberg 2005).

Bei der Palpation wird über die Oxytocin-Achse die Angst reduziert, das Wohlgefühl gesteigert und die Schmerzschwelle gesenkt.

Der Oxytocin-Effekt wirkt also über zwei Wege: einerseits direkt über die Palpation und die Stimulation der Rezeptoren im Gewebe, andererseits über sog. Kontextfaktoren, die Kommunikation zwischen Therapeut und Patient und umgekehrt (➤ Abb. 21.3).

Fragen und mögliche Antworten

Auf der Kommunikationsebene sollte man sich als Therapeut verschiedene Fragen stellen:

- Warum fühle ich bei der Palpation, dass der Patient traurig oder ängstlich ist? Dies ist nur dann möglich, wenn ich die Palpationsebene Kommunikation „einschalte". Dies gelingt am besten bei einer „globalen Palpation" mit Fokus auf den gesamten Patienten. Die Perzeption findet dann wohl im Unbewussten statt.
- Warum kann ich manchmal bei der Palpation direkt das Trauma im Patienten fühlen? Dies gelingt über die Verknüpfung der Palpationsebenen: Faszien, Trauma, Emotionen, Vegetativum, spirituelle Dimension.
- Warum fühle ich gelegentlich bei der Palpation die primäre Läsion ganz präzise? Meine Interpretation ist die intuitive Perzeption aller Palpationsebenen, die eben nicht immer gelingt und manchmal glasklar ist.
- Warum behandle ich einen Patienten zweimal mit der gleichen Methode ohne Erfolg und dann beim dritten Mal mit großem Erfolg? Dies könnte das Wechseln der Palpationsebenen über die Intuition sein.
- Wenn ich Gesundheit im Patienten fühle, was ist das palpatorische Substrat? Gesundheit ist die Interferenz und Kohärenz aller Systeme zu einer stabilen Midline.
- Nach einer erfolgreichen Behandlung fühle ich den Release, was fühle ich dabei im Patienten und in mir selbst? Der Release tritt immer in allen Ebenen der Palpation ein, auch emotional. Er löst auch bei mir eine globale Wahrnehmung aus.
- Wenn ich behandle, fühle ich manchmal die Schöpfung. Bin ich religiös? Nein, du fühlst die Gesundheit, dies ist ein Bild der Schöpfung.

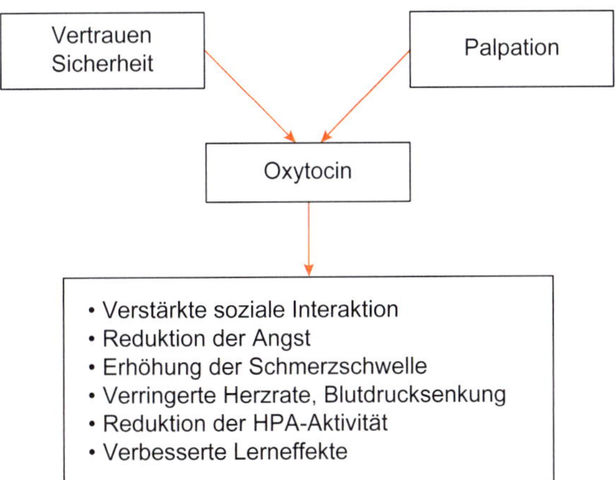

Abb. 21.3 Effekte von Oxytocin. HPA-Aktivität = Hypothalamus-Hypophysen-Nebennierenrinden-Aktivität (Hypothalamo-Pituitary-Adrenal). [P177/L271]

- Osteopathie ist eine „Körpertherapie", man sollte sich aber der Ebenen der Palpation bewusst sein.
- Osteopathie ist primär keine Psychotherapie, sie hat aber oft einen Effekt auf die Psyche.
- Notwendig ist die Kommunikation zwischen dem Patienten und dem Therapeuten selbst.
- Der Therapeut muss in erster Linie seinen Fingern und seiner Intuition vertrauen, in zweiter Linie seinem Intellekt.

21.5 Traditionelle Sicht der osteopathischen Palpation

21

In osteopathischen Lehrbüchern werden zahlreiche Palpationsübungen präsentiert, mit denen der Schüler die Gewebepalpation erlernen soll. Diese Darstellungen bauen auf den langjährigen Erfahrungen der Autoren auf und sie werden auch häufig benutzt (Greenman 2011, Kappler 2002). In der traditionellen osteopathischen Literatur hat sich Rollin Becker sein ganzes Leben lang intensiv mit der osteopathischen Palpation beschäftigt und er hat versucht, eine Systematik in den Prozess der Palpation zu bringen (Becker 2007). Nachfolgend werden Teile aus einem Vortrag, den er 1986 in Philadelphia gehalten hat, wiedergegeben:

„Ich gebe euch einige Vorschläge aus dem heraus, was ich über Jahrzehnte von meinen Patienten gelernt habe. Das Erste, was ihr – auch wenn euch das nicht gefallen wird – tun müsst, ist euer Ego aufgeben. Ihr seid halb so klug wie euer Körper bzw. der Körper des Patienten. Als Nächstes ist es hilfreich über **vier Ebenen der palpatorischen Fähigkeiten** *nachzudenken.*

- *Die* **erste Ebene** *ist ein* **oberflächlicher** *Kontakt.*

- *Die* **zweite Ebene** *der Palpationskunst entwickelt man, indem man mit den* **propriozeptiven** *Bahnen des M. flexor pollicis longus und des M. flexor digitorum profundus arbeitet. Hilfreich für das Funktionieren dieses zweiten propriozeptiven Kontakts ist es, ein Fulcrum zu schaffen. Eine Methode, den richtigen Druck zu finden, ist, sich zunächst zu stark hineinzulehnen und dann den Druck allmählich wieder teilweise aufzugeben. Plötzlich merkt ihr, dass etwas geschieht. An diesem Punkt seid ihr weder zu fest am Behandlungstisch noch hängt ihr frei; ihr habt einen schwebenden Kontakt. Durch diesen Kontakt wird alles, was im Patienten geschieht, reflektiert, was ihr daran merkt, dass eure Propriozeptoren jetzt genau im Einklang sind mit der Spannung in dem Teil des Mechanismus des Patienten, den ihr anfasst.*
- *Wenn ihr euren Handkontakt hergestellt und eure propriozeptiven Bahnen auf Empfang geschaltet habt, hört ihr dem zu, was in der Körperphysiologie geschieht – ihr schaltet sozusagen das sensorische Areal eures Gehirns ein. Denkt von oben aus, spürt von oben aus. Diese* **dritte Ebene** *der Palpation nenne ich* **sensorisch-motorisch.** *Wir haben jetzt diese drei Ebenen der Palpationsfähigkeit und wollen einen Schritt weitergehen.*
- *Nun könnt ihr diese drei Ebenen vergessen und euch sagen: Ich werde zuhören, zuhören, zuhören und ihr kommt auf die* **vierte, eine Quantenebene.** *Ich kann das nicht erklären, aber ich bekomme auf dieser Quantenebene mehr Informationen als auf allen drei anderen Ebenen zusammen. Diesen Quantenkontakt vergleiche ich gern mit einem Wasserläufer."*

Beckers Darstellungen sprechen für sich, benötigen aber zusätzliche Erläuterungen. Die **erste Ebene der Palpation** ist der übliche sog. „sanfte Hautkontakt". Becker betont immer wieder, dass dabei die Fingerbeeren entspannt sein müssen, damit überhaupt eine sensorische Wahrnehmung möglich ist. Diese Vorgehensweise wird auch in den meisten Osteopathieschulen so gelehrt.

Der **zweite Schritt der Palpation** ist ein entscheidender, um überhaupt intensiv palpieren zu können. Hier geht es nicht um die mechanische dorsale Extension des Handgelenks und die volare Flexion der Finger, es geht hier um die zentrale Ansteuerung der Muskeln, also um eine mentale Induktion. Das Ziel ist der „schwebende Hautkontakt", der nur dann möglich ist, wenn die Kraftvektoren über das Fulcrum ausbalanciert sind und die Handmuskulatur mental angesteuert wird. Diese Kombination ermöglicht einerseits einen weichen Kontakt und andererseits ein „tiefes Eintauchen" in das Gewebe.

Der **dritte Schritt** ist die „sensorisch-motorische" Ebene. Dies kann nur gelingen, wenn alle sensorischen Kanäle aktiv geöffnet werden. Dieser dritten Ebene muss sich der Therapeut bewusst sein und auch die Vielzahl der Informationen zulassen.

Auf der **vierten Ebene,** dem Zuhören **(afferentes Listening),** erhält man die eigentlichen Informationen. Ähnlich, wie man einem Orchester zuhört, kann man den Gesamtklang hören, aber auch jedes einzelne Instrument. Entsprechend dieser Analogie kann man auch in der Palpation auf bestimmte Ebenen fokussieren. Hört man dem ganzen Orchester zu bzw. palpiert man alles gleichzeitig, dann bildet dies das Gesundheits- oder Krankheitsmuster des Patienten ab (Becker 2007). Hierher gehören Kategorien wie Funktion/Dysfunktion, die allgemeine psychische Verfassung, die Vitalität des Gewebes und die Funktion des Nervensystems. Diese globale Palpation erfordert ein hohes Maß an Erfahrung und täglichem Üben. Sie ist auch stark abhängig von der Interaktion Patient/Therapeut. Einfacher ist der Fokus auf ein Instrument bzw. eine Ebene der Palpation, z. B. die Bewegung. Erfahrene Therapeuten sind immer in der Lage, zwischen „Orchester und Instrumenten" zu wechseln, so lassen sich Dysfunktionen rascher palpieren. Besagt die Gesamtpalpation, dass etwas nicht stimmt, kann über die Ansteuerung der verschiedenen Ebenen rasch der Detailbereich, der gestört ist, herausgefunden werden.

21.6 Palpationstraining

Aus der Erfahrung des Autors heraus ist es sehr hilfreich, in allen Osteopathiekursen immer wieder Palpationsübungen zu integrieren. Dies kann in verschiedener Technik und auf verschiedenem Level erfolgen.

- Die mehr **anatomisch orientierte Palpation** (Greenman 2011), die den Schüler dazu motiviert, sich mit Anatomie zu beschäftigen und dann auch entlang der Anatomie zu palpieren. Man kann nur palpieren und einordnen, was man kennt.
- Zur Schulung des **afferenten Listening** ist immer gleichzeitig eine Systematik wie nach Becker zu integrieren (Becker 2007). Die Schüler lernen, präziser und fokussierter zu palpieren.
- Für das praktische Arbeiten besonders wichtig ist die sog. **Schichtpalpation,** die von Barral stark propagiert wird (Barral und Mercier 2005). Dabei wird im Rahmen der Palpation auf eine bestimmte anatomische Schicht, z. B. die erste fasziale Ebene oder das Peritoneum, fokussiert und dann in der jeweiligen Schicht afferentes Listening durchgeführt. Jede Schicht hat andere fasziale Bezüge und ergibt somit völlig unterschiedliche Befunde
- **Doppelhandpalpation:** Dabei legt der Schüler seine palpierenden Hände auf die des Lehrers, um die Art der Palpation nachzuempfinden. In der Regel kann so vor allem der Prozess der Palpation und der nachfolgenden Therapie, einschließlich deren Wirkung, am besten nachverfolgt werden. Bei besonders feinen Palpationen, wie am Schädel, ist es sehr hilfreich, wenn der Lehrer die Hände auf die des Schülers legt und so den palpatorischen Druck optimal simulieren kann.
- **Palpationspads,** wie sie z. B. von Martin Grunwald entwickelt wurden (➤ Kap. 22.13.1), sind zum technischen Training und zur Verlaufsbeobachtung sehr gut geeignet.

21.7 Intuition und implizites Wissen

Albert Einstein formulierte: *„Das wirklich wichtige ist Intuition". „Intuition ist ein sofortiges, globales Erlebnis, das bedeutungsvolle Dinge zusammenbringt"* (Goldberg 2006).

21.7.1 Wissenschaftliche Grundlagen der Intuition

Für Intuition sind nach Forschungen von Allman vor allem die sog. **Spindelzellen** im anterioren zingulären Kortex (ACC) und im frontoinsularen Kortex (FIC) verantwortlich (Allman et al. 2001, 2002). Der ACC hat eine Vielzahl von Funktionen im Schmerzmanagement. Er ist eine zentrale Verknüpfungsstelle zwischen Denken, Emotionen und den Reaktionen des Körpers. Der FIC demonstriert in Versuchen Aktivität, wenn jemand herausfindet, dass er im Stich gelassen wird. Spindelzellen trennen Mensch und alle höheren Primaten von den Säugetieren. Sie wurden erst 1998 entdeckt (Allman et al. 2001). Spindelzellen haben einen großen spiralartigen Körper und können eine riesige Menge an Daten in extrem kurzer Zeit verarbeiten. Letze Forschungen zeigen, dass diese Zellen **intuitive soziale Interaktionen kontrollieren.** Die Hauptarbeit der Spindelzellen scheint die sehr schnelle Adaptation des menschlichen Verhaltens innerhalb komplexer sozialer Umgebungen zu sein. Unser Gehirn arbeitet ständig und ununterbrochen mit Intuition.

Im Bewussten können wir ca. 60 Bits pro Sekunde verarbeiten (Dijksterhuis 2010). Alle unsere Sinnesorgane zusammen können nach Hochrechnungen ca. 11,2 Millionen Bits pro Sekunde verarbeiten. Anders ausgedrückt: Wir können unbewusst ca. 200.000-mal soviel verarbeiten wie bewusst. Aus Sicht der modernen Psychologie besteht das Unbewusste aus allen psychischen Prozessen, derer wir uns nicht bewusst sind, die aber dennoch unser Denken und unsere Emotionen und damit unser Verhalten beeinflussen (Dijksterhuis 2010).

Um mit Intuition arbeiten zu können, braucht der Therapeut einen hohen Grad an Achtsamkeit intrapersonell, interpersonell und in Bezug auf die Gruppendynamik (Dijksterhuis 2010). Zusätzlich benötigt der Therapeut eine gute Eigenbalance, damit er seiner Intuition vertrauen kann. Dies wird durch Erfahrung, Selbstreflexion und Entwicklung erreicht.

21.7.2 Training der Intuition:

Intuition ist oft wie ein „scheues Kind", das sich nur entwickelt, wenn sie ermutigt wird, sich zu zeigen, sich Zeit zu lassen und einfach auszudrücken, was immer sie wünscht. Hier einige praktische Tipps:

- Vertraue und folge deiner Intuition.
- Nimm dir einen Moment der Stille.
- Handle deiner Intuition gemäß.
- Entwickle vage Signale in vertraute und vertrauenswürdige.
- Vertraue deiner Kuriosität und mache multiple Erlebnisse.
- Sei dir deiner Bewertungen bewusst.
- Bleib immer achtsam und fokussiert.
- Benutze den Level an Aufmerksamkeit, der jetzt gerade notwendig ist.

21.7.3 Intuitionsbarrieren

Intuition ist wie ein Muskel, der trainiert werden muss. Einige Haltungen und Gedanken können diesen „intuitiven Muskel" schwächen:

Alles immer recht machen:

- Wir sind daran gewöhnt, immer die „richtige Antwort" zu geben. Dies tötet jede Intuition.
- Lass immer einigen Platz für Möglichkeiten, es gibt immer viele Arten, Dinge zu sehen.

Zu viel Verantwortung:

- Der Patient ist für seine Gesundheit verantwortlich, du unterstützt ihn in diesem Prozess.
- Zu viel Verantwortung schafft Abhängigkeiten, dies blockiert den Prozess des Gesundwerdens.

Die „Geschwindigkeitsfalle":

- In der Osteopathie ist Geschwindigkeit kein Vorteil, sie ist auch kein allgemeiner Überlebensvorteil.
- Sich Zeit nehmen, schafft eine Balance – dies stimuliert die Intuition.

21.7.4 Praxistipps für eine verbesserte Intuition in der Osteopathie

- **Strukturierte Untersuchung:** Sie bildet einen Rahmen dafür, frühere Entscheidungen einzubinden und daraus zu lernen.
- **Listening mit allen Sinnen:** Ein verbessertes Listening vermittelt mehr situative Informationen und gleichzeitig gespeichertes Gewebewissen.
- **Reflektiere deine Entscheidungen:** Schau nach Bereichen, wo Emotionen deine Wahrnehmung stören könnten.
- **Überprüfe alle Überzeugungen:** Beruhen sie auf zuverlässigen Fakten und haben sie eine gewisse Evidenz? Vermeide Selbsttäuschung.
- **Konsultiere andere:** Lass dir ein Feedback geben und überprüfe deinen Entscheidungsprozess.
- **Kommuniziere:** Dein Entscheidungsprozess hinter deiner Intuition kann in Diskussionen mit anderen klarer werden.
- **Verbessere deine Erfahrung:** Probiere neue Dinge aus, mache mehr Erfahrungen und entwickle neue Muster.
- **Lerne durch Wiederholung:** Verschiedene emotionale Umgebungen verbessern die Konsistenz deines Entscheidungsprozesses.
- **Lerne, deine Emotionen zu erkennen und auch zu zulassen:** Zu lernen, was deine Emotionen anzeigen und wie zuverlässig sie sind, verbessert deine Fähigkeit, deiner Intuition zu trauen.
- **Schaffe dir eine Umgebung, die Intuition lernen zulässt:** bessere intuitive Entscheidungen kommt von mehr Entscheidungen treffen. Setze dich Situationen mit Toleranz und/oder geringem Risiko für Fehler und Situationen, die nicht deinen Stolz und deine Würde verletzen, aus. Dies ist optimal, um Intuition zu erlernen.

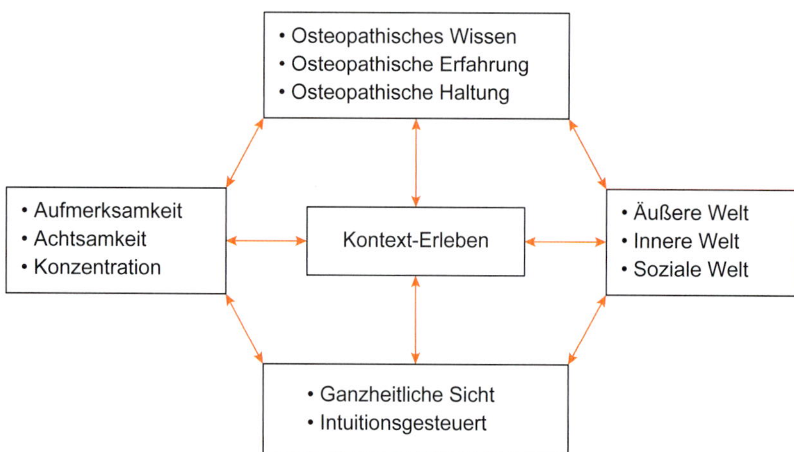

Abb. 21.4 Intuition in der Osteopathie. [P177/L271]

21.7.5 Intuition als psychologischer Prozess

Wie in ➤ Abb. 21.4 dargestellt, besteht die Intuition aus zahlreichen Prozessen. Als Voraussetzung auf Seiten des Therapeuten sind das osteopathisches Wissen, die osteopathische Erfahrung und die osteopathische Grundhaltung notwendig. Alle drei Bereiche müssen ständig gepflegt, ergänzt und erweitert werden. Der Therapeut kann sich intuitiven Prozessen nur nähern, wenn er **aufmerksam, achtsam und konzentriert** ist. Hierzu ist auch ein tägliches Training mit Meditation und/oder Achtsamkeitstraining hilfreich. Gleichzeitig steht der Therapeut in einem Kontinuum mit seiner inneren, der äußeren und der sozialen Welt. Diese Bereiche interagieren ständig bei allen Wahrnehmungen, Überlegungen und Handlungen. Der intuitive Schlüssel ist vor allem das Kontext-Erleben Patient/Therapeut, in dem alle Bereiche einfließen.

21.8 Intuition und der „metapersonale Raum"

21

21.8.1 Der Begriff „metapersonaler Raum"

Wenn Patient und Therapeut vertrauensvoll und offen interagieren, berühren sich die jeweiligen inneren, äußeren und sozialen Welten.

- **Äußere Welt,** geprägt von Ablenkungen, Aufgaben, verschiedenen Reizen visueller, olfaktorischer, haptischer und akustischer Art
- **Innere Welt,** geprägt von Intuition, Werten und höheren kognitiven Funktionen
- **Soziale Welt,** geprägt von Sprache, Mimik, Gestik und Emotionen

So entsteht ein eigenständiger virtueller Raum, den Christian Hartmann und der Autor den metapersonalen Raum nennen. Manche therapeutischen Erlebnisse, unerwartete Veränderungen, auch Prozesse wie Heilung lassen sich nicht schlüssig aus einer Person heraus erklären. Als Therapeut und auch als Patient hat man oft die Wahrnehmung, dass sich zwei Unterbewusste getroffen und entschieden haben. So mancher Heilungsprozess wird rein intuitiv registriert. Patient und Therapeut ist oft schlagartig bewusst, dass die entscheidende Änderung jetzt eingetreten ist. Die Erklärung für solche häufig geschilderten Erlebnisse könnte die Kraft des metapersonalen Raums sein, der in der Therapiebeziehung entsteht und sich wieder löst (➤ Abb. 21.5).

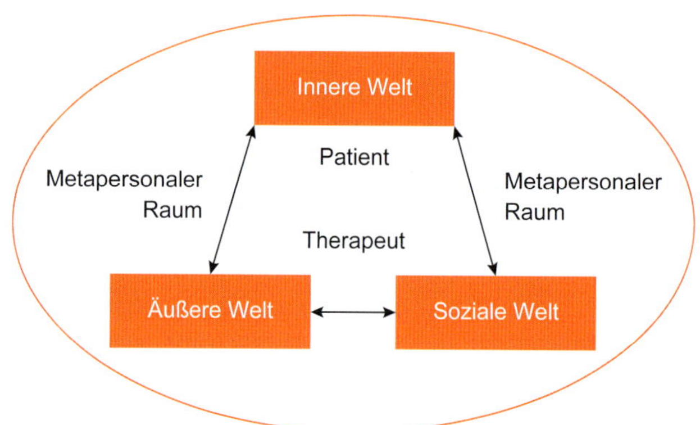

Abb. 21.5 Der „metapersonale Raum". [P177/L271]

21.8.2 Die osteopathische Perspektive im metapersonalen Raum

Osteopathische Ärzte und Osteopathen haben einen speziellen Fokus:

- Welche Erlebnisse hatte dieser Patient mit seinem Körper?
- Welche Art von Emotionen ist mit diesen Erlebnissen verknüpft?
- Wie sind die Überzeugungen des Patienten?
- Welche Haltung hat der Patient durch diese Erlebnisse entwickelt?

Ziele für einen Patienten aus osteopathischer Perspektive:

- Die Interaktion Patient/Arzt bzw. Patient/Therapeut muss mit Vertrauen und Empathie stattfinden.
- Wir müssen den Patienten einladen, ermutigen und inspirieren, neue und bessere Erlebnisse zu machen.

- Dies erfordert einen Raum der Erlebnisse für den Körper, die Emotionen, die Überzeugungen und Gedanken.
- Osteopathie muss dies alles zulassen und ermöglichen.

Die Rolle der Palpation:

- Berührung ist das fundamentale erste Erlebnis für einen Embryo im Mutterleib.
- Berührung ist ein Ausdruck von Verbundenheit und Autonomie.
- Berührung ist das Medium in den Körper, in die Emotionen, Überzeugungen und Gedanken des Patienten.
- Über die Palpation kann der Patient sein kognitiv-emotionales Netzwerk im Gehirn erfahren.
- Berührung verknüpft alles zu einem Ganzen.

21.9 Worin liegt die Kunst der Palpation?

Der Begriff Kunst wird höchst uneinheitlich definiert. Kunst ist ein menschliches Kulturprodukt, das Ergebnis eines kreativen Prozesses. Mit Kunst verbindet man Begriffe wie Wissen, Können, Wissenschaft, Fertigkeit, Handwerk, die schönen Künste und vieles andere. Was trifft davon auf die osteopathische Palpation zu? Vereinfacht können drei Themenbereiche beleuchtet werden: Wie wird man Experte in der Palpation? Wie kann Palpation systematisch entwickelt werden? Gibt es in der Palpation eine Kunst und worin liegt sie?

21.9.1 Wie wird man Experte in der Palpation?

Worin besteht die Expertise und wie ist diese Expertise lehrbar und trainierbar? Darüber gibt es in letzter Zeit einige bemerkenswerte Artikel, die Erkenntnisse aus der Neurowissenschaft mit edukatorischen Modellen verknüpfen (Esteves und Spence 2014, Browning 2014, Aubin et al. 2014). Bei der Frage, wie Experten ihr hohes Können in der täglichen Praxis anwenden können, zeigt sich, dass Experten Denkstrategien benutzen, die vor allem dadurch gekennzeichnet sind, dass sie ausgedehnte und komplexe Muster benutzen. Anfänger erkennen jedoch nur kleinere, weniger entwickelte Muster. Experten sind in der Lage, ihr Wissen, ihre Kenntnisse und Handlungen ständig neu zu strukturieren, neu zu organisieren und auf die aktuelle Situation abzustimmen. Dies ist nur durch die erfahrungsbasierte Neuroplastizität des Gehirns möglich. Die Forschungen von Esteves belegen, dass Experten bei der Diagnose von Dysfunktionen weitgehend von Top-down-Entscheidungen geleitet werden, nicht im Sinne analytischer Prozesse, sondern über das Erkennen komplexer Muster. Anfänger lassen sich vor allem von sensorischen Bottom-up-Prozessen, wie visuellen und haptischen Reizen, leiten, die vor allem analytisch aufgearbeitet werden. Das **Mustererkennen der Experten** ist nur dann möglich, wenn ständige multisensorische Erlebnisse, kontinuierliches Lernen und permanente Entscheidungsprozesse stattfinden. Esteves postuliert, dass bei der Entwicklung der osteopathischen Palpation das Nervensystem funktionell und strukturell alteriert werden muss (Esteves und Spence 2014).

21.9.2 Wie kann man Palpation systematisch trainieren?

Turvey entwickelte ein komplexes Tensegrity-Modell der haptischen Perzeption (Turvey und Fonseca Sérgio 2014). Basierend auf diesem Modell und der langjährigen Lehrtätigkeit des Autors soll ein Lernmodell für Palpation skizziert werden.

Palpatorisches Lernen wird immer als **Bottom-up-Prozess,** der Verarbeitung sensorischer Inputs, starten müssen. Voraussetzung dafür sind vor allem Grundkenntnisse in den Fächern Anatomie, Embryologie, Physiologie und Psychologie. So können die palpatorischen, sensorischen Inputs mit dem erworbenen und sich entwickelnden Wissen abgeglichen werden. Für jeden osteopathischen Anfänger besteht die Hauptschwierigkeit darin zu unterscheiden, was ist funktionell und was ist dysfunktionell. Der Autor propagierte bereits in diesem **Anfängerstadium eine Top-down-Komponente,** die initial noch nicht von der Patientenerfahrung, aber von der osteopathischen Philosophie und der darin enthaltenen osteopathischen Grundhaltung geprägt ist.

> Die osteopathische Denkweise über Gesundheit und Krankheit bildet ein Rahmenkonstrukt für eine Top-down-Entscheidung, die natürlich immer durch die Bottom-up-Inputs feinjustiert werden muss.

Diese ersten Erfahrungen werden in der Regel durch gegenseitiges Üben an eher gesundem Gewebe gemacht.

Im weiteren Lernprozess kann das Erkennen von Funktions- und Dysfunktionsmustern nur am realen Patienten trainiert werden. Der reale Patient lebt mit vielen Mustern, die überwiegend normal, häufig adaptiert, in einigen Fällen kompensiert und in wenigen Fällen dekompensiert sind. Hier setzt das klinische Training am Patienten unter Supervision ein. Der Lehrer als Experte kann seine eigene Top-down-Kompetenz beim Patienten einsetzen, um dessen Funktions- und Dysfunktionsmuster zu erkennen und aufgrund seiner klinischen Erfahrung im Entscheidungsprozess zu bewerten. Gleichzeitig kann er dem Lernenden erläutern, wie Top-down und Bottom-up in diesem Patientenfall zusammenpassen.

Grundsätzlich können auch die Rahmenbedingungen für die Palpation trainiert werden. Wie in ➤ Kap. 21.6 erläutert, kann Palpation mit technischen Mitteln, wie den haptischen Pads von Martin Grunwald, trainiert werden. Genauso wichtig ist das Training von Aufmerksamkeit, Fokussierung und Konzentration sowie die Förderung und Entwicklung emotionaler Intelligenz. In der osteopathischen Ausbildung müssen diese Tools angeboten werden, damit jeder Lernende sich nach seinen Kenntnissen, Fähigkeiten und Bedürfnissen entwickeln kann.

Um effektiv mit dem Patienten osteopathisch interagieren zu können, sind im fortgeschrittenen Stadium dann vor allem Kenntnisse der Krankheitsbilder und der Medizin erforderlich, da nur so die komplexen Zusammenhänge von Gesundheit und Krankheit beurteilbar werden. Parallel dazu ist die Weiterentwicklung der osteopathischen Philosophie notwendig, die dieses Wissen in einen Kontext stellt. Mit diesem zunehmend komplexen Grundgerüst kann vermehrt auf Top-down-Prozesse zugegriffen werden, die immer unter Supervision modifiziert werden müssen. Dieses Palpations-Lernmodell muss durch intensive Forschungsarbeit evaluiert und modifiziert werden.

21.9.3 Gibt es in der Palpation eine Kunst und worin liegt sie?

Beobachtet man „osteopathische Stars" bei der Arbeit mit komplizierten Patienten, dann ist man selbst als erfahrener Osteopath immer wieder davon berührt, wie intensiv und innig die Interaktion Patient/Therapeut ist und wie kunstvoll häufig eine Wende in der Therapie einsetzt. Worin liegt diese Kunst? Die Antwort ist eine Hypothese.

> Die Kunst der Palpation liegt vermutlich in dem intuitiven Wechsel der Palpationsebenen während Diagnose und Therapie und der wechselseitig stattfindenden Interaktion im metapersonalen Raum.

LITERATUR

AACOM 2011. Glossary of Osteopathic Terminology. Chevy Chase: American Association of Colleges of Osteopathic Medicine, 2011. p. 53.
Allen van B. Improving our skills. JAOA year book, 1964. pp. 147–152.
Allman JM et al. The anterior cingulate cortex. The evolution of an interface between emotion and cognition. Ann NY Acad Sci. 2001; 935: 107–117.
Allman J, Hakeem A, Watson K. Two phylogenetic specializations in the human brain. Neuroscientist. 2002; 8 (4): 335–346.
Aubin A, Gagnon K, Morin C. The seven-step palpation method: a proposal to improve palpation skills. Int J Osteopath Med. 2014; 17: 66–72.
Barral JP. Manuelle Thermodiagnose. München: Urban & Fischer, 2004.
Barral JP. Visceral Manipulation II. Seattle: Eastland Press, 2007.
Barral JP, Croibier A. Die Behandlung visceraler Gefäße. München: Urban & Fischer, 2011.
Barral JP, Mercier P. Lehrbuch der viszeralen Manipulation. Band 1. München: Urban & Fischer, 2005.
Becker R. Leben in Bewegung & Stille des Lebens. Pähl: Jolandos-Verlag, 2007. S. I–65.
Browning S. An investigation into current practices and educational theories that underpin the teaching of palpation in osteopathic education: a delphi study. Int J Osteopath Med. 2014; 17: 5–11.
Burton A. Heller LG. The touching of the body. Psychoanalytical Reviews. 1964; 51: 122–134.
Canadian College of Osteopathy. 2015 http://www.osteopathy-canada.com/osteopath-definition/? (letzter Zugriff: 26.12.2015).
Chikly B. Silent waves: theory and practise of lymph drainage therapy. Upledger Institute, 2001.
Comeaux Z. Zen Awareness in the Teaching of Palpation: an osteopathic perspective. J Bodyw Mov Ther. 2005; 9 (4): 318–326.
Curriculum Psychosomatische Grundversorgung – Basisdiagnostik und Basisversorgung bei Patienten mit psychischen und psychosomatischen Störungen einschließlich Aspekte der Qualitätssicherung. 2. Aufl. Bundesärztekammer (Hrsg.). Texte und Materialien der Bundesärztekammer zur Fortbildung und Weiterbildung. Band 15. Berlin: Bundesärztekammer, 2001.
Dijksterhuis A. Das kluge Unbewusste, Denken mit Gefühl und Intuition. Stuttgart: Klett-Cotta, 2010.
Dror I. Perception is far from perfection: the role oft he brain and mind in constructing realities. Behav Brain Sci. 2005; 28: 763.
Esteves JE, Spence C. Developing competence in diagnostic palpation: perspectives from neuroscience and education. Inter J Osteopath Med. 2014; 17: 52–60.
Follnier CL et al. A new lock step mechanism of matrix remodelling based on subcellular contractile events. J Ce Sci. 2010; 123: 1751–1760.
Freund-Mercier MJ et al. Pharmacological characteristics and anatomical distribution of (3H)oxytocin-binding sites in the wistar brain studied by autoradiography. Neuroscience. 1987; 20: 599–614.
Friston K. The free-energy principle: a unified brain theory? Nat Rev Neurosci. 2010; 11: 127–138.
Frymann V. Die gesammelten Schriften von Viola Frymann. Pähl: Jolandos, 2007. S. 85 ff.
Glossary of Osteopathic Terminology. November 2011 ed. Prepared by the Educational Council on Osteopathic Principles (ECOP) of the American Association of Colleges of Osteopathic Medicine (AACOM). Canadian College of Osteopathy. www.osteopathy-canada.com/osteopath-definition/ (letzter Zugriff: 20.12.2015).
Goldberg P. The Intuitive Edge, understanding intuition and applying it in everyday life. Lincoln: iUniverse, Inc., 2006.
Goleman D. Emotionale Intelligenz. München: dtv, 2011.
Greenmann PHE. Principles of Manual Medicine. 4th ed. Philadelphia: Lippincott Williams & Wilkins, 2011.
Hendryx JT. The bioenergetic model in osteoapthic diagnosis and treatment: An FAAO Thesis. Part 1 and 2. J Am Osteopath Assoc. 2014; 24 (1): 12–33.
Hendryx JT, O'Brien R. Dynamic strain-vector release: an energetic approach to OMT. AAO Journal. 2003; 10 (3): 19–29.
Hermanns W. GOT – Ganzheitliche Osteopathische Therapie. Auf der Grundlage des Body Adjustment nach Littlejohn und Wernham. 3. Aufl. Stuttgart: Haug, 2012.
Ho, M-W. 2008 The rainbow and the Worm: The Physics of Organisms. 3rd ed. Singapore: World Scientific Publishing Co., 2008.
Kappler RE. Foundations for Osteoapthic Medicine. Philadelphia: Lippincott Williams & Wilkins, 2002.
Mayor D, Micozzi MS. Energy Medicine East and West. London: Churchill Livingstone/Elsevier, 2011.
McGlone F, Wessberg J, Olausson H. Discriminative and affective touch: sensing and feeling. Neuron. 2014; 82: 737–755.
Nathan B. Berührung und Gefühl in der manuellen Therapie. Bern: Hans Huber, 2001.
Nelson KE et al. The cranial rhythmic impulse related to the Traube-Hering-Mayer oscillation: Comparing laser-Doppler flowmetry and palpation. J Am Osteopath Assoc. 2001; 101 (3): 163–173.
Nelson KE, Sergueff N, Glonek T. Recording the rate of the cranial rhythmic impulse. J Am Osteopath Assoc. 2006; 106 (6): 337–341.
Oschmann JL. Energy medicine in Therapeutics and Human performance. New York: Butterworth/Heinemann, 2003.
Oxford Dictionary. 2015. www.oxforddictionaries.com/de/definition/englisch/perception (letzter Zugriff: 26.12.2015).
Rubik B. The biofield hypothesis, its biophysical basis and role in medicine. J Altern Complement Med. 2002; 8 (6): 703–717.
Schleip R, Klingler W, Lehmann-Horn F. Active fascial contractility: Fascia may be able to contract in a smooth muscle-like manner and thereby influence musculoskeletal dynamics. Med Hypotheses. 2005; 65: 273–277.
Schmidt RF, Lang F, Heckmann M (Hrsg.). Physiologie des Menschen. 31. Aufl. Heidelberg: Springer, 2011. S. XXII.
Sergueef N, Nelson KE, Glonek T. Changes in the Traube-Hering-Mayer wave following cranial manipulation. Amer Acad Osteop J. 2001; 11: 17.
Still AT. Autobiography of Andrew Taylor Still with a History of the Discovery and Development of the Science of Osteopathy. Kirksville: Eigenveröffentlichung, 1897/1908. Kap. 14.
Turvey, MT, Fonseca Sérgio T. The medium of haptic perception: A tensegrity hypothesis. J Mot Behav. 2014; 46 (3): 143–187.
Unväs-Mosberg K, Arn I, Magnusson D. The psychobiology of emotion: the role of the oxytocinergic system. Integr Physiol Behav Sci. 2005; 12: 59–65.
Walter H. The third way of biological psychiatry. Front Psychol. 2013; 4: 582.

KAPITEL

22 Wissenschaftliche Grundlagen der Palpation

Martin Grunwald und Stephanie Müller

Die Palpation ist ein sehr praktischer, nach außen gerichteter Vorgang. Über das Tastsinnessystem erfährt der menschliche Organismus (und ebenso alle anderen Organismen) nicht nur Eigenschaften über die physische Beschaffenheit der äußeren Umwelt, sondern das haptische System ist auch der Schlüssel zum Verständnis, wie sich ein Organismus als Ganzes und als biologische Einheit erleben kann. Demzufolge berührt die wissenschaftliche Analyse des Palpationsvorgangs – betrachtet aus der Perspektive des Akteurs – grundlegende Aspekte des wichtigsten Sinnessystems des Menschen. Kein anderes Sinnessystem trägt substanziell zur Einsicht bei, dass wir objektiv körperlich existieren und uns in einem körperlichen Dialog mit der äußeren Welt befinden.

Aus diesem Grund ist es notwendig, zunächst die verschiedenen Dimensionen des haptischen Systems und seiner Funktionen für den Organismus auf allgemeiner Ebene darzulegen. Im Anschluss daran werden einige wichtige biologische und psychologische Grundlagen dargestellt. Da sich die osteopathische Ausbildung in neuerer Zeit verstärkt dem Training und den Übungsaspekten zuwendet, wird zum Abschluss des Kapitels auf haptische Trainingsbefunde und Trainingsmöglichkeiten eingegangen. Das Kapitel beschäftigt sich mit den biologischen Grundlagen der Tastsinnesverarbeitung aus der Perspektive des Handelnden. Wirkungsaspekte der Palpation und der passiven Tastsinneswahrnehmung aus der Perspektive des Patienten sind in ➤ Kap. 21 dargestellt.

22.1 Haptik: Die Wissenschaft über das Tastsinnessystem

Die diagnostische und interventionelle Ebene der osteopathischen Praxis ist durch komplexe multisensorische Wahrnehmungsprozesse gekennzeichnet. So werden durch die direkte körperliche Interaktion zwischen dem Patienten und dem Osteopathen von beiden Akteuren der Interaktion zahlreiche Informationen aus verschiedenen Sinnessystemen zeitgleich verarbeitet. Im Zentrum dieser diagnostischen und interventionellen Interaktion steht die **exploratorische Palpation** des Patientenkörpers durch den Osteopathen. Als exploratorische Palpation werden hier konzeptuell geleitete und suchende Körperberührungen durch den Osteopathen verstanden. Sie werden vom Osteopathen aktiv ausgeführt und sind auf ein diagnostisches oder interventionelles Ziel ausgerichtet.

Aufgrund der exklusiven Stellung und besonderen Bedeutung der hierbei auftretenden Wahrnehmungsprozesse des Tastsinnessystems auf beiden Seiten der Interaktionspartner ist es wichtig, die elementaren psychophysiologischen Grundlagen dieser Prozesse zu verstehen. Sie bilden die wissenschaftliche Grundlage für ein Verständnis der diagnostisch und interventionell intendierten Palpationsmöglichkeiten und deren Grenzen. Entsprechende Erkenntnisse werden in moderne Lern- und Trainingskonzepte für praktizierende und zukünftige Osteopathen implementiert. Die Osteopathie nutzt folglich Erkenntnisse eines Wissenschaftsgebiets, das sich an der Schnittstelle zwischen Medizin, Biologie, Psychologie, Soziologie und Technikwissenschaften befindet: die Haptik.

Dieses Wissenschaftsgebiet beschäftigt sich mit den psycho- und neurophysiologischen Grundlagen sowie der technischen Modellierung des menschlichen Tastsinnessystems und der Tastsinneswahrnehmung. Der deutsche Psychologe Max Dessoir führte 1892 mit dem Begriff **Haptik** die Fachbezeichnung für dieses interdisziplinäre Wissenschaftsgebiet ein (Grunwald und John 2008). Durch naturwissenschaftliche und experimentelle Methoden wird innerhalb der Haptik aufgeklärt, welche Funktionen das Tastsinnessystem erfüllt und welche psychobiologischen Mechanismen zur Entstehung von Tastsinneswahrnehmungen beitragen. Je nach Forschungsperspektive beschränkt sich die Analyse auf den menschlichen Organismus oder es werden andere Spezies und besondere Leistungsbereiche ihres Tastsinnessystems in die Betrachtung einbezogen.

Zur wissenschaftlichen Bezeichnung der gesamten Leistungsbereiche des Tastsinnessystems des Menschen haben sich in der wissenschaftlichen Literatur verschiedene Begriffe entwickelt. So werden im englischen Sprachraum **Sense of Touch** oder **Touch System** oder **Somatosensory System** verwendet. In Anlehnung an den von Max Dessoir eingeführten Begriff und in Abgrenzung zur Begrifflichkeit innerhalb der Physiologie nutzen wir den Begriff des **haptischen Systems** oder des **Tastsinnessystems.**

An der Entstehung haptischer Wahrnehmungsleistungen – und demzufolge auch im Rahmen der Palpation – sind verschiedene Klassen perzeptueller Teilprozesse beteiligt, die nachfolgend kurz beschrieben werden. Sie repräsentieren einerseits die funktionalen Teilprozesse des haptischen Systems als auch die perzeptuellen Dimensionen jeder Tastsinneswahrnehmung.

> Als haptisches System wird die Gesamtheit der bei aktiven und passiven Tastwahrnehmungsleistungen notwendig beteiligten biopsychologischen Prozesse sowie deren physiologischen, neurophysiologischen und kognitiven Teilprozesse bezeichnet.

22.2 Exterozeption

Die zentralen Aufgaben jedes Sinnessystems bestehen darin, den jeweiligen Organismus sowohl über die Eigenschaften der physikalisch-chemischen Außenwelt und – sofern möglich – auch über Eigenschaften und Zustände des eigenen Organismus zu informieren. Die nach außen gerichtete Funktion eines Sinnessystems wird als **Exterozeption** bezeichnet. Alle Sinnessysteme – visuelles, auditives, gustatorisches, olfaktorisches und das haptische System – ermöglichen es dem Organismus, physikalisch-chemische Eigenschaften der äußeren Umwelt und deren Veränderungen zu registrieren. Im visuellen System werden Lichtwellen von Objekten der äußeren Umwelt so präzise verarbeitet, dass der menschliche Organismus in der Lage ist, mittels der beteiligten biologischen Verarbeitungseinheiten optische Wahrnehmungen zu generieren. Das akustische System verarbeitet Schallwellen zu Hörempfindungen, das olfaktorische und gustatorische System wandelt chemische Moleküle in Geruchs- und Geschmackswahrnehmungen um.

Eigenschaften und Funktionen des eigenen Organismus können zudem über Epiphänomene an der Körperoberfläche mittels visueller, auditiver, gustatorischer und olfaktorischer Rezeptoren wahrgenommen werden. So können Sekrete gerochen und geschmeckt, Farb- und Formveränderungen der Haut, Augen und Schleimhäute gesehen oder knöcherne Prozesse gehört werden. Im Gegensatz dazu beinhaltet einzig das haptische System die Möglichkeit, Zustandsinformationen direkt aus dem Körperinneren zu empfangen. Selbst unabhängig vom Einsatz der Hände können u. a. Herzschlag, Darmperistaltik und Dehnung des Brustkorbs wahrgenommen werden. Diese sog. **Interozeption** (➤ Kap. 22.5) wird durch eine weitere Besonderheit des haptischen Systems ermöglicht: Während alle anderen Sinnessysteme über spezialisierte biologische Rezeptoren verfügen, die in einer bestimmten Region des Körpers konzentriert sind (Auge, Ohr, Nase, Mund) und deren biochemische Signale im zentralen Nervensystem (ZNS) verarbeitet werden, befinden sich die Rezeptoren des haptischen Systems in unterschiedlicher Konzentrationsdichte überall im Körper. Aus dem gleichen Grund sind auch die interozeptiven und exterozeptiven Funktionen des haptischen Systems nicht auf eine bestimmte Region des Organismus beschränkt. Die Hauptfunktion dieser Rezeptoren ist es, jede raum-zeitliche Deformation des Organismus zu registrieren. Die physikalische Ursache einer jeden Deformation sind Krafteinwirkungen in Form von Druckreizen auf den Organismus (oder durch entsprechende Veränderungen im Inneren des Organismus).

Um sowohl exterozeptive als auch interozeptive Wahrnehmungsleistungen erbringen zu können, verfügt das haptische System über ein **hochsensibles und sehr differenziertes Netzwerk an verschiedensten Rezeptoren,** die sich an den Haarfolikeln, in der Haut, den Bindegeweben der Organe, in den Organen selbst, in den Muskeln, in den Sehnen und in den Gelenken befinden. Wirkt auf dieses Rezeptorennetzwerk eine äußere Kraft ein, z. B. in Form einer leichten Berührung, dann signalisiert die Verarbeitung der entsprechenden Rezeptorsignale eine geringfügige Deformation der räumlichen Struktur des Organismus. Durch die Verarbeitung der Rezeptorsignale durch das ZNS wird diese Deformation der Körperoberfläche für den betreffenden Organismus wahrnehmbar. Somit ermöglicht das haptische System die Entschlüsselung exterozeptiver Ereignisse, die in unterschiedlicher Qualität und Dauer zur Deformation der räumlichen Gesamtstruktur oder von Teilen der Struktur des Organismus führen.

Weitere und lebenswichtige exterozeptive Funktionen des haptischen Systems sind die Registrierung und Verarbeitung von thermischen und chemischen Eigenschaften der äußeren Welt. So kann mittels geeigneter Rezeptoren nicht nur die Umgebungstemperatur der Luft registriert werden, sondern auch die Temperatur von Objekten im direkten Kontakt mit der Körperoberfläche. Sofern chemische Eigenschaften äußerer Objekte oder Substanzen im direkten Kontakt mit dem Organismus zu einer Veränderung der Organismusstrukturen führen (z. B. der Haut), können über das haptische System auch diese Reize zu Wahrnehmungen (z. B. brennen) verarbeitet werden. Voraussetzung hierfür ist die spezifische Qualität und die Quantität der chemischen Eigenschaften.

> Exterozeption beschreibt diejenigen Wahrnehmungsresultate, die durch das Einwirken externer Reize auf den Organismus entstehen.

22.3 Haptische versus taktile Wahrnehmung

Zur funktionalen Charakterisierung der exterozeptiven Funktionen des haptischen Systems des Menschen ist es notwendig, zwischen der passiven oder der aktiven Position des wahrnehmenden Organismus in Relation zu den äußeren Umweltreizen zu unterscheiden. Denn jeder lebendige Organismus – sei es nun ein Einzeller oder ein Homo sapiens sapiens – ist aufgrund seiner Organismusstruktur in der Lage, sich innerhalb seiner spezifischen Umwelt selbstständig im dreidimensionalen Raum zu bewegen. Ebenso ist es jedem Organismus möglich – im Bereich messbarer Grenzen – einen Ruhestatus einzunehmen. Wird die Struktur eines ruhenden Organismus oder Teile dessen durch einen äußeren physischen Reiz deformiert, dann werden **taktile Wahrnehmungen** in dem gereizten Organismus generiert. Ist der Organismus jedoch selbstständig bewegt und erfolgt die Deformation des Organismus oder seiner Teile durch eine eigenständige Bewegung, dann werden in dem sich bewegenden Organismus **haptische Wahrnehmungen** generiert.

Palpatorische Aktivitäten generieren demnach im ausführenden Therapeuten haptische Wahrnehmungen. Der palpierte Patient hingegen erfährt während der Palpation aufgrund seines relativen Ruhestatus taktile Wahrnehmungen. Sowohl hinsichtlich der psychophysiologischen als auch der neurobiologischen Dimensionen sind haptische Wahrnehmungsprozesse komplexer als taktile Wahrnehmungsprozesse. Ebenso unterscheiden sich beide Wahrnehmungsprozesse hinsichtlich ihrer Genauigkeit und Präzision (➢ Kap. 22.6). Neben der diskriminativen Reizverarbeitung bei passiver Stimulation werden jedoch bei Berührungen auch emotionale Informationen transportiert. Ein Review von McGlone et al. (2014) fasst die Befunde zu den Verarbeitungswegen von angenehmen Berührungen zusammen und beschreibt ein eigenständiges neuronales System aus unmyelinisierten, langsam leitenden C-Fasern als hierfür entscheidend. Dieses System wird als neurophysiologische Grundlage für die Auslösung behaglicher Berührungsempfindungen und deren angstlösende, stressreduzierende und heilungsfördernde Effekte diskutiert.

22.4 Propriozeption

Sowohl für die Palpation als auch für jeden anderen aktiven und passiven Bewegungs- und Tastprozess ist eine weitere Klasse von Wahrnehmungsqualitäten von entscheidender Bedeutung. Propriozeption bezeichnet die Fähigkeit eines Organismus, die Position und Bewegung der eigenen Gliedmaßen jederzeit in Relation zum eigenen Körper und in Relation zur äußeren Umwelt adäquat abzubilden. Diese Wahrnehmungsleistung stellt die Grundlage für alle explorativen und motorischen Aktivitäten eines Körpers dar und ist sowohl für exterozeptive als auch interozeptive Prozesse entscheidend. Sie ist die Ursache dafür, dass wir auch ohne visuelle Unterstützung präzise angeben können, in welcher Raum-Lage-Position sich unser Körper und dessen bewegliche Teile befinden. Dies gilt sowohl dann, wenn sich der Körper in einer relativen Ruheposition befindet, als auch bei aktiver und passiver Bewegung. So sind wir z. B. in der Lage, bei geschlossenen Augen den eigenen Zeigefinger ohne wesentliche Korrekturen an die Nasenspitze zu führen.

Über propriozeptive Leistungen wird ebenfalls die Fähigkeit zur Kraftregulation und zur Bestimmung von Gewichtskräften, die auf den Körper oder seine Teile einwirken, ermöglicht. Rezeptorseitig sind für diese komplexen Leistungen muskuläre Rezeptoren, Dehnungsrezeptoren der Sehnen sowie Gelenkrezeptoren als auch Rezeptoren in der Haut verantwortlich. Ein Teilprozess der Propriozeption, der insbesondere die Raumlage des Kopfes in Relation zum Körper und die Lage des gesamten Körpers in Relation zur vertikalen Raumachse ermittelt, wird über das **vestibuläre System** im Innenohr verarbeitet. Dieser Aspekt ist insofern auch für den Palpationsprozess von Bedeutung, da bereits Emil von Skramlik nachweisen konnte, dass die Neigung des Kopfes einen signifikanten Einfluss auf das Resultat taktiler und haptischer Wahrnehmungsereignisse hat (von Skramlik 1937). Zur neuropsychologischen Prüfung propriozeptiver Leistungen kann ein Testsystem genutzt werden, dass als **Haptimeter** bezeichnet wird (Grunwald et al. 2002, Grunwald 2008). Dabei besteht die Aufgabe der Probanden darin, einen Winkelschenkel (➢ Abb. 22.1, ➢ Abb. 22.2) in dieselbe Ausrichtung einzustellen wie den Referenzwinkel. Die Augen der Probanden sind bei dieser Aufgabe geschlossen und jede Hand berührt jeweils nur den ihr gegenüberliegenden Winkelschenkel. Sofern die propriozeptiven Prozesse nicht durch psychische oder neurologische Erkrankungen gestört sind, beträgt die Winkelabweichung zwischen Referenzwinkel und Einstellwinkel 0° bis 2°.

> Propriozeption beschreibt diejenigen Wahrnehmungsresultate, die durch Körpereigenbewegungen und Körperlageänderungen des gesamten Köpers sowie durch Lage- und Stellungsänderungen einzelner Körperglieder in Relation zum eigenen Körper entstehen.

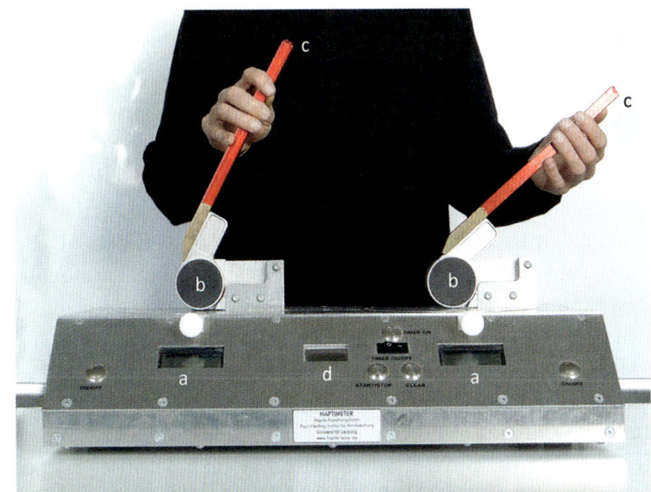

Abb. 22.1 Experimentelle Anordnung des Haptimeter-Testsystems zur Prüfung propriozeptiver Leistungen. a: digitale Winkelanzeige. b: digitale Winkelmessung. c: Winkelschenkel. d: digitale Zeitmessung. Das Beispiel zeigt eine sog. Rechts-parallel-Aufgabe: Aus der Sicht der Testperson wird der linke Winkelschenkel (Nominal Value) voreingestellt und der rechte Winkelschenkel soll von der Testperson parallel eingestellt werden. [P178]

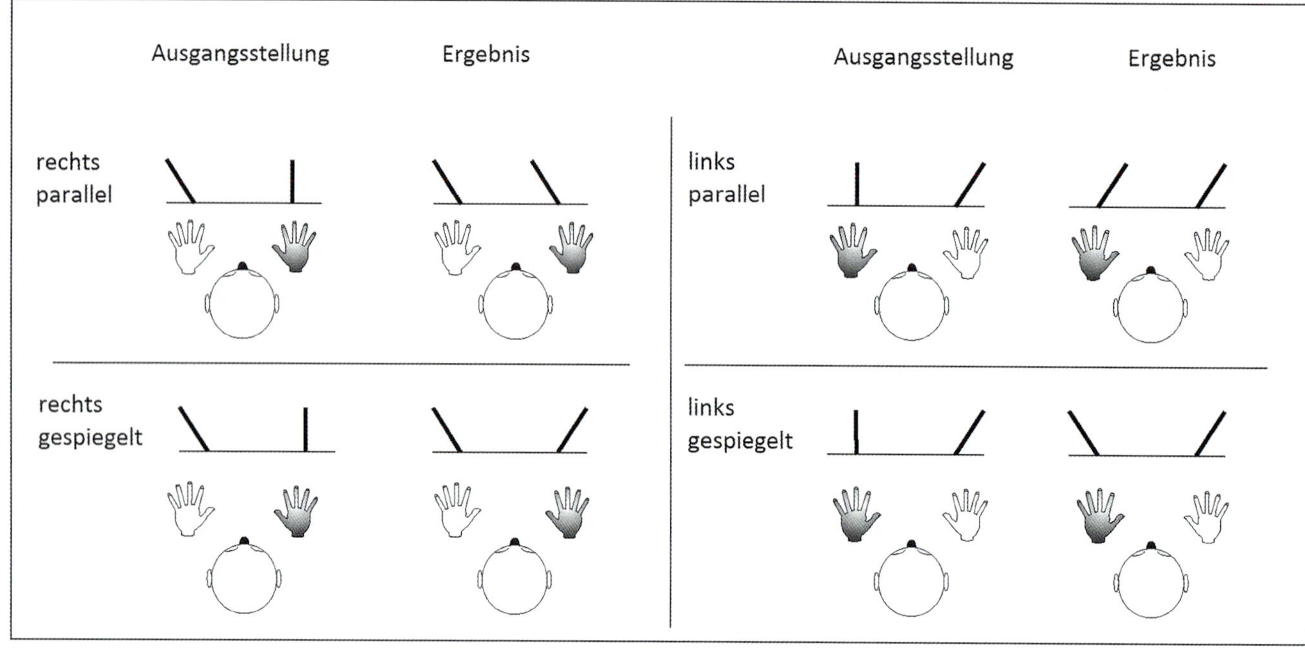

Abb. 22.2 Schematische Darstellung der Aufgabentypen mittels Haptimeter. Bei Rechts-Aufgaben muss der rechte Winkelschenkel eingestellt werden (jeweils parallel oder spiegelbildlich). [P178]

22.5 Interozeption

Während aktiver Tastprozeduren – z. B. während der Palpation – werden im aktiv handelnden Organismus haptische Wahrnehmungen generiert. Die haptischen Wahrnehmungen entstehen dabei aus einer Vielzahl von einzelnen Erregungs- und Verarbeitungsprozessen, die während der aktiven Exploration zeitgleich generiert werden. Nur ein kleiner Teil der Resultate dieser Prozesse kann vom Subjekt als bewusste Wahrnehmungsinhalte integriert und somit auch sprachlich geäußert werden. Neben den Reizeigenschaften, die aus der Interaktion mit der äußeren Welt durch direkten physischen Kontakt verarbeitet werden (Exterozeption), werden zeitgleich millionenfache Zustands- und Statusinformationen des eigenen Körpers analysiert, die die relationale Basis der exterozeptiven Prozesse bilden. Diese Form der körpereigenen Zustandsinformationen und deren bewusste und unbewusste Anteile werden seit Sherrington als Interozeption bezeichnet (Sherrington 1948). Diese Form der **„inneren" Wahrnehmung** bildet die Grundlage dafür, dass wir uns selbst als eigenständigen physischen Körper gegenüber den physischen Objekten der Außenwelt wahrnehmen können.

22

Die interozeptiven Leistungen sind sowohl sehr komplex als auch multisensorisch und betreffen lebenswichtige sowie homöostatische Funktionen. So können wir mittels interozeptiver Prozesse wahrnehmen, ob wir hungrig oder satt sind, ob unser Körper hinreichend warm oder kalt ist und ob unser Herz ruhig schlägt oder vor Aufregung rast. Ebenso empfinden wir über die Interozeption, ob unsere Muskeln entspannt oder ängstlich verkrampft sind und ob wir mit tatkräftiger Körperspannung die Tagesaufgaben bewältigen oder körperliche Schwäche jede Tätigkeit zur Anstrengung werden lässt. Ebenso signalisieren uns Schmerzempfindungen aus den inneren Bereichen unseres Körpers, dass möglicherweise kritische Prozesse in den Organen, Muskeln, Sehnen, Bindegeweben, Blutgefäßen usw. stattfinden.

Die Interozeption kann als **interne Abbildung oder Matrix aller biologischen Lebensvorgänge** eines Individuums betrachtet werden. Ein Teil dieser Matrix wird dem eigenen Körper als Bewusstseinsprozesse wie ein Spiegel präsentiert. Der größere Teil dieser Matrix aber wird unbewusst ein Teil der Körperinteraktion mit der äußeren Welt und mit sich selbst. So erfordert die zuvor erwähnte Berührung der eigenen Nase neben den Bewegungsinformationen der Gelenk- und Muskelrezeptoren des Arms auch die Integration der Statusinformationen der Rezeptoren des Schultergürtels, des Halses, des Kopfes und des Rückens. Schon kleinste Integrationsfehler dieser komplexen Rechnung würden die Berührung der eigenen Nase bei geschlossenen Augen unmöglich machen.

Aus demselben Grund basiert jede exterozeptive Leistung – die Verarbeitung von Signalen aus der äußeren physikalischen Welt – auf dem Vorhandensein einer interozeptiven Matrix. Jedes physikalisch-chemische Ereignis der äußeren Umwelt trifft auf einen konkreten interozeptiven Status und von diesem Status ist es abhängig, wie und auf welche Weise die äußere Umwelt wahrgenommen wird. Insofern ist auch die Palpation ein Wahrnehmungs- und Urteilsprozess, der im handelnden (palpierenden) Subjekt von dessen interozeptiver Matrix direkt abhängig ist.

Demzufolge ist Exterozeption nur möglich, indem die exterozeptiven Informationen mit einer internen Matrix aus verschiedenen Körperinformationen verglichen werden, damit sie für das Subjekt einen verwertbaren Sinn ergeben. Hinzu kommt, dass äußere Umwelteigenschaften für den eigenen Körper nur dann einen Sinn ergeben können, wenn der wahrnehmende Körper sich selbst als im biologi-

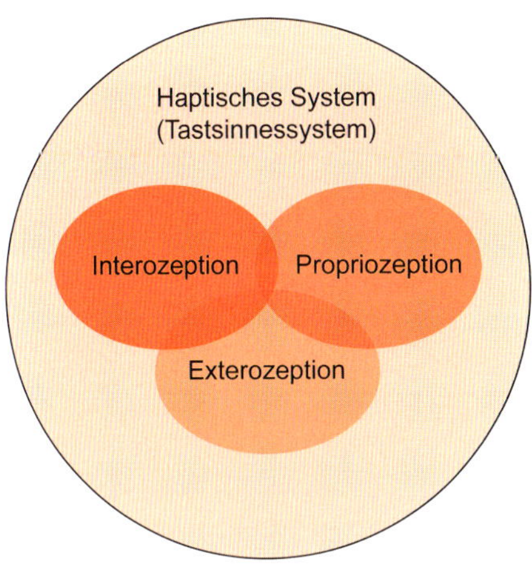

Abb. 22.3 Funktionales Modell des haptischen Systems. [P178/L271]

schen Sinne sinnvoll, als Einheit und als physisches Ganzes erlebt. Dies wiederum setzt intakte Interozeptionsprozesse voraus. Insofern wird verständlich, wenn in der modernen Hirnforschung der Interozeption eine Schlüsselrolle bei der Entstehung und Aufrechterhaltung von Bewusstheit und Bewusstsein zugewiesen wird (Craig 2009).

So wie die Lichtstrahlen eines Filmprojektors unbedingt eine Projektionsfläche benötigen, damit diese Lichtreize für uns als Wahrnehmende einen Sinn – nämlich beobachtbare Bilder – ergeben, so benötigen exterozeptive Prozesse eine interozeptive Projektionsfläche, damit die Reize der äußeren Umwelt für den Wahrnehmenden einen Sinn ergeben. Wir sind demnach in der Lage, die Temperatur eines Objekts außerhalb unseres Körper über exterozeptive Temperaturwahrnehmung beurteilen zu können, weil sich diese physikalische Eigenschaft in Relation zu unserer eigenen interozeptiv erfassten Körpertemperatur ermitteln lässt. Ebenso lässt sich die Dehnbarkeit der Muskulatur eines anderen menschlichen Körpers – z. B. im Rahmen der Palpation – nur dadurch ermitteln, dass der eigene Spannungszustand und die verwendete Körperkraft während der Exploration sowie die Dehnungsparameter der eigenen Muskeln usw. die interozeptive Bezugsrelation des Therapeuten während der Palpation darstellen. Somit ist kein palpatorischer Prozess ohne das Zusammenwirken von Interozeption, Exterozeption und Propriozeption denkbar (➤ Abb. 22.3).

> Interozeption beschreibt diejenigen Wahrnehmungsresultate, die durch Reize entstehen, die innerhalb des Organismus selbst generiert werden.

22.6 Wahrnehmungsschwellen des haptischen Systems

Die haptische als auch die taktile Leistungsfähigkeit des Menschen sind interindividuell verschieden. Diese Leistungsfähigkeit wird mit Testverfahren erfasst, bei denen ein sog. **Schwellenwert der Wahrnehmung** ermittelt wird. Als Schwellenwert wird ein Wahrnehmungsereignis bei sehr schwachen Reizen bezeichnet, das der untersuchte Mensch an der Grenze seiner Wahrnehmungsfähigkeit noch bewusst registrieren kann. Je höher der Schwellenwert ist, desto sensitiver ist der betreffende Mensch bezüglich der untersuchten Reizqualität. Verfügt eine Person über einen niedrigen Schwellenwert, dann ist er bezüglich der betreffenden Reizmodalität weniger sensitiv. Die von einer Person erreichte taktile oder haptische Wahrnehmungsschwelle ist somit der Indikator dafür, mit welcher Tastsinnessensibilität die betreffende Person ausgestattet ist. Generell gilt: je höher der Schwellenwert (z. B. kleinste Oberflächenunterschiede werden noch wahrgenommen), umso besser ist die allgemeine Tastsinnesfähigkeit.

Für die aktive Exploration von Oberflächen und Strukturen (z. B. im Rahmen der Palpation) ist demzufolge nicht die taktile Schwelle des aktiv handelnden Subjekts von Bedeutung, sondern dessen haptische Schwelle. Sie gibt an, welche Oberflächenmerkmale und Objekteigenschaften ein Mensch bei aktiver Exploration als gerade noch merklichen Unterschied wahrnehmen kann.

Die bisher entwickelten **Verfahren zur Ermittlung der haptischen Schwellenwerte** basieren auf experimentellen und sehr aufwändigen Methoden. In der Regel wird die Oberfläche von starren Materialien (z. B. Silicium) mittels chemischer Verfahren so verändert, dass in Schritten von Mikrometern die Materialoberfläche an einer einzelnen Stelle der Prüfplatte verändert wird. Auf diese Weise entstehen z. B. hochglatte Oberflächen, in deren Zentrum sich kleinste Oberflächenerhebungen befinden. Die Probanden werden im Testverfahren aufgefordert, mit geschlossenen Augen jeweils zwei der Prüfplatten aktiv mit einem Finger zu explorieren und anzugeben, bei welcher der Prüfplatten sie einen Oberflächenunterschied feststellen können. Auf jeder der verschiedenen Prüfplatten sind Oberflächenerhebungen mit unterschiedlichen Maßen. Durch geeignete Variation der Paarvergleiche und durch Wiederholungsuntersuchungen kann auf diese Weise die haptische Schwelle eines Menschen ermittelt werden.

Mittels dieser Methodik haben Louw und Kollegen (Louw et al. 2000) einen Schwellenwert von 1 µm (1 mm = 1.000 µm) für die haptische Exploration von Oberflächen bei gesunden Probanden ermittelt (im Gegensatz dazu liegt die taktile Schwelle der Fingerspitze bei 1–4 mm; Weber 1846, Vanboven und Johnson 1994). Skedung und Kollegen konnten in ihren Untersuchungen zeigen, dass Oberflächenunterschiede bei Ein-Finger-Exploration von 13 Nanometern (!) durch den Menschen feststellbar sind (1 µm = 1.000 nm; Skedung et al. 2013).

Durch diese Befunde ist belegt, dass der Mensch durch haptische Exploration mit den Fingern sehr viel kleinere Umwelteigenschaften registrieren kann, als es mit dem visuellen System möglich wäre. Das menschliche Auge kann erst dann sehr kleine Objekte erkennen, wenn sie ca. 100 µm groß und sehr gut beleuchtet sind. Das haptische System übertrifft somit in diesem Funktionsbereich das visuelle System signifikant. Es ist somit verständlich, dass innerhalb eines Palpationsprozesses – bei Vorliegen eines entsprechend geringen haptischen Schwellenwerts des Therapeuten – mikroskopisch kleinste Strukturveränderungen mit den Fingerkuppen feststellbar sein können. Prinzipiell ist es möglich, dass im Rahmen der Palpation feinste Strukturen haptisch erfassbar werden, die mit modernen bildgebenden Verfahren aufgrund der verhältnismäßig geringen räumlichen Auflösung der Verfahren (MRT 1,5–3 Tesla: Schichtdicke auf 7–10 mm begrenzt; Seifert 2010) nicht erfasst werden können.

Haptische Schwelle

Als haptische Schwelle wird ein bewusstes Wahrnehmungsereignis bezeichnet, bei dem die wahrnehmende Person eine haptisch explorierte Stimuluseigenschaft (z. B. Oberflächenrauigkeit, Vibration, Temperatur, Härte usw.) gerade noch registrieren kann. Stimuluseigenschaften, die kleiner als die haptische Schwelle der wahrnehmenden Person sind, können nicht mehr bewusst und urteilssicher registriert werden. Die haptische Schwelle stellt somit einen individuellen Grenzwert der Wahrnehmungsfähigkeit einer Person bei haptischer Exploration dar.

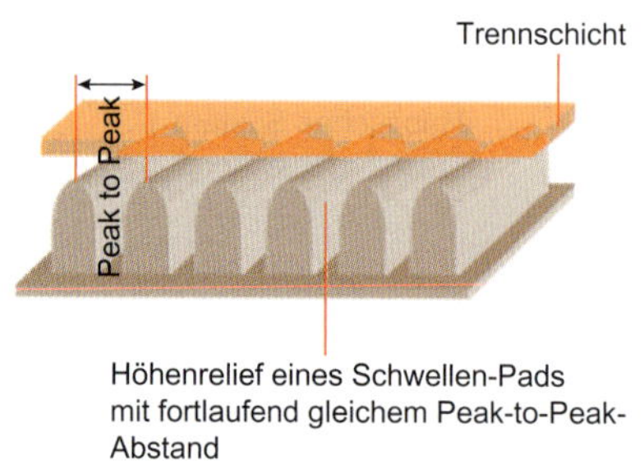

Abb. 22.4 Schematische Darstellung des Aufbaus eines Haptik-Schwellen-Pads. [P178/L271]

22.7 Der Haptik-Schwellen-Test

Der Nachteil der bisher entwickelten haptischen Schwellentests ist, dass sie im Wesentlichen nur unter Laborbedingungen durchführbar sind, weil sie einen sehr hohen Aufwand an Materialkosten und einen hohen Zeitaufwand bei der Durchführung der Tests benötigen. Zudem erfordern die bisherigen Tests, dass die Augen der Probanden während der Testung künstlich verblindet werden müssen, sodass diese Durchführungsbedingungen von der normalen Alltagspraxis wie z. B. eines Osteopathen abweichen.

Im Leipziger Haptik-Labor wurde ein **mobiles Testsystem** entwickelt, dass es erlaubt, die haptische Schwelle eines Menschen bei aktiver Tastexploration im Bereich von Mikrometern zu ermitteln, wobei die Augen der Testperson während der Testdurchführung geöffnet bleiben können. Wissenschaftliche Vergleiche der haptischen Erkennungsfähigkeit von Probanden, die ihre Hände während der Exploration sehen konnten, und Probanden, deren Hände verdeckt waren, haben gezeigt, dass sich deren Erkennungsleistungen signifikant unterscheiden (Mueller et al. 2013). Die Sichtbarkeit der Hände erhöht demnach die Wahrnehmungsschwierigkeit bei haptischer Exploration. Somit gewährleistet der Haptik-Schwellen-Test (HST) verhältnismäßig realitätsnahe Bedingungen.

Tab. 22.1 Technisches Verformungsmaß der Trennschicht

Schwellen-Pad Nummer	Peak-to-Peak Wert	Dehnungswerte in µm[a]
1	3,0 mm	54,71
2	2,8 mm	45,62
3	2,6 mm	39,40
4	2,4 mm	26,11
5	2,2 mm	25,57
6	2,0 mm	23,42
7	1,8 mm	15,23
8	1,6 mm	12,22
9	1,4 mm	10,69
10	1,2 mm	8,25
11	1,0 mm	7,14
12	0,8 mm	6,48
13	0,6 mm	2,16

[a] Durchschnittlich maximale Dehnungswerte in µm bei 150 mN (Indenterspitze senkrecht).

Das **Grundprinzip des Haptik-Schwellen-Tests** sind erhabene und parallel angeordnete Relieflinien, die mit zwei Schichten verschiedener Materialien überdeckt sind (➤ Abb. 22.4). Diese sog. Trennschicht ist 252 µm dick und lichtundurchlässig. Auf diese Weise kann das darunterliegende Relief nicht gesehen werden, aber mit entsprechendem Explorationsdruck bei haptischer Exploration kann das Relief und dessen räumliche Orientierung ertastet werden. Bei Berührung der Trennschicht verform sich das Material der Trennschicht um wenige Mikrometer; diese Verformung und die auftretenden Mikrovibrationen bei der haptischen Exploration können wahrgenommen werden.

Im Testset werden 13 verschiedene Reliefs genutzt. Das erste Relief (Pad 1) hat einen Reliefabstand (von Linie zu Linie) von 3 mm; im zweiten Relief ist der Abstand von Linie zu Linie um 200 µm verringert – d. h., im zweiten Pad beträgt der Abstand der Relieflinien nur noch 2,8 mm, im dritten Pad 2,6 mm usw. Bedingt durch die Eigenschaften der Trennschicht liegen die fühlbaren Linienabstände jedoch im Mikrometerbereich (➤ Tab. 22.1).

Die Aufgabe der Testpersonen besteht darin, das Relief jedes einzelnen Pads so auszurichten, dass die Relieflinien waagerecht zur Testperson ausgerichtet sind. Die einzelnen Pads werden für die Aufgabe auf ein Testboard gelegt, das die Pads mit einem Magneten in der Mitte zentriert. Die Testperson kann jetzt das Pad frei drehen und versuchen, die Ausrichtung der Reliefstruktur zu erkennen. Wenn die Testperson aufgrund ihrer haptischen Exploration die Richtung des Reliefs erkannt hat, ist es ihr auch möglich, das Relief waagerecht auszurichten. Zur Hilfe und Orientierung ist auf dem Testboard ein Pad mit waagerechter Ausrichtung der Relieflinien (Referenzpad; Linie zu Linie beträgt 7 mm) fixiert (➤ Abb. 22.5a). Auf der Rückseite des durchsichtigen Testboards ist eine Gradeinteilung angebracht (➤ Abb. 22.5b). Ein Haptik-Pad wurde dann richtig orientiert, wenn die Abweichung von der Waagerechten kleiner als ± 20° ist. Als haptische Schwelle gilt in diesem Test dasjenige Haptik-Pad mit dem geringsten Rillenabstand, das mindestens zweimal richtig ausgerichtet wurde. (Eine Videoinstruktion sowie ein Testmanual sind unter www.haptik-labor.de zu finden.)

Die durchschnittliche haptische Schwelle, die mit diesem Verfahren an N = 285 gesunden Probanden ermittelt wurde, beträgt M = 8,72 (SD = 2,30). Das Schwellen-Pad Nr. 8, mit durchschnittlichen Dehnungswerten von 12,22 µm, wird demnach im Mittel von ge-

22

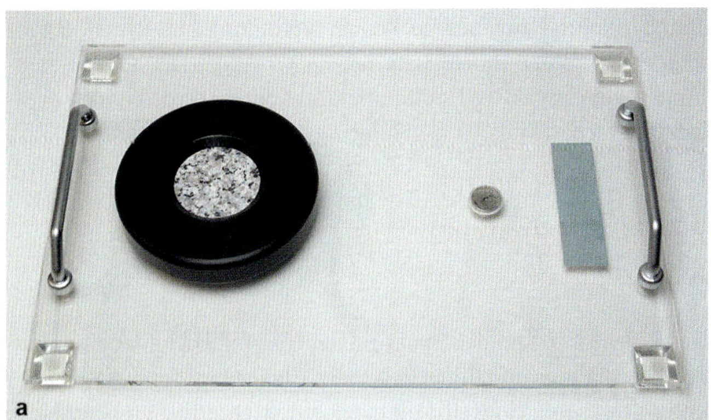

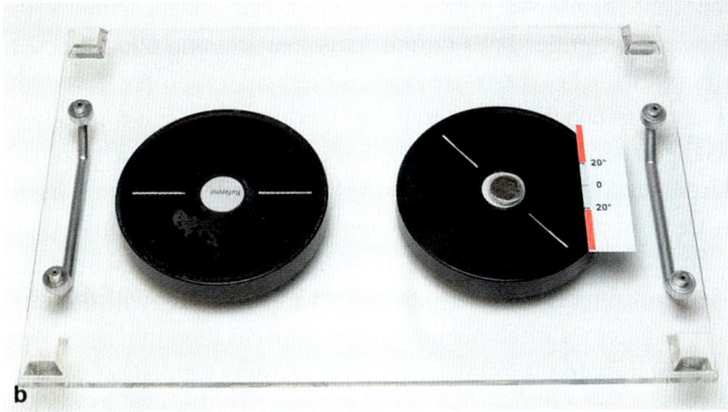

Abb. 22.5 a: Vorderseite des Testboards mit fest installiertem Referenzpad. **b:** Rückseite des Testboards mit Markierung der Waagerechten auf den Pads und der Gradskala. Das auszurichtende Pad ist in diesem Beispiel (rechts) nicht waagerecht ausgerichtet worden. [P178]

sunden Probanden noch sicher im Bereich von ± 20° in der Waagerechten orientiert.

Die Ausrichtung der Pads und damit die haptische Stimulation der Testperson ist bei diesem Test ein doppelt aktiver Vorgang:

- Die Testperson muss durch aktive Exploration auf dem Test-Pad erkunden, in welcher Ausrichtung sich das Relief befindet
- Die Testperson muss durch Rotation des Test-Pads feststellen, wann sich die haptischen Charakteristika der explorierenden Oberflächen signifikant verändern, um feststellen zu können, wann sich das Relief in waagerechter Ausrichtung befindet.

Dies bedeutet, dass die Testperson die standardisierte und experimentelle Umwelt der Haptik-Pads im Rahmen ihrer haptischen Exploration aktiv verändern muss. Insofern entspricht die Testsituation – in begrenztem Umfang – jener aktiv suchenden haptischen Exploration, wie sie auch im diagnostisch-therapeutischen Prozess auftritt.

22.8 Vibration

Rhythmische Veränderungen von Druckreizen sind auf physikalischer Ebene Schwingungen, die in der Einheit Hz (Hertz, Schwingungen pro Sekunde) angegeben werden. Diese Veränderungen können durch den Menschen sowohl passiv als auch explorativ-aktiv als Vibrationen wahrgenommen werden. Neben der **Schwingungsfrequenz** kennzeichnet zusätzlich die **Amplitude** die physikalischen Eigenschaften einer Vibration. Die Amplitude bei Druck- oder Kraftimpulsen gibt an, in welcher räumlichen Größe die Schwingung stattfindet. Sehr große Amplituden erschüttern den Körper, z. B. bei starken Erdbeben; sehr kleine Vibrationsamplituden entstehen hingegen z. B. bei Explorationsbewegungen auf gerillten Objektoberflächen oder der menschlichen Haut.

Grundsätzlich gilt, dass im gesamten Tierreich eine sehr hohe Sensibilität für Vibrationsreize aufgrund ihrer lebenswichtigen Bedeutung entwickelt ist. Auch der Mensch verfügt aufgrund spezieller Rezeptoren (Pacini-Rezeptor) über die Fähigkeit, Vibrationsreize im Frequenzbereich von 10 bis 300 Hz zu registrieren. Diese Sensitivität ist angesichts der unterschiedlichen Verteilungsdichte der Rezeptoren in der menschlichen Haut und in den Bindegeweben verschieden (Zunge → Finger → Rücken). Für die menschlichen Finger haben Brisben und Kollegen in sehr aufwändigen Studien die Wahrnehmungsschwellen für die Amplituden einer Vibration ermittelt (Brisben et al. 1999). Dabei erhielten sie mittlere Amplituden-Schwellenwerte von 30 nm (Nanometer!) bei einer Schwingungsfrequenz von 150 und 200 Hz. Um eine Vibration von 10 Hz wahrzunehmen, war eine Amplitude von 14 µm und um eine Vibration von 20 Hz wahrzunehmen eine Amplitude von 5,6 µm erforderlich. In ➤ Abb. 22.6 wird deutlich, dass mit zunehmender Frequenz (hohe Anzahl von Schwingen pro Sekunde) die Amplitude extrem gering sein kann, um diese Schwingungen noch mit den explorierenden Fingern registrieren zu können. Brisben und Kollegen (1999) konnten ebenfalls nachweisen, dass die Empfindlichkeit für Vibrationen an verschiedenen Stellen der Innenseite der Fingerglieder unterschiedlich ist. Sowohl bei geringen Frequenzen (40 Hz) als auch bei sehr hohen Frequenzen (300 Hz) sind nicht die Hautbereiche der vorderen Fingerglieder, sondern die nachgeordneten Hautbereiche diejenigen Gebiete mit der höheren Sensitivität (➤ Abb. 22.7).

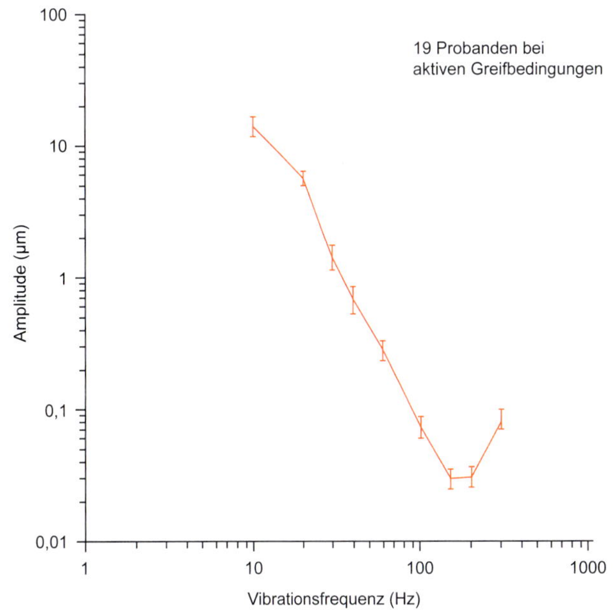

Abb. 22.6 Wahrnehmungsschwelle der Vibrationsamplitude in Abhängigkeit von der Frequenz (Anzahl Schwingen pro Sekunde; vgl. Brisben et al. 1999). [L271]

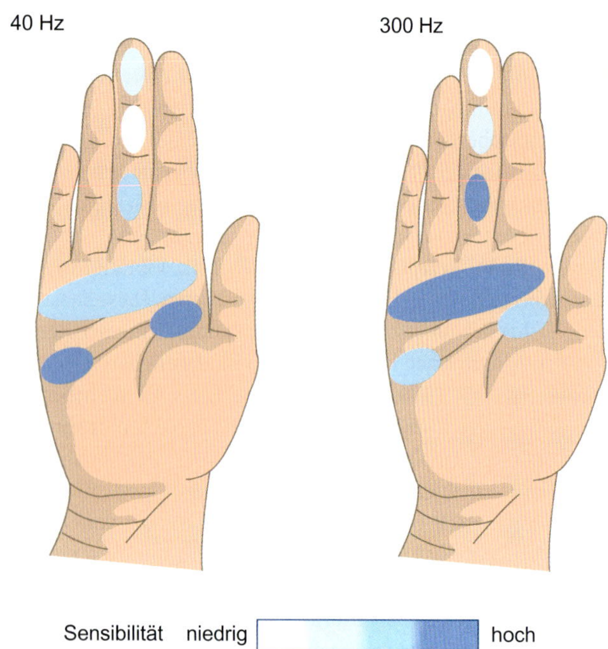

Abb. 22.7 Sensitivität unterschiedlicher Handareale bei Vibrationen von 40 und 300 Hz. [L138]

22.9 Temperatur

Durch entsprechende Rezeptoren in der Haut sind wir in der Lage, unsere eigene Körpertemperatur als auch die externer Objekte durch direkten Hautkontakt zu registrieren. Diese Fähigkeit der **Temperaturwahrnehmung** dient dem Schutz des Organismus und der homöostatischen Regulation lebenswichtiger Vorgänge. Verantwortlich für diese Leistung sind spezielle Kalt- und Warmrezeptoren, die in der Haut unterschiedlich dicht verteilt sind und unter Normalbedingungen eine konstante Anzahl von elektrischen Impulsen (Spontanfrequenz) generieren. **Kaltrezeptoren** reagieren in einem Temperaturbereich von 5 bis 40 °C, **Warmrezeptoren** im Bereich von 30 bis 40 °C. Die Anzahl der Kaltrezeptoren ist größer als die der Warmrezeptoren. Im Gesichtsbereich befindet sich die größte Anzahl von Kalt- und Warmrezeptoren. Pro Quadratzentimeter Gesichtshaut finden sich 17–20 Kaltrezeptoren und je nach Hautgebiet ca. ein Warmrezeptor. In der Handinnenfläche gibt es 1–5 Kaltrezeptoren/cm^2 und ca. 0,4 Warmrezeptoren/cm^2.

Aufgrund der höheren Anzahl von Kaltrezeptoren genügen bereits geringste Temperaturänderungen, um eine Kaltempfindung auszulösen. So führt bereits die Abkühlung der 28 °C warmen Haut um −0,2 °C zu einer wahrnehmbaren Empfindung der Abkühlung. Dagegen bedarf es einer Hauterwärmung um +1 °C, damit eine Erwärmung empfunden werden kann. Die **Wahrnehmungsschwellen für Temperaturänderungen** sind abhängig von der Ausgangstemperatur und von der Änderungsgeschwindigkeit. Je langsamer die Temperaturänderung stattfindet, umso ungenauer ist die Wahrnehmung der Temperaturänderung. Die Einschätzung der aktuellen Hauttemperatur der eigenen Hände gelingt in einem Temperaturbereich um 37 °C am Besten. Dieser Temperaturbereich wird als anhaltende und angenehme Warmempfindung bezeichnet. Handtemperaturen der Innenfläche um 34 °C werden als neutral empfunden. Eine objektive Hauttemperatur von 25 °C wird häufig deutlich unterschätzt (als 10 °C gefühlt).

22.10 Rezeptoren des haptischen Systems

Das Rezeptorsystem der Haut und der Haarfollikel bildet eine riesige Informationsaufnahmefläche zur Codierung der Kontakte zu und mit unserer Umwelt. Auf einer durchschnittlichen Hautfläche von 2 m^2 beim Erwachsenen sind, mit variierender Dichte in Abhängigkeit von der Lokalisation, zwischen 300 und 600 Millionen unterschiedliche Tastrezeptoren (Mechanorezeptoren) verteilt. Hinzu kommen die Rezeptoren der Haarfollikel, die auf rund 50 pro Haar geschätzt werden (Grunwald 2012). Etwa 80 % der Köperoberfläche des Menschen sind behaart. Die Gesamtanzahl der Körperhaare wird auf 5 Millionen geschätzt. Jedes einzelne – und sei es noch so zart – ist somit entsprechend gut mit Rezeptoren bestückt. Die Berührung eines einzelnen Haars kann an jeder Stelle des Körpers zu einer wahrnehmbaren Berührungssensation führen.

Je nach anatomisch-funktionaler Zuordnung werden verschiedene tastsensible Rezeptoren unterschieden (Halata und Baumann 2008). Sie sind in unterschiedlicher Tiefe in der Haut angelegt und variieren in Form, Größe und Funktion (➤ Abb. 22.8). Unterschieden werden üblicherweise **Meißner-Körperchen** (die auf minimale Druckreize reagieren und kurze, schnell adaptierende Aktionspotentiale generieren), **Merkel-Zellen** (die ebenfalls auf Druckreize ansprechen, deren Aktionspotenziale aber langsam adaptieren und aus langen Impulsen bestehen), **Ruffini-Körperchen** (die hochsensibel und langsam adaptierend auf Wärme, Dehnung und Stauchung der Haut, Sehnen oder Muskulatur reagieren) und **Pacini-Körperchen** (die im Frequenzbereich von 40 bis 1.000 Hz besonders sensibel sind). Meißner-Körperchen reagieren dabei auf Druckveränderungen von weniger als 1 µm. Von Pacini-Körperchen ist bekannt, dass sie bereits auf Vibrationsamplituden von 0,1 µm reagieren (Halata und Baumann 2008).

Zusätzlich zu allen bisher erwähnten Rezeptoren ist die erste Schicht der Haut (die Epithelschicht der Epidermis) durchzogen von 2×10^{12} freien Nervenendigungen (Halata 1993), die unspezifisch, aber hochsensibel auf jede Art der geringsten Stimulation (vor allem Kälte-, Schmerz- und mechanische Reize) reagieren.

Die obige Schätzung der Gesamtanzahl der Mechanorezeptoren beinhaltet nicht die Zahl der spezifischen Rezeptoren der Muskeln (Muskelspindeln), Sehnen (Golgi-Sehnenapparat) und Gelenke. Zu diesen Rezeptoren fehlen bislang verlässliche Schätzungen über deren Gesamtanzahl im menschlichen Körper. Außerdem befinden sich alle anderen oben angeführten Rezeptortypen ebenfalls in den Muskeln, Sehnen, Gelenken sowie Organen und Bindegeweben. Diese Rezeptoren sind für die Wahrnehmung und Steuerung der Körperposition und Körperfunktionen, Bewegungen, Muskel- und Sehnendehnung und -verkürzung sowie Informationsgewinnung über Gelenkwinkel unverzichtbar (Halata und Baumann 2008).

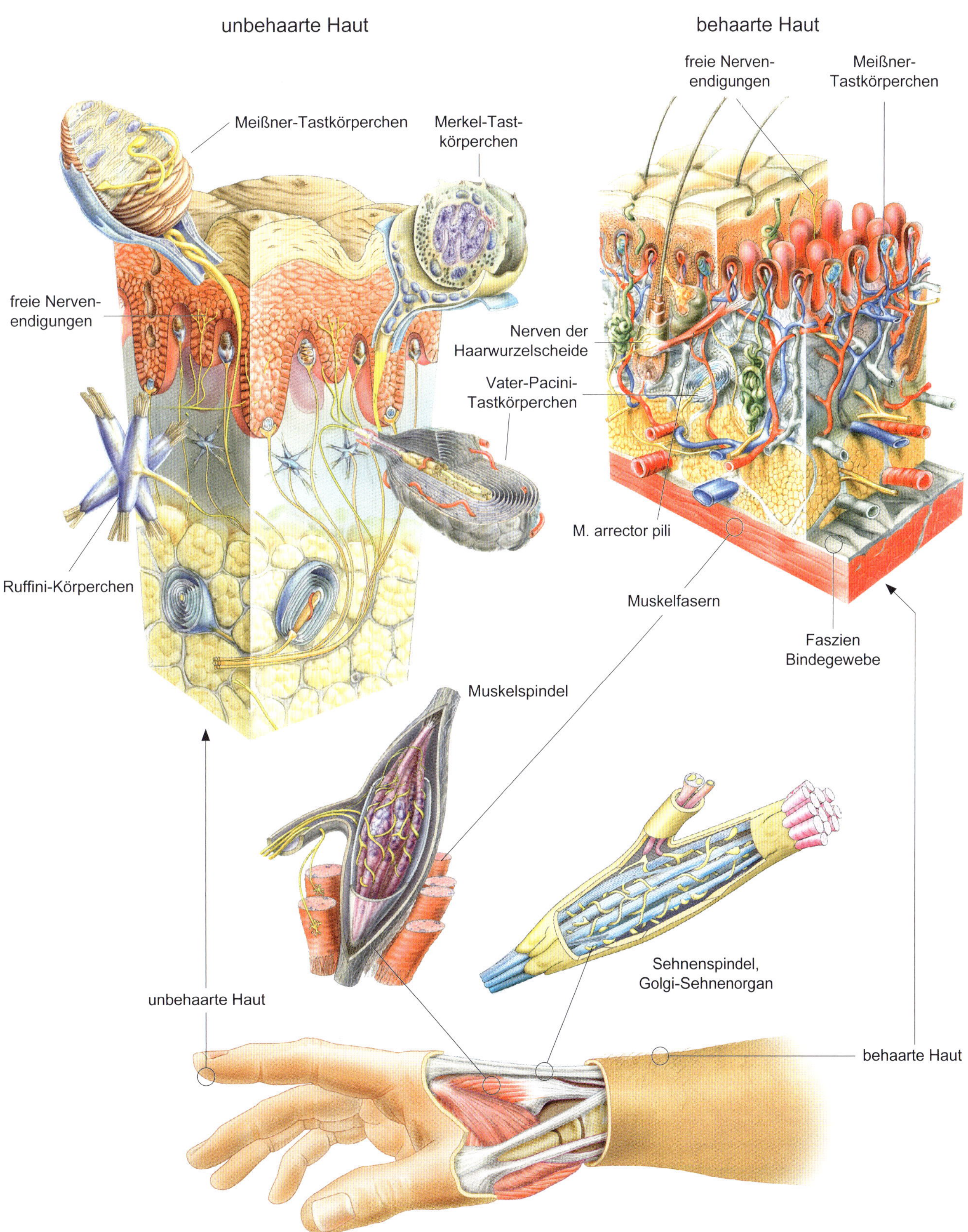

Abb. 22.8 Schematische Darstellung der Rezeptoren der behaarten und der unbehaarten Haut und der darin befindlichen tastsinnessensiblen Rezeptoren, eines Gelenks und Sehnen und der dazugehörigen Rezeptoren, von Muskelgewebe und Faszien und der dazugehörigen Rezeptoren. [L290]

22

22.11 Kortikale Prozesse des haptischen Systems

Alle Informationen der **Mechano- und Propriorezeptoren** der Muskeln, Gelenke und der Haut werden nach Eintritt in den Wirbelkanal über die langen afferenten sensorischen Bahnen des Rückenmarks via Thalamus zum Kortex projiziert. Im Thalamus werden die haptischen Informationen vor allem im Nucleus ventralis posterolateralis (VPL) verschaltet (Hsiao und Yau 2008). Dortige Neurone projizieren direkt in einen Teil des sekundären (SII) und alle primären somatosensorischen (SI; Gyrus postcentralis) Anteile der kontralateralen Kortexhälfte (➤ Abb. 22.9). Die Signale der Mechanorezeptoren der Haut enden dabei in den Arealen 3b, 1 und 2 des SI. Propriozeptive Informationen (über die Lage des eigenen Körpers im Raum und die Position der Gliedmaßen) werden vorwiegend in die Areale 3a und 2 gesendet.

Alle vier Areale des SI sind über Assoziationsfasern stark miteinander verbunden. Zur weiteren kortikalen Verarbeitung gehen Afferenzen vom SI zum Parietalkortex (vor allem posteriore Regionen; BA 5 und 7) sowie zu sekundären somatosensorischen Regionen (SII) und von dort zu weiter temporal gelegenen parietalen Arealen (BA 22, 37, 39, 40), zur Insula, den frontalen und temporalen Assoziationskortizes (vertiefend siehe Kolb und Whisaw 2008).

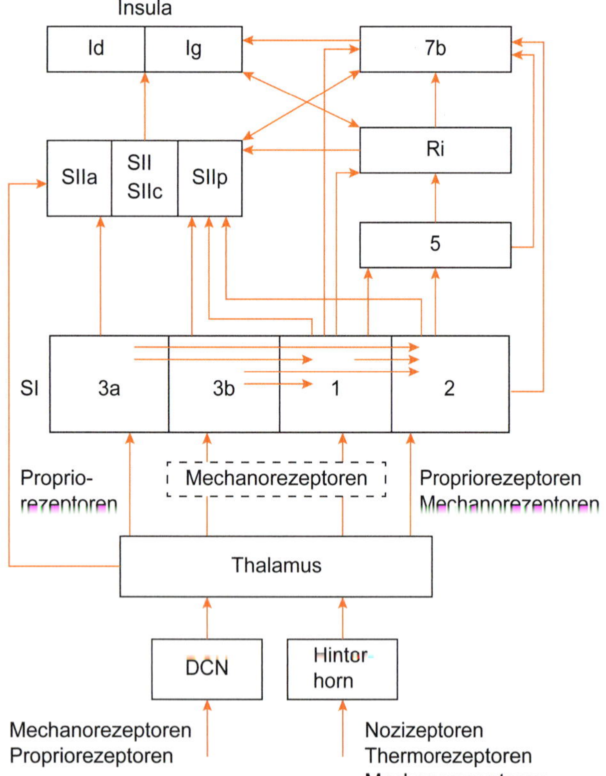

Abb. 22.9 Blockdiagramm der Hirnareale, die an der Entstehung haptischer Wahrnehmungen beteiligt sind. SI = primärer sensorischer Kortex, SII = sekundärer sensorischer Kortex, DCN = Hinterstrangkerne der Medulla oblongata, Ri = retroinsularer Kortex. Die Ziffern 1, 2, 3a, 3b, 5, 7b stehen für die entsprechenden Brodmann-Areale. [G575/L271]

Diese **höhere dritte Verschaltungsebene** (nicht enthalten in ➤ Abb. 22.9) wird auch als tertiär bezeichnet. Die Neurone des **posterioren Parietalkortex** (pPK) sind an der multisensorischen Integration (u. a. visuelle mit somatospatialen sowie somatosensorische mit propriozeptiven Informationen), der dafür nötigen Kurzzeitspeicherung und Aufmerksamkeit sowie der motorischen Kontrolle beteiligt. Sie sind entscheidend für die Körperwahrnehmung im Raum und bilden die Grundlage für kognitive Prozesse, die auf Wahrnehmungen basieren (Kolb und Whishaw 2008).

Über die komplexen höheren Funktionen der Verbindungen des SII ist bisher relativ wenig bekannt. Verbindungen zur Insula spielen wahrscheinlich bei der Verarbeitung von Forminformationen und affektiven Komponenten eine Rolle (Craig 2011, 2009). Das Frontalhirn ist wahrscheinlich an der neuronalen Verarbeitung haptischer Entscheidungsprozesse beteiligt. Die Verbindungen zum Temporallappen dienen den beteiligten Gedächtnisprozessen (Hsiao und Yau 2008). Insgesamt lässt sich ein **bilaterales fronto-parieto-zerebellares Netzwerk** identifizieren, das im Rahmen der haptischen Wahrnehmung und Objektmanipulationen aktiviert wird (Holstrom et al. 2001).

22.12 Das haptische System im Lebensverlauf

Lange bevor sich die anderen Sinnessysteme des Menschen entwickeln, kann bereits in der 6.–8. embryonalen Lebenswoche festgestellt werden, dass taktile Stimulationen im Lippenbereich zu unspezifischen Körperreaktionen bei Embryonen führen (Arabin et al. 1996, Hepper 2008). Die **Sensitivität für externe Berührungsreize** ist somit nach aktuellem Wissenstand eine der ersten nachweisbaren Wahrnehmungsqualitäten innerhalb der Ontogenese. Im Verlauf der vorgeburtlichen Entwicklung erweitert sich im Fetus das Spektrum sowohl hinsichtlich der Tastsensibilität als auch hinsichtlich seiner motorischen Aktivität. Zwischen der 12.–16. Schwangerschaftswoche bildet sich die vollständige Bewegungsfähigkeit des Fetus aus, womit explorative Aktivitäten der Umgebung und des eigenen Körpers (z. B. Daumenlutschen) einhergehen. Die **nachgeburtliche Entwicklung des Tastsinnessystems** zeigt erhebliche Entwicklungssprünge. Im frühen Erwachsenenalter ist in der Regel das Entwicklungsmaximum des haptischen Systems erreicht. Sowohl die passiv-taktile Reizerkennung (Zweipunkt-Schwelle) als auch die aktiv-haptische Formerkennung verbessert sich über die Zeitspanne der frühen Kindheit bis hin zum Erwachsenenalter.

Die Grundlage dieser Entwicklung sind vorwiegend kortikale Reifungsprozesse sowie eine verbesserte Fokussierung der Aufmerksamkeit. Zwischen dem 20. und dem 80. Lebensjahr verschlechtert sich die Tastsinnesleistung pro Jahr im Durchschnitt um ca. 1 % (Stevens und Patterson 1995, Stevens und Cruz 1996, Manning und Tremblay 2006). Ebenso wurde gezeigt, dass im Altersgang auch eine Abnahme der Sensitivität für Vibrationsreize zu beobachten ist (Era et al. 1986, Rowland et al. 1989, Gescheider et al. 1994). Die Ursachen hierfür sind möglicherweise morphologische Veränderungen der Rezeptoren, die verringerte Anzahl von

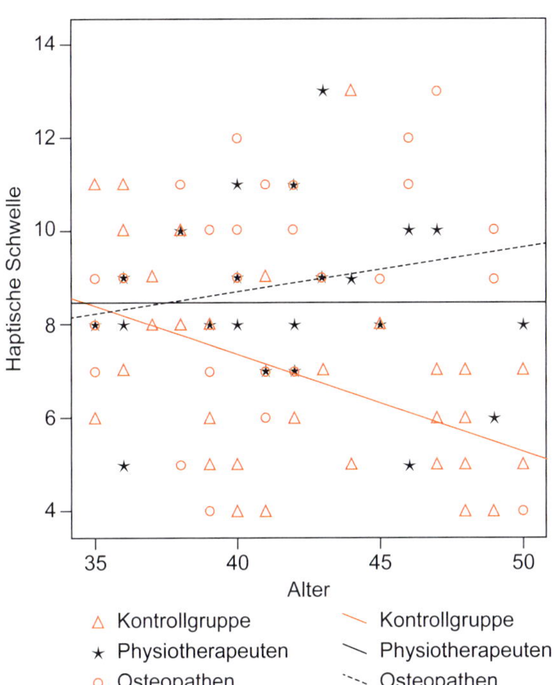

Abb. 22.10 Veränderungen der haptischen Schwelle (y-Achse) in Abhängigkeit vom Alter (x-Achse) der drei untersuchten Gruppen (Kontrollgruppe, Physiotherapeuten, Osteopathen) (modifiziert nach Mueller et al. 2014). [F937–001/L271]

Meissner-Körperchen (Bruce 1980) sowie Veränderungen der Leitungsgeschwindigkeit der peripheren Nerven und kortikale Abbauprozesse (Kalisch et al. 2008). Dieser natürliche Prozess kann jedoch durch entsprechende Alltags- und Berufsanforderungen aufgehalten werden. So konnten Müller et al. zeigen, dass die haptische Schwelle bei Physiotherapeuten und Osteopathen im mittleren Alter deutlich bessere Werte im Vergleich zur altersgleichen Kontrollgruppe anderer Berufsgruppen erreichten (Mueller et al. 2014) (➤ Abb. 22.10). Der natürliche Altersabfall der Tastsinnesleistungen wurde offenbar bei den praktizierenden Physiotherapeuten und Osteopathen durch die berufsbedingt hohen Anforderungen an das haptische System aufgehalten.

22.13 Training des haptischen Systems

Die Fähigkeit, haptische und taktile Reize zu verarbeiten, kann aufgrund der neuronalen Plastizität unseres Gehirns trainiert werden (Dinse et al. 2008, Elbert et al. 1995, Mueller et al. 2014). Ausgehend von einem Leistungsniveau, das interindividuell variiert, kann durch geeignete Trainingsmaßnahmen die Leistungsfähigkeit des Tastsinnessystems verbessert werden. Ähnlich wie bei motorischen Trainingsprozessen bedarf es für eine entsprechende Leistungssteigerung Wochen oder sogar Monate intensiver Übung. Studien zu Langzeittrainings zeigen dabei einen typischen Verlauf. Dieser Trainingsverlauf kann in zwei Phasen eingeteilt werden:

- einer ersten Phase mit einer sehr schnellen und deutlichen Verbesserung der Leistung und
- einer zweiten mit langsameren Lernerfolgen.

Wahrscheinlich sind die Veränderungen der **ersten Phase** auf die Entwicklung geeigneter perzeptueller Strategien innerhalb der Trainingssituation zurückzuführen. Die weniger starken Lerneffekte der **zweiten Phase** sind wahrscheinlich das Ergebnis von selektiven und spezifischen Veränderungen in der kortikalen Verarbeitung (Klatzky und Lederman 2003). Stärke und Geschwindigkeit des Trainingserfolgs sind von verschiedenen Faktoren abhängig: Motivation und Aufmerksamkeit sowie der zeitliche Abstand der Trainingssitzungen und das Lebensalter der Trainierten können einen Lernerfolg begünstigen oder beeinträchtigen. Weiterhin wird der Trainingserfolg durch das jeweilige Feedback beeinflusst. Adäquate Feedbackinformationen fördern die Leistungssteigerung; irrelevantes Feedback oder falsche Informationen behindern positive Trainingseffekte (Herzog und Fahle 1997). In eigenen Studien an Schulkindern und Erwachsenen konnten wir zeigen, dass in einem haptisch-visuellen Test nach 4-maliger Trainingssitzung sich sowohl die Erkennungszeiten als auch die Fehlerraten signifikant verringerten (Habermann 2010). Die stärksten Effekte traten dabei zwischen der ersten und der dritten Trainingssitzung auf (➤ Abb. 22.11).

Als Test- und Trainingsverfahren wurde der **Haptik-Figuren-Test,** der aus 36 einzelnen Relief-Pads besteht, die mit einer Trennschicht versehen sind, genutzt (➤ Abb. 22.12). Die Trennschicht ist doppellagig und 250 µm dick. Vergleichbar mit dem Haptik-Schwellentest (➤ Kap. 22.7) können die Probanden das darunterliegende Relief durch freie Exploration mit den Fingern erfühlen, jedoch nicht visuell erkennen. Die Augen der Probanden können somit bei der Exploration geöffnet bleiben. Um die Erkennung der Reliefstimuli zu vereinfachen, werden alle verwendeten Stimuli in einem visuellen Stimulusfeld, das sich vor dem Probanden befindet, präsentiert (➤ Abb. 22.13). Die Stimuli wurden den Probanden zufällig präsentiert. Die Aufgabe bestand darin, den Stimulus durch haptische Exploration sowie durch visuellen Vergleich zu erkennen. Die Art und Weise der haptischen Exploration (einhändig oder beidhändig) konnte frei gewählt werden. Die Erkennungszeit pro

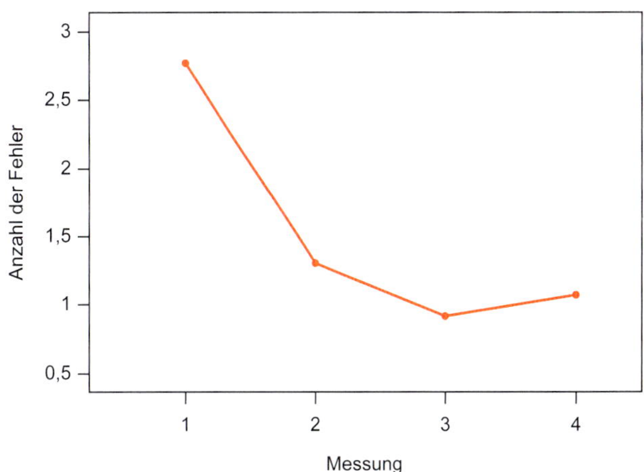

Abb. 22.11 Trainingseffekt nach vier Trainingssitzungen. [P178/L271]

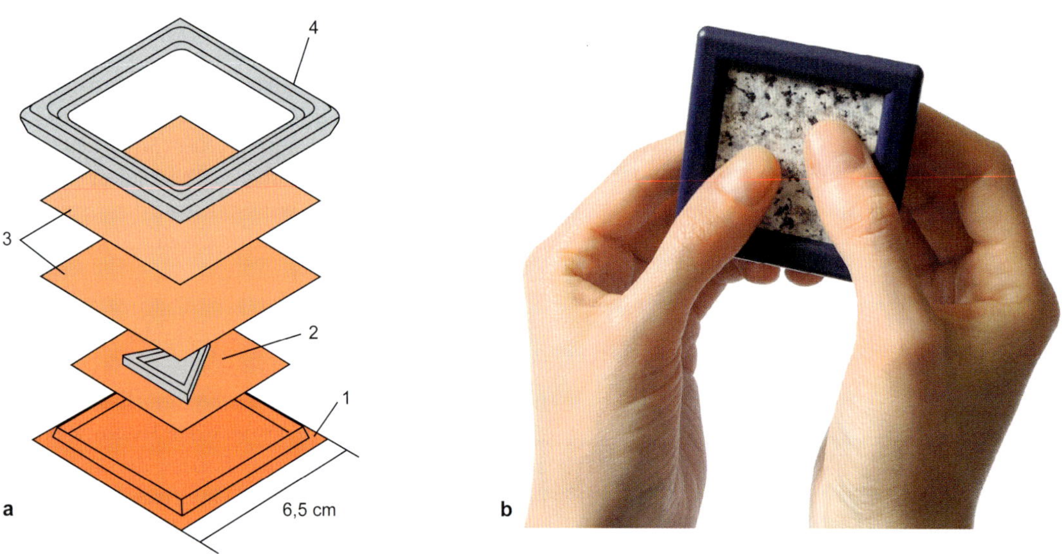

Abb. 22.12 **a:** Schematische Darstellung des Aufbaus eines Haptik-Figuren-Pads. 1 = Basisform, 2 = erhabenes Relief, 3 = doppellagige Kunststoffschicht, 4 = Halterahmen. [L271] **b:** Haptik-Figuren-Pad während der Exploration. [P178]

Stimulus und die Anzahl der Fehler wurden ausgewertet und die Probanden erhielten ein Ergebnisfeedback. Die Trainingssitzungen (dreimal) erfolgten im Abstand von jeweils einer Woche. Die Leistungsverbesserungen innerhalb dieser Studie entsprachen den erwarteten Trainingseffekten.

Aus diesen Effekten kann jedoch nicht geschlussfolgert werden, dass sich durch die Trainingssitzungen auch die haptischen Schwellenwerte – als ein generelles Sensitivitätsmaß – verbessert haben. Um den Einfluss komplexer haptischer Trainingsmaßnahmen auf die haptische Wahrnehmungsschwelle überprüfen zu können, ist es erforderlich, vor und nach entsprechenden Trainingsmaßnahmen die haptische Schwelle durch ein geeignetes Testverfahren zu ermitteln.

In einer weiteren Studie wurden deshalb Studierende (Physiotherapie: N = 13), die in dem Haptik-Schwellen-Test (HST; ➤ Kap. 22.7) eine unterdurchschnittliche haptische Schwelle zeigten, einem vierwöchigen haptischen Trainingsverfahren unterzogen. Nach Abschluss der Trainingssitzungen erfolgte wiederum die Ermittlung der haptischen Schwelle durch den HST. Während der Trainingssitzungen wurden die Probanden aufgefordert, Relief-Pads unterschiedlicher Schwierigkeit durch haptische Exploration zu erkennen und die Stimulusform aufzuzeichnen. Dabei wurden keine visuellen Zusatzinformationen über den jeweiligen Stimulus zur Verfügung gestellt. Die Probanden erhielten pro Stimulus ein Ergebnisfeedback. Für die Trainingssitzungen wurden Reliefstimuli des Haptik-Trainings-Sets genutzt und jeweils zufällig und in freier Rotation präsentiert (➤ Abb. 22.14). Pro Person wurde wöchentlich eine Trainingssitzung mit einer durchschnittlichen Dauer von 45 Minuten durchgeführt. Nach Abschluss der Trainingssitzungen erfolgte die Post1-Messung des haptischen Schwellenwerts mittels HST. Die Post2-Messung des haptischen Schwellenwerts erfolgte 3 Monate nach der Post1-Messung (➤ Abb. 22.15). Der durchschnittliche Prä-Wert der haptischen Schwelle der Probanden betrug M = 5,92 (SD = 0,76).

Nach Abschluss des Trainings (post1) zeigte sich eine deutliche Verbesserung der Schwellenwerte (mean: M = 8,85; SD = 0,80). Bei fast jeder Testperson konnte im Prä-post-Vergleich eine Verbesserung der haptischen Schwelle um mindestens zwei Stufen festgestellt werden. Bei zwei Probanden konnte nur eine Verbesserung des Schwellenwerts um eine Stufe beobachtet werden. Die Post2-Messung ergab bei zehn Probanden einen gleich bleibenden Schwellenwert zur Post1-Messung; bei drei Probanden wurde ein Abfall der haptischen Schwelle um eine Stufe festgestellt (M = 8,69; SD = 0,63).

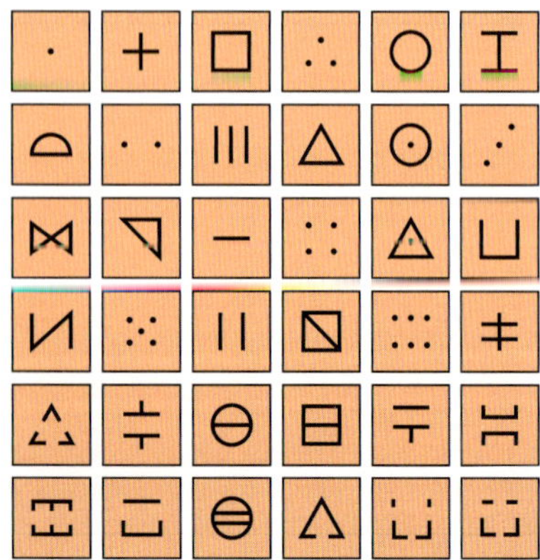

Abb. 22.13 Schematische Darstellung der in Habermann (2010) verwendeten 36 haptischen Reliefstimuli. Diese Graphik diente den Probanden als visuelles Stimulusfeld, um die Erkennung der haptischen Stimuli zu erleichtern. [P178/L271]

Die vorliegenden Befunde bestätigen den positiven Einfluss haptischer Trainingsmaßnahmen mittels komplexer Reliefstimuli auf die Entwicklung der basalen haptischen Schwellenwerte. Darüber hinaus unterstützen die Befunde die Annahme, dass ein systematisches Haptik-Training und die Prüfung haptischer Schwellenwerte integraler Bestandteile im Rahmen der Osteopathieausbildung werden sollten.

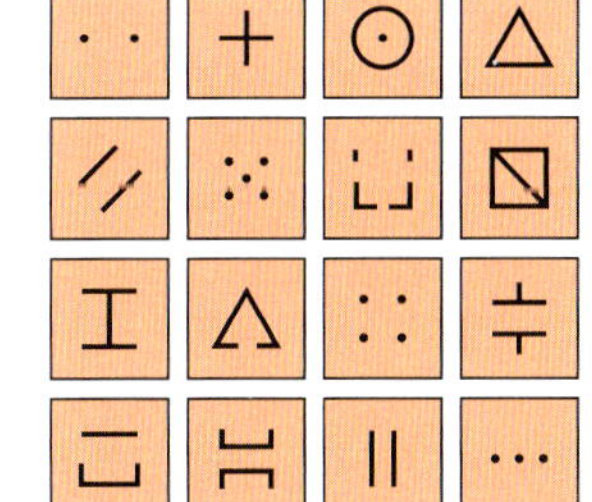

Abb. 22.14 Schematische Darstellung der 16 haptischen Stimuli aus dem Haptik-Trainings-Set. [P178/L271]

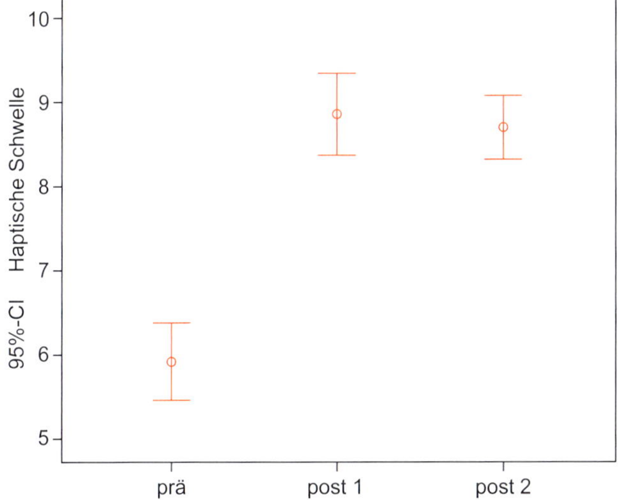

Abb. 22.15 Haptischer Schwellenwert (Mittelwert, SD) vor Beginn des Trainings (Prä-Wert), nach dem Training (Post1-Wert) und 3 Monate nach Abschluss des Trainings (Post2-Wert). [P178/L271]

22.13.1 Leipziger Haptik-Training

Ziel des Haptik-Trainings ist die objektive Verbesserung der aktiven Tastsinnesleistungen bei gesunden professionellen Therapeuten bzw. Studierenden (Physiotherapie, Osteopathie, manuelle Therapie) im Altersbereich von 18 bis 50 Jahre, die sowohl eine ungenügende haptische Schwelle als auch Schwierigkeiten bei der haptischen Erkennung von Strukturen aufweisen. Die **Voraussetzungen** für die Teilnahme an einem Training bestehen darin, dass bei der betreffenden Person geringe Tastsinnesleistungen vorliegen, die mittels des Haptik-Schwellen-Tests (HST) und des Haptik-Figuren-Tests (HFT) ermittelt wurden. Die **Teilnahme** an einem Training sollte von der Person eigenständig motiviert, stets freiwillig und ohne externen Ergebnisdruck gestaltet sein. **Ausgangspunkt** des Trainings sowie der hinführenden Entscheidung sind haptische Schwellenwerte unterhalb des Normbereichs des HST (< 8) und eine erhöhte Fehlerrate beim HFT ohne visuelle Stimulusvorlage (≥ 5). Innerhalb und unterhalb dieses Wertespektrums kann sicher davon ausgegangen werden, dass die Leistungen zur haptischen Reizunterscheidung und Informationsintegration im Rahmen der haptischen Exploration für das berufliche Anwendungsspektrum der oben genannten Berufsgruppen nicht ausreichend entwickelt sind.

Das **praktische Training** setzt grundsätzlich ein Vertrauensverhältnis zwischen Trainer und Trainierendem voraus. Die Anzahl der Sitzungen kann nicht vorab festgelegt werden, da sich die Lernfortschritte individuell gestalten. In den Trainingssitzungen werden durch den Trainer die Haptik-Pads aus der Trainingsserie (➤ Abb. 22.14) zufällig und frei rotiert präsentiert. Dabei erhält der Trainierende ein Haptik-Pad in die Hand und soll durch haptische Exploration die Struktur des Haptik-Pads erkunden. Visuelle oder sonstige Informationen werden dem Trainierenden in dieser Phase der Exploration nicht präsentiert. Der Trainierende kann zur Exploration jeden Finger benutzen und, sofern es ihm hilfreich ist, über seine Explorationserfahrungen verbalsprachlich berichten. Das Pad kann auf den Tisch gelegt oder frei in der Hand gehalten werden. Es besteht keine Zeitbegrenzung. Es ist darauf zu achten, dass der Trainierende die Exploration nicht mit dem Fingernagel durchführt und die Temperatur der explorierenden Hände nicht geringer als 23 °C ist.

Wenn der Trainierende seine Exploration abgeschlossen hat, soll er auf dem Formblatt die erkannte Struktur oder Teile davon zeichnerisch wiedergeben (Beispiel ➤ Abb. 22.16). Mithilfe der zeichnerischen Reproduktion des Trainierenden wird nun im offenen Verfahren die Erkennungsleistung bezüglich des betreffenden Haptik-Pad erfasst und sprachlich kommentiert. Der Trainer zeigt anhand der Reproduktionen und dem Haptik-Pad, welche Aspekte des Stimulus ggf. noch nicht richtig erkannt wurden und fordert den Trainierenden zur nochmaligen Exploration desselben Haptik-Pads auf. Auf diese Weise soll der Trainierende sukzessiv ein adäquates haptisch-visuelles Abbild des jeweiligen Stimulus erarbeiten.

In gleicher Weise wird mit allen anderen Haptik-Pads der Serie verfahren. Die Stimuli der Trainingsserie werden dem Trainierenden so oft präsentiert, bis keine Fehlleistungen mehr auftreten. Hierzu können ein bis vier oder mehr Trainingssitzungen erforderlich sein. Um die visuelle Informationsvermittlung beim Trainierenden einzugrenzen und zu Dokumentationszwecken sollten die grafischen Reproduktionen nach den Trainingssitzungen beim Trainer verbleiben. Wurden alle Stimuli der Serie im Trainingsverlauf durch den Trainierenden vollumfänglich und ohne Fehler erkannt, kann das Training beendet werden.

Die **Anzahl der Trainingssitzungen** bis zur Erreichung einer fehlerfreien Exploration aller Stimuli ist abhängig von den individuellen Lernleistungen des Trainierenden. Es ist während der Trainingssituationen aufseiten des Trainers darauf zu achten, dass den individuellen Lernprozessen Rechnung getragen wird. Ungeduld und abwertende Rückmeldungen durch den Trainer fördern nicht die Lernleistung. Nach Abschluss aller Trainingsserien erfolgen in einer gesonderten Sitzung die wiederholte Ermittlung des haptischen Schwellenwerts mittels HST und die Prüfung der haptisch-visuellen Leistungen mittels des HFT (➤ Abb. 22.17).

Um das Haptik-Training für die Betreffenden erfolgreich zu gestalten, sollten die Trainingstermine ein- bis zweimal wöchentlich erfolgen. Pro Einzelsitzung sollte der Zeitraum von 1–1,5 Stunden wegen der Abnahme der Aufmerksamkeits- und Konzentrationsleistungen nicht überschritten werden.

Haptik-Figuren-Trainings-Set (Standard)
[HFTs]

HaptikForschungsZentrum

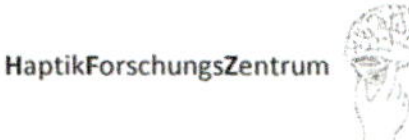

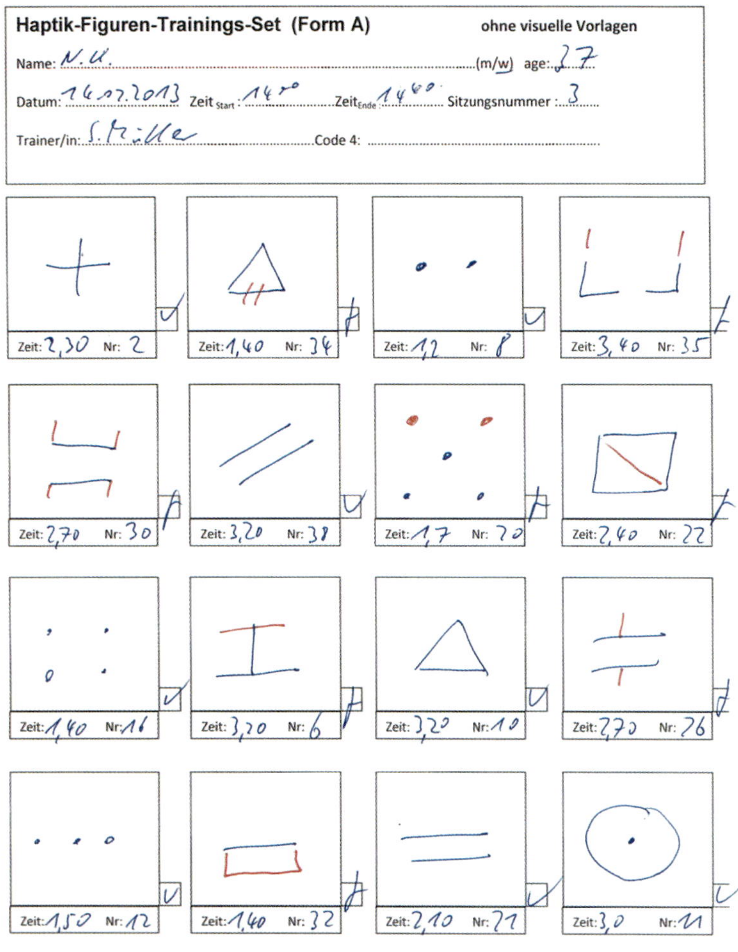

Haptik-Figuren-Trainings-Set (Form A) ohne visuelle Vorlagen

Name: N. U. (m/w) age: 27

Datum: 14.12.2013 Zeit Start: 14.20 Zeit Ende: 14.40 Sitzungsnummer: 3

Trainer/in: S. Müller Code 4:

Zeit: 2,30 Nr: 2	Zeit: 1,40 Nr: 34	Zeit: 1,2 Nr: 8	Zeit: 3,40 Nr: 35
Zeit: 2,70 Nr: 30	Zeit: 3,20 Nr: 38	Zeit: 1,7 Nr: 20	Zeit: 2,40 Nr: 22
Zeit: 1,40 Nr: 16	Zeit: 3,20 Nr: 6	Zeit: 3,20 Nr: 10	Zeit: 2,70 Nr: 26
Zeit: 1,50 Nr: 12	Zeit: 1,40 Nr: 32	Zeit: 2,10 Nr: 21	Zeit: 3,0 Nr: 11

Gesamt Anzahl Fehler: 8

Gesamt Zeit: 36,8

Abb. 22.16 Beispiel eines Protokollbogens einer Trainingssitzung über die Reproduktionsleistungen der 16 haptischen Stimuli aus der Trainingsserie. [P178]

Beispiel

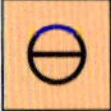

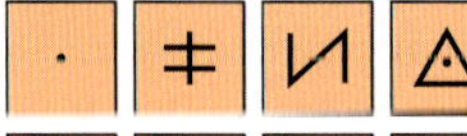

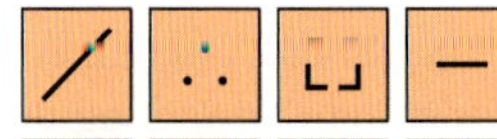

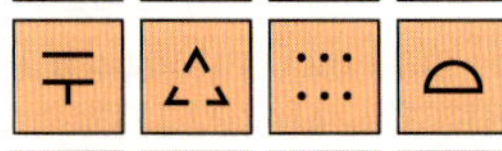

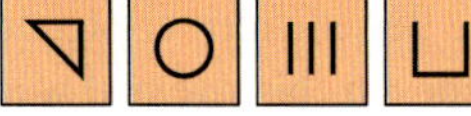

Abb. 22.17 Schematische Darstellung der 16 haptischen Stimuli aus dem Haptik-Figuren-Test. [P178/L271]

LITERATUR

Arabin B et al. The onset of inter human contacts: Longitudinal ultrasound observations in early twin pregnancies. Ultrasound Obstet Gynecol. 1996; 8: 166–173.

Brisben AJ, Hsiao SS, Johnson KO. (1999). Detection of vibration transmitted through an object grasped in the hand. J Neurophysiol. 1999; 81: 1548–1558.

Bruce MF. The relation of tactile thresholds to histology in the fingers of elderly people. J Neurol Neurosurg Psychiatry. 1980; 43: 730–734.

Craig AD. How do you feel – now? The anterior insula and human awareness. Nat Rev Neurosci. 2009; 10: 59–70.

Craig AD. Significance of the insula for the evolution of human awareness of feelings from the body. Ann N Y Acad Sci. 2011; 1225: 72–82.

Dinse HR, Wilimzig C, Kalisch T. Learning effects in haptic perception. In: Grunwald M (Ed.). Human Haptic Perception: Basics and Applications. Basel: Birkhäuser, 2008. pp. 165–182.

Elbert T et al. Increased cortical representation of the fingers of the left hand in string players. Science. 1995; 270: 305–307.
Era P et al. Correlates of vibrotactile thresholds in men of different ages. Acta Neurolo Scand. 1986; 74: 210–217.
Gescheider GA et al. The effects of aging on information-processing channels in the sense of touch .1. Absolute sensitivity. Somatosens Mot Res. 1994; 11: 345–357.
Grunwald M. Haptic perception in anorexia nervosa. In: Grunwald M (Ed.). Human Haptic Perception – Basics and Applications. Basel: Birkäuser, 2008. pp. 335–351.
Grunwald M. Das Sinnessystem Haut und sein Beitrag zur Körper-Grenzenerfahrung. In: Schetsche M, Schmidt R-B (Hrsg.).Körperkontakt. Multidisziplinäre Erkundungen. Gießen: Psychosozial-Verlag, 2012. S. 29–54.
Grunwald M, John M. Research Pioneers of Human Haptic Perception. In: Grunwald M (Ed.). Human Haptic Perception. Basel: Birkhäuser, 2008. pp. 15–39.
Grunwald M et al. Angle paradigm: a new method to measure right parietal dysfunctions in anorexia nervosa. Arch Clin Neuropsychol. 2002; 17: 485–496.
Habermann S. (2010). Prüfung einer neuropsychologischen Testbatterie zur Erfassung von haptischen Gedächtniseffekten an verschiedenen Stichproben gesunder Probanden. Bachelor Thesis Univ. Leipzig, 2010.
Halata Z. (1993). Sensible Nervenendigungen. In: Drenckhahn D, Zenker W (Hrsg.). Makroskopische Anatomie, Embryologie und Histologie des Menschen. Bd. 2. München: Urban & Schwarzenberg, 1993. S. 812–823.
Halata Z, Baumann K. Anatomy of receptors. In: Grunwald M (Ed.). Human haptic perception – Basics and Applications. Basel: Birkhäuser, 2008. pp. 86–92.
Hepper PG. Haptic perception in the human foetus. In: Grunwald M (Ed.). Human haptic perception – Basics and Applications. Basel: Birkhäuser, 2008. pp. 149–154.
Herzog MH, Fahle M. The role of feedback in learning a Vernier discrimination task. Vision Research. 1997; 37: 2133–2141.
Holmstrom L et al. Dissociation of brain areas associated with force production and stabilization during manipulation of unstable objects. Exp.Brain Res. 2011; 215: 359–367.
Hsiao SS, Yau J. Neural basis of haptic perception. In: Grunwald M (Ed.). Human haptic perception – Basics and Applications. Basel: Birkhäuser, 2008. pp. 103–112.
Kalisch T, Tegenthoff M, Dinse HR. Improvement of sensorimotor functions in old age by passive sensory stimulation. Clin Interv Aging. 2008; 3: 673–690.
Klatzky RL, Lederman SJ. The haptic identification of everyday life objects. In: Hatwell Y, Streri A, Gentaz E (Eds.). Touching for knowing: Cognitive psychology of haptic manual perception Amsterdam: Benjamins, 2003. pp. 105–121.
Kolb B, Whishaw IQ. Fundamentals of Human Neuropsychology. New York: Worth Publishers, 2008.
Louw S, Kappers AML, Koenderink JJ. Haptic detection thresholds of Gaussian profiles over the whole range of spatial scales. Exp Brain Res. 2000; 132: 369–374.
Manning H, Tremblay F. Age differences in tactile pattern recognition at the fingertip. Somatosens Mot Res. 2006; 23: 147–155.
McGlone F, Wessberg J, Olausson H. Discriminative and affective touch: sensing and feeling. Neuron. 2014; 82: 737–755.
Mueller S et al. Observation of own exploration movements impairs haptic spatial perception. Exp Brain Res. 2013; 231: 415–423.
Mueller S et al. Occupation-related long-term sensory training enhances roughness discrimination but not tactile acuity. Exp Brain Res. 2014; 232: 1905–1914.
Rowland DL et al. Penile and finger sensory thresholds in young, aging, and diabetic males. Arch Sex Behav. 1989; 18: 1–12.
Seifert F. First heart images with the 7 Tesla MRT. PTBnews. 2010; 10.1: 4.
Sherrington CS. The Integrative Action of the Nervous System. Cambridge: Cambridge Univ. Press, 1948.
Skedung L et al. Feeling small: exploring the tactile perception limits. Scientific Reports. 2013; 3.
von Skramlik E. Psychophysiologie der Tastsinne. Leipzig: Akad. Verlagsgesellschaft, 1937.
Stevens JC, Cruz LA. Spatial acuity of touch: Ubiquitous decline with aging revealed by repeated threshold testing. Somatosens Mot Res. 1996; 13: 1–10.
Stevens JC, Patterson MQ. Dimensions of spatial acuity in the touch sense – changes over the life-span. Somatosens Mot Res. 1995; 12: 29–47.
Vanboven RW, Johnson KO. The limit of tactile spatial-resolution in humans – grating orientation discrimination at the lip, tongue, and finger. Neurology. 1994; 44: 2361–2366.
Weber EH. Der Tastsinn und das Gemeingefühl. In: Wagner R (Hrsg.). Handwörterbuch der Physiologie Bd. III/1. Braunschweig: Friedrich Vieweg, 1846.

KAPITEL

23

Bernhard Ewen

Screening – Scanning – Untersuchung

Die Abfolge vom Screening, einem Globaleindruck, in welchen Regionen die für den Körper wichtigsten Funktionsstörungen zu finden sind, zum Scanning, einer Eingrenzung der Region, bis zur Diagnose einer somatischen Dysfunktion, wurde am prägnantesten von Chila (2004) benannt:

- „Is there a problem?" → „Gibt es ein Problem?" → Screening
- „Where is the problem?" → „Wo ist das Problem?" → Scanning
- „What is the problem?" → „Was ist das Problem?" → somatische Dysfunktion

Die osteopathische Diagnostik orientiert sich im Wesentlichen an den Maßgaben des Kürzels TART. Alle Screening- und Scanning-Prozeduren bedienen sich der folgenden Parameter.

> **TART**
>
> **T**issue Texture Changes – Veränderungen der Gewebetextur
> **A**symmetry – Asymmetrien
> **R**ange of Motion (altered) – eingeschränktes Bewegungsausmaß
> **T**enderness – Empfindlichkeit des Gewebes

Die standardisierte Medizin diagnostiziert und behandelt Patienten im Bereich schmerzhafter Regionen: einen lumbosakralen Bandscheibenvorfall im Bereich des tiefen Rückens, einen Kopfschmerz im Bereich des Kraniums.

A. T. Still wird der wohl erst Jahrzehnte nach seinem Ableben formulierte Satz zugeschrieben (Hartmann 2014): „Pain is a great liar" („Schmerz ist ein großer Lügner"), womit ausgedrückt werden soll, dass Primärstörungen oft in anderen als den schmerzenden Körperregionen vorliegen und sie in ihrem Aufeinandertreffen als Konflikt zweier Spannungsmuster den Schmerz verursachen.

Aus osteopathischer Sicht ist deshalb die Behandlung der Dysfunktionen in der schmerzenden Körperregion als **symptomatische Behandlung,** die Behandlung einer übergeordneten Primärstörung als **kausale Behandlung** zu bezeichnen.

Notwendigkeit und Wert einer symptomatischen Behandlung werden nicht angezweifelt oder geschmälert, aber zur Heilung ist die kausale Behandlung erforderlich. Ohne ein Screening – parietal, kraniosakral und viszeral – kann dies nicht erreicht werden.

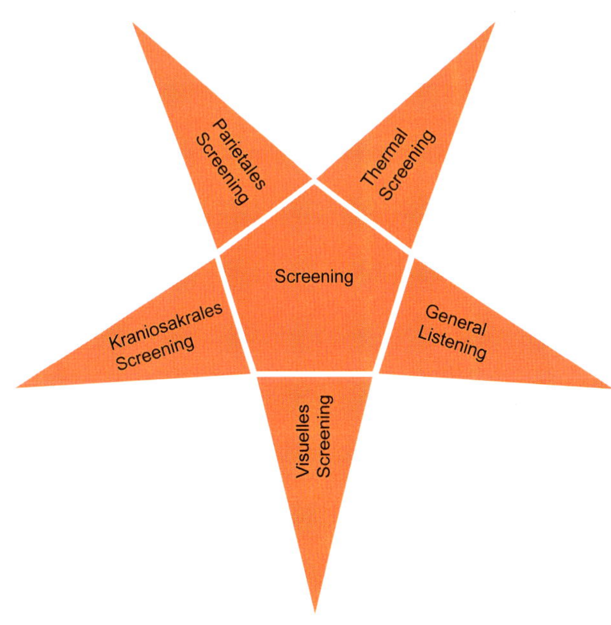

Abb. 23.1 Screening-Stern (vgl. DGOM-Skriptenreihe). [P247/L271].

Forte (2009, 2007–2012) hat diesen Sachverhalt mit den Begriffen **Kompensation, Adaptation** und **Dekompensation** treffend definiert.

23.1 Kompensation – Adaptation – Dekompensation

- Kompensation: physiologische Reaktion eines Körperteils auf eine funktionelle oder strukturelle Variation eines anderen Teils
- Adaptation: angepasste Gewebeänderung, um die funktionelle Kompensation auf Dauer zu halten und zu gewährleisten
- Dekompensation: Ungleichgewichtszustand eines Körperteils, verursacht von einem Konflikt zwischen mindestens zwei Kompensationen oder Adaptationen (Forte 2009)

Beispiel für eine Kompensation Die Primärstörung eines Oberbauchorgans verursacht eine Verspannung des Zwerchfells. Von dort kann es weitergeleitet über das Mediastinum und die Halsfaszien, das Hyoid und den Mundboden zu einer veränderten Unterkieferschwebelage und Zungenlage kommen. Durch afferente Irritation des N. phrenicus entwickeln sich Dysfunktionen der Halswirbelsäule (HWS) bei C3–5. Dies nennt man **kompensatorische Verkettung.** Auf mechanischer Ebene läuft dies kaskadenförmig ab.

Eine Kompensation hat die Aufgabe, die Primärstörung spannungsarm und damit schmerzfrei oder schmerzarm zu stellen. Je nach Schwere der Primärstörung wird die Kompensation nur regional oder weiträumig benötigt. Muss der ganze Körper kompensieren, zeigt er ein durchgehendes fasziales und der Schädel ein sekundäres Spannungsmuster der Synchondrosis sphenobasilaris (SSB) **(Totalreaktion nach Forte).** Kompensatorische Verkettungen kön-

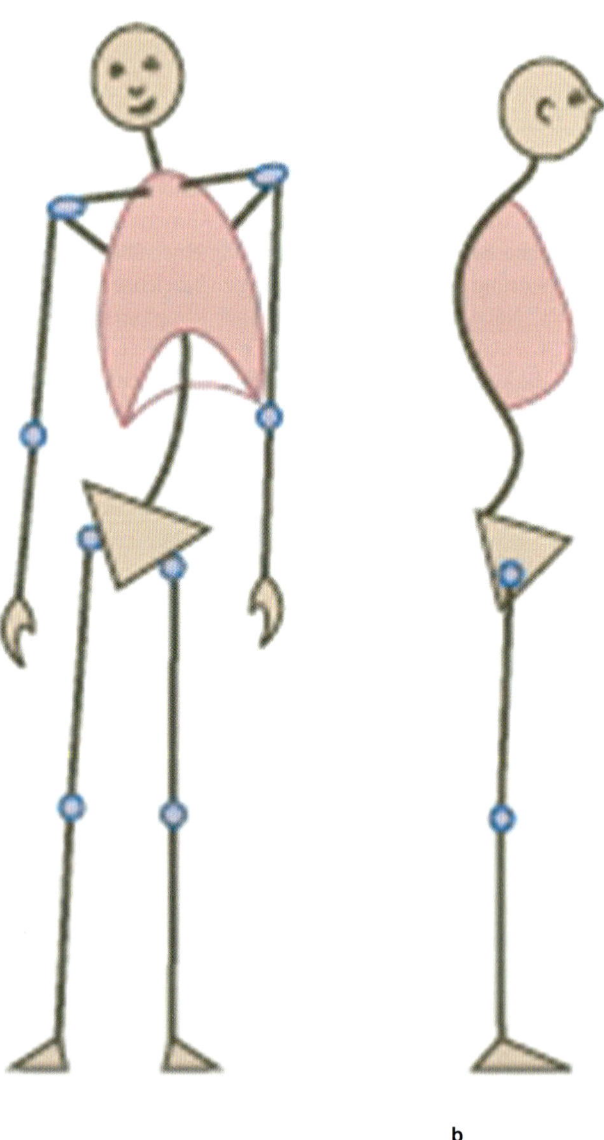

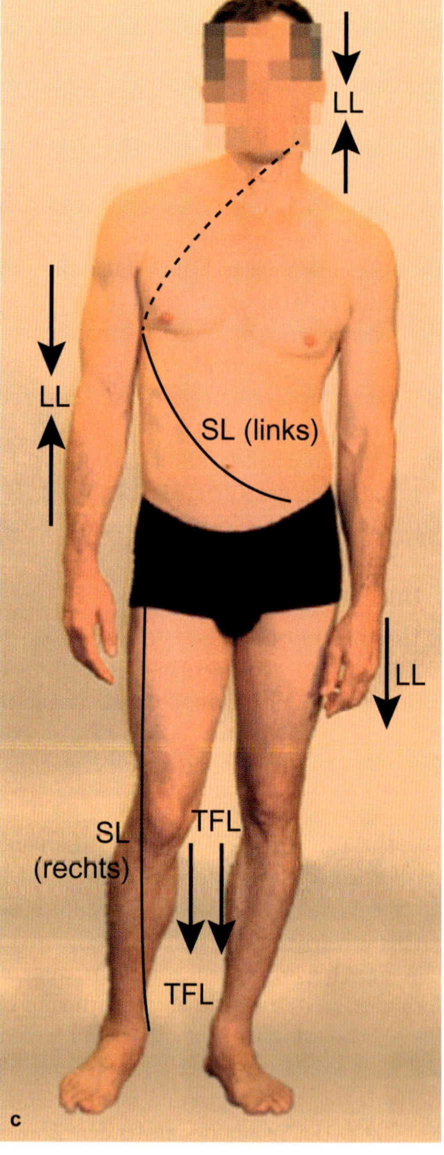

Abb. 23.2a–c Visuelles Screening (Erläuterungen ➤ Kap. 23.2.1). LL = Laterallinie, SL = Spirallinie, TFL = tiefe Frontallinie. [a und b: E989, c: G461]

nen sich auch neurologisch und vaskulär ausbreiten. Dekompensation wird als Konflikt mindestens zweier kompensatorischer Dysfunktionsketten definiert.

Beispiel für eine Dekompensation Kommt es zusätzlich zur oben beschriebenen Dysfunktion des Oberbauchorgans und seinen Kompensationen zu einer weiteren Primärstörung kranial, die sich kompensatorisch einem Os temporale mitteilt, kann sich eine **kraniomandibuläre Dysfunktion** (CMD) als Dekompensation entwickeln. Hier treffen sich im Temporomandibulargelenk (TMG) zwei Spannungsmuster, deren Primärstörung jeweils entfernt zu finden ist.

Das Beispiel macht deutlich, dass eine Behandlung dieser CMD nur im stomatognathen System eine Besserung im Sinne einer symptomatischen Behandlung erreichen kann, zu einer Heilung aber die Therapie der beiden Primärstörungen und ggf. der adaptativen Folgestörungen erforderlich ist. Ohne ein Screening des gesamten Körpers gelingt dies nicht. Mayer bildet dies in einem Screening-Stern ab (Mayer 2004) (> Abb. 23.1).

23.2 Screening

Aus der Vielzahl der beschriebenen Screening-Möglichkeiten werden im Folgenden einige aufgeführt und erläutert.

23.2.1 Visuelles Screening

- Visuelle Interpretation von strukturellen Beziehungen
- Abweichungen von der Mittellinie (> Abb. 23.2)
- Bezug zu den drei Ebenen frontal, sagittal und transversal
- Verhalten in statischer und dynamischer Position
- Haltung und Gang
  - Patient steht in Normalposition, Füße schulterbreit, Hände herabhängend, Kopf geradeaus
  - Position von hinten: Stand der Ohren, Schultern, Klavikulae, Ilia, Trochanteren, Fußgewölbe, Drehung der Beine
  - Position seitlich: Gravitationslinie durch Meatus acusticus externus, Kopfposition, HWS-BWS-LWS-Krümmungen
  - Patient beobachten, wie er auf den Untersucher zugeht und weggeht, auch seitlich beobachten
  - Beobachtung systematisch von den Füßen nach oben bis zum Kopf
  - Fersenauftritt: beim Gehen symmetrisch, rechts oder links härter, lauter?
  - Knie: symmetrisch oder dreht ein Knie nach außen, flüssige Kniebewegung?
  - Beine: flüssige Bewegung des ganzen Beins während der Bewegungsphase. Ist in der Standphase ein Bein kürzer?
  - Becken: schwingt das Becken symmetrisch, rotieren die Hüften?
  - Thorax: bewegt sich der Thorax rhythmisch, treten Rotationen auf, Fehlhaltungen?
  - Arme: schwingen die Arme rhythmisch, symmetrisch?
  - Schultern: schwingen die Schultern mit, steht eine Schulter weiter vorn oder weiter hinten?
  - Kopf: gerade oder Seitneigung, nach vorn, hinten?

23.2.2 General Listening

Das General oder Global Listening wurde von Jean-Pierre Barral eingeführt, wird aber in keinem seiner Lehrbücher (Barral 2002) beschrieben (Lossing et al. 2001). Vom Vertex des Schädels aus wird der stärkste Spannungsvektor im Körper wahrgenommen und damit die Region des Körpers mit der aktuell bedeutendsten Primärstörung – **„Strain of the day"**. Der Untersucher steht hinter oder neben dem Patienten und legt eine Hand sanft longitudinal oder transversal auf den Scheitel des Schädels. Registriert wird der erste Eindruck: Ein Spannungsvektor aus dem Körper, der sich der untersuchenden Hand als Zug mitteilt (> Abb. 23.3).

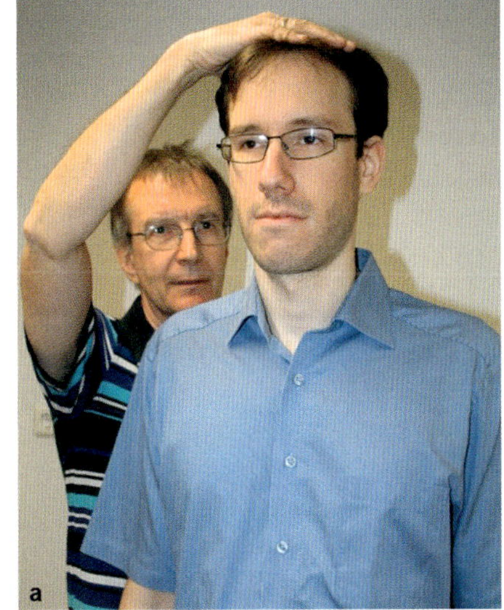

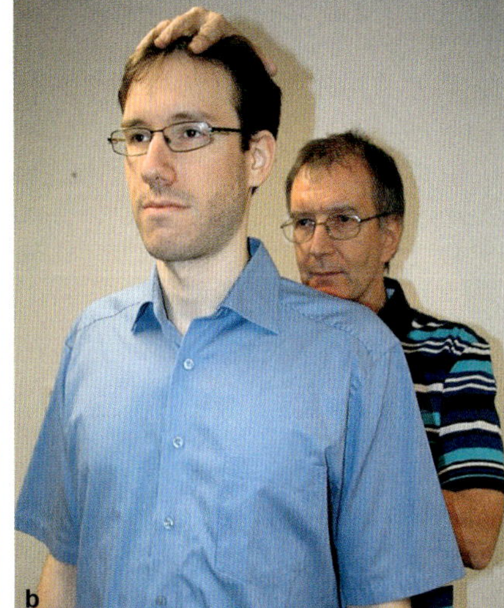

Abb. 23.3ab General Listening. [O1023]

General Listening

- Kurzer Vektor: Dysfunktion nahe der aufgelegten Hand
- Langer Vektor: Dysfunktion entfernt von der aufgelegten Hand
- Zug nach lateral: Primärstörung in lateralem Organ oder einer Extremität
- Zug nach ventral: Primärstörung in einem Organ (Ausnahme Retroperitoneum)
- Zug nach dorsal: Primärstörung im Achsenorgan oder retroperitoneal
- Zug nach medial-inferior: Primärstörung im Kranium oder Wirbelkanal, vermittelt durch Dura mater

Ein Listening nach dorsolateral mit langem Vektor weist auf eine Primärstörung retroperitoneal, ein Listening mit einem kurzen Vektor medial-inferior auf eine Primärstörung im Kranium, z. B. auf eine Dysfunktion der Sutura sagittalis, hin.

Bei langem Vektor empfiehlt es sich, die Untersuchung im Sitzen zu wiederholen. Wird jetzt ein anderer Vektor gespürt als bei der Untersuchung im Stehen, wurde der erste Spannungsvektor durch eine Dysfunktion der unteren Extremitäten verursacht.

Das General Listening ist von allen Listening-Techniken die schwierigste. Therapeuten sind es gewohnt, in Gewebe hineinzutasten und Befunde zu beschreiben (efferente Palpation). General Listening gelingt nur mit afferenter Palpation; Spannungsmuster – von wo auch immer im Körper – teilen sich der wahrnehmenden Hand mit. Erleichtert wird dies durch leichte Aktivierung der tiefen

Tab. 23.1 10-Step-Screening[a]

Test	Region/Struktur	Beurteilung		
1. Gang und Haltung im Stehen, Gehen	Gang, globale Beurteilung	normal		abnormal
	Schulterstand tiefer	links	rechts	gleich
	Crista iliaca tiefer	links	rechts	gleich
	Kopfseitneigung	nach links	nach rechts	gleich
	BWS-Muskulatur voller	links	rechts	gleich
	LWS-Muskulatur voller	links	rechts	gleich
	HWS-Lordose	verstärkt	vermindert	gleich
	BWS-Kyphose	verstärkt	vermindert	gleich
	LWS-Lordose	verstärkt	vermindert	gleich
2. Seitneigung im Stehen eingeschränkt		links	rechts	gleich
3. Flexionstest im Stehen	Vorlauf vorhanden	links	rechts	gleich
	LWS-Muskelwulst verstärkt	links	rechts	gleich
	BWS-Muskelwulst verstärkt	links	rechts	gleich
4. Flexionstest im Sitzen	Vorlauf vorhanden	links	rechts	gleich
	LWS-Muskelwulst verstärkt	links	rechts	gleich
	BWS-Muskelwulst verstärkt	links	rechts	gleich
5. Bewegung der Arme im Sitzen	eingeschränkt Hand, Ellenbogen, Schulter	links	rechts	gleich
6. Rotation Thorax im Sitzen	eingeschränkt	links	rechts	gleich
7. BWS-Seitneigung im Sitzen	eingeschränkt	links	rechts	gleich
8. HWS-Bewegung im Sitzen	Reklination, Inklination	eingeschränkt		gleich
	Seitneigung eingeschränkt	links	rechts	gleich
	Rotation obere HWS eingeschränkt	links	rechts	gleich
	Rotation untere HWS eingeschränkt	links	rechts	gleich
9. Bewegung der Rippen im Liegen	obere Rippen Inhalation eingeschränkt	links	rechts	gleich
	obere Rippen Exhalation eingeschränkt	links	rechts	gleich
	mittlere Rippen Inhalation eingeschränkt	links	rechts	gleich
	mittlere Rippen Exhalation eingeschränkt	links	rechts	gleich
	untere Rippen Inhalation eingeschränkt	links	rechts	gleich
	untere Rippen Exhalation eingeschränkt	links	rechts	gleich
10. Bewegung der Beine	Hamstrings eingeschränkt	links	rechts	gleich
	Hocketest	eingeschränkt		gleich

[a] Modifiziert nach Greenman 1996.
BWS = Brustwirbelsäule, HWS = Halswirbelsäule, LWS = Lendenwirbelsäule.

Finger- und Daumenflexoren (➤ Kap. 21.6) (Sutherland 1939). **Afferentes Listening** wird erschwert, wenn der Untersucher durch die Anamnese des Patienten auf eine bestimmte Region der Beschwerden fixiert ist und dann im Listening die Gewebeantwort erhält, die er vermutete, weil er unwillentlich efferent palpiert hat. Barral empfiehlt deshalb, das General Listening der Anamnese voranzustellen.

23.2.3 Parietales Screening

Beispielhaft werden drei Screening-Prozeduren beschrieben.

10-Step-Screening

Die einfachste, schnellste, aber auch unvollständigste Untersuchungsabfolge ist das 10-Step-Screening (➤ Tab. 23.1).

Myofasziales 10-Step-Screening

In der osteopathischen Methode des „Myofascial Release" wird das myofasziale 10-Step-Screening verwendet (➤ Abb. 23.4).

48-Step-Screening

Eine vollständige Screening-Untersuchung des parietalen Systems ermöglicht das 48-Step-Screening (Johnston und Friedman 1994, Friedman und Glassman 1997), das auch Hinweise auf kraniale Dysfunktionen gibt (➤ Tab. 23.2).

Es werden **acht Regionen** des Körpers **mit je zwei Tests** für Gewebebeschaffenheit, Bewegungsausmaße und visuell struktureller Beurteilung von Asymmetrien und prominenten Körperstrukturen (Landmarks) gescreent. Die Regionen mit den meisten Auffälligkeiten werden weiter untersucht – vom Scanning zur somatischen Dysfunktion. Gefordert wird mindestens je ein positiver Gewebe- und Bewegungstest oder ein positiver Strukturtest plus ein positiver Bewegungs- oder Gewebetest, um eine somatische Dysfunktion zu vermuten.

Wichtig bei diesem ausführlichen Screening ist es, **nur deutliche Befunde** zu markieren, da sonst zu viele Körperregionen positive Befunde aufweisen, was dem Untersucher den Weg zu den wichtigsten Primärstörungen verstellt. Eine Herausforderung für den Ungeübten sind die faszialen Untersuchungstechniken, die eine erste fasziale Barriere bei der Bewegungsprüfung und nicht das Bewegungsausmaß (Range of Motion) bewerten.

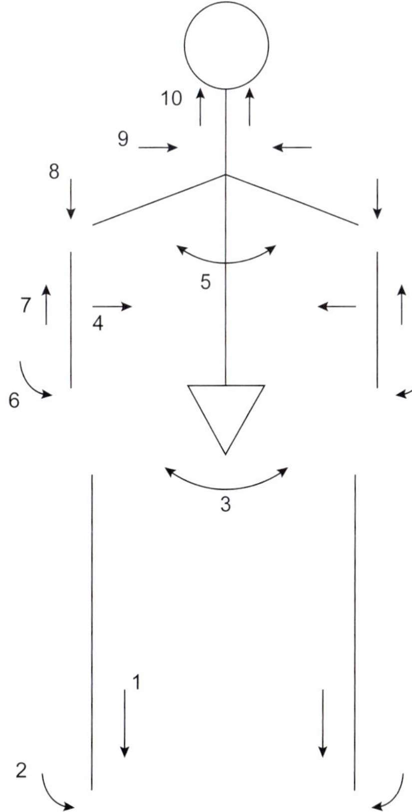

Schritt „Testsequenz"
1 Traktionstest
2 Inversion Sprunggelenk
3 Rock-Test Becken
4 Translation Thorax
5 Kompression Rippen
6 Pronation Unterarm
7 Schulterabduktion
8 Rock-Test Thorax
9 laterale zervikale Kompression
10 okzipitale Traktion

Abb. 23.4 Myofasziales 10-Step-Screening. [G483]

23

Tab. 23.2 48-Step-Screening

Bereich	Gewebe/Textur	Bewegung passiv/aktiv (p/a)	Struktur: Landmarks (L) Asymmetrien (A)
Kopf	TMG offen	CRI im Liegen ↑ ↓	Orbitae (A)
	TMG geschlossen	kraniale Flexion ↑ ↓ Extension ↑ ↓	TMG-Öffnung (A)
HWS	HWS oben	Kopf Seitneigung (p)	Proc. mastoideus (L)
	HWS unten	Kopf Rotation (p)	HWS-Lordose (A)
Thorax/BWS	BWS oben	Rumpf Seitneigung (p)	Akromion (L)
	BWS unten	Rumpf Rotation (p)	BWS-Kyphose (A)
LWS	LWS oben	LWS Seitneigung (p)	LWS-Skoliose (L)
	LWS unten	LWS Rotation in Konkavität (p)	LWS-Lordose (A)
Becken	Gesäß	Translation Becken (p)	Iliumoberrand (L)
	laterales Becken	Ilium bei Hüftbeugung (a)	Becken (A)
Rippen	Rippen oben	Inhalation Rippen oben	erste Rippe (L)
	Rippen unten	Inhalation Rippen unten	Rippen-Skoliose (A)
Arme	Unterarm	Unterarm Pronation (p)	Skapula unten (L)
	Oberarm	Arme passiv über Kopf (p)	Schultern (A)
Beine	Wade	Knie Hyperextension (p)	Trochanter (L)
	Oberschenkel	Beine passive Abduktion	Fußgewölbe (L)

TMG = Temporomandibulargelenk, CRI = kranialer rhythmischer Impuls, HWS = Halswirbelsäule, BWS = Brustwirbelsäule, LWS = Lendenwirbelsäule.

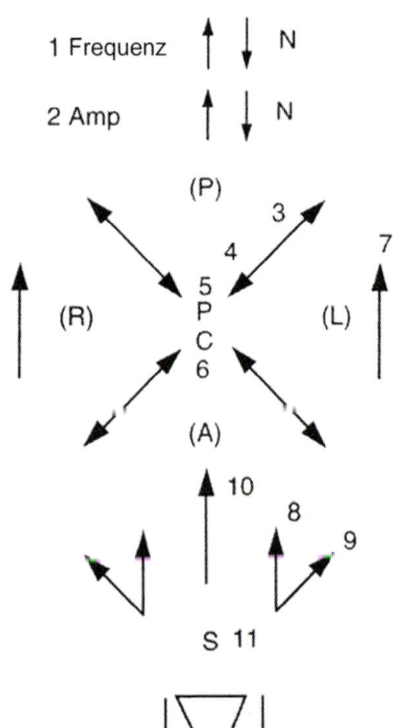

Testabfolge

1 Ist die CRI-Frequenz erhöht, erniedrigt oder normal?
2 Ist die CRI-Amplitude erhöht, erniedrigt oder normal?
3 Ist die Flexion in einem oder mehreren Quadranten beeinträchtigt?
4 Ist die Extension in einem oder mehreren Quadranten beeinträchtigt?
5 Sind Flexion und Extension nicht in Phase mit IR/AR (paradoxer Rhythmus)?
6 Besteht SSB-Kompression?
7 Ist der Temporal Draw Test pathologisch?
8 Ist subokzipital die Duraspannung erhöht?
9 Besteht kondyläre Kompression?
10 Ist der Cruciata-Test pathologisch?
11 Bestehen diaphragmale Schockzeichen?
12 Sind Flexions- oder Extensionsphase im Sakrum restringiert?
13 Hebt sich das Sakrum in der Flexionsphase longitudinal (kranial) an (L)?
14 Besteht ein pathologischer Widerstand bei der Kaudaltraktion des Sakrums?
15 Ist die AR des CRI an den Knöcheln beeinträchtigt?

Abb. 23.5 Cranial Exam Record. Amp = Amplitude, N = normal, (P) = Untersuchung von posterior, (R) = rechts, (L) = links, P = paradoxer Rhythmus, C = SSB-Kompression, (A) = Untersuchung von anterior, S = diaphragmale Schockzeichen, F = Flexion, E = Extension, L = longitudinale Anhebung des Sakrums, CRI = kranialer rhythmischer Impuls, IR = Innenrotation, AR = Außenrotation, SSB = Synchondrosis sphenobasilaris, „Cruciata" = Kreuzungsstelle der Suturen im harten Gaumen. [G483]

23.2.4 Kraniosakrales Screening

Cranial Exam Record

Hier bietet das **Cranial Exam Record** (Friedman und Glassman 1997) die Möglichkeit, in wenigen Minuten einen guten Überblick über kraniosakrale Spannungsmuster zu bekommen (➤ Abb. 23.5). Mit dieser Untersuchung findet bereits der Übergang vom Screening zum Scanning statt.

23.2.5 Thermodiagnostik nach Barral

Die Hohlhand ist in der Lage, Temperaturunterschiede von 0,4 °C wahrzunehmen. Barral bestätigte dies durch aufwändige vergleichende Untersuchungen mittels Plattenthermografie (Barral 2003). Die untersuchende Hand wird dabei in einem Abstand vom Körper geführt, der die abstrahlende Körperwärme gerade noch spürbar werden lässt (Level 1 der manuellen Thermodiagnostik) (➤ Abb. 23.6). Temperaturunterschiede werden in Intensität, Ausmaß und Konfiguration wahrgenommen; in diesen Regionen wird weiter palpatorisch nach Dysfunktionen gesucht. Die Höhe der Infrarotabstrahlung des Körpers wird mit dem Vitalitätszustand des Patienten korreliert.

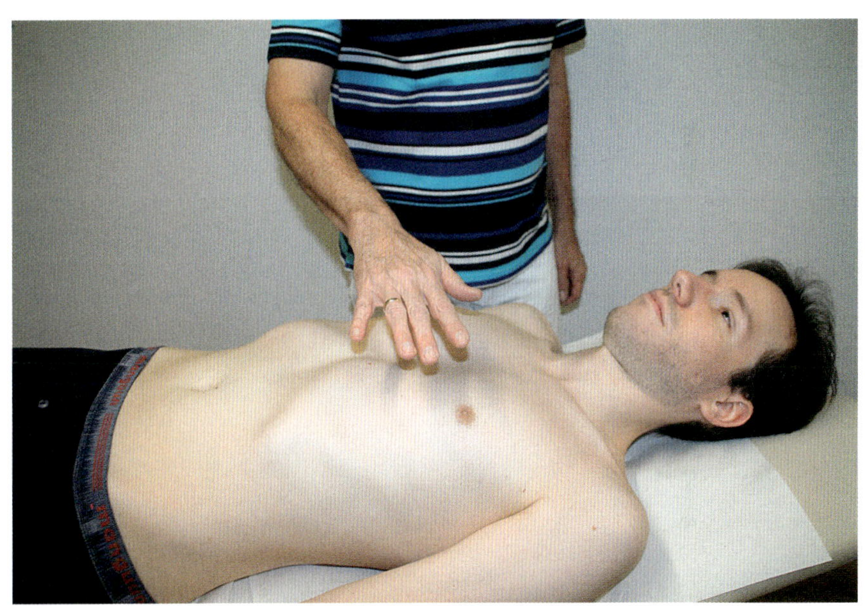

Abb. 23.6 Manuelle Thermodiagnostik nach Barral. [O1023]

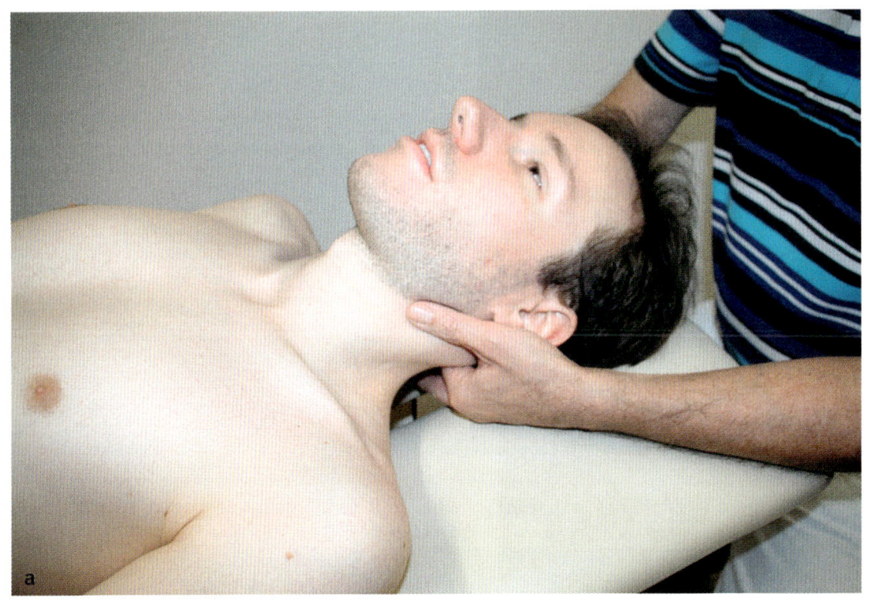

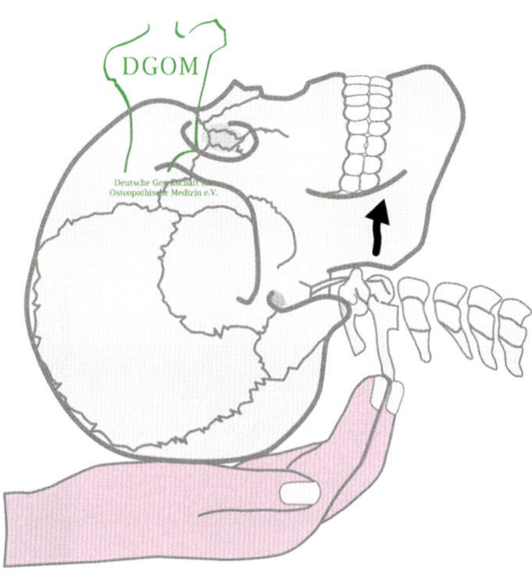

b

Abb. 23.7 C2-Listening. [a: O1023, b: W965]

23.3 Scanning

23.3.1 Allgemeine Scanning-Prozeduren

C2-Listening

Das C2-Listening ermöglicht eine Aussage darüber, ob die stärkste Primärstörung oberhalb oder unterhalb von C2 zu finden ist. Nicht nur kraniosakrale und vertebrale, auch viszerale Dysfunktionen und solche aus Extremitäten und knöchernem Thorax bekommen im Rahmen ihrer kompensatorischen Verkettung mechanisch oder reflektorisch (➤ Kap. 23.4.5) Anschluss an das Durasystem. Voraussetzung ist, dass **keine Dysfunktion in Höhe C2 vorliegt** oder eine solche zuvor behandelt wird.

Eine anteriore Translation des Dornfortsatzes C2 wird zunächst ein Listening der tiefen Halsfaszie spürbar werden lassen (➤ Abb. 23.7a). Bei weiterer anteriorer Translation wird die Dura mater als Barriere palpiert. Wenn keine Dysfunktionen vorliegen, ist der kraniale rhythmische Impuls (CRI) als kranialwärts (Flexionsphase) und kaudalwärts (Extensionsphase) gerichtete Bewegung zu spüren.

Jede kraniale und C1-Dysfunktion führt zu einem kranialwärts gerichteten Listening der Dura in Höhe C2, jede Dysfunktion inferior davon zu einem kaudalwärts gerichteten C2-Listening. Das Segment C2 ist für diesen Test gut geeignet, da hier eine regelhafte Anheftung der Dura im knöchernen Wirbelkanal vorliegt (➤ Abb. 23.7b).

Hyoid-Listening

Das Os hyoideum ist umfangreich mit dem Respirations-, Eingeweide- und stomatognathen System sowie der Schädelbasis und den Halsfaszien verbunden. Primäre Dysfunktionen des Os hyoideum sind selten, sein Listening nach kranial oder kaudal sowie rechts oder links gibt wertvolle Hinweise zum Auffinden von Primärstörungen (➤ Abb. 23.8).

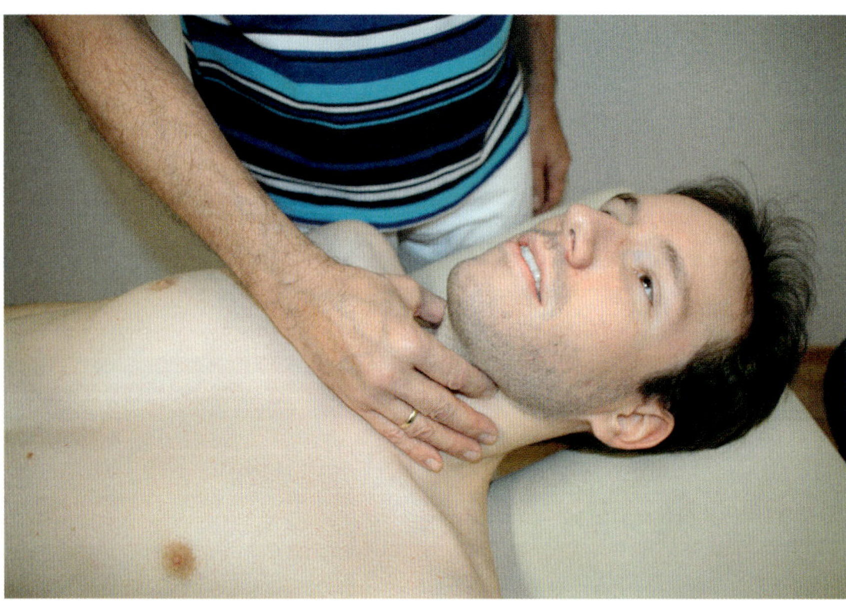

Abb. 23.8 Hyoid-Listening. [O1023]

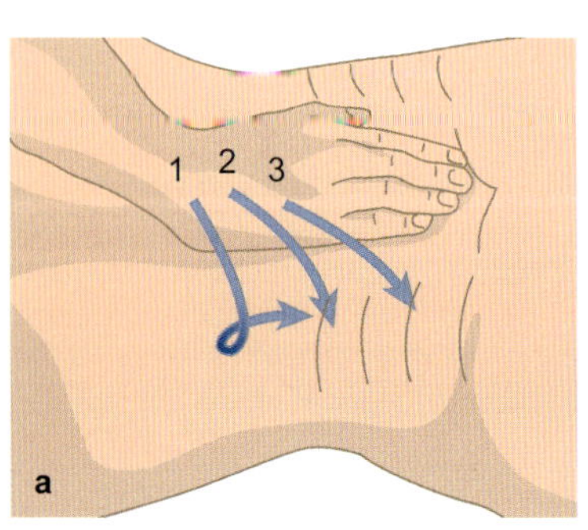

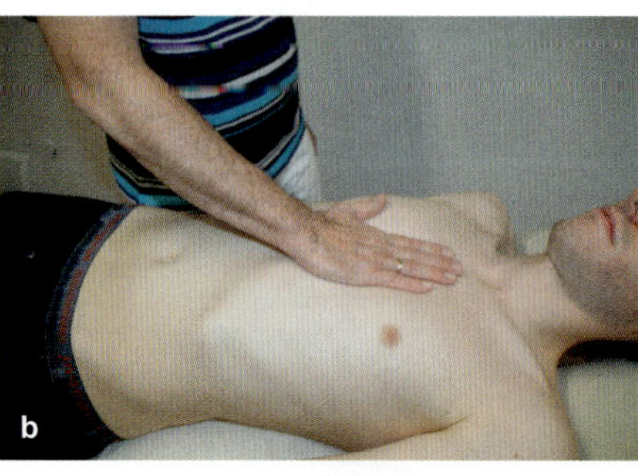

Abb. 23.9 Local Listening der Region.
1 - linke Niere
2 - Flexura duodenojejunalis
3 - Magenfundus [**a:** L138, **b:** O1023]

23

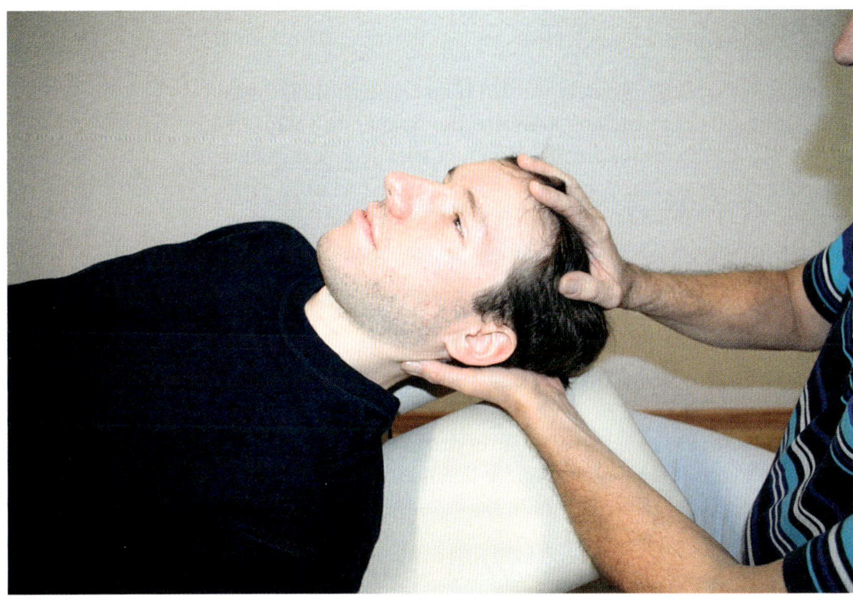

Abb. 23.10 Schädel-Listening und Inhibition. [O1023]

23.3.2 Viszerales Scanning

Local Listening der Region

Ist beim General Listening als Screening-Prozedur ein Spannungsvektor ausgehend von Thorax, Abdomen oder Becken-Unterbauch zu spüren, folgt als Scanning-Prozedur das **Local Listening der Region** oder **Regional Listening.**

Durch afferente Palpation wird die Region der vermuteten Primärstörung zunehmend eingegrenzt, d. h. die Hand zum Ursprung des Spannungsvektors bewegt, bis dieser unter der Hohlhand von innen kommend wahrnehmbar ist. Die nun folgende Schichtpalpation hat auch efferente Anteile. Gespürt werden die meist unterschiedlichen Spannungsvektoren der verschiedenen Schichten.

Beispiel Thorax: Haut → Subkutis → Faszienschichten (Fascia clavipectoralis, tiefe Muskelfaszie) → knöcherner Thorax → Organebene.

Die Schicht, die den zuerst afferent wahrgenommenen Spannungsvektor aufweist, wird anschließend zur Diagnose der primären somatischen Dysfunktion untersucht. Handelt es sich um die viszerale Ebene, erfolgt die Diagnose durch das **Local Listening der Organe** und die Untersuchung ihrer Mobilität und Motilität (> Abb. 23.9).

23.3.3 Kraniosakrales Scanning

Schädel-Listening

Das Schädel-Listening (> Abb. 23.10) erfolgt analog dem regionalen Listening zuerst mit afferenter Wahrnehmung des Spannungsvektors, dem bis zu seinem Ursprung gefolgt wird, und anschließender **Schichtpalpation.** Unterschieden werden:

- Haut
- Faszie
- Knochen
- Dura mater
- Gehirn

In einer dieser Schichten wird der ursprüngliche Spannungsvektor gefunden. Danach wird durch Mobilitäts- und Motilitätsbeurteilung die Diagnose der somatischen Dysfunktion gestellt. Dass dies auch bis zum zentralen Nervensystem (ZNS) möglich ist, lehrt Bruno Chikly in seinen Kursen. Praktiziert, jedoch nicht publiziert, wird es jedoch auch von anderen osteopathischen Lehrern, wie z. B. Jane Carreiro (2009, 2014) und Kenneth Lossing (2009).

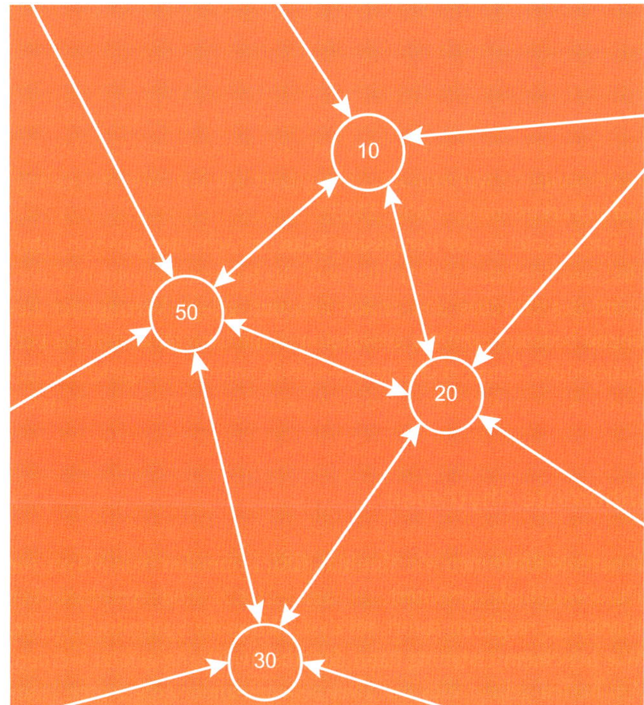

Abb. 23.11 Multiple primäre Dysfunktionen mit gegenseitiger Beeinflussung. Die Zahlen spiegeln die unterschiedliche Stärke der Primärstörungen in ihrem Verhältnis zueinander wider. [P177/W965/L271]

23

Inhibition

Durch zarten äußeren Kontakt werden somatische Dysfunktionen und damit auch ihr Listening inhibiert. Der Spannungsvektor der nächst wichtigen somatischen Dysfunktion wird jetzt wahrnehmbar oder die Gewebe zeigen kein Listening mehr (➤ Abb. 23.10, ➤ Abb. 23.11). Inhibition wird diagnostisch bei allen Listening-Techniken eingesetzt (General Listening, Listening der Region, Hyoid-Listening, Schädel-Listening).

Cranial Exam Record

Wie in ➤ Kap. 23.2.4 beschrieben, geht das Cranial Exam Record bereits so weit in die Eingrenzung der Befunde, dass es auch zum Scanning gerechnet werden kann.

23.3.4 Parietales Scanning

Listening der Extremitäten

Anhand der **myofaszialen Spannungslinien,** die Myers beschreibt (Myers 2010), gelingt das Listening in den Extremitäten, sodass der Therapeut schnell zur Struktur der Primärstörung gelangt (➤ Abb. 23.12). Die wichtigsten myofaszialen Spannungslinien sind die intermuskulären Septen an Oberarm und Oberschenkel sowie der M. tibialis posterior am Unterschenkel und das Periost des Radius am Unterarm.

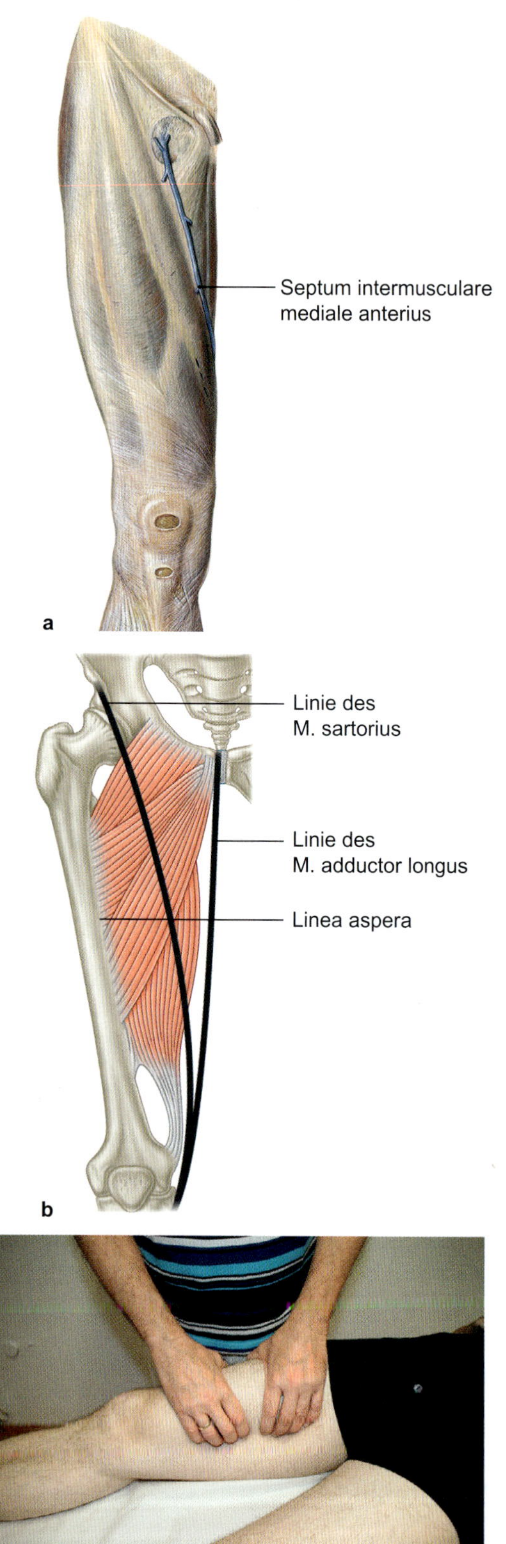

Abb. 23.12 Extremitäten-Listening. **a:** Septum intermusculare mediale anterius. [S007-1-23] **b:** Das mediale anteriore Septum des Oberschenkels bildet eine komplexe Kurve, ähnlich einem Segel, das einen schwungvollen Bogen von der Linea aspera hinauf zum M. sartorius beschreibt. [G461] **c:** Listening im Bereich des Septum intermusculare mediale anterius femoris. [O1023]

Palpatorisches und perkutorisches Gewebe-Scanning

Die Region der vermuteten Primärstörung kann durch Palpation mit flach angeschmiegter Hand, die die Struktur der stärksten Gewebespannung wahrnimmt, eingegrenzt werden. Gleiches gelingt durch Perkussion (➤ Abb. 23.13).

Ein Beispiel ist der **Percussion-Scan** des Achsenorgans von Johnston und Friedman (1994). Hier wird der Fokus auf erhöhten Widerstand des Gewebes und seinen Rebound gelegt. Verringerter Rebound bedeutet erhöhter Gewebetonus, die Gewebe werfen die perkutierenden Finger nicht mehr elastisch zurück – vergleichbar mit einem Klopfen auf einer Trommel (elastisch) oder einem Buch (fest).

23

Inhärente Rhythmen

Inhärente Rhythmen wie Motilität, CRI, Lemniskat (von Mayer zur Fluid8-Methode erweitert, ➤ Kap. 21.4.5) und lymphatischer Rhythmus reagieren sofort auf dysfunktionelle Spannungsmuster. Wie bei einem Listening kann der Abschwächung gefolgt werden. Am besten gelingt dies mit zwei nebeneinander aufgelegten Händen. An einer Hand ist der gewählte inhärente Rhythmus abgeschwächt, in diese Richtung werden die Hände weiter versetzt und wieder palpiert.

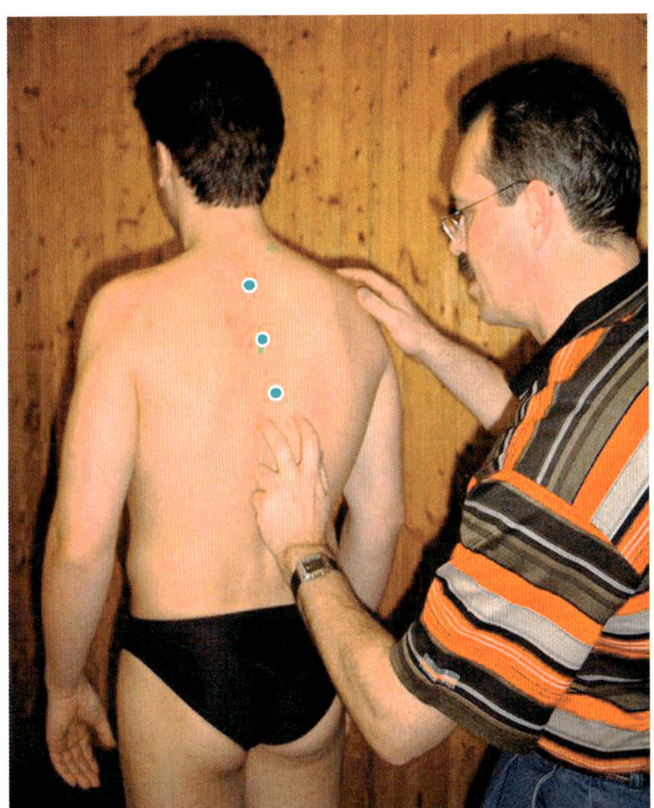

Abb. 23.13 Percussion-Scan. [P177/W965]

23.3.5 Fazilitiertes Segment

Fazilitiert (lat.: facilis = leicht) ist ein Segment des Achsenorgans, wenn es durch viszerale Nozizeption in seinem Spannungszustand angehoben ist (➤ Abb. 23.14). Durch eine leichte zusätzliche Funktionsstörung, mechanisch oder psychisch verursacht, wird daraus eine oft schmerzhafte Major-Dysfunktion. Eine Behandlung dieser segmentalen Dysfunktion führt zu vorübergehender Linderung der Beschwerden, ein nichtiger Anlass lässt sie jedoch rezidivieren. Die kausale Therapie besteht in der Behandlung der übergeordneten viszeralen Dysfunktion. Diagnostiziert wird das fazilitierte Segment anhand einer rhythmisch regelmäßigen Seitneigung des Querfortsatzes der Körperseite des dysfunktionellen Organs bei faszialer Palpation.

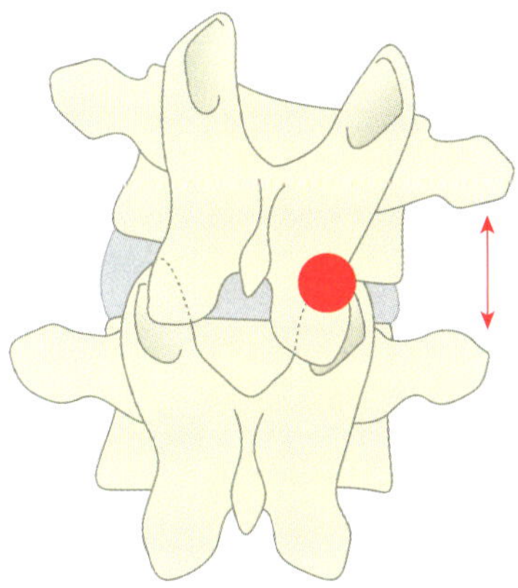

Abb. 23.14 Fazilitiertes Segment, Seitneigung. [L138]

23.4 Algorithmen

Die osteopathische Prozedur von Screening und Scanning zur Diagnose einer primären somatischen Dysfunktion ist eingebettet in Anamnese und etablierte medizinische Diagnostik. Mayer beschreibt vier Therapeuten-Typen, die Anhaltspunkte zur Vorgehensweise verschiedener Osteopathen bieten (Mayer 2004) (➤ Abb. 23.15, ➤ Abb. 23.16, ➤ Abb. 23.17, ➤ Abb. 23.18).

Die meisten osteopathischen Mediziner und Therapeuten haben in den ersten Jahren ihrer osteopathischen Tätigkeit bevorzugte Körpersysteme, in denen sie nach somatischen Dysfunktionen suchen und diese behandeln. Aus den Schilderungen dieses Kapitels ist ersichtlich, dass letztlich nur der integrative Therapeuten-Typ in der Lage ist, kausal osteopathisch zu behandeln.

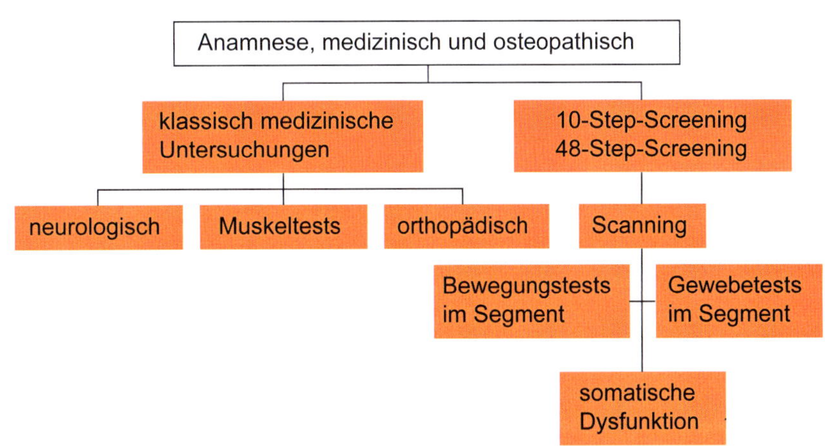

Abb. 23.15 Der biomechanische parietale Typ. [P177/W965/L271]

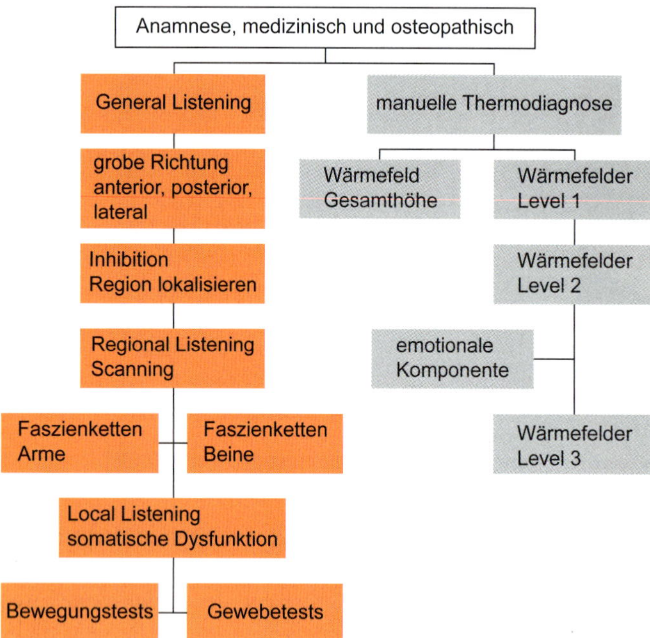

Abb. 23.16 Der viszerale Typ. [P177/W965/L271]

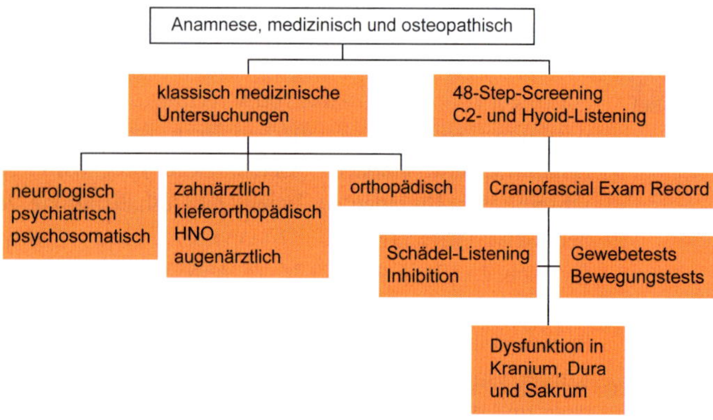

Abb. 23.17 Der kraniosakrale Typ. [P177/W965/L271]

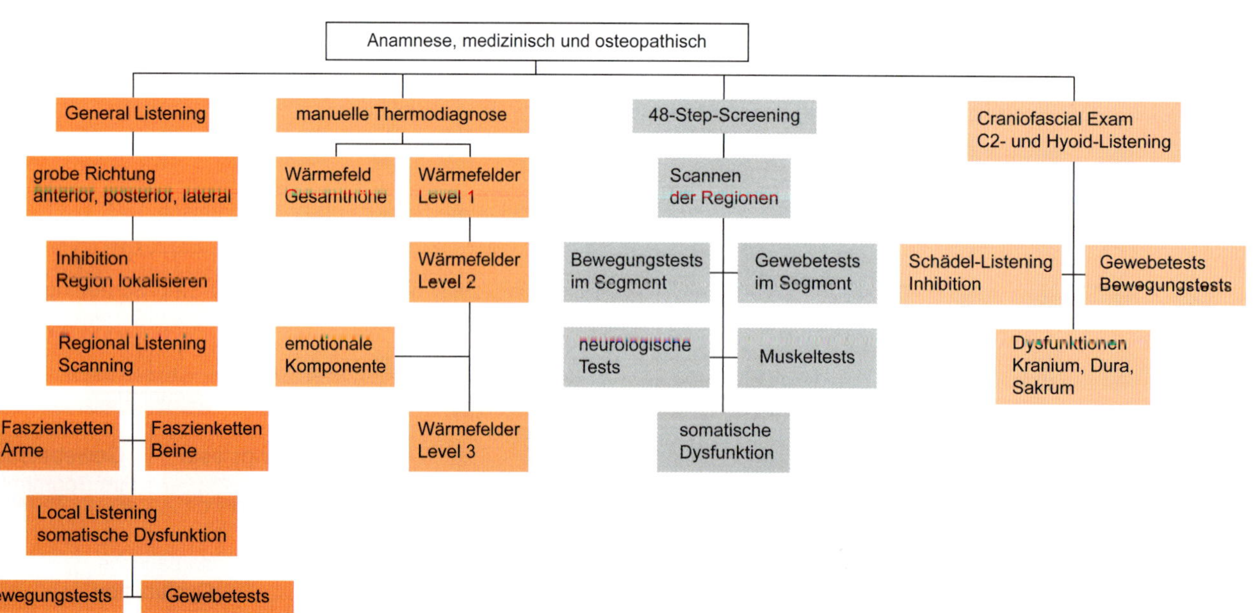

Abb. 23.18 Der integrative Typ. [P177/W965/L271]

23.5 Schlussbemerkungen

- Es gibt keinen Königsweg zur Diagnose.
- Alle Wege führen nach Rom, manche aber schneller und geradliniger.
- Untersuchungsstandards erleichtern das Arbeiten durch Effizienz, Übersichtlichkeit und Vollständigkeit.
- Diagnostikstandards sichern die Evidenz einer Diagnose. Sie sind überprüf- und vergleichbar.
- Diagnostikstandards müssen auf das Individuum Patient abgestimmt werden.
- Jeder Standard muss die Individualität des Untersuchers berücksichtigen.

Screening- und Scanning-Prozeduren sind täglich zu üben, damit der Therapeut auch bei komplexen Dysfunktionsmustern in einem überschaubaren Zeitaufwand (10 Minuten) die einer Dekompensation zugrunde liegenden Primärstörungen diagnostizieren kann. Patienten sind häufig überrascht, wegen eines lokalen Problems von Kopf bis Fuß untersucht zu werden und wünschen Erklärungen. Der Vergleich der Dekompensation als von zwei an einem Seil ziehenden Mannschaften (Primärstörungen), deren Zugspannung an irgendeinem Punkt (Region) aufeinander trifft, ist für Patienten eingängig. Er ist physikalisch aber nicht haltbar, da in einem Seil unter Zug überall die gleiche Spannung auftritt. Das Modell der Tensegrity (Edmondson et al. 1987), bei der starre Elemente auf Druck und elastische Strukturen auf Zug reagieren, beides weitergeben und im System bis zu einem gewissen Grad ausgleichen können, bietet eine exaktere Erklärung.

- Ohne Screening und Scanning bleibt osteopathische Behandlung symptomatisch.
- Mit dieser Vorgehensweise wird sie kausal, den Lehrsätzen von A. Chila folgend:
  - „Is there a problem?" (Screening)
  - „Where is the problem?" (Scanning)
  - „What is the problem?" (erfolgreiche Diagnostik der primären Dysfunktionen)

LITERATUR

Barral JP. Lehrbuch der viszeralen Osteopathie. Bd. 1 u. 2. München: Urban & Fischer/Elsevier, 2002.

Barral JP. Manuelle Thermodiagnose. München: Elsevier, 2003.

Carreiro JE. An Osteopathic Approach to Children. 2nd ed. London: Churchill Livingston/Elsevier, 2009.

Carreiro JE. DGOM-Skriptenreihe Osteopathische Pädiatrie. 2014.

Chikly B. Skriptenreihe der DGOM: An osteopathic Approach to the Brain. 2014.

Chila A. Persönliche Kommunikation. MFR-Kurse DGOM, 2004.

Edmondson A. A Fuller Explanation. The Synergetic Geometry of R. Buckminster Fuller. Boston: Birkhäuser, 1987.

Friedman H, Glassman J. Skriptenreihe der SFIMMS, 1997.

Forte M. Skriptenreihe der DGOM: Funktionelle Medizin nach Forte 1–4, 2007–2012.

Forte M. Grundgedanken zur Funktionellen Medizin. Man Med. 2009; 47: 418–422.

Greenman PE. Principles of Manual Medicine. 2nd ed. Baltimore: Williams & Wilkins, 1996.

Hartmann C. Persönliche Kommunikation. 2014.

Johnston WL, Friedman H. Functional Methods. Indianapolis: American Academy of Osteopathy, 1994.

Lossing K. Persönliche Kommunikation. 2009.

Lossing K et al. Skriptenreihe zur Viszeralen Osteopathie. DGOM. 2001.

Mayer J. Skriptenreihe der DGOM: Klinischer Kurs 2004.

Myers T. Anatomy Trains. Myofasziale Leitbahnen. 2. Aufl. München: Urban & Fischer/Elsevier, 2010.

Sutherland WG. The Cranial Bowl. Mankato: Free Press Company, 1939 (Reprint 1994).

KAPITEL

24

Edward G. Stiles

Primärläsion, Schlüsselläsion, Sequenzierung

24.1 Historische Aspekte

Fred L. Mitchell sen., DO, FAAO, entwickelte einen osteopathischen manipulativen Ansatz, den er als Muskelenergie bezeichnete. Als Mitglied des ersten Muskel-Energie-Tutoriums im Jahr 1970 wurde ich Zeuge der erstaunlichen klinischen Ergebnisse, die er im Laufe der fünf Tage damit erzielte. Das Tutorium konzentrierte sich auf das Verständnis und das Erlernen der **Muskel-Energie-Techniken (MET),** um sie effektiv in der Praxis einsetzen zu können.

Während des Tutoriums erwähnte Mitchell gelegentlich, dass er eine **Schlüsselläsion (Area of Greatest Restriction, AGR)** gefunden habe, verwandte aber nur wenig Zeit auf die Besprechung seiner Screening-Untersuchung. Stattdessen konzentrierte er sich darauf, den sechs Teilnehmern beim Erlernen der MET zu helfen, damit sie klinisch effizient umgesetzt werden können.

Nachdem ich ihm bei zwei oder drei weiteren Tutorien assistiert hatte, schlug er bei einem Besuch in seiner Praxis vor, dass ich einige seiner Patienten behandle. Er würde zusehen und meine MET-Fähigkeiten evaluieren.

Die erste Patientin klagte über lumbale Rückenschmerzen und Ischiasschmerzen. Nach der Screening-Untersuchung behandelte ich die Funktionsstörungen von Rippen, Brust- und Lendenwirbelsäule, Kreuzbein und unteren Extremitäten. Ich war stolz darauf, meinem Mentor zeigen zu können, wie gut ich seine MET beherrsche. Nach dem Abschluss der Behandlung bat Mitchell die Patientin aufzustehen und fragte sie, wie sie sich fühlt. Sie antwortete, dass sie sich nicht besser fühle als vor der Behandlung. Daraufhin gratulierte mir Mitchell zu meinen MET-Fähigkeiten und schlug vor, dass ich die Patientin erneut und mit den gleichen Techniken behandle, allerdings in der von ihm vorgegebenen Reihenfolge. Nach Abschluss der zweiten Behandlungssequenz in korrekter Reihenfolge befragte er die Patientin erneut und sie stellte erleichtert fest: „Genauso, als wenn Sie mich behandelt hätten."

Dadurch wurde mir bewusst, dass ich, wie man heute sagt, zwar MET-kompetent, aber mit dem Anwenden der Techniken gemäß seiner Form der klinischen Problemlösung total überfordert war! Das gleiche passierte auch mit mehreren anderen Patienten.

Nach dieser Erfahrung entschied ich, dass ich seine Strategie zur Problemlösung ergründen muss. Und dieses Ziel war seitdem die treibende Kraft für meine Karriere.

Ich bin davon überzeugt, dass die meisten Ausbilder, Studenten und Kritiker der MET niemals anerkannt haben, wie wichtig das **Aufsuchen der AGR** und die **Sequenzierung** für das Verständnis und die Anwendung von Mitchells MET-Konzepten und -Grundlagen sind. Werden die Patienten mit einer anderen Sequenz behandelt, sind die Befunde der zahlreichen MET-Diagnosen oft nicht konsistent mit dem „Mitchell Model". Bei der Behandlung in der richtigen Sequenz hingegen stimmen sie präzise überein. Diese klinische Tatsache wurde in zahlreichen Sequenzierungskursen, die ich geleitet habe, bestätigt. Bei einer AGR in der oberen Körperhälfte gibt es immer wieder Kursteilnehmer, die eine Funktionsstörung in der unteren Körperhälfte diagnostizieren. Allerdings entsprechen die Befunde in der Regel nicht den diagnostischen Beschreibungen von Mitchell für Kreuzbein und Becken. Sobald die Funktionsstörung der oberen Körperhälfte gemäß der AGR behandelt wurde, erfüllt die Beckenfunktionsstörung alle diagnostischen Beschreibungen von Mitchell.

Meine ersten beiden Mentoren, George Andrew Laughlin, DO, und Perrin T. Wilson, DO, führten ebenfalls eine Screening-Untersuchung durch, konnten aber die Grundlagen der Untersuchung und die Auswertung der Befunde nie präzise beschreiben.

In seinen Arbeiten betonte Carl McConnell, DO, zudem, wie wichtig das **Erkennen der Schlüsselläsion** bei der manipulativen Behandlung nach A. T. Still ist. McConnell verbrachte den überwiegenden Teil seiner praktischen Karriere in Chicago. Ich frage mich, ob Mitchell sen. als Student am Chicago College of Osteopathy einen Mentor gehabt hat, der den Screening-Ansatz von einem von McConnells Studenten erlernt hat.

George Andrew Laughlins Mutter war in derselben Klasse wie McConnell. Betonte sie die Bedeutung einer Screening-Untersuchung, die ihr Vater, A. T. Still, George Andrew Laughlin beigebracht hatte? Ist dies der gemeinsame Nenner, durch den sich die Screening-Untersuchung bis zu A. T. Still zurückverfolgen lässt?

24.2 Die Screening-Untersuchung

Die drei Grundlagen der Screening-Untersuchung sind:

- **Tensegrity:** Ein Tensegrity-System, wie der Bewegungsapparat, wird immer versuchen, das schwächste Glied, d. h. den Bereich mit der somatischen Funktionsstörung, zu schützen. Dabei entstehen verschiedene Kompensationsmuster. Hier ist der Nutzen am größten, wenn der Auslöser und nicht der Adaptationsmechanismus behandelt wird.
- **3. Gesetz nach Fryette:** Bei der Induktion von Bewegung in einer Ebene wird das Bewegungspotenzial in den anderen beiden Bewegungsebenen eingeschränkt. Wird eine zweite Bewegung hinzugefügt, werden die übrigen beiden Bewegungsebenen eingeschränkt. Wird nun eine dritte Bewegung hinzugefügt, sind alle drei Bewegungspotenziale physiologisch im Sinne einer physiologischen Blockade eingeschränkt. Ist der untersuchte Bereich funktionell, besteht Gelenkspiel und die vorsichtige Bewegungstestung endet weich. Liegt im untersuchten Bereich eine Funktionsstörung vor, ist kein Gelenkspiel mehr vorhanden und die Bewegungstestung endet hart.

> Es muss versucht werden, den Bereich mit der größten Bewegungseinschränkung (= Area of Greatest Restriction) zu finden.

- **Klinisch** muss versucht werden, den am stärksten funktionsgestörten Bereich zu identifizieren, der oft nur einer von mehreren funktionsgestörten Bereichen ist. Oft ist die AGR sehr umschrieben und die großen sekundären Kompensationsbereiche stehen im Vordergrund. Wichtig ist die Art der Bewegungseinschränkung und nicht deren Ausmaß.

24.2.1 Ablauf der Untersuchung

Zunächst wird der Patient **im Stand** untersucht. Dazu steht der Untersucher hinter dem Patienten, legt seine beiden Hände auf die Schultern des Patienten und überprüft durch vorsichtiges, kleines und langsames Gleiten nach ventral und dorsal den globalen dynamischen Balancepunkt zu erfassen. Danach fühlt sich der Patient besser geerdet und entspannt.

Angefangen wird mit der Untersuchung der rechten Körperhälfte.

Halsbereich

Der Untersucher legt seine linke Hand auf den Halsbereich. Diese Hand sollte als **„Monitorhand"** verwendet werden. Die Spitze des linken Daumens sollte den Hinterhauptbereich berühren und der Rest des Daumens über der rechten Gelenksäule (Facetten) ruhen. Die rechte Hand hält sanft die Oberseite des Kopfes (die **„Bewegungshand"**). Dann führt er den Patienten mit der rechten Hand (Bewegungshand) langsam in Flexion, Extension, und überprüft, ob die Bewegung entlang der Halswirbelsäule (HWS) glatt verläuft. Dann fügt er eine Seitneigung und Rotation nach rechts mit Translation in Flexion oder Extension hinzu und überprüft erneut die Gleichmäßigkeit der Bewegung entlang der zervikalen Gelenke.

Bei einer **somatischen Dysfunktion** ist der Bewegungsfluss entlang der zervikalen Gelenke eingeschränkt und der Tonus der Muskeln, die den funktionsgestörten Bereich umgeben, erhöht, sodass die Bewegung hart endet und das Gelenkspiel eingeschränkt ist. Bei der Prüfung des Gelenkspiels wird die Monitorhand zu einer Bewegungshand, indem der Untersucher segmentweise mit der Daumenspitze die Wirbelkörper im funktionseingeschränkten Bereich überprüft, während die Hand auf dem Kopf die Position in den drei Bewegungsebenen hält. Sobald der Bereich mit der Funktionsstörung identifiziert wurde, werden die funktionseingeschränkten Wirbel aufgesucht, um die **zervikale AGR** zu identifizieren.

Thoraxbereich

Die Evaluation des Thoraxbereichs erfolgt nach den gleichen Prinzipien. Die **Bewegungshand** wird so auf der ipsilateralen Schulter platziert, dass der Kleinfingerballen über dem Akromioklavikularbereich, die Finger auf der Klavikula und den oberen Rippen und die Daumenspitze über dem dorsalen oberen Thoraxbereich liegen. Der Daumen der **Monitorhand** liegt über der Gelenksäule (Facetten) von Th1 bis zum Wirbelsegment unter der Daumenbasis. Ausgehend von der Neutralstellung der Brustwirbelsäule (BWS) induziert die Hand auf der rechten Schulter eine Seitbeugung und Rotation mit langsamen Kehrtranslationsbewegungen. Da die Seitbeugung durch die rechte Hand auf der rechten Schulter ausgelöst wird, wird gleichzeitig eine Vektorkraft auf den zu untersuchenden Bereich hinzugefügt. Dies verbessert die Seitbeugung und Translation. Beim Bewegungsfluss durch den palpierten Thoraxbereich unter dem linken Daumen wird auf normale oder dysfunktionale Bewegungen mit lokalisiert erhöhtem Muskeltonus und ein hartes Bewegungsende geachtet. Ist dieser Bereich mehr oder weniger eingeschränkt als die zervikale AGR?

Unter Beibehaltung der Seitbeugung und Drehpositionierung wird durch langsames Vor- und Zurückgleiten der **Bewegungshand** mit kleinen Bewegungen auf der rechten Schulter eine Flexion und Extension hinzugefügt. Erneut wird der Bewegungsfluss durch Palpation überprüft. Zu Beginn von Flexion und Extension fühlen sich die Patienten, als wenn sie geschubst werden und wehren sich gegen die Bewegung. Zu Beginn von Seitbeugung und Rotation werden gemäß der 2. Regel von Fryette Flexion und Extension eingeschränkt, sodass nur kleine Gleitbewegungen der rechten Hand nach vorn und hinten erforderlich sind, um die Flexions-Extensions-Komponente zu testen.

Bei einer Funktionsstörung wird die Bewegung in jedem Segment der Region mit dem Daumen der **Monitorhand** überprüft, um festzustellen, welches am stärksten eingeschränkt ist. Am effektivsten ist eine schräg von rechts unten nach links oben verlaufende Federbewegung, die alle drei Ebenen der Segmentbewegung gleichzeitig stimuliert. Ein funktionelles Segment federt und hat ein weiches Endgefühl, während ein dysfunktionales Segment weniger stark federt und die Bewegung hart endet.

Anschließend wird die **Monitorhand** entlang des Thorax nach unten geschoben, bis die Daumenspitze über dem Bereich liegt, der zuvor unter der Daumenbasis der Monitorhand lag. Nun wird die Bewegungstestung wiederholt, wobei die Bewegungshand auf der rechten Schulter liegt, und es werden die übrigen Thoraxbereiche – wie für den oberen Thorakalbereich beschrieben – überprüft. Dazu muss die Monitorhand oft drei- bis viermal auf dem Thorax verschoben werden. Ziel ist das Aufsuchen der funktionseingeschränkten Thoraxbereiche sowie der sich darin befindenden AGR. Ist im Thorax eine somatische Dysfunktion vorhanden, muss geklärt werden, ob sie mehr oder weniger eingeschränkt ist als eine somatische Dysfunktion im Zervikalbereich.

Lumbalbereich

Die **Bewegungshand** bleibt weiterhin auf der Schulter liegen, während die **Monitorhand** in den Lumbalbereich (Facetten) und dann über den Iliosakralbereich geschoben wird. Nachdem alle Bereiche auf ihre Beweglichkeit überprüft wurden, muss der Untersucher entscheiden, ob eine somatische Dysfunktion vorliegt und wo der **Bereich mit der stärksten segmentalen Einschränkung (AGR)** liegt: zervikal, thorakal, lumbal oder iliosakral.

Weiterer Untersuchungsverlauf

Anschließend wird die Untersuchung für die **linke Körperhälfte** wiederholt. Dabei ist die **linke Hand die Bewegungshand** und die **rechte Hand die Monitorhand.** Sobald ein Bereich mit Funktionseinschränkung identifiziert wurde, wird die rechte Daumenspitze zur Testung der segmentalen Bewegung in Flexion/Extension, Seitbeugung und Rotation verwendet. Danach wird die gesamte Untersuchungsabfolge im Sitzen wiederholt.

24.2.2 Interpretation der Screening-Daten

- Ist die AGR am Achsenskelett im Stand stärker ausgeprägt als im Sitzen, befindet sie sich vermutlich in der unteren Extremität. In diesem Fall wird an den unteren Extremitäten nach der entscheidenden somatischen Dysfunktion bzw. Einschränkung gesucht. Die somatische Dysfunktion kann Fuß, Sprunggelenk, Fibula oder Tibia betreffen.
- Ist die AGR am Achsenskelett im Sitzen stärker ausgeprägt als im Stehen, befindet sie sich im Achsenskelett, Brustkorb, Sakrum oder Becken und die Beine dienen im Stand zur Kompensation.

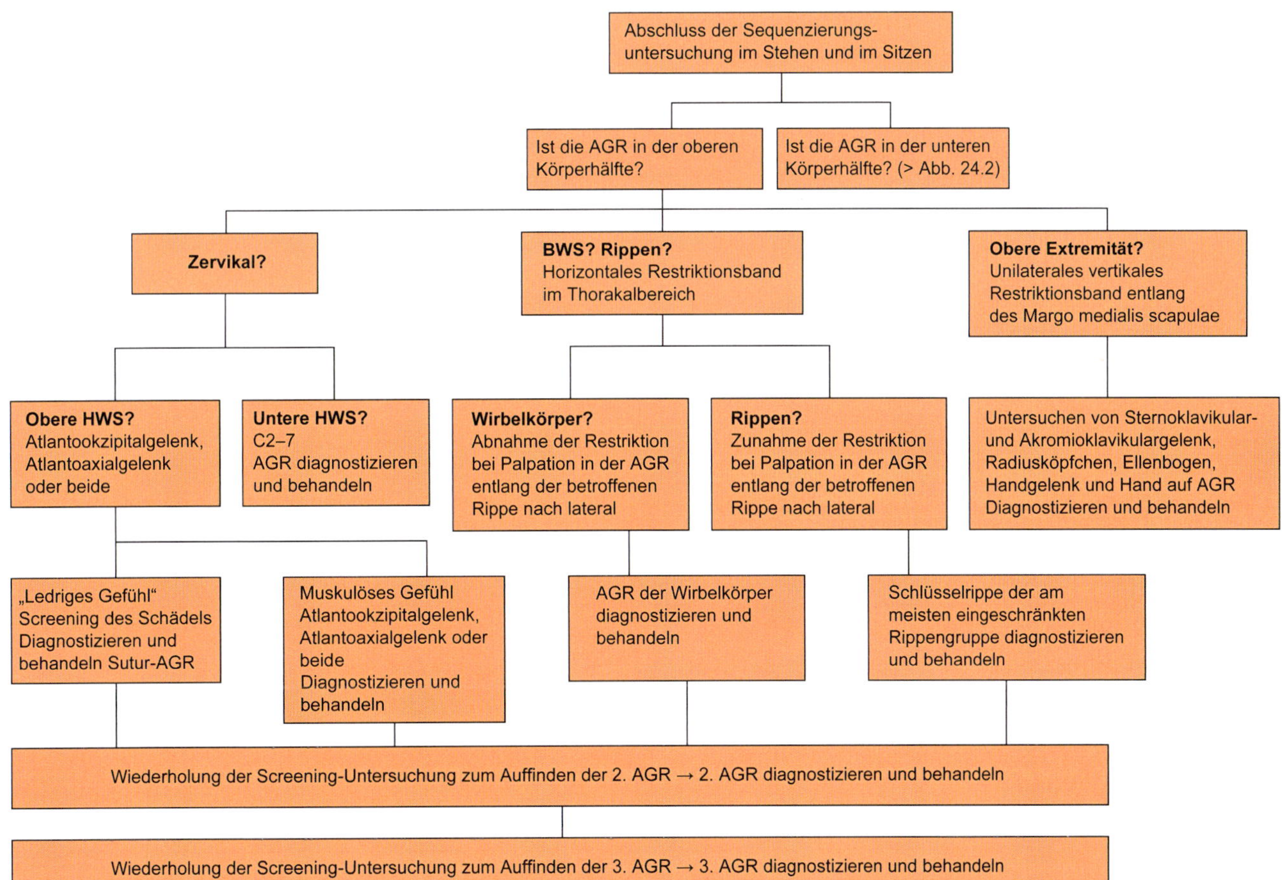

Abb. 24.1 AGR-Chart obere Körperhälfte (bis Th12). Ablauf der Screening-Untersuchung auf AGR in der oberen Körperhälfte. AGR = Area of Greatest Restriction, BWS = Brustwirbelsäule, HWS = Halswirbelsäule. [P179/P262]

Nach Abschluss der Screening-Untersuchung muss der Untersucher zunächst entscheiden, ob sich die AGR in der oberen oder unteren Körperhälfte befindet. Der **Scheidepunkt ist Th12:** oberster Punkt der unteren und unterster Punkt der oberen Körperhälfte.

Liegt die AGR in der **oberen Körperhälfte,** wird folgende Problemlösestrategie verwendet (➤ Abb. 24.1):

- Bei einer **zervikalen AGR** muss bestimmt werden, ob sie die obere HWS (atypische Wirbel) oder die typischen Halswirbel (C2–C7) betrifft. Ist die obere HWS die AGR und fühlt sich das Gewebe am Screening-Endpunkt lederig an, besteht für gewöhnlich eine duale Einschränkung und die Behandlung sollte mit einem kranialen Screening beginnen, um **kraniale AGR** zu identifizieren. Fühlt sich das Ende der oberen HWS muskulöser an, liegt die AGR in der Regel im Atlantookzipital- oder Atlantoaxialgelenk oder beiden. Sind beide gestört, wird mit dem am stärksten betroffenen Segment begonnen. Liegt die AGR im Bereich C2–C7, wird der am stärksten eingeschränkte Wirbel aufgesucht, diagnostiziert und behandelt.
- Bei einer **thorakalen AGR** muss geklärt werden, ob der Hauptbereich im Brustkorb oder in der oberen Extremität liegt. Sobald die thorakale AGR identifiziert wurde, wird bei der weiteren Bewegungstestung darauf geachtet, ob die Einschränkung bei der Palpation entlang der entsprechenden Rippe stärker wird. Lässt sie nach, ist der Wirbel die AGR, nimmt sie zu ist, der Brustkorb

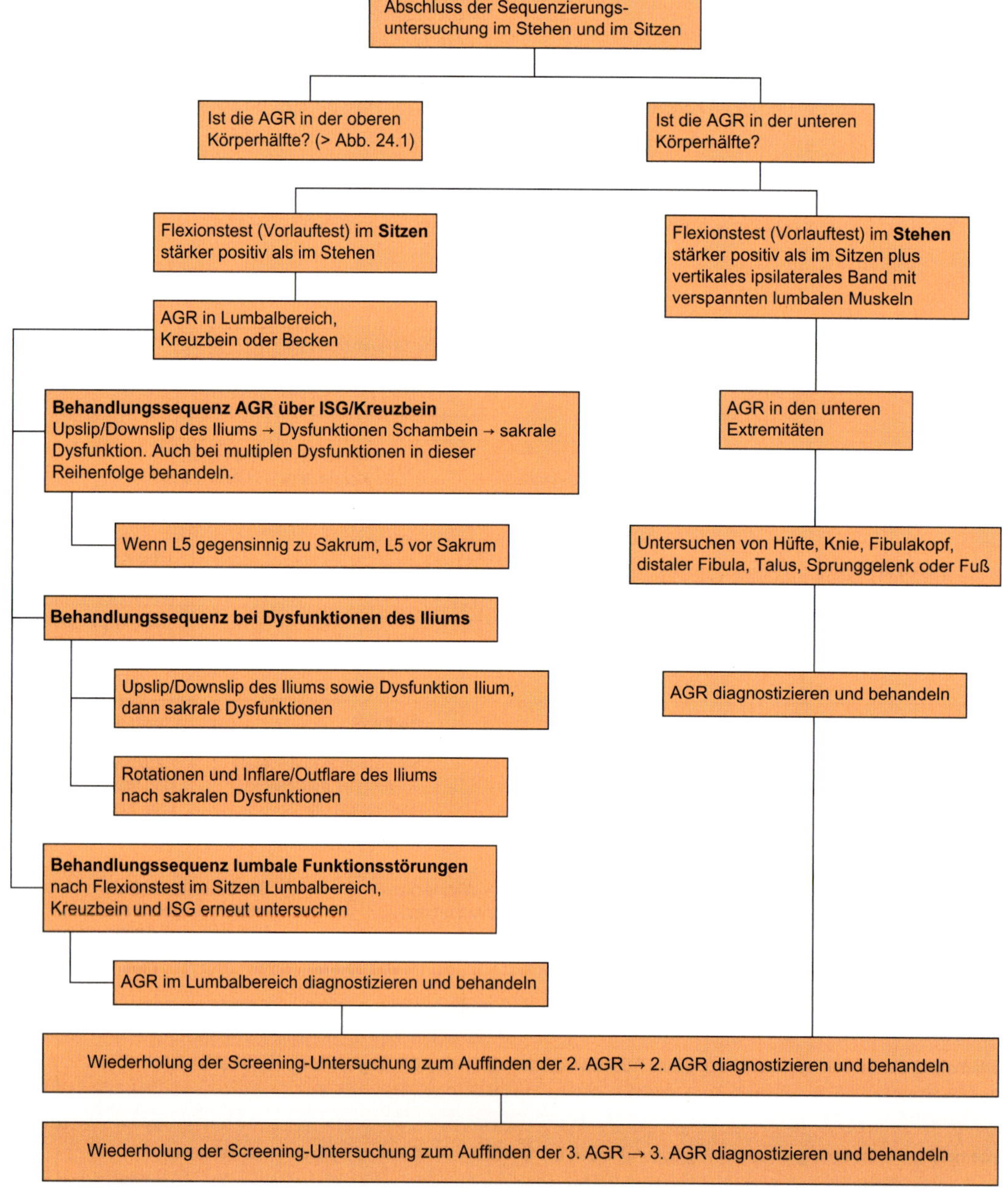

Abb. 24.2 AGR-Chart untere Körperhälfte (ab Th12). Ablauf der Screening-Untersuchung auf AGR in der unteren Körperhälfte. AGR = Area of Greatest Restriction, ISG = Iliosakralgelenk. [P179/P262]

24

die AGR. In diesem Fall wird der Brustkorb untersucht und die Schlüsselrippe der funktionsgestörten Rippengruppe behandelt.

- Ist die BWS die AGR, gibt es oft mehrere Bereiche mit somatischer Dysfunktion, von denen der ausgeprägteste diagnostiziert und behandelt wird.
- Wenn die thorakale AGR eher unilateral ist und mit einem erhöhten Tonus der Mm. trapezius und rhomboidei einhergeht, sodass ein vertikales Restriktionsband entlang des Margo medialis der ipsilateralen Skapula entsteht, ist die **obere Extremität meist die AGR.** In diesem Fall werden Akromioklavikular-, Sternoklavikular- und Glenohumeralgelenk sowie Unterarm, Handgelenk und Hand überprüft, um die AGR zu finden. Sobald sie diagnostiziert und behandelt wurde, normalisiert sich das vertikale Band mit erhöhtem Muskeltonus im oberen Thorax in der Regel sofort, da es kompensatorisch zur AGR in der oberen Extremität entstanden war

Liegt die AGR in der **unteren Körperhälfte,** wird folgende Problemlösestrategie verwendet (➤ Abb. 24.2):

- Ist der Flexionstest (Vorlauftest) im Stand stärker positiv als im Sitzen, liegt die **AGR in der Regel in den unteren Extremitäten.** In diesem Fall ist auch der Muskeltonus der ipsilateralen lumbalen paravertebralen Muskeln erhöht. Die AGR umfasst in der Regel eine somatische Dysfunktion von Fibulakopf, distaler Fibula, Talus, Sprunggelenk oder Fuß.
- Ist der Flexionstest (Vorlauftest) im Sitzen stärker positiv als im Stehen, liegt die **AGR in der Regel in Lumbalbereich, Kreuzbein oder Becken.** Richtet sich der Patient nach dem Vorwärtsbeugen wieder auf, werden der Lumbal- und Iliosakralbereich erneut gescreent. Liegt die AGR im Lumbalbereich, wird die somatische lumbale Dysfunktion diagnostiziert und behandelt.

Liegt die **AGR im Iliosakralbereich,** sollte gemäß dem Achsenmodell von Mitchell folgende Sequenz befolgt werden:

Jede Hoch- oder Tiefstellung des Iliums („upslip" bzw. „downslip") wird behandelt, weil sie die Funktion in den drei transversalen Sakralachsen (superior, media und inferior) einschränken und dadurch die kraniale, sakrale und Iliumfunktion behindert.

Liegt keine Fehlstellung des Iliums, aber eine Fehlstellung der Symphyse vor, sollte diese anschließend behandelt werden. Eine Funktionsstörung des Schambeins kann sich nachteilig auf die Mechanik von Kreuzbein und Iliosakralgelenk auswirken und muss daher vor den sakralen Funktionsstörungen behandelt werden.

Liegt weder eine Fehlstellung des Iliums noch eine Funktionsstörung des Schambeins vor, sollten die **sakralen Funktionsstörungen** behandelt werden, sofern L5 vom Kreuzbein wegrotiert ist. Ist L5 in dieselbe Richtung rotiert wie das Kreuzbein, sollte L5 zuerst behandelt werden. Dadurch wird oft auch die sakrale Komponente korrigiert oder die unklaren Befunde am Kreuzbein normalisieren sich zu einer sakralen Mitchell-Diagnose. Nach der Behandlung der sakralen Funktionsstörungen ist die untere Transversalachse wieder funktional und Rotationsstörungen des Iliums lassen sich leicht diagnostizieren und behandeln.

Bei der Behandlung einer sakralen Funktionsstörung, deren Befunde nicht zur Mitchell-Diagnose passen, besteht eine vorgetäuschte sakrale Funktionsstörung, sodass die Behandlung versagen wird. In diesem Fall muss eine größere AGR an anderer Stelle behandelt und das Kreuzbein dann erneut untersucht werden. Möglicherweise hat sich die sakrale Funktionsstörung normalisiert, nachdem die größere AGR behandelt wurde. Sobald die sakrale Funktionsstörung die Kriterien der Mitchell-Diagnose erfüllt, sollte sie auch behandelt werden.

- Von der Behandlung der initialen AGR profitieren 30 % der anderen somatischen Dysfunktionen, da sie kompensatorisch aufgetreten sind.
- Anschließend wird nach der zweiten AGR gesucht und diese behandelt, wodurch weitere 30 % der somatischen Dysfunktionen verschwinden, weil sie kompensatorisch aufgetreten sind.
- Nun wird nach der dritten AGR gesucht.

Oft lassen sich die meisten somatischen Dysfunktionen mit nur wenigen Techniken auflösen. Die Zeit, die für eine Screening-Untersuchung aufgewandt wird, wird später wieder eingespart, weil zahlreiche somatische Dysfunktionen abklingen, sobald die drei wichtigsten AGR effektiv diagnostiziert und behandelt wurden.

Wenn der Patient anamnestisch angibt, dass längeres Stehen und Gehen oder der wiederholte Einsatz der Arme oder Hände die Symptome verstärkt, sollte die betroffene Extremität kurz untersucht werden. Oft findet sich dabei eine deutliche somatische Dysfunktion, die aber nicht ausreicht, um ein unilaterales Band mit verstärktem Muskeltonus im Lumbalbereich oder medial der Skapula zu erzeugen. Oft wirkt sich die Behandlung der festgestellten Funktionsstörung von Hand, Handgelenk, Fuß oder Sprunggelenk nachhaltig positiv auf das Schmerzniveau des Patienten aus und gibt der Behandlung den letzten Schliff. Dieses Phänomen wird auf die ausgeprägten afferenten Impulse aus dem somatosensorischen Kortex, der mit dem betroffenen Bereich der Extremität zusammenhängt, in das Rückenmark zurückgeführt.

24.2.3 Behandlungsergebnisse

Insgesamt lässt sich das klinische Ergebnis deutlich verbessern, wenn der Patient eine auf ihn zugeschnittene **osteopathische Manualtherapie mit AGR-Sequenzierung** erhält.

Während der 1990er Jahre, als ich noch in einer Praxis tätig war, nahm ich einen fünf Jahre alten Terminkalender und suchte die ersten 100 Akten von Patienten mit lumbalen Rückenschmerzen mit oder ohne Ischialgie heraus. Ich habe die Befunde der osteopathischen manipulativen Therapie (OMT) immer in der Reihenfolge oder Sequenz dokumentiert, in der ich die somatischen Dysfunktionen diagnostiziert habe. Außerdem habe ich die Einstufung der Schmerzen durch den Patienten auf einer Skala von 1–10 notiert sowie die initial vorhandene somatische Dysfunktion auf einer Skala von 1–10 eingestuft. Die Daten überraschten mich, weil ich die Art meiner Behandlung erst verstanden habe, nachdem ich mir diese Mühe gemacht hatte.

Bei 66 % der Patienten war anamnestisch ein Trauma vorhanden; die Hälfte hatte einen Autounfall gehabt. Bei 70 % der Patienten bestanden trotz verschiedener Behandlungen seit mehr als 2 Jahren Schmerzen. Die Hälfte dieser Patienten hatte seit mehr als 10 Jahren Schmerzen. Diese Daten lassen ein schlechtes Ergebnis erwarten. Mittels AGR-sequenzierter OMT konnte ich 80 % dieser Patienten deutlich (Verbesserung um 70–100 %) helfen. Bei 7 % der Patienten war das Ergebnis „unbekannt", da sie in einem anderen Staat lebten. Die AGR verteilten sich bei diesen 100 Patienten wie folgt:

- Thorakalbereich und Brustkorb (60 %).
- Lumbalbereich (23 %); davon die Hälfte L5.
- Untere Extremität (11 %).
- HWS/Schädel (4 %).
- Kreuzbein und Becken wiesen meist keine AGR auf.

Ein weiteres interessantes Ergebnis dieses Reviews war, dass ich vor der Behandlung mit AGR-Sequenzierung folgende Befunde erhob:

- Hochstellung des linken Iliums (27 %)
- Tiefstellung des rechten Iliums (15 %)
- Flexion des linken Sakrums (16 %)
- Sakrumtorsion links über links (37 %)
- Sakrumtorsion links über rechts (1 %)
- Extension des rechten Sakrums (0 %)

Bei den Patienten wurde wegen der AGR in der Regel das Becken mittels AGR-Sequenzierung behandelt. Ich war überrascht, wie sich die Befunde von Sakrum und Becken veränderten, nachdem die „Zwiebelschalen" sequenziell abgeschält wurden. Die tatsächlich behandelbaren Befunde waren:

- Hochstellung des linken Iliums (10 %)
- Tiefstellung des rechten Iliums (4 %)
- Flexion des linken Sakrums (17 %)
- Sakrumtorsion links über links (17 %)
- Sakrumtorsion links über rechts (4 %)
- Extension des rechten Sakrums (0 %)

Somit waren viele der initialen Befunde an Sakrum und Becken nur vorgetäuscht und entsprachen nicht den Mitchell-Diagnosen. Als es an der Zeit war, Sakrum und Becken zu behandeln, entsprachen alle somatischen Dysfunktionen den Beschreibungen von Mitchell.

Mitchell verwendete beim Lehren oft Analogien. Eine seiner Lieblingsanalogien war, dass „das Behandeln von Patienten wie das Hinterherlaufen hinter einem springenden Football ist". Andere, die mir gefielen, sind die Gleichsetzung der sequenziellen Behandlung mit der Auflösung des Zauberwürfels und der Hinweis darauf, dass sich ein kompliziertes Kombinationsschloss, selbst wenn man die Zahlen kennt, nur öffnen lässt, wenn die Zahlen in der richtigen Reihenfolge eingegeben werden. Eine weitere Analogie war der Vergleich mit einer Differenzialgleichung, die von den lokalen Gegebenheiten angetrieben wird, und zwar den Beginn aufzeigt, nicht aber das Ende vorhersagen kann. Das Behandeln eines Patienten in einer auf ihn abgestimmten Sequenz ist wie das Schwimmen in Wasser im Vergleich zum Schwimmen in Erdnussbutter.

Fallbeschreibung

Ebenfalls sehr anschaulich wird die **Anwendung der AGR-Sequenzierungsstrategie** anhand einer Patientin, die ich vor Kurzem bei der Supervision eines Assistenzarztes gesehen habe. Bei der 57-jährigen Patientin bestanden seit vielen Jahren lumbale Rückenschmerzen, die sich nur durch OMT lindern ließen. Eines Tages sah ich sie gemeinsam mit dem Assistenzarzt; sie wies zusätzlich seit etwa 2 Wochen einen geschwollenen rechten Oberschenkel auf. Ein Trauma war nicht bekannt. Wie der Assistenzarzt feststellte, handelte es sich um ein typisches Lymphödem; Hinweise auf eine tiefe Beinvenenthrombose (TVT) bestanden nicht.

Bei der Palpation des Abdomens fand ich im rechten Unterbauch eine etwa golfballgroße Raumforderung. Sie schien zum M. psoas zu gehören und pulsierte nicht. Dann palpierte ich den rechten Unterbauch über der ARG im ipsilateralen Lumbalbereich. Ich führte beide Bereiche zu ihrem Dynamic Balance Point und komprimierte sie leicht zwischen meinen Händen. Dadurch löste sich die „Raumforderung" sofort auf. Die Patientin bemerkte die Veränderung sofort und äußerte sich entsprechend.

Vor dieser Behandlung schienen Becken und Brustkorb gut zu funktionieren. Ich vermutete, dass ein lokaler Spasmus des M. psoas vorgelegen hatte, der die Mechanik von Becken und Brustkorb verändert hatte. Anschließend diagnostizierte ich eine deutliche Tiefstellung des rechten Schambeins. Sobald dies behandelt war, nahm die Spannung im rechten Oberschenkel ab. Ich vermutete eine dorsale und ventrale Kompression der lokalen Venengruppen und der Lymphdrainage infolge der beiden erwähnten Funktionsstörungen. Die nächste AGR war eine Gruppe linker Rippen (1–4) mit deutlicher exspiratorischer Restriktion. Der Brustkorb schien initial gut zu funktionieren. Sobald die Schlüsselrippe (linke erste Rippe) behandelt war, besserte sich die Mechanik des Brustkorbs deutlich. Nach 3–4 Atemzügen war das „Lymphödem" fast vollständig verschwunden. Wir ermöglichten eine Aktivierung der intrinsischen Lymphpumpe durch die Atemtätigkeit der Patientin. Nachdem wir die „Zwiebelschalen" abgeschält und die klinische Reaktion beobachtet hatten, konnten wir eine pathophysiologische Hypothese über das klinische Bild der Patientin aufstellen.

Sie wurde 3 Wochen später erneut untersucht. Zu diesem Zeitpunkt war das „Lymphödem" weiterhin vollständig abgeklungen.

McConnell fasst die Sequenzierung 1915 in dem Buch „Standardization of Technique" wie folgt zusammen: *„Die Sequenzierung ist eine Bereicherung unserer Behandlungsstrategie. Stattdessen verlangt er (A. T. Still), dass wir die Struktur sorgfältig von Kopf bis Fuß untersuchen und dann anpassen, was falsch ist. Die Kunst der Technik war für Dr. Still, wie wir es verstehen, vor allem eine präzise Erarbeitung jeder einzelnen Läsion. Es gibt aber eine oder mehrere Schlüsselläsionen. Wird deren Blockade aufgehoben oder gelöst, konditionieren sie den Rest, die sekundären oder kompensatorischen Läsionen, denen deswegen nur eine vergleichbar geringe Aufmerksamkeit gewidmet werden muss."*

24

KAPITEL

25 Osteopathie: Red Flags und Yellow Flags

Jean-Michel Besnard

Zunächst soll darauf hingewiesen werden, dass die osteopathische Konsultation hinsichtlich des Ansatzes und der Behandlungsmöglichkeiten eine besondere Interaktion zwischen Therapeut und Patient ist. Eine osteopathische Behandlung ist ohne Zustimmung des Patienten nicht möglich. Der Osteopath ist dazu verpflichtet, den Patienten über die Art der Behandlung und mögliche Risiken der Manipulationen aufzuklären.

Es gibt zahlreiche Kontraindikationen, die mit der Art der Erkrankung, der klinischen Situation, dem Zustand des Patienten und der Art der manipulativen Behandlung zusammenhängen. Außerdem besteht ein Zusammenhang mit

- dem **Arzt,** seinen Fähigkeiten sowie seinem Verständnis einer Technik und deren Durchführung. Eine osteopathische Behandlung sollte nur bei ausreichender Kompetenz mit äußerster Sorgfalt und unter Anerkennung der eigenen Grenzen durchgeführt werden;
- dem **Patienten** und seiner Bereitschaft, sich osteopathisch behandeln zu lassen.

Die angewandte Technik muss dem Zustand des Patienten angemessen sein. Einige Besonderheiten sind vor allem zu beachten bei:

- Neugeborenen, Säuglingen
- Schwangeren
- Behinderten Patienten
- Älteren Patienten
- Stationären Patienten

Für manche Techniken sind keine negativen Auswirkungen auf die Gesundheit bekannt. In diesen Fällen werden die Red Flags und Yellow Flags nach gesundem Menschenverstand, dem theoretischen Risiko und vor allem danach zugeteilt, ob die Gefahr besteht, eine medizinisch oder chirurgisch behandlungsbedürftige Krankheit zu übersehen.

25.1 Red und Yellow Flags

„Die Einteilung der Symptome in Red und Yellow Flags bestimmt die Arbeit des Osteopathen.“

Red Flags Die Red Flags sind allgemeine oder für bestimmte anatomische Regionen typische Warnhinweise. Sie entsprechen pathologischen Veränderungen, die absolute Kontraindikationen gegen eine sofortige osteopathische Behandlung sind und von einem Arzt versorgt werden müssen. Sobald die Diagnose gestellt und der Patient medizinisch behandelt wurde, kann der Osteopath jedoch eine zusätzliche Behandlung durchführen.

Yellow Flags Die Yellow Flags sind Alarmzeichen einer bestimmten anatomischen Region. Sie entsprechen pathologischen Veränderungen, die **relative Kontraindikationen** gegen eine sofortige osteopathische Behandlung sind. Hier ist eine osteopathische Behandlung parallel und/oder in Zusammenarbeit mit dem Arzt möglich. Die osteopathische Behandlung bleibt auch weiterhin abhängig von der zeitlichen Entwicklung der Erkrankung.

25.2 Allgemeine Punkte

Allen voran müssen die nachfolgenden allgemeinen Befunde, die gemeinsam mit Schmerzen auftreten können, berücksichtigt werden:

- Alter < 20 Jahre oder > 50 Jahre
- Tag und Nacht bestehende Schmerzen mit oder ohne Fieber
- Anamnestisch bekanntes Malignom
- Ungewollter Gewichtsverlust
- Morgendliche Steifigkeit > 1 h, rezidivierende Nackensteifigkeit
- Langzeittherapie mit Glukokortikoiden
- Wiederholte Infektionen
- Sphinkterstörungen
- Blässe, Kraftverlust, Ermüdbarkeit
- Unklare viszerale Schmerzen, alle viszeralen Beschwerden mit oder ohne Blutungsereignis
- Diffuse Entzündung mehrerer Gelenke
- Parese, Paralyse, radikuläre Syndrome und Nervenkompressionssyndrome
- Akute Traumen, Bagatelltraumen
- Arthralgie

- Kopfschmerzen und Erbrechen mit Stimmungsschwankungen, Benommenheit mit Nackensteifigkeit, Fieber, neurologische Störungen und/oder einer der anderen Punkte dieser Liste
- Allgemeine Exsikkose
- Komplexe Medikamente

Allgemeine pathologische Veränderungen, die eine **Kontraindikation** gegen eine osteopathische Manipulation sind:

- Systemische Krankheiten
- Entzündliche Krankheiten
- Neoplasien
- Akute und/oder schwere Traumen
- Früh postoperativ (erste 3 Tage)
- Blut- oder Gefäßerkrankungen (z. B. Schlaganfall, Thrombose)
- Infektiöse Veränderungen
- Genetisch bedingte Krankheiten
- Akute viszerale Erkrankungen
- Psychiatrische Erkrankungen
- Chronische Erkrankungen ohne medizinische Überwachung
- Drogenabusus
- Schwere neurologische Veränderungen
- Schwere Arthrose oder Arthritis
- Notfälle
- Frakturen, Dislokationen, schwere Verstauchungen, Schädel-Hirn-Trauma
- Deutliche Verschlechterung des Allgemeinzustands

25.3 Patientenabhängige Faktoren

Schwangerschaft

Betrifft überwiegend die osteopathische Behandlung wegen lumbaler Rückenschmerzen. Bauchschmerzen und/oder Kopfschmerzen und/oder eine vaginale Blutung müssen zuvor von einem Arzt abgeklärt werden.

Die osteopathische Behandlung von Schwangeren mit weichen Techniken ist für Mutter und Kind ungefährlich. Allerdings gibt es einige **Kontraindikationen:**

- Vor der 12. Schwangerschaftswoche, sofern keine extremen Schmerzen bestehen
- Nach dem 9. Schwangerschaftsmonat, bei Übertragung
- Megaloblastäre Anämie (drohende Frühgeburtlichkeit), Zervixverkürzung, starke Wehentätigkeit (> 10/d)
- Monochorial-monoamniote Zwillinge
- Blutung, Plazentaruptur, Placenta praevia
- Unbehandelte tiefe Venenthrombose
- Hypertonie
- Instabile maternale Vitalzeichen
- Fetaler Disstress

Kinder

- Minderjährige – bis zum Alter von 14 Jahren – müssen grundsätzlich in Anwesenheit der Eltern behandelt werden. Seltene Ausnahmen sind emotionale Arbeit mit dem Kind oder sehr schwierige Eltern, die die Behandlung komplizieren, was gelegentlich der Fall ist. Außerdem sollte eine vollständige Anamnese des Kindes erhoben werden.
- Allgemeine Punkte ➤ Kap. 25.2
- Bewusstseinsstörungen und ein ungesundes Aussehen des Säuglings, Veränderungen von Verhalten oder Muskeltonus, lokale und allgemeine Steifigkeit, lokale Schmerzen und eine Hautreaktion bei vorsichtiger Palpation, Hautveränderungen, Gelenkfehlstellungen und Stuhlveränderungen müssen vor der osteopathischen Behandlung von qualifiziertem medizinischem Personal abgeklärt werden.
- Pädiatrische Orthopädie: dislozierte Gelenke sowie ein allgemeines entzündliches Syndrom müssen von einem Orthopäden oder orthopädischen Chirurgen abgeklärt werden.

> Schwangere und Kinder sollten nur von Osteopathen mit einer entsprechenden Qualifikation behandelt werden.

Behinderte Patienten

Bei einer schweren psychomotorischen Behinderung sollte auf jeden Fall ein Betreuer, ein Arzt oder eine Pflegefachkraft oder eine andere für den Patienten verantwortliche Person anwesend sein.

Ältere Patienten

Allgemeine Punkte ➤ Kap. 25.2.

Stationäre Patienten

Die meisten adaptativen osteopathischen Techniken sind mit den klassischen medizinischen und operativen Behandlungen vereinbar. Die erwähnten pathologischen Veränderungen, die eine Kontraindikation für die osteopathische Behandlung darstellen, treffen in gleicher Weise auf stationäre Patienten zu.

25.4 Red und Yellow Flags abhängig von der Behandlungstechnik

High Velocity Low Amplitude (HVLA)
Red Flags bei absoluten Kontraindikationen:

- Instabiles und hypermobiles Gelenk
- Fraktur
- Osteoporose und andere metabolische Knochenkrankheiten mit erhöhtem Frakturrisiko (Osteogenesis imperfecta, Paget-Krankheit der Knochen, Osteomalazie usw.)
- Spinale Infektion (Spondylitis tuberculosa, Osteomyelitis, spinaler Abszess, Meningitis)
- Neoplasie (osteolytische Metastase)
- Lokale Beschwerden aufgrund eines entzündlichen Prozesses
- Aortenaneurysma
- Rückenmarkkompression und Cauda-equina-Syndrom, radikuläres Syndrom
- Instabile Spondylolisthese (Grade 2, 3, 4) und Wurzelkompression
- Myelopathien

- Mangelzustände, z. B. Kachexie, schwere Herzinsuffizienz, maligne Hypertonie usw.

Kontraindikation für zervikale HVLA:

- Vertebrobasiläre Insuffizienz, insbesondere bei Atherosklerose oder Hypertonie
- Laxität des Lig. alare (C1/C2), z. B. bei rheumatoider Arthritis, Down-Syndrom, Marfan-Syndrom, Ehlers-Danlos-Syndrom
- Akute Verletzung: besser zunächst mit indirekter Faszientechnik oder Counterstrain behandeln
- Wenn der Patient keine Manipulation wünscht

Yellow Flags bei relativen Kontraindikationen:

- Bestimmen die Intervention und die ausgewählte Technik (Osteoporose, Alter, Schwangerschaft)
- Bechterew-Krankheit abhängig von der Entzündungsaktivität, der atlanto-okzipitalen Dysplasie usw.
- Stark versteifte Wirbelsäule (vor allem Halswirbelsäule)
- Akutes Schleudertrauma (< 6 Wochen), Schwangerschaft, postoperativ (< 6 Wochen)
- Hernierter Nucleus pulposus mit radikulärer Symptomatik
- Gerinnungsstörungen (Hämophilie, Antikoagulation)

> Wichtig ist das Erkennen von Situationen, die keine osteopathische Indikation darstellen. Nur so können Komplikationen vermieden werden, die durch das Unterlassen einer Überweisung des Patienten zu einem geeigneten Arzt entstehen.

Muskel-Energie-Technik (MET)

Red Flags:

- Frakturen, Dislokationen
- Mäßige bis schwere zervikale Instabilität
- Auslösung neurologischer Symptome oder Befunde bei der Rotation (vor allem am Hals)

Yellow Flags:

- Reduzierter Allgemeinzustand: Hier kann sich Muskelarbeit negativ auswirken, z. B. bei postoperativen oder intensivmedizinisch behandelten Patienten; zumindest Verfahren mit postisometrischer Relaxation vermeiden

Weichgewebetechniken

Red Flags:

- Fraktur oder Dislokation
- Kompressionssyndrome
- Schwere Gefäßerkrankungen
- Lokale Malignome und Infektionen (Abszess, Phlegmone, septische Arthritis, Osteomyelitis)
- Gerinnungsstörungen

Yellow Flags:

- Bei unbedachter Anwendung Verstärkung von Gewebeläsionen möglich
- Bei artikulatorischen Methoden möglicherweise akute Verletzungen von Muskel, Sehne, Band oder Gelenkkapsel

Myofascial Release

Red Flags:

- Fehlende Gewebeintegrität (offene Wunden, Fraktur, kürzliche Operation), Ausmaß der traumatisierten Gewebe
- Begleiterkrankungen (Thrombose, metastasierte oder lokal begrenzte Malignome, Aortenaneurysma, nicht kontrollierter Diabetes mellitus)
- Innere Verletzungen
- Operativer Eingriff, Infektion

Yellow Flags:

- Mangelnde Mitarbeit des Patienten
- Unerfahrener Arzt

Kraniale Osteopathie

Red Flags:

- Erhöhter Hirndruck, akute intrakranielle Blutung, Schädelfraktur
- Sakrale Verletzung: lokale Infektion/Fraktur: mögliche Verschlechterung der Verletzung
- Psychosen

Yellow Flags:

- Bekannte Epilepsie, Dystonie
- Schädel-Hirn-Trauma
- CV4-Technik in der Schwangerschaft, wenn keine Weheninduktion indiziert
- psychisch traumatische Ereignisse

Da es keine überzeugenden Belege aus der klinischen Forschung auf dem Gebiet der kranialen Osteopathie gibt, sind die hier aufgeführten Yellow Flags eher nicht relevant, wohl aber die „allgemeinen Punkte" (> Kap. 25.2).

Strain-Counterstrain (Jones-Technik)

Yellow Flags:

- Hypertonie oder Ruhelosigkeit
- Erkältungssymptome

Weichgewebe – artikulatorischer Ansatz

Da diese Techniken mit Muskeln, Bändern, Gelenkkapseln und Faszien zusammenhängen, beziehen sich die Yellow Flags stärker auf akute Verletzungen als die Red Flags.

Yellow Flags:

- Rippenfraktur: Verschlechterung möglich
- Wirbelfraktur: Verschlechterung möglich
- Kürzliche Wirbelsäulenoperation: Verletzung möglich

Thoracic Inlet Release

Yellow Flags:

- Fraktur der oberen Rippen: Verschlechterung möglich
- Klavikulafraktur: Verschlechterung möglich
- Lymphom: kontrovers beurteilt

Lymphatische Techniken

Ausschluss einer Anurie (wegen der diuretischen Wirkung der Technik).

Red Flags:
- Nekrotisierende Fasziitis
- Leber-/Milzpumpen
- Wirbel-/Rippenfraktur: Verschlechterung möglich
- Akute Hepatitis oder andere Lebererkrankungen
- Trauma mit Ruptur von Leber oder Milz
- Lymphom: kontrovers beurteilt

Besonders wichtige Red Flags:
- Tiefe Venenthrombose
- Frakturen der unteren Extremität
- Kürzlicher abdominaler Eingriff

Die anderen Flags hängen mit der möglichen Verschleppung von Metastasen oder einer extremen Metastasierung, einer bakteriellen Infektion oder der Reaktivierung einer chronischen Infektion, Kreislauferkrankungen und Gerinnungsstörungen zusammen.

Balanced Ligamentous oder Membranous Tension

Allgemeine Punkte ➤ Kap. 25.2.

Facilitated Positional Release

Um es direkt zu sagen: radikuläre Schmerzen, Fraktur oder Dislokation, prothetisches Material; abhängig von der Wichtigkeit von Kompression/Dekompression Drehtechniken anwenden.

Funktionelle Techniken

Es wurden keine Red Flags ermittelt. Bei dieser indirekten Technik muss der Arzt ständig auf das Feedback seiner Fingerspitzen achten.

Viszerale Techniken

Red Flags:
- Akutes Abdomen mit Koliken, Schockzeichen und Erbrechen
- Obstipation (kein Abgang von Stuhl oder Luft) mit hochgestellten Darmgeräuschen, Fieber und Bauchschmerzen oder lokaler Abwehrspannung
- Diarrhö, Übelkeit, Erbrechen
- Reduzierter Allgemeinzustand und Gewichtsabnahme mit progressiver Dysphagie, Erbrechen, epigastrischen Schmerzen und Anämie
- Bauchschmerzen und Dyspepsie mit rektalem Blutabgang oder Ikterus
- Übelkeit und Erbrechen mit epigastrischen Schmerzen und Rückenschmerzen
- Hepatosplenomegalie mit Bauchschmerzen oder Rückenschmerzen und/oder Ikterus, Stuhlverfärbung und dunklem Urin
- Retrosternale Schmerzen mit Ausstrahlung in Kiefer und linken Arm oder Brustwirbelsäule, vermehrtes Schwitzen, Dyspnoe, Palpitationen
- Dyspnoe, Orthopnoe, Giemen, Husten und Hämoptyse
- Peripheres Ödem, abdominale Beschwerden, Übelkeit, Asthenie, reduzierter Allgemeinzustand
- Rasch einsetzende, akute Kopfschmerzen
- Benommenheit, Übelkeit, Lethargie, vermehrtes Schwitzen, Reizbarkeit oder Sehstörungen, Nasenbluten und Nystagmus, Hypertonie
- Thoraxschmerzen mit Fieber
- Produktiver Husten bei reduziertem Allgemeinzustand
- Reduzierter Allgemeinzustand und Gewichtsverlust mit persistierendem Husten mit/ohne Hämoptyse
- Dyspnoe mit Giemen, Husten oder Auswurf
- Plötzliche spontane oder traumatische Thoraxschmerzen

Yellow Flags:
- Sodbrennen mit oder ohne Dysphagie, epigastrische oder Thoraxschmerzen
- Gastrointestinale Motilitätsstörung (ohne systemische Symptome)
- Mäßige Dyspnoe

25.4.1 Kontraindikationen gegen direkte Techniken

Absolute:
- Systemische Erkrankungen
- Krankheiten, durch die das Verletzungsrisiko von Knochen, Bändern, Sehnen, Bindegewebe, Arterien und Venen erhöht ist
- Blutungen, Hämophilie, verlängerte Gerinnungszeit, Phlebitis
- Lokale Brüchigkeit
- Wandveränderungen oder ein Verschluss von Arterien oder Venen (vermutet oder bestätigt)
- Kürzliches Trauma ohne anschließende klinische Abklärung
- Schlaganfall, Hydrozephalus, intra-, extra- oder subdurales Hämatom
- Nicht kontrolliertes Glaukom
- Akute viszerale Entzündung oder Infektion, wie eine akute Cholezystitis, Appendizitis, Peritonitis oder Nephritis
- Neoplasien
- Diskushernien mit akuten neurologischen Ausfällen
- Nur bei HVLA-Technik: Osteosynthesen, Gelenkinstabilität, Hämatom und andere Ergüsse

Relative:
- Frakturanfälliges Skelett: höheres Alter, Osteoporose, Osteopenie
- Unreifes Skelett: vor der Pubertät
- Osteochondrose

25.4.2 Kontraindikationen gegen indirekte Techniken

- Lokale Brüchigkeit
- Wandveränderungen oder ein Verschluss von Arterien oder Venen (vermutet oder bestätigt)
- Blutungen, Hämophilie, verlängerte Gerinnungszeit, Phlebitis
- Kürzliches Trauma ohne anschließende klinische Abklärung
- Schlaganfall, Hydrozephalus, intra-, extra- oder subdurales Hämatom
- Akute Cholezystitis, Appendizitis, Peritonitis oder Nephritis
- Neoplasien
- Schwangerschaft

Zusammenfassung

Diese zahlreichen Red und Yellow Flags unterstreichen einige zentrale Punkte. Voraussetzungen für das Durchführen einer osteopathischen Behandlung sind:

- Ein ausreichendes medizinisches Grundwissen, um Organerkrankungen zu erkennen, die ärztlich behandelt werden müssen.
- Die Kenntnis und das Vertrautsein mit vielen osteopathischen Techniken, um sie an die Bedürfnisse der Patienten anpassen zu können.
- Eine ständige Aufmerksamkeit gegenüber „Warnzeichen"
- Die Bereitschaft, den Patienten im Zweifelsfall an einen Spezialisten zu überweisen.
- Grundsätzlich Respekt gegenüber dem Patienten und seiner gesamten Person sowie ein tiefgreifendes Verständnis der Bedürfnisse der Gewebe.

LITERATUR

Barry C, Falissard B. Evaluation de l'efficacité de la pratique de l'ostéopathie. INSERM U669, 2012.

Burn L. A manual of medical manipulation. Newbury: Petroc Press, 1998.

Chila A (ed.). Foundations of Osteopathic Medicine. 3rd ed. Edited in partnership with the American Osteopathic Association (AOA). Baltimore: Lippincott, Williams & Wilkins, 2010.

Collective Contribution. Benchmarks for training in Osteopathy. In: Benchmarks for training in traditional/complementary and alternative medicine. WHO 2010. www.who.int/medicines/areas/traditional/BenchmarksforTraininginOsteopathy.pdf (letzter Zugriff: 25.12.2015).

Collective Contribution. The Scope of Osteopathic Practice in Europe. Steering group on scope of practice; EFO, FORE, February 2012. pp. 8, 15–17. https://www.researchgate.net/publication/280554248_The_Scope_of_Osteopathic_Practice_in_Europe (letzter Zugriff: 25.12.2015).

Collective Contribution. History and Current Context of the Osteopathic Profession. OIA Status Report on Osteopathy. Stage1. March 2012.

DiGiovanna EL, Schiowitz S, Dowling D. An osteopathic approach to diagnosis and treatment. Plymouth: Lippincott Raven, 1996.

DiGiovanna EL, Kuchera ML, Greenman PE. Osteopathic considerations in diagnostic and Treatment. In: Ward RC. Foundations for osteopathic medicine. Baltimore: Williams & Wilkins, 1997. pp. 1015–1023.

Fitzgerald M, Stiles E. Osteopathic hospitals' solution to DRG's may be OMT. The DO. 1984; 97–101.

Gatterbauer A. Contraindications in Osteopathy. Master Thesis for the academic grade. Master of Science in Osteopathy. Danube University Krems and the Vienna School of Osteopathy, 2009.

Green C et al. A systematic review of craniosacral therapy: biological plausibility, assessment reliability and clinical effectiveness. Complement Ther Med. 1999; 7 (4): 201–207.

Greenman PE. Principles of manual medicine. Baltimore: Williams & Wilkins, 1996.

Howell RK, Allen TW, Kappler RE. The influence of osteopathic manipulative therapy in the management of patients with chronic lung diseases. J Am Osteopath Assoc. 1975; 74: 757–760.

Hruby R. Osteopathic Medicine and the Geriatric Patient. AAO Journal. 2008; 18: 16–17.

Hu J. Potential Risks and Side Effects of OsteopathicManual Therapy. 2015. www.nationalacademyofosteopathy.com/documents/research_papers/Potential%20Risks%20and%20Side%20Effects%20of%20Osteopathic%20Manual%20Therapy.pdf (letzter Zugriff: 25.12.2015).

Jäkel A, von Hauenschild P. Therapeutic effects of cranial osteopathic manipulative medicine: a systematic review. J Am Osteopath Assoc. 2011; 111 (12): 685–693.

Kaptchuk TJ, Eisenberg DM. Chiropractic: origins, controversies and contribut. Arch Intern Med. 1998; 158: 2215–2224.

Kaufmann N, Paturel M, Waldburger Y. Contres-indications absolues et relatives à la prise en charge ostéopathique immédiate. Commission Académique FSO-SVO; 2006–2007.

Koes BW et al. Spinal manipulations and mobilisations for back and neck pain: a blinded review. Br Med J. 1991; 303: 1298–1303.

Lewitt K. Manipulative therapy in rehabilitation of the Locomotor System. 2nd ed. Oxford: Butterworth-Heinemann, 1991.

Maigne R. Diagnostic et traitement des douleurs communes d'origine rachidienne. 3rd ed. Paris: Expansion Scientifique, 1989.

Miller WD. Treatment of visceral disorders by manipulative treatment. In: The research status of spinal manipulative therapy. Bethesda: US Dept. of Health, Education and Welfare, 1975. pp. 295–301.

Moeckel E, Mitha N. Textbook of Pediatric Osteopathy. London: Churchill Livingstone, Elsevier, 2008.

National Council for Osteopathic Research. What evidence is there for Osteopathy? May 2013. www.ncor.org.uk/wp-content/uploads/2013/05/Osteopathy_summary_May_2013.pdf (letzter Zugriff: 25.12.2015).

Rosen M, members of Commitee of Pain. Back pain. In : Clinical standards; advisory group HM-SO. London : Publications Center, 1994.

Vautravers P, Isner-Horobeti ME, Maigne JY. Vertebral manipulations – Osteopathy. Facts and ignorances. Revue du Rhumatisme. 2009; 76: 405–409.

NN. Stroke a rare complication of neck manipulation by osteopath (02HDC11987). www.hdc.org.nz/decisions--case-notes/case-notes/stroke-a-rare-complication-of-neck-manipulation-by-osteopath-(02hdc11987) (letzter Zugriff: 25.12.2015).

NN. L'ostéopathie: Quelles sont les contre-indications au traitement ostéopathique? www.prioritesantemutualiste.fr/psm/traitements/445758/quelles-sont-les-contre-indications-au-traitement-osteopathique (letzter Zugriff: 25.12.2015).

KAPITEL

26

Stephen Tyreman

Klinischer Einsatz der anthropo-ökologischen Sichtweise

„Ich sagst du und bist stolz auf dies Wort. Aber das Größere ist, woran du nicht glauben willst – dein Leib und seine große Vernunft: die sagt nicht Ich, aber tut Ich.“ Friedrich Nietzsche

In ➤ Kap. 15 wird für eine Veränderung des Blickwinkels auf die Gesundheit und Krankheit des Menschen plädiert, indem wir die Handlungsfähigkeit (die Fähigkeit, eine Handlung in oder an der Umwelt durchzuführen und damit einen Effekt zu erzielen) einer Person in das Zentrum der Behandlung stellen und nicht die Krankheit, die Veränderung oder die gestörte Biologie, sodass der Mensch im Rahmen eines dynamischen ökologischen Systems betrachtet wird und nicht als (wenn auch recht komplizierte) Zusammenstellung ätiologischer Ursache-Wirkungs-Beziehungen. In diesem Kapitel soll erklärt werden, wie dieser Ansatz entwickelt und verstanden werden kann.

Handlungsfähigkeit

Der Begriff Handlungsfähigkeit ist die Zusammensetzung aus Handlung und Fähigkeit, weil die Fähigkeit die Durchführung von konkreten und nicht abstrakten Aktionen beschreibt. Laut dem Oxford English Dictionary (1989) ist der Begriff „performance“ aus dem altfranzösischen „parfournir“ (= etwas vollständig erreichen) hervorgegangen. Ein Agierender führt eine bestimmte Handlung erfolgreich durch. Auf dieselbe Weise ist ein Objekt in der realen Welt, z. B. ein Ball, nicht einfach nur „farbig“, sondern besitzt eine bestimmte Farbe. Ich bin nur dann ein Agierender, wenn ich eine bestimmte Handlung durchführe. Und ich bin es, der sie durchführt. Mein Engagement in der Welt, meine Handlung, ist eine Leistung, durch die ich eine Änderung bewirke und nicht etwas, das mir von außen auferlegt wird. Stolpern und hinfallen sind keine Beispiele für menschliche Handlungsfähigkeit, ebenso wenig die Veränderungen des Älterwerdens. Diese Dinge geschehen einfach und ich habe wenig oder gar keine Kontrolle darüber. Das bedeutet aber keineswegs, dass Handlungen immer willentlich und bewusst durchgeführt werden. Ein Großteil der Handlungen, die wir durchführen, erfolgt unbewusst. Sie sind im frühen Alter erlernte Bestandteile unserer individuellen Verhaltensmuster. Meine Handlungsfähigkeit umfasst nicht nur meine willentlichen Handlungen, sondern auch Handlungs- und Verhaltensweisen, die für mich typisch sind und mich als Individuum ausmachen.

26.1 Nutzen, Fähigkeit und Organ

Wir wurden daran erinnert, dass zwar mehrere wichtige Konzepte der biologischen, medizinischen und osteopathischen Denkweise im letzten Jahrhundert publik gemacht, aber nie vollständig entwickelt wurden (Harrington 1996). Diese **holistischen Konzepte** konzentrierten sich auf den Menschen als organisches Wesen, das nur im Zusammenhang mit seiner „Umwelt“ – dem Teil der Umgebung, der vom Organismus wahrgenommen wird und auf den er reagiert – verstanden werden kann. Auf diese Weise grenzt sich das „Menschsein“ vom „Dasein“ anderer Tiere ab. Homo sapiens, Fledermäuse, Bienen und Hunde nehmen die Welt aufgrund unterschiedlicher Sinnes- und Reaktionsprozesse unterschiedlich wahr und reagieren auf sie auch verschieden. Die Art, wie die Welt um uns herum wahrgenommen und auf sie reagiert wird, bedeutet, dass wir sie mit unseren Sinnen erfassen und erkennen und dann darauf reagieren müssen. Wir können nur das mit unseren Sinnen wahrnehmen, wofür wir auch die entsprechenden **sensorischen Mechanismen** besitzen und können nur mit den **physiologischen Mechanismen,** mit denen wir ausgestattet sind, reagieren. Außerdem stehen dem Homo sapiens dazu **Instrumente zur Erweiterung seiner Kapazität** zur Verfügung. Durch Sinneseindrücke können wir ein mehr oder weniger kohärentes Konzept der Welt um uns herum aufstellen, damit wir zuversichtlich handeln können.

Wir weisen einer Situation, in der wir uns befinden, einen Sinn zu und kartieren nicht eine vorab bestimmte äußere Realität, die für alle Lebewesen, die sie wahrnehmen können, gleich ist. Die Welt, meine Umwelt, ist anders als die Welt eines Schmetterlings oder einer Katze. Es kann zwar dieselbe Umgebung sein, ihre Wahrnehmung und ihre Bedeutung sind aber anders.

Dies bedeutet nicht, dass biologische Unterschiede, Krankheiten usw. unwichtig sind. Sie haben als beitragende Faktoren eine Bedeutung bei der Erklärung der Unterschiede zwischen Menschen, der Veränderungen der Handlungsfähigkeit eines Menschen und der Wahrnehmung eines **Verlusts der Handlungsfähigkeit als Krankheit.** Es wurde darauf hingewiesen, dass das Wort „Patient" – zumindest historisch betrachtet – das Gegenteil von „Agierender" ist. Patient zu sein bedeutet den Verlust der Handlungsfähigkeit, also der Fähigkeit, mit der Umwelt ganz selbstverständlich in Interaktion zu treten und in ihr zu agieren. Als Zeichen der Heilung wird der Patientenstatus verlassen, indem die Handlungsfähigkeit wiedererlangt wird, also der Platz in der Welt wieder eingenommen und gut ausgefüllt wird. Somit ist das zentrale Behandlungsziel nicht das Reparieren zerbrochener, beschädigter, fehlfunktionierender oder falsch ausgerichteter Körperteile, sondern die **Förderung der Handlungsfähigkeit** des Patienten. Natürlich müssen dazu oft Körperteile repariert werden und meist ist eine gewisse „Reparatur" oder Verordnung erforderlich; das ändert aber nichts daran, dass es sich dabei nur um ein Mittel zum Zweck handelt und nicht der Selbstzweck.

In diesem Kapitel behauptet der Autor im Sinne des Philosophen Martin Heidegger (unter anderen), dass alle einzelligen und vielzelligen Lebewesen *je ihre Einheit, d. h. ihre spezifische Wesensganzheit darin (haben), dass sie Organismen sind"* (Heidegger 2010, S. 311) und dass die menschliche Handlungsfähigkeit durch Fähigkeiten realisiert werden, die Merkmale von Personen sind und nicht Teile der Personen oder gar der Körper als Ganzes. Alle Aktionen von Menschen umfassen **Fähigkeiten der Person als Ganzes** und nicht die Summe der Fähigkeiten ihrer Einzelteile. Beine sind zwar zum Gehen erforderlich, besitzen aber allein nicht die Fähigkeit zu gehen; auch ein Auge kann allein nicht sehen. Erst die Person hat die Fähigkeit zu gehen und zu sehen. Im Laufe des Lebens entwickelt der Mensch viele Fähigkeiten und verliert oft auch einige. Dieser Vorgang ist in gewissem Umfang zeitabhängig und altersbedingt, hängt aber auch mit der Umgebung und dem persönlichen Interesse zusammen. Nicht jeder hat das Bedürfnis oder die physiologische Ausstattung zum Erwerben der Fähigkeit, ein Haus zu bauen, Tennis zu spielen, Klavier zu spielen oder die meisten der vielzähligen Aktivitäten durchzuführen, die den Menschen ausmachen. Das Vorhandensein von Fähigkeiten in einem Gebiet kann das Erwerben von Fähigkeiten in einem anderen Gebiet ausschließen. So würde es ein Spitzen-Basketballspieler als schwierig empfinden, ein Spitzen-Jockey zu sein. Das hat nicht nur mit der physiologischen Fähigkeit, der Morphologie und der inneren Umgebung zu tun, sondern hängt auch von der Umwelt ab, der „Blase" des Organismus und der äußeren Umgebung.

Daraus, dass Organe und Gewebe keine eigenen Fähigkeiten besitzen, folgt, dass der Mensch nicht allein aufgrund der vorhandenen Organe Fähigkeiten besitzt (Svenaeus 2010). Im Gegensatz zu Maschinen, die so entworfen und gebaut werden, dass sie sofort einsatzbereit sind und deren Fähigkeiten als Ganzes der Summe der Fähigkeiten ihrer Einzelteile entspricht, werden Organismen geboren und entwickeln sich.

Welche Beziehung besteht also zwischen physiologischen Abläufen, Organen, menschlichen Fähigkeiten und menschlicher Handlungsfähigkeit und was ergibt sich daraus für die klinische Praxis?

Um Fähigkeiten zu entwickeln, benötigt der Mensch die physiologischen Abläufe der Organe, Gewebe und Zellen (die durch diese unvollständig „erklärt" werden), die bestimmten Funktionsanweisungen folgen. Erst wenn eine Person in einer bestimmten Umgebung handelt (ein Agierender ist), werden aus diesen Abläufen Fähigkeiten. Wenn ich etwas übersehe, dann nicht, weil mein Auge es nicht gesehen hat, sondern weil ich es nicht gesehen habe. Wie Heidegger sagt: *„Es wird deutlich: Wir dürfen nicht sagen, das Organ hat Fähigkeiten, sondern die Fähigkeit hat Organe "* (Heidegger 2010, S. 324).

Dann sagt Heidegger etwas sehr Interessantes: Er führt an, dass im Gegensatz zu Instrumenten und Werkzeugen, die mit einer Fertigkeit einherkommen, das Organ *„ein Besitz einer Fähigkeit"* ist (Heidegger 2010, S. 324). Anders gesagt, entwickeln Organe im Gegensatz zu einem Werkzeug, wie einer Säge oder einem Klavier, die bereits vor der Situation einsatzbereit sind und sägen oder Töne hervorbringen können, ihre Fähigkeiten **als Reaktion.** Wir werden nicht mit der Fähigkeit zu gehen, zu schreiben, Klavier zu spielen usw. geboren, sondern entwickeln diese Fähigkeiten und **gleichzeitig** entwickeln sich die Organe, um sie durchzuführen. Daher besteht ein deutlicher Unterschied zwischen einem Klavier, das einsatzbereit ist und Töne produzieren, aber selbst nicht musizieren kann, und dem Pianisten, der diese Fertigkeit **durch Übung** erreicht. Die Fähigkeit des Musizierens auf dem Klavier hängt von der Performanz des Pianisten und der Einsatzfähigkeit des Klaviers ab. Die organisierten physiologischen Abläufe des Pianisten, wie Fingerfertigkeit, Reflexgeschwindigkeit, die Fähigkeit zur Reproduktion der Fingerbewegungen, die neurale Kontrolle usw., bilden sich mit zunehmenden Fähigkeiten heraus und werden mit dem Stimmklang und der mechanischen Effizienz des Klaviers, das nun eine Verlängerung des Pianisten ist, kombiniert.

Organ

Das Wort Organ wird hier in seinem ursprünglichen breiten Sinn als „das, mit dem man arbeitet" (Oxford English Dictionary 1989) und das den Effekt bewirkt, verwendet. *„Ein Mittel für eine Aktion oder Operation, ein Instrument, ein ‚Werkzeug', eine Person, eine Personengruppe oder ein Ding, mit dem ein bestimmtes Ziel erreicht oder eine Funktion durchgeführt wird."* *„Ein Teil eines Tier- oder Pflanzenkörpers, dessen Struktur an eine bestimmte Vitalfunktion, wie Verdauung, Atmung, Ausscheidung, Fortpflanzung, Bewegung, Wahrnehmung usw., angepasst ist."* Indem Herz, Leber, Niere usw. als „Organe" bezeichnet werden, wird ein eigentlich funktionelles Konzept objektiviert. Stattdessen sollten Körperteile als organisierte Bestandteile dynamischer funktioneller Leistungssysteme betrachtet werden. Der Fokus liegt dann auf der Funktion und den zahlreichen an ihr beteiligten Abläufen und nicht auf einer bestimmten Struktur oder einem Objekt und seinen Mechanismen.

Man könnte es mit einem Geschäft oder einer **Organisation** vergleichen, bei der aufgrund sich verändernder Situationen (der Umwelt/Umgebung) eine neue Rolle (Fähigkeit) erforderlich ist. Eventuell muss es expandieren, um im Wettbewerb bestehen zu können – also z. B. in Brüssel eine Filiale eröffnen – und es wird ein **Organisator** bestimmt, eine Person (das „Organ"), die diese Rolle übernimmt. Diese Rolle existiert erst, wenn die Person vor Ort ist, um sie auszufüllen, gleichzeitig ist die zugewiesene Person aber auch an die Rolle gebunden. Die Fähigkeit (Rolle) schafft den Organisator (das Organ), die Person mit der Rolle („Die Fähigkeit schafft sich ihre eigenen Organe", um es mit Heideggers Worten zu sagen). Wenn die Rolle nicht mehr erforderlich ist, wird die sie durchführende Person überflüssig. Möglicherweise nimmt diese Person auch andere Rollen in der Organisation wahr und wird dann anderswo eingesetzt.

Dies ist ein weiteres Beispiel für von Uexkülls Konzept der Umwelt als dem ausgewählten Teil der Umgebung, der wahrgenommen und auf den reagiert wird, im Gegensatz zu allem, was zur Umgebung beiträgt. Geschäfte nehmen in der Regel nur die sie beeinflussenden Faktoren, nicht alle Geschehnisse, wahr und reagieren darauf. Das, was wahrgenommen wird, sowie die Art der Reaktion darauf, ist für jedes Geschäft anders.

Diese Beziehung besteht gemäß Heidegger zwischen **Organ und Fähigkeit** und unterscheidet sich grundsätzlich nicht, außer vielleicht in ihrer Komplexität – vom M. quadriceps femoris als Teil des Organs zum Gehen sowie gelegentlich zum Rennen, Schießen oder Knien. Entscheidend ist, dass die Fähigkeit des Organismus – einer Person, die im Kontext einer bestimmten Umgebung, ihrer Umwelt, handelt – das Organ und seine grundlegende Natur bildet. Wichtig ist, dass es die konzeptuelle Basis für das Verständnis von Anpassung, fehlerhafter Anpassung und Maladaptation bildet, die jeweils Einzigartigkeiten von Organismus und Umwelt sind.

Physiologische Abläufe werden durch die kontextuelle Performanz der Körperteile bei ihren Funktionen in Kombination mit und bezogen auf die Funktionen anderer Körperteile zu Fähigkeiten. Beine sind zum Gehen unbedingt erforderlich, können dies aber nur tun, wenn das Herz Blut pumpt, die Nieren toxische Metaboliten entfernen, die Vestibularorgane das Gleichgewicht halten, neurale Mechanismen die Koordination sicherstellen usw. Hinzu kommen die Entscheidung des Menschen zu gehen und alle Faktoren, die die Gründe dafür beeinflussen. Außerdem beeinflusst die Umwelt die Fähigkeiten. So müssen die Abläufe für das Bergaufgehen, das Gehen auf unebenem Boden, durch Matsch usw. leicht angepasst werden. Alle Aktivitäten sind Handlungen und Fähigkeiten der Person als Ganzes und entwickeln sich als Reaktion auf den gewollten Nutzen. Um diesen Nutzen zu erreichen, müssen für die dafür erforderlichen Fähigkeiten Organe (Organe im weitesten Sinne als Mittel zum Zweck, siehe oben), also bestimmte Ereignisabfolgen, eingesetzt werden. **Nutzen, Fähigkeit und Organ** hängen somit direkt miteinander zusammen und voneinander ab.

Nutzen setzt als Basis der Handlungsfähigkeit Fähigkeiten voraus, die wiederum vom organisierten Ablauf bestimmter Funktionen abhängen. Auf dieses Weise wird die Handlungsfähigkeit einer Person gewährleistet.

Die **organisierten** Funktionsabläufe, die eine Fähigkeit hervorbringen, sind spezifisch für den Nutzen in einer bestimmten Umwelt. Das Organ, das das „Gehen" durchführt, unterscheidet sich von dem Organ zum „Laufen" oder „Springen", weil jedes eine andere (wenn auch überschneidende) Zusammenstellung von Funktionen erfordert. Außerdem passt sich das Organ zum Gehen gemäß Heidegger an und entwickelt sich durch das Üben der Fähigkeit: Wenn ich einen Berg hinauf gehe, obwohl ich zuvor nur auf ebenem Boden gegangen bin, werde ich die Effekte in Form einer Steifheit bestimmter Muskeln, einer erhöhten Herzfrequenz, von vermehrtem Schwitzen usw. bemerken. Damit dies geschieht, kommt es während des Gehens ständig zu kleinen (aber oft deutlich spürbaren) Veränderungen. *„Die Fähigkeit schafft sich ihre bestimmten Organe"* (Heidegger 2010, S. 332).

Ein wichtiger Unterschied zwischen Organismen und Maschinen ist, dass sich Organismen ständig verändern. Maschinen wurden so entworfen, dass sie unter vorab bestimmten Bedingungen betrieben werden können und diese tolerieren, während Organismen versuchen, sich zu modifizieren, um in bestimmten Situationen zu funktionieren. Unabhängig davon, was ich zu einem bestimmten Zeitpunkt mache und ob ich es aktiv oder passiv tue, muss ich die Fähigkeit dazu besitzen, es zu tun. Und durch die Ausübung dieser Fähigkeit oder den Versuch der Durchführung passt sich das Organ, d. h. die gemeinsam zu dieser Fähigkeit beitragenden Funktionen, an. Anders gesagt, beruhen Gehen und Nichtgehen auf Veränderungen in Organen, dem Performanzmedium. Ebenso wie ich weiß, dass meine Haare in jeder Sekunde um eine winzige und nicht messbare Länge wachsen, die nur über einen weitaus längeren Zeitraum messbar ist, passen sich die Funktionen des Menschen ständig an und verändern sich, während „die Fähigkeit sich ihre spezifischen Organe schafft".

Wie passt nun also die Fähigkeit zur Handlungsfähigkeit? Fähigkeiten (als Grundlage von Handlungen) sind konkret und nicht abstrakt, sie sind nicht nur potenziell vorhanden. Was ist z. B. erforderlich, damit sich jemand als Künstler bezeichnen kann – als Maler, Musiker oder Tänzer? Reicht es aus, ein entsprechendes Schild („Künstler") an die Tür zu hängen oder Visitenkarten mit der Bezeichnung Maler oder Trompetenbläser zu drucken? Die Behauptung müsste schon realistischer sein als die eines Walter-Mitty-Charakters, wo sie nur als Fantasiegebilde im Kopf des Betroffenen existiert. Sie müssten die notwendigen Fertigkeiten besitzen, die sie aber nur durch das Erzeugen von Effekten durch ihre Fähigkeiten zeigen können, wie ein Bild, ein Musikstück oder eine Tanzdarbietung. Bei Organismen wie dem Menschen existieren die Fähigkeiten und das sie vermittelnde Organ nur bei der Performanz. Bei Maschinen sind sie eingebaut und jederzeit abrufbar.

Dies bildet die Grundlage für das Verständnis des Menschseins in diesem Kapitel: Der Mensch ist eine Person mit zahlreichen Teilen mit jeweils bestimmten Funktionen, die so organisiert sind, dass sie in einer Umwelt/Umgebung bestimmte Fähigkeiten zum Nutzen der Person entwickeln können.

Das Herz eines Profiradsportlers ist z. B. deutlich größer als das eines Durchschnittsmenschen und ermöglicht ihm seine Höchstleistungen. Aber die Fähigkeit, lange Strecken mit dem Fahrrad zurückzulegen, ist keine Fähigkeit nur des Herzens, auch wenn es dafür unabdingbar ist. Es sind außerdem sind noch viele Muskeln und andere Körperteile beteiligt, die bestimmte Funktionen zur Entwicklung der Fähigkeit beitragen. Ebenso wie ein Klavier, ein neues Auto oder ein Hammer besitzen sie die Fähigkeiten nicht, sondern müssen sie entwickeln, ihre Fähigkeiten integrieren und üben. Nicht jeder kann aber jede Fähigkeit entwickeln und manche Fähigkeiten schließen einander aus; aufgrund subtiler, aber signifikanter Unterschiede können manche Radfahrer Steigungen besser bewältigen und andere besser sprinten. Man kann nicht gleichzeitig ein guter Marathonläufer und ein 100-m-Sprinter sein.

Die Fähigkeiten dienen einem Nutzen und schaffen das Organ, das die Handlung in einem bestimmten Zusammenhang ausübt.

Handlungsfähigkeit als Performanz, Engagement und Interaktion mit der Welt machen das Zeigen von Fähigkeiten aus. Auch wenn eine Person, die eine Handlung erfolgreich ausführt, natürlich auch die Fähigkeiten dazu besitzt, umfasst die **Handlungsfähigkeit** mehr als nur Fähigkeiten, weswegen sie im Folgenden analysiert wird. Der Autor stellt die Behauptung auf, dass die Handlungsfähigkeit **vier grundsätzliche und unabhängige Elemente** umfasst, durch die der Mensch bedeutsame Beziehungen mit seiner Umwelt eingehen kann und dass diese Elemente als Ganzes betrachtet werden müssen:

- **Fähigkeiten:** die Funktionen der Bestandteile einer Person, die zusammen als Organ bestimmte Fähigkeiten ausführen.
- **Nutzen:** die Ziele, die der Agierende/die Person erreichen will und die einen Grund für die Fähigkeiten (und damit für ein durchführendes Organ) bilden; der Nutzen dieser Fähigkeiten gibt der Performanz eine Bedeutung und einen Wert.
- **Kontext:** die Umwelt, in der die Handlungen durchgeführt werden. Dazu gehören auch positive und negative Einflussfaktoren.
- **Reaktionsfähigkeit:** die Reaktion des Agierenden angesichts der früheren Elemente.

Gemeinsam bilden sie ein personenzentriertes ökologisches System – die anthropo-ökologische Sichtweise.

26.2 Die anthropologische Sichtweise

Zunächst eine Warnung. Die hier folgende Darstellung erhebt keinen Anspruch auf Ausschließlichkeit für das Verständnis des Menschen. Der Behandlungsansatz ist jedoch ganzheitlicher und personenbezogener (und nicht auf eine Krankheit bezogen) als das konventionelle medizinische Modell oder selbst das biopsychosoziale Modell.

Statt „Modell" wurde der Begriff „Erzählung" gewählt (obwohl es sich natürlich um ein Modell handelt), weil die menschliche Gesundheit und Nichtgesundheit fundamentale Elemente der Lebensgeschichte sind und das menschliche Leben immer in Form von Geschichten weitergegeben wird. Erst durch die **Medikalisierung des Lebens** (Illich 1976) war die Erfahrung von Krankheit keine Serie von gemeinsamen Erzählungen mehr, sondern wurde zu einem Satz aus Zahlen und Messwerten, die der Medizin gehören. Vermutlich ist dies einer der Gründe dafür, warum sich die Menschen heute von ihren Krankheiten, dem medizinischen System und gelegentlich auch ihrem eigenen Körper losgelöst fühlen. Heute gilt derjenige als gesund, dessen Blutdruck, Leberfunktion, Cholesterinspiegel, Blutzuckerspiegel usw. in einem „Normalbereich" liegen, der durch Zahlen vorgegeben wird.

Der zweite Grund für die Bevorzugung des Begriffs „Erzählung" ist, dass die ökologische Geschichte nur eine von vielen Geschichten ist, die über die menschliche Gesundheit erzählt werden können. Der Autor behauptet, dass die „ökologische" Sicht eine bessere oder breitgefasstere Wahrnehmung von Gesundheit und Nichtgesundheit ermöglicht als die biomedizinische Sicht. Er akzeptiert jedoch, dass der biomedizinische Ansatz in vielen und insbesondere in schweren und extremen Situationen effektiv und angemessen ist. Trotzdem ist die biomedizinische Sichtweise auch bei extremer Nichtgesundheit nur ein Teil, wenn auch oft ein sehr relevanter und zugänglicher Teil, der größeren ökologischen Sichtweise.

26.2.1 Personenzentrierter Ansatz

In den vergangenen Jahren gab es eine zunehmende Konzentrierung auf die personenzentrierte (oder patientenzentrierte) Behandlung. Allerdings wird dieser Begriff auf unterschiedliche Weise interpretiert. Gemeint ist damit meist **ein weniger arztzentriertes** Vorgehen mit besserer Information des Patienten und seine Beteiligung an der Entscheidungsfindung sowie die generelle Einstellung, sein Recht auf Autonomie und eine möglichst weitgehende Kontrolle über das, was ihm geschieht, zu respektieren.

Die **zweite Interpretation** stellt die **Personenzentriertheit** der Krankheitszentriertheit gegenüber. Viele der komplementär- und alternativmedizinisch tätigen Praxen betrachten sich als eher personen- denn krankheitszentriert. „Wir behandeln keine Krankheiten", sagen sie oft, „sondern Menschen." Obwohl diese Behauptung auch von Osteopathen aufgestellt wird, finden sich in der Praxis dafür nur selten Belege.

Die **dritte Interpretation** grenzt das personenzentrierte Vorgehen gegen den **systemzentrierten** Ansatz ab. Viele Patienten fühlen sich dem Gesundheitssystem gegenüber entfremdet, weil es nicht auf sie zugeschnitten ist. Das kann daran liegen, dass ihre Krankheit nicht ins System passt (wie medizinisch nicht erklärbare Symptome), finanzielle, soziale oder kulturelle Gründe haben oder einfach nur darauf beruhen, dass sie mit dem Medium, mit dem die Behandlung vermittelt wird, nicht zurechtkommen. Letzteres liegt oft eher an der starken Betonung von Zahlen, Diagrammen, komplexen Grafiken usw. als an den Geschichten. Die zweite Interpretation ist jedoch diejenige, die der Autor als personenzentrierten anthropologischen Ansatz versteht und auf die er sich konzentriert.

Damit ein Mensch sich als gesund wahrnimmt (und nicht nur die normalen physiologischen Parameter aufweist), muss er sich wohlfühlen, wozu eine bedeutsame und persönliche Umwelt gehört, um von Üxkülls Begriff zu verwenden (➤ Kap. 15). Dazu gehören komplexe **Wahrnehmungs- und Reaktionsbeziehungen** zwischen einer Person und ihrer sich ständig ändernden Umwelt. Diese Beziehungen sind:

- **Physikalisch** – z. B. Reaktion auf die Schwerkraft oder auf Temperaturänderungen
- **Kognitiv** – z. B. das Begreifen, die Integration und das Verstehen von Ereignissen
- **Affektiv** – bestimmte Gefühle oder Einstellungen gegenüber dem Wahrgenommenen
- **Sozial** – bezogen auf andere Lebewesen, insbesondere Menschen
- **Spirituell** – Sinnfindung in den Erfahrungen der äußeren Welt

Wenn alle diese Beziehungen der menschlichen Handlungsfähigkeit, unseren als selbstverständlich wahrgenommenen Aktivitäten in der Welt, zugrunde liegen, wie können wir dann sicherstellen, dass sie uns gemeinsam ermöglichen, gut zu leben? Und wohin wenden wir uns, wenn wir unsere Handlungsfähigkeit verlieren, nicht gut leben und Patienten werden? Kurz gesagt besitzt ein Mensch eine Reihe von Fähigkeiten, die aus den Funktionen von Körperteilen bestehen und organisiert so zusammenarbeiten, dass sie bei verantwortungsvollem Einsatz im Rahmen der gegebenen Herausforderungen und Ressourcen sowie der sich ständig wechselnden Bedingungen dafür sorgen, dass er ein gutes Leben führen kann, also gezielt und produktiv im Einklang mit seinen persönlichen Werten, Wünschen und Erwartungen handeln kann. Nichtgesundheit wiederum beruht darauf, dass einer oder mehrere dieser Faktoren die Fähigkeit eines Menschen, gut zu leben, stören.

Der Punkt ist, dass sich die meisten Praxen tendenziell vor allem auf Fähigkeiten als organisierte Funktionsabläufe von Körperteilen und deren Ausfall konzentrieren. Wie aber bereits schon gesagt, bilden Fähigkeiten und Nutzen ein symbiotisches Ganzes. Im Gegensatz zu Maschinen sind die Fähigkeiten von Organismen nicht sofort einsatzbereit, sondern entwickeln sich gemeinsam mit organisierten Funktionsabläufen als Reaktion auf die Performanz oder verschwinden allmählich, wenn sie nicht verwendet werden. Es gibt keine Fähigkeiten ohne Performanz und ohne die durchgeführten Tätigkeiten, wie das Klavierspielen, das die Organe erzeugt, die die Fähigkeiten hervorbringen.

Obwohl Kontext in Form von psychologischen und sozialen Faktoren in den letzten Jahren vor allem durch das biopsychosoziale Modell von George Engel (Engel 1977, 1980) stärker in das Zentrum des Interesses gerückt ist, blieb es weitgehend peripher und modifizierte das, was als die „eigentliche Arbeit" des Gesundheitswesens gilt – nämlich einen kaputten oder beschädigten Körper zu reparieren.

> Mit der anthropo-ökologischen Sichtweise möchte der Autor darauf hinweisen, dass eine Behandlung ohne die Beachtung aller vier Bereiche (Kapazität, Nutzen, Kontext und Reaktionsfähigkeit) als integriertes und unabhängiges Ganzes unvollständig ist, selbst wenn sich eine therapeutische Intervention nur auf einen dieser Punkte konzentrieren muss.

26.2.2 Performative Handlungsfähigkeit

Das Argument lautet dann, dass die performative Handlungsfähigkeit zentral für die Behandlung ist, weil sie die Erfahrung von Gesundheit durchdringt. Dies gilt aufgrund des traditionellen Fokus auf den Beitrag des Bewegungsapparats zu Körperfunktion, Verkörperlichung und der Körperlichkeit des Lebens insbesondere für die Osteopathie. Menschliche Handlungsfähigkeit umfasst **vier Faktoren,** die als Ganzes fungieren:

- **Fähigkeiten** – die aus zahlreichen Funktionen bestehen
- **Nutzen** – unser Handeln und Engagement in der Welt
- **Kontext** – die Umwelt mit ihren Ressourcen und Herausforderungen als Rahmenbedingungen für den Einsatz der Fähigkeiten
- **Reaktionsfähigkeit** – wie wir reagieren und unsere Fähigkeiten in einem besonderen Kontext einsetzen, um die Adaptation und effektives Handeln in der Welt zu erleichtern; aber auch im ethischen Sinne als das Treffen von verantwortlichen Entscheidungen, die die Handlungsfähigkeit und damit auch die Gesundheit verstärken und nicht einschränken; Dinge zu tun, die gut für uns und das menschliche Leben sind

Meine Fähigkeit, ein Agierender zu sein und als solcher zu handeln, hängt von meiner Fähigkeit ab, meinen Körper so zu bewegen, wie es z. B. für das Gehen typisch ist, und damit von dem komplexen Gefüge aus physiologischen Eigenschaften, die die organisierten Funktionen zahlreicher Körperteile bilden, die wiederum der Fortbewegung dienen, wie koordinierte Muskelkontraktionen, Gelenkbewegungen, die kybernetische Kontrolle des Körpers im Raum und die viszerale Unterstützung dieser Prozesse. Keiner von uns wird mit der Fähigkeit zu gehen geboren. Wir müssen einen langen Lernprozess durchlaufen, wenn wir als Krabbelkinder laufen lernen. Wir erlernen dies nicht, weil unsere Eltern es uns beibringen oder weil wir einem mentalen Modell des Gehens folgen, sondern indem wir es für uns selbst machen und dabei das Organ des Gehens als organisierte (nicht zufällige), absichtliche Bewegungen von Beinen und Körper schaffen.

Mit „absichtlich" ist „gerichtet auf" gemeint, also eine Absicht erzielend und nicht – wie es sonst oft gebraucht wird – „willentlich".

Das Erlernen einer neuen Fähigkeit oder Fertigkeit beginnt oft mit ungeschickten und schlecht kontrollierten Aktionen. Erst wenn die Fähigkeit erlernt wurde, richtet sich der Fokus weg von der Durchführung der Fähigkeiten zum Selbstzweck hin zu einer zielgerichteten Durchführung, die die Handlungsfähigkeit der Person produktiv verbessert. Indem die Fähigkeit immer besser beherrscht wird (Dreyfus und Dreyfus 1980), tritt die Performanz in den Hintergrund und wird als selbstverständlich hingenommen, wie es für häufige Tätigkeiten, wie Gehen, Schreiben usw., typisch ist.

Aber die Tätigkeit des Gehens im weitesten Sinne ist mehr als die **mechanische Wirkung der angewandten Physiologie.** Zunächst werden die physiologischen Funktionen zum Gehen anders eingesetzt als zum Laufen oder Stehen. Die Fähigkeit zu gehen beinhaltet eine andere Zusammenstellung von Funktionen als die Fähigkeit zu laufen. Sie werden also von vielen gleichen Funktionen, aber mit anderer Organisation durchgeführt. Außerdem erfolgt Gehen (außer vielleicht beim Schlafwandeln) immer aus einem bestimmten Grund: Wir gehen irgendwohin, wollen fit werden, es macht uns einfach Spaß zu gehen.

Eine Fähigkeit wird als **Reaktion auf einen Wunsch oder eine Verpflichtung** verwendet; sie ist bestimmt, auf etwas gerichtet und „treibt uns an", ein Ergebnis oder Ziel zu erreichen. Es ist daher eine produktive Leistung. Ich gehe z. B., um mein Herz zu stimulieren, weil es Teil meiner Arbeit ist, um den Hund auszuführen oder um die Landschaft zu genießen. Wenn dies gelingt, wird ein Ergebnis erzielt: ein stimuliertes Herz, eine erfüllte Arbeitsaufgabe, ein ausgeführter Hund, erlebter Genuss. Unabhängig vom Nutzen muss dieser meinen Fähigkeiten entsprechen. Ich würde mich selbst in Gefahr bringen, wenn ich für einen guten Zweck 100 Kilometer zu Fuß gehen wollte, ohne vorher zu trainieren und meine Organe auf die Durchführung dieser Aufgabe vorzubereiten.

Obwohl das Versagen von Fähigkeiten und den ihnen zugrunde liegenden Funktionen in der Regel der richtige Angriffspunkt der Behandlung ist, wenn eine Person ihre Handlungsfähigkeit verloren hat und zum Patienten geworden ist, kann das Problem auch darin liegen, dass **Fähigkeiten und Nutzen nicht übereinstimmen.** So wird ein 45-Jähriger, der wieder wie früher als 20-Jähriger Fußball spielen will, Luftnot, Krämpfe, ischämische Muskelschmerzen und Steifigkeit sowie die Frustration erleben, nicht mehr so schnell zu sein wie früher. Das Versagen zeigt sich hier nicht so sehr in der Unfähigkeit zu Handeln (die Handlungen und Fähigkeiten können noch vorhanden sein), sondern vielmehr bei in einer unzureichenden produktiven Performanz, der Fähigkeit der Person insgesamt als Fußballer, die sich aus einer Reihe von organisierten Körperfunktionen zusammensetzt, die er als 20-Jähriger als selbstverständlich hingenommen hatte.

Auch Gehen ist nicht einfach nur eine Frage des Einsatzes von Fähigkeiten, es ist ebenfalls **kontextbezogen.** Wir gehen nicht einfach nur, sondern wir gehen irgendwohin – auf einer Straße, einem Waldweg, klettern über Felsen, trainieren auf einem Laufband oder bewegen uns von Raum zu Raum. Außerdem haben wir einen Grund zu gehen – wir müssen irgendwohin gehen oder es macht uns einfach Spaß zu gehen. Unterschiedliche Umgebungen erfordern leicht unterschiedliche Fähigkeiten: Gehen auf einer fahrenden Rolltreppe oder von ihr herunter ist ein anderes Gehen als das Treppabgehen, das Gehen auf einen Hügel oder entlang einer felsigen Küste. Indem man die Fähigkeiten für das eine hat, besitzt man noch lange nicht die Fähigkeiten für das andere. Der Kontext des Gehens bezieht sich nicht nur auf die physikalische Umwelt.

Ein gehender Mensch hat auch eine Vergangenheit und eine Zukunft. Ich habe laufen gelernt, als ich etwa ein Jahr alt war bzw. ich tapste so lange umher, bis ich ein flüssiges Gangbild entwickelt hatte, das Margaret Whitehead als physikalische Kompetenz bezeichnet (Whitehead 2007), das für mich typisch ist. Mein Gangbild unterscheidet sich geringfügig, aber signifikant von demjenigen anderer Menschen, sodass mich jemand, der mich gut kennt, anhand meines Bewegungsmusters aus der Entfernung und selbst in einer Menschengruppe erkennen kann (Chellappa et al. 2005; Lynnerup und Larsen 2009, Nixon et al. 2006). Außerdem habe ich eine bestimmte Einstellung gegenüber dem Gehen: Vielleicht liebe ich die damit einhergehende Freiheit, das Gefühl des Draußenseins und das Gelangen von Ort zu Ort und die durch Endorphine bestimmten Gefühle danach. Vielleicht gehe ich auch nicht gern zu Fuß, erzeugt Gehen keine Erfahrungen, die mein Leben bereichern, verknüpfe ich es mit schlechten Erfahrungen oder sehe ich schlecht oder habe mir früher das Sprunggelenk verstaucht, sodass ich beim Gehen ängstlich bin.

Im Rahmen des Kontexts, in dem eine Fähigkeit eingesetzt wird, hat eine Person eine gewisse Wahl oder Verantwortlichkeit, ob sie geht oder nicht, wie schnell und wie oft sie geht usw. Wie auch immer die Antwort lautet, hat sie Folgen. Sie betreffen nicht nur den Nutzen und das Produkt, sondern auch die Anpassungen der Fähigkeiten des Organismus. Das können Veränderungen der Muskelstärke, Beweglichkeit und Koordination sein. Das Herz-Kreislauf-System wird angeregt oder kann weniger wirksam werden. Die Knochen werden stärker oder schwächer und verändern ihre Form in Reaktion auf die Stimulation oder ihrem Fehlen. Adrenalin wird freigesetzt und bessert die Stimmung, reduziert eine Depression usw. Diese Änderungen können von einem Moment auf den anderen kaum wahrnehmbar sein, werden aber über einen längeren Zeitraum offensichtlich. Wie wir bereits im Hinblick auf Fähigkeiten und Organe gesehen haben, **verändert sich ein Organismus durch seine Aktionen** – im Gegensatz zu einer Maschine. Eine Maschine kann sich abnutzen und einen Teil ihrer Struktur verlieren, sie passt sich aber nicht an die Umgebung an und ändert sich nicht so, wie es Organismen tun.

> Gemäß Heidegger geht es dabei nicht um eine Handlung, die physiologische Veränderungen verursacht, sondern um die Einheit von Fähigkeit und Organ, bei der das Organ die Getriebenheit der Fähigkeiten erfüllt.

Um den Verlust der Handlungsfähigkeit einer bestimmten Person durch Schmerzen oder eine Behinderung beim Gehen zu verstehen, müssen all diese Faktoren als Ganzes, als voneinander abhängige Einheit berücksichtigt werden. Bei der Behandlung richtet sich der Fokus patientenabhängig auf **unterschiedliche Aspekte dieser Einheit.**

- Bei vielen handelt es sich um den Verlust der physiologischen oder biomechanischen Funktionsfähigkeit und der Anordnung der Einzelteile, z. B. nach einem Trauma oder einer krankhaften Veränderung, die behandelt werden muss, wie ein entzündetes Band oder ein Meniskusriss, eine frühe Herzinsuffizienz oder eine neurologische Erkrankung mit Beeinträchtigung der Koordination.

- Bei anderen ist eine Modifikation ihrer Aktivitäten erforderlich, indem sie mehr oder weniger machen oder die Handlungsabläufe ändern, um ihre Fähigkeiten nicht zu überfordern. Bei wieder anderen liegt die Aufmerksamkeit auf der Umwelt, in der die Tätigkeiten durchgeführt werden, oder auf zurückliegenden Ereignissen oder zukünftigen Erwartungen, die das Gehen oder dessen Wahrnehmung modifizieren.
- Schließlich kann das Problem auch in der Reaktion des Patienten auf das Gehen und seine Einstellung dazu beruhen, was auch die Fähigkeit zur Anpassung an sich verändernde Umstände mit sich bringt (Reaktionsfähigkeit).

> Die Rolle des Arztes besteht darin, ein professionelles Urteil darüber zu fällen, an welcher Stelle die Beziehung der Person zu ihrer Umwelt zusammengebrochen ist und sie daran hindert, ihre volle produktive Handlungsfähigkeit zu erreichen.

26.2.3 Osteopathische klinische Anwendung

Es mag so scheinen, als ob die **klinische Entscheidungsfindung** darüber komplex und zeitaufwendig ist. Das oben Beschriebene bedeutet, dass der Verlust der Handlungsfähigkeit und die Erfahrung von Krankheit in der physischen, kognitiven, affektiven, sozialen und/oder spirituellen Domäne existieren können. Jede dieser Domänen besitzt eigene Fähigkeiten, Nutzen, Kontext und Reaktionsfähigkeit, und der Mensch ist in der Lage, sich anzupassen und zu entwickeln, wenn die Fähigkeiten ausgeübt werden. Als menschliche Agierende beziehen wir uns in all diesen Domänen auf ganzheitliche, voll integrierte Weise auf die von uns wahrgenommene Umwelt.

Wenn etwas in diesem Bereich das Potenzial besitzt, zum Totalverlust der Handlungsfähigkeit beizutragen, sollte vermutlich bei jeder Vorstellung des Patienten alles bewertet oder zumindest in Betracht gezogen werden. Dies ist nicht mehr der Fall, da die konventionelle Differenzialdiagnostik systematisch alle 69.000 Krankheiten der 10. Ausgabe der International Classification of Diseases umfasst oder jeden menschlichen physiologischen Prozess bedenkt, der bekannt ist. An dieser Stelle ist die **traditionelle medizinische Lehre** der normalen Anatomie und Physiologie von wesentlicher Bedeutung, da sie einen groben Hintergrund liefert, vor dem das klinische Bild eines Patienten beurteilt werden kann, und der eine Reihe von Faktoren wie Alter, Geschlecht, Anamnese, Beruf, körperliche Aktivitäten usw. berücksichtigt.

Was ich sagen will ist, dass die meisten Menschen unter Standardbedingungen oder ähnlichen Umständen auf recht vorhersehbare Weise handeln, sodass auch ihre gesundheitlichen Probleme recht ähnlich sein werden. Eine signifikante Anzahl (etwa ein Drittel) ist es aber nicht, und viele dieser Probleme fallen in die medizinisch nicht erklärbare Kategorie. Der Grund hierfür ist nicht, dass die Krankheit nicht diagnostiziert wird, obwohl auch das der Fall sein kann. Der **Verlust der Handlungsfähigkeit** ist mehr als eine Krankheit, Pathologie oder beeinträchtigte physiologische Fähigkeit; sie umfasst das Verständnis dafür, dass die Umwelt ein wesentlicher Bestandteil des organischen Lebens ist und nicht nur ein Einflussfaktor und dass die Beziehung zwischen Organismus und Umwelt (und nicht das Verständnis des Organismus und der Umwelt als getrennte Einheiten) viel mehr Aufmerksamkeit erhalten muss, wenn wir den Menschen besser verstehen wollen. Es ist unstrittig, dass die meisten medizinischen Fälle am besten durch physiologische oder pathologische Verluste von Fähigkeiten erklärt werden können. Aber für einige Fachrichtungen, wie die **Osteopathie,** fällt eine beträchtliche Anzahl der gesundheitlichen Probleme in die Kategorie der medizinisch unerklärlichen Fälle ohne klaren Verlust einer Fähigkeit. Und insbesondere in diesen Fällen bietet die anthropo-ökologische Sichtweise einen anderen Ansatz.

Aufgrund der Betonung der anormalen Körperfunktion richtet sich der Fokus der Ärzte in den meisten Fachgebieten auf die Reparatur der Handlungsfähigkeit mit wenig Bezug auf die Person, den Nutzen, den Kontext und die Reaktionsfähigkeit. Meist wird der Verlust der Handlungsfähigkeit durch ein Organversagen (im engeren Sinne von „großen“ Organen), eine Krankheit, eine Pathologie oder eine Dysfunktion erklärt.

> Der Autor argumentiert, dass die menschlichen Fähigkeiten (im Unterschied zu Organfunktionen) darin bestehen, sich in der Umwelt zu engagieren und zu handeln und dass sich die Fähigkeiten in Relation zur Performanz der Handlungen entwickeln. Wenn dies so ist, setzt das vollständige und richtige Verständnis der Krankheit als ein Verlust der Handlungsfähigkeit (und des Patientwerdens) voraus, dass die anderen dargestellten Faktoren, wie der Nutzen und der Kontext der Handlungen und die Reaktionsfähigkeit der Person, stärker berücksichtigt werden.

Konkret bedeutet dies, dass die primären und überragenden Fragen für den Arzt mit dem ersten Kontakt lauten:

- In welchem Sinne hat dieser Patient seine Handlungsfähigkeit verloren?
- Was hindert ihn daran, sich in seiner Umwelt zu engagieren und zu handeln?
- Handelt es sich in erster Linie um einen Verlust von Fähigkeiten, also um den Ausfall oder die Fehlfunktion in einem oder mehreren der Organe, die an dieser Fähigkeit beteiligt sind?
- Handelt es sich um den unangemessenen Einsatz dieser Fähigkeiten, d. h., soll mit der Fähigkeit etwas erreicht werden, das mit ihr nicht erreicht werden kann – und zwar unabhängig davon, ob dies der Kontrolle des Patienten untersteht, also zu viel zu machen, nicht ausreichend vorbereitet oder trainiert zu sein, oder sich seiner Kontrolle entzieht, z. B. bei einem Trauma?
- Findet die Tätigkeit in einem unpassenden Kontext statt und ist sie eine Herausforderung, die nicht erfüllt werden kann oder für die es nicht genügend Ressourcen gibt?
- Oder ist die Reaktionsfähigkeit des Menschen ungeeignet oder schädlich, ob physiologisch wie bei Autoimmunerkrankungen, psychisch wie bei irrationalen Ängsten oder sozial wie Adipositas durch Überernährung, und kann dies mit Gruppennormen zusammenhängen?

Tab. 26.1 Bedeutung des Bewegungsapparats für die menschliche Handlungsfähigkeit

Der osteopathische Fokus liegt auf dem Bewegungsapparat bezogen auf die Person:	Dimensionen der Fähigkeiten
als Ausdruck der Identität	Die menschliche Identität hängt eng mit der Morphologie des Bewegungsapparats, der Körperhaltung und körperlichen Aktivitäten zusammen (Burkitt 1999).
als Fokus der Gesundheit	Das menschliche Leben ist durch Aktivität gekennzeichnet und Gesundheit wird als das Ausmaß wahrgenommen, in dem diese Aktivitäten auf eine als selbstverständlich wahrgenommene Weise durchgeführt werden können. Diese Performanz wird durch den Bewegungsapparat vermittelt (Korr 1979).
als Mittel, um Kontakt mit der Umwelt aufzunehmen und in ihr zu handeln	Menschen befinden sich in ihrer Umwelt und bewegen sich in ihr über den Bewegungsapparat (Ingold 2011).
zur Testung der Validität und Gewissheit der Umwelt	Mithilfe des Bewegungsapparats erfährt und versteht der Mensch seine Umwelt und „weiß", wie sie ist, wie sie dem Konzept der Welt, das wir mit unseren Sinnen wahrnehmen, entspricht (Tyreman 2015, Wittgenstein 1969).
als Archiv zurückliegender Ereignisse	Der menschliche Körper entwickelt sich einzigartig als Reaktion auf zahlreiche tägliche Herausforderungen und Traumen. Die entstehende Anpassung vereint diese Ereignisse in einer komplexen Synthese (Goldstein 1995).
als Ausdruck von Vitalität, physiologischen Fähigkeiten und Ressourcen	Durch Aktivitäten, wie Sport, Arbeit und Freizeitaktivitäten, zeigt der Mensch seine Vitalität.
durch Kommunikation	Die verbale Sprache wird stark durch die sog. Körpersprache ergänzt, mit der Menschen (und andere Tiere) offen oder verdeckt Aspekte ihres Seins kommunizieren (Sacks 1985). Außerdem erhalten wir Kommunikation insbesondere durch Berührungen wie Händeschütteln oder Umarmungen.
als Ressource für die Aufrechterhaltung eines gesunden Lebens	Sport und körperliche Aktivität gehören zu den wichtigsten Ressourcen zur Aufrechterhaltung der kardiovaskulären Funktion und zur Reduktion von Depressionen und wirken sich auf zahlreiche körperliche und kognitive Beschwerden günstig aus (MedicineNet.com 2016, Young und Dinan 2005)
als Ausdruck von Kultur	Wie die Volkskunde zeigt, wird der normale, wünschenswerte und ideale körperliche Habitus verschiedener Kulturen und Zeitalter unterschiedlich beurteilt. Der körperliche Habitus hängt eng mit der Struktur des Bewegungsapparats zusammen.

26.2.4 Osteopathischer Fokus

Die anthropo-ökologische Sichtweise ist für die osteopathische Praxis besonders relevant, und zwar nicht nur, weil Osteopathen außerhalb der USA mit vielen Krankheiten konfrontiert werden, die zur medizinisch unerklärbaren Kategorie gehören, oder weil die Umwelt und die Anpassung seit A. T. Still ein wesentliches Merkmal des osteopathischen Denkens sind. Der Grund ist vielmehr die zentrale Rolle, die der Körper in der osteopathischen Praxis spielt und insbesondere die Art und Weise, wie sich Körperteile den menschlichen Aktionen anpassen. Der Körper, so wird argumentiert, ist mehr als ein Transportsystem für das Gehirn und andere wichtige Organe. Er spielt eine wichtige Rolle bei der Ökonomie des Körpers und der Expression der menschlichen Handlungsfähigkeit. In ➤ Tab. 26.1 sind einige Rollen von Muskel- und Skelettstrukturen bei der menschlichen Handlungsfähigkeit aufgelistet.

Zusammenfassung

Die anthropo-ökologische Sichtweise versucht ausdrücklich zwei Konzepte zu erkennen und zu betonen, deren Bedeutung in der letzten Zeit zugenommen hat, die aber schon während der gesamten kurzen Geschichte der Osteopathie das osteopathische Denkens beherrscht haben: Im Zentrum der Behandlung steht der Mensch als organisches Wesen und Person und nicht die Krankheit. Man kann argumentieren, dass die Osteopathie diese beiden Konzepte in der Mitte des 20. Jahrhunderts, wenn auch nicht vollständig, aus den Augen verloren hatte. Inzwischen gibt es neue Konzepte zum Denken, der Komplexität und der Ungewissheit der Systeme und ausgefeiltere Modelle von Stress und Anpassung (Sturmberg und Martin 2014). Die Osteopathie sollte erneut überprüfen, wie sie diese Konzepte in ihr Grundverständnis des Menschseins übernehmen kann.

Danksagung

Dieses Projekt begann im Oktober 2011 bei Tor-Harald Garberg in einer norwegischen Berghütte mit einer zweitägigen Klausur, an der Stephen Tyreman, Johannes Mayer, Clive Standen und Christian Fossum teilnahmen. Hier wurden die ersten Ideen der anthropo-ökologischen Sichtweise geboren.

LITERATUR

Burkitt I. Bodies of Thought: Embodiment, Identity & Modernity. London: Sage Publications, 1999.

Chellappa R, Roy-Chowdhury AK, Zhou SK. Recognition of Humans and their Activities using Video. San Rafael: Morgan & Claypool Publishers, 2005.

Dreyfus SE, Dreyfus HL. A Five-Stage Model of the Mental Activities Involved in Directed Skill Acquisition. Berkeley: Operations Research Center, University of California, 1980.

Engel GL. The need for a new medical model: A challenge for biomedicine. Science. 1977; 196: 129–136.

Engel GL. The clinical application of the biopsychosocial model. Am J Psychiatry. 1980; 137: 535–544.

Goldstein K. The Organism: A holistic approach to biology derived from pathological data in man. New York: Urzone Inc., 1995.

Harrington A. Reenchanted Science: Holism in German Culture from Wilhelm II to Hitler. Princeton: Princeton University Press, 1996. pp. 175–206.

Heidegger M. Die Grundbegriffe der Metaphysik. Welt – Endlichkeit – Einsamkeit. Frankurt/Main: Klostermann, 2010.

Illich I. Limits to Medicine. Medical Nemesis: the expropriation of health. London: Penguin, 1976.

Ingold T. People Like Us: The Concept of the Anatomically Modern Human. The Perception of the Environment: Essays on Livelihood, Dwelling and Skill. 2nd ed. London & New York: Routledge, 2011. pp. 373–391.

Korr IM. The spinal cord as an organiser of disease processes: The peripheral nervous system. JAOA. 1979; 79: 82–90.

Lynnerup N, Larsen PK. Forensic Evidence of Gait. In: Li SZ (ed.). Encyclopaedia of Biometrics. Vol. 1. New York: Springer, 2009. pp. 652–658.

MedicineNet.com. Health Benefits of Physical Activity. 2016. www.medicinenet.com/script/main/art.asp?articlekey=10074 (letzter Zugriff: 26.2.2016).

Nixon MS, Chellappa R, Tan T. Human Indentification Based on Gait. New York: Springer, 2006.

Oxford English Dictionary. 2nd ed. Oxford: Oxford University Press, 1989.

Sacks O. The President's Speech. The Man Who Mistook His Wife for a Hat. London: Picador/Pan, 1985. pp. 76–80.

Sturmberg J, Martin C (eds.). Handbook of Systems and Complexity in Health. New York: Springer, 2014.

Svenaeus F. What is an Organ? Heidegger and the Phenomenology of Organ Transplantation. Theor Med Bioeth. 2010; 31: 179–196.

Tyreman S. Trust and Truth: Uncertainty in health care practice. J Eval Clin Prac. 2015; 21: 470–478.

Whitehead M. Physical Literacy: Philosophical consideration in relation to developing a sense of self, universality and propositional knowledge. Sport Ethics Philos. 2007; 1: 281–298.

Wittgenstein L. In: Anscombe GEM, von Wright GH (eds.). On Certainty. Oxford: Blackwell Publishing, 1969.

Young A, Dinan S. Activity in later life. Br Med J. 2005; 330: 189–191.

KAPITEL

27

Michael L. Kuchera

Osteopathische Behandlungsprinzipien

27.1 Ziele und Lerninhalte

- Darstellen der Behandlungsprinzipien, die beim Erstellen einer osteopathischen manipulativen Verordnung verwendet werden.
- Vergleichen und Abgrenzen der osteopathischen Behandlungsmodelle und osteopathischen Ansätze. Wie gut integrieren beide die Grundsätze der Osteopathie?
- Festlegen, wie und wo Struktur (Anatomie) und Funktion (Physiologie) miteinander zusammenhängen und welche anatomischen Bereiche daher am besten dafür geeignet sind, um Informationen für Diagnose und Behandlung zu erhalten.
- Festlegen, wie die Homöostase durch die Integration von osteopathischer manipulativer Therapie (OMT) oder die Anwendung anderer osteopathischer Behandlungsprinzipien verstärkt werden kann.
- Erkennen der allgemeinen Behandlungsprinzipien, die aus empirischen, biomedizinischen und klinisch-wissenschaftlichen Quellen abgeleitet werden und die Wahl des OMT-Verfahrens bei osteopathischen Verordnungen beeinflussen.

Die osteopathische Behandlung erfolgt durch Osteopathen, die anhand der **osteopathischen Prinzipien und Praktiken einen Behandlungsplan** aufstellen und umsetzen. Dabei werden zum Erreichen mancher klinischer Ziele auch manuelle Techniken eingesetzt.

Die Integration der manuellen Medizin in die Behandlung ist eines der Kennzeichen eines osteopathisch tätigen Arztes. Die **osteopathische manipulative Medizin** (OMM) ist nach allgemeinem Konsens eine anerkannte Form der manuellen Medizin, die von Ärzten durchgeführt wird (FIMM 2007). Bei einer Ausbildung in den USA werden die vor Kurzem vom UEMS für europäische Fachärzte (European Union of Medical Specialists 2015) festgelegten Qualitätsstandards erfüllt oder übertroffen.

> Die OMM unterscheidet sich von anderen Formen der manuellen Medizin durch bestimmte Konzepte, die in diesem Kapitel erörtert werden. Im Vordergrund steht die sichere Umsetzung der osteopathischen Prinzipien und Praktiken.

Die Integration der osteopathischen Prinzipien und Praktiken in die Behandlung bei gleichzeitiger osteopathischer manipulativer Therapie unterscheidet nicht ärztliche Osteopathen von Krankengymnasten, Chiropraktikern, orthopädischen und anderen Manualtherapeuten. Die Besprechung der osteopathischen Prinzipien und Praktiken in diesem Kapitel trägt ebenfalls zur Abgrenzung bei.

Durch die sich seit mehr als 100 Jahren weiterentwickelnde Philosophie, Wissenschaft und Kunst der osteopathischen Behandlungsprinzipien und die daraus entwickelten Modelle, Ansätze, Algorithmen und Verfahren beeinflussen die osteopathischen Prinzipien und Praktiken Millionen Patienten sowie das Wachstum der manuellen Medizin und der manuellen Therapien weltweit.

27.2 Osteopathische Verordnung

Das Vorgehen eines Arztes orientiert sich an der klinischen Arbeitsdiagnose des Patienten. Dieses Niveau der Diagnose wird von entsprechenden anamnestischen, körperlichen, laborchemischen und bildgebenden Befunden gestützt und unterscheidet die Behandlung durch einen Arzt von der Behandlung durch einen Therapeuten. Ein ärztliches Vorgehen setzt typischerweise einen klaren klinischen Aktionsplan voraus, der dem Patienten bei einem oder mehreren Aspekten dieser Diagnose helfen soll. Jede Verordnung wird vom Arzt aus den für diese Situation verfügbaren therapeutischen Mitteln bzw. Maßnahmen ausgewählt. Dann ermittelt er eine angemessene Dosis und Häufigkeit, klärt den Patienten auf, passt die Behandlung an Änderungen des klinischen Bilds an und befasst sich mit Nebenwirkungen und unerwünschten Ergebnissen.

Das Vorgehen eines osteopathisch tätigen Arztes wird darüber hinaus durch sein Festhalten an den professionellen Standards für die Qualität der osteopathischen medizinischen Versorgung definiert. Sie basiert auf einer klinischen Arbeitsdiagnose, die stark von der Integration einer osteopathischen strukturellen Untersuchung mit den anderen oben beschriebenen Befunden profitiert. Diese Integration und verbesserte Perspektive

- erweitert die Differenzialdiagnosen,
- trägt zur Konzentration auf die Arbeitsdiagnose bei und
- ergänzt die verfügbaren Interventionsmöglichkeiten um funktionelle Optionen.

Eine **osteopathische Verordnung** (Kimberley 1980) wird daher am besten von einem sachkundigen, qualifizierten osteopathischen Arzt ausgestellt, der damit bestimmte klinische Ziele erreichen will. Unter Berücksichtigung der Behandlungsziele ist diese osteopathische Verordnung auf den einzelnen Patienten zugeschnitten. Genau genommen spiegeln die sich ergebenden Interventionen die systematischen Grundsätze und Praxisprinzipien, die die professionellen Standards für die osteopathische medizinische Versorgung bilden, wider.

Zur Aufstellung eines **rationalen osteopathischen Behandlungsregimes** konzentriert sich der osteopathisch tätige Arzt auf die allgemeinen Behandlungsprinzipien beim Erreichen bestimmter klinischer Ziele. Die Therapie wird teilweise darauf beruhen, ob eine OMT angezeigt ist. Sofern dies der Fall ist, führen folgende Schritte und Fragen zur Entwicklung der osteopathischen manipulativen Verordnung (Kuchera und Kuchera 2012, S. 93–121; Greenman 2003, S. 45–52).

Auswahl eines Modells oder Ansatzes Ist das Problem neu und Folge einer Tätigkeit oder eines Traumas? Wenn ja, könnte mit Fragen, Zielen, Methoden usw., die sich auf biomechanische und Haltungsprobleme konzentrieren, ein gezielteres und pragmatisches Ergebnis erreicht werden. Gibt es systemische Befunde und Symptome oder Risikofaktoren für viszerosomatische Beschwerden oder eine zugrunde liegende Pathophysiologie, die besser mit einem anderen Modell oder Ansatz behandelt werden sollte?

Die Auswahl des optimalen Modells oder Ansatzes für die vorliegenden Beschwerden und deren Pathophysiologie sowie das Verständnis dafür, wie der Patient am besten wieder gesund wird, sind in der Regel der erste Schritt zur Aufstellung einer geeigneten osteopathischen Verordnung. Mit zunehmender Interaktion mit dem Patienten (in einer Sitzung oder im Laufe der Zeit) werden Aspekte anderer Modelle eingebaut oder können sogar zum Schwerpunkt werden.

Aufstellen von Zielen der OMT Welche anatomischen Bereiche würden von einer OMT profitieren? Die Antwort darauf hängt in mehrfacher Hinsicht mit den Zielen zusammen, die von zentraler Bedeutung für das ausgewählte Modell oder den Ansatz sind. Welche allgemeinen Indikationen werden behandelt und welche Kontraindikationen müssen vermieden werden? Welche physiologischen oder biomechanischen Endergebnisse sind gewünscht? Welcher funktionelle Status soll erreicht werden? Gibt es Elemente eines bestimmten Modells oder Ansatzes, die zu bestimmten Zielkombinationen führen?

Bei der osteopathischen Behandlung ist das Aufstellen präziser Ziele für die OMT der in der Regel wichtigste Teil der Verordnung.

Erkennen möglicher Nebenwirkungen/Komplikationen der OMM Gibt es Risikofaktoren auf Seiten des Patienten (Alter, Gesundheitszustand, Begleiterkrankungen usw.)? Könnte die Technik oder ihr Ergebnis dazu führen, dass der Patienten andere wichtige Faktoren seines klinischen Bilds oder der Krankheit ignoriert?

Auswahl der Technik der OMT Welche Form der manuellen Behandlung ist indiziert und welches Kompetenzniveau benötigt der Therapeut dafür? Sind mit dem zugrunde liegenden physiologischen Status Anomalien der Gewebetextur verbunden und wenn ja, werden sie physiologisch als akut, chronisch oder gemischt eingestuft? Welche Techniken werden diese Ziele am ehesten und mit den wenigsten Nebenwirkungen erreichen?

Oft leiten diese Fragen die Umsetzung der Verordnung, um die Ziele des Modells oder Ansatzes sicher und effektiv durch die Auswahl direkter, indirekter oder kombinierter Verfahren durchzuführen.

Festlegen der Dauer der OMT Wie lange sollte eine OMT-Sitzung dauern? Welche homöostatischen Reserven besitzt der Patient, um auf das gewählte Verfahren anzusprechen?

Prognose der Häufigkeit der OMT Wann kann/sollte der Patient sich wieder vorstellen oder wieder aufgesucht werden? Wie oft sollte die OMT wiederholt werden? Wann sollte der Patient am besten kontrolliert oder die Evaluation wiederholt werden? Wann ist der Patient soweit, dass seine Fähigkeiten ausreichen, um seine Gesundheit selbst wiederherzustellen oder aufrechtzuerhalten, sodass er entlassen werden kann?

Diese Fragen beeinflussen die Umsetzung der osteopathischen Behandlungsprinzipien und Algorithmen sowie die Erfahrung bei der osteopathischen Behandlung. Auf diese Weise sind sie von zentraler Bedeutung für das Erstellen einer effektiven OMT-Verordnung und die sichere Durchführung einer qualitativ hochwertigen OMT.

27.3 Charakteristische osteopathische Behandlungsprinzipien

„Mein Ziel ist es, aus dem Osteopathen einen Philosophen zu machen, um ihn auf den Fels des Verstandes anzusiedeln“ (Still 1910, S. 38).

Die Prinzipien der rationalen osteopathischen Behandlung spiegeln direkt die philosophischen Wurzeln wider, die sich in den Schriften und Prinzipien von A. T. Still finden. Früher wurden von seinen Schülern Zitate aus seinen Texten oder angebliche Lehreaphorismen vermittelt und es war dem Arzt überlassen, die Bedeutung und Anwendung von weisen Sprüchen zu interpretieren, wie „die oberste Herrschaft liegt bei der Arterie" (Lane und Still 1918) oder „Ziel des Arztes sollte es sein, die Gesundheit zu finden" (Still 1902, S. 72). Um sich besser auf die zugrunde liegenden osteopathischen Prinzipien und Praktiken konzentrieren zu können, wurde 1953 von der Fakultät des Kirksville College of Osteopathic Medicine ein Konsenspapier erarbeitet und herausgegeben (Special Committee on Osteopathic Principles and Osteopathic Technic 1953). Der **vierte der resultierenden vier zentralen Grundsätze** schlug vor, dass eine rationale osteopathische Behandlung auf den folgenden drei anderen Grundsätzen basieren sollte:

- Verständnis der Gesamtheit des Körpers
- Selbstregulierungsmechanismen
- Wechselbeziehung von Struktur und Funktion

Für drei Generationen von Osteopathen dienten diese vier Grundsätze der Osteopathie als **Leitsätze.** Sie lieferten die Gesamtperspektive und die Sprache um auszudrücken, dass eine osteopathische Praxis viel mehr ist als nur die zusätzliche medizinische Behandlung mit OMT und sie wurden vom Berufsstand angewandt, um osteopathische klinische Ziele festzulegen und umzusetzen. In der Folge erweiterten sich die osteopathischen Behandlungstechniken und Ansätze und durch wissenschaftliche Fortschritte in Bereichen wie Physiologie und Immunologie wurden neue Anwendungen eingeführt. Durch die pragmatische Behandlung bestimmter individueller Variationen bei den Patienten, die durch die osteopathisch orientierte Anamnese und die körperliche Untersuchung aufgedeckt wurden, wurden die Prinzipien zur Praxis bei Gesundheit und Krankheit in allen Systemen des Körpers eingesetzt. Die osteopathische Behandlung wurde gestärkt und konnte sich ohne Verlust der Abgrenzung entwickeln, weil der Berufsstand dazu neigte, nützliche Behandlungen anderer Mainstream-, Komplementär- oder traditionellen Ansätze in seine eigene Praxis zu integrieren (und nicht zu verdrängen).

Die vier Grundsätze waren oft zu pauschal gefasst, um sie effizient zur Entwicklung spezifischer Behandlungsverfahren zu verwenden. Getreu der osteopathischen Prinzipien und Praktiken und der Grundsätze boten mehrere erfahrene Osteopathen pragmatische Ansätze zur Anwendung bestimmter Techniken oder zur Behandlung bestimmter Krankheiten an. Oft half ihre klinische empirische Erfahrung dabei, diese Ansätze zur formulieren und zu formen, während das wissenschaftliche Verständnis später folgte. Zu diesen **allgemein gelehrten und angewandten osteopathischen Ansätzen** gehörten z. B.:

- Chapmans viszerosomatische Reflexe (Fossum et al. 2011)
- Sutherlands primärer respiratorischer Mechanismus (Magoun 1976)
- Mitchells Muskel-Energie-Konzept für die lumbopelvine Region (Mitchell und Mitchell 1999)
- Die osteopathischen Überlegungen zur systemischen Dysfunktion (3:3:3; siehe Fußnote ➤ Tab. 27.3) (Kuchera und Kuchera 1994, 2012; Steele 2011)
- Zinks kompensatorischer oder nicht kompensatorischer Faszienmusteransatz, der die regionale Spannung und Integrität widerspiegelt (Zink und Lawson 1979)

Diese Ansätze werden untersucht, erlernt und angewandt, um bei Patienten mit bestimmten Befunden eine fokussierte, sequenzierte und zeitsparende Anwendung der Behandlungsprinzipien zu ermöglichen.

Die Herausgeber und Autoren des Standardlehrbuchs „Foundations for Osteopathic Medicine" erkannten zudem, dass die vier Grundsätze zwar zitierfähig, aber für osteopathische Studenten nur schwer umsetzbar waren. Daher änderten sie den Aufbau der dritten Auflage, indem sie die Informationen anhand von **fünf zentralen osteopathischen Behandlungsmodellen** darstellten und ordneten (Chila 2011). Durch die Betonung von Kombinationen der körpereigenen Prozesse, mit denen der Körper sich um Gesundheit bemüht und Krankheiten bekämpft, sowie durch das Verständnis, wie die Osteopathie diese Prozesse unterstützen oder fördern kann, werden die fünf Modelle jetzt oft als Ausgangspunkt für die osteopathische Behandlung empfohlen. Ebenso wie bei den pragmatischen osteopathischen Ansätzen ermöglichten das Erlernen und die Anwendung der fünf Modelle einen zielgerichteteren Einsatz der Behandlungsprinzipien und führten oft zu pragmatischen Empfehlungen für die Sequenzierung der Behandlungsziele.

Die initiale Auswahl und Anwendung eines osteopathischen Behandlungsmodells oder relevanten klinischen Ansatzes erfordert eine sorgfältige Anamnese und körperliche Untersuchung, das Erkennen und die Diagnose des klinischen Status und ein Verständnis der zu Grunde liegenden Pathophysiologie. Außer-

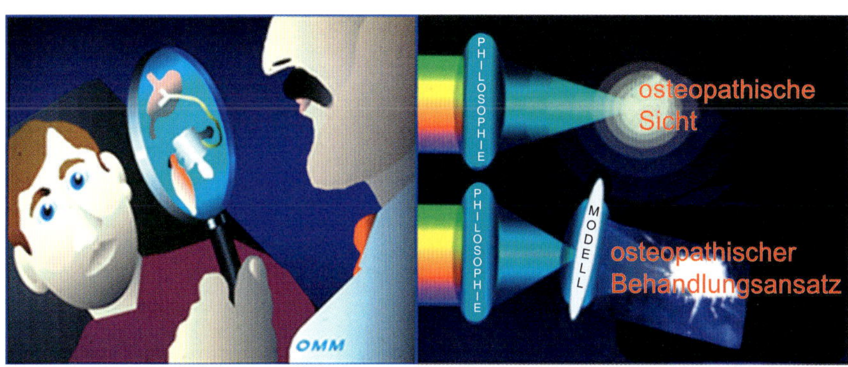

Abb. 27.1 Der Patient wird vom Osteopathen nach den vier Grundsätzen mithilfe einer bifokalen Brille untersucht. [G506]

dem muss bekannt sein, wie die Selbstheilungsmechanismen des Körpers in jedem System mit dieser Pathophysiologie umgehen und der Patient muss als einzigartiges Individuum betrachtet werden. Eine visuelle Analogie, die früher zur Veranschaulichung dieser Sichtweise verwendet wurde, porträtiert einen Osteopathen, der jeden Patienten durch eine Brille untersucht, in der die vier Grundsätze die erste, allgemeine Linse bilden, während die fünf Modelle und verschiedene Ansätze eine progressive „bifokale“ Linse bilden, deren Brennweite so eingestellt werden kann, dass bei jedem einzelnen Patienten der beste Ansatz und die beste Behandlung zu sehen ist (Kuchera und Kuchera 2012, S. 93–121, Seffinger et al. 2011) (> Abb. 27.1).

Das osteopathische Fünf-Modell-Konzept wurde 2007 im Rahmen einer Anhörung der Weltgesundheitsorganisation (WHO) zum einzigartigen Beitrag der Osteopathie zur Behandlung und zu ihren Behandlungsprinzipien vorgestellt (WHO 2010). In diesem

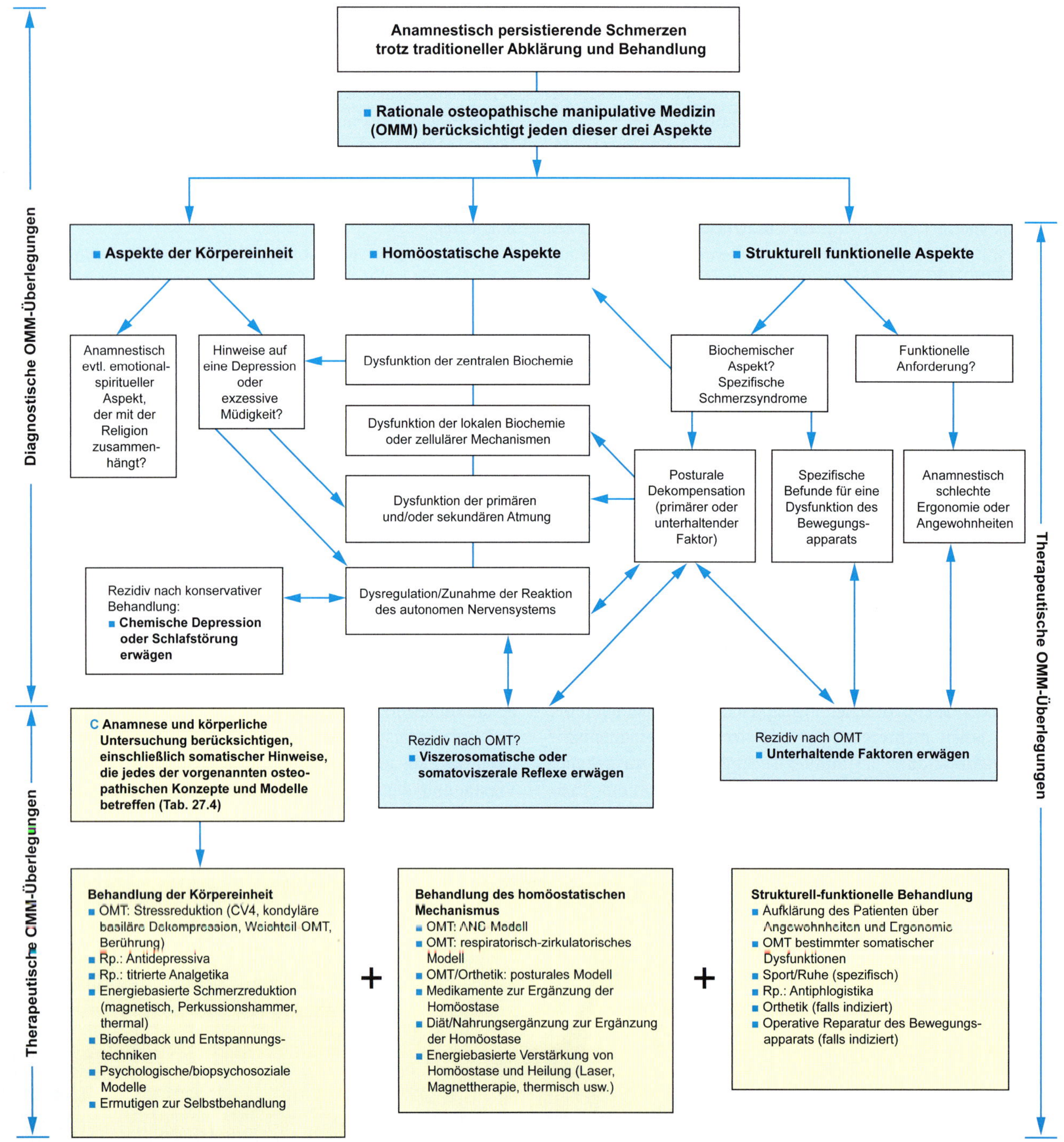

Abb. 27.2 Algorithmus der osteopathischen Diagnose- und Behandlungsprinzipien beim Schmerzpatienten. OMT = osteopathische manuelle Therapie, CV4 = Kompression des 4. Ventrikels, ANS = autonomes Nervensystem. [F914–001/L252]

Kapitel werden diese Modelle bestätigt und erweitert. Die Art und Weise, wie die osteopathischen Behandlungsprinzipien angewandt werden, spiegelt die ständig wachsende wissenschaftlich-medizinische Evidenzbasis wider und wird stark von pragmatischen klinischen Ansätzen und Behandlungsmodellen beeinflusst. Mehrere dieser osteopathischen klinischen Ansätze und Behandlungsmodelle wurden inzwischen katalogisiert und dienen derzeit dazu, noch effizientere Richtlinien für Osteopathen bei der Umsetzung von Behandlungsprinzipien zu schaffen.

27.4 Allgemeine Behandlungsprinzipien

„An dieser Stelle möchte ich betonen, dass das Wort behandeln nur eine Bedeutung hat, nämlich zu wissen, dass du Recht hast und deine Arbeit entsprechend erledigst" (Still 1902, S. 219).

Unabhängig von den Beschwerden des Patienten oder den beteiligten Körperregionen sollte die Entscheidung für eine Behandlung, auch für eine OMT, erst nach der Gewinnung ausreichender Informationen für die Aufstellung einer Arbeitsdiagnose erfolgen. Eine derartige Diagnose ergibt sich nach der Untersuchung mehrerer

27

Tab. 27.1 Behandlungsprinzipien, die sich aus der Interpretation der vier Grundsätze der Osteopathie ergeben

Grundsatz	Interpretationen	Behandlungsprinzipien
„Der Körper bildet eine Einheit."	Der Mensch ist eine dynamische Funktionseinheit. • Positive und negative Elemente, die eine Komponente (Geist, Körper oder Seele) betreffen, können sich auch auf die anderen auswirken. • Die somatischen Regionen des Körpers sind miteinander verbunden und können einander beeinflussen.	Körper, Geist und Seele sind miteinander verbunden. • Die Diagnose setzt voraus, dass **alles** über den Patienten bekannt ist, wie Anatomie, Physiologie, Pathophysiologie, Psyche, Kultur und Überzeugungen. • Wichtige Punkte bei der Behandlung sind die Schulung, Beteiligung und Stärkung des Patienten. • Berücksichtigt werden muss die Bedeutung des Placebo- und Nocebo-Effekts bei allen Arzt-Patient-Interaktionen (auch bei der Aufstellung des OMT-Plans).
„Struktur und Funktion hängen miteinander zusammen."	Der menschliche Körper ist eine „perfekte Maschine", die geschaffen wurde, um gesund zu sein und zu funktionieren. • Die Anatomie (Struktur) beeinflusst die Funktion (gilt für Gelenke und viszerale Organe). • Anatomie und Physiologie hängen miteinander zusammen. • Funktionelle Anforderungen können die Struktur im Laufe der Zeit ändern. • Die Funktionsweise des Bewegungsapparats ist wichtig für die Gesundheit.	Es gibt einen gesunden Status mit normalem Fluss aller Flüssigkeiten und normaler Nervenaktivität. Krankheiten entstehen oft durch mechanisch-strukturelle Störungen dieser Funktionen. • Der Osteopath muss Anatomie und Physiologie kennen und wissen, wie er sie durch eine OMT beeinflusst. • Regelmäßige Übungen und andere funktionelle Aktivitäten sind an der Aufrechterhaltung der Gesundheit beteiligt und beeinflussen die Behandlung. • Eine OMT, die die somatische Funktion verbessert, wirkt sich auf die Gesundheit aus.
„Der Körper besitzt selbstheilende und selbstregulierende Mechanismen."	Der Körper besitzt homöostatische und Feedback-Mechanismen und setzt sie ein. • Der Körper strebt den Zustand der Gesundheit an. • Feedback-Mechanismen (positive und negative) helfen dem Körper bei der Aufrechterhaltung eines gesunden inneren Milieus.	Der Arzt muss eine Partnerrolle einnehmen und dem Patienten bei der Suche nach Gesundheit und deren Optimierung helfen. • Die Suche nach Gesundheit umfasst oft eine Verstärkung der homöostatischen Mechanismen durch verschiedene Interventionen. • Die Weisheit des Körpers kann verstärkt werden und führt oft ohne Intervention zur Besserung. • Die Lebensführung (und die entsprechende Schulung des Patienten) ist wichtig für die Selbstheilungskräfte des Körpers. • Der Osteopath sollte Nutzen und Risiken der Interventionen dagegen abwägen, wie sie die homöostatischen Mechanismen stören oder verstärken.
„Die rationale osteopathische Behandlung beruht auf der Anwendung der drei anderen Grundsätze."	Ein Verständnis von Anatomie, Physiologie und des Individuums sowie die Fähigkeiten, die erforderlich sind, um „zu wissen, dass du recht hast und deine Arbeit entsprechend erledigst". Die Behandlung geht über das Verständnis hinaus, es sind Handlungen und Anwendungen erforderlich. • Das Besondere an der Osteopathie ist, dass sie nach der optimalen Funktion, nach Heilung und der Gesundheit von Geist, Körper und Seele sucht und die Bedürfnisse des jeweiligen Patienten erfüllt.	Eine rationale osteopathische Behandlung profitiert von • dem Verständnis, wo und wie der Bewegungsapparat behandelt werden muss, um die physiologische Homöostase zu verstärken, sowie der Fingerfertigkeit, um dies zu erreichen. • einem umfassenden Wissen über den Patienten, seine Krankheit und den Maßnahmen des Körpers, mit denen er die Krankheit bekämpft und seine Gesundheit bewahrt, sowie das Wissen darüber, wie diese Informationen verwendet werden. • einem integrierten Ansatz, der strukturell-funktionelle Ansätze (mit Betonung auf das neuromuskuloskeletale System) einsetzt, um bei jedem Patienten vollständige Gesundheit zu erreichen und einen OMT-Plan aufstellt und umsetzt.

OMT = osteopathische manipulative Therapie.

Differenzialdiagnosen – wie Red-Flag-Notfälle, zugrunde liegende pathophysiologische Manifestationen, chronische Krankheiten des Alterns, Funktionsstörungen und einfache, grundsätzlich selbst abklingende Krankheiten – und kann eines oder mehrere Systeme des Körpers betreffen. Für den Osteopathen werden die Differenzialdiagnostik und die Besonderheiten der OMM bei der Verordnung durch strukturelle und funktionelle Erkenntnisse aus der osteopathischen strukturellen Untersuchung deutlich verbessert.

Nachdem eine adäquate Arbeitsdiagnose gestellt wurde, wägt der Osteopath die verfügbaren Behandlungsmöglichkeiten unter Berücksichtigung der Indikationen und Kontraindikationen und angesichts der Bandbreite der möglichen Anwendungen im Rahmen ihrer Risiko-Nutzen-Verhältnisse ab. Das Behandlungsschema, das ein Osteopath für einen Patienten auswählt, wird – bewusst oder unbewusst – stark durch die interne Anwendung von Diagnose- und Behandlungsalgorithmen beeinflusst. Diese Algorithmen liegen typischerweise nicht schriftlich vor und erscheinen dem Uneingeweihten, sofern sie denn niedergeschrieben wurden, als kompliziert. Für die Osteopathen hingegen ist dieser Algorithmus eine Selbstverständlichkeit. In ➤ Abb. 27.2 ist ein Beispiel für einen derartigen Algorithmus zur Verknüpfung der osteopathischen Diagnose- und Behandlungsprinzipien beim Management eines Patienten mit persistierenden Schmerzen dargestellt (Kuchera 2007).

27.5 Auf den vier osteopathischen Grundsätzen beruhende Behandlungsprinzipien

Die vier Grundsätze und die damit zusammenhängenden Behandlungsprinzipien sind in ➤ Tab. 27.1 zusammengefasst. Der vierte dieser offiziellen philosophischen osteopathischen Grundsätze ist ein klares Bekenntnis zu den osteopathischen Behandlungsprinzipien und war für den exemplarischen Algorithmus von zentraler Bedeutung (➤ Abb. 27.2). Er sagt einfach, aber tiefgreifend aus, dass die rationale osteopathische Behandlung **auf der Anwendung der anderen drei Grundsätze** beruht (Education Council on Osteopathic Principles 2011).

Die sog. vier Grundsätze der osteopathischen Praxisphilosophie sind das, was die in diesem Kapitel besprochenen Behandlungsprinzipien so einzigartig osteopathisch macht. Durch eine weniger gezielte und mehr umfassende Anwendung dieser Grundsätze erreicht der Osteopath die Ebene, die er für die Besprechung der osteopathischen Behandlungsprinzipien benötigt.

27.6 Auf den fünf Behandlungsmodellen der Osteopathie beruhende Behandlungsprinzipien

„Gesundheit zu finden ist das Ziel des Osteopathen. Krankheit finden kann jeder" Still 1902, S. 72.

Wie entwickelt sich der OMT-Plan aus den vier Grundsätzen? Der Osteopath könnte sich als nächstes auf die Auswahl und Anwendung eines Behandlungsmodells, das die in diesem Fall relevantesten Bereiche der Gesundheit fördert, konzentrieren. Dies ist auch ein wesentlicher Behandlungsgrundsatz, weil sich die osteopathische Behandlung nicht ausschließlich auf die Symptome konzentriert, sondern die Ursache des Problems sowie assoziierte fördernde und aufrechterhaltende Faktoren angeht. Somit verhindern effektive osteopathische Behandlungsschemata Beschwerden oder helfen dem Patienten (Körper – Geist – Seele) beim Erarbeiten einer Antwort, um ihn wieder in Richtung Gesundheit zu bewegen.

Bei der Aufstellung der fünf Behandlungsmodelle berücksichtigten und kombinierten die klinischen osteopathischen Lehrer **zehn koordinierte Grundfunktionen** des Körpers, die im gesamten Körper an der Regulation der selbstheilenden und selbstregulierenden Mechanismen beteiligt sind (Seffinger et al. 2011):

- Kontrolle der Körperhaltung und -bewegungen
- Atmung
- Kreislauf
- Regulation des Wasser- und Elektrolythaushalts
- Verdauung und Resorption von Nährstoffen, Elimination von Abfällen
- Stoffwechsel und Energiegleichgewicht
- Schutzmechanismen (einschließlich Immunologie)
- Sensorisches System
- Fortpflanzung
- Bewusstsein

Die resultierenden fünf Modelle sowie eine repräsentative Auswahl der Behandlungsprinzipien, -ziele und -ansätze, die sich daraus für den Osteopathen ergeben, sind in ➤ Tab. 27.2 zusammengefasst. Mit ihrer Hilfe kann das zu Beginn am besten geeignete Modell ausgewählt werden.

In der Realität überschneiden sich diese fünf Modelle sehr stark und weisen jeweils eine starke muskuloskeletale Komponente auf, die eine palpatorische Diagnose und die Integration der OMT in das Behandlungsprogramm ermöglicht. Trotzdem haben sich diese Modelle und die mit ihnen zusammenhängenden Richtlinien beim Aufstellen eines osteopathischen Behandlungsplans anhand der ermittelten Hauptbeschwerden und begleitender Befunde als nützlich erwiesen.

Tab. 27.2 Behandlungsprinzipien, die sich aus den fünf Behandlungsmodellen der Osteopathie ergeben

Modell	Beschreibung des Modells	Behandlungsprinzipien, -ziele und -ansätze
Postural-biomechanisches Modell	Das postural-biomechanische Modell bezieht sich überwiegend auf somatische Strukturen (Skelett, Gelenke, Muskeln und Faszien), betrachtet die Diagnose des Patienten aus der Sicht eines „Ingenieurs" und behandelt ihn als „Mechanikermeister". Dieses Modell veranlasst die Betrachtung von Spannung und Integrität sowie der strukturell-mechanischen Ausrichtung. Es befasst sich vor allem mit Funktion und Homöostase des Bewegungsapparats und seinen Reaktionen auf Alltagsaktivitäten, Überlastung und die chronische Belastung durch die Schwerkraft. • Veränderungen von posturalen Mechanismen, Bewegungen und Bindegewebscompliance führen zur somatischen Dysfunktion und gelten als Ursachen vaskulärer, lymphatischer, neurologischer, metabolischer und homöostatischer Störungen sowie von Schmerzen, Beweglichkeitseinschränkungen, Gewebedysfunktion und anderen Symptomen. • Die Anwendung der Tensegrität beeinflusst bei diesem Modell die Körperhaltung, angrenzende regionale Befunde, einzelne somatische Funktionseinheiten (wie die vertebrale Einheit oder ein Extremitätengelenk) sowie das Verständnis und den Einsatz der Mechanotransduktion zur Beeinflussung der Behandlung auf Ebene der Gewebe und Zellen.	• Identifikation, Korrektur und Beheben traumatischer (nicht physiologischer) somatischer Dysfunktionen • Identifikation und Korrektur modellbedingter somatischer Schlüsseldysfunktionen • Wiederherstellen der strukturellen Integrität und der Funktion • Behandeln von Bereichen, die kompensieren oder sich durch eine Rekompensation verändern • Herstellen von Muskelgleichgewichten und optimaler Gewichtsbelastung • Optimieren der biomechanischen und ergonomischen Gestaltung des Arbeitsplatzes, der Schlaf- und Lesehaltung, von Kopfkissen, Brille, Prothese usw. • OMT-Verfahren sind Erstlinientherapien bei diesem Modell. Ansätze sind: Mitchells Muskel-Energie-Technik, Travells Triggerpunkte, Jones Counterstrain, Janda usw.
Neurologisch-autonomes Modell	Das neurologisch-autonome Modell setzt ein Verständnis der Struktur und Funktion zentraler, peripherer und autonomer neurologischer Prozesse voraus. Osteopathen berücksichtigen den Einfluss von Nozizeption und afferentem Antrieb, spinaler Fazilitierung, Interaktionen von Sympathikus und Parasympathikus (sowie beide als einzelne Systeme), propriozeptive Einflüsse auf Gang und Körperhaltung, neurale Einflüsse auf das neuroendokrin-immunologische Netzwerk, Einflüsse von neurologischen Pathologien auf die somatischen und viszeralen Gewebe sowie Einflüsse des neuralen Tropismus. • Oft wird der neurologische Anteil dieses Modells (peripher und zentral) integriert, um die Behandlung von Patienten mit Radikulopathien, Plexopathien, peripheren oder kranialen Engpasssyndromen und den Folgen eines gestörten neuralen Tropismus zu verbessern. Das Erkennen des Schmerzgenerators durch das Verständnis von dermatomalen, myotomalen und sklerotomalen Mustern ist ein wertvoller Hinweis, der durch die Anwendung und Auswertung dieses Modells gewonnen wird. • Das Verständnis und die Anwendung des autonomen (ANS) Anteils des Modells erhöht den Wert der osteopathischen palpatorischen Diagnose bei der Differenzialdiagnostik von systemischen Krankheiten oder Organfunktionsstörungen insbesondere durch die Reflexe, die mit dem fazilitierten Segment und der zentralen Sensibilisierung zusammenhängen. Die homöostatische Unterstützung der inneren Organe durch das autonome Nervensystem ist entscheidend für die Organgesundheit, beeinflusst die Sensitivität und die Feedback-Mechanismen der Homöostase und spielt eine zentrale Rolle bei der Allostase und der allostatischen Belastung. • Für dieses Modell sind somatische und viszerale (autonome) Interaktionen und zahlreiche Reflexkombinationen wichtig.	• Reduktion des nozizeptiven/afferenten Antriebs aus somatischen und viszeralen Quellen • Optimieren neuraler integrativer/regulatorischer homöostatischer (neurologischer, struktureller, vaskulärer, metabolischer und behavioraler) Funktionen • ebenso wie beim respiratorisch-zirkulatorischen Modell starker Einfluss der autonomen Innervation von Arterien, Venen und Lymphgefäßen auf die Ernährung der Gewebe und die viszerale Gesundheit • Fazilitierte Segmente und zentrale Sensibilisierung fungieren wie neurologische Vergrößerungsgläser für Stress und Schmerzen → fokussiert das ANS und das vaskuläre Ungleichgewicht auf assoziierte somatische und Organgewebe. • Dieses Modell hilft bei der Differenzialdiagnose und oft auch bei der Homöostase. • Ansätze sind: ⅔ des 3:3:3-(OCSD)-Ansatzes (siehe Fußnote ➤ Tab. 27.3) und Chapman-Reflexe
Respiratorisch-zirkulatorisches Modell	Das respiratorisch-zirkulatorische Modell befasst sich mit der respiratorischen und zirkulatorischen Homöostase zur Aufrechterhaltung und Wiederherstellung der zellulären Gesundheit, der Maximierung der extra- und intrazellulären Umgebung durch die ungestörte Versorgung mit Sauerstoff und Nährstoffen sowie die Entfernung von zellulären Abfallprodukten. Es spielt eine wichtige Rolle bei lokalen und systemischen Immunreaktionen. • Bei diesem Modell wird der Einfluss der myofaszialen und der segmentalen somatischen Dysfunktion hinsichtlich der Effekte auf zentrale Mechanismen (wie neurologische und primäre respiratorische Mechanismen) sowie auf periphere Funktionen (den Fluss oder die Zirkulation aller Körpersäfte – dem Blut in Arterien und Venen, der Lymphflüssigkeit, der CSF usw.) betrachtet.	Vier Schritte (nach Wichtigkeit) gelten als optimal: 1. Reduktion von Gefäßverschlüssen (Fluss zur Versorgung mit Nährstoffen, zur Drainage oder für Immunfunktionen) 2. Optimieren der Mechanik von Zwerchfell und Atemmuskeln (und anderer inhärenter Bewegungen) 3. Entfernen des Rückstaus im System durch zusätzliche lymphatisch-venöse Pumpen 4. Mobilisierung von Flüssigkeit und Abfallprodukten aus den Zielgeweben Ansätze sind: Zink und Sutherlands PRM (1° respiratorischer Mechanismus), ein Teil des 3:3:3-Ansatzes (siehe Fußnote ➤ Tab. 27.3)

Tab. 27.2 Behandlungsprinzipien, die sich aus den fünf Behandlungsmodellen der Osteopathie ergeben *(Forts.)*

Modell	Beschreibung des Modells	Behandlungsprinzipien, -ziele und -ansätze
Bioenergetisch-metabolisches Modell	Das bioenergetisch-metabolische Modell befasst sich mit metabolischen und energiesparenden Aspekten der homöostatisch adaptativen Reaktion. Der Osteopath erkennt den Bedarf für eine ausreichende Ernährung und „Kraft", die Aufrechterhaltung normaler biochemischer Prozesse, die den zellulären Aktivitäten zugrunde liegen, die wiederum für die systemischen und neuromuskulären Funktionen und eine gute Heilung erforderlich sind. • In diesem Modell werden Aspekte der Körperhaltung und Atmung hinsichtlich ihrer Effizienz betrachtet. Der OCMM-Ansatz wird aufgrund seiner Rolle bei der neuroendokrin-metabolischen Regulation und der Gesamtvitalität erwogen.	• Aufrechterhalten des Gleichgewichts zwischen Energieproduktion und -verbrauch • Betonung von Patientenschulung, Ernährung, Ergonomik, Energiesparen • Optimieren biomechanischer Funktionen (Ergonomik: Gang und Alltagsaktivitäten als Eckpfeiler des somatischen Energiesparens) • Ernährung und Effizienz der metabolischen und neurohormonalen Funktion • Stress führt zu Alarmreaktion → Widerstand → Erschöpfung (nach Hans Selye) Ansätze sind: Sutherlands PRM (1° respiratorischer Mechanismus) für die Hypophysen-Hypothalamus-Nebennierenrinden-Achse
Biopsychosoziales Modell	Das biopsychosoziale Modell befasst sich mit den individuellen Auswirkungen der mentalen, emotionalen, spirituellen, psychischen, sozioökonomischen und kulturellen Einflüsse sowie Umwelteinflüsse auf Gesundheit und Behandlung. Sie bestimmen die Lebensführung und die Compliance mit der Behandlung und sind an der Placebo- und Nocebo-Reaktion beteiligt. • Somatische Hinweise, wie neuromuskuläre Spannung (tastbar z. B. an der Linea alba) oder CRI-Vitalität, werden mit der Anamnese (als ganzheitliches Individuum sowie bezogen auf die Umgebung) verknüpft, um zu überprüfen, ob es sich um das Primäre oder um eine Ergänzung zu anderen osteopathischen Behandlungsmodellen handelt. (Dieses Modell ist oft zentral für die Einbeziehung des osteopathischen Grundsatzes der Körpereinheit.)	• Fragen und Ängsten angemessen und verständnisvoll begegnen • Zugeschnittene Schulung von Patient und Familie (über Gesundheit, Krankheit und Lebensführung, geistige Haltung und prophylaktische Behandlung) • dem Patienten raten, Verantwortung beim Finden des optimalen Gesundheitszustands in seiner Umgebung zu übernehmen

ANS = autonomes Nervensystem, OCSD = osteopathische Überlegungen bei systemischer Dysfunktion, CSF = Zerebrospinalflüssigkeit, PRM = primärer respiratorischer Mechanismus, OCMM = osteopathische kraniale manipulative Medizin, CRI = kranialer rhythmischer Impuls.

27.7 Umsetzen der Behandlungsprinzipien mit integrierten Ansätzen

Viele effiziente, pragmatische klinische Ansätze, die für bestimmte Subpopulationen oder klinische Bedingungen entwickelt wurden, sind aus osteopathischen Behandlungsprinzipien hervorgegangen. Während einige dieser osteopathischen Konzepte mit bestimmten manuellen Techniken oder mit dem Namen ihres Erfinders oder wichtigsten Befürworters verbunden sind, werden die meisten besser durch ihre Ziele definiert und von den Osteopathen als **„Best Practices"** eingestuft (➤ Kap. 32). Durch das Studium dieser Best-Praxis-Ansätze können andere Osteopathen eines oder mehrere klinische Ziele unter Verwendung effizient zusammengestellter Interventionen, die allem Anschein nach am besten für die Krankheiten oder Prozesse geeignet sind, behandeln.

Diese Ansätze umfassen empfohlene Richtlinien, die die osteopathischen Prinzipien und Praktiken mit klinischer Empirie verknüpfen und in denen sie aufgrund der Integration der Behandlungsprinzipien Bestand haben. Durch die anschließende Entwicklung der Evidenzbasis wird oft ein zentrales Element des ursprünglichen Ansatzes umgedeutet, neu konfiguriert oder sogar aufgegeben. So schlug Chapmans Ansatz initial eine endokrine Interpretation der Diagnose vor und begann mit einer empirischen Behandlung des Beckens. Weder diese Interpretation noch diese Sequenzierung ist heute die Regel. Das neurologisch-autonome Modell kann jedoch zur Interpretation vieler der Chapman-Reflexe, die er kartiert hat und die auch weiterhin gelehrt und wertgeschätzt werden, herangezogen werden (Fossum et al. 2011).

In ➤ Tab. 27.3 sind einige der häufigeren und derzeit gelehrten Ansätze sowie die Populationen und Behandlungsprinzipien, die bei der Integration jedes Ansatzes hinzugezogen werden, zusammengefasst.

Wichtig ist, dass mehrere klinische Ansätze, die ursprünglich außerhalb der Osteopathie entwickelt wurden, erfolgreich in die osteopathische Behandlung importiert und integriert wurden, was die Erfolge der OMT weiter verbessert hat. Einige davon wurden unverändert übernommen, während von anderen nur der diagnostische Anteil eingeflossen ist und der therapeutische Anteil durch eine andere Interpretation der Ätiologie verändert wurde. Häufig stimmten die Ansichten, die zur Entwicklung dieser Ansätze geführt hatten, mit wichtigen Elementen der Behandlungsprinzipien der Osteopathie überein oder sie profitierten von der gemeinsamen Entwicklung mit Osteopathen.

Die Art und Weise, wie nicht osteopathische Ansätze in die Osteopathie übernommen wurden, verdient eine weitere Betrachtung, die aber den Rahmen dieses Kapitels sprengen würde. Zu den Beispielen gehören die Integration des Ansatzes von Janda und Lewit

Tab. 27.3 Beispiele für Behandlungsprinzipien aus klinisch effizienten osteopathischen Ansätzen

Behandlungsansatz	Zielpopulation oder klinische Ziele	Inhalt der Behandlungsprinzipien
Derzeit integrierte osteopathische klinische Ansätze („Best Practices")		
primär respiratorischer Mechanismus (Sutherland) (King 2011)	• Alle Patienten: zur Stärkung der allgemeinen Gesundheit und Vitalität • Ausgewählte Patienten: zur Maximierung der körpereigenen respiratorischen Mechanismen und der „primären" Pumpe	Maximierung der integrierten Funktion von fünf Komponenten eines körpereigenen homöostatischen und trophischen Mechanismus mit besonderer Betonung von: 1. Mobilität der Schädelnähte 2. Unwillkürlichen Bewegungen des Kreuzbeins zwischen den Darmbeinen 3. Mobilität des ZNS 4. Reziproke Spannung (Tensegrität) der Dura 5. Fluktuation der CSF Aus Sutherlands Ansatz wurden weitere Ansätze mit der Betonung der Knochen, der Dura, der Flüssigkeit sowie biodynamischer Komponenten entwickelt.
Reflexpunkte (Chapman) (Fossum et al. 2011)	• Diagnostik und Behandlung von Patienten mit einer Krankheit oder Dysfunktion eines Organs oder Systems • Für die Behandlung mit dem neurologisch-autonomen Modell ausgewählte Patienten: Unterstützung der Diagnostik und Behandlung der Interaktionen viszerosomatischer Reflexe	Um wichtige somatische Hinweise in die Differenzialdiagnostik von Patienten mit systemischen Krankheiten oder Organdysfunktionen einzubeziehen und die Homöostase durch die Reduktion von Reflexaktivitäten zu verstärken. • Anteriore und posteriore Chapman-Punkte sind Veränderungen der Gewebetextur, die als Veränderungen der viszerosomatischen Reflexe interpretiert werden und gemeinsam mit der Segmentfazilitierung vorkommen. • Anteriore Chapman-Punkte sind bei der viszerosomatischen Diagnose besonders nützlich. • Chapman-Punkte werden häufiger als diagnostische Instrumente oder zur Linderung von Symptomen als zur Heilung eingesetzt; ihre Behandlung verbessert jedoch durch die reflektorische Senkung des Sympathikotonus den Blutfluss. • Es besteht eine signifikante Überschneidung von Chapman-, Travell- und Akupunktur-Ah-Chi-Punkten (Kuchera 2012). • Diese Reflexpunkte werden oft in das neurologisch-autonome Modell integriert.
osteopathische Überlegungen bei systemischer Dysfunktion[a] (Kuchera und Kuchera 1994, 2012)	Diagnostik und Behandlung von Patienten mit einer Krankheit oder Dysfunktion eines Organs oder Systems	Unterstützung homöostatischer Mechanismen durch eine OMT nach dem neurologisch-autonomen und respiratorisch-zirkulatorischen Modell. • Sympathikus: Reduktion der segmentalen Fazilitierung, Inhibition über Kollateralganglien, Anheben/Inhibition der Rippen, Diagnostik/OMT nach Chapman, Überschneidung mit mehreren Travell-Ansätzen • Parasympathikus: Hirnnerven III, VII, IX und X sowie S2–S4 (ISG); V-Spreizung (OM-Naht), Stimulation des Ganglion sphenopalatinum, Kreuzbeinschaukel • Flüssigkeit (lymphatisch/venös, CSF): Ansätze nach Zink und Sutherland für die sekundäre und primäre Atmung
fasziale Strukturierung (Zink) (Zink und Lawson 1979, Kuchera 2011)	• Diagnostik und Behandlung von Patienten mit Störungen der Körperhaltung (Kompensation und Dekompensation) • Diagnostik und Behandlung von Patienten mit lymphatischer/venöser Stauung	Screening und rasche Interpretation somatischer Übergangsbereiche, die mit der Körperhaltung sowie mit der respiratorisch-zirkulatorischen Funktion und Kompensation zusammenhängen. • Palpation der Gewebebewegungen auf kompensierte (alternierend) oder nicht kompensierte (traumatisch, nicht alternierend) Faszienmuster in den Übergangszonen (kraniozervikal, zervikothorakal, thorakolumbal, lumbopelvin) (➤ Abb. 41.3) • OMT zur Behebung der somatischen Dysfunktion in Übergangsbereichen • Haltungsungleichgewichte beheben
lumbopelvine Muskel-Energie-Technik (Mitchell) (Mitchell 1999)	• Patienten mit lumbopelviner somatischer Dysfunktion • Patienten mit lumbalen Rückenschmerzen	Screening, Interpretation und Benennen der lumbopelvinen Funktion und der somatischen Dysfunktion sowie Koordination einer effizienten Behandlungsstrategie (insbesondere mit Muskel-Energie-Techniken) in dieser Region
Beispiele für importierte Ansätze: modifiziert und in die osteopathische Behandlung integriert		
myofasziale Triggerpunkte (Travell/Simons) (Kuchera und McPartland 2003, Simons et al. 1999, Travell und Simons 1992)	• Patienten mit myofaszialen Schmerzen und Dysfunktionen • Patienten mit somatischer Dysfunktion, bei der die somatische Muskeldysfunktion eine wichtige Rolle spielt	Erkennen, dass myofasziale Triggerpunkte die Definition der somatischen Dysfunktion erfüllen und dass die Diagnose von getriggerten Schmerzmustern sehr zur Identifikation und Behandlung somatischer Schlüsselkomponenten (und damit zusammenhängender neuraler, vaskulärer und lymphatischer Elemente) beiträgt. • Behandlung der beteiligten myofaszialen Strukturen • Aufsuchen/Behandeln haltungsbedingter Belastungen • Aufsuchen/Behandeln von Überlastungen der beteiligten myofaszialen Struktur • Aufsuchen/Behandeln von auslösenden neurologischen Faktoren oder einer Double-Crush-Beteiligung

27

Tab. 27.3 Beispiele für Behandlungsprinzipien aus klinisch effizienten osteopathischen Ansätzen *(Forts.)*

Behandlungsansatz	Zielpopulation oder klinische Ziele	Inhalt der Behandlungsprinzipien
tonisch-phasischer Muskelansatz (Janda/Lewit) (Janda 1987)	Patienten mit Haltungsungleichgewichten und/oder rezidivierenden muskuloskeletalen Schmerzen und Dysfunktionen	Koordiniertes Erkennen und Behandeln des zugrunde liegenden neurologischen Musters zwischen tonischen (posturalen) und phasischen Muskeln (Antagonisten) • Überlastete posturale Muskeln werden in der Regel hyperton; ihre Antagonisten (phasische Muskeln) imponieren geschwächt (pseudoparetisch). • Behandeln überlasteter hypertoner Muskeln mit Behandlung des Stressors und nicht der einzelnen beteiligten Muskeln • Behandeln hypertoner Muskeln vor der Kräftigung der antagonistischen phasischen Muskeln • Die Integration der Entladungsmuster in Diagnostik und Behandlung verbessert das Ergebnis.

[a] In der 2. Aufl. der „Foundations for Osteopathic Medicine" wegen der Berücksichtigung von mindestens 3 Zielen (2 ANS und 1 Flüssigkeit) und mindestens 3 Regionen und die Dauer von etwa 3 Minuten auch als 3:3:3-Ansatz bezeichnet. Siehe Vorschläge in ➤ Tab. 27.5.

ZNS = zentrales Nervensystem, CSF = Zerebrospinalflüssigkeit, OMT = osteopathische manipulative Therapie, ISG = Iliosakralgelenk, OM-Naht = Sutura occipitomastoidea.

zur Behandlung von Muskelungleichgewichten und der Ansatz von Travell und Simons zur Behandlung myofaszialer Schmerzen und Dysfunktionen, die sich jeweils signifikant auf die osteopathischen Behandlungsprinzipien ausgewirkt haben und ausführlich in der osteopathischen Literatur besprochen werden (wobei die geistigen Väter dieser Verfahren auch den Einfluss der Osteopathie auf diese Ansätze als hochsignifikant einstufen) (Greenman 2003, Kuchera und McPartland 2003, Myers 2012). Eine kurze Zusammenfassung der beiden erwähnten Beispiele findet sich in ➤ Tab. 27.3.

27.8 Behandlungsprinzipien, die darauf beruhen, wie, wo und wann eine osteopathische Behandlung erfolgen soll

Für eine effektive OMT müssen die Verbindungen zwischen Anatomie, Physiologie und den integrierten Behandlungsmodellen berücksichtigt werden, die durch die in ➤ Tab. 27.4 vorgeschlagenen Zusammenhänge verstärkt werden.

Für eine rationale osteopathische Behandlung müssen die **anatomischen Regionen,** die für das Screening nach einer somatischen Dysfunktion und/oder zur Behandlung der betroffenen Homöostase wichtig sind, identifiziert werden. Es gibt einige wichtige Teilbereiche, die bei der osteopathischen Behandlung berücksichtigt werden müssen.

- Die **Übergangszonen des Körpers** sind Bereiche, in denen sich Struktur und Funktion verändern: der kraniozervikale Übergang, die obere und die untere Thoraxapertur sowie der lumbopelvine Übergang. Sie sind „Ersthelfer" des postural-biomechanischen Modells und hängen mit transversalen Diaphragmen zusammen, die im respiratorisch-zirkulatorischen Modell mit Funktion und Dysfunktion assoziiert sind.
- Der **Sympathikus** (einschließlich fazilitierter Segmente und der anterioren Chapman-Reflexe) besitzt Zellkörper auf Höhe von Th1–L2, Ganglien des Truncus sympathicus, die sich neben den Rippenköpfen befinden, sowie im zervikalen, abdominalen und sakrokokzygealen Bereich mehrere Kollateralganglien.
- Parasympathische Impulse werden von den Hirnnerven III, VII, IX und X sowie von den Nn. splanchnici pelvici (S2–S4) weitergeleitet. Auch der **Parasympathikus** besitzt Kollateralganglien, die von einer somatischen Dysfunktion betroffen sein können und mittels OMT behandelt werden können. (Das Ganglion sphenopalatinum ist ein Beispiel für ein Ganglion des Parasympathikus, das Synapsen mit dem VII. Hirnnerv ausbildet.)
- Mögliche **Nervenengpässe** durch somatische Strukturen sind weitere Bereiche, bei denen Diagnostik und Therapie der Struktur-Funktion-Beziehung darin einfließen, warum, wie und wo für eine effektive OMT behandelt werden soll.

In seiner Plattform für die Weiterentwicklung der osteopathischen Behandlung schrieb ihr Begründer, A. T. Still: *„Krankheit ist das Ergebnis anatomischer Anomalien, auf die eine physiologische Dissonanz folgt. Um die Krankheit zu heilen, müssen die anormalen Teile wieder in den Normalzustand gebracht werden"* (Still 1910, S. 10). Gemäß dieser Beobachtung wenden die Osteopathen die manuellen Behandlungsprinzipien so an, dass sie nicht nur direkt auf das neuromuskuloskeletale System, sondern darüber hinaus wirken, wie es auch die Grundlage des sog. 3:3:3-Ansatzes ist (siehe Fußnote ➤ Tab. 27.3). Beispiele für das erwartete physiologische Ergebnis bei der OMT dieser „anatomischen Anomalien" oder zur Verstärkung der Homöostase auf andere Weise sind in ➤ Tab. 27.5 aufgeführt.

Weitaus wichtiger als Zeitpunkt und Art der OMT sind die klinischen Behandlungsziele. Trotzdem ist eine sichere und effektive Technik bei der Durchführung die Voraussetzung für die Umsetzung osteopathischer Behandlungsmodelle.

Tab. 27.4 Verbindung von Struktur-Funktion-Elementen und ausgewählten Behandlungsmodellen

Dargestellte Modelle und/oder Konzepte	Struktur-Funktion-Elemente
Gesamte Pyramide (➤ Abb. 27.3)	
• Kann zum Ausarbeiten einer „rationalen osteopathischen Behandlung" verwendet werden. • Entspricht der Körpereinheit mit Wechselbeziehungen von Struktur-Funktion und Homöostase sowie dem Effekt der allostatischen Belastung • Hilft bei der Darstellung von Anatomie und Physiologie zur Implementierung der vier Grundsätze und fünf Modelle	• Grundebene (Fundament) = Anatomie • Erster Stock (Zwischengeschoss) = Physiologie • Spitze = das immaterielle Selbst (mental-emotional-spirituell) • Seitenflächen (oder Teilflächen) = osteopathische Behandlungsmodelle
Grundebene („Fundament") (➤ Abb. 27.4)	
• Anatomie – Anatomie – Anatomie • Postural-biomechanisches Modell; Bewegungsapparat • Berücksichtigt die Tensegrität zwischen und in den anatomischen Regionen und muskuloskeletalen Strukturen	• A = thorakale und lumbale Bereiche sowie Thorax (mit Rippen) • B = kranialer, zervikaler und pelviner Bereich (mit Kreuzbein) • C = myofasziale Strukturen im gesamten Körper (mit Dura)
Mittlere Ebene („Zwischengeschoss") (➤ Abb. 27.5)	
• Ansatz mit Komponenten, die bei den osteopathischen Überlegungen bei systemischer Dysfunktion eingesetzt werden (3:3:3; siehe Fußnote ➤ Tab. 27.3) • Entspricht den Bereichen der homöostatischen Physiologie, die von der OMT beeinflusst werden können (➤ Tab. 27.5)	• Sympathikus hängt mit „A" zusammen (thorakolumbale und kostale Bereiche der Grundebene) • Parasympathikus hängt mit „B" zusammen (kraniozervikale und sakrale Bereiche der Grundebene) • Lymphatische/flüssige Elemente hängen mit den myofaszialen und duralen Bereichen der Grundebene zusammen
Spitze („Schlussstein") (➤ Abb. 27.6)	
• Die Spitze der Pyramide entspricht dem biopsychosozialen Modell. • Kann auch verwendet werden, um den Einfluss der allostatischen Belastung auf die Homöostase darzustellen.	• G = die nicht körperlichen Aspekte des Individuums (mental, emotional, spirituell) • „G" interagiert mit der Homöostase (Zwischengeschoss ΔDEF)
Neurale Seitenfläche der Pyramide (➤ Abb. 27.7)	
• Gesamte Seite: neurologisch-autonomes Modell • Seite des 1. Geschosses: peripheres neurologisch-autonomes Modell • Seite des Obergeschosses: umfasst Beziehungen wie jene aus integrativ neuroviszeraler Sicht (Thayer und Friedman 2004, Thayer und Lane 2000)	• A = thorakale und lumbale Bereiche sowie Thorax (mit Rippen) → verbunden mit Sympathikus (und lumbalen Radikulopathien) • B = kranialer, zervikaler und pelviner Bereich (mit Kreuzbein) → verbunden mit dem Parasympathikus (und zervikalen Radikulopathien) • Das oberste Geschoss entspricht dem Stressinterface mit dem autonomen und viszeralen Nervensystem.
Respiratorische Seitenfläche der Pyramide (➤ Abb. 27.8)	
• Gesamte Seite: primäre und sekundäre Respiration einschließlich kranialer OMT • Seite des 1. Geschosses: respiratorischer Struktur-Funktion-Anteil des respiratorisch-zirkulatorischen Modells, kranialer Anteil der kranialen OMT • Seite des Obergeschosses: umfasst Sichtweisen des biodynamischen Anteils der kranialen OMT (McPartland und Skinner 2005)	• Pelviner Bereich (mit Sakrum) → verbunden mit Parasympathikus (und N. phrenicus) • C = myofasziale Strukturen im gesamten Körper (mit Dura und Mesenterien) • Das oberste Geschoss entspricht dem biodynamischen und/oder neurohormonalen Flüssigkeitsansatz.
Zirkulatorische Seitenfläche der Pyramide (➤ Abb. 27.9)	
• Gesamte Seite: fast alle Gefäße[a] sowie die zellulären Gewebeebenen der trophischen, zellulären Respiration plus Drainage • Seite des 1. Geschosses: zirkulatorischer Struktur-Funktion-Anteil des respiratorisch-zirkulatorischen Modells • Seite des Obergeschosses: umfasst die psychoneuroimmunologischen Zusammenhänge (Kiecolt-Glaser et al. 2002)	• A = thorakale und lumbale Bereiche sowie Thorax (mit Rippen) → verbunden mit Sympathikus • C = myofasziale Strukturen im gesamten Körper (mit Dura und Mesenterien) • Das oberste Geschoss entspricht psychoneuroimmunologischen Ansatz.

[a] Einige wenige Gefäßbetten, die vom Parasympathikus innerviert werden, gehören nicht zu dieser Seitenfläche. Sie werden durch anatomisch-physiologische Elemente auf der respiratorischen Seitenfläche gesteuert. Die meisten Anwendungen des respiratorisch-zirkulatorischen Modells umfassen ohnehin beide Wände, ebenso wie der 3:3:3-Ansatz (osteopathische Überlegungen bei systemischer Dysfunktion, ➤ Tab. 27.3).

SNS = sympathisches Nervensystem, PNS = parasympathisches Nervensystem, OCSD = osteopathische Überlegungen bei systemischer Dysfunktion, ANS = autonomes Nervensystem, CSF = Zerebrospinalflüssigkeit.

27

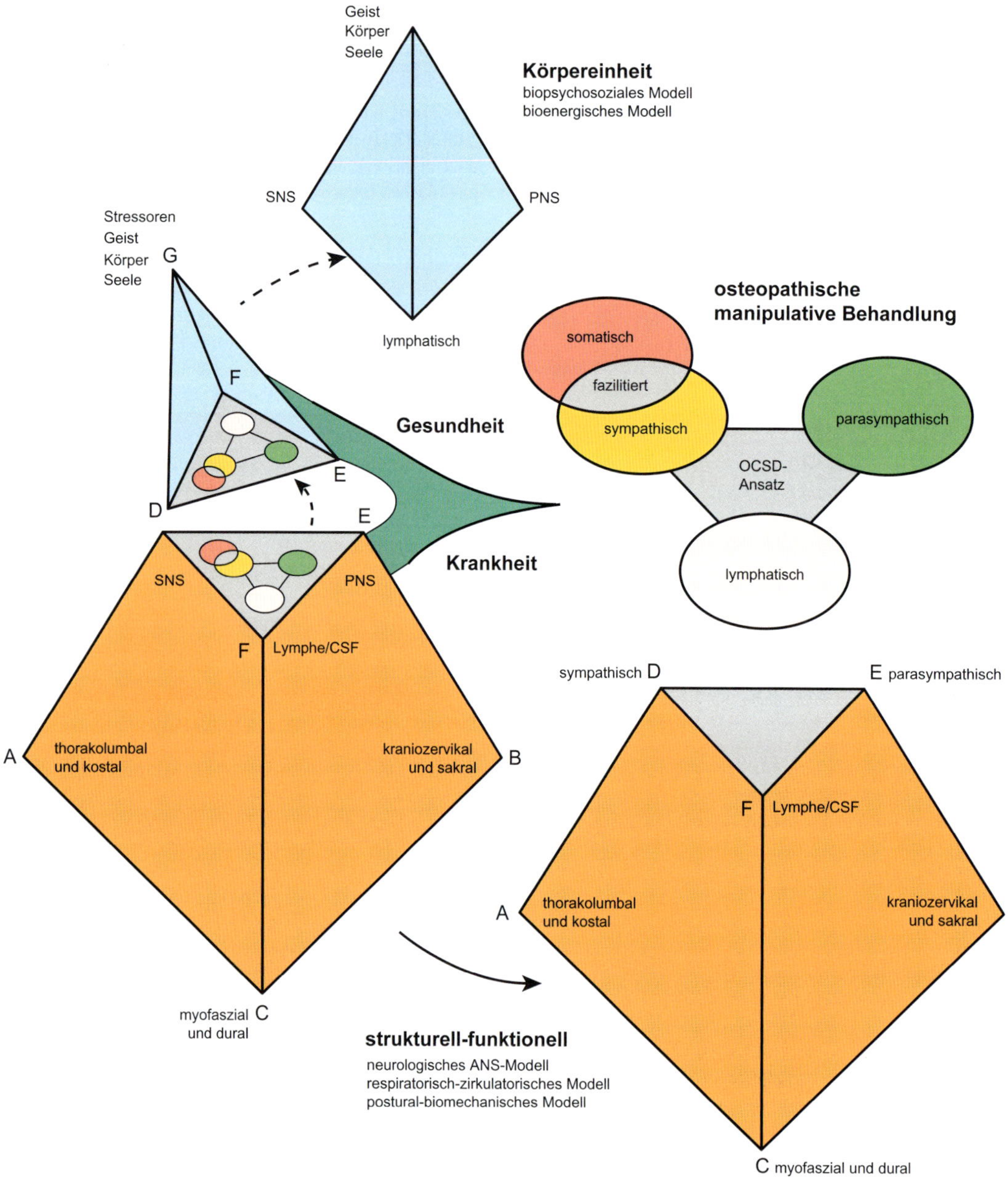

Geist
Körper
Seele
Körpereinheit
biopsychosoziales Modell
bioenergisches Modell
SNS
PNS
lymphatisch
Stressoren
Geist
Körper
Seele
G
F
E
D
osteopathische
manipulative Behandlung
somatisch
fazilitiert
sympathisch
parasympathisch
OCSD-
Ansatz
lymphatisch
Gesundheit
Krankheit
E
SNS
PNS
F
Lymphe/CSF
A
thorakolumbal
und kostal
kraniozervikal
und sakral
B
myofaszial C
und dural
strukturell-funktionell
neurologisches ANS-Modell
respiratorisch-zirkulatorisches Modell
postural-biomechanisches Modell
sympathisch D
E parasympathisch
F
Lymphe/CSF
A
thorakolumbal
und kostal
kraniozervikal
und sakral
B
C myofaszial und dural

Abb. 27.3 Gesamte Pyramide [G507/L252]

thorakolumbal
und kostal
A
kraniozervikal
und sakral
B
postural-biomechanisches
Modell
C myofaszial und dural

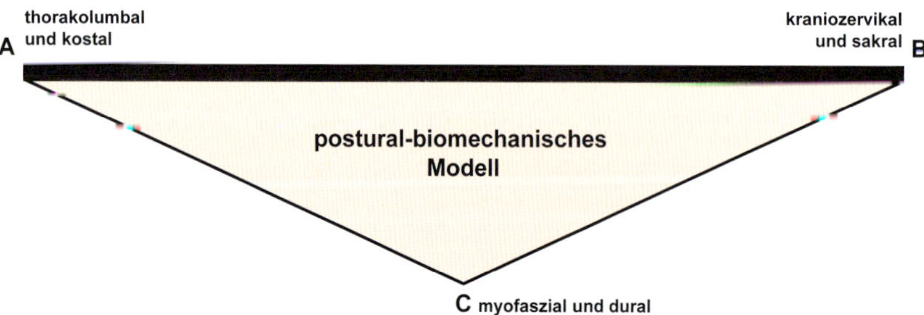

Abb. 27.4 Grundebene („Fundament") [G507/L252]

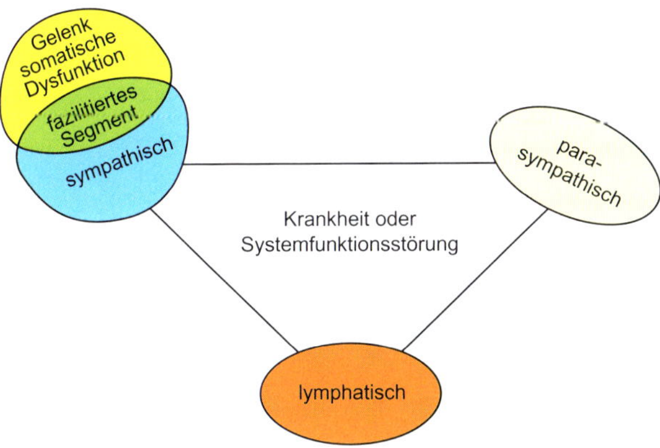

Abb. 27.5 Mittlere Ebene („Zwischengeschoss") [G507/L252]

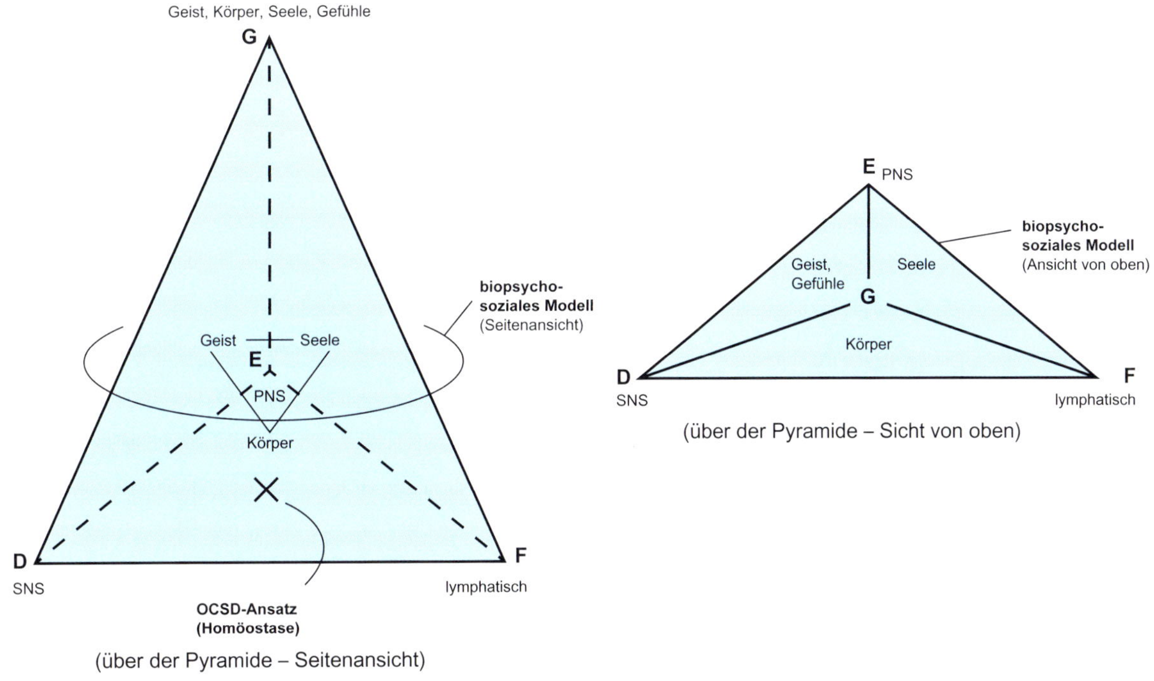

Abb. 27.6 Spitze („Schlussstein") (über der Pyramide – Seitenansicht) [G507/L252]

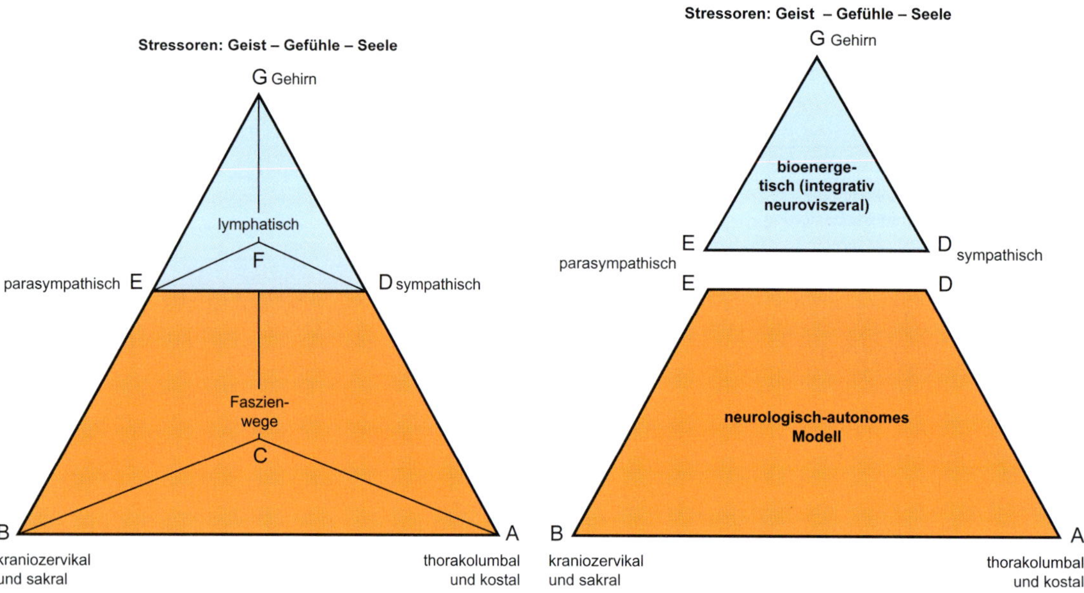

Abb. 27.7 Neurale Seitenfläche der Pyramide [G507/L252]

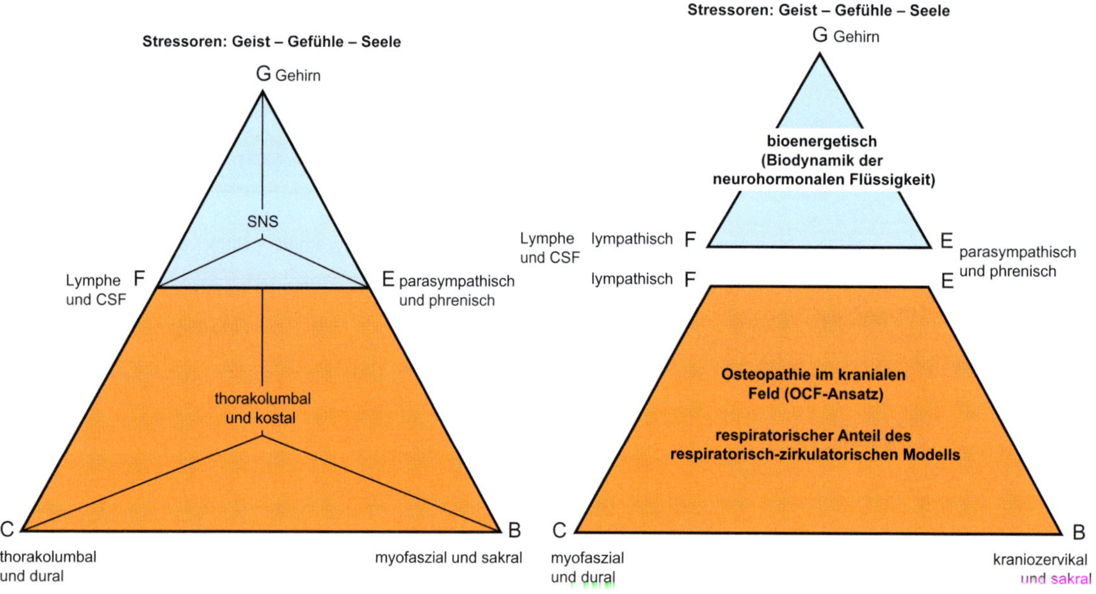

Abb. 27.8 Respiratorische Seitenfläche der Pyramide [G507/L252]

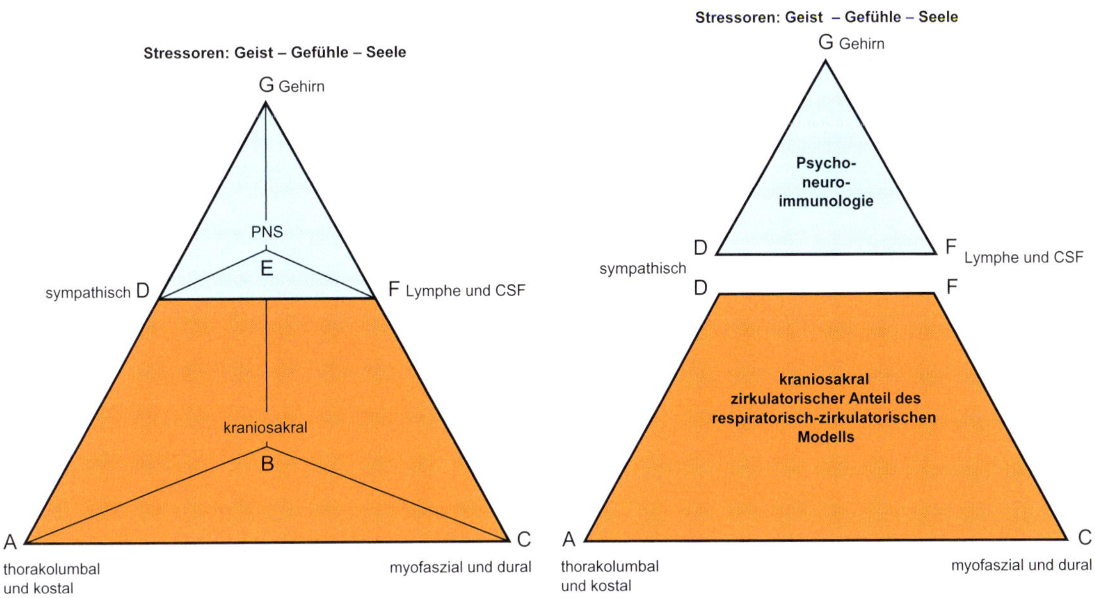

Abb. 27.9 Zirkulatorische Seitenfläche der Pyramide [G507/L252]

Tab. 27.5 Behandlungsprinzipien bei der OMT zur Stärkung der viszeralen Homöostase[a]

System	OMT zur Verbesserung der Sympathikusfunktion	OMT zur Modulation des Parasympathikus	OMT zur Verbesserung der lymphatischen/venösen Drainage
Zentrales Nervensystem (ZNS) und Augen	• Verbessern der ZNS-Durchblutung und Reduktion der Vasokonstriktion • ↓ Mydriasis → ↓ Glaukom • ↓ retikuläre Aktivierung der Systemsensitivität • ↓ Schmerzen, Photophobie, Phonophobie	• OMT zur Reduktion des Akkommodationsspasmus • Reduktion der Afferenzen des X. Hirnnervs → ↓ zentrale Sensibilisierung bei Hinterhauptskopfschmerz, flacher Atmung und Reflexen zu Herz, Lunge, GIT usw.	• Zink-Ansatz → entfernt metabolische Abfallprodukte über CSF und Lymphe aus dem ZNS • reduziert Stauungskopfschmerzen und Stauungsphasen der Migräne • optimiert den primären respiratorischen Mechanismus
Hals, Nasen, Ohren und Respirationstrakt	• ↓ Vasokonstriktion zur Verbesserung der Durchblutung, der Sauerstoff- und Nährstoffversorgung der Gewebe • ↓ dickflüssige Sekrete und Schleimpfröpfe • Verbessern des Ventilations-Perfusions-Missverhältnisses (vor allem wenn chronisch) durch HVLA evtl. ↑ Bronchodilatation (in Akutsituation)	Stimulation des Parasympathikus → ↑ dünnflüssige nasale und respiratorische Sekrete	• Zink-Ansatz → ↓ Gewebestauung und metabolische Abfallprodukte • ↓ endolymphatischer Druck → ↓ evtl. Fibröse des Ductus endolymphaticus mit Stase → ↓ Symptome der Menière-Krankheit • Sinuspumpen-OMT → mobilisiert Sinussekrete und Abfallprodukte • Optimiert den primären und sekundären respiratorischen Mechanismus
Herz	• ↓ kardiale Reizbarkeit → Tachyarrhythmien (rechts) oder vorzeitige ventrikuläre Kontraktionen (links) • ↓ Vasokonstriktion → ↓ kardiale Arbeitslast • ↑ Herzfrequenzvariabilität bei Beruhigung des Sympathikus • ↓ Koronararterienspasmen und plötzlicher Herztod • nach Myokardinfarkt: ↓ Größe des abgestorbenen Gewebes, ↓ Mortalität • ↑ Kollateralkreislauf	• ↓ Bradyarrhythmien über den SA-Knoten (rechter N. vagus) • ↓ AV-Block (linker N. vagus) • ↑ Herzfrequenzvariabilität bei subokzipitaler Hemmung	• Zink-Ansatz → ↓ Gewebestauung und metabolische Abfallprodukte • ↑ venöser und lymphatischer Rückstrom • ↓ Komplikationsrisiko: ↓ Risiko für subakute bakterielle Endokarditis bei Infektion und ↓ Größe des abgestorbenen Gewebes nach Myokardinfarkt • ↓ kreisende Erregungen (Reentry-Phänomen)

Tab. 27.5 Behandlungsprinzipien bei der OMT zur Stärkung der viszeralen Homöostase[a] *(Forts.)*

System	OMT zur Verbesserung der Sympathikusfunktion	OMT zur Modulation des Parasympathikus	OMT zur Verbesserung der lymphatischen/venösen Drainage
Gastrointestinaltrakt (GIT)	• ↓ Gefäßtonus → ↑ Sauerstoff und Nährstoffversorgung der gastrointestinalen Gewebe • ↑ Mukosabarriere (verändert Bikarbonat ↓ die mukosale Sensitivität gegenüber dem pH-Wert) • verstärkte Regulation der Gallenblase und Gallengänge (entspannen bei erhöhtem Tonus) • ↓ Haustrierung/Segmentierung → ↓ Obstipation • ↓ postoperativer Ileus	• Kreuzbeinschaukel (Stimulation) → ↑ Kolonperistaltik • ↑ Parasympathikotonus → ↑ Sensitivität gegenüber Cholecystokinin und Gallenblasenkontraktion • ↓ Parasympathikotonus durch Korrektur einer kranialen/C2-Dysfunktion → ↓ Magensäuresekretion • ↓ Parasympathikotonus durch Korrektur einer kraniosakralen Dysfunktion → ↓ Diarrhö	• Zink-Ansatz → ↓ Gewebestauung und metabolische Abfallprodukte • ↓ Risiko für pankreatische Komplikationen von Gallenblasenkrankheiten/-dysfunktionen (gemeinsame Drainagewege) • ↑ Flüssigkeitsresorption aus dem Darm • ↓ abdominopelvine Krämpfe und Meteorismus
Urogenitaltrakt	• ↓ Gefäßtonus → ↑ Sauerstoff und Nährstoffversorgung der Gewebe und ↑ Blutfluss in der Arteriole zur Niere • ↑ glomeruläre Filtrationsrate (GFR) • ↓ Ureterospasmus • ↑ Ureterperistaltik • ↓ Renin und Aldosteron → ↓ Blutdruck • erhöht den Blasenwandtonus → bessere Blasenentleerung und Funktion des ureterovesikalen Übergangs → ↓ Refluxrisiko und ↓ postoperative Harnretention • entspannt einen hypertonen externen Sphinkter • ↓ vorzeitige oder retrograde Ejakulation • ↓ Menstruationsschmerzen und Rückenschmerzen während der Menses	• ↓ Ureterperistaltik • ↓ Blasenwandtonus (Der Parasympathikus stimuliert die Blasenwandkontraktion und entspannt den inneren Sphinkter.) • Kreuzbeinschaukeln verstärkt die Uterusdurchblutung und die Kontraktionen der Uteruswand	• Zink-Ansatz → ↓ Gewebestauung und metabolische Abfallprodukte ↓ renale, ureterale, vesikale, uterine und pelvine Stauung • verbesserter renaler onkotischer interstitieller Druck → verbesserter Gegenstromaustausch → ↑ Fähigkeit zur korrekten Urinkonzentration • ↓ Risiko von Nierenschäden durch Ureterobstruktion

[a] Nach Kuchera und Kuchera 1994. OMT = osteopathische manipulative Therapie; ZNS = Zentralnervensystem; CSF = Zerebrospinalflüssigkeit

27.9 Mit OMT-Techniken zusammenhängende Behandlungsprinzipien

Dieses Lehrbuch deckt die einzelnen Methoden, aktivierenden Kräfte und Techniken zwar nicht ab, aber vielleicht helfen die hier vorgestellten allgemeinen Grundprinzipien bei der Auswahl der besten OMT-Technik (> Tab. 27.6).

Der Osteopath sollte mit direkten und indirekten Methoden vertraut sein und sie auch kombinieren können. Diese Empfehlung fällt pragmatisch aus, weil aktivierende Kräfte und Techniken abhängig vom Patienten und der klinischen Krankheit bestimmte Stärken oder Schwächen aufweisen:

- **Indirekte Methoden** (wie balancierte ligamentäre Spannung, Facilitated Positional Release, Counterstrain usw.) sind bei akuten Veränderungen der Gewebephysiologie oft effektiver und besser verträglich. Die Haltungsumstellung von der restriktiven Barriere weg zu einer ausgewogenen Muskel-Band-Spannung ist weniger unbequem als direkte Techniken und führt daher seltener zu einer Schutzreaktion. Balancierte Gewebespannung ermöglicht eher die Drainage von ödematös geschwollenen Geweben und aktuelle Studien zeigen, dass eine Mechanotransduktion die entzündliche Reaktion durch Überlastung oder Gewebebelastung reduziert (> Kap. 11).
- **Direkte Methoden** sind bei somatischen Dysfunktionen mit chronischer, fibröser Gewebetextur oft effektiver und zeitsparender (Zein-Hammoud und Standley 2015).

Diese einfachen Merkmale helfen bei der Auswahl von OMT-Techniken zur Reduktion der somatischen Dysfunktion, zur Verbesserung der Funktion und/oder zur Verstärkung der Homöostase in bestimmten Systemen. Außerdem verhindern sie die Auswahl von Techniken, die in bestimmten Situationen ein höheres Risikoprofil aufweisen. Für häufig angewandte osteopathische Verfahren wird auf die entsprechenden Lehrbücher verwiesen (Greenman 2003, Nicholas 2012, Kimberly und Funk 2000, Hegben 2011, Nelson und Glonek 2007, Liem et al. 2004, Jones et al. 1995, Myers 2012, Speece und Crow 2001, Mitchell und Mitchell 1995–1999, van Buskirk 2000).

Nachdem die klinischen Ziele gesetzt wurden, eine Nutzen-Risiko-Abwägung erfolgt ist und die Entscheidung auf eine OMT als Teil des Behandlungsregimes gefallen ist, muss der Osteopath das effektivste OMT-Verfahren auswählen. Dabei berücksichtigt er die Indikationen und Kontraindikationen im Anwendungsbereich, die

Tab. 27.6 Klinische Erfahrungen und Beobachtungen, die die OMT modifizieren[a]

Frage oder Option	Klinische Erfahrung (nur allgemeingültige Regeln und Leitlinien)
Wahl einer direkten oder indirekten Methode	• Indirekte und direkte Techniken sind bei nicht für die Durchführung ausreichenden Fähigkeiten nutzlos (Kappler und Kuchera 2002). • Indirekte Techniken sind insbesondere bei somatischer Dysfunktion mit akuten ödematösen Gewebeveränderungen von Nutzen. • Direkte Techniken sind insbesondere bei somatischer Dysfunktion mit chronischen Veränderungen wie einer Fibrose von Nutzen.
Wie kräftig kann eine HVLA sein?	„*... stark genug, um eine physiologische Reaktion auszulösen (erhöhte Gelenkmobilität, vasomotorischer Fush, tastbare Durchblutungsveränderungen in bestimmten Geweben und/oder Schmerzlinderung), aber nur so stark, dass der Patient nicht überfordert wird*" (Kimberly 1980).
Welche Parameter beeinflussen Dosis und Häufigkeit der OMT? (Kappler und Kuchera 2002)	• In akuten Fällen initial kürzere Abstände zwischen den Behandlungen. • Je kranker der Patient, umso geringer die Dosis. • Pädiatrische Patienten können häufiger behandelt werden. • Bei geriatrischen Patienten sind größere Abstände zwischen den Behandlungen erforderlich, damit eine Reaktion auftritt.
Gibt es allgemeine Leitlinien für die Behandlungsabfolge anhand der regional betroffenen Strukturen?	• Am Brustkorb wird die somatische Dysfunktion immer in folgender Reihenfolge behandelt: Brustwirbel, Rippen, Brustbein. • Am Becken werden nicht physiologische somatische Dysfunktionen (Abscherungen) vor anderen Dysfunktionen behandelt. • Bei **sehr** akuter somatischer Dysfunktion müssen oft zunächst die sekundären oder peripheren Bereiche behandelt werden, um Zugang zur akuten Region zu beklommen. • Bei lymphatischen Zielen werden die faszialen Drainagewege eröffnet, bevor die Effekte des Diaphragmas oder der Lymphpumpen verstärkt werden. Eine lokale Effleurage oder andere lokale Gewebedrainage erfolgt am besten nach anderen Lymphtechniken zur Gewebedrainage.
Bei welchen Nebenwirkungen sollte die OMT verändert werden?	• Wenn die Symptome nach mehr als 24 Stunden zunehmen oder Beschwerden auftreten, müssen die Dosis, die aktivierende Technik und/oder die Behandlungsdauer verändert werden. • Bei degenerativen Gelenkveränderungen oder Bandscheibenvorfällen sollten beim Set-Up und in aktivierenden Phasen Positionen, durch die sonst intermittierende radikuläre Zeichen (der Hals- oder Lendenwirbelsäule) verstärkt werden, vermieden werden. • Bei der Entscheidung für eine HVLA zur Behandlung eines Patienten mit starker Osteoporose ist Vorsicht angezeigt und oft sollten auch Druckeinwirkungen mit Vorwärtsbeugung vermieden werden.
Gibt es Leitlinien, wie lange behandelt werden sollte?	• Besorgte, mitfühlende Neulinge irren sich oft hinsichtlich der Überdosierung. • Chronische Krankheiten erfordern in der Regel eine chronische Behandlung. • Bei lange bestehenden Dysfunktionen besagt eine Faustregel, dass die Anzahl der Krankheitsdauer in Jahren der Anzahl der Therapiesitzungen entspricht.
Nutzen-Risiko-Aspekte	Eine umfassende Beurteilung und diagnostische Untersuchung vor, während und nach der OMT erlaubt eine präzise Nutzen-Risiko-Abwägung hinsichtlich der Indikationen, der relativen und der absoluten Kontraindikationen (Häufigkeit schwerer unerwünschter Reaktionen: 1 : 400.000 bis 1 : 1.000.000) (Kuchera et al. 2002).

[a] Kuchera 2015.
OMT = osteopathische manipulative Therapie, HVLA = high velocity, low amplitude (thrust) manipulation.

zugrunde liegenden pathophysiologischen Faktoren sowie verschiedene andere Aspekte, wie die Erfahrung der Einrichtung und die persönliche empirische Erfahrung. Auch wenn oft von einer stillschweigenden Zustimmung ausgegangen wird, muss der Patient auch über diese Behandlung aufgeklärt werden und einwilligen.

Zusammenfassung

Die Anwendung und Berücksichtigung der osteopathischen Behandlungsprinzipien spiegelt die Tatsache wider, dass die osteopathische Medizin eher aus einer Tradition der Gesundheit als der Behandlung hervorgegangen ist und nachdrücklich die patientenorientierte Art der Arzt-Patient-Beziehung betont. Die OMT bei jeder einzelnen Patientenbegegnung ergibt sich natürlich und rational aus der Anwendung der unverwechselbaren Grundsätze, Modelle, Konzepte und anwendbaren manuellen Techniken. Sie wird von Patientenfaktoren und den Fähigkeiten des Osteopathen, den Erfahrungen und der Kenntnis der immer weiter wachsenden Evidenzbasis der OMT und dem wachsenden Bereich der neuromuskuloskeletalen Medizin beeinflusst.

Die Umsetzung der osteopathischen Behandlungsschemata hat sich seit der Begründung der Osteopathie durch Andrew Taylor Still im Jahr 1874 weiterentwickelt. Auch der Berufsstand ist durch die Beibehaltung der osteopathischen Philosophie, die Erweiterung seines Wissens erweitert und die Anwendung seiner Kunst aufgeblüht. Da diese Elemente so stark miteinander verflochten sind, lassen sie sich heute nur schwer bei der Besprechung der osteopathischen Behandlungsprinzipien vollständig trennen. Miteinander verwoben

liefern sie jedoch die Prinzipien, die Fähigkeiten und die Urteilskraft, die der osteopathischen Behandlung zugrunde liegen.
„Meine Verordnungen werde ich treffen zu Nutz und Frommen der Kranken, nach bestem Vermögen und Urteil […]" Hippocrates (Hippocrates 1991).

LITERATUR

Van Buskirk R. The Still Technique Manual. Indianapolis: American Academy of Osteopathy, 2000.

Chila AG (ed). Foundations for Osteopathic Medicine. 3rd ed. Baltimore: Lippincott, Williams & Wilkins, 2011.

Education Council on Osteopathic Principles. Glossary of osteopathic terminology. In: Chila AG (ed.). Foundations for Osteopathic Medicine. 3rd ed. Baltimore: Lippincott, Williams & Wilkins, 2011.

European Union of Medical Specialists. UEMS 2015/35: Training requirements for the additional competence Manual Medicine for European Medical Specialists. 2015. http://www.uems.eu/__data/assets/pdf_file/0003/27840/UEMS-2015_35-Manual-Medicine.pdf (letzter Zugriff: 6.3.2016).

FIMM. Executive Board and General Assembly. Official position paper of the FIMM Executive Board: FIMM and osteopathic medicine. FIMM News. 2007; 16 (2): 12–22. www.fimm-online.com/pub/en/data/objects/fimm_news_2007_2.pdf (letzter Zugriff: 6.3.2016).

Fossum C et al. Chapman's Reflexes. In: Chila AG (ed). Foundations for Osteopathic Medicine. 3rd ed. Baltimore: Lippincott, Williams & Wilkins, 2011. pp. 853–865.

Greenman PE. Principles of Manual Medicine. 3rd ed. Philadelphia: Lippincott Williams & Wilkins, 2003.

Hegben EU. Visceral Manipulation in Osteopathy. New York: Thieme, 2011.

Hippocrates. Appendix D: Hippocratic Oath. In: Robertson JG (ed.). Robertsons's Words for a Modern Age: A Cross Reference of Latin and Greek Combining Elements. Wiesbaden: Senior Scribe Publications, 1991. p. 183.

Janda V. Muscles and motor control in low back pain. Assessment and management. In: Twomey LT (ed.). Physical Therapy of the Low Back. New York: Churchill-Livingstone, 1987. pp. 253–278.

Jones LH, Kusunose R, Goering E. Jones Strain-CounterStrain. Boise: Jones Strain-Counterstrain Inc, 1995.

Kappler RE, Kuchera WA. Diagnosis and plan for manipulative treatment: a prescription. In: Ward RC (ed.). Foundations for Osteopathic Medicine. 2nd ed. Baltimore: Lippincott Williams & Wilkins, 2002. pp. 574–579.

Kiecolt-Glaser JK et al. Emotions, morbidity, and mortality: new perspectives from psychoneuroimmunology. Annu Rev Psychol. 2002; 53: 83–107.

Kimberly PE. Formulating a prescription for osteopathic manipulative treatment. J Am Osteopath Assoc. 1980; 79: 506–513.

Kimberly PE, Funk SL (eds.). Outline of Osteopathic Manipulative Procedure: The Kimberly Manual, Millennium Edition. Marceline: Walsworth Publishing Co., 2000.

King HH. Osteopathy in the cranial field. In: Chila AG (ed.). Foundations for Osteopathic Medicine. 3rd ed. Baltimore: Lippincott, Williams & Wilkins, 2011. pp. 728–748.

Kuchera ML. Applying osteopathic principles to formulate treatment for patients with chronic pain. J Am Osteopath Assoc. 2007; 107: ES28–ES38.

Kuchera ML. Lymphatics approach. In: Chila AG (ed.). Foundations for Osteopathic Medicine. 3rd ed. Baltimore: Lippincott, Williams & Wilkins, 2011. pp. 786–808.

Kuchera ML. An integrated perspective on the differential diagnosis of myofascial points. In: Myers HL. Compendium Edition. Clinical Application of Counterstrain. Tucson Osteopathic Medical Association, 2012.

Kuchera ML. Manual treatment of somatic dysfunction. In: Hutson M, Ellis R (eds.). Musculoskeletal Medicine. 2nd ed. Edinborough: Oxford University Press, 2015. pp. 535–562.

Kuchera ML, Kuchera WA. Osteopathic Considerations in HEENT Disorders. Dayton: Greyden Press, 2012.

Kuchera ML, McPartland JM. Myofascial trigger points as somatic dysfunction. In: Ward RC (ed.). Foundations for Osteopathic Medicine. 2nd ed. Baltimore: Lippincott, Williams & Wilkins, 2003. pp. 1034–1050.

Kuchera ML, DiGiovanna EL, Greenman PE. Efficacy and complications. In: Ward RC (ed.). Foundations for Osteopathic Medicine. 2nd ed. Baltimore: Lippincott Williams & Wilkins, 2002. pp. 834–851.

Lane MA. Dr. A.T. Still, Founder of Osteopathy. Chicago: The Osteopathic Publishing Co., 1918. p. 29.

Liem T, McPartland JM, Skinner E. Cranial Osteopathy: Principles and Practice. London: Elsevier Churchill Livingstone, 2004.

Magoun H. Osteopathy in the Cranial Field. 3rd ed. Indianapolis: The Cranial Academy under the auspices of The Sutherland Cranial Teaching Foundation, 1976.

McPartland JM, Skinner E. The biodynamic model of Osteopathy in the Cranial Field. Explore (NY). 2005; 21–32.

Mitchell FL, Mitchell PKG. The Muscle Energy Manual. Vols. I–III (1995–99). East Lansing: MET Press, 1995–1999.

Mitchell Jr FL, Mitchell PKG. Evaluation & Treatment of the Pelvis and Sacrum. The Muscle Energy Manual. Vol. III. East Lansing: MET Press, 1999.

Myers HL. Compendium Edition. Clinical Application of Counterstrain. Tucson Osteopathic Medical Association, 2012.

Nelson K, Glonek T. Somatic Dysfunction in Osteopathic Family Practice. Philadelphia: Lippincott, Williams & Wilkins, 2007.

Nicholas AS. Atlas of Osteopathic Techniques. 2nd ed. Philadelphia: Lippincott, Williams & Wilkins, 2012.

Seffinger MA et al. Osteopathic philosophy. In: Chila AG (ed.). Foundations for Osteopathic Medicine. 3rd ed. Baltimore: Lippincott, Williams & Wilkins, 2011. p. 4.

Simons DG, Travell JG, Simons LS. Travell & Simons' Myofascial Pain and Dysfunction: The Trigger Point Manual. Vol I. Baltimore: Williams & Wilkins, 1999.

Special Committee on Osteopathic Principles and Osteopathic Technic. Kirksville College of Osteopathy and Surgery. An interpretation of the osteopathic concept. Tentative formulation of a teaching guide for faculty, hospital staff and student body. J Osteopath. 1953; 60 (10):7–10.

Speece CA, Crow WT. Ligamentous Articular Strain: Osteopathic Manipulative Techniques for the Body. Seattle: Eastland Press, 2001.

Steele KM. Treatment of the acutely ill hospitalized patient. In: Chila AG (ed.). Foundations for Osteopathic Medicine. 3rd ed. Baltimore: Lippincott, Williams & Wilkins, 2011. pp. 1037–1048.

Still AT. The Philosophy and Mechanical Principles of Osteopathy. Kansas City: Hudson-Kimberly Pub Co., 1902.

Still AT. Osteopathy, Research and Practice. Kirksville: The Journal Printing Co., 1910.

Thayer JF, Friedman BH (eds). A Neurovisceral Integration Model of Health Disparities in Aging. Washington: National Academy Press, 2004.

Thayer JF, Lane RD. A model of neurovisceral integration in emotion regulation and dysregulation. J Affect Disord. 2000; 61: 201–216.

Travell JG, Simons DG. Myofascial Pain and Dysfunction: A Trigger Point Manual. Vol II. Baltimore: Williams & Wilkins, 1992.

World Health Organization. Benchmarks of Training in Osteopathy. Geneva: WHO Press, 2010.

Zein-Hammoud M, Standley PR. Modeled osteopathic manipulative treatments: a review of their in vitro effects on fibroblast tissue preparations. J Am Osteopath Assoc. 2015; 115 (8): 490–502.

Zink JG, Lawson W. An osteopathic structural examination and functional interpretation of the soma. Osteopathic Annals. 1979; 7: 12–19.

KAPITEL

28

Eyal Lederman

Selbstheilungsprozesse und osteopathische Behandlung: prozeduraler Ansatz

Die Fähigkeit des Körpers/eines Patienten zur Selbstheilung ist eines der Schlüsselkonzepte und die Grundlage der osteopathischen Behandlung (AACOM 2015). Die Fähigkeit eines Patienten zur Wiederherstellung seiner Gesundheit und Funktionalität scheint von der Durchführbarkeit und dem Gelingen dieser Selbstheilungs- und Genesungsprozesse abzuhängen. Bei der osteopathischen Behandlung werden oft die Hürden identifiziert und behandelt, die dieser Selbstheilung im Weg stehen. Man geht davon aus, dass derartige Hindernisse durch Fehler, Fehlstellungen oder Ungleichgewichte der Körperstruktur auftreten. Indem diese strukturellen Hindernisse entfernt werden, werden schädliche Belastungen reduziert und die Physiologie verbessert (AACOM 2015). Der so erzielte ideale strukturelle Status unterstützt die Selbstheilung, verhindert das Auftreten von pathologischen Veränderungen und unterstützt die Gesundheit. Außerdem kann er den Energieaufwand des Systems reduzieren, sodass an anderer Stelle Energie zur Selbstheilung zur Verfügung steht. Diese Behandlungsform ist die Basis des strukturellen Modells der Osteopathie, das oft eingesetzt wird, um die Ursache der Beschwerden zu rationalisieren und die klinische Behandlung zu rechtfertigen.

In den letzten 10 Jahren hat der Autor eine alternative Basis für die osteopathische Behandlung vorgeschlagen, die auf dem direkten Management der Selbstheilung beruht und als prozeduraler Ansatz bezeichnet wird (Lederman 2000, 2005, 2013). Er beruht auf der Vorstellung, dass der Körper/der Patient grundsätzlich zur Selbstheilung fähig ist. Im Zentrum steht jedoch das Aufdecken der bei der Heilung jeweils vorherrschenden Prozesse. Sobald diese bekannt sind, wird gemeinsam mit dem Patienten eine Umgebung geschaffen, die diese Heilungsprozesse unterstützt. An dieser Stelle verwendet der prozedurale Ansatz einen anderen therapeutischen Vektor als das strukturelle Modell der Osteopathie, indem das Management direkt auf die Heilungsprozesse abzielt und nicht indirekt – wie das strukturelle Modell – an Biomechanik, Struktur/Anatomie oder Haltung ansetzt.

28.1 Warum benötigen wir ein neues klinisches Modell?

Die Grundlage des strukturellen Modells ist auch weiterhin überwiegend eine Hypothese, die von den meisten Osteopathen akzeptiert wird. Allerdings haben Forschungsarbeiten in den letzten 20 Jahren die Basis dieses Modells ausgehöhlt. Es gibt immer mehr Belege dafür, dass die ermittelten Asymmetrien, Ungleichgewichte und Fehlhaltungen normale biologische Varianten und keine pathologischen Veränderungen sind (Lederman 2011). Untersuchungen haben gezeigt, dass sich viele der häufigen Beschwerden und Schmerzen seitens des Bewegungsapparats nicht mittels Biomechanik, Struktur oder Haltung erklären lassen (Bakker et al. 2009, Roffey et al. 2010, Lederman 2011). Dies gilt für eine große Bandbreite der in der osteopathischen Praxis häufigen Krankheitsbilder:

- Akute und chronische lumbale Rücken- und Nackenschmerzen (Dieck 1985, Hamberg-van Reenen 2007, Lederman 2011)
- Schulterbeschwerden, wie Impingement, Frozen Shoulder und Läsionen der Rotatorenmanschette (Zuckerman und Rokito 2011, Tashjian 2012, Tashjian et al. 2014)
- Tendinopathien (Ackermann und Renström 2012)
- Schmerzzustände der oberen Körperhälfte, wie periskapuläre Schmerzen

- Alle Formen von Kopfschmerzen (Haldeman und Dagenais 2001, Fernández-de-las-Peñas et al. 2007a, b, Hamberg-van Reenen 2007, Waersted et al. 2010)

Studien über Schmerzzustände des Bewegungsapparats konnten bislang **keinen Zusammenhang zwischen der Struktur und der Entwicklung der verschiedenen Beschwerden** herstellen. Dies legt nahe, dass strukturelle Modifikationen oder Anpassungen nur von geringem therapeutischem Nutzen sind.

Ein weiterer Aspekt, der von der Osteopathie nicht beachtet wird, ist die nur begrenzt mögliche strukturelle Veränderung. Die anatomischen Veränderungen, die angeblich durch die osteopathischen Techniken erzielt werden sollen, sind physiologisch nicht machbar. Die bei der manuellen Therapie aufgewandte Kraft und die Einwirkdauer dieser physikalischen Veränderungen liegen weit unter der Schwelle, die für adaptative Langzeitveränderungen überschritten werden müsste (Lederman 2013). Die **Belastungs-Adaptations-Schwellen der Gewebe** liegen oft um ein Vielfaches über der Kraft, die bei manuellen Techniken erreicht werden kann (Cyron und Hutton 1981, Chaudhry et al. 2008). Ohne diese Schwellen würden die Körpergewebe durch die Muskelkontraktionen und die Belastung durch die Alltagsaktivitäten immer stärker nachgeben (Ramey und Williams 1985, Nilsson und Thorstensson 1989). Außerdem ist für Langzeitveränderungen der Gewebe und eine neurale Adaptation eine dauerhafte Exposition gegenüber physikalischer Belastung oder Aktivität erforderlich (Prosser 1996, Harvey et al. 2000, 2003, Ben et al. 2005, Ben und Harvey 2010). Diese Zeiträume werden jedoch im klinischen Alltag nicht erreicht.

> Um eine adaptative Gewebeveränderung erzielen zu können, müssen die manuellen Kräfte mindestens das Niveau der Belastung durch die Alltagsaktivitäten erreichen und täglich über mehrere Wochen oder Monate wiederholt werden (Arampatzis et al. 2010, Bergmann et al. 2007, Lederman 2013, Rohlmann et al. 2014). Selbst wenn man davon ausgeht, dass Beschwerden seitens des Bewegungsapparats durch biomechanische/strukturelle Veränderungen beeinflusst werden können, bestünde weiterhin das klinische Problem, wie dies durch manuelle Maßnahmen erzielt werden könnte.

28.2 Die drei Heilungsprozesse

Der Vorschlag, wonach die Genesung von der Selbstheilung abhängt, wirft die Frage auf, woraus diese intrinsischen Heilungsprozesse bestehen und wie sie sich bei den einzelnen Beschwerdebildern unterscheiden. Welcher Prozess also beispielsweise der Heilung einer akuten Verletzung, wie einer Sprunggelenkdistorsion, zugrunde liegt, und wie sich dieser Prozess von demjenigen bei der Heilung chronischer lumbaler Rückenschmerzen unterscheidet.

Es gibt grundsätzlich **drei Prozesse,** über die eine Heilung möglich ist (➤ Abb. 28.1):

- Reparatur
- Adaptation
- Symptomlinderung

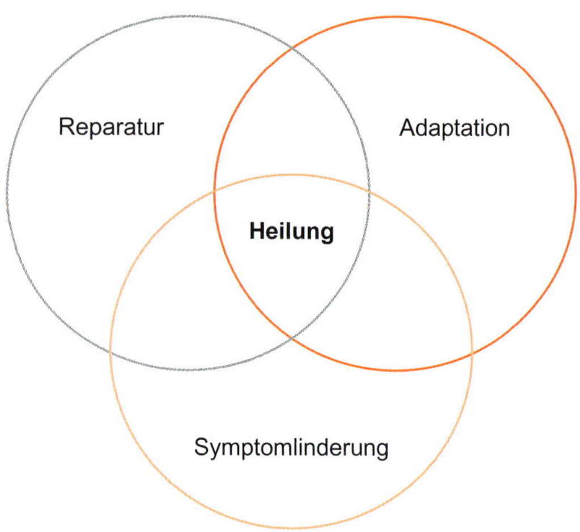

Abb. 28.1 Die drei Heilungsprozesse. Die Heilung der meisten Beschwerden und Schmerzzustände seitens des Bewegungsapparats beruht auf einem oder mehreren dieser Prozesse. [G508]

Bei einem verstauchten Knöchel oder nach einer Operation steht zu erwarten, dass die Wiederherstellung der Funktionalität durch eine Gewebereparatur erzielt wird (Bunker et al. 2014, Enoch und Leaper 2008, Mutsaers et al. 1997, Witte und Barbul 1997). Infolge der Ruhigstellung wegen einer Sprunggelenkfraktur ist mit dysfunktionellem Gewebe und einer Anpassung der motorischen Kontrolle zu rechnen (Kidd et al. 1992, Liepert et al. 1995, Muijka und Padilla 2001, Seki et al. 2001). Nachdem der Gips abgenommen wurde, hängt die funktionelle Heilung von adaptativen Gewebeveränderungen und der Plastizität bzw. Anpassungsfähigkeit des zentralen Nervensystems ab (Kidd et al. 1992, Lederman 2005, 2010, Tillman und Cummings 1993). In diesem Fall erfolgt die Heilung überwiegend durch Adaptation.

Ein weiteres Beispiel sind seit mehreren Monaten bestehende lumbale Rückenschmerzen, die sich nach einer Behandlung über nur wenige Wochen deutlich verbessern. Gehen wir davon aus, dass vor der Behandlung sowie nach Erreichen von Schmerzfreiheit jeweils eine Magnetresonanztomografie (MRT) durchgeführt wurde, so sind die Befunde mit hoher Wahrscheinlichkeit unverändert (Savage et al. 1997, van Tulder et al. 1997, Waddell und Burton 2001, Borenstein et al. 2001, Carragee et al. 2006, Kanayama et al. 2009). Daraus lässt sich folgern, dass die **Heilung mit der Symptomlinderung** und nicht mit einer Reparatur oder Adaptation der Gewebe zusammenhängt (Grubb 2004, Woolf 2011). Unter diesen Umständen würde der Patient von einer kompletten Heilung seiner Rückenschmerzen ausgehen, da er seinen Alltagsaktivitäten wieder schmerzfrei nachgehen kann. Somit ist die Veränderung der Symptome eine weitere Form der Heilung. Ein Beispiel dafür anhand der Schulter zeigt ➤ Abb. 28.2.

Bei vielen Beschwerden sind die Heilungsprozesse ganz offensichtlich. Die meisten akuten Verletzungen und postoperativen Beschwerden heilen insbesondere in den ersten 1–3 Wochen abhängig vom beteiligten Gewebe und dem Ausmaß des Schadens vor allem durch Reparatur (Eming et al. 2007). Dazu gehören z. B. akute Verletzungen von Wirbelsäule und Bandscheiben, Verstauchungen und Zerrungen von Gelenken, Kapseln und Bändern, Muskelrisse usw. (Lederman 2005).

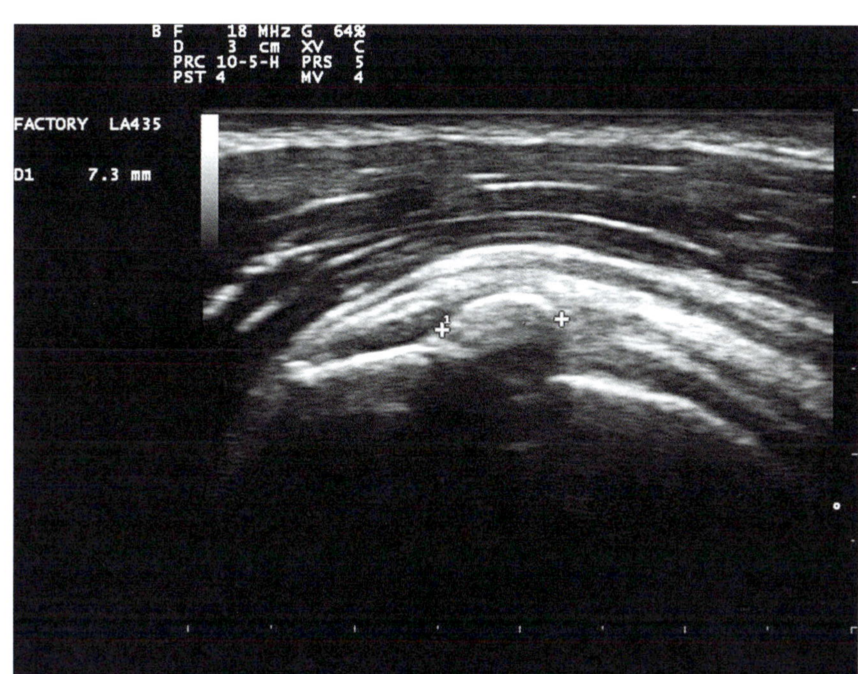

Abb. 28.2 Heilung durch Symptomlinderung: Ultraschallaufnahme einer asymptomatischen Schulter 2 Jahre nach einer Episode mit schmerzhaftem Impingement. Zu erkennen ist eine große Kalzifikation der Supraspinatussehne. Der Patient erzielte die volle Funktionalität der Schulter, obwohl die pathologische Veränderung weiterhin besteht. [P216]

Eine **Heilung durch Adaptation** findet sich bei chronischen Beschwerdebildern, bei denen die Bewegungen durch Veränderungen der Gewebe und der motorischen Kontrolle eingeschränkt sind. Dazu gehören Inaktivitätsbeschwerden, Langzeitkontrakturen nach Verletzungen und Operationen sowie die steife Phase der Frozen Shoulder (Neer et al. 1992, Uhthoff und Boileau 2007, Johansson und Belichenko 2002, Molteni et al. 2004, Lederman 2005). Eine adaptative Heilung findet sich auch bei Schäden des zentralen Nervensystems, wie Schlaganfällen und Schädel-Hirn-Traumen (Schmidt und Lee 2005, Lederman 2010).

Die Veränderung der Symptome spielt vermutlich bei der Heilung chronischer Beschwerden, wie lumbaler Rückenschmerzen und Nackenschmerzen (Waddell und Burton 2001, Savage et al. 1997, Borenstein et al. 2001, Carragee et al. 2006, Kanayama et al. 2009), ebenso wie bei der Symptomlinderung bei Arthrose (Staud 2011, Lee et al. 2011, Murphy et al. 2012), schmerzhaften Tendinopathien (Alfredson und Lorentzon 2002, Khan 2003, Rio et al. 2014) und anderen unklaren lokalen und regionalen Schmerzzuständen durch Schleudertraumen (Koelbaek Johansen et al. 1999, Stone et al. 2013) eine Rolle.

Wichtig ist, dass eine Symptomlinderung nicht auf die Schmerzen beschränkt ist, sondern auch andere Beschwerden, wie Steifigkeit, Parästhesien, sowie affektive Erfahrungen, wie Angst und Depression, betrifft.

28.3 Sich überschneidende Prozesse

Bei vielen Beschwerdebildern sind mehrere Heilungsprozesse aktiv, wie es die einander überschneidenden Bereiche in ➤ Abb. 28.1 zeigen.

Die **Mischung aus Reparatur und Adaptation** entspricht der Heilung mit Gewebeumbau nach Verletzungen. Initial herrscht eine entzündliche bzw. immunologische Reaktion vor, die später erst in eine Regeneration und dann in Umbauprozesse übergeht (Eming et al. 2007). Diese letztgenannten Prozesse sind vor allem adaptativ und werden durch die Aktivität des Patienten beeinflusst (Järvinen und Lehto 1975, Järvinen 1976, 1993, Goldspink 1985, Montgomery 1989, Kiviranta et al. 1994, Buckwalter 1996, Vanwanseele et al. 2002, McNulty und Guilak 2015). Diese Überschneidung zeigt auch, dass sich die vorherrschenden Heilungsprozesse im Laufe der Zeit ändern können – in diesem Fall von der Reparatur zur Adaptation.

Die **Überschneidung zwischen Reparatur und Symptomlinderung** findet sich oft bei akuten Beschwerden. Zur Heilung kommt es zum Teil durch das Abklingen der Entzündungsreaktion und die Abschwächung der Schmerzreize im verletzten Bereich. Außerdem bessern sich die Symptome durch eine Abnahme der zerebralen Sensibilisierung und die gleichzeitige Abschwächung von Allodynie und Hyperalgesie in den lokalen (geschädigten und intakten) Geweben (Woolf 2011).

Die Heilung durch die Abschwächung chronischer Schmerzen erfolgt durch eine **Kombination aus Symptomlinderung und Adaptation.** Chronische Schmerzen gehen oft mit einer zentralen Sensibilisierung einher, einem Prozess, der mit neuraler Plastizität/Adaptation verbunden ist. Diese Überschneidung findet sich z. B. bei chronischen postoperativen Schmerzen, chronischen Wirbelsäulenveränderungen und regionalen Schmerzsyndromen. In diesen Fällen erfolgt die Heilung durch eine dauerhafte adaptative Desensibilisierung, die mit Neuroplastizität assoziiert ist.

Im klinischen Alltag liegen immer Mischformen der Heilungsprozesse vor, wobei aber oft einer der Heilungsprozesse im Vordergrund steht (➤ Abb. 28.3).

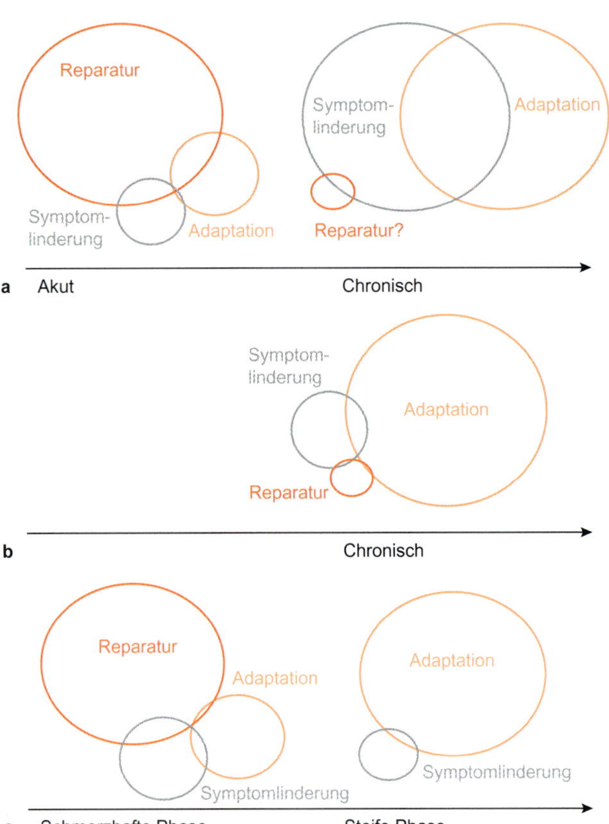

Abb. 28.3 a: Heilungsprozesse bei akuten und chronischen lumbalen Rückenschmerzen. Die Überschneidung von Symptomlinderung und Adaptation spiegelt die zentralnervöse Plastizität wider. **b:** Prozesse bei funktioneller Heilung nach Immobilisierung. **c:** Heilungsprozesse bei Frozen Shoulder? [P216/L271]

28

28.4 Einfluss von Umgebung und Verhalten auf die Heilung

Beim **prozeduralen Ansatz** soll gemeinsam mit dem Patienten eine heilungsfördernde Umgebung geschaffen werden. Aber wie erreicht man das und auf welchem Modell beruhen diese Umgebungen?

Um diese Frage zu beantworten, muss das Konzept der Selbstheilung herangezogen werden. Bei Verletzungen, Schmerzen oder Funktionseinschränkungen verändern die Patienten ihr Verhalten, um die heilungsassoziierten physiologischen Vorgänge zu unterstützen, z. B. durch Einschränkung der Gewichtsbelastung (Verhalten) bei verstauchtem Sprunggelenk (Gewebeschaden und entzündliche Reaktion). Dieses Verhalten ist Teil einer multidimensionalen Schutz-/Heilungsstrategie und wird hier als **Heilungsreaktion** und das damit assoziierte Verhalten als **Heilungsverhalten** bezeichnet. Das „natürliche Verhalten" des Menschen zur Wiederherstellung der Funktionalität wird von der Rehabilitations- und Schmerzforschung gestützt.

> Der prozedurale Ansatz der Osteopathie wird durch die biopsychosoziale Forschung geprägt; die Behandlung des Patienten ist auf sein Heilungsverhalten zugeschnitten. Das Management zielt darauf ab, die Verhaltensweisen, die eine Heilung fördern, aufzudecken und zu verstärken.

28.4.1 Verhalten und reparative Umgebung

Das mit einer Reparatur assoziierte Heilungsverhalten ist durch eine kurzzeitige Einschränkung von möglicherweise nachteiligen körperlichen Aktivitäten gekennzeichnet.

- Diese Schonungsphase entspricht der entzündlichen Phase der Reparatur, in deren Verlauf die Zugfestigkeit des Gewebes eingeschränkt ist.
- Es folgt eine Phase der Regeneration und des Umbaus, in deren Verlauf die betroffenen Bereiche allmählich wieder belastet werden.

Dieses Verhalten fördert die Heilung und optimiert die physiologischen und biomechanischen Eigenschaften der Gewebe (Gelberman et al. 1980, 1982, Strickland und Glogovac 1980, Montgomery 1989, Hargens und Akeson 1986, Akeson et al. 1987, Buckwalter und Grodzinsky 1999). Aus diesem Verhalten folgt, dass zum Management akuter Verletzungen **manuelle Techniken** eingesetzt werden können, die diese physikalische Umgebung nachahmen, z. B. durch moderate zyklische und allmählich zunehmende Belastung des betroffenen Bereichs (➤ Abb. 28.4). Dazu werden passive osteopathische Techniken (osteopathische harmonische Techniken [Lederman 2000], Gelenkmobilisation/Artikulation und rhythmische Weichgewebetechniken) sowie aktive Mobilisierungstechniken mit geringer Belastung und Bewegungsprovokation (rhythmische aktive Pendelbewegungen und Functional Neuromuscular Rehabilitation; Lederman 2010) angewendet.

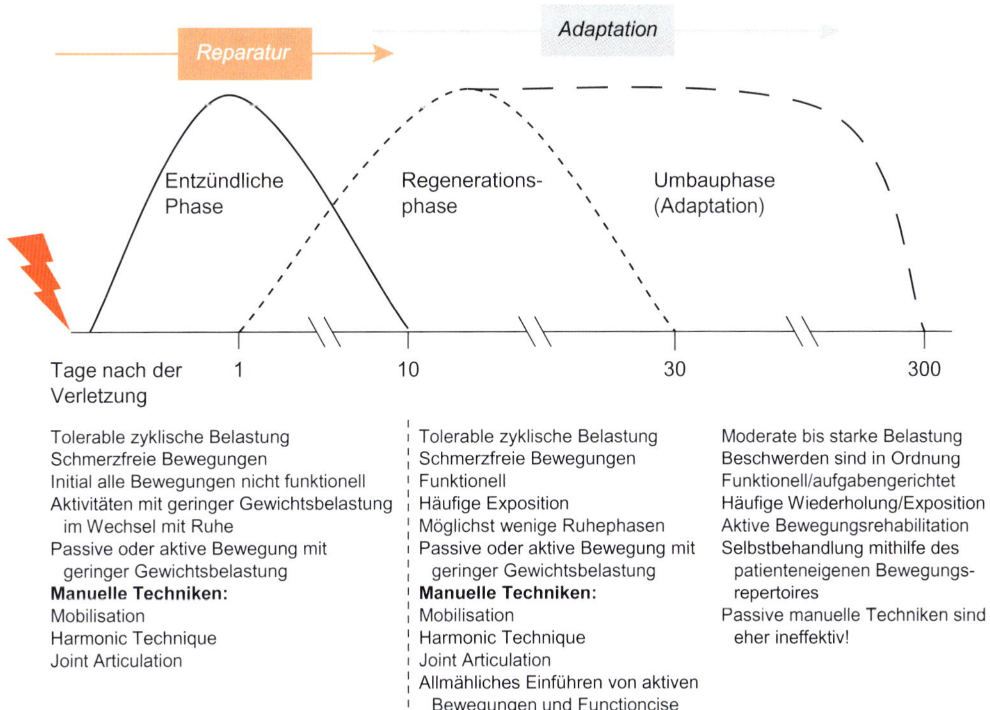

Abb. 28.4 Management bei Reparatur und Adaptation. [P216/L271]

Diese Form des Managements ist bei zahlreichen Beschwerdebildern anwendbar: alle postoperativen Beschwerden, Verletzungen von Bindegewebe, Muskeln, Gelenken und Bandscheiben sowie andere akute Beschwerden. Allerdings geht der Reparaturprozess schon nach kurzer Zeit (2–3 Wochen) in einen eher adaptativen Prozess über, sodass das Management entsprechend verändert werden muss.

28.4.2 Verhalten und adaptative Umgebung

Adaptative Prozesse werden stark vom Heilungsverhalten beeinflusst und sind eine oft wertvolle Orientierungshilfe beim klinischen Management. Nimmt man als Beispiel ein Beschwerdebild, wie Kontrakturen und Bewegungseinschränkungen des Sprunggelenks nach Immobilisierung in einem Gips, wird der Patient ohne entsprechende medizinische Betreuung versuchen, die ihm wichtigsten Aktivitäten, wie Stehen und Gehen, auszuführen.

Das Ausführen einer Bewegung, die der beabsichtigten Bewegung ähnelt, wird als gezielte Übung oder als therapeutische Intervention als **Task Rehabilitation** bezeichnet (Lederman 2010). Außerdem wird der Patient die physikalische Belastung der Extremität und die Dauer dieser Aktivitäten allmählich erhöhen.

Dieses Heilungsverhalten liefert wichtige Informationen über die Umgebung, die eine Adaptation fördert. Das Management sollte eher aktiv als passiv erfolgen. Es gibt viele Belege dafür, dass aktive Bewegungen die für eine Gewebeadaptation ausreichenden Kräfte erzeugen (Cyron und Hutton 1981, Chaudhry et al. 2008, Arampatzis 2010). Außerdem hängt die Wiederherstellung der motorischen Kontrolle stark von aktiven, gezielten Bewegungen ab (Goodbody und Wolpert 1998, Van Peppen et al. 2004, Healy und Wohldmann 2006, van de Port et al. 2007, Bogey und Hornby 2007, Sullivan et al. 2007, Flansbjer et al. 2008, Cano-de-la-Cuerda et al. 2015). Studien zur motorischen Kontrolle legen nahe, dass die Bewegungen den für den Patienten **typischen Alltagsaktivitäten ähneln** sollten (Lederman 2010, 2013, Cano-de-la-Cuerda et al. 2015). So lassen sich Einschränkungen des Bewegungsumfangs in der Spätphase der Frozen Shoulder durch Alltagsaktivitäten, die eben diese Bewegungseinschränkungen provozieren, wie die bevorzugte Verwendung des betroffenen Arms beim Heben, Greifen usw., rehabilitieren (➤ Abb. 28.4). Passive Bewegungen und osteopathische Techniken oder solche, die den Rehabilitationszielen nicht dienlich sind, stellen die Funktionalität in der Regel weniger erfolgreich wieder her (Newham und Lederman 1997, Lederman 2010 und 2013).

28.4.3 Verhalten und Symptomlinderung

Bislang lieferte das Verhalten Hinweise auf das Management der Heilungsprozesse, d. h., es wurde versucht, das natürliche Heilungsverhalten des Patienten nachzuahmen. Daraus ergibt sich die Frage, was der Einzelne tut, um seine Schmerzen/Symptome zu lindern und ob sich dieses Verhalten verstärken lässt, um das Ergebnis zu verbessern.

Die schmerzmodulierenden Umgebungen hängen von der Art der akuten und chronischen Schmerzen ab. Akuter Schmerz hat oft eine schützende biologische Funktion, um weitere Schäden zu ver-

Tab. 28.1 Symptomlinderung. Fürsorge suchendes und fürsorgendes Verhalten und klinische Parallelen

Fürsorge suchendes und fürsorgendes Verhalten	Klinische therapeutische Parallelen
• Ängste nehmen • beruhigen	• kognitive Verhaltenstherapie • bestärken • Beratungsfähigkeiten • diffuse absteigende Hemmung
Mitgefühl, Empathie	Mitgefühl, Empathie, Spiegelneurone
von den Symptomen ablenken (körperlich oder kognitiv)	Aufmerksamkeit nach außen lenken
berühren	• manuelle Techniken, Massage, Weichgewebemanipulation, kraniale Techniken • diffuse absteigende Hemmung
den betroffenen Bereich reiben	• Weichgewebetechniken • oberflächliche propriozeptive Stimulation • Beeinflussung der Mechanorezeptoren und der nozizeptiven Mechanismen
halten und wiegen	• Mobilisationstechniken, Harmonie • propriozeptiv-vestibuläre Tiefenstimulation • Beeinflussung der Mechanorezeptoren und der nozizeptiven Mechanismen

28

hindern. Im Gegensatz dazu ist die biologische Funktion chronischer Schmerzen unklar, da oft kein Gewebeschaden offensichtlich oder für die Schmerzen verantwortlich ist (Woolf 2011). Somit sollte bei **akuten Schmerzen** vor allem die Reparatur gefördert werden, während die Schmerzlinderung im Hintergrund steht, weil die Schmerzen mit fortschreitender Reparatur abnehmen werden. Daher folgt das Management akuter Schmerzzustände dem **Grundsatz der „aktiven Ruhe"**, d. h. dem Wechsel aus einer Ruhe- und einer Belastungsphase (➤ Kap. 28.5.1).

Bei **chronischen Schmerzzuständen** mit unklarer Schmerzfunktion konzentriert sich die Behandlung direkt auf die Schmerzlinderung und die funktionelle Wiederherstellung. Auch hier richtet sich die symptomlindernde Umgebung nach dem Heilungsverhalten: Aufrechterhaltung der körperlichen Aktivitäten, Einführen von schrittweiser und allmählicher Exposition/Provokation (Überlastung, Wiederholung) und nach Möglichkeit Einsatz des patienteneigenen Bewegungsrepertoires (Spezifität).

Es gibt einen weiteren wichtigen Aspekt des Heilungsverhaltens, der die Bedeutung der osteopathischen manuellen Therapie bei der Symptomlinderung erklären könnte: Menschen mit Disstress oder Schmerzen versuchen oft, diese Beschwerden durch soziale und körperliche Kontakte, wie Berührungen, zu lindern (Schweinhardt und Bushnell 2010, Garland 2012). Dieses Verhalten umfasst psychische und physikalische Komponenten, die teilweise fest „verdrahtet" sind und teilweise in der Kindheit durch die Beziehung zu den Eltern verstärkt werden (Harlow 1959, 1961, Hooker 1969, Burton und Heller 1964, Morris 1971, Reite 1984, Schanberg et al. 1984, Field et al. 1986, van der Kolk 2001, 2002). Wenn ein Kind (Fürsorge suchend) Schmerzen hat, versucht es, sie aktiv durch Kontaktaufnahme mit der Bezugsperson/einem Elternteil (Fürsorgender) zu lindern. Als Reaktion darauf vermittelt das Elternteil durch eine beruhigende und beschwichtigende Sprache und Gestik Verbundenheit und Kontakt mit dem Kind. Die Ängste des Kindes werden oft rational gelindert („Alles wird gut – das ist nur ein kleiner Schnitt"). Weitere wichtige Komponenten dieser Interaktion sind Empathie und Mitgefühl. Das Elternteil (Fürsorgender) nimmt oft körperlichen Kontakt mit dem Kind auf, hebt es an und wiegt es in den Armen oder streichelt den schmerzenden Bereich (Bowlby 1969, Gordon und Foss 1966, Korner und Thoman 1972). Diese Suche und Bereitstellung von Pflege spiegelt sich in der Beziehung zwischen Therapeut und Patient wider, in der bestimmte Elemente dieser Interaktionen verstärkt werden (➤ Tab. 28.1).

28.5 Multidimensionale heilungsfördernde Umgebung

Ein Management, das dem prozeduralen Ansatz folgt, schafft gemeinsam mit dem Patienten eine Umgebung, in der die Heilung optimal verlaufen kann. Diese Umgebung besitzt behaviorale, psychisch-kognitive und soziokulturelle Dimensionen (➤ Abb. 28.5).

Die Heilungsprozesse hängen stark von der physikalischen und psychosozialen Umgebung ab. Diese Faktoren unterstützen günstige

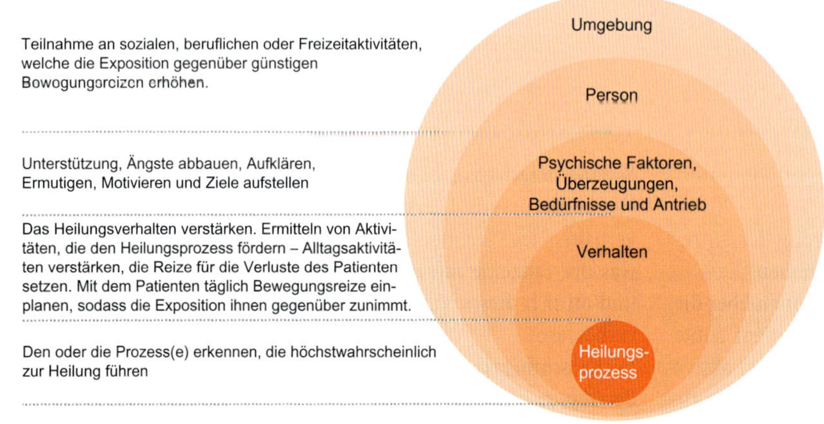

Abb. 28.5 Multidimensionales Management. Die Heilungsprozesse hängen stark von den Aktivitäten des Betroffenen in seiner Umgebung ab. Diese Faktoren müssen beim Management erkannt und berücksichtigt werden. [G508]

Bewegungsreize und haben wichtige psychische Einflüsse. Sie können das Wohlbefinden positiv beeinflussen und Symptome lindern (Buchner et al. 2006, Vachon et al. 2013, Kamper et al. 2015). So erfordert die Adaptation eine Gewebebelastung und häufige Exposition gegenüber physikalischen Belastungen. Diese physiologischen Bedürfnisse können nur erfüllt werden, wenn der Betroffene entsprechende Aktivitäten ausführt. Das Engagement des Einzelnen an seinem Heilungsverhalten hängt von der subjektiven Wahrnehmung seiner Beschwerden, seinem psychischen Status und soziokulturellen Faktoren ab.

Nach dem Entfernen einer Gipsschiene, die aufgrund einer Sprunggelenkfraktur erforderlich war, hängt die funktionelle Heilung stark von gewichtsbelastenden Aktivitäten, wie Gehen und Treppen steigen, ab. Dieses Verhalten wiederum wird durch kognitive und psychische Faktoren, Motivation, Bedürfnisse und funktionelle Ziele beeinflusst („wieder arbeiten, wieder Tennis spielen können“ usw.). Außerdem hängt dieses Heilungsverhalten jedoch auch von zahlreichen Umgebungsfaktoren ab. Dazu gehören soziale (Ausgehen mit Freunden), berufliche (zur Arbeit gehen) und Freizeitaktivitäten (Rad fahren, Laufen).

28.6 Die Heilung beeinträchtigende Faktoren

Wenn Menschen die Fähigkeit zur Selbstheilung besitzen, wie es die ursprüngliche Prämisse war, warum bleibt die Heilung dann bei manchen Menschen aus?

Tab. 28.2 Beispiele für Heilungshürden. Strukturelle und biomechanische Faktoren sind nicht als wichtige Hürden aufgeführt

Bereich	Beispiel
psychisch	Angst, emotionale Beschwerden (z. B. Depression), Prioritäten (Versorgung von Kindern), Motivation, Einstellungen und Überzeugungen, z. B. Sitz der Gesundheit
Schmerzen und Erwartungsangst	Einschränkungen durch Schmerzen, Angst vor neuen oder zunehmenden Schmerzen, Angst vor erneuter Verletzung, Angst vor zukünftigen Behinderungen
Wahrnehmung der Beschwerden	Unwissenheit oder Fehlinformation über die Art der Beschwerden
sozial/kulturell	soziale Einstellungen (manche Kulturen pflegen einen inaktiven Lebensstil), Lebensführung (Freizeitaktivitäten, Life-Work Balance), Hobbys und Gelegenheiten
beruflich	fehlende Ruhe, fehlende Abwechslung, fehlende Autonomie, Arbeitsumgebung (physikalisch oder sozial)
körperliche Fähigkeiten	schwere Schädigung von Bewegungsapparat oder zentralem Nervensystem
Gesundheitszustand	Funktionsfähigkeit der Systeme, die an den Heilungsprozessen beteiligt sind Begleiterkrankungen, z. B. koronare Herzkrankheit, Diabetes und Krebserkrankungen
Umgebung	Klima, Terrain, Zugang zu öffentlichen Parkanlagen, Verkehrsanbindung usw.

Dies zeigt sich gut am Beispiel des Patienten nach Immobilisierung. Sofern er depressiv ist, Angst vor Bewegung hat oder nicht ausreichend dazu motiviert ist, zeigt er mit geringerer Wahrscheinlichkeit ein Heilungsverhalten (z. B. häufige Spaziergänge). Auch andere Umgebungsfaktoren können das Heilungsverhalten beeinflussen, z. B. wenn man in einer kleinen Hochhauswohnung in einer Nachbarschaft lebt, in der es draußen recht gefährlich ist, oder in Gegenden, wo das Klima derartige Möglichkeiten verbietet (z. B. rutschige Gehsteige oder große Hitze). Somit sind die Heilung und ihre Hürden ein multidimensionaler Prozess, der bei der osteopathischen Behandlung berücksichtigt werden sollte (➤ Tab. 28.2).

Der osteopathische prozedurale Ansatz konzentriert sich darauf, die individuellen Möglichkeiten/Gegebenheiten zu ergründen, die eine Heilung fördern. Außerdem werden die Hürden ermittelt, die diesen Heilungsprozess stören. Dabei handelt es sich nur selten um strukturelle oder biomechanische Hürden, sondern oft um komplexe biopsychosoziale Prozesse.

28.7 Functioncise und Selbstbehandlung

Eine Woche hat 168 Stunden. Die meisten Osteopathen sehen ihre Patienten ein- oder zweimal pro Woche, wobei die manuelle Behandlung insgesamt nur eine Stunde dauert. Wo also findet die Heilung statt? Was passiert in den 167 Stunden, in denen wir den Patienten nicht sehen?

Reparatur, Adaptation und mit der Symptomlinderung assoziierte Prozesse hängen stark von den täglichen Bewegungsreizen ab; Prozesse, wie die Adaptation, setzen täglich eine mehrstündige Stimulation voraus (Kjaer et al. 2009). Die wöchentliche klinische Kontaktzeit mit dem Patienten und selbst zusätzliche strukturierte Übungsaufgaben erfüllen diese physiologischen Voraussetzungen wohl kaum. Daraus folgt, dass die klinische Sitzung das Management nur einleitet. Entscheidend ist, was der Betroffene in seiner Umgebung zur Besserung beiträgt. Aber welche Aktivitäten sollte der Patient über die Sitzungen hinaus durchführen?

Die praktische Lösung ist die Integration von **Bewegungsreizen** in die Umgebung und die Alltagsaktivitäten des Patienten. Bei diesem sog. **„Functioncise“** werden bestimmte Alltagsaktivitäten verstärkt, um Bewegungsreize zu setzen, die die Heilungsprozesse fördern. Der Betroffene wird dazu ermutigt, sein eigenes Bewegungsrepertoire zu verwenden (sofern möglich), um seine Funktionalität zurückzuerlangen. Es handelt sich um eine „konfektionierte“ Therapie, bei der die Bewegungsreize aus dem Bewegungsrepertoire des Patienten ausgewählt werden (➤ Abb. 28.6). Wenn ein Patient nach einer Knieverletzung weder gehen noch Treppen steigen kann, muss erst das Gehen langsam gefördert werden, dann das Treppen steigen usw. Auch Freizeitaktivitäten, wie Tennis spielen, werden in das Management aufgenommen. (Eine ausführliche Besprechung dieser Managementform findet sich in Lederman 2010 und 2013.)

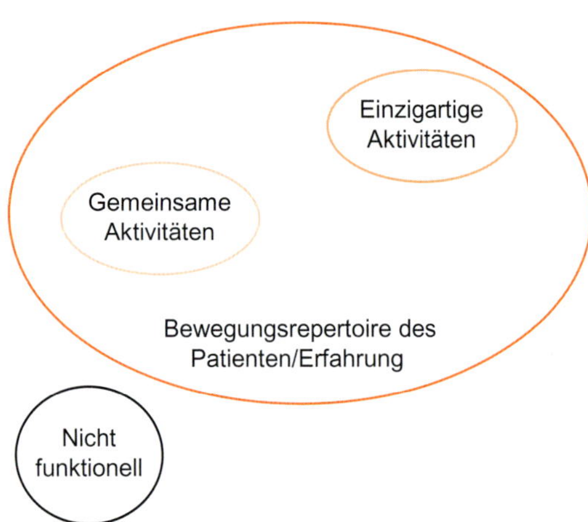

Abb. 28.6 Funktioneller Ansatz zur Förderung der Heilung unter Verwendung des Bewegungsrepertoires des Patienten. Er umfasst kombinierte und einzigartige Aktivitäten dieses Repertoires. Nicht funktionelle Aktivitäten, die nicht zum Erfahrungsschatz des Patienten gehören, stellen seine Funktionalität weniger gut wieder her. [P216/L271]

Ein prozeduraler Ansatz ist patientenzentriert und hochindividualisiert.

Im Gegensatz dazu verbessert das **strukturelle Management** die Funktionalität auf struktureller und biomechanischer Ebene, z. B. durch Anpassen, Ausbalancieren, Kräftigen bestimmter Muskeln, Fixieren, Repositionierung, Neuausrichten, Resetting sowie Haltungs- und Bewegungskorrekturen. Dies spiegelt sich in den Übungen wider, mit denen diese Ziele verfolgt werden. Die strukturelle Rehabilitation ist überwiegend nicht funktional ausgerichtet und umfasst Bewegungen und Aktivitäten, die nicht zum Repertoire des Patienten gehören und keiner funktionellen Bewegung entsprechen. Wegen der Konzentration auf bestimmte Muskeln, Muskelgruppen oder Muskelketten werden Bewegungen oft aufgeschlüsselt (z. B. Rumpfübungen, Schulterblattstabilisierung, Einzelmuskelrehabilitation und zu starke Betonung auf die Ausrüstung). Oft werden die Bewegungen in kleine Fragmente unterteilt, indem z. B. im Sitzen gezielt an der Extensionskraft des Beins gearbeitet wird, um das Gangbild zu verbessern. Die Forschung legt nahe, dass derartige nicht funktionelle Übungen zur Verbesserung der Funktionalität der Alltagsaktivitäten ineffektiv sind (Goodbody und Wolpert 1998, Van Peppen et al. 2004, Healy und Wohldmann 2006, van de Port et al. 2007, Bogey und Hornby 2007, Sullivan et al. 2007, Flansbjer et al. 2008, Cano-de-la-Cuerda et al. 2015, Lederman 2005, 2010, 2013).

Das Engagement des Patienten beim „Functioncise" hat zahlreiche wichtige Vorteile. Der Patient verwendet seine eigenen Bewegungsressourcen, die er bereits kennt und erkennt. Er muss keine neuen Bewegungsabläufe erlernen, was zeitaufwendig, mühsam und oft kostspielig und für die meisten Patienten nicht erreichbar ist (z. B. lernen, nur die Rumpfmuskeln zu kontrahieren). Ein **funktionelles Management** benötigt nur selten eine besondere Ausrüstung oder Extrazeiten zum Üben. Die Bewegungsreize sind in die Alltagsaktivitäten integriert und können jederzeit und überall gesetzt werden.

Dieser Ansatz verwendet die Heilungsziele des Patienten, ermöglicht ihm eine eigenständige Behandlung und fördert das Durchhalten (Ice 1985, Sluijs et al. 1993, Locke 1966, Evenson und Fleury 2000, Jackson et al. 2005, Jolly et al. 2007, Chan et al. 2009, Jordan et al. 2010).

28.8 Bedeutung osteopathischer Techniken bei einem prozeduralen Ansatz

Die Bedeutung der manuellen Therapie wird beim prozeduralen Ansatz neu bewertet.

Bei einem strukturellen Modell wird mithilfe manueller Techniken versucht, strukturelle Hindernisse zu entfernen oder zu korrigieren. Beim prozeduralen Ansatz unterstützen die manuellen Verfahren die Heilungsprozesse.

Die manuellen Verfahren dienen beim prozeduralen Ansatz der Übermittlung von **Berührungsreizen,** die positive Auswirkungen auf die Selbstwahrnehmung, das Wohlbefinden und das Körperbild haben können. Außerdem sind Berührungsreize oft sehr beruhigend. Die passive oder aktive Mobilisierung des betroffenen Bereichs durch den Therapeuten liefert oft die Gewissheit, dass die Bewegung gefahrlos möglich ist. All diese Faktoren fördern zusammengenommen die Heilung, insbesondere die Linderung von Symptomen und Schmerzen.

Osteopathische manuelle Verfahren (passive und aktive), die lokale oder eher allgemeinere Bewegungen erzeugen, unterstützen die Gewebereparatur, wenn der Patient aufgrund von Schmerzen oder körperlichen Einschränkungen nicht selbst ein Heilungsverhalten zeigen kann.

Aus Studien ist hinlänglich bekannt, dass manuelle Verfahren und insbesondere passive Techniken – wenig oder gar keinen Einfluss auf die Adaptation der Gewebe und die neuromuskuläre/motorische Plastizität haben (Newham und Lederman 1997, Lederman 2010, 2013, Kjaer et al. 2009, Tardioli et al. 2012). In diesem Bereich unterstützt oder führt die manuelle Therapie die aktive Bewegung. (Eine ausführliche Besprechung des aktiven Managements findet sich in Lederman 2010.)

Die manuelle Therapie kann einen wichtigen Beitrag zum prozeduralen Ansatz leisten. In ➤ Abb. 28.5 und ➤ Tab. 28.1 sind Hinweise aufgeführt, die bei der Zuordnung der Techniken/des Managements zum individuellen Heilungsprozess helfen.

Tab. 28.3 Fallbeispiele für das klinische Management mit einem prozeduralen Ansatz

Patientenmerkmale	Heilungsprozess	Managementziele	Klinisches Management/evtl. geeignete Techniken	Mitteilung an den Patienten	Selbstbehandlung
1. Fall					
Alter: 26 Jahre **Beschwerden:** akute lumbale Rückenschmerzen **Beginn:** vor 4 Tagen beim Beugen und Heben; akuter Beginn **Klinisches Bild:** • aktiver ROM: auf den lumbosakralen Bereich beschränkte Schmerzen in allen Ebenen • passiver ROM: keine signifikanten Veränderungen • Palpation: Druckschmerz lumbosakral und auf dem Beckenkamm	Reparatur der beschädigten Gewebe **Hinweis:** Oft liefert die Beschwerdedauer einen Hinweis auf den zugrunde liegenden Heilungsprozess. Allgemein gilt: Bei kurzer Dauer erfolgt die Heilung überwiegend durch Reparatur.	Unterstützen des Heilungsprozesses: • moderate Gewebebelastung für eine optimale biomechanische und physiologische Heilung (durch Mechanotransduktion) • Erleichtern der lokalen Flüssigkeitsdrainage (lymphatisch und vaskulär)	• passive Mobilisation, wie Low Back Articulation, harmonische Techniken • aktive Bewegungen mit geringer Belastung • Dauer des Managements: 1 Sitzung	• Ihr Körper heilt sich selbst. • Die meisten akuten lumbalen Rückenschmerzen bessern sich nach 1–3 Wochen. • Alle körperlichen Aktivitäten sind Übungen. • Durch die Alltagsaktivitäten werden Heilungszeit und Qualität der Reparatur optimiert.	• aktive Ruhe: weiterhin Alltagsaktivitäten, wie kurze Spaziergänge, durchführen. • Ruhephasen sind in Ordnung, sollten aber nur kurz dauern und von regelmäßigen geringfügigen Belastungen unterbrochen werden • Nicht gegen den Schmerz anarbeiten, aber Bewegungen auch nicht meiden
2. Fall					
Alter: 30 Jahre **Beschwerden:** diffuse chronische lumbale und dorsale Rückenschmerzen während der beruflichen Arbeit und am Abend **Beginn:** vor 1 Jahr mit Aufnahme eines neuen Beschäftigungsverhältnisses **Klinisches Bild:** • aktiver ROM: schmerzfrei • passiver ROM: unauffällig • Palpation: BWS und obere LWS beidseits diffus druckschmerzhaft Der Patient hatte Angst vor den Schmerzen und befürchtete, dass es sich um eine schwere und lebenslange Wirbelsäulenerkrankung handeln könnte.	Symptomlinderung **Hinweis:** Es handelt sich um Langzeitbeschwerden ohne klares Trauma. Vermutlich ist die Schmerzwahrnehmung mit einer diffusen Sensibilisierung im Rahmen biopsychosozialer Prozesse assoziiert und nicht mit einem Gewebeschaden.	Sensibilisierung reduzieren • Reduktion der Nozizeption durch kognitive und behaviorale Ansätze • gemeinsam mit dem Patienten seine Strategien zur Selbstberuhigung/-regulation und Bewältigung ermitteln • Ängste abbauen, ermutigen, bestärken	Einsatz von Berührung • Weichgewebetechniken, die unspezifisch im sensiblen Bereich angewandt werden • Kombination mit einer kognitiven Verhaltenstherapie (Reduktion der Sensibilisierung und der beschwerdebedingten Ängste) • Behandlungsdauer: 3 Sitzungen	Keine Verknüpfung der Schmerzen mit Verletzungen: • Ihr Rücken ist empfindlich, aber nicht geschädigt. • Schmerzen nach Bewegungen sind Folge der Empfindlichkeit und kein Zeichen für eine Verletzung oder eine weitere Schädigung. • Sie können alle körperlichen Aktivitäten, die Sie machen möchten, durchführen. • Setzen Sie bei zunehmenden Schmerzen/Beschwerden die hier erlernten Entspannungstechniken ein. • Eine aktive Lebensführung hilft bei der Wiederaufnahme von Freizeitaktivitäten.	Führen Sie ein aktives Leben. • Nehmen Sie wieder Freizeitaktivitäten auf, die Stress abbauen und eine Abwechslung gegenüber der beruflichen Arbeit bedeuten.

Tab. 28.3 Fallbeispiele für das klinische Management mit einem prozeduralen Ansatz *(Forts.)*

Patientenmerkmale	Heilungsprozess	Managementziele	Klinisches Management/evtl. geeignete Techniken	Mitteilung an den Patienten	Selbstbehandlung
3. Fall					
Alter: 43 Jahre **Beschwerden:** Sprunggelenkfraktur mit 6-wöchiger Immobilisierung im Gips, Gehen und Treppensteigen nicht mehr möglich aufgrund von Bewegungseinschränkung im Sprunggelenk und starken Schmerzen bei Gewichtsbelastung. Erster Termin 1 Woche nach Gipsabnahme (der Patient kam mit Krücken) **Klinisches Bild:** • Sprunggelenk und Fuß geschwollen • aktive Bewegung: schmerzbedingt und wegen Angst vor erneuter Verletzung keine Gewichtsbelastung möglich • neuromuskuläre Veränderungen im Unterschenkel, wie Muskelatrophie und fehlende motorische Kontrolle • passiver ROM: Einschränkung in allen Ebenen in Sprunggelenk und Fuß • Palpation: Sprunggelenk und Fuß diffus hypersensitiv, palpable Schwellung und vermehrte Steifigkeit des Gewebes	Adaptation **Hinweis:** Nach 6 Wochen ist mit einer deutlichen Gewebereparatur zu rechnen. Die Zugfestigkeit des Gewebes reicht wieder für eine zunehmende Gewichtsbelastung aus.	Adaptation unterstützen: • Adaptation von Bindegewebe, Blut- und Lymphgefäßen an Sprunggelenk und Fuß fördern • Erholung der motorischen Kontrolle und der trophischen Muskelentwicklung fördern • Sensibilisierung reduzieren (chronisch adaptativ) • Ängste abbauen, ermutigen, bestärken	Berührung • Weichgewebetechniken, um den Bereich zu beruhigen und zu vermitteln, dass Bewegungen sicher sind Management • Erfolgt überwiegend mit Gewichtsbelastung im Stand mit allmählicher Steigerung des Gewichts auf der betroffenen Seite • Stützen der Adaptation im Gewebe sowie neurologische (motorische Kontrolle und Schmerzlinderung) und psychische Anpassung (Beruhigen durch die Erfahrung, dass Bewegungen sicher sind) **Hinweis:** Durch den Abbau von Ängsten konnte der Patient bereits am Ende der ersten Sitzung mit geringen Beschwerden gehen. Behandlungsdauer: 4 Sitzungen	• Ihr Körper heilt sich selbst. • Sie haben nach 4–8 Wochen wieder volle Funktionalität. • Langzeitkomplikationen sind unwahrscheinlich. • Ihr Sprunggelenk ist wieder kräftig genug, um Gewicht zu tragen. • Schmerzen sind nur eine Überempfindlichkeit und kein Hinweis auf eine erneute Verletzung oder Schädigung. • Setzen Sie das Bein ein. Dadurch erreicht es rasch wieder eine optimale Funktion. • Alle Aktivitäten sind Übungen, auch Alltagsaktivitäten.	Steigerung gewichtsbelastender Tätigkeiten • normales Gehen (größere Schritte, um den Bewegungsumfang zu erweitern) • schnelleres Gehen zur Kräftigung • längeres Gehen als Ausdauertraining • möglichst oft Treppen steigen oder in bergigen Gegenden gehen usw.

ROM = Range of Motion, BWS = Brustwirbelsäule, LWS = Lendenwirbelsäule.

Zusammenfassung

- Der Körper/Mensch kann sich selbst heilen.
- Die Effektivität der osteopathischen Behandlung hängt von der Fähigkeit eines Patienten zur Selbstheilung ab.
- Das osteopathische strukturelle Modell vertritt die Meinung, dass die Selbstheilung durch das Entfernen struktureller, haltungsbedingter und biomechanischer Hürden verstärkt werden kann.
- Der osteopathische prozedurale Ansatz vertritt die Ansicht, dass die Fähigkeit zur Selbstheilung direkt und ohne das Beseitigen struktureller Hürden verstärkt werden kann.
- Der prozedurale Ansatz kennt drei zentrale Heilungsprozesse: Reparatur, Adaptation und Symptomlinderung.
- Beim prozeduralen Ansatz wird gemeinsam mit dem Patienten eine Umgebung geschaffen, die seinen Heilungsprozess optimiert.
- Selbstbehandlung ist eine wichtige Komponente des osteopathischen prozeduralen Managements. Die Aktionen des Patienten in seiner Umgebung gelten als Schlüssel für seine Heilung.
- Alle Aktivitäten sind körperliche Herausforderungen. Bestimmte Alltagsaktivitäten liefern die Bewegungsreize, die für eine optimale Heilung erforderlich sind. Dieser Ansatz, bei dem bestimmte Alltagsaktivitäten verstärkt werden, wird als Functioncise bezeichnet.

- Osteopathische Techniken können einen nützlichen Beitrag beim Management leisten und dienen der Unterstützung der Heilungsprozesse.

In ➤ Tabelle 28.3 sind einige Fallbeispiele zum klinischen Management mit einem prozeduralen Ansatz aufgeführt.

LITERATUR

AACOM. What is Osteopathic Medicine. American Association of Colleges of Osteopathic Medicine (AACOM), 2015. www.aacom.org/become-a-doctor/about-om#aboutom (letzter Zugriff: 7.3.2016).

Ackermann PW, Renström P. Tendinopathy in sport. Sports Health. 2012; 4: 193–201.

Akeson WH, Amiel D, Woo SL-Y. Physiology and therapeutic value of passive motion. In: Helminen HJ, Kivaranka I, Tammi M (eds.) Joint loading: Biology and health of articular structures. Bristol: John Wright, 1987. pp. 375–394.

Alfredson H, Lorentzon R. Chronic tendon pain: no signs of chemical inflammation but high concentrations of the neurotransmitter glutamate. Implications for treatment? Curr Drug Targets. 2002; 3: 43–54.

Arampatzis A et al. Plasticity of human Achilles tendon mechanical and morphological properties in response to cyclic strain. J Biomech. 2010; 43: 3073–3079.

Bakker EW et al. Spinal mechanical load as a risk factor for low back pain: a systematic review of prospective cohort studies. Spine (Phila Pa). 2009; 34: E281–293.

Ben M, Harvey LA. Regular stretch does not increase muscle extensibility: a randomized controlled trial. Scand J Med Sci Sports. 2010; 20: 136–144.

Ben M et al. Does 12 weeks of regular standing prevent loss of ankle mobility and bone mineral density in people with recent spinal cord injuries? Aust J Physiother. 2005; 51: 251–256.

Bergmann G et al. In vivo glenohumeral contact forces – measurements in the first patient 7 months postoperatively. J Biomech. 2007; 40: 2139–2149.

Bogey R, Hornby GT. Gait training strategies utilized in poststroke rehabilitation: are we really making a difference? Top Stroke Rehabil. 2007; 14: 1–8.

Borenstein DG et al. The value of magnetic resonance imaging of the lumbar spine to predict low-back pain in asymptomatic subjects: a seven-year follow-up study. J Bone Joint Surg Am. 2001; 83-A: 1306–1311.

Bowlby J. Attachment and loss. London: Hogarth Press, 1969.

Buchner M et al. Therapy outcome after multidisciplinary treatment for chronic neck and chronic low back pain: a prospective clinical study in 365 patients. Scand J Rheumatol. 2006; 35: 363–367.

Buckwalter JA. 1996 Effects of early motion on healing of musculoskeletal tissues. Hand Clin. 1996; 12: 13–24.

Buckwalter JA, Grodzinsky AJ. Loading of healing bone, fibrous tissue, and muscle: implications for orthopaedic practice. J Am Acad Orthop Surg. 1999; 7:291–299.

Bunker DL, Ilie V, Nicklin S. Tendon to bone healing and its implications for surgery. Muscles Ligaments Tendons J. 2014; 4: 343–350.

Burton A, Heller LG. The touching of the body. Psychoanalytical Rev. 1964; 51: 122–134.

Cano-de-la-Cuerda R et al. Theories and control models and motor learning: clinical applications in neuro-rehabilitation. Neurologia. 2015; 30: 32–41.

Carragee E et al. Does Minor Trauma Cause Serious Low Back Illness? Spine. 2006; 31: 2942–2949.

Chan DK et al. Patient motivation and adherence to postsurgery rehabilitation exercise recommendations: the influence of physiotherapists' autonomy-supportive behaviors. Arch Phys Med Rehabil. 2009; 90: 1977–1982.

Chaudhry H et al. Three-dimensional mathematical model for deformation of human fasciae in manual therapy. J Am Osteopath Assoc. 2008; 108: 379–390.

Cyron BM, Hutton WC. The tensile strength of the capsular ligaments of the apophyseal joints. J Anat. 1981; 132(Pt 1): 145–150.

Dieck GS. An epidemiologic study of the relationship between postural asymmetry in the teen years and subsequent back and neck pain. Spine. 1985; 10: 872–877.

Eming SA, Krieg T, Davidson JM. Inflammation in wound repair: molecular and cellular mechanisms. J Invest Dermatol. 2007; 127: 514–525.

Enoch S, Leaper DJ. Basic science of wound healing. Surgery (Oxford). 2008; 26: 31–37.

Evenson K, Fleury J. Barriers to outpatient cardiac rehabilitation participation and adherence. J Cardiopulm Rehabil. 2000; 20: 241–246.

Fernández-de-las-Peñas C et al. Neck mobility and forward head posture are not related to headache parameters in chronic tension-type headache. Cephalalgia. 2007a; 27: 158–164.

Fernández-de-Las-Peñas C, Cuadrado ML, Pareja JA. Myofascial trigger points, neck mobility, and forward head posture in episodic tension-type headache. Headache. 2007b; 47: 662–672.

Field TM et al. Tactile/kinesthetic stimulation effect on preterm neonates. Pediatrics. 1986; 77: 654–658.

Flansbjer UB et al. Progressive resistance training after stroke: effects on muscle strength, muscle tone, gait performance and perceived participation. J Rehabil Med. 2008; 40: 42–48.

Garland EL. Pain processing in the human nervous system: A selective review of nociceptive and biobehavioral pathways. Prim Care. 2012; 39: 561–571.

Gelberman RH et al. Effects of early intermittent passive mobilization on healing canine flexor tendons. J Hand Surg (Am). 1982; 7: 170–175.

Gelberman RH et al. The effects of mobilization on vascularisation of healing flexor tendons in dogs. Clin Orthop Relat Res. 1980; 153: 283–289.

Goldspink G. Malleability of the motor system: a comparative approach. J. Exp. Biol. 1985; 115: 375–391.

Goodbody SJ, Wolpert DM. Temporal and amplitude generalization in motor learning. J Neurophysiol. 1998; 79: 1825–1838.

Gordon T, Foss BM. The role of stimulation in the delay of onset of crying in the newborn infant. Q J Exp Psychol A. 1966; 18: 79–81.

Grubb BD. Activation of sensory neurons in the arthritic joint. Novartis Found Symp. 2004; 260: 28–36.

Haldeman S, Dagenais S. Cervicogenic headaches: a critical review. Spine J. 2001; 1: 31–46.

Hamberg-van Reenen HH. A systematic review of the relation between physical capacity and future low back and neck/shoulder pain. Pain. 2007; 130: 93–107.

Hargens AR, Akeson WH. Stress effects on tissue nutrition and viability. In: Hargens AR (ed.) Tissue Nutrition and Viability. New York: Springer, 1986.

Harlow HF. Love in infant monkey. Science. In: Thompson RF (ed.) Physiological Psychology. San Francisco: WH Freeman, 1959. pp. 78–84.

Harlow HF. The development of affectional patterns in infant monkeys. In: Foss BM (ed.) Determinants of Infant Behaviour. London: Methuen, 1961.

Harvey LA et al. A randomized trial assessing the effects of 4 weeks of daily stretching on ankle mobility in patients with spinal cord injuries. Arch Phys Med Rehabil. 2000; 81: 1340–1347.

Harvey LA et al. Randomised trial of the effects of four weeks of daily stretch on extensibility of hamstring muscles in people with spinal cord injuries. Aust J Physiother. 2003; 49: 176–181.

Healy AF, Wohldmann EL. Specificity effects in training and transfer of speeded responses. J Exp Psychol Learn Mem Cogn. 2006; 32: 534–546.

Hooker D. The prenatal origin of behavior. London: Hafner, 1969.

Ice R. Long term compliance. Phys Ther. 1985; 65: 1832–1839.

Jackson L et al. Getting the most out of cardiac rehabilitation: a review of referral and adherence predictors. Heart. 2005; 91: 10–14.

Järvinen MJ, Lehto MU. Healing of a crush injury in rat striated muscle. 2. A histological study of the effect of early mobilization and immobilization on the repair processes. Acta Pathol Microbiol Scand A. 1975: 83: 269–282.

Järvinen M. Healing of a crush injury in rat striated muscle. 4. Effect of early mobilization and immobilization on the tensile properties of gastrocnemius muscle. Acta Chir Scand. 1976; 142: 47–56.

Järvinen M. The effects of early mobilisation and immobilisation on the healing process following muscle injuries. Sports Med. 1993; 15: 78–89.

Johansson BB, Belichenko PV. Neuronal plasticity and dendritic spines: effect of environmental enrichment on intact and post-ischemic rat brain. J Cereb Blood Flow Metab. 2002; 22: 89–96.

Jolly K et al. The Birmingham Rehabilitation Uptake Maximisation Study (BRUM). Home-based compared with hospital-based cardiac rehabilitation in a multi-ethnic population: cost-effectiveness and patient adherence. Health Technol Assess. 2007; 11: 1–118.

Jordan JL et al. Interventions to improve adherence to exercise for chronic musculoskeletal pain in adults. Cochrane Database Syst Rev. 2010; 20: CD005956.

Kamper SJ et al. Multidisciplinary biopsychosocial rehabilitation for chronic low back pain: Cochrane systematic review and meta-analysis. BMJ. 2015; 350: h444.

Kanayama M et al. Cross-sectional magnetic resonance imaging study of lumbar disc degeneration in 200 healthy individuals. J Neurosurg Spine. 2009; 11: 501–507.

Khan KM et al. Are ultrasound and magnetic resonance imaging of value in assessment of Achilles tendon disorders? A two year prospective study. Br J Sports Med. 2003; 37: 149–153.

Kidd G, Lawes N, Musa I. Understanding neuromuscular plasticity: a basis for clinical rehabilitation. London: Edward Arnold, 1992.

Kiviranta I et al. Articular cartilage thickness and glycosaminoglycan distribution in the young canine knee joint after remobilization of the immobilized limb. J Orthop Res. 1994; 12: 161–167.

Kjaer M et al. From mechanical loading to collagen synthesis, structural changes and function in human tendon. Scand J Med Sci Sports. 2009; 19: 500–510.

Koelbaek Johansen M et al. Generalised muscular hyperalgesia in chronic whiplash syndrome. Pain. 1999; 83: 229–234.

Korner AF, Thoman EB. The relative efficacy of contact and vestibular-proprioceptive stimulation in soothing neonates. Child Development. 1972; 43: 443–453.

Lederman E. Harmonic Techniques. Edinburgh: Churchill Livingstone, 2000.

Lederman E. The Science and Practice of Manual Therapy. Edinburgh: Elsevier, 2005.

Lederman E. Neuromuscular rehabilitation in manual and physical therapy. Edinburgh: Elsevier, 2010.

Lederman E. The fall of the postural-structural-biomechanical model in manual and physical therapies: exemplified by lower back pain. J Bodyw Mov Ther. 2011; 15: 131–138.

Lederman E. Therapeutic stretching: towards a functional approach. Edinburgh: Elsevier, 2013.

Lee YC, Nassikas NJ, Clauw DJ. The role of the central nervous system in the generation and maintenance of chronic pain in rheumatoid arthritis, osteoarthritis and fibromyalgia. Arthritis Res Ther. 2011; 28; 13: 211.

Liepert J, Tegenthoff M, Malin JP. Changes of cortical motor area size during immobilization. Electroencephalogr Clin Neurophysiol. 1995; 97: 382–338.

Locke EA. Toward a theory of task motivation incentives. Organ Behav Hum Perform. 1966; 3: 157–189.

McNulty AL, Guilak F. Mechanobiology of the meniscus. J Biomech. 2015 48. 1469–1478.

Molteni R et al. Voluntary exercise increases axonal regeneration from sensory neurons. Proc Natl Acad Sci USA. 2004; 101: 8473–8478.

Montgomery RD. Healing of muscle, ligaments, and tendons. Semin Vet Med Surg (Small Anim). 1989; 4: 304–311.

Morris D. Intimate behaviour. London: Corgi, 1971.

Muijka M, Padilla S. Muscular characteristics of detraining in humans. Med Sci Sports Exerc. 2001; 333: 1297–1303.

Murphy SL et al. The role of the central nervous system in osteoarthritis pain and implications for rehabilitation. Curr Rheumatol Rep. 2012; 14: 576–582.

Mutsaers SE et al. Mechanisms of tissue repair: from wound healing to fibrosis. Int J Biochem Cell Biol. 1997; 29: 5–17.

Neer CS 2nd et al. The anatomy and potential effects of contracture of the coracohumeral ligament. Clin Orthop Relat Res. 1992; 280: 182–185.

Newham DJ, Lederman E. Effect of manual therapy techniques on the stretch reflex in normal human quadriceps. Disabil Rehabil. 1997; 19: 326–331.

Nilsson J, Thorstensson A. Ground reaction forces at different speeds of human walking and running. Acta Physiol Scand. 1989; 136: 217–227.

Prosser R. Splinting in the management of proximal interphalangeal joint flexion contracture. J Hand Ther. 1996; 9: 378–386.

Ramey MR, Williams KR. Ground reaction forces in the triple jump. JAB. 1985; 1: 233–239.

Reite ML. Touch, attachment, and health – is there a relationship? In: Brown CC (ed.) The many faces of touch. Johnson & Johnson Baby Products Company Pediatric Round Table Series. 1984; 10; 58–65.

Rio E et al. The pain of tendinopathy: physiological or pathophysiological? Sports Med. 2014; 44: 9–23.

Roffey DM et al. Causal assessment of awkward occupational postures and low back pain: results of a systematic review. Spine J. 2010; 10: 89–99.

Rohlmann A et al. Loads on a vertebral body replacement during locomotion measured in vivo. Gait Posture. 2014; 39: 750–755.

Savage RA, Whitehouse GH, Roberts N. The relationship between the magnetic resonance imaging appearance of the lumbar spine and low back pain, age and occupation in males. Eur Spine J. 1997; 6: 106–114.

Schanberg SM, Evoniuk G, Kuhn CM. Tactile and nutritional aspects of maternal care: specific regulators of neuroendocrine function and cellular development. Proc Soc Exp Biol Med. 1994; 175: 135–146.

Schmidt RA, Lee TD. Motor control and learning. 4th ed. Pudsey: Human Kinetics, 2005.

Schweinhardt P, Bushnell MC. Pain imaging in health and disease – how far have we come? J Clin Invest. 2010; 120: 3788–3797.

Seki K, Taniguchi Y, Narusawa M. Effects of joint immobilization on firing rate modulation of human motor units. J Physiol. 2001; 530: 507–519.

Sluijs EM, Kok GJ, van der Zee J. Correlates of exercise compliance in physical therapy. Phys Ther. 1993; 73: 771–782.

Staud R. Evidence for shared pain mechanisms in osteoarthritis, low back pain, and fibromyalgia. Curr Rheumatol Rep. 2011; 13: 513–520.

Stone AM et al. Measures of central hyperexcitability in chronic whiplash associated disorder – a systematic review and meta-analysis. Man Ther. 2013; 18: 111–117.

Strickland J W, Glogovac V. Digital function following flexor tendon repair in zone 2: a comparison of immobilization and controlled passive motion techniques. J Hand Surg. 1980; 5: 537–543.

Sullivan KJ et al. Effects of task-specific locomotor and strength training in adults who were ambulatory after stroke: results of the STEPS randomized clinical trial. Phys Ther. 2007; 87: 1580–1602; discussion 1603–1607.

Tardioli A, Malliaras P, Maffulli N. Immediate and short-term effects of exercise on tendon structure: biochemical, biomechanical and imaging responses. Br Med Bull. 2012; 103: 169–202.

Tashjian RZ. Epidemiology, natural history, and indications for treatment of rotator cuff tears. Clin Sports Med. 2012; 31: 589–604.

Tashjian RZ et al. Incidence of familial tendon dysfunction in patients with full-thickness rotator cuff tears. Open Access J Sports Med. 2014; 27: 137–141.

Tillman LJ, Cummings GS. Biology mechanisms of connective tissue mutability. In: Currier DP, Nelson RM (eds.) Dynamics of human biological tissue. Philadelphia: FA Davies, 1993. pp. 1–44.

Uhthoff HK, Boileau P. Primary frozen shoulder: global capsular stiffness versus localized contracture. Clin Orthop Relat Res. 2007; 456: 79–84.

Vachon P et al. Alleviation of chronic neuropathic pain by environmental enrichment in mice well after the establishment of chronic pain. Behav Brain Funct. 2013; 9: 22.

van de Port IG et al. Effects of exercise training programs on walking competency after stroke: a systematic review. Am J Phys Med Rehabil. 2007; 86: 935–951.

van der Kolk BA. Assessment and treatment of complex PTSD traumatic stress. In: Yehuda R (ed.) Treating Trauma Survivors with PTSD. Washington: American Psychiatric Press, 2001. pp. 127–156.

28

van der Kolk BA. Beyond the talking cure: somatic experiencee and subcotical imprints in the treatment of trauma. In: Shapiro F (ed.) EMDR, Promises for a paradigm shift. New York: APA Press, 2002.

Van Peppen RP et al. The impact of physical therapy on functional outcomes after stroke: what's the evidence? Clin Rehabil. 2004; 18: 833–862.

van Tulder MW et al. Spinal radiographic findings and nonspecific low back pain. A systematic review of observational studies. Spine (Phila Pa). 1997; 22: 427–434.

Vanwanseele B et al. Knee cartilage of spinal cord-injured patients displays progressive thinning in the absence of normal joint loading and movement. Arthritis Rheum. 2002; 46: 2073–2078.

Waddell G, Burton AK. Occupational health guidelines for the management of low back pain at work: evidence review. Occup Med (Lond). 2001; 51: 124–135.

Waersted M, Hanvold TN, Veiersted KB. Computer work and musculoskeletal disorders of the neck and upper extremity: a systematic review. BMC Musculoskelet Disord. 2010; 11: 79.

Witte MB, Barbul A. General principles of wound healing. Surg Clin North Am. 1997; 77: 509–528.

Woolf CJ. Central sensitization: implications for the diagnosis and treatment of pain. Pain. 2011; 152 (3 Suppl): S2–15.

Zuckerman JD, Rokito A. Frozen shoulder: a consensus definition. J Shoulder Elbow Surg. 2011; 20: 322–325.

KAPITEL

29

Christian Fossum

Historische Entwicklung der osteopathischen Techniken

In diesem Kapitel wird die Entwicklung der manipulativen Techniken der Osteopathie dargestellt und das Erbe eines Themas erkundet, das für Osteopathen und osteopathisch tätige Ärzte von großer Bedeutung ist. Die Darstellung erfolgt nicht chronologisch, sondern themenbezogen, um nachvollziehen zu können, wie sich die Konzepte entwickelt haben und wie dieser Prozess mit der Entwicklung der Techniken zusammenhängt.

29.1 Hintergrund

Die Osteopathie ist das Produkt der sozialen, kulturellen, politischen, religiösen und geistigen Matrix des 19. Jahrhunderts (➤ Kap. 2); ihre Geburt wird auf den **22. Juni 1874** datiert.

Nachdem er der heroischen medizinischen Praxis jener Zeit in den USA mehr oder weniger den Rücken gekehrt hatte, verbrachte **Andrew Taylor Still** (1874–1917) Jahre damit, das mechanische Verhalten des menschlichen Körpers im Laufe des Lebens und die pathologische Anatomie zu beobachten und zu erkunden und über die physikalischen Grundlagen des menschlichen Bewusstseins und der Existenz im Körper mit seiner verkörperten Lebensqualität zu philosophieren (Still 1897, Albanese 1998) (➤ Kap. 3, ➤ Kap. 4). Nachdem seine Konzepte herangereift waren, kulminierten sie zu einer **neuen Theorie der medizinischen Praxis.** Still experimentierte mit verschiedenen Formen therapeutischer Interventionen, einschließlich Formen der magnetischen Heilung und des Knochenrichtens, und ging dabei immer auf die Beziehung zwischen lebender Anatomie und Gesundheit des Einzelnen ein (Trowbridge 1991, Gevitz 2004). Die offenbar erste dokumentierte Behandlung eines Patienten mit manipulativen Techniken durch Still fand im Jahr 1876 an einer weiblichen Patienten statt (Booth 1924). Dieser Zeitpunkt markiert vermutlich eine Verlagerung von Stills Praxis und 1882 pries er sich selbst als „Blitzschneller Knochenrichter" an (Gevitz 2004). Auf Zureden seiner Familie entschied er sich, seine Theorien und Praktiken an andere zu vermitteln; die **American School of Osteopathy** öffnete 1892 ihre Türen.

> Aus Sicht der medizinischen Geschichtsschreibung ist dies der erste große Versuch, die palpatorische Beurteilung und spezifische Manipulationstechniken zu einem umfassenden, lehrbaren System zu organisieren und durch die Schaffung eines allgemeinen Systems der Gesundheitsversorgung, in dem es ein fester Bestandteil der Praxis ist, zu professionalisieren.

29.2 A. T. Still und manipulative Techniken

Die Schriften von Still gehen kaum auf Techniken ein. Es ist mehr oder weniger klar, dass er nicht die Absicht hatte oder nicht wollte, dass sie die Osteopathie definieren oder beherrschen. Da Technik trotzdem ein Thema von großem praktischem Interesse für osteopathisch tätige Ärzte ist, erfolgt eine kurze historische **Übersicht über Stills Behandlungstechniken.** Dies ist aus zwei Gründen schwierig:

- Der erste ist die Realität von dem zu trennen, was man als „Legende" bezeichnen kann, da viele seiner Zeitgenossen und Schüler seine Fähigkeiten bei der Behandlung von Patienten als fast übernatürlich wahrgenommen haben.

- Der zweite ist historiografischer Art. Aufgrund der inzwischen vergangenen Zeit gibt es keinen direkten Zugang zu Stills Epistemologie.

Somit kann zwar davon ausgegangen werden, dass seine Theorie und Praxis von verschiedenen Quellen beeinflusst wurde, allerdings handelt es sich dabei um ein historisches Puzzle, das weitgehend auf Spekulationen und Vermutungen aufgrund von sekundären und tertiären Quellen beruht, weil Still darüber in seinen Schriften nur wenige Informationen übermittelt. An dieser Stelle wird anhand der verfügbaren Ressourcen eine Erzählung konstruiert.

Aus Stills Sicht entwickelte sich die Technik aus der Palpation und einem Bewusstsein für den Patienten als Ganzes und war **keine „Manipulation" zur Korrektur von „Läsionen".** In den ersten Tagen der American School of Osteopathy wurden die Studenten früh in die Klinik mit dem Patienten als primäres Studienobjekt eingeführt. Die manipulative Technik wurde nicht als eigenständiges Thema eingeschlossen, weil individualisierte und dynamische Manipulationstechniken entwickelt werden mussten, die präzise auf die Eigenarten des Patienten abgestimmt waren (Hoover 1965). Im Anschluss an die Ermahnung, dass *„ein intelligenter Kopf bald lernen wird, dass eine weiche Hand und eine sanfte Bewegung die Hand und der Kopf sind, die die gewünschten Ergebnisse erzielen"* (Magoun 1980), ein Still zugeschriebenes Zitat, *„war gesunder Menschenverstand bei der Anwendung der mechanischen Umsetzung das Grundprinzip der erfolgreichen Behandlung"* (Wernham und Waldman 1981). Somit war die Technik jeder Behandlung auf das aktuelle Problem abgestimmt mit einem tiefen Respekt für das Wohlergehen der Gewebe unter Stills Händen. Es gab keine „Gleichartigkeit der Ausführung" und seine Techniken hatten nichts mit Routine gemein (McConnell 1921). Dies versuchte er seinen frühen Studenten zu vermitteln: *„Offensichtlich behandelte Dr. Still seine Patienten vorsichtig unter Berücksichtigung der Feinheit und der Unversehrtheit der Gewebe unter seinen Fingern. Ebenso offensichtlich ist, dass er diesen Respekt für die Gewebe und Strukturen sowie deren Funktionsweise an seine Studenten weitergab"* (Lippincott 1961).

Stills palpatorischer und manipulativer Ansatz wird häufig mit dem missverständlichen Axiom „find it, fix it and leave it alone" zusammengefasst. Der **Find-it-Teil** bestand aus einer sorgfältigen Suche nach anormalen Gewebespannungen und -reaktionen und war nicht auf einzelne Gewebe im direkten Zusammenhang mit Nerven und Gefäßen beschränkt, sondern umfasste auch entfernte Teile und Gewebe. Er wollte herausfinden, welches Gewebe oder Teil die gesunde und komfortable Funktion des ganzen Menschen störte oder behinderte. Er war sich bewusst, dass die Natur versucht, das ursprüngliche Problem zu kompensieren, und verbrachte Zeit damit, Probleme innerhalb von Problemen anhand der Verkettung dieser Mechanismen zu entwirren, die die Gesamtheit des lebenden Organismus ausmachen (McConnell 1931, Hoover 1965). Es war eine ständige Suche, die mit den pathophysiologischen Prozessen, Manifestationen und Befunden begann, sodass die Technik weit über Schinderei oder Routine hinausging. Bei jedem Fall wurde bei jeder nachfolgenden Behandlung etwas Neues, wesentlich Anderes entdeckt (McConnell 1912, 1931).

Der **Fix-it-Teil** umfasste die Arbeit an signifikanten Geweben oder Teilen, damit sie sich angemessen und adäquat in die Gesamtökonomie und Funktion des Patienten einpassen. Diese Manipulationstechniken wurden jeweils vor Ort mithilfe der Sinne und der erweiterten Wahrnehmung des funktionierenden Patienten, der sich von einem Moment zum anderen verändert, entwickelt (Hoover 1965). Der **Leave-it-alone-Teil** bezieht sich auf die Kraft der Natur zur Selbstheilung.

Aus Sicht der osteopathischen Technik waren ein Bewusstsein und die Bewertung einer gemeinsamen Bewegung (Clark 1906, 1907) sowie Gewebespannungen und -reaktionen der oberflächlichen und tiefen Muskel- und Bandstrukturen (Downing 1927, Magoun 1980) von Bedeutung. Schon die **frühen histopathologischen Studien der Osteopathie** konzentrierten sich auf solche Gewebeveränderungen: So wurden **im Bereich von „Läsionen"** Bindegewebsinfiltrate und Atrophien der Mm. multifidi sowie Kongestion und Hyperplasie der Bänder beschrieben (McConnell 1910, Cole 1987). Neben den Gewebereaktionen bildeten zu Beginn der Osteopathie Bewegungseigenschaften die Basis für die **beiden wichtigsten Arten spezifischer Techniken:**

- Direkte Aktion vom Schubtyp oder Artikulationstechniken
- Das Prinzip der Übertreibung (Exaggeration) der Läsion (Ashmore 1915)

Unter Verwendung des Pfads des geringsten Widerstands (Bailey 1912, Downing 1923) kann die **Übertreibung der Läsion** als Vorläufer der meisten Arten der aktuellen „indirekten" manipulativen osteopathischen Techniken betrachtet werden. Mit Hebelwirkung wurde die „Läsion" in die Richtung bewegt, in der sie produziert wurde (Hulett 1903/1922, Hazzard 1905), und durch das Übertreiben dieser Bewegung sollten Gelenkstrukturen befreit und eine Dehnung und Entspannung der tieferen Strukturen bewirkt werden. In dieser Position wurde entweder Zug oder Druck dazugegeben und eine Umkehrung der Bewegungen eingeleitet (McConnell 1913). Diese Übertreibung und die anfängliche Bewegung sollten den Nutzen des Rückschlags durch die natürliche Elastizität des gedehnten Gewebes sicherstellen, durch den eine Bewegung zurück zur normalen Position entsteht (Hazzard 1905, Hulett 1903/1922).

Da dieses Verfahren hohe psychomotorische Fähigkeiten voraussetzt, war es Anfängern schwer zu vermitteln und fiel in Ungnade (Ashmore 1915), sodass direkte Techniken wie die Thrust-Manipulation den Lehrplan dominierten. Daraus kann geschlossen werden, dass diese Verschiebung der Schwerpunkte in der Lehre im Zeitraum nach 1915 auftrat. In einem Bericht über die neuere Lehre von Techniken schrieb Tucker: *„Bei der Korrektur von Läsionen versuchen wir spezifische Manipulationen zu vermeiden und spezifische Gründe zu benennen. Es stimmt schon, dass wir spezifische Bewegungen durchführen, damit die Studenten beim Verlassen der Schule wenigstens ein effektives Verfahren so beherrschen, dass sie es in jeder Körperregion und bei jeder Läsion effektiv durchführen können. Vor allem aber versuchen wird den Studenten beizubringen, ihre eigene Technik zu durchdenken. […] Dies sind derzeit die Mindestvoraussetzungen für die Unterrichtung von Techniken an der A. S. O."* (Tucker 1915, S. 726).

Obwohl Still das Prinzip der Übertreibung oft einsetzte, lehrte auch er 1892 in der ersten Klasse an der American School of Osteopathy die **Thrust-Manipulation.** Die Studenten dieser ersten Jahre erlernten von Still Thrust-Techniken mit kurzem und langem Hebel sowie mit hoher und langsamer Geschwindigkeit (Willard 1921). Als später die Übertreibungstechniken für die neu anfangenden Studenten als zu anspruchsvoll eingestuft wurden (Ashmore 1915), stand die Thrust-Manipulation auf dem Lehrplan im Vordergrund. Auch allgemeinere Artikulationstechniken, die einen langen Hebel an einem festen Drehpunkt einsetzten, repetitiv waren („Push-Pull") oder stetigen Druck ausübten, waren Teil der Lehre und wurden von Beginn an in der Lehrklinik eingesetzt (Barber 1896, 1898; Willard 1921).

29.3 Jenseits der Gelenkkomplexe in den Anfängen der Osteopathie

Obwohl manipulative Techniken zur Behandlung des Gelenks und seiner Faszien, Bänder und Muskeln zu Beginn der Osteopathie im Vordergrund standen, setzten Still und seine osteopathischen Zeitgenossen zahlreiche andere Techniken an anderen Strukturen und Geweben ein.

Still geht in seinen Schriften ausführlich auf das **Lymphsystem** und die **Faszien** des menschlichen Körpers ein (Still 1899, 1902) und obwohl es keine direkten Beschreibungen darüber gibt, wie er sie behandeln würde, lässt sich anhand der Informationen seiner frühen Schüler eine Vorgehensweise entwickeln. McConnell schrieb, dass *„Dr. Still bei allen Infektionen der oberen und unteren Atemwege ausführlich die Bedeutung einer Befreiung der unteren zervikalen, pektoralen und axillären Lymphgefäße betonte, wobei er auf die oberen Rippen, das Schlüsselbein und die Mm. pectorales besonderes Augenmerk legte"* (McConnell 1923). In ihren Erinnerungen schrieb Ligon, dass *„Dr. Still darauf bestand, die Lymphgefäße in den weichen Räumen oberhalb der Schlüsselbeine, in den Achselhöhlen, Ellenbogen, Leiste und Bauch, Knien und der Innenseite des Oberschenkels zu befreien und erinnerte uns immer und immer wieder daran, dass die große Lymphzirkulation genauso wichtig ist wie die Blutzirkulation. Und da die Lymphe nicht über Venen und Venenklappen verfügt, die sie zum Herzen zurückleiten, ist sie noch abhängiger von der normalen Spannung des Gewebes"* (Ligon 1924).

Mit Betonung der **klinischen Beziehung** zwischen den Lymphgefäßen und der Faszie schrieb Betts, dass *„Dr. Still versuchte, uns von der Notwendigkeit der Lymphdrainage zu überzeugen, wobei er sich oft auf die aus Mangel an der Drainage der Faszie entstehenden Erkrankungen bezog, die er als besondere Speichergewebe für Lymphe, die einen direkten Einfluss auf das Leben und die Reparaturvorgänge im Körper haben, beschrieb"* (Betts 1924). Bei den Lymphgefäßen lag der Fokus

- auf der Entfernung von Hindernissen des Lymphrückflusses und der Entleerung von Ductus thoracicus und rechtem Lymphgang an der oberen Thoraxapertur (Hazzard 1898a, b),
- die Beeinflussung der vasomotorischen Kontrolle der Lymphgefäße durch das sympathische Nervensystem (McConnell 1898, 1912) und
- auf der Verbesserung der Funktion von Zwerchfell und Atmung als Mechanismus zur Unterstützung des Lymphflusses (Hazzard 1905).

Obwohl Anatomie und Physiologie des lymphatischen Systems zu jener Zeit noch nicht vollständig bekannt waren, ermutigte Still seine Schüler, die Lymphdrainage zu studieren und zu sehen, was möglich ist (Millard 1924). Littlejohn schrieb, dass Still für die Erforschung *„eine Reihe von Experimenten am Lymphsystem, die ich zuhause in der South Main Street durchgeführt habe und die die Fähigkeit des Organismus zeigen, die Lunge bei einer Lungenentzündung zu spülen"* (Littlejohn 1908, S. 12).

Zwei wichtige Beiträge zur Behandlung des Lymphsystems aus osteopathischer Sicht kamen von **Millard,** der **Diagnose- und Behandlungsalgorithmen** für das lymphatische System entwickelte, die auf Palpation, der Entfernung von Hindernisse des lymphatischen Rückflusses und dem vasomotorischen Einfluss des sympathischen Nervensystems auf die Bewegung der Lymphflüssigkeit beruhen (Millard 1922), sowie von **Miller,** der eine Reihe **lymphatischer Pumptechniken** zur Verstärkung des Lymphflusses beschrieb (Miller 1920, 1923). Es kann gut sein, dass die thorakale lymphatische Pumpe von Littlejohn um 1900 entwickelt (Littlejohn 1930) und von Miller nach der Influenza-Pandemie von 1918–1919 populär gemacht wurde (Miller 1920, 1923; Noll et al. 2008).

Still und die frühen Osteopathen benutzten darüber hinaus auch **ventrale oder viszerale Techniken.** Diese manipulativen Techniken wurden eingesetzt, um die richtigen mechanischen Beziehungen zwischen den Organen herzustellen (Hazzard 1905) oder, wie bei Gallenblasenbeschwerden, die Pathophysiologie direkt zu beeinflussen: *„Ich habe die Technik, die er (Still) uns beschrieben hat, durch stetigen und tiefen Druck über den Gallenwegen mit Zeichnen eines umgekehrten S von der Spitze der neunten Rippe zum Nabel durchgeführt, wodurch der Schleimpfropf aus dem Gallenkanal getrieben wurde, und dann mit leichtem Druck über der Blase, um die Diagnose zu sichern"* (Ogle 1921). Es gibt zahlreiche Beschreibungen weiterer ventraler oder viszeraler Techniken, die früh in der Osteopathie eingesetzt wurden, um eine Organptose oder Stase zu reduzieren oder die Gewebeeigenschaften von Organen und ihren Faszien und Bändern mechanisch zu beeinflussen (Jordan und Schuster 1995).

Auch manipulative Techniken, die als **„Finger-Chirurgie"** für Augen, Ohren, Nase und Rachen bekannt sind, wurden von Anfang an in der Osteopathie verwendet. Deason schrieb, *„dass ihm viele der ‚alten Hasen' hätten erzählen können, dass Dr. Still den oberen und unteren Rachen, die Eustachi-Röhre und die Augen (Augapfel und Lider) viele Jahre, bevor mein Freund Jimmie und ich nach Kirksville gingen, behandelt hat"* und berichtete, dass George M. Laughlin 1914 feststellte, dass Still derartige Techniken seit Mitte der 1880er Jahre in der Praxis eingesetzt hat (Deason 1924). In dem Text „Krankheiten von Kopf und Hals" werden viele Prinzipien und Techniken für die Behandlung dieser Region Still zugeschrieben (Deason 1921). Neben den lokalen manipulativen Techniken an HNO-Strukturen befürwortete Still die Behandlung der oberen Rippen und der Schlüsselbeine zur Entfernung von Drainagehindernissen (Bush 1942). Später wurden HNO-Techniken häufig als die **„Muncie-Techniken"** bezeichnet. Allerdings lag Muncies Schwerpunkt auf dem Gebiet der Otologie und der manipulativen Behandlung der Eustachi-Röhre (Muncie 1941a, b, 1942).

29.4 Die Bänder … und die Faszien

Bei vielen der frühen technischen Konzepte der Osteopathie finden sich häufig Hinweise auf die mögliche Rolle der Bänder bei der Unterhaltung der Läsion und als Agenz, durch das diese Techniken wirken. Beginnend mit der **„Läsion"** (Schooley 1958), der somatischen Komponente der Krankheit, die von zentraler Bedeutung und das Markenzeichen der frühen osteopathischen Praxis ist, wird offensichtlich, dass Still in seinen Schriften nicht auf das Verständnis dieser klinischen Entität eingeht. Die zur Beschreibung verwendeten Begriffe sind eher vage und ändern sich häufig (Webster-Jones 1954). Am nächsten kommt er einer Arbeitsbeschreibung, wenn er schreibt: *„Mit einer Knochenläsion meine ich eine Dehnung oder Dislokation, die einen ausreichenden Druck zur Behinderung der normalen Blut- und Nervenversorgung erzeugt"* (Still 1910, S. 117). Später fügte er hinzu: *„Es spielt keine Rolle, wie sie es nennen: Hier ist das Geheimnis"* (Still 1910, S. 164–165).

Der Begriff **„Dislokation"** wurde bereits früh durch Aussagen in Frage gestellt, wonach Muskelkontraktionen zu „Gelenksteife" führen. Die Palpation der Weichgewebe und Knochenelemente ergab als Eigenschaften der „Läsion" Veränderungen der Gewebetextur, Temperaturänderungen, trophische Veränderungen und Druckschmerzen (Barber 1898, Davenport 1903).

Die Läsion wurde nicht als ein „verrenkter Knochen" beschrieben, sondern als beeinträchtigte Gelenkfunktion oder ein Bewegungsverlust der Gelenke, die teilweise durch Muskelkontraktionen, Bandverkürzungen und entzündliche Ablagerungen in den Geweben verursacht wurden (Clark 1906, 1907). In der Folge wurde von mehreren Autoren ein Bewegungsverlust als Hauptmerkmal der Läsion beschrieben (Downing 1923, 1927; McCole 1935).

Sie wurde 1905 als „osteopathische Läsion" in der Phraseologie des Berufsstands bekannt (McConnell 1905).

Die frühe osteopathische Forschung konzentrierte sich auf die Identifikation der histopathologischen Veränderungen im Gewebe (Cole 1987). Gut definierte palpatorische Eigenschaften der Läsion wurden ausführlich dargelegt (➤ Tab. 29.1)

Als Still gefragt wurde, was eine Läsion aufrechterhält, war seine Antwort *„ein Band, das im Weg ist"*, und McConnell unterstützte die Ansicht, dass die Bänder die wesentlichen Elemente der „Läsion" sind (Tucker 1915). Später wurde der Begriff **„ligamentäre Gelenküberlastung"** zur Beschreibung der Läsion verwendet (Lippincott 1949). In seinen Tierversuchen beobachtete McConnell Veränderungen des Bindegewebes und der Bänder im Bereich von Läsionen (McConnell 1910), was die Hypothese über die Bedeutung dieser Strukturen bei der Aufrechterhaltung der Läsion unterstützt. Derartige Vorstellungen verwerfen jedoch nicht die Bedeutung der Lösung von Gelenkflächen (Tucker 1915) unter Ausnutzung der natürlichen Elastizität und des Rückstoßes der Bänder zur Wiederherstellung der Funktion (Hulett 1903/1922, Hazzard 1905). Still bezeichnete die osteopathischen Techniken als **„Reparatur der gestörten Anatomie"** (Bernard 1912).

Tab. 29.1 Befunde und Symptome der Läsion[a]

Objektive Befunde (entdeckt bei der Untersuchung)	Subjektive Befunde (nach Angabe des Patienten)
1. Versteifung der vertebralen Gelenkgewebe a. muskulär b. ligamentär c. faszial 2. Fehlstellung knöcherner Anteile 3. Bewegungsstörungen a. zu wenige b. nur in bestimmte Richtungen c. nur bestimmte Lagen 4. Verdickung tiefer Gewebe 5. Kontrakturen 6. Kontraktionen 7. Gestörte Gelenkresilienz 8. Haltungsbelastung 9. Lokalisiertes Ödem 10. Rötung und Überwärmung der Haut über dem Gelenk 11. Blässe oder Kälte der Haut über dem Gelenk 12. Dilatation der Venen der Haut über dem Gelenk 13. Aufrauen der Haut über dem Gelenk	14. Tender Points (palpatorisch auffindbar) a. an und zwischen den Dornfortsätzen b. in den Geweben neben den Dornfortsätzen c. über den Facettengelenken d. zwischen den Rippenköpfen e. zwischen den Rippenschäften f. zwischen den Querfortsätzen g. an kostochondralen Übergängen 15. Schmerzen a. in den Geweben der Spinalgelenke b. ausstrahlend von der Wirbelsäule c. in den Rückenmuskeln d. entlang der Nervenverläufe 16. Schmerzen a. konstant b. bei Muskelkontraktionen und Gelenkbewegungen c. bei passiven Bewegungen mit entspannten Muskeln **Therapeutische Befunde** **Deduktive Befunde**

[a] Nach McCole 1935, S. 24–25.

Bei dem Versuch, eine physiologischere Grundlage für die Manipulationstechniken von Still zu finden, liegt die Betonung erneut auf dem **Bindegewebe** bei der Schaffung und Aufrechterhaltung der Läsion: *„Die Läsionspathologie beruht vor allem auf den Bändern, wo Nervenenden in Bindegeweben gestört werden"* (Kauffman 1944). Es wurde vorgeschlagen, dass bei der Läsion die Wechselwirkung und die Spannung von Bindegewebe und Bändern („Faszien als Gewebehängematten") gestört wird, wodurch es zur Torsion des Gelenks und zu Zerrungen des Bindegewebes mit Störung des Flüssigkeitsstroms und der Nervenimpulse kommt (Kauffman 1944). Anhand von Stills Beobachtung bei der Behandlung wurde angenommen, dass die ursprüngliche Übertreibungsmethode, die am besten rhythmisch mit langsamer ausreichender Dehnung und kurzer Überdehnung mit anschließender allmählicher Lösung erfolgte (Kauffman 1944) (➤ Tab. 29.2), spezifisch zur Lösung der Gelenke und Behandlung dieser Gewebekomplexe eingesetzt wurde: *„Die Gesundheit des Bindegewebes ist unser gemeinsamer Nenner der Behandlung. Die Korrektur der Läsion zielt auf die Wiederherstellung der Gewebegesundheit ab. Sobald wir realisieren, dass Gelenkknacken möglich ist, ohne das Bindegewebe zu schädigen, machen wir große Fortschritte beim Verständnis von vielem, worüber Dr. Still geschrieben hat."*

Nach der Beschreibung der Übertreibungsmethode mit sehr vorsichtiger Dehnung des Bindegewebes ging Kauffman auch auf die **Korrektur der „Läsion"** durch Platzieren des Gelenks „fast in neu-

Tab. 29.2 Vergleich der Beschreibungen von Stills Übertreibungstechnik: Gemeinsamer Nenner sind die Bänder

Kauffman (1944)	Hazzard (1905), Hulett (1922)
eine langsame, ausreichende Dehnung	Bewegen in die Richtung des Lösens: Retraktion des Weges
eine kurze Überdehnung	vorsichtige Übertreibung
anschließende langsame Lösung	Einsatz der natürlichen Elastizität und des Rückstoßes der Gewebe

trale Position" ein (Kauffman 1945). Die Begriffe Bindegewebe und Bänder werden in seinen Schriften austauschbar verwendet. Außerdem wird argumentiert, dass dort Nervenenden zu finden sind und dass Bindegewebe ein Drainagegewebe mit lymphatischen Verbindungen ist (Kauffman 1945).

Anschließend wird eine **propriozeptive Basis** für die Läsion vorgeschlagen: *„Solange wir keine propriozeptive Balance habe, können wir die Läsion nicht korrigieren"*. Der Fokus liegt auf einem Ungleichgewicht der Tonizität von Muskeln und Bindegewebe an Gelenkkomplexen, das durch eine veränderte Aktivität der propriozeptiven Nervenenden im gedehnten Bindegewebe oder den Bändern (innerhalb ihres elastischen Limits), durch die Reduktion des Muskeltonus an derselben Stelle oder durch Reduktion der lokalen Durchblutung und Drainage entsteht.

Das Ausschalten dieser anormalen propriozeptiven Aktivität durch Annäherung von Geweben und Knochenkomponenten ist ein wichtiger Bestandteil bei der Behandlung von Läsionen und er folgerte, dass *„es vielleicht das ist, was Dr. Still mit den Worten meinte: Bring das Maultier näher an den Baum, bevor du es losbindest"* (Kauffman 1945).

Stills Interesse an Bindegewebe und Faszien war zweifelsfrei groß. Aber abgesehen von seinen Überlegungen über die Rolle der Faszien bei Krankheiten und ihrer Funktion als anatomische und physiologische Lager bei der Regulierung der Gesundheit gibt es nur wenige Informationen darüber, wie er sich ihnen klinisch genähert hat (Still 1902). Auch die Betrachtung der Faszie als physiologisches Labor durch ihre enge Beziehung mit Arterien, Venen, Lymphgefäßen und Liquor wird erarbeitet (Grubb 1923). Stills Studenten sagten, dass *„die Faszie mit ihrem Netz aus Nerven, Röhren und Zellen oft Inhalt von Dr. Stills Vorträgen vor der Klasse waren"* (Purdom 1936), aber auch, dass *„der alte Arzt viel über die Faszien sprach, aber es nicht immer leicht war, ihm zu folgen und zu verstehen, was er gesagt hat"* (Platt sr. 1934). Dennoch weckte dies das Interesse des osteopathischen Berufsstands an den Faszienschichten in Bezug auf Abdeckung, Unterstützung, Verbindung und Führung der Bewegung und Funktion aller Körperstrukturen und Systeme (Pruzzo, undatiert); diese Konzepte wurden erweitert. *„Die Faszie ist weitaus empfindlicher und kontraktiler als die meisten von uns erkennen. Ich bin der Meinung, dass die Faszienstrukturen weitaus stärker an der Instandhaltung von Läsionen beteiligt sind als jeder andere Faktor"* (Platt sr. 1934).

29.5 Die Entwicklung der Faszientechniken

William Garner Sutherland (1873–1954) ist ein Absolvent der American School of Osteopathy in Kirksville, Missouri, des Jahres 1900. Er wurde aufgrund seiner Beiträge zur osteopathischen Theorie und zu osteopathischen Methoden durch den primären respiratorischen Mechanismus und die Veröffentlichung „Osteopathy in the Cranial Field" bekannt (Magoun 1951, Sutherland 1939, 1962). Auch Sutherland beschreibt die Faszie in seinen Lehren als perpetuales Bewegungssystem, Interface für den Flüssigkeitsaustausch und potenziell an der Pathophysiologie des „Faszienwiderstands" beteiligt. Die Faszie war wiederholt Gegenstand von Konferenzen und Publikationen der Osteopathic Cranial Association (Jahrgänge 1953 und 1954 des Journal of the Osteopathic Cranial Association; Rosen 2016). **Charles Kauffman** (➤ Kap. 29.4) und **William H. Neidner** waren Schüler von Sutherland, Mitglieder der Osteopathic Cranial Association und kannten sich. Sie trafen sich und tauschten per Brief Konzepte aus (Brief von Kauffman an Neidner, 29. März 1951).

Mit zunehmender Betonung der Rolle der Faszien bei der Herstellung und Aufrechterhaltung von Läsionen erweiterten sich die Konzepte zu ihrer Rolle und Beteiligung an körperweiten Läsionsmustern mit sekundären Auswirkungen auf Kreislauf, Chemie und Nervenfunktion, die zu physiologischen Störungen führen (Kauffman, undatiert).

> Das Konzept der Läsionsmuster in der axialen Wirbelsäule, im Becken und an den Extremitäten geht zurück auf die Anfänge der Osteopathie und beruht auf dem Prinzip, dass der Körper eine Einheit von Funktionen ist, die angesichts einer Dysfunktion, Beeinträchtigung oder Läsion als Einheit fungieren.

Allerdings war der Osteopath William H. Neidner wahrscheinlich einer der ersten, die dieses Denken auf Faszienmuster angewandt haben. Die mögliche Rolle der **Faszienkontinuität** bei der Funktion und Gesundheit des Körpers wird durch das neuerliche Interesse an der Anatomie der Faszienstrukturen und -schichten, ihre Kontinuität und dem engen Zusammenhang mit vaskulären und lymphatischen Strukturen betont (Millard 1923, Gallaudet 1931, Singer 1935).

Neidner erkannte 1950 bei der Untersuchung eines Patienten mit chronischer rheumatoider Arthritis ein **gegen den Uhrzeigersinn gerichtetes Rotationsmuster** der gesamten Körperstrukturen, was er als „universelles Muster" bezeichnete. Die Zerrung der Faszien verursachte ausgleichende Symmetrien von Körperteilen und -regionen, was zu Steifigkeit, Spannung und Verlust der Mobilität führt. An diesem **„universellen Muster"** des gesamten Fasziensystems des Körpers waren die oberen und unteren Extremitäten, die axiale Wirbelsäule, Brustkorb und Becken beteiligt. Er beschrieb auch das erfolgreiche Management zahlreicher Krankheiten durch die Behandlung des „universellen Musters", einschließlich bei Kindern mit Muskeldystrophie, Mukoviszidose, Skoliose und Bandscheibenproblemen.

Neben den mechanischen Auswirkungen der Faszienanbindung auf die Funktion glaubte er, dass das „universelle Muster" eine

Strangulierung der Drainage und Versorgung der Gewebe verursacht (Prevention Magazine 1967, Frymann 1998). Die von Neidner vorgeschlagene Behandlung des „universellen Musters" bestand aus zwölf Stufen mit direkter aktiver Faszienlösung in Rücken- und Bauchlage (Frymann, undatiert) – fast wie eine kreisförmige Dehnungstechnik –, bis eine Lösung oder ein „Wegschmelzen" festgestellt wird (Cooper 1977).

Das Konzept eines „universellen Musters" von Faszienzerrungen könnte auch J. Gordon Zink und die **Entwicklung des respiratorisch-zirkulatorischen Modells** beeinflusst haben, bei dem respiratorische Funktionen sowie venöser und lymphatischer Rückstrom im Körper eng mit verschiedenen Rotationsmustern in den Übergangsbereichen der axialen Wirbelsäule und des Beckens mit den benachbarten myofaszialen und Faszien-Band-Strukturen und deren Auswirkungen auf die Atmungsdynamik verknüpft sind (Zink 1977, Zink und Lawson 1979, Mitchell jr. 1984). Neidner stellte die Hypothese auf, dass die „universellen Muster" eine Folge der Erdrotation sind. Das Konzept wird von manchen unterstützt und von manchen skeptisch betrachtet (Cooper 1977).

29

Angus Gordon Cathie (1902–1970) war ein osteopathisch tätiger Arzt und herausragender Anatom (Cole 1985), der von 1944 bis 1970 die Abteilung für Anatomie am Philadelphia College of Osteopathic Medicine leitete. Er leistete vor allem in den 1950er und 1960er Jahren zahlreiche rationale Beiträge zum Verständnis der Faszien, ihrer Bedeutung für Körperhaltung und Bewegung sowie für die Flüssigkeitsregulierung im Körper aus anatomischer Sicht (Chila 2004). Cathie hatte einen weitreichenden Einfluss auf die Osteopathie. In den 1960er und 1970er Jahren bestand kein großes Interesse der Osteopathen an den Faszien und Bindegeweben des Körpers als Grundlage für die manipulative Therapie. 1979 präsentierte **Anthony G. Chila** (ein Absolvent des Kansas City College of Osteopathic Medicine von 1965) das Thema gegenüber der American Academy of Osteopathy als **„die große Bandage des Körpers"**.

> Auf Vorschlag von John R. Peckham entwickelten Chila, Peckham und Robert C. Ward einen Weiterbildungskurs über die Faszien des menschlichen Körpers, der erstmals 1981 von diesen drei Rednern am Michigan State University College of Osteopathic Medicine abgehalten wurde.

Dieses Team setzte seine Ausbildungsveranstaltungen bis 1984 fort. Aufgrund der Rückmeldungen der Teilnehmer, wonach vor allem Chila und Ward sehr unterschiedliche Ansichten zum Bindegewebssystem vermittelten, war jedoch der nächste logische Schritt die Trennung und Weiterentwicklung ihrer Synthesen in zwei verschiedene Richtungen (Chila 2004).

- Chila bezeichnete seine Synthese als **„Faszien-Band-Lösung"** (Chila 1997).
- Ward bezeichnete seine Synthese als **„Myofascial Release"** (Ward 1993, 1997).
- Chila gibt an, dass seine Synthese von Still, Sutherland, Kauffman, Snyder, Cathie, Zink, Becker und Fulford beeinflusst wurde (Chila 2004).
- Ward erwähnt insbesondere Esther Smoot (Ward 1997).

Mildred Esther Smoot lehrte von 1949 bis 1964 am Kansas City College of Osteopathy and Surgery. Sie setzte u. a. die von Still entwickelten Übertreibungsmethoden ein, um oft auf einem McManis-Tisch Dysfunktionen der axialen Wirbelsäule und Rippen zu lösen (Smoot 1965). Sutherland hatte das Gleiche mit einer Hängematte und Schlingen gemacht (Sutherland 1909) und Kauffman behandelte Dysfunktionen der Bindegewebskomponenten durch das Aufhängen des Patienten mit Schlingen (Kauffman 1945).

> Heute werden fasziale und myofasziale Ansätze, die meist auf osteopathischen Prinzipien und Methoden beruhen, von vielen Ärzten angewandt. Außerdem hat das Interesse an Faszien nach ihrer Aufnahme in zahlreiche Programme zur Grundlagenforschung und klinischen Forschung wieder zugenommen (Schleip et al. 2012).

29.6 Reflextechniken

Häufig wurde in der frühen osteopathischen Literatur die **direkte Manipulation von Nerven und Nervengewebe** an ihrem Austritt aus verschiedenen knöchernen Foramina oder an leicht zugänglichen Stellen, wie es beim N. phrenicus und N. vagus sowie dem abdominalen Plexus solaris der Fall ist, beschrieben. Auch das Konzept einer **Beeinflussung der Nervenaktivität an Organen** mittels „Stimulation und Inhibition" über vasomotorische Zentren war bei den frühen Osteopathen, wie J. Martin Littlejohn und Charles Hazzard, beliebt (O'Brien 2015). Das vermutlich erste umfassende reflexbasierte System aus Diagnose und manipulativer Therapie waren die „lymphatischen Reflexe" (Chapman 1928), die später in **„Chapman-Reflexe"** umbenannt wurden (Owens 1937).

> Nachdem jahrzehntelang geschwollene Lymphknoten, die oft mit verhärteten Geweben kombiniert waren, der anomalen Nervenaktivität und den Veränderungen der Gewebetextur und Schmerzen in Strukturen nahe der Körperoberfläche zugeordnet wurden, gelangte man zum Konzept eines kombinierten neurolymphatischen und viszerosympathischen Reflexphänomens.

Dieses von Frank Chapman entwickelte Konzept wurde durch die endokrinen Überlegungen von Charles Owens weiterentwickelt, der auch einen Zusammenhang zwischen diesem Konzept und Störungen im Beckengürtel (Becken-Schilddrüsen-Nebennieren-Syndrom) herstellte (Fossum et al. 2010). Dieser Fokus auf die Bedeutung eines balancierten Beckens beim Einsatz der Chapman-Reflexe veranlasste Fred L. Mitchell sr. dazu, ein theoretisches **Modell der Beckengürtelfunktion** zu entwickeln (Mitchell sr. 1948). Interessant ist, dass Mitchell sr. und Paul Edwin Kimberly in den 1960er Jahren während der Entwicklung der Muskel-Energie-Techniken (➤ Kap. 29.9) gemeinsam den Kurs „Das Becken und seine Umgebung" an der Academy of Applied Osteopathy anboten. In diesem Kurs integrierten sie die Beurteilung und Behandlung des Beckengürtels mit der Pathophysiologie der Beckenorgane unter Berücksichtigung der Chapman-Reflexe (Mitchell sr. und Kimberly 1968).

29.7 Historische Betrachtung: „knacken oder nicht knacken"

An dieser Stelle ist eine historische Reflexion der Thrust-Manipulation oder der **High-Velocity-Low-Amplitude-Thrust-Techniken (HVLA-Techniken)** sinnvoll. Sie sind seit dem Beginn der Osteopathie im Einsatz und wurden zunehmend zur wichtigsten an den Hochschulen gelehrten Technik. Vor allem von 1905–1925 wurde eine Diskussion über die Vor- und Nachteile „zu knacken oder nicht zu knacken" geführt (Tasker 1905, Le Clere 1925), ohne dass ein Konsens erzielt wurde (Le Clere 1925). Die Kritik an den Thrust-Manipulationen beruhte vermutlich zumindest teilweise auf ihrem unkritischen Einsatz und der zunehmenden Beliebtheit bei den Chiropraktikern. Es wurde erkannt, dass das „Knacken" an sich kein Beleg für die erfolgreiche Anwendung der Technik und die Lösung des Problems war. Die Form der Thrust-Manipulation, die sich schließlich durchsetzte, benutzte einen langen Hebel und setzte die physiologische und anatomische Arretierung zur Lokalisierung und Akkumulation von Kräften ein (Downing 1923, 1927). Es gibt **zwei Arten der Thrust-Mechanik:**

- Bei der einen werden die Kräfte in einem Winkel zur Gelenkfläche eingesetzt (Downing 1923, Le Clere 1925).
- Die andere beruht auf physiologischen Bewegungen der Wirbelsäule, wie von verschiedenen Autoren beschrieben wurde (Fryette 1918, 1954; Hoover 1948).

> Die erste Methode ist eine arthokinematische Normalisierung der Gelenkbeweglichkeit und die zweite eine osteokinematische Wiederherstellung der Funktion durch die Manipulation der geometrischen Lagebeziehungen der anatomischen Teile.

Einige der führenden Experten der Osteopathie, wie Harrison Fryette (1878–1960), betrachteten die Thrust-Manipulation als der Übertreibungstechnik überlegen. Die Begründung war, dass die unnötige Dehnung der Bänder durch die Übertreibungstechnik ein Rezidiv der Läsion begünstigt oder die Gelenke destabilisiert (Hoover 1948). Diese Ansicht verbreitete sich ungerechtfertigterweise aufgrund Fryettes Bekanntheit und Expertenstatus.

29.8 Vom Prinzip der Übertreibung zu indirekten Techniken

In den 1940er Jahren kehrten die indirekten manipulativen Techniken, die auf der Übertreibungsmethode beruhten, wegen ihrer therapeutischen Zuverlässigkeit und vermutlich auch als Reaktion auf die Dominanz der Thrust-Manipulation zurück. Lippincott bemerkte rückblickend, dass *„es offensichtlich ist, dass Dr. Still seine Patienten sorgfältig und unter gebührender Beachtung der Zartheit und des Wohlergehens der Gewebe unter seinen Fingern behandelte. […] Nach der Jahrhundertwende wurde es bei vielen der dynamischen und begeisterten jungen Ärzte populär, mit Dynamik und Begeisterung zu behandeln. Sie entwickelten Techniken, die unabhängig vom Kraftaufwand zum „Knacken" führen"* (Lippincott 1961). Er fuhr fort: *„Innerhalb von einem oder zwei Jahrzehnten kehrte der Trend zurück zu den vorsichtigeren und intelligenteren, aber vielleicht weniger spektakulären Methoden"* (Lippincott 1961). Diese Worte vermitteln eine gewisse Skepsis gegenüber der Thrust-Manipulation oder HVLA-Technik zugunsten von sanfteren und indirekten Techniken. Howard und Rebecca Lippincott waren in den 1940er Jahren die beiden ersten Lehrkollegen von William Garner Sutherland (Schooley 1987). In dieser Zeit setzte sich Sutherland für die „indirekten Maßnahmen" ein, die eine Modifikation der älteren „Übertreibung der Läsion" waren.

Sutherland brachte seinen Schülern bei, wie sie durch Palpation und Beurteilung die Richtung ermitteln konnten, in der die Läsion entstanden war. Anschließend wurde das Gelenk bis zum Ende seines Bewegungsspielraums in diese Richtung bewegt. Danach sollten sie die Bewegung behutsam zurückführen *„bis zu dem Punkt, an dem die Bänder der drei Hauptebenen spannungsfrei waren und dann das Gelenk in dieser Position halten, bis ein Weicherwerden oder eine Lockerung der periartikulären Gewebe spürbar war"* (Schooley 1987).

Dieses **Behandlungsprinzip verschiedener Körpergewebe** wurde gegen Ende der 1940er Jahre festgelegt und beschrieben (Lippincott 1948, 1949). Es kann gut sein, dass Sutherlands Modifikation, bei der die **„balancierte ligamentäre Spannung"** das Ziel war, eine Reaktion auf die Kritik an der Übertreibungsmethode und ihrer mutmaßlichen Wirkung auf Bänder durch Wortführer des Berufsstands war. Diese Kritik war jedoch ungerechtfertigt. Die frühen Pioniere der Osteopathie betrachteten die sanfte Dehnung oder Fesselung der Bänder in der Übertreibungsphase als therapeutisch wertvoll und nutzten den natürlichen Rückstoß und die Elastizität der Bänder zur Sicherung der Korrektur (Hazzard 1905, Hulett 1903/1922). Sutherland begann 1947 damit, die Anwendung seines Ansatzes der „balancierten ligamentären Spannung" am Rest des Körpers zu unterrichten (Pruzzo 1993).

Fast parallel zu Sutherlands Konzept der „balancierten ligamentären Spannung" entwickelte sich in den 1940er Jahren das Konzept von Hoover und Bowles, das als **funktionelle Techniken** bekannt wurde (Hoover 1949, Bowles 1955, 1956, 1957). Auch sie sind eine Modifikation der „Übertreibung der Läsion" von Still und vielen anderen frühen osteopathischen Ärzten. Bei den funktionellen Techniken wurde der Weg der Läsion passiv in allen Bewegungsrichtungen nachvollzogen, bis ein „dynamischer neutraler" Zustand erreicht wurde **(Position der maximalen Lockerung der Gewebe).** Dieser Zustand wurde durch Palpation der beteiligten Strukturen auf Compliance (locker) und Non-Compliance (fest) überprüft, während der Läsionsbereich passiv bewegt wurde. Ironischerweise stammt nach Angaben von Hoover ein Impuls für die Entwicklung dieser Technik von Fryette (Bowles 1981), der sich über eine mögliche Verletzung der Bänder durch die Übertreibungsmethode äußerte (Hoover 1948), dieses Prinzip aber von seinem Vater, S. J. Fryette (1848–1921), einem ASO-Absolventen des Jahres 1900, und Andrew Taylor Still übernommen hatte: *„Dr. Still*

29

sagte, wenn du ein Pferd an einem Pfosten angebunden hast (damals hatten sie noch Kutschen) und du möchtest es losbinden, würdest du es wohl kaum erst erschrecken, damit es sich am Strick nach hinten wirft, sodass er während des Losbindens gespannt ist, oder?" (S. J. Fryette, zitiert von Fryette 1954, S. 62).

Clark, Autor der „Applied Anatomy" (Clark 1906) und ein enger Mitarbeiter von Dr. Still, schrieb in der gleichen Art: *„Ich erinnere mich an keine einzige Situation, in der Dr. Still ein Gelenk hat knacken lassen. Er sagte oft, dass man ein Maultier, das an einem Pfahl festgebunden ist, immer erst ein bisschen näher an den Pfahl führt, bevor man es losbindet, oder es zumindest nicht davon wegzieht"* (Clark 1939).

Der zweite Impuls für die Entwicklung der funktionellen Techniken war vermutlich die klinische Herausforderung, die Hoover als **„komplizierte Läsionen"** bezeichnete und die auf Überlegungen beruhte, wonach sich Läsionsmuster anhand bereits vorhandener Muster entwickeln, also auf bereits vorhandenen Läsionen (Hoover 1948). Dieses Konzept findet sich in der osteopathischen Literatur der 1920er bis 1950er Jahre unter mehreren Namen:

- Läsionen zweiten Grades (Webster 1928)
- Komplizierte Läsionen (Hoover 1948, 1952)
- Überlagerte Läsionen (Hoover 1948)
- Entgleiste Läsionen (Fryette 1954)

In der ersten Veröffentlichung über dieses Thema befürwortete Hoover die Technik von George V. Webster (1880–1935): Ein schrittweises und eher kompliziertes Verfahren zur Behandlung von Läsionen zweiten Grades (Hoover 1948). Schließlich beschreibt er jedoch deren Behandlung mit funktionellen Techniken (Hoover 1948, Wolff 1993). Einen großen Beitrag zur **Weiterentwicklung der funktionellen Techniken** durch ein expansives theoretisches Rahmenwerk leisteten die Arbeiten von Charles Bowles (Bowles 1955, 1956, 1957, 1981) und William H. Johnston (Johnston und Friedman 1994).

Der nächste Beitrag zur Familie der indirekten Techniken war die **„spontane Lösung durch Positionierung"** (Jones 1964), das heute als **„Strain-Counterstrain"** oder nur als **„Counterstrain"** bekannt ist. Es wurde als Hybrid zwischen den indirekten Techniken und den Übertreibungsmethoden beschrieben (Greenman 1984, 1987), bei dem der Patient in die schmerzfreiste Position gebracht und die Reaktion auf diese Positionierung an einem für diese Dysfunktion typischen Tender Point ermittelt wird. Jones würdigt Sutherlands und Hoovers Beitrag, ihm die Prinzipien der indirekten Techniken näher gebracht zu haben, und Ruddys Beitrag, der seine Aufmerksamkeit auf die neuralen Komponenten und die beteiligten Muskeln lenkte, sodass er die Läsion nicht als ein rein mechanisches Problem betrachtete (Jones et al. 1995). Interessant ist auch, dass Kauffmans Beschreibungen von gespannten Bindegeweben und Bändern, Nervenstörungen und propriozeptivem Gleichgewicht als Ursachen der Dysfunktion und der Behandlung durch die Angleichung der Gewebe und Knochenkomponenten (Kauffman 1945) den Theorien und praktischen Grundlagen des Counterstrains ähnelt.

Die spätere Entwicklung des **„Facilitated Positional Release"** durch **Stanley Schiowitz** wurde von Counterstrain und anderen indirekten Methoden inspiriert (Schiowitz 1990). Der Hauptunterschied besteht darin, dass die Positionierung des Patienten beim Counterstrain auf tastbaren Gewebetexturänderungen und nicht auf einer Verringerung der Schmerzen basiert, und dass die Geschwindigkeit, mit der die Muskelspindel-Gamma-Schleife beeinflusst wird, durch die Kompression der Gelenke oder Gewebe erleichtert wird. Eine Alternative ist die indirekte Positionierung zur Lösung der Gewebespannung mit anschließender Kompression, während der das Gelenk vorsichtig durchbewegt wird.

29.9 Muskeln

Muskel-Energie-Techniken (MET) sind einer der wichtigsten von Osteopathen und gleichgesinnten Ärzten angewandten Ansätze. Die Entwicklung der MET in der Osteopathie wird **Fred L. Mitchell Sr.** zugeschrieben (1910–1974). Seine Arbeit begann mit der Entwicklung einer biomechanischen Rationale für die Beckengürtelfunktion (Mitchell Sr. 1948). Anhand dieses Modells beschrieb er in den späten 1950er Jahren den **Einsatz der „muskulären Kooperation"** des Patienten bei der Behandlung von Dysfunktionen des Beckengürtels (Mitchell Sr. 1956). Das Modell wurde in den 1950er Jahren durch die Zusammenarbeit mit Paul E. Kimberly (1915 bis 2004) weiter verfeinert, sodass eine detaillierte Beschreibung des biomechanischen Verhaltens des Beckengürtels beim Gehen mit zahlreichen theoretischen Bewegungsachsen entstand (Mitchell Sr. 1965, Kimberly 2009). Schon bald wurde das Konzept auf die Behandlung aller Gelenke mit Ausnahme des Schädels erweitert (Sutton 2009).

Es ist unklar, wie der Begriff Muskel-Energie-Techniken entstanden ist. Bekannt ist nur, dass die verwendeten Techniken isometrische und isotonische Kontraktionen einsetzten (Mitchell Jr. 1999, Sutton 2009). Am ersten Muskel-Energie-Seminar, das 1970 von der American Academy of Osteopathy organisiert wurde, nahmen mehrere spätere Befürworter dieser Methode teil, darunter Philip E. Greenman, Edward G. Stiles, John P. Goodridge und Sara Sutton (Sutton 2009). Es gipfelte in einem Lehrmodell der MET, das weltweit an osteopathischen Hochschulen und in der Weiterbildung eingeführt wurde. Als erste Schule integrierte 1964 das Kansas City College of Osteopathic Medicine die MET in ihren Lehrplan (Mitchell Jr. 1999).

Die **Vorläufer der MET-Behandlungskonzepte** wurden sogar noch früher von Thomas J. Ruddy und Carl Kettler entwickelt (Mitchell jr. 1993, 1999). Die Idee einer **„deutlich ausgeführten und kontrollierten Gegenkraft durch den Untersucher"** gegen die Muskelkontraktionen des Patienten war Mitchell Sr. auf einer Konferenz der Academy of Applied Osteopathy in Kansas City im Jahr 1960 gekommen, auf der er Vorführungen von Ruddy und Kettler sah (Wolff 1993, Mitchell jr. 1993). Kettler verfügte damals über Praxiserfahrungen von mehr als 50 Jahren und hatte eine manipulative Methode entwickelt, die sich auf die Stützstrukturen konzentriert, die die Beweglichkeit des Beckens, einschließlich der Muskeln, Faszien und Bänder, beeinflussen. Deren Tonus wurde ausgeglichen, indem die Funktion des Beckengürtels und das Haltungsmuster des Körpers wiederhergestellt wurde (Nelson 1951).

Kettlers Technik am Beckengürtel mit seinen muskulösen, faszialen und ligamentären Komponenten wurde als „Flugzeug-Technik" bekannt (Pratt 1952, Franke 2009).

Thomas Jefferson Ruddy (1874–1964) war ein Absolvent des S. S. Still College of Osteopathy, das 1898 in Des Moines, Iowa, gegründet wurde. Nachdem er im Mittleren Westen praktiziert hatte, verlagerte er seine Praxis nach einer Zusatzausbildung in Europa nach Kalifornien, wo er sich als HNO-Spezialist niederließ. Ruddy war sich der Bedeutung der Bewegungen von Gelenken, Muskeln, Faszien und Flüssigkeiten sehr bewusst und erkannte, dass die Muskeln 50 % des Körpergewichts umfassen und nicht nur eine wichtige Ergänzung zum Herzen sind, weil sie das Blut vorantreiben, sondern dass sie alle Gewebeflüssigkeiten bewegen. Auf dieser Grundlage entwickelte er seine **„Rhythmic Resistive Duction Techniques"**, um Geschwindigkeit und Kraft des Flusses von Blut und Gewebeflüssigkeiten in Skelett-, Viszeral- und Nervenstrukturen zu erhöhen. Seine Techniken wurden auch zur Korrektur gestörter Bewegung und zur Rekonditionierung von Muskeln verwendet (Magoun 1998). Ruddy bezieht sich auf Vorführungen von Techniken mit Bewegung, Druck und Widerstand durch A. T. Still während seiner Zeit als Jungarzt (Ruddy 1961), die ihn vermutlich dazu inspiriert haben, Muskelkontraktionen als Aktivierungskraft für Flüssigkeitsbewegungen, zur Beeinflussung des Muskeltonus und zur Wiederherstellung der Gelenkfunktion zu verwenden.

29.10 Moderne Still-Techniken

Von **Richard Van Buskirk** wurden 1996 Behandlungsprinzipien wieder eingeführt, die sich vor allem durch die Schriften von Charles Hazzard bis zu Andrew Taylor Still zurückverfolgen lassen und die er zu Ehren des Begründers des Berufsstands als **„Still-Techniken"** bezeichnete (Van Buskirk 1996). Seitdem hat er diese Prinzipien weiterentwickelt, um sie an die biomechanischen Modelle der axialen Wirbelsäule, des Brustkorbs und des Beckens anzupassen, die einem großen Teil der Osteopathie gemein sind („Mitchell-Modell" der Beckengürtelfunktion und Fryette-Modell für gekoppelte Bewegungen der Wirbelsäule), und um sie auf die Behandlung anderer Gewebe zu übertragen (Van Buskirk 2006).

Edward Stiles baute eine Gruppe von Techniken, die er als „Still-Laughlin-Techniken" bezeichnete, in ein lehrbares System ein. Diese Techniken hatte er von George Andrew Laughlin, Enkel von A. T. Still und Schüler von W. G. Sutherland, gelernt (Greenman 2006).

Anhand dessen, was sie von Richard Still III gelernt hatte, entwickelte **Karen Steele** ein lehrbares Format des „Seated Facet Release" (Essig-Beatty et al. 2011). Vermutlich kann auch die „Facilitated Positional Release" mit Gelenkaktivierung von Stanley Schiowitz als eine Variation der Still-Techniken betrachtet werden. Somit erleben die Übertreibungstechniken eine Renaissance (Fossum 2001).

All diese Techniken weisen mehr Gemeinsamkeiten als Unterschiede auf und basieren auf den in diesem Kapitel besprochenen Konzepten und Grundlagen.

29.11 Klassifikation der osteopathischen Techniken

Aufgrund der Vielzahl der entwickelten technischen Prinzipien lassen sich zahlreiche manipulative Ansätze der Osteopathie zu den Anfängen der Osteopathie zurückverfolgen. Dazu gehören Weichgewebe- und viszerale Techniken sowie Flüssigkeits-, Faszien- und Reflextechniken und eine Vielzahl der Gelenkansätze (Lippincott 1961). Die Genealogie ihrer Entwicklung lässt sich zu **drei Hauptkategorien** zurückverfolgen (➤ Tab. 29.3):

- Methoden mit direkter Aktion (Thrust-Manipulation, Gelenk-, Weichgewebe- und myofasziale Techniken)

Tab. 29.3 Klassifikation der osteopathischen Techniken

Methoden mit direkter Aktion	Übertreibungsmethoden		Homöostase fördernde Manöver
Direkte Techniken	Indirekte Techniken	Kombinierte Techniken	
Die anatomischen Komponenten der Dysfunktion werden gegen eine restriktive Barriere geführt.	Die anatomischen Komponenten der Dysfunktion werden von der restriktiven Barriere weggeführt.	In der ersten Phase werden die anatomischen Komponenten der Dysfunktion von der restriktiven Barriere weggeführt und in der zweiten Phase gegen und durch die restriktive Barriere hindurchgeführt.	Techniken zur Beeinflussung der Arterien, Venen und Lymphgefäße sowie der neuralen Komponenten, die an der Dysfunktion oder dem pathologischen Prozess beteiligt sind
• HVLA-Techniken • Gelenktechniken • Weichgewebetechniken • Muskel-Energie-Techniken • direktes Myofascial Release • Disengagement und Gelenktechnik • Seated-Facet Release	• balancierte ligamentäre Spannung • funktionelle Techniken • indirektes Myofascial Release • Facilitated Positional Release • Counterstrain • Still-Laughlin-Techniken	• Still-Techniken • Übertreibung der Läsion	• lymphatische Techniken • viszerale und ventrale Techniken • Chapman-Reflexe

HVLA = High Velocity Low Amplitude.

Tab. 29.4 Pathophysiologische Behandlungsmodelle in der Osteopathie

Greenman (1987)	Hruby (1991)	Chila (2011)
• postural-strukturelles Modell • respiratorisch-zirkulatorisches Modell • neurologische Modelle (neurologisches ANS-Modell, Schmerzwahrnehmungsmodell) • Bioenergiemodell • psychosoziales Modell	• biomechanisches Modell • neurologisches Modell • respiratorisch-zirkulatorisches Modell • behavioral-psychosoziales Modell • Bioenergiemodell	• biomechanisch-posturales Modell • neurologisches ANS-Modell • respiratorisch-zirkulatorisches Modell • metabolisches Modell • behaviorales Modell
ANS = autonomes Nervensystem.		

- Methoden mit Übertreibung der Läsion (die Mutter aller indirekten Techniken)
- Manöver, die die Homöostase fördern (lymphatische Ansätze, ventrale, fasziale und viszerale Techniken sowie reflexbasierte Techniken)

Der erste richtige Versuch zur systematischen Erfassung der verschiedenen technischen Grundlagen und Methoden in einem **Klassifikationssystem,** das auf die Positionierung und den angewandten Aktivierungskräften beruht, stammt aus den frühen 1960er Jahren (Lippincott 1961). Es wurde Ende der 1970er Jahre weiter verfeinert und erweitert (Kimberly 1980). Diese bahnbrechende Arbeit bespricht Gelenk- und Gewebebewegung im Normalzustand und bei somatischer Dysfunktion und stellt sie in Form von Diagrammen dar, die anatomische, physiologische und restriktive Barrieren sowie den neutralen Punkt veranschaulichen. Außerdem unterstreicht sie die Indikationen der manipulativen osteopathischen Techniken, die Arten der Techniken und die aktivierenden Kräfte (Kimberly 1980). Dieser Vorlage folgen die meisten Lehrpläne und Lehrbücher zum Thema der osteopathischen Techniken.

Die nächste didaktisch sinnvolle Ergänzung der klinischen Problemlösung war die Einführung der verschiedenen Behandlungsmodelle, die sich auf die unterschiedlichen manipulativen Ansätze, deren Ziele und die Betrachtung des Patienten aus mehreren Dimensionen beziehen (➤ Tab. 29.4). Obwohl der Schwerpunkt oft nur auf einem Modell zu einer Zeit liegt, betrifft das therapeutische Ergebnis in der Regel viele Modelle gleichzeitig (Greenman 1987). Diese Modelle wurden auch als **pathophysiologische Modelle** bezeichnet und helfen bei der Auswahl der Manipulationstechniken (Hruby 1991).

Aus diesen Beschreibungen lässt sich für den zukünftigen Einsatz folgender Vorschlag für integrative Modelle ableiten:

- Biomechanisch-posturales Modell
- Neurologische Modelle
  - neurologisches ANS-Modell
    Schmerzwahrnehmungsmodell
- Respiratorisch-zirkulatorisches Modell
- Metabolisch-bioenergetisches Modell
- Behavioral-biopsychosoziales Modell

Zusammenfassung

Hauptziel dieses Kapitels ist die Darstellung der Entwicklung der Konzepte von Techniken. Außerdem soll durch diese Übersicht die Genealogie der osteopathischen Techniken illustriert werden. Dabei zeigt sich, dass viele technische Prinzipien subtile Variationen der gleichen Themen sind.

LITERATUR

Albanese CL. Reconsidering nature religion. Harrisburg: Trinity Publishing, 1998.
Ashmore EF. Osteopathic mechanics. Kirksville: Journal Printing Co., 1915.
Barber EV. Osteopathy: the new science of healing. Kansas City: Press of Hudson Kimberly Publishing, 1896.
Barber EV. Osteopathy Complete. Kansas City: Press of Hudson Kimberly Publishing, 1898.
Bailey WE. The movements of the vertebra articulations and their significance. JAOA. Dec. 1912: 223–226.
Bernard H. Osteopathic technique after two decades of development. The Osteopathic Physician, 1912.
Betts CS. Osteopathic treatment of acute conditions. J Am Osteopath Assoc. October 1924: 98.
Booth E. History of osteopathy. 2nd ed. Cincinatti: Caxton Press, 1924.
Bowles C. Functional orientation for technique. Part I. In: Yearbook Academy of Applied Osteopathy 1955.
Bowles C. Functional orientation for technique. Part II. In: Yearbook Academy of Applied Osteopathy 1956.
Bowles C. Functional orientation for technique. Part III. In: Yearbook Academy of Applied Osteopathy 1957.
Bowles C. Functional technique: the modern perspective. J Am Osteopath Assoc. 1981; 80: 326–331.
Bush L. How the „old doctor" treated nose and throat conditions. In: Yearbook Academy of Applied Osteopathy 1942.
Chapman F. Lymphatic reflexes. Self published, 1928.
Chila AG. Fascial ligamentous release techniques. In: Ward R (ed). Foundations for osteopathic medicine. Baltimore: Williams & Wilkins, 1997.
Chila AG. Connective tissue continuity: the cellular level. European School of Osteopathy, Maidstone, 2004.
Chila AG (ed). Foundations for Osteopathic Medicine. 3rd ed. Baltimore: Lippincott, Williams & Wilkins, 2011.
Clark ME. Applied Anatomy. Kirksville: The Journal Printing Company Ltd, 1906.
Clark ME. Motion not position. Journal of Osteopathy (Kirksville), 1907.
Clark ME. Manipulative therapy. In: Yearbook Academy of Applied Osteopathy 1939. p. 7.
Cole WV. Angus Cathie and anatomic investigations. Osteopathic Annals. 1985; 13.
Cole WV. Osteopathic research: growth and development. Chicago: American Osteopathic Association, 1987.
Cooper G. Some clinical consideration on fascia in diagnosis and treatment. In: 1977 Yearbook American Academy of Osteopathy, Colorado Springs.
Davenport IM. Essentials of osteopathy. Chicago: Regan Printing House, 1903.
Deason J. Diseases of the head and neck. Kirksville: Journal Print Co., 1921.
Deason JS. Finger Treatment, origin and Development. Osteopathic Physician. 1924; XLVI (4).
Downing CH. Principles and practice of osteopathy. Kansas City: Williams Publishing Company, 1923.
Downing CH. The principles underlying osteopathic spinal technic. J Am Osteopath Assoc. 1927; 26 (10).
Essig-Beatty DR et al. The pocket manual of OMT. Osteopathic manipulative treatment for physicians. 2nd ed. Baltimore: Lippincott, Williams & Wilkins, 2011.

Fossum C. Andrew Taylor Still und seine Techniken. Osteopathische Medizin 2001.
Fossum C et al. Chapman's reflexes. In: Chila AG (ed). Foundations of osteopathic medicine. 3rd ed. Philadelphia: Lippincott, Williams & Wilkins, 2010.
Franke H. Muscle energy technique: history, model, research. Wiesbaden: Edition VOD, 2009.
Frymann VM. The collected papers of Viola M. Fryman. Indianapolis: American Academy of Osteopathy, 1998.
Frymann VM. Neidner Technique. Unpublished Course Notes.
Fryette HH. Physiological movements of the spine. J Am Osteopath Assoc. 1918.
Fryette HH. Principles of osteopathic technic. Carmel: Academy of Applied Osteopathy, 1954.
Gallaudet BB. A description of the planes of fascia of the human body. New York: Columbia University Press, 1931.
Gevitz N. The DOs: Osteopathic medicine in America. 2nd ed. Baltimore: The John Hopkins University Press, 2004.
Greenman PE. Models and mechanisms of osteopathic manipulative medicine. Osteopathic Medical News. 1987; 4 (5): 1–20.
Greenman PE (ed). Concepts and mechanisms of neuromuscular functions. Berlin: Springer, 1984.
Greenman PE. Principles of manual medicine. 3rd ed. Baltimore: Lippincott, Williams & Wilkins, 2006.
Grubb WL. The lymph and the fascia. The Osteopath. June 1923.
Hazzard C. The principles of osteopathy. Kirksville: The Journal Printing Company Ltd., 1898a.
Hazzard C. Lectures on principles of osteopathy. Kirksville: Advocate Book and Job Print, 1898b.
Hazzard C. The practice and applied therapeutics of osteopathy. Kirksville: Journal Printings, 1905.
Hoover HV. Dr. Fryette's spinal technique. In: Yearbook Academy of Applied Osteopathy 1948.
Hoover HV. Fundamentals of technique. In: Yearbook Academy of Applied Osteopathy 1949.
Hoover HV. An extensionally oriented method for teaching osteopathic medicine. J Am Osteopath Assoc. 1965; 65: 384–397.
Hruby RJ. Pathophysiologic models: aids to the selection of manipulative techniques. American Academy of Osteopathy Journal. 1991; 1 (3): 8–10.
Hulett GD. The principles of osteopathy. Los Angeles: The A. T.Still research Institute, 1922.
Johnston WL, Friedman HD. Functional methods. A manual for palpatory skull development in osteopathic examination and manipulation of motor function. Indianapolis: American Academy of Osteopathy, 1994.
Jones L. Spontaneous release by positioning. The DO. 1964; 1: 109–116.
Jones L, Goering E, Kusunose R. Counterstrain. Indianapolis: American Academy of Osteopathy, 1995.
Jordan T, Schuster RV. The selected writings of CP McConnell. Columbus: Squirrel Tail Press, 1995.
Kauffman CH. The Physiologic Basis of A. T. Still Technic. The Osteopathic Profession. 1944; 12 (2): 17–20, 48, 50, 52.
Kauffman CH. A discussion of osteopathy and its relation to physical medicine. Self published 1945.
Kauffman CH. Letter to Neidner from Kauffman. March 29, 1951.
Kimberly PE. Formulating a prescription for osteopathic manipulative medicine. J Am Osteopath Assoc. 1980; 79 (8): 506–513.
Kimberly PE. The origin of muscle energy technique. In: Franke H (ed.) Muscle energy technique: history, model, research. Wiesbaden: Edition VOD, 2009.
Le Clere M. Various discussions in several osteopathic journals. 1925.
Ligon B. Some things Dr. Still told me. J Am Osteopath Assoc. July 1924, p. 816.
Lippincott HA. Respiratory technic developed by WG Sutherland. In: Yearbook Academy of Applied Osteopathy 1948.
Lippincott HA. The osteopathic technique of W. G. Sutherland DO. In: Yearbook of the Academy of Applied Osteopathy. Ann Arbor, MI, 1949.
Lippincott HA. Basic principles of osteopathic technique. In: Yearbook of the Academy of Applied Osteopathy 1961
Littlejohn JM. The beginnings of the research movement. Osteopathic Physician. 1908; 14 (6): 11–12.
Littlejohn JM. The lymphatics. Unpublished manuscript. British School of Osteopathy, 1930.
Magoun HI Sr. Osteopathy in the cranial field. Meridian: Osteopathic Cranial Academy, 1951.
Magoun HI Sr. The manipulative techniques of D. L. Clark. Osteopathic Annals. 1980; September.
Magoun HI Jr. The osteopathic resistive duction techniques of TJ Ruddy. American Academy of Osteopathy, 1998.
McCole GM. An analysis of the osteopathic lesion. Great Falls, Montana: McCole Publishers, 1935.
McConnell CP. Practice of Osteopathy. Kirksville, 1898. p. 441.
McConnell CP. The osteopathic lesion. J Am Osteopath Assoc. 1905; 1 (5).
McConnell CP. The osteopathic lesion. In: The A. T. Still Research Institute. Bulletin No. 1, August, 1910.
McConnell CP. J Am Osteopath Assoc. November 1912: 172.
McConnell CP. J Am Osteopath Assoc. February 1913: 356.
McConnell CP. The Old Doctor's technique. Western Osteopath 1921.
McConnell CP. J Am Osteopath Assoc. January 1923: 275.
McConnell CP. Osteopathic studies IV. J Am Osteopath Assoc. 1931; 31: 206–202.
Millard FP (ed). Applied anatomy of the lymphatics. Kirksville: International Lymphatic Research Society, 1922.
Millard FP. Fascia Tension Light. J Am Osteopath Assoc. 1923; March.
Millard FP. Lymphatic research. J Am Osteopath Assoc. 1924.
Miller CE. Osteopathic treatment of acute infections by means of the lymphatics. J Am Osteopath Assoc. 1920; 19: 494–499.
Miller CE. The mechanics of lymphatic circulation: lymph hearts. J Am Osteopath Assoc. 1923; 22: 397–398, 415–416.
Mitchell FL sr. Balanced pelvis and its relationship to reflexes. In: Yearbook Academy of Applied Osteopathy 1948.
Mitchell FL sr. Structural pelvic function. In: Yearbook Academy of Applied Osteopathy 1956.
Mitchell FL sr. In: Yearbook Academy of Applied Osteopathy 1965.
Mitchell FL sr, Kimberly PE. The pelvis and its environs. In: Course manual, American Academy of Osteopathy, 1968.
Mitchell FL jr. The respiratory – circulatory model: concepts and applications. In: Greenman PE (ed). Concepts and mechanisms of neuromuscular functions. Berlin: Springer, 1984.
Mitchell FL jr. Development of the muscle energy concept. Indianapolis: American Academy of Osteopathy, 1993.
Mitchell FL jr, Mitchell PK. The muscle energy manual. Vol. I. East Lansing: MET Press, 1999.
Muncie C. The lesion theory successfully applied ontologically. The Journal of Osteopathy, November 1941a.
Muncie C. The Eustachian tube in death, health and deafness. The Journal of Osteopathty, December 1941b.
Muncie CH. The Eustachian tube in death health and deafness Part II. The Journal of Osteopathy, June 1942.
Nelson CR. Postural factor. In: Yearbook Academy of Applied Osteopathy 1951.
Noll D et al. Clinical and research protocol for osteopathic manipulative treatment of elderly patients with pneumonia. J Am Osteopath Assoc. 2008; 108: 508–516.
O'Brien J. John Martin Littlejohn: An enigma of osteopathy. Tunbridge Wells: Anshan, 2015.
Ogle JM. Following the „Old Doctor" in Treating Gallstones. Osteopathic Physician. 1921; Vol. XL, July, No. 1.
Owens C. An endocrine interpretation of Chapman's reflexes. Chattanooga: Self Published 1937.
Platt R sr. Special Technic. The Journal of Osteopathy. 1934; June.
Pratt W. Lumbopelvic torsion. J Am Osteopath Assoc. 1952.
Prevention Magazine 1967: Article on Dr. William Neidner.

Pruzzo N. Unpublished and undated handout on the fascia.
Pruzzo N. Development of the cranial academy in the years 1946–1960. Indianapolis: Yearbook American Academy of Osteopathy 1993.
Purdom HC. Andrew Taylor Still: The man, the humanitarian, the creator of osteopathy. The Journal of Osteopathy, March 1936.
Rosen ME. Journal of the Osteopathic Cranial Association: 1948 to 1958. New edition. Indianapolis: The Osteopathic Cranial Association, 2016.
Ruddy TJ. Osteopathic rhythmic resistic dunction therapy. In: Yearbook Academy of Applied Osteopathy 1961.
Schiowitz S. Facilitated positional release. J Am Osteopath Assoc. 1990; 90 (2): 145–148.
Schleip R et al. Fascia: the tensional network of the human body. Edinburgh: Elsevier Churchill Livingstone, 2012.
Schooley TF. The osteopathic lesion. In: Yearbook Academy of Applied Osteopathy 1958.
Schooley TF. Osteopathic principles and practice. Michigan: Self-Published 1987.
Singer E. Fascia of the human body and their relations to the organs they envelop. Baltimore: Williams & Wilkins, 1935.
Smoot E. Osteopathic techniques. Unpublished manuscript. Kansas City 1965.
Still AT. Autobiography of Andrew T. Still. Kirksville: published by Author, 1897.
Still AT. Philosophy of osteopathy. Kirksville: American Academy of Osteopathy, 1899 (reprint 1977).
Still AT. The Philosophy and Mechanical Principles of Osteopathy. Kansas City: Hudson-Kimberly Pub., 1902.
Still AT. Osteopathy, Research and Practice. Kirksville: published by Author, 1910.
Sutherland WG. Hammock technique. The Osteopathic Physician. 1909; March.
Sutherland WG. The cranial Bowl. Mankato: Free Press, 1939.
Sutherland A. With thinking fingers. Cranial Academy, 1962.
Sutton S. The Mitchell tutorial from 1970 to 1975. In: Franke H. Muscle energy technique: history, model, research. Wiesbaden: Edition VOD, 2009.
Tasker DL. Some observations concerning the „pop" accompanying the reduction of subluxation. J Am Osteopath Assoc. 1905; 4 (10).
Trowbridge C. Andrew Taylor Still 1828–1917. Kirksville: The Thomas Jefferson University Press, 1991.
Tucker EE. The newer teachings of technique. The Journal of Osteopathy. 1915; December, p. 724.
Van Buskirk, R. L. A manipulative technique of Andrew Taylor Still. J Am Osteopath Assoc. 1996; 96: 597–602.
Van Buskirk RL. The Still technique manual. Applications of a rediscovered technique of Andrew Taylor Still. 2nd ed. Indianapolis: American Academy of Osteopathy, 2006.
Ward RC. Myofascial release concepts. In: Basmajian J, Nyberg R. Rational manual therapies. Baltimore: Williams & Wilkins, 1993.
Ward RC. Integrated myofascial release. In: Ward RC (ed). Foundations for osteopathic medicine. Baltimore: Williams & Wilkins, 1997.
Webster GV. The mechanical principles involved in the production and correction of second degree lesions. J Am Osteopath Association. 1928.
Webster-Jones S. Osteopathy as revealed in the writings of Andrew Taylor Still. London: The Osteopathic Publishing Ltd., 1954.
Wernham J, Waldman M. An illustrated manual of osteopathic technique. Vol. 1. Maidstone: Maidstone College of Osteopathy, 1981. p. 218.
Willard ES. Low table technique: Dr. Still's technique standardized. Osteopathic Physician. 1921.
Wolff AH. Contribution of T. J. Ruddy. Indianapolis: Yearbook American Academy of Osteopathy 1993.
Zink JG. Respiratory and circulatory care: the conceptual model. Osteopath Ann. 1977; 5: 108–112.
Zink JG, Lawson WB. An osteopathic structural examination and functional interpretation of the soma. Osteopath Ann. 1979; 7: 12.

KAPITEL

30

Thomas Seebeck

Osteopathie und Übungen

30.1 Was sind „osteopathische Übungen"?

Übungen haben osteopathischen Charakter, wenn sie nach osteopathischen Prinzipien funktionieren. So findet man z. B. Übungen nach dem Strain-Counterstrain-Prinzip bei Chaitow (Chaitow 2003).

Die **osteopathische Selbstbehandlung** ist unter Berücksichtigung möglichst vieler osteopathischer Konzepte entwickelt worden (Seebeck 2014). Ein wichtiges Prinzip ist das der **indirekten Techniken,** die man bei Strain-Counterstrain (Jones 2005), bei der Functional Technique (Johnston 2003) und auch bei der Anwendung der „activating force" findet.

Übungen haben als Ergänzung einer osteopathischen Intervention eine eigenständige osteopathische Dimension. Philip E. Greenman widmete ein ca. 30 Seiten umfassendes Kapitel in seinem „Lehrbuch der Osteopathischen Medizin" allgemeinen und speziellen Dehnübungen (Greenman 1998). Robert C. Fulford hat in seinem Buch „Touch of Life" seine Fulford-Übungen beschrieben, die inzwischen im praktischen Alltag vieler Osteopathen Einzug gehalten haben und auf die in vielen Veröffentlichungen immer wieder Bezug genommen wird (Fulford 1996). Eine dieser Fulford-Übungen findet sich bei S. Tempelhof (Tempelhof 2008). Sechs der insgesamt acht von Fulford beschriebenen Übungen werden auch bei Gene Stone etwas abgewandelt beschrieben. Stone weist darauf hin, dass die medizinische Effizienz der Übungen bisher nicht wissenschaftlich nachgewiesen wurde (Stone 2012). Allgemein gibt es dazu nur wenige wissenschaftliche Untersuchungen.

Weiterhin hat Rollin Becker Übungen beschrieben, die vor allem auf eine Verbesserung der Achtsamkeit abzielen (Becker 2000). Allgemeine Stabilisationsübungen und die sog. „sechs heilenden Laute" aus dem Qigong finden sich bei Thomas Klein (Klein und Schöninger 2007). Allgemeine Gesundheitstipps werden von J. P. Barral dargestellt (Barral 2006, 2014).

Wenn nach einer osteopathischen Intervention der gewünschte Behandlungserfolg ausbleibt, sollte zunächst die Behandlung überdacht werden. Das osteopathische Credo „Find it, fix it and leave it alone!" erinnert daran, die Heilkraft der Natur nicht zu unterschätzen und ihr zu vertrauen.

> Osteopathische Übungen ersetzen niemals osteopathische Behandlungen, können sie aber nachhaltig ergänzen.

30.2 Einsetzbarkeit osteopathischer Eigenübungen in der Praxis

30.2.1 Allgemeines

Prophylaxe nach erfolgter Behandlung

Als Basisprophylaxe hat sich in der Zahnmedizin die Zahnbürste durchgesetzt. In vielen Studien konnte gezeigt werden, dass die Prävalenz von Karies mit dem Zugang der Bevölkerung zur Zivilisation und damit zu deren zuckerhaltigen Nahrungsmitteln korreliert. Betrachtet man den Bewegungsalltag des heutigen Homo sedens (der sitzende Mensch), wird schnell deutlich, dass das Sitzen einen Effekt auf unseren Körper –ähnlich wie der Zucker auf die Zähne – haben muss. Wissenschaftliche Studien weisen auf dieses **Prophylaxeprinzip** hin (Owen et al. 2009).

Entlässt man den nach allen Regeln der osteopathischen Kunst behandelten Patienten ohne Übungen in seinen Bewegungsalltag, kommt es immer wieder zu Rezidiven. Die von Fulford beschriebenen und nach ihm benannten Übungen übertragen das Prophylaxeprinzip des Zähneputzens auf den Bewegungsapparat (➤ Kap. 30.2.2).

Stabilisierung und Konsolidierung bei muskulären Defiziten

In der Osteopathie geht es überwiegend um die Entspannung von myofaszialem und muskulärem Gewebe, obwohl für eine balancierte Situation häufig auch Aktivierungen dieser Gewebe erforderlich sein können. **Segmentale Stabilisation** spielt für myofasziale und muskuläre Dysbalancen in der Osteopathie eine große Rolle. Das Konzept der segmentalen Stabilisation, das darauf abzielt, die Bewegungskontrolle lokal am Wirbelsäulensegment wiederherzustellen, um auf diese Weise segmentale Instabilitäten auszugleichen, kann allerdings als Übung nicht vom Patienten selbst angewendet und muss daher durch geeignete osteopathische Selbstbehandlungen ersetzt werden.

Diese **osteopathischen Selbstbehandlungen** erfordern vom Patienten sowohl ein hohes Maß an Achtsamkeit auf den eigenen Körper als auch das Training einer exakten Bewegung des Körpers bzw. eines Körperteils im Raum. Kompliziertere Übungskonzepte, wie die propriozeptive neuromuskuläre Fazilitation (PNF) und die Spiraldynamik, werden durch eine osteopathische Selbstbehandlung dem Patienten verständlicher und können leichter umgesetzt werden. Sollten aktivierende Therapien für den Patienten notwendig sein, können die in ➤ Kap. 30.3 dargestellten osteopathischen Selbstbehandlungen zur Anwendung kommen. Osteopathische Selbstbehandlungen können auch zur Ergänzung für Behandlungen langjähriger Adaptationsketten herangezogen werden (Ewen 2013, Forte 2009).

In der Literatur finden sich keine Hinweise, ob Still seinen Patienten jemals Übungen gezeigt hat. Sicher ist jedoch, dass er vor der Behandlung von an „Flux" (Ruhr-Erkrankung) erkrankten Patienten sich zunächst selbst behandelte und auf diesem Weg Rückschlüsse für Behandlungen gezogen hat (Trowbridge 2006). Als knapp 11-jähriger Junge behandelte er sich selbst, indem er eine Schaukel zu einer Art Traktionsapparat umfunktionierte, um seinen Kopf darin abzulegen (➤ Abb. 3.4). Rückwirkend betrachtete Still dies als seine erste osteopathische Behandlung (Hartmann 2005).

Auch Sutherland hatte viel an sich selbst experimentiert, um z. B. die Auswirkungen von Druck und Spannung auf das kraniale System selbst nachvollziehen zu können (Hartmann 2008).

Insgesamt fördert ein Üben mit Achtsamkeit auf den eigenen Körper die Fähigkeit, die Beschwerden der Patienten verstehen zu können, da die **Fähigkeit zur Selbstreflexion** trainiert wird. Die Selbstreflexion des Osteopathen im Rahmen der Therapeut-Patienten-Beziehung stellt einen entscheidenden Faktor für eine effektive Therapie dar (➤ Kap. 14).

> Osteopathen sollten selbst üben und Erfahrungen in Eigenübungen haben, um diese entsprechend nachvollziehbar den Patienten vermitteln zu können!

30.2.2 Osteopathische Eigenübungen nach Fulford

Die in diesem Abschnitt beschriebenen Fulford-Übungen nehmen neben vielen anderen Übungsformen, -möglichkeiten und -systemen eine eigenständige Rolle ein. Die Übungen von Fulford werden hier dargestellt, da sie den Patienten schnell und unkompliziert zu vermit-

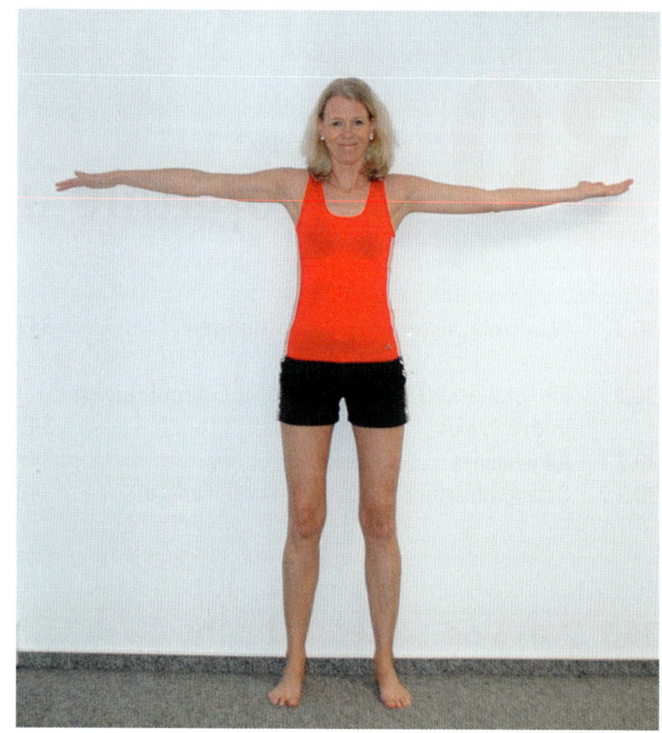

Abb. 30.1 Fulford-Übung 1. [P203]

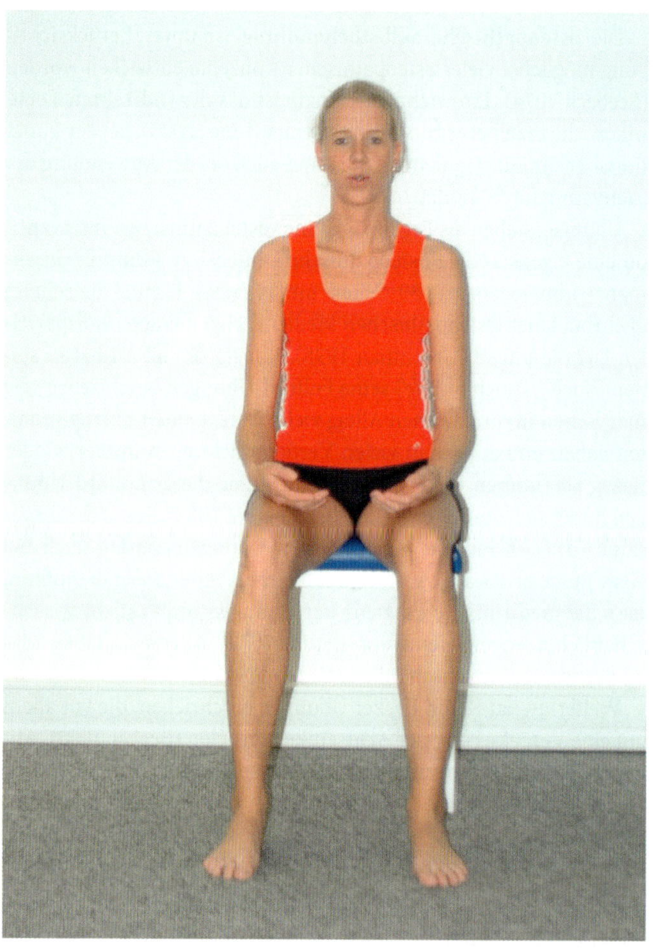

Abb. 30.2 Fulford-Übung 2. [P203]

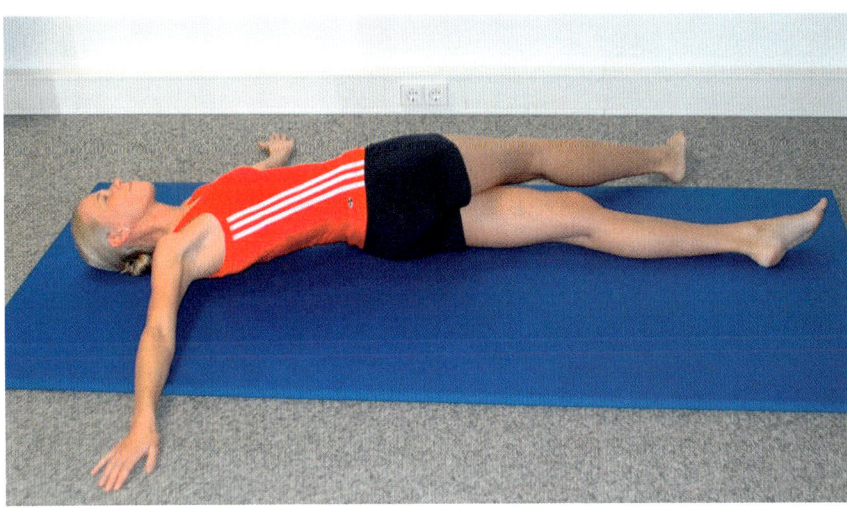

Abb. 30.3 Fulford-Übung 3. [P203]

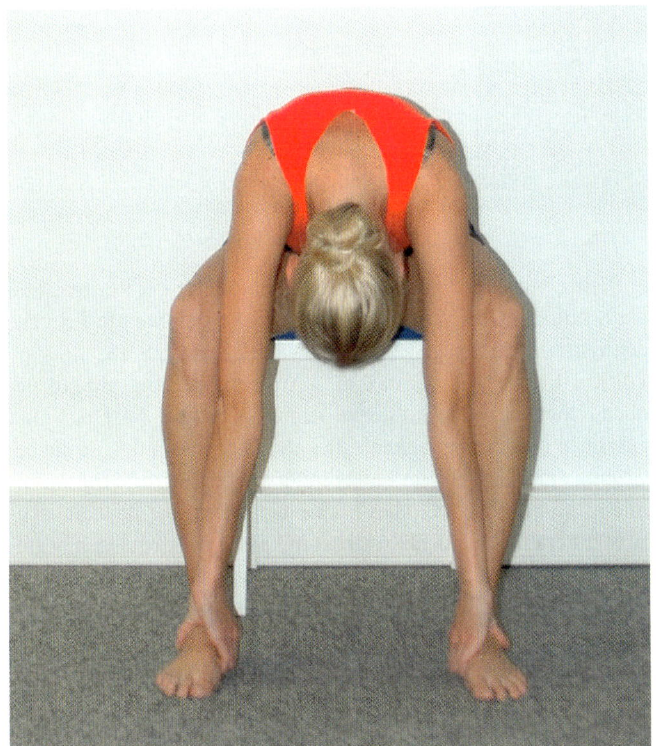

Abb. 30.4 Fulford-Übung 4. [P203]

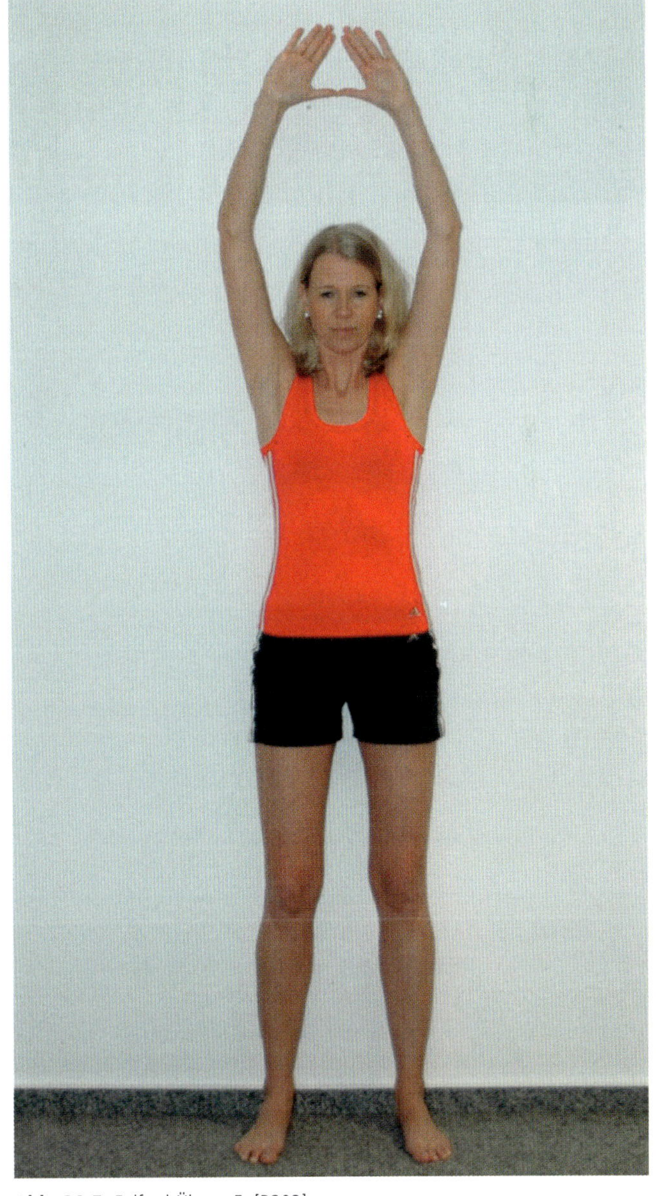

Abb. 30.5 Fulford-Übung 5. [P203]

teln und sehr wirkungsvoll sind. Sie können auch benutzt werden, um die allgemeine Übungscompliance der Patienten zu testen. Sollte der Patient die Übungen bis zum nächsten Termin behalten und zu Hause durchgeführt haben, lohnt es sich, aufwändigere Übungssysteme, wie die osteopathische Selbstbehandlung, zu vermitteln.

Fulford-Übung 1 (➤ Abb. 30.1) **Ausgangsstellung:** stehend, möglichst angelehnt (aufrechte Haltung unterstützend), Füße schulterbreit auseinander gestellt, Arme 90° abgespreizt, linke Handinnenfläche zeigt nach oben, rechte nach unten. Bis zu 10 Minuten halten (> 2 Minuten). Dann seitlich nach oben strecken, über vorn wieder absenken.

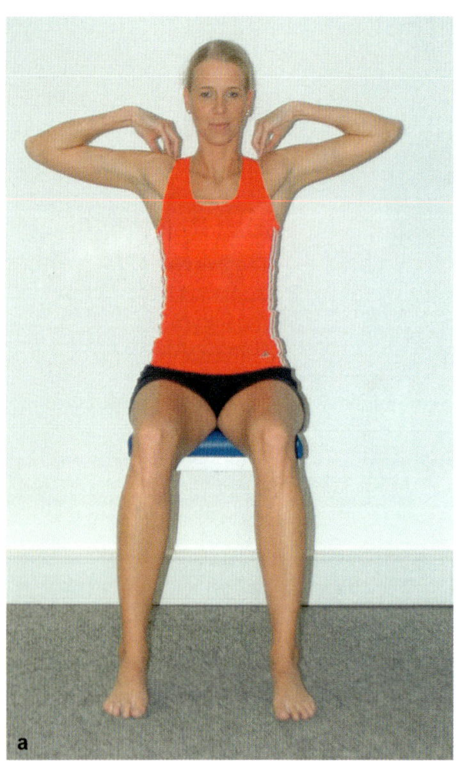

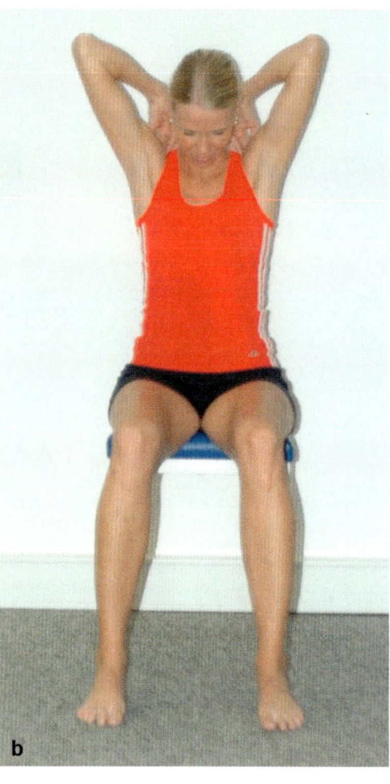

Abb. 30.6ab Fulford-Übung 6. [P203]

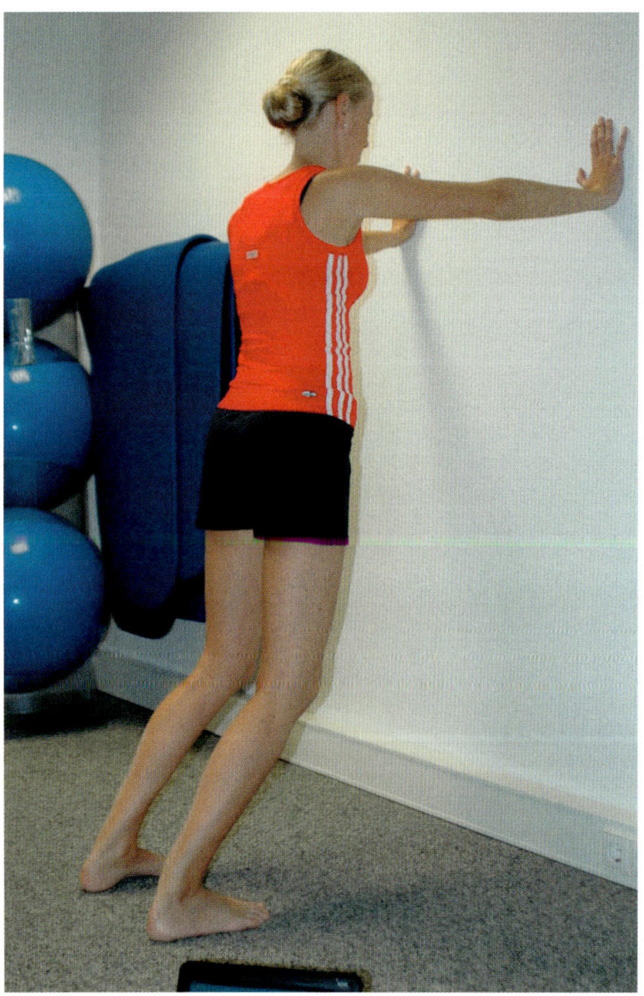

Abb. 30.7 Fulford-Übung 7. [P203]

Diese Übung kräftigt die posturale Muskulatur des Rückens und der Schultern. Gleichzeitig werden häufig verspannte Muskeln aus den ventralen Ketten gedehnt (Myers 2004, S. 69 ff., S. 182 ff.).

Fulford-Übung 2 (➤ Abb. 30.2) **Ausgangsstellung:** sitzend, bequem, aber aufrecht. Stoßweise schnell durch die Nase ein- und ausatmen (Fulford bezeichnete dies als „Kolbenatmung“, da die Bewegung eines Kolbens im Luftzylinder imitiert würde). Die Ausatmung kann durch kraftvolles nach innen ziehen der Bauchmuskulatur unterstützt werden. Zunächst mit wenigen Atemzügen beginnen, dann nach und nach Steigerung bis auf 100 Atemzüge möglich.

Die Übung kommt einer Hyperventilation gleich, darum bezeichnete Fulford sie auch als Regenerationsübung.

Fulford-Übung 3 (➤ Abb. 30.3) **Ausgangsstellung:** Rückenlage, Arme 90° abgespreizt, linke Handinnenfläche zeigt nach oben, die rechte nach unten. Ein Bein gestreckt auf der gegenüberliegenden Seite ablegen. Bis zu 5 Minuten liegen bleiben, anschließend Seitenwechsel.

Diese Übung dehnt vor allem die seitlichen (Myers 2004, S. 121 ff.) und spiralförmigen (Myers 2004, S. 137 ff.) myofaszialen Ketten.

Fulford-Übung 4 (➤ Abb. 30.4) **Ausgangsstellung:** aufrecht sitzend, dann vorbeugen, die Ellenbogengelenke an die Innenseiten der Knie legen, mit den Händen die Füße umfassen (Arme sind dabei innenrotiert). Bis zu 5 Minuten dehnen.

Übung kann auch stehend durchgeführt werden. **Cave:** Nicht bei Ischialgien durchführen!

Übung dehnt vor allem die oberflächliche Rückenlinie (Myers 2004, S. 69 ff.).

Fulford-Übung 5 (➤ Abb. 30.5) **Ausgangsstellung:** Stehend an einer Wand, Fersen, Kreuzbein, Schulterblätter und Hinterhaupt sollten Kontakt mit der Wand haben. Die Arme dann sehr langsam

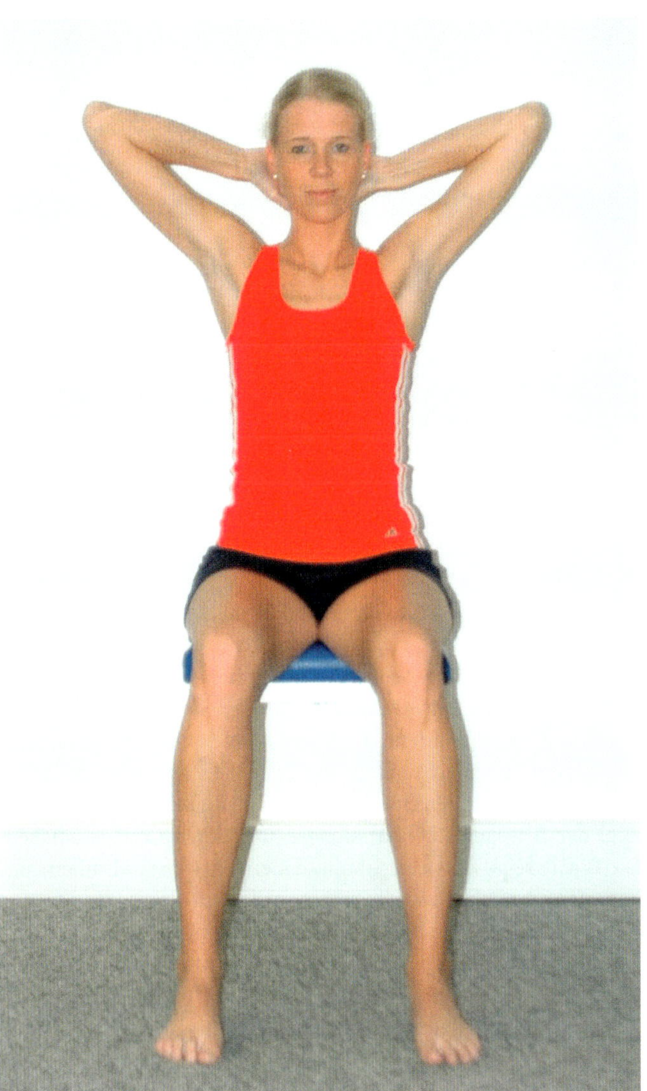

Abb. 30.8 Fulford-Übung 8. [P203]

nach vorn heben, bis sie über dem Kopf die Wand berühren. Die Daumen haben dabei Kontakt zueinander, um Asymmetrien zu verringern. Einige Atemzüge Position halten und dann seitlich absenken. Die Übung zweimal wiederholen.

Cave: Hyperextension in der Lendenwirbelsäule vermeiden. Die Lendenwirbelsäule sollte ihren Abstand zur Wand nicht vergrößern!

Fulford-Übung 6 (➢ Abb. 30.6) **Ausgangsstellung:** aufrecht sitzend, Ellenbogen nach vorn beugen, Fingerspitzen auf die Schultergelenke legen. Während der Inspiration Ellenbogen nach kranial heben und die Halswirbelsäule gleichzeitig flektieren. Während Exspiration Ellenbogen nach lateral herausdrehen und schließlich zurück zur Startposition bewegen, wobei der Kopf wieder angehoben wird. Die Übung 5-mal wiederholen, 2- bis 3-mal täglich.

Fulford-Übung 7 (➢ Abb. 30.7) **Ausgangsstellung:** stehend, mit den Händen an einer Wand in Schulterhöhe abstützen. Die Knie flektieren, bis Dehnung an der Achillessehne spürbar wird (Dehnung vor allem des M. soleus). Position für 1 Minute halten, 5-mal täglich.

Fulford-Übung 8 (➢ Abb. 30.8) **Ausgangsstellung:** sitzend, Hände verschränkt hinter den Kopf legen. Isometrisch mit dem Kopf gegen die Hände drücken und umgekehrt die Hände verschränkt gegenspannen lassen. Dabei streckt sich der Nacken etwas und der Kopf kommt in eine aufrechte Position (Inklination). Spannung nach Belieben halten.

30.3 Osteopathische Selbstbehandlungen

Die in diesem Abschnitt angeführten Übungsbeispiele sind nur eine kleine Auswahl einer großen Palette an Möglichkeiten, die in dem Buch „Die osteopathische Selbstbehandlung" enthalten sind (Seebeck 2014).

30.3.1 Die Grundstruktur der Übungsabläufe

Die Grundstruktur der Übungen besteht aus drei Elementen:

- Testen einer Bewegung oder des Gewebes auf einer der drei Bewegungsebenen in jeweils entgegengesetzter Richtung
- Verbinden der jeweils besseren Bewegungsrichtung oder des Gewebetests mit der besseren Atemphase, wird dann rhythmisch repetitiv wiederholt
- Rücktest der Bewegungen/des Gewebes zunächst zur besseren, dann zur schlechteren Seite

Diese Grundstruktur aus **Test-Übung-Rücktest** kommt bei allen osteopathischen Selbstbehandlungen zur Anwendung. Das entspricht auch den grundsätzlichen und minimalen Anforderungen an eine osteopathische Therapie (Diagnose der somatischen Dysfunktion, Behandlung mit welcher osteopathischen Technik auch immer, Rücktest durch Überprüfen der somatischen Dysfunktion). 30

Testung Da die Patienten ohne anatomische Kenntnisse auskommen müssen, werden die Bewegungen bzw. Gewebetests immer auf den drei Grundebenen des Raums durchgeführt. Um den Patienten diese Bewegungsebenen anschaulich zu verdeutlichen, können die Bewegungen des Kopfes und der Halswirbelsäule eingesetzt werden:

- Flexion/Extension auf der Sagittalebene entspricht dem Kopfnicken bei Zustimmung („Ja"-Ebene).
- Rotation entspricht der Kopfbewegung bei Ablehnung („Nein"-Ebene).
- Seitneigung entspricht der Kopfbewegung bei Unentschlossenheit („Vielleicht"-Ebene).

In der Regel haben die Patienten mit der Umsetzung dieser Bewegungen keine Verständnisprobleme.

Übung Der Patient wird aufgefordert, beide Bewegungsrichtungen einer Bewegungsebene qualitativ zu vergleichen, um eine bessere Seite herauszufinden. Die bessere Seite ist dann die Therapierichtung, die einer indirekten Technikrichtung entspricht. Hat der Patient eine angenehme Richtung/Position gefunden, kann im nächsten Schritt die Atmung als „activating force" eingesetzt werden. Der Patient verbindet die angenehmere Bewegung mit der Inspiration und atmet beim Zurückkehren in die Neutralposition wieder aus. Danach wird umgekehrt getestet: Während der Exspiration wird in die bessere Richtung bewegt und während der Inspiration in die Neutralposition zurückbewegt.

Die angenehmere oder „stimmigere" Atem- und Bewegungskombination stellt dann die eigentliche Übung dar. Ein bis 2 Minuten lang wird die Übungsbewegung mit der Atmung rhythmisch repetitiv wiederholt. Während der Übung werden am Ende der Inspiration bzw. Exspiration fakultativ Pausen eingefügt. Diese Pausen sind häufig notwendig, um ein stimmiges Atem- und Bewegungstempo zu finden. Wichtig ist, dass der Patient die Bewegungsgeschwindigkeit an ein angenehmes Atemtempo anpasst. Die Aufmerksamkeit muss dabei im Körper sein. Diese sog. Achtsamkeit auf den Körper bewirkt eine Umschaltung des autonomen Nervensystems von einem sympathischen auf einen parasympathischen Tonus. Dabei wird insbesondere die Herzfrequenzvariabilität (Heart Rate Variability, HRV) als Indikator für den Vagotonus verbessert (Rajendra Acharya et al. 2006).

Retestung Nach der Übung wird eine kleine Pause gemacht. Der Patient kann sich kurz ausschütteln oder einen tiefen Atemzug machen. Bei der Rücktestung wird zunächst immer die beübte Seite überprüft. Erst danach wird der Rücktest für die beeinträchtigtere Seite durchgeführt. Der Patient achtet genau auf Veränderungen gegenüber dem Vortest (siehe Testung). Die beeinträchtigtere Seite ist nun besser beweglich bzw. weniger schmerzhaft.

30

> Osteopathische Selbstbehandlungen folgen der Grundstruktur Test → Übung → Retest.

Vorteile einer Grundstruktur

Die Grundstruktur eines Übungsablaufs hat folgende Vorteile:

- Eigenübungen können individuell und mit praktisch unendlich vielen Möglichkeiten gestaltet werden. Der Übungsablauf kann mit Kindern ab 5 Jahren durchgeführt werden.
- Das Bewegungsverhalten verbessert sich bei wiederholter Anwendung weiter.
- Die Durchführung der Übungen ist ungefährlich und lässt sich hervorragend in ein osteopathisches Behandlungskonzept integrieren.
- Der Übungsablauf kann durch speziellere Techniken ergänzt werden und für schwierigere Bewegungskonzepte dienlich sein.
- Viele osteopathische Konzepte (z. B. myofasziale, funktionale und Strain-Counterstrain-Konzepte) lassen sich in eine Selbstbehandlung einbinden.

30.3.2 Übungseinbindung in osteopathische Behandlungskonzepte

Die Übungsbeispiele zeigen die Einbindung osteopathischer Selbstbehandlungen in myofasziale, Strain-Counterstrain- und funktionale osteopathische Behandlungskonzepte.

Einbindung in myofasziale Behandlungskonzepte

Übungen für die gesamte Wirbelsäule

Der Übungsablauf nach dem Grundkonzept erfolgt sitzend, die Füße sollten schulterbreit auseinander stehen und die Sitzposition soll sicher und vorn, nicht angelehnt auf der Sitzfläche sein. Die Hände werden zunächst locker auf den Oberschenkeln abgelegt und sonst entsprechend der Abbildungen für die Bewegungsrichtungen gehalten.

Sagittalebene (➤ Abb. 30.9) Der Patient testet zunächst die Bewegungen der Wirbelsäule auf der Sagittalebene, um herauszufinden, welche Bewegungsrichtung angenehmer ist. Der Übungsablauf gestaltet sich nun entsprechend der beschriebenen Grundstruktur (➤ Kap. 30.3.1). Während des Übens können die Atempausen immer wieder verändert werden. Der Patient kann dies nach seinem eigenen Wohlbefinden entscheiden. Es gibt keine feste Regel für die Zahl der Bewegungswiederholungen und deren Geschwindigkeit. Die Praxis zeigt, dass eine Übungsdauer von 1 bis 2 Minuten vollkommen ausreichend ist.

Mit dem Retest kann der Patient den Übungserfolg überprüfen. Je größer der Unterschied der Bewegungsrichtungen im Eingangstest ist, desto leichter ist es für den Patienten, Unterschiede wahrzunehmen. Ein Übungserfolg bewirkt einen Motivationsschub für den Patienten.

Transversal-/Frontalebene (➤ Abb. 30.10, ➤ Abb. 30.11) Die Übungen in Frontal- und Transversalebene werden äquivalent zur Übung auf der Sagittalebene durchgeführt.

Übungen für die Halswirbelsäule in allen Ebenen

Der Übungsablauf nach dem Grundkonzept erfolgt sitzend, in der gleichen Position wie für die Übungen der gesamten Wirbelsäule (➤ Abb. 30.12, ➤ Abb. 30.13, ➤ Abb. 30.14). Der Patient testet, welche von den sechs Bewegungsrichtungen ihm am angenehmsten ist. Der Übungsablauf gestaltet sich erneut entsprechend der beschriebenen Grundstruktur (➤ Kap. 30.3.1).

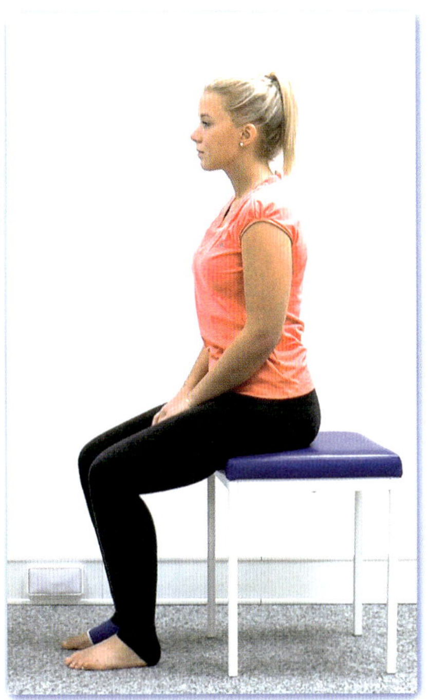
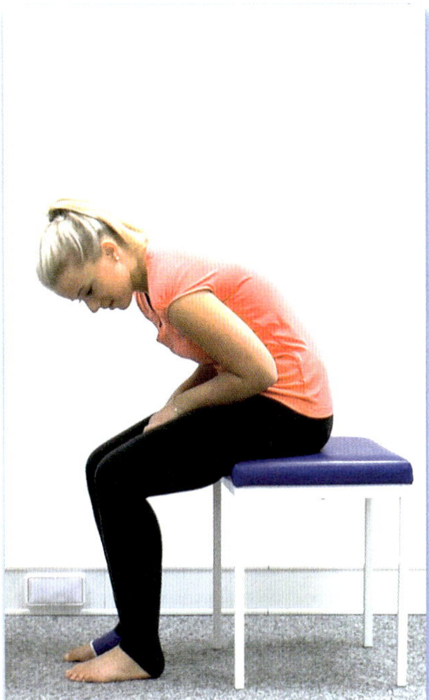
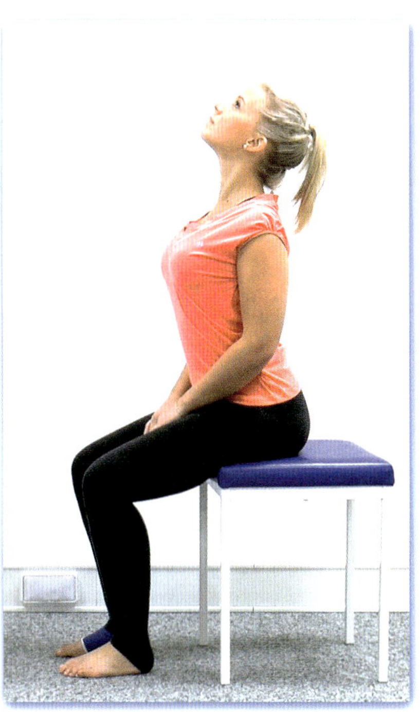

Abb. 30.9 Übung in der Sagittalebene. [P203]

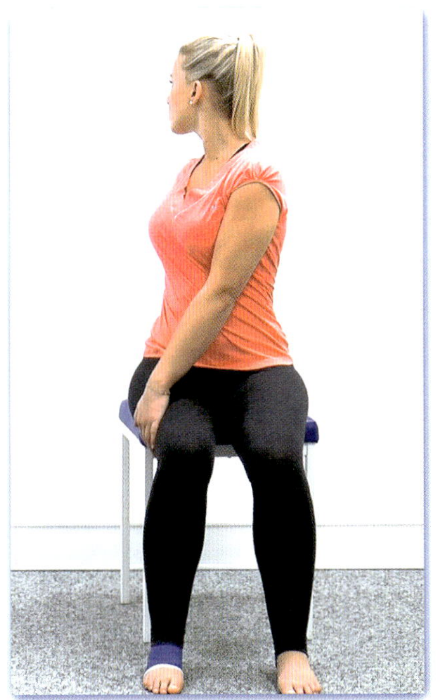
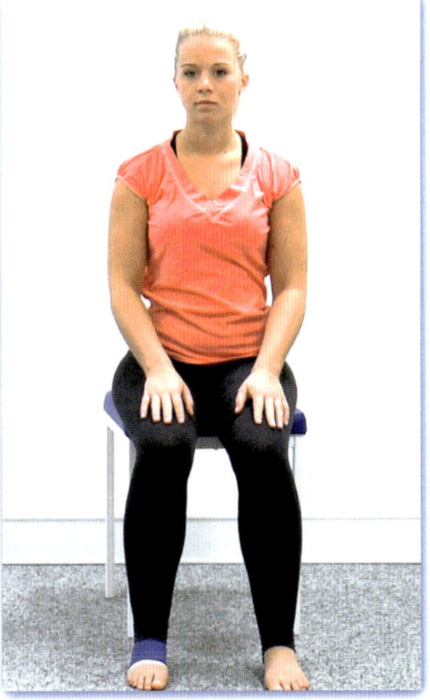
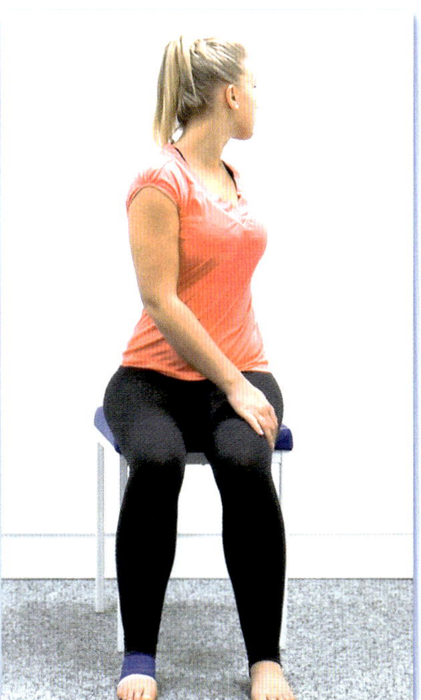

Abb. 30.10 Übung in der Transversalebene. [P203]

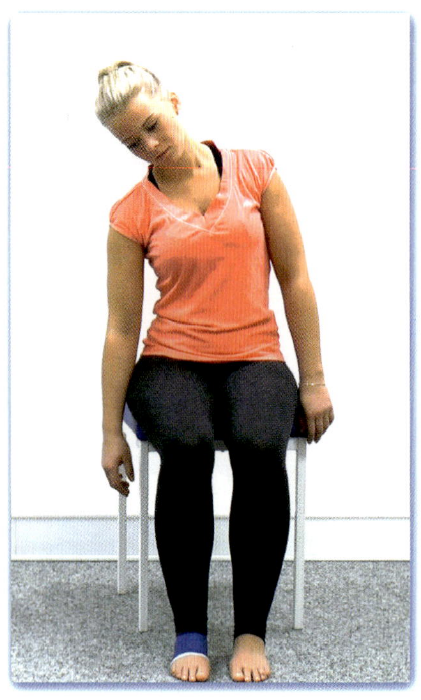
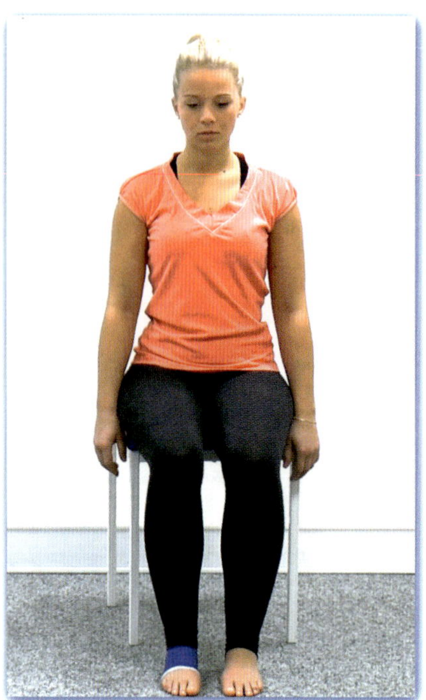
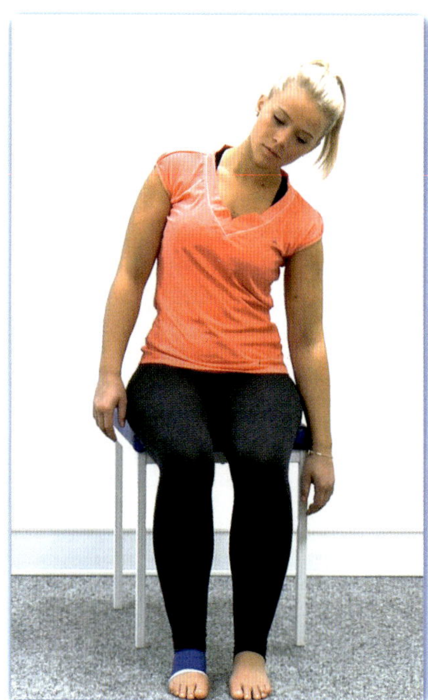

Abb. 30.11 Übung in der Frontalebene. [P203]

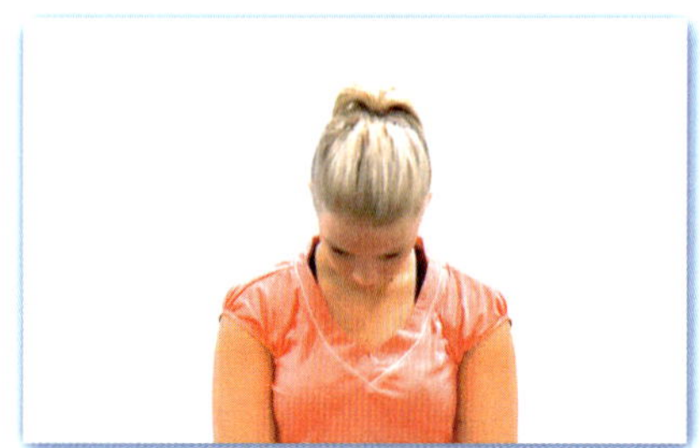
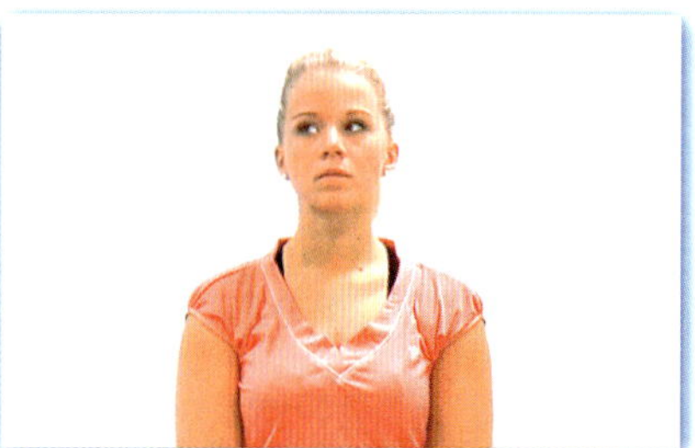
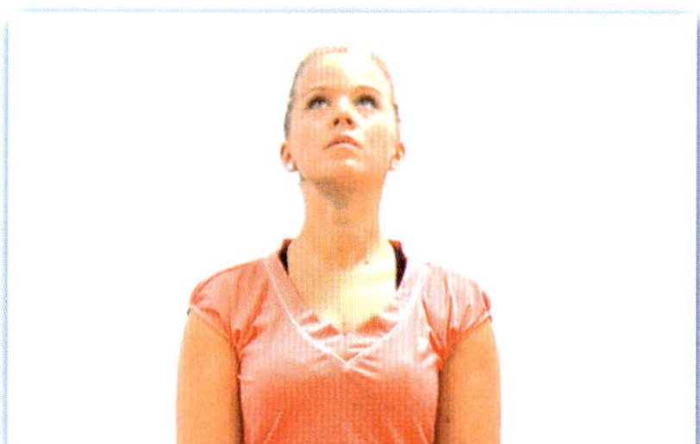

Abb. 30.12 Halswirbelsäule: Übung in der Sagittalebene. [P203]

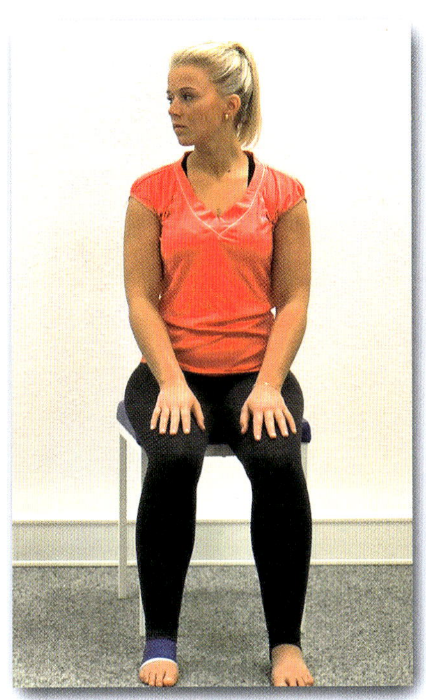
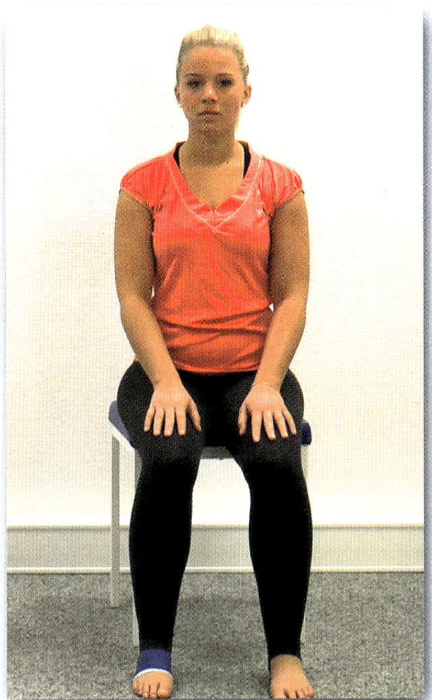
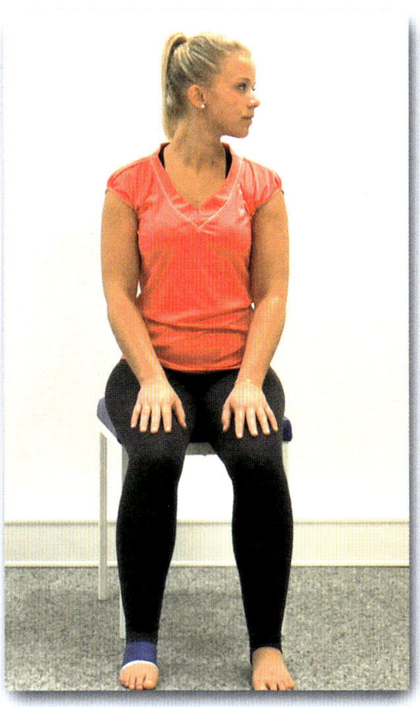

Abb. 30.13 Halswirbelsäule: Übung in der Transversalebene. [P203]

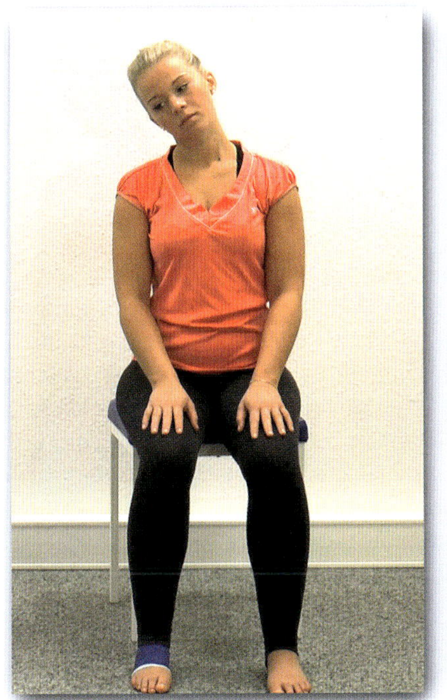
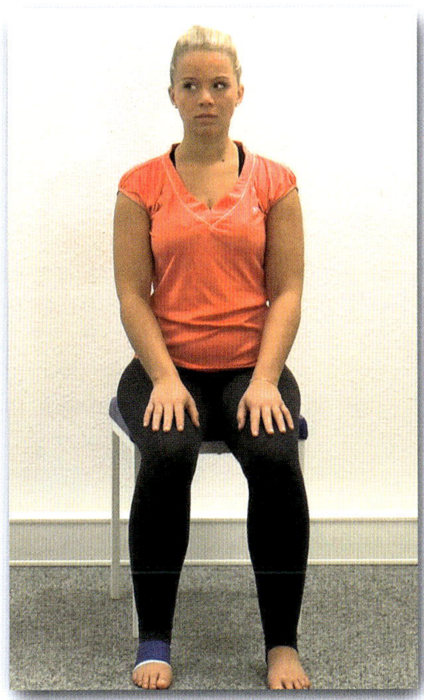
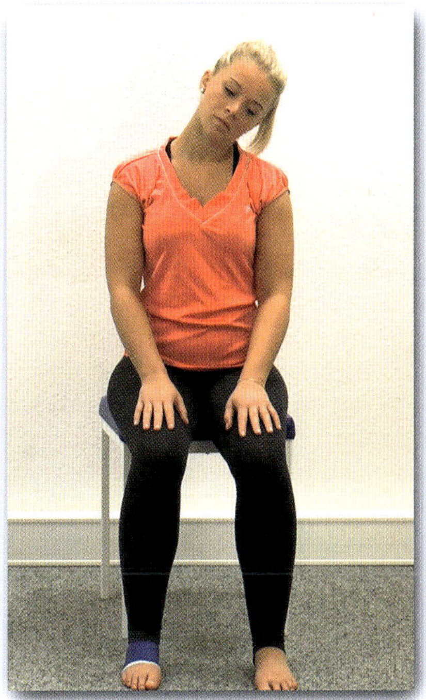

Abb. 30.14 Halswirbelsäule: Übung in der Frontalebene. [P203]

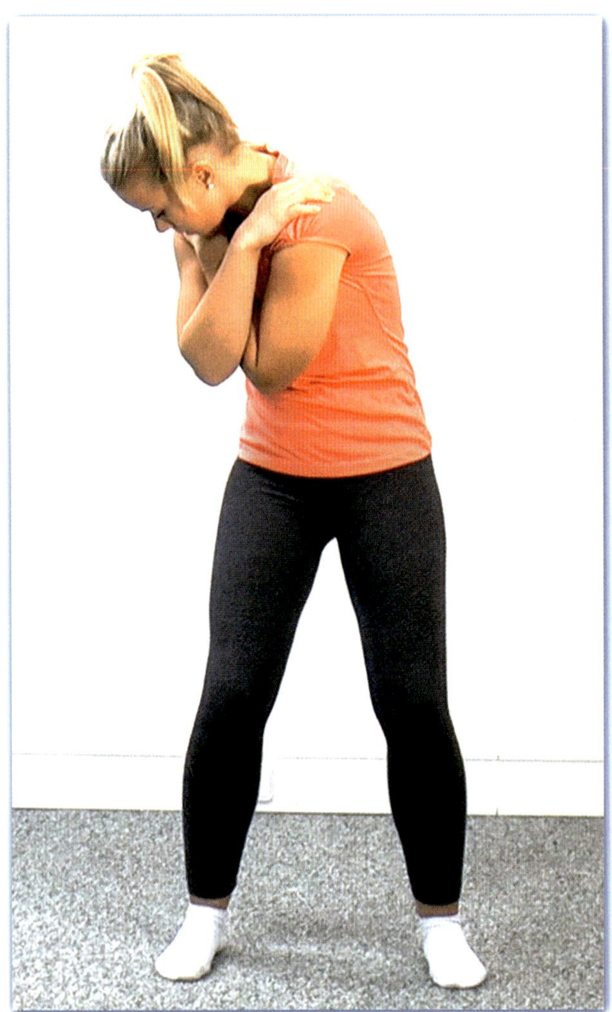

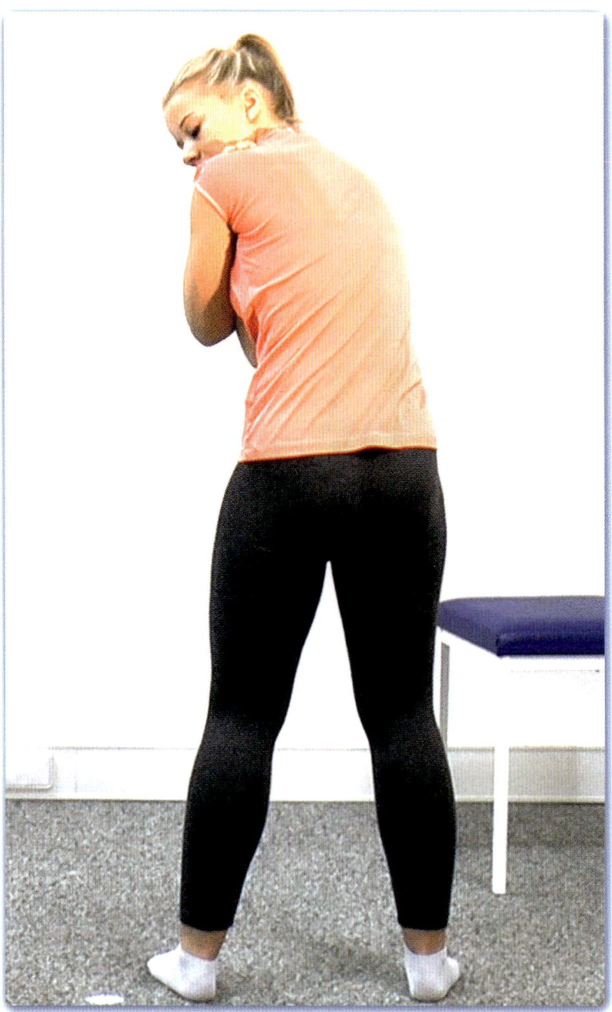

Abb. 30.15 Rotation der Brustwirbelsäule im Stehen. [P203]

Übungen für Brustwirbelsäule/Rippen/thorakolumbale Faszie

Der Übungsablauf nach dem Grundkonzept erfolgt stehend, die Füße sollten schulterbreit auseinander stehen und die Knie dabei leicht gebeugt sein. Die Hände werden überkreuz auf die Schultern gelegt und die gesamte Wirbelsäule leicht flektiert (leicht „eingerollt"), um eine angenehme Dehnung in der thorakolumbalen Faszie spürbar erzeugen zu können (➤ Abb. 30.15). Die Übung wird ausschließlich für die Rotation der Brustwirbelsäule durchgeführt und kann alternativ auch im Sitzen durchgeführt werden (➤ Abb. 30.16).

Die instabile Wirbelsäule

Sollten die Übungen für die Wirbelsäule auch nach mehrmaliger Wiederholung keine positiven Resultate bringen, so könnte das Problem mit einer **Instabilität in einem Wirbelsäulensegment** zusammenhängen. Die Wirbelsäule hat zwei verschiedene Muskelsysteme: ein globales, das für alle großen, den gesamten Körper betreffenden Bewegungen zuständig ist, und ein lokales, das die Stabilität der Wirbelsäule sicherstellt.

Beispiel zur Erläuterung für einen Patienten: „Stellen Sie sich vor, die Wirbelsäule wäre ein Stapel Bauklötze oder Streichholzschachteln. Das globale Muskelsystem verbindet über weite Stre-

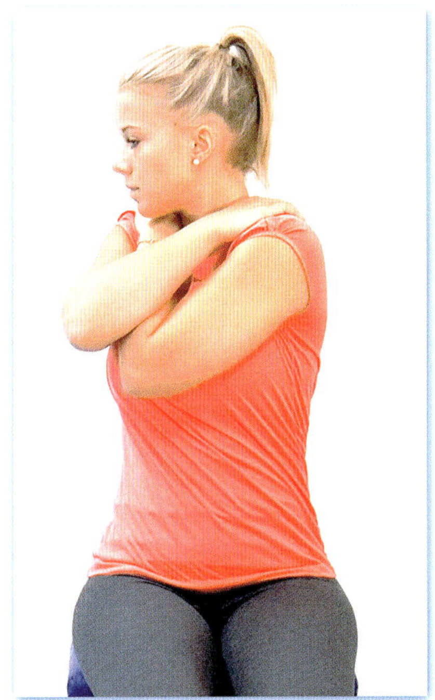
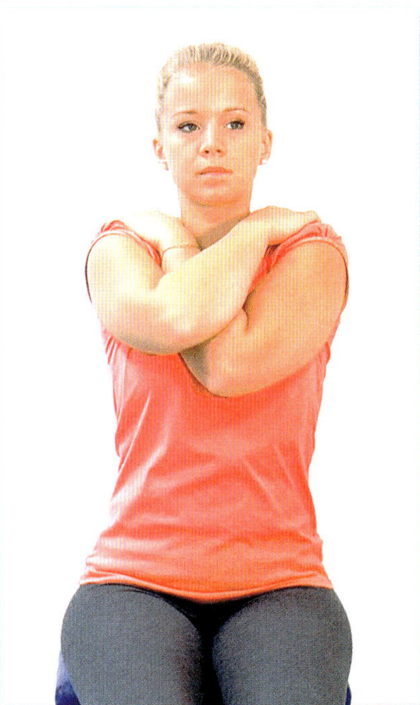
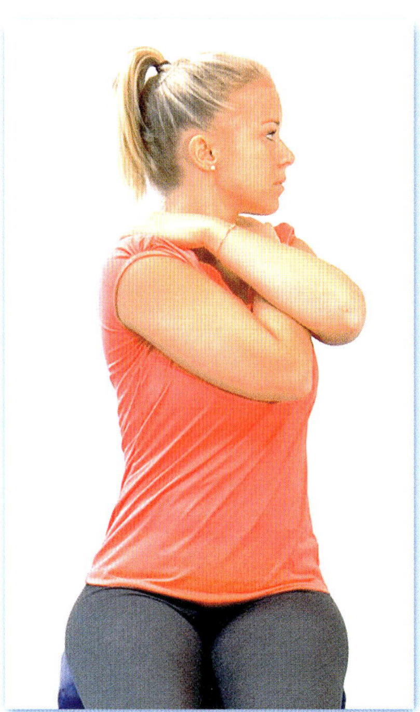

Abb. 30.16 Rotation der Brustwirbelsäule im Sitzen. [P203]

cken die untersten mit den obersten Streichholzschachteln, das lokale immer eine Schachtel mit der direkt darüber liegenden. Beim Versuch, diesen Turm lokal aus dem Gleichgewicht zu bringen, hält das globale System mit der Verspannung einer gesamten Seite dagegen. Das lokale System dagegen hält die Stabilität der einzelnen Segmente zueinander aufrecht. Wenn Sie nur die oberste und die unterste Schachtel aufeinander drücken, würden die Schachteln dazwischen herausgequetscht werden und der Turm zusammenbrechen. Das Zusammenspiel dieser beiden Systeme ist von enormer Bedeutung für die Stabilität der Wirbelsäule!"

Die folgenden Übungen helfen, dem Verlust von Bewegungskontrolle (Instabilität) entgegenzuwirken.

Test für die instabile Wirbelsäule (➤ Abb. 30.17) Der Patient sitzt aufrecht und entspannt auf einem Stuhl oder Hocker. Mit langsamer Rotation der Wirbelsäule in der Transversalebene („Nein-Ebene") wird in beide Richtungen getestet. Die Rotationsposition und der Ort an der Wirbelsäule, der sich nicht mehr angenehm anfühlt, muss beachtet werden.

Die eigentliche Übung wird ohne sichtbare Bewegungen ausgeführt! Die **Übungsanleitung für die Patienten** laut nun:

„Kehren Sie nach dem Test in die neutrale Ausgangsstellung zurück. Bleiben Sie zu einem Teil mit Ihrem Gewahrsein in dem Wirbelsäulensegment, das Ihnen Beschwerden bereitet (häufig handelt es sich um ein Segment der unteren Lendenwirbelsäule). Stellen Sie sich nur vor (!), Sie würden das rechte Knie etwas nach vorn schieben. Es darf keine Bewegung zu sehen sein. Es geht allein darum, dass Sie ein Gefühl dafür bekommen, wie die Ansteuerung der Muskulatur funktioniert! Sie testen sozusagen die Leitung vom Gehirn zu den Muskeln. Nehmen Sie nun in der Vorstellung das Knie wieder in den Ausgangszustand zurück und testen Sie das andere Knie ebenfalls nur in der Vorstellung! Sollten Sie hier nach der Rückführung in der Vorstellung deutliche Unterschiede spüren, liegt das vermutlich an einer segmentalen Instabilität. Diese segmentale Instabilität macht sich dadurch bemerkbar, dass Sie das Gefühl haben, für die Bewegung des einen Knies viel mehr Muskeln rekrutieren zu müssen als für die Bewegung des anderen Knies. Die vorgestellte Bewegung an der besseren Seite fühlt sich wie eine gut funktionierende Servomechanik an. Testen Sie nun, ob sich die gefühlt gut funktionierende Bewegungsrichtung an dieser Seite mit der Ein- oder mit der Ausatmung noch angenehmer verbinden lässt."

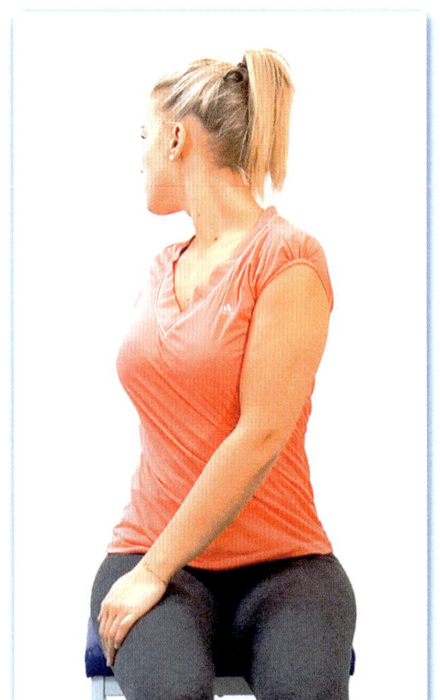

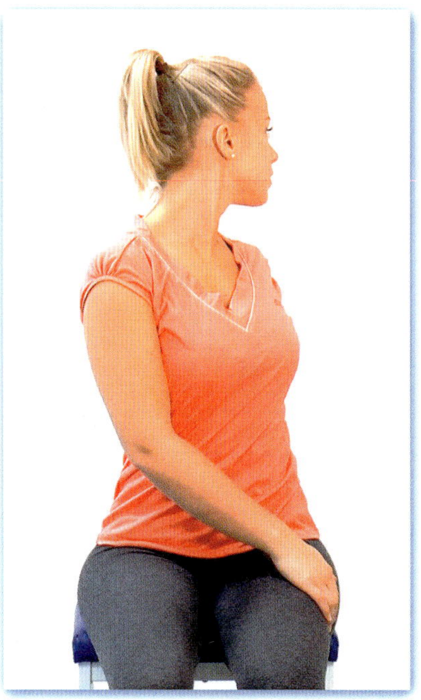

Abb. 30.17 Rotationstest bei instabiler Wirbelsäule. [P203]

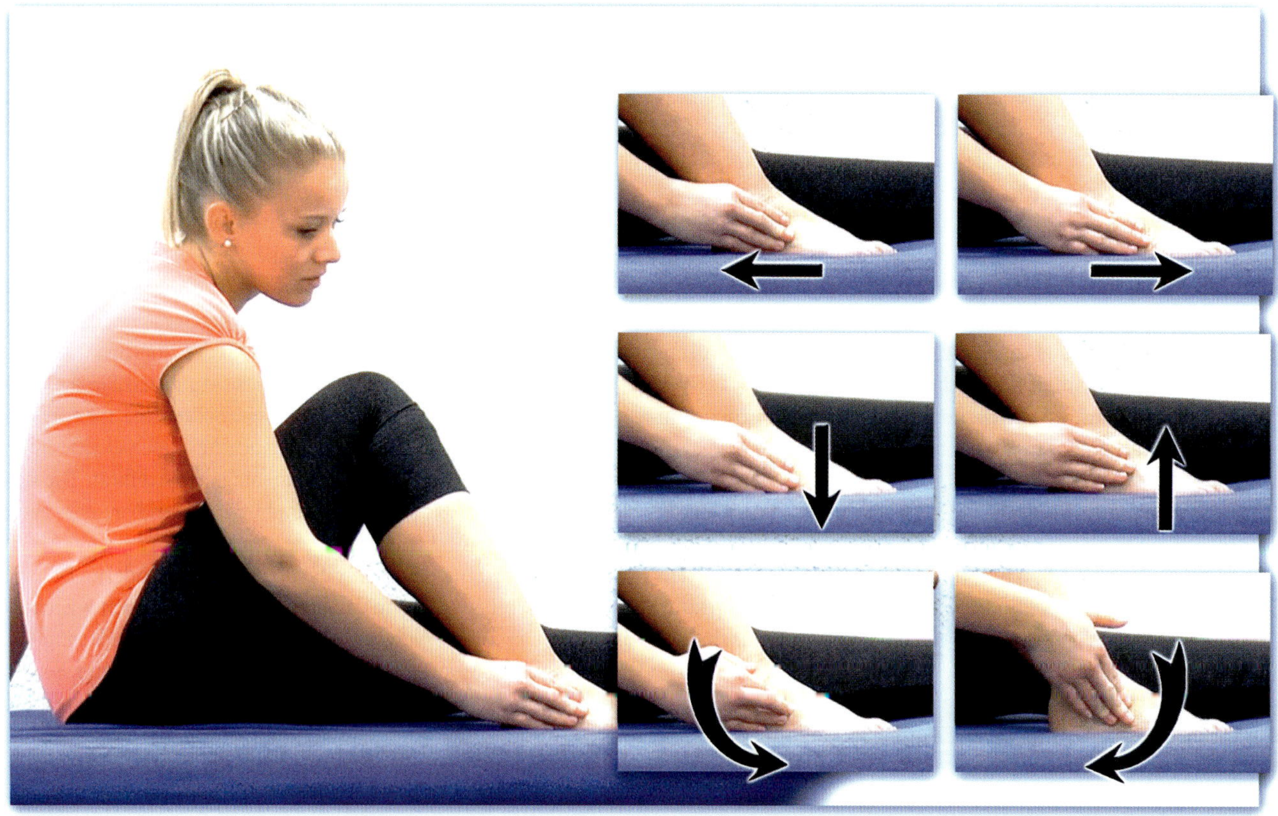

Abb. 30.18 Mögliche Übungspositionen beim Inversionstrauma des Sprunggelenks. [P203]

Übungsablauf für die instabile Wirbelsäule Die ausgetestete angenehme Atem- und Bewegungskombination für das vorgestellte Vorschieben des jeweiligen Knies wird für einige Minuten allein in der Vorstellung geübt. Dabei bleibt die Aufmerksamkeit im problematischen Segment. Anatomische Kenntnisse werden nicht benötigt. Der Patient spürt einfach in die Region und ist in der Vorstellung innerlich aktiv und äußerlich vollkommen passiv.

Retest für die instabile Wirbelsäule Beim Retest der Bewegungsrichtungen beider Knie wird beurteilt, ob es Veränderungen gibt und ob sich das zuvor gefühlt weniger verschiebliche Knie nun frei beweglicher anfühlt. Wenn sich dieses Knie jetzt besser ansteuern lässt, rotiert die Wirbelsäule beim Retest entgegen dem Vortest sehr wahrscheinlich freier. Das Zusammenspiel der Muskelsysteme wird harmonischer aufeinander abgestimmt sein.

Übung zur Anwendung an einer Extremität

Die osteopathische Selbstbehandlung zeigt ein Beispiel für die Anwendung nach einem Inversionstrauma des oberen Sprunggelenks (➤ Abb. 30.18). Prinzipiell kann es auf alle Bereiche mit myofaszialen Dysbalancen, nicht nur den Extremitäten, angewendet werden. Das betroffene Gewebe (hier etwa im Bereich des Lig. fibulotalare anterius) wird in sechs verschiedene Richtungen myofaszial getestet: distal/proximal, kranial/kaudal und Innen-/Außenrotation („Twist" des Gewebes).

Übungsvariante 1 Der Patient hält das Gewebe in der angenehmsten der sechs Positionen und atmet dabei bewusst ein und aus. Während der Übung kann evtl. bewusst eine Atempause gemacht werden. Beim Retest wird zunächst die geübte Bewegungsrichtung nachkontrolliert und anschließend werden alle anderen Bewegungsrichtungen des Gewebes nachgetestet.

Übungsvariante 2 Für die angenehmste Position wird die angenehmere Atemphase (Ein- oder Ausatmung) des Gewebes gesucht, in der die Position noch wohltuender erlebt wird. Während des Übens (1–2 Minuten) wird das Gewebe dieser angenehmeren Atemphase in die entsprechende Position bewegt und in der anderen Atemphase wieder in die Neutralposition zurückgebracht. Nach Bedarf können Atempausen einfügen werden. Der Retest erfolgt wie für Variante 1.

Übungsvariante 3 Für alle Bewegungsrichtungen wird jeweils die angenehmere Bewegungsrichtung eingestellt und das Gewebe dort gehalten. Danach wird entsprechend jeweils für die beiden anderen Bewegungsrichtungen verfahren. Dieses Vorgehen wird als **indirektes Stacking** bezeichnet. Schließlich wird in der „gestackten" Position 1–2 Minuten bewusst ein- und ausgeatmet, evtl. auch mit Atempausen. Anschließend wird wieder ein Retest aller Bewegungsrichtungen durchgeführt.

Übungsvariante 4 Das Gewebe wird während der angenehmeren Atemphase in die durch Stacking gefundene angenehme Position bewegt und während der anderen Atemphase wieder in die Neutralposition gebracht. Diese atemgebundene Bewegung wird für einige Atemzüge geübt. Bei Bedarf können Atempausen eingefügt werden. Anschließend erfolgt wieder der Retest in alle möglichen Bewegungsrichtungen.

Einbinden in Strain-Counterstrain-Behandlungskonzepte

Die folgenden Übungen sind angelehnt an das Strain-Counterstrain-Behandlungskonzept nach Jones (Jones 2005).

Übung im Bereich des Sternums (➤ Abb. 30.19) Der Patient wird aufgefordert, einen Schmerzpunkt im Bereich des Sternums und der Sternochondralgelenke zu suchen (entsprechend: AT/ATL-Counterstrain Tenderpunkte; AT = anterior Thorax, ATL = anterior lateral Thorax). Getestet wird wie im Strain-Counterstrain-Konzept. Die Haltungsposition mit der geringsten Schmerzwahrnehmung wird aufgesucht. Der Patient soll dabei alle Bewegungsrichtungen Sagittal-, Frontal- und Transversalebene beachten und kann das Suchen der Position auch als ein „Herumwickeln" um den Schmerzpunkt verstehen lernen.

In der schmerzfreien Stellung wird der Tenderpunkt mit dem Finger gehalten. Der Patient atmet entspannt und ruhig ein und aus. Der Fingerdruck darf dabei keine Schmerzen auslösen, es soll nur eine ganz sanft haltende Berührung stattfinden. Die Übung wird für mindestens 90 Sekunden durchgeführt. Anschließend muss eine sehr langsame Rückbewegung in die Neutralposition durchgeführt werden. Der Schmerzpunkt wird, wie beim Aufsuchen, mit einem vergleichbaren Druck nachgetestet. Der Schmerz sollte um mindestens 70 % nachgelassen oder sich sogar aufgelöst haben. Anderenfalls kann die Übung wiederholt werden.

Übung für einen Tenderpunkt am Kopf (➤ Abb. 30.20) Der Monitorfinger hält den Punkt so, dass er deutlich spürbar ist. Mit einem Finger der anderen Hand wird nun die Kopfhaut aus 1–2 cm Entfernung leicht zu diesem Punkt hin verschoben, bis eine Schmerzreduktion von mindestens 70 % spürbar ist. Im Idealfall sollte sich der Tenderpunkt nicht mehr unangenehm anfühlen.

Während des eigentlichen Übens wird die Kopfhaut mit der Ausatmung auf den Punkt zu und mit der Einatmung zurück in die Ausgangslage bewegt. Entsprechend des individuellen Atemrhythmus des Patienten wird die Übung 1–2 Minuten lang durchgeführt. Beim Retest sollte die Empfindlichkeit um mindestens 70 % reduziert sein, ansonsten kann die Übung wiederholt werden.

Einbinden in funktionale Behandlungskonzepte

Die folgenden Übungen sind angelehnt an das funktionale-Behandlungskonzept nach Johnston (Johnston 2003).

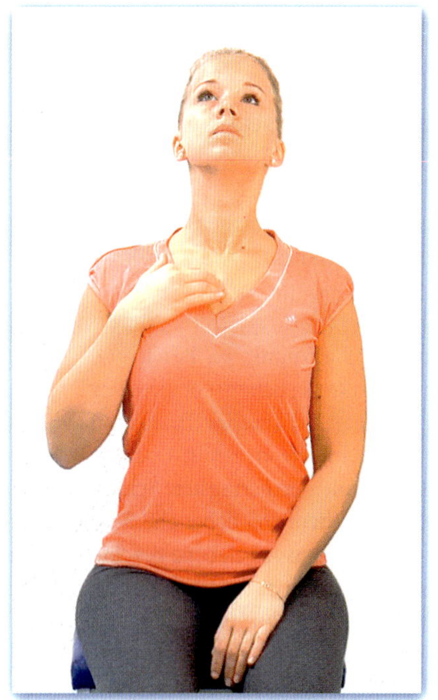
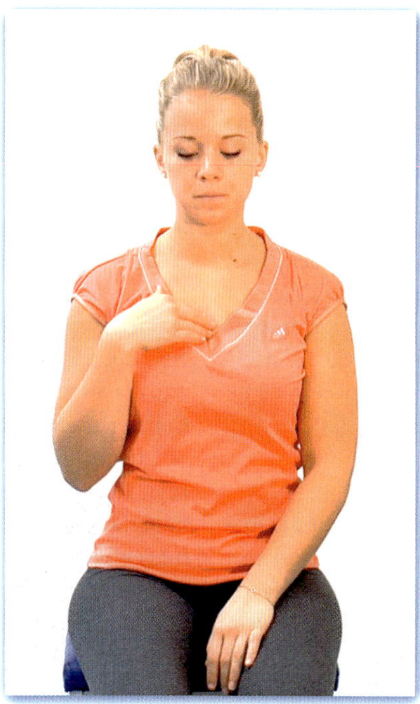
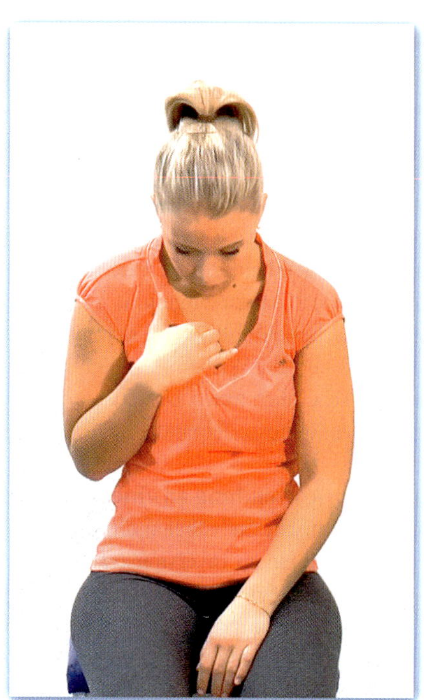

Abb. 30.19 Beispiel für den AT2-Strain-Counterstrain-Tenderpunkt. [P203]

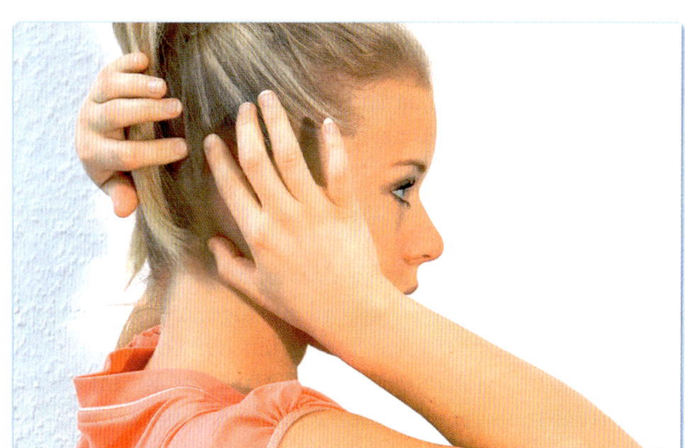

Abb. 30.20 Tenderpunkt am Kopf. [P203]

Übung für lateralen Spannungskopfschmerzen (➤ Abb. 30.21) Mit sanftem Druck auf die Parietalia wird getestet, ob sich diese besser nach kranial bzw. nach kaudal verschieben lassen. Der Patient wird darauf hingewiesen, dass das Verschieben nur bis zum ersten Auftreten von Spannung ausgeübt werden soll. Anschließend wird ausgetestet, ob die Ein- oder Ausatmung die angenehmere Verschiebungsposition noch weiter verbessern kann. Diese angenehmere Atembewegung wird mit der angenehmen Verschiebungsrichtung bewegt und während der anderen Atemphase in die Normallage zurückbewegt. Die Übung wird 1–2 Minuten durchgeführt. Beim Retest werden beide Bewegungsrichtungen nachgetestet. Häufig lassen sich laterale Spannungskopfschmerzen mit entsprechender osteopathischer Eigenbehandlung auflösen.

Übung mit Ear Pull bei Kopfschmerzen (➤ Abb. 30.22) Kopfschmerzen mit Beteiligung der Temporalia und des Tentoriums können mittels eines sanften Zugs an den Ohrmuscheln, die beidseits vorsichtig, aber bestimmt umfasst werden, nach anteriolateral bzw. posterolateral behandelt werden. Danach wird der Test an den Ohren gegensinnig für die beiden Zugrichtungen getestet. Die angenehmste der vier Bewegungsmöglichkeiten stellt dann die Übungsrichtung dar, die wiederum mit der angenehmeren Atemphase kombiniert und für 1–2 Minuten beübt wird. Die Nachtestung aller vier Bewegungsrichtungen sollte ein Release für die Patienten deutlich spürbar werden lassen.

Übung bei Kiefergelenkproblemen und kraniomandibulärer Dysfunktion (CMD) (➤ Abb. 30.23, ➤ Abb. 30.24) Die folgende Übung eignet sich insbesondere als Hausaufgabe für CMD-Patienten mit Bruxismus. Mit entspannter Kiefermuskulatur („Unterkiefer hängen lassen") werden die unten abgebildeten folgenden Bewegungsrichtungen ausgetestet: Unterkiefer nach lateral links/rechts, Unterkiefer nach anterior/posterior, maximale Mundöffnung/Okklusion mit leichtem Druck. Die angenehmste der sechs Bewegungsmöglichkeiten ist die Übungsrichtung, die anschließend noch auf die angenehmere Atemphase (Ein- oder Ausatmung) getestet wird.

Die Übung der angenehmsten Bewegungs-Atemphasen-Kombination wird für 1–2 Minuten durchgeführt, wobei in der entgegengesetzten Atemphase immer in die Neutralstellung des Kiefers zurückgeführt wird. Nach Beendigung der Übung werden alle sechs Bewegungsrichtungen nachgetestet.

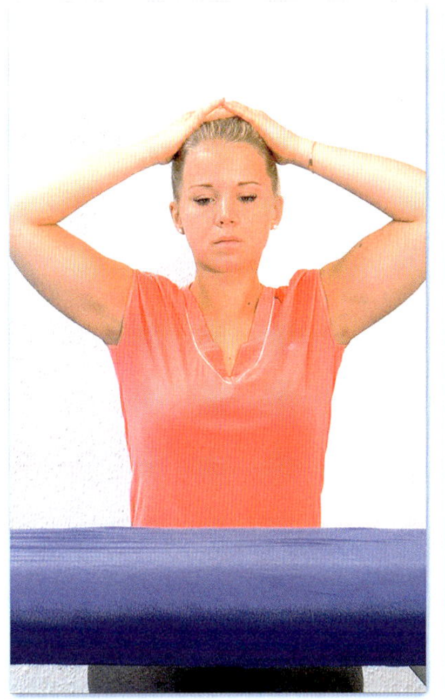
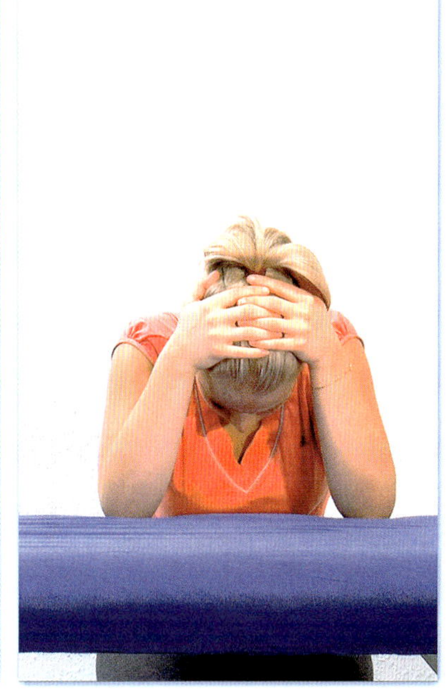

Abb. 30.21 Übung (frei oder aufgestützt) bei lateralem Spannungskopfschmerz. [P203]

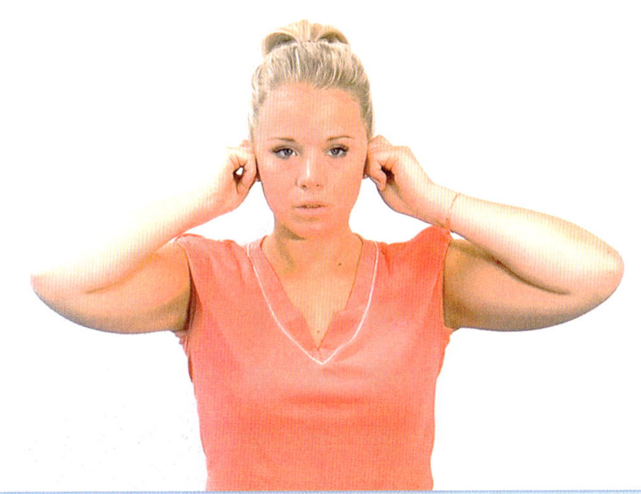

Abb. 30.22 Ear-Pull-Technik bei Kopfschmerzen. [P203]

Variante mittels Strain-Counterstrain-Technik Bei Vorhandensein eines Triggerpunkts im Bereich des Kiefergelenks oder auch der Kaumuskulatur kann ein Finger darauf platziert und so stark gedrückt werden, dass ein leichter Schmerz entsteht. Anschließend wird der Unterkiefer in die angenehmste Position eingestellt und für 1–2 Minuten entspannt geatmet. Während der Übung wird der Druck vermindert. Beim Retest wird darauf geachtet, ob sich der Schmerz noch genauso leicht provozieren lässt oder eine deutliche Schmerzreduktion spürbar ist.

30.3.3 Zentrierungsübung

30

Die Übung nimmt eine Sonderstellung ein und ist ein Beispiel für eine Einbindung in die Idee der **osteopathischen Biodynamik.** Diese Übung stärkt die Mittellinienfunktion im Organismus. Sie stellt Ansprüche an die Achtsamkeit der Patienten auf den eigenen Körper und ist evtl. nicht von allen Patienten zu bewerkstelligen. Für diese Übung spielen vermutlich neurowissenschaftliche Aspekte wie die Extinktion eine Rolle. Unter **Extinktion** versteht man ein zusätzliches Lernen, das z. B. eine Schmerzemotion mit einem anderen als dem Schmerzgefühl – mit einem Gefühl der höheren Warte (eversives Gefühl) – verknüpft (➤ Kap. 13.5).

Die **Übungsanweisung an einen Patienten** könnte lauten:

„Testen Sie Ihre innere Balance. Stellen Sie sich dazu in den schulterbreiten Stand, die Füße möglichst parallel. Die Knie sollten minimal gebeugt sein, sodass Sie Ihr Kreuzbein fallen lassen können. Die Wirbelsäule sollte sanft aufgerichtet sein, der Kopf wird leicht und strebt mit dem höchsten Punkt am Kopf leicht nach oben (auf der Schädelmitte etwas nach hinten gelegen – entspricht dem Akupunkturpunkt ‚Bai hui'). Verlagern Sie Ihr Körpergewicht nun stärker auf den rechten Fuß und beobachten Sie, wie weit Ihnen dies ohne Schwierigkeiten möglich ist. Verlagern Sie das Körpergewicht dann wieder in die Mitte zurück. Halten Sie kurz an und testen Sie die linke Seite. Vergleichen Sie rechts und links und stellen Sie fest, ob sich die beiden Seiten ungefähr gleich anfühlen oder ob es deutliche Unterschiede gibt. Wenn ja, sollten Sie die folgende Übung (➤ Abb. 30.25) auf jeden Fall ausprobieren!

Bleiben Sie in der vorgegebenen Stellung im schulterbreiten Stand. Halten Sie die Augen sanft geschlossen oder einen Spalt breit geöffnet mit Blick nach unten. Lenken Sie Ihre Wahrnehmung nun auf Ihren Kopf. Ganz mühelos sollten Sie sofort einen ‚Punkt' am

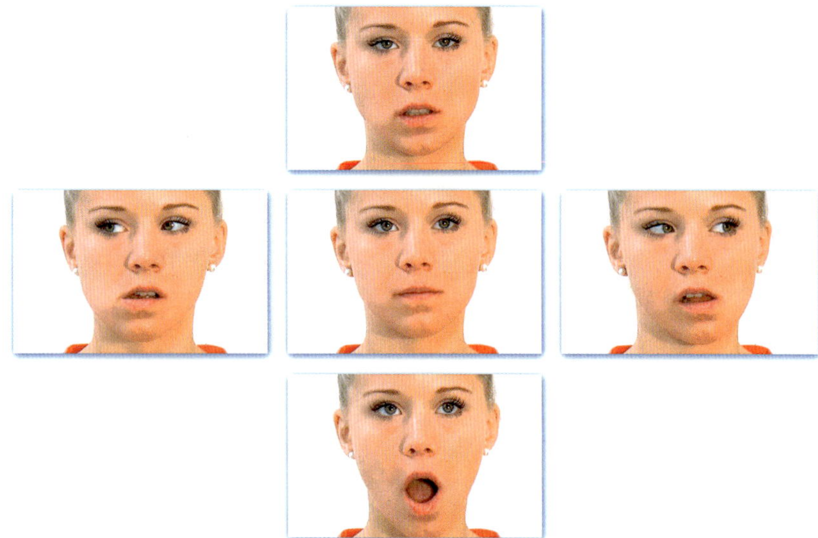

Abb. 30.23 Lateral links/rechts, Normalstellung und Mundöffnung/Okklusion. [P203]

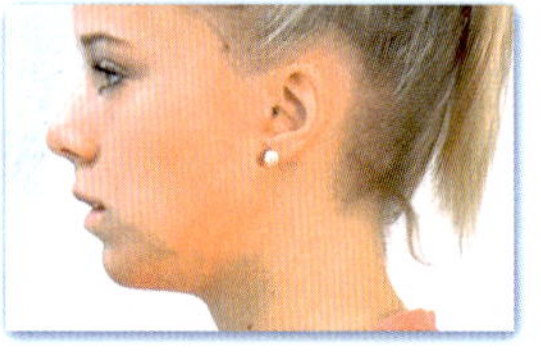
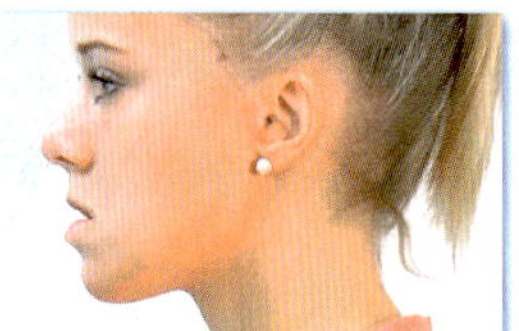
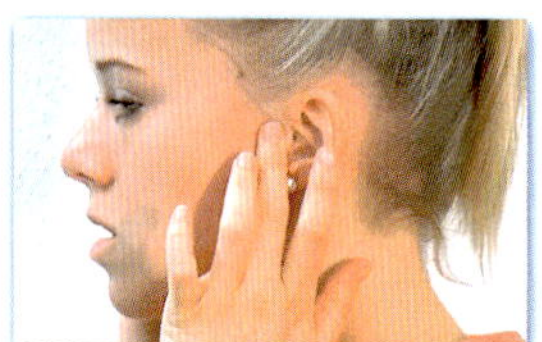

Abb. 30.24 Anterior/posterior und Kiefergelenk-TP. [P203]

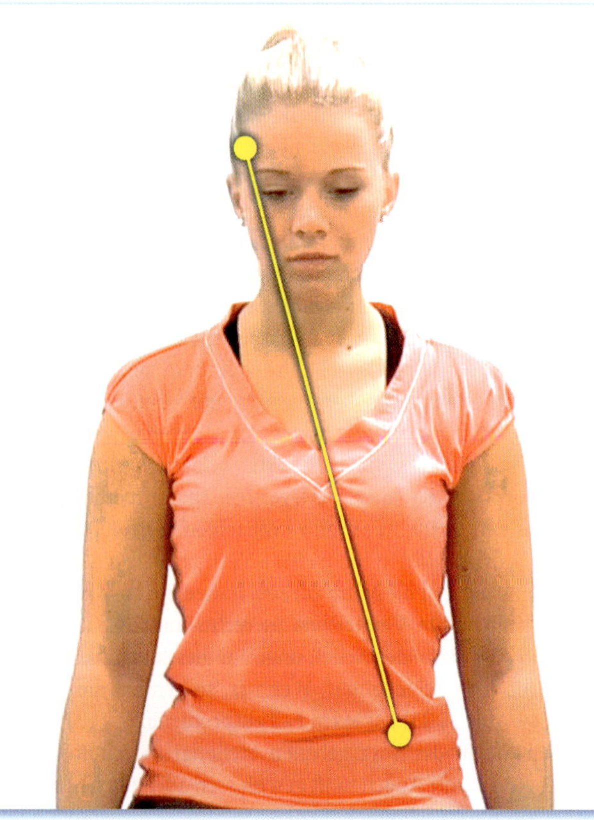

Abb. 30.25 Zentrierung zweier Punkte. [P203]

Kopf finden, der Ihre Aufmerksamkeit auf sich zieht. Dies kann ein Zahn sein, ein Punkt auf der Schädeldecke, am Ohr usw. Nehmen Sie diesen Punkt sanft ins Gewahrsein und versuchen Sie, ihn genau zu spüren – in allen drei Raumdimensionen, also links-rechts, oben-unten, aber auch vorn-hinten. Bleiben Sie dabei ruhig und entspannt. Lassen Sie einen Teil der Aufmerksamkeit beim Spüren des Luftstroms in der Nase. Finden Sie jetzt einen zweiten Punkt am Körper, außerhalb des Kopfes, dieser liegt häufig auf der gegenüberliegenden Seite des Punkts, den Sie am Kopf gefunden haben. Er kann aber auch auf der gleichen Seite zu finden sein! Nehmen Sie jetzt beide Punkte gleichzeitig (!) deutlich wahr und verbinden Sie die beiden Punkte mit einer Linie. Die Linie ist gedanklich vielleicht als Lichtstrahl vorstellbar. Halten Sie nun Ihre Achtsamkeit auf dieser Linie und beobachten Sie für einige Minuten, was passiert.

Wenn Ihre Gedanken abschweifen, führen Sie sie ganz einfach wieder sanft zu der Vorstellung dieser Linie zurück. Nach einiger Zeit scheint sich die Linie in Richtung der Mittelachse zu verschieben – dies geschieht häufig, aber nicht immer! Nach einigen Minuten sollte sich das innere Bild verändert haben, dann können Sie die Übung beenden. Strecken Sie dazu Ihre Knie, öffnen Sie die Augen und schütteln den ganzen Körper etwas aus. Sie sollten die Übung aber spätestens beenden, wenn Sie Ihnen zu mühselig oder zu langweilig wird! Dies sind auch die beiden Fälle, bei denen ich eine osteopathische Behandlung unterbreche, da sie ein Zeichen für mangelnde Achtsamkeit sind.

Wiederholen Sie den ersten Schritt und achten Sie auf Veränderungen. Wie fühlen Sie sich allgemein? Die Übung hat u. a. auch einen großen Einfluss auf unser vegetatives Gleichgewicht. Sie sollten sich entspannt, aber konzentriert fühlen, wie nach einem erholsamen Schlaf.“

YELLOW FLAG

- Keine Besserung der Symptomatik
- Schlechte Compliance
- Fehlende Achtsamkeit
- Verstärkung der Beschwerden
- Auftreten von anderen/neuen Beschwerden

Zusammenfassung

- Die osteopathische Selbstbehandlung ist unter Anleitung leicht zu lernen.
- Die individuelle Gestaltung von Eigenübungen ist möglich.
- Die Übungen sind für Kinder ab 5 Jahre geeignet.
- Wiederholungen verbessern das Bewegungsverhalten.
- Das Durchführen der Übungen ist ungefährlich.
- Gute Integrierbarkeit in osteopathische Behandlungskonzepte.
- Nachhaltige Verringerung von Rezidiven.

LITERATUR

Barral JP. Botschaften unseres Körpers. München: Irisana, 2006.
Barral JP. Die Sprache unserer Gelenke. München: Irisiana, 2014.
Becker R. Stille des Lebens. Pähl: Jolandos, 2000. Kap. 17.
Chaitow L. Positional Release-Techniken. München: Urban & Fischer, 2003. S. 126.
Ewen B. Osteopathische Verfahren und osteopathische Medizin. Manuelle Medizin. 2013; 51: 291–294.
Forte M. Grundgedanken zur funktionellen Medizin nach Forte. Manuelle Medizin. 2009; 47: 418–422.
Fulford RC. Touch of Life. New York: Pocket books, 1996. p. 173 et seqq.
Greenman PE. Lehrbuch der Osteopathischen Medizin. Heidelberg: Karl-Haug-Verlag, 1998. S. 500 ff.
Hartmann C (Hrsg.). Das große Still-Kompendium. Pähl: Jolandos, 2005. S. I–16.
Hartmann C (Hrsg.). Das große Sutherland-Kompendium. Pähl: Jolandos, 2008. S. I–20.
Johnston WL. Functional technique: An indirect method. In: Ward RC (ed.). Foundations for Osteopathic Medicine. 2nd ed. Philadelphia: Lippincott, Williams & Wilkins, 2003. pp. 852–880. Jones LH. Strain-Counterstrain: Osteopathische Behandlung der Tenderpoints. München: Urban & Fischer, 2005.
Klein T, Schöninger J. Osteopathie – Surfen im Körper. Augsburg: Med-Ko Verlag, 2007. S. 122 ff.
Myers TW. Anatomy Trains. München: Urban & Fischer, 2004.
Owen N, Bauman A, Brown W. Too much sitting: a novel and important predictor of chronic disease risk? Br J Sports Med. 2009; 43: 81–83.
Rajendra Acharya U, Paul Joseph K, Kannathal N et al. Heart rate variability: a review. Med Biol Eng Comput. 2006; 44 (12): 1031–1051.
Seebeck T. Die osteopathische Selbstbehandlung. Lohne: Lotus-Press, 2014.
Stone G. Warum manche Menschen nie krank werden. München: Heyne, 2012. S. 56 ff.
Tempelhof S. Osteopathie. München: Gräfe & Unzer, 2008.
Trowbridge C. Andrew Taylor Still. Pähl: Jolandos, 2006. S. 182.

KAPITEL

31

Rupert Lebmeier

Osteopathie und andere komplementäre/traditionelle Methoden

Von der Schulmedizin fordern wir Komplementärmediziner den Blick über den Tellerrand ein. Doch auch komplementäre Maßnahmen gewinnen mit einem 360-Grad-Blick: Welche weiterführenden Maßnahmen kann mir eine andere komplementäre Therapie bieten? Brauche ich die Hilfe der klassischen Schulmedizin?

Oft fehlt den Behandlern in beiden Lagern ein gewisses Maß an Demut. Es darf nicht passieren, dass ein Patient mehrfach ohne Besserung an der Wirbelsäule manipuliert und dabei die Ursache – eine doppelseitige Lungenembolie – übersehen wird.

Mehr und mehr Ärzte wenden neben ihrer klassischen schulmedizinischen Ausbildung naturheilkundliche Verfahren an. Das Bedürfnis der Patienten nach einer naturheilkundlichen Therapie ist groß. Umgekehrt erfahren Mediziner in manuellen Verfahren, Akupunktur, Phytotherapie oder Homöopathie wertvolle Hilfen im Praxisalltag und für den Patienten.

In diesem Kapitel werden für den Osteopathen sinnvolle, gut erlernbare und durchführbare Verfahren – komplementäre und traditionelle Methoden – beschrieben, die in den Behandlungsplan integriert werden können.

31.1 Begriffsbestimmung

31.1.1 Komplementäre Medizin

Unter komplementärer Medizin versteht man „ergänzende Medizin". Ein Therapeut arbeitet komplementär, wenn zusätzlich zur konventionellen Therapie ergänzende oder erweiternde Heilverfahren Verwendung finden.

31.1.2 Schulmedizin

Unter Schulmedizin versteht man die Gesamtheit der diagnostischen und therapeutischen Maßnahmen sowie die zugrunde liegenden pathogenetischen Erklärungsmodelle, die in der Hochschulmedizin anerkannt und gelehrt werden.

31.1.3 Naturheilverfahren

Viele Naturheilverfahren beziehen sich auf sog. natürliche Heilmethoden, die sich aus der Tradition der Naturvölker entwickelten. Bereits in der Antike war die enorme Fähigkeit der Selbstheilungskräfte des menschlichen Körpers bekannt. Entstanden sind die heute anerkannten Naturheilverfahren aus den Erkenntnissen der traditionellen Medizin.

31.1.4 Traditionelle Methoden

Seit mehreren Jahrzehnten erleben traditionelle medizinische Methoden eine erhebliche Renaissance. Allen voran erlebte die aus China kommende **traditionelle chinesische Medizin** (TCM) in den westlichen Ländern einen Boom. Das ursprüngliche Verbreitungsgebiet umfasst den ostasiatischen Raum, insbesondere Vietnam, Korea und Japan, und wird dort unter dem Begriff **Oriental Medicine** betrieben. Die im Westen gebräuchliche Bezeichnung „traditionelle chinesische Medizin" enthält das im chinesischen bei diesem Ausdruck nicht verwendete Wort traditionell. Zu den therapeutischen Verfahren der chinesischen Medizin zählen vor allem Arzneimittel (Rezepturen aus Rohdrogen). Sie ist dort hinsichtlich der therapeutischen Reichweite die bedeutendste Methode einschließlich Akupunktur (inkl. Moxibustion), Bewegungsübungen wie Qi-Gong oder Thai-Chi, Diätetik und Massagetechniken.

Die traditionelle indische Medizin **(Ayurveda)** ist ebenfalls seit Jahrtausenden kulturell verankert. Das Wort leitet sich aus der altindischen Sanskritsprache ab und bedeutet wörtlich „das Wissen vom Leben“. In Indien und den angrenzenden südasiatischen Staaten ist Ayurveda staatlich anerkannt und der konventionellen Medizin rechtlich gleichgestellt. Hinsichtlich seiner Herangehensweise ist es von salutogenetischen Prinzipien durchdrungen und trotz der jahrtausendealten Tradition hochmodern.

In der **westlichen Medizin** gilt **Hippocrates von Kos** (460–377 v. Chr.) als Begründer und Urvater der traditionellen Medizin. Zu seiner Zeit wurden vier Körpersäfte unterschieden und den Organen, in denen sie gebildet wurden, zugeordnet:

- Luft – das Blut aus dem Herzen
- Wasser – der Schleim aus dem Gehirn
- Feuer – die gelbe Galle aus der Leber
- Erde – die schwarze Galle aus der Milz

Eine harmonische Mischung und Verteilung **(Eukrasie)** wurde als Grundlage der Gesundheit verstanden. Störungen der Zusammensetzung und Verteilungen **(Dyskrasie)** bildeten dagegen den Nährboden für Krankheiten.

Heute verwenden wir den Begriff **Ordnungstherapie** für diese Form der Maßnahme. Die Säftelehre lieferte auch die Begründung für die Therapie der Evakuationstechniken wie Aderlass, Schröpfen, Blutegeltherapie, Abführen, Fasten, Erbrechen und Schwitzen.

Alfred Pischinger (1899–1982) entwickelte das alte **System der Säftelehre** weiter. Aufbauend auf Beschreibungen von Vordeux (1767), Reichert (1845) und Buttersack (1912) geht Pischinger von vernetzten kybernetischen Strukturen im Organismus aus (Pischinger und Heine 2004). Der Zellbegriff ist damit eine morphologische Abstraktion, die biologisch betrachtet nicht ohne das Lebensmilieu der Zelle gesehen werden kann. Er schuf damit den Begriff der **Grundregulation.**

31

> Auch wenn uns aus heutiger Sicht das Prinzip der Humoralmedizin primitiv anmutet, so lässt sich doch feststellen, dass dem Denkansatz eine zutreffende Erfahrung innewohnt. Die früher allgemein als Säfteverunreinigung beschriebenen Zustände lassen sich inzwischen gut biochemisch nachweisen (Matejka 2009).

31.2 Grundlagen der biologischen Medizin

Die Grundlagen für ein ganzheitliches naturwissenschaftliches Verständnis von Gesundheit und Heilung wurden in der zweiten Hälfte des 19. und der ersten Hälfte des 20. Jahrhunderts gelegt, insbesondere in der Homöostase- und Regulationsforschung, der Chronobiologie, der Biometeorologie sowie durch die Entwicklung biologischer Feldtheorien in der Embryologie. Den Beginn dieser Entwicklung kann man bei der Arbeit des französischen Physiologen **Claude Bernard** (1813–1870) ansetzen (Bischof 2004.). Bernard, der als Begründer der experimentellen Medizin und der modernen Physiologie gilt, entwickelte mit dem Konzept des **„inneren Milieus“** eine physiologische Grundlage für das alte Konzept der „inneren Krankheitsursache“.

31.2.1 Bindegewebe – Verknüpfung und Information

Das **System des Bindegewebes** mit all seinen Vernetzungen bis hin in die kleinsten Einheiten wird im Rahmen der osteopathischen Ausbildung ausdrücklich betont und in das Behandlungskonzept eingebaut. Still war einer der Ersten, der die grundlegende Bedeutung des Fasziensystems erkannte und in die Therapiemaßnahmen aufnahm.

Wirkprinzip naturheilkundlicher Ganzheitstherapie

Die Basis der biologischen Medizin ist das Grundsystem nach Pischinger; dies trifft in besonderem Maße auf die osteopathische Therapie zu.

Virchow betrachtete die Zelle als kleinsten gemeinsamen funktionellen Nenner des Organismus. *„Das Virchow'sche Zellularparadigma ist in der modernen Medizin deshalb so erfolgreich geworden, weil sich insbesondere bei akuten und durch Mikroorganismen verursachten Erkrankungen einzelne objektivierbare Ursachen finden und eliminieren lassen. Die Berücksichtigung kybernetischer Zusammenhänge zwingt jedoch, den Boden monokausalen Denkens zu verlassen. Denn zumeist ist bei biologischen Systemen kein kausaler Zusammenhang zwischen steuernden Eingaben einerseits und Ergebnissen an den Ausgängen andererseits zu beobachten“* (Heine 2015, S. 20). Es ist jedoch nicht die Zelle, sondern die Zelle mit dem sie umgebenden Milieu (➤ Abb. 31.1).

Dieser **Pischinger-Raum** ist das entscheidende Wirk- und Umfeld. Dieses Milieu ist vermutlich die wissenschaftliche Grundlage der biologischen Medizin. Das Bindegewebe spielt in der Ganzheitsmedizin eine zentrale Rolle. Es ist ein den ganzen Organismus durchziehendes Organ- und Regulationssystem. Das **Bindegewebe,** das alle Räume zwischen den Organzellen ausfüllt, besteht außer aus Fasern mit struktureller (stützender und verbindender) Funktion wie Kollagenen und Elastinen auch aus Zellen – neben den Fibrozyten und Fibroblasten sind die frei beweglichen Zellen, wie Mastzellen, Wanderzellen, Histiozyten, eosinophile Zellen, Plasmapigment- und Fettzellen zu nennen – sowie der von den Fibroblasten gebildeten Grund- und Interzellulärsubstanz (auch Interstitium oder ECM genannt).

Die **extrazelluläre Matrix** (ECM) ist ein jeder Zelle vorgeschaltetes Molekularsieb mit den wichtigsten Komponenten wie Proteoglykanen und Glykosaminoglykanen. Die Grundsubstanz besteht aus hochpolymeren Zucker-Protein-Komplexen, hauptsächlich Proteoglykanen und Glucosaminen, sowie Strukturglykoproteinen. Diese biochemisch und biophysikalisch definierte Grundsubstanz stellt die Basis der Homöostase dar. Der funktionelle Kontext wurde von Pischinger erkannt und später von Heine (ab 1983) fortgeführt.

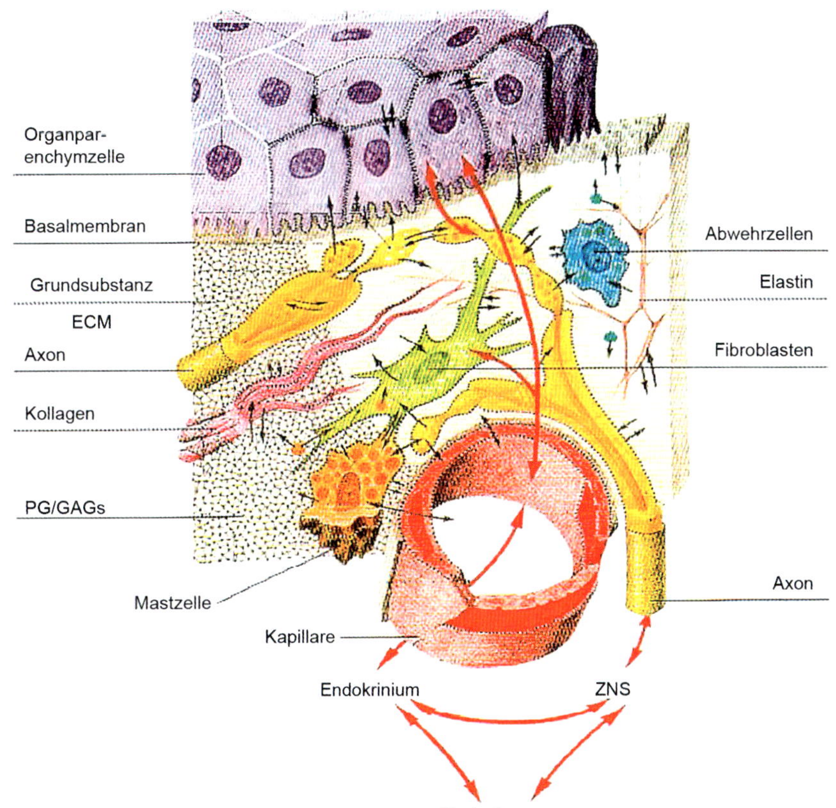

Abb. 31.1 Schema der Grundregulation. Wechselseitige Beziehungen (Pfeile) zwischen Endstrombahn (Kapillaren, Lymphgefäße), ECM (Grundsubstanz, PG/GAG-Netz), terminalen vegetativen Axonen, Bindegewebszellen (Mastzellen, Abwehrzellen, Fibroblasten usw.) und Organparenchymzellen. Epitheliale und endotheliale Zellverbände sind von einer zur ECM vermittelnden Basalmembran unterlagert. Jede Zelloberfläche trägt einen Zuckeroberflächenfilm (Glykokalyx; gestrichelte Linien), der zur ECM vermittelt. Die ECM ist über die Endstrombahn an das Endokrinium, über die Axone an das ZNS angeschlossen. Der Fibroblast ist das stoffwechselaktive Zentrum in der Peripherie. ECM = extrazelluläre Matrix, PG = Proteoglykane, GAG = Glykosaminoglykane, ZNS = zentrales Nervensystem. [G562]

Die Gesamtheit der ECM (ungeformtes und geformtes Bindegewebe) macht ca. 30 % des Körpergewichts aus und ist damit das größte Organ im Körper.

Im Zellzwischenraum der ECM haben auch die vegetativen Nervenfasern ihre Endausbreitung. Somit ist das Bindegewebe direkt an das Zentralnervensystem (ZNS) und über die Endstrombahn an das Endokrinium, wobei mechanische Reize detektiert und weitergeleitet werden können, angeschlossen. Dadurch entsteht ein **körperweites Informationsnetz,** das über die vegetativen Fasern an das ZNS und Hormonsystem gekoppelt ist. Es gibt die These, dass eine Reaktion aber erst dann erfolgt, wenn ein entsprechender mechanosensibler Reiz ausgeübt wird.

Das **lymphatische System** entspringt aus dem interstitiellen Raum. Um die Doppelfunktion, nämlich Stoffwechselprodukte und immunkompetente Zellen bereitzustellen und zu transportieren, zu gewährleisten, sind folgende Voraussetzungen erforderlich: ausreichende Zufuhr von Nährstoffen, insbesondere über die Nahrungsaufnahme, aber auch gut funktionierende Ausleitungsmechanismen. Dabei spielen Darm, Haut, Niere, Lunge und Leber die Hauptrolle. Bei übermäßiger Zufuhr von Substanzen, die die Verstoffwechselung und Ausscheidungskapazität überfordern, lagern sich Stoffwechselendprodukte ab. Betroffen sind dann insbesondere das Bindegewebe und die Basalmembran.

Der menschliche Organismus ist nach Pischinger ein energetisch offenes System. Die Grundsubstanz – das die Zellen umgebende Milieu – spielt sowohl in der Versorgung der Zellen mit Nährstoffen als auch im Abtransport von Stoffwechselprodukten sowie in der Immunabwehr eine Hauptrolle. Es steht in engem Zusammenhang mit Nerven, Gefäßen und Hormonen (Ploss 2012)

31.2.2 Säure-Basen-Regulation

Der Säure-Basen-Haushalt spielt in der Schulmedizin eine andere Rolle als in der Naturheilkunde. Für die streng schulmedizinische Fraktion ist die Diagnostik und Therapie der Säure-Basen-Verhältnisse der Klinikmedizin und hier üblicherweise der Intensivmedizin vorbehalten und an schwerwiegende und lebensbedrohliche Erkrankungen gekoppelt. Der Begriff **chronisch latente Azidose** oder **Gewebeazidose** existiert hier praktisch nicht. Dementsprechend finden sich auch keine zitierfähigen Veröffentlichungen in der schulmedizinischen Literatur. Selbst im „Lehrbuch Faszien" von Schleip et al. (2014) finden sich hierzu keine wesentlichen richtungsweisenden Hinweise, obwohl gerade das muskuläre System mit sämtlichen Komponenten – und hier gerade das Bindegewebe – von der latenten Azidose betroffen ist und wir aus der täglichen Praxis um diese Problematik wissen.

Der Idealzustand, bei dem das Blut im idealen Säure-Basen-Gleichgewicht fließt und humoralpathologisch in den Geweben nichts Krankhaftes festzustellen ist, besteht heute eigentlich nur noch beim frisch geborenen Säugling. Voraussetzung ist ein unauffälliger Schwangerschaftsverlauf unter entsprechend guten Bedingungen (Worlitschek 2008).

Der **Blut-pH-Wert** ist eine Größe, die der Organismus mit allen Mitteln und bis zuletzt konstant hält. Unter den im ambulanten Bereich recht häufig auftretenden latenten Azidosen versteht man einen Zustand, bei dem der pH-Wert des Bluts noch konstant gehalten wird, die Kapazität der Blutpuffer aber schon gefährlich gesunken ist. Bei länger andauernder Überbeanspruchung der Puffersysteme meist in dieselbe Richtung (zur Azidose hin) können sich die Reserven erschöpfen. Dann erreicht der bekannte Basenüberschuss Null oder wird negativ. Damit hat dann bereits eine Übersäuerung des Interstitiums oder des intrazellulären Milieus begonnen, wobei nach wie vor der aktuelle Blut-pH-Wert normal sein kann.

Eine **latente Azidose** ist heute nahezu Normalzustand. Dabei besteht keine Änderung des pH-Werts, aber eine kompensatorische Minderung der Pufferbasen. Krankheitssymptome sind selten zu finden. Eine **chronische Azidose** findet sich z. B. vor allem bei chronischen Rheumapatienten, beim Weichteilrheuma oder der Fibromyalgie. Auch degenerative Erkrankungen haben ihren Beginn in diesem Stadium.

Der Organismus besteht aus **drei Kompartimenten:**

- Zirkulation (mit dem **vasalen System,** z. B. den Blutgefäßen und Lymphsystemen)
- Grundsubstanz (mit Matrix und **interstitiellem System)**
- Zellen **(intrazelluläres System)**

31 Allen Zellen vorgeschaltet ist die sie umgebende **Matrix-Grundsubstanz,** ein Maschenwerk aus hochpolymeren Zuckerproteinkomplexen. Diese Proteine bilden ein Molekularsieb, über das der gesamte Stoffaustausch über eine Transitstrecke erfolgt. Für den Säure-Basen-Haushalt sind die negativen Ladungen der Matrix-Zuckeroberfläche der Zellen und der Proteinstrukturen wichtig, dadurch können sie überschüssige Protonen im Sinne einer Pufferung auffangen (Heine 2015).

In den verschiedenen Kompartimenten können Säuren unterschiedliche Wirkungen entfalten, d. h., es ist nicht einerlei, ob Säuren intra- oder extrazellulär vorkommen. Intrazelluläre Säuren entziehen sich messtechnisch den Elektroden, zugleich aber auch weitgehend den körpereigenen Erkennungs- und Eliminationsmechanismen. Eine Ausnahme bildet hier das lockere Bindegewebe, die Grundsubstanz nach Pischinger, die eine enorme Säurebindungskapazität aufweist (Stossier 2003). Durch eine Azidose **verschlechtert sich die Funktion der ECM** als Molekularsieb und eigentlicher Regulator des Stoffwechsels. In der Folge entwickelt sich eine Vielfalt vegetativer funktioneller und psychischer Symptome ohne eindeutige Hinweise auf die Ursache.

Mit den Lebensmitteln führen wir letztlich auch saure oder basische Valenzen zu. Enthält die Nahrung **zu viel Säurevalenzen** oder entstehen durch **Fehlverdauungsprozesse** (Gärung, Fäulnis) mehr saure Valenzen als durch die ursprüngliche Menge und Qualität der Verdauungssäfte neutralisierbar sind, müssen Reserven mobilisiert werden, um

- aggressive Säuren zu verhindern und
- die Verdauung im Darm einigermaßen ordnungsgemäß ablaufen zu lassen.

Durch die Produktion von Säuren und Basen im Magen und den Transport von Blut durch den gesamten Organismus können vor allem in der Grundsubstanz Säurevalenzen neutralisiert und über Leber und Niere eliminiert werden. Dieses **Basenfluten** ist im Organismus messbar, wo Tageskurven einen zirkadianen Rückblick erkennen lassen. Das Verhältnis Leber zur Niere zur Elimination der Basen beträgt 1:24, d. h., die Leber schafft in einer Stunde so viel wie die Niere in 24 Stunden.

Grundlegende Voraussetzung für die Umwandlung ist eine ausreichende Sauerstoffversorgung der Zellen. **Sauerstoffmangel** führt im Darm zu Blockierungsprozessen und belastet die Säure-Base-Balance dahingehend, dass auch mehr Säuren gebildet werden und

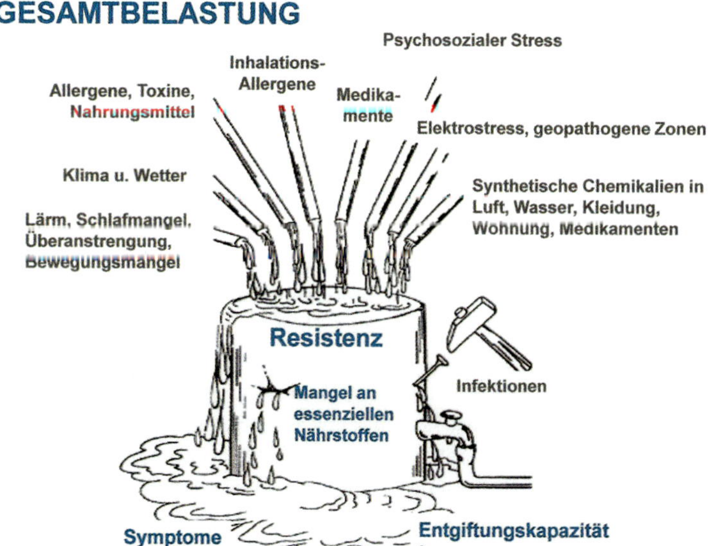

Abb. 31.2 Multiple Faktoren führen zu einer Azidose im ECM und einer Verschlechterung der Situation im Molekularsieb, der Regulationsstelle des Zellstoffwechsels. Dies ist wiederum die Ursache einer Vielfalt vegetativer, funktioneller und psychischer Symptome. [V728]

damit der Verbrauch an basischem Bikarbonat steigt. Zugleich wirken die kollagenen Fasern des Bindegewebes als Zwischenspeicher.

Ein **Mangel an Bikarbonat** – wie er z. B. indirekt auch durch die langanhaltende Einnahme von Säureblockern hervorgerufen werden kann – bedeutet, dass Ammoniak durch eine Ketonsäure und über die Niere ausgeschieden werden muss (Stossier 2003). Besonders gefährdet sind deshalb auch ältere Menschen, die unter einer latenten Nierenschwäche leiden.

Ursachen für Azidosen können endogener oder exogener Natur sein.

Endogen:

- Kardinalfehler der Ernährung nach F. X. Mayr (➤ Kap. 31.3.2) (mangelnde Esskultur, dadurch Induktion von Fehlverdauung)
- Bildung großer Säuremengen durch Gärung (Fäulnis im Verdauungsapparat)
- Erkrankungen endogener Drüsen wie Diabetes mellitus, Hepatopathien usw.
- Nierenunterfunktion
- Magenunterfunktion (Ausfall des Basenflutens)

Exogen (➤ Abb. 31.2):

- Ernährungsbedingte Basenmängel bei zu geringem Frischkostanteil und fehlerhafter Zubereitung (falsche Küchentechnik).
- Übermäßige Eiweißzufuhr (Fleisch, Fisch, Käse, Kraftsport mit Eiweißzufuhr), wodurch ein Zuviel an Säuren gegenüber Basen entsteht.
- Fehlverarbeitung von Kohlenhydraten und Fetten, wodurch organische Säuren (Ketosäuren, Milchsäure usw.) entstehen.
- Unterschiedliche Situationen wie Hunger, Fieber, Diarrhö, Hepatopathien, Hypoxämie bei Herzinsuffizienz, Vergiftung, Erstickung, körperliche Belastung, zerebrale Durchblutungsstörungen, exogene Toxineinwirkung sowie ganz allgemein Stress und vieles andere mehr haben eine bedeutende Rolle bei der Entstehung von Azidosen. Auch Fasten führt per se zur Fastenazidose

In der Praxis lassen sich Messung hinsichtlich des Säure-Basen-Haushalts mit den Methoden nach Sander oder Jürgensen durchführen. Zu speziellen Problematiken des Säure-Basen-Haushalts und der Diagnostik wird auf die Fachliteratur verwiesen.

> Die Optimierung des Säure-Basen-Haushalts gehört unbestritten zu den wesentlichen Maßnahmen, die das System der Grundregulation beeinflusst. Dadurch können die Krankheitstendenzen, und zwar nicht nur im präventiven Sinn, beeinflusst, sondern auch zahlreiche chronische Erkrankungen durch komplementäre Maßnahmen behandelt werden. Diese Optimierung gelingt mithilfe der regulierenden und ausleitenden Maßnahmen.

31.3 Regulative Verfahren

Das Ziel der Regulationstherapie ist die Aufrechterhaltung der Homöodynamik und damit aller Funktionen (z. B. nervale, hormonale, humorale). Sie dienen damit auch dem Erhalt der Gesundheit.

Das **Konzept der Regulation** gehört zu den zentralen Konzepten der Ganzheitsmedizin. Hier geht es um die Vorstellung, dass der Organismus über eine selbsttätige biologische Regelung verfügt, die auf verschiedenen Systemebenen aktiv ist und auch eine Selbstheilungsfähigkeit einschließt. Diese Regulationsvorrichtungen garantieren einerseits die Erhaltung der lebendigen Einheit und Integrität des Organismus und seiner Strukturen, andererseits ermöglichen sie aber auch die gleichzeitige Offenheit für Übergänge in andere Phasen und Transformation in andere Strukturen und damit die Reaktion, Anpassung, Regeneration und Entwicklung des Organismus. Zu den wichtigsten deutschsprachigen Forschern in der Regulation gehörten u. a. Eduard Pflüger, Ferdinand Hoff, Günther Hildebrandt, Alfred Pischinger, Felix Perger und Otto Bergsmann (Bischof 2005).

Für die Osteopathie und in der Praxis hat sich eine Kombination von ausleitenden und regulatorischen Anwendungen insbesondere bei chronischen Krankheiten bewährt. Regulierend und kompensierend geben diese Therapien dem Körper wieder die erforderliche Kraft und Reserven zur Selbstheilung zurück.

Zu den **ausleitenden Verfahren** gehören Fasten, Schröpfen, Blutegeltherapie, Hydrothermotherapie und Peloide, bei den **regulierenden Verfahren** sind Akupunktur, Neuraltherapie und Homöopathie zu nennen.

31.3.1 Diagnostik

Wie bei schulmedizinischer Therapie stehen die Anamnese und die dazugehörige körperliche Untersuchung bei allen weiteren Maßnahmen an erster Stelle. Dabei ist die Konstitution des Patienten besonders zu berücksichtigen. Man unterscheidet zwei Typen:

- **Sthenische Konstitution** (griech.: sthenos = Stärke, Kraft, Macht), wobei üblicherweise eine Kraftfülle, möglicherweise gepaart mit zu viel Überschüssigem vorhanden ist (z. B. der Pykniker)
- **Asthenische Konstitution** mit Köperschwäche und Kraftlosigkeit und Bildern der Atonie (leptosomer Habitus)

Damit ergibt sich gleichermaßen die Schwäche des Konzepts, ob tonisierende Maßnahmen, also Energiezuleitung, angestrebt werden oder ausleitende Maßnahmen, eventuell mit trockenem oder blutigem Schröpfen, oder ein anderweitiges Verfahren zur Anwendung kommen soll. Hinsichtlich der Diagnostik folgt man auch in den Naturheilverfahren dem allgemeinen Trend und nutzt die Hilfe der **Apparatemedizin.** Beispiele aus der großen Anzahl der Möglichkeiten:

- **Elektroakupunktur nach Voll:** Mit schwachen Reizströmen an definierten Akupunkturpunkten wird die Leitfähigkeit des Gewebes und damit die Reaktionsfähigkeit des Akupunkturpunkts mit dem korrespondierenden Organ gemessen, womit eine Aussage über dessen Funktionszustand erreicht werden soll.
- **Bioresonanztherapie:** Hier wird unter Zuhilfenahme der körpereigenen elektromagnetischen Schwingungen gemessen, ob ein Unterschied zwischen den pathogenen und den physiologischen Schwingungen zu sehen ist.
- **Regulationsthermografie** (RTG) und **Infrarotthermografie** (Infrarot Regulations Imaging, IRI): wissenschaftlich fundierte Untersuchungsmethoden. Sie registrieren Temperatur und

Temperaturmuster der Körperoberfläche. Unter Einbeziehung eines definierten Kaltreizes liefert das Verfahren diagnostische Hinweise auf das Regulationsvermögen insgesamt sowie auf lokalisierte Funktionsstörungen.

Gerade die Kombination von Osteopathie mit den regulativen Maßnahmen verbessert nach den Erfahrungen des Autors das Ergebnis hinsichtlich des therapeutischen Erfolgs sichtbar.

> Entgiftung und Ausleitung steht zusammen mit der Regulation des Säure-Basen-Haushalts am Beginn jeder Basisregulationstherapie. Insbesondere bei chronischen Erkrankungen ist es therapeutisch unumgänglich, zuerst abgelagerte endogene und exogene Toxine im Mesenchym oder Bindegewebe mithilfe einer Entgiftungstherapie zu mobilisieren (Ploss 2012).
>
> *„Unbedingte Voraussetzung für einen gesunden Organismus ist die intakte Reaktionsfreudigkeit des Grundsystems"* (Pischinger 2004).

31.3.2 Ausleitende Heilverfahren

Die klassische europäische Medizin basierte bis zum Beginn der naturwissenschaftlichen Ära im Wesentlichen auf der Humoralpathologie. Diese verstand Krankheit als Störung des humoralen Milieus, d. h., Krankheiten entstanden aus fehlerhafter Beschaffenheit und Verschlackung der Körpersäfte (lat.: humores = Körperflüssigkeit).

> Ziel der naturheilkundlichen therapeutischen Strategien ist weniger die isolierte Organbehandlung als vielmehr die Korrektur am Milieu, die Reorganisation des Interstitiums, des Grundsystems als Nährboden für den Zellstoffwechsel. Hier gilt es, den richtigen Weg zu finden, dessen Optimierung im Idealfall zur Verbesserung sämtlicher Beschwerden führt.

Krankheitsursachen sind einerseits eine zu kaloriendichte Nahrungsaufnahme, kombiniert mit Bewegungsarmut. Wir sind mit Tausenden von Chemikalien, Wasser, Luft und Nahrungsmitteln, die sich mit dem freiwilligen Konsum von Nikotin, Alkohol, Kaffee und Süßigkeiten addieren, konfrontiert. Hinzu kommen darüber hinaus Medikamente.

Tatsache ist, dass **ausleitende Verfahren** im Vergleich zu vielen anderen Verfahren in der Naturheilkunde und Komplementärmedizin in klinischen Studien in ihrer Wirksamkeit besonders gut abschneiden. Hierzu gehört z. B. die **Fastentherapie,** wobei als Beispiel die rheumatoide Artiritis oder das metabolische Syndrom angeführt werden kann. Die **Blutegeltherapie** oder das **Schröpfen** gehört ebenso dazu. Genannt werden müssen aber auch Verfahren, die den „Drastika" zugeordnet werden wie das **Baunscheidt-Verfahren** und das **Kantharidenpflaster,** wobei dem letzteren eine gute Wirkung bei Spinalkanalstenose zugeschrieben wird.

Schröpfen, Blutegel, Fasten oder Purgieren finden sich nicht nur in der traditionellen europäischen Medizin (TEM), sondern ebenso in der ayurvedischen, arabischen, tibetischen, chinesischen und weiteren außereuropäischen Medizin- und Heilsystemen.

> Ausleitende Maßnahmen stellen nicht nur eine Basistherapie dar, sie sind grundsätzlich auch ein kausaler Ansatz zur Behandlung chronischer Zivilisationskrankheiten.

Fasten nach F. X. Mayr – Aktivierung der Selbstheilungskräfte

Fasten stellt das stärkste ausleitende Therapieverfahren dar, das wir kennen. Die Umstellung der Ernährung von außen auf Energiegewinnung von innen veranlasst den Körper, seine Depots zu entleeren (➤ Abb. 31.3).

Als Fastenpioniere der neueren Zeit sind die Amerikaner Fahrner und Dewey, der Russe Seeland und der Franzose Cuelpa zu nennen. In Deutschland kennen wir das Beispiel von Otto Buchinger (1878–1966), der mit Hilfe eines Fastenarztes von einer rheumatoiden Arthritis durch Fasten geheilt wurde.

„Wir leben davon, was wir verdauen können, nicht in erster Linie davon, was wir essen", sagte F. X. Mayr zu Recht. Unsere Kost ist im Allgemeinen zu reich an tierischen Fetten, an wertlosen Mono- und Disacchariden sowie an tierischem Eiweiß.

Die **Mayr-Prevent-Therapie** ist eine intensiv-diätetische, physikalische Behandlung. Sie dient der aktiven Gesundheitspflege, der

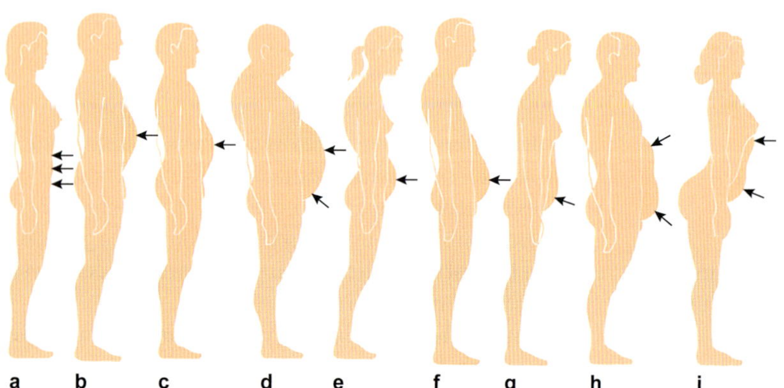

Abb. 31.3a–i Bauch- und Haltungsformen nach F. X. Mayr. **a:** Normalbauch und -haltung bei gesunder Frau. **b:** beginnender Gasbauch; Pfeil weist auf abnorme Oberbauchwölbung hin. **c:** eiförmiger Gasbauch; Verschlechterung gegenüber b (Habtachthaltung). **d:** kugelförmiger Gasbauch; extreme, durch Darmgase bewirkte krankhafte Bauchvergrößerung (Großtrommelträger). **e:** schlaffer Kotbauch; bedingt durch abnorme Inhaltsvermehrung in erschlafften Gedärmen (lässige Haltung). **f:** ausgeprägter schlaffer Kotbauch (Sämannshaltung). **g:** Spitzbauch; entzündlicher Kotbauch (Anlaufhaltung). **h:** schlaffer Gas-Kotbauch (beginnende Großtrommelträgerhaltung). **i:** entzündlicher Gas-Kotbauch (Entenhaltung). [W990/L271]

31

Verbesserung des Allgemeinzustands wie auch der Verbesserung und Heilung vieler Zivilisationsbeschwerden und -erkrankungen. Der Magen-Darm-Trakt wird soweit regeneriert, dass er vollwertige Nahrung mit all ihren wertvollen Bestandteilen wieder regelrecht verdauen und resorbieren kann. Das Stuhlverhalten normalisiert sich und Beschwerden werden gelindert oder Krankheiten sogar geheilt, bei denen oftmals kein Zusammenhang mit dem Verdauungstrakt vermutet wurde.

Das Therapiekonzept (4„S"-Therapiekonzept)

Bei der Mayr-Prevent-Therapie werden die vier Heilprinzipien gleichzeitig, individuell richtig und ausreichend lang zur Anwendung gebracht werden (Rauch 2005, Stossier 2003):

- Schonung
- Säuberung
- Schulung
- Substitution

Ein wichtiger Aspekt der Schulung ist **das Kauen.** Kauen ist einerseits eine mechanische Tätigkeit der Kaumuskulatur zur Zerkleinerung der aufgenommenen Nahrung; dadurch gelingt ein bewusstes Wahrnehmen der aufgenommenen Speisen. Über die Speicheldrüsen erhalten wir u.a. Amylase zur enzymatischen Aufspaltung; die Bakterienflora im Mund bildet andererseits noch zusätzlich eine immunologische Komponente. Kauen hat aber auch eine ganz besonders intensive Auswirkung auf das trigeminale System durch die intensive Beanspruchung des kraniomandibulären Systems.

Der **N. trigeminus** funktioniert wie ein Computer und erhält über seine afferenten Nervenfasern – primär aus dem Zahnhalteapparat, der Kaumuskulatur und dem Kiefergelenk – den Input in seine sensiblen Kerngebiete. Über die übergeordneten Nervenzentren kommt es zu einer Regulierung der Körperhaltung, was eine Rolle bei der Aufrechterhaltung des Gleichgewichts spielt. Somit ist die kraniomandibuläre Funktion von den Wechselwirkungen des N. trigeminus mit anderen Teilsystemen des neuralen Netzwerks abhängig. Umgekehrt kann jedoch eine kraniomandibuläre Dysfunktion (CMD) die neuralen Netzwerke im gesamten Körper negativ beeinflussen (Ridder 2014) (➤ Kap. 37.4).

Da viele Patienten bereits eine latente Azidose aufweisen und durch Fasten eine Azidose herbeigeführt werden kann, ist auch in diesem Rahmen die Zufuhr basischer Mineralien erforderlich, wodurch der Fastenerfolg verbessert wird (Witasek 1998).

Bauchbehandlung nach F. X. Mayr

Ein wesentlicher Bestandteil der Mayr-Prevent-Therapie ist die manuelle Bauchbehandlung, die durch den Osteopathen durch entsprechende Handgriffe ergänzt werden kann. Die manuelle Bauchbehandlung ist eine einfache, doch wirkungsvolle Therapie. Ihre Effekte sind nach kurzer Zeit im gesamten Organismus feststellbar.

Vor jeder Behandlung wird der Gewebetonus bestimmt, die Zunge (als Spiegel des Darms) begutachtet und der Bauchraum abgetastet. Dies dient der Überwachung des Kurverlaufs und der Führung des Patienten.

Die Behandlung erfolgt durch rhythmisches Drücken und sanftes Tasten der Bauchpartien. Durch das Umfassen des Dünndarms und atemsynchroner Behandlung, bei der das Zwerchfell von oben und die Hände des Behandlers von unten völlig schmerzlos den Druck im Bauchraum steigern, verbessert der Darm innerhalb weniger Minuten seinen Spannungszustand. Damit wird der Blutkreislauf aktiviert und der Lymphabfluss verbessert. Dies führt nicht nur zu einer messbaren Reduktion des Bauchumfangs und einer verbesserten Atmung und Herztätigkeit sowie einer Regulation des Blutdrucks, auch eine zeitgleiche Verbesserung der gesamten Hautspannung kann regelmäßig beobachtet werden.

Die Bauchbehandlung hat folgende **Wirkungen:**

- Tonisierung des Darms
- Entkrampfung spastischer Darmabschnitte
- Drainage der Bauchlymphe
- Durchblutungsförderung
- Verbesserung der Atmung und Sauerstoffversorgung
- Verbesserung des Energiehaushalts
- Leberentstauung
- Mobilisierung alter Stuhlreste
- Förderung der Entgiftung über den Darm

Die Mayr-Therapie reguliert zahlreiche Stoffwechselvorgänge, den Blutdruck und das Körpergewicht. Dies kann aber nur der erste Schritt zu einer **langfristig gesünderen Lebensweise** sein. Der Körper zeigt die Richtung an, der Wegweiser ist das Befinden. Nach der Therapie lässt sich ein eigenes Körpergefühl neu entdecken und die Bedürfnisse werden umorientiert im Sinne eines anderen Umgangs mit sich selbst. Körper, Geist und Seele erfahren eine umfassende Regeneration. Indikation für die Mayr-Prevent-Therapie und Kontraindikation sind in ➤ Tab. 31.1 aufgeführt.

Fazit

Der berühmte und anerkannte deutsche Fastenarzt Otto Buchinger (1913–2003) schrieb in seinem Nachwort zum Buch „Das heilende Fasten": *„Wir streben durch die Behandlung des Kranken an, die Ge-*

Tab. 31.1 Mayr-Prevent-Therapie: Übersicht Indikation/Kontraindikation

Indikationen	Kontraindikationen
• Chronische Beschwerden und Erkrankungen • Gastritis, Refluxerkrankungen • Reizdarmerkrankungen • Chronische Obstipation • Nahrungsmittelunverträglichkeit, Allergien • Über- und Untergewicht • Rheuma, Arthrose, Gelenkerkrankungen Fibromyalgie • Migräne, Spannungskopfschmerz • Hauterkrankungen, Neurodermitis, Akne, Cellulite • Chronische Wirbelsäulenbeschwerden • Schlafstörungen • Infektanfälligkeit • Stoffwechselstörungen • Erschöpfung, Stress, Burn-out • Befindlichkeitsstörungen • Hormonelle Störungen	• Schwangerschaft und Stillzeit • Patienten, die an konsumierenden Krankheiten wie Krebs und Tuberkulose leiden, weil dadurch die katabole Stoffwechsellage verstärkt wird (aber auch hier gibt es Möglichkeiten) • Patienten, die an Essstörungen, wie Anorexie leiden • Insbesondere Patienten, die an Psychosen leiden

31

sundheit soweit wie möglich und auch nachhaltig wiederherzustellen in der Zeit, die die Natur für einen solchen Regenerationsprozess benötigt. Diesem Prinzip kommen die Naturheilweisen und in fast idealer Weise gerade die Fastenbehandlung entgegen. Das Heilfasten, das den Körper zu regenerieren vermag, lehrt Bedürfnislosigkeit, Einfachheit. Aus der Bedürfnislosigkeit erwächst uns Freiheit" (Buchinger und Buchinger 1988).

Die Wirkung des Schröpfens

Von Paracelsus (1493–1541) stammt folgender Satz: *„Wo die Natur einen Schmerz erzeugt hat, da hat sie schädliche Stoffe angehäuft. Ist die Natur nicht imstande, diese selbst auszuleeren, so muss der Arzt an dieser Stelle eine künstliche Öffnung machen, um ihr zu Hilfe zu eilen."* Johann Abele, einer der bekanntesten Naturheilärzte Deutschlands, begründet mit diesem Satz das Schröpfen als Methode. Er meint weiterhin, dass das Schröpfen die wohl auch heute noch effektivste Methode darstelle, Rückenschmerzen rasch und nebenwirkungsfrei zu beseitigen (Abele 2010).

Die Schröpftherapie baut auf den Gesetzen der Natur auf, ohne sie zu manipulieren. Ganz besonders ist es aber auch ein „historisch bewährtes Verfahren", d. h., obwohl die Studienlage über diese Therapiemaßnahme recht spärlich ist, gehört sie zur traditionellen europäischen Medizin. In der modernen Medizin machte der Wiener Arzt Bernhard Aschner auf die Möglichkeit des Verfahrens des Schröpfens aufmerksam (Aschner 1996).

Das Schröpfen beruht auf einem **Vakuumverfahren,** wobei einem Schröpfglas (auch als Schröpfkopf bezeichnet) die Luft entzogen und direkt auf die vorher bestimmte Hautstelle aufgesetzt wird. Damit wird die Haut angesaugt. Es entstehen sog. **Sugillationen.** Dieser starke Hautreiz führt zu einer Erweiterung der Blutgefäße mit verstärkter Durchblutung und in der Folge zu einer Stoffwechselaktivierung. Über kutiviszerale und viszerokutane Reflexverbindungen besteht eine enge Vernetzung zwischen Hautoberfläche bzw. Muskelzone und den inneren Organen.

- **Diagnostik:** Zum Auffinden einer zu schröpfenden Zone tritt man hinter den auf der Untersuchungsliege sitzenden Patienten. Zunächst mit leichtem, dann mit hartem Druck der Zeige-, Ring- und Mittelfingerendglieder von oben nach unten gleitend etwa Handbreit paravertebral werden Zonen abgetastet, um die genaue Lokalisation der Gelosen aufzufinden. Dabei lassen sich drei Hauptqualitäten von Gelosen unterscheiden: Fülle, Leere und Übergang. Sie imponieren beim Abtasten des Rückens als Erhebung, Härte oder sulzige Eindellung.
- **Technik:** Es kommen verschiedene Sorten von Schröpfgläsern zur Anwendung. Kunststoffschröpfgläser mit Ventil und Vakuumpumpe oder Glasschröpfköpfe. Der Vorteil der Kunststoffschröpfköpfe liegt in der Handhabung: Das Vakuum und damit der Sog sind einfacher zu dosieren.

Aus Sicht der Humoraltherapie ist die Schröpfzone ein Ort, der mit seinem Zielgebiet über viele nervale und energetische Verbindungen in enger gegenseitiger Beziehung steht. Zum Zielgebiet gehören segmentbezogene Dermatome, das Myotom, Sklerotom, Viszerotom und im weiteren Sinne alles, was dem gesamten Funktionskreis der Reflexzone zugeordnet ist. Damit ergeben sich folgende **Indikationen:**

- Muskelverhärtungen
- Wirbelsäulensyndrome
- Kopfschmerzen/Migräne
- Akute und subakute Bronchitiden/chronische Bronchitiden
- Neuralgien

Kontraindikationen:

- Lokale Dermatosen
- Wunden/Hautaffektionen
- Gerinnungsstörungen
- Zustand nach Radiatio

Relative Kontraindikationen sind die Einnahme gerinnungshemmender Medikamente.

> Die Schröpftherapie ist ein historisch bewährtes Verfahren und zeichnet sich als ideale Behandlung insbesondere bei Beschwerden des Bewegungsapparats, wie Wirbelsäulensyndromen, und bei Erkrankungen des Respirationstrakts aus.

Blutegeltherapie

Die Blutegeltherapie zählt zu den ältesten Heilmethoden weltweit. In der naturheilkundlichen Weiterbildungsordnung gehört die Blutegeltherapie zu den ausleitenden Verfahren. Im historischen Kontext wird der Wandel im Indikationsspektrum deutlich: vom Einsatz bei Herz-Kreislauf-Erkrankungen in der älteren Medizin zum nunmehr vorrangigen Einsatz bei chronischen Entzündungen und in der Schmerztherapie (Michalsen und Roth 2012).

Heilsame Eigenschaften des Blutegels sind jedoch heute allein aufgrund der Kenntnisse und einiger seiner wirksamen Speichelkomponenten in den objektiven wissenschaftlichen Perspektiven darstellbar. In Deutschland gehört die Blutegeltherapie inzwischen wieder zu den etablierten Verfahren. Bei Arthrose, in der Schmerzbehandlung und insbesondere in der plastischen Chirurgie ist der Einsatz gut belegt. Jährlich werden mehr als 500.000 Blutegel zur Therapie eingesetzt (➤ Abb. 31.4).

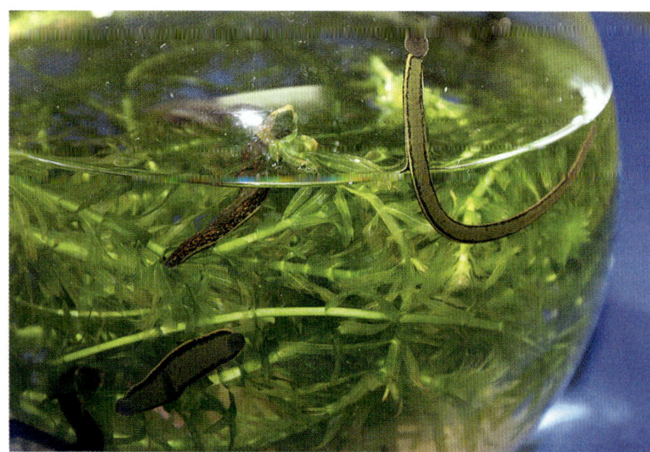

Abb. 31.4 Blutegel. [P248]

31

Wirkmechanismen

Bei der Therapie komponieren sich mehrere Effekte: Der Effekt der Hämodilution (Aderlass) und der veränderten lokalen Geweberheologie, der segmentalen (reflektorischen) Gegenirritation und der Antinozeption durch den Blutegelbiss bzw. die Wunde mit den vielfältigen pharmakologischen Wirkungen der Inhaltstoffe des Blutegelspeichels (Michalsen 2014).

Die Wirkung einer Blutegeltherapie besteht nur in zweiter Linie aus der Blutentnahme. Die Tiere geben beim Saugvorgang ein komplexes Sekret in die Wunde ab, das aus verschiedenen biologischen und damit pharmazeutisch wirksamen Komponenten besteht. Die einzelnen Speichelkomponenten werden in separaten, nicht zu einer Drüse zusammengefassten Einzelzellen gebildet, deren Zellkörper im Bereich des Pharynx liegen. Die Ausführungsgänge dieser Zellen durchqueren die Kieferleiste und münden zwischen den Kalkzähnchen nach außen. Oft besteht eine gewisse Furcht vor Krankheitsübertragung durch die Egeltherapie, obwohl Keime in der Saliva bis heute nicht nachgewiesen worden sind.

Der bekannteste Bestandteil des Blutegelsekrets ist **Hirudin,** das insbesondere eine Hemmung der Blutgerinnung durch Bindung an Thrombin hat. Weiter zu nennen sind jedoch auch Calin, Destabilase, Hirustasin, Bdelline, Hyaluronidase und Egline (antientzündlich). Sie erhöhen die Aktivität von Alpha-Chymotrypsin, Hymase, Suptilisin, Elastase und Kathepsin sowie eine große Anzahl anderer Substanzen (Groß und Roth 2012). Durch den lokalen Blutegelbiss können diese biologisch hochwirksamen Substanzen gemeinsam in das Gewebe eindringen.

Die **klinische Wirksamkeit** der Blutegeltherapie ist für einige Indikationen wissenschaftlich überprüft worden, insbesondere bei Arthrose, Tendopathien und symptomatischer Varikosis. In kleineren Studien konnten positive Effekte bei Hämatomen, Abszessen, Ohrentzündungen und Herpes Zoster belegt werden.

Die beste Evidenz liegt für das Indikationsgebiet der **Gonarthrose** vor. Insbesondere wird bei gleichzeitiger vorliegender Baker-Zyste eine deutliche Reduktion der Zystengröße und Beschwerdebesserung beobachtet.

Die Wirksamkeit bei **Rhizarthrose** ist durch eine randomisierte kontrollierte Studie belegt. Die Behandlung mit zwei bis vier Blutegeln führt zu einer 60- bis 70-prozentigen Beschwerdebesserung über mindestens 2 Monate. Die **Epikondylitis** ist häufig konventionell therapieresistent. Eine Therapie mit Blutegeln erzielt oft innerhalb weniger Tage eine deutliche und länger anhaltende Beschwerdebesserung. Dies gilt auch für **Insertionstendopathien** am Trochanter major oder beim sog. M.-tensor-fasciae-latae-Syndrom.

Als weitere Indikationen werden angegeben: das Fibromyalgiesyndrom, vertebragene Schmerzsyndrome, Tinnitus, Otitis media, Abszesse und Hämatome (insbesondere in der kosmetischen Chirurgie), Herpes zoster.

Kontraindikationen:

- Medikamentöse Antikoagulation
- Anämie
- Hohes Risiko für gastrointestinale Blutung
- Infektionskrankheiten im akuten Stadium
- Schwerwiegende Organerkrankungen
- Immunsuppression
- Schwangerschaft
- Keloidneigung

Fazit

Obwohl die Blutegeltherapie mit einem gewissen Aufwand verbunden ist, kann sie trotzdem als einfache und sehr sichere Behandlungsmaßnahme eingeschätzt werden. Für die Qualitätssicherung ist entscheidend, den Patienten gut und ausführlich aufzuklären. Für einen Therapeuten ist die Teilnahme an einem praktischen Kurs zur Blutegeltherapie oder die Hospitation in spezialisierten Praxen oder Kliniken vor Durchführung dieser Therapie unabdingbar. Vor allem sollte man daran denken, dass der Egel unser Helfer ist.

Anwendungsbeispiel aus der Praxis: Epikondylitis

Die Patientin, eine 58-jährige Ärztin, war über mehrere Monate durch eine Epikondylitis erheblich in der Arbeit beeinträchtigt. Osteopathische Therapie und Physiotherapie brachten keinen befriedigenden, nachhaltigen Erfolg; die Ärztin hatte schon Bedenken, den Beruf aufgeben zu müssen. Drei Egel wurden an bzw. um die schmerzende Stelle gruppiert. Anfangs spürte die Patientin an den Bissstellen einen kurzen, feinen Schmerz, dann ein leichtes Ziehen. Bereits nach 2 Tagen trat eine zunehmende Besserung ein. Weitere osteopathische Therapie führte zur Restitutio ad integrum.

31.3.3 Regulierende Verfahren

Akupunktur

Alle biologisch-medizinischen Verfahren bedürfen der reaktionsfähigen Grundlage. Vor allem chronische Krankheitszustände sind von einer latenten Gewebeazidose und damit „Regulationsstarre" gekennzeichnet. Diese muss zuerst überwunden werden, um den entsprechenden Zugang zum Patienten bzw. dessen Körper zu erhalten. Ansonsten treten immer wieder frustrane Situationen auf, die unsere therapeutischen Bemühungen nicht oder nur teilweise zulassen (Responder/Non-Responder). Dies gilt ganz besonders für die Akupunktur, weil wir auch hier direkten Zugang zur ECM und damit zur Grundregulation haben (Anschluss an Spinalnervenäste der Haut, Muskulatur, der inneren Organe der Gefäße sowie an das ZNS) (Heine 2004, 2001).

Als strukturelles Prinzip des Akupunkturpunkts lässt sich makroskopisch im „Punktbereich" bei Mensch und Tier ein **perforierendes Gefäßnervenbündel,** eingehüllt in eine Scheide aus lockerem Bindegewebe, darstellen (Heine 2015). 82 % der klassischen 361 Akupunkturpunkte stellen eine scharf markierte Perforation der oberflächlichen Körperfaszien dar, Ausnahmen befinden sich im Bereich ohne Faszien (Gesicht, Kopfschwarte, Akren und Palmar- und Plantaraponeurose, Ligamente Brustbein). Stecco gelang der Nachweis, dass die Annahme von Bergsmann und Bergsmann (1988), die Akupunkturpunkte eines Meridians lägen im Verlauf kinetisch zusammengeflossener muskulotendinöser Ketten, richtig war (Stecco 1996). Auch ihre chemische Reaktion führt zu Verschiebungen der lokalen elektrischen Leitungsverhältnisse.

Eingebettet ist die Akupunktur in das System der traditionellen chinesischen Medizin (TCM) mit einer jahrtausendealten Geschichte. Die Akupunktur ist heute in der Praxis ein unverzichtbares Therapiesystem für alle chronischen, schmerzhaften, psychosomatischen Erkrankungen und funktionellen Störungen.

Die Wirkungsweise beruht darauf, dass durch spezifische Reize an definierten Orten der Körperoberfläche die Eigenregulation des Körpers und seine neuronale, vegetative und endokrine Steuerung gezielt beeinflusst werden kann. Die drei wesentlichen **Angriffspunkte** sind:

- Spinale Mechanismen
- Mittelhirn-Ebene
- Hypothalamus-Hypophysen-Achse

Damit konnten folgende **Wirkweisen** nachgewiesen werden:

- Nerval-reflektorisch: analgetische Wirkung
- Humoral-endokrin: Beeinflussung von Endorphin-, Serotonin- und Kortisonproduktion
- Vasoaktiv: Aktivierung des vasoaktiven Polypeptids, Einfluss auf die Blutzirkulation
- Muskelbeeinflussend: über das Bindegewebe Beeinflussung der Muskelketten mit Hilfe von muskuloaktiven Substanzen
- Immunologisch aktivierend

Melzack und Bergsmann sowie einige andere haben die Akupunkturpunkte als Regionen veränderter Gewebebeschaffenheit, speziell im Sinne von Triggerpunkten uminterpretiert (Melzack et al. 1977, Bergsmann und Bergsmann 1988). Die Akupunkturleitbahnen sind damit als muskuläre Läsionsketten mit Haupt-Triggerpunkten und Satelliten-Triggerpunkten zu verstehen. Dies eröffnet eine rationale Sicht auf die **Akupunktur-Therapie von muskulären Störungen.**

Akupunkturpunkte sind Organe der Grundregulation, die Umwelt- und innere Einflüsse aufeinander abstimmen. Ladungsverschiebungen aus dem Potenzial resultierender Feldstärken führen zu veränderten Funktionszuständen in der TCM und in den Organen. Bei anhaltender und physiologischer Erregung von Akupunkturpunkten, z. B. bei Stress und Empfindungsstörungen, werden vermehrt übergeordnete nervöse Zentren vor allem über das limbische System als Gefühlszentrum zugeschaltet (letztlich bis zum Ausbruch) (➤ Abb. 31.5, ➤ Abb. 31.6).

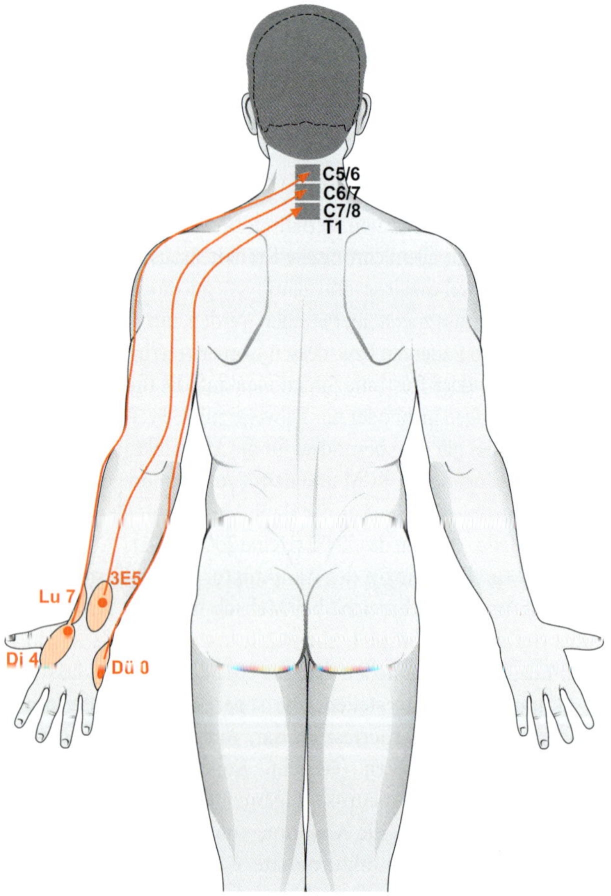

Abb. 31.5 Best wirksame Fernpunkte für die Zervikalsegmente (➤ Tab. 31.2). [L126, M593]

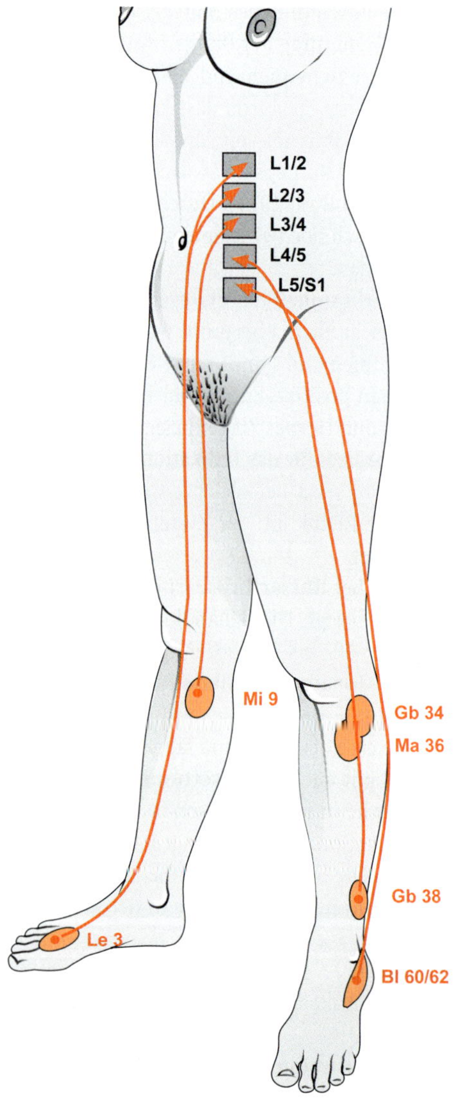

Abb. 31.6 Best wirksame Fernpunkte für die Lumbalsegmente (➤ Tab. 31.3). [L126, M593]

Tab. 31.2 Jeweils bester Akupunkturpunkt für die Zervikal- und Thorakalsegmente[a]

Segment	Punkt
C1–C4	(3E5, Dü3, Di4)
C5/C6	Lu7, Di4
C6/C7	3E5
C7/C8	Dü3
Th1	Dü3
Th3–Th12	(3E5–Gb40, 3E8–Gb41, Dü3)
lokal: Huatuo, Zustimmungspunkte	
[a] Nach Garten 2011.	

Tab. 31.3 Jeweils bester Akupunkturpunkt für die Lumbalsegmente[a]

Segment	Punkt
L2/L3	Le3
L3/L4	MP9
L4/L5	Ma36, Gb34, Gb38
L5/S1	Bl60/62
[a] Nach Garten 2011.	

Akupunktur wird am besten bei Yang-Überschuss eingesetzt, d. h., bei jeder Form von Schmerz. Im Gegensatz zur Neuraltherapie wird bei Akupunktur der überaktivierte Sympathikus durch Erhöhung des Parasympathikus gedämpft (Heine 2015).

Die Somatotopie bei **Ohrakupunktur** stellt eine Reproduktion des Körpers auf die Ohrmuschel dar, mit der Lage des Kopfes im Ohrläppchen und der Extremitäten auf dem Crus helicis (Homunkulus) (Gleditsch 2002).

> Die Akupunktur ist eine gute Ergänzung zur Osteopathie. Insbesondere im Anschluss an eine osteopathische Behandlung lassen sich die Ergebnisse in bestimmten Fällen noch deutlich verstärken.

Neuraltherapie

Die Wirkung der Neuraltherapie beruht auf der pharmakologischen Wirkung der Lokalanästhetika auf die Gewebe, vor allem die Einflussnahme auf lokale und übergeordnete Regelkreise. Diese Wirkung ist von der korrekten Applikationsart und der richtigen Reizqualität abhängig, weniger von der Wahl des Injektionsmittels. Aus diesem Grund ist die Neuraltherapie mehr als nur eine therapeutische Lokalanästhesie.

> Die Neuraltherapie ist primär eine Umstimmungstherapie und als solche insbesondere geeignet für die Behandlung funktioneller Störungen.

Ein lokales Krankheitsgeschehen kann sich über Regelkreise auf den gesamten Organismus ausbreiten. Durch die energetische Beschaffenheit der Grundsubstanz ist eine schlagartige Ausbreitung möglich und kann zu neuen Ordnungszuständen des gesamten Systems führen, wozu oft nur geringe Reize ausreichen. **Nachgewiesene Wirkweisen** sind:

- antiinflammatorisch
- antibakteriell
- antifungal
- antiviral (z. B. bei rezidivierenden Herpes-simplex-Virusinfektionen)

Heine beschreibt die Wirkweise so: *„Durch injizierte Lokalanästhetika werden entsprechend dem Reizreaktionsprinzip nozizeptive Reflexe auf segmentaler Ebene und übersegmentaler Ebene unterbrochen, sympathische pathologische Efferenzen aufgehoben und/oder zentrale deszentrierende Hemmmechanismen aktiviert. Die dadurch ausgelöste Schmerzminderung oder -beseitigung führt zu einem raschen Abbau von Entzündungsprozessen und zur Wiederherstellung der Gewebsintegrität. Die sympathikoregulatorische Wirkungsweise der in der Neuraltherapie angewandten Lokalanästhetika kann über die periphere Schmerzverarbeitung erklärt werden“* (Heine 2015).

Ziel der Neuraltherapie ist die Behandlung von örtlich begrenzten oder allgemeinen Störungen des Organismus. Der therapeutische Effekt beruht vermutlich im Wesentlichen auf der Einflussnahme auf das vegetative (autonome) Nervensystem. Neuraltherapeutisch **behandelbare Störungen** sind vor allem:

- Schmerzzustände
- Funktionelle Störungen
- Vegetative Störungen
- Chronische Entzündungen

Neuraltherapie kann über verschiedene Zugangswege erzielt werden. Die herkömmliche Dreiteilung wie lokale, segmentale und Störfeldtherapie kann durch die Möglichkeiten einer Triggerpunktbehandlung oder einer Therapie über Ganglien erweitert werden. Über letztere erreicht man z. B. übergeordnete Zentren des vegetativen Nervensystems.

Neuraltherapeutische Injektionen in Akupunkturpunkte können eine Fernwirkung über Energiebahnen oder über „holografische“ Verbindungen auslösen. Störfeldtherapien bedürfen genauester Anamnese und Diagnostik und sind als Indikation für lang andauernde Schmerzzustände oder funktionelle Störungen nach erfolglosen Therapieversuchen mit verschiedenen anderen Methoden angedacht. Intraarterielle Injektionen gehören zu den Standardanwendungen der Neuraltherapie; die Wirkung scheint vorwiegend über den durchblutungsfördernden Effekt an den von der betreffenden Arterie versorgten Strukturen zu wirken (Reuter 2010).

Die **intravenöse Injektion bzw. Infusion mit Procain** hat inzwischen in der naturheilkundlichen Medizin einen hohen Stellenwert. Neben dem schmerzdämpfenden und den bereits oben beschriebenen Wirkungen lassen sich noch die immunologischen, zentralnervösen und kanzeroprotektiven Effekte hinzufügen (Zipf 1953, Eichholtz 1950, Muschaweck 1964, Reuter und Oettmeier 1997).

Indikationen:

- Akute Schmerzzustände, insbesondere radikuläre und pseudoradikuläre Schmerzen
- Chronische Schmerzen, wie z. B. Fibromyalgie, Krankheiten des rheumatischen Formenkreises

- Neuropathische Schmerzen, Facettensyndrome, chronische Kopfschmerzen
- Durchblutungsstörungen, Renaud-Syndrom, periphere arterielle Verschlusskrankheit (pAVK)
- Akute und chronische Entzündungen aller Art
- Metabolische Säurebelastung
- Regulationsstörungen und Regulationsblockaden
- Adjuvant im Rahmen der biologischen Krebstherapie, ggf. auch im Rahmen einer Ganzkörperhyperthermie und systemische Immunstimulation
- Vor und nach Operationen: Verringerung von Komplikationen und Beschleunigung der Wundheilung (klinische Beobachtung)

Die Infusion „Procain-Basen-Therapie" sollte jedem Osteopathen geläufig sein. Bereits 2010 hatten die Autoren Reuter und Oettmeier in ihrer Praxis mehr als 50.000 Infusionen ohne jegliche Zwischenfälle verabreicht (Weinschenk 2010, S. 667).

> Sollte bei mehrmaliger Neuraltherapie eine Besserung des Beschwerdebilds nicht erreicht worden sein, muss zuerst eine ausleitende Maßnahme erfolgen, damit die Reaktionsfähigkeit des Patienten verbessert wird.

Homöopathie

„Die homöopathische Weltanschauung gründet auf einem völlig anderen Ansatz als die herkömmliche Medizin, die darauf abzielt, Krankheitserreger mit starken chemischen Medikamenten zu bekämpfen und zu vernichten – mit allen bekannten Nebenwirkungen und anderen negativen Folgen, die nicht unmittelbar sichtbar werden. Die Homöopathie dagegen versucht, das Immunsystem zu stärken, damit es derartige Eindringlinge oder andere akute und chronische Störungen selbst bekämpfen kann.

Es ist schwierig vorherzusagen, welche dieser beiden Ansätze sich letztlich durchsetzen wird. Die konventionelle Medizin ist eine bequeme Einheitsbehandlung für viele. Die Homöopathie behandelt dagegen den einzelnen Patienten. Die homöopathische Behandlung ist auf den jeweiligen Patienten genau zugeschnitten und versucht auf individuelle Weise, den Krankheitsprozess zu beherrschen und umzukehren." (Vithoulkas 2012).

Die Wahrheit liegt sicher in der Mitte – beide Methoden haben ihren Platz in der Medizin; jede sollte ihre Grenzen kennen.

Homöopathie sollte nicht mal eben von Laien ohne Grundkenntnisse verwendet werden, da durch zu häufige Gaben verschiedener, vielleicht sogar falscher Mittel Patientenfälle verdorben werden können. Homöopathie stellt den Anspruch, Menschen in ihrer Gesamtheit einschließlich ihrer Krankheit darzustellen. Homöopathie ist nicht einfach Naturheilkunde, bei der gar nichts verkehrt gemacht werden kann und „nichts passieren kann", da in den Mitteln ja kaum ein Wirkstoff vorhanden ist.

Auf der Grundlage der Ähnlichkeitsregel und der Arzneimittelprüfung am Gesunden entwickelte **Hahnemann** (1755–1843) eine ganz neue medizinische Lehre. 1810 veröffentlichte er seine vollständigen Theorien im „Organon der Heilkunst". Das Buch enthält 294 Paragrafen, in denen er die Grundlagen seiner neuen Lehre erläutert.

Neben dem Ähnlichkeitsgesetz und der Arzneimittelprüfung am Gesunden entwickelte Hahnemann in seinen Werken weitere wichtige Grundregeln der Homöopathie:

- Individualisierung: Es gibt keine Krankheit, es gibt nur kranke Menschen.
- Die (nach dem Ähnlichkeitsgesetz) passende Arznei ist dadurch gekennzeichnet, dass sie nicht durch die körperlichen Symptome kommen, sondern die Gesamtheit der Symptome einer Krankheit in Ähnlichkeit abdeckt.
- Die zur Heilung notwendige Menge der passenden Arznei ist infinitesimal klein (zum Grenzwert hin unendlich klein) (Vithoulkas 2012).

Nach ihrem Entdecker, dem homöopathischen Arzt Constantin Hering (1800–1880), ist die sog. **Hering-Regel** benannt, die besagt, dass während des Heilungsverlaufs die Symptome in umgekehrter Reihenfolge verschwinden wie sie aufgetreten sind.

Die **klassische Homöopathie** sucht die Gesamtheit der Symptome eines Patienten aufzunehmen und wertet sie nach bestimmten Regeln. An erster Stelle steht das Auffällige, Besondere, Eigenartige und Krankmachende (§ 153). Wie auf anderen Fachgebieten auch, sind sich auch Homöopathen des Öfteren uneins: Was ist auffällig?

Nach den auffälligen Symptomen kommen die Gemüts- und erst zuletzt die organischen Lokalsymptome. Daher besteht eine Diskrepanz zur klinischen Homöopathie.

In der **klinischen Homöopathie** steht die Krankheitsdiagnose bei der Arzneiwahl im Mittelpunkt. Das Lokalsymptom soll, wenn möglich, exakt im Mittel abgebildet sein.

Für den Osteopathen, der in den meisten Fällen keine Ausbildung in klassischer Homöopathie hat, reicht das Wissen um einige Mittel, **„die bewährten Substanzen"**, die er gezielt einsetzen kann. Nach Meinung des Autors ist jedoch in diesem Zusammenhang insbesondere auch die **Komplexhomöopathie** zu erwähnen.

Mathias Dorcsi (1923–2001) weist in seiner Organotropie-Homöopathie darauf hin, dass die in diesem Buch vorkommenden Lokalrubriken für den Anfang der täglichen Praxis am Wichtigsten sind. Er führt an, dass Patienten in der Praxis über Schmerzen und Beschwerden klagen (Spontanbericht), die sie von uns beseitigt haben wollen. Allerdings sind für den Homöopathen in der umfassenden Anamnese weitere Beschwerden und Symptome, die anderen Organen zugeordnet werden könnten, wichtig (Dorcsi 1990).

In ➤ Tab. 31.4 sind einige wichtige, für den Osteopathen sinnvolle Präparate aufgelistet.

> Gelenkblockierungen und eingeschränkte Beweglichkeit auch noch Wochen nach einem Unfall oder nach längerer Ruhigstellung sowie chronische oder muskuläre Läsionen sind besser und schneller durch manuelle Therapie und Osteopathie zu behandeln. Eine Weiterbehandlung mit homöopathischen Präparaten erweist sich in der Praxis als sinnvoll.

Tab. 31.4 Bewährte Mittel bei Erkrankungen des Bewegungsapparats[a]

Substanz	Beschreibung
Symphytum (*Symphytum officinalis*, Beinwell)	Bei dieser Substanz denkt man mehr an Knochen, evtl. an Sehnenausriss. Man erreicht nicht nur eine Verbesserung der Kallusbildung, sondern auch eine Beeinflussung des Ödems und der begleitenden Entzündung (z. B. Gabe von Arnika D_4 über 2–4 Wochen, dann Symphytum D_2 über 2–4 Wochen).
Ruta (*Ruta graveolens*, Garten-Weinraute)	Wirkt ähnlich wie Arnika gegen Stauungsschmerzen mit Zerschlagenheit und Lahmheit in den Knochen, Muskeln und Gelenken, besondere Beziehung zur Beinhaut und den Sehnenscheiden. Auch bei Sehnenzerrungen und Distorsionen sowie bei Epikondylitis. Auch bei schmerzhaften Dornfortsätzen, bei Lumbago, Gefühl wie „gequetscht und zerschlagen".
Guajacum (*Guajacum officinalis*, Guajakharz)	Beeinflussung von Tophi und Sehnenverkürzungen. Insbesondere bei Wachstumsstörungen bei Kindern, Osgood-Schlatter-Krankheit; neben Calcium fluoratum und Silicea.
Bryonia (*Bryonia alba*, Zaunrübe)	Bei Neigung zu gichtigen und rheumatischen Erkrankungen mit „Rheumagefühl". Bryonia bessert durch die Ruhe. Die zugehörige Schicht sind die serösen Häute, weniger die Muskeln und Sehnen, Dehnungsschmerz steht im Vordergrund. Nach Dorcsi wichtigstes Mittel bei der akuten Lumbago in häufigen Gaben und niedriger Potenz (Dorcsi 1990).
Rhus Tox. (*Rhus toxicodendron*, Giftsungemach)	Ist das entgegengesetzte Mittel zu Bryonia. Bei Bryonia heilt Ruhe und Kühle, oder milde Wärme, die kleinste Bewegung verschlimmert. Bei Rhus Tox. findet der Patient keine Ruhe und muss umhergehen, da Bewegung verbessert. Die Pathophysiologie ist darauf zurückzuführen, dass die Entzündungsmediatoren Schmerzen verursacht. Verbessert sich die Durchblutung (durch Bewegung, Hitze), werden die Entzündungsmediatoren über das Blut schnell abtransportiert.
Dulcamara (*Solanum dulcamara*, Bittersüß)	Rheumatische Beschwerden[b], die durch Erkältung durch Nässe, Wetterwechsel, Temperaturwechsel, bei kühlen Nächten, bei nasskaltem Wetter entstehen. Dazu gehören Torticollis und Lumbago durch Sitzen oder Liegen auf nasskaltem Boden oder Wohnen in feuchten Wohnungen. Angezeigt sind hier auch Rhus Tox., Natrium sulfuricum und Thuja.
Arnika (*Arnica montana*, Berg-Wohlverleih)	Bei Traumen, evtl. zusammen mit Gefäßverletzungen. Erstmaßnahme bei Schlagverletzungen, Überanstrengung in den Bergen: Beginn mit Gabe von C30, alle 2–3 Stunden.
Gelsemium (*Gelsemium sempervirens*)	Bei Zervikalsyndrom, Hinterkopfschmerzen, die wie ein Reifen um den Kopf liegen.
Cimicifuga (*Cimicifuga racemosa*)	Öfter beim Zervikalsyndrom der Frauen und Kinder
Nux vomica (*Nux vomica*, Brechnuss)	Beim zervikalen und vor allen Dingen lumbalen Segment, bei nervösen gereizten Menschen, die infolge einer sitzenden Lebensweise, Bewegungsmangel, Kaffee-, Nikotin- und Alkoholexzesse sehr regelmäßig ihre Reizsymptome bekommen: Kopfschmerz, Übelkeit, Verstopfung.
Tartarus (*Tartarus emeticus*)	Heftige Lumbalgien, die durch Husten und Niesen schlimmer werden.
Sepia (*Sepia officinalis*, Tintenfisch)	Insbesondere bei Frauen, einhergehend mit Schwäche und Erschöpfung; möglicherweise Verlagerung der Gebärmutter. Gynäkologischer Kreuzschmerz Sepia D4 und D6.
Castor equi	Wegen sicherer Indikation bei Kokzygodynie empfohlen. Evtl. zusammen mit Aconitum bei Schwangerschaft und postoperativem Ischias. Dosierungshinweis: Bei akuten Situationen C6–C30 oder C200, alle 5 Minuten bis 8 Stunden, je nach Schweregrad. Variante: alle 6 Stunden nacheinander C200; C1000 = M und C10 000 = CM; bei hohen Potenzen muss die Wahl des Mittels stimmen.

[a] Nach Dorcsi 1990.
[b] In der Naturheilkunde findet man sowohl in der Phytotherapie als auch in der Homöopathie häufig den Ausdruck „rheumatische Beschwerden". Dies ist nicht gleichzusetzen mit den in der Schulmedizin bekannten Spondylarthritiden, dem chronischer Rheumatismus und den damit verwandten Erkrankungen.

31.3.4 Ausleitendes und regulatives Verfahren: Homotoxikologie

Eine Variante im humoral-medizinischen Denken unseres Jahrhunderts stellt die **Homotoxikologie** bzw. die Homotoxinlehre nach **Hans-Heinrich Reckeweg** (1905–1985) dar. Er entwickelte sie in den Jahren 1950 bis 1960 als die Lehre von den für den Menschen schädlichen Substanzen unterschiedlicher Herkunft und sah die phasenweise Vergiftung des Körpers als allgemeine Krankheitsursache. Diese Vergiftung durch sog. Homotoxine kann entweder endogen (stoffwechselbedingt wie bei Diabetes mellitus, Gicht oder mikrobiell usw.) oder exogen (durch Einfluss verschiedener Umweltschadstoffe, Nahrungsmittel, Arzneimittel) erfolgen.

Auf den menschlichen Organismus übertragen wirken im Laufe seines Lebens Gifte ein (exogene und endogene Homotoxine), die ihn schwächen und je nach Reaktionsfähigkeit des Körpers unterschiedliche Krankheiten hervorrufen können. Der Organismus versucht, die sich ansammelnden Homotoxine unschädlich zu machen und auszuscheiden. Bei chronischem Einwirken verbunden mit einer unzureichenden Ausleitungskapazität der Entgiftungsorgane kommt es allerdings zur Kumulation der toxischen Belastung (Homotoxikose).

Das **therapeutische Konzept** besteht darin, die Ausscheidungssysteme zu verbessern bzw. zu behandeln. Dabei kommen folgende Therapieprinzipien zur Anwendung:

- Vermeidung weiterer Zufuhr von Schadstoffen
- Ausscheidung der Homotoxine
- Verbesserung der Zell- und Organfunktion
- Optimierung der entgiftenden und ausleitenden Funktionen

Für den ärztlichen Alltag wäre somit vor allen Dingen wichtig, anstelle von Antibiotika oder Antiphlogistika die Stärkung des Gesamtorganismus zu fördern. Hier kommt erneut das am besten durchgreifende ausleitende Verfahren, nämlich das Heilfasten, infrage.

Wichtige Indikationen sind u. a.:

- Metabolische Erkrankungen
- Rheumatische Erkrankungen, Gelenkerkrankungen
- Infektanfälligkeit
- Allergien

Für den Osteopathen wäre deshalb der Einsatz antihomotoxischer Arzneimittel in Zusammenhang mit einer vorherigen entsprechenden Ausleitung (Heilfastenkur) eine geeignete Maßnahme. Beispielhaft zu nennen wäre der Einsatz von Zeel comp N bei Arthrose, Vertigoheel bei Schwindel und Mikrozirkulationsstörungen, Traumeel bei Verletzungen.

Patienten mit erheblicher Stoffwechselbelastung, z. B. einem metabolischen Syndrom, chronischen „rheumatischen" Beschwerden (im Sinne der Naturheilkunde, aber auch der Schulmedizin), sollten zu Beginn der Behandlung eine Katalysatoren-Infusion erhalten. Sie besteht aus 250 ml Ringer-Lösung mit 10 Ampullen der Sammelpackung der Katalysatoren des Zitronensäurezyklus und ausgewählten Injektionspräparaten für Leber, Lymphe, Niere und Magen. Damit werden Blockierungen im Fermentsystem behoben.

Fazit

Homöopathie und Homotoxikologie lassen sich bei einiger Kenntnis zeitgleich oder in zeitlicher Abfolge mit den osteopathischen Maßnahmen vereinbaren. Der additive Effekt kommt dem Patienten und Therapeuten zunutze. Aber auch Akupunktur und Neuraltherapie sind in diesem Fall gute Kooperationspartner.

Das Ziel besteht darin, dass Krankheiten von den zellulären wieder in die humoralen Phasen zurückgeführt werden. Die Entgiftungsleistung des Grundsystems (Lymphe, Leber, Gallenblase, Darm, Nieren, Haut, Schleimhäute) soll gefördert werden. Zudem möchte man metabolische Stoffwechselvorgänge aktivieren und das körpereigene Immunsystem stärken.

Im Rahmen der biologischen Schmerztherapie bei der Behandlung orthopädischer Krankheiten und zur Immunmodulation sind ausleitende Heilverfahren wesentlicher Bestandteil eines umfassenden naturheilkundlichen Behandlungskonzepts.

Sehr **bewährte Substanzen** sind **Traumeel** (entzündliche und mit Entzündungen verbundene Prozesse an den verschiedenen Organen und Geweben) und **Zeel** (Basismittel bei allen degenerativen Gelenkerkrankungen).

31.4 Phytotherapie

Die meisten Erkrankungen begleitet häufig ein Symptom: Schmerz. Seit Jahrtausenden ist es der Naturmedizin eigen, hierfür Möglichkeiten der Linderung zu leisten. Mit der Phytotherapie kommt der Osteopath im engeren Sinn, komplementär denkend, nur über den Schmerz in Berührung.

Ob die Priesterärzte des alten Ägyptens oder Griechenlands, Galen als Leibarzt des römischen Kaisers Marc Aurel, die heilkundige Äbtissin Hildegard von Bingen oder auch Paracelsus: Sie alle wussten von der Heilkraft bestimmter Pflanzen und verwendeten sie in ihren Heilsystemen. Man tut der damaligen Zeit und ihren heilkundigen Ärzten sicher unrecht, wenn man die außerordentlich breite Indikationsfülle als „Indikationslyrik" abtut. Krankheit, Mensch, Natur und Kosmos wurde ganz anders erlebt, als in einer immer mehr abstrahierenden Wissenschaftsmedizin des 20. und 21. Jahrhunderts. Eigentlich schade, denn die **Aktualität der Kräutermedizin** beweist der **Medizin-Nobelpreis 2015 an die chinesische Forscherin Tu Youyou** für die Behandlungsmöglichkeit gegen Malaria. Sie hat sich die jahrhundertealte Literatur angesehen, um in der traditionellen chinesischen Kräutermedizin nach wirksamen Pflanzen zu forschen, die gegen Malaria helfen könnten. Der Extrakt des „einjährigen Beifußes" *(Artemisia annua)* brachte den Durchbruch (Artemesinin).

Allerdings sind viele Wirkungen von Heilpflanzen nicht wissenschaftlich belegt. In die Wissenschaft eingeführt wurde der Begriff Phytotherapie durch den französischen Arzt Henri Leclerc (1817 bis 1955), der in Paris lebte und praktizierte.

Für das Verständnis der Heilpflanzen gilt, dass heute chemisch-physikalische Verfahren, die oft unglaubliche Vielfalt von Stoffen in einer Pflanze oder ihrem Teil bis ins letzte Detail analysieren können. Jedoch finden wir auf diesem Wege nicht die für jede Pflanze eigene Antwort: Die Vielfalt der Stoffe, die jeder Pflanze eigen ist und sie auch dafür charakteristisch macht, ist abhängig von den jahreszeitlichen Wachstumsbedingungen sowie der Geologie. Damit sind ständig sich verändernde Zusammensetzungen in der Eigenheit und Ganzheit bedingt (Weis und Fintelmann 1997).

Innerhalb der Osteopathie kommt die Phytotherapie zur Schmerzbehandlung nur innerhalb eines multimodalen Ansatzes zur **Behandlung von Gelenkschmerzen** zur Anwendung. Eine alleinige Gabe von entsprechenden Präparaten wird einer suffizienten Schmerzlinderung nicht gerecht.

Der Einsatz von pflanzlichen Arzneimitteln erfolgt bei **Erkrankungen des Bewegungsapparats** und bei **Muskelschmerzen** (Weichteilrheumatismus) meist durch äußere Anwendung. Bei **degenerativen Gelenkerkrankungen** (Arthrose, Osteoarthritiden) kommen innere und äußere Anwendungen zum Einsatz. Bei entzündlichen Gelenkerkrankungen hält die Natur Phytopharmaka zur inneren und äußeren Anwendung, aber auch bewährte Teerezepturen in ihrem Repertoire vor. Der Wirkungsmechanismus pflanzlicher Entzündungshemmer beruht meist auf der antioxidativen und antiinflammatorischen Wirkung von Carotinoiden und Flavonoiden. Zur Erklärung der entzündungshemmenden Wirkungen der Flavonoide in vivo wurden verschiedene Mechanismen postuliert, u. a. die Senkung der Prostaglandin- und Leukotrienspiegel durch Hemmung der COX1, COX2 (Cyclooxygenasen) und LOX (Lipoxigenase).

Folgende Aromatika (ätherische Öl-Drogen) kommen bei Erkrankungen des Bewegungsapparats meist als Externa zur Anwendung. Die Wirkung auf den Bewegungsapparat ist antiphlogistisch, durchblutungsfördernd, hyperämisierend und indirekt analgetisch über kutiviszerale Reflexe (Schilcher et al. 2010).

Auswahl der meist benutzten Drogen:

- Campher (Camphora)
- Fichtennadelöl (Piceae aetheroleum)
- Kiefernnadelöl (Pini aetheroleum)
- Kiefernsprossen (Pini turiones)
- Minzöl (Menthae arvensis aetheroleum)
- Australisches Teebaumöl (Melaleucae alternifoliae aetheroleum)
- Pfefferminzöl (Menthae piperitae eatheroleum)
- Beinwellwurzel (Symphyti radix)
- Birkenblätter (Betulae folium)
- Brennesselkraut/-blätter (Urticae herba/folium)
- Goldrutenkraut (Solidaginis herba)
- Cayennepfeffer (Capsici fructus acer)
- Heublumen (Graminis flos)
- Meerrettichwurzel (Armoraciae rusticanae radix)
- Senfsamen (Sinapis albae semen)
- Südafrikanische Teufelskrallenwurzel (Harpagophyti radix)
- Weidenrinde (Salicis cortex)

Besonders bei Curcumin wurde eine **antiinflammatorische und antioxidative** Wirkung nachgewiesen und in Studien die Wirkung bei Arthrose und rheumatoider Arthritis belegt (Henrotin et al. 2013). **Phytopharmaka zur äußeren Anwendung** sind u. a. Beinwellwurzel, -kraut und -blätter (Symphyti radix/herba/folium) oder Cayennepfefferfrüchte (Capsici fructus acer) und Heublumen (Graminis flos).

Während die innere Anwendung von Pflanzenpräparaten über längere Zeit erfolgen sollte, muss die äußere Anwendung von entsprechenden Präparaten auf 1–2 Wochen wegen möglicher Hautreizungen beschränkt bleiben.

Bei **chronisch degenerativen Gelenkerkrankungen** mit häufig einhergehender Zerstörung des Gelenkknorpels und Entzündungen der Innenschicht der Gelenkkapsel, die zu einer Funktionsbehinderung führen können, sind Phytopharmaka, eine Therapiealternative, da sie nebenwirkungsarm und gut verträglich sind. Allerdings ist auch eine Kombination mit gängigen Antirheumatika möglich und sinnvoll, weil dann Allopathika häufiger niedriger dosiert werden können.

Fazit

Hinsichtlich des Stellenwerts der Phytotherapie im Vergleich zu den Nebenwirkungen der NSAID bieten Phytopharmaka eine nebenwirkungsarme und gut verträgliche Therapiealternative. Vor allen Dingen können sie allein oder auch in Kombination mit chemisch-synthetischen Arzneimitteln eingesetzt werden, wobei eine Reduktion der letzteren und damit die Nebenwirkungsrate ebenfalls reduziert werden kann.

Für weitere Informationen sollten sich Interessierte an entsprechende Fachkollegen wenden; ansonsten wird auf die Fachliteratur und Lehrbücher zur Phytotherapie verwiesen.

Zusammenfassung

Osteopathie gilt als holistisches komplementäres System. Als solches benötigt es trotzdem Partner, um im „Gesamtsystem Gesundheit" ihre volle Kraft zu entfalten, um das, was möglich ist, eben durch die Osteopathie, auch voll ausschöpfen zu können.

An erster Stelle steht hier die universitäre Medizin (Schulmedizin). Neben den klassischen Naturheilverfahren wie Phytotherapie, Kneipp-Maßnahmen und den ausleitenden wie regulativen Maßnahmen ist aber auch die psychische Komponente von hervorzuhebender Wichtigkeit. In diesem Sinne begreift man den Menschen in seiner individuellen Komplexität aus Geist, Seele und Körper.

Mit dieser Vorstellung kommt man der heute oftmals erwünschten Form der „integrativen Medizin", wie sie schon Thilo Körner von der Universitätsklinik Gießen forderte und beschrieb, nahe. Er argumentierte, dass es nur eine Medizin gebe und dass man den Wandel und damit die Erweiterung unserer Medizin als Tatsache akzeptieren lernen müsse (Körner 1992). Nur die Nutzung sämtlicher Ressourcen für die Heilung und Gesundheitspflege aus allen Richtungen und der Abbau von aus- und abgrenzenden Dogmen und künstlichen Grenzziehungen würden den neuesten Forschungsergebnissen und den Notwendigkeiten der Hilfe für die Patienten gerecht.

Für den Osteopathen bedeutet dies aber, dass er sich der Welt der gesamten heilungsorientierten Medizin öffnen muss, der vergangenen, aber auch den zukunftsweisenden Maßnahmen, selbst wenn sie im Moment „eigenartig" erscheinen mögen.

Die zentrale Bedeutung der Arzt-Patienten-Beziehung muss dabei immer im Vordergrund stehen (Rakel und Weil 2007).

„Stillstand ist Rückschritt" besagt ein Sprichwort – *„aber in Wahrheit ist Stillstand viel schlimmer als Rückschritt, denn auch Rückwärtsschreiten kann zu neuen Werten führen, die niemals der erlangt, der zu gemächlich oder auch zu eigensinnig ist, seinen ‚Standpunkt' aufzugeben um des Suchens willen"* (Bô Yin Râ 1990).

LITERATUR

Abele J. Das Schröpfen. Eine bewährte alternative Heilmethode. 6. Aufl. München: Urban & Fischer, 2010.

Aschner B. Lehrbuch der Konstitutionstherapie. 10. Aufl. Heidelberg: Haug, 1996.

Bergsmann O, Bergsmann R. Projektionssyndrome. Wien: Facultas; 1988.

Bischof M. Tachyonen Orgonenergy Skalarwellen: Feinstoffliche Felder zwischen Mythos und Wissenschaft. 2. Aufl. Aarau: AT Verlag, 2004.

Bischof M. Flüssigkeits- und Feldorganismus und sein Rhythmik-Forschungsgeschichte und klinische Anwendung einer erneuerten Humoralphysiologie. Erfahrungsheilkunde. 2005; 54: 321–331.

Bô Yin Râ. Das Buch vom Lebendigen Gott. 7.Aufl. Bern: Kobersche Verlagsbuchhandlung, 1990.

Buchinger O, Buchinger A. Das heilende Fasten. Wiesbaden: Dr. Werner Jopp Verlag, 1988.

Dorcsi M. Homöopathie. Bd. 4: Organotropie. Stuttgart: Haug, 1990.

Eichholtz F. Die Anwendung von Novokain in der inneren Medizin. I. Teil: Zur Pharmakologie. Klinische Wochenschrift. 1950; 28: 761–764.

Garten H. Lehrbuch Applied Kinesiology. 2. Aufl. München: Urban & Fischer, 2011.
Gleditsch JM. MAPs MikroAkuPunkt Systeme. Grundlagen und Praxis der somatotopischen Therapie. Stuttgart: Hippokrates, 2002.
Groß U, Roth M. Zur Biochemie der Blutegelsekrete. In: Michalsen A, Roth M (Hrsg.) Blutegeltherapie. 3. Aufl. Stuttgart: Haug, 2012. S. 93–101.
Heine H. Funktionelle Anatomie der Akupunkturpunkte Dickdarm 4 (Di4,Hegu) und Magen 36 (Ma36 ZuSanLI). Deutsche Zeitschrift für Akupunktur. 2001; 44; 168–175.
Heine H. Periphere Schmerzverarbeitung an Gelenken durch Akupunktur-Bedeutung des Parasympathikus, Deutsche Zeitschrift für Akupunktur 2004; 47: 15–23
Heine H. Lehrbuch der biologischen Medizin. 4. Aufl. Stuttgart: Haug, 2015.
Henrotin Y, Priem F, Mobasheri A. Curcumin: a new paradigm and therapeutic opportunity for the treatment of osteoarthritis: curcumin for osteoarthritis management. Springerplus. 2013; 2 (1): 56.
Körner T. Integrative Medizin. 1992. www.ralf-kollinger.de/wp/?page_id=124 (letzter Zugriff: 18.2.2016).
Matejka R. Ausleitende Therapieverfahren. 3. Aufl. München: Urban & Fischer, 2009.
Melzack R, Stillwell DM, Fox EJ. Trigger points and acupuncture points for pain; correlations and implications. Pain . 1977; 3: 3–23.
Michalsen A, Roth M (Hrsg.) Blutegeltherapie. Stuttgart: Haug, 2012.
Michalsen A. Blutegel in der Therapie. zkm. 2014; 1: 10–16.
Muschaweck R. Novokain zur Behandlung paravenöser Infiltrationen Med. Klinik. 1964; 59: 1806–1808.
Pischinger A, Heine H. Das System der Grundregulation. 10. Aufl. Stuttgart: Haug, 2004.
Ploss O. Moderne Praxis bewährter Regulationstherapien. Stuttgart: Haug, 2012.
Rakel D, Weil A. Philosophy of integrative medicine. In: Rakel D (ed.): Integrative Medicine. 2nd ed. Philadelphia: Saunders Elsevier, 2007. pp. 3–13.
Rauch E. Lehrbuch der Diagnostik und Therapie nach F. X. Mayr. 3. Aufl. Stuttgart: Haug, 2005.
Reuter U. Infusionsneuraltherapie (Procain-Basen-Infusion). In: Weinschenk S (Hrsg.) Handbuch Neuraltherapie. München: Urban & Fischer, 2010. S. 667.
Reuter U, Oettmeier R. Regulations- und Schmerzbehandlung mit Infusionsneuraltherapie. Natura Med. 1997; 12: 20–25.
Ridder P. Craniomandibuläre Dysfunktion. 2. Aufl. München: Urban & Fischer, 2014.
Schilcher H, Kammerer S, Wegener T. Leitfaden Phytotherapie. München: Urban & Fischer, 2010.
Schleip R. et.al. Lehrbuch Faszien. München: Urban & Fischer, 2014.
Stecco L. La Manipolazione Neuroconnettivale. Rom: Marrapese, 1996.
Stossier H. Praxishandbuch der modernen Mayr-Medizin. Stuttgart: Haug, 2003.
Vithoulkas G. Homöopathie: Energiemedizin. Gauting: Verlag Peter Irl, 2012.
Weinschenk S. Handbuch Neuraltherapie. München: Urban & Fischer, 2010.
Weis RF, Fintelmann V. Lehrbuch der Phytotherapie. Stuttgart: Hippokrates, 1997.
Witasek A. Veränderungen von Beschwerdebildern, klinischen Meßdaten und Laborbefunden durch eine Therapie nach Dr. F.X. Mayr. In: Bachmann R, Saller R (Hrsg.) Naturheilverfahren in der Praxis. Balingen: Perimed-Spitta, 1998.
Worlitschek M. Praxis des Säure-Basen-Haushalts. 6. Aufl. Stuttgart: Haug-Verlag, 2008.
Zipf HF. Endoanästhesie durch Lokalanästhetika. Dtsch Med Wschr. 1953; 78: 1587.

KAPITEL

32 Best Practice in Osteopathie und osteopathischer Medizin

Clive Standen und Johannes Mayer

„Die Leitsätze, die die theoretische Grundlage des klinischen Wissens bilden, sind unerbittlich kontextuell und lassen sich nicht auf alle vergleichbaren Fälle verallgemeinern […]"

Kathryn Montgomery Hunter (2005)

Die Formulierung allgemeiner Aussagen über das, was Best Practice in der Osteopathie ausmacht, ist schwierig. Auch lässt sich kaum beschreiben, wie verlässliche Schlussfolgerungen darüber, was Best Practice generell ausmacht, gezogen werden können. Somit ist Best Practice ein variabler, veränderlicher Begriff, der von zahlreichen Einflüssen, Systemen und beschränkenden Faktoren, wie dem eingesetzten osteopathischen Konzept und der Bedeutung der Osteopathie im Gesundheitssystem, abhängt. Trotzdem gibt es grundlegende Denk- und Analysesysteme und zentrale Werte, die abhängig vom Kontext und von der Situation eingesetzt werden.

In diesem Kapitel werden einige Ansätze zur Analyse der Best Practice und ihrer Voraussetzungen in der Osteopathie besprochen. Dabei handelt es sich nicht um eine definitive Aussage über die Best Practice. Es sollen lediglich einer oder mehrere Mechanismen angeboten werden, mit deren Hilfe das, was bei der Konfrontation mit einem medizinischen oder beruflichen Rätsel als Best Practice bezeichnet werden könnte, analysiert und identifiziert werden kann.

32.1 Ansätze zur Analyse von Best Practice

Best Practice kann im Rahmen verschiedener Klassifikationssysteme betrachtet werden:

- **Regierung oder Gesetzgebung** in einem Rechtssystem, den geltenden nationalen Gesetzen.
- **Ausbildungssysteme,** wie Weiterbildungs- oder Ausbildungsprogramme, die Ausbildungsprofile oder Fähigkeiten vermitteln mit dem Ziel, osteopathische Fähigkeiten und Kompetenzen und damit auch das Verhalten eines Osteopathen oder osteopathisch tätigen Arztes zu definieren.
- **Theoretische Paradigmen oder Systeme,** die darauf abzielen, klinische Situationen, mit denen sich ein Osteopath konfrontiert sieht, zu interpretieren, um das für den Patienten am besten geeignete Vorgehen zu ermitteln.
- **Philosophische Systeme** und Ansätze, mit deren Hilfe die osteopathischen Werte und Philosophien erkannt werden.
- **Ethikkodizes oder Verhaltensmaßregeln,** die Hilfestellung leisten bei der Entscheidung darüber, welche Aktion in der gegebenen klinischen Situation am besten geeignet oder erforderlich ist oder wie sich die Fürsorgepflicht, die allen klinischen Disziplinen gemein ist, am besten erfüllen lässt.

Die Vorstellung von Best Practice als ein einzelnes oder einfaches Element ist daher vermutlich schwer zu erreichen; sie verändert sich in jeder klinischen Situation, ist „schonungslos kontextuell" und erfordert häufige Überprüfungen und Umdeutungen unter Berücksichtigung auf mehrere der oben genannten Parameter. Hilfreiche Inhalte bei der Suche nach einer Anleitung zum Handeln finden sich in ➤ Kap. 15 und ➤ Kap. 26.

32.2 Best Practice im rechtlichen Rahmen

Die Regelung eines Gesundheitsberufs erfolgt normalerweise im Interesse der Verbraucher – der Öffentlichkeit allgemein sowie insbesondere aktueller oder potenzieller Patienten – und nicht im Interesse des Berufsstands. Daher ist die Vertrautheit mit der Best Practice und ihre Einhaltung wichtig für die Patienten, denen gegenüber der Arzt eine „Sorgfaltspflicht" zu erfüllen hat. Sowohl frische Hochschulabsolventen als auch erfahrene Ärzte müssen sicherstellen, dass sie mit allen Elementen des Rechtssystems, die für die Praxis der Osteopathie gelten, vertraut sind. Der Osteopathic Council of New Zealand listet z. B. 14 geltende rechtliche Vorschriften auf, die direkten oder indirekten Einfluss auf die osteopathische Praxis haben. Dazu gehören Gesetze über Datenschutz, Menschenrechte, Handel, Gesundheit und Sicherheit sowie Patientenrechte und der Health Practitioners Competence Assurance Act, die die Praxis der Osteopathie und 15 anderer medizinischer Fachberufe direkt reguliert (Website [1]).

> Osteopathen sichern Best Practice am besten durch eine gewissenhafte Arbeit im rechtlichen Rahmen. Auf diese Weise handeln sie nicht nur im besten Interesse eines einzelnen Patienten, sondern aller ihrer Patienten. Außerdem ist das Erfüllen der Anforderungen der Best Practice im besten Interesse des Berufsstands als Ganzes und schützt den guten Ruf der Osteopathie.

32

32.3 Best Practice in Weiterbildungs- und Ausbildungsprogrammen

Die Ausbildung spielt eine Schlüsselrolle bei der Entwicklung und Ausbreitung der Osteopathie (➤ Kap. 7).

Das Verhältnis zwischen der Osteopathie und Ausbildungseinrichtungen bildet in den einzelnen Ländern, Regionen oder Kontinenten sowie in zunehmendem Maße auf globaler Ebene auch weiterhin das Kernstück des Berufsstands. In den meisten Ländern sind viele der Anbieter kleine spezialisierte Einrichtungen, die nur die Ausbildung zum Osteopathen anbieten. In manchen Ländern, wie Australien und Neuseeland, kann die Qualifikation für die Registrierung und Ausübung der Osteopathie nur an großen staatlichen Hochschulen der Tertiärstufe erworben werden.

Daher erfordert Best Practice einen konstruktiven und gleichzeitig schwierigen Dialog und eine Beziehung mit den **„drei Armen" des Berufsstands:**

- Regulierungsinstanz
- Berufsvereinigung
- Schulen

Es gibt feine Unterschiede in der Demokratie dieser Teilsystemfunktionen, die vom Umfang der jeweiligen ärztlichen Tätigkeit abhängen.

> Um erfolgreich zu sein, müssen alle drei Arme – die Regulierungsinstanz, die Berufsvereinigung und die Schulen – zur Weiterentwicklung der Osteopathie beitragen und sicherstellen, dass bei der Patientenversorgung möglichst hohe Standards erreicht werden.

32.3.1 Die Regulierungsinstanz

Die Regulierungsbehörden legen für die Praxis der Osteopathie und für die Ausbildungsprogramme, die zur Zulassung, Registrierung und Ausübungserlaubnis führen, **Standards** fest, die sie aufrechterhalten und überprüfen. Außerdem sorgen sie dafür, dass das Ausbildungsangebot mit nationalen Entwicklungen und Anforderungen der geltenden Gesetze Schritt hält und geben Rückmeldung über Anzahl und Art der von ihnen bearbeiteten Disziplinarfälle. Über einen Zeitraum von mehreren Jahren können so Entwicklungen, die zu Ergänzungen oder Änderungen der Ausbildungsprogramme führen, erkannt werden.

In manchen Ländern müssen die Absolventen nationale oder staatliche Zulassungsprüfungen ablegen, die außerhalb der festgelegten Anforderungen für den erfolgreichen Abschluss der Ausbildung liegen, wie die Complex-Prüfung in den USA. In anderen Ländern muss jede Ausbildungseinrichtung ihr eigenes Beurteilungsverfahren entwickeln, wobei die Standards regelmäßig überprüft und zwischen den verschiedenen Institutionen verglichen werden.

> Die Regulierungsbehörden sind der Regierung und damit der Öffentlichkeit gegenüber verantwortlich und nicht gegenüber den Mitgliedern des Berufsstands.

32.3.2 Die Ausbildungseinrichtungen

Die Schulen und Hochschulen zur osteopathischen Ausbildung waren in den ersten Jahren der Osteopathie selbstständige Einrichtungen, die nur sich selbst gegenüber verpflichtet waren (➤ Kap. 7). Sobald ein Berufsstand wächst und sich entwickelt, kommt es in der Regel zur Professionalisierung durch Gründung von Innungen oder Berufsverbänden, die Mindeststandards für Inhalt und Dauer der Ausbildung festlegen. Die ersten Schulen und Hochschulen schützten ihren Status und ihre Entscheidungsbefugnisse. Sobald aber die Professionalisierung fortschritt, bemühten sie sich um eine externe Akkreditierung, um ihre Ausbildungsfähigkeit und Kompetenz zu beweisen.

In manchen Ländern wurden dazu Ausbildungsprogramme an großen staatlichen Hochschulen eingeführt, die erste davon in Australien: *„Das osteopathische Programm an der Phillip- und später RMIT-Universität war das erste staatlich finanzierte Ausbildungs-*

programm in Osteopathie, einem heterodoxen medizinischen System" (Baer 2009).

Die Ausbildungseinrichtungen müssen bei der Aufstellung der Studienprogramme die **Anforderungen mehrerer Interessengruppen** erfüllen:

- Regulierungsbehörden, die die Standards des fachgebietsspezifischen Inhalts festlegen und überwachen
- Unabhängige Einrichtungen zur Akkreditierung (sofern sie im System existieren)
- Externe Untersucher, die das Ergebnis für jeden Kurs und jedes Jahr beurteilen
- Angestellte und Absolventen, die Rückmeldungen über die Effektivität des Studienprogramms geben, um Absolventen hervorzubringen, die eine Anstellung finden und sicher und effektiv arbeiten können
- Qualitätssicherungssysteme der Einrichtung, die die Ausbildungsabläufe und die Effektivität überwachen
- Mögliche Studenten, die sich für – oder gegen – eine Teilnahme am Studienprogramm entscheiden und dadurch seine Existenz sichern
- Aktuelle Studenten, deren Bedürfnisse und Rückmeldungen sorgfältig überwacht werden sollten

32.3.3 Die Berufsverbände

Ein Berufsverband ist in der Regel eine **Organisation mit freiwilliger Mitgliedschaft,** deren Amtsträger und Ausschüsse von den Mitgliedern gewählt werden, sodass sie für den Berufsstand verantwortlich sind. Eine der wichtigsten Aufgaben einer solchen Einrichtung ist die Vertretung des Berufsstands gegenüber den Ausbildungseinrichtungen. Dadurch liefert der Berufsverband wichtige Informationen über die Entwicklungen, mit denen sich die Absolventen und Mitglieder im Berufsleben konfrontiert sehen, sowie über die Erfahrungen von Mitgliedern, die mit Menschen arbeiten oder sie beschäftigen, die das Ausbildungssystem durchlaufen haben.

Somit hat der Berufsverband zwar keinen Einfluss auf das Ausbildungsangebot oder die Ausbildungsinhalte, seine Unterstützung und Billigung kann aber für die Glaubwürdigkeit der Ausbildungsanbieter von entscheidender Bedeutung sein. Außerdem ist eine effektive Beziehung oft wesentlich, damit die Regulierungsbehörde effektiv arbeiten kann.

Die Berufsverbände können auch eine wichtige Rolle bei der Bereitstellung und Entwicklung der kontinuierlichen beruflichen Weiterbildung (Continuing Professional Education, CPE) spielen.

32.3.4 Kollektive „edukative Best Practice"

Immer häufiger arbeiten die drei oben kurz beschrieben Interessenvertretungen bei der Erarbeitung wesentlicher Komponenten/Elemente zusammen, auf deren Grundlage das Ausbildungssystem und oft auch die disziplinarischen und Regulierungssysteme effektiver bei der Förderung der Interessen der breiten Öffentlichkeit, der Patienten und der Osteopathen zusammenarbeiten können. Dazu müssen **diese drei Interessenvertretungen gemeinsam** beraten und sich darauf einigen, was ein Osteopath oder ein osteopathisch tätiger Arzt ist, was er macht und was in die Lehrpläne der Ausbildungs- und beruflichen Fortbildungsprogramme aufgenommen werden sollte.

Aus dieser Zusammenarbeit ergeben sich häufig folgende gemeinsam vereinbarte Vorgaben:

- Absolventenprofil
- Für die Ausübung der Osteopathie erforderliche Fähigkeiten und Kompetenzen
- Akkreditierungsstandards für Ausbildungsprogramme, nach deren Abschluss eine Zulassung beantragt werden kann

Solche Vorgaben sollen in erster Linie nicht als Richtlinien für den einzelnen Osteopathen dienen, sind aber oft öffentlich zugänglich und können bei der Zusammenfassung der Kernelemente, die sich Woche für Woche und Jahr für Jahr im Berufsleben wiederholen, hilfreich sein (Website [2]).

Schlussfolgerungen

Der informelle Dialog mit und zwischen den Regulierungsbehörden legt nahe, dass eine nationale und internationale Zusammenarbeit in Bezug auf die aufgeführten Dokumentationsarten von universeller Bedeutung ist. Die Fälle, die vor Disziplinargerichten oder Ausschüssen verhandelt werden, spiegeln zunehmend wider, dass Osteopathen zwar im Allgemeinen kompetent sind, sich aber auf die Bekanntheit dessen, was sie tun, verlassen. Kombiniert mit einem Mangel an Reflexion scheint dies zu einer unzureichenden Kommunikation der Diagnose, der vorgeschlagenen Behandlung, des Risikos und/oder der Prognose zu führen. Daraus können sich Probleme mit der Einwilligung nach Aufklärung ergeben, die darauf basiert, dass der Patient die vorgeschlagene Behandlung verstanden hat:

- Was umfasst die Behandlung?
- Warum schlägt der Osteopath diese Behandlung vor?
- Wie soll durch die Behandlung das erwünschte Ergebnis erreicht werden?

Die Fähigkeit des Osteopathen, sich auf diese Diskussion mit dem Patienten einzulassen, hängt stark von seiner Ausbildung und der angewandten osteopathischen Philosophie ab.

32.4 Bedeutung der Osteopathie

32.4.1 Bedeutung aus Sicht des Berufsstands

Die genaue Art und Beschreibung dessen, was Best Practice ausmacht, hängt sehr stark vom verwendeten Konzept der Osteopathie sowie vom Platz oder der Rolle der Osteopathie im jeweiligen Gesundheitssystem ab. Der nationale Status und die Rolle der Osteopathie waren jahrelang Gegenstand von Diskussionen innerhalb

32

der Osteopathie, während sich politische Gremien wie die Weltgesundheitsorganisation (WHO) mehr auf das osteopathische Konzept und seine Bedeutung für das Gesundheitswesen weltweit konzentrierten.

Im Jahr 2005 wurde in Washington DC die Osteopathic International Alliance (OIA) gegründet, die sich in den Folgejahren zunehmend zum Sprachrohr des Berufsstands entwickelte (➤ Kap. 7). Die WHO veröffentlichte 2010 die **Benchmarks for Training in Osteopathy** (Website [3]). Damit wurde die Osteopathie erstmals von der WHO als etabliertes traditionelles/komplementäres Verfahren der Medizin anerkannt. In den folgenden Jahren arbeitete die OIA erfolgreich an einer weiteren Kooperation mit der WHO.

Im März 2012 veröffentlichte die OIA ein wichtiges Papier: „History and current context of the osteopathic profession" (Website [4]). Eine der Schlüsselpositionen dieses Papiers war:

Die Osteopathic International Alliance (OIA) befördert die Philosophie und Praxis der osteopathischen Medizin und der Osteopathie weltweit. Der Leitsatz der OIA besagt, dass die Osteopathie/osteopathische Medizin ein personenzentriertes und evidenzinformiertes Behandlungssystem ist. Die OIA fördert ausdrücklich

- die kontinuierliche Entwicklung gemeinsamer Paradigmen der osteopathischen Gesundheitsversorgung,
- die Koexistenz und Zusammenarbeit von Osteopathen und osteopathisch tätigen Ärzten in Ländern, Staaten oder Gebieten,
- hohe nationale Ausbildungs- und Praxisstandards.

32.4.2 Bedeutung aus Sicht der WHO

Schließlich veröffentlichte die OIA 2014 in Kooperation mit der WHO ein Papier mit dem Titel: „A global view of practice, patients, education and the contribution to healthcare delivery" (Website [5]). Im Vorwort fasste Dr. Zhang Qi, der Koordinator des Traditional and Complementary Medicine Programme der WHO die WHO-Ziele bei der Gesundheitsversorgung zusammen:

„Die WHO benennt in ihrer Traditional Medicine Strategy 2014–2023 drei Schlüsselziele:

- *Den Aufbau einer Wissensbasis zum aktiven Management der traditionellen und komplementären Medizin mithilfe geeigneter nationaler Strategien*
- *Die Stärkung von Qualitätssicherung, Sicherheit, korrekten Einsatz und Effektivität der rationalen und komplementären Medizin durch die Regulation von Produkten, Praxis und Praktikern*
- *Die Förderung einer universellen Gesundheitsversorgung durch die Integration angemessener traditioneller und komplementärer medizinischer Dienstleistungen in die nationalen Gesundheitsangebote und die Selbstbehandlung"*

> Aus der Sicht der WHO ist die Osteopathie nun ein etablierter Bestandteil der traditionellen/komplementären und auch Teil der integrierten Gesundheitsversorgung. Die Fortführung der Integration bis 2023 ist ein wichtiges Ziel für den Berufsstand; insgesamt bedeutet dies aber, dass die Osteopathie endlich Teil der „Mainstream-Medizin" wird.

32.5 Gemeinsame Kernkompetenzen

> Es wird immer wichtiger, dass sich der osteopathische Berufsstand anderen medizinischen Fachgebieten anschließt, indem ein Konsens über Kernkompetenzen oder -fähigkeiten getroffen wird (➤ Kap. 32.3).

In den WHO Benchmarks for Training in Osteopathy (Website [3]) werden erstmals die Kernkompetenzen für die beiden Strömungen des Berufsstands, Osteopathen und osteopathisch tätige Ärzte, beschrieben.

Osteopathisch tätige Ärzte besitzen Kernkompetenzen, die sie zur Diagnose führen, das Management sowie die Behandlung der Patienten erlauben und die Grundlage für den osteopathischen Behandlungsansatz bilden. Die **essenziellen Kompetenzen für die osteopathische Praxis** in allen Ausbildungsprogrammen sind:

- Solide Kenntnisse der osteopathischen Geschichte und Philosophie sowie des osteopathischen Ansatzes der Gesundheitsversorgung.
- Kenntnis der Grundlagenwissenschaften im Rahmen der osteopathischen Philosophie und der fünf Modelle von Struktur und Funktion. Dazu gehört die Rolle vaskulärer, neurologischer, lymphatischer und biomechanischer Faktoren bei der Aufrechterhaltung der normalen und angepassten biochemischen, zellulären und makroskopischen anatomischen Funktionen bei Krankheit und Gesundheit.
- Fähigkeit zur Aufstellung einer geeigneten Differenzialdiagnose und eines Behandlungsplans.
- Verständnis der Wirkungsmechanismen manualtherapeutischer Interventionen sowie der biochemischen, zellulären und makroskopisch-anatomischen Reaktion auf die Behandlung.
- Fähigkeit zur kritischen Bewertung der medizinischen und wissenschaftlichen Literatur sowie zur Einbindung relevanter Informationen in die klinische Praxis.
- Kompetenz in den palpatorischen und klinischen Fähigkeiten, die zur Diagnose der Dysfunktion in den zuvor erwähnten Systemen und Geweben des Körpers erforderlich sind – mit Betonung der osteopathischen Diagnose.
- Kompetenz in einem breiten Bereich der osteopathischen manipulativen Behandlung.
- Fähigkeit zur Durchführung einer körperlichen Untersuchung mit Interpretation der relevanten Tests und Daten, einschließlich der diagnostischen Bildgebung und der Laborbefunde.
- Verständnis der Biomechanik des menschlichen Körpers, einschließlich (aber nicht nur) der Gelenk-, Faszien-, Muskel- und Flüssigkeitssysteme von Extremitäten, Wirbelsäule, Kopf, Becken, Bauch und Brustkorb.
- Erfahrung bei der Diagnose und osteopathischen manipulativen Behandlung von neuromuskuloskeletalen Erkrankungen.
- Solide Kenntnisse der Indikationen und Kontraindikationen der osteopathischen Behandlung.
- Grundwissen der häufig eingesetzten Verfahren der traditionellen Medizin sowie der komplementären und alternativen Medizin.

32

32.6 Kernkompetenzen osteopathisch tätiger Ärzte

Aufgrund der Ausbildung zum Arzt umfassen die Kernkompetenzen der osteopathisch tätigen Ärzte neben den osteopathischen auch typische ärztliche Kompetenzen. Als Beispiel sind die Kernkompetenzen des EROP (European Register for Osteopathic Physicians) aufgeführt (Website [6]).

Die EROP-Leitlinien basieren auf:

- Der 2.500 Jahre alten Traditionen medizinischer Ausbildung in Europa
- Dem International Code of Medical Ethics
- Den sieben Kernkompetenzen der AOA (American Osteopathic Association)
- Der Mission und Vision der OIA (Osteopathic International Alliance)
- Den Praxisstandards des GEOSC (General Osteopathic Council)

Die sieben Kernkompetenzen und Praxisstandards (EROP):

1. Medizinische Professionalität und komplementäre Medizin
2. Prinzipien und wissenschaftliche Basis der osteopathischen Medizin
3. Persönliche Qualitäten und Fähigkeiten
4. Praxisbezogene Anwendung
5. Partnerschaft mit dem Patienten
6. Praxisbasiertes Lernen
7. Systembasiertes Lernen

Beim Vergleich der EROP-Kernkompetenzen mit anderen, z. B. den AOA-Kernkompetenzen in den USA, betrifft der wichtigste Unterschied den 1. Punkt: die medizinische Professionalität und komplementäre Medizin. Die europäischen osteopathisch tätigen Ärzte sind zunächst Ärzte und haben dann die Zusatzbezeichnung Osteopathie erworben. Als osteopathisch tätige Ärzte sehen sie sich als Teil der Komplementärmedizin und der integrierten Gesundheitsversorgung.

Bezüglich des 1. Punkts der Liste gibt es folgende Stellungnahme:

1. Medizinische Professionalität und komplementäre Medizin: Europäische osteopathische Ärzte haben alle spezifische Kernkompetenzen auf dem Gebiet der traditionellen Medizin und deren Spezialisierungen. Eine weithin akzeptierte Frage ist die nach der Interaktion zwischen medizinischer Professionalität und der komplementären Medizin.

- **1.1. Charta der medizinischen Professionalität:** Die Charta der medizinischen Professionalität gründet sich auf drei Hauptprinzipien:
  - 1.1.1. Das Wohl des Patienten („salus aegroti suprema lex“)
  - 1.1.2. Die Autonomie des Patienten
  - 1.1.3. Medizinische und soziale Fairness
- **1.2. Verpflichtungen, um diese Prinzipien zu erreichen:**
  - 1.2.1. Fachliche Kompetenz
  - 1.2.2. Ehrlichkeit gegenüber dem Patienten
  - 1.2.3. Schweigepflicht
  - 1.2.4. Gute Patienten-Arzt-Beziehung
  - 1.2.5. Gute Behandlungsqualität
  - 1.2.6. Abbau von Versorgungsbarrieren
  - 1.2.7. Kosteneffektivität
  - 1.2.8. Wissenschaftlichkeit
  - 1.2.9. Offenlegung von Interessenkonflikten
  - 1.2.10. Kollegialität
- **1.3. Zuverlässigkeit in der medizinischen und osteopathischen Versorgung:**
  - 1.3.1. Gewissenhafte Methoden in der Diagnose und in den therapeutischen Prozessen
  - 1.3.2. Kontinuierliches Bemühen um profundes medizinisches Wissen und kontinuierlichen Erkenntnisfortschritt
  - 1.3.3. Kenntnisse der eigenen Grenzen in der Diagnose und Therapie
  - 1.3.4. Kenntnisse der wichtigsten Alternativen in der Diagnose, der Therapie und deren Grenzen
  - 1.3.5. Information des Patienten über die theoretischen und empirischen Grundlagen für die eigenen Entscheidungsprozesse
  - 1.3.6. Respekt gegenüber dem Patienten bezüglich seiner individuellen Prioritäten und seiner Entscheidungsprozesse
  - 1.3.7. Keine unverhältnismäßigen Preise für medizinische Behandlungen
  - 1.3.8. Keine Vorspiegelung falscher Erfolgsaussichten zum Zwecke eines finanziellen Vorteils oder eines ideellen Profits

Die Schnittstelle der medizinischen Profession und der Komplementärmedizin zentriert sich somit auf eine Reihe von Empfehlungen, die sich in erster Linie auf den Patienten und insbesondere auf seine Wünsche, Interessen und Rechte konzentrieren. Die osteopathische Medizin gehört eindeutig zu diesem komplementärmedizinischen Fokus.

32.7 Good Practice in der Osteopathie

Zunächst muss zwischen der Ausbildung und der Weiterbildung unterschieden werden. Normalerweise umfasst die Good Practice die Kernkompetenzen, die ein Arzt/Osteopath zur guten Versorgung seiner Patienten benötigt.

Das Osteopathy Board of Australia (Website [7]) definiert Gesundheitsversorgung wie folgt: *„Gesundheitsversorgung umfasst, ist aber nicht begrenzt auf jede Form der unentgeltlichen oder entlohnten Versorgung, Behandlung, Beratung, Dienstleistung und Weitergabe von Waren im Zusammenhang mit der körperlichen oder seelischen Gesundheit einer Person.“*

„Die Good Practice umfasst wichtige Standards für Osteopathen:

- *Gute Behandlungsqualität*
- *Gemeinsame Entscheidungsfindung*
- *Zusammenarbeit mit den Patienten*
- *Zusammenarbeit mit anderen Ärzten*
- *Arbeiten im Gesundheitssystem*
- *Risikoreduzierung*
- *Wahren professioneller Leistungen*

- *Professionelles und ethisches Verhalten*
- *Sicherstellen der Gesundheit des Arztes*
- *Lehre, Supervision und Beurteilung"*

Im letzten Jahrzehnt hat sich der Fokus der Ausbildungsprogramme der Osteopathie von wissensbasiert auf kompetenzbasiert geändert. Eine kompetenzbasierte Ausbildung umfasst als Hauptteil Wissen, ist aber viel mehr als reines Wissen. Insbesondere werden alle persönlichen Komponenten und Wechselwirkungen zwischen Arzt und Patient berücksichtigt. Daher ist eine Ausbildung in Osteopathie nach den Prinzipien der Kernkompetenzen die Basis für eine gute Praxis.

Good Practice ist die Grundlage der Ausbildung in Osteopathie (Bachelor) und das Ergebnis eines gut angelegten Lehrplans. Nach dem Abschluss kann ein Osteopath oder osteopathisch tätiger Arzt seinen Patienten Good Practice anbieten. Außerdem ist Good Practice die Grundlage der Regulierungs- und Zulassungsbehörden der Osteopathie.

32.8 Sichtweisen zur Best Practice

Best Practice war ursprünglich ein Begriff der Ökonomie, wird aber inzwischen für viele Berufsgruppen angewandt. Das Cambridge Dictionary definiert Best Practice als *„eine Arbeitsmethode oder eine Reihe von Arbeitsmethoden, die offiziell als die besten in einem bestimmten Geschäftsbereich oder Industriezweig gelten und in der Regel formal und ausführlich beschrieben sind"*.

Ein osteopathisch tätiger Arzt mag vielleicht einen Betrieb führen, aber Osteopathie ist mehr als ein Betrieb, nämlich eine Heilkunst. In der Literatur finden sich keine klaren Standpunkte über die Best Practice der Osteopathie, wohl aber Diskussionen über Visionen und Komponenten, die zur Best Practice beitragen.

32.8.1 Best Practice als Vorgang

Best Practice entwickelt sich im Berufsleben und ist ein Kontinuum und eine Interaktion verschiedener Prozesse. Es gibt keinen Endpunkt, der erreicht werden kann; es handelt sich eher um einen nach vorn gerichteten, sich entwickelnden Weg. Die abschließende Frage lautet: Auf welchem Weg wird man zum Experten?

32.8.2 Best Practice und Systemtheorie

Aus Sicht der Systemtheorie ist das Cynefin Framework (Snowden 2005) ein nützliches und praktisches Modell, um sich entwickelnde komplexe Systeme und ihre inhärente Unsicherheit zu beschreiben. Der Name Cynefin stammt aus dem Walisischen und bedeutet „gewöhnliches Habitat". Es erinnert daran, dass alle menschlichen Aktivitäten stark von den Erfahrungen in der gewöhnlichen Umgebung beeinflusst und oft bestimmt werden.

Das Cynefin Framework liefert eine Typologie von Zusammenhängen, durch die der Leser herausfinden kann, welche Erklärungen und Lösungen angewandt werden können, wenn die Beziehungen zwischen Menschen, ihre persönlichen Erfahrungen und der gesamte Kontext einer gegebenen Situation berücksichtigt werden. Außerdem ist das Cynefin Framework in komplexen Situationen ein Instrument zur Kommunikation, Entscheidungsfindung, Strategieplanung und Wissensverwaltung (➤ Abb. 32.1).

Wird das Cynefin Framework auf die Osteopathie übertragen oder angewandt, lassen sich mehrere Probleme erkennen oder entwickeln, die die diagnostische und therapeutische Entscheidungsfindung beeinflussen.

- In **offensichtlichen** Fällen (Beispiel: fixierte 1. Rippe) liegen klare Ereignisse, Muster, Ursachen und Wirkungen vor. Daher ist die Interaktion klar und es gibt eine korrekte Antwort – die Rippe zu heilen. Demnach wird im Entscheidungsprozess erst un-

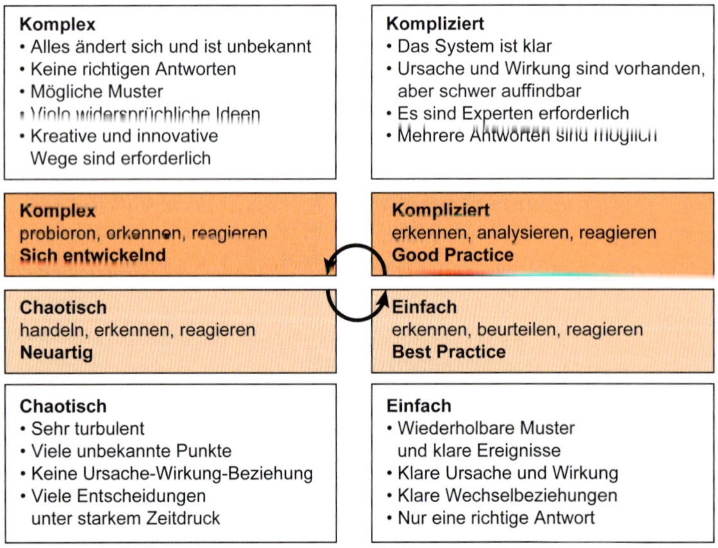

Komplex
- Alles ändert sich und ist unbekannt
- Keine richtigen Antworten
- Mögliche Muster
- Viele widersprüchliche Ideen
- Kreative und innovative Wege sind erforderlich

Kompliziert
- Das System ist klar
- Ursache und Wirkung sind vorhanden, aber schwer auffindbar
- Es sind Experten erforderlich
- Mehrere Antworten sind möglich

Komplex
probieren, erkennen, reagieren
Sich entwickelnd

Kompliziert
erkennen, analysieren, reagieren
Good Practice

Chaotisch
handeln, erkennen, reagieren
Neuartig

Einfach
erkennen, beurteilen, reagieren
Best Practice

Chaotisch
- Sehr turbulent
- Viele unbekannte Punkte
- Keine Ursache-Wirkung-Beziehung
- Viele Entscheidungen unter starkem Zeitdruck

Einfach
- Wiederholbare Muster und klare Ereignisse
- Klare Ursache und Wirkung
- Klare Wechselbeziehungen
- Nur eine richtige Antwort

Abb. 32.1 Cynefin Framework. [L271]

tersucht, dann beurteilt und schließlich behandelt. Dies bezeichnet Snowden als **Best Practice.**

- In **komplizierten** Situationen (Beispiel: Thoraxtrauma) ist das allgemeine System klar, Ursache und Wirkung sind vorhanden, aber nicht leicht auffindbar. Es müssen Experten hinzugezogen werden und mehrere Antworten sind möglich. Erst wird untersucht, dann analysiert (Expertenwissen) und schließlich behandelt. Es stehen mehrere Behandlungsoptionen zur Wahl und mehrere geeignete Behandlungsverfahren. Dies bezeichnet Snowden als **Good Practice.**
- In **komplexen** Fällen (Beispiel: Thoraxtrauma mit Funktionsstörungen der Lunge) ändert sich alles und alles ist unbekannt. Es gibt keine richtigen Antworten, nur mögliche Muster und viele konkurrierende Konzepte sowie kreative und innovative Ansätze sind erforderlich. Noch wichtiger ist, zunächst die respiratorischen Symptome abzuklären und die Oxygenierung zu überprüfen. Dann wird überprüft, ob der Thorax instabil ist, ob Rippen geprellt oder gebrochen sind, ob nur einige Rippen fixiert sind und ob das Zwerchfell fest ist.
  Aus osteopathischer Sicht werden erst die Vitalfunktionen überprüft, danach wird nach möglichen Mustern gesucht. Um sich für eine Behandlung zu entscheiden, muss der Osteopath austesten und untersuchen, was passiert, und schließlich behandeln. Dies bezeichnet Snowden als **emergente Praxis.**
- In **chaotischen** Fällen (Beispiel: Thoraxtrauma, Patient atmet nicht) gibt es viele Turbulenzen und unbekannte Aspekte und keine Interaktion von Ursache und Wirkung. In kürzester Zeit müssen viele Entscheidungen getroffen werden. Aus osteopathischer und medizinischer Sicht muss zunächst die Notfallsituation aufgelöst werden, indem Atmung, Herzschlag, Oxygenierung usw. sichergestellt werden. In einem derartigen Fall wird also zuerst gehandelt und dann untersucht und behandelt. Dies bezeichnet Snowden als **neuartige Praxis.**

Die Herausforderung bei der Cynefin-Theorie besteht darin, dass diese vier Optionen nicht geordnet sind und man leicht von der Best Practice zu chaotischen Handlungen rutschen kann. Bei dem Beispiel Thoraxtrauma könnte auf den ersten Blick der Eindruck entstehen, dass es sich um einen Best-Practice-Fall handelt, bei dem nur die Rippe behandelt werden muss. Während der Behandlung der Rippe wird aber klar, dass sie gebrochen ist. Der Patient erleidet erst einen Pneumothorax und dann einen Schock und hört auf zu atmen. Innerhalb weniger Sekunden ist aus der Best-Practice-Situation eine chaotische Situation geworden.

Während einer osteopathischen Behandlung können sich Situationen in jede Richtung entwickeln – von offensichtlich über kompliziert nach komplex und wieder zurück.

> Der Osteopath muss die Behandlung als einen Systemprozess begreifen, der dynamisch verläuft und nicht vorab festgelegt wird.

32.8.3 Konzept der klinischen Praxis in der Osteopathie

Die Einstellung von Ärzten zu ihrer klinischen Praxis wird von vielen Faktoren, wie dem Fachwissen, dem persönlichen Wissen, den allgemeinen und beruflichen Fähigkeiten sowie Erfahrungen und Rückmeldungen bei der Behandlung, beeinflusst. Diese Faktoren fließen in den Prozess der Entscheidungsfindung ein. Das Konzept der klinischen Praxis, der technischen Rationalität und der professionellen Kunst wurde von Fish und Coles (1998) besprochen (➤ Tab. 32.1).

Vor Kurzem hat die Wissenschaft mit Untersuchungen darüber begonnen, wie Ärzte die klinische Praxis im Bereich der Manualtherapie und Osteopathie wahrnehmen. Thomson et al. führten eine qualitative theoretische Studie über die Einstellungen zur klinischen Praxis in der Osteopathie durch (Thomson et al. 2014a). An der Studie nahmen zwölf im Vereinigten Königreich registrierte Osteopathen teil, sodass die Ergebnisse für die britischen Osteopathen typische Konzepte widerspiegeln. Daraus entwickelten Thomson et al. eine wichtige Sichtweise der klinischen Praxis in der Osteopathie. Ihre Studie benannte fünf Faktoren, die die Einstellung des Arztes zur klinischen Praxis beeinflussen:

- Bildungserfahrung
- Ansichten zu Gesundheit und Krankheit
- Erkenntnistheorie des Praxiswissens
- Beziehung zwischen Theorie und Praxis
- Vom Arzt wahrgenommene therapeutische Rolle

Thomson et al. beobachteten unter diesen fünf Faktoren grundsätzlich zwei entgegengesetzte Ansichten (➤ Tab. 32.2).

Thomson et al. fanden einen Zusammenhang zwischen fehlender Weiterbildung und technischer Rationalität. Daher können wir davon ausgehen, dass die **technische Rationalität** eine Hauptdomäne

Tab. 32.1 Die beiden Sichtweisen der professionellen Praxis[a]

Technisch-rational	Professionelle Kunst
Analysen	beginnt, wo Regeln verblassen, erkennt Muster und Gebilde, interpretiert
Praxis ist effizient.	Praxis ist kreativ.
Betrachtung von Wissen als greifbar und permanent	Betrachtung von Wissen als temporär, dynamisch und problematisch, es zählt die professionelle Meinung.
zentrale Bedeutung von technischer Erfahrung und Fähigkeiten	Betrachtung von Rätseln als Kernstück der professionellen Praxis
Betonung des Bekannten	Akzeptanz von Unsicherheit
Betrachtung professioneller Aktivitäten als zu bewältigen	
Probleme sind einfach und klar.	Probleme sind komplex und mehrdeutig.
Übertragung der Theorie auf die Praxis	Theorie entsteht aus Praxis.

[a] Nach Fish und Coles 1998.

Tab. 32.2 Vergleich der Einstellung zur Praxis zwischen technisch-rationaler und professionell-künstlerischer Auffassung[a]

Technisch-rational	Einstellung zur Praxis	Professionell-künstlerisch
←		→
didaktisch, unkritisch setzt weiterhin die relevanten Prinzipien ein, die er als Student gelernt hat	**Bildungserfahrung** Natur, Bildungsform und Lernprozess	**studentenzentriert, kritisch** Interessen und Training nach der Ausbildung beantworten Fragen und widerlegen das Dogma
biomedizinische Ansicht Das Gewebe (Gelenk, Faszie, Knochen, Nerv usw.) löst Symptome aus.	**Ansichten zu Gesundheit und Krankheit** Annahmen über Gesundheit, Krankheit, Schmerzen und körperliche Dysfunktion	**biopsychosoziale Ansicht** Einfluss der Ganzheitlichkeit des Einzelnen, Interaktion von Person und Umwelt
Positivist Screening, Scanning und Provokationstests liefern zuverlässige Ergebnisse.	**Erkenntnistheorie des Praxiswissens** Ansichten über die Art des Wissens und seinen Einsatz in der klinischen Praxis	**Konstruktionist** beobachtet, wie ein Patient über seine Schmerzen und die Tagesmuster spricht. Welche Bedeutung haben die Schmerzen des Patienten für den Therapeuten?
Übertragen von Theorien auf die Praxis Die Prinzipien der Osteopathie werden auf die Praxis angewandt und sind der Grund für mein Handeln.	**Beziehung zwischen Theorie und Praxis** Bedeutung und Beziehung zwischen Theorie und ihrer klinischen Praxis	**Theorien entstehen aus der Praxis heraus** Theorien werden bei jedem Patienten und seinem Gewebe aufgestellt
Paternalismus Ich überprüfe die Dysfunktionsmuster und der Patient entspannt sich und folgt meiner Behandlung.	**vom Arzt wahrgenommene therapeutische Rolle** Ansichten und Überzeugungen zur professionellen und therapeutischen Rolle	**Patientenautonomie** Da der Patient die Wahl trifft, wird er als eigenständig behandelt und erhält Autonomie.

[a] Nach Thomson et al. 2014a.

der Ausbildung ist. Die Ausbildung von Studenten passt traditionell zu einem paternalistischen und technisch-rationalen Ansatz und fördert das osteopathische Ausbildungsmodell, das auf technische Kenntnisse und praktische Fähigkeiten ausgerichtet ist.

32

Insgesamt scheint es notwendig zu sein, diese fünf Elemente mit allen Extremen in die osteopathische klinische Praxis zu integrieren – ein Prozess, der während der Ausbildung beginnen muss und Teil eines lebenslangen Lernprozesses sein sollte. Es sind weitere Forschungen notwendig, um den Wert eines solchen integrierten Ansatzes der osteopathischen Ausbildung zu belegen.

32.8.4 Best Practice und die Einstellung zur Osteopathie

Die folgende Anekdote zeigt, wie die Haltung zur Osteopathie die Best Practice beeinflusst. Vor zehn Jahren las Johannes Mayer erstmals die beiden Bücher von R. Becker „Leben in Bewegung" und „Stille des Lebens". Die Sprache ist schwer zu verstehen, es gibt kein klares Konzept seines Ansatzes. Beide Bücher sind eine Sammlung von Gedanken, Briefen, Vorträgen usw. Seinerzeit konnten diese Bücher Johannes osteopathische Haltung nicht verändern, weil er die Schriften von Becker nicht verstand. Drei Jahre später versuchte er erneut, die Bücher während seines Urlaubs in einer sehr entspannten Situation zu lesen und schaffte es wieder nicht. Er beschloss, dass diese Literatur seine osteopathische Denkweise wohl nicht beeinflussen kann.

Im folgenden Jahr nahm er an einem Kurs mit Stuart Korth, einem britischen Osteopathen, teil, der den Kursteilnehmern Ansätze und Methoden beibrachte, die Johannes noch nie zuvor gesehen hatte. Seine Lehre war nicht strukturiert, eher chaotisch und sehr intuitiv, aber berührte alle Teilnehmer sehr tief. Schließlich fragte Johannes Stuart, wie er diesen Unterrichtsstil entwickelt und von wem er das alles gelernt hatte. Seine Antwort war: „In den 1960ern von Rollin Becker." Er empfahl Johannes, das Buch ein drittes Mal zu lesen und sagte vorher, dass er es jetzt ganz klar verstehen und in der Zukunft ein eigenes Verständnis von Becker entwickeln würde.

In seinem nächsten Urlaub passierte genau das. Als er die Bücher ein drittes Mal mit einer intuitiveren und unstrukturierten Sichtweise las, konnte er mehr und mehr ein Verständnis für Beckers Ideen entwickeln und verglich sie immer wieder mit dem, was er mit Stuart Korth erlebt hatte. In den Folgejahren beobachtete er einige berühmte Lehrer, die mit Rollin Becker gearbeitet hatten, und fragte sie immer nach den Grundwerten, die sie von ihm erhalten hatten. Er befragte sechs Lehrer und erhielt zehn unterschiedliche Antworten. Jeder von ihnen war Becker während einer anderen Phase seines Lebens und in anderen Situationen gefolgt. Alle sechs eröffneten ihm Beckers Philosophie aus unterschiedlichen Perspektiven, sodass er ein eigenes Verständnis und eine didaktische Methode für die Unterrichtung von Beckers Philosophie entwickeln konnte, anstatt einzelne Techniken zu unterrichten.

Durch die Lektüre von anderen wichtigen philosophischen Texten von Still, Sutherland und Fulford sowie von moderner wissenschaftlicher Literatur entwickelte Johannes Schritt für Schritt seine erweiterte osteopathische Haltung. Inzwischen unterrichtet er eine Serie von vier Becker-Kursen mit immer dem gleichen Hauptthema, aber mit einem Fokus auf andere und erweiterte philosophische und wissenschaftliche Erkenntnisse.

Den Denkprozess zu fördern, das Bewusstsein zu schärfen und die Bedeutung des Gewebes zu respektieren, ermöglicht eine andere Wahrnehmung und Interpretation der Palpation. Beides sind Grundlagen der intuitiven Osteopathie. Jeder Arzt muss lebenslang an seiner eigenen osteopathischen Haltung arbeiten, die seinen intuitiven Behandlungsstil unterstützt und ändert. Es ist ein kontinuierlicher Lernprozess.

32.8.5 Der Weg zum osteopathischen Experten

Ein Experte zu werden beginnt mit der Patienten-Interaktion und dem diagnostischen Prozess, die auf sozialen und kognitiven Prozessen im Kopf des Arztes beruhen. Die Osteopathie setzt eine breite Palette diagnostischer Verfahren und Behandlungsmaßnahmen ein. Die Vielfalt und Komplexität der Probleme, mit denen die Patienten vorstellig werden, erfordern ein gut entwickeltes klinisches Verständnis. In der Osteopathie gibt es einige theoretische Modelle (Sprafka 2003), aber nur wenige qualitative oder quantitative Studien zur diagnostischen Entscheidungsfindung. Thomson et al. führten an 17 britischen Osteopathen eine Studie mit einer qualitativ-konstruktivistischen Theorie durch (Thomson et al. 2014b). Die Hypothese lautete, dass Ärzte zur Diagnostik vor allem zwei Verfahren verwenden: die hypothetisch-deduktive Entscheidungsfindung und die Mustererkennung.

Der **diagnostische Prozess zur Entscheidungsfindung** ist sehr komplex und kann in drei Stadien unterteilt werden:

- Anamneseerhebung, Konzentration auf die Symptome und Untersuchung
- Aufstellen und Überprüfen einer Hypothese
- Muster erkennen

Das hypothetisch-deduktive Modell

Das Erheben der Anamnese sowie die Konzentration auf die Symptome und die Untersuchung sind sehr gut etabliert (➤ Kap. 20, ➤ Kap. 23) und kann bei der Ausbildung standardisiert werden. Nach der Durchführung dieser Verfahren ergeben sich Hinweise, aus denen eine Hypothese formuliert und die durch weitere Fragen und Untersuchungsverfahren getestet wird. Das Ergebnis ist eine spezifische Behandlung, die wieder überprüft werden kann, um die Hypothese zu verfeinern oder zu widerlegen.

Das Modell der Mustererkennung

Gleichzeitig erkennt der Arzt Cluster von Hinweisen sowie Beziehungsmuster zwischen Symptomen und Befunden, die mit Mustern verglichen werden, die er früher bei anderen Patienten erlebt hat. Thomson et al. ermittelten abhängig von der Komplexität der Symptome und dem Bekanntheitsgrad des klinischen Bilds ein Wechselspiel dieser beiden Modelle (Thomson et al. 2014b).

Gehirntheorie und das Erlangen des Expertenstatus

In den Neurowissenschaften gibt es keine allgemein akzeptierte Theorie darüber, wie das Gehirn funktioniert. Karl Friston stellte dazu die am besten etablierte Theorie auf: das **„Free-Energy-Prinzip“** (➤ Kap. 21.2) (Friston 2010). Mit dieser Theorie lassen sich Aktionen, Wahrnehmung und Lernen in adaptativen Systemen erklären. Jedes selbstorganisierte System, das sich im Gleichgewicht mit seiner Umgebung befindet, muss freie Energie reduzieren. Es zeigt, wie biologische Systeme dem natürlichen Trend zum Chaos widerstehen und eine Homöostase schaffen.

Zusammenfassend besagt diese komplexe Theorie, dass das Gehirn die zum Leben benötigte Energie reduzieren muss. Daher ist das Gehirn nur an neuen Dingen interessiert und akzeptiert, dass bekannte Dinge konsistent sind. Das Gehirn sagt aufgrund seiner Erfahrung voraus, zu welchem Ergebnis die Aktionen im Organismus führen, stellt also eine Hypothese auf. Es will den Unterschied zwischen Hypothese und Ergebnis minimieren. Wenn es nicht passt, muss die Wahrnehmung (Bottom-up) oder die Hypothese verbessert werden (Top-down).

Die Verarbeitung im Gehirn berücksichtigt nicht alle wahrgenommenen Einzelheiten. Stattdessen speichert das Gehirn komplexe Muster, die verglichen werden können.

Die **diagnostischen Entscheidungsprozesse der Osteopathie** lassen sich sehr gut durch Fristons Gehirntheorie erklären. Während der Ausbildung lernen die Studierenden vor allem nach dem Bottom-up-Prinzip, das auf Palpation, Wahrnehmung sowie einer präzisen Aktion basiert. Je erfahrener Osteopathen sind, umso mehr individuelle Patienten haben sie behandelt und typische komplexe Muster gespeichert. Um solche Fähigkeiten zu entwickeln, benötigt der Arzt

- eine breite und gut organisierte Wissensbasis,
- gut entwickelte persönliche Fähigkeiten und
- eine große Anzahl von Patienten, die er behandelt hat.

Bei der Konfrontation mit einem neuen komplexen Patienten wird der Top-down-Weg verwendet, um ein passendes Muster zu finden. Wenn das Muster passt, kann direkt zum Behandlungsplan übergegangen werden. Wenn es nicht passt, müssen zunächst andere gespeicherte Muster verglichen werden, um den Mustercluster zu finden, der dem vorhandenen Muster am besten entspricht. Wird kein geeignetes Muster gefunden, wird eine ausführlichere Bottom-up-Information benötigt, um ein Mustercluster zu finden oder ein neues Muster zusammenzustellen. Dies wird oft als **intuitive Osteopathie** bezeichnet.

Der diagnostische Entscheidungsprozess ist ein komplexer Prozess mit Bottom-up- und Top-down-Elementen, die immer eine dynamische Schnittstelle bilden.

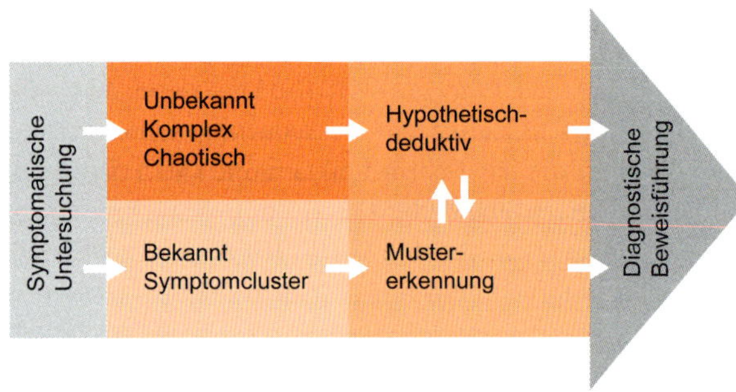

Abb. 32.2 Mustererkennung. [L271]

Beispiele für Wege der Mustererkennung

- Symptomcluster (typische Schmerzanamnese nach Trauma)
- Palpationsmuster (allgemeiner Eindruck, wie Angst)
- Verkettungen (Faszienlinien, Organverbindungen mit der Wirbelsäule)
- Biomechanische Cluster (pelvin, lumbal, zervikal)
- Psychische und soziale Faktoren (anthropo-ökologisches Modell)

Der komplexe diagnostische Entscheidungsprozess lässt sich vereinfacht zeichnerisch darstellen (➤ Abb. 32.2).

Zusammenfassung

Es ist ein langer Weg, bis man Experte für das osteopathische Konzept ist. Er ist geprägt von Wissen, Erfahrungen, Einstellungen und persönlichen Fähigkeiten, die nur durch die empathische Interaktion mit dem Patienten entwickelt werden können. Dies ist der eigentliche Grund, warum die bekanntesten Osteopathen, die „Helden des Berufs", in der Regel älter als 70 Jahre sind. Sie sind nicht besser qualifiziert als jüngere Osteopathen und wissen auch nicht erheblich mehr, aber sie sind die Erfahrendsten in der Mustererkennung. Außerdem respektieren sie den Patienten und nehmen ihn in seiner Ganzheit und vor dem Hintergrund seines Lebens und seiner Lebensumstände wahr.

32

LITERATUR

Baer HA. Osteopathy in Australasia: From marginality to a fully professionalized system of health care. Int J Osteopath Med. 2009; 12: 25–31.

Fish D, Coles C. Developing professional judgment in health care: learning through the critical appreciation of practice. Oxford: Butterworth-Heinemann, 1998.

Friston K. The free-energy principle: a unified brain theory? Nat Rev Neurosci. 2010; 11: 127–138.

Montgomery Hunter K. How Doctors Think. Clinical Judgment and the Practice of Medicine. Oxford: Oxford University Press, 2005.

Sprafka SA. Clinical problem solving. In: Ward R (ed.). Foundations for osteopathic medicine. 2nd ed. Philadelphia: Lippincott, Williams & Wilkins, 2003. pp. 257–279.

Thomson OP, Petty NJ, Moore AP. A qualitative grounded theory study of the conceptions of clinical practice in osteopathy – a continuum from technical rationality to professional artistry. Man Ther. 2014a; 19 (1): 37–43.

Thomson OP, Petty NJ, Moore AP. Diagnostic reasoning in osteopathy – A qualitative study. Int J Osteopath Med. 2014b; 17 (2): 83–93.

WEBSITES

[1] Osteopathic Council of New Zealand. www.osteopathiccouncil.org.nz/policies-and-guidelines (letzter Zugriff: 10.3.2016).

[2] Capabilities for Osteopathic Practice; Guidelines for Informed Consent. www.osteopathiccouncil.org.nz/images/stories/pdf/new/Capabilities_April52013.pdf (letzter Zugriff: 10.3.2016).

[3] OIA: History and current context of the osteopathic profession. wp.oialliance.org/wp-content/uploads/2013/07/oia-status-report-history-context-of-osteopathic-profession.pdf (letzter Zugriff: 10.3.2016).

[4] WHO benchmarks for training in Osteopathy. http://apps.who.int/medicinedocs/documents/s17555en/s17555en.pdf (letzter Zugriff: 10.3.2016).

[5] OIA: A global view of practice, patients, education and the contribution to healthcare delivery. wp.oialliance.org/resources/oia-status-report/ (letzter Zugriff: 10.3.2016).

[6] EROP Richtlinien: Kernkompetenzen und Praxisstandards in der osteopathischen Medizin. www.bdoae.de/documents/kernkompetenzen.pdf (letzter Zugriff: 10.3.2016).

[7] AOA: Code of conduct for registered health practitioners. www.osteopathyboard.gov.au/Codes-Guidelines/Code-of-conduct.aspx (letzter Zugriff: 10.3.2016).

V Therapeutische Strategien in der osteopathischen Praxis – nach Regionen

Lungenerkrankungen

Bauchregion

Unterer Rücken

Das Becken

Untere Extremitäten

KAPITEL

33 Einleitung: Therapeutische Strategien in der osteopathischen Praxis

Johannes Mayer und Clive Standen

33.1 Grundsätzliche Anmerkungen

Dieses osteopathische Lehrbuch folgt dem Grundsatz: Es soll **das „Wie" vermittelt werden und nicht das „Was".** Es geht also mehr um Grundsätze und Prinzipien als um Methoden und Algorithmen.

Folgerichtig werden im ersten Abschnitt zunächst die **Geschichte und Philosophie der Osteopathie** behandelt. Nur mit einem grundlegenden und vertieften Verständnis der osteopathischen Philosophie ist deren Grundkonzept und Einzigartigkeit zu verstehen. Die Geschichte der Osteopathie vermittelt die Wurzeln unseres Berufsstands und zeigt eindrücklich, dass die Grundkonflikte der Osteopathie – manuelle Methoden versus systemischer Therapie – von Beginn an bis heute weiter existieren und auch die Weiterentwicklung der Osteopathie von diesem Spannungsfeld geprägt werden wird.

Ebenfalls von Beginn an wird der Osteopathie mangelnde Wissenschaftlichkeit vorgeworfen. Im Abschnitt **Wissenschaftliche Basis der Osteopathie** werden wichtige Erkenntnisse aus den Grundlagenwissenschaften auf die moderne Osteopathie übertragen; sie bilden das Fundament einer wissenschaftlichen Osteopathie. In diesem Kontext wird im Abschnitt **Osteopathische Forschung** der Status quo kritisch dargestellt und auch die Perspektive einer zukunftsorientierten osteopathischen Forschung aufgezeigt.

Der Abschnitt **Diagnose und Grundsätze der osteopathischen Behandlung** zeigt aus europäischer und amerikanischer Sicht ein wissenschaftlich fundiertes und in der Praxis bewährtes Vorgehen im Klinik- und Praxisalltag.

33.2 Aufbau der Abschnitte V und VI

Im Gegensatz zu anderen Osteopathie-Lehrbüchern ist unser Hauptteil nicht einzelnen Methoden gewidmet. Es werden **therapeutische Strategien in der medizinischen und osteopathischen Praxis** erläutert. Die Gliederung verlässt die in der Osteopathie übliche Einteilung in parietale, viszerale und kraniosakrale Bereiche. Osteopathie ist nicht teilbar, sondern ein systemisches Konzept – es ist mehr von der „inneren Haltung", den Kenntnissen und Fertigkeiten des Therapeuten als von seinen Methoden abhängig.

Unsere Patienten suchen in der Regel einen osteopathischen Arzt oder einen Osteopathen auf, da sie unter bestimmten Beschwerden bzw. Symptomen leiden. Unsere Aufgabe ist es, die Ursachen dieser Beschwerden personenzentriert aufzuklären und – wie Rollin Becker D. O. sagt – das **Gesundheitsmuster** im Patienten herauszuarbeiten. Dieses Gesundheitsmuster ist vor allem von Physiologie, Funktion, Homöostase und Balance geprägt, das **„Krankheitsmuster"** ist vor allem von Pathologie, Dysfunktion und strukturellen Störungen geprägt.

Eine erfolgreiche Therapie muss zunächst alle diese Aspekte in ihrer gegenseitigen Wechselwirkung berücksichtigen. In einem zweiten Schritt wird ein integriertes Diagnose- und Therapiekonzept entwickelt. Der dritte und schwierigste Schritt ist, gemeinsam mit dem Patienten den Weg von einem Krankheitsmuster hin zu einem Gesundheitsmuster zu gehen und dies nachhaltig zu stabilisieren. Manchmal ist nur ein Weg im Kontext eines schweren Krankheitsmusters möglich, aber auch da lassen sich Aspekte der „Rest-Gesundheit" zur Stabilisierung einsetzen.

Im Abschnitt V wird – gegliedert nach **Körperregionen** – die jeweils klassisch medizinische Perspektive aus Sicht eines Experten dargestellt. Dabei kommt es weniger auf Details als auf eine systematische Übersicht und eine Zusammenfassung des „state of the art" an. Als Beispiel soll das ➤ Kap. 34 zum Thema Kopfschmerzen dienen.

- Woran muss ich bei Kopfschmerzen differentialdiagnostisch denken?
- Welche Krankheiten müssen ausgeschlossen werden?
- Was sind die Red und Yellow Flags?

Dem jeweils gegenüber – oder besser zur Seite – steht ein osteopathischer Artikel, der vor allem die osteopathische Denkweise in Zusammenhängen und Vernetzungen darstellt. Beim Beispiel Kopfschmerz ist dies das ➤ Kap. 35.

Das Motto dieser Denkweise ist **regional komplex und global vernetzt.** Aus osteopathischer Sicht sind in einer Region immer alle Strukturen funktionell verbunden und von der Region ausgehend immer der gesamte Körper einschließlich Emotionen und Spiritualität involviert. Die osteopathischen Kapitel öffnen somit den Horizont für ein Gesundheitsmuster, das wir im Patienten herausarbeiten sollten. Das technische Repertoire wird nicht erläutert. Es ist individuell von der osteopathischen Sozialisation des Therapeuten und seiner praktischen Erfahrung abhängig. Im Übrigen sind für praktisch alle osteopathischen Techniken entsprechende Lehrbücher verfügbar.

Nach den Regionen werden im Abschnitt VI **Spezialdisziplinen,** wiederum nach medizinischen und osteopathischen Gesichtspunkten, behandelt. Diese Spezialdisziplinen – wie z. B. Pädiatrie oder Rheumatologie – lassen sich nicht in Regionen gliedern, sie betreffen einen bestimmten Blickwinkel auf eine Altersgruppe oder eine Erkrankungsgruppe.

33.3 Gibt es diagnostische und therapeutische Unterschiede zwischen ärztlichen Osteopathen und Osteopathen?

Aus Sicht der beiden Herausgeber (ein osteopathischer Arzt und ein Osteopath) lässt sich diese Frage nur mit Blick auf die medizinischen Vorkenntnisse, die osteopathischen Fertigkeiten und Fähigkeiten beantworten. Osteopathische Ärzte haben als Grundlage ein abgeschlossenes Medizin- oder Osteopathiestudium absolviert und verfügen meist zusätzlich über eine Facharztausbildung. Die osteopathische Diagnose und Therapie baut auf diesen langjährigen Kenntnissen und Fertigkeiten auf. In der Praxis sehen osteopathische Ärzte häufiger Patienten mit chronischen und komplexen medizinischen Krankheitsbildern. Osteopathen haben entweder keine medizinische Vorbildung oder eine Vorbildung als Physiotherapeut. Sie erwerben ihre Kenntnisse und Fertigkeiten in einem Osteopathiestudium mit Masterabschluss. Osteopathen sehen häufiger Patienten mit akuten Beschwerden und mehr Patienten mit muskuloskeletalen Problemen.

Wie im ➤ Kap. 32 zur Best Practice erläutert, gibt es für beide Berufsgruppen einen Kern an Gemeinsamkeiten und notwendigen Kenntnissen und Fertigkeiten. Dieser Kern bildet das Grundgerüst für den Berufsstand Osteopathische Medizin/Osteopathie. Für beide Berufsgruppen sind hohe akademische Standards zu fordern, nur so kann die Qualität der Osteopathie und die Sicherheit der Patienten gewährleistet werden.

KAPITEL

34

Ingo Schmitz

Kopfschmerzen aus neurologischer Sicht

Kopfschmerzen sind „eigentlich normal". Jeder Mensch erleidet hin und wieder Kopfschmerzen. Trotzdem ist der Kopfschmerz mit das häufigste Symptom, weshalb Patienten den Arzt allgemein und den Neurologen im Speziellen aufsuchen. Nach einer WHO-Studie von 2012 wird die Prävalenz von Kopfschmerzen weltweit mit 47 % der Erwachsenen angenommen. Danach haben 50–75 % der 18- bis 65-Jährigen innerhalb von 12 Monaten mindestens einmal unter Kopfschmerzen und davon 10 % unter migräneartigen Kopfschmerzen gelitten. An 15 oder mehr Tagen innerhalb eines Monats litten 1,7–4 % der Erwachsenen an Kopfschmerzen. Abgesehen von regionalen Unterschieden ist der Kopfschmerz nach WHO-Angabe ein Problem, das alle Menschen unabhängig von Alter, Geschlecht, Rasse, Einkommen und geografischen Regionen betrifft (WHO 2012).

Die **International Headache Society** (IHS) beschreibt in ihrer Klassifikation der Kopfschmerzen in der 3. Auflage (Beta) auf knapp 180 Seiten über 200 verschiedene Kopfschmerzarten (IHS 2013).

Der mehrheitliche Anteil der Kopfschmerzen lässt sich durch die Anamnese diagnostizieren. Hierbei sind Lokalisation, Schmerzcharakter, Dauer, Begleitsymptome und eventuelle Auslöser richtungweisend. Generell sind bei allen Erstmanifestationen eine **gründliche Anamneseerhebung** und eine **eingehende körperliche Untersuchung** durchzuführen. Sollten sich hierbei Auffälligkeiten ergeben, die auf einen „symptomatischen Kopfschmerz" hindeuten (der Kopfschmerz also Folge einer anderen Erkrankung ist), ist eine weitergehende Diagnostik und/oder Überweisung zu Fachärzten notwendig. Hier ist insbesondere auf **neurologische Herdsymptome** wie Reflexdifferenzen, Paresen, Koordinationsstörungen/Dysdiadochokinese, aber auch sensible Störungen und Hirnnervenstörungen oder Pupillenasymmetrien zu achten. Bei unklaren oder wechselhaften Befunden sollte immer eine Magnetresonanztomografie (MRT) des Kopfes und ggf. eine Liquordiagnostik zum Ausschluss einer symptomatischen Genese angestrebt werden.

34.1 Kopfschmerzen mit akutem Handlungsbedarf

Kommt ein Patient erstmalig mit Kopfschmerzen in die Praxis, gilt es zuerst zu überprüfen, ob akuter Handlungsbedarf in Form weitergehender Diagnostik besteht.

Alarmsignale bei Erstmanifestation von Kopfschmerzen, die akuten Handlungsbedarf anzeigen, sind in ➤ Tab. 34.1 aufgeführt. Hierbei handelt es sich um sekundäre Kopfschmerzen; aufgrund ihrer potenziellen Gefahr ernsthafter Schäden sind sie jedoch als **Red Flags** vorangestellt.

Tab. 34.1 Differenzialdiagnose von Kopfschmerzen mit akutem Handlungsbedarf

Symptom	Verdachtsdiagnose	Diagnostik
blitzartig einschießender Vernichtungskopfschmerz bislang nie erlebter Intensität	Subarachnoidalblutung	zerebrale Bildgebung ggf. Liquordiagnostik
Kopfschmerz in Zusammenhang mit Schädel-Hirn-Trauma oder Hypertonie	andere Hirnblutung	zerebrale Bildgebung
Kopfschmerzen in Zusammenhang mit Fieber und anderen Erkältungszeichen sowie Nackensteife	Meningitis	Liquordiagnostik
Kopfschmerzen in Zusammenhang mit Schwindel, Gleichgewichtsstörungen, Konzentrationsstörungen	Hirndrucksteigerung (Liquorabflussstörung unterschiedlicher Ätiologie, idiopathische intrakranielle Hypertension)	zerebrale Bildgebung
Kopfschmerzen mit fokal neurologischen Auffälligkeiten ohne Trauma (Hirnnervenstörungen, Gefühlsstörungen, Lähmungen)	Hirntumor	zerebrale Bildgebung
temporale Kopfschmerzen mit Sehstörung bei Patient höheren Alters	Arteriitis temporalis	Gefäßbiopsie
retro- oder supraorbitaler Schmerz mit Sehstörung	akutes Glaukom	Augendruckmessung

34.1.1 Hirndrucksteigerung

Die Hirndrucksteigerung ist ein Symptom, das Folge unterschiedlicher Erkrankungen sein kann. Ist der Hirndruck > 10 mmHg, zeigen sich zunehmend Symptome. Bei Kopfschmerz mit Erbrechen muss der Augenhintergrund gespiegelt werden. Zeigt sich hier eine Stauungspapille, ist die **„Hirndruck-Trias"** komplett und weitere Diagnostik muss eingeleitet werden. Sie besteht primär aus einer zerebralen Bildgebung. Bei bestehendem Hirndruck stellt eine Lumbalpunktion zur Liquordiagnostik immer die Gefahr der Einklemmung dar (Quetschung des Stammhirns im Foramen magnum) und ist, wenn überhaupt, nur unter entsprechender intensivmedizinischer Bereitschaft sinnvoll.

Ursächlich liegen Schädel-Hirn-Traumen, Hirnblutungen, Hirnentzündungen bis hin zum Hirnabszess, Tumoren, aber auch metabolische, toxische oder hypoxische Gründe vor. Eine Aquäduktstenose kann auch intermittierend eine Hirndrucksteigerung verursachen. Sie bedingen dann auch weitere Symptome wie Schwindel, Augenmuskellähmungen, Blutdruckanstieg und Bradykardie (Cushing-Reflex), Bewusstseinstrübung bis hin zum Koma. Die Therapie richtet sich nach der Ursache (Diener und Weimar 2012).

Als Sonderfall ist die **idiopathische intrakranielle Hypertension** (früher Pseudotumor cerebri) zu nennen. Hierbei klagen in der Regel junge übergewichtige Frauen über Kopfschmerzen, die sich im Liegen verstärken, Verspannungen im Hals- und Brustwirbelsäulenbereich und belastungsabhängige Blitze vor den Augen. Ein Auslöser wird in der Regel nicht gefunden, unterschiedliche Risikofaktoren sind bekannt. **Therapeutisch** stehen bei der meist chronischen Erkrankung zur Vermeidung von Schädigungen des Sehnervs und Augenmuskellähmungen die folgenden Maßnahmen zur Verfügung (Fraser und Plant 2011, Wall 2010, Diener und Weimar 2012):

- Konsequente Gewichtsreduktion plus Acetazolamidgaben, alternativ Topiramat plus Furosemid (Stufe 1)
- Wiederholte Liquorentnahmen (Stufe 2)
- Mikrochirurgische Maßnahmen bis hin zur internen Liquorableitung (Stufe 3)

34

34.1.2 Subarachnoidalblutung

Prinzipiell muss zwischen **traumatischen** und **nichttraumatischen** Subarachnoidalblutungen (SAB) unterschieden werden.

85 % der nichttraumatischen SAB sind Folge eines rupturierten Aneurysmas (Vlak et al. 2011). Die Patienten klagen, sofern sie noch bei Bewusstsein sind, über einen noch nie da gewesenen, plötzlich aufgetretenen **Vernichtungskopfschmerz.**

RED FLAG

Eine SAB aufgrund eines rupturierten Aneurysmas ist ein absoluter Notfall, die Patienten gehören sofort in intensivmedizinische Behandlung!

Zwei Drittel dieser Patienten haben jedoch nur eine verminderte Bewusstseinslage, zeigen einen Meningismus oder neurologische Fokalzeichen, geben Übelkeit an oder erbrechen sich (Einteilung der Schweregrade nach Hunt und Hess 1968). Diese Patienten sind in der osteopathischen Praxis aber eher eine Seltenheit. Allerdings werden 5–10 % der SAB ärztlich übersehen, insbesondere wenn der Kopfschmerz nicht den Vernichtungscharakter hat sowie neurologische Fokalzeichen oder ein Meningismus fehlen (Diener und Weimar 2012).

Bei geringstem Verdacht muss eine **zerebrale Bildgebung** erfolgen und bei negativem Befund eine **Liquordiagnostik** durchgeführt werden. **Blut im Liquor** oder **Xanthochromie** weisen auf die richtige Diagnose hin. Die eher „übersehenen" SAB sind oft Folge venöser Blutungen, deren Blutungsquelle nicht gefunden wird. Die Blutungen liegen im Bereich der Zisternen um Mittelhirn und Pons und werden daher **perimesenzephale SAB** genannt (Kaim et al. 1995). Kortikale SAB zeigen oft leichtere Kopfschmerzen und fokale Zeichen. Ursächlich sind hier AV-Malformationen, Arteriitis, intrakranielle arterielle Dissektionen, venöse Thrombosen, Amyloidangiopathien (Patienten > 70 Jahre) (Raposo et al. 2011), ein zerebrales Vasokonstriktionssyndrom (Patienten < 70 Jahre) (Ducros et al. 2010) oder Kokainmissbrauch anzunehmen. Unbenommen der günstigeren Prognose ist die Diagnostik und Therapie aufgrund der möglichen Komplikationen (Hydrozephalus, Vasospasmus, Hypovolämie) der nicht aneurysmatischen SAB ebenfalls in neurochirurgische Hand zu geben.

34.1.3 Andere Hirnblutung

Bei Blutungen, die nicht in den Subarachnoidalraum eintreten, unterscheidet man epidurale von subduralen Hämatomen. Sie sind in der Regel traumatisch bedingt.

Beim **epiduralen Hämatom** findet sich die Blutung zwischen Schädelknochen und Dura mater. Sie ist meist arteriell bedingt; häufigste Ursache ist ein **Zerreißen der A. meningea media.** Nach dem Trauma kommt es nach einem unterschiedlich langen symptomfreien bzw. -armen Intervall (Minuten bis Stunden), das auch fehlen kann, zu neurologischen Fokalzeichen bis hin zur Bewusstseinsstörung. Hinweisend für eine Massenverschiebung (wenn Hirngewebe gedrückt wird) ist die **Pupillendifferenz.** Die betroffene Seite zeigt eine Pupillenerweiterung. Seltenere venöse Einblutungen als Frakturfolge sickern in den Epiduralraum und haben eine langsamere Entwicklung und mildere Ausprägung der Symptomatik.

Bei **subduralen Hämatomen** liegt die Blutung zwischen Dura mater und Arachnoidea. Man unterscheidet zwischen einem akuten und einem chronischen subduralen Hämatom. Ein **akutes subdurales Hämatom** ist wie das epidurale Hämatom Folge einer schweren Schädelverletzung und kommt in der osteopathischen Praxis daher primär nicht vor. Chronische subdurale Hämatome entstehen jedoch nach einer Latenz von mindestens 2 Wochen nach eher leichterem Schädel-Hirn-Trauma (50 % der Betroffenen erinnern kein Trauma; Cassidy et al. 2004). Hohes Alter und Gerinnungsstörungen (medikamentös oder durch Leberfunktionsstörungen) sind Risikofaktoren, die zu einer Verletzung der Brückenvenen als Ursache für das **chronische subdurale Hämatom** führen können. Kopfschmerzen, Druckgefühl, Orientierungsstörungen und auch Bewusstseinsstörungen werden vom Patienten angegeben. Fokal neurologische Zeichen finden sich selten. Die Diagnostik erfolgt über die zerebrale Bildgebung, die Therapie durch Druckentlastung und gehört daher in neurochirurgische Hand.

Weitere Hirnblutungen sind **intrazerebrale Blutungen,** die nicht als SAB auftreten, wie die hypertensive Massenblutung oder eingeblutete Hirnmetastasen. Die hypertensive Massenblutung liegt meist im Bereich der Basalganglien und macht 15 % der Schlaganfälle aus. Hier ist der Kopfschmerz nicht das führende Symptom. Eingeblutete Hirnmetastasen machen schon eher durch Kopfschmerz auf sich aufmerksam.

34.1.4 Meningitis

Bei der Meningitis handelt es sich um eine Entzündung der Hirn- oder Rückenmarkhäute. Sie kann bakteriell, viral oder mikrobiell verursacht sein. Die **klinischen Symptome** sind Kopfschmerz, Nackensteifigkeit (Meningismus), oft Fieber, teils Verwirrtheit oder Bewusstseinsstörung.

RED FLAG

Insbesondere die bakterielle Meningitis stellt eine akute Lebensgefahr dar und ist ein absoluter Notfall, der unverzüglich stationär abgeklärt und behandelt werden muss.

Die Diagnostik erfolgt durch eine Liquoruntersuchung zur Erregerbestimmung. Bei Hinweis auf eine bakterielle Meningitis (Liquorzellzahl > 300/mm^2, granulozytär, Glukose erniedrigt, Protein erhöht) (Provan 2005) wird sofort mit einer Breitspektrumantibiose begonnen, die dann – je nach Erreger und Antibiogramm – ggf. modifiziert wird (Diener und Weimar 2012). Der unspezifische Therapiebeginn ist möglich, da bei Säuglingen, Kindern oder Erwachsenen unterschiedliche Haupterreger, die die Meningitis verursachen, auftreten (Chaudhuri et al. 2008). Bei sog. aseptischen Meningitiden kann kein bakterieller Nachweis geführt werden. Hier ist nur eine supportive Therapie möglich.

34.1.5 Hirntumor

Hirntumoren machen sich neben Kopfschmerzen durch fokal neurologische Auffälligkeiten (fokale Reflexsteigerung, sensibles Defizit, Parästhesien, Paresen), aber auch durch fokale Krampfanfälle bemerkbar. Diagnostisch stehen die zerebrale Bildgebung und anschließend die Hirnbiopsie im Vordergrund (AWMF 2010). Je nach Tumorart (Wiestler et al. 2007, Wilne et al. 2007) erfolgt die aus Operation, ggf. Bestrahlung und/oder Chemotherapie bestehende Therapie.

34.1.6 Riesenzellarteriitis

Die Riesenzellarteriitis ist eine **Gefäßentzündung der A. temporalis** vor allem des älteren Menschen. Klinisch stehen einseitig bohrende, temporale Schmerzen, die teils durch Kauen verstärkt werden, sowie eine Sehminderung im Vordergrund. Teilweise finden sich eine Ptose und andere Augenmuskellähmungen sowie Allgemeinsymptome wie Fieber, Abgeschlagenheit und Müdigkeit, was die Differenzialdiagnose erschwert. Unbehandelt besteht ein 20-prozentiges Risiko zu erblinden. Von daher sollte schon beim Verdacht die Diagnostik eingeleitet und nach Ausschluss einer andersartigen Entzündung mittels hoch dosiertem Kortisonpräparat behandelt werden. Bei frühzeitigem Behandlungsbeginn ist die Prognose günstig (Ness et al. 2013).

34.1.7 Akutes Glaukom

Ähnlich wie bei der Riesenzellarteriitis besteht beim akuten Glaukom bei nicht sofortigem Behandlungsbeginn **Erblindungsgefahr.** Der Patient klagt über retro- oder supraorbitale Schmerzen, teils Kopfschmerzen, Erbrechen, Übelkeit, Sehen von Farbringen und Herzrhythmusstörungen. Die Verdachtsdiagnose wird durch vorsichtigen Druck auf den meist einseitig steinharten Augapfel bestätigt.

RED FLAG

Eine weite lichtstarre Pupille muss zur sofortigen Einweisung in die nächste Augenklinik führen.

Ist Sehverlust bereits eingetreten, lässt sich ein operatives Vorgehen meist nicht verhindern (Grehn 2013).

34.2 Primäre Kopfschmerzen

Bei den primären Kopfschmerzen handelt es sich um Kopfschmerzen, die als eigenständige Kopfschmerzerkrankung anzusehen sind. Sie werden von der IHS in vier Gruppen eingeteilt.

34.2.1 Migräne

Bei der Migräne handelt es sich um einen meist (70 %) einseitigen pulsierenden mittel bis starken Kopfschmerz, der sich bei körperlicher Anstrengung verstärkt. Zusätzlich kann er mit Übelkeit, Appetitlosigkeit und Erbrechen, Lichtscheu und Geräuschempfindlichkeit sowie neurologischen Ausfällen einhergehen. Er beginnt anfallsartig und wiederholt sich. Bei etwa 15–20 % der Patienten kommt es im Vorfeld zu einer **Aurasymptomatik,** die aus Sehstörungen (Skotome, Fortifikationen) oder sensiblen Wahrnehmungsstörungen besteht. Frauen sind dreimal häufiger betroffen als Männer. Die Dauer variiert zwischen 60 Minuten und 3 Tagen (Diener und Weimar 2012).

Die **Pathophysiologie** der Migräne ist nicht völlig aufgeklärt. Die verschiedenen Erklärungsmodelle passen z. T. zu unterschiedlichen Migränevarianten, sodass die Vermutung nahe liegt, dass es sich doch um unterschiedliche Entitäten einer Erkrankung handelt. Diskutiert werden eine vaskuläre Hypothese, eine Übererregbarkeitshypothese und eine neurogene Entzündungshypothese.

Bei der **vaskulären Hypothese** nimmt man an, dass es zu einer Erweiterung der Blutgefäße im Rahmen eines trigeminovaskulären Reflexes kommt (Graham und Wolff 1938, May und Goadsby 1999, Thomson und Olesen 1998). In den Gefäßwänden werden Schmerz und Dehnungsrezeptoren des N. trigeminus aktiviert. Projektionen in den Hypothalamus und die Chemorezeptoren-Triggerzone werden für Begleitsymptome wie Foto- und Phonophobie sowie Übelkeit und Erbrechen verantwortlich gemacht. Gestützt wird diese Hypothese durch die Wirksamkeit der Mutterkornalkaloide und der Triptane. Da die Aurasymptomatik und andere Begleitsymptome nicht ausreichend erklärt werden, wird die Migräne nicht als ursächlich vaskuläre Erkrankung angesehen.

Die **Übererregbarkeitshypothese** postuliert eine Ausschüttung von Kaliumionen in den Extrazellulärraum, was zu einer vom okzipitalen Kortex (der Sehrinde) ausgehenden Depolarisation und „cortical spreading depression“ führt, was wiederum die Aurasymptomatik gut begründet (Moskowitz et al. 1993). Der Schmerz wird über die Reizung des sensorischen Trigeminuskerns erklärt.

Bei der **neurogenen Entzündungshypothese** geht man von der Anwesenheit von Entzündungsmediatoren wie Calcitonin Gene-Related Peptide (CGRP), Substanz P und Neurokinin A aus Nervenendigungen des N. trigeminus aus. Hierüber wird die Erweiterung der Blutgefäße erklärt. Zusätzlich kommt es zu einer Permeabilitätsänderung der Blut-Hirn-Schranke, was zu einer Ödembildung und damit zur Symptomentstehung führt (Moskowitz 1993, Goadsby et al. 1990, Geppetti et al. 2005).

Bei unterschiedlichen Migräneformen wurden familiäre Häufungen festgestellt und Gendefekte identifiziert (Stam et al. 2008). Aber auch hier gibt es keine einheitliche Veränderung.

Auslösende Faktoren für einen Migräneanfall können Stress und Schlafmangel, aber auch Entlastung (Wochenendmigräne), bei Frauen hormonelle Änderungen (menstruelle Migräne) oder auch Reaktionen auf bestimmte Nahrungs- oder Genussmittel sein. Ebenso können vasodilatatorische Stoffe anfallsauslösend wirken.

Da bislang letztendlich keine ausreichende Klärung der Pathophysiologie möglich war, formulierte Hartmut Göbel seine „neurologisch-verhaltensmedizinische Migränetheorie“ – wissend, dass diese noch nicht allumfassend mit wissenschaftlichen Fakten belegt ist. Nach seiner Migränetheorie *„besteht beim Migränepatienten eine angeborene* (Anm.: somit genetische) *Besonderheit der Reizverarbeitung im Gehirn – es steht ständig unter ‚Hochspannung‘. Wenn nun bestimmte auslösende Faktoren (sogenannte Triggerfaktoren) zu schnell, zu plötzlich, zu lange oder zu intensiv hinzukommen, wird beim Migränekranken eine Kaskade von teils gleichzeitig ablaufenden physiologischen Änderungen in Gang gesetzt, die letztlich den Migräneanfall ausmachen“* (Göbel 2012).

Zur **diagnostischen Klärung** bedarf es einer Anamnese, die mindestens fünfmal einen solchen Kopfschmerz wie oben beschrieben angibt. Zur weiteren Abklärung wird bei typischer Anamnese und unauffälligem Neurostatus (Anm.: interessanterweise) keine zerebrale Bildgebung empfohlen (Sandrini et al. 2004).

Die **Akutbehandlung** erfolgt mittels Metoclopramid plus Nicht-Opioid-Analgetikum oder einem Triptan. Zur **Prophylaxe** werden bei mehr als drei Anfällen pro Monat bzw. wenn die Anfälle länger als drei Tage andauern Betablocker oder Kalziumantagonisten empfohlen. Hinsichtlich weiterer Migränevarianten und Therapie wird auf die entsprechende Leitlinie verwiesen (Diener und Weimar 2012).

34.2.2 Spannungskopfschmerz

Beim Spannungskopfschmerz handelt es sich um einen leichten bis mittleren bitemporalen oder holozephalen Kopfschmerz mit ziehend drückendem Charakter, der sich bei körperlicher Arbeit nicht verstärkt. Die Dauer liegt zwischen 30 Minuten und 7 Tagen. Vegetative Begleiterscheinungen, wie bei der Migräne, sind eher selten. Man unterscheidet den **episodischen** (mindestens zehnmal, jedoch weniger als 180 Tage/Jahr) vom **chronischen** (mindestens 15-mal pro Monat) Spannungskopfschmerz (Diener und Weimar 2012).

Die **Pathophysiologie** ist wie so oft ungeklärt. Es wird ein multifaktorielles Geschehen angenommen, wobei verspannte Nackenmuskulatur, die zu einer Sensibilisierung der Schmerzrezeptoren führt, eine Rolle spielen sollen (Fernández-de-Las-Peñas et al. 2009, 2010). Stress (Milde-Busch et al. 2011) oder Infekte können verstärkend wirken (Jensen 1999, Bendtsen 2000). Auch verspannte Kaumuskeln aufgrund von Zähneknirschen (Bruxismus) (Oesterreich 2014) werden diskutiert.

Die **Diagnostik** besteht im Ausschluss der symptomatischen Kopfschmerzformen. Hierbei stehen entsprechende fachärztliche Untersuchungen (internistisch, orthopädisch, augenärztlich, HNO-ärztlich, radiologisch oder zahnärztlich und natürlich neurologisch) im Vordergrund.

Zur **Therapie** des episodischen Spannungskopfschmerzes werden Nicht-Opiod-Analgetika empfohlen (Redillas und Solomon 2000, Bendtsen et al. 2010). Beim chronischen Spannungskopfschmerz werden als Allgemeinmaßnahmen Entspannungsverfahren und Ausdauersport empfohlen (Holroyd et al. 2001). Unterstützend werden Antidepressiva (Couch et al. 2011) oder Antikonvulsiva eingesetzt. Flankierend sind physiotherapeutische Maßnahmen zur Behandlung der Schulter-Nacken-Muskulatur (Torelli et al. 2004, Castien et al. 2011), Biofeedback (Nestoriuc et al. 2008), Akupunktur (Davis et al. 2008, Granato et al. 2010) oder Botulinustoxin (Straube 2010) möglich.

34.2.3 Trigeminale autonome Kopfschmerzen

Trigeminale autonome Kopfschmerzen (TAK) sind mit Ausnahme der Hemicrania continua anfallsweise auftretende starke bis stärkste Kopfschmerzen, die im Trigeminusbereich lokalisiert sind und mit parasympathischen Reaktionen (autonom/nicht beeinflussbar) wie z. B. Horner-Syndrom (Miosis, Ptosis, Enophthalmus), konjunktivale Injektionen, Rhinorrhö, Lakrimationen, Schwitzen und Rötungen einhergehen. Sie unterscheiden sich primär durch ihre Anfallsdauer, Häufigkeit und ihr Ansprechen auf Indometacin. In ➤ Tab. 34.2 sind die differenzialdiagnostischen Kriterien aufgeführt.

Die Pathophysiologie der TAK ist unbekannt. Im Rahmen der **Diagnosefindung** bei Erstmanifestation ist allen gemein, dass eine Ausschlussdiagnostik hinsichtlich Läsionen im Trigeminusbereich (kraniale CT mit Knochenfenster und MRT) sowie einer entzündlichen Genese (Liquordiagnostik) durchgeführt werden muss. Bei allen TAK gibt es **episodische** und **chronische** Formen; von chronisch spricht man ab einer Periodendauer von einem Jahr.

SUNCT (short-lasting uniform neuralgiform headache attacks with conjunctival injection and tearing) und **SUNA** (short-lasting uniform neuralgiform headache attacks with cranial autonomic symptoms) sind sehr selten und unterscheiden sich, wie der Name schon impliziert, durch konjunktivale Injektionen und Tränenfluss. Letztendlich gilt es, die Differenzialdiagnose zwischen Cluster-Kopfschmerz und paroxysmaler Hemikranie (3–6 % der TAK) zu finden. Hier hat sich der Einsatz von 100-prozentigem Sauerstoff (7–15 l/min für 15–20 Minuten) im Anfall bewährt. Bei 60–70 % der Cluster-Kopfschmerzpatienten kommt es zu Schmerzfreiheit. Sollte dies nicht gelingen, gibt man Indometacin 3 × 50 mg. Bessern sich hierunter die Kopfschmerzen (meist in einem Zeitraum von 3–7 Tagen), kann eine paroxysmale Hemikranie angenommen werden.

Der **episodische Cluster-Kopfschmerz** hat symptomatische Episoden (Bout) von wenigen Wochen bis Monaten. Therapeutisch werden beim Kopfschmerzanfall 100 % Sauerstoff (Cohen et al. 2009) oder Sumatriptan bzw. Zolmitriptan (May et al. 2004) gegeben. Mittel der ersten Wahl zur Prophylaxe ist Verapamil. Die paroxysmale Hemikranie wird zuverlässig mit Indometacin (plus Magenschutz in Form eines Protonenpumpenhemmers) behandelt (Diener und Weimar 2012). Beim SUNCT/SUNA ist bislang keine standardisierte Therapie bekannt. Fallbeschreibungen führen Antikonvulsiva (Gabapentin, Lamotrigin, Carbamazepin) als Option an (D'Andrea et al. 2001). Bei der Hemicrania continua hat sich ebenfalls die Gabe von Indometacin bewährt (Sjaastad et al. 1995).

34.2.4 Andere primäre Kopfschmerzen

Die IHS beschreibt noch zehn weitere primäre Kopfschmerzen. Sie müssen unabhängig von anderen Erkrankungen auftreten, um als primär angesehen zu werden. Der Name ergibt sich aus der Beschreibung des Kopfschmerzes:

- Primärer Hustenkopfschmerz
- Primärer Kopfschmerz bei körperlicher Aktivität
- Primärer Kopfschmerz bei sexueller Aktivität (cave: Hier kann die Differenzialdiagnose zur Subarachnoidalblutung schwierig sein.)
- Primärer Donnerschlagkopfschmerz
- Kopfschmerz auf einen Kältereiz
- Kopfschmerz auf einen äußeren Druck
- Primär stechender Kopfschmerz
- Primärer kreisförmiger Kopfschmerz

Tab. 34.2 Differenzialdiagnose der autonomen trigeminalen Kopfschmerzen

	Cluster-Kopfschmerz	Paroxysmale Hemikranie	SUNCT/SUNA	Hemicrania continua
Lokalisation	streng einseitig retroorbitales Maximum	frontoorbital hemikraniell	orbital supraorbital temporal	temporal
Kopfschmerzstärke	extrem bohrend	vernichtend messerstichartig	moderat bis stark	moderat drückend
Dauer	15–180 min	2–45 min	1–600 s	konstant
Häufigkeit	1–8/Tag	1–40/d	1–200/d	aufgesetzte Attacken
Autonome Symptome (auf der Seite des Schmerzes)	sehr ausgeprägt	weniger stark	konjunktivale Injektionen Tränenfluss Horner-Syndrom Schwitzen Rötung	kaum
Ansprechen auf Indometacin	nein	ja	nein	ja

SUNCT = Short-lasting unilateral neuralgiform headache with conjunctival injection and tearing, SUNA = Short-lasting uniform neuralgiform headache attacks with cranial autonomic symptoms.

- Schlafgebundener Kopfschmerz
- Neu aufgetretener täglicher Kopfschmerz

In der Regel handelt es sich um Ausschlussdiagnosen. Die Therapie wird im Allgemeinen als schwierig angesehen.

34.3 Sekundäre Kopfschmerzen

Unter sekundären Kopfschmerzen versteht man Kopfschmerzen, die Folge einer anderen Gesundheitsstörung sind. Hier gilt es, anhand der Anamnese und ggf. weiterer Diagnostik die Grunderkrankung zu identifizieren und entsprechend zu behandeln.

34.3.1 Traumatisch bedingte Kopfschmerzen

Im Fall der traumatisch bedingten Kopfschmerzen – unabhängig davon, ob ein Trauma des Kopfes (Schädel-Hirn-Trauma oder Kraniotomie) oder der Halswirbelsäule (Beschleunigungstrauma) vorlag – ist die Identifikation der Grunderkrankung relativ einfach, die Behandlung jedoch häufig schwierig (Keidel et al. 1998, Packard 1999, Zasler 1999). Oft bieten die Patienten das Trauma als Auslöser der Kopfschmerzen an.

Innerhalb der ersten 3 Monate nach dem Trauma gelten die Kopfschmerzen als akut, danach als persistierend. Die **Art der Kopfschmerzen ist unspezifisch;** sie können sich als Spannungskopfschmerz, aber durchaus auch migräniform äußern. Der Kopfschmerz sollte innerhalb von 7 Tagen nach dem Trauma bzw. nach Wiedererlangen des Bewusstseins eintreten, um als posttraumatisch zu gelten (IHS 2013), wobei hier auch längere schmerzfreie Intervalle beschrieben sind. Bezüglich längerer schmerzfreier Intervalle ist die Studienlage jedoch noch nicht ausgereift. Eine längere Medikamenteneinnahme, die einen medikamenteninduzierten Kopfschmerz möglich macht, muss ausgeschlossen sein.

Mittels diffusionsgewichteter MRT-Sequenzen konnten auch bei milden Schädel-Hirn-Traumen strukturelle Änderungen gezeigt werden, die der standardisierten MRT-Diagnostik entgingen (Bazarian et al. 2007). Trotzdem ist die Pathogenese nicht immer klar, wobei genetische Prädispositionen, psychosoziale Anteile, Störungen des zerebralen Metabolismus oder der Hämodynamik eine Rolle spielen sollen. Posttraumatische Schlafstörungen oder Stimmungsschwankungen können zur Persistenz der Kopfschmerzen beitragen. Die Therapie muss der multifaktoriellen Genese Rechnung tragen und neben physiotherapeutischen oder medikamentösen auch die psychologischen Faktoren berücksichtigen (Keidel et al. 1998, Ramadan und Keidel 2000).

34.3.2 Kopfschmerzen durch gefäßbedingte Störungen des Kopfes bzw. Halses

Hierunter fallen Kopfschmerzen im Gefolge von

- zerebralen ischämischen Insulten (transitorische ischämische Attacke [TIA], Schlaganfall),
- hämorrhagischen Insulten (SAB),
- nicht rupturierten Gefäßmissbildungen (arteriovenöse Malformationen),
- Vaskulitiden,
- Dissektionen der A. carotis oder A. vertebralis,
- Sinusvenenthrombosen,
- anderen intrakraniellen Gefäßerkrankungen (auch iatrogen nach endovaskulärer Behandlung oder Angiografie sowie das reversible zerebrale Vasokonstriktionssyndrom),
- genetisch bedingten Gefäßerkrankungen (Leukenzephalopathien oder mitochondriale Erkrankungen) sowie
- Hypophysenapoplexien.

Richtungsweisend in der Diagnose sind der Zusammenhang von akuten Kopfschmerzen und mehr oder weniger reversibler fokalneurologischer Symptome, wobei z. T. die neurologischen Symptome, zum anderen Teil die Kopfschmerzen führend sein können. Allen gemein ist der **implizite Handlungsbedarf.** Die Diagnostik besteht in der zerebralen Bildgebung bzw. Gefäßdarstellung, die Therapie richtet sich an der Grunderkrankung aus.

34.3.3 Kopfschmerzen durch nicht gefäßbedingte intrakranielle Störungen

Hierunter fallen Erkrankungen, die eine Änderung des intrakraniellen Drucks bedingen. Sowohl erhöhter als auch erniedrigter Druck kann über die Beteiligung der Meningen zu empfindlichen Kopfschmerzen führen. Im Einzelnen handelt es sich hierbei um

- die idiopathische intrakranielle Hypertension,
- das Liquorunterdrucksyndrom,
- nicht infektionsbedingte entzündliche Erkrankungen des ZNS,
- Neoplasien (sowohl hirneigener Tumoren als auch Metastasen und die Meningeosis carcinomatosa),
- iatrogen nach intrathekalen Injektionen,
- Kopfschmerzen nach Krampfanfällen,
- Störungen des kraniozervikalen Übergangs (Arnold-Chiari-Fehlbildung Typ I).

34.3.4 Durch Substanzeinnahme oder deren Entzug bedingte Kopfschmerzen

Verschiedene Substanzen können durch ihre Einnahme, ihre Überdosierung oder ihren Entzug Kopfschmerzen verursachen. Bei der Einnahme sind Alkohol und Kokain zu nennen, aber auch Glutamat (Geschmacksverstärker), Kohlenmonoxid oder Stickoxid (Arbeitsplatzanamnese!) sollten bedacht werden. Außerordentliche Schwierigkeiten sowohl in Diagnose und Therapie bereiten die Medikamentenüberdosierungen, allen voran der durch Analgetika induzierte Kopfschmerz. Hier ist ein multiprofessionelles Vorgehen unter Einbeziehung von verschiedenen Fachdisziplinen notwendig, um den Patienten zu einem Entzug und zu alternativen Therapiemöglichkeiten zu bewegen. Auch der Entzug von Koffein, Opioiden oder Östrogenen (orale Kontrazeptiva) kann zu Kopfschmerzen führen. Die Kopfschmerzen sind selbstlimitierend, sobald die Einnahme, Überdosierung oder der Entzug beendet ist.

34.3.5 Infektbedingter Kopfschmerz

Im Gefolge systemischer viraler Infekte, wie z. B. der Virusgrippe, sind Kopfschmerzen häufig. Die genaue Pathophysiologie ist ungeklärt, direkte Zellreaktionen auf die Infektion sowie die Wirkung immunoinflammatorischer Mediatoren werden vermutet. Behandelt wird symptomatisch, meist mit nichtsteroidalen Antiphlogistika (NSAID) (De Marinis und Welch 1992).

Seltener sind die intrakraniellen Infekte; egal, ob bakteriell, viral, parasitär oder pilzbedingt stellen **Meningitiden eine lebensbedrohliche Gesundheitsstörung** dar. Ein Abriss ist in ➤ Kap. 34.1.4 dargestellt. Sollten sich zu Kopfschmerz und Nackensteifigkeit noch neurologische Fokalsymptome zeigen, ist an eine Enzephalitis, einen Hirnabszess oder ein Empyem zu denken. Ein **schneller Behandlungsbeginn** mit eventueller Therapiemodifikation ist entscheidend für die Prognose.

34.3.6 Kopfschmerz bei Störungen der Homöostase

Hierunter fallen Kopfschmerzen, die im Zusammenhang mit folgenden Erkrankungen auftreten:

- Hypoxie (Höhenkrankheit, Fliegen [nach Ausschluss rhinologischer Genese], Schlaf-Apnoe-Syndrom)
- Hyperkapnie (Taucherkrankheit, Schlaf-Apnoe-Syndrom)
- Hypertonien (hypertensive Krise, Phäochromozytom, [Prä-]-Eklampsie im Rahmen der Schwangerschaft)
- Stoffwechselveränderungen (Dialyse, Fasten, Schilddrüsenunterfunktion)
- kardial bedingte Erkrankungen.

Die Kopfschmerzen remittieren in der Regel nach Beseitigung der auslösenden Ursache ohne spezifische Therapie.

34.3.7 Kopf- oder Gesichtsschmerz

Es erschließt sich von selbst, dass jede Affektion eines „Kopfteils", egal ob strukturell, funktionell oder entzündlich, mit Kopfschmerzen einhergehen kann. Hierzu zählen Erkrankungen des Kopfes, des Nackens, der Augen, der Ohren, der Nase, der Nasennebenhöhlen, des Munds, der Zähne, des Kiefers oder anderer Strukturen des Gesichts oder der Halswirbelsäule. Von daher ist die genaue Anamnese sowie die körperliche Untersuchung insbesondere bei dieser Gruppe von Erkrankungen wesentlich. Hier ist die Kenntnis der Koexistenz entscheidend (➤ Kap. 35, ➤ Kap. 36, ➤ Kap. 37, ➤ Kap. 38, ➤ Kap. 39).

34.3.8 Kopfschmerz im Zusammenhang mit psychiatrischen Erkrankungen

Hier ist einerseits die Gruppe der Somatisierungsstörungen gemeint, aber auch das Auftreten als Symptom im Rahmen einer psychotischen Erkrankung als Teil eines Wahnsystems. Prinzipiell ist die Psychogenese eines Kopfschmerzes sehr schwierig zu diagnostizieren, da der Kopfschmerz ein unspezifisches Symptom ist, das nahezu bei allen Erkrankungen auftreten kann. Hier gilt es, die genaue Psychodynamik zu erfassen und natürlich eine entsprechende Ausschlussdiagnostik zu betreiben. Vermeintlich einfacher wird es, wenn der Patient berichtet, dass der Kopfschmerz Folge einer Implantation eines Geräts in seinen Kopf durch Aliens ist. Aber auch hier muss der Hirntumor, die Entzündung, die Substanzeinnahme oder der Entzug (Delir) bedacht werden.

34.4 Atypischer Gesichtsschmerz und kraniale Neuropathien

Schmerz wird im Gesichts-/Halsbereich durch die Nn. trigeminus, glossopharyngeus, intermedius des N. facialis, N. vagus, aber auch den N. opticus sowie Fasern der zervikalen Spinalnerven weitergeleitet. Insofern kann jegliche Affektion in ihrem Verlauf (zentral oder peripher) – sei es entzündlich, raumfordernd oder durch Spannungsänderung – zu Afferenzen in Form von Schmerz führen.

Neuralgien sind in der Regel durch einschießenden Schmerzcharakter, der z. B. durch Bewegung, äußere Berührung oder Temperaturänderung getriggert werden kann, gekennzeichnet. Aber auch ohne externe Triggerung, wie z. B. als Folge eines Gefäßkontakts (A. cerebelli superior am N. trigeminus bei der klassischen Trigeminusneuralgie), können paroxysmal Schmerzen auftreten. Ein anhaltender Schmerzcharakter beschreibt eher eine Neuropathie, schließt eine Neuralgie jedoch nicht aus.

Auch hier gilt es, mittels entsprechender Bildgebung (Raumforderung, posttraumatische Veränderung), Blutuntersuchung (Autoimmunerkrankungen, Avitaminosen usw.) und/oder Liquordiagnostik (Erregernachweis, multiple Sklerose) nach Auslösern zu fahnden, um eine zielgerichtete Therapie zu ermöglichen. Kann keine Ursache gefunden werden oder ist eine weitere ursächliche Therapie nicht möglich, werden medikamentös Antikonvulsiva, Antidepressiva, Triptane oder Kortikoide mit mehr oder weniger Erfolg eingesetzt (Forsell et al. 2004, Harrison et al. 1997, Sommer 2002).

LITERATUR

AWMF (Arbeitsgemeinschaft der Wissenschaftlichen Medizinischen Fachgesellschaften). Leitlinie Leitsymptome und Diagnostik der Hirntumoren im Kindes- und Jugendalter. AWMF-Registriernummer 025/022. Stand: 9/2010.

Bazarian JJ et al. Diffusion tensor imaging detects clinically important axonal damage after mild traumatic brain injury: A pilot study. J Neurotrauma. 2007; 24: 1447–1459.

Bendtsen L. Central sensitization in tension-type headache – possible pathophysiological mechanisms. Cephalalgia. 2000; 20: 486–508.

Bendtsen L et al. EFNS guideline on the treatment of tension-type headache – report of an EFNS task force. Eur J Neurol. 2010; 17: 1318–1325.

Cassidy JD et al. Incidence, risk factors and prevention of mild traumatic brain injury: results of the WHO collaborating centre task force on mild traumatic brain injury. J Rehabil Med. Suppl 2004; 43: 28–60.

Castien RF et al. Effectiveness of manual therapy for chronic tension-type headache: a pragmatic, randomised, clinical trial. Cephalalgia. 2011; 31: 133–143.

Chaudhuri A et al. EFNS guideline on the management of community-acquired bacterial meningitis: report of an EFNS Task Force on acute bacterial meningitis in older children and adults. Eur J Neurol. 2008; 15: 649–659.

Cohen AS, Burns B, Goadsby PJ. High-flow oxygen for treatment of cluster headache: a randomized trial. J Am MesAss. 2009; 302: 2451–2457.

Couch JR. Amitriptyline versus Placebo Study Group. Amitriptyline in the prophylactic treatment of migraine and chronic daily headache. Headache. 2011; 51: 33–51.

D'Andrea G et al. Lamotrigine in the treatment of SUNCT syndrome. Neurology. 2001; 57: 1723–1725.

Davis MA et al. Acupuncture for tension-type headache: a meta-analysis of randomized, controlled trials. J Pain. 2008; 9: 667–677.

Diener HC, Weimar C (Hrsg.). Leitlinien für Diagnostik und Therapie in der Neurologie. Herausg. von der Kommission „Leitlinien" der Deutschen Gesellschaft für Neurologie. Stuttgart: Thieme Verlag, 2012.

Ducros A et al. Hemorrhagic manifestations of reversible cerebral vasoconstriction syndrome: frequency, features, and risk factors. Stroke. 2010; 41: 2505–2511.

Fernández-de-Las-Peñas C. What do we know about chronic tension-type headache? Discov Med. 2009; 8: 232–236.

Fernández-de-Las-Peñas C et al. Referred pain areas of active myofascial trigger points in head, neck, and shoulder muscles, in chronic tension type headache. J Bodyw Mov Ther. 2010; 14: 391–396.

Forssell H et al. Venlafaxine in the treatment of atypical facial pain: a randomized controlled trial. J Orofac Pain. 2004; 18: 131–137.

Fraser C, Plant GT. The syndrome of pseudotumour cerebri and idiopathic intracranial hypertension. Curr Opin Neurol. 2011; 24:12–17.

Geppetti P et al. CGRP and migraine: neurogenic inflammation revisited. J Headache Pain. 2005; 6: 61–70.

Goadsby PJ, Edvinsson L, Ekman R. Vasoactive peptide release in the extracerebral circulation of humans during migraine headache. Ann. Neurol. 1990; 28: 183–187.

Göbel H. Die Kopfschmerzen. 3. Aufl. Berlin: Springer, 2012.

Graham JR, Wolff HG. Mechanism of migraine headache and action of ergotamine tartrate. Arch Neurol Psychiatry. 1938; 39: 737–763.

Granato A et al. Acupuncture in tension-type headache. Neuroepidemiology. 2010; 35: 160–162.

Grehn F. Augenheilkunde. Berlin: Springer Verlag, 2013. S. 334.

Harrison SD et al. Atypical facial pain: a double blind placebo-controlled crossover pilot study of subcutaneous sumatriptan. Eur Neuropsychopharmacol. 1997; 7: 83–88.

Holroyd KA et al. Management of chronic tension-type headache with tricyclic antidepressant medication, stress management therapy and their combination. J Am Med Ass. 2001; 285: 2208–2215.

Hunt WE, Hess RM. Surgical risk as related to time of intervention in the repair of intracranial aneurysms. J Neurosurg. 1968; 28: 14–20.

IHS. The International Classification of Headache Disorders. 3rd ed. (beta version)., Cephalgia.2013; 33: 629–808.

Jensen R. Pathophysiological mechanisms of tension-type headache: a review of epidemiological and experimental studies. Cephalalgia. 1999; 19: 602–621.

Kaim A et al. Die perimesenzephale Subarachnoidalblutung: klinische und computertomographische Aspekte. Fortschr Röntgenstr. 1995; 162: 274–281.

Keidel M et al. Therapie des posttraumatischen Kopfschmerzes nach Schädel-Hirn-Trauma und HWS-Distorsion. Schmerz. 1998; 12: 352–372.

Louis DN et al. (eds.). WHO Classification of Tumours of the Central Nervous System. Lyon: IARC Press, 2007.

De Marinis M, Welch KM. Headache associated with noncephalic infections: Classification and mechanisms. Cephalalgia. 1992; 12: 197–201.

May A, Goadsby PJ. The trigeminovascular system in humans: pathophysiologic implications for primary headache syndromes of the neural influences on the cerebral circulation. J Cereb Blood Flow Metab. 1999; 19: 115–127.

May A et al. Therapie und Prophylaxe von Cluster-Kopfschmerzen und anderen trigemino-autonomen Kopfschmerzen. Überarb. Empfehlungen der Deutschen Migräne- und Kopfschmerzgesellschaft. Nervenheilkunde. 2004; 23: 478–490.

Milde-Busch A et al. Associations between stress and migraine and tension-type headache: Results from a school-based study in adolescents from grammar schools in Germany. Cephalalgia. 2011; 31: 774–785.

Moskowitz MA. Neurogenic inflammation in the pathophysiology and treatment of migraine. Neurology. 1993; 43 (Suppl. 3): S16–20.

Moskowitz MA, Nozaki K, Kraig RP. Neocortical spreading depression provokes the expression of c-fos protein-like immunoreactivity within trigeminal nucleus caudalis via trigeminovascular mechanisms. J Neurosci. 1993: 13: 1167–1177.

Ness T et al. Diagnose und Therapie der Riesenzellarteriitis. Dtsch Arztebl. 2013; 21: 381.

Nestoriuc Y, Rief W, Martin A. Meta-analysis of biofeedback for tension-type headache: efficacy, specificity, and treatment moderators. J Consult Clin Psychol. 2008; 76: 379–396.

Oesterreich D. Positionspapier Bruxismus – und die mögliche Folge craniomandibuläre Dysfunktion (CMD). Berlin: Bundeszahnärztekammer; 2014.

Packard RC. Epidemiology and pathogenesis of posttraumatic headache. J Head Trauma Rehabil. 1999; 14: 9–21.

Provan D, Krentz A. Oxford Handbook of Clinical and Laboratory Investigation. Oxford: Oxford University Press, 2005.

Ramadan N, Keidel M. Chronic posttraumatic headache. In: Olesen J, Tfelt-Hansen P, Welch KMA (eds.). The Headaches. 2nd ed. Philadelphia: Lippincott-Raven Publishers, 2000. pp. 771–780.

Raposo N et al. Cortical subarachnoid haemorrhage in the elderly: a recurrent event probably related to cerebral amyloid angiopathy. Eur J Neurol. 2011; 18: 597–603.

Redillas C, Solomon S. Prophylactic pharmacological treatment of chronic daily headache. Headache. 2000; 40: 83–102.

Sandrini G et al. Neurophysiological tests and neuroimaging procedures in non-acute headache: guidelines and recommendations. Eur J Neurol. 2004; 11: 217–224.

Sjaastad O et al. CPH and hemicrania continua: requirements of high indomethacin dosages – an ominous sign? Headache. 1995; 35: 363–367.

Sommer C. Pharmakologische Behandlung orofazialer Schmerzen. Schmerz. 2002; 16: 381–388.

Stam AH et al. Genetics of migraine: an update with special attention to genetic comorbidity. Curr Opin Neurol. 2008; 21: 288–293.

Straube A. Botulinumtoxin bei Kopfschmerzen: Ende eines langen Weges? Akt Neurol. 2010; 37: 327–332.

Thomsen LL, Olesen J. Nitric oxide theory of migraine. Clin Neurosci. 1998; 5: 28–33.

Torelli P, Jensen R, Olesen J. Physiotherapy for tension-type headache: a controlled study. Cephalalgia. 2004; 24: 29–36.

Vlak MH et al. Prevalence of unruptured intracranial aneurysms with emphasis on sex, age, comorbidity, country, and time period: a systematic review and meta-analysis. Lancet Neurol. 2011; 10: 626–636.

Wall M. Idiopathic intracranial hypertension. Neurol Clin. 2010; 28: 593–617.

WHO. Headache disorders. Fact sheet no. 277. October 2012. www.who.int/mediacentre/factsheets/fs277/en/ (letzter Zugriff: 16.11.2015).

Wilne S et al. Presentation of childhood CNS tumours: a systematic review and meta-analysis. Lancet Oncology. 2007; 8: 685–695.

Zasler ND. Posttraumatic headache: caveats and controversies. J Head Trauma Rehabil. 1999; 14: 1–8.

KAPITEL

35 Kopfschmerzen aus osteopathischer Sicht

Bernhard Ewen

Kopfschmerzen haben vielfältige Ursachen (➤ Kap. 34). Aus osteopathischer Sicht werden an der Entstehung von Kopfschmerzen insbesondere **Dysfunktionen des kraniozervikalen Übergangs** verantwortlich gemacht (Grimshaw 2001, Zito et al. 2006, Hall et al. 2008 und 2010, Chaibi und Russel 2012, Böhni 2014). Diese sog. **OAA-Region** (Okziput-Atlas-Axis) wird in Anatomie und Dysfunktionsmustern in allen manualmedizinischen und osteopathischen Kursprogrammen ausführlich dargestellt. Der Nachweis, dass Nozizeption aus dieser Region Kopfschmerzen verursacht, konnte aber lange nicht erbracht werden.

Das änderte sich durch neurophysiologische Erkenntnisse, die in den letzten Jahren das trigeminovaskuläre System in den Vordergrund gestellt haben mit den verschiedenen Möglichkeiten, dort therapeutisch einzugreifen (Shore et al. 2000, Zieglgänsberger 2005, von Heymann und Köneke 2009, von Heymann et al. 2011, 2012a, b). Afferenzen aus der OAA-Region zum oberen Halsmark und aus dem N. trigeminus konvergieren in den WDR-Interneuronen (Wide Dynamic Range) des Nucleus spinalis nervi trigemini. Das Wissen um die Konvergenz beider Systeme hat den Fokus von Manualtherapeuten und Osteopathen geschärft (Habring et al. 2012, von Heymann et al. 2011, 2012b).

Die Innervation der kranialen Dura mater durch trigeminale Nervenfasern wurde bereits Mitte des 19. Jahrhunderts von Arnold (1831) und Luschka (1856) beschrieben. Experimentelle Studien des 20. Jahrhunderts mit intraoperativer Stimulation beim Menschen ergaben Hinweise (Ray und Wolff 1940, Wirth und van Buren 1971), Studien der letzten Jahre bewiesen die wichtige Rolle des trigeminovaskulären Systems für meningeale Nozizeption (Akerman et al. 2013). **Nozizeptive Afferenzen zur Dura mater** werden heute als zentral für die Ursache von Spannungskopfschmerz und Migräne angesehen (Strassman et al. 1996, Strassmann und Levy 2006, Olesen et al. 2009, Noseda und Burstein 2013). Darauf wird in diesem Kapitel noch ausführlich eingegangen sowie auch auf die extrakraniale Projektion meningealer Afferenzen (Schueler et al. 2013).

Die posttraumatische Genese von Kopfschmerzen ist medizinisch gut bekannt. Insbesondere im amerikanischen Sprachraum wird die Möglichkeit, die durch Traumen verursachten Dysfunktionen des Schädels erfolgreich zu behandeln, betont (Miller 1972, Magoun 1975, Packard 1999, Channell et al. 2009). Auch hierfür wird Nozizeption insbesondere über das trigeminovaskuläre System verantwortlich gemacht. Dysfunktionen von Sakrum und Coccyx, die sich über eine vermehrte spinale durale Spannung bis zum

Kranium auswirken, werden ebenfalls als Ursache von Kopfschmerzen angeschuldigt (Royo-Salvador et al. 2005).

In der täglichen Praxis stellt sich dem osteopathisch tätigen Arzt und Therapeut die Frage, warum Patienten – oft ohne erkennbaren Anlass oder zeitlichen Zusammenhang – an einem rezidivierenden oder chronischen Kopfschmerz erkranken, der häufig keine oder nur vorübergehende Besserungstendenz auf selbst multimodale therapeutische Maßnahmen zeigt. Das gilt auch für osteopathische Behandlungen, die ausschließlich an Schädel, OAA-Region und sakrokokzygeal ansetzen.

35.1 Kompensation – Adaptation – Dekompensation

Zum Verständnis der komplexen Ursachen und Zusammenhänge sind die im ➤ Kap. 23 dargestellten Überlegungen zu den Begriffen Kompensation, Adaptation und Dekompensation hilfreich (Forte 2009).

Kompensation: physiologische Reaktion eines Körperteils auf eine funktionelle oder strukturelle Variation eines anderen Teils
Adaptation: angepasste Gewebeänderung, um die funktionelle Kompensation auf Dauer zu halten und zu gewährleisten
Dekompensation: Ungleichgewichtszustand eines Körperteils, verursacht von einem Konflikt zwischen mindestens zwei Kompensationen oder Adaptationen

Menschen in ihrem Bezug „Körper/Seele/Geist" haben eine ausgeprägte und komplexe Kompensationsmöglichkeit. Zunächst soll nur vom **physischen Bereich** die Rede sein. Wie in ➤ Kap. 23.1 beschrieben, erfolgt eine **kaskadenförmige Kompensation von Primärstörungen** durch Aufbau sekundärer Dysfunktionen, die die Aufgabe haben, die primäre Dysfunktion abzumildern und somit schmerzfrei oder schmerzarm zu stellen. Dies geschieht in Abhängigkeit der Schwere der Primärstörung und der Vitalität des Patienten, also seiner Fähigkeit, Kompensationen aufrecht zu erhalten. Vitale und lebensfrohe Menschen können erhebliche Dysfunktionen gut kompensieren mit wenigen Beschwerden. Bei mangelnder Vitalität infolge konsumierender Erkrankungen, Depression, Fibromyalgie oder Burnout-Syndrom können selbst geringe Dysfunktionen nicht kompensiert werden und schmerzen.

Das Ergebnis der Kompensation sind **Dysfunktionsketten,** die aszendierend, deszendierend, transversal oder diagonal verlaufen können. Viele davon werden von Myers für das Bewegungssystem sehr genau beschrieben (Myers 2010). Viszerale und kraniale Dysfunktionen können in dieses Konstrukt von Spannungslinien problemlos integriert werden (Lossing et al. 2001).

35

Dabei besteht eine **Dominanz des kranialen Systems,** die sich anatomisch dadurch begründet, dass die Faszien des Bewegungssystems ebenso wie die viszeralen Faszien und die Dura mater alle im Bereich der Schädelbasis inserieren. Die hierdurch verursachten sekundären **Dysfunktionen der Synchondrosis sphenobasilaris** (SSB) stellen ein Spiegelbild aller auf den Körper einwirkenden Funktionsstörungen dar. Dies wird so am deutlichsten von Forte beschrieben (Forte 2009).

35.1.1 Dekompensation verursacht Schmerzen

Dysfunktionsketten können über viele Jahre kompensiert/adaptiert und damit ohne wesentliche Beschwerden bleiben. Sie können so bei den zukünftigen Kopfschmerzpatienten sowohl **aszendierend** – mit Ursache irgendwo im Körper – als auch **deszendierend** mit kranialer Ursache sein. Zur Dekompensation und damit zur Symptomatik – hier Kopfschmerz – kommt es durch Hinzutreten mindestens einer weiteren Primärstörung und ihrer Verkettung. Der ganze Körper kompensiert jetzt die für ihn wichtigere primäre Dysfunktion, die andere kann nicht mehr kompensiert werden und wird deshalb symptomatisch.

Beispiel 1

Lebt ein Patient seit einiger Zeit mit einer gut kompensierten kranialen Dysfunktion und kommt es zu einer zusätzlichen Primärstörung irgendwo im Körper, die dieser als schwerwiegender wahrnimmt, wird die neue Dysfunktion vom gesamten Körper kompensiert. Forte bezeichnet dies als **Totalreaktion.** Die erste und lange bestehende Dysfunktion kann nicht mehr kompensiert werden und wird deshalb symptomatisch. Dies wird als **Dekompensation** bezeichnet.

Kasuistik: Ein 40-jähriger Patient klagt über mehrfach wöchentliche, stundenlang anhaltende Kopfschmerzen seit mehr als 3 Jahren, die überwiegend rechts frontoparietal auftreten. In früheren Jahren seien solche Kopfschmerzen nur in oder nach Stresssituationen aufgetreten. Ein Schädeltrauma ist nicht erinnerlich, an schweren Erkrankungen wird nur eine Pneumonie vor 4 Jahren berichtet. Beim General Listening (➤ Kap. 23.2.2) weist der Vektor der größten Spannung des Körpers nach rechts, beim regionalen Listening (➤ Kap. 23.3.2) zum rechten Thorax. Als **für den Körper wichtigste Primärstörung** wird eine Dysfunktion des Unterlappens der rechten Lunge und der Fissura obliqua diagnostiziert. Nach erfolgreicher Behandlung der pulmonalen Primärstörung werden noch eine Dysfunktion ERS rechts Th5 (fazilitiertes Segment via autonome Afferenz) und FRS links C4 (via afferenter Irritation des N. phrenicus) gefunden und therapiert (ERS = Extention-Rotation-Seitneigung, FRS = Flexion-Rotation-Seitneigung). Anschließend weisen General Listening und C2-Listening (➤ Kap. 23.2.2, ➤ Kap. 23.3.1) auf eine kraniale Dysfunktion hin.

Zur zweiten Behandlungssitzung einige Wochen später kommt der Patient weitgehend kopfschmerzfrei. Jetzt wird eine Kompression der rechten Sutura coronalis behandelt, danach als Folgestörungen die Duraspannung normalisiert, eine kondyläre Kompression rechts und ERS-links-Dysfunktion C2 therapiert. Der Patient berichtet jetzt über einen Fahrradunfall im Jugendalter mit Schädelprellung, den er längst vergessen hatte.

Die kraniale Primärstörung war jahrelang gut kompensiert/adaptiert und hatte nur in und nach Stresssituationen einen Kopfschmerz verursacht. Die pulmonale Dysfunktion wurde vom Köper als wichtiger gewertet, eine Totalreaktion dafür als Kompensation gefordert.

Die kraniale alte Funktionsstörung konnte jetzt nicht mehr kompensiert werden. Kopfschmerzen waren Ausdruck der Dekompensation.

Beispiel 2

Gleiches gilt, wenn die erste Primärstörung irgendwo im Körper vorliegt und zu einer aszendierenden Dysfunktionskette führt. Kommt eine kraniale Dysfunktion hinzu und der Körper kompensiert/adaptiert aber weiterhin die erste Primärstörung als **Totalreaktion,** wird die kraniale Dysfunktion symptomatisch.

Kasuistik: Dies wäre eingetreten, wäre im Beispiel 1 die Pneumonie im früheren Alter aufgetreten und jahrelang gut kompensiert/adaptiert worden und die Schädelprellung hinzugekommen, vom Körper aber nicht als so schwerwiegend wie die pulmonale Dysfunktion angesehen worden.

Kasuistiken wie Beispiel 2 führen oft dazu, dass die hinzugetretene Funktionsstörung – hier infolge der Schädelprellung – erkannt und behandelt wird, die erste Störung mit ihrer Verkettung aber unerkannt bleibt. Eine kraniale osteopathische Behandlung führt zur Beschwerdefreiheit **(symptomatische Therapie nach Forte),** aber jede neuerlich hinzukommende Dysfunktion, wo auch immer im Körper, kann nicht mehr kompensiert werden und wird schmerzen. Erst die Behandlung der pulmonalen Dysfunktion **(kausale Therapie nach Forte)** wird die Kompensationsfähigkeit des Patienten wiederherstellen.

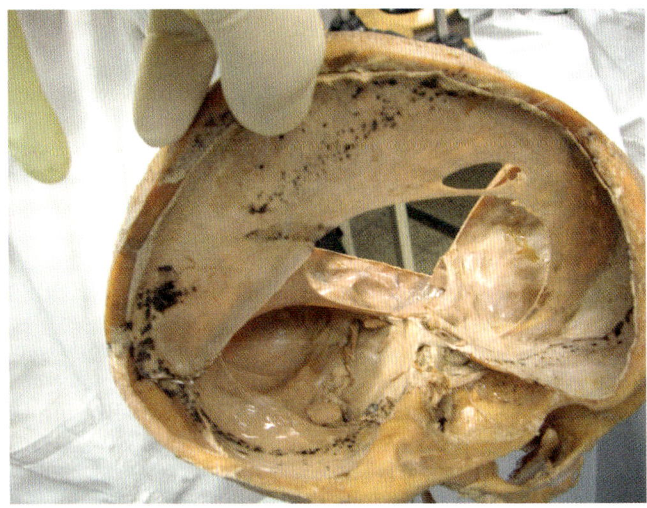

Abb. 35.1 Dura mater. [O1039]

Die Schilderung der obigen Beispiele unterstreicht eindrücklich die Notwendigkeit einer Screening-Untersuchung, da die pulmonale Dysfunktion sonst nicht erkannt worden wäre.

35.2 Die Rolle der Dura mater

In diesem Sinne ist Kopfschmerz nach Forte (2012) sehr häufig im Sinne einer **dekompensierten Dura** zu werten. Um dies zu verstehen, muss die Funktion der Dura mater als **reziproke Spannungsmembran** beschrieben werden (➤ Abb. 35.1). Oft wird vereinfachend dargestellt, dass in der Flexion-Außenrotation-Phase des CRI (kranialer rhythmischer Impuls) – wenn der Schädel kürzer und breiter gespürt wird – sich das Tentorium cerebelli abflacht und verbreitert, während sich die Falces verkürzen. Umgekehrt verhalte es sich in der Extension-Innenrotation-Phase.

Sutherland beschrieb dies differenzierter (Sutherland 1998, 2008). Durch eine kontinuierlich gehaltene Spannung werden die Ansatzpunkte der reziproken Spannungsmembran einmal (Flexi-

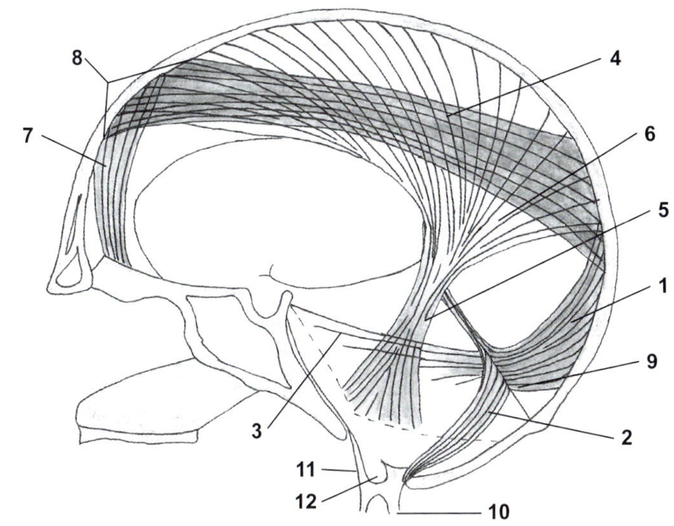

Abb. 35.2 Stressfibers nach Arbuckle. Horizontale Faserzüge: 1 Falx cerebri inferior, 2 Falx cerebelli, 3 Tentorium, 4 Falx cerebri superior. Vertikale Faserzüge: 5 Tentorium, 6 Falx cerebri posterior, 7 Falx cerebri anterior. Zirkuläre Faserzüge: 8 von der metopischen Region, 9 Fossa posterior oder cerebellaris (von der Torkular-Masse). Spinale Faserzüge: 10 posterior zur Tripode 12, 11 anterior zur Tripode 12, 12 die lateralen Fasern kreuzen um die A. vertebralis. Torkular-Masse = Bezeichnung für konvergierende Fasern am Confluens sinuum. [L289]

on) in die eine, ein anderes Mal (Extension) in die andere Richtung geführt, je nach von der SSB zugelassener Bewegung, um ein Fulcrum (Drehpunkt) herum. Anders sei die synchrone Beweglichkeit der Knochen nicht denkbar: „membranes run bones“: Membranen verursachen Bewegung der Knochen. Sutherland erklärt dies folgendermaßen: *„Als Beispiel wählten wir das Tauziehen mit einer Gruppe an jedem Ende des Seils. Das Seil sollte die reziproke Spannungsmembran darstellen. Sie können das Seil hierhin ziehen, Sie können es dahin ziehen, egal – es bleibt kontinuierlich unter Spannung. Dann kommen die Gruppen vielleicht an einen Punkt der Balance, zu einem Punkt der Stille. Dies entspräche dem Fulcrum einer Waage. Nicht einem Hebel. Ein Hebel bewegt sich über ein Fulcrum, zurück und nach vorn“* (Sutherland 2008). Den Begriff **reziproke Spannungsmembran** hat Sutherland wahrscheinlich von Emanuel Swedenborg (1688–1771) übernommen, der in seiner Abhandlung über das Gehirn bereits um 1745 das gesamte kraniosakrale System – und dabei reziproke Bewegungen im Gehirn – beschreibt (Fuller 2013).

In allen Strukturen des reziproken Spannungssystems verlaufen Fasern in den drei Ebenen des Raums und werden je nach mechanischer Beanspruchung verdichtet zu sog. **Stressfibers** (auch Stressbands genannt) bzw. zu **Tripoden** (dort, wo sie aufeinandertreffen) (Arbuckle 1953, Lossing 2011) (➤ Abb. 35.2, ➤ Abb. 62.6). Bereits 1947 hatte Arbuckle das Konzept einer dekompensierten Dura antizipiert: *„Diese möglichen Funktionen (der Dura) im Bewusstsein, können wir dann nicht osteopathisch zu dem Schluss kommen, dass jede Beschränkung oder Veränderung der normalen Spannung dieser Membranen mit den Lebenskräften, die ‚jede beseelte Natur beleben', in Konflikt geraten muss?“* (Fuller 2013).

Carreiro nennt das reziproke Spannungssystem **membranöse Dura,** im Gegensatz zum äußeren Durablatt, das als **periostale Dura** bezeichnet wird (Carreiro 2009a, b).

Die membranöse Dura ist in der Lage, sich jeder mechanischen Belastung oder Beanspruchung anzupassen, die vom Schädel oder Zentralnervensystem (ZNS) ausgehen bzw. über die spinale Dura mater aszendieren. Hier gilt das **Verhalten von Behälter und Inhalt** (Trägheitsgesetz der Physik), nach der sich der Inhalt immer dreidimensional in Gegenrichtung zu Veränderungen des Behälters ausrichtet, aber auch umgekehrt (➤ Abb. 35.3) (Forte 2012).

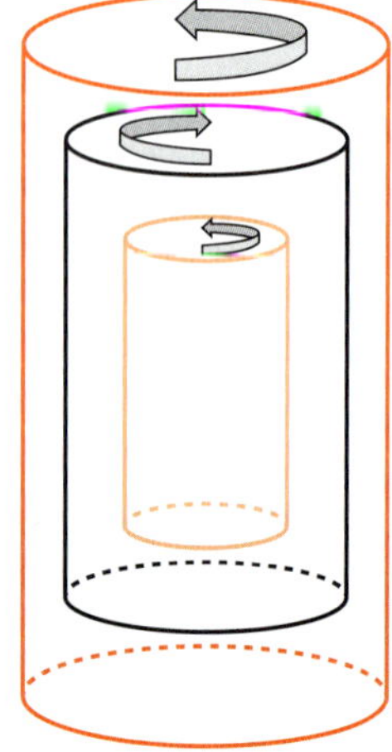

Abb. 35.3 Behälter und Inhalt. [P247/L271]

Jede **Dysfunktion im Kranium** führt also zur Kompensation/Adaptation der Dura in einem gegenläufigen Spannungsmuster (SSB-Pattern). Im gleichen Sinne kompensiert/adaptiert die Dura Dysfunktionen des ZNS, wobei diese allenfalls für Kommissuren und ähnliche Strukturen der weißen Substanz als mechanische Spannungsänderungen angesehen werden können. Bei den Neuronen der grauen Substanz und der Nuclei wird von Hypo- und Hyperaktivität gesprochen (Chikly 2014), was ebenfalls eine kompensierende Reaktion der Dura verursacht. Auch wird jede aszendierende Dysfunktionskette das Achsenorgan (Wirbelsäule-Sakrum-Coccyx) erreichen und ein durales Spannungsmuster verursachen, das kranial palpabel wird.

Funktionell wird das reziproke Spannungssystem von Carreiro in eine supratentorielle und eine infratentorielle Dura unterschieden (Carreiro 2009a, b).

Supratentorielle Dura
- Inneres Durablatt der Schädelkalotte bis herab zum Sinus transversus
- Falx cerebri
- Oberes Blatt des Tentorium cerebelli

Form eines Fallschirms, als dessen „Seile“ Duraduplikaturen zum Sphenoid konvergieren

Innervation: Endäste aller drei Trigeminusäste

Infratentorielle Dura
- Unteres Tentoriumblatt
- Falx cerebelli
- Inneres Durablatt der Kalotte unterhalb des Sinus transversus

Konvergieren zur Protuberantia occipitalis interna, dem sog. Inion

Innervation: aus dem R. mandibularis n. trigemini und aus dem oberen Halsmark

Supra- und infratentorielle Dura fusionieren im Bereich des Sinus rectus, dem sog. Sutherland-Fulcrum

35.3 Kopfschmerz als dekompensierte Dura

Aus osteopathischer Sicht zeigt die Dura mater bei Kopfschmerzpatienten am häufigsten eine **Dekompensation zwischen der supratentoriellen und der infratentoriellen membranösen Dura.** Kopfschmerzen werden dann überwiegend in dem Bereich auftreten, der nicht mehr kompensiert werden kann. Befindet sich der Körper also in einer Totalreaktion als Kompensation einer Dysfunktion, die dem Gesichtsschädel oder Neurokranium oberhalb des Tentoriums zuzuordnen ist, und der infratentorielle Bereich dekompensiert, werden die Kopfschmerzen überwiegend temporookzipital und in der OAA-Region verspürt werden und umgekehrt.

Ebenfalls kommt es häufig vor, dass die gesamte kraniale Dura mater (supra- und infratentoriell) nicht kompensiert werden kann mit dann zumeist diffusem Kopfschmerz. Wegen zentraler Sensibilisierung und Schmerzausbreitung lässt sich diese Trennung nicht immer aufrechterhalten.

Bekannt ist osteopathischen Ärzten und Osteopathen ein Phänomen, über das Patienten berichten, die entweder unter Kopfschmerzen oder unter z. B. tiefem Kreuzschmerz zu leiden, aber nie gleichzeitig unter beidem. Hier liegen zwei annähernd gleichstarke Primärstörungen vor: Einmal wirkt sich die eine, ein anderes Mal die andere dominant aus, sodass es im jeweils anderen Bereich zu Beschwerden kommt.

35.3.1 Psychosomatisch mitverursachter Kopfschmerz

In dem Modell der dekompensierten Dura kann auch der psychosomatisch mitverursachte Kopfschmerz als eine Dekompensation zwischen einer somatisch und einer psychisch ausgelösten Dysfunktion verstanden werden. Wenn ein Patient an eine psychisch belastende Situation denkt, ändert sich das SSB-Spannungsmuster als Zeichen der somatischen Reaktion und normalisiert sich anschließend wieder (Forte 2012).

Die Rückkehr zum ausgeglichenen kranialen Spannungsmuster unterbleibt, wenn ein emotionales Trauma, ein Konflikt oder Problem überwertig werden. Dann wird auch in diesem Fall die Dura dauerhaft adaptieren.

35.3.2 Primärstörungen der Dura mater im Säuglingsalter

Bislang wurde die Dura mater in diesem Kapitel in ihrer Funktion der reziproken Spannungsmembran als kompensierende/adaptierende Struktur beschrieben. Primäre Funktionsstörungen der Dura sind bei älteren Kindern und Erwachsenen nicht so häufig, kommen aber nach Meningitiden, chirurgischen Eingriffen oder Verletzungen mit Einblutung vor. Es scheint oft verwunderlich, dass solche Patienten, die ein sog. „hard head" bis zur SSB-Kompression aufweisen, über keine oder kaum Kopfschmerzen klagen. In diesem Fall sind die vielfältigen peripheren Beschwerden dieser Patienten als Dekompensationen anzusehen.

Junge Säuglinge weisen oft primäre Dysfunktionen des Durasystems auf. Die membranös ossifizierenden Knochen des Schädeldachs sind – wie das Futter einer Steppdecke zwischen Leinenschichten – zwischen Periost und Endost (äußeres Durablatt) eingebettet. Periost und Endost verschmelzen im Bereich der Suturen und Fontanellen und schaffen so die Unterteilungen im Bild der Steppdecke. Dies weist die Membranen als stabilisierendes und formgebendes System des Schädeldachs im Säuglingsalter aus und damit auch als wesentlicher Bereich von Dysfunktionen. Carreiro

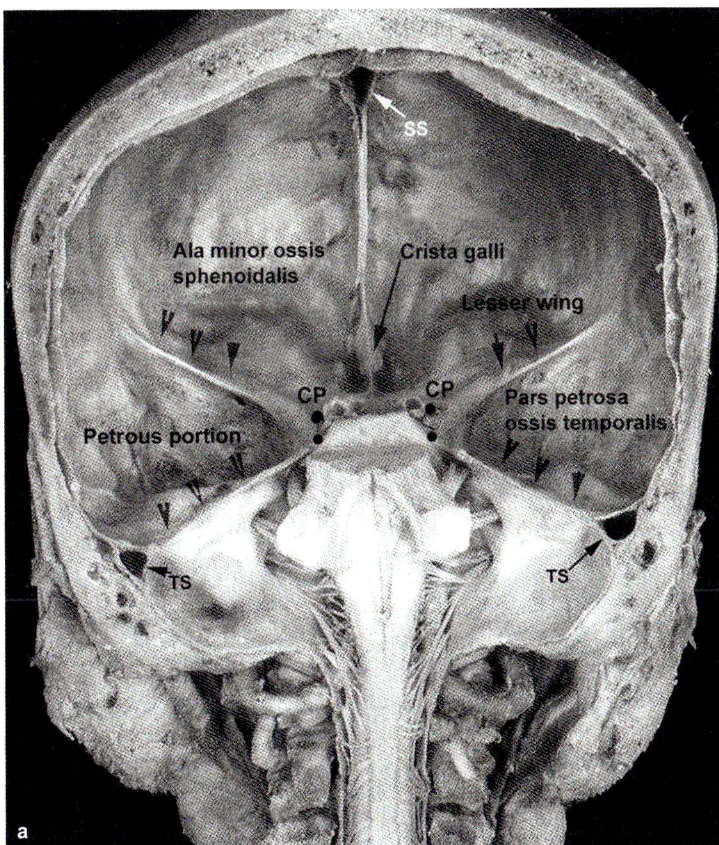

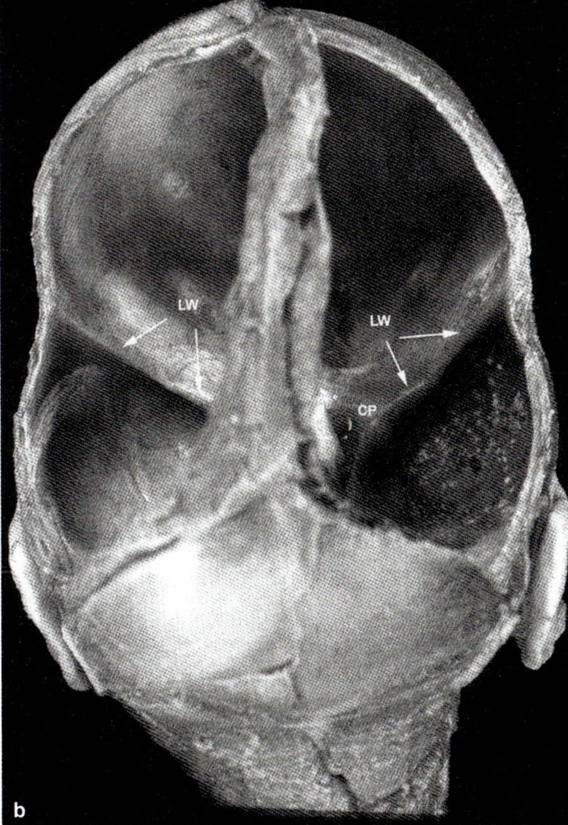

Abb. 35.4 **a:** Fünfzackiger Stern. SS = Sinus sagittalis, CP = Procc. clinoidei, TS = Sinus transversus. **b:** Fünfzackiger Stern Neugeborenes. LW = Ala minor. [G338]

beschreibt in ihren Lehrbüchern die **Konvergenz der meningealen Dura** im Bereich des Corpus ossis sphenoidalis wie einen fünfzackigen Stern (➤ Abb. 35.4) (Carreiro 2009a, b).

> **Fünfzackiger Stern**
>
> - Zacke 1: Falx cerebri (Ansatz: Crista galli des Ethmoids, das im Säuglingsalter noch zwischen den kleinen Keilbeinflügeln liegt)
> - Zacken 2 und 3: anteriorer Duragürtel mit kleinen Keilbeinflügeln (Ansatz: Procc. clinoidei anteriores)
> - Zacken 4 und 5: oberes Blatt des Tentoriums mit Ansatz an Procc. clinoidei posteriores
>
> Der freie Rand des Tentorium cerebelli setzt an den Procc. clinoidei anteriores an.

Konvergenz von meningealer Dura besteht ebenso im Bereich des Confluens sinuum (Inion) durch Tentorium cerebelli, Falx cerebri und Falx cerebelli sowie deren Zusammentreffen im Sutherland-Fulcrum mit dem Sinus rectus. Die beiden meningealen Konvergenzen beeinflussen Sphenoid und Okziput. Sie verursachen damit bei Spannungszuständen sekundäre SSB-Dysfunktionen. Häufig sind die supratentorielle Dura (zum Sphenoid konvergierend) und die infratentorielle Dura (zum Okziput konvergierend) gegeneinander dekompensiert. In anderen Fällen besteht eine Dekompensation zwischen einer z. B. vom Sakrum aufsteigenden duralen Spannung und einer kranial duralen Dysfunktion. In beiden Fällen kommt es zu einer **duralen Dekompensation.** Die Säuglinge sind häufig als sog. Schreibabies auffällig und/oder zeigen opisthotoniforme Überstreckungsmuster. Der Autor teilt deshalb die Auffassung insbesondere der Kollegen des OCC (Osteopathic Children Center) in London, dass diese Säuglinge, die meist als Kolikbabies vorgestellt werden, unter Kopfschmerzen leiden (Korth und Carroll 2011).

35.4 Auffinden der Primärstörung durch Schichtpalpation

Lossing und Heller unterscheiden in ihrer Kursreihe „Unlocking the cranial mechanism" die „bony sutural restrictions" von „membranous sutural restrictions" (Lossing und Heller 2014). Traumatisch verursachte **Blockierungen von Schädelsuturen** sind anders zu verstehen und zu behandeln als kraniale Dysfunktionen, die wesentlich durch durale Spannung verursacht sind. Für letztere gilt die Einschätzung Upledgers, der die von ihm dargestellten Techniken „Frontal Lift und Spread" sowie „Parietal Lift und Spread" zur Entspannung der frontalen bzw. parietalen Anteile der Falx cerebri und deren Umgebung empfiehlt (Upledger 1994). Zum effektiven Lösen traumatisch blockierter Suturen sind die genannten Techniken jedoch nur in leichten Fällen geeignet. Hier empfehlen sich **suturale Techniken** (Pick 1999, Lossing und Heller 2014). Es ist wichtig, nach Behandlung knöcherner Restriktionen anschließend auch die dann meist adaptativen Restriktionen der Dura mater zu lösen (➤ Kap. 35.2, ➤ Abb. 35.3).

Um „bony sutural restrictions" von „membranous sutural restrictions" abgrenzen zu können, wird die **Schichtpalpation** zum Auffinden der Primärstörungen eingesetzt. Zuerst wird durch afferentes Schädel-Listening (➤ Kap. 23.3.3) die Region der Dysfunktion eingegrenzt. Inhibition der vermuteten Struktur bestätigt die Lokalisation. Im nächsten Schritt wird das Schädel-Listening spezifisch für die verschiedenen Schichten durchgeführt. Dies kann in jeder Schicht – Faszie, Knochen, Dura, ZNS – zu einem unterschiedlichen Ergebnis führen. Die Schicht, in der das dem afferenten globalen Schädel-Listening identische Spannungsmuster gefunden wird, birgt die gesuchte Primärstörung. Detailliert wird dieses Vorgehen im ➤ Kap. 23.3.3 beschrieben.

35.5 Kopfschmerz bei erhaltener Kompensation

Nicht nur in dekompensiertem Zustand mit Totalreaktion des Körpers, sondern auch bei erhaltenen Kompensationen kann es zu Beschwerden (hier Kopfschmerzen) kommen. Bei guter Vitalität des Patienten bzw. Dysfunktionen, die nicht eine Totalreaktion zur Kompensation benötigen, kommt es zu einem Aufeinandertreffen von zwei oder mehr Dysfunktionsketten. Dies geschieht besonders häufig in den sog. Übergangsregionen, also auch der OAA-Region. Der für Patienten eingängige Vergleich von zwei an einem Seil ziehenden Mannschaften, deren Zugspannung an irgendeinem Punkt (Region) aufeinander trifft, ist physikalisch nicht haltbar, da in einem Seil unter Zug überall die gleiche Spannung auftritt. Mit dem **Modell der Tensegrity,** bei der starre Elemente auf Druck und elastische Strukturen auf Zug reagieren, beides weitergeben und im System bis zu einem gewissen Grad ausgleichen können, bietet sich eine Erklärung an (➤ Abb. 35.5) (Edmondson et al. 1987).

In diesem Fall wird der Schmerz in keiner der beiden Regionen mit Primärstörungen auftreten. Die dekompensierte und damit verschmerzte Region entspricht somit einem Konflikt zweier aufeinander treffender Verkettungen von Dysfunktionen. Wird nur dort therapiert, handelt es sich um eine symptomatische Therapie mit hoher und kurzfristiger Rezidivneigung (➤ Kap. 23.1).

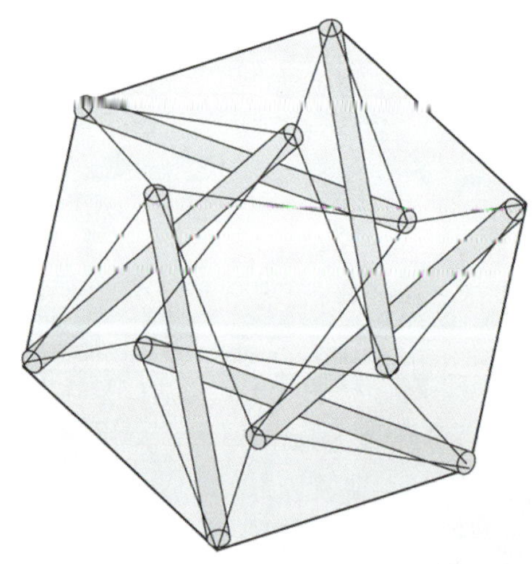

Abb. 35.5 Tensegrity-Modell. [E378]

In beiden geschilderten Fällen führt die Therapie bereits einer Dysfunktionskette zur Rekompensation und damit zur Schmerzlinderung oder Schmerzfreiheit. Es ist jedoch sinnvoll, auch die anderen Dysfunktionsketten abzuarbeiten, um damit die Kompensationsbreite des Patienten deutlich zu verbessern.

35.6 Häufige Mitursachen von Kopfschmerzen

35.6.1 Schädel

Abhängig von der Schwere einer Dysfunktion wird die Kompensation nur im Kranium oder in weiteren Regionen bis hin zum ganzen Körper als Totalreaktion erfolgen. Dies wird als Ausbreitung einer kranialen zur kraniozervikalen, weiter zur kraniozervikosakralen Dysfunktion usw. bezeichnet. Dysfunktionen, die so schwer sind, dass auch eine Totalreaktion des Körpers sie nicht zu kompensieren vermag, verursachen auch als Primärursache Kopfschmerzen. Oft wird das jedoch mit einer Dekompensation auf engem Raum verwechselt, also einem Konflikt zweier kranialer primärer Dysfunktionen.

Verletzungen Traumen können Dysfunktionen aller in ➤ Tab. 35.1 aufgezählter Strukturen verursachen. In den letzten Jahren werden Techniken zur Behandlung von Hirnstrukturen und Sinnesorganen besonders von Carreiro und Chikly gelehrt (Carreiro 2009a, b, Chikly 2014).

Tab. 35.1 Dysfunktionen im Schädel

Knochen	• Suturen • intraossär
Myofaszien	• mimische Muskulatur • Kaumuskulatur • Galea aponeurotica • Nacken- und Halsmuskeln • aufsteigende Eingeweidefaszien
Gelenke	• Temporomandibulargelenk • Kopfgelenkregion (OAA)
Durasystem	• supratentoriell • infratentoriell • Stressbands und Tripoden (nach Arbuckle) • Faserring im Foramen magnum • spinale Dura mater
Zentrales Nervensystem	• graue Substanz Kortex • weiße Substanz • Nuclei • Liquor cerebrospinalis – intraventrikulär – Subarachnoidalraum mit Zisternen – Glymphatics
Hirnnerven	• Kerngebiete • Ganglien • Axone
Sinnesorgane	• Augen • Ohren – Mittelohr – Kochlea • Vestibularorgan

Stomatognathes System Dies wird in ➤ Kap. 39.3 beschrieben, da die Stellung des TMG nicht nur von allen angrenzenden Strukturen und deren Verkettungen, sondern insbesondere von der Okklusion bestimmt wird. Eine kraniomandibuläre Dysfunktion (CMD) führt über das trigeminovaskuläre System zu erheblicher meningealer Nozizeption (Evans et al. 2011). Mechanisch kommt es zur Dysfunktion des Os temporale und damit des Tentorium cerebelli. Dies sowie die über die ansetzenden Kau- und Mund-Rachen-Muskeln und Faszien vermittelte Spannung führen zur Dysfunktion der Schädelbasis (SSB). All dies sind oft erhebliche Mitursachen von Kopfschmerzen. Nozizeptive Afferenzen kommen häufig auch von Zähnen, Zunge und Rachen.

HNO-Bereich Kopfschmerzen im HNO-Bereich sind häufig und lassen sich gut differenzieren (Geissler und Guntinas-Lichius 2014). Kopfschmerzen bei Sinusitis erklären sich durch trigeminale Nozizeption als auch über mechanisch weitergeleitete Spannung, die über Dysfunktionen von Ethmoid, Sphenoid und Os frontale Anschluss an das durale System bekommen. Das gilt auch für auftretende Kopfschmerzen bei mehrfach im HNO-Bereich operierten Patienten, am deutlichsten beim Empty-Nose-Syndrom und bei Narbenzügen wie nach Neck-Dissektion oder Tumorbestrahlung (➤ Kap. 39). Bei vasomotorischen Rhinitiden gelingt über Drainage verbessernde Techniken eine Linderung der Kopfschmerzen.

Augen Das innere Durablatt setzt sich in die Sklera, das äußere in die Periorbita fort. Alle funktionellen Störungen in diesem Bereich führen zu erhöhter duraler Spannung und sind Mitursache von Kopfschmerzen. Erfolgreich behandelt werden können funktionelle Augenmuskelstörungen, insbesondere Heterophorien (latentes Schielen). Glaukomanfälle, die heftigsten Kopfschmerz verursachen, stellen eine Kontraindikation dar; im anfallsfreien Intervall kann mit zarten Techniken (Chikly 2014) unterstützend therapiert werden.

35.6.2 Kraniozervikaler Übergang

Komplexe Dysfunktionsmuster ausgehend von dieser Region treten oft durch Traumen, insbesondere Distorsionen der Halswirbelsäule, Geburtstraumen (viele Säuglinge haben Dysfunktionen der OAA-Region sekundär oder im Rahmen einer komplexen und überwiegend kranialen Funktionsstörung), Narkoselagerung (vor allem bei Strumaoperation) auf. Nach Erfahrung des Autors sind die so oft zu behandelnden und verschmerzten Übergangsregionen Okziput-Atlas-Axis (OAA), zervikothorakaler Übergang (CTÜ), thorakolumbaler Übergang (TLÜ) und lumbosakraler Übergang (LSÜ) viel häufiger Ort der Dekompensation als der einer Primärstörung.

35.6.3 Sakrum und Coccyx

Dysfunktionen von Sakrum und Coccyx (➤ Tab. 35.2) bewirken eine erhebliche aszendierende Spannungszunahme der Dura mater spinalis.

Tab. 35.2 Dysfunktionen von Sakrum und Coccyx

Traumen	• primäre traumatische Dysfunktionen • Coccyxluxationen und -frakturen • Sakrumfrakturen, auch als intersegmentale Fissur (nach Lossing 2001)
Sakrum	• primäre Dysfunktionen • sekundäre Dysfunktionen durch auf- oder absteigende Dysfunktionsketten • intraossäre Dysfunktionen durch Einwirken zweier verschiedener Spannungsmuster auf das Sakrum (oft Beteiligung von Unterbauchorganen)
Coccyx	sekundäre Dysfunktionen via Beckenboden und Lig. sacrospinale

35.6.4 Untere Extremitäten

Aufsteigende Dysfunktionsketten aus den unteren Extremitäten finden im Oberschenkel drei häufige Spannungslinien, über die sie Anschluss an die Beckenregion bekommen (➤ Tab. 35.3).

Tab. 35.3 Verlauf aufsteigender Dysfunktionsketten[a]

Septum intermusculare mediale anterius	Trigonum femorale → Trochanter minor → M. iliopsoas
Septum intermusculare mediale posterius	Tuber ischiadicum → Beckenboden → Coccyx und Pelvis
Septum intermusculare laterale	Trochanter major → pelvitrochantäre Muskulatur → Sakrum und Pelvis

[a] Modifiziert nach Myers 2010.

35.6.5 Wirbelsäule

Alle Primärstörungen der Wirbelgelenke bewirken durale Spannungssteigerung. Dies gilt insbesondere für MET-Typ-3-Dysfunktionen (Muskel-Energie-Techniken) durch die Translation des dysfunktionellen Wirbelkörpers (Barral und Croibier 1999). Alle Folgestörungen der Wirbelsäule und des knöchernen Thorax mit Afferenzen aus den Viszera erhöhen die durale Spannung. Das geschieht über spinale Konvergenz an WDR-Neuronen als sog. fazilitiertes Segment und mechanisch über direkte Nachbarschaft.

35.6.6 Obere Extremitäten

Spannungslinien aus den oberen Extremitäten ziehen oft ventral über die Fascia clavipectoralis zum Thorax und ins Mediastinum. Dorsal kann über die Skapula und den M. levator scapulae die obere Halswirbelsäule und das Kranium erreicht werden.

35.6.7 Diaphragmen

Diaphragmafunktion haben Beckenboden, Zwerchfell, obere Thoraxapertur, Hyoid und Tentorium cerebelli. Zink beschreibt in seinen „Zink-Pattern" jeweils eine Umkehr des faszialen Spannungsmusters (Ausnahme Hyoid) für gesunde Probanden (Zink und Lawson 1979) (➤ Abb. 41.3). Bei primärer Funktionsstörung eines Diaphragmas reagieren die anderen häufig konkordant, was eine erhebliche Auswirkung auf den Spannungszustand des Körpers hat. Die Verspannung des Tentorium cerebelli ist dann Mitursache einer dekompensierten Dura.

35.6.8 Viszera

Thoraxorgane haben über ihren Ansatz an der Schädelbasis mittels Fascia pharyngobasilaris und Fascia buccopharyngea einen direkten Einfluss auf kraniale Spannungsmuster (SSB-Pattern). Bei abdominalen Organen wird dies über das Zwerchfell und die hintere Bauchwand, bei Beckenorganen über Sakrum-Coccyx-Beckenboden vermittelt.

35.7 Osteopathische Sicht auf besondere Kopfschmerzarten

35.7.1 Migräne

Wurde früher die Migräne als gefäßbedingter Kopfschmerz mit zentraler Verursachung (Migränegenerator) verstanden, heute wird zunehmend die Rolle des trigeminovaskulären Systems betont (Parsons und Strijbos 2003) und meningeale Nozizeption in den Vordergrund gestellt (Olesen et al. 2009). Neuroanatomische Studien (Penfield und McNaughton 1940, O'Connor und van der Kooy 1986, Strassman et al. 1996 und 2006, Schueler et al. 2013 und 2014) zeigen die enge Nachbarschaft von meningealen Blutgefäßen und Nervenfasern, die an der Gefäßregulation beteiligt sind und so die Stärke der Durchblutung als Dilatation meningealer Arterien durch Freisetzung von Neuropeptiden steuern (Edvinsson und Uddman 2005, Schueler et al. 2013 und 2014). Es sind dies markarme nozizeptive Afferenzen trigeminalen Ursprungs, begleitet von autonomen Efferenzen, sympathischen Nervenfasern aus dem Ganglion cervicale superius sowie parasympathischen Fasern aus dem Ganglion sphenopalatinum und Ganglion oticum. Elektrische oder chemische Stimulation der meningealen Afferenzen führen zur Freisetzung dieser Neuropeptide. Dies wird durch intraoperative Studien von Ray und Wolff aus den 1940er Jahren bestätigt, bei denen elektrische, thermische oder chemische Stimulation meningealer und extrakranialer Gefäße kopfschmerzartige Sensationen verursachte (Ray und Wolff 1940).

Bereits Mitte des 19. Jahrhunderts hatte Luschka den **Schädelknochen penetrierende Nervenfasern** nachgewiesen (Luschka 1856). Schueler et al. zeigten 2013/2014 an Ratten und Menschen Afferenzen aus dem parietalen Periost und dem M. temporalis durch die temporoparietale und lambdoide Sutur und Foraminae emissariae über polyaxonal aufgefächerte Äste des N. spinosus als Teil des R. mandibularis n. trigemini zum Ganglion trigeminale und weiter zum spinalen Trigeminuskern und bestätigten damit Vermutungen früherer Arbeiten (Schueler et al. 2013, 2014). Dies legt nahe, dass sensorische Afferenzen von **extrakranial** für meningeale Nozizeption und damit für das Auslösen einer Migräne verantwortlich sein können (Andres et al. 1987, Jensen 1993, Kosaras et al. 2009, Reuter et al. 2001). Umgekehrt kann **intrakraniale** meningeale Nozizeption auch extrakranial schmerzhaft empfunden werden. Ein Axon zeigt rezeptive Felder extra- und intrakranial (Schueler et al. 2014). Das Gehirn kann nicht unterscheiden, ob der nozizeptive Input extra- oder intrakraniell entstanden ist.

Osteopathische Behandlungen können direkt den nozizeptiven Inflow in das trigeminovaskuläre und das trigeminospinale System (Konvergenz im spinalen Trigeminuskern) reduzieren.

Zusätzliche Dysfunktionsketten – wo immer im Körper sie sich befinden – dekompensieren eine Migräne, sodass es z. B. aus einer vorbestehenden mäßigen prämenstruellen Migräne zu mehrfach wöchentlichen schweren Anfällen kommen kann.

Osteopathie hat deshalb ihren Stellenwert im Rahmen eines multimodalen Therapieregimes der Migräne. Ein Migräniker bleibt dies zeitlebens (Ophoff et al. 1996, Ducros 2006), die geschilderten wissenschaftlichen Zusammenhänge bestätigen aber die Erfahrung, dass es durch osteopathische Behandlung oft zu erheblichem Rückgang von Intensität des Migränekopfschmerzes und Anfallshäufung kommt.

35.7.2 Spannungskopfschmerz

Er wurde bisher meist den myofaszialen Strukturen des Schädels zugeordnet. Hier gelten die geschilderten neuroanatomischen und neurophysiologischen Erkenntnisse uneingeschränkt, es wird jedoch keine zusätzliche zentrale Verursachung diskutiert. Wie für die Migräne ist auch für den Spannungskopfschmerz das Wissen um die extrakraniale Ausbreitung meningealer Nervenfasern wichtig. Aus osteopathischer Sicht erübrigt sich die Frage, ob die meningeale Nozizeption primär extra- oder intrakranial verursacht wurde. Das Konzept einer Kopfschmerzgenese fordert durch dekompensierte Dura mindestens zwei Primärstörungen und damit meningeale nozizeptive Einflüsse (➤ Kap. 35.3).

35.7.3 Zervikogener Kopfschmerz

Lange war umstritten, ob es sich beim zervikogenen Kopfschmerz um eine eigene Entität handelt. Das Wissen um die zervikotrigeminale Konvergenz in den WDR-Neuronen des spinalen Trigeminuskerns lässt sich das **zervikozephale Syndrom** – nach Böhni besser als oberes zervikogenes Schmerz- und Beschwerdesyndrom bezeichnet – mit u. a. zervikogenem Kopf- und Nackenschmerz doch als eigenständige Diagnose einordnen (Bogduk 2001, Böhni 2014). Die trigeminalen Afferenzen vom Kiefergelenk und von den Kaumuskeln sind die Schnittstelle zur CMD. Da weitere Afferenzen vestibulär (und damit auch zerebellär) sowie zu den Hirnnerven VII, IX, X, XI und XII bestehen, kann das zervikozephale Syndrom **ein „buntes" und individuell sehr unterschiedliches Beschwerdebild** verursachen mit u. a. Gleichgewichts- und Sehstörungen, Gesichtsschmerzen sowie Dysphonie und Globusgefühl (Böhni 2014).

Klinisch bedeutsam erscheint auch der Nachweis einer sog. **myoduralen Brücke** im Sinne bindegewebiger Verbindungen tiefer kleiner Nackenmuskeln mit der Dura mater spinalis, insbesondere des M. rectus capitis posterior minor, der über die Membrana atlantooccipitalis die Biomechanik der Dura beeinflussen kann (Hack et al. 1995, Hallgren et al. 1997, Alix und Bates 1999, Nasch et al. 2005, Zumpano et al. 2006, Pontell et al. 2013a, b, Liem 2014). Weitere Verbindungen bestehen von den Ligg. longitudinale posterius, flava und denticulata zur spinalen Dura mater (Mitchell et al. 1988, Humphreys et al. 2003). Auch eine Verspannung oder Spasmus der A. vertebralis kann zur anhaltenden Aktivierung von Nacken- und Kaumuskeln führen (Hu et al. 1995).

In der Modellvorstellung der dekompensierten Dura ist der zervikogene Kopfschmerz schwerlich vom Spannungskopfschmerz zu trennen. Meningeale Nozizeption ist komplex, da die supratentorielle Dura trigeminal, die infratentorielle Dura weitgehend hochzervikal innerviert ist und beide Innervationen konvergieren. Funktionell ist die spinale zervikale Dura nicht von der infratentoriellen Dura zu trennen.

35.7.4 Trigeminusneuralgie

Die Ursachen sind vielfältig. Sie variieren von peripheren Auslösern nach zahnärztlichen Eingriffen, Spannungen im Bereich der drei Rami durch Dysfunktionen im Gesichtsschädel und Schädelbasis bis hin zu duraler Spannung um das Ganglion Gasseri. Eine Besonderheit stellt das **Kinking der SCA** (A. cerebellaris superior) infolge altersbedingten Elastizitätsverlustes auf der Radix des N. trigeminus am Rand der Pons dar (➤ Kap. 39.2). Hier gilt die gleiche Aussage wie zur Migräne. Behandlung von Dysfunktionen – wo auch immer im Körper sie sich befinden – bringt oft Erleichterung. Regelmäßig ist mindestens eine Primärstörung im Kranium zu finden.

35.7.5 Atypischer Gesichtsschmerz

Osteopathisch ist dieser als Dekompensation des oder von Teilen des Gesichtsschädels zu einer Totalreaktion des Körpers auf andere Ursache zu verstehen. Die nozizeptiven Afferenzen sind überwiegend trigeminal. Eine Mitursache kann auch als „referred pain" des zervikozephalen Syndroms bestehen.

35.7.6 Cluster-Kopfschmerz

Für den Cluster-Kopfschmerz ist die Gefäßhypothese überholt, eine Gefäßerweiterung ist eher Folge als Ursache. Der **Motor der Erkrankung** wird im Hypothalamus vermutet, trigeminale Nozizeption durch noch unbekannte Einflüsse verursacht (Akerman et al. 2009). Er wird deshalb in der Internationalen Klassifikation der Kopfschmerzerkrankungen in der Gruppe der **trigeminoautonomen Kopfschmerzerkrankungen** geführt. Osteopathische Ansätze bestehen in der Behandlung aufgepfropfter Dysfunktionen (Dysfunktionen, die im Rahmen eines Schmerzanfalls entstehen) und dem Auffinden dekompensierender Afferenzen.

35.7.7 Medikamentös induzierter Kopfschmerz

Dieser Kopfschmerz stellt auch für den Osteopathen eine therapeutische Herausforderung dar. Sinnvoll ist eine osteopathisch begleitende Behandlung während des Medikamentenentzugs. Alle vegetativ detonisierenden Techniken helfen den beim Entzug auftretenden Hypersympathikotonus zu regulieren. Die dadurch hervorgerufene Membranspannung kann gut mit Duratechniken behandelt werden.

RED FLAG

Folgende Erkrankungen stellen eine Kontraindikation für osteopathische Behandlungen dar:

- Akute intrakranielle Blutung, spontan oder traumatisch
- Tumorerkrankungen
- Akute Entzündungen (Meningitis, Enzephalitis) können folgende Symptome aufweisen:
  - neurologische Ausfälle, auch Pupillendifferenz
  - Bewusstseinstrübung bis Koma
  - Meningismus
  - vernichtender Kopfschmerz
  - psychotische Symptome
  - Fieber
- Psychiatrische Erkrankungen zeigen häufig
  - Bewusstseins-, Orientierungs- und mnestische Störungen (Konzentration, Merkfähigkeit, Gedächtnis)
  - Wahn und Sinnestäuschungen
  - Ich-Störungen
  - Suizidgedanken

YELLOW FLAG

Bei den folgenden Symptomen besteht der Verdacht auf eine psychopathologische Störung, die vor osteopathischer Behandlung abzuklären ist:

- Befürchtungen und Zwänge
- Störungen der Affektivität
- Antriebs- und psychomotorische Störungen
- Zirkadiane Besonderheiten (morgens/abends, besser/schlechter)
- Sozialer Rückzug oder Umtriebigkeit
- Aggressivität, Niedergeschlagenheit
- Mangel an Krankheitsgefühl und Krankheitseinsicht

Zusammenfassung

Anhand der Schilderung des Kopfschmerzes aus osteopathischer Sicht wird deutlich, wie wichtig eine intensive Screening-Untersuchung des Patienten ist (➤ Kap. 23.2). Bei vielen Kopfschmerzpatienten führt z. B. das General Listening in eine andere Region des Körpers. So wird der A. T. Still fälschlich zugeschriebene, aber wohl erst später entstandene Leitsatz verständlich: „Pain is a great liar" (Hartmann 2014). Das Phänomen unterschiedlicher Lokalität von Ursache und Wirkung wurde in seiner klinischen Bedeutung bereits in A. T. Stills Büchern ausführlichst beschrieben und erklärt, warum Osteopathen in ihrer Ausbildung stets dazu ermahnt werden, sich dieses Sachverhalts bewusst zu sein und entsprechend kausal und nicht symptomorientiert zu behandeln (Still 2005).

Die Darstellung der Zusammenhänge in diesem Kapitel soll jedoch auch zeigen, dass viele kraniale Primärstörungen, die dem Köper eine Totalreaktion als Kompensation abverlangen, wesentliche Ursache von Beschwerden, wo auch immer sie im Körper bestehen, darstellen. Werden in diesem Fall jeweils nur die symptomatischen Dysfunktionen außerhalb des Schädels behandelt und muss der Körper weiterhin die kranialen Dysfunktionen kompensieren, wird jede – auch geringfügige – neue Dysfunktion in dieser Region zu neuen Beschwerden führen. Die Kompensationsfähigkeit dieser Patienten ist aufgebraucht. Jeder Therapeut kennt solche Patienten, die wegen scheinbarer „Kleinigkeiten" gehäuft zur Behandlung kommen. Das Screening führt hier zum Kranium als wichtigste Primärstörung, auch wenn der Patient nie über Kopfschmerzen geklagt hatte.

- Kopfschmerz kann als Symptom einer dysfunktionell dekompensierten Dura mater aufgefasst werden.
- Primärstörungen dafür sind im ganzen Körper zu finden, nicht nur kranial (Screening).
- Werden nicht alle dysfunktionellen Verkettungen abgearbeitet (symptomatische versus kausale Behandlung), entstehen Rezidive bereits durch geringfügige neuerliche somatische Dysfunktionen.
- Psychopathologische Störungen können als Somatisierung Teil einer Dekompensation sein.

LITERATUR

Akerman S et al. Oxygen inhibits neuronal activation in the trigeminocervical complex after stimulation of trigeminal autonomic reflex, but not during direct dural activation of trigeminal afferents. Headache. 2009; 49 (8): 1131–1143.

Akerman S et al. Pearls and pitfalls in experimental in vivo models of migraine: dural trigeminovascular nociception. Cephalalgia. 2013; 33 (8): 577–592.

Alix ME, Bates DK. A proposed etiology of cervicogenic headache: The neurophysiologic basis and anatomic relationship between the dura mater and the rectus capitis posterior minor muscle. J Manipulative Physiol Ther. 1999; 22: 534–539.

Andres KH, Muszynski K, Schmidt RF. Nerve fibers and their terminals of the dura mater encephali of the rat. Anat Embryol. 1987; 175: 289–301.

Arnold F. Der Kopfteil des vegetativen Nervensystems beim Menschen. Heidelberg: K. Groos, 1831.

Arbuckle BE. The craniocervical area. J Am Osteopath Assoc. 1953; 52 (8): 415–422.

Arbuckle BE. The Selected Writings of Beryl E. Arbuckle. Reprinted 2002. Indianapolis: AAO, 1994. p. 42.

Barral JP, Croibier A. Trauma – An Osteopathic Approach. Seattle: Eastland Press, 1999. pp. 5–37.

Bogduk N. Cervicogenic headache: Anatomic basis and pathophysiologic mechanisms. Curr Pain Headache Rep. 2001; 5: 382–386.

Böhni U. Diagnose der Dysfunktion und Therapie der Kopfgelenkregion. Man Med. 2014; 52: 251–265.

Carreiro JE. An Osteopathic Approach to Children. 2nd ed. London: Churchill Livingstone, Elsevier, 2009a.

Carreiro JE. Pediatric Manual Medicine, an Osteopathic Approach. London: Churchill Livingstone, Elsevier, 2009b.

Chaibi A, Russell MB. Manual therapies for cervicogenic headache: a systematic review. J Headache Pain. 2012; 13 (5): 351–359.

Channell MK et al. Management of chronic posttraumatic headache: a multidisciplinary approach. J Am Osteopath Assoc. 2009; 109 (9): 509–513.

Chikly B. Skriptenreihe der DGOM: An osteopathic approach to the brain. 2014.

Ducros A. Mechanisms and genetics of migraine. CNS Drugs. 2006; 20 Spec no.1:1–11.

Edmondson A. A Fuller Explanation. The Synergetic Geometry of R. Buckminster Fuller. Boston: Birkhäuser, 1987.

Edvinsson L, Uddman R. Neurobiology in primary headaches. Brain Res Brain Res Rev. 2005; 48 (3): 438–456.

Evans RW, Bassiur JP, Schwartz AH. Bruxism, temporomandibular dysfunction, tension-type headache and migraine. Headache. 2011; 51: 1169–1172.

Forte M. Skriptenreihe der DGOM: Funktionelle Medizin nach Forte. S. 1–4, 2007–2012.

Forte M. Grundgedanken zur Funktionellen Medizin. Man Med. 2009; 47: 418–422.

Fuller D. Osteopathie und Swedenborg. Pähl: Jolandos, 2013. S. 291.

Geissler K, Guntinas-Lichius O. Differenzialdiagnostik des Kopfschmerzes. Laryngo-Rhino-Otol. 2014; 93: 405–421.

Grimshaw DN. Cervicogenic headache: manual and manipulative therapies. Curr Pain Headache Rep. 2001; 5 (4): 369–375.

Habring M et al. Die körpereigene Schmerzhemmung. Man Med. 2012; 50: 175–182.

Hack GD et al. Anatomic relation between the rectus capitis posterior minor muscle and the dura mater. Spine. 1995; 20: 2484–2486.

Hall T, Briffa K, Hopper D. Clinical evaluation of cervicogenic headache: a clinical perspective. J Man Manip Ther. 2008; 16: 73–80.

Hall T et al. Reliability of manual examination and frequency of symptomatic cervical motion segment dysfunction in cervicogenic headache. Man Ther. 2010; 15: 542–546.

Hallgren RC, Hack GD, Lipton JA. Clinical implications of a cervical myodural bridge. AAOJ. 1997; 7: 30–34.

Hartmann C. Persönliche Kommunikation. 2014.

von Heymann W, Köneke C. Tinnitus bei „Hirnstamm-Irritations-Syndrom". Man Med. 2009; 47: 239–246.

von Heymann W, Böhni U, Locher H. Grundlagenforschung trifft Manualmedizin. Man Med. 2012a; 50: 328–337.

von Heymann W et al. Neuroanatomie. Teil 1. Man Med. 2011; 49: 473–480.

von Heymann W et al. Neuroanatomie. Teil 2. Man Med. 2012b; 50: 6–15.

Hu JW, Vernon H, Tatourian I. Changes in neck electromyography associated with meningeal noxious stimulation. J Manipul Physiol Ther. 1995; 18: 577–580.

Humphreys BK et al. Investigation of connective tissue attachments to the cervical spinal dura mater. Clin Anat. 2003; 16: 152–159.

Jensen K. Extracranial blood flow, pain and tenderness in migraine. Clinical and experimental studies. Acta Neurol Scand. 1993; 147 (Suppl.): 1–27.

Korth S, Carroll K. Persönliche Mitteilungen. DGOM-Kurse. 2011.

Kosaras B et al. Sensory innervation of the calvarial bones of the mouse. J Comp Neurol. 2009; 515: 331–348.

Liem T. Osteopathische Behandlung der Dura mater spinalis in der hochzervikalen Region. Ost Med. 2014; 15: 4–11.

Lossing K. The work of B. Arbuckle. DGOM-Skript. 2011.

Lossing K, Heller R. Unlocking the cranial mechanism. Skriptenreihe DGOM. 2014.

Lossing K et al. Skriptenreihe zur Viszeralen Osteopathie. DGOM. 2001.

Luschka H. Die Nerven der harten Hirnhaut. Tübingen: H. Laupp, 1856.

Magoun HI. Trauma: a neglected cause of cephalgia. J Am Osteopath Assoc. 1975; 74 (5): 400–410.

Mitchell BS, Humphreys BK, O'Sullivan E. Attachments of the ligamentum nuchae to cervical posterior spinal dura and the lateral part of the occipital bone. J Manipulative Physiol Ther. 1988; 21: 145–148.

Miller H. Head pain. JAOA. 1972; 135–142.

Myers T. Anatomy Trains. Myofasziale Leitbahnen. 2. Aufl. München: Urban & Fischer/Elsevier, 2010.

Nash L et al. Configuration of the connective tissue in the posterior atlanto-occipital interspace: a sheet plastination and confocal microscopy study. Spine. 2005; 30 (12): 1359–1366.

Noseda R, Burstein R. Migraine pathophysiology: anatomy of the trigeminovascular pathway and associated neurological symptoms, cortical spreading depression, sensitization, and modulation of pain. Pain. 2013; 154 (Suppl. 1): 44–53.

O'Connor TP, van der Kooy D. Pattern of intracranial and extracranial projections of trigeminal ganglion cells. J Neurosci. 1986; 6 (8): 2200–2207.

Olesen J et al. Origin of pain in migraine: Evidence for peripheral sensitization. Lancet Neurol. 2009; 8: 679–690.

Ophoff RA et al. Familial hemiplegic migraine and episodic ataxia type-2 are caused by mutations in the Ca2+ channel gene CACNL1A4. Cell. 1996; 87 (3): 543–552.

Packard RC. Epidemiology and pathogenesis of posttraumatic headache. J Head Trauma Rehabil. 1999; 14 (1): 9–21.

Parsons AA, Strijbos PJ. The neuronal versus vascular hypothesis of migraine and cortical spreading depression. Curr Opin Pharmacol. 2003; 3: 73–77.

Penfield W, McNaughton F. Dural headache and the innervation of the dura mater. Arch Neurol Psychiatry. 1940; 44: 43–75.

Pick MG. Cranial Sutures – Analysis, Morphology and Manipulative Strategies. Seattle: Eastland Press, 1999.

Pontell ME et al. The obliquus capitis inferior myo-dural bridge. Clin Anat. 2013a; 26: 450–454.

Pontell ME et al. Histological examination of the human obliquus capitis inferior myo-dural bridge. Annals of Anat. 2013b; 195: 522–526.

Reuter U et al. Delayed inflammation in rat meninges: Implications for migraine pathophysiology. Brain. 2001; 124: 2490–2502.

Ray BS, Wolff HG. Experimental studies on headache: Pain-sensitive structures of the head and their significance in headache. Arch Surg. 1940; 41: 813–856.

Royo-Salvador MB et al. Results of the section of the filum terminale in 20 patients with syringomyelia, scoliosis and Chiari malformation. Acta neurochir. 2005; 147 (5): 515–523; discussion 523.

Schueler M et al. Extracranial projections of meningeal afferents and their impact on meningeal nociception and headache. Pain. 2013; 154 (9): 1622–1631.

Schueler M et al. Innervation of rat and human dura mater and pericranial tissues in the parieto-temporal region by meningeal afferents. Headache. 2014; 54: 996–1009.

Shore SE et al. Trigeminal ganglion innervates the auditory brainstem. J Comp Neurol. 2000; 419: 271–285.

Strassman AM, Raymond SA, Burstein R. Sensitization of meningeal sensory neurons and the origin of headaches. Nature. 1996; 384: 560–564.

Strassman AM, Levy D. Response properties of dural nociceptors in relation to headache. J Neurophysiol. 2006; 95: 1298–1306.

Sutherland WG. Contributions of Thought: The Collected Writings of W. G. Sutherland. In: Sutherland AS, Wales AL. 2nd ed. Portland: Rudra Press, 1998. p. 54.

Sutherland WG. Das große Sutherland-Kompendium. Band I: Unterweisungen in der Wissenschaft der Osteopathie. Pähl: Jolandos, 2008; S. 1–28.

Still AT. Das große Still-Kompendium. Pähl: Jolandos, 2005.

Upledger JE, Vredevoogd JD. Lehrbuch der Kraniosakral-Therapie. 2. Aufl. Stuttgart: Haug, 1994.

Wirth, FP Jr, Van Buren JM. Referral of pain from dural stimulation in man. J Neurosurg. 1971; 34 (5): 630–642.

Zieglgänsberger W. Grundlagen der Schmerztherapie. In: Junker U, Note T. (Hrsg.) Grundlagen der speziellen Schmerztherapie. München: Urban & Vogel, 2005. S. 17–49.

Zink JG, Lawson WB. An osteopathic structural examination and functional interpretation of the soma. Osteopathic Annals. 1979; 7: 12–19.

Zito G, Jull G, Story I. Clinical tests of musculosceletal dysfunction in the diagnosis of cervicogenic headache. Man Ther. 2006; 11: 118–129.

Zumpano MP, Hartwell S, Jagos CS. Soft tissue connection between rectus capitis posterior minor and the posterior atlantooccipital membrane: a cadaveric study. Clin Anat. 2006; 19: 522–527.

KAPITEL

36 Schwindel aus medizinischer und osteopathischer Sicht

Ines Repik

Schwindel, Unsicherheitsgefühl und Gleichgewichtsstörungen gehören zu den häufigsten Symptomen in der Medizin. Etwa 45 % aller ambulant vorstelligen Patienten beklagen Schwindel mit einer Zunahme der Inzidenz im höheren Alter, nahezu 7 % aller 85-jährigen Patienten sind dadurch in ihrer Lebensqualität erheblich beeinträchtigt (Sloane 1989).

„Unter Schwindel versteht man eine gestörte Wahrnehmung der Bewegung des eigenen Körpers (‚innerer Schwindel') bzw. seiner Umgebung (‚äußerer Schwindel') und die Störung der räumlichen Orientierung sowie das Gefühl der Stand- und Gangunsicherheit" (Plontke und Walther 2014).

Dabei ist **„Schwindel"** kein eigenständiges Krankheitsbild, sondern ein vieldeutiges fachübergreifendes Symptom (Brandt 2009). Die verschiedenen Schwindelformen und vielfältigen Ursachen bringen den Arzt oft an diagnostische und therapeutische Grenzen, da eine Berücksichtigung der Störungen im peripher- und zentral-vestibulären Bereich, visuellen System, propriozeptiven Eingang, gesamtkörperlichen System (internistische Erkrankungen) sowie Probleme der zentralen Steuerung und Verschaltung (Psyche) isoliert und kombiniert zu Beeinträchtigungen führen können, die als „Schwindel" interpretiert werden.

> Ein Patient, der unter Schwindel leidet, muss deshalb meist ganzheitlich und interdisziplinär betrachtet und behandelt werden.

36.1 Anamnese

Durch eine ausführliche und gezielte Anamnese kann in bis zu 90 % aller Fälle bereits die richtige Diagnose abgeleitet und damit auch der Weg in die entsprechende Therapie sowie für ggf. weiterführende Untersuchungen geebnet werden (Brandt 2009). Für den Betroffenen ergibt sich ein buntes Bild an subjektiv empfundenen Störungen wie Unsicherheit, Unwohlsein, Gleichgewichtsstörungen, Schwanken, Liftgefühl, Drehen oder ein Schwarzwerden vor den Augen. Die genaue Befragung nach Charakteristik, Intensität, Beginn, Dauer, Auslösbarkeit und Provokation, Belastungsabhängigkeit, Begleitsymptomen, sonstigen Erkrankungen, Traumen, Operationen und Medikamenteneinnahmen ist unerlässlich.

> Ein gerichteter Schwindel, z. B. Dreh- und Liftgefühl, kann als Zeichen einer peripher-vestibulären Ursache, ein ungerichteter Schwindel (Schwanken, Betrunkenheitsgefühl, Unsicherheit) als Zeichen einer zentral-vestibulären oder internistischen Ursache gewertet werden.

Ein attackenartig oder spontanes, episodisches Auftreten kann typisch für einen migräneassoziierten Schwindel sein, unmittelbar vor einer Synkope oder im Rahmen einer Aura auftretender Schwindel ist hinweisend für Epilepsien. Bei rezidivierenden, Minuten bis Stunden anhaltenden **Drehschwindelanfällen** muss an eine **Menière-Krankheit** oder eine vestibuläre Migräne gedacht werden. Bei Patienten höheren Alters ist eine zentrale Störung aufgrund zunehmender vaskulärer Probleme und Begleiterkrankungen häufiger.

Ist der Schwindel durch Bewegungen (Hinlegen, plötzliches Drehen z. B. nachts im Bett, Überkopfarbeiten, Änderung der Körperposition) provozierbar, ist dies hinweisend für einen **benignen peripheren paroxysmalen Lagerungschwindel** (BPPV), der von einem zervikogenen Schwindel abgegrenzt werden sollte. Ein belastungsabhängiger Schwindel, wie z. B. beim Treppensteigen, weist auf eine kardiopulmonale Ursache hin.

Die Frage nach Begleitsymptomen ist für die Ursachenfindung wichtig. Bestehen neben dem Schwindel otologische Symptome wie neu aufgetretener Tinnitus, Hörstörungen, Ohrdruck oder Ohrsekretion, ist eine **peripher-vestibuläre Störung** wahrscheinlich. Als Hinweis auf eine **zentral-vestibuläre Störung** werden über Wochen andauernde Kopfschmerzen, Bewusstseinsstörungen oder begleitende Affektionen anderer Hirnnerven (z. B. Doppelbilder) berichtet. Bei einem Zoster oticus treten simultan auch mehrere kaudale Hirnnervenläsionen auf.

Schädel-Hirn-Traumen, Unfälle, Halswirbelsäulendistorsionen, Operationen, Lebensgewohnheiten, Begleiterkrankungen und auch psychische Belastungen bzw. psychische Traumen sind wichtige Hinweise zur Genese. **Medikamentennebenwirkungen** sind eine häufige Ursache von Schwindel, weshalb eine Befragung nach der Medikamenteneinnahme vor allem bei Patienten im höheren Lebensalter unabdingbar ist.

36.2 Klinische Diagnostik

Dem allgemein tätigen Arzt und Osteopathen stehen zur Einordnung der Schwindelgenese basale klinische Untersuchungen zur Verfügung, die – zusammen mit der Anamnese – meist schon zur Diagnose führen oder richtungsweisend für weitere gezielte Diagnostik sein können.

Zu den wichtigsten Untersuchungen gehören:

- Koordinationsprüfungen: Romberg-Versuch, Blindgang, Unterberger-Tretversuch, Finger-Nase-Zeigeversuch, Diadochokineseprüfung und Knie-Hacke-Versuch
- Untersuchung der Augenfolgebewegungen und von (auch bewegungsabhängigen) Nystagmen
- Hautant-Probe und Zwei-Waagen-Test
- Prüfung des Hirnnervenstatus und ggf. Blutdruckmessung

36.2.1 Durchführung

- **Romberg-Versuch:** Stehen auf beiden Beinen (Füße parallel nebeneinander) mit geschlossenen Augen für 1 Minute. Die sichere Durchführung erfordert ein intaktes vestibuläres und propriozeptives System und die schnelle Transformation dieser Signale in die posturale Muskulatur. Gerichtetes Schwanken ist Hinweis für eine peripher-vestibuläre Störung, ungerichtetes und regelloses Schwanken bzw. Abweichung ist ein Hinweis für eine propriozeptive bzw. zentrale (zerebelläre) Störung.
- **Blindgang:** Beurteilung der Gangabweichung beim Gehen geradeaus mit geschlossenen Augen. Ein gerichtetes Abweichen ist Hinweis für eine peripher-vestibuläre Störung, ungerichtetes und regelloses Schwanken, Abweichung oder Falltendenz ist Hinweis für ein bilaterales peripher-vestibuläres, propriozeptives oder ein zerebelläres Defizit.
- **Unterberger-Tretversuch:** Treten auf der Stelle (50 Schritte) mit geschlossenen Augen, Arme vorgestreckt, Knie anheben. Beurteilung der Abweichreaktion (Hinweis für peripher-vestibuläre Störung bei > 40° nach links oder > 60° nach rechts bzw. > 1 Meter nach vorn, Hinweis für zentrale Störung bei Abweichung nach hinten).
- **Finger-Nase-Zeigeversuch:** Augen geschlossen, Arm zur Seite ausstrecken und anschließend Zeigefinger auf die Nasenspitze führen. Ein seitenbetontes Vorbeizeigen ist Hinweis auf eine labyrinthäre Störung, bei Vorliegen eines Intentionstremors ist eine zentrale Störung wahrscheinlich (Kleinhirn).
- **Diadochokineseprüfung:** Die um 90° vorgehaltenen Arme führen eine rasch wechselnde Pro- und Supination aus. Eine Störung der rasch alternierenden Bewegungen von Agonisten und Antagonisten liegt bei motorischen Paresen, extrapyramidalen oder Kleinhirnerkrankungen vor.

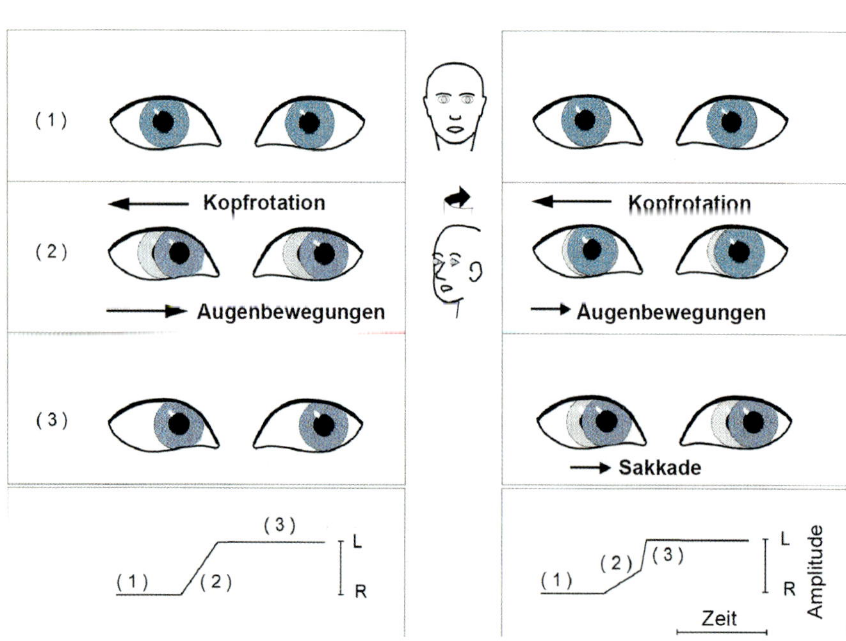

Abb. 36.1 Kopfimpulstest nach Halmagyi. [F235–001]

- **Knie-Hacke-Versuch:** Im Liegen wird die Hacke eines Fußes auf das Knie der anderen Seite gestellt und auf dem Schienbein bis zum Fußrücken abwärts geführt. Zickzacklinie oder Intensionstremor geben Hinweis auf eine zentrale Koordinationsstörung.
- **Nystagmusnachweis:** Ein Nystagmus ist eine unwillkürliche Augenbewegung in horizontaler, vertikaler oder rotatorischer Richtung, die über den vestibulookulären Reflexbogen entsteht. Die Nomenklatur erfolgt in der Richtung der schnellen Phase der Augenbewegung. Als Hinweis für eine peripher-vestibuläre Störung lässt sich ein horizontal gerichteter Nystagmus (auch mit rotatorischer Komponente) beobachten, ein vertikal gerichteter Nystagmus gibt Hinweis auf eine zentrale bzw. zervikogene Genese des Schwindels.
- **Lagerungsprobe:** Der sehr häufig vorkommende BPPV kann durch Lagerung diagnostiziert werden. Dabei wird beim BPPV des meist betroffenen posterioren Bogengangs ein horizontaler Nystagmus mit rotatorischer Komponente bei Lagewechsel ausgelöst.
- **Kopfimpulstest nach Halmagyi:** Der Untersucher sitzt vor dem Patienten und umfasst dessen Kopf beidseits (➤ Abb. 36.1). Der Patient wird aufgefordert, die Nasenspitze des Untersuchers genau zu fixieren. Der Untersucher bewegt den Kopf des Patienten ruckartig ca. 10–15° nach rechts oder links. Weichen die Sehachsen des Patienten während des Kopfimpulses von der Nase des Untersuchers ab und macht der Patient nach dem Kopfimpuls eine Korrektursakkade in die Gegenrichtung, um die Nasenspitze des Untersuchers wieder zu fixieren, besteht eine Unterfunktion desjenigen Labyrinths, auf dessen Seite der Kopf gedreht wurde. Der positive Test spricht für eine ein- oder beidseitige peripher-vestibuläre Unterfunktion.
- **Hautant-Probe:** Der Patient sitzt mit Rückenkontakt zur Stuhllehne mit vorgestreckten Armen und geschlossenen Augen. Die Arme werden mit pronierten Händen für 1 Minute gestreckt nach vorn gehalten. Bei vertebragener Komponente des Schwindels kommt es zu einer Rumpfdrehung (Seitenabweichung der Arme). Um den Einfluss der Halswirbelsäule (HWS) zu testen, wird die Untersuchung bei verschiedenen Kopfhaltungen wiederholt. Eine Rumpfdrehung tritt in die Richtung der Kopfdrehung zur blockierten Seite auf (Lewit 2007).
- **Zwei-Waagen-Test:** Der Patient steht auf zwei Waagen und versucht, sein Gewicht möglichst symmetrisch und gleichmäßig zu verteilen. Ein Seitenunterschied von mehr als 4 kg kann auf eine Beteiligung der Wirbelsäule und propriozeptive Störung bei der Schwindelentstehung hinweisen (Lewit 2007).

Die osteopathische Diagnostik erfordert eine besondere Berücksichtigung folgender **Strukturen,** die die Koordination der einzelnen Gleichgewichtskomponenten stören und damit Schwindel auslösen oder beeinflussen können (Buchmann et al. 2009):

- Schädel: Os temporale (Temporomandibulargelenk mit M. masseter, Mm. pterygoidei), Os parietale, Os occipitale, Tentorium cerebri und cerebelli, Synchondrosis sphenobasilaris (SSB)
- Dysfunktionen der OAA-Region (Okziput-Atlas-Axis)
- HWS mit Halsfaszien und Ligamenten, Tonus und Triggerpunkte der Halsmuskulatur, insbesondere M. sternocleidomastoideus, M. trapezius, Nackenstrecker
- Zervikothorakaler Übergang
- Rippen
- Thorakolumbaler Übergang
- Lendenwirbelsäule und Becken, insbesondere Sakroiliakalgelenk (SIG)
- Tibiofibular- und Fußgelenke
- Viszerale Strukturen (insbesondere Zwerchfell, Mediastinum, Perikard, Pleura, Magen, Ösophagus, Kolonflexuren, Omentum minus, kleines Becken)
- Narben nach Operationen oder Unfällen insbesondere im Kopf-, Hals- und Thoraxbereich

Zur systematischen Erfassung der betroffenen Strukturen bietet sich ein **standardisierter osteopathischer Untersuchungsgang** an:

- Inspektion (Stand, Standsicherheit, Gang/Gangabweichung, jeweils mit besonderem Blick auf die Gleichgewichtsfunktion oder -integration, evtl. mit Romberg- und Unterberger-Versuch sowie Blindgang verbinden)
- General Listening (➤ Kap. 23.2.2)
- 48 Steps oder 10 Steps (➤ Kap. 23.2.3)
- Local Listening der nach dem General Listening betroffenen Region (mit besonderem Augenmerk auf die oben erwähnten schwindelbeeinflussenden Strukturen)

Bei Hinweisen, die das Hör- und Gleichgewichtsorgan betreffen, ist insbesondere nach ossären, muskulären und ligamentären Dysfunktionen, Störungen im Bereich der SSB, faszialen Einflüssen, nervalen und vaskulären Strukturen mit Einfluss auf peripher- und zentral-vestibulären Schwindel zu suchen (Liem 2003).

Ossäre Dysfunktionen Sie entstehen durch Traumen, Schläge, Stürze oder Infektionen. Dem **Os temporale** kommt mit seiner Pars petrosa als Sitz des Gleichgewichtsorgans besondere Bedeutung zu. Störungen des Os temporale und des **Os sphenoidale** führen über das Ganglion trigeminale und den N. mandibularis zu Fehlspannungen im Bereich der Kaumuskulatur und damit zu den Beschwerden einer kraniomandibulären Dysfunktion, die wiederum Schwindel auslösen kann (Neuhuber 2005, Hülse 2005).

Dysfunktionen im Bereich der **Sutura occipitomastoidea** können Spannungen am Tentorium cerebelli, Stauungen im Bereich des Sinus sigmoideus, Liquorstau, eine Beeinflussung des N. vagus sowie Störungen im Bereich des Kleinhirns, der Medulla oblongata oder anderer Hirnzentren und damit zentral-vestibulären Schwindel auslösen. Eine gestörte **Sutura sphenosquamosa** kann über eine Beeinflussung der A. meningea media eine vestibuläre Migräne verursachen (Magoun 1976, S. 76, 176, 282). Der **Proc. mastoideus** kann bei entzündlichen Prozessen des Mittelohrs mit begleitender Mastoiditis Ausgangspunkt für fortgeleitete Infektionen in den äußeren Gehörgang, das Felsenbein, den Sinus sigmoideus, die mittlere Schädelgrube, die Muskelloge des M. sternocleidomastoideus und in den Canalis facialis und damit ursächlich für einen peripher-vestibulären Schwindel, aber auch für einen zentralen Schwindel sein.

Muskuläre Dysfunktionen Der M. sternocleidomastoideus hat seinen Ansatz am Mastoid und verläuft quer über die Sutura occipitomastoidea. Ein Hypertonus der Mm. sternocleidomastoideus und trapezius und der Nackenmuskulatur kann daher zu Problemen am Os temporale führen und den venösen Abfluss und die nervalen Strukturen am Foramen jugulare behindern. So kann über Triggerpunkte des M. sternocleidomastoideus ein Schwindelgefühl ausgelöst werden.

Ligamentäre Störungen Störungen des Lig. stylohyoideum und Lig. stylomandibulare können Kiefergelenkdysfunktionen verursachen. Die Synchondrosis sphenopetrosa kann neben Traumen auch durch Zahnextraktionen über das Ligamentum spheopetrosum gestört sein. Durch die anatomische Nähe zum III., IV. und VI. Hirnnerv können sich Dysfunktionen in Form von Augenstörungen und Ermüdungsschielen auswirken und damit zu okulärem Schwindel führen (Magoun 1976, S. 296–298).

Störungen im Bereich der SSB Sie können zu abnormen Spannungen im Bereich des Tentorium cerebelli und zu venöser Stauung des Sinus sigmoideus führen. Über Liquorfluktuationsstörungen kann ein Stau des 4. Ventrikels mit den Hirnnervenkernen, des Kleinhirns, der Medulla oblongata und des N. vagus und damit ein Schwindelgefühl zentraler Genese verursacht werden. Bei einer SSB-Kompression kann der gesamte kraniale rhythmische Impuls (CRI) verändert sein und eine Beeinträchtigung der gesamten Homöostase erfolgen.

Faszien Eine Beeinflussung des vestibulären Systems kann über abnorme myofasziale Spannungen im Bereich der Kaumuskulatur, der suprahyalen Muskulatur, Fascia temporalis und Fascia cervicalis (Lamina superficialis und prevertebralis) entsprechend der Faszienketten erfolgen. Dadurch erklären sich auch die aufsteigenden Ketten und Zusammenhänge aus den viszeralen und peripheren parietalen Strukturen, die Schwindel verursachen können (Myers 2009).

Intrakranielle Dura Sie hat durch ihre Anheftung und Ausdehnung multiple Einflüsse auf die Hirnnerven- und Gefäßscheiden im Schädelinneren sowie Verbindung zur Schädelbasis, zu den Halsfaszien, zum Zwerchfell, zu den inneren Organen und zum Becken. Störungen der Dura können daher abdominale und thorakale (viszerale) sowie parietale Störungen z. B. im Becken verursachen. Extrakranielle Störungen können aber auch über die duralen Verbindungen zu Kopfschmerzen und ggf. auch zu Schwindel führen (Royo-Salvador et al. 2005) (➤ Kap. 35.2). Dysfunktionen am **Tentorium cerebelli** können einen venösen Rückstau des Sinus sigmoideus und des Sinus petrosus superior und inferior mit okulärem (Sehstörungen) und zentralem Schwindel verursachen. Ebenso kann eine sekundäre Bewegungseinschränkung des Os temporale verursacht werden.

Nervale Störungen Sie treten hauptsächlich durch Dysfunktionen des Os temporale, der Dura mater und des Tentorium cerebelli auf. Einfluss auf eine Schwindelsymptomatik können Störungen im Bereich der mittleren Schädelgrube, des Lobus temporalis, des Kleinhirns, der Nn. oculomotorius (III), trochlearis (IV), trigeminus (V), abducens (VI), facialis (VII), intermedius (VII), vestibulocochlearis (VIII), glossopharyngeus (IX), vagus (X), accessorius (XI), petrosus major und minor, der parasympathischen Fasern und des Plexus caroticus internus haben. Bei Hinweisen auf eine Hirnnervenstörung ist eine neurologische Hirnnervenuntersuchung klinisch wegweisend.

Vaskuläre Störungen Sie können hauptsächlich durch durale Fehlspannungen im Bereich der Durchtrittsstellen der Gefäße durch und entlang der Dura mater auftreten und nichtvestibulären und zentralen Schwindel auslösen. Die A. carotis interna kann im Bereich des Canalis caroticus und am Foramen lacerum eingeengt werden, die A. meningea media kann durch eine Kompression der Sutura sphenosquamosa und durch durale Spannungen im Bereich der mittleren Schädelgrube beeinträchtigt sein. Durch den Verlauf der A. occipitalis durch den Sulcus arteriae occipitalis medial der Incisura mastoidea können hier hauptsächlich Engpässe entstehen. Die V. jugularis kann durch durale Spannungen am Foramen jugulare und durch suturale Dysfunktionen zwischen Os temporale und Os occipitale beeinträchtigt sein. Durale Fehlspannungen am Tentorium cerebelli und Dysfunktionen der Pars petrosa können zu Störungen des Sinus venosus führen.

36.3 Schwindelursachen und osteopathische Behandlungsansätze

Eine Einteilung der Schwindelursachen erfolgt nach der Lokalisation der Entstehung in nicht vestibulären, peripher-vestibulären, zentral-vestibulären und psychogenen Schwindel (Plontke und Walther 2014). Im Folgenden sind die Hauptursachen für Schwindel aufgeführt.

36.3.1 Internistische Erkrankungen

Die internistischen Ursachen von Schwindel sind so vielfältig und komplex, dass hier nur eine Aufzählung der Mechanismen erfolgen kann. Schwindel kann metabolisch, regulatorisch, gefäß- oder kreislaufbedingt sein und entstehen durch:

- Änderung der arteriovenösen Druckdifferenz bei Druckanstieg (Hypertonie), Druckabfall (hypotone Regulationsstörungen, kardiovaskuläre Erkrankungen), Druckumstellung (Schrittmacherimplantation oder -fehlfunktion)
- Änderung der Blutviskosität bei Hypervolämie oder Hypovolämie
- Strombahnhindernisse wie Gefäßstenosen oder Aneurysmen
- Störung der Blutgashomöostase bei pulmonaler Insuffizienz, Anämie oder Hyperventilation
- Stoffwechselkrankheiten (Diabetes mellitus, Hypo- oder Hyperthyreose, Hyperaldosteronismus, Hyperparathyreoidismus) (Scherer 1997)

Häufig sind medikamentös und toxisch ausgelöste Schwindelbeschwerden. So kann Schwindel bei einem zu schnellen Anfluten bei intravenöser Gabe von zerebral wirksamen Medikamenten wie Schmerzmitteln und Spasmolytika, bei chronischer Medikamenteneinwirkung wie bei der Einnahme von Barbituraten, beim Ab-

Tab. 36.1 Medikamente, die Schwindel verursachen können

Alphablocker	Antihypertensiva	Antitussiva	Kortikosteroide	Psychopharmaka
Aminoglykoside	Antikoagulanzien	Barbiturate	Lokalanästhetika	Spasmolytika
Analgetika	Antikonvulsiva	Betablocker	Mukolytika	Sulfonamide
Antiallergika	Antikonzeptiva	Bronchospasmolytika	Muskelrelaxanzien	Tetrazykline
Antiarrhythmika	Antirheumatika	Diuretika	Neuroleptika	Tuberkulostatika
Antihelminthika	Anti-Parkinson-Mittel	Expektoranzien	Nitrate	Zytostatika
Antiemetika	Antiphlogistika	Kalzium	orale Antidiabetika	

setzen von Medikamenten wie z. B. Tranquilizern oder Östrogenen, bei einer Überdosierung von z. B. Digitalis und Antiarrhythmika bzw. als Medikamentennebenwirkung entstehen (➤ Tab. 36.1) (Scherer 1997).

Therapie Bei internistischen Ursachen des Schwindels ist je nach Diagnose die entsprechende meist medikamentöse Therapie oder eine Umstellung bei einem medikamenteninduzierten Schwindel durch den Haus- oder Facharzt einzuleiten.

Osteopathischer Behandlungsansatz Internistisch verursachter chronischer Schwindel ist je nach Ursache entsprechend durch überwiegend viszerale Behandlungsansätze verbesserbar (➤ Kap. 50, ➤ Kap. 51).

36.3.2 Peripher-vestibuläre Störungen

Benigner peripherer paroxysmaler Lagerungsschwindel (BPPV)

Eine der häufigsten organischen Ursachen für Schwindel ist der benigne periphere paroxysmale Lagerungschwindel (BPPV) mit einer Lebenszeitprävalenz von 2,4 % und einem Anstieg bis auf 10 % zum 80. Lebensjahr (Brevern et al. 2007). Der BPPV ist als ein **episodischer lagerungsabhängiger Schwindel** mit rezidivierenden, durch Kopflagerungswechsel gegenüber der Schwerkraft ausgelösten, Sekunden andauernden Drehschwindelattacken mit oder ohne Übelkeit und Oszillopsien definiert (Leitlinie DGN 2008). Typischerweise wird der Schwindel durch Hinlegen, Herumdrehen oder Aufrichten im Bett, insbesondere zur Seite des betroffenen Ohrs, Bücken oder Kopfreklination ausgelöst. Häufig steht das erstmalige Auftreten im Zusammenhang mit stattgehabten Operationen, insbesondere im Kopfbereich, Schädel-Hirn-Traumen oder Infektionen. Auch bei Migräne, der Menière-Krankheit, Neuropathia vestibularis oder nach längerer Bettruhe tritt der BPPV gehäuft auf.

Pathogenetisch entsteht der Schwindel durch traumatisch oder spontan degenerativ abgelöste Partikel aus dem Utrikulus, die sich bei Bewegungen entsprechend der Schwerkraft frei im Bogengang (meist hinterer und horizontaler Bogengang) des Gleichgewichtsorgans mitbewegen und zu einer Endolymphverschiebung und Irritation der Cupula führen. Dadurch werden die vestibulären Haarzellen erregt und ein Nystagmus mit einem heftigen Drehschwindel ausgelöst. Typischerweise treten die Schwindelattacken nach dem ersten Lagewechsel oder beim Aufstehen am Morgen auf und dauern meist wenige Sekunden nach einer kurzen Latenzzeit.

Therapie Der betroffene Bogengang lässt sich durch spezifische Lagerungsmanöver bestimmen, woraus sich dann auch gleichzeitig die Richtung des Befreiungsmanövers ergibt (Brandt und Steddin 1993, Brandt et al. 1994). Bei richtiger Durchführung sind die Befreiungsmanöver nach Semont oder das Repositionsmanöver nach Epley (➤ Abb. 36.2), mit dem die Partikel aus dem posterioren Bogengang herausmanipuliert werden, fast immer erfolgreich (Strupp et al. 2007). In speziellen Fällen kommen das Barbecue-Manöver und das Gufoni-Manöver für den horizontalen Bogengang zum Einsatz.

Osteopathischer Behandlungsansatz Nach dem Befreiungsmanöver kann eine osteopathische Behandlung der sekundär aufgetretenen Dysfunktionen, die durch die plötzlichen Schwindelanfälle bei schnellen Bewegungen sowie durch Schonhaltung und Angstreaktion ausgelöst werden können, indiziert sein. Besondere Beachtung sollte dabei die Muskulatur im zervikalen und Schulter-Nacken-Bereich (besonders Mm. sternocleidomastoideus und trapezius und Nackenstrecker) sowie die Kaumuskulatur neben der OAA-Region und dem zervikothorakalen Übergang finden. Eine Verbesserung dieser Sekundärsymptomatik kann die suffiziente Durchführung der Lagerungsmanöver unterstützen, eine zusätzliche Schonhaltung und eine möglicherweise daraus resultierende Angstreaktion auf den Schwindel verhindern.

Eine osteopathische Behandlung vor dem Befreiungsmanöver kann im Ausnahmefall bei massiv eingeschränkter Beweglichkeit der HWS sinnvoll sein, um den Patienten dadurch für die richtige Lagerung vorzubereiten.

Periphere Vestibulopathien

Ein meist plötzlich auftretender massiver Drehschwindel, der mit Übelkeit und Erbrechen, Stand- und Gangunsicherheit mit gerichteter Fallneigung einhergeht und Stunden bis Tage anhält, ist typisch bei einem **einseitigen Labyrinthausfall.** Oft schildern die Betroffenen Scheinbewegungen der Umwelt (Oszillopsien). Hörminderung oder Ohrgeräusche müssen nicht begleitend auftreten, neurologische Ausfälle gehören nicht zum Krankheitsbild. Typisch ist der meist auch ohne Frenzel-Brille sichtbare Spontannystagmus zur kontralateralen Seite.

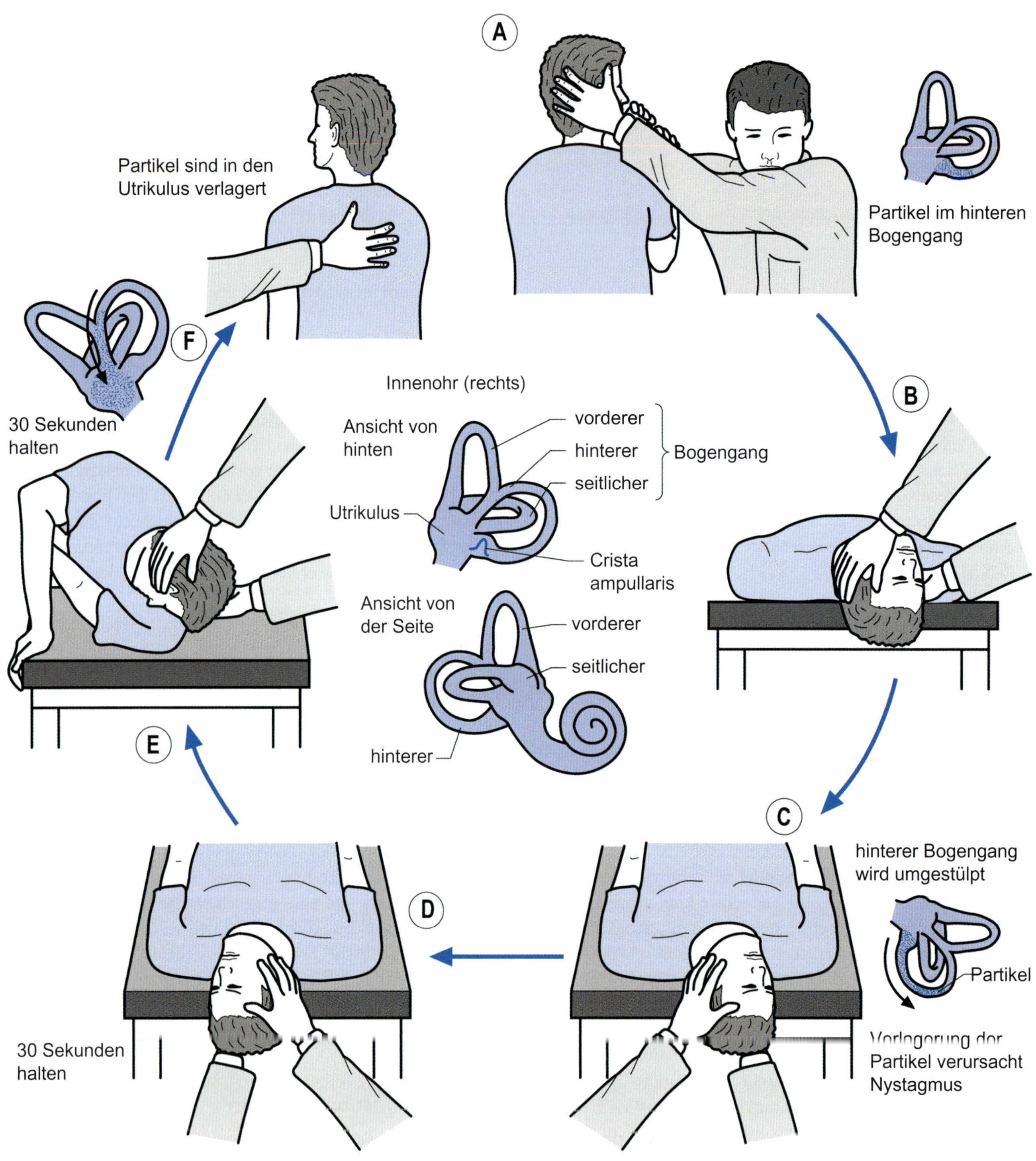

Abb. 36.2 Lagerungsmanöver nach Epley [G565].

Davon abzugrenzen ist **die Menière-Krankheit,** bei der es wiederholt zu einem anfallsartigen plötzlichen Drehschwindel mit Nystagmus, Tiefton-Hörminderung und Tiefton-Tinnitus kommt. Diese Schwindelanfälle dauern zwischen 20 Minuten bis zu mehreren Stunden. Begleitend dazu können die Betroffenen im Vorfeld ein dumpfes Gefühl im Ohr und einen vermehrten Ohrdruck auf der betroffenen Seite berichten.

Therapie Da ein akuter vestibulärer Schwindel mit meist starker Übelkeit und Erbrechen einhergeht, ist in den ersten Tagen eine vestibuläre Sedation (Antiverginosa bzw. Antiemetika), ggf. auch ein Flüssigkeits- und Elektrolytausgleich, erforderlich. Des Weiteren kommen hoch dosierte Kortisongaben zum Einsatz. Bei der Menière-Krankheit wird derzeit untersucht, ob hoch dosiertes Betahistin die Anfallsfrequenz und Anfallsintensität günstig beeinflussen kann. Für eine dauerhafte Anfallsminderung können mit dem HNO-Arzt die transtympanale Applikation von Steroiden oder Gentamycin bzw. auch operative Wege in Betracht gezogen werden. Bereits in der ersten Woche nach dem akuten Auftreten eines peripher- oder zentral-vestibulären Schwindels sind eine Verbesserung der Habituation und der zentralen Kompensation indiziert, da eine zu lange Schonung und ein Vermeidungsverhalten zu einer Chronifizierung des Schwindels führen. Hilfreich hierfür sind u. a.:

- Gleichgewichtstraining nach Cawthorne und Cooksey
- Übungen nach Feldenkrais
- Tai-Chi- und Qigong-Übungen (siehe auch ➢ Kap. 30)
- Apparative Trainingsmethoden
- Ponton-Training im Wasser
- Visuelles Feedback-Training auf Kraftaufnehmerplatte
- Vestibularistraining mittels vibrotaktiler Neurofeedbacktherapie (Basta und Ernst 2008)

Diese Maßnahmen führen auch bei anhaltendem Schwindel jeglicher Genese meist zu einem deutlichen Rückgang des Schwindels, und damit zu einer Verbesserung der Lebensqualität und Minderung des Sturzrisikos.

Osteopathischer Behandlungsansatz Eine osteopathische Behandlung bei vestibulären Störungen beginnt in der Subakutphase mit dem Ziel, die vestibuläre Kompensation zu beschleunigen. Da ein akuter vestibulärer Schwindel in der Regel mit starkem Drehschwindel, Einbußen der optischen Kontrolle durch ein drehendes oder wackelndes Bild und einem Kontrollverlust der körperlichen Stabilität einhergeht, kommt es zu **körperlichen „Feststellreaktionen“**, die einen Sturz vermeiden sollen. Dabei erfolgt über eine zentrale Regulation zunächst eine muskuläre Reaktion über einen Hypertonus und ein Anspannen insbesondere der posturalen Muskulatur, woraus nicht selten Blockierungen oder komplexe somatische Dysfunktionen resultieren. In den folgenden Tagen können diese Störungen – insbesondere im Bereich der OAA-Region durch Verminderung der Muskelstellreflexe der Nackenstrecker – zu Einbußen und einer Verlängerung der zentralen Kompensationsphase bzw. der Regenerationsphase des vestibulären Systems führen. Dabei kann eine starke Angstreaktion die Haltungsinstabilität vergrößern und die Haltungskontrolle trotz organischer Erholung des vestibulären Systems negativ beeinflussen (Staab 2012). Die osteopathische Behandlung zielt daher auf eine Behandlung der Störungen der posturalen Verkettungen und der Störungen mit Einfluss auf die OAA-Region ab. Dabei richtet sich ein besonderes Augenmerk auf die Verbesserung der Stabilität und Beweglichkeit insgesamt und die Entkopplung der körperlichen Reaktion von den emotional betroffenen Hirnzentren (Barral und Croibier 2008, S. 237 bis 240).

36.3.3 Zentral-vestibuläre Störungen

Pathogenese

Läsionen oberhalb der Vestibulariskerne äußern sich gewöhnlich als Dauerschwindel, allgemeines Unsicherheitsgefühl, Koordinationsstörungen, Fallneigung oder in dem Gefühl, wie betrunken zu sein. Im Gegensatz zu den peripher-vestibulären Störungen kann ein starker Nystagmus auch ohne Schwindelgefühl vorhanden sein. Bei dem Vorliegen eines Vertikalnystagmus, Blickrichtungs-, Schaukelnystagmus oder richtungswechselnden Spontannystagmen muss an das Vorliegen einer zentralen Störung gedacht werden und eine entsprechende neurologische Abklärung und ggf. Bildgebung erfolgen. Folgende Erkrankungen müssen dabei differenzialdiagnostisch in Betracht gezogen werden:

- Tumoren des Kleinhirnbrückenwinkels
- Vaskulär induzierte zentral-vestibuläre Erkrankungen
- Mikro(neuro)vaskuläres Kompressionssyndrom des VIII. Hirnnervs
- Makrovaskuläres Kompressionssyndrom des Hirnstamms bzw. der Medulla oblongata
- Vertebrobasiläre Durchblutungsstörungen
- Migräne und migräneassoziierter Schwindel
- Erkrankungen des Zerebellums (Tumoren, entzündliche Prozesse, degenerative Prozesse usw.)
- Erkrankungen des Großhirns (Tumoren, Encephalitis disseminata, Meningoenzephalitis usw.).

Die **vestibuläre Migräne** tritt als ein attackenartiger, einige Stunden anhaltender Schwindel mit Übelkeit, Erbrechen, Licht- oder Geräuschempfindlichkeit oder Sehstörungen auf, wobei Kopfschmerzen völlig fehlen können. Eine positive Familienanamnese und Hinweise für Migränekopfschmerzen in der Vergangenheit helfen bei der Diagnosestellung (Lempert 2009).

Therapie Die Therapie der zentral-vestibulären Störung erfolgt durch den Neurologen entsprechend der Grunderkrankung. Bei der vestibulären Migräne ist neben der Regulierung des Lebensrhythmus und Vermeidung individueller Auslösefaktoren eine antimigränöse Stufenbehandlung im Anfall mit Acetylsalicylsäure und Metoclopramid, prophylaktisch mit Einsatz von Betablockern, Kalziumantagonisten oder Antiepileptika möglich.

Osteopathischer Behandlungsansatz Zur Therapie des migräneassoziierten Schwindels ➢ Kap. 35.7

36.3.4 Okuläre Störungen

Okulärer Schwindel entsteht als Fehlinformation der visuellen Signale über unsere Kopf-Körper-Lage zur Umwelt. Er imponiert als Doppelt- oder Verzerrtsehen mit Kopf- und Augenschmerzen, vermindertem Sehvermögen, teils auch mit Übelkeit und Erbrechen. Gelegentlich berichten die Betroffenen auch Scheinbewegungen der Umwelt (Oszillopsien).

- Die häufigste Ursache für einen okulären Schwindel ist eine falsche oder neuangepasste, **noch ungewohnte Brille** mit Prismen, bei Astigmatismus oder Anisometropie. Der Schwindel tritt dabei in den ersten Tagen nach Brillenanpassung auf. Als problematisch erweist sich oft bei älteren Menschen die Anpassung einer Bifokal- oder Gleitsichtbrille, hierbei können Schwindelsymptome bei zu tief gesetzten Nahteilen entstehen. Bei Gleitsichtbrillen ist der sog. Tunnel (Bereich zwischen Fern- und

Nahpunkt) sehr schmal. Bei einem Blick durch die seitlichen Randzonen des Brillenglases entstehen ein unerwünschter Astigmatismus und damit ein verzerrtes Bild, was wiederum Schwindel auslösen kann (Schäfer 2003).

- Durch die stundenlange Tätigkeit am Bildschirm, nach längerem Lesen, Alkoholgenuss oder durch Ermüdung der Augen kann ein **latentes Schielen** (Heterophorie) dekompensieren und zu plötzlichem Schwindel mit Doppelbildern, Verschwommensehen und Kopf- und Augenschmerzen führen. Insbesondere bei Kindern sollte dieser Aspekt nach langem Spiel an Computer oder Handy bedacht werden.
- Seltener ist das Auftreten von Schwindel nach Schieloperationen, bei Strabismus acutus, Augenmuskelparesen, endokriner Orbitopathie oder Sehstörungen nach einer Orbitabodenfraktur. Dagegen kann Schwindel auch mit akutem Erbrechen, Augen- und Kopfschmerzen bei einem **akuten Glaukomanfall** einhergehen. Eine schnelle medikamentöse und ggf. operative Drucksenkung ist Standardtherapie.
- Durch den Einsatz von **Augentropfen** – insbesondere Betablocker zur Glaukomtherapie – liegt das Sturzrisiko bei über 65-Jährigen im ersten Jahr nach Anwendungsbeginn bei 10 % (Glynn et al. 1991). Über die Wirkung in den Bindehautgefäßen und über den Abfluss in den Nasenrachenraum gelangt der Betablocker in den Kreislauf und verursacht sensorische Störungen im Sinne von Schwindel, Verwirrtheit, Übelkeit und Erbrechen.

Osteopathischer Behandlungsansatz Dysfunktionen des Os sphenoidale sowie der Orbitabegrenzungen können zu Beeinträchtigungen der Augenmuskeln führen. Der N. opticus kann über durale Fehlspannung im Canalis opticus beeinträchtigt sein. Durale Fehlspannung am Tentorium cerebelli sowie eine abnorme Spannung im Bereich des Lig. petrosphenoidale kann eine Beeinträchtigung der Nn. oculomotorius (III), trochlearis (IV), ophthalmicus (V/1) und abducens (VI) zur Folge haben. Daraus können Sehstörungen und okulärer Schwindel resultieren. Neben der Behandlung des Sphenoids, der Dura sowie des Tentorium cerebelli kann eine Behandlung der Hirnnerven hilfreich sein (Barral und Croibier 2008, S. 79–130).

36.3.5 Störungen der Kopf-Körper-Position, vertebragener Schwindel, posturale Instabilität

„Unter vertebragenem Schwindel wird ein Schwindel verstanden, der durch eine Störung im Propriozeptorenbereich der Kopfgelenke ausgelöst wird. Eine solche Störung wird durch ein funktionelles Defizit in der oberen HWS hervorgerufen“ (Hülse 2005).

Für ein stabiles Gleichgewicht ist neben der Korrektur durch die Augen und die Information des Labyrinths eine **intakte Propriozeption** notwendig. Propriozeptive Afferenzen von Hals und Arm werden über die Hinterstrangkerne und den Nucleus cuneatus externus in der Medulla oblongata zum Kleinhirn weitergeleitet. Propriozeptive Afferenzen von Hals und Zungenmuskulatur verlaufen über den Nucleus cervicalis medialis zum Kleinhirn und den Vestibulariskernen, wo sie mit Afferenzen aus dem Labyrinth konvergieren und die Basis für die Kopf- und Körperposition und -korrektur im Raum darstellen (Neuhuber 2005). Daraus können auch viele Einflussmöglichkeiten durch ein gestörtes Bewegungssystem resultieren. So gelangen viele Muskelafferenzen hauptsächlich aus dem Kopfgelenksbereich, dem zervikothorakalen Übergang und den Thorakalsegmenten in den Nucleus cuneatus externus und ins Kleinhirn. Daher können Störungen der Afferenzen besonders aus der Kopfgelenksregion und Schlüsselregionen der Wirbelsäule und Peripherie zu einem Schwindelgefühl im Sinne einer Unsicherheit oder einem Schwanken führen (Neuhuber 2005, Hülse 2005, Steinhaus 2005).

Ursächlich dafür können **akute und chronische Fehlbelastungen** (beruflich bedingt, im Sport, bei Schlaflagerung), Bagatelltraumen, Bandscheibenvorfälle, Kopf-Hals-Verletzungen, Beschleunigungsverletzung der HWS, Lagerung bei Operationen (z. B. Struma), HWS-Operationen, länger andauernde Ruhigstellung sowie strukturelle Veränderungen in den Gelenken (Arthrose) sein (Ernst und Freesmeyer 2008, Ernst 2012). Degenerative Veränderungen im Bereich der HWS führen selten direkt zu Schwindel. Nach einem Beschleunigungstrauma der HWS können in allen Schweregraden Schwindel, Kopfschmerzen, Hörstörungen, Tinnitus, Konzentrationsstörungen, Dysphagie und eine Schmerzhaftigkeit der Kiefergelenke geklagt werden.

Therapie Bei Erkrankungen der Wirbelsäule sind krankengymnastische Übungsbehandlungen mit Muskelaufbau der posturalen Muskulatur indiziert. Dabei können eine begleitende zahnärztliche bzw. kieferorthopädische Behandlung und eine suffiziente Schmerztherapie notwendig sein. Durch ein spezifisches Neurofeedbacktraining kann eine Verbesserung der Stand- und Gangstabilität erreicht werden (Ernst und Freesmeyer 2008, Ernst 2012).

Osteopathischer Behandlungsansatz Eine **Minderung der posturalen Stabilität** kann entsprechend der zentralen Faszienketten (vor allem die tiefe Frontallinie und Spirallinie) entstehen (Myers 2009). Durch eine Reduktion des propriozeptiven Afferenzeinstroms **der gesamten unteren Extremität** (Verletzungen oder Erkrankungen in der Peripherie, z. B. Polyneuropathie, Hallux valgus, Knieverletzungen, totale Endoprothese eines Hüftgelenks), des kleinen Beckens, Abdomens und der Wirbelsäule wird die Gang- und Standstabilität reduziert, was zu einem verstärkten Schwanken und zu einer vermehrten Sturzneigung führt (Ernst 2012). Doch auch Störungen im **Bereich der oberen Extremität** können ebenso wie **Narben** (z. B. nach Ablatio mammae, Laryngektomie und Neck Dissection) zu Einschränkungen der posturalen Stabilität über die myofaszialen Verkettungen führen, sodass hier die Domäne des osteopathischen Handelns liegt (Myers 2009). Ebenso erheblich kann die posturale Stabilität durch intrakranielle Spannungen und den daraus resultierenden Verkettungen beeinträchtigt sein (➤ Kap. 35.1). Die entsprechende osteopathische Therapie richtet sich nach den Strukturen, die Einfluss auf die posturalen Verkettungen haben, mit besonderer Beachtung der OAA-Region und der oberen HWS (Hülse und Hölzl 2000).

36.3.6 Stomatognathes System

Durch die muskulären, neuronalen und funktionellen Verknüpfungen der HWS mit dem Kauapparat, die Projektionen in den Hirnstamm, die Head-Zonen sowie die schmerzbestimmende Gammaschleife des Rückenmarks können Schmerzen, Schwindel, Unsicherheitsgefühl und Störungen der Sensorik auftreten (➤ Kap. 39.3). Störungen der Afferenzen im Bereich der Muskel- und Gelenkrezeptoren der HWS und des Kiefergelenks führen zu Irritationen der zentralen Gleichgewichtsregulation und verursachen Unsicherheitsgefühl, Trunkenheitsgefühl, Schwanken, Taumeligkeit, Stolpern, Gangunsicherheit, Gangabweichung, Drehschwindel, selten genau zu präzisieren, meist ohne Nystagmus, vor allem morgens, beim Blick nach oben und nach Lageänderung. Gelegentlich kommt es zu einem attackenartigen Auftreten mit Übelkeit, selten Erbrechen (Hülse 2005).

Ein besonderes Augenmerk sollte auf einen Schwindel, der seine Ursache im Bereich des Kauapparats hat, gerichtet werden, wenn die Beschwerden nach einer zahnärztlichen Behandlung auftreten, eine starke Krepitation oder Deviation bzw. Deflexion beim Mundöffnen und -schließen wahrnehmbar ist, eine Gesichtsasymmetrie, Zungenschwellung bzw. druckdolente Myogelosen im Bereich der Kaumuskeln auffallen (Hülse et al 2005, Ernst und Freesmeyer 2008).

Therapie ➤ Kap. 39.4

36.3.7 Traumen

Nach Traumen kann ein Schwindel entweder direkt durch Schädigung vestibulärer Strukturen (Felsenbeinfraktur mit Ausfallnystagmus oder BPPV) oder indirekt als Folge mit Einflüssen auf das suturale, intraossäre, stomatognathe oder durale System, auf das Nervensystem, die Gefäße oder auf das emotionale System entstehen. Ein Unfall führt oftmals zu einer Dekompensation eines vorher kompensierten Systems, sodass ein möglicherweise nicht so schweres Distorsionstrauma zu einem völligen Kontrollverlust der Haltungsregulation und zu massivem, meist unspezifischem Schwindel führen kann. Dabei kann das körperliche wie auch das seelische Gleichgewicht ins Wanken geraten.

36.3.8 Psychische Erkrankungen

Bei mehr als einem Drittel der Patienten mit Schwindel lassen sich klinisch relevante psychologische Probleme finden (Staab 2012, Staab 2006, Eckhardt-Henn et al. 2003). Patienten mit chronischem oder wiederholtem Schwindel haben eine noch höhere Wahrscheinlichkeit, eine (komorbide) Angst- oder Depressionserkrankung zu erleiden als Patienten mit einem vorübergehenden physischen Leiden (Staab 2012, Best et al. 2009, Eckhardt-Henn et al. 2009). So kann Schwindel auch durch Probleme der emotionalen Verarbeitung und Bewertung von Sinneseindrücken, die für die Koordination des Gleichgewichts notwendig sind, ausgelöst werden, bei dem das Gefühl der Kontrolle beeinträchtigt wird (Eckhardt-Henn et al. 1997a, b). Für die Betroffenen ist der Schwindel subjektiv genauso real wie ein organisch bedingter Gleichgewichtsausfall. Grundlagen dafür können sein: eine ängstliche Beobachtung und Erwartungshaltung einer schwindelauslösenden Situation, eine Überaufmerksamkeit (Empfindlichkeit) gegenüber Bewegungsimpulsen, eine generelle Unsicherheit bei komplexen und präzisen visuellen Anforderungen, ein phobisches Vermeidungsverhalten, Panikattacken, eine generalisierte Angst (Staab 2006) oder depressive Entwicklung.

Psychogener Schwindel – mit und ohne organische Vorschädigung – kann (akut, rezidivierend oder anhaltend) auftreten (Schaaf und Kastellis 2013)

- als **primär somatoformer (psychogener) Schwindel,** überwiegend im Rahmen von Angsterkrankungen, häufig auch als ein Symptom im Rahmen von somatoformen Erkrankungen und Depressionen (Eckhardt-Henn et al. 2003, Staab 2012),
- als **sekundär (reaktiver) somatoformer (psychogener) Schwindel** nach einer stattgehabten, komplett oder inkomplett ausgeheilten neurootologischen Erkrankung oder anderen primär medizinischen Erkrankungen (wie Synkopen) mit Schwindel, bei denen Prozesse der klassischen und operanten Konditionierung sowie kognitive Prozesse eine zentrale Rolle spielen. Häufiger betroffen sind rezidivierende Schwindelerkrankte, z. B. mit Menière-Krankheit, vestibulärer Migräne oder nicht behandeltem BPPV (Schaaf und Haid 2003). Dabei erhöht eine schon vorbestehende psychische Erkrankung das Risiko eines reaktiven (sekundären) Schwindels (Eckhardt-Henn et al. 2009).

Diagnose Die Anamnese und basale klinische Untersuchungen sind zu 90 % zielführend. Grob gilt, dass jeder Dauerschwindel nach Ausschluss von Hirntumoren oder anderen Erkrankungen im zentralen Nervensystem (ZNS) und ohne Nachweis einer Gangstörung oder Hirnnervenbeeinträchtigung am ehesten psychogen zu erklären ist.

Therapie Die wichtigste Therapie besteht nach einer medizinischen Abklärung im Verständnis und der Bearbeitung der psychisch aufrechterhaltenden Anteile. Auf dieser Grundlage ist die Durchführung eines gestuften Gleichgewichtstrainings mit psychotherapeutischer Unterstützung (Konfrontation mit den einzelnen angst- und schwindelauslösenden Reizen) überhaupt erst möglich (Hillier und McDonnell 2011). Ziel ist eine schrittweise Habituation der Schwindel- und Affektreaktion (Schaaf 2007, 2011).

Osteopathischer Behandlungsansatz Unterstützend können auch hier osteopathische Behandlungen zur Stabilisierung des posturalen Systems, insbesondere im Bereich der OAA-Region, der HWS, des zervikothorakalen Übergangs (CTÜ), des Thorax, der Dura und des Os temporale sowie eine Entkopplung der somatischen Erlebnisse und Angstreaktion von dem entsprechenden Hirnareal (Behandlung der zerebralen Viskoelastizität nach Barral) hilfreich sein (Barral und Croibier 2008, S. 237–240). Da bei Ängsten besonders die Schulter-Nacken-Muskulatur, die Kaumuskulatur und das Zwerchfell sekundär angespannt sind, liegt auch bei psychischen Erkrankungen eine wirkungsvolle Therapie in der Behandlung dieser Strukturen (Travell und Simons 1983). Wichtig ist dabei aber, die osteopathische Therapie als Unterstützung zu verstehen und zu kommunizieren, um nicht die somatische Sichtweise des Patienten ungünstig zu beeinflussen und dadurch die hilfreiche Psychotherapie noch länger hinauszuzögern.

36.3.9 Schwindel im Kindesalter

Schwindel ist bei Kindern wesentlich seltener als bei Erwachsenen, dennoch können die meisten Schwindelformen auch bei Kindern auftreten (Schaaf und Hesse 2012). Russell und Abu-Arafeh (1999) fanden bei Schulkindern eine Prävalenz von mindestens einer Schwindelattacke im vergangenen Jahr von etwa 15 %. Daten der neurologischen Spezialambulanz München zeigen, dass Schwindelsyndrome in der Kindheit mit episodischem Auftreten zu etwa 50 % migräneassoziiert sind. Andere Studien gehen von 25 % der Schwindelursachen im Kindesalter durch migräneassoziierte Störungen, häufig mit Kopfschmerzen und/oder verbunden mit Lichtscheu aus (Anoh-Tanon et al. 2000). Häufig sind der BPPV besonders nach Traumen, vestibuläre Migräne, Basilarismigräne, seltener Perilymphfisteln, epileptische Anfälle oder episodische Ataxien.

Bei **Dauerschwindel** ist an eine Folge einer Labyrinthitis bei Otitis media, Neuritis vestibularis oder auch an einen BPPV zu denken (Brandt et al 2013, Jahn et al 2009, 2011, Basser 1964), wobei als prädisponierende Faktoren für Schwindel im Kindesalter rezidivierende Otitiden, Schädel-Hirn-Traumen und eine positive familiäre Migräneanamnese infrage kommen (Niemensivu et al 2007). Die Therapie ist symptomatisch durch den Einsatz von Antiemetika, die Kompensation wird bei Kindern durch Ballspiele und altersgerechte Trainingsmaßnahmen unterstützt.

Funktionelle Störungen im Kopfgelenkbereich können über nozireaktive muskuläre Spannungsänderungen zu einer Beeinträchtigung der Propriozeption und muskulären Steuerung führen. Dies kann bei Kindern zu einer Körperkoordinationsstörung führen und ein Stolpern, Unsicherheit, Konzentrationsstörungen und Probleme beim Sport verursachen. Die osteopathische Behandlung der Kopfgelenkregion führt schnell zu einer Verbesserung der Beschwerden. Dabei ist ein Zusammenhang mit einer kraniomandibulären Dysfunktion auch bei Kindern häufig und muss entsprechend abgeklärt und behandelt werden (Hülse und Coenen 2005).

Sehfehler wie Myopie, Konvergenzstörungen, Astigmatismus oder Hyperametropie sind bei 10 % der Kinder im 5. bis 6. Lebensjahr Schwindel auslösend (Bucci et al. 2003, 2004a, b). Die Behandlung erfolgt durch entsprechende Korrektur der Sehfehler.

36.3.10 Schwindel im höheren Lebensalter

Mit dem Alter mehren sich die Möglichkeiten, an Schwindel zu erkranken (➤ Kap. 63). Die häufigste Ursache ist der BPPV. Oft hat der Schwindel des geriatrischen Patienten aber eine **multifaktorielle Genese** und ist eine Summe und Kombination aus u. a.

- multiplen internistischen Erkrankungen,
- degenerativen Wirbelsäulenerkrankungen,
- vestibulären Defiziten,
- Schwerhörigkeit,
- Sehstörungen,
- zentralen Durchblutungsstörungen,
- neurologischen Defiziten (z. B. Polyneuropathie),
- verminderter zentraler Kompensationsfähigkeit.

Das Folgeproblem besteht in einer steten Zunahme der **schwindelinduzierten Stürze und Sturzfolgen** mit erhöhter Morbidität und Mortalität vor allem ab dem 70. Lebensjahr (Walther et al 2008a, b).

Bei einer schwedischen Studie mit über 70-jährigen Menschen in Göteborg zeigte sich, dass im Alter zwischen 84–85 Jahren das

Tab. 36.2 Symptomatik, anamnestische Angaben, typische Befunde und Zuordnung zu möglichen Differenzialdiagnosen bei Schwindel im höheren Lebensalter[a]

Führende Symptomatik	Anamnese und Befunde	Mögliche Differenzialdiagnose
Drehschwindelattacken < 1 min	bei Lagerungswechsel, häufig in der Nacht und morgens, erschöpflicher Nystagmus bei Lagerung	BPPV
Drehschwindelattacken > 20 min	rezidivierende episodische Schwindelanfälle mit Tieftontinnitus, Hörminderung, Ohrdruckgefühl	Menière-Krankheit, vestibuläre Migräne
Orientierungsstörungen, Sehprobleme und Schwindel	Sehstörungen, verstärkter Schwindel im Dunkeln, Gesichtsfeldeinschränkungen, neue Brille	okulärer Schwindel: Glaukom, ischämische Optikusneuropathie, retinale Durchblutungsstörungen, Augenfehlstellungen
Schwindel mit bewegten Bildern bei Bewegungen	bei Kopfbewegungen, verstärkt im Dunkeln, ototoxische Therapie	bilaterale Vestibulopathie
Unsicherheit, Benommenheit	Zustand nach Sturz/Trauma oder Zahnbehandlung, beim Blick nach oben und nach Lageänderung, rezidivierende HWS-Beschwerden	zervikogener Schwindel, Störung der Kopf-Körper-Position
Schwankschwindel, diffuser Schwindel	Angst, Depression, Panik, posttraumatische Belastung	primärer somatoformer Schwindel
Schwankschwindel ggf. assoziiert mit Gangstörungen	Okulomotoriusstörungen, Sakkaden, Blickfolgesakkadierung, Blickrichtungsnystagmus	neurodegenerative und hereditäre Kleinhirnerkrankungen

[a] Modifiziert nach Walther 2014.
BPPV = benigner peripherer paroxysmaler Lagerungschwindel.

Sturzrisiko im häuslichen Umfeld innerhalb des letzten Jahres bei 41 % lag. Häufigste Ursachen für die Stürze waren Stolpern, Schwindel und Schwäche. Jeder Vierte erlitt dabei Frakturen (Svensson et al. 1992). Eine weitere schwedische Studie zeigte bei über 70-Jährigen als häufigstes Symptom Gleichgewichtsstörungen und generelle Unsicherheit bei 11–41 % sowie Drehschwindel bei 2–17 %; bei Reklination des Kopfes traten bei mehr als 14 % Unsicherheitsgefühle auf (Jönsson et al. 2004). Die Lebensprävalenz des BPPS liegt bei 2,4 % mit einem Anstieg auf 10 % bis zum 80. Lebensjahr (Leitlinien DGN 2008). Über 90 % der Hüftfrakturen bei über 70-Jährigen treten durch Stürze auf (Zur et al. 2004).

In einer neurootologischen Klinik wurden bei Patienten mit einem Alter von 70 Jahren und älter, die sich mit Schwindel vorstellten, bei 26 % BPPV und bei 22 % zerebrovaskuläre Erkrankungen gefunden. Die mittlere Dauer der Beschwerden lag bei 36 Monaten (Sloane und Balooh 1989). Die Wahrscheinlichkeit einer **Vestibularisparoxysmie bei Gefäßelongation** steigt bereits im Alter von 50–70 Jahren (Leitlinien DGN 2008). Hinzu kommen eine stete Zunahme der Sehstörungen und der Schwerhörigkeiten, die eine sichere Orientierung im Raum schwieriger machen. Auch kann durch vermehrte sensomotorische Defizite und neurologische wie orthopädische Begleiterkrankungen eine einzelne, z. B. vestibuläre Störung nicht mehr so leicht ausgeglichen werden (➤ Tab. 36.2).

Schwindel sollte als ein Symptom und geriatrisches Syndrom betrachtet werden. Die Risikofaktoren für rezidivierenden Schwindel sollten identifiziert und minimiert werden (z. B. Medikamentennebenwirkungen) (Salles et al. 2003). Insbesondere bei Menschen in höherem Lebensalter kommen durch zunehmende Erkrankungen häufig viele Medikamente zum Einsatz, die in ihrer Kombination oftmals Schwindel auslösen können. Diese **Medikamentennebenwirkungen** werden meist unterschätzt und nicht berücksichtigt, vor allem deshalb, weil Medikamente von verschiedenen Fachärzten verordnet werden und eine Beachtung der vorhandenen Medikation nicht stattfindet. Die **Polypharmakotherapie** führt zu einer Zunahme der unerwünschten Nebenwirkungen und Interaktionen der Medikamente, zumal die Stoffwechselsituation oft auch gestört ist (➤ Kap. 63.3). Dabei entsteht ein meist unspezifischer Schwindel, der als Unsicherheit, Benommenheit, Gangstörungen, Drehgefühl, Gefühl einer Leere und Schwanken imponiert. Paradoxerweise wird Schwindel oft durch Medikamente ausgelöst, die gegen Schwindel zum Einsatz kommen (Scherer 1997).

Therapie Die Therapie des BPPV steht neben der Kontrolle und ggf. Korrektur der vorhandenen Medikation, Verbesserung der Hör- und Sehstörungen (Hörgeräte und Brille) mit einer Sturzprophylaxe durch krankengymnastische Übungen, Bewegung (Walther 2004) und entsprechende osteopathische Behandlungen zur Verbesserung der vestibulären und zentralen Kompensationsmechanismen im Vordergrund, um schwerwiegenden Frakturen und folgender langwieriger Immobilität vorzubeugen.

Osteopathischer Behandlungsansatz Ziel ist die Verbesserung der Stabilität und die Reduktion des Sturzrisikos bei Patienten insbesondere mit chronischem Schwindel.

LITERATUR

Anoh-Tanon MJ, Bremond-Gignac D, Wiener-Vacher SR. Vertigo is an underestimated symptom of ocular disorders: dizzy children do not always need MRI. Pediatr Neurol. 2000; 23: 49–53.

Barral JP, Croibier A. Manipulation kranialer Nerven. München: Urban & Fischer, 2008, S. 79–130.

Basser LS. Benign paroxysmal vertigo of childhood. A variety of vestibular neuronitis. Brain. 1964; 87:141–152.

Basta D, Ernst A. Moderne Rehabilitation von Gleichgewichtsstörungen mit Hilfe von Neurofeedback-Trainingsverfahren. HNO. 2008; 56: 990–995.

Best C et al. Psychiatric morbidity and comorbidity in different vestibular vertigo syndromes : Results of a prospective longitudinal study over one year. J Neurol. 2009; 256 (1): 58–65.

Brandt T. Aus dem Gleichgewicht. Nervenarzt. 2009;·80: 873–874.

Brandt T, Dieterich M, Strupp M. Vertigo-Leitsymptom Schwindel. Heidelberg: Springer, 2013. S. 120–125.

Brandt T, Steddin S. Current view of the mechanism of benign paroxysmal positioning vertigo: cupulotlithiasis or canalolithiasis? J Vestib Res. 1993; 3: 373–382.

Brandt T, Steddin S, Daroff RB. Therapy for benign paroxysmal positioning vertigo, revisted. Neurology. 1994; 44: 796–800.

von Brevern M et al. Epidemiology of benign paroxysmal positional vertigo: a population based study. J Neurol Neurosurg Psychiatry. 2007; 78: 710–715.

Bucci MP et al. Saccades, vergence and combined movements in a young subject with Congenital Central Hypoventilation Syndrome (CCHS). Strabismus. 2003; 11: 95–107.

Bucci MP et al. Abnormalities of vergence latency in children with vertigo. J Neurol. 2004a; 251: 204–213.

Bucci MP et al. Speed-accuracy of saccades, vergence and combined movements in children with vertigo. Exp Brain Res. 2004b; 157: 286–295.

Buchmann J et al. Manualmedizinische Differenzaldiagnose des Schwindels und des Tinnitus unter Einbeziehung osteopathischer Anschauungen. Manuelle Medizin. 2009; 47: 23–32.

Eckhardt-Henn A et al. Anxiety disorders and other psychiatric subgroups in patients complaining of dizziness. J Anxiety Disord. 2003; 17 (4): 369–388.

Eckhardt-Henn A et al. „Phobischer Schwankschwindel" – Eine weitere Differenzierung psychogener Schwindelzustände erscheint erforderlich. Nervenarzt. 1997a; 68: 806–812.

Eckhardt-Henn A, Steinhorst N, Krauthauser H. Krankheitsspezifische Kontrollüberzeugungen bei Patienten mit der Leitsymptomatik Schwindel. Psychother Psychosom Med Psychol. 1997b; 47 (11): 403–409.

Eckhardt-Henn A et al. Somatoforme Schwindelsyndrome. Nervenarzt. 2009; 80: 909–917.

Ernst A. Vertebragener Schwindel und posturale Instabilität. In: Ernst A, Basta D. Gleichgewichtsstörungen. Diagnostik und Therapie beim Leitsymptom Schwindel. Stuttgart: Thieme, 2012. S. 106.

Ernst A, Freesmeyer W. Funktionsstörungen im Kopf-Hals-Bereich. Stuttgart: Thieme, 2008. S. 24.

Glynn RJ et al. Falls in elderly patients with glaucoma. Arch Ophthalmol. 1991; 109: 205–210.

Hillier SL, McDonnell M. Vestibular rehabilitation for unilateral peripheral vestibular dysfunction. Cochrane Database of Systematic Reviews. 2011; Issue2: CD005397.

Hülse M. Die Bedeutung vertebragener Störungen im HNO-Bereich. In: Hülse M, Neuhuber W, Wolff HD (Hrsg.). Die obere Halswirbelsäule. Heidelberg: Springer, 2005. S. 134–139.

Hülse M, Coenen W. Funktionelle Störungen der Wirbelsäule vom Säuglings- bis zum Kindesalter, das „Tonus-Asymmetrie-Syndrom". In: Hülse M, Neuhuber W, Wolff HD (Hrsg.) Die obere Halswirbelsäule. Heidelberg: Springer, 2005. S. 174–182.

Hülse M, Hölzl M. Vestibulospinale Reaktionen bei der zervikogenen Gleichgewichtsstörung. Die zervikogene Unsicherheit. HNO. 2000; 48: 295–301.

Jahn K et al. Vertigo and dizziness in childhood-update on diagnosis and treatment. Neuropediatrics. 2011; 42: 129–134.
Jahn K et al. Schwindel im Kindesalter. Nervenheilkunde. 2009; 28: 47–52.
Jönsson R et al. Prevalence of dizziness and vertigo in an urban elderly population. J Vestib Res. 2004; 14 (1): 47–52.
Leitlinien für Diagnostik und Therapie in der Neurologie (DGN). 4. Überarb. Aufl. Stuttgart: Thieme, 2008. S. 654 ff.
Lempert T. Vestibuläre Migräne. Nervenarzt. 2009; 80: 895–899.
Lewit K. Manuelle Medizin bei Funktionsstörungen des Bewegungsapparates. München: Urban & Fischer, 2007. S. 146–149.
Liem T. Praxis der Kraniosakralen Osteopathie. Stuttgart: Hippokrates, 2003. S. 85–139, 576–602.
Magoun HI. Osteopathy in the cranial field. 3rd ed. Kirksville: Journal Printing Company, 1976. pp. 296–298.
Myers TW. Anatomy Trains. London: Churchill Livingstone/Elsevier, 2009.
Neuhuber W. Funktionelle Neuroanatomie des kraniozervikalen Übergangs. In: Hülse M, Neuhuber W, Wolff HD (Hrsg.) Die obere Halswirbelsäule. Heidelberg: Springer, 2005. S. 56–71.
Niemensivu R et al. (2007) Evaluation of vertiginous children. Eur Arch Otorhinolaryngol. 2007; 264: 1129–1135.
Plontke SK, Walther LE. Differenzialdiagnose „Schwindel". Laryngo-Rhino-Otol. 2014; 93: 543–571.
Royo-Salvador MB et al. Results of the section of the filum terminale in 20 patients with syringomyelia, scoliosis and Chiari malformation. Acta neurochir. 2005; 147 (5): 515–523.
Russell G, Abu-Arafeh I. Paroxysmal vertigo in children – an epidemiological study. Int J Pediatr Otorhinolaryngol. 1999; 49: 105–107.
Salles N, Kressing RW, Michel JP. Management of chronic dizziness in elderly people. Z Gerontol Geriatr. 2003; 36 (1): 10–15.
Schaaf H. M. Menière. Ein psychosomatisch orientierter Leitfaden. 5. Aufl. Heidelberg: Springer, 2007. S. 222.
Schaaf H. Psychotherapie bei Schwindelerkrankungen. 3. Aufl. Kröning: Asanger, 2011. S. 79–107.
Schaaf H, Haid CT. Reaktiver Psychogener Schwindel bei M. Menière. Dtsch Ärztebl. 2003; 13: 853–857,
Schaaf H, Hesse G. Schwindelerkrankungen im Kindesalter. Erweiterte Diagnosemöglichkeiten der vestibulären Komponente. Pädiat Prax. 2012; 79: 253–265.
Schaaf H, Kastellis G. Wenn die Seele den Halt entzieht. Psychosomatischer Schwindel. Eine Annäherung in der HNO-Heilkunde. CME. HNO Nachrichten. 2013; 5: 44–52.
Schäfer WD. Okulärer Schwindel. In: Haid CT (Hrsg.) Schwindel aus interdisziplinärer Sicht. Stuttgart: Thieme, 2003. S.108–115.
Scherer H. Das Gleichgewicht. Heidelberg: Springer, 1997. S. 529–536.
Sloane PD. Dizziness in primary care. Results from the National Ambulatory Medical Care Survey. J Fam Pract. 1989; 29 (1): 33–38.
Sloane PD, Baloh RW. Persistent dizziness in geriatric patients. J Am Geriatr Soc. 1989; 37 (11): 1031–1038.
Staab J. Assessment and management of psychological problems in the dizzy patient. Continuum. 2006; 189–213.
Staab J. Chronic subjective dizziness. Continuum. 2012; 18 (5): 1118–1141.
Steinhaus M. Ein (Kopf-)Problem mit vielen Gesichtern. Orthopädie und Rheuma. 2005; 5: 40–42.
Strupp M, Cnyrim C, Brandt T. (2007) Vertigo and dizziness: Treatment of benign paroxysmal positioning vertigo, vestibular neuritis and Menière's disease. In: Candelise L (ed). Evidece-based Neurology – management of neurological disorders. Oxford: Blackwell Publishing, 2007. pp. 59–69.
Svensson ML, Rundgren A, Landahl S. Falls in 84- to 85-year-old people living at home. Accid Anal Prev. 1992; 24 (5): 527–537.
Travell JG, Simons DG. Myofascial pain and dysfunction. Vol. 1. Baltimore: Williams & Wilkins, 1983. p. 240.
Walther LE. Wiederherstellende Verfahren bei gestörtem Gleichgewicht. Laryngo Rhino Otol. 2004; 84: Suppl. 70–90.
Walther LE. Schwindel im höheren Lebensalter. Um Ihre Patienten dreht sich alles? MMW-Fortschr. Med. 2014; 156 (13): 48–54.
Walther LE et al. Schwindel und Stürze im Alter. Teil 1: Epidemiologie, Pathophysiologie, vestibuläre Diagnostik und Sturzrisiko. HNO. 2008a; 56 (8): 833–841.
Walther LE et al. Schwindel und Stürze im Alter. Teil 2: Sturzdiagnostik, Prophylaxe und Therapie. HNO. 2008b; 56 (9): 927–936.
Zur O et al. Vestibular function, falls and hip fracture in elderly-a relationship study. Harefuah. 2004; 143 (3): 197–202, 246.

KAPITEL

37 Mund-, Kiefer- und Gesichtsschmerz aus zahnärztlicher Sicht

Werner Schupp und Wolfgang Boisserée

„Schmerz ist ein unangenehmes Sinnes- und Gefühlserlebnis, das mit einer aktuellen oder potenziellen Gewebeschädigung einhergeht oder mit den Worten einer solchen beschrieben wird."

Diese Definition der Internationalen Gesellschaft zum Studium des Schmerzes gilt auch für den Schmerz im Mund-, Kiefer-, Gesichtsbereich und somit für die gesamte Zahnheilkunde. Das Schmerzphänomen besitzt eine multidimensionale Komplexität (Daubländer et al. 2014, Rechenberg et al. 2011).

Schmerzen im Mund-, Kiefer- und Gesichtsbereich können als Dauerschmerz oder in Attacken auftreten und viele unterschiedliche Ursachen haben (Pfau und Gaul 2012). Der Mund-, Kiefer- und Gesichtsschmerz ist oft nur im interdisziplinären Kontext zu diagnostizieren und zu therapieren. Viele Fachbereiche der Medizin kommen hierbei zusammen: Neurologie, Orthopädie, manuelle und osteopathische Medizin, Endokrinologie, Rheumatologie, Augenheilkunde, Hals-, Nasen-, Ohrenheilkunde, Röntgenologie und die Zahnmedizin. Selbst im Bereich der Zahnmedizin sind wiederum diverse Fachgebiete an der Diagnose und Therapie der Mund-, Kiefer- und Gesichtsschmerzen beteiligt, die im Folgenden näher beschrieben werden.

37.1 Der Zahnschmerz aus Sicht der konservierenden und parodontologischen Zahnheilkunde

Der pulpale Zahnschmerz ist ursächlich durch eine neurogene Entzündung bedingt. Der spontan einsetzende Schmerz entsteht durch eine akute Entzündung oder durch eine Exazerebation einer chronischen Entzündung. Die Entzündung entsteht durch Bakterien sowie mechanischer oder chemischer Stimuli. Diese Stimuli sind auslösende Faktoren einer enzymatischen Konvertierung von Arachidonsäure in biologisch aktive Mediatoren wie **Leukotrine, Prostaglandine** (PG) und **Thromboxane.** Pulpazellen können **PGE2** produzieren, die ätiologisch an der Destruktion des Pulpagewebes beteiligt sind. PGE2 löst den Pulpaschmerz auf zwei Wegen aus:

- PGE2 bewirkt die Hyperalgesie durch Sensibilisierung nozizeptiver Nervenendigungen.
- PGE2 erhöht die Schmerzantwort bezüglich anderer Schmerzmediatoren wie Bradykinin, Histamin und 5-Hydroxytryptamine (Barkhordar et al. 1999, Awawdeh et al. 2002, Radlanski 2011, Niharika et a. 2013).

Sensible Nervenfasern in der Pulpa, die als Nozizeptoren fungieren, sind nach Durchmesser, Leitungsgeschwindigkeit und Funktion in **A-Fasern,** die myelinisiert sind, und in **C-Fasern,** die nichtmyelinisiert sind, unterteilt.

- **A-Fasern:** Die myelinisierten A-Fasern besitzen eine schnelle Leitungsgeschwindigkeit und eine niedrige Schmerzschwelle. Die A-Fasern leiten den Schmerz direkt in den Thalamus und generieren einen scharf abgegrenzten und stechenden Schmerz, der leicht zu lokalisieren ist. A-Fasern übermitteln den Schmerz bereits, wenn das Gewebe noch nicht irreversibel geschädigt ist. Die A-Fasern werden hydrodynamisch durch das Bohren, durch Luftzug oder hypertonische Stimuli wie Süßigkeiten aktiviert. Hypertone Substanzen führen in den offenen Dentinkanälchen zu einem sofortigen osmotischen Druckausgleich. In den Tubuli kommt es damit zu einer schnellen, hydrodynamischen Flüssigkeitsbewegung. Dies führt zu einer Stimulation der Mechanorezeptoren, was einen kurzen, scharf abgegrenzten Schmerz zur Folge hat.
- **C-Fasern:** Die Neurone der Pulpa bestehen zu über 80 % aus nichtmyelinisierten C-Fasern. Sie besitzen eine langsame Leitungsgeschwindigkeit und eine höhere Schmerzschwelle. Sie werden durch Hitze aktiviert und verursachen diffuse, länger anhaltende Schmerzen. Hält die Ursache länger an, wird der Schmerz als brennend beschrieben. Wird der durch C-Fasern initiierte Schmerz wahrgenommen, kann davon ausgegangen werden, dass das Pulpagewebe irreversibel geschädigt ist. C-Fasern neigen mehr zu einem übertragenen (referred) Schmerz von einem spezifischen Zahn ausgehend, da die Nervenfaser mehrere Zähne und damit Pulpen innerviert.

C-Fasern überleben in der geschädigten Pulpa länger als A-Fasern, da die C-Fasern weniger Sauerstoff benötigen als die dickeren A-

Fasern. Existieren mehr C-Fasern als A-Fasern, wird ein stumpfer, vager Schmerz nach heißen Getränken oder Speisen imponierend. Dieser Zahn reagiert nicht mehr auf kalt oder einen schwächeren elektrischen Reiz, wie er zur Vitalitätsprüfung benutzt wird. Er reagiert aber sehr schmerzhaft auf einen mechanischen Reiz wie das Bohren oder einer endodontischen Behandlung (Niharika et al. 2013).

Als Regel für die Praxis gilt: Mit fortschreitender Gewebeschädigung nimmt die Kälteempfindlichkeit ab und es entsteht Schmerz bei Wärme und Perkussionsempfindlichkeit bzw. Schmerz bei Aufbiss, wenn die bakteriellen Noxen den Parodontalspalt erreicht haben.

Der Mechanismus der Schmerzentstehung wird im Falle der Karies (➤ Abb. 37.1) durch das Voranschreiten der Bakterien in den Dentinkanälchen ausgelöst, deren endogene und exogene Toxine die freien Nervenendigungen in den Dentintubuli direkt erregen. Die Neurone der Pulpa reichen 0,1 bis 0,15 mm in die Dentintubuli hinein (Radlanski 2011, Niharika et al. 2013).

Die zwei Hauptkomponenten der pulpalen Entzündung sind die **Mikrozirkulation** und die **Aktivität der Nervenfasern.** Die Erregung der C-Fasern führt zu einer Vasodilatation und den dadurch ausgelösten erhöhten Blutfluss bedingt durch Neurokinine, hier vor allem Substanz P. Die Vasodilatation mit Plasmaextravasation führt zu einer Erhöhung des lokalen Gewebedrucks und einer pH-Absenkung. Der pulsierende Schmerz ist Folge arterieller Blutdruckschwankungen. Die Veränderung des pulpalen Blutflusses führt zu Veränderungen der sensorischen Nervenaktivität.

Substanz P initiiert die neurogene Entzündung in der Pulpa durch Vasodilatation und endotheliale Zellkontraktion, wodurch es zu Plasma → Extravasation und Mastozyten → Degranulation kommt. Diese führt zu Histaminausschüttung und dadurch bedingte Aktivierung der Nozizeptoren. Lymphozyten, Granulozyten und Makrophagen besitzen Rezeptoren für Substanz P und stimulieren die Produktion von Zytokinen. Durch Substanz P stimulierte Makrophagen produzieren die Entzündungsmediatoren, hier Prostaglandin E2, Thromboxane, Zytokine IL-1, IL-6 und Tumor-Nekrose-Faktor. Hierdurch wird wieder neue Substanz P gebildet, ein Circulus vitiosus entsteht und die Schmerzsensibilisierung wird erhöht (Hugger et al. 2011, Niharika et al. 2013, Herbert und Holzer 2002).

Die Zahnpulpa weist die zweithöchste Konzentration an Substanz P auf, nur das zentrale Nervensystem hat eine noch höhere Konzentration. **Calcitonin Gene-Related Peptide** (CGRP) hat eine deutlich stärkere dilatatorische Wirkung als Substanz P. CGRP zeigt eine ähnliche Verteilung wie Substanz P, mit einer Häufung in afferenten C- und Aδ-Fasern. Innerhalb der Pulpa findet sich eine deutliche Häufung im koronalen Pulpaabschnitt mit der höchsten Konzentration in den Pulpenhörnern. Bei einer irreversiblen Pulpitis ist extrazellulär der Level von Substanz P erhöht. Wurzelkanalaufbereitungen generieren einen Entzündungsprozess im periapikalen Gewebe. Substanz P wird in das periodontale Ligament (PDL) freigesetzt, das – je nach Ausmaß der Freisetzung – dort eine Entzündung initiiert. Bei einer Pulpitis ist ebenso PGE2 erhöht. PGE2 ist ein potenzieller Stimulator der Knochenresorption (➤ Abb. 37.2) und ist auch periradikulär nachweisbar (Niharika et al. 2013).

Rutz et al. (2007) beschreiben die **Beziehung zwischen dem endokrinen System und der Pulpa.** Corticotropin-Releasing Factor (CRF) bindet an den entsprechenden Membranrezeptor (CRF-Rs). Dieser damit aktivierte Rezeptor führt zu einer Freisetzung von Endorphinen aus Immunzellen und erhöht damit die periphere Antinozizeption. Physischer und psychologischer Stress erhöht die Freisetzung von CRF aus dem Hypothalamus. CRF bindet an den Rezeptor CRF-Rs in der Hypophyse, was zur Ausschüttung von Adrenokortikotropin (ACTH) und Endorphinen ins Blut führt. ACTH stimuliert die Sekretion von Kortisol, während Endorphine die Nozizeption drosseln.

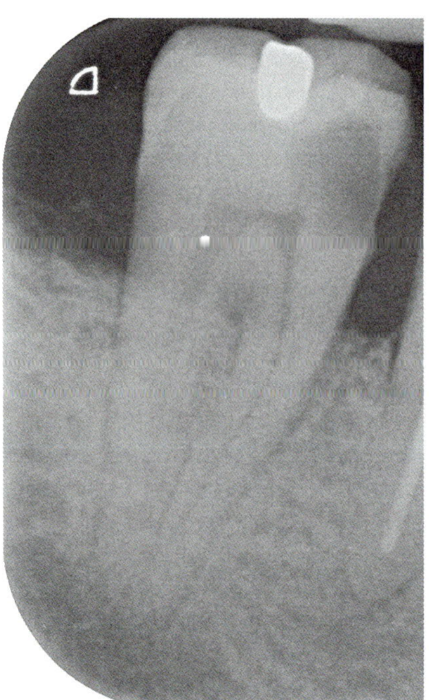

Abb. 37.1 Kariesläsion: Säureproduzierende Bakterien demineralisieren und zerstören die Schmelz- und Dentinstrukturen und erreichen über die Dentintubuli die Pulpa. [P250]

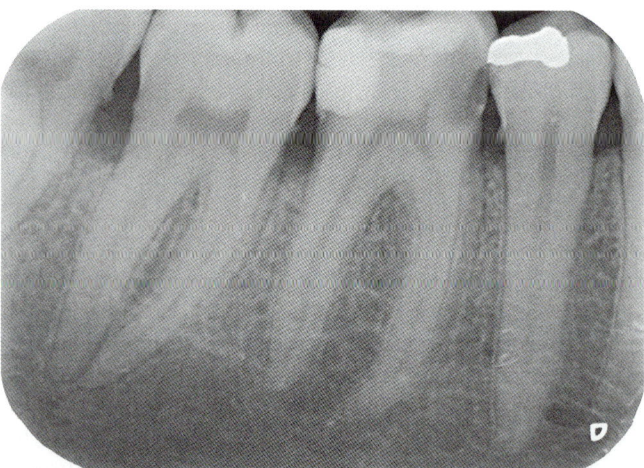

Abb. 37.2 Devitale, von Karies zerstörte Zähne. Der Wurzelrest links weist eine chronische periapikale Ostitis auf. Der noch weitgehend erhaltene Zahn rechts mit zwei großen kariösen Läsionen zeigt Zeichen einer chronischen Ostitis am Apex der mesialen Wurzel und interradikulär. [P250]

Der **Entzündungszahnschmerz** wird meist als dumpf und ausstrahlend beschrieben, was seine Entsprechung in der Aktivierung von afferenten C-Fasern haben könnte, die für dumpfe, schlecht lokalisierbare Schmerzempfindungen verantwortlich sind. Bei einer akuten Pulpitis war in der Untersuchung von Wang et al. die exakte Lokalisation nur in 39,1 % für den Patienten identifizierbar (Wang et al. 2013). Mardani et al. berichten in ihrer Studie, dass bei 56 % der Patienten die Lokalisation vom Auftreten der Schmerzen differieren (Mardani et al. 2008). Der pulpale Schmerz kann sowohl in den gesamten Kopf- und Gesichtsbereich als auch in den Nackenbereich übertragen werden. Die Intensität des übertragenen Schmerzes war höher, aber die Dauer kürzer als der Schmerz an der Stelle der Entstehung, also am entzündeten Zahn.

Bei Kopf- und Gesichtsschmerzen und darüber hinausgehenden peripheren Schmerzen mit unklarer Ätiologie ist immer eine exakte zahnärztliche Diagnose notwendig.

Die ungenaue Schmerzlokalisation hat eine weitere Ursache in der Konvergenz im Bereich des spinalen Trigeminus-Kernkomplexes, sodass Impulse, die aus benachbarten Zähnen kommen, eine gemeinsame Endstrecke haben. Auch der nervale Signalaustausch mit Neuropeptiden kann Ursache für eine Schmerzausbreitung in periphere Bereiche sein, die dem Patienten erhebliche Beschwerden verursachen, da die Neuropeptide auf ihrem langen Weg vom Ganglion Gasseri zur Pulpa und zurück zum Ganglion auch den Nervenverzweigungen in benachbarte Zähne und Regionen folgen können (Radlanski 2011).

Nach unvollständiger endodontischer Behandlung entsteht oder persistiert die chronische **apikale Ostitis,** die röntgenologisch als apikale Aufhellung erscheint. Seltener entsteht ein Fistelgang, der Ablauf ist dann meist symptomlos. Nach einer lege artis durchgeführten endodontischen Behandlung mit Revision und vollständigem Verschluss der Wurzelkanäle heilt die apikale Ostitis restlos aus (➤ Abb. 37.3).

Bakterielle Entzündungen der Gingiva und des Parodonts laufen meist völlig schmerzfrei ab. Eine **Parodontitis** verläuft zumeist ohne deutliche Schmerzen und wird daher oft erst in einem fortgeschrittenen Stadium entdeckt.

Zu den schmerzhaften Parodontalerkrankungen zählen:

- Abszesse aufgrund von fortgeschrittener Parodontitis (➤ Abb. 37.4a)
- Nekrotisierende Parodontalerkrankungen (➤ Abb. 37.4b)

Gesichtsschmerz kann ebenfalls durch Erkrankungen der Mundschleimhaut induziert werden. In Frage kommen:

- Autoimmunerkrankungen wie dem oralen Lichen planus (➤ Abb. 37.5a)
- Aphten (➤ Abb. 37.5b)
- Virale Erkrankungen, Herpes simplex (➤ Abb. 37.5c)
- Orale Mykosen (➤ Abb. 37.5d)

Ein Zusammenfassung von Mund-, Kiefer- und Gesichtsschmerzen und deren Ursachen ist in ➤ Tab. 37.1 gelistet.

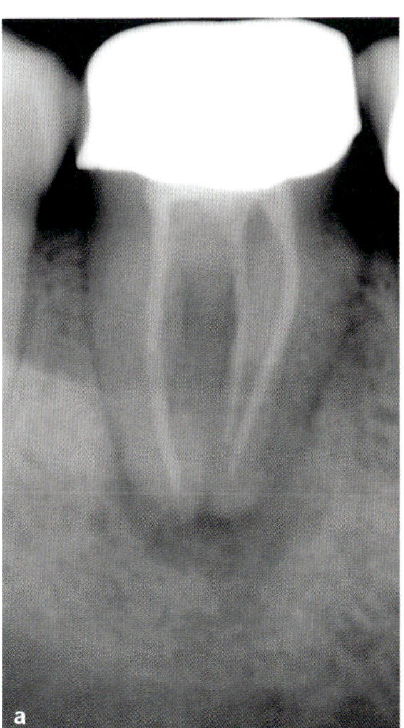

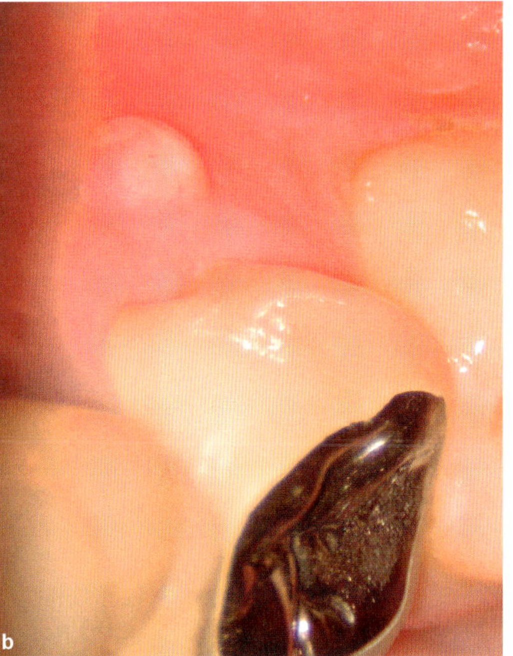

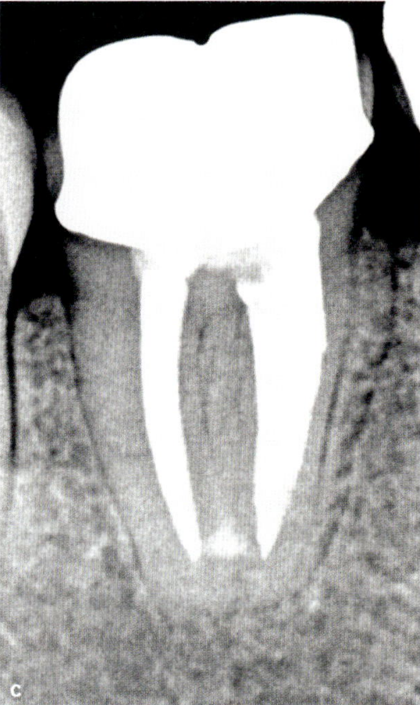

Abb. 37.3 **a:** Bei unvollständigen Wurzelfüllungen (alio loco) verbleiben bakterielle Toxine und nekrotisiertes Gewebematerial im Wurzelkanal mit der Folge einer chronischen apikalen Ostitis. **b:** Hier entstand zusätzlich ein Fistelgang, über den die Entzündungssekrete in die Mundhöhle abfließen. **c:** Nach lege artis durchgeführter Revision der insuffizienten endodontischen Versorgung ist es zu einer vollständigen Ausheilung und Eliminierung aller Entzündungszeichen gekommen. [O1037]

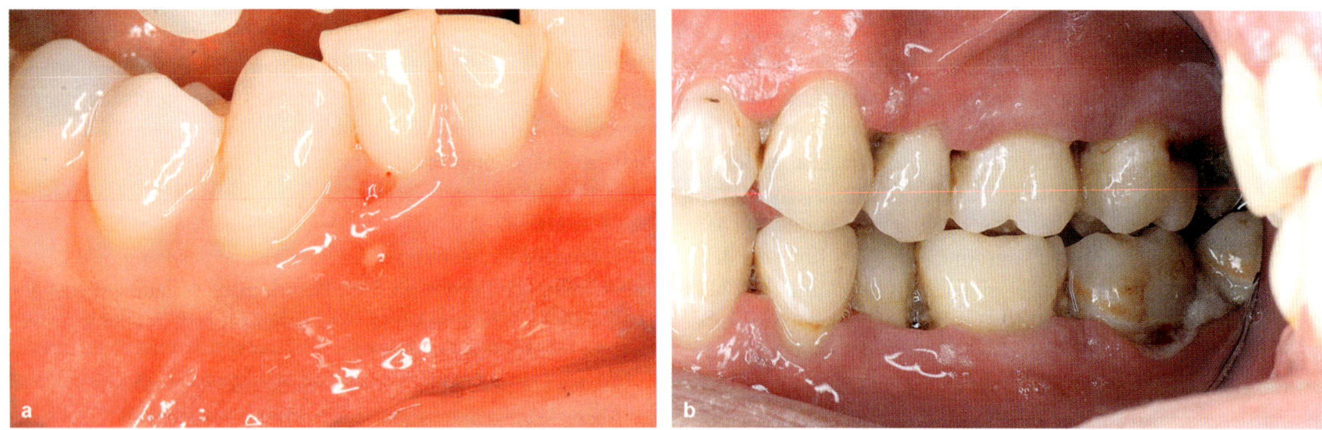

Abb. 37.4 **a:** Abszesse aufgrund von fortgeschrittener Parodontitis. **b:** Nekrotisierende Parodontalerkrankungen. [O1040]

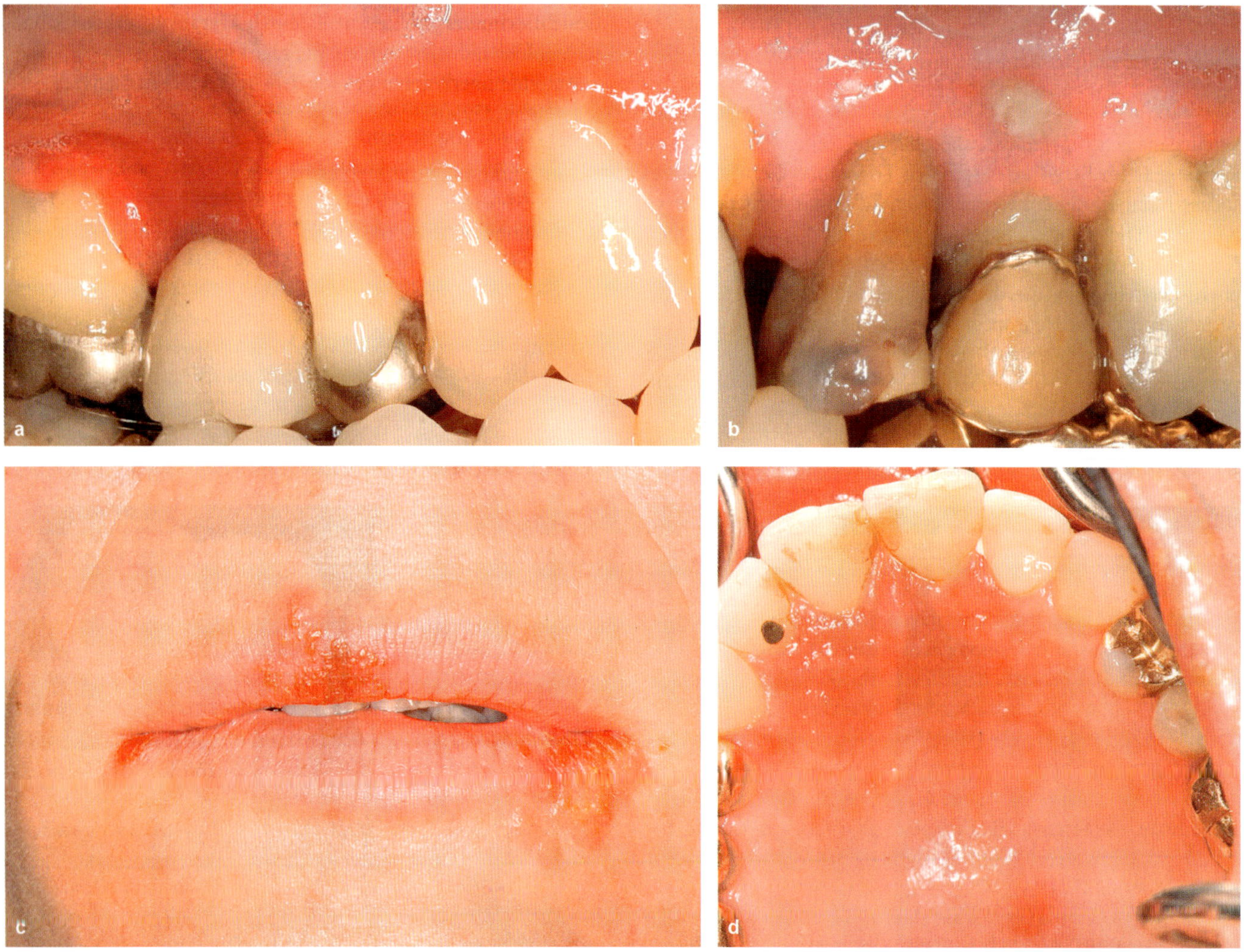

Abb. 37.5 **a:** Autoimmunerkrankungen, oraler Lichen planus. **b:** Aphthen. **c:** Virale Erkrankung, Herpes simplex. **d:** Orale Mykosen. [O1010]

37.2 Atypische Odontalgie

John Hunter beschrieb bereits vor über 200 Jahren das Phänomen des **„Phantomzahnschmerzes"**, das wir heute als atypische Odontalgie bezeichnen. Die atypische Odontalgie zeichnet sich durch anhaltenden neuropathischen Schmerz aus und stellt eine periphere posttraumatische Neuropathie dar, wobei von einer zusätzlichen starken zentralen Komponente ausgegangen werden kann.

Endodontische Behandlungen, Zahnextraktionen und Wurzelspitzenresektionen gehen mit einer **Durchtrennung von primär**

Tab. 37.1 Mund-, Kiefer- und Gesichtsschmerzen aus zahnärztlicher Sicht sowie periphere Auswirkungen unter Berücksichtigung der Ätiologie

Schmerzhafte Mundschleimhaut und Parodontalerkrankungen	Entzündungsbedingte Kiefergelenkerkrankungen	CMD und entfernte Läsionen	Gesichtsschmerzen
Mundschleimhaut • Autoimmunerkrankungen, z. B. oraler Lichen planus • Aphten • virale Erkrankungen, Herpes simplex • orale Mykosen Parodont • Abszesse aufgrund fortgeschrittener Parodontitis • nekrotisierende Parodontalerkrankungen	• Synovialitis • Kapsulitis • Entzündung der bilaminären Zone • Osteoarthritis	• Kaumuskelschmerzen (Myalgie, Myopathie) • Kiefergelenkschmerzen • Kiefergelenkgeräusche • Zahnschmerzen • Zahnhypersensibilitäten • Zahnlockerungen • Zahnwanderungen • Kopf- und Gesichtsschmerzen • Nackenschmerzen • Schmerzen im Hals • Globusgefühl • Stimmveränderungen • Schulterschmerzen • Rückenschmerzen • Hüft- und Kniegelenkschmerzen • Irritationen im Bereich des Ohrs wie Tinnitus, Schwindel • Sehstörungen • Taubheitsgefühle in Armen und Fingern • Schmerzen der Füße	• Entzündungsprozesse der Schleimhaut, begleitet von Zahnfleischentzündungen, Entzündungen beim Durchbruch von Weisheitszähnen, bakteriellen oder durch Viren verursachten Erkrankungen des Zahnfleischs • Pulpitis (Entzündung im Bereich des Nerven- und Gefäßgeflechts der Pulpa) • atypische Odontalgie (Phantom-Zahnschmerz) • neurologischer Zahn • Burning-Mouth-Syndrom (brennende Zunge oder Mund) • Trigeminusneuralgie • idiopathischer anhaltender Gesichtsschmerz • CMD • Migräne

CMD = kraniomandibuläre Dysfunktion.

afferenten trigeminalen Nervenfasern einher. Nach Weisheitszahnextraktion ist das Auftreten einer atypischen Odontalgie selten (Berge 2002). Nicht vorhersehbar kann, meist nach einem Monat, eine atypische Odontalgie auftreten, jedoch gibt es Patientenberichte, wo die atypische Odontalgie ohne eine solche Vorbehandlung auftrat. Die Schmerzen durch eine atypische Odontalgie, die meist im Wachzustand auftreten, können bis zu einigen Jahren anhalten (Türp 2005).

Die pathophysiologischen Gründe für die Entstehung der Schmerzen nach Durchtrennung von primär afferenten trigeminalen Nervenfasern sind weitgehend bekannt. Nach der Durchtrennung kommt es im Zellkörper der Nervenzelle zu Veränderungen der Genexpression. Es werden mehr Neuropeptide, neuronale Membranrezeptoren und Ionenkanäle gebildet. Die daraus resultierende Funktionssteigerung führt zu spontanen ektopischen Entladungen im Bereich der geschädigten Nervenendigungen sowie im Ganglion trigeminale. An der Stelle der ursprünglichen Nervenläsion sprossen Neurome aus, die sich aus Axonen gebildet haben. Die daraus entstehenden Aktionspotenziale führen zu einer Erregung der Neurone im Nucleus spinalis trigemini. Klinisch zeigt sich dieses in spontan einschießenden Schmerzen (Schäfer 2001, Handwerker 1999, Weiss und Scheible 2003, Bhuyan et al. 2014).

Die reine Ausschlussdiagnose muss eine klassische Odontalgie (Schmerz der Pulpa oder des Desmodonts), eine Gesichtsneuralgie und eine kraniomandibuläre Dysfunktion, hierbei vor allem Triggerpunkte der Muskulatur, berücksichtigen (Okeson 2000).

37.3 Der „Neurologische Zahn"

Goodheart beschrieb zuerst den in der Alveole fehlbelasteten und damit subluxierten, schmerzhaften Zahn und nannte dieses den „Neurologischen Zahn" (Garten 2004). Osteopathisch kann dieses Phänomen als Läsion bezeichnet werden und führt zu einer Irritation der Mechano-, Nozi- und Propriozeptoren im **periodontalen Ligament** (PDL). Nozizeptoren haben eine hohe Reizschwelle, ihre Erregung im PDL erfolgt über mechanische Reize durch eine Okklusionsstörung, meist verbunden mit einer Parafunktion (Bruxismus). Bei der Aktivierung durch stetige mechanische Reize scheiden Nozizeptoren Entzündungsmediatoren – hier Bradykinine, Interleukine, Tumor-Nekrose-Faktor, CGRP und Substanz P – aus mit der Folge einer neurogenen Entzündung. Die Sensibilisierung führt zu einer Absenkung der Schwelle gegenüber dem spezifischen Reiz. Hieraus resultiert eine Fehlinformation im Sinne einer angeblich hohen mechanischen Belastung und damit zu einer weiteren nozizeptiven Reizung, aus der sich Änderungen motorischer Stereotype ergeben können (Böhni und Gautschi 2014).

> Bruxismus ist eine sich wiederholende Kaumuskelaktivität, die durch Knirschen oder Pressen auf den Zähnen und/oder durch Anspannung bzw. Pressen der Kiefer aufeinander gekennzeichnet ist.
>
> Bruxismus hat zwei verschiedene zirkadiane Manifestationen und kann während des Schlafs (Schlafbruxismus) oder im Wachzustand (Wachbruxismus) auftreten (Lobbezoo et al. 2013).

Betrachtet man den Zahn in seiner Alveole als „Gelenk", etwa auch in Analogie zu den „Gelenkverbindungen" der Viscera, so kann die Änderung motorischer Stereotype zu muskulärer Aktivitätserhöhung führen.

An den **spinothalamischen Projektionsneuronen,** vor allem in der Lamina V, den Wide Dynamic Range Neurons (WDR-Neuronen), herrscht ein großes Maß an Konvergenz von Aδ- und C-Noziafferenzen aus allen tiefen somatischen Geweben, auch aus dem PDL. Es existiert keine isolierte oder spezifische Noziafferenz aus Muskeln oder aus Gelenken. Daraus resultiert eine fehlende zentrale Diskriminierbarkeit der Lokalisation der Nozigeneratoren, was zu einer zentralen Wahrnehmungstäuschung führt. Es gibt kein spezifisches Schmerzmuster für eine bestimmte Schmerzquelle. Aufgrund der Konvergenz sind Überlagerungen verschiedener Schmerzquellen möglich, was als **Reizsummenprinzip** bezeichnet wird (Böhni und Gautschi 2014).

Die zahnmedizinische Schmerzdiagnose sollte gerade unter dem Aspekt des Reizsummenprinzips auch den neurologischen Zahn mit einbeziehen. Eine exakte Okklusionsdiagnose intraoral als auch an zentrisch montierten Modellen ist eine Conditio sine qua non (Boisserée und Schupp 2012, Schupp et al. 2013).

37.4 Kraniomandibuläre Dysfunktion

Wirken verschiedene Kräfte auf ein Objekt ein, kann daraus eine **Gesamtkraft F_G** (F_G = mg) errechnet werden. Kraft kann durch Muskeln generiert werden. Aus den unterschiedlichen Kräften, die auf die Mandibula einwirken, kann eine F_G beschrieben werden, wie sie in ➤ Abb. 37.6 ersichtlich ist (Boisserée und Schupp 2012).

Lange Zeit wurde angenommen, dass während der Funktion die Kiefergelenke nicht belastet sind. Aufgrund der vorliegenden mathematischen Modelle, der experimentellen Untersuchungen sowie der In-vivo-Untersuchung ist heute allgemein akzeptiert, dass das Kiefergelenk belastet ist (stress loaded), d. h., die Kaukraft wird z. T. ins Kiefergelenk und darüber hinaus in den Schädel übertragen. Die **biomechanische Belastung der Kiefergelenke** und der Eminentia articularis steht in direkter funktioneller Interaktion mit der Kaumuskulatur und der Okklusion und deren räumlicher Zuordnung zueinander. Die **Gelenkstrukturen benötigen Belastung.** Fehlende Belastung führt ebenso wie exzessive Belastung zu Gewebeschäden. Dies gilt für alle Synovialgelenke.

Der Knorpel der Kondylen besteht in der Hauptsache aus kollagenen Fasern und Proteoglykanen. Dadurch entsteht eine viskoelastische Oberfläche, die während einer physiologischen Funktion die Druckbelastung im Kiefergelenk absorbieren kann (Boisserée und Schupp 2012). Hatcher et al. betonen, dass eine der **Funktionen des Discus articularis** die bessere Belastungsverteilung im Kiefergelenk ist (Hatcher et al. 1986). Fehlt der Diskus, werden unterschiedliche Anteile im Gelenk stärker belastet. In der **habituellen Interkuspidation** (HIKP) kommt es bei einer physiologischen Okklusion nicht zu einer Kompression im Gelenk und damit zu einer unphysiologischen Kraftübertragung auf das Os temporale sowie auf die zusammenhängenden kraniosakralen Strukturen im Sinne einer **geschlossenen kinematischen Kette.** Jedes Gelenk wird durch das neuromuskuläre System gesteuert, sowohl die Ruhestellung als auch die aktive Bewegung. Gelenkrezeptoren geben die Informationen kontralateral-bewusst im Thalamus und unilateral-unbewusst über das Cerebellum im Thalamus weiter. Über den Thalamus sind der Hypothalamus und die Hypophyse und damit

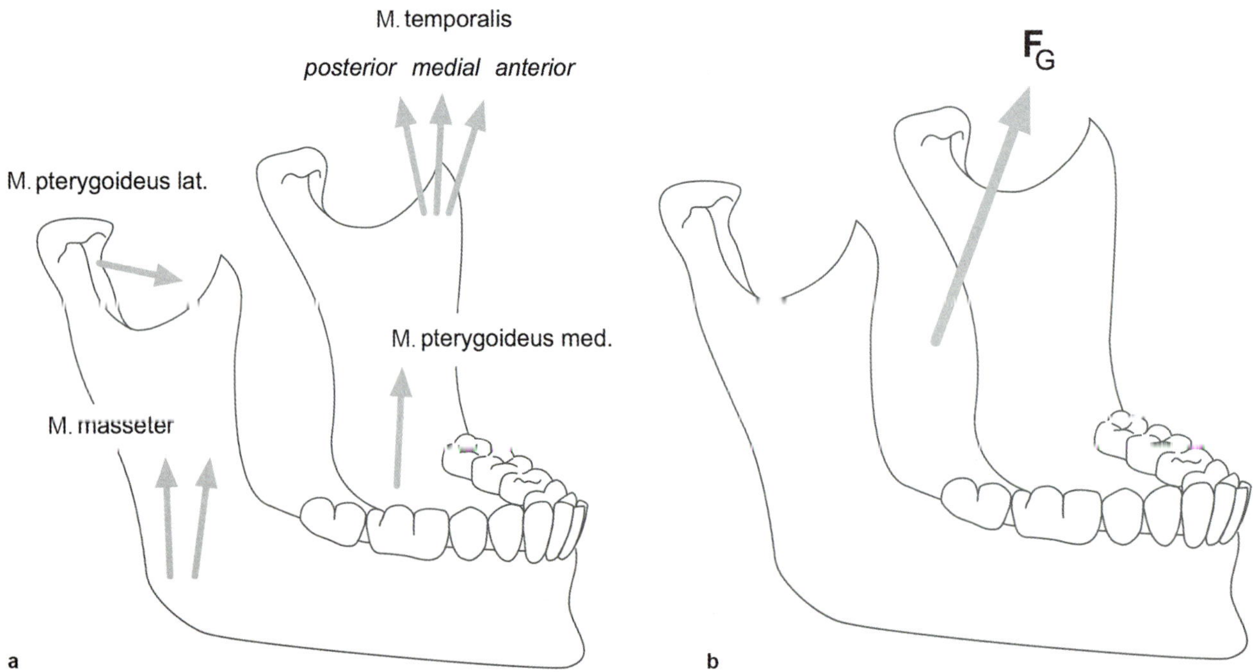

Abb. 37.6 Für die Schließbewegung lässt sich aus den Einzelkomponenten **(a)** die Gesamtkraft **(b)** berechnen, mit der der Kondylus nach kranial bewegt wird und die Kraft über den Discus articularis auf das Os temporale überträgt. [G563]

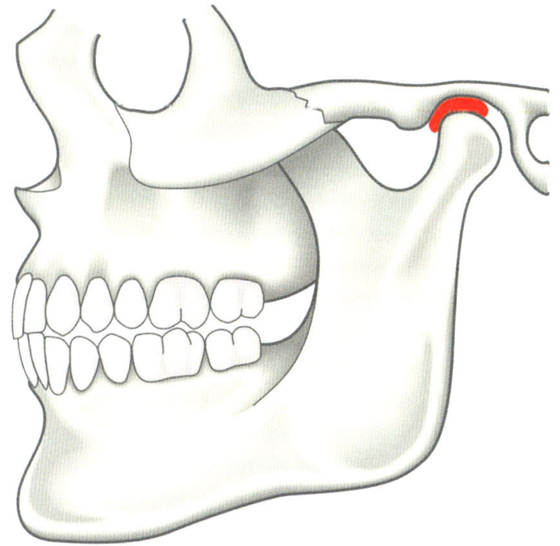

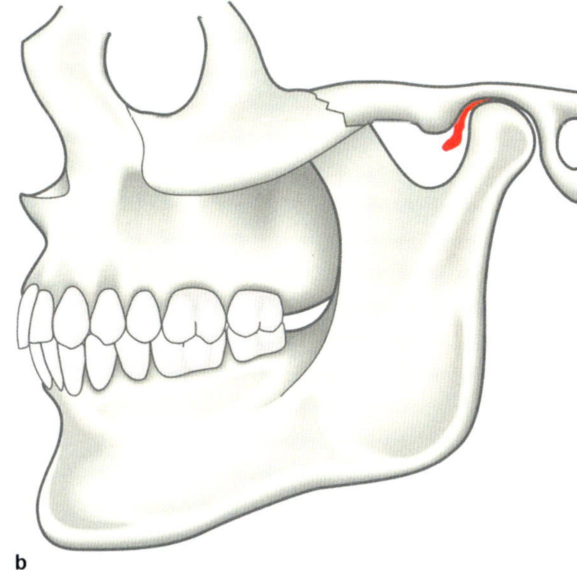

Abb. 37.7 Bei einer Infraokklusion **(a)** besteht ein Kontakt zwischen den oberen und unteren Inzisiven und/oder der Eckzähne in der physiologischen Kiefergelenkrelation. Die Prämolaren und Molaren haben hierbei keinen Kontakt. Der Kondylus ist in dieser Bissbeziehung physiologisch in der Fossa articularis positioniert. Der Discus articularis ist in physiologischer Zuordnung zum unteren und oberen Gelenkpartner eingestellt. Beißt der Patient zu, gelangen auch die Prämolaren und Molaren in einen Okklusionskontakt **(b)**. Hierbei wird der Kondylus nach dorsokranial verlagert, wobei der Diskus articularis in den meisten Fällen nach anterior medial subluxiert. [G563]

der hormonelle Regelkreis mitbetroffen. Die Informationen gelangen weiter in das Telencephalon, das wiederum die Muskulatur steuert, die das Gelenk bewegt.

Beim Kieferschluss führt zwar die Muskulatur die untere Zahnreihe zur oberen, aber die HIKP und damit die Okklusion bestimmt letztendlich immer die Lage der Kondylen (➤ Abb. 37.7).

Als Beispiel sei ein Vorkontakt auf einem Zahn genannt, der auf einem Höckerabhang liegt und beim Kieferschluss den ersten Zahnkontakt darstellt. Um nun maximal zu okkludieren, bleiben die Elevatoren weiter in Kontraktion und führen den Unterkiefer weiter in die maximale HIKP. Dabei gleitet der Unterkiefer vom ersten Vorkontakt lateral in eine neue Zahnstellung ab, wodurch die Kondylenposition aus der physiologischen Position in eine verlagerte, möglicherweise pathologische Position gelangt. Das Kiefergelenk wird bei einer Fehlokklusion in eine unphysiologische Gelenklage durch den falschen Zahnkontakt gesteuert. Wie beim Joint Play wird der Kondylus nach seiner aktiven muskulären Bewegung passiv durch die Okklusion weitergeführt. Dies kann einige Zeit kompensiert werden, führt aber wohl immer zu **myogenen und arthrogenen Pathologien** unterschiedlicher Art, wenn zur Malokklusion die Parafunktion hinzukommt.

Es existieren zahlreiche Zusammenhänge zwischen dem kraniomandibulären System (CMS) und dem muskuloskelettalen System (MSS) sowie eine wechselseitige funktionelle Beziehung zwischen der Okklusion und den peripheren Strukturen (Boisserée und Schupp 2012). Ein Grund hierfür liegt in der zervikotrigeminalen Konvergenz, der Schnittstelle zwischen dem CMS und der oberen Halswirbelsäulenregion. Im Tractus spinalis nervi trigemini pars caudalis besteht eine Konvergenz (➤ Abb. 37.8) aus:

- N. trigeminus (V)
- N. facialis (VII)
- N. glossopharyngeus (IX)
- N. vagus (X)
- N. accessorius (XI)
- Spinalnerven C2–C5

In der HIKP determiniert dementsprechend nicht nur das neuromuskuläre System, sondern maßgeblich die Okklusion die Gelenkposition (Kopp et al. 2000a, b). Eine physiologische Okklusion bedingt eine physiologische Kondylenposition. Dieser Zusammenhang ist Ursache für die Wirkung der Okklusion auf Strukturen des CMS und auf die Peripherie. Plato und Kopp konstatieren, dass die Einbindung der Kiefergelenke in verschiedene Schmerzsyndrome viel komplexer ist, als man zunächst annehmen könnte. Sie heben hervor, dass die korrekte Funktion oder aber auch Dysfunktion für die Entstehung, Erhaltung, Therapieresistenz oder die chronische Verlaufsform von Schmerzsyndromen verantwortlich ist (Plato und Kopp 1999). Sie legen außerdem dar: *„Dysfunktionen im Bereich der Kiefergelenke können nicht nur Schmerzen in ihrem unmittelbaren Bereich bedingen wie z. B. Kiefergelenkschmerzen, Otalgien, atypische Gesichtsschmerzen, Cephalgien, Dysphonien oder Globusgefühl, sie können auch Schmerzen unterhalten, die wegen ihrer weit entfernten anatomischen Lage anscheinend nichts mit ihnen zu tun haben"* (Plato und Kopp 1999).

Diese Tatsache und ein verzögertes zeitliches Auftreten der Symptome führen somit zu Dysfunktionen im Bereich einer Verkettung, bei der folgende Strukturen besonders häufig beteiligt sind (Plato und Kopp 1999):

- Substernale Faszien
- Diaphragma abdominalis
- Viszera
- Beckenboden
- Becken

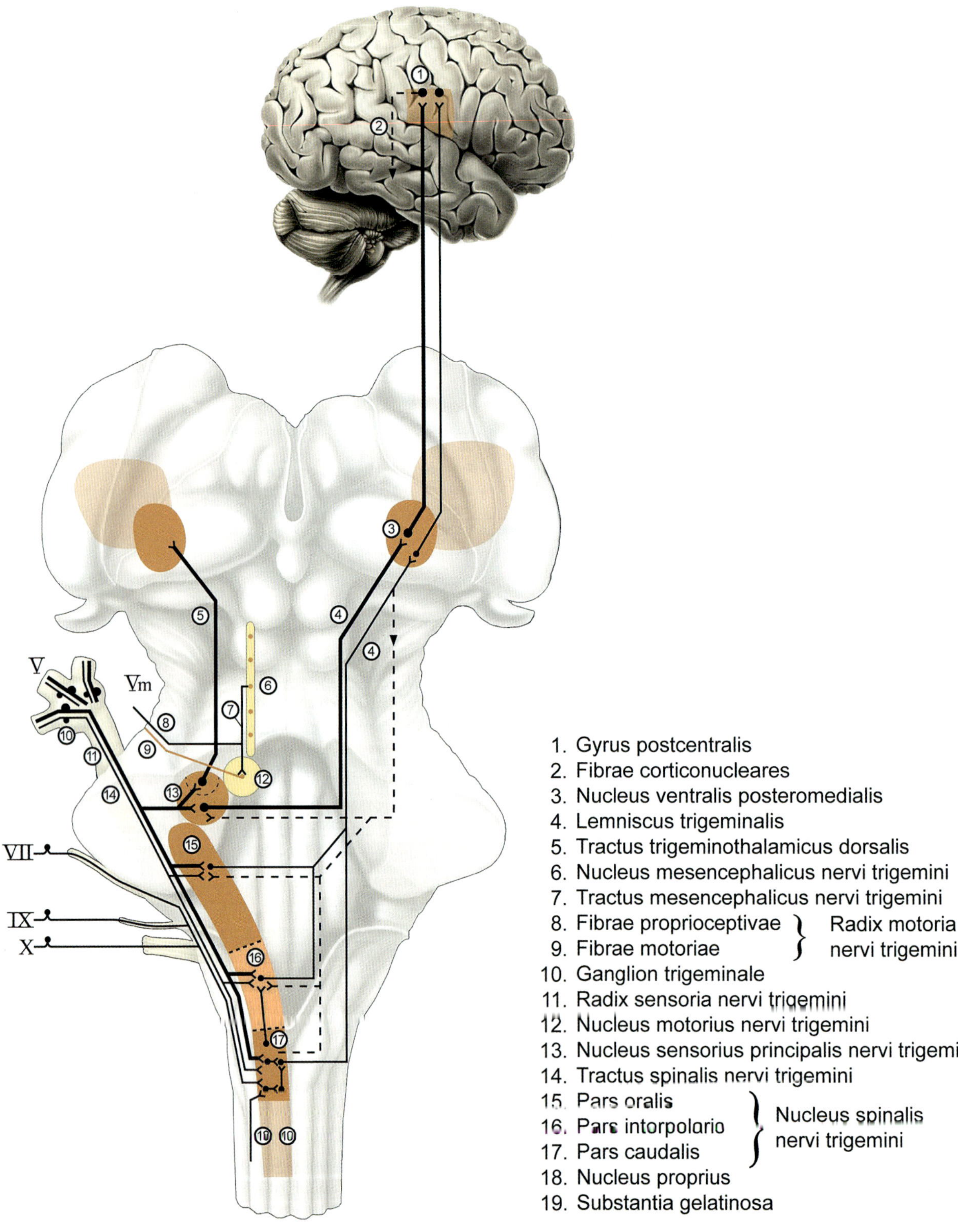

Abb. 37.8 Die zervikotrigeminale Konvergenz als Schnittstelle des kraniomandibulären Systems zur oberen Halswirbelsäulenregion: Im Tractus spinalis nervi trigemini pars caudalis (17) besteht eine Konvergenz aus N. trigeminus (V), N. facialis (VII), N. glossopharyngeus (IX), N. vagus (X), N. accessorius (XI) und der Spinalnerven C2–C5. Die Weiterleitung erfolgt über den Lemnicus trigeminalis (4) über den Nucleus ventralis posteromedialis (3) in den Gyrus postcentralis (1). Der Tractus spinalis nervi trigemini pars caudalis geht unmittelbar und ohne histologische Trennung in die Substantia gelatinosa (19) über, womit alle Informationen aus dem Tractus spinalis nervi trigemini pars caudalis unmittelbar hierhin weitergeleitet werden. [O1038]

- Coccyx
- Übrige Wirbelsäule

Dysfunktionen im Bereich des Muskel-Faszien-Apparats ebenso wie die Funktion der Halswirbelsäule können zu Funktionsänderungen der Okklusion und damit der Kiefergelenke führen, die auch in umgekehrter Reihenfolge eintreten können.

Dies bedeutet für die Autoren auch, dass einzelne okklusale Disharmonien sowie jedes Knacken und jede muskuläre Diskoordination bei chronischen Problemen als Lösungsansatz betrachtet werden können.

Neben den verschiedenen Formen der Zahnschmerzen ist die CMD die häufigste Ursache von Schmerzen im Mund-, Kiefer- und Gesichtsbereich. Drei von vier Patienten mit einer CMD haben nach Schindler et. al. ausschließlich Schmerzen in der Kaumuskulatur, die restlichen Patienten entweder ausschließlich Gelenkschmerzen oder eine Kombination aus Muskel- und Kiefergelenkschmerzen. Frauen sind etwa viermal häufiger betroffen als Männer (Schindler et al. 2014).

Unter CMD werden alle schmerzhaften und nicht schmerzhaften Beschwerden zusammengefasst, die auf strukturelle, funktionelle, biochemische und psychische Fehlregulation der Kaumuskel- und/oder Kiefergelenkfunktion zurückzuführen sind.

Der Muskelschmerz hat seinen Ursprung in der Ischämie, aus der heraus Schmerzmediatoren wie Bradykinine und Prostaglandine gebildet werden (Okeson 2013). Nozizeptoren in Faszien, Sehnen, Gelenken, in der Gelenkkapsel, im Periost und in Muskeln haben eine hohe Reizschwelle. Die Erregung erfolgt über mechanische Reize, ebenso über chemische Reize z. B. aus dem Bereich der Ischämie. Alle **Nozizeptoren** zeigen eine starke Sensibilisierungstendenz auf die entzündlichen Reize. Nozizeptoren haben bei der Reizaktivierung auch eine efferente Funktion mit Ausscheidung von Entzündungsmediatoren, aus der die neurogene Entzündung mittels Zytokine (Bradykinine, Interleukine, Tumor-Nekrose-Faktor) und Neurokine (CGRP, Substanz P) entsteht. Die neurogene Entzündung kann überall im Körper auftreten. Eine Vielzahl endogener und exogener Substanzen können sensorische Nervenendigungen aktivieren und sensibilisieren und somit Schmerz oder eine nozizeptive Reaktion und eine neurogene Entzündung auslösen (Herbert und Holzer 2002).

Die Sensibilisierung führt zu einer Absenkung der Schwelle gegenüber dem spezifischen Reiz. Es kommt zu einer Falschinformation im Sinne einer angeblich hohen mechanischen Belastung oder zu einer nozizeptiven Reizung, aus der heraus eine Veränderung motorischer Stereotype resultiert. Nozizeptive Afferenzen, die die Aktionspotenzialschwelle nicht überschreiten und somit als nicht schmerzhaft empfunden werden, können dennoch spinale Zellen sensibilisieren, woraus die Aktivierung schlafender Synapsen und eine Herabsetzung der Reizschwelle folgt. In dieser Summation werden die Reize zunehmend schmerzhafter und es können Hyperalgesien oder eine Allodynie entstehen.

Ein **chronischer Muskelschmerz** entsteht durch eine chronische, monotone oder tonische Muskelbelastung wie der Bruxismus oder das Pressen. Diese Aktivitäten als notwendiger physiologischer Vorgang zum Stressabbau werden oft in der Nacht, durchaus aber auch am Tage ausgeführt, wie wir das alle aus der Beobachtung von Menschen im Alltag kennen. Häufig erleben wir es beim Anamnesegespräch mit Erwachsenen, aber auch bei Kindern. Aus der Muskelbelastung entstehen **kleine ischämische Muskelläsionen,** die unterschwellige exzitatorische postsynaptische Potenziale auslösen, die zunächst einmal nicht schmerzhaft sind, aber am Hinterhornneuron eine Sensibilisierung auslösen können. Der lokalisierte Muskelschmerz, z. B. im M. masseter, kann protektiv Kontraktionen in anderen Muskeln, auch über das CMS hinaus (z. B. M. trapezius) aktivieren bzw. kontrahieren, woraus ein zyklischer Muskelschmerz entstehen kann.

Muskelspasmen und **Muskelverspannungen** sind unwillkürliche Kontraktionen eines Muskels oder Muskelgruppen. Dauern sie länger an, führen sie ischämiebedingt zu Muskelschmerzen. Muskelspasmen können aus Noziafferenzen aus anderen Muskeln oder auch aus benachbarten Gelenken auftreten. Bei Disstress und bei emotionalem Stress kann durch die retikulospinale Hyperaktivität im Ib-Interneuronen-Pool eine erhöhte Reagibilität der α-/γ-Motoneuronen-Aktivität am Vorderhorn für das Auftreten von Muskelschmerzen mitverantwortlich sein (Böhni und Gautschi 2014, Boisserée und Schupp 2012, Böhni et al. 2015). Fricton et al. berichten, dass mehr als 50 % aller Patienten mit Muskelschmerzen Triggerpunkte aufwiesen (Fricton et al. 1985). Im Zentrum der Triggerpunktätiologie steht eine lokale Hypoxie, die wiederum durch die Ischämie bedingt ist. Im CMS kommt als ätiologischer Faktor die chronische Überbelastung, weniger ein Trauma in Frage.

Die Ätiologie der Triggerpunkte ist unterschiedlich, gilt aber sowohl für die Kaumuskulatur als auch für alle anderen Skelettmuskeln. Gründe für die **Entstehung der Triggerpunkte** in der Kaumuskulatur sind:

- Posturale chronische Fehlbelastung (z. B. Asymmetrie durch Kreuzbiss, fehlende posteriore vertikale Abstützung der Okklusion)
- Stereotype Bewegungen (extrapyramidale Hyperkinesie, orofaziale Dyskinesie, Tic),
- lang anhaltende Kontraktion (Pressen der Zähne)
- Exzentrische Muskelaktivität (exzentrischer Bruxismus)
- Stressinduzierte Überbelastung (Bruxismus, Zähnepressen, Zungenpressen)
- Allgemeine arthrogene, neurogene oder viszerogene Faktoren

Als Cofaktoren gelten Kälte, Nässe und Durchzug (Boisserée und Schupp 2012, Böhni und Gautschi 2014, Böhni et al. 2015). Meist zeigt sich der Schmerz, der vom Triggerpunkt ausgelöst wird, nicht an der gleichen Stelle, wo er im Muskel ausgebildet ist, sondern als ausstrahlender Schmerz an teilweise weit entfernter Stelle (Referred Pain). Die Summe aller durch aktive muskuläre Triggerpunkte ausgelösten Schmerzen und Funktionsstörungen wird als **myofasziales Schmerzsyndrom** bezeichnet. So kann der Schmerz im Kiefergelenk durchaus von einem Triggerpunkt im M. trapezius ausgelöst werden (Boisserée und Schupp 2012, Böhni und Gautschi 2014,

Böhni et al. 2015). Assoziiert mit dem myofaszialen Schmerzsyndrom ist häufig der Kopfschmerz (Okeson 2013).

Gegenüber dem myofaszialen Schmerzsyndrom kann eine **Myositis** vorliegen, die – ausgelöst durch ein Trauma oder eine Infektion – zu einem akut schmerzhaften Muskel führt. Der Schmerz wird diffus wahrgenommen. Ein mehr „ziehender" Schmerz wird durch die Myalgie hervorgerufen. Der Muskelspasmus tritt plötzlich auf, ist stark schmerzhaft und bedingt eine Mundöffnungsbehinderung. Er ist häufig durch die oben genannten Cofaktoren mit bedingt. Im Joint Play zeigt sich ein stark vergrößertes, weiches Endfeel mit Schmerz.

Der Schmerz im Gelenk, auch im Kiefergelenk, hat seinen Ursprung nicht in der direkten Gelenkoberfläche durch die Belastung, die wiederum durch die Muskulatur bedingt ist. Im gesunden Gelenk ist die direkte Gelenkoberfläche nicht innerviert. Die Arthralgie kann ihren Ursprung nur aus den Nozizeptoren der umgebenden Weichgewebestrukturen haben (Okeson 2013). **Schmerzen im Kiefergelenk** haben hauptsächlich ihren Ursprung in der bilaminären Zone mit dem Stratum superius (Lig. discotemporale) und dem Stratum inferius (Lig. discocondylare) durch die posteriore kraniale Verlagerung des Kondylus bei anteriorer Diskusverlagerung (➤ Abb. 37.9). Die posteriore kraniale Verlagerung der Kondylen kann durch eine Fehlokklusion hervorgerufen werden. In der Mehrzahl der Fälle ist dies eine **Infraokklusion,** die fehlende physiologische vertikale Abstützung der Seitenzähne uni- oder bilateral. Ebenso kann ein Trauma, häufig ein Schleudertrauma, Ursache der anterioren Diskusverlagerung – teilweise mit Ruptur der bilaminären Zone – sein. Eine Gelenkdistraktion kann die Gelenkkapsel überdehnen, was ebenso zu akuten Schmerzen führt. Kiefergelenkschmerzen aus einem Kiefergelenk mit physiologischer Gelenkoberfläche, also ausgehend von den umgebenden Geweben wie der bilaminären Zone, sind scharf, abrupt, intensiv und mit der Gelenkbewegung verbunden. Ohne Bewegung verschwindet der Schmerz meist unmittelbar (Okeson 2013). Im Joint Play kann er reproduziert werden (Boisserée und Schupp 2012). Der Schmerz des arthrotisch veränderten Gelenks ist entzündungsbedingt konstant und in der Gelenkoberflächenstruktur entstehend (Okeson 2012). Auch dieser Schmerz kann im Joint Play in Kompression reproduziert werden (Boisserée und Schupp 2012).

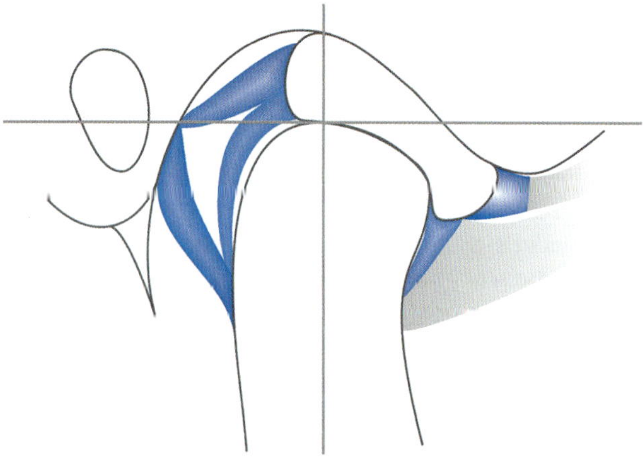

Abb. 37.9 Physiologische Kondylenposition mit zentriertem Discus articularis. In der bilaminären Zone befinden sich das Stratum superius (Lig. discotemporale) und das Stratum inferius (Lig. discocondylare), die zur dorsalen Gelenkkapsel ziehen. Anterior inseriert der M. pterygoideus lateralis mit seinem oberen Anteil am Discus articularis und der Gelenkkapsel sowie der untere Anteil an Gelenkkapsel und Kondylus. [G563]

Die **entzündungsbedingten Kiefergelenkerkrankungen** werden wie folgt unterteilt (Okeson 2013).

Synovialitis Ursache ist die entzündliche Veränderung der Synovialmembran. Der Schmerz ist konstant auch in Ruhe, verstärkt durch Bewegung, vor allem durch Kompression, was sich im Joint Play zeigt. Häufig ist eine Schwellung zu palpieren.

Kapsulitis Ursache ist die Entzündung der Gelenkkapsel oder der bilaminären Zone aufgrund bakterieller, dysfunktioneller oder traumatischer Einflüsse. Aufgrund des Gelenkergusses geht die Kapsulitis häufig mit der Synovialitis einher. Die Schmerzsensation ist gleich der einer Synovialitis. Der laterale Kondylenpol ist schmerzhaft bei Palpation.

Entzündung der bilaminären Zone CGRP als Neuropeptid, das vom N. trigeminus produziert wird, ist mitursächlich verantwortlich an der Entstehung einer CMD. Ein erhöhter Level von CGRP im Kiefergelenk korreliert mit Entzündung und Schmerz. CGRP initiiert eine neurogene Entzündung in der bilaminären Zone. Es entsteht ein erhöhter Blutfluss, Rekrutierung von Immunzellen und der Aktivierung sensorischer Neurone. Ein erhöhter Level von CGRP im Kiefergelenk, was per se mit einer CMD assoziiert ist, stimuliert neuronale und Gliazellen und es kommt zu einer peripheren und zentralen Sensibilisierung (Cady et al. 2011).

Die Entzündung der bilaminären Zone geht häufig mit der dorsokranialen Verlagerung der Kondyle und der sich daraus ergebenden anterioren Diskusverlagerung einher. Die Entzündung der bilaminären Zone kann auch traumatisch bedingt sein, wobei auch dabei der Discus articularis meist nach anterior verlagert ist. Anteriore Diskusverlagerungen sind sehr häufig. Nach Freesmeyer weisen 80 % der Patienten mit schmerzhaften Kiefergelenkstörungen eine retrale Kondylenposition mit anteromedial verlagertem Diskus auf (Freesmeyer 2008). Die bilaminäre Zone ist der am stärksten innervierte Kiefergelenkbereich und reagiert schmerzhaft auf den nach **dorsal-kranial ausgerichteten Kraftvektor.** Dieser Kraftvektor (➤ Abb. 37.6) hat seine hauptsächliche Ursache in der Infraokklusion mit der retrokranialen Verlagerung der Mandibula aus der zentrischen Kondylenposition in die habituelle maximale Interkuspidation (➤ Abb. 37.7). In der bilaminären Zone entsteht eine Entzündung mit einem z. T. starken Schmerz vor allem bei festem Biss, im Joint Play mit Kompression und bei der intraaurikulären Kiefergelenkpalpation, da hierbei der Palpationsfinger unmittelbar posterior der bilaminären Zone liegt und Druck nach anterior ausübt.

> Daher erscheint uns die direkte Palpation der Kiefergelenke intraaurikulär mit den kleinen Fingern der wichtigste Untersuchungsaspekt des kraniomandibulären Systems (Boisserée und Schupp 2012).

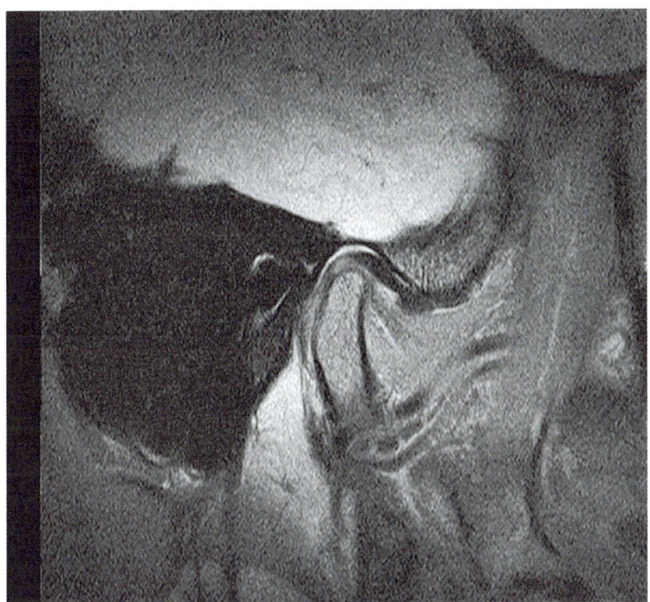

Abb. 37.10 Unmittelbar nach einem Unfall mit Verdacht auf eine totale anteriore Diskusverlagerung mit Schwellung im Kiefergelenkbereich und starken Schmerzen wurde eine MRT-Aufnahme angefertigt. Kiefergelenkspule im Hochfeldmagnetsystem (1,5 Tesla), gadoliniumverstärkt. Die Aufnahme zeigt die totale anteriore Diskusverlagerung mit Ruptur der bilaminären Zone. [T854]

Die anteriore Diskusverlagerung geht mit einer Ausdünnung der knorpeligen Diskusstruktur und einer Elongation der bilaminären Zone, zuerst des Stratum inferius, einher. Der Kondylus liegt immer mehr in der bilaminären Zone, was zu einer mechanisch induzierten Entzündung führt. An den WDR-Neuronen herrscht ein großes Maß an Konvergenz von Aδ- und C-Noziafferenzen aus allen tiefen somatischen Geweben wie Muskulatur und Gelenken. Da keine isolierte oder spezifische Noziafferenz aus Muskeln oder aus Gelenken existiert, resultiert daraus eine fehlende zentrale Diskriminierbarkeit der Lokalisation der Nozigeneratoren. Es besteht eine zentrale Wahrnehmungstäuschung (Gautschi und Böhni 2014). Wenngleich die Ursache des Schmerzes im Kiefergelenk zu therapieren ist, kann der Schmerz als frontaler und parietaler Kopfschmerz oder auch als Muskelschmerz wahrgenommen werden.

Durch eine **Ruptur der bilaminären Zone,** die traumabedingt ist, entstehen unmittelbar ein erheblicher Schmerz und eine Okklusionsveränderung (➤ Abb. 37.10). Ein chirurgischer Eingriff kann notwendig werden (Yang et al. 2012). Zur Abklärung der anterioren Diskusverlagerung kann eine Magnetresonanztomografie (MRT) angefertigt werden.

Osteoarthritis Bei der Osteoarthritis sind die knorpeligen und knöchernen Gelenkflächen entzündet und degenerativ verändert. Ursache ist die unphysiologische Belastung des Gelenks. Der Discus articularis ist bei der Osteoarthritis meist anterior verlagert oder perforiert (Wolfe 1986, Okeson 2013). Es bestehen ein Schmerz, der mit Belastung stärker wird, sowie eine Krepitation. Die Palpation der Kiefergelenke intraaurikulär und das Joint Play sind die manuellen Untersuchungen der Wahl. Als bildgebende Verfahren kann eine digitale Volumentomografie (DVT) zur Abklärung angefertigt werden.

37.5 Kopfschmerz

Viele Studien belegen, dass Kopfschmerzen häufig mit einer CMD assoziiert sind und Behandlungen des CMS Kopfschmerzen, insbesondere den Spannungskopfschmerz, vermindern können (➤ Kap. 35.8.2). Liljestrom et. al. berichten in ihrer Studie, dass Kopfschmerzen und gerade bei Kindern die Migräne, wenngleich neurovaskulären Ursprungs, mit der CMD in Zusammenhang stehen. Eine kraniomandibuläre Dysfunktion ist nicht die Ursache für Migräne, kann aber durchaus als Trigger für die Migräneattacke vorkommen. In diesen Fällen kann die Behandlung des CMS die Anzahl der Migräneattacken vermindern (Bille 1962, Gelb und Tarte 1975, Lotzmann et al. 1995, Okeson 1996, Bumann und Lotzmann 2000, Ochs 2000, Liljestrom et al. 2001, Ekberg et al. 2002, Bonjardim et al. 2003, Lambourne et al. 2007, Cooper und Kleinberg 2009, Okeson 2013).

Substanz P, CGRP und Vasoactive Intestinal Polypetide (VIP) spielen als Mediatoren eine wichtige Rolle bei der Entstehung der Migräne und anderen primären Kopfschmerzen, auch dem Cluster-Kopfschmerz. Substanz P und CGRP werden vom N. trigeminus gebildet. Ein Ausstoß dieser Neuropeptide in die Meningen verursacht eine arterielle Vasodilatation. CGRP ist an der meningealen Nozizeption und damit an der Pathogenese der Migräne beteiligt (Messlinger et al. 2011). Thalakoti et al. zeigten, dass eine Aktivierung trigeminaler Neurone zu einer Änderung in den Gliazellen führt. Die Entwicklung einer peripheren Sensibilisierung im Ganglion trigeminale spielt eine entscheidende Rolle bei der Entwicklung einer Migräne (Thalakoti et al. 2007). Selbstverständlich ist die Psyche als ein weiterer Faktor neben der Okklusionsstörung mitbeteiligt (Graber 1995, Costa et al. 2008). Nur der feste Biss kann aus der Okklusionsstörung eine Pathologie machen.

Für den Therapeuten ist es wichtig, die Ursache des Schmerzes dort zu erkennen, wo die Ursache liegt, nicht dort, wo der Schmerz auftritt. „*Treat the origin of pain, not the site of pain*" (Zitat Jules Hesse).

Ein zunächst „unauffälliges Kiefergelenk" kann sich während der Therapie durchaus als die primäre Läsion herausstellen. Daher ist die Therapie mittels Okklusionsschiene zunächst einmal nicht nur Therapie, sondern durchaus Diagnose.

LITERATUR

Awawdeh LA et al. Quantitative analysis of substance P, neurokinin A and calcitonin gene-related peptide in gingival crevicular fluid associated with painful human teeth. Eur J Oral Sci. 2002; 110 (3): 185–191.

Barkhordar RA et al. Detection of interleukin-6 in human dental pulp and periapical lesions. Endod Dent Traumatol. 1999; 15 (1): 26–27.

Berge TI. Incidence of chronic neuropathic pain subsequent to surgical removal of impacted third molars. Acta Odontol Scand. 2002; 60 (2): 108–112.

Bhuyan AC et al. Anesthetic efficacy of the supplemental X-tip intraosseous injection using 4 % articaine with 1:100,000 adrenaline in patients with irreversible pulpitis: An in vivo study. J Conserv Dent. 2014; 17 (6): 522–525.

Bille BS. Migraine in school children. A study of the incidence and short-term prognosis, and a clinical, psychological and electroencephalographic comparison between children with migraine and matched controls. Acta Paediatr Suppl. 1962; 136: 1–151.

Böhni U, Gautschi R. Schmerz aus Muskeln und anderen tiefen somatischen Geweben. Man Med. 2014; 52: 190–202.

Böhni U et al. Manuelle Medizin 1. Stuttgart: Thieme Verlag, 2015.

Boisserée W, Schupp W. Kraniomandibuläres und Muskuloskelettales System. Berlin: Quintessenz, 2012.

Bonjardim LR et al. Signs and symptoms of temporomandibular joint dysfunction in children with primary dentition. J Clin Pediatr Dent. 2003; 28 (1): 53–58.

Bumann A, Lotzmann U (Hrsg.). Aufgaben der Zahnmedizin bei Kopf- und Gesichtsschmerzen. In: Funktionsdiagnostik und Therapieprinzipien. Stuttgart: Thieme, 2000.

Cady RJ et al. Calcitonin gene-related peptide promotes cellular changes in trigeminal neurons and glia implicated in peripheral and central sensitization. Mol Pain. 2011; 7: 94.

Cooper BC, Kleinberg I. Relationship of temporomandibular disorders to muscle tension-type headaches and a neuromuscular orthosis approach to treatment. Cranio. 2009; 27 (2): 101–108.

Costa AL et al. Temporomandibular joint internal derangement: association with headache, joint effusion, bruxism, and joint pain. J Contemp Dent Pract. 2008; 9 (6): 9–16.

Daubländer M et al. Chronischer Kiefer- und Gesichtsschmerz. Stellungnahme DGZMK. 2014.

Ekberg E et al. Treatment outcome of headache after occlusal appliance therapy in a randomised controlled trial among patients with temporomandibular disorders of mainly arthrogenous origin. Swed Dent J. 2002; 26 (3): 115–124.

Freesmeyer WB (Hrsg.) Funktionsstörungen im Kopf-Hals-Bereich. Stuttgart: Thieme, 2008.

Fricton JR et al. Myofascial pain syndrome of the head and neck: a review of clinical characteristics of 164 patients. Oral Surg Oral Med Oral Pathol. 1985; 60 (6): 615–623.

Garten H (Hrsg.) Lehrbuch Applied Kinesiology. München: Urban & Fischer, 2004.

Gautschi R, Böhni U. Das myofasciale Schmerzsyndrom. Man Med. 2014; 53: 203–211.

Gelb H, Tarte J. A two-year clinical dental evaluation of 200 cases of chronic headache: the craniocervical-mandibular syndrome. J Am Dent Assoc. 1975; 91 (6): 1230–1236.

Graber G (Hrsg.) Der Einfluss von Psyche und Stress bei funktionsbedingten Erkrankungen des stomatognathen Systems. Funktionsstörungen des Kauorgans. München: Urban & Schwarzenberg, 1995.

Handwerker HO. Einführung in die Pathophysiologie des Schmerzes. Berlin: Springer, 1999.

Hatcher DC et al. Development of mechanical and mathematic models to study temporomandibular joint loading. J Prosthet Dent. 1986; 55 (3): 377–381.

Herbert MK, Holzer P. Die neurogene Entzündung. Anästhesiol Intensivmed Notfallmed Schmerzther. 2002; 37 (6): 314–325.

Hugger A et al. Orale Strukturbiologie. Berlin: Quintessenz, 2011.

Kopp S et al. Erkennen und Bewerten von Dysfunktionen und Schmerzphänomenen im kraniomandibulären System. Man Med. 2000a; 38 (6): 329–334.

Kopp S et al. Kraniomandibuläre Dysfunktion. Eine Standortbestimmung. Man Med. 2000b; 38 (6): 335–341.

Lambourne C et al. Malocclusion as a risk factor in the etiology of headaches in children and adolescents. Am J Orthod Dentofacial Orthop. 2007; 132 (6): 754–761.

Liljestrom MR et al. Signs and symptoms of temporomandibular disorders in children with different types of headache. Acta Odontol Scand. 2001; 59 (6): 413–417.

Lobbezoo F et al. Bruxism defined and graded: an international consensus. J Oral Rehabil. 2013; 40: 2–4.

Lotzmann U et al. Dental aspects of the differential diagnosis of trigeminal neuralgia. J Gnathol. 1995; 13: 15–22.

Mardani S et al. Prevalence of referred pain with pulpal origin in the head, face and neck region. Iran Endod J. 2008; 3 (2): 8–10.

Messlinger K et al. Neuropeptide effects in the trigeminal system: pathophysiology and clinical relevance in migraine. Keio J Med. 2011; 60 (3): 82–89.

Niharika J et al. An insight into neurophysiology of pulpal pain: Facts and hypotheses. Korean J Pain. 2013; 26(4): 347–355.

Ochs M. Kopfschmerz im Kindes- und Jugendalter. Dtsch Ärztebl. 2000; 97: 538–539.

Okeson JP (ed.) Orofacial Pain. Carol Stream: Quintessence International, 1996.

Okeson JP. Nonodontogenic toothache. Tex Dent J. 2000; 117(7): 64–74.

Okeson JP. Temporomandibular Disorders and Occlusion. St. Louis: Elsevier, 2013.

Pfau D, Gaul C. Mund- und Gesichtsschmerz. Stellungnahme der Deutschen Schmerzgesellschaft, Berlin, 2012.

Plato G, Kopp S. Kiefergelenk und Schmerzsyndrome. Man Med. 1999; 37 (3): 143–151.

Radlanski RJ. Orale Strukturbiologie. Berlin: Quintessenz Verlag, 2011.

Rechenberg DK et al. Chronic orofacial pain (OFP) of different origin. A case report. Schweiz Monatsschr Zahnmed. 2011; 121 (9): 839–848.

Rutz JC et al. Localized increases in corticotropin-releasing factor receptors in pulp after dental injury. J Endod. 2007; 33 (11): 1,319–1,324.

Schäfer M. Periphere Mechanismen. In: Brune K, Beyer K, Schäfer M (Hrsg.). Schmerz. Pathophysiologie, Pharmakologie, Therapie. Berlin: Springer, 2001.

Schindler HJ et al. Grundlagen der Schienentherapie bei Myoarthropathien des Kausystems. Zeitschrift für Kraniomandibuläre Funktion. 2014; 6 (3): 207–230.

Schupp W et al. Diagnose und Therapie des kraniomandibulären und muskuloskelettalen Systems in der kieferorthopädischen Praxis unter besonderer Berücksichtigung des Invisalign Systems. Inf Orthod Kieferorthop. 2013; 45: 93–102.

Thalakoti S et al. Neuron-glia signaling in trigeminal ganglion: implications for migraine pathology. Headache. 2007; 47 (7): 1008–1023; discussion 1024–1005.

Türp JC. Die atypische Odontalgie. Schweiz Monatsschr Zahnmed. 2005; 115: 1006–1011.

Wang J et al. (Clinical investigation of the positioning accuracy of acute pulpitis pain). Hua Xi Kou Qiang Yi Xue Za Zhi. 2013; 31 (5): 483–486.

Weiss T, Scheible HG. Physiologie des Schmerzes und der Nozizeption. In: van der Berg F (Hrsg.) Angewandte Physiologie. Stuttgart: Thieme, 2003. S. 1–61.

Wolfe F. The clinical syndrom of fibrositis. Am J Med. 1986; 81 (3a). 7–14.

Yang C et al. New arthroscopic disc repositioning and suturing technique for treating an anteriorly displaced disc of the temporomandibular joint: part I-technique introduction. Int J Oral Maxillofac Surg. 2012; 41 (9): 1058–1063.

KAPITEL

38 Gesichtsschmerz aus Sicht der HNO-Heilkunde

Jim Bartley

Zu den Differenzialdiagnosen von Gesichtsschmerzen gehören Krankheiten der oberen Atemwege, der Zähne und der Halsstrukturen sowie neurologische (➤ Kap. 73, ➤ Kap. 74) und rheumatische (➤ Kap. 67) Erkrankungen. Für viele Schmerzzustände, wie Migräne, Kopfschmerzen vom Spannungstyp und Schmerzen des Temporomandibulargelenks (TMG), ist eine zentrale Sensibilisierung entscheidend (Woolf 2011). Die Schmerzwahrnehmung spiegelt nicht nur den Ort und die Intensität des peripheren Schmerzreizes wider, sondern auch den funktionellen Status des zentralen Nervensystems (ZNS) (Woolf 2011). Außerdem können bei Patienten mit Gesichtsschmerz eine Fibromyalgie, ein Reizdarm und lumbale Rückenschmerzen sowie Angst und Depression vorhanden sein (Woolf 2011, Jacobson und Folstein 2003).

Bei einem ganzheitlichen Ansatz sind bei komplexeren Gesichtsschmerzen oft auch Ernährung, Schlafgewohnheiten, körperliche Betätigung, Stressreduktion und Nahrungsergänzungsmittel von Bedeutung (Bartley 2007). Bei der Behandlung von Patienten mit Gesichtsschmerz muss der Arzt offen sein und bei der Anamnese und körperlichen Untersuchung über die Grenzen seines Fachgebiets hinausgehen, damit er die erforderlichen Untersuchungen anordnen und die Behandlungsoptionen abwägen kann. Dieses Kapitel befasst sich mit Erkrankungen von Kopf und Hals, oberen Atemwegen sowie Nebenhöhlen, die zu Gesichtsschmerzen führen können. Daneben werden auch weitere differenzialdiagnostisch infrage kommende Krankheiten erwähnt.

38.1 Sinusitis

Die Patienten und auch viele Ärzte schreiben Schmerzen über den Nebenhöhlen schnell einer Sinusitis zu. Die Symptome einer Sinusitis sind komplex und müssen sorgfältig überprüft werden (➤ Tab. 38.1) (Headache Classification Committee 2013). Auch wenn viele Patienten mit Schmerzen im Bereich der Nebenhöhlen die Kriterien für einen Kopfschmerz vom Spannungstyp oder Migräne erfüllen (Cashman und Smyth 2012), schließt dies eine gleichzeitige Infektion oder Entzündung der Nebenhöhle mit zentraler Sensibilisierung durch eine Entzündung der Glia nicht aus (Scholz und Woolf 2007). **Zum Ausschluss einer begleitenden Infektion oder Entzündung der Nebenhöhlen** sind eine umfassende Anamnese und eine sorgfältige körperliche Untersuchung und Diagnostik erforderlich. Die folgenden Symptome müssen besonders beachtet werden:

- Verstopfte Nase
- Hyposmie

Tab. 38.1 Diagnostische Merkmale von Kopfschmerzen bei chronischer Rhinosinusitis[a]

A	jeder Kopfschmerz, der das Kriterium C erfüllt
B	klinische, endoskopische und/oder radiologische Hinweise auf eine laufende oder zurückliegende Infektion oder einen anderen entzündlichen Prozess in den Nasennebenhöhlen
C	Hinweise auf einen ursächlichen Zusammenhang durch einen der folgenden Punkte: 1. Der Kopfschmerz ist in zeitlichem Zusammenhang mit dem Beginn einer chronischen Rhinosinusitis aufgetreten. 2. Der Kopfschmerz nimmt parallel zum Ausmaß der Verlegung des Sinus, der Drainage und anderen Symptomen der chronischen Rhinosinusitis zu und ab. 3. Der Kopfschmerz wird durch externen Druck auf die Nasennebenhöhlen verstärkt. 4. Bei einer unilateralen Rhinosinusitis besteht ein ipsilateraler Kopfschmerz.
D	keine bessere Erklärung durch eine andere ICHD-3-Diagnose

[a] Nach Headache Classification Committee 2013.
ICHD = International Classification of Headache Disorders.

- Infektiöse Absonderungen aus der Nase
- Schleimbahnen an der Rachenrückwand

Zwischen dem Beginn der Kopfschmerzen und den assoziierten Symptomen im Bereich der Nebenhöhlen sollte ein zeitlicher Zusammenhang bestehen. Auch das Ansprechen der Kopfschmerzen auf Antibiotika liefert ebenfalls nützliche klinische Informationen (Headache Classification Committee 2013).

Der allgemein bekannte körperliche Befund von Schmerzen über dem betroffenen Sinus bei Palpation oder Perkussion entsteht durch eine übermäßige periphere oder zentrale Sensibilisierung. Bei Patienten mit **chronischer Rhinosinusitis** wurden die Druckschmerzschwellen über den Sinus mittels Algometrie im Vergleich zu normalen Kontrollen ermittelt (Naranch et al. 2002). Die bei einer chronischen Rhinosinusitis auftretenden Ohrenschmerzen werden meist einer Funktionsstörung der Tuba Eustachii zugeschrieben (Dietz de Loos et al. 2013); eine weitere Erklärungsmöglichkeit ist Übertragungsschmerz aufgrund einer zentralen Sensibilisierung.

> Eine Rhinosinusitis ist chronisch, wenn die Sinussymptome länger als 12 Wochen bestehen.

Viele Patienten mit endoskopisch sichtbaren Eiterabsonderungen aus den Nebenhöhlen haben jedoch weder Kopf- noch Gesichtsschmerzen (Jones 2004). Außerdem korrelieren Lokalisation und Schwere der Sinusschmerzen nicht unbedingt mit Ausmaß und Lokalisation der Schleimhauterkrankung (Levine et al. 2006). Allerdings scheint der **Gesichtsschmerz ein wichtiges Symptom der Sinusitis sphenoidalis** zu sein (Friedman et al. 2005). Da bei diesen Patienten die klassischen nasalen Symptome, wie die Nasensekretion, fehlen, wird initial oft ein Kopfschmerz vom Spannungstyp diagnostiziert (Friedman et al. 2005). Ein Teil der Patienten mit Gesichtsschmerzen und chronischer Rhinosinusitis profitiert von einer **endoskopischen Nebenhöhlenoperation** (Chester et al. 2009).

Die Infektion der Nebenhöhlen ist nur ein möglicher Beitragsfaktor zur zentralen Sensibilisierung; auch andere pathologische Veränderungen können zu genau denselben Symptomen führen. So können Patienten, bei denen eine Fibromyalgie und ein Kopfschmerz vom Spannungstyp diagnostiziert wurden und bei denen Veränderungen der sensiblen und nozizeptiven Steuerung im ZNS vorhanden sind, über ähnliche Symptome im Bereich der Nebenhöhlen klagen (Naranch et al. 2002). Die Schwierigkeiten bei der Zuordnung von Kopfschmerzen zu einer Sinuserkrankung (➤ Tab. 38.1) sollten vor einer etwaigen Operation ausführlich mit dem Patienten besprochen werden (Cashman und Smyth 2012, Headache Classification Committee 2013).

38.2 Kontaktpunkte der Nase

In der Nase sollen die Kontaktpunkte zwischen einem nach lateral verlagerten Nasenseptum und der unteren Nasenmuschel zum Gesichtsschmerz führen. Allerdings finden sich derartige Kontaktpunkte mit gleicher Häufigkeit in symptomatischen und asymptomatischen Populationen. Es gibt nur begrenzte Belege dafür, dass Patienten mit Gesichtsschmerz von einer Entfernung der intranasalen Kontaktpunkte profitieren (Harrison und Jones 2013).

38.3 Nasenobstruktion

Der Zusammenhang zwischen Nasenobstruktion und Gesichtsschmerz wird kontrovers beurteilt. Die Linderung des Gesichtsschmerzes (Schmerzen der Stirn, der Glabella oder supra- und periorbital) nach Nasenoperationen hängt stark mit der **Verbesserung der Nasenatmung** zusammen (Schonsted-Madsen et al. 1986). Die pathophysiologischen Erklärungen sind unklar. Der Atemzyklus ist in eine inspiratorische und eine exspiratorische Phase unterteilt. Durch die Verlängerung der exspiratorischen Phase wird die Entspannung des Körpers gefördert (Cappo und Holmes 1984). Eine mögliche Erklärung dafür ist, dass die Nasenatmung die exspiratorische Phase durch eine Reduktion der Atemzugfrequenz verlängert (Ayoub et al. 1997).

Entspannungsverfahren sind ein effektiver Behandlungsansatz bei Migräne (Campbell et al. 2009) und Kopfschmerz vom Spannungstyp (Carlson 2008).

Nasenobstruktion und Schlafqualität hängen ebenso eng miteinander zusammen (Li et al. 2008) wie Schmerzen und schlechte Schlafqualität (Finan et al. 2013). Eine weitere mögliche Erklärung ist eine Verbesserung der Schlafqualität durch eine Reduktion der Nasenobstruktion.

38.4 Ohrenschmerzen

Das Ohr wird von den Nn. glossopharyngeus (IX), trigeminus (V), facialis (VII) und vagus (X) sowie vom N. auricularis magnus und den Nn. occipitales minores innerviert. Diese Nerven versorgen noch zahlreiche andere Strukturen in Kopf und Hals. Akute Entzündungen des Ohrs, wie eine akute **Otitis media** oder eine **Otitis externa,** sind meist leicht bei der körperlichen Untersuchung zu erkennen.

Eine Otalgie, die beim Beißen und Kauen verstärkt wird, ist verdächtig auf eine Funktionsstörung des TMGs. Auch Malignome der Glandula parotidea, der Fossa infratemporalis und der Schädelbasis können mit Ohrenschmerzen einhergehen. Das **nasopharyngeale Karzinom,** das ebenfalls zu unerklärlichen Ohrenschmerzen führen kann, ist bei Patienten mit asiatischer oder polynesischer Abstammung (einschließlich Jugendlichen und Kindern) besonders häufig. Bei einem Patienten mit bekannten Risikofaktoren (Alter > 50 Jahre, Rauchen und exzessiver Alkoholkonsum) kann ein unilateraler, chronischer, bohrender Schmerz von Ohr/Rachen auf ein **Malignom von Pharynx** (Zungenbase, Tonsille und Sinus piriformis) oder **Larynx** hinweisen. Abhängig von weiteren Symptomen, körperlichen Untersuchungsbefunden und dem Ansprechen auf die Behandlung müssen auch diese Erkrankungen in Betracht gezogen und ausgeschlossen werden (Visanathan und Kelly 2010).

38.5 Erkrankungen des Temporomandibulargelenks (TMG)

Das TMG wird von der Synovia geschmiert, die auch den avaskulären Knorpel und den kartilaginösen Diskus in der Mitte des TMGs ernährt. Bei jeder Kompression des Gelenks wird die Blutversorgung des Gelenks und seines Knorpels reduziert, so z. B. bei der Hyperventilation (Bartley 2011) und dem Zähnepressen. Bei schlechter Durchblutung kann das TMG nicht mehr ausreichend Synovia produzieren und die Reibung im TMG nimmt zu (Nitzan 2001). Außerdem tritt eine beginnende Verklebung des kartilaginösen Diskus in der Mitte des TMGs auf. Ein **Frühsymptom der TMG-Dysfunktion** ist ein schmerzloses Klicken, das durch das Festkleben des Diskus und seine Bewegungen auf der Kondylenspitze entsteht. Bei zunehmender Reibung dehnen sich die Bänder, die den Diskus fixieren, sodass der Diskus von der Kondylenspitze hinabwandert. Nun klickt das TMG beim Öffnen und Schließen des Munds. Im Laufe der Zeit wird der Diskus chronisch nach ventral verlagert und der Unterkiefer blockiert immer wieder. Im **Endstadium** ist der Diskus permanent nach ventral verlagert und es entwickelt sich eine Arthrose.

Auch äußere Traumen, wie Schläge auf das TMG bei Unfällen mit Kraftfahrzeugen, Faustkämpfen oder beim Sport, können das TMG beschädigen. In diesen Fällen müssen die Patienten an einen Mund-, Kiefer- und Gesichtschirurgen überwiesen werden. Außerdem sind TMG-Schäden im Rahmen von Operationen möglich, z. B. bei einer Zahnextraktion, bei der der Mund sehr lange und weit geöffnet werden muss. Bei psychischer Belastung neigen viele Menschen dazu, flach zu atmen und sich dazu nach vorn zu neigen. Dadurch wird der Druck auf das TMG erhöht und es kommt zum Klicken und Festkleben des Diskus. Auch die Hyperventilation ist mit Erkrankungen des TMG assoziiert (Bartley 2011).

> Bevor strukturelle Veränderungen des TMGs behandelt werden, müssen die zugrunde liegenden psychosozialen Belastungen sowie muskuloskeletale Aspekte behoben werden (Suvinen et al. 2005, Bartley 2011).

38.6 Zahnschmerzen

Der Zahn sollte am besten als ein kleines Organ des Körpers betrachtet werden – Schmerzen vom Zahn selbst lassen sich nur schwer lokalisieren (➤ Kap. 37). Die **Nerven der Pulpa in der Zahnmitte** nehmen nur Wärme und Kälte wahr, allerdings nicht als Temperaturveränderungen, sondern als Schmerzen. Die harte, sie umgebende Zahnstruktur schützt die Nervenendigungen in der Pulpa normalerweise vor geringen Reizen, sodass nur extreme Reizungen der Oberfläche, wie eine elektrische Reizung sowie extreme Wärme oder Kälte, als Schmerzen wahrgenommen werden.

Wenn ein Zahn eingerissen ist, wird die normale Pulpa in seinem Inneren durch den Kontakt mit Speichel oder Luft sofort schmerzhaft. Die Belastung durch Kauen oder Beißen öffnet den Riss weiter, sodass die Schmerzen beim Kauen und Beißen immer mehr zunehmen. Die Schmerzen sind oft nur intermittierend vorhanden, bis sich die **Pulpa entzündet.** Sobald dies geschehen ist, wird sie überempfindlich gegenüber Wärme, Kälte, Sondieren und Druck. Diese Überempfindlichkeit reicht von gelegentlichen Schmerzen bei Kontakt mit Süßem oder anderen niedrigschwelligen Reizen bis zu einem unerträglichen, pulsierenden Zahnschmerz, der sich nur schwer analgetisch behandeln lässt. Durch den Nachweis von Karies, einer Wurzelerosion, einer Fraktur oder einem Riss ist der Zahn oft leicht zu erkennen. Wenn diese Veränderungen fehlen, ist die klinische Identifikation des auslösenden Zahns oft schwierig oder unmöglich (Okeson 1995).

Patienten mit Erkrankungen der **Sinus maxillares und myofaszialen Schmerzen** (insbesondere seitens des M. masseter) (Simons et al. 1999) können ebenfalls über Zahnschmerzen klagen; daher müssen diese Veränderungen in die Differenzialdiagnose einbezogen werden.

Schmerzen der Zahnpulpa sind nicht unveränderlich, sondern können geheilt werden. Wenn die Pulpa abstirbt, breitet sich die Entzündung jedoch von der Pulpahöhle bis zum Parodontalligament aus. Sobald die Entzündung die ligamentäre Zahnwurzel und das Zahnfleisch erreicht hat, ist der Schmerz gut umschrieben und es kann sich ein **akuter Abszess** entwickeln. Schmerzen des ligamentären Zahnhalteapparats lassen sich vom Patienten gut lokalisieren, insbesondere wenn der betroffene Zahn berührt oder Druck auf in ausgeübt wird (Okeson 1995). Sobald die Zahnwurzel abstirbt, lassen die Schmerzen nach, was oft als Besserung empfunden wird. Allerdings kann sich anschließend ein akuter Abszess entwickeln.

38.7 Anamnese und Diagnostik

38.7.1 Medikamentenanamnese

Wenn ein Patient über täglich auftretende Kopfschmerzen klagt, gegen die er regelmäßig Schmerzmedikamente einnehmen muss (mehr als zweimal wöchentlich), kann dieser Kopfschmerz von den Medikamenten verursacht werden und bessert sich oder verschwindet erst, wenn die Medikamente abgesetzt werden (Cupini et al. 2010). Der Kopfschmerz bei **Medikamentenübergebrauch** kann klinisch schwer zu behandeln sein. Bei manchen Patienten lösen Statine einen Kopfschmerz ähnlich dem Kopfschmerz vom Spannungstyp aus (Jang et al. 2010). In diesem Fall muss Rücksprache mit dem Hausarzt oder Kardiologen des Patienten erfolgen und das Medikament gegebenenfalls für 4 Wochen abgesetzt werden.

38.7.2 Körperliche Untersuchung

Sobald sich der Patient vorstellt, erhält man Informationen, die zur Diagnose und Behandlung beitragen. Gangbild, Koordination, der Übergang zum Sitzen und die Haltung beim Sitzen liefern jeweils wichtige Hinweise. Oft liefert die Untersuchung von Bereichen, die weit von Kopf und Hals entfernt sind, wie Abdomen und lumbaler Rücken, nützliche Zusatzinformationen (Woolf 2011).

38

- Die Untersuchung des **Ohrs** ist wichtig, um Ohrerkrankungen auszuschließen.
- Die Untersuchung der **Nase** und insbesondere die Endoskopie liefern Hinweise auf eine chronische Rhinosinusitis.
- Bei der Untersuchung der **Zähne** und der **Mundhöhle** werden Karies, eine Gingivitis und orale Ulzera ausgeschlossen (Okeson 1995).
- Bei den **Zähnen** wird auf übermäßige Abnutzung (Bruxismus) und Klopfschmerzhaftigkeit geachtet.
- Bei der Kieferöffnung können eine Seitenabweichung und ein Klicken im betroffenen **TMG** auffallen.
- Durch die Inspektion des **Oropharynx** werden eine Tonsillitis und ein peritonsillärer Abszess ausgeschlossen.
- Die äußere Untersuchung von **Hals und Nacken** kann Hinweise auf Infektionen und Neoplasien der Glandula parotidea, der Halslymphknoten und der Schilddrüse (Thyreoiditis und Karzinom) liefern.

Abhängig vom klinischen Verdacht werden Nasopharynx, Hypopharynx, Oropharynx und Larynx transnasal endoskopiert.

Gelegentlich unterscheiden sich die Schwellung und Rötung auf beiden Seiten des Gesichts geringfügig. Eine ähnliche übermäßige Hautrötung nach einfacher Muskelpalpation weist auf ein sensibilisiertes Nervensystem hin. Die Palpation auf Muskelschmerzen (Simons et al. 1999) liefert wichtige Informationen über den Status des ZNS.

RED FLAG

Patienten mit Gesichtsschmerz, bei denen die Sensibilität des Gesichts stark gestört ist und bei denen eine Fazialisparese, ein Hörverlust und Gleichgewichtsstörungen, eine Dysphagie, Dysphonie (Heiserkeit) oder Dysarthrie vorliegen, müssen dringend weiterführend diagnostiziert und sollten an einen Facharzt überwiesen werden.

RED FLAG

Situationen, in denen Gesichtsschmerz weiter abgeklärt werden muss

- Neuer oder deutlich veränderter Schmerz
- Signifikante Assoziation mit Übelkeit und Erbrechen
- Ungewöhnlich starker oder persistierender Schmerz
- Begleitendes Fieber
- Schmerzzunahme bei Husten, Niesen oder Lagewechsel
- Veränderung von Kraft, Koordination oder Sinneswahrnehmung
- Benommenheit mit Denk- und Konzentrationsstörungen
- Immer stärker werdender Kopfschmerz
- Nächtliches Erwachen durch den Kopfschmerz
- Kopfschmerz nach einem Schlag auf den Kopf
- Neuer Kopfschmerz bei Kindern oder bei über 50-Jährigen

38.7.3 Weiterführende Diagnostik

Die Schmerzursache lässt sich durch zahlreiche bildgebende diagnostische Verfahren wie konventionelle Röntgenaufnahmen, Magnetresonanztomografie (MRT) und Computertomografie (CT) nachweisen oder ausschließen. Auswahl und Zeitpunkt der Untersuchung hängen vom klinischen Verdacht und den körperlichen Untersuchungsbefunden ab.

Bei der diagnostischen Abklärung von Patienten mit **Kopfschmerz vom Spannungstyp und/oder Sinusitis** sind mehrere Blutuntersuchungen nützlich (Gerwin 2005). Bei manchen dieser Patienten, insbesondere Frauen, findet sich oft ein Eisenmangel. Die Bestimmung des Serumferritins erlaubt eine Beurteilung der Eisenspeicher. Geringe Eisenspeicher können ein früher Hinweis auf eine **Glutensensitivität** sein, für die ein Zusammenhang mit dem Gesichtsschmerz bekannt ist (Hadjivassiliou et al. 2001).

Bei Vegetariern und älteren Patienten finden sich oft niedrige Vitamin-B_{12}-Spiegel. Patienten afrikanischer Abstammung und Inderinnen weisen oft einen starken Vitamin-D-Mangel auf, für den ein Zusammenhang mit dem Kopfschmerz vom Spannungstyp (Knutsen et al. 2010) und Infektionen der oberen Atemwege (Bergman et al. 2013) bekannt ist. Bei Patienten > 50 Jahre mit rasch zunehmendem Kopfschmerz sind eine BSG- (Blutsenkungsgeschwindigkeit) und eine CRP-Bestimmung (C-reaktives Protein) wichtig. Bei Patienten mit Reizdarmsymptomen sollten serologische Untersuchungen auf eine Zöliakie durchgeführt werden (Hadjivassiliou et al. 2001).

Zusammenfassung

Die Diagnose von Patienten mit Gesichtsschmerz ist oft schwierig. Auslöser können verschiedene Krankheiten sein, die bei der Anamnese, der körperlichen Untersuchung und der Differenzialdiagnostik berücksichtigt werden müssen. Der erste Schritt ist der Ausschluss und/oder die Behandlung offensichtlicher und wichtiger Erkrankungen, wie Infektionen der Nebenhöhlen und Zähne, sowie bei den älteren Patienten eine Arteriitis temporalis. Malignome sind bei fehlenden anderen klinischen Befunden seltene Auslöser eines Schmerzsyndroms, sollten aber abhängig von der Anamnese, der körperlichen Untersuchung und dem Ansprechen auf die Therapie berücksichtigt werden.

Da die Pathophysiologie von Migräne, Kopfschmerz vom Spannungstyp, TMG- und Nebenhöhlenschmerzen oft ähnlich sind ist, gibt es gewisse diagnostische Überschneidungen sowie eine dadurch bestehende diagnostische Unsicherheit. Abhängig von der klinischen Diagnose gibt es meist ein breites Angebot an Behandlungsoptionen.

LITERATUR

Ayoub J et al. Non-invasive quantification of diaphragm kinetics using M-mode sonography. Can J Anaesth. 1997; 44: 739–744.

Bartley J. Healing Headaches. Auckland: Random House, 2007.

Bartley J. Breathing and temporomandibular joint disease. J Bodyw Mov Ther. 2011; 15: 291–297.

Bergman P et al. Vitamin D and respiratory tract infections: a systematic review and meta-analysis of randomized controlled trials. PLoS ONE. 2013; 8: e65835.

Campbell J, Penzien D, Wall E. Evidence-based guidelines for migraine headache: behavioural and physical treatments. 2009. tools.aan.com/professionals/practice/pdfs/gl0089.pdf (letzter Zugriff: 11.3.2016).

Cappo B, Holmes D. The utility of prolonged respiratory exhalation for reducing physiological and psychological arousal in non-threatening and threatening situations. J Psychosom Res. 1984; 28: 265–273.

Carlson C. Psychological considerations for chronic orofacial pain. Oral Maxillofac Surg Clin North Am. 2008; 20: 185–195.

Cashman EC, Smyth D. Primary headache syndromes and sinus headache: An approach to diagnosis and management. Auris Nasus Larynx. 2012; 39: 257–260.
Chester A, Antisdel J, Sindwani R. Symptom-specific outcomes of endoscopic sinus surgery: a systematic review. Otolaryngol Head Neck Surg. 2009; 140: 633–963.
Cupini LM, Sarchielli P, Calabresi P. Medication overuse headache: Neurobiological, behavioural and therapeutic aspects. Pain. 2010; 150: 222–224.
Dietz de Loos DA, Hopkins C, Fokkens WJ. Symptoms in chronic rhinosinusitis with and without nasal polyps. Laryngoscope. 2013; 123: 57–63.
Finan PH, Good BR, Smith MT. The association of sleep and pain: an update and a path forward. J Pain. 2013; 14: 1539–1552.
Friedman A et al. Isolated sphenoid sinus disease: etiology and management. Otolaryngol Head Neck Surg. 2005; 133: 544–550.
Gerwin R. A review of myofascial pain and fibromyalgia – factors that promote their persistence. Acupunct Med. 2005; 23: 121–134.
Hadjivassiliou M et al. Headache and CNS white matter abnormalities associated with gluten sensitivity. Neurology. 2001; 56: 385–388.
Harrison L, Jones N. Intranasal contact points as a cause of facial pain or headache: a systematic review. Clin Otolaryngol. 2013; 38: 8–22.
Headache Classification Committee of the International Headache Society (IHS). The International Classification of Headache Disorders. 3rd ed. (beta version). Cephalalgia. 2013; 33: 629–808.
Jacobson S, Folstein M. Psychiatric perspectives on headache and facial pain. Otolaryngol Clin North Am. 2003; 36: 1187–1200.
Jang S et al. Pharmacokinetic comparison of controlled-release and immediate-release oral formulations of simvastatin in healthy Korean subjects: a randomized, open-label, parallel-group, single- and multiple-dose study. Clin Ther. 2010; 32: 206–216.
Jones N. Midfacial pain segment pain: implications for rhinitis and sinusitis. Curr Allergy Asthma Rep. 2004; 4: 187–192.
Knutsen KV et al. Vitamin D status in patients with musculoskeletal pain, fatigue and headache: a cross-sectional descriptive study in a multi-ethnic general practice in Norway. Scand J Prim Health Care. 2010; 28: 166–171.
Levine H et al. An otolaryngology, neurology, allergy and primary care consensus on diagnosis and treatment of sinus headache. Otolaryngol Head Neck Surg. 2006; 134: 516–523.
Li HY et al. Improvement in quality of life after nasal surgery alone for patients with obstructive sleep apnea and nasal obstruction. Arch Otolaryngol Head Neck Surg. 2008; 134: 429–433.
Naranch K et al. A tender sinus does not always mean rhinosinusitis. Otolaryngol Head Neck Surg. 2002; 127: 387–397.
Nitzan D. The process of lubrication impairment and its involvement in temporomandibular joint disc displacement: a theoretical concept. J Oral Maxillofac Surg. 2001; 59: 36–45.
Okeson J. Bell's orofacial pains. 5th ed. Chicago: Quintessence Books, 1995.
Scholz J, Woolf CJ. The neuropathic pain triad: neurons, immune cells and glia. Nat Neurosc. 2007; 10: 1361–1368.
Schonsted-Madsen U et al. Chronic headache related to nasal obstruction. J Laryngol Otol. 1986; 100: 165–170.
Simons D et al. Myofascial pain and dysfunction: the trigger point manual. 2nd ed. Philadelphia: Williams & Wilkins, 1999.
Suvinen T et al. Review of aetiological concepts of temporomandibular pain disorders: towards a biosocial model for integration of physical disorder factors with psychological and psychosocial illness factors. Eur J Pain. 2005; 9: 613–633.
Visanathan V, Kelly G. 12 minute consultation: an evidence-based management of referred otalgia. Clin Otolaryngol 2010; 35: 409–414.
Woolf CJ. Central sensitization: implications for the diagnosis and treatment of pain. Pain. 2011; 152: S2–S15.

KAPITEL

39 Kiefergelenk- und Gesichtsschmerz aus osteopathischer Sicht

Rainer Heller

Das Gesicht setzt den Menschen in einzigartiger Weise zu seiner physischen und sozialen Umgebung in Beziehung. Es beherbergt seine höheren Sinne und spiegelt seine Individualität, Psyche und Seele. Die Innervation der orofazialen und zervikalen Gewebe unterscheidet sich von derjenigen der Peripherie. Über die Hirnnerven besteht eine intime Beziehung zur Schädelbasis und zum Gehirn mit seinen Häuten. Alle Faszien der Körperperipherie inserieren in ihrer kranialen Kontinuität am Gesichtsschädel oder an der Schädelbasis.

Der **Gesichtsschädel** zählt 18 Knochen (Schünke et al. 2006) und 45 größtenteils unzugängliche Suturen (Pick 1999). Kontinuität mit der intrakraniellen Dura wird nur über die Hirnnerven gewährleistet. Einen direkten Durakontakt hat das Os ethmoideum. Os frontale, Os sphenoidale und die Ossa temporalia werden dem Neurokranium zugerechnet. Die Nasennebenhöhlen oder Sinus bilden sich während der postnatalen Gesichtsschädelentwicklung als Pneumatisierungen aus. Die Siebbeinzellen im Os ethmoidale, die Stirnhöhlen im Os frontale, die Kieferhöhlen in den Ossa maxillaria und die Keilbeinhöhle im Os sphenoidale öffnen sich in den Nasopharynx.

- Sie prägen die adulte Gesichtsform,
- bieten der Sprachbildung Resonanzraum und
- der Respiration Feuchtigkeit und Wärme,
- sie verfeinern Geruch und Geschmack und
- halten der Immunabwehr Reaktionsfläche für luftgebundene Erreger vor.

Eine weitere Besonderheit des Viszerokraniums stellen die **Temporomandibulargelenke** (TMG), zwei gelenkige Verbindungen an der Schädelbasis lateral der Kopfgelenke, dar. Die Endstellung dieser beiden Gelenke wird vom Zahnstatus und der Okklusion bestimmt, was eine einzigartige Situation im menschlichen Bewegungsapparat darstellt. Bei Kieferschluss wird kein Joint Play zugelassen. Die beiden Gelenke sind niemals unabhängig in den Freiheitsgraden ihrer Bewegungsmöglichkeiten. Das TMG ist anatomisch eingebunden in ein komplexes neuro-myofasziales System, das **kraniomandibuläre System** (CMS), in dem der N. trigeminus pathophysiologisch wie auch im Restgesicht die entscheidende Rolle spielt. Möglicherweise erklärt die Sonderstellung der Gesichts- und Kiefergelenkregion die **Anfälligkeit für akute und chronische Schmerz- oder Missempfindungssyndrome.** Kürzlich erfolgte von manualtherapeutischer Seite der akribische Versuch einer phänomenologisch orientierten, syndromalen Beschreibung von Kopf- und Gesichtsschmerzen. Es wurden die Diagnosen orofaziales, orbitotemporales, nasopharyngeales und laryngomediastinales Syndrom gemünzt (Buchmann et al. 2008). Gemäß der International Headache Society (IHS) wird der chronische Gesichtsschmerz lediglich als „chronischer idiopathischer Gesichtsschmerz" klassifiziert (ICHD II – Code 13.18.4, ICD G50.1; Olesen und Steiner 2004). Es bestehen Überschneidungen mit von verschiedenen Fachgebieten deklamierten Syndromen.

Zahnheilkunde und Kieferorthopädie haben sich auf den Begriff „kraniomandibuläres Syndrom" (craniomandibular disease, CMD) geeinigt, wobei der Fokus auf Okklusion und Kiefergelenke gelegt wird (➤ Kap. 37.4). Sind zervikale Symptome mit einer CMD assoziiert und findet man Funktionsstörungen der Hals-/Nackenregion, wird auch von einem „kraniozervikalen Syndrom" (craniocervical disease, CCD) gesprochen (Stiesch-Scholz et al. 2003). Dieses wird nach Akzelerations-/Dezelerationstraumen („whiplash injuries") der Wirbelsäule häufig vergesellschaftet mit einer CMD gefunden (Friedman und Weisberg 2000).

Die **HNO-Heilkunde** kennt das „Syndrom der leeren Nase" („empty nose syndrome"). Es ist mit chronischem Gesichtsschmerz, Dyskrinie des oberen Respirationstrakts, nasopharyngealen Missempfindungen und laryngo-bronchialen Reizzuständen verbunden und kann nach ausgedehnten Operationen an Nase oder Nasennebenhöhlen auftreten (Michel 2013).

Die bestehende semantische Unschärfe der Terminologie ist verwirrend, die symptomatischen Überschneidungen der Syndrome vielfältig und somit möglicherweise Ausdruck einer ähnlichen Neurophysiologie von Konvergenz und Divergenz. Diesem Umstand versucht eine weitere Begrifflichkeit Rechnung zu tragen. Den Bogen über sämtliche möglichen Symptome von Schmerz an Kopf und Nacken über Tinnitus, Gleichgewichtsstörung, Otalgie, Hör- und Sehstörung bis zum Vegetativum und zur Psyche spannend wurde der Begriff des **„Hirnstamm-Irritations-Syndroms"** geprägt (von Heymann und Köneke 2009).

39.1 Orofaziale Ontogenese

Embryologisch betrachtet entsteht das **vertikale Wachstum des Gesichtsschädels** durch eine zunehmend abknickende Ausformung der Schädelbasis. Diese folgt der explosiven Wachstumsbewegung des menschlichen Neokortex. Das in der frühen Embryonalphase horizontal arrangierte Gesicht liegt der Herzanlage noch auf, bewegt sich aber im Rahmen der immensen Wachstumsvektoren einerseits des Gehirns nach kranial und andererseits der Viszeralorgane nach kaudal von diesem weg. Herz und Gehirn separieren sich, das Gesicht erfährt in diesem biomorphen Feld ein Längenwachstum und formt seine definitive Gestalt bis zum Ende des 2. Embryonalmonats (Blechschmidt 1970).

Das CMS ist keine spezifische Errungenschaft der Wirbeltiere. In der Evolution konnten sich kieferlose Vertebraten, als deren alleinige Vertreter die Neunaugen und die Schleimaale übrig geblieben sind, aber nicht durchsetzen. Mit dem **Auftreten des Kiefergelenks** und seiner komplexen neuronalen Verschaltungen im Hirnstamm geht scheinbar erst die Entwicklung höherer Lebensformen einher. Die **Entstehung des CMS** scheint in der Evolution einen wesentlichen Entwicklungsschritt darzustellen, der den Milieuwechsel vom Wasser zum Land durch die Entwicklung eines leistungsfähigen Gleichgewichtssinns ermöglicht.

Bei primitiven Wirbeltieren bildet sich das Kiefergelenk aus dem Mandibularbogen, also dem ersten Pharyngealbogen (synonym: Schlundbogen). Leitnerv ist hier der N. mandibularis (3. Ast des N. trigeminus). Auf der Entwicklungsstufe der Amphibien bildet sich ein Mittelohr. Eines der Schlüsselmerkmale aller Säugetiere besteht im **dreigliedrigen Aufbau der Hörossikel.** Dabei sollen sich Hammer und Amboss aus dem primitiven Kiefergelenk ableiten, was aber nicht unwidersprochen blieb (Martin und Luo 2005, Rich et al. 2005). Stapes, M. stapedius und Os hyoideum leiten sich aus dem zweiten Pharyngealbogen her, dessen Leitnerv der N. facialis (VII) ist. Der N. glossopharyngeus (IX) begleitet den dritten Schlundbogen. Der N. abducens (VI) und der N. vestibulocochlearis (VIII) verschalten sich räumlich zwischen diesen Schlundbögen und gehen besondere neuronale Vernetzungen mit den Leitnerven der Pharyngealbögen ein.

Irritation eines Labyrinths oder des N. vestibularis ruft bekanntlich das Phänomen des horizontalen Nystagmus, der unilateral efferent über den N. abducens geleitet wird, hervor. Als embryologisches Korrelat der neuronalen Vernetzung zwischen Kortex und Thalamus wurden sog. „subplate neurons" lokalisiert (Kanold 2009, Kanold und Luhmann 2010). Ähnliche zelluläre Mechanismen könnten zwischen Neuralrohr und Schlundanlagen (Hirnnervenplakoden) aktiv sein und die Vernetzung der Hirnstammzentren bewirken.

So führt die Ausbildung des **sekundären Kiefergelenks** durch Anlagerung der Mandibula an die Squama temporalis (Squamosum-Dental-Gelenk der Evolutionsbiologen) zu einer neurologischen Integration des trigeminalen Systems in den Hirnstamm. Die afferenten und efferenten neuronalen Verflechtungen des N. trigeminus haben bei der Einbindung der Kiefergelenke und des CMS in den Gesamtorganismus herausragende Bedeutung. Sie erklären die Beziehung der Okklusion zu Gesichts- und Kopfschmerzsyndromen, HNO-Symptomen, Anbindung an Kopfgelenke und Halsmuskulatur, zu absteigender Schmerzmodulation und zu psychopathologischen Entwicklungen.

39.1.1 Anatomie und Funktion

Als **Schnittstellen des Neurokraniums zum Viszerokranium** fungieren das Ethmoid, die Ossa temporalia via TMG und Ossa zygomatica sowie die Ossa palatina via Procc. pterygoidei. Im Bereich der Orbitae besteht eine breite Weichteilverbindung nach intrakraniell über die Nn. optici und die Fissurae orbitales superiores. Bis auf diese und die Schnittstellen am Ethmoid zu den frontobasalen Duraanteilen und der Ossa temporalia zum Tentorium cerebelli sind alle anderen Verbindungen sutural oder neural.

Der **kraniosakrale Mechanismus** kann seine membranös-hydraulische Energie, die er intrakraniell direkt an die Kalottenknochen übertragen kann, nur über sutural-ossäre Vektoren an den Gesichtsschädel weiterleiten. Dies erfordert einerseits, dass alle Gesichtsknochen frei von intraossären Spannungen sind und andererseits, dass deren Suturen frei von Kompression bleiben. **Störungen** haben entweder eine traumatische, okklusale oder iatrogene Genese. Bei letzterer kommen sowohl konservative als auch – insbesondere – prothetische Maßnahmen der Zahnheilkunde in Betracht. **Okklusale Veränderungen** werden über die Zähne in die Maxillae und die Mandibula weitergeleitet. Lang andauernde Interventionen mit maximaler Mundöffnung und insbesondere komplizierte Exodontien der hinteren Molaren oder Weisheitszahnoperationen können Irritationen der TMG auslösen oder zu einer Distorsion der akzessorischen TMG-Ligamente und zur Dysfunktion eines Os palatinum zwischen der Maxilla und dem Pterygoidfortsatz des Keilbeins führen.

Die **Kiefergelenke** verursachen abgesehen von Zähnen am häufigsten Gesichtsschmerz. Das TMG gilt als das anatomisch komplizierteste Gelenk (➤ Abb. 39.1) des menschlichen Körpers, da es nicht nur eine Rotations-, sondern auch Gleitbewegungen nach anterior und als Joint Play auch nach lateral und medial zulässt. Die Gelenkpfanne wird durch die Pars squamosa und die Pars petrosa des Os temporale gebildet. Dazwischen behält die Fissura petrosquamosa zeitlebens als Durchtrittspforte der Chorda tympani eine erhebliche Bedeutung bei der Pathologie dezentrierender oder de-

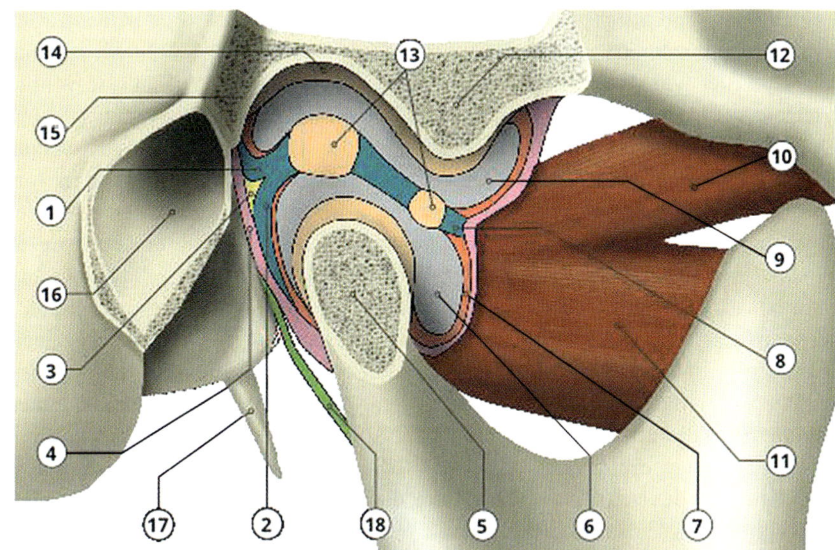

Abb. 39.1 Anatomie des Kiefergelenks im Sagittalschnitt. **1** Lig. discotemporale, **2** Lig. discocondylare, **3** bilaminäre Zone, **4** hintere Gelenkkapsel, **5** Kondylus, **6** discocondyläres Gelenkkompartiment, **7** Synovia, **8** vordere Gelenkkapsel mit Lig. discocapsulare, **9** temporodiscales Gelenkkompartiment, **10** M. pterygoideus lateralis (Caput superius), **11** M. pterygoideus (Caput inferius), **12** Tuberculum articulare, **13** Diskus mit Knorpel anterior und posterior, **14** Fossa glenoidalis mit Gelenkknorpel, **15** Tuberculum zygomaticum, **16** Meatus acusticus externus, **17** Proc. styloideus, **18** Chorda tympani. [L291]

generativer Veränderungen des Kiefergelenks. Das transversale Gleiten bei der Mundöffnung erfolgt entlang einer präaurikulären, nach anterior deszendierend geschwungenen Gelenkpfanne und im oberen temporodiscalen Gelenkkompartiment. Es wird durch die besondere Anatomie der Tubercula articularia gebremst. Die Rotations- oder Öffnungsbewegung hingegen läuft im unteren discocondylären Kompartiment ab. Das TMG besteht also aus zwei Gelenkabschnitten mit unterschiedlichen Freiheitsgraden der Bewegung, die durch einen bikonkaven Meniskus, dessen individuelle Form aber insbesondere mit zunehmender Gelenkalterung einer hohen Variabilität unterliegt (Grunert 2012), getrennt werden.

Die **hintere Gelenkkapsel** enthält die bilaminäre Zone, ein filigranes, gut perfundiertes und nozizeptiv stark innerviertes Weichteilgewebe, das als Verschiebeschicht dient und eine enge Lagebeziehung zum Vorderrand des äußeren Gehörgangs aufweist. Der Diskus wird bei der Translationsbewegung vom dorsal ansetzenden Lig. meniscotemporale und vom oberen Anteil des **M. pterygoideus lateralis** (PTL) geführt, was diesem Muskel eine Schlüsselstellung für den Bewegungsablauf zuteilt. Er arbeitet zeitverzögert konzentrisch bei der Mundöffnung und muss beim Mundschluss exzentrisch den Diskus zurückführen, während der untere Muskelabschnitt gleichzeitig ein anderes Erregungsprofil aufweist und die Transversalbewegung des Unterkiefers während der Mundöffnung bewirkt. Die rotatorische **initiale Mundöffnung** wird über die Mundbodenmuskulatur und über die Mm. digastrici vermittelt. Den **Mundschluss** bewirkt eine konzertierte Erregung der Muskelkette aus Mm. masseteres und Mm. pterygoidei mediales (PTM) im Verein mit den Mm. temporales. Die Laterotrusion, also die für die Mastikation („dynamische Interkuspidation") erforderliche Seitbewegung des Unterkiefers wird durch den gegenseitigen PTL und den gleichseitigen M. temporalis bewirkt. Die Hauptakteure der Protrusionsbewegung wiederum sind beide PTL und die suprahyoideale Muskulatur. Der PTM zeigt bei allen Bewegungen bis auf die Mundöffnung eine gewisse Aktivität.

Anmerkung zur Therapie

Mit dem Wissen um die Funktion erschließt sich der therapeutische Zugang zu diesen Muskeln, wenn man erinnert, dass die Mundschließer bei Inspiration relaxieren. Das ist für die respiratorische Bahnung bei der Muskel-Energie-Technik (MET) oder der postisometrischen Relaxationsbehandlung (PIR) von erheblicher Bedeutung, weil es umgekehrt zum Verhalten der Restmuskulatur des Körpers ist. Diese Besonderheit trägt dem Umstand Rechnung, dass die Mundschließer bei Inspiration die oberen Atemwege freizugeben haben.

Das TMG wird durch mehrere Bänder gezügelt, von denen die starken lateralen Kapselanteile Luxation nach lateral verhindern. Drei **akzessorische Bänder** zügeln die Bewegungen des Unterkiefers wie das Joch eines Zugtiers. Es sind dies das stylomandibuläre, das sphenomandibuäre und das pterygomandibuläre Ligament.

Anmerkung zur Therapie

Diese Bänder sind einer spezifischen osteopathischen Therapie zugänglich, wenn sie eine somatische Dysfunktion aufweisen. Die Techniken sind ausführlich beschrieben und kostenlos im Internet zugänglich (Cuccia et al. 2011).

Eine minutiöse Darstellung der komplexen neuroanatomischen Beziehungen des Gesichtsschädels würde den Rahmen dieses Kapitels sprengen (anschauliche Bearbeitung des Themas: Annunciato und Lovric 2012).

39.1.2 Neurophysiologie des Gesichtsschmerzes

Die trigeminalen Entsprechungen der Spinalganglien sind die Ncl. mesencephalici n. trigemini und die Ncl. principales (nur für Propriozeption und epikritische Sensibilität, z. B. 2-Punkt-Differenzierung). Ihre „pseudounipolaren" Neurone geben das afferente Signal lediglich weiter und verteilen es. Die Besonderheit besteht in der Divergenz der **exterozeptiven Afferenzen des Ncl. mesencephalicus.** Synaptische Umschaltungen in diesem Kern finden nicht statt. Die Axone werden erst in den Zielkerngebieten weitergeschaltet.

Sie divergieren einerseits zum Ncl. motoricus n. trigemini und haben damit eine direkte Wirkung an der trigeminal innervierten Mandibulamuskulatur. Andererseits divergieren sie über die Formatio reticularis zum limbischen System, zum aufsteigenden retikulären Wecksystem (ARAS) und zu den in das Rückenmark absteigenden nozifensiven Bahnen mit inhibierenden Synapsen an den Wide-Dynamic-Range-Neuronen (WDR-Neuronen) der Hinterhörner (von Piekartz et al. 2014). Ein großer Anteil ihrer Information läuft zu spezifischen nozizeptiven (NS-Neuronen) und WDR-Neuronen des Ncl. spinalis n. trigemini, die für die Schmerzverarbeitung und Schmerzmodulation das 2. Neuron bereitstellen. Das Pendant des Hinterhorns stellt der Ncl. spinalis der Trigeminuskerne dar. Hierhin projizieren auch Informationen aus den unteren Hirnnerven (VII, XI–XI) und aus den oberen Zervikalwurzeln, was als **zervikotrigeminale Konvergenz** bezeichnet wird.

Ein weiterer Adressat der Axone aus dem Ncl. mesencephalicus ist das **Vestibulozerebellum,** in dem Informationen zur Koordination und Steuerung von Körperbewegungen verarbeitet werden. Es bestehen sogar – vorwiegend über den R. mandibularis des N. trigeminus – histochemisch bewiesene Verbindungen zu kochleären Gefäßstrukturen (Vass et al. 1998), zu den kochleären Kerngebieten (Kaltenbach 2006, Zhou und Shore 2004) und zum vertebrobasilären Gefäßsystem (Vass et al. 2001).

Die **Nozizeption** erfolgt **im Gesichtsbereich** über die histologisch uncharakteristischen Rezeptoren freier Nervenendigungen, weshalb man zu deren Spezifität auf die Beschreibung der afferenten Fasertypen angewiesen ist. Man unterscheidet **vier Fasertypen** anhand ihrer Myelinisierung.

- **Aβ-Fasern** sind gut myelinisiert, haben eine hohe Leitgeschwindigkeit und reagieren auf Berührung. Sie leiten Schmerz nur, wenn sie verletzt werden.
- **Aδ-Fasern** sind gering myelinisiert, ihre Aktivierung wird als stechender und schneidender Schmerz wahrgenommen. Ihre Aktivierung erlaubt eine gute Schmerzlokalisation.
- **C-Fasern** sind unmyelinisiert und leiten Aktionspotenziale langsam fort. Sie sind polymodal aktivierbar (C-polymodale Nozizeptoren) und vermitteln dumpfen Schmerz.
- Einen weiteren Pool unmyelinisierter Nozizeptorfasern stellen die **„schlafenden" Nozizeptoren** dar.

Der Ncl. spinalis n. trigemini weist einen ähnlichen histologischen Aufbau wie das Hinterhorn des Rückenmarks auf und imponiert mit einer vergleichbaren Schichtung in Lamina I bis V. C-Fasern bilden sich in der Substantia gelatinosa auf Lamina I/II, Aβ-Fasern auf der Lamina IV/V synaptisch ab (Merrill 2007).

Melzack und Wall beobachteten Schmerzmodulation durch Interneurone in der Substantia gelatinosa und entwickelten die **„gate control theory"** (Melzack und Wall 1965). Diese Theorie hat weitgehend den aktuellen neuroanatomischen und neurobiologischen Erkenntnissen standgehalten. Die Aβ-Fasern sind über Interneurone in der Lage, WDR-Neurone zu inhibieren und die Schmerzschwelle zu steigern. Absteigende exzitatorische und inhibitorische Einflüsse von zentral auf die Schmerzmodulation sind bestätigt (Annunciato und Lovric 2012). Absteigende schmerzinhibitorische Bahnen verlaufen serotoninerg vom periaquäduktalen Grau und noradrenerg von kortikalen Zentren über das zentrale Höhlengrau zu den WDR-Neuronen des Ncl. spinalis trigemini und zu den Hinterhörnern des Rückenmarks (Merrill 2007).

Das **Phänomen der peripheren Sensibilisierung** erklärt lokale Schmerzausbreitung und primäre Hyperalgesie nach einer Akutphase. Sie ist auf biochemischer Ebene abgebildet durch axonal antidrom von nozizeptiven Neuronen ins irritierte Gewebe ausgeschiedene Entzündungsmediatoren. Bei ausreichender Intensität der Sensibilisierung entfällt die übliche hemmende Wirkung aktivierter Aβ-Fasern. Es überwiegen dann exzitatorische zentrale Antworten, die durch eine zerebrale Sensibilisierung weiter hochreguliert werden können. Mit dem Faktor Zeit wird die gesteigerte Erregbarkeit in den Neuronen des Ncl. spinalis und den Dorsalhornneuronen neuroplastisch dauerhaft konsolidiert. Dieser Vorgang wird über C-Faser-Aktivität eingeleitet (Thomson et al. 1993). In der Peripherie werden diese Prozesse als eine (sekundäre) Hyperalgesie wahrgenommen.

Mit Auftreten der **zentralen Sensibilisierung** beginnen auch die gut myelinisierten Aβ-Fasern, Schmerzsignale zu senden, was klinisch als **Allodynie,** also Schmerzauslösung durch normalerweise physiologische Reize, imponiert (Torebjork et al. 1992). Allodynien gelten als neuropathischer Schmerz und sind opiatresistent.

Neuroglia beeinflusst die Entstehung einer zentralen Sensibilisierung. Insbesondere Astrozyten dienen mit unterschiedlichsten Aufgaben der Aufrechterhaltung der Homöostase im Zentralnervensystem. Sie schaffen die mikroanatomischen und biochemischen Voraussetzungen für **Synapsenbildung (Neuroplastizität)** und **Synapsenfunktion** (Verkhratsky et al. 2014). So wurde bekannt, dass sie in einem Regelkreis mit dem synaptischen Spalt der Neuronen Glutamin als Vorläufer von Neurotransmittern und Laktat als Substrat des Energiestoffwechsels bereitstellen (Pellerin und Magistretti 2012). Ein ähnlicher Feedback-Mechanismus wie für das neuronale Schmerznetzwerk wird auf glialer Ebene vermutet (Merrill 2007). Außerdem wurde ein von der Astroglia gebildeter, paravaskulärer Drainageweg beschrieben, der einen Substrataustausch zwischen Interzellulärflüssigkeit und Liquor cerebrospinalis ermöglicht. Dieses **„glymphatische System"** scheint für die Entfernung von zerebralen Stoffwechselprodukten zu sorgen (Iliff et al. 2012, 2013a). Es wird von arteriellen Gefäßpulsationen angetrieben (Iliff et al. 2013b), seine Transportkapazität wird von der Schlafqualität beeinflusst (Mendelsohn und Larrick 2013) und sinkt mit zunehmendem Alter (Kreiss et al. 2014).

Anmerkung zur Therapie

Ein Axiom der Kraniosakraltheorie betrifft die Motilität des Gehirns, deren Ursache in der Eigenbeweglichkeit von Gliazellen vermutet wird. Die Entdeckung des glymphatischen Systems könnte eine Erklärungsgrundlage für die Wirkung von Fluidmethoden in der Kraniosakraltherapie sein. Es bleibt spekulativ, aber kraniosakrale Techniken könnten über modulierende Effekte an der Neuroglia auf den neuropathischen Schmerz wirken.

39.1.3 Fazit

Im Bereich des Viszerokraniums treten akute Schmerzen infektiöser, dentogener, okklusaler, traumatischer, arthrogener oder myofaszialer Ursache auf. Die Entzündungskaskade im Läsionsbereich wird bei ausreichend langer Persistenz von einer peripheren Sensibilisierung mit primärer Hyperalgesie augmentiert. Im weiteren Verlauf hat eine solche Entwicklung das Potenzial, die Mechanismen der Schmerzchronifizierung in Gang zu setzen. Chronischen Schmerzzuständen des Gesichtsschädels liegt also die neuropathische Schmerzkonsolidierung im Rahmen der zentralen Sensibilisierung zugrunde. Cluster-Kopfschmerz weist hingegen ähnlich der Migräne eine vaskuläre, trigeminal autonome Komponente auf (> Kap. 34.2.3, > Kap. 35.7). Die zentrale Sensibilisierung scheint hier nur passager zu bleiben. Der wechselnde Charakter myofaszialer Schmerzen könnte teilweise auch neurovaskulär erklärt werden. Triggerpunkte oder die akute entzündliche Schmerzreaktion des TMG hingegen weisen Merkmale der peripheren Sensibilisierung auf (Merrill 2007).

39.2 Gesichtsschmerz: Symptomatik und Ursachen

Anamnestisch differenziert man einen akut auftretenden von einem chronisch idiopathischen Gesichtsschmerz.

39.2.1 Akuter Gesichtsschmerz

Akuter Gesichtsschmerz muss in **traumatischen** und **spontan auftretenden Gesichtsschmerz** differenziert werden. Ersterer bedarf einer kieferchirurgischen Klärung, letzterer benötigt eine Diagnostik beteiligter Organsysteme. Es sind die Spezialgebiete der Ophthalmologie, Hals-Nasen-Ohrenheilkunde und der Zahnheilkunde, manchmal ist auch die Neurologie gefragt.

Jochbein, Orbita, Nase und Mandibula werden durch ihre exponierte Position oft Ziel von Anpralltraumen (Li et al. 2006).

- Bulbäre Anpralltraumen können mit Orbitabodenfrakturen kompliziert sein.
- Glaukomanfälle gehen neben dem Schmerz mit Sehstörungen einher.
- Läsionen der hochempfindlichen Hornhaut können traumatischer oder infektiöser (Herpes simplex, Herpes zoster) Genese sein.
- Der schmerzhafte Exophthalmus mit oder ohne neu aufgetretenen Strabismus wirft onkologische, endokrinologische oder infektiologische Fragen auf.
- Hinter Ohrenschmerzen können sich neben den häufigen Irritationen des äußeren Gehörgangs (Otitis externa) Pathologien des Mittelohrs oder auch eine akute TMG-Problematik (anteriore oder posteriore Diskusdislokation, Beißtrauma), aber auch akute Triggerpunkte des myofaszialen Kauapparats (vor allem nach Zahnarztbesuch mit Frühkontakten) verbergen (> Kap. 38.4).
- Bei Kleinkindern ist auf die eitrige Otitis media und die Komplikation der Mastoiditis zu achten.
- Barotraumen des Mittelohrs sind nach Flugreisen häufig. Im Tauchsport diagnostiziert man ein Unterdrucktrauma nach verzögertem Druckausgleich beim Abtauchen oder ein Überdrucktrauma im Falle einer Umkehrblockierung der Tuba Eustachii beim Auftauchen. Seltener kommt es zu Barotraumen der Nasennebenhöhlen, wobei aber solche der Siebbeinzellen mit erheblichen Schmerzen und Kongestionen eines oder beider Augen assoziiert sein können. Ähnliche Symptome verursacht eine fulminante Sinusitis der Ethmoidzellen.
- Das weite Feld der Zahnheilkunde kennt multiple Schmerzursachen (Karies, Pulpitis, dentogene Osteomyelitiden, Exodontie, Endodontie usw.) (> Kap. 37).

RED FLAG

Einige akute Formen des Kopfschmerzes haben den Charakter von Red Flags. Ein dem Patienten bisher unbekannter Kopfschmerz mahnt zu weiterer Diagnostik. Insbesondere der hochakute Kopfschmerz mit Nackensteifigkeit und neurologischem Defizit birgt akute Lebensgefahr (Aneurysmablutung, intrazerebrale oder subarachnoideale Blutung).

Zu Migräne, Spannungs- und Cluster-Kopfschmerz wird auf > Kap. 34.2 und > Kap. 35.7 verwiesen.

Ophthalmologisch oder neurologisch symptomatische Migräneäquivalente, die ohne Kopfschmerz auftreten, führen regelmäßig zur ausführlichen neurologischen Diagnostik ohne weiterführenden Befund. Die groteske Diskrepanz zwischen Symptomen und Spezialbefunden ist dann pathognomonisch. Die Patienten bleiben – auf das Äußerste geängstigt – alleingelassen, weshalb der Osteopath diese Zusammenhänge kennen sollte, um sein therapeutisches Potenzial zur Beruhigung der aufgewühlten Patientenseele ausspielen zu können.

Bei den **Neuralgien des Gesichtsbereichs** dominieren Trigeminusneuralgien, aber auch solche des N. glossopharyngeus kommen vor. Bei letzteren sollte nach einer Reaktivierung ruhender Varizellen, also nach dem Herpes zoster, gefahndet werden, da Effloreszenzen im Rachen oft nicht auffallen. Gesichtsneuralgien verhalten sich streng der peripheren Neuroanatomie entsprechend. Sowohl der pulsierend einschießende Schmerzcharakter einer Neuralgie als auch das Ausbreitungsgebiet der Effloreszenzen beim Herpes zoster bleiben umschrieben auf den anatomischen Verlauf und das Innervationsgebiet der betroffenen peripheren Nerven begrenzt.

Diffuser Schmerzcharakter, Ausbreitung über das Innervationsgebiet hinaus sowie anhaltender, dumpfer und nicht lanzinierender Schmerzcharakter sprechen gegen eine Neuralgie.

Ätiologisch wird die Fortleitung von Pulsationen intrakranieller Gefäßstrukturen auf Wurzeln von Hirnnerven vermutet (Jannetta und Robbins 1980). Die **Trigeminusneuralgie** kann durch die A. cerebellaris superior (SCA) oder die A. cerebellaris anterior inferior (AICA) ausgelöst werden. Die A. cerebellaris posterior inferior (PICA) oder auch Gefäßschlingen benachbarter Arterien bis hin zur A. vertebralis können Störungen an einem der unteren Hirnnerven

39

(N. facialis, N. cochlearis, N. vestibularis, N. glossopharyngeus) auslösen. Die Symptomatik besteht dann in einem Spasmus hemifacialis, einer Glossopharyngeusneuralgie (Resnick et al. 1995), einem Lagerungsschwindel (Moller et al. 1993a), einem Tinnitus auris (Moller et al. 1993b), einem Hörsturz (Rosseau et al. 1993) oder sogar in der neurogenen Variante eines Bluthochdrucks (Levy et al. 2001). Die Erfolge der operativen, mikrovaskulären Dekompression stützen solche mechanischen Vorstellungen (Jannetta 1997).

39

Anmerkung zur Therapie

Im Modell der duralen Kompensation und Dekompensation (➤ Kap. 23.1) erhalten solche Betrachtungen eine erhebliche Bedeutung, machen sie doch die osteopathische Behandlung verspannter und in Dekompensation befindlicher Duraabschnitte sinnhaft. In Einzelfällen wird durch Behandlung des Dekompensationsmusters die Änderung intrazerebraler Gefäßverläufe mit Beschwerdefreiheit erreicht (Ewen 2014).

39.2.2 Akuter Kiefergelenkschmerz

Das TMG mit seiner komplexen Anatomie (➤ Abb. 39.1) und die mundschließende Muskulatur, die zur stärksten Muskulatur des Körpers zählt, bieten ein erhebliches Potenzial für akute und subakute traumatische Einflüsse. Hier sind **externe Anpralltraumen** mit Stürzen auf Kinn und Kieferwinkel anzuführen, die erhebliche Kiefergelenkschmerzen verursachen. **Mandibulafrakturen** werden als die häufigste Gesichtsschädelfraktur angesehen (Li et al. 2006). TMG-Frakturen treten bei Kindern und Jugendlichen mit über 50 % aller Mandibulafrakturen oft auf (Shi et al. 2014), werden beim Erwachsenen wegen der Vertikalisierung des Ramus mandibulae aber seltener (0 bis 20 % der Mandibulafrakturen) gesehen (Li et al. 2006, Mohammadi und Mohebbi 2007). Allfälligere Schmerzursachen bestehen in Frühkontakten, Parafunktionen (durch Frühkontakte, Bruxismus, zentrisches Pressen oder Okklusionsstörungen), Beißunfällen durch Nahrungsverunreinigungen, Überbelastungen nach starker Mastikation (Weingummi, Lakritzen oder Kaugummikauen) oder auch iatrogenen Änderungen der habituellen Interkuspidation nach Schienentherapie oder bei kieferorthopädischen Apparaturen.

Der Schmerz tritt myofaszial mit akuten Triggerpunkten (Travell und Simons 1983) und Übertragungsschmerz („referred pain") in Erscheinung oder er wird vom TMG verursacht. Oft imponiert er als Zahn- oder Ohrenschmerz. Es kann Bewegungs- und Belastungsabhängigkeit vorliegen. Ein Blick in den äußeren Gehörgang sollte differenzialdiagnostisch eine Otitis externa, die über eine Reizung der bilaminären Zone einen akuten Kiefergelenkschmerz simulieren kann, ausschließen.

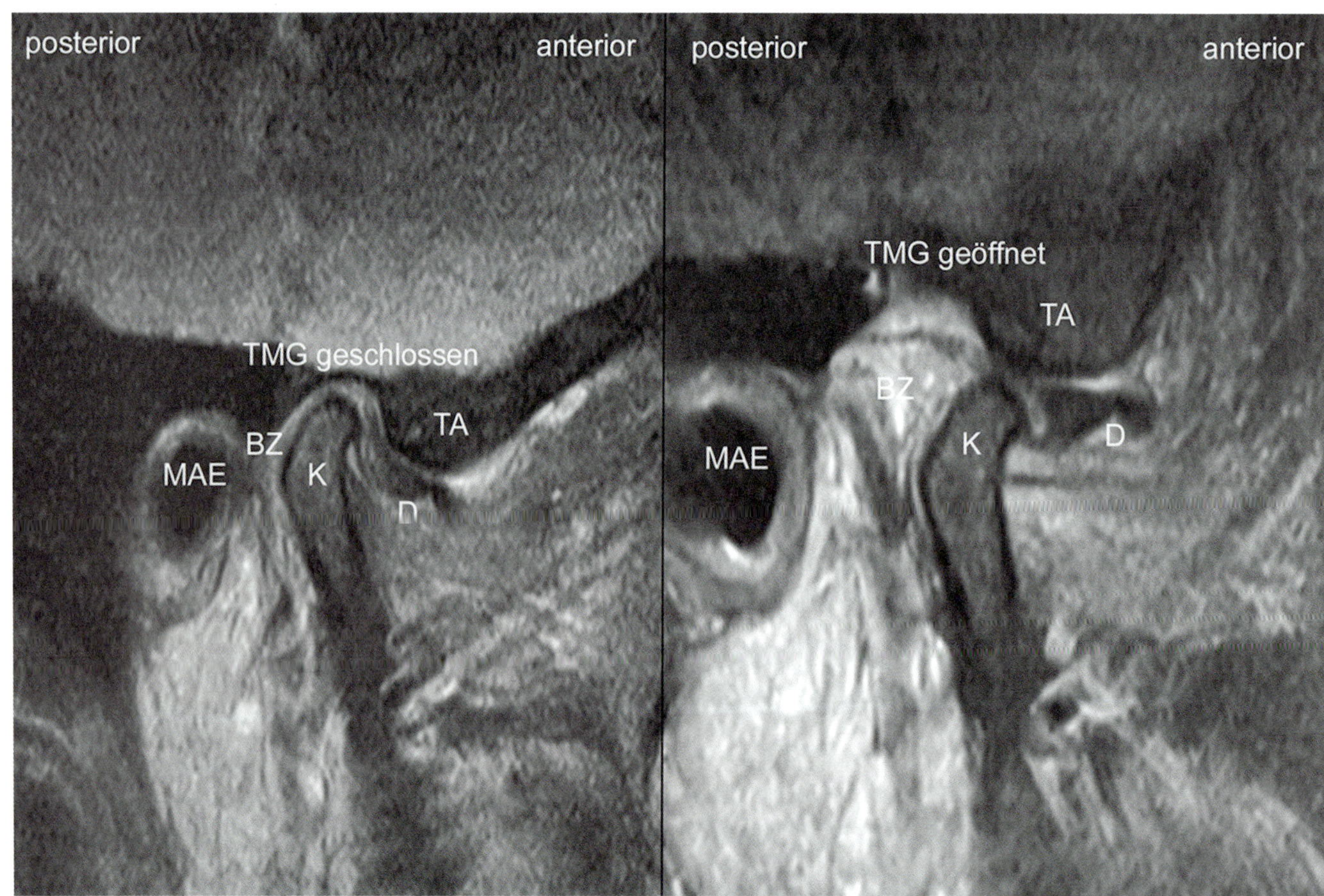

Abb. 39.2 Sagittale MRT-Schichten des rechten Kiefergelenks (TMG) bei geschlossenem (links) und geöffneten (rechts) Mund. Der Diskus (D) ist nach anterior vor den Kondylus (K) disloziert und reponiert nicht bei Mundöffnung. MAE = Meatus acusticus externus, BZ = bilaminäre Zone, TA = Tuberculum articulare. [T854–001]

Nach einer **akuten Diskusluxation,** die sehr schmerzhaft ist und meist nach anterior erfolgt, was dann eine Öffnungsstörung bewirkt („closed lock"), wird der Versuch einer Repositionierung erfolgen (McPartland 2013). Diese sollte der Zahnarzt über eine entlastende Anteriorisierungsschiene stabilisieren. In Fällen einer chronischen, anterioren Diskusdislokation ist eine anatomische Reposition unmöglich (➤ Abb. 39.2).

Anmerkung zur Therapie

Die akute anteriore Luxation eines Kiefergelenks vor die Eminentia articularis bewirkt eine Kiefersperre in Öffnungsposition („open lock"). Sie stellt einen manualmedizinischen Notfall dar, die Kiefersperre sollte sofort behoben werden. McPartland gibt eine Repositionstechnik an, die zweiphasisch abläuft. Sie besteht aus einer initialen Übertreibungstechnik mit anschließender, direkter Rückführung des luxierten Gelenks zur Normalstellung (McPartland 2013).

39.2.3 Chronisch idiopathischer Gesichtsschmerz

Chronischer Gesichtsschmerz besitzt viele Facetten. Die Terminologie wechselt (CMD, CCD, Empty-Nose-Syndrom oder Hirnstamm-Irritations-Syndrom), der Symptomkomplex bleibt ähnlich – egal, ob gehäufte HNO- oder Zahn-, Mund- und Kiefererkrankungen, chronische Osteomyelitiden, ein „whiplash" oder multiple Operationen die zentrale Sensibilisierung des trigeminalen Systems initiiert haben.

Typischerweise gibt der Patient ein **Bündel von Schmerzlokalisationen und Missempfindungen** an.

- Schmerzen werden als ein- oder beidseitiger Gesichtsschmerz im Bereich von Stirn, Ober- und Unterkiefer, Zähnen und Kiefergelenk sowie als Schmerz am Ohr und an den Halsweichteilen wahrgenommen.
- Beteiligung der Hinterkopf-/Nackenregion ist häufig (Hülse et al. 1998).
- Die Schmerzen können myogen oder dentogen, arthrogen, übertragen von Triggerpunkten der Kaumuskulatur oder sutural/intraossär verursacht sein.
- Eine Tubenbelüftungsstörung erzeugt Ohrdruck, wenn der M. tensor veli palatini (V3) verspannt ist, ein Hypertonus des M. tensor tympani (V3) wird eine Hyperakusis auslösen.
- Ungerichteter Schwankschwindel wurde durch eine zervikospinale Dysregulation des Gleichgewichts (Hülse und Holzl 2000) über spinovestibuläre Bahnen (Neuhuber 1998) erklärt.
- Bei chronischen Kieferosteomyelitiden oder Arthritis des TMG können zusätzlich Knochen-, Kapsel- und Weichteilschwellungen vorliegen.

Einige Symptome fallen eher dem sozialen Umfeld als dem Patienten selbst auf. Eine **Hyperkrinie der Tränendrüse** und **Hypersalivation** erklären sich über die autonome Innervation, die von parasympathischer Seite aus den Kopfganglien (Ggl. pterygopalatinum zu Nasenschleimhaut und Tränendrüse, Ggl. oticum zur Ohrspeicheldrüse und Ggl. submandibulare zu den Zungenspeicheldrüsen) und auf sympathischer Seite aus dem oberen Halsganglion stammt.

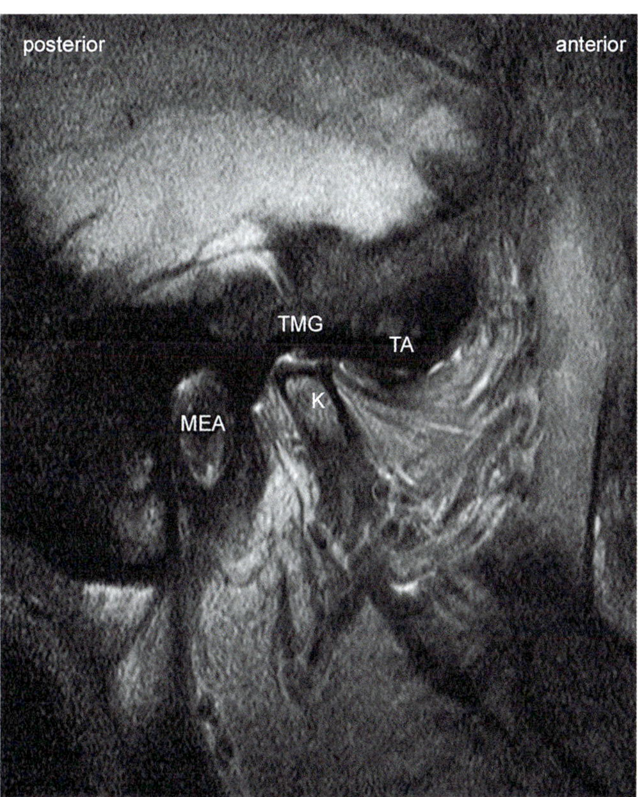

Abb. 39.3 Sagittale MRT-Schichten des rechten Kiefergelenks (TMG) bei Arthrose. Der Diskus ist aufgerieben, der Kondylus (K) imponiert abgeflacht und weist Arthrophyten auf. MAE = Meatus acusticus externus, TA = Tuberculum articulare. [T854–001]

Dysphonie und **Dyskoordination des Sprechens und Kauens** können einerseits muskulär, andererseits durch gestörte somatosensible Afferenz aus der Zunge entstehen. Psychische Störungen wie Konzentrationsschwäche, Erschöpfung, Angst und Depression liegen oft vor und haben ihre Ursache in den supraspinalen neuronalen Vernetzungen der Trigeminuskerne. Diese führen auch zur Down-Regulation absteigender nozifensiver Bahnen und zu einer Anfälligkeit für periphere chronische Schmerzsyndrome.

Der **chronische Gesichtsschmerz bei CMD** weist Besonderheiten auf, die eine spezifische Betrachtung der Relation von Okklusion, Kaumuskel und Kiefergelenk benötigen. Langjährige **atypische Belastungen der Kiefergelenke** durch Fehlbiss, Frühkontakt, Parafunktion oder retrale Infraokklusion (Tiefbiss) führen zu myofaszialen Belastungsreaktionen. Die Zähne werden nicht mehr nur zum Kauen aufeinandergepresst, sondern leisten fehlerhafte (Malokklusion) und unphysiologische Arbeit (Bruxismus und zentrisches Pressen). Es entsteht myofaszialer Schmerz, Kiefergelenkschmerz und Distorsion duraler Membranen über das am Os temporale ansetzende Tentorium cerebelli. Langfristig führt dies zur Schädigung des Zahnapparats im Sinne von Schlifffacetten, Abrasionen und Rezessionen. Ein Teufelskreis ist etabliert, der mit zunehmender Infraokklusion und Retralisierung eine Dezentrierung der Kiefergelenkkondyle nach dorsal auslöst, was eine Irritation der bilaminären Zone (➤ Abb. 39.1 und ➤ Abb. 39.2) induziert und die nozizeptive Afferenz im trigeminalen System vermehrt. Ein chronisches Schmerzsyndrom, nun unter Hinzutreten eines TMG-Schmerzes, wird sich entwickeln. Wenn zudem eine Disposition zur Polyarthrose vorliegt, kann ein arthrotischer Umbau eintreten. Nach Perforationen und Abrieb des Diskus folgt eine Abflachung der Kondylen bis zur kompletten Zerstörung der Kondylenanatomie (Grunert 2012) (➤ Abb. 39.3).

CMD ist mit geänderter neurologischer Schmerzverarbeitung oder psychischer Schmerzbewältigung assoziiert und entwickelt sich bei Frauen häufiger als bei Männern (Dao und Leresche 2000, Gesch et al. 2004). Es können **Cluster verschiedener Syndrome zusammen mit einer CMD** bestehen (Whitehead et al. 2002):

- Tinnitus aurium (Bösel et al. 2008, Moller 2000, Peroz 2003)
- Fibromyalgie (Plesh et al. 1996)
- Funktionelles viszerales Syndrom
- Chronisches Erschöpfungssyndrom („chronic fatique")
- Depression (Sipila et al. 2001, Vimpari et al. 1995)

Die Frage der Vererbung einer CMD wurde negativ beantwortet (Michalowicz et al. 2000), die Frage einer möglichen genetischen Assoziation der genannten Syndrome hingegen positiv (Diatchenko et al. 2006).

Bei CMD-Patienten wird **signifikant häufiger Migräne** als in einem Kontrollklientel beschrieben. Die Migräne stellt bei CMD den vorherrschenden Kopfschmerztyp dar (Franco et al. 2010). Über das trigeminovaskuläre System wird eine meningeale Nozizeption initiiert, die die Migräneattacke auslöst (Evans et al. 2011).

Anmerkung zur Therapie

Die Anbindung des TMG an das Tentorium cerebelli, dessen oberes Blatt nach Carreiro der supratentoriellen Dura (Carreiro 2003) und dessen unteres Blatt der infratentoriellen Dura zuzuordnen ist (➤ Kap. 35.2), hat Bedeutung für die Schmerzsymptomatik. Die Kontaktstellen zur Dura werden je nach Ausprägung der Kompensation/Dekompensation auf- oder absteigender Verkettungen (auch aus orofazialen und pharyngealen Myofaszien) Stirnkopfschmerz, Hinterkopfschmerz oder kraniozervikale Syndrome auslösen. Eine Therapie ohne die Auflösung aller Verkettungen kann keinen kausalen Anspruch erheben.

39.3 Das Kiefergelenk in seinen Verkettungen

Das Kiefergelenk kann in seinen myofaszialen Beziehungen in einem statischen und in einem dynamischen Kontext betrachtet werden. Der Okklusion kommt eine herausragende Bedeutung zu. Bei leichter **Mundöffnung** hat das Restsystem deutlich umfangreichere Kompensationsmöglichkeiten, es agiert im Sinne einer offenen Kette. Bei **Kieferschluss** agiert das Restsystem im Sinne einer je nach Qualität der Okklusion mehr oder weniger geschlossenen Kette. In dieser Situation befindet sich das CMS bei vermehrtem, unphysiologischem, also nicht dem Zweck der Nahrungsaufnahme dienendem Zahnschluss. Die Möglichkeiten der Kompensation sind dann eingeschränkt.

Das TMG und das Viszerokranium sind in besonderer Weise in das myofasziale Tensegrity-Modell des Körpers eingebunden (Buckminster-Fuller 1962, Swanson 2013). Es lassen sich direkte (➤ Tab. 39.1) und indirekte Kontaktstellen (➤ Tab. 39.2) des kra-

Tab. 39.1 Myofaszien mit direktem Kontakt zum kraniomandibulären System (CMS)[a]

Fasziale Ketten des Kiefergelenks		
Myofasziale Kette	**Verlauf**	**Kontakt zum CMS**
tiefe Frontallinie (TFL), unpaar	• von beiden medialen Fußgewölben und medialen Beinfaszien in Beckenboden und LLA • via Trigonum femorale und Mm. iliopsoas zu den Zwerchfellschenkeln; über Perikard in Mediastinum und Halsviszera • via Sternum zur Hyoidmuskulatur	• oberflächlich: Mm. supra- et infrahyoidales und Mandibula • mittig: Fascia praetrachealis und Schilddrüse; Fascia praevertebralis, Fascia buccopharyngea und pharyngeale Raphe; Skalenusfaszien • tief: LLA der HWS mit den Mm. longus colli et capitis
kraniosakrales System	Filum terminale am Os coccygis bis zur Falxinsertion an der Crista galli	kranialer rhythmischer Impuls, Os temporale, Os ethmoideum, Orbita, Hirnnerven

[a] Nach Myers 2009.
LLA = Ligamentum longitudinale anterius, HWS = Halswirbelsäule.

Tab. 39.2 Myofaszien mit indirektem Kontakt zum kraniomandibulären System (CMS)[a]

Indirekte fasziale Ketten des Kiefergelenks		
Myofasziale Kette	**Verlauf**	**Kontakt zum CMS**
oberflächliche Rückenlinie (ORL)	von Plantarfaszie bis M. frontalis der Galea aponeurotica	Stirn
oberflächliche Frontallinie (OFL)	Fußrücken via M. rectus abdominis zu Proc. mastoideus	Os temporale
Laterallinie (LL)	M. peroneus via Bauchmuskeln zu Mm. scaleni, M. sternocleidomastoideus, Mm. splenius capitis et cervicis; angelagert sind die tiefen und oberflächlichen Armlinien	• Halswirbelsäule • Os temporale • vordere und hintere Schädelbasis

[a] Nach Myers 2009.

niomandibulären Systems mit den von Myers beschriebenen myofaszialen Verbindungsketten und zum kraniosakralen System herstellen (Myers 2009).

Das **Os hyoideum** dient als Drehscheibe in diesem System. Die Mm. digastrici werden am Os hyoideum umgelenkt und verbinden dadurch den Mundboden via Proc. mastoideus mit der Schädelbasis am Os temporale. Über den M. omohyoideus besteht Verbindung zum Schultergürtel. Die mittlere und die tiefe Schicht der zervikalen tiefen Frontallinie (TFL, auch „zentrale Kette" genannt) inserieren an den Querfortsätzen der oberen Halswirbel und an der Pars basilaris des Os occipitale. **Primäre kraniosakrale Dysfunktionen** können über das Os temporale im myofaszialen System via Pars mastoidea entlang der Ansätze von M. sternocleidomastoideus nach kaudal weitergeleitet werden. Entlang des hinteren Bauchs des M. digastricus besteht Kontinuität nach hyoidal und mental, uber den Proc. styloideus via M. stylohyoideus zum Os hyoideum und über das Ligamentum stylomandibulare mit dem Unterkieferwinkel. Klinisch beobachtet man dieses Dysfunktionsmuster nach Schleudertraumen (Friedman und Weisberg 2000). Durch die Faszie des M. temporalis und dessen Insertionen liegt Kontinuität zum

Tab. 39.3 Evidenz der zentrifugalen Verkettungen vom CMS

Autoren	Jahr	Probanden	Methode	Ergebnis
Fischer et al.	2009	CRPS/Kontrollgruppe	Aufbissentstörung	ROM im Hüftgelenk vermindert im Vergleich zur Kontrollgruppe und nach Aufbiss
Schupp et al.	2009	gesund	Okklusionshindernis	myofasziale Untersuchungsparameter geändert
Ohlendorf et al.	2008a	gesund	Watterollen	Gleichgewicht besser oder schlechter
Bernateck und Fischer	2008	CRPS	Aufbissentstörung	Dysfunktion des CMS beeinflusst VBLD
Sakaguchi et al.	2007	gesund	Mandibularpositionierung	Änderung posturologischer Parameter
Lippold et al.	2003	Kinder	Vergleich orthopädischer Befund und Angle-Klasse	Korrelation Klasse-II-Verzahnung mit Skoliose und Haltungsstörung
Stiesch-Scholz et al.	2003	TMD/Kontrollgruppe	Muskelpalpation, TMD Vergleich zu matched controls	bei TMD: signifikant mehr Schmerzpunkte an HWS und Kaumuskulatur
Kopp et al.	2003	CMD	Aufbissbehelf	bewirkt positionelle Änderungen in HWS, BWS und LWS
Fink et al.	2003	gesund	Okklusionshindernis	Blockierungen HWS und SIG
Huggare und Raustia	1992	KFO	Verlaufskontrolle	HWS-Lordose richtet sich auf
Mertensmeier und Diedrich	1992	KFO	Verlaufskontrolle	HWS-Lordose richtet sich auf
Kobayashi und Hansson	1988	gesund	Okklusionshindernis	Auftreten von Parafunktion, TMG-Schmerz, Stress, Anstieg Stresshormone
Daly et al.	1982	gesund	apparativ fixierte Mundöffnung	bewirkt Reklination der HWS

CRPS = Chronic Regional Pain Syndrome, ROM = Range of Motion, Bewegungsumfang, CMS = kraniomandibuläres System, VBLD = variable Beinlängendifferenz, TMD = Temporomandibular Disease (Auffälligkeiten im Kausystem), CMD = Craniomandibular Disease, HWS = Halswirbelsäule, BWS = Brustwirbelsäule, LWS = Lendenwirbelsäule, SIG = Sakroiliakalgelenk, KFO= Kieferorthopädie, TMG = Temporomandibulargelenk.

Tab. 39.4 Evidenz der zentripetalen Verkettungen zum CMS

Autoren	Jahr	Probanden	Intervention	Ergebnis
Segatto et al.	2008	Scheuermann-Krankheit, Skoliose	Epidemiologie	mehr Klasse-II-Verzahnung und Overjet, mehr TMD beobachtet
Fischer et al.	2008	neuromuskuläre Erkrankung, CRPS	TMI, Schmerzskala	Korrelation Schmerz – TMD, vor allem ipsilateral
Ohlendorf et al.	2008b	gesund	Beinerhöhung	Mundöffnung und ipsilaterale Kondylusposition verändert
Sakaguchi et al.	2007	gesund	Beinerhöhung	Mandibularposition verändert, Okklusionskraft zu erhöhter Seite verlagert
Wiesinger et al.	2007	chronischer Rückenschmerz	Vergleich zu matched control	vermehrt Kiefer und Gesichtsdysfunktionen
Fischer et al.	2006	CMD	retrospektiv	SHT und Schleudertraumen in Anamnese vermehrt
Kopp und Plato	2003	CMD-CCD	Atlasimpuls	UK-Lage zu OK ändert sich bei > 90 % der Patienten nach kaudal-rostral

TMD = Temporomandibular Disease (Auffälligkeiten im Kausystem), CRPS = Chronic Regional Pain Syndrome, TMI = temporomandibulärer Index, CMD = Craniomandibular Disease, SHT = Schädel-Hirn-Trauma, CCD = Craniocervical Disease, UK = Unterkiefer, OK = Oberkiefer.

muskulären Kausystem vor. Die inferioren Insertionen und Kontinuitäten von Halsfaszien und Pharynx präformieren Wege für **dysfunktionelle Verkettungen in Halsweichteile und Eingeweide.**

Die beschriebenen Verbindungen stellen keine Einbahnstraßen dar. Es werden vom CMS wegführende (zentrifugale) und auf das CMS projizierende (zentripetale) Wege postuliert. Die Wahrscheinlichkeit der Richtigkeit dieses Modells ist groß. In ➤ Tab. 39.3 sind Studien, die für die Existenz zentrifugaler Verkettungen und in ➤ Tab. 39.4 Studien, die für zentripetale Einflüsse auf das CMS sprechen, aufgelistet.

39

39.4 Therapie

39.4.1 Akuter Gesichts- und Kiefergelenkschmerz

Der akute Gesichtsschmerz wird selten eine Vorstellung beim Osteopathen auslösen.

- Nach Exodontie muss das Os palatinum auf eine inferiore oder superiore Fehlstellung untersucht und diese behoben werden.
- Eine Zahnfehlstellung in der Alveole nach Zahnbehandlung lässt sich durch dentoligamentäres Unwinding beseitigen, falls nicht eine Inkongruenz der Okklusionsflächen nach konservativer Zahnbehandlung oder Prothetik die Quelle von Rezidiven darstellt.
- Anpralltraumen führen zur Kompression von viszerokraniellen Suturen, die mittels adäquater direkter Techniken trotz der oft verborgenen Lage der Suturen behandelbar ist (Pick 1999).
- Akute TMG-Luxationen erfordern Repositionsmaßnahmen (➤ Kap. 39.2.2).

Darüber hinaus lassen sich zur jeweiligen fachspezifischen Therapie komplementäre lokale Techniken anwenden wie etwa die Drainage der Nasennebenhöhlen bei Sinusitis oder die Auflösung einer intraossären Dysfunktion nach Anpralltrauma oder Fraktur. Dem akuten myofaszialen Gesichtsschmerz liegen **muskuläre Überlastungsreaktionen mit Myogelosen und Triggerpunkten** zugrunde, die lokal angegangen werden mit:

- Myofaszialer Technik
- Traktion
- Muskel-Energie-Technik (MET)
- Postisometrischer Relaxationsbehandlung (PIR)
- Strain-Counterstrain (SCS)
- Triggerpunktbehandlung

Auch bei akutem Gesichtsschmerz kann eine bis dato kompensierte Läsion andernorts symptomatisch werden, wenn die akute Situation kompensatorisch eine Totalreaktion des gesamten Körpers verlangt, die bestehende peripherere Kompensationen aushebelt (Forte 2009) (➤ Kap. 23.1, ➤ Kap. 35.3). Es wird eine alte Schmerzsymptomatik reaktiviert werden (z. B. Lumbago, Hüftschmerz, Brachialgie).

39.4.2 Chronischer idiopathischer Gesichtsschmerz

Sowohl beim **primär zentrifugalen** (Viszerokranium) als auch beim **primär zentripetalen** (Peripherie) **Störungsmuster** müssen kraniosakrale, viszerofasziale und parietale Dysfunktionen beseitigt werden. Ziel ist die Auflösung aller Verkettungen sowie die Entspannung der Kau-, Hals- und Nackenmuskulatur.

Es besteht zunächst die Notwendigkeit der Priorisierung, um die **Hierarchie bestehender Verkettungen** herauszufiltern und um folgende Fragen zu beantworten:

- Liegt überhaupt eine Verkettung vor?
- Bleibt die Auswirkung der Störung lokal? Ist sie vielleicht schon in den Halsweichteilen kompensiert?
- Handelt es sich ausschließlich um eine Kette vom oder zum Gesichtsschädel?
- Haben die Verkettungen ihre Ausgangsläsion wirklich in der Okklusion und im CMS oder befinden sie sich peripher im parietalen, kraniosakralen oder viszerofaszialen System?
- Besteht eine Dekompensation im Konflikt kompensierender Ketten (z. B. Gesichtsschmerz mit Ethmoidläsion wegen zentrifugal viszerokranieller und aszendierend kraniosakraler Kette)?
- Welchen Einfluss haben Wirbelsäule und Beckenring? Besteht eine funktionelle oder strukturelle Skoliose? Besteht eine Beinlängendifferenz?
- Liegt ein Zustand nach Beckenringtrauma oder Sprunggelenkdistorsion vor?

> Rezidiviert ein Dysfunktionsmuster nach umfassender Therapie und waren zunächst alle Dysfunktionen beseitigt – ggf. sogar nach Ausgleich einer strukturellen Beinlängendifferenz –, spricht dies für eine Primärläsion im CMS bei fehlerhafter Okklusion.

Die vorgeschlagenen Priorisierungsalgorithmen sind je nach methodischem Ansatz zahlreich:

- So können das General Listening, das Listening am spinalen Duralsystem via Dornfortsatz des Axis (sog. C2-Listening) und das Local Listening eingesetzt werden (➤ Kap. 23.3) (Barral und Croibier 1999, Barral und Mercier 2002).
- Die Priener Arbeitsgruppe um Marx beschreibt eine Untersuchungsbatterie, die die Auswirkung der Okklusion auf Rotation von BWS/LWS, modifizierten Patrick-Kubis-Test bei 90°-Hüftabduktion (sog. Priener Abduktionstest), Leg-Turn-in-Test und Test auf variable Beinlängendifferenz vor und nach Bissentstörung wertet (Marx 2000, 2008, Schupp et al. 2009).
- Ansätze aus der „Applied Kinesiology (AK)" verwenden kinesiologische Muskeltests vor und nach Bissentstörung und differenzieren im CMS zwischen Kaumuskel und TMG (Garten 2004).
- Clauzade beurteilt kinesiologisch Auffälligkeiten von Muskeltests bei Mundöffnung („Depressionsfehler") und bei Mundschluss („Kompressionsfehler") (Clauzade und Daraillans 1988, van Caille 2010).

- Das Konzept der „funktionellen Medizin nach Forte" (Forte 2009) besteht aus der Beurteilung von Spannungsänderungen der Synchondrosis sphenobasilaris (SSB-„strains") auf Provokationstests wie Biss und Respiration. Es verwendet Mudras und Provokationspunkte wie Bregma, Lambda und Inion. Das Konzept hat einen holistischen Ansatz und soll die genaue Lokalisation und Hierarchie der an einer Kompensation-Adaptation-Dekompensation beteiligten Körperstrukturen ermöglichen (➤ Kap. 23.1, ➤ Kap. 35.1).

Die therapeutischen Maßnahmen umfassen **lokal** dieselben Methoden wie beim akuten Gesichtsschmerz (➤ Kap. 39.4.1). Es können einzelne Zähne in somatischer Dysfunktion primär oder adaptativ gestört gefunden werden (z. B. bei viszeraler oder suturaler Primärstörung).

- **Regional** sind die kraniosakrale Läsion, die durale Distorsion vor allem im Bereich von Os temporale und Tentorium, die Kompression von Schädelbasissuturen und SSB, die kondyläre Kompression und die hypomobile Dysfunktion der Kopfgelenke von Bedeutung. Der **okzipitozervikale Übergang** sollte immer mitbeurteilt und behandelt werden.
- Ein **multimodaler Behandlungsansatz** bestehend aus dreidimensionaler HWS-Detonisierung, Cranial-Base-Release, CV4 sowie Kompression und Dekompression zur direkten und indirekten Behandlung von TMG und Os temporale nach Upledger (Upledger et al. 1978) wurde anderenorts beschrieben (Heller 2012a). McPartland empfiehlt den biodynamischen Zugang über die Expansion des 4. Ventrikels (EV4) (McPartland 2013).
- Die **viszerale somatische Dysfunktion** ist relevant und muss z. B. bei Sinusitis, sinubronchialem Syndrom und Empty-Nose-Syndrom bedacht werden. Restriktionen von Halsfaszien, Bronchialsystem, Lunge, Mediastinum und Kardia haben dabei Bedeutung.
- Große Wichtigkeit besitzen **vertebrale und sakropelvine Dysfunktionen.** Parietale und funktionale osteopathische Techniken finden therapeutisch Anwendung. Rezidive lassen an eine viszerale abdominale Primärursache denken.
- Automobilisation, Traktion und Übungen zur Selbstbehandlung sollten Therapiebestandteil sein und dem Patienten vermittelt werden (Schupp 2014, Schupp und Marx 2002). Eine Autotraktion des TMG über Hypomochlien an den Molaren (z. B. Biss auf Watterollen) wurde vorgeschlagen (Upledger und Vredevoogd 1998).
- Ergänzend werden Verhaltensmodifikationen, z. B. zur Vermeidung des zentrischen Pressens in Stresssituationen, des Bleistift- oder Fingernagelkauens oder des Kaugummiabusus, eingesetzt.

In einigen Fällen kommt es nach kausaler Therapie zur Rekompensation des Patienten und zahnärztliche Maßnahmen erübrigen sich. Rezidiviert eine zentrifugale Verkettung mehrfach und bestehen Auffälligkeiten bei der Okklusion, sollte die Entscheidung zur zahnärztlichen Mitbehandlung getroffen werden.

Dysfunktionell durch zentripetale Verkettungen auf das CMS einwirkende Einflüsse müssen vor dem Zahnarztbesuch beseitigt werden. Es besteht sonst die Gefahr der Konsolidierung peripherer Störungen in der projektierten Okklusion. Die **interdisziplinäre Zusammenarbeit** erfolgt vor der ersten Bissnahme, auch wenn diese nur zur Anfertigung einer Aufbissschiene für die Nacht und nicht für die Herstellung einer Korrekturschiene oder vor prothetischer Versorgung erfolgt. Harte, gut adaptierte Aufbissschienen haben in einer Metaanalyse einen moderaten Vorteil in Bezug auf das Schmerzsyndrom gegenüber Kontrollpatienten bewiesen (Fricton et al. 2010). Der Nutzen anderer Apparaturen, z. B. weicher Schienen, Anteriorisierungsschienen oder anteriorer Minischienen zur „nozizeptiven trigeminalen Inhibition" (NTI), konnte nicht belegt werden und wird kontrovers diskutiert (Klasser und Greene 2009).

Das gilt auch für das **kieferorthopädische Konzept einer Änderung der maxillomandibulären Relation.** Dabei wird durch posteriore Aufbissschienen im Unterkiefer ein Aufbau der vertikalen Dimension angestrebt. Es wird eine Änderung der Relation der Frontzähne zu den hinteren Zähnen geschaffen, wobei am Ende der Schienenbehandlung die Umstellung zahnprothetisch an den Seitenzähnen konsolidiert und somit vertikale Höhe geschaffen wird. Das Konzept ist schlüssig (Boisserée und Schupp 2012), jedoch ist es zeitaufwendig. Es setzt einen Patienten voraus, der psychisch stabil ist und keine Somatisierungsstörung aufweist, der die verschiedenen Adaptationsschritte mitgeht und der den persönlichen, zeitlichen und materiellen Aufwand der Methode nicht scheut. Therapieabbruch schafft eine unkalkulierbare okklusale Situation, da ein seitlich offener Biss entstanden ist.

Im Laufe der Therapie können Kopfschmerz, Zervikodorsalgie und andere muskuloskeletale Beschwerden eintreten, die eine engmaschige osteopathische Begleitung des Patienten notwendig machen. Es besteht nach Ansicht des Autors bei der Entscheidung zu einem solchen Vorgehen die dringliche Notwendigkeit einer engen Kommunikation zwischen Zahnarzt und Osteopath/Manualtherapeut (Heller 2012b).

In Fällen psychischer Auffälligkeit, insbesondere bei Somatisierungsstörung und der Dekompensation einer Angstsymptomatik oder Depression, muss eine Psycho- oder Verhaltenstherapie angestrebt werden. Bei diesen Patienten muss von einer permanenten Änderung der Okklusion, die über eine nächtliche Schienentherapie bei Parafunktionen hinausgeht, abgeraten werden.

Zusammenfassung

Gesicht und Viszerokranium sind in das neuromuskuläre System des N. trigeminus und der unteren Hirnnerven eingebunden. Abgesehen von den Hörossikeln repräsentiert die Mandibula den einzigen artikulär beweglichen Knochen. Die anatomischen und neurophysiologischen Besonderheiten erklären die Häufigkeit myofaszialer und arthrogener Schmerzen sowie deren Chronifizierungstendenz. Die parallele trigeminovaskuläre Aktivierung macht die Häufigkeit assoziierter vasomotorischer Kopfschmerzen, vor allem der Migräne, plausibel.

Der chronische idiopathische Gesichtsschmerz kann nicht isoliert von TMG und CMS betrachtet werden. Funktionsstörungen sind einer inkongruenten Okklusion, Missempfindungen verschiedener Art einer Irritation der mit den Hirnnerven verlaufenden viszeromotorischen Fasern geschuldet. Psychopathologische Störungen können vorbestehen und eine Chronifizierung bahnen, sind aber durch die Verschaltungen des trigeminalen Systems zur Formatio reticularis und zum limbischen System häufig sekundär aggraviert. Eine primär fehlerhafte Okklusion wird nach Ausschöpfung der lokalen Kompensationspotenziale in Kaumuskulatur, Kiefergelenk und Viszerokranium myofaszial nach kaudal und kranial fortgeleitet. Sie induziert Dysbalancen im muskuloskeletalen sowie im duralen und im viszeralen System, die nach Ausschöpfung der individuellen Kompensationsreserve symptomatisch werden.

Andererseits können primäre Verzerrungen der Körperbalance durch periphere, kraniosakrale oder viszerale Dysfunktionen faszial kontinuierlich nach zentripetal fortgeleitet werden. Im CMS erfolgt kompensatorisch eine lokale Adaptation in Muskel und Gelenk. Hierdurch werden Dysfunktionen in der Myofaszie, der Funktionssteuerung der Kaumuskulatur und am Kiefergelenk entstehen. Abhängig von der vorhandenen Disposition, der arthromuskulären Situation, dem aktuellen Dysfunktions- und Kompensationsmuster, der Okklusion sowie der Psyche des Individuums kann eine Dekompensation erfolgen (Forte 2014). Die Therapie muss eine Rekompensation erzielen. Die Reduktion inadäquater propriozeptiver, nozizeptiver, vegetativer und psychoemotionaler Afferenzen reduziert die Nozizeption im CMS.

Persistieren trotz suffizienter Behandlung bei dem Patienten kraniomandibuläre Schmerzen, Störungen der Funktion, Missempfindungen oder sind zentrifugale Verkettungen mit entsprechenden Beschwerden osteopathisch nicht kompensierbar, so wird in enger Zusammenarbeit eine okklusionskorrigierende zahnmedizinische Therapie notwendig.

LITERATUR

Annunciato N, Lovric D. (2012) Die Beziehung der Okklusion zum neuromuskulären System. In: Boisserée W, Schupp W (Hrsg.). Kraniomandibuläres und Muskuloskeletales System – Funktionelle Konzepte in der Zahnmedizin, Kieferorthopädie und Manualmedizin. Berlin: Quintessenz, 2012. S. 37–55.

Barral J, Croibier A. A Mechanical Approach to Trauma. In: Barral J, Croibier A (ed.). Trauma – An Osteopathic Approach. Seattle: Eastland Press, 1999. S. 5–37.

Barral J, Mercier P. Lehrbuch der Viszeralen Osteopathie. München: Urban & Fischer, 2002.

Bernateck M, Fischer MJ. Störanfälligkeit des kraniomandibulären System. Man Med. 2008; 46: 407–411.

Blechschmidt E. Elementarprozesse der Gesichtsbildung. Image Roche. 1970; 36: 11–16-

Boisserée W, Schupp W. Kraniomandibuläres und Muskuloskeletales System – Funktionelle Konzepte in der Zahnmedizin, Kieferorthopädie und Manualmedizin. Berlin: Quintessenz, 2012.

Bösel C et al. Chronischer Tinnitus und kraniomandibuläre Dysfunktionen. Einfluss funktionstherapeutischer Maßnahmen auf die Tinnitusbelastung. HNO. 2008; 56: 707–713.

Buchmann J et al. Kopf- und Gesichtsschmerzsyndrome – Manualmedizinische Differentialdiagnose unter Einbeziehung osteopathischer Anschauungen. Teil II und Teil III. Man Med. 2008; 46: 145–162.

Buckminster-Fuller R. Tensegrity. U.S. Patent 3,053,521. 1962.

Van Caille P. Persönliche Mitteilung. 2010.

Carreiro J. An Osteopathic Appoach to Children. London: Churchill-Livingstone Elsevier, 2003.

Clauzade M, Daraillans B. (Etiology of M. F. P. D. syndrome). Cah Prothese. 1988; 22–36.

Cuccia AM, Caradonna C, Caradonna D. Manual therapy of the mandibular accessory ligaments for the management of temporomandibular joint disorders. J Am Osteopath Assoc. 2011; 111: 102–112C.

Daly P, Preston CB, Evans WG. Postural response of the head to bite opening in adult males. Am J Orthod. 1982; 82:157–160.

Dao TT, Leresche L. Gender differences in pain. J Orofac Pain. 2000; 14: 169–184; discussion 184–195.

Diatchenko L et al. Catechol-O-methyltransferase gene polymorphisms are associated with multiple pain-evoking stimuli. Pain. 2006; 125: 216–224.

Evans RW, Bassiur JP, Schwartz AH. Bruxism, temporomandibular dysfunction, tension-type headache, and migraine. Headache. 2011; 51: 1169–1172.

Ewen B. Persönliche Mitteilung, 2014.

Fink M et al. The functional relationship between the craniomandibular system, cervical spine, and the sacroiliac joint: a preliminary investigation. Cranio. 2003; 21: 202–208.

Fischer DJ et al. The association of temporomandibular disorder pain with history of head and neck injury in adolescents. J Orofac Pain. 2006; 20: 191–198.

Fischer DJ et al. Abhängigkeit von extrakranieller Schmerzlokalisation und Dysfunktionen im kraniomandibulären System. Man Med. 2008; 46: 401–406.

Fischer MJ et al. Influence of the temporomandibular joint on range of motion of the hip joint in patients with complex regional pain syndrome. J Manipulative Physiol Ther. 2009; 32: 364–371.

Forte M. Grundgedanken der funktionellen Medizin. Man Med. 2009; 47: 418–422.

Franco AL et al. Migraine is the most prevalent primary headache in individuals with temporomandibular disorders. J Orofac Pain. 2010; 24: 287–292.

Fricton J et al. Systematic review and meta-analysis of randomized controlled trials evaluating intraoral orthopedic appliances for temporomandibular disorders. J Orofac Pain. 2010; 24: 237–254.

Friedman MH, Weisberg J. The craniocervical connection: a retrospective analysis of 300 whiplash patients with cervical and temporomandibular disorders. Cranio. 2000; 18: 163–167.

Garten H. Lehrbuch Applied Kinesiology, Muskelfunktion – Dysfunktion – Therapie. München: Elsevier Urban & Fischer, 2004.

Gesch D et al. Prevalence of signs and symptoms of temporomandibular disorders in an urban and rural German population: results of a population-based Study of Health in Pomerania. Quintessence Int. 2004; 35: 143–150.

Grunert I. Funktionelle Anatomie der Kiefergelenke. In: Boisserée W, Schupp W (Hrsg.). Kraniomandibuläres und Muskuloskeletales System – Funktionelle Konzepte in der Zahnmedizin, Kieferorthopädie und Manualmedizin. Berlin: Quintessenz, 2012. S. 19–29.

Heller R. Manuelle Behandlung des muskuloskeletalen Systems. In: Boisserée W, Schupp W (Hrsg.). Kraniomandibuläres und Muskuloskeletales System – Funktionelle Konzepte in der Zahnmedizin, Kieferorthopädie und Manualmedizin. Berlin: Quintessenz, 2012a. S. 241–251.

Heller R. Die Beziehung der Okklusion zum kraniosakralen System. In: Boisserée W, Schupp W (Hrsg.). Kraniomandibuläres und Muskuloskeletales System – Funktionelle Konzepte in der Zahnmedizin, Kieferorthopädie und Manualmedizin. Berlin: Quintessenz, 2012b. S. 57–72.

von Heymann W, Köneke C. Tinnitus bei „Hirnstamm-Irritations-Syndrom“. Man Med. 2009; 47: 239–246.

Huggare J, Raustia AM. Head posture and cervicovertebral and craniofacial morphology in patients with craniomandibular dysfunction. Cranio. 1992; 10: 173–177; discussion 178–179.

Hülse M, Holzl M. Vestibulospinale Reaktionen bei der zervikogenen Gleichgewichtsstörung: die zervikogene Unsicherheit. HNO. 2000; 48: 295–301.

Hülse M, Neuhuber WL, Wolff HD. Der kranio-zervikale Übergang. Berlin: Springer, 1998.

Iliff JJ et al. A paravascular pathway facilitates CSF flow through the brain parenchyma and the clearance of interstitial solutes, including amyloid beta. Sci Transl Med. 2012; 4: 147ra111.

Iliff JJ et al. Brain-wide pathway for waste clearance captured by contrast-enhanced MRI. J Clin Invest. 2013a; 123: 1299–1309.
Iliff JJ et al. Cerebral arterial pulsation drives paravascular CSF-interstitial fluid exchange in the murine brain. J Neurosci. 2013b; 33: 18190–18199.
Jannetta PJ. Outcome after microvascular decompression for typical trigeminal neuralgia, hemifacial spasm, tinnitus, disabling positional vertigo, and glossopharyngeal neuralgia (honored guest lecture). Clin Neurosurg. 1997; 44: 331–383.
Jannetta PJ, Robbins LJ. Trigeminal neuropathy – new observations. Neurosurgery. 1980; 7: 347–351.
Kaltenbach JA. Summary of evidence pointing to a role of the dorsal cochlear nucleus in the etiology of tinnitus. Acta Otolaryngol. 2006: Suppl: 20–26.
Kanold PO. Subplate neurons: crucial regulators of cortical development and plasticity. Front Neuroanat. 2009; 3: 16.
Kanold PO, Luhmann HJ. The subplate and early cortical circuits. Annu Rev Neurosci. 2010; 33: 23–48.
Klasser GD, Greene CS. Oral appliances in the management of temporomandibular disorders. Oral Surg Oral Med Oral Pathol Oral Radiol Endod. 2009; 107: 212–223.
Kobayashi Y, Hansson TL. (Occlusal correction in the human). Phillip J Restaur Zahnmed. 1988; 5: 255–263.
Kopp S et al. Beeinflussung des funktionellen Bewegungsraumes von Hals-, Brust- und Lendenwirbelsäule durch Aufbissbehelfe. Eine Pilotstudie. Man Med. 2003; 41: 39–51.
Kopp S, Plato G. Änderung der dreidimensionalen Lage des Unterkiefers durch Atlasimpulstherapie. Man Med. 2003; 41: 500–505.
Kress BT et al. Impairment of paravascular clearance pathways in the aging brain. Ann Neurol. 2014; 76:845–861.
Levy EI, Scarrow AM, Jannetta PJ. Microvascular decompression in the treatment of hypertension: review and update. Surg Neurol. 2001; 55: 2–10; discussion 10–11.
Li YS et al. (Retrospective analysis of 3,958 patients with facial injuries). Zhonghua Kou Qiang Yi Xue Za Zhi. 2006; 41: 385–387.
Lippold C A et al. Interdisciplinary study of orthopedic and orthodontic findings in pre-school infants. J Orofac Orthop. 2003; 64: 330–340.
Martin T, Luo ZX. Paleontology: Homoplasy in the mammalian ear. Science. 2005; 307: 861–862.
Marx G. Über die Zusammenarbeit mit der Kieferorthopädie und Zahnheilkunde in der manuellen Medizin. Man Med. 2000; 38: 342–345.
Marx G. Verbesserte manuelle Testverfahren am Sakroiliakalgelenk – Vergleichende klinische Untersuchung: Patrick-Test gegen Priener Abduktionstest. Man Med. 2008; 46: 169–171.
McPartland JM. The Patient with Temoromandibular Joint Pain and Dysfunction. In: Nelson KE, Glonek T (eds.). Somatic Dysfunction in Osteopathic Family Medicine. Philadelphia: Wolters Kluwer Health, 2013. pp. 234–242.
Melzack R, Wall PD. Pain mechanisms: a new theory. Science. 1965; 150: 971–979.
Mendelsohn AR, Larrick JW. Sleep facilitates clearance of metabolites from the brain: glymphatic function in aging and neurodegenerative diseases. Rejuvenation Res. 2013; 16: 518–523.
Merrill RL. Central mechanisms of orofacial pain. Dental clinics of North America. 2007; 51: 45–59, v.
Mertensmeier I, Diedrich P. (Relationship between cervical spinal posture and bite anomalies). Fortschr Kieferorthop. 1992; 53: 26–32.
Michalowicz BS et al. No heritability of temporomandibular joint signs and symptoms. J Dent Res. 2000; 79: 1573–1578.
Michel O. Das Syndrom der leeren Nase. HNO-Nachrichten. 2013; 43: 24–27.
Mohammadi S, Mohebbi S. Occurrence of mandibulofacial injuries presenting to the otorhinolaryngology and head & neck surgery department. J Craniofac Surg. 2007; 18: 833–837.
Moller AR. Similarities between severe tinnitus and chronic pain. J Am Acad Audiol. 2000; 11: 115–124.
Moller MB et al. Microvascular decompression of the eighth nerve in patients with disabling positional vertigo: selection criteria and operative results in 207 patients. Acta Neurochirur. 1993a; 125: 75–82.
Moller MB et al. Vascular decompression surgery for severe tinnitus: selection criteria and results. Laryngoscope. 1993b; 103: 421–427.
Myers TW. Anatomy Trains – Myofascial Meridians for Manual and Movement Therapists. London: Churchil Livingstone/Elsevier, 2009.
Neuhuber WL. Besonderheiten der Innervation des Kopf-Hals-Bereichs. Orthopäde. 1998; 27: 794–801.
Ohlendorf D et al. Können experimentell herbeigeführte Veränderungen der Okklusion das menschliche Gleichgewicht beeinflussen? Man Med. 2008a; 46: 412.
Ohlendorf D, Pusch K, Kopp S. Beinlängendifferenz versus zentrische Lage des Unterkiefers. Man Med. 2008b; 46: 418–423.
Olesen J, Steiner TJ. The International classification of headache disorders. 2nd ed. (ICDH-II). J Neurol Neurosurg Psychiatry. 2004; 75: 808–811.
Pellerin L, Magistretti PJ. Sweet sixteen for ANLS. J Cereb Blood Flow Metab. 2012; 32:1152–1166.
Peroz I. Funktionsstörungen des Kauorgans bei Tinnituspatienten im Vergleich zu einer Kontrollgruppe. HNO. 2003; 51: 544–549.
Pick MG. Cranial Sutures – Analysis, Morphology and Manipulative Strategies. Seattle: Eastland Press, 1999.
von Piekartz H et al. Einfluss der CMD auf die mechanische Schmerzschwelle außerhalb der Kopf-Gesichts-Region. Man Med. 2014; 52: 420–426.
Plesh O, Wolfe F, Lane N. The relationship between fibromyalgia and temporomandibular disorders: prevalence and symptom severity. J Rheumatol. 1996; 23: 1948–1952.
Resnick DK et al. Microvascular decompression for glossopharyngeal neuralgia. Neurosurgery. 1995; 36 :64–68; discussion 68–69.
Rich TH et al. Independent origins of middle ear bones in monotremes and therians. Science. 2005; 307: 910–914.
Rosseau GL et al. Restoration of useful hearing after microvascular decompression of the cochlear nerve. Am J Otol. 1993; 14: 392–397.
Sakaguchi K et al. Examination of the relationship between mandibular position and body posture. Cranio. 2007; 25: 237–249.
Schünke M et al. Prometheus – Lernatlas der Anatomie. Stuttgart: Thieme, 2006.
Schupp W. Anleitungen zur selbstständigen Behandlung Ihrer CMD. 2014. http://schupp-ortho.de/schmerzen-selbst-behandeln/ (letzter Zugriff: 16.1.2016).
Schupp W, Marx G. Manuelle Behandlung der Kiefergelenke zur Therapie der kraniomandibulären Dysfunktion. Man Med. 2002; 40: 177–183.
Schupp W et al. Okklusionsveränderungen und deren Auswirkungen auf den Halte- und Stützapparat. Man Med. 2009; 47: 107–111.
Segatto E, Lippold C, Vegh A. Craniofacial features of children with spinal deformities. BMC Musculoskelet Disord. 2008; 9: 169.
Shi J, Chen Z, Xu B. Causes and treatment of mandibular and condylar fractures in children and adolescents: a review of 104 cases. JAMA Otolaryngol Head Neck Surg. 2014; 140: 203–207.
Sipila K et al. Association between symptoms of temporomandibular disorders and depression: an epidemiological study of the Northern Finland 1966 Birth Cohort. Cranio. 2001; 19: 183–187.
Stiesch-Scholz M, Fink M, Tschernitschek H. Comorbidity of internal derangement of the temporomandibular joint and silent dysfunction of the cervical spine. J Oral Rehabil. 2003; 30: 386–391.
Swanson RL, 2nd. Biotensegrity: a unifying theory of biological architecture with applications to osteopathic practice, education, and research – a review and analysis. J Am Osteopath Assoc. 2013; 113: 34–52.
Thompson SW, Woolf CJ, Sivilotti LG. Small-caliber afferent inputs produce a heterosynaptic facilitation of the synaptic responses evoked by primary afferent A-fibers in the neonatal rat spinal cord in vitro. J Neurophysiol. 1993; 69: 2116–2128.
Torebjork HE, Lundberg LE, Lamotte RH. Central changes in processing of mechanoreceptive input in capsaicin-induced secondary hyperalgesia in humans. J Physiol. 1992; 448: 765–780.
Travell JG, Simons DG. Myofascial Pain and Dysfunction The Trigger Point Manual – The Upper Extremities. Philadelphia: Williams & Wilkins, 1983.
Upledger JE, Retzlaff EW, Vredevoogd JD. Diagnosis and treatment of temporoparietal suture head pain. Osteopath Med. 1978; July: 19–26.

Upledger JE, Vredevoogd JD. Craniosacral Therapy. 19th printing. Seattle: Eastland Press, 1998.

Vass Z et al. Direct evidence of trigeminal innervation of the cochlear blood vessels. Neuroscience. 1998; 84: 559–567.

Vass Z et al. Capsaicin stimulation of the cochlea and electric stimulation of the trigeminal ganglion mediate vascular permeability in cochlear and vertebro-basilar arteries: a potential cause of inner ear dysfunction in headache. Neuroscience. 2001; 103: 189–201.

Verkhratsky A, Nedergaard M, Hertz L. Why are Astrocytes Important? Neurochem Res. 2014; 40: 389–401.

Vimpari SS et al. Depressive symptoms associated with symptoms of the temporomandibular joint pain and dysfunction syndrome. Psychosom Med. 1995; 57: 439–444.

Whitehead WE, Palsson O, Jones KR. Systematic review of the comorbidity of irritable bowel syndrome with other disorders: what are the causes and implications? Gastroenterology. 2002; 122: 1140–1156.

Wiesinger B et al. (2007) Back pain in relation to musculoskeletal disorders in the jaw-face: a matched case-control study. Pain. 2007; 131: 311–319.

Zhou J, Shore S. (2004) Projections from the trigeminal nuclear complex to the cochlear nuclei: a retrograde and anterograde tracing study in the guinea pig. J Neurosci Res. 2004; 78: 901–907.

KAPITEL

40 Schmerzen in der Schulter-Nacken-Region aus orthopädischer Sicht

Frank Müller

40.1 Die Schulter-Nacken-Region

40.1.1 Anatomische Grundlagen

Knöcherne Strukturen in der Schulter-Nacken-Region sind das Os occipitale, die sieben Halswirbel und der Schultergürtel. Der erste Halswirbel (Atlas) und der zweite Halswirbel (Axis) sind atypische Wirbel. Die Muskulatur in dieser Region kann in die hintere tiefe Muskelgruppe, die autochthone Rückenmuskulatur, die seitlichen Gruppen (Mm. scaleni), den M. levator scapulae und den M. trapezius eingeteilt werden.

Eine wichtige Rolle bei Beschwerden in dieser Region bilden die **gelenkigen Verbindungen im Bereich der Wirbel** (Facettengelenke, Bandscheiben und Uncovertebralgelenke) sowie die Muskulatur.

40.1.2 Lokale Beschwerden

Lokale Beschwerden können durch **Blockierungen der kleinen Wirbelgelenke** und **arthrotische Veränderungen** ausgelöst werden. Neben den für die Wirbelsäule typischen degenerativen Veränderungen mit Höhenminderung der Zwischenwirbelräume, Ausbildung von Spondylophyten und arthrotischen Veränderungen der Facettengelenke können an der Halswirbelsäule (HWS) auch Uncovertebralarthrosen entstehen.

Die sog. Uncovertebralgelenke entwickeln sich erst im Laufe des Lebens durch den Umbau der Bandscheiben (Degeneration der Disci intervertebralia ab dem 5. Lebensjahr). Ein Fortschreiten des Wachstums der Procc. uncinati soll, wie auch die anderen arthrotischen Veränderungen, Bewegungseinschränkungen und Schmerzen verursachen (Zervikalsyndrom).

Lokale Beschwerden sind im Schulter-Nacken-Bereich häufig auch **muskulär** ausgelöst. Ein typisches Beispiel sind Triggerpunkte im M. trapezius oder im M. sternocleidomastoideus. Dabei sind auch typische Ausstrahlungsmuster der einzelnen Muskeln zu beachten.

40.1.3 Ausstrahlende Beschwerden

Kommt es zu einer Irritation der Spinalnerven durch Osteophyten oder durch einen Gallertkernvorfall einer zervikalen Bandscheibe, sind die Beschwerden nicht auf den Nackenbereich begrenzt, sondern strahlen radikulär in die obere Extremität aus (Zervikobrachialgie). Gallertkernvorfälle oder Protrusionen können häufig klinisch stumm verlaufen, können aber auch radikuläre Symptome mit Paresen verursachen und damit operationsbedürftig werden (➤ Tab. 40.1).

Häufiger liegt aber ein sog. pseudoradikuläres Beschwerdebild vor, das möglicherweise durch die Kompression von Anteilen des Plexus brachialis in seinem Verlauf durch Rippen, Klavikula oder seitliche Halsmuskulatur (Mm. scaleni) ausgelöst wird (➤ Abb. 40.1).

Tab. 40.1 Zervikale radikuläre Symptomatik[a]

Wurzel	Schmerzausstrahlung	Kennmuskel	Reflexabschwächung
C3, C4	Nacken, Schulterhöhe	Zwerchfell	–
C5	Nacken, gesamte Schulter (insbesondere Deltaregion), teils bis zum Ellenbogen	Mm. deltoideus und biceps brachii	Bizepssehnenreflex
C6	Nacken → Hinterrand des M. deltoideus → Radialseite des Arms → Daumen	Mm. biceps brachii und brachioradialis	Radiusperiostreflex Bizepssehnenreflex
C7	Nacken → Lateralseite des Arms → 2., 3. und 4. Finger	Mm. triceps brachii und pectoralis major	Trizepssehnenreflex

[a] Nach Habermeyer 2002.

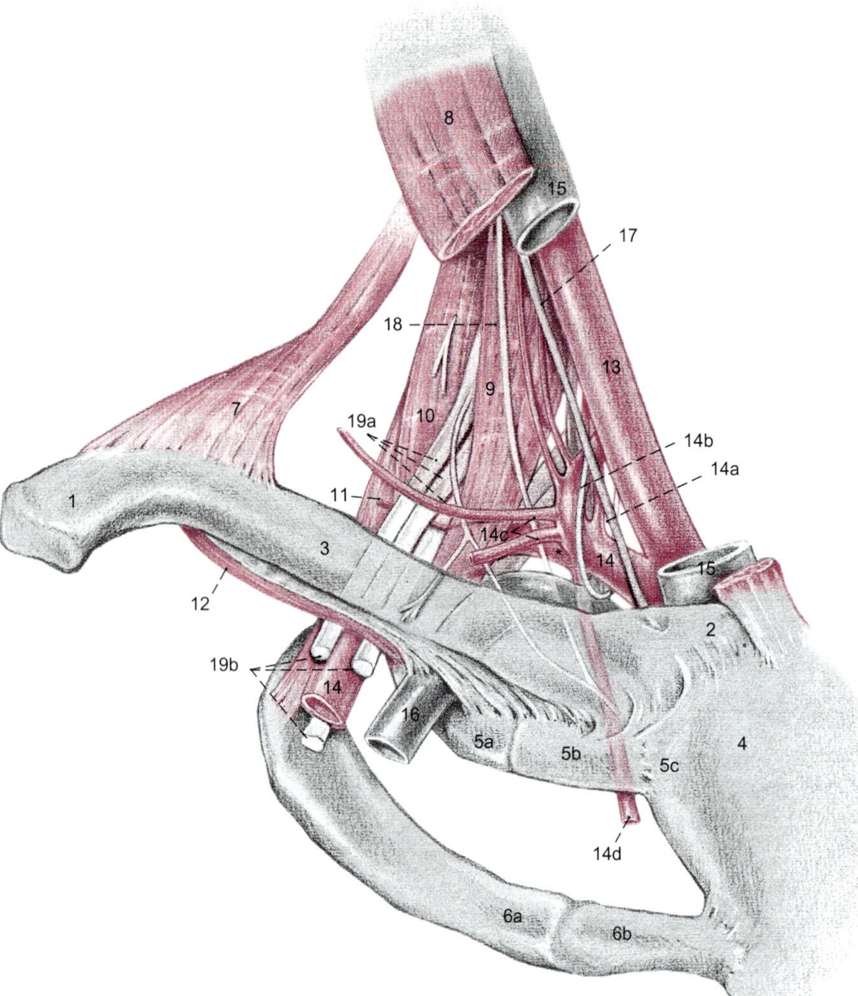

1 Klavikula, Extremitas acromialis
2 Klavikula, Extremitas sternalis
3 Klavikula, Korpus
4 Manubrium sterni
5a Costa I, Pars ossea
5b Costa I, Pars cartilaginea
5c Synchondrosis costae I
6a Costa II, Pars ossea
6b Costa II, Pars cartilaginea
7 M. trapezius
8 M. sternocleidomasteoideus
9 M. scalenus anterior
10 M. scalenus medius
11 M. scalenus posterior
12 M. subclavius
13 A. carotis communis
14 A. subclavia
14a A. vertebralis
14b Truncus thyrocervicalis
14c Variable Äste: A. transversa colli (R. superficialis und R. descendens)
* Verdeckt: Abgang des Truncus costocervicalis
14d A. thoracica interna
15 V. jugularis interna
16 V. subclavia
17 N. vagus (X)
18 N. phrenicus
19a Plexus brachialis, Trunci
19b Plexus brachialis, Fasciculi

Abb. 40.1 Tiefe seitliche Halsregion und kostoklavikulärer Raum (Ventrolateralansicht). [R115]

RED FLAG

Ein plötzlicher Gallertkernprolaps nach median-dorsal kann das Rückenmark akut komprimieren. Dadurch werden Schmerzen und Gangstörungen ausgelöst. Eine solch akute Kompression des Myelons stellt eine absolute Notfalloperationsindikation dar.

Eine schleichende **Kompression des Rückenmarks,** z. B. durch Spondylophyten, führt ebenfalls zu Gangstörungen aufgrund der zervikalen Myelopathie. Osteophyten oder hypertrophe Procc. uncinati können das Lumen der Foramina transversalia einengen und damit **Durchblutungsstörungen** im Bereich der A. vertebralis bzw. im Gebiet der A. basilaris mit zerebralen Symptomen auslösen (➤ Abb. 40.2).

RED FLAG

- Akut aufgetretene starke einseitige Nackenschmerzen und zerebrale Symptome sollten an eine Dissektion der A. vertebralis denken lassen!
- Eine entzündliche Erkrankung, wie z. B. rheumatoide Arthritis, kann zu Instabilitäten im Bereich des Dens axis führen. Dies ist eine absolute Kontraindikation für jede manuelle Therapie!

Halswirbelsäule (nach Krämer 2001); Anamnese mit:
- Trauma
- starken plötzlichen Nacken- oder Hinterkopfschmerzen mit Zeichen eines Wallenberg-Syndroms
- Tumor
- Entzündung (auch rheumatoide Arthritis), kann zu Instabilitäten im Bereich der atlantoaxialen Gelenke führen
- Krankheitsgefühl
- Gewichtsverlust
- Laborveränderungen
- Gangbildstörungen
- Lähmungen

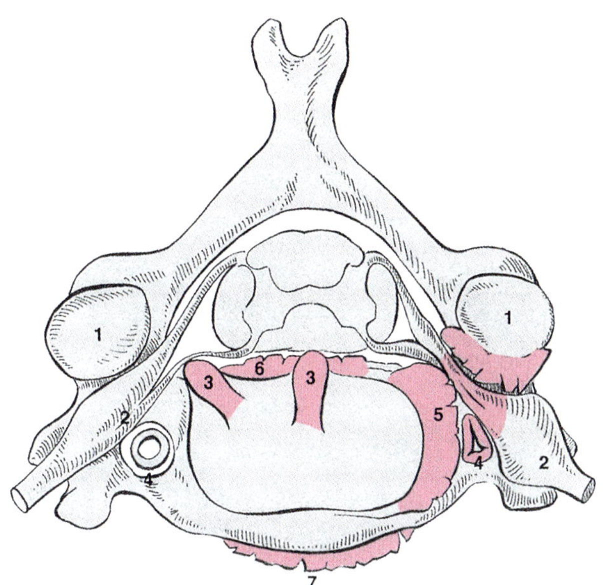

Abb. 40.2 Schema verschiedener Lokalisationen möglicher pathologischer Veränderungen an der HWS. 1 = Facetten der kleinen Wirbelgelenke, 2 = Wurzel mit Spinalganglion, 3 = laterale/mediale Diskushernie, 4 = Aa. vertebrales, 5 = Uncovertebralarthrose, 6 = dorsale Spondylose, 7 = ventrale Spondylose. [R115]

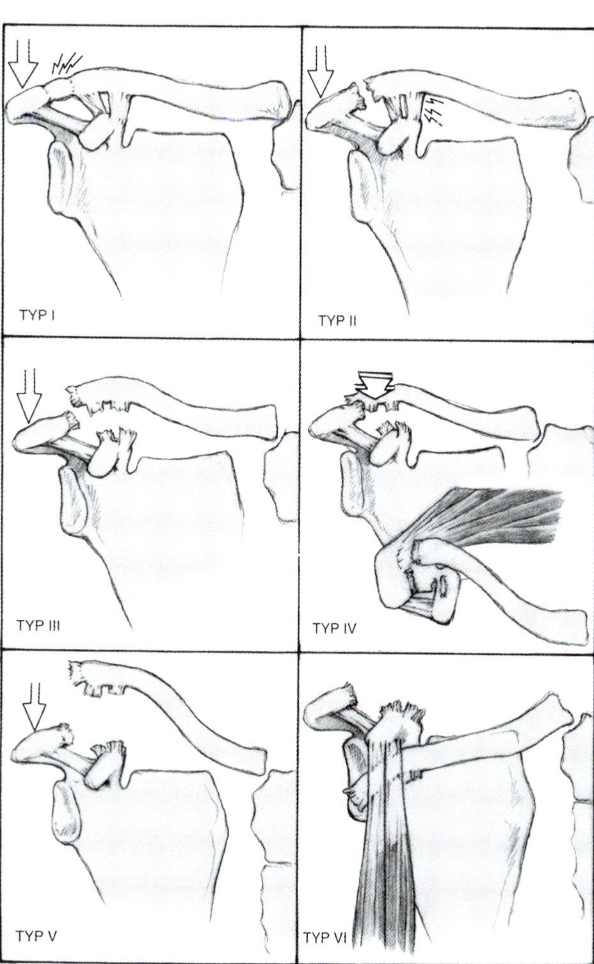

Abb. 40.3 Klassifikation der AC-Gelenk-Verletzungen nach Rockwood. [L108]

40.2 Der Schultergürtel

Die **anatomischen Grundlagen** der komplexen Anatomie des Schultergürtels sind in ➤ Kap. 41.2.1 beschrieben.

40.2.1 Erkrankungen im Bereich der knöchernen Verbindungen im Schultergürtel

Sternoklavikulargelenk (SC-Gelenk)

Orthopädisch sind seltene Luxationen und Subluxationen des SC-Gelenks mit Verletzungen des Kapsel-Band-Apparats beschrieben, ebenso der Befall des Gelenks bei rheumatoider Arthritis.

Akromioklavikulargelenk (AC-Gelenk)

Das AC-Gelenk ist häufig bei **Anpralltraumen des Schultergürtels** oder beim **Sturz auf den ausgestreckten Arm** betroffen (➤ Kap. 42.1.1). Die Bänder, die das Gelenk stabilisieren (Lig. acromioclaviculare) und die Klavikula am Proc. coracoideus fixieren (Lig. coracoclaviculare: Ligg. trapezoideum und conoideum), reißen teilweise oder komplett. Die gebräuchlichste Einteilung erfolgt nach Tossy (Grad I–III) und eine genauere nach Rockwood (I–VI) (➤ Abb. 40.3).

Interessanterweise sind die Patienten mit einem lateralen Klavikulahochstand (Tossy III, Rockwood V) nahezu beschwerdefrei, während die scheinbar „leichteren" Verletzungen häufig bleibende Beschwerden hinterlassen und z. B. Injektionen mit Steroiden oder sogar eine operative Sanierung erfordern.

Ein Problem mit zunehmendem Alter der Patienten ist die Arthrose des AC-Gelenks. Sie ist möglicherweise Folge von Traumen oder langjähriger Protraktion der Schultern und der darauffolgenden erhöhten mechanischen Kompression im AC-Gelenk, die zur Schädigung des Discus articularis führt. Sichtbare Deformität, Hyperadduktionsschmerz und ein oberer schmerzhafter Bogen können die Symptome sein. Bedingt durch kaudale Osteophyten kann die AC-Gelenk-Arthrose auch eine Ursache für ein Impingement-Syndrom oder gar eine Supraspinatus-Sehnenruptur sein. Eine Resektion der Osteophyten und der Gelenkflächen (Arthroskopie) kann eine Beschwerdefreiheit des Patienten erreichen.

Glenohumeralgelenk

Viele Probleme des Glenohumeralgelenks (eigentliches Schultergelenk) selbst betreffen die Beweglichkeit des Kugelgelenks. Entweder ist die Beweglichkeit mehr oder weniger stark eingeschränkt (extremstes Beispiel ist die sog. Frozen Shoulder) oder es besteht eine zu starke Beweglichkeit (Instabilität) im Gelenk (➤ Kap. 42.1.2).

Als **Frozen Shoulder** wird eine Erkrankung der Schulter bezeichnet, die in drei Phasen verläuft (Duplay 1872, Habermeyer 2002):

- In Phase 1, der **„Freezing Phase"**, kommt es zu einer fortschreitenden, schmerzhaften Bewegungseinschränkung der Schulter (zuerst Außenrotation, dann Abduktion).
- Phase 2, die **„Frozen Phase"**, ist durch den Rückgang der Schmerzen bei fortschreitender Bewegungseinschränkung gekennzeichnet.
- In Phase 3, der **„Thawing Phase"**, verschwinden die Schmerzen und die Beweglichkeit bessert sich.

Es wird häufig die Ansicht vertreten, dass es in der letzten Phase zur „Spontanheilung" kommt. Verschiedene Studien haben aber bleibende – wenn auch schmerzfreie – Bewegungseinschränkungen noch über Jahre nachgewiesen (Hedtmann und Fett 2002a). Pathologisch wurden fibrös-entzündliche Veränderungen in der Gelenkkapsel gefunden, die mit den Gewebeveränderungen der Palmaraponeurose bei der Dupuytren-Krankheit identisch sind.

Diagnostisch wird zwischen einer **primären Frozen Shoulder** (letztlich eine Ausschlussdiagnose) und **sekundären Erkrankungen** als Folge von Makro- oder Mikrotraumen oder Operationen unterschieden. Ausgeschlossen werden sollten andere Ursachen für Schultersteifen (z. B. Subakromialsyndrom, Omarthrose usw.). Therapeutisch müssen sich Behandler und Patient auf eine lange Therapiezeit (1–6 oder mehr Jahre) einstellen. In der 1. Phase scheinen die orale und/oder intraartikuläre Anwendung von Steroiden die Beschwerden abzukürzen. NSAID haben keine Wirkung. Krankengymnastik und manuelle Behandlungen sind wichtig, sollten aber insbesondere in Phase 1 vorsichtig durchgeführt werden, um die inflammatorischen Prozesse nicht zu verstärken.

Häufig sind die Einschränkungen der Beweglichkeit im Schultergelenk aber Folgen von **muskulären Fehlfunktionen** oder diese spielen eine zusätzliche Rolle im Gesamtbild der Erkrankung.

Bei der Beurteilung der Beweglichkeit im Glenohumeralgelenk sollte das Augenmerk nicht nur auf die klassischen Bewegungen, wie Rotation, Ab-/Adduktion, Elevation (Flexion), Retroversion (Dorsalextension), gelegt werden, sondern auch auf **translatorische Bewegungen,** wie vorderes und hinteres Gleiten und Gleiten nach kaudal (Sulcus-Zeichen?).

Ein Teil der Patienten mit sog. Impingement-Syndrom zeigen sowohl klinisch als auch im Röntgenbild eine kranioanteriore Verschiebung (Y-Aufnahme), häufig mit Einschränkung der Translation nach dorsal (positiver Relocation-Test?).

Die Instabilitäten werden grob in traumatische und anlagebedingte Instabilitäten eingeteilt.

Während der habituellen, durch den Patienten willkürlich herbeiführbaren Schulterluxation eine starke psychosomatische Komponente zugeschrieben werden kann, liegt der posttraumatisch-rezidivierenden Schulterluxation eine Läsion des Labrum glenoidale zugrunde.

Der Abriss des meist vorderen unteren Teils des Labrum glenoidale führt zu einer **Fehlsteuerung der muskulären Stabilisierung** (Propriozeption) der Schulter. Die Gelenkkapsel und die Bänder werden nicht mehr unter Spannung gebracht, die eingelagerten Propriozeptoren werden nicht mehr aktiv, um durch Anspannung der Muskulatur das Gelenk zu stabilisieren. Dadurch kommt es leichter zu weiteren Luxationen, typischerweise bei Außenrotation in Abduktion.

Jede traumatische Schulterluxation sollte auf eine Läsion des Labrum glenoidale (Bankart-Läsion, Perthes-Tasche usw.) untersucht

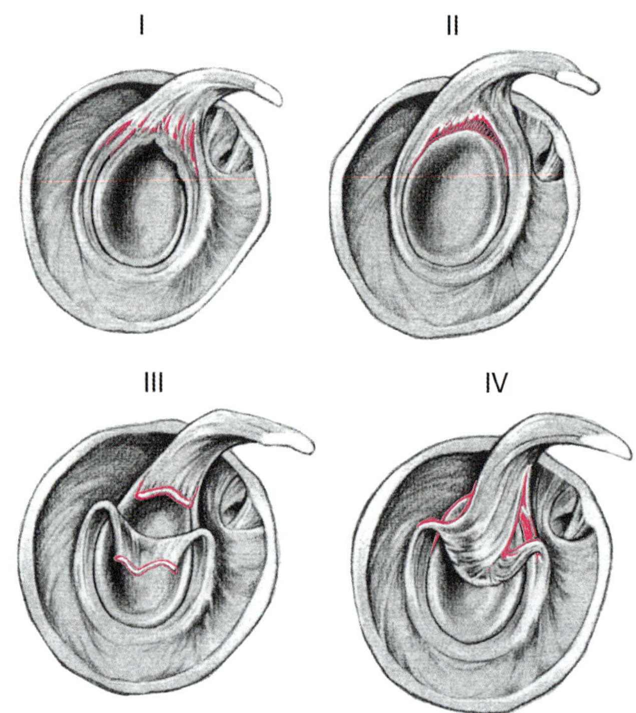

Abb. 40.4 Einteilung der SLAP-Läsionen in der Klassifikation nach Snyder. Typ I: partieller Einriss des Labrums im Bereich der vorderen und hinteren kranialen Zirkumferenz. Typ II: kompletter Abriss des Labrum-Bizepssehnenankers im Bereich der vorderen-oberen und hinteren Zirkumferenz. Typ III: korbhenkelartiger Abriss des Labrum glenoidale bei weitgehend intaktem Bizepssehnenanker. Typ IV: korbhenkelartiger Abriss des Labrum glenoidale mit zusätzlichem Einriss im Ansatzbereich der langen Bizepssehne. [R115]

(Magnetresonanztomografie) und bei Beschädigung des Labrums zügig operiert werden.

Bei der sog. **multidirektionalen Instabilität** (vermehrte Translation in alle Richtungen, positives Sulcus-Zeichen) können bestimmte operative Maßnahmen hilfreich sein; zunächst sollten jedoch konservative Maßnahmen erfolgen.

Eine kranialwärts gerichtete Instabilität mit möglichen weiteren Folgen (Impingement-Syndrom, Rotatorenmanschettenruptur usw.) wird durch die von Snyder beschriebene SLAP-Läsion (superiores Labrum von anterior nach posterior) am sog. Bizepssehnenanker des Labrum glenoidale verursacht (Snyder et al. 1990) (> Abb. 40.4).

Die lange Bizepssehne ist nicht (nach Meinung des Autors) oder zumindest nicht ausschließlich am Tuberculum supraglenoidale befestigt, sondern strahlt in das obere Labrum glenoidale ein. An dieser Stelle (Bizepssehnenanker) kann es durch Überlastung (z. B. Überkopfsportler) zu verschiedenen Schäden kommen. Die meisten dieser Veränderungen benötigen eine operative Sanierung.

Akromiohumeralgelenk

Bei diesem Gelenk (subakromiales Nebengelenk mit der Rotatorenmanschette) handelt es sich nicht um eine Diarthrose, bei der zwei

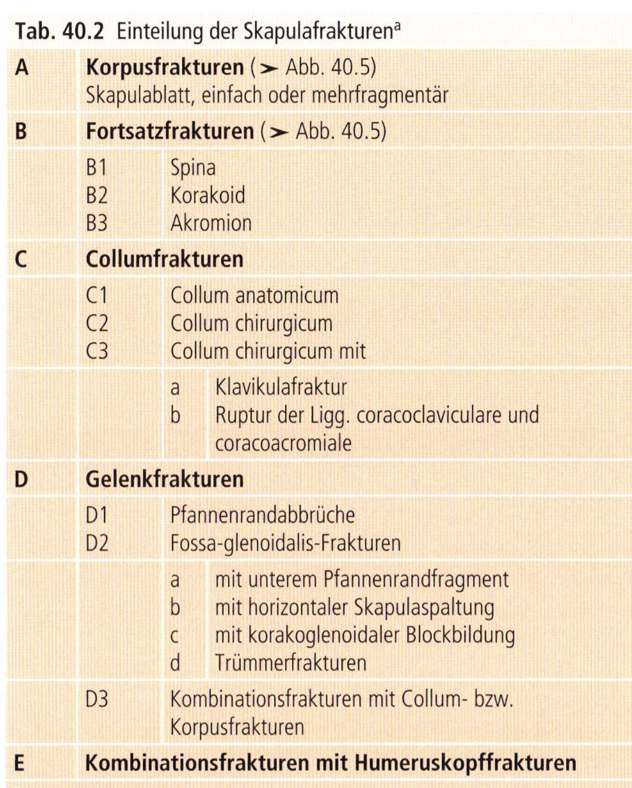

Tab. 40.2 Einteilung der Skapulafrakturen[a]

A	**Korpusfrakturen** (➤ Abb. 40.5) Skapulablatt, einfach oder mehrfragmentär		
B	**Fortsatzfrakturen** (➤ Abb. 40.5)		
	B1 B2 B3	Spina Korakoid Akromion	
C	**Collumfrakturen**		
	C1 C2 C3	Collum anatomicum Collum chirurgicum Collum chirurgicum mit	
		a b	Klavikulafraktur Ruptur der Ligg. coracoclaviculare und coracoacromiale
D	**Gelenkfrakturen**		
	D1 D2	Pfannenrandabbrüche Fossa-glenoidalis-Frakturen	
		a b c d	mit unterem Pfannenrandfragment mit horizontaler Skapulaspaltung mit korakoglenoidaler Blockbildung Trümmerfrakturen
	D3	Kombinationsfrakturen mit Collum- bzw. Korpusfrakturen	
E	**Kombinationsfrakturen mit Humeruskopffrakturen**		

[a] Nach Euler und Rüedi 1996.

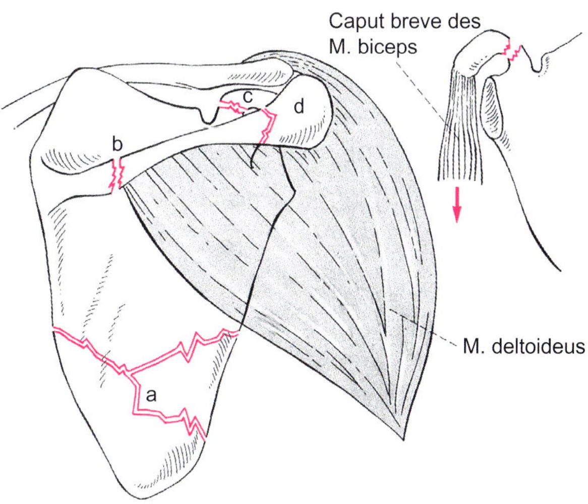

Abb. 40.5 Schema von Skapulafrakturen. a = Korpusfrakturen (Typ A), b = Spinafrakturen (B1), c = Korakoidfrakturen (B2), d = Akromionfrakturen (B3). In der Abbildung oben rechts wird gezeigt, wie die korakobrachiale Muskulatur ein Korakoidfragment nach kaudal zieht. [R115]

Knochen gelenkig miteinander verbunden sind, sondern um eine Gleitschicht zwischen der Rotatorenmanschette, der Bursa und dem Schultergewölbe (Fornix humeri). Eine leider noch gebräuchliche, sehr undifferenzierte Bezeichnung für Erkrankungen in diesem Bereich ist Periarthropathia humeroscapularis (PHS).

Die vielfältigen **Subakromialsyndrome** (SAS) oder Impingement-Syndrome können verschiedene Ursachen haben (zum Zeitpunkt der Diagnose). Eine Rolle für den unphysiologischen Kontakt zwischen Rotatorenmanschette, Bursa subacromialis und Fornix humeri (Akromion plus Lig. coracoacromiale plus Proc. coracoideus) spielen einzeln oder in Kombination die folgenden Faktoren:

- Neuromuskuläre Fehlsteuerungen
- Primäre degenerative Tendopathien
- Makrotraumen
- Mikrotraumen
- Chronische Überlastung
- Instabilitäten (funktionell und posttraumatisch)
- Haltung (Rundrücken, Skapulaprotraktion)
- Traumatisch bedingte Stellungsänderungen der Skapula (z. B. AC-Gelenk-Verletzungen)

In der Folge kommt es zu knöchernen Veränderungen (Osteophyten), die zu sog. sekundären Impingement-Formen führen können oder/und zu Einrissen in der Rotatorenmanschette. Selbst die hakenförmigen Formvarianten des Akromions scheinen sich erst im Laufe des Lebens zu entwickeln (Hedtmann und Fett 2002b).

Die Beschwerden werden einerseits durch das Einklemmen der Bursa subacromialis und der Sehen der Rotatorenmanschette unter dem Schulterdach (Bursitis, Tendinosis), andererseits durch die Funktionseinschränkungen durch Adhäsionen, Muskelverkürzung oder Funktionsausfällen infolge von Rupturen der Sehnen ausgelöst. Je nach Pathogenese und Alter des Patienten ist eine mehr oder weniger lange Phase der konservativen Therapie (nichtsteroidale Antiphlogistika, Krankengymnastik, Steroidinjektionen) indiziert, bevor eine Operation angestrebt werden sollte.

Bei akuten kompletten Rupturen der Rotatorenmanschette (positives Drop Arm Sign und 0-Grad-Abduktionstest) sollte die Indikation zur Operation schnell gestellt werden.

Skapulothorakalgelenk

Die rotierenden und gleitenden Bewegungen der Skapula auf dem Brustkorb spielen eine wichtige Rolle bei der normalen, freien Bewegung des Arms. Die maximale Abduktion des Arms im Glenohumeralgelenk beträgt 90°. Für die weitere Abduktion des Arms, aber auch die Flexion und Extension und selbst für die Rotation in ihren Endstellungen ist die Beweglichkeit in den Nebengelenken und das Gleiten und Rotieren der Skapula erforderlich.

Skapulohumeraler Rhythmus nach Codman: Jeweils 15° der Abduktion des Arms setzen sich aus 10-Grad-Abduktion im Glenohumeralgelenk und 5-Grad-Rotation der Skapula im „Skapulothorakalgelenk" zusammen (Codman 1934, Kuchera und Kuchera 1994).

Häufigste Beschwerden im Bereich der Verschiebeschichten zwischen Schulterblatt und dem M. serratus anterior auf der einen Seite sowie dem M. serratus anterior und dem Brustkorb ist das willkürlich auslösbare **Schulterblattkrachen.** Die Beschwerden verschwinden meist, wenn der Patient aufhört, das Phänomen auszulösen. Selten bestehen knöcherne Sporne am inneren Bereich der Skapula.

Selbst Frakturen der Skapula (➤ Tab. 40.2) heilen meist folgenlos aus.

Differenzialdiagnosen

Wichtig für eine mögliche Differenzialdiagnose ist die Kenntnis der sog. **Head-Zonen** oder der übertragene Schmerz (➢ Abb. 49.1, ➢ Tab. 40.3, ➢ Tab. 40.4).

Der Klassiker ist das **akute Myokardsyndrom** (Angina pectoris/Herzinfarkt) mit starken Schmerzen in der linken Schulter (rechte Schulter, Brustkorb, bis hin zu Unterkieferschmerzen). Gallenblasenentzündungen (rechts) oder auch nach einem stumpfen Bauchtrauma die zweizeitige Milzruptur (links) oder subphrenische Abszesse können ebenso wie auch der Spontan-Pneumothorax Beschwerden im Schulterbereich auslösen (Hedtmann und Fett 2002c).

Weitere **wichtige Differenzialdiagnosen:**
- Knochentumoren (primäre oder sekundäre)
- Pancoast-Tumor
- Syringomyelie
- Gallertkernvorfälle der Bandscheiben im Zervikalbereich mit Wurzelkompression
- Thoracic-Outlet-Syndrome
- Nervenschäden der Region

Tab. 40.3 Differenzialdiagnose des akuten Schulterschmerzes[a]

Erkrankung	Schmerzanamnese	Charakteristika	Alter
Tendinosis calcarea (akut)	Deltamuskel (Ansatz) anfallsartig, sehr heftig, nachts zunehmend	• Bewegungen schmerzbedingt kaum möglich • Rö: Kalkdepot	mittleres Lebensalter: 30–50 Jahre
neuralgische Schulteramyotrophie	Schulterhöhe, Skapula, Oberarm anfallsartig, reißend, sehr heftig	• nachfolgend Paresen • evtl. Hypästhesien (C5, C6)	20–35 Jahre
zervikaler Bandscheibenvorfall	Nacken/Schulter spontan, nach Bagatelltrauma, nach Wirbelfraktur	• radikuläre Symptomatik • Bewegungseinschränkung der Halswirbelsäule	20–40 Jahre
Gelenkinfektion	gesamte Schulter Beschwerdezunahme in Stunden bis Tagen, Dauerschmerzen, klopfend, pochend	• meist nach exogener Einwirkung (i. a. Injektion, Punktion) • Entzündungsparameter positiv • bei Kindern Allgemeinerkrankung zusätzlich	in jedem Alter
Polymyalgie	Schultergürtel, Nacken, Oberarme innerhalb von 1–2 Tagen, meist symmetrisch, ziehend, „rheumatisch"	• schwere Allgemeinerkrankung (Anämie, Gewichtsverlust, Mattigkeit) • meist zusätzlich Arteriitis temporalis • BSG stark erhöht • subfebrile Temperatur	ab ca. 60 Jahre
Dead-Arm-Syndrom	Schulter, gesamter Arm „elektrischer Schlag", evtl. anschließend Schmerz, Schwäche und Missempfindungen für Minuten bis Stunden	• bei bestimmten kraftvollen Bewegungen (z. B. Wurfbewegung) • nach Ereignis wieder völlige Beschwerdefreiheit • oft Sportler	ca. 20–40 Jahre
Luxation des Glenohumeralgelenks	gesamte Schulterregion nach Trauma oder im Rahmen einer rezidivierenden Luxation	typischer klinischer Befund: fixierte, federnde Schonhaltung, verformte Schulterkulisse. Beweis im Röntgenbild	ca. 20–40 Jahre
Instabilität des AC-Gelenks	Schulterhöhe und laterale Halsregion nach Trauma	• je nach Ausprägung: Hochstand des lateralen Klavikulaendes • „oberer schmerzhafter Bogen" (120–180°) • horizontale Adduktion schmerzhaft	jugendliches/mittleres Lebensalter
Herpes zoster	Ausbreitung nach neurologischem Segment brennend, heftig	(später) typische Bläschen mit Exanthem auf der Haut	mittlere/höheres Lebensalter
Gicht	• akuter Schulterschmerz • anfallsartig • Beginn meist nachts • später chronischer, belastungsabhängiger Schmerz	• typische Entzündungszeichen • nur bei 1 % der Gichterkrankten ist auch die Schulter betroffen! • Nachweis: Uratkristalle und erhöhte Leukozyten im Punktat; Hyperurikämie nicht obligat • Rö: Usuren, Atrophie	20–60 Jahre
Chondrokalzinose (Pseudogicht)	• akuter Schulterschmerz (auslösende Synovitis) • chronischer Schulterschmerz bei Kristalleinlagerung in Knorpel	• typische Entzündungszeichen • zunehmende Gelenkdestruktion • Nachweis: Kalziumphosphat im Punktat • primär meist die Knie betroffen • Rö: Kristallablagerung im Knorpel • zusätzliches Vorkommen bei anderen Gelenkerkrankungen	mittleres/höheres Lebensalter

[a] Nach Habermeyer 2002.
Rö = Röntgen, i. a. = intraarteriell, BSG = Blutsenkungsgeschwindigkeit.

Tab. 40.4 Differenzialdiagnose des chronischen Schulterschmerzes[a]

Erkrankung	Schmerzanamnese	Charakteristika	Alter
mechanisches Outlet-Impingement	„ziehende" Schmerzen in der Deltaregion erst nach Belastung, später während Belastung und schließlich Dauerschmerz (Nachtschmerz)	• „schmerzhafter Bogen" (60–130°) • Schwäche bei bestimmten Bewegungen, mit Schmerz bei entsprechenden Widerstandstests • Trickbewegungen • Schmerzfreiheit nach subakromialer LA-Infiltration	je nach pathologischen Gewebeveränderungen, spezifisch in der Altersgruppe mittleres/höheres Lebensalter
Schultersteife	langsam zunehmender Schulterschmerz, zunächst bei endgradigen Bewegungen, dann Ruhe- und besonders Nachtschmerz, ausstrahlend zum Ansatz des Deltamuskels	• aktive und passive Bewegungseinschränkungen • spontane Entstehung oder • Auslösung durch Trauma, Entzündungen, Tumoren und andere („sekundäre Steife") möglich	etwa 40–60 Jahre bei sekundärer Steife in jedem Alter möglich
Incisura-scapulae-Syndrom	dumpfer Dauerschmerz: Schulter, Skapula, Oberarm	• manchmal nach Trauma • Schmerzprovokation bei „horizontaler Adduktion" • Atrophie der Mm. supra- und infraspinatus	mittleres Lebensalter
glenohumerale Instabilität	Schmerz-, Angst- und Unsicherheitsgefühl bei ganz spezifischen Bewegungen (mit Abduktion und Außenrotation des Arms)	• posttraumatisch oder anlagebedingt • Vermeidung kritischer Bewegungen • „Dead Arm Sign" und symptomfreie Intervalle • Rö: evtl. typische Veränderung (z. B. Hill-Sachs-Läsion, Dysplasie)	etwa 15–40 Jahre
Omarthrose	wechselnde, z. T. ziehende Schulterschmerzen; vorübergehende Zunahme nach (Bagatell-)Trauma; Witterungsempfindlichkeit	• Krepitation • Bewegungseinschränkungen • Rö: Arthrosezeichen • auch posttraumatisch • Ergussneigung • rasche Ermüdbarkeit bei Arbeiten in „Armhochlage"; nächtliche Schmerzen; manchmal „Anlaufschmerzen"	> 50 Jahre (ausnahmsweise auch bei jüngeren Patienten)
akromioklavikuläre Gelenkarthrose	• Schmerzen in Schulterhöhe und über lateraler Halsregion (C4) • ziehende Schmerzen beim Tragen von Gegenständen • Schmerzen bei Bewegungen zur gegenseitigen Schulter	• „oberer schmerzhafter Bogen" (120–180°) • horizontale Adduktion schmerzhaft • intraartikulärer Infiltrationstest positiv: Schmerzen verschwinden • auch posttraumatisch nach AC-Gelenk-Sprengung	> 50 Jahre oder jüngere Sportler
chronische Polyarthritis	ziehende Schulterschmerzen, Morgensteifigkeit	• Schulter selten primär betroffen • Diagnose meist durch früheren Befall anderer Gelenke bekannt • Symptome: Schwellung, Druckschmerz, Functio laesa, gestörtes Allgemeinbefinden	mittleres/höheres Lebensalter
seronegative Polyarthritis	Schulterschmerz, Morgensteifigkeit	• Schulter häufig am Anfang der Erkrankung mitbetroffen • weitere Symptome je nach Grunderkrankung	in jedem Alter
Polymyositis, Dermatomyositis (Kollagenose)	• erstes Symptom: leichte Beschwerden an beiden Schultern • selten sehr heftige Schmerzen	• proximal betonte symmetrische Muskelschwäche an den Extremitäten • in 50 % zusätzlich Dermatitis mit lilafarbenem „schmetterlingsförmigem" Gesichtserythem • anfangs Bild wie rheumatische Arthritis möglich • Labor: BSG ↑, CRP ↑, Transaminasen ↑ • Diagnose durch Muskelbiopsie	30–50 Jahre in 20 % Beginn im Kindesalter
Sklerodermie (Kollagenose)	diffuse Schulterbeschwerden im fortgeschrittenen Krankheitsverlauf	• Beschwerden durch angespannte, verhärtete Haut (Bewegungseinschränkung) • Schluckstörungen • „Mund wird enger"	in jedem Alter
Karpaltunnelsyndrom	gelegentlich „ziehende" Schmerzen vom Nacken über die Schulter bis in die Hand und auch in umgekehrter Richtung	typische Symptome an der Hand durch Einengung des N. medianus (z. B. Kribbelparästhesien, Hypästhesien, motorische Ausfälle bei längerer Krankheit)	40–60 Jahre

40

Tab. 40.4 Differenzialdiagnose des chronischen Schulterschmerzes[a] *(Forts.)*

Erkrankung	Schmerzanamnese	Charakteristika	Alter
Pancoast-Tumor	• zunehmender Schulterschmerz, Ausstrahlung in den Arm und 4., 5. Finger (C8) • nachts Schmerzzunahme	Es handelt sich um einen Lungenspitzentumor mit Irritation des unteren Armplexus und des Ganglion stellatum. • Horner-Syndrom • normaler Schulterbefund • sehr seltene pulmonale Symptomatik • Rö: Lungenspitzentumor, einseitig Rippen- und/oder Wirbelkörperarrosionen • wichtig: sofort Probeexzision veranlassen	40–70 Jahre
Knochentumoren: Osteosarkom, solitäre Knochenzyste, Osteochondrom, Metastasen	• dumpfer, langsam zunehmender Schulterschmerz mit Ausstrahlung • schmerzhafte Bewegungseinschränkung möglich • Nachtschmerzen	• meist proximaler Humerus betroffen; auch: Skapula, Klavikula • Functio laesa, je nach Tumorart und -lokalisation	in jedem Alter
sonstige Tumoren: Mammakarzinom, Hodgkin-Lymphom, Lymphosarkom, aggressive Fibromatose, Metastasen	wie bei Knochentumoren	• Symptome durch infiltrierendes Wachstum oder Erguss • Allgemeinerkrankung • meist bekannter primärer Tumor	in jedem Alter
Thoracic-Outlet-Syndrom	Nacken-/Schulter-/Armschmerzen, die durch Schultergürtelbewegungen verstärkt werden	• Ursache: Gefäß-, Nervenkompression • neurogene Symptome: Dysästhesien, Schwäche des Arms (C5–Th1), Dystrophien	jugendliches, mittleres und höheres Lebensalter
pseudoradikuläres HWS-Syndrom	• „bohrend-ziehender" Nacken-/Schulterschmerz, Ausstrahlung zwischen die Schulterblätter und in den Arm möglich • nachts vermehrte Beschwerden • auch akute Schmerzen möglich	• keine segmentalen Symptome • Bewegungseinschränkungen und Druckschmerz der HWS (Blockade, Torticollis) • diffuse Dysästhesien an Hals und Arm: Kältegefühl, „Kribbeln", Taubheits-, Schwellungsgefühl	jugendliches, mittleres und höheres Lebensalter
„übertragener Schmerz" bei Befall innerer Organe	• Schmerz, Hyperalgesie und Hyper- und Hypästhesie im entsprechenden Dermatom • erhöhter Muskeltonus, muskuläre Verspannungen	Ausstrahlung in Head-Zonen: Gallenblase/Magen/subphrenischer Abszess = Hals, Deltamuskel (C3–C4) Herz → Brust, Innenseite Arm (C5–Th6) Oberbauchorgane → Epigastrium, Xiphoid, untere Skapula (Th6–Th8)	jugendliches, mittleres und höheres Lebensalter
Syringomyelie	Frühsymptom: „ziehender, brennender, bohrender" Schulterschmerz, später abnehmend	• Schultergelenkerguss • dissoziierte Empfindungsstörung am Arm (herabgesetzte Schmerz- und Temperaturempfindung bei erhaltener Berührungsempfindung) • Paresen • Rö: massive Gelenkdestruktion, vor allem des Humeruskopfes, Osteolyse, Fragmentation	20–40 Jahre
Humeruskopfnekrose	dumpfer Schulterschmerz mit zunehmender Bewegungseinschränkung	• Ursachen: posttraumatisch; bei Tauchern (Caisson-Krankheit); nach chronischer Kortikoidmedikation • Rö: zunehmende Nekrose des Humeruskopfes	in jedem Alter
psychosomatische Beschwerden	wechselhafte Schulterschmerzen, wortreiche Symptomenschilderung	• meist multilokuläre, generalisierte Beschwerden • kein Nachweis organischer Ursachen	in jedem Alter

[a] Nach Habermeyer 2002.
LA-Infiltration = Infiltrationsbehandlung mit einem Lokalanästhetikum, Rö = Röntgen, BSG = Blutsenkungsgeschwindigkeit, CRP = C-reaktives Protein, HWS = Halswirbelsäule.

40

Zusammenfassung

Aufgrund der komplexen Anatomie mit vielen Gelenken und der komplizierten neuromuskulären Steuerung finden sich Ursachen für Beschwerden im Schulterbereich häufig in den lokalen Strukturen. Im Rahmen vieler komplexer Verkettungen ist die Schulter zudem häufig ein wesentliches Element dieser Ketten – „The body is a unit".

LITERATUR

Duplay ES. De la péri-arthrite scapulohumérale et des raideurs de l'épaule qui en son la conséquence. Arch Gen Med. 1872; 20: 513–542.

Codman EA. The shoulder: rupture of the supraspinatus tendon and other lesions in or about the subacromial bursa. Boston: Todd, 1934.

Euler E, Rüedi T. Scapulafraktur. In: Habermeyer P, Schweiberer L (Hrsg.). Schulterchirurgie. 2. Aufl. München: Urban & Schwarzenberg, 1996. S. 261–272.

Habermeyer P. Schulterchirurgie. 3. Aufl. München: Urban & Fischer, 2002.

Hedtmann A, Fett H. Frozen Shoulder. In: Gohlke F, Hedtmann A (Hrsg.). Orthopädie und Orthopädische Chirurgie – Schulter. Stuttgart: Thieme, 2002a. S. 339–348.

Hedtmann A, Fett H. Erkrankungen der Rotatorenmanschette. In: Gohlke F, Hedtmann A (Hrsg.). Orthopädie und Orthopädische Chirurgie – Schulter. Stuttgart: Thieme, 2002b. S. 246–285.

Hedtmann A, Fett H. Differentialdiagnose der Schultererkrankungen. In: Gohlke F, Hedtmann A (Hrsg.). Orthopädie und Orthopädische Chirurgie – Schulter. Stuttgart: Thieme, 2002c. S. 148–153.

Krämer J (Hrsg.). Orthopädie und Orthopädische Chirurgie – Wirbelsäule, Thorax. Stuttgart: Thieme, 2004.

Kuchera WA, Kuchera ML. Osteopathic Principles in Practice. 2nd ed. Columbus: Greyden Press, 1994.

Snyder SJ et al. Slap lesions of the shoulder. Arthroscopy. 1990; 6 (4): 274–279.

KAPITEL

41

Frank Müller

Schmerzen in der Schulter-Nacken-Region aus osteopathischer Sicht

Grundsätzlich sind Ursachen für Beschwerden aus vier Modellen der osteopathischen Medizin möglich: biomechanisch, neurologisch, respiratorisch-zirkulatorisch und energetisch. So schön diese Modelle auch aus didaktischer Sicht sind, so sollte dabei doch nicht vergessen werden, dass es viele Überlappungen gibt. Letztlich gilt weiter der Grundsatz: **„The body is a unit".**

41.1 Die Schulter-Nacken-Region

Die **anatomischen Grundlagen** der Schulter-Nacken-Region sind in ➤ Kap. 40.1.1 beschrieben.

41.1.1 Ursachen für Beschwerden

Lokale biomechanische Ursachen

Nackenbeschwerden werden aus osteopathischer Sicht häufig durch somatische Dysfunktionen im Bereich der Wirbelgelenke der Halswirbelsäule ausgelöst. Eine besondere Rolle spielen Dysfunktionen im Bereich der **Gelenke zwischen Okziput und Atlas** (OA). Diese somatischen Dysfunktionen können ihre Ursache in weiter distal gelegenen Dysfunktionen der Wirbelsäule und des Beckens wie auch in weiter kranial gelegenen Dysfunktionen haben. Zudem werden die OA-Gelenke bei einer normalen Geburt in Mitleidenschaft gezogen (Frymann 2007). Störungen der Bewegung in den Suturen der Schädelknochen können Dysfunktionen in der OA-Region auslösen.

Ein weiterer kranialer und sakraler Einfluss auf die Funktion der Gelenkverbindungen der Halswirbelsäule kann über den sog. **Core-Link** (die Verbindung zwischen Okziput, C2, C3 und Os sacrum über die Anheftungen des Rückenmarkschlauches, Dura mater) erfolgen (➤ Abb. 41.1). Störungen der intrakraniellen Membranen (z. B. der Falx cerebri) können über die duralen Anheftungspunkte des Rückenmarkschlauches am Os occipitale und an C2 und C3 somatische Dysfunktionen auslösen, was auch für Dysfunktionen des Os sacrum gilt.

Ein weiterer Grund für Beschwerden der Region wird der „myodural bridge", einer muskulären Verbindung vom M. rectus capitis zur Dura mater spinalis, zugeschrieben. Anteriore und posteriore Tenderpunkte nach Jones spielen ebenso eine Rolle in der Diagnostik und Therapie wie lokale Triggerpunkte nach Travell und Simons (M. splenius cervicis unterer Triggerpunkt, M. trapezius oder Mm. multifidi Triggerpunkt 3 tief) (Jones 2001, Travell und Simons 2002) (➤ Abb. 41.2).

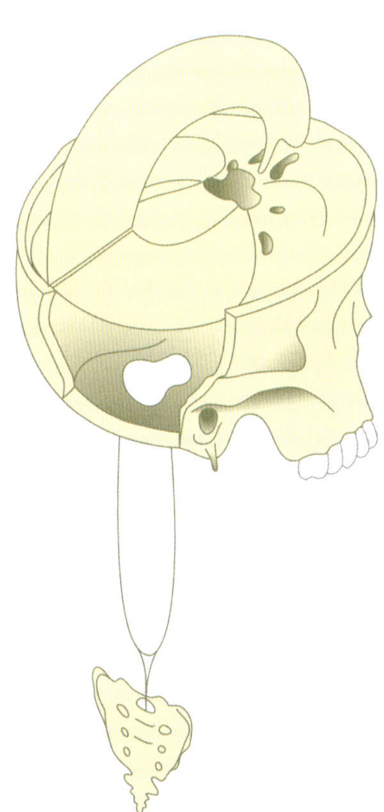

Abb. 41.1 Core-Link. [L138]

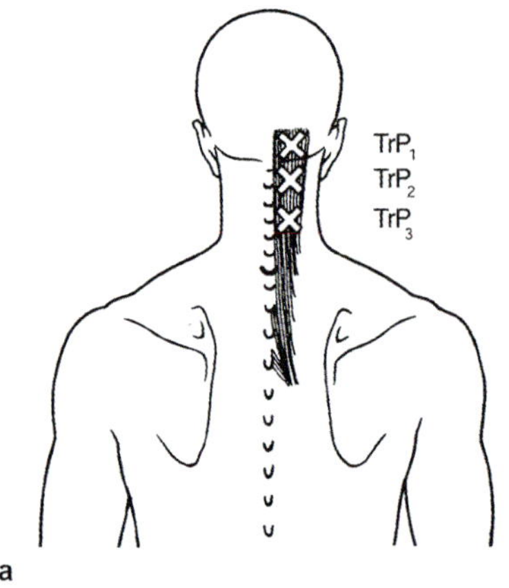

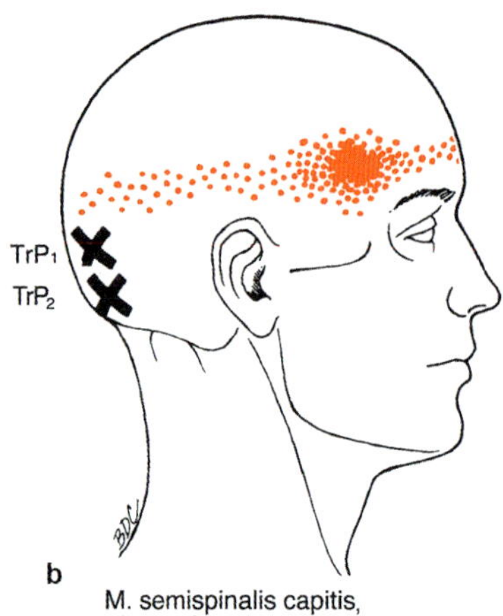

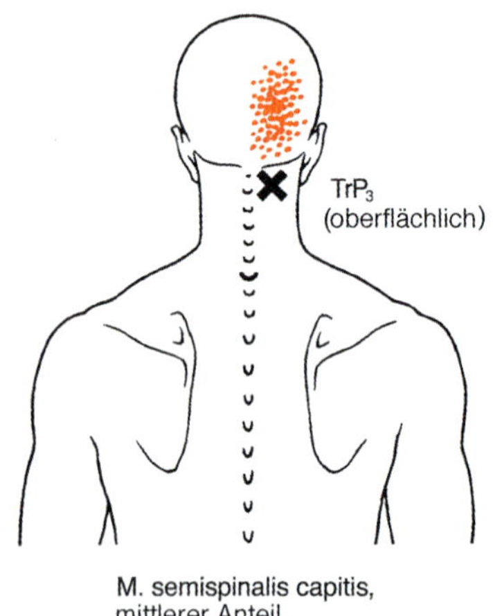

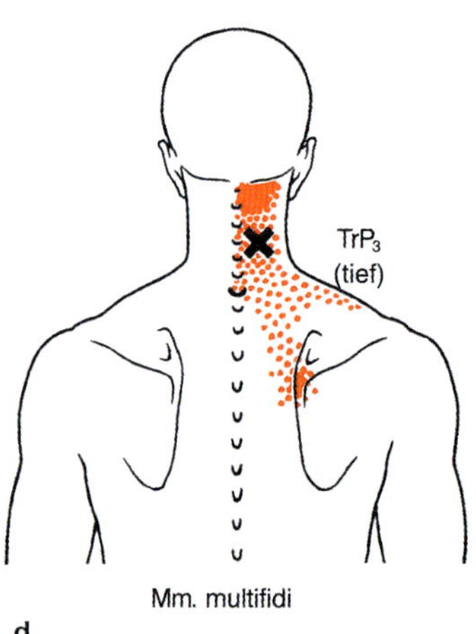

Abb. 41.2a–d Übertragungsschmerz (orange) und Triggerpunkte (X) in den Nackenmuskeln. **a:** Lage von drei häufigen Triggerpunkten. Triggerpunkte im oberen Abschnitt des M. semispinalis capitis sind an den mit TrP_1 und TrP_2 bezeichneten Stellen zu erwarten. Triggerpunkte des mittleren Muskelabschnitts können weiter oberflächlich an der mit TrP_3 bezeichneten Stelle liegen. Triggerpunkte der Mm. multifidi, rotatores und möglicherweise des M. semispinalis capitis liegen in tieferen Muskelschichten unterhalb der mit TrP_3 gekennzeichneten Stelle. **b:** typisches Schmerzmuster bei Lokalisation eines Triggerpunkts an den mit Trp_1 und TrP_2 bezeichneten Stellen im M. semispinalis capitis. TrP_1 kennzeichnet einen Bereich, in dem eine Insertionstendopathie wahrscheinlich ist. Triggerpunkte bei TrP_2 im oberen Muskeldrittel können zu einem Kompressionssyndrom des N. occipitalis major beitragen. **c:** Schmerzmuster eines Triggerpunkts im mittleren M. semispinalis capitis. Der M. semispinalis cervicis kann Schmerzen in einem ähnlichen Muster fortleiten. **d:** typische Lage und Schmerzausbreitung bei Triggerpunkten in den tief liegenden zervikalen Mm. multifidi. [O100]

Überregionale biomechanische Ursachen

Somatische Dysfunktionen in anderen Bereichen der Wirbelsäule, insbesondere im Becken, können sekundäre Probleme in der Nackenregion auslösen. Das Ziel des Körpers ist es, die Augen parallel zum Boden auszurichten. Damit kann z. B. ein „short leg"-Syndrom (Syndrom deshalb, weil echte Beinlängendifferenzen nach den Erfahrungen des Autors extrem selten sind) zu einer kompensatorischen Dysfunktion im Bereich der Nackenregion führen.

Die Zink-Pattern

Gordon Zink teilte den Körper in vier Hauptregionen oder Abgrenzungen (Zink 1977):

- Kraniozervikal (OA)
- Zervikothorakal (thoracic inlet)
- Thorakolumbal (thoracic outlet)
- Lumbosakral (lumbopelvic)

Er untersuchte die Rotationspräferenz des faszialen Gewebes (fasziale Muster) in diesen Regionen. Bei Gesunden ließ sich das Gewebe in den Regionen gleichmäßig nach rechts und links rotieren („Ideal Fascial Pattern"). Bei den asymptomatischen (scheinbar gesunden) Personen fand sich ein Muster bei der Rotationspräferenz, bei dem sich die Richtungen abwechseln (kompensierte fasziale Muster).

- 80 % der Personen zeigten den Wechsel von links (OA) → rechts (thoracic inlet) → links (thoracic outlet) → rechts (lumbopelvic): **Common Compensatory Pattern.**
- 20 % der Personen dieser scheinbar gesunden Population zeigten die alternierenden Rotationspräferenzen in anderer Richtung: **Uncommon Compensatory Pattern.**

Wenn traumatische Einflüsse den homöostatischen Mechanismus der Kompensation stören, treten unkompensierte fasziale Muster auf, d. h., die Rotationspräferenz wechselt nicht regelmäßig die Richtung (Uncompensated Fascial Pattern). Diese Patienten haben meist Krankheitszeichen und der Genesungsprozess ist stark behindert, solange die nicht kompensierten faszialen Muster weiter bestehen: Der Patient ist „out of pattern" (Kuchera und Kuchera 1994) (➤ Abb. 41.3).

Fasziale Verbindungen von den dorsalen Muskeln zum M. sternocleidomastoideus und von dort zur vorderen Hals- und Thoraxfaszie lassen auch einen Einfluss aus diesem Bereich zu. Über die myofaszialen Meridiane (Myers 2001) können sogar Dysfunktionen der Fußsohle Einfluss auf die Nackenregion haben (Myers 2001) (➤ Abb. 54.2).

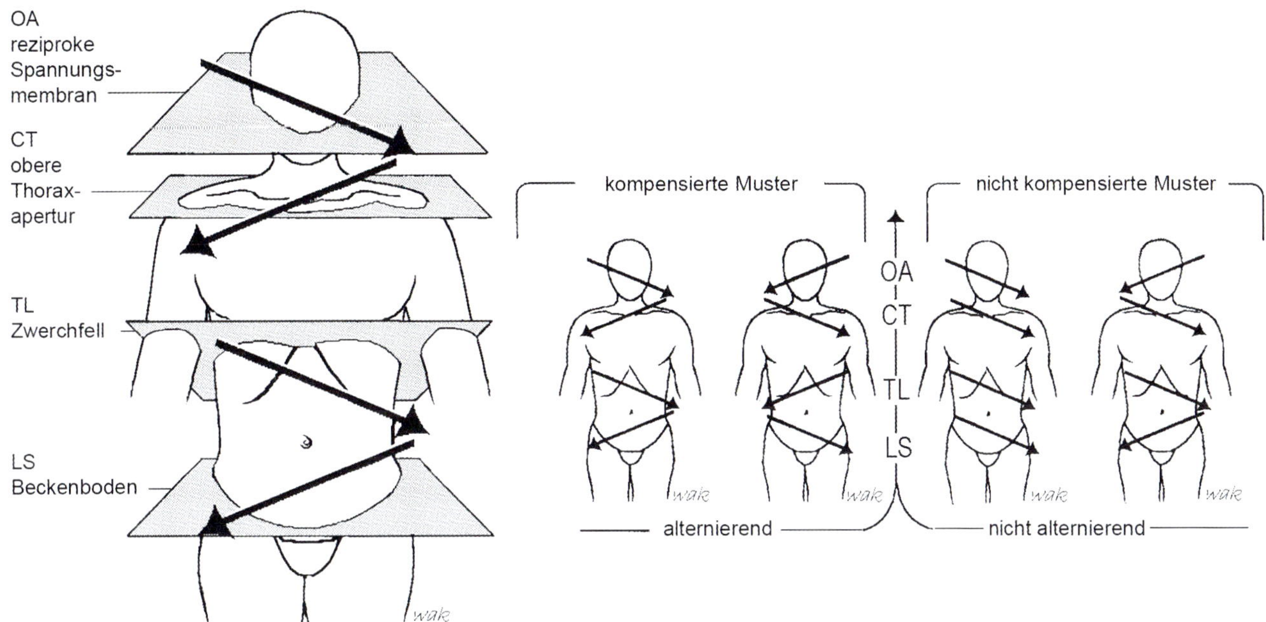

Abb. 41.3 Zink-Pattern. OA = Okziput-Atlas, CT = zervikothorakal, TL = thorakolumbal, LS = lumbosakral. [P180]

Ursachen aus dem neurologisch-viszeralen Modell einschließlich viszerosomatische Reflexe

- Als Head-Zone kann die Nackenregion bei Lungenerkrankungen schmerzhaft werden oder seltener auch bei Erkrankungen des Herzen.
- Verteilt auf den Bereich der hinteren Nackenregion befinden sich die Chapman-Punkte für die Erkrankungen der Halseingeweide (Larynx, Pharynx usw.). Häufig finden sich die typischen Gewebeveränderungen, die auf einen viszerosomatischen Reflex schließen lassen (gummiartige, federnde Gewebeveränderungen).
- Störungen im Bereich der oberen vier Rippenköpfchen können das sympathische Nervensystem für die HWS irritieren und neben fortgeleiteten Schmerzen auch den Lymphfluss und die Mikrozirkulation stören.

Ursachen aus dem respiratorisch-zirkulatorischen Modell

- Dysfunktionen im Bereich der oberen Thoraxaperturen (Diaphragma cervicale) können den Lymphabstrom behindern und so Beschwerden auslösen und eine Regeneration behindern.
- Eine kompensatorische Problematik als Folge von Dysfunktionen im Bereich der anderen Diaphragmata (urogenitale usw.) ist ebenfalls möglich.

Ursachen aus dem Bereich Mind and Spirit (Behavioral Model)

Seelische Beschwerden können sich auch im Bereich der Nackenregion zeigen. Befindlichkeiten des Menschen werden immer auch in der Körperhaltung ausgedrückt, wie z. B. der Mensch, der immer wieder den Kopf einziehen muss, weil er „Schläge“ bekommt, oder der Mensch, der schwere Lasten auf seinen Schultern trägt.

41.2 Der Schultergürtel

41.2.1 Anatomische Grundlagen

Auch wenn häufig *„das Schultergelenk einfach nur das Schultergelenk ist“* (J. P. Barral nach J. Mayer), so haben wir gelernt, auch die Einheit des Menschen zu beachten (*„Body is a unit“*, A. T. Still). Dies bezieht sich auf alle Körpersysteme und den gesamten Körper. So sind z. B. viszerale Einflüsse auf die Schulterregion nicht nur in der osteopathischen Medizin, sondern auch in der allopathischen Medizin bekannt (Schulterschmerz beim akuten Myokardsyndrom, früher Angina pectoris). Ein wichtiger Leitsatz von W. T. Crow lautete *„Never chase pain“*. Der Autor möchte diesen Satz um das Wörtchen „only“ ergänzen: „Never chase pain only“.

Die Gelenkkette der oberen Extremität zum Rumpf ist eine recht lockere Verbindung, während der Beckengürtel eine relativ stabile Verbindung der Beine zum Rumpf bildet (Debrunner 2002):

- Humerus
- Schultergelenk
- Skapula
- Akromioklavikulargelenk (AC-Gelenk)
- Klavikula
- Sternoklavikulargelenk (SC-Gelenk)
- Sternum
- Rippen
- Wirbelsäule

Dadurch wird eine große Beweglichkeit bei ausreichender Stabilität erreicht. Für die Bewegung des Arms ist die Funktion von **fünf Gelenken** erforderlich:

- SC-Gelenk (Kugelgelenk)
- AC-Gelenk (Kugelgelenk)

- Glenohumeralgelenk (das Schultergelenk im engeren Sinne)
- Akromiohumeralgelenk (mit der Rotatorenmanschette) zwischen Humeruskopf, Rotatorenmanschette und Fornix humeri (Akromion plus Proc. coracoideus plus Lig. coracoacromiale)
- Thorakoskapulargelenk: Verschiebeschichten zwischen Schulterblatt und M. serratus anterior auf der einen Seite sowie zwischen M. serratus anterior und dem Brustkorb auf der anderen Seite

Mehr oder weniger direkt sind auch **die Gelenke der oberen Rippen,** insbesondere der ersten Rippe (kostovertebral, kostotransversal und kostosternal) an der Bewegung und Beweglichkeit der Schulter beteiligt (Kuchera und Kuchera 1994). Das **Glenohumeralgelenk** (Skapulohumeralgelenk) besitzt als klassisches Kugelgelenk drei rotatorische Freiheitsgrade, zu denen nach Habermeyer noch zwei translatorische Freiheitsgrade hinzukommen (Habermeyer 2002).

Die deutliche Disharmonie zwischen großer Gelenkkugel und kleiner Gelenkpfanne ermöglicht ein großes Bewegungsausmaß. Damit dieses ohne Luxationen funktioniert, ist eine differenzierte neuromuskuläre Steuerung erforderlich (Habermeyer 2002). Diese funktioniert über die hauptsächlich neurorezeptive (propriozeptive) Funktion der in die Gelenkkapsel „eingearbeiteten“ Bänder, die eine hohe Dichte an Propriozeptoren aufweisen und kaum mechanische Funktionen haben (Gohlke und Hedtmann 2002). Auch wenn die Gelenkpfanne über ein Labrum glenoidale zur Vergrößerung der artikulierenden Gelenkfläche verfügt, scheint der früher postulierte Saugnapfeffekt kaum eine Rolle bei der Stabilität des Glenohumeralgelenks zu spielen.

41.2.2 Ursachen für Beschwerden

Lokale biomechanische Ursachen

Sternoklavikulargelenk

- Aus osteopathischer Sicht sind bei diesem komplexen Kugelgelenk (mit einem Meniskus) somatische Dysfunktionen (SD) und Bewegungseinschränkungen in allen Richtungen mit möglichen Auswirkungen auf die Beweglichkeit des Schultergürtels bekannt.
- Die **häufigste SD** ist das Gleiten nach superior und anterior (Kuchera und Kuchera 1994).

Akromioklavikulargelenk

- Mögliche SD im Bereich des AC-Gelenks selbst kann eine palpable Aufweitung des Gelenkspalts über das normale Maß von wenigen Millimetern hinaus sein (van Buskirk 2006).
- Die **häufigste SD** ist ein Gleiten aufwärts und lateralwärts des klavikulären Endes gegenüber dem akromialen Gelenkanteil (Kuchera und Kuchera 1994).

(Anmerkung: Nach van Buskirk hat A. T. Still viele Techniken zur Behandlung des AC-Gelenks beschrieben.)

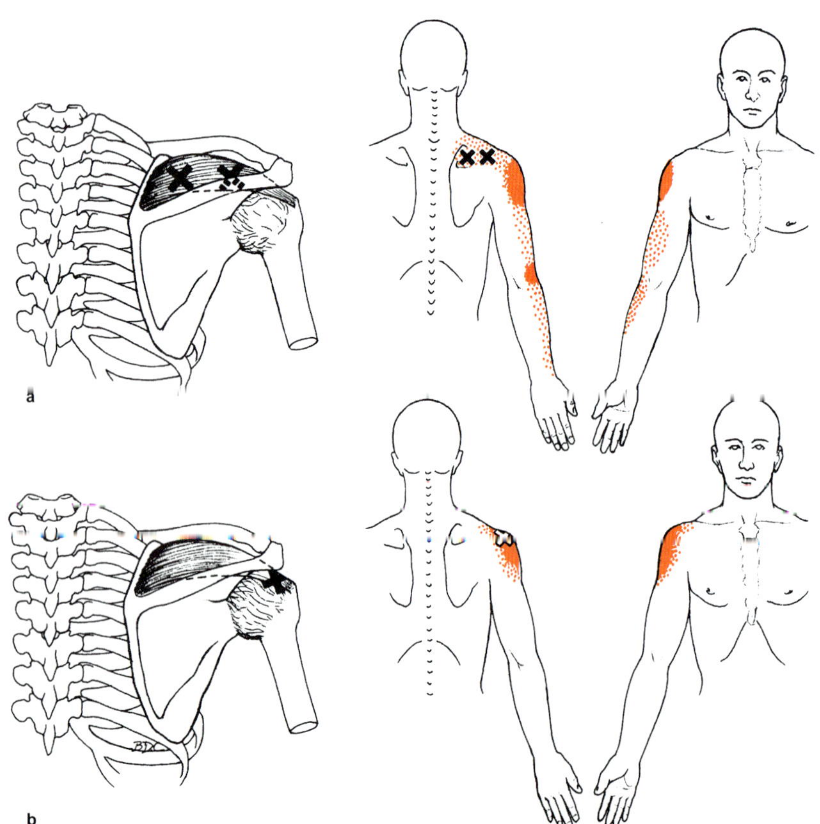

Abb. 41.4ab Übertragungsschmerzmuster von Triggerpunkten im rechten M. supraspinatus und seiner Sehne (Hauptschmerzmuster: flächig orange, Nebenschmerzmuster: orange punktierte Linie). **a:** Das mediale X kennzeichnet den am weitesten in der Fasermitte liegenden Triggerpunkt. Das seitliche X bezeichnet die Triggerpunkte im Bereich des Muskel-Sehnen-Übergangs. **b:** druckschmerzhafte Triggerpunktzone am Ansatz der Supraspinatussehne an der Kapsel des Glenohumeralgelenks. [G100]

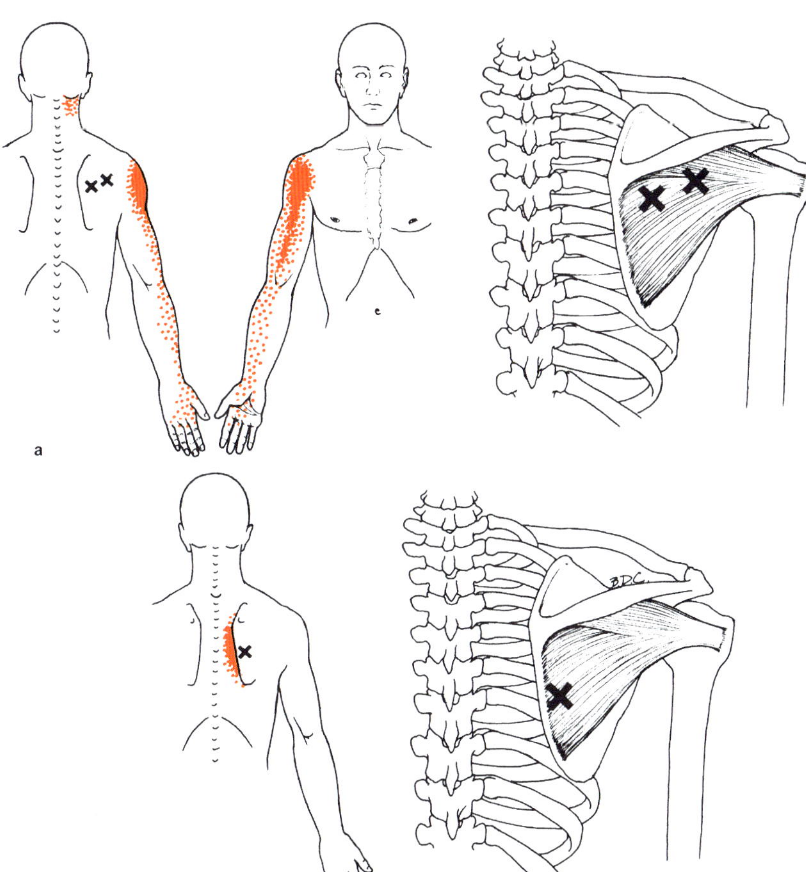

Abb. 41.5ab Übertragungsschmerz (orange) und Lage der entsprechenden Triggerpunkte (X) im rechten M. infraspinatus (Hauptübertragungschmerzzonen: flächig orange, Nebenschmerzmuster: orange punktierte Linie). **a:** Lage von drei häufigen Triggerpunkten. **b:** Druckschmerzen im Bereich des Muskel-Sehnen-Übergangs und entsprechendes Übertragungsschmerzmuster. [G100]

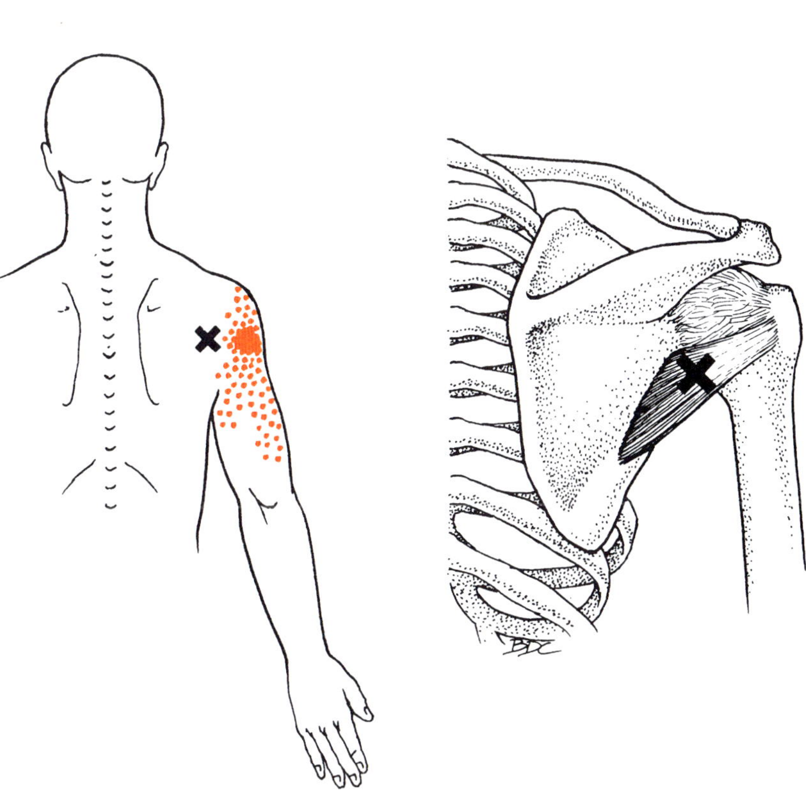

Abb. 41.6 Übertragungsschmerzmuster (Hauptschmerzzone: flächig orange, Nebenschmerzzone. orange punktierte Linie) eines Triggerpunkts (X) im rechten M. teres minor. Häufig finden sich Triggerpunkte unmittelbar medial der mit X markierten Stelle. [G100]

Klavikula

Intraossäre Strains der Klavikula selbst, z. B. nach Traumen, können Dysfunktionen der Gelenke mit klavikulärer Beteiligung aufrechterhalten und den Bewegungsablauf im Schultergürtel stören.

Glenohumeralgelenk

Im Bereich des Glenohumeralgelenks (dem eigentlichen Schultergelenk) können verschiedene somatische Dysfunktionen beschrieben und behandelt werden. Als einfache Technik zur Diagnostik und als Ausgangspunkt für eine mögliche Therapie, z. B. Muskel-Energie-Technik (MET), können die „7 Stages of Spencer" genutzt werden. Zudem sollte auf die Korrektur der Translationsdysfunktionen geachtet werden.

Diese Techniken können auch bei postoperativen Bewegungseinschränkungen (Adhäsionen, nach Ausheilung der inneren und äußeren Wunden) eingesetzt werden und auch nach Jahren noch eine Besserung der Beweglichkeit erreichen.

Akromiohumeralgelenk (subakromiales Nebengelenk, einschließlich Rotatorenmanschette)

Die osteopathische Behandlung von Subakromialsyndromen und anderen Schmerzen in der Schulterregion eine ist sehr dankbare Aufgabe, solange keine irreversiblen Schäden (Rupturen größeren Ausmaßes, Osteophyten usw.) eingetreten sind. Da häufig eine neuromuskuläre Fehlsteuerung das Problem darstellt, können muskuläre Dysfunktionen und Dysbalancen der beteiligten Muskeln behandelt werden.

- Eine sog. **Innenrotationsdysfunktion** (d. h., die Innenrotation ist die freie Richtung, die Außenrotation ist eingeschränkt) kann auch als funktionelle Störung des M. infraspinatus (überwiegend) interpretiert (und behandelt) werden. Es könnten aber auch Störungen im Bereich des M. pectoralis major, M. teres major oder M. latissimus dorsi (Kontrakturen) vorliegen. In diesen Muskeln können sich Tenderpunkte (nach Jones 2001) oder/und Triggerpunkte (nach Travell und Simons 2002) nachweisen lassen, meist mit einer mehr oder weniger ausgeprägten ödematösen Schwellung (respiratorisch-zirkulatorisches Modell).

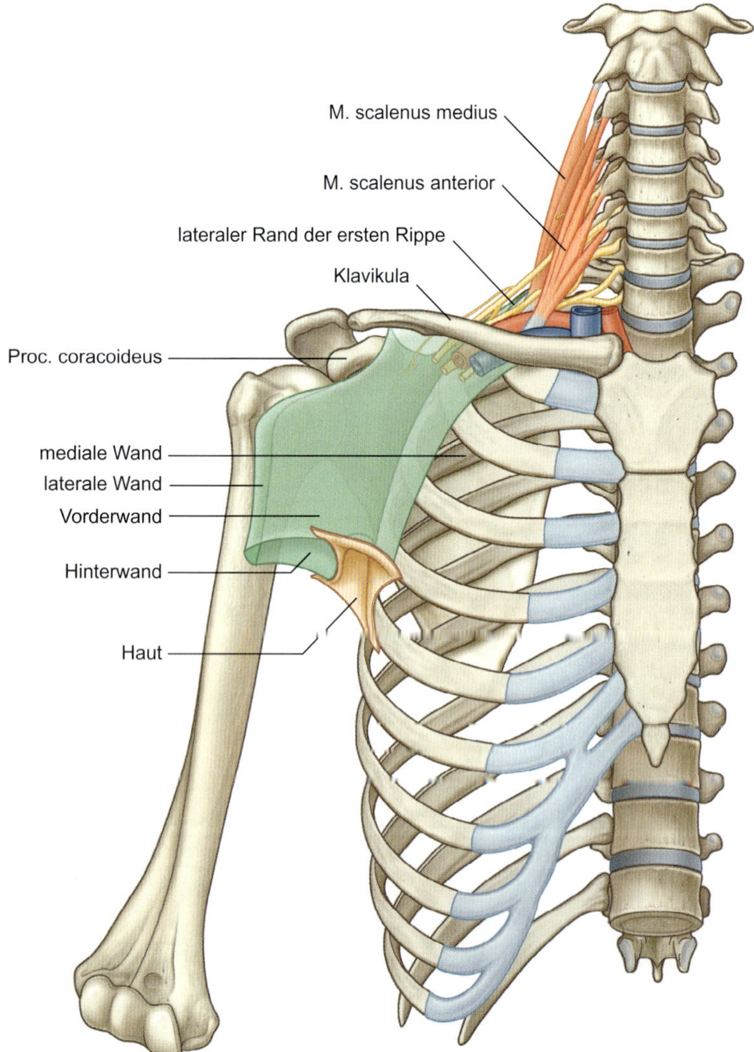

Abb. 41.7 Fasziensack Schulter. [E402]

- Eine **Außenrotationsdysfunktion** (d. h., die Außenrotation der Schulter ist die freie Richtung, die Innenrotation ist eingeschränkt) kann als eine Funktionsstörung der Innenrotatoren (M. subscapularis, M. teres major usw.) oder eine „Kontraktur" der Außenrotatoren (M. infraspinatus, M. teres minor usw.) auftreten. Auch hier lohnt die Suche und Behandlung von Tender- oder Triggerpunkten (➤ Abb. 41.4, ➤ Abb. 41.5, ➤ Abb. 41.6).

> Trigger- oder Tenderpunkte im M. deltoideus werden nach Myers häufig mit einer Bursitis subacromialis verwechselt (Myers 2012).

Skapulothorakalgelenk

- Aus osteopathischer Sicht können Adhäsion oder Dysfunktionen der Muskeln, die das Schulterblatt stabilisieren oder bewegen, zu Beschwerden führen oder einen Anteil an Bewegungseinschränkungen im Schultergelenk haben.
- Bei myofaszialen Ursachen geht der Kapsel-Band-Apparat aller am Schultergürtel beteiligten Gelenke eher nahtlos in die lokalen Faszien über.

Spätestens seit den Forschungsergebnissen von Schleip et al. können die Still-Postulate über fasziale Zusammenhänge und fasziale Kontrakturen als gesichert angesehen werden (Schleip et al. 2014). Veränderungen bzw. Störungen im Bereich der Faszien, z. B. der Fascia pectoralis, können sowohl schmerzhafte als auch schmerzlose Störungen im Bereich der Schulterregion auslösen (➤ Abb. 41.7).

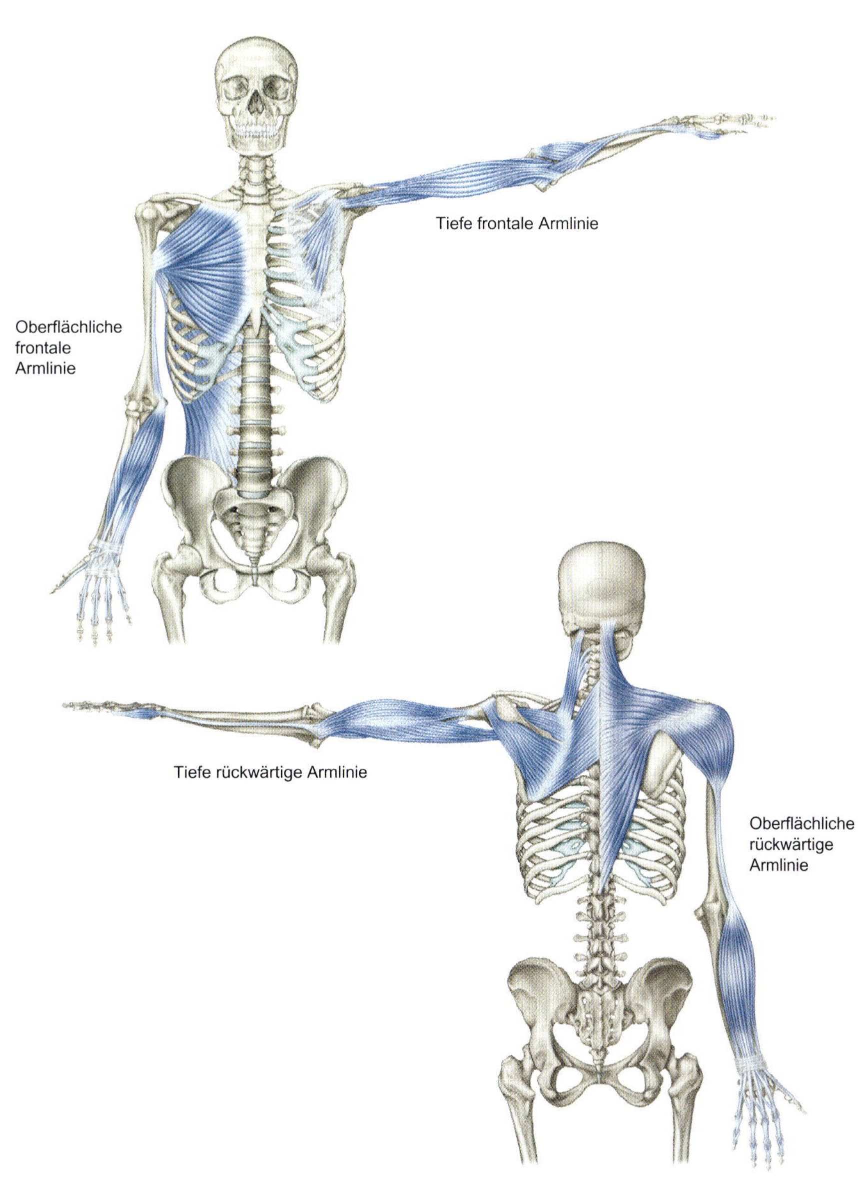

Abb. 41.8 Die Armlinien. [G461]

Überregionale biomechanische Ursachen

Auch weiterreichende myofasziale Verbindungen können Beschwerden in der Schulter auslösen. Die thorakalen Verbindungen bei Störungen im Bereich des Zwerchfells sind ein Beispiel, weitere Beispiele finden sich in den myofaszialen Meridianen nach Myers (Myers 2001). So erklären z. B. die Armlinien einen möglichen Einfluss der Veränderungen an den muskulären Befestigungen der Extensoren- bzw. Flexorengruppe des Unterarms auf Beschwerden im Bereich der Schulter (und umgekehrt) (> Abb. 41.8).

- Störungen der unteren **Fascia thoracodorsalis,** z. B. beim unteren Rückenschmerz, können die Funktion des M. latissimus dorsi mit Folgen für die Funktion des Schultergelenks beeinträchtigen.
- Im Bereich des Skapulothorakalgelenks können direkt somatische Dysfunktionen der **oberen Rippen** Einfluss auf Beschwerden in dieser Region nehmen. Zudem besteht ein enger anatomischer Zusammenhang zwischen dem SC-Gelenk und der sternokostalen Verbindung der 1. Rippe (Kuchera und Kuchera 1994), der zu einer **Beschwerdeverkettung** zwischen einer Dysfunktion der 1. Rippe und der klavikulären Gelenke führt. Auch eine Irritation über die Brustwandfaszie ist denkbar.
- Dysfunktionen der **Beckenregion** könnten zu einem „short-leg"-Syndrom und damit zu Dysfunktionen im Bereich der Brustwirbelsäule (BWS) und HWS führen. Die Dysfunktionen im Bereich der BWS können wiederum Dysfunktionen im Bereich der Rippen-Wirbel-Gelenke hervorrufen und biomechanisch das Skapulothorakalgelenk beeinträchtigen.

Die Schulter ist ein nicht unwesentlicher Bestandteil verschiedener auf- oder absteigender, lokaler und überregionaler Ketten.

Beispiel einer lokalen Kette:
Handgelenk → Ellenbogen → Oberarm → Schulter→ Thorax.
Beispiel große aufsteigende Kette:
Fuß → Knie → Trochanter → Becken → LWS → Thorax → Schulter → HWS → Schädel.

> Rezidivierende Dysfunktionen dieser Ketten werden häufig durch viszerale Dysfunktionen ausgelöst.

Ursachen aus dem neurologisch-viszeralen Modell

Gerade die Schulterregion ist – bedingt durch den anatomisch eingeengten Raum – prädestiniert für verschiedenste **Nervenkompressionssyndrome.** Neben den bekannten Skalenussyndromen kann praktisch jeder Teil des peripheren Nervensystems (Plexus brachialis, Ansa cervicalis, N. axillaris) in der Region gedrückt oder gequetscht werden, häufig mit Symptomen auch weiter entfernt in der Peripherie.

Die Grenzstangganglien für den zervikalen Bereich liegen an den Wirbeln Th1–Th5 und für die obere Extremität im Bereich Th2–Th8 (Heinking 2002). Dysfunktionen der **Rippen-Wirbel-Gelenke** (Art. costovertebralis, Art. costotransversalis) können die sympathischen Grenzstrangganglien irritieren und darüber hinaus Beschwerden, Missempfindungen und Störungen der Makro- und/oder Mikrozirkulation im Bereich der Schulter (und auch im Bereich des gesamten Arms) verursachen.

Bedingt durch die Verbindungen zum sympathischen Grenzstrang können Krankheiten der Lunge, des Herzens, des Magens und der Leber Beschwerden in der Schulterregion auslösen **(viszerosomatischer Reflex).** Viszerale Verbindungen zur Schulter bestehen von der Lunge, den Bronchien, dem Magen oder der Leber (Barral 2002, Mayer 2015). Dysfunktionen dieser Organe können Dysfunktionen in der Schulterregion hervorrufen. Am Oberarm liegt der Chapman-Punkt für die Retina und Konjunktiva.

Ursachen aus dem respiratorisch-zirkulatorischen Modell

- Störungen im Bereich des **Blutgefäß- und Lymphsystems** der Schulterregion können direkt durch Schäden und Prozesse in der Schulterregion oder durch Erkrankungen der Region, z. B. im Lymphabflussgebiet der Pektoralregion, entstehen. Klassisches Beispiel sind Infektionen im Bereich der oberen Extremität oder Prozesse im Bereich der Pektoralregion (Mammakarzinom usw.).
- Dysfunktionen der Rippen oder der Klavikula bzw. der Muskeln können ebenso zu Irritationen der Blut- und Lymphbahnen führen wie Fehlsteuerung über die Nn. vasorum aus den Grenzstrangganglien.
- Somatische Dysfunktionen im Bereich der **oberen Thoraxapertur** (Sibson-Faszie) können den Lympheinstrom in das venöse System behindern und damit den Lymphfluss und den Fluid Flow (Fluss der interzellularen Flüssigkeit) des gesamten Körpers beinträchtigen.
- Der **Fluid Flow in Muskeln,** die einen Triggerpunkt zeigen, ist durch lokale Störungen der Zirkulation deutlich einschränkt. Es entwickelt sich ein Perpetuum mobile von vermindertem Abfluss der Lymphe und des venösen Bluts, Anhäufung der Stoffwechselendprodukte (z. B. Laktat) und dadurch Erhöhung des Muskeltonus und Drosselung der arteriellen Blutzufuhr.

Ursachen aus dem Bereich Mind and Spirit (Behavioral Model)

Die Psyche spielt eine nicht zu unterschätzende Rolle bei Beschwerden in der Schulterregion. Als extremes Beispiel sei die **habituelle (nicht posttraumatische) Schulterluxation** genannt, die nur durch den Willen der Patienten ausgelöst (und geheilt) werden kann. Wer ständig gegen etwas ankämpfen muss, der zieht die Schulter hoch und positioniert sie als Abwehrhaltung auch nach vorn. Wer ständig unterdrückt wird, der zieht die Schultern beidseitig ein und verkrampft im gesamten Schultergürtel.

41.3 Red und Yellow Flags für osteopathische Behandlungen der Halswirbelsäule

Die Red Flags für Behandlungen der Halswirbelsäule (HWS) sind in > Tab. 41.1 zusammengefasst.

Tab. 41.1 Osteopathische Behandlungen der Halswirbelsäule: Red Flags[a]

Anamnese mit:	Untersuchung mit:
• Trauma • starken plötzlichen Nacken- oder Hinterkopf-schmerzen mit Zeichen eines Wallenberg-Syndroms • Tumor • Entzündung (auch rheumatoide Arthritis); kann zu Instabilitäten im Bereich der atlanto-axialen Gelenke und der Bänder dieser Region führen • schwerem Krankheitsgefühl • Gewichtsverlust im Zusammenhang mit den Nackenbeschwerden • Laborveränderungen mit Entzündungszeichen oder Tumorhinweisen	• Gangbildstörungen • Lähmungen

[a] Nach Krämer 2004.

YELLOW FLAG

- Schmerzen ohne eindeutige somatische Dysfunktion
- Keine freie Bewegungsrichtung; gummiartiges Gewebegefühl; das Gefühl, als würde der palpierende Finger vom Gewebe abgestoßen
- Keinerlei Gewebereaktion, z. B. bei Counterstrain

Zusammenfassung

- Bei Schulterbeschwerden sind häufig die komplizierten Strukturen der Schulterregion direkt beteiligt und es müssen somatische Dysfunktionen in der Region detailliert gesucht und behandelt werden.
- Gleichzeitig ist die Schulter bei den häufigen auf- und absteigenden Verkettungen eine der zentralen Umschaltstellen und kann nur als Symptom einer gesamten Kette betrachtet werden.
- Schulterbeschwerden sind bei zahlreichen Patienten nur an der Schulter symptomatisch, aber nicht funktionell ursächlich mit der Schulter verknüpft. Dies sind Projektionen und sekundäre Fehlhaltungen, die sich an der Schulterregion manifestieren. Die Ursachen liegen an Dysfunktionen der BWS-Rippen-HWS-Region, im viszeralen Bereich oder im psychosomatischen Bereich.

LITERATUR

Barral JP, Mercier P. Lehrbuch der Viszeralen Osteopathie 1. Aufl. München: Urban & Fischer, 2002.

van Buskirk RL. The Still Technique Manual. 2nd ed. Indianapolis: American Academy of Osteopathy, 2006.

Debrunner AM. Orthopädie. Orthopädische Chirurgie: Patientenorientierte Diagnostik und Therapie des Bewegungsapparates. Bern: Huber, 2002.

Frymann VM. Die gesammelten Schriften von Viola M. Frymann. Pähl: Jolandos-Verlag, 2007.

Gohlke F, Hedtmann A. Orthopädie und Orthopädische Chirurgie – Schulter. Stuttgart: Thieme, 2002.

Habermeyer P. Schulterchirurgie. 3. Aufl. München: Urban & Fischer, 2002.

Heinking K. Upper Extremities. In: Chila AG. Foundations of Osteopathic Medicine. 3rd ed. Baltimore: Lippincott Williams & Wilkins, 2011.

Jones LH. Strain-Counterstrain. München: Urban & Fischer, 2001.

Krämer J (Hrsg.) Orthopädie und Orthopädische Chirurgie – Wirbelsäule, Thorax. Stuttgart: Thieme, 2004.

Kuchera WA, Kuchera ML. Osteopathic Principles in Practice. 2nd ed. Columbus: Greyden Press, 1994.

Mayer J. Persönliche Mitteilung. 2015.

Myers TW. Anatomy Trains. Boston: Harcourt, 2001.

Myers HL. Clinical Application of Counterstrain. 2nd ed. Tucson: Osteopathic Press, 2012.

Schleip R et al. 2014 auf dem DAAO Konvent Köln.

Travell JG, Simons DG. Handbuch der Muskel-Triggerpunkte. Bd. 1: Obere Extremität, Kopf und Thorax. 2. Aufl. München: Urban & Fischer, 2002.

Zink GJ. Respiratory and Circulatory Care: The Conceptual Model. Osteopathic Annals. 1977: 108–112.

KAPITEL

42

Bernhard Leimbeck und Helmut Hager

Funktionelle und strukturelle Erkrankungen aus orthopädischer Sicht

42.1 Schulter

Um differenzialdiagnostisch die Schulterschmerzen unterscheiden zu können, muss in die Untersuchung neben dem eigentlichen Gelenk die Halswirbelsäule (HWS), die Brustwirbelsäule, der Thorax und die inneren Organe einbezogen werden, da diese oft den Schmerz in die Schulter projizieren. Hier sei vor allem der **Herzinfarkt** bei plötzlich auftretenden Schmerzen in der linken Schulter und Arm genannt, insbesondere dann, wenn ein Engegefühl in der Brust, Atemnot und Todesangst hinzukommen.

Nach der obligaten Anamnese sind bei der Inspektion Schwellungen, Fehlstellungen, Asymmetrien und Muskelverschmächtigungen zu beachten.

Bei der **Palpation** wird mit den knöchernen Strukturen begonnen:

- Humeruskopf mit Tuberculum majus und Sulcus bicipitalis
- Proc. coracoideus
- Klavikula
- Akromioklavikulargelenk
- Die einzelnen Anteile der Skapula

Dabei werden Stufenbildungen, Krepitationen, Überwärmungen, Schwellungen, Myogelosen sowie der Tonus und Atrophien der umgebenden Muskulatur erfasst.

- Bei den **Bewegungstests** werden die aktive und passive Beweglichkeit betrachtet und die spezifischen Funktionsprüfungen durchgeführt.
- Bei den spezifischen **Funktionsprüfungen** sind vor allem die Impingement-Tests nach Neer und Hawkins und der Painful Arc zu beachten.
- **Bewegungseinschränkungen mit Kapselmuster nach Cyriax** – d. h. zuerst Minderung der Außenrotation, dann Abduktion und schließlich Innenrotation – weisen auf ein artikuläres Geschehen hin. Ursache können Arthrose, Arthritis und Frozen Shoulder sein.
- **Bewegungseinschränkungen ohne Kapselmuster** deuten auf ein periartikuläres Geschehen. Ursache können das Impingement-Syndrom, degenerative Rotatorenmanschettenläsionen, subakromiale Bursitiden und die Tendinosis calcarea sein.
- **Extraartikuläre Ursachen** der Schulterschmerzen sind oft schwer abzugrenzen, da sie auch mit schmerzbedingten Bewegungseinschränkungen, Muskelatrophien und Schwellungen einhergehen können. Hier sind vor allem zervikale Syndrome (C4–C6), die Schulteramyotrophie, das komplexe regionale Schmerzsyndrom (CRPS; Algodystrophie), das Thoracic-Outlet-Syndrom und der Pancoast-Tumor zu nennen.

42.1.1 Akromioklavikulargelenk (AC-Gelenk)

Verletzungen

In erster Linie entstehen Verletzungen bei Sportunfällen mit Stürzen auf die Schulter oder auf den ausgestreckten Arm. Es findet sich eine Schwellung, ein Hämatom und ein Druckschmerz. Spezifisch ist neben der manchmal nur geringen Stufenbildung im AC-Gelenk das meist schmerzhafte **Klaviertastenphänomen.** Das nach oben stehende laterale Ende der Klavikula kann vom Untersucher wie eine Klaviertaste nach unten gedrückt werden, federt aber beim Nachlassen das Drucks sofort wieder zurück.

Da veraltete, nichtbehandelte AC-Gelenkverletzungen zu erheblichen Beschwerden führen können, ist hier die genaue Diagnosestellung mit Röntgen des Schultergürtels im Stehen mit 20 kg Belastung oder Magnetresonanztomografie (MRT) wichtig. Die Distorsionen (Tossy 1) werden konservativ, die Rupturen der akromioklavikularen und korakoakromialen Bänder (Tossy 2 und 3) operativ behandelt.

Degenerative Erkrankungen

Bei jüngeren Patienten sind arthrotische Veränderungen des AC-Gelenks traumatisch bedingt. Bei älteren Patienten finden sich häufig Arthrosen, die aber meist klinisch stumm bleiben. Reizzustände entwickeln sich nur nach Überlastungen und werden als Schmerzen an der Oberseite des Gelenks angegeben. Bei der Funktionstestung treten Beschwerden erst bei Abduktion über 120° auf, die auch in der Endstellung bei 180° nicht nachlassen.

42.1.2 Glenohumeralgelenk

Verletzungen

Ergeben sich Hinweise auf eine Schultergelenkverletzung, ist nach erster Notfallversorgung vor jeder weiteren therapeutischen Maßnahme die vollständige diagnostische Abklärung erforderlich.

Luxation Bei den Schulterluxationen unterscheidet man die traumatische und die atraumatische Luxation. Die **traumatische Luxation** entsteht primär bei Stürzen auf die Schulter, aber auch häufig rezidivierend bei nicht vollständig ausgeheilten Verletzungen. Die **atraumatische Luxation** hat ihre Ursache dagegen in einer Pfannen- oder Humeruskopfdysplasie oder in einer Instabilität des Kapselbandapparats.

Die Diagnose der Luxation ergibt sich meist schon aus der Anamnese, bei der Untersuchung zeigt sich eine leere Gelenkpfanne und ein in Fehlstellung federnd fixierter Arm. Subluxationen lassen sich eventuell schwer diagnostizieren. Hier hilft oft der **Apprehension-Test:** Der Oberarm wird in 90° Abduktion und Außenrotation gebracht. Wird gleichzeitig der Humeruskopf nach ventral gedrückt, gibt der Patient ein Instabilitätsgefühl an. Nicht erkannte Subluxationen führen später oft zu schweren **Omarthrosen.**

Röntgenaufnahmen sind zur Abklärung obligat, in der Computertomografie (CT) lassen sich knöcherne Begleitverletzungen erkennen. Eine **neurologische Zusatzuntersuchung** sollte bei Verdacht auf eine Schädigung des N. axillaris oder des Plexus brachialis nicht vergessen werden.

Die Therapie richtet sich nach der Schwere der Verletzung und reicht von der Ruhigstellung im Desault-Verband bis zur operativen Revision.

Rotatorenmanschettenruptur Stürzt ein junger Patient auf den ausgestreckten Arm und hat anschließend eine ausgeprägte schmerzhafte Bewegungseinschränkung, kann man von einer traumatischen Ruptur der Rotatorenmanschette ausgehen. Sehr viel häufiger sind Rupturen der Rotatorenmanschette bei degenerativen Vorschäden, wobei dann ein Bagatelltrauma zum endgültigen Riss der Sehne führt. Dabei steht nicht die Bewegungseinschränkung im Vordergrund, sondern der **Dauerschmerz,** der sich durch die Prüfung des Painful Arc provozieren lässt; die Abduktion zwischen 60° und 120° ist besonders schmerzhaft.

Bei älteren Rupturen kommt es zusätzlich zu **Muskelatrophien,** zunächst der Mm. supra- und infraspinatus, später auch des M. teres minor und des M. deltoideus. Die subjektive Schmerzangabe der Patienten kann hier den Untersucher in die Irre führen, weil Schmerzen nicht aus dem Schultergelenk stammen müssen, sondern periartikulär oder zervikal bedingt sein können.

Technische Untersuchungsverfahren wie Sonografie und MRT sichern die Diagnose. Veraltete Rupturen werden üblicherweise konservativ, traumatische Rupturen durch Naht und Rekonstruktion der Sehnenplatte behandelt.

Klavikulafraktur Sie ist meist Folge eines Sturzes auf den ausgestreckten Arm. Ist eine Stufe in der Klavikula bei gleichzeitiger Krepitation zu tasten, besteht der dringende Verdacht auf eine Klavikulafraktur. Im Röntgenbild ist deutlich die Dislokation der Fragmente zu erkennen. In der Regel kommt es nach Ruhigstellung in einem Rucksackverband nach 3–6 Wochen zur Ausheilung der Fraktur. Seltene Operationsindikation sind gelenknahe Frakturen mit Dislokation, Trümmerfrakturen und durch Fragmentverschiebung verursachte Gefäß-Nerven-Verletzungen.

Skapulafraktur Diese Frakturen geschehen bei erheblicher Gewalteinwirkung durch Stürze oder Verkehrsunfälle und gehen nicht selten mit Verletzungen des Brustkorbs einher. Der lokale Schmerz und ggf. eine Stufenbildung geben wichtige Hinweise auf das Vorliegen einer Fraktur. Die Abklärung erfolgt mit Röntgen und CT, die Therapie konservativ im Gilchrist-Verband, operativ bei dislozierter Glenoidfraktur.

> Bei Schulterluxationen kann es zu einer Absprengung des vorderen Anteils der Schultergelenkpfanne kommen.

Humeruskopffraktur Bei direkten Stürzen auf die Schulter oder infolge einer Luxation kommt es zu Humeruskopffrakturen, wobei nicht nur ältere Patienten mit Osteoporose, sondern auch jüngere betroffen sind. Als Sonderform ist die **Tuberculum-majus-Fraktur** zu beachten. Die exakte Unfallanamnese und die Untersuchung mit Schwellung, Hämatom und Krepitation führen rasch zur Diagnose. Vor weiterem therapeutischem Vorgehen sind Röntgenaufnahmen und CT wichtig, da je nach Verletzungsart die Entscheidung für ein konservatives oder operatives Vorgehen getroffen werden muss. Besondere Aufmerksamkeit ist hier auf **Begleitschäden des N. axillaris** zu richten.

Degenerative Erkrankungen

Impingementsyndrom Damit bezeichnet man ein Engpasssyndrom im subakromialen Raum, bei dem am häufigsten die Supra- und Infraspinatussehne betroffen sind. Durch die anatomische Besonderheit kommt es durch die verstärkten Scher- und Druckbelastungen der Sehnen zu degenerativen Veränderungen und Reizzuständen, die auch die **Bursa subacromialis** betreffen kann.

Die Patienten geben chronische oder rezidivierend chronische Schmerzen an, häufig am **Ansatz des M. deltoideus.** Es besteht ein schmerzhafter Bogen, die passive Beweglichkeit ist jedoch frei. Liegt die Ursache des Impingements in einem subakromialen Osteophyten des Akromioklavikulargelenks, besteht hier meist zusätzlich ein Druckschmerz.

Die Diagnose wird durch Sonografie oder MRT erhärtet. Die Therapie besteht in Physiotherapie und lokalen Infiltrationen, weniger häufig ist die operative subakromiale Dekompression.

Tendinitis calcarea Es besteht eine reaktive Verkalkung im Bereich der Sehnenansätze, bevorzugt in der Infra- und Supraspinatussehne. Bricht dieses Kalkdepot in die subakromiale Bursa ein, kommt es zu einer **akuten und sehr schmerzhaften Bursitis.** Die aktive und passive Beweglichkeit ist schmerzbedingt fast vollständig eingeschränkt (Pseudoparalyse). In der Regel wird der Kalk innerhalb von Tagen resorbiert, der Patient ist wieder beschwerdefrei. Wegen der heftigen Beschwerden sind im akuten Stadium oft Kortikoidinjektionen, lokale Kältetherapie und Analgetika notwendig. Extrakorporale Stoßwellentherapie und Needling sind mögliche ergänzende Therapieoptionen.

Bursitis subacromialis Sie entwickelt sich meist im Rahmen des Impingement-Syndroms und zeigt die gleiche Symptomatik.

Omarthrose Die eher seltene primäre Omarthrose ist die Folge des Altersverschleißes des Gelenks. Die sekundären Arthrosen sind häufiger und entstehen nach Luxationen, Frakturen, Osteonekrosen oder entzündlichen Erkrankungen. Es kommt zu Bewegungseinschränkungen und bewegungsabhängigen Schmerzen. Daneben bestehen häufig **Reibegeräusche** und **Atrophien** der Supra- und Infraspinatussehne. Bei geringen Beschwerden sind konservative Maßnahmen ausreichend, bei sehr schmerzhafter Arthrose ist eine endoprothetische Versorgung angezeigt.

Entzündliche Erkrankungen

Die klassischen Symptome der Omarthritis sind Schmerz, Schwellung, Überwärmung und Bewegungseinschränkung. Die Bandbreite dieser Symptome reicht dabei von chronisch-rezidivierenden mit geringer Ausprägung bis zu hochakuten fiebrigen Zuständen.

> Bei Verdacht auf dieses Krankheitsbild ist eine weiterführende Diagnostik zwingend notwendig.

Rheumatische Omarthritis (chronische Polyarthritis) Unter den Erkrankungen aus dem rheumatischen Formenkreis ist die chronische Polyarthritis (CP) die häufigste. Bei Krankheitsbeginn sind typischerweise die Gelenke der Finger und Zehen, die Hand, das Sprunggelenk sowie Knie- und Ellenbogengelenk betroffen (➤ Kap. 42.5). Das Schultergelenk ist relativ selten und spät befallen, sodass die Diagnose bereits gestellt sein dürfte.

Infektarthritis Die septische Arthritis ist eine akute, bakterielle Infektion des Gelenks. Es bildet sich ein eitriger Gelenkerguss, der heftige Schmerzen verursacht. Beim Erwachsenen gelangen die Erreger von außen in das Gelenk, meist iatrogen nach Injektionen oder Punktionen. Im Kindesalter entsteht die Infektarthritis durch eine hämatogen fortgeleitete gelenknahe Osteomyelitis.

Die **rasche Diagnosestellung** und eine beherzte Therapie sind unumgänglich, um die oft erheblichen Spätschäden zu verhindern. Dazu zählen Bestimmung der Entzündungsparameter, Synoviaanalysen des Punktats einschließlich der Bakteriologie, Gabe von Antibiotika, endoskopische Spülungen und Synovektomien und ggf. offene operative Revisionen des Gelenks.

Unter einer **infektreaktiven Arthritis** versteht man eine entzündliche Gelenkerkrankung, die in der Folge einer bakteriellen Infektion entsteht. Die häufigsten infektreaktiven Arthritiden treten 3–4 Wochen nach einem vorhergehenden Infekt im Darm- oder Urogenitaltrakt auf.

Borrelienarthritis Die Borreliose nimmt differenzialdiagnostisch zu den rheumatischen Arthritiden an Wichtigkeit weiter zu. Sie ist eine bakterielle Allgemeinentzündung, die durch *Borrelia burgdorferi* ausgelöst wird. Sie wird von Zecken auf den Menschen übertragen. Nach dem Zeckenbiss treten an der Haut kokardenförmige Rötungen auf. Zur Routinediagnostik werden spezifische Antikörpertests (ELISA, Westernblot) eingesetzt. Das Fehlen von spezifischen Antikörpern schließt eine Lyme-Borreliose nicht unbedingt aus. Das gilt vor allem für die frühe Phase der Krankheit. Deshalb sollte früh mit einer Antibiotikatherapie (Doxycyclin) begonnen werden.

Bei unbehandeltem Verlauf entwickeln sich häufig Arthritiden in großen Gelenken wie im Schultergelenk.

Gicht Der akute Gichtanfall tritt vornehmlich am Großzehengrundgelenk auf. Erst nach wiederholten Anfällen kann auch das Schultergelenk betroffen sein. Im Gegensatz zur Uratgicht werden bei der Pseudogicht (Kalziumpyrophosphatarthropathie) vor allem die großen Gelenke befallen. Wie bei der echten Gicht treten akute, sehr schmerzhafte und berührungsempfindliche Anfälle auf.

Frozen Shoulder Durch eine Fibrosierung der Gelenkkapsel kommt es zur Schrumpfung und Verklebung, die zu einer zunehmenden schmerzhaften Einsteifung des Schultergelenks führt. Ist die Ursache bekannt, so spricht man von einer **sekundären,** ansonsten von einer **primären** Frozen Shoulder. Die Ursache der primären Form ist unbekannt, die der sekundären Form können neben Operationen und Verletzungen auch Rotatorenmanschettenläsionen und Omarthrosen sein.

Die **primäre Frozen Shoulder** verläuft in bestimmten Stadien:

- Zu Beginn kommt es zu Schmerzen, insbesondere nachts, die durch Schmerzmittel kaum gebessert werden. Die Schulter ist noch frei beweglich.
- Im nächsten Stadium lassen die Schmerzen nach, das Schultergelenk wird zunehmend unbeweglicher bis zur vollständigen Einsteifung mit deutlicher Muskelatrophie.
- Nach etwa 6 Monaten bildet sich die Beweglichkeit wieder zurück bis zu einer fast völlig intakten Schulterfunktion.

Weder Röntgenaufnahmen, Labordiagnostik oder neurologische Untersuchungen zeigen Auffälligkeiten, sodass letztendlich die Diagnose nur aufgrund des charakteristischen Verlaufs gestellt werden kann. Die Therapie richtet sich nach den Stadien der Erkrankung und ist rein symptomatisch zur Reduzierung der Entzündung und Erhaltung der Beweglichkeit.

Neurologische Erkrankungen

Schulteramyotrophie (Plexusneuritis) Sie beginnt mit heftigen Schmerzen im Schultergelenk, die nicht in den Arm ausstrahlen. Nach Tagen zeigt sich eine Schwäche beim Heben des Arms, zeitweise eine Hypästhesie am lateralen Oberarm. Sowohl die Schmerzen als auch die Paresen bilden sich wieder zurück. Die Ursachen der Erkrankung sind nicht bekannt. EMG-Untersuchungen sichern die Diagnose. Zu Beginn der Erkrankung sind hochdosierte Kortikoidgaben sinnvoll, ergänzend Physiotherapie zur Vermeidung einer Gelenkeinsteifung.

CRPS (Algodystrophie, Sudeck-Krankheit) Das komplexe regionale Schmerzsyndrom entsteht meist nach Traumen. Zu Beginn zeigen sich Schmerzen, eine schmerzbedingte Bewegungseinschränkung und eine bläulich-livid verfärbte Schwellung der entsprechenden Region. Die Schulter ist selten betroffen, bevorzugt sind eher die Hand und der Fuß. Im Endstadium zeigen sich atrophe Störungen der Haut, der Muskulatur und des Skelettsystems.

Thoracic-Outlet-Syndrom Ursache der Beschwerden ist eine Kompression des Gefäß-Nerven-Bündels an den anatomischen Engstellen im Schulterbereich: in der Skalenuslücke und zwischen 1. Rippe und Klavikula. Die Patienten klagen über lageabhängige, nicht lokalisierbare Schmerzen im Schultergürtel, über Missempfindungen und über eine klinisch nicht nachweisbare Schwäche im Arm. Beim **kostoklavikulären Syndrom** kann sich zusätzlich eine venöse Stauung im Arm aufgrund einer Kompression der V. subclavia zeigen.

Der Diagnosesicherung dient der Provokationstest mit Neigung des Kopfes zur gesunden Seite und Zug des Arms nach hinten. Zur Therapie sind muskuläre Detonisierungen angezeigt, selten chirurgische Tenotomien.

Zervikales Schmerzsyndrom Der vertebragen bedingte Schmerz ist ein Ruheschmerz, der nachts zunimmt und nicht durch Belastung der Schulter ausgelöst wird. Bei einer Nervenwurzelkompression C4 strahlt der Schmerz entsprechend der segmentalen Zuordnung in die Schulter, bei Kompression von C5 und C6 in den Oberarm. Zusätzlich werden vorausgegangene oder bestehende Nackenbeschwerden angegeben, möglich sind auch radikuläre Ausfallserscheinungen. Diagnostisch und therapeutisch werden die Vorgehensweisen zur HWS-Symptomatik eingesetzt.

Tumoren

Pancoast-Tumor Persistierende therapieresistente Schulterschmerzen mit Ausstrahlung in den Arm sollten immer auch an einen Pancoast-Tumor denken lassen. Der Pancoast-Tumor ist ein rasch fortschreitendes Bronchialkarzinom im Bereich der Lungenspitze, der relativ rasch auf die umliegenden Strukturen übergreift. Wird dabei das Ganglion stellatum infiltriert, kommt es zum Auftreten des Horner-Syndroms mit der Trias Ptosis, Miosis und Enophthalmus. Für die Diagnostik und Therapie gelten die Regeln der Tumorbehandlung.

42.1.3 Skapula

Supraskapularissyndrom Dieses Syndrom wird eher selten beobachtet. Es resultiert aus einer Kompression des N. suprascapularis in der Incisura scapulae, z. B. durch wiederholtes seitliches Abrollen beim Volleyball. Der Schmerz wird in der hinteren äußeren Schulterregion angegeben. Es besteht häufig eine Atrophie der Mm. infraspinatus und supraspinatus, was man gut an der deutlich hervortretenden Spina scapulae erkennt. Die Außenrotation des Arms ist abgeschwächt. Die Behandlung erfolgt mit Muskelaufbautraining, insbesondere des verbliebenen M. infraspinatus. In seltenen Fällen ist die operative Freilegung des Nervs notwendig.

Schulterblattknarren Man versteht darunter ein hör- und fühlbares Reiben und Krachen der Skapula, das häufig schmerzfrei ist. Sind damit aber Beschwerden verbunden, sind knöcherne Ursachen wie Kallusbildungen nach Skapula- oder Rippenfrakturen oder weichteilige Ursachen wie Tumoren oder Bursitiden abzuklären.

42.2 Oberarm

Verletzungen

Bizeps- oder Trizepssehnenruptur Durch äußere Gewalteinwirkung kann es sowohl zum distalen als auch zum proximalen Ausriss der Sehnen der Bizeps- und Trizepsmuskulatur kommen. Neben Schmerz und Funktionsverlust imponieren veränderte Form der Muskulatur und im Verlauf hervortretende Hämatome. Zusätzlich sind knöcherne Abrissfrakturen vornehmlich am Olekranon nicht selten. Die Diagnosesicherung erfolgt mittels Sonografie, Röntgen und MRT. Da hierbei in der Regel jüngere Patienten betroffen sind, erfolgt die Therapie meist durch Naht bzw. Osteosynthese.

Humerusfrakturen Meist durch Stürze auf den Arm kann der Humerus brechen. Neben Schmerz, Schwellung und eventuell Krepitation ist ein **mäßiger bis völliger Funktionsverlust** des Arms zu beobachten, der durch die Instabilität oder Dislokation der Bruchfragmente verursacht ist. Auch die Möglichkeit von Gefäß-Nerven-Verletzungen ist zu beachten und erfordert dann eine schnelle Reaktion. Die Diagnose wird erhärtet durch Röntgen, CT und MRT wegen der weichteiligen Begleitverletzungen.

Grundsätzlich ist zwischen der **stabilen** (eingestauchten) subkapitalen Humerusfraktur und einer **instabilen** (dislozierten) Fraktur zu unterscheiden. Im ersten Fall ist konservative Behandlung mit Ruhigstellung und frühzeitiger Physiotherapie angezeigt, im zweiten Fall eine Operation und Osteosynthese. Bei inadäquatem Trauma muss eine schon vorliegende Knochenstoffwechsel- oder Strukturveränderung, wie etwa eine Osteoporose oder juvenile Knochenzyste, abgeklärt werden.

Degenerative Erkrankungen

Ruptur der langen Bizepssehne Relativ häufig bei älteren Patienten ereignet sich die oft wenig schmerzhafte proximale Ruptur der langen Bizepssehne. Sie ist meist gekennzeichnet durch schon länger bestehende oder frühere Schulterprobleme und gut erkennbar durch den nach distal abgerutschten Bauch des Bizepsmuskels, Hämatombildung und mäßigen Kraftverlust. Die Therapie ist wegen des gut kompensierbaren Funktionsverlustes meist konservativ.

Entzündungen

Insertionstendinosen Durch mechanische Überlastung, manchmal auch im Rahmen einer hypertonen Muskulatur, finden sich schmerzhafte, belastungsabhängige Schmerzen an den Ansatzstellen von Bizeps-, Trizeps- und gelegentlich auch Deltamuskulatur. Die Diagnose erfolgt klinisch oder mittels Sonografie; im Zweifelsfall sollte eine entzündliche Genese serologisch ausgeschlossen werden. Therapeutisch werden neben der obligaten Entlastung entzündungshemmende Umschläge, Physiotherapie sowie Antiphlogistika eingesetzt.

Polymyalgia rheumatica Die starken Schmerzen entstehen spontan, nachts und in Ruhe, und betreffen meist mehrere Körperteile, vor allem der Schulter-Arm- und Beckenregion. Eine Familienanamnese und vornehmlich der Nachweis erhöhter Entzündungsparameter, Rheumafaktoren und spezifischer Autoimmuntiter führen zur Diagnose. Die Behandlung erfolgt mit nichtsteroidalen und steroidalen Antiphlogistika über einen langen Zeitraum, begleitet von Physiotherapie.

Neurologische Erkrankungen

Radikuläres Schmerzsyndrom Neben unmittelbar durch Verletzung bedingten Nervenschäden gibt es nicht selten radikuläre Schmerzsyndrome aus den Segmenten C5 bis Th2. Wegen der am Oberarm komplizierten Nervenversorgung ist nur bei genauer klinischer Untersuchung die Läsion den entsprechenden Wirbelsäulensegmenten und Dermatomen zuzuordnen. Der „helle", „brennende" Schmerzcharakter, Sensibilitätsstörungen und im Extremfall motorische Ausfälle führen auf die Spur und werden bei strukturellen Veränderungen durch MRT und neurologische Untersuchungen erhärtet. Die Therapie erfolgt mittels Manualtherapie, Osteopathie und Physiotherapie; oft ist auch die Gabe von Antiphlogistika und Schmerzmitteln notwendig.

Gefäßerkrankungen

Tiefe Armvenenthrombose Ein übersehener, eher seltener Verschluss der V. axillaris oder V. subclavia kann kurzfristig zu Lungenembolie, langfristig durch Schwellneigung und Schmerzen zu Gebrauchsbehinderungen des Arms führen. Symptome sind diffuse, dumpfe, z. T. starke Schmerzen eines Arms mit livider Verfärbung und Anschwellung. Schnelle Abklärung mit Doppler-Sonografie und Angiografie führt zur Diagnose und zur Therapie mittels Thrombolyse. Anschließend ist eine medikamentöse Blutverdünnung zur Vermeidung weiterer Komplikationen notwendig.

Tumoren

Unklare, zunehmende Schmerzen, Verdickung und Stellungsänderung des Humerus sowie Verhärtung und Entzündung der anliegenden Weichteile müssen radiologisch abgeklärt werden. Ursache können sowohl gutartige Knochentumoren wie Enchondrome als auch bösartige Osteosarkome und Knochenmetastasen sein. Diagnosesicherung erfolgt mit MRT/CT und/oder durch eine Biopsie. Die Therapie hängt vom Malignitätsgrad und der Gewebebeschaffenheit des Tumors ab und reicht von Entlastung und Beobachtung bis zur Operation, Chemotherapie und Bestrahlung.

42.3 Ellenbogen

Verletzungen

Distale Humerusfraktur Durch Sturz auf den Arm kommt es zu unterschiedlichen Formen der distalen Humerusfraktur, im Kindesalter häufig mit einer Verletzung der Wachstumsfuge verbunden. Der Schmerz, der deutliche Funktionsverlust und die Fehlstellung führen klinisch und radiologisch zur Diagnose. Zu beachten sind nicht selten **neurologische Begleitverletzungen.** Da es bei Gelenkfrakturen und Verletzungen der Wachstumsfugen auf genaue Adaptation der Fragmentstücke ankommt, ist die Versorgung in der Regel operativ, nur bei unverschobener und achsengerechter Stellung erfolgt ein Oberarmgips.

Olekranonfraktur Hervorgerufen durch Sturz auf den Ellenbogen, gelegentlich kompliziert durch zusätzliche Weichteilverletzungen, ist diese Verletzung durch deutlichen Funktionsverlust und Schmerz gekennzeichnet. Röntgen, eventuell MRT führen zur Diagnose. Die Therapie ist meist operativ mit Zuggurtungsosteosynthese, womit eine schnelle Rehabilitation erreichbar ist.

Radiusköpfchenfraktur Diese häufigste knöcherne Verletzung am Ellenbogen ist meist Folge eines Sturzes auf den ausgestreckten Arm und imponiert durch lokalen Druckschmerz. Oft nur mäßige Bewegungseinschränkung im Ellenbogen und etwas radialseitige Schwellung, deshalb wird sie immer wieder übersehen. Allerdings hat das langfristig eine **Arthrose des Radiohumeralgelenks** zur Folge, wenn die Stufenbildung oder Dislokation 2 mm überschreitet und mehr als ein Drittel der Gelenkfläche betroffen ist. Bei Verdacht auf eine solche Verletzung ist immer eine radiologische Abklärung und ggf. eine operative Rekonstruktion des Radiusköpfchens notwendig, ansonsten 4-wöchige Ruhigstellung in der Gipsschiene und Frühmobilisierung.

Ellenbogenluxation Wichtig bei dieser durch hohe Gewalteinwirkung entstehende Verletzung ist die schnelle Abklärung durch Röntgen/MRT und die Reposition unter Narkose, da sonst die sekundäre Schädigungsrate von Nerven oder Gefäßen steigt. Sind zusätzlich knöcherne oder nervale Schäden eingetreten oder der Bandapparat instabil, ist die Therapie operativ. Ansonsten werden durch Gipsruhigstellung für 2 Wochen und frühfunktioneller Physiotherapie unter Orthesenschutz in der Regel gute Ausheilungsergebnisse erzielt.

Degenerative Erkrankungen

Arthrose Da die oberen Gliedmaßen statisch nicht so wie die unteren Gliedmaßen belastet sind, sind ausgeprägte Verschleißsituationen im Ellenbogengelenk in der Regel die Folge alter Verletzungen oder einer Chondromatose mit der Bildung freier Gelenkkörper. Kennzeichnend sind Belastungsschmerz, zunehmende Bewegungseinschränkung und im Endstadium Ruhe- und Nachtschmerzen. Die Behandlung verformender Strukturveränderungen mit Verlust der knorpeligen Gelenkoberfläche ist auch heute nur begrenzt möglich. Physiotherapie, intraartikuläre Injektionen und orale Antiphlogistika helfen ein Stück weit, ansonsten ist ein operatives Vorgehen mittels Arthroplastik, Endoprothese oder Versteifung notwendig.

Panner-Krankheit Im Rahmen einer avaskulären Nekrose der meist lateralen Humeruskondyle bilden sich Schmerzen, lokale Druckschmerzen und eine Bewegungseinschränkung aus. Ausgangspunkt bei dieser Erkrankung männlicher Kinder ist mechanische Überlastung. Die Diagnoseabsicherung erfolgt mit Röntgen und MRT. Um eine langfristige Verformung des Ellenbogengelenks zu vermeiden, ist es notwendig, die mechanischen Belastungen deutlich zu reduzieren. Kurzzeitige Ruhigstellung und vorsichtige Physiotherapie ergänzen das Behandlungsschema und helfen so, tief greifende Knochen-Knorpel-Schäden wie eine Osteochondrosis dissecans oder die dauerhafte Beschädigung der Wachstumsfuge zu vermeiden.

42

Entzündliche Erkrankungen

Epicondylitis radialis (Tennisellenbogen)/Epicondylitis ulnaris („Golferellenbogen") Diese häufige, durch Überlastung im Sport oder Computerarbeit ausgelöste Insertionstendinose der Unterarmstreck- und Supinatorenmuskulatur bzw. Beuge- und Pronatorenmuskulatur führt zu einer Entzündung des Sehnenansatzes am lateralen bzw. ulnaren Epicondylus humeri und der faszialen Verbindungen. Lokale Druckdolenz und Anspannschmerz sind die Folge, das Heben selbst geringer Gewichte ist oft schmerzhaft. Bei chronischen Verläufen findet sich nicht selten eine Beteiligung der zugeordneten HWS-Segmente C5–C7, ein Muskelungleichgewicht der Streck-und Beugemuskulatur des Unterarms oder auch schlecht ausgeheilte Verletzungen der proximalen Sehnenansätze der Unterarmstrecker- bzw. -beuger.

Die Diagnose gelingt klinisch und mit Sonografie, nur im Ausnahmefall mit MRT. Die Behandlung ist oft langwierig und umfasst neben der lokalen und systemischen Gabe von Antiphlogistika hauptsächlich Physiotherapie, Akupunktur, das Tragen einer Orthese bei Belastung und die Verbesserung der Ergonomie sowohl am Arbeitsplatz als auch bei der Sportausübung. In hartnäckigen Fällen kommen lokale Kortikoid- oder Hyaluronsäureinfiltrationen, Stoßwellentherapie oder im Extremfall eine Operation mit Durchtrennung entzündeter Sehnenanteile am Epicondylus zur Anwendung.

Bursitis olecrani Klinisch imponiert eine hühnereigroße, oft fluktuierende Verdickung über dem Olekranon mit nur mäßigen Entzündungszeichen, die in der Regel mechanisch ausgelöst ist. Bei starken Schmerzen und Rötung ist eine bakterielle Infektion der Bursa oder eine durch Gicht oder Rheuma verursachte Bursitis wahrscheinlich. Die Differenzierung erfolgt durch serologische Untersuchung bzw. Aufarbeitung des Punktats. Abhängig von der Diagnose kommen in der Therapie lokal abschwellende Verbände, Ruhigstellung in einer Oberarmgipsschiene, lokale Infiltrationsbehandlung oder Antibiotika zu Anwendung, eher selten eine Bursektomie.

Neurologische Erkrankungen

Supinatorlogensyndrom/Sulcus-ulnaris-Syndrom Diese peripheren Nervenkompressionserkrankungen beruhen auf einer Engstelle des Radialisnervendurchtritts durch die Supinatorloge bzw. des N. ulnaris im Sulcus ulnaris. Sowohl lokale als auch im Nervenverlauf ausstrahlende, helle Schmerzen kennzeichnen diese Krankheitsbilder. Bei aggraviertem Verlauf führen sie zu Motorikstörungen mit Abschwächung der Fingerstreckung beim Supinatorenlogensyndrom, beim Sulcus-ulnaris-Syndrom zu Sensibilitätsstörungen an der ulnaren Hand. Die Abklärung geschieht durch neurologische Zusatzuntersuchungen, die Behandlung durch lokal detonisierende bzw. abschwellende Maßnahmen und nächtliche Schienenruhigstellung. Bei Beschwerdepersistenz kann die operative Dekomprimierung der betroffenen Nervenanteile notwendig sein.

Radikuläre Schmerzbilder Nicht selten sind periphere Nervenkompressionssyndrome als „double crush phenomenon" kombiniert mit Einengungen und Schädigungen der entsprechenden Nervenwurzeln an der Halswirbelsäule, wie z. B. bei chronischen Bandscheibenvorfällen und/oder Rezessusstenosen. Deshalb ist sowohl bei der Diagnostik als auch bei der Therapie auf eine entsprechende Mitbehandlung der zugeordneten Halswirbelsäulensegmente zu achten.

42.4 Unterarm

Verletzungen

Unterarmschaftfraktur Durch direkte Gewalteinwirkung auf den Unterarm können entweder Speiche, Elle oder beide Knochen brechen. Schmerzen, Schwellung und Funktionsverlust führen unmittelbar zur Diagnose. Das genaue Ausmaß der knöchernen Verletzung ergibt die Röntgenuntersuchung, Allerdings ist es dringlich angeraten, auf Zusatzverletzung der Nn. medianus, ulnaris oder radialis zu achten mit den möglichen Ausfallerscheinungen der „Schwur-", „Krallen-" oder „Fallhand". Zusätzlich gibt es zwei Sonderformen: die **Monteggia-Fraktur** mit Schaftfraktur der Elle und Luxation des Radiusköpfchens (➤ Abb. 42.1), und die **Galeazzi-Fraktur** mit Schaftfraktur des Radius und Luxation des distalen Ellenendes. Werden bei der Bruchversorgung die Luxationen übersehen, sind Funktionsverluste und Arthrosen der betroffenen Gelenke die Folge.

Bei der Therapie gilt auch hier die Grundregel, dass nur unverschobene, weitgehend achsengerechte Frakturen, die nach etwaiger Reposition stabil sind, konservativ mit Oberarmgips versorgt werden können. Nur bei Kindern können sich Achsabweichungen bis

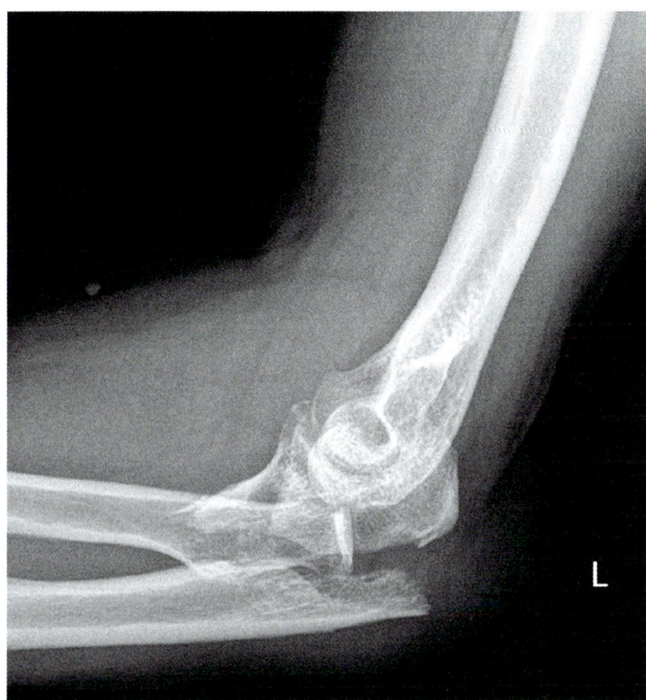

Abb. 42.1 Monteggia-Fraktur. [P254/P255]

30° auswachsen. Anderenfalls sind die operative Reposition und Osteosynthese sowie die Versorgung von Zusatzverletzungen notwendig.

> Zu achten ist bei diesen Verletzungen auch auf die mögliche Ausbildung eines Kompartmentsyndroms, d. h. einer durch eine massive intrafasziale Schwellung verursachten Druckerhöhung mit drohender Schädigung sowohl der Muskulatur als auch der Gefäß- und Nervenversorgung, die eine rasche operative Spaltung der Unterarmfaszien notwendig macht.

Distale Radiusfraktur Diese häufigste Fraktur der oberen Extremität kommt durch Sturz auf das extendierte oder flektierte Handgelenk zustande. Die im ersten Fall typische „Bajonettstellung" und Ulnarabweichung sowie Schwellung und Schmerzen ergeben den Verdacht, die radiologische Untersuchung oder CT zeigt das Ausmaß der Verletzung. Eine neurologische Untersuchung oder ein MRT sind bei den eher seltenen Begleitverletzungen des N. medianus oder der Kapselbandverbindungen der Handwurzel angezeigt. Nur stabile und nach eventueller Reposition stabile Frakturen mit geringer Achsabweichung bzw. Einstauchung des distalen Radiusendes eignen sich zur Versorgung im Unterarmgips. Instabile Brüche, Gelenkbeteiligung mit Stufenbildung, metaphysäre Trümmerzonen oder Begleitverletzungen wie Abrissfraktur des Proc. styloideus ulnae erfordern eine operative Formwiederherstellung und Osteosynthese. Zudem ergibt sich durch die auch deswegen heute favorisierte Operation die Möglichkeit der Frühmobilisation (➤ Abb. 42.2).

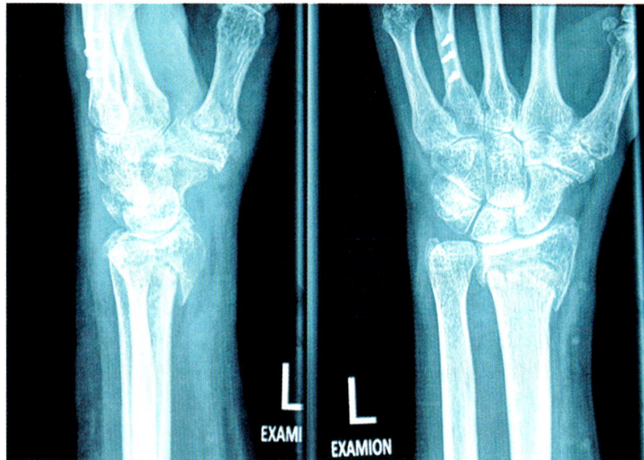

Abb. 42.2 Radiusfraktur. [P254/P255]

Entzündungen

CRPS (Sudeck-Krankheit) Als oft langwierige Komplikation nach Verletzung, mehrmaliger Reposition, zu engem Gips oder generell bei schlecht verarbeitetem Schmerz kommt es zu einer **neurodystrophen Stoffwechselstörung** von Hand und Unterarm, die sich in einer zunehmenden Bewegungseinschränkung, Rötung, abnormen Schweißbildung und Weichteil- und Knochendystrophie bei massivem Schmerz zeigt. Zunächst ist eine forcierte Schmerztherapie mit regionalen und systemischen Analgetika (Leitungs-, Plexus-, Ganglion-stellatum-Blockaden), Antiphlogistika, Bisphosphonate oder Kalzitonin notwendig. Erst nach Entschmerzung ist vorsichtige und geduldige Mobilisierung der inzwischen oft eingetretenen Bewegungseinschränkungen sinnvoll. Im Endstadium zeigen sich dennoch häufig atrophe Störungen.

Sehnenscheidenentzündung Mechanische Überlastung bei Arbeiten mit der Hand kann zu einer schmerzhaften Entzündung von Sehnen und Sehnenscheiden der Unterarmstreck- oder Beugemuskulatur führen. Eine Sonderform, nicht selten bei stillenden Müttern, ist die **Tendinitis de Quervain,** eine die Sehnen einengende Entzündung und Verdickung des 1. Strecksehnenfachs. Über dem distalen Abschnitt der Radiuskante ist eine druckschmerzhafte Verdickung, gelegentlich auch ein Reiben der Sehnen („Schneeballknirschen") zu tasten. Passive Dehnung oder aktive Anspannung provozieren den Schmerz zusätzlich. Entlastung, abschwellende Salbenverbände, Schienenruhigstellung und eventuell Antiphlogistika führen, wenn auch gelegentlich zögerlich, zur Ausheilung. Nur im Ausnahmefall ist eine operative Intervention notwendig.

42.5 Handgelenk und Hand

Verletzungen

Skaphoidfraktur Diese Fraktur wird durch Sturz auf die gestreckte Hand oder einen harten Anprall etwa eines Fußballs verursacht. Es zeigt sich ein Ruhe- und Bewegungsschmerz an der Radialseite des Handgelenks. Diagnostisch führend sind der Druckschmerz in der Tabatière und der Stauchungsschmerz im 1. Strahl. Sie wird dennoch immer wieder übersehen mit der Gefahr einer Osteonekrosen- oder Pseudarthrosenbildung des Kahnbeins (➤ Abb. 42.3). Durch Röntgen und im Zweifelsfall CT gelingt die Diagnose. Die Behandlung erfolgt bei unverschobener Stellung durch einen Unterarmgips mit Daumeneinschluss, bei Dislokation durch operative Reposition und Verschraubung.

Karpale Bandverletzungen Ebenfalls durch Sturz auf die Hand kann es zu Bandverletzungen der vielfach verbundenen Handwurzelknochen kommen, am häufigsten zwischen Skaphoid und Lunatum, die **„SL-Verletzung".** Da sich diese Verletzung der radiologischen Untersuchung oft entzieht, kann nur penible Beweglichkeitsuntersuchung der Handwurzelknochen zu dieser Verdachtsdiagnose führen, die endgültig oft nur durch eine Handgelenkarthroskopie abzuklären ist. Dies führt zur Therapie mit Gipsruhigstellung oder Naht der Bänder. Leider führt das Übersehen der Verletzung („Verstauchung") zur späteren Arthrose und nicht selten zur Notwendigkeit einer Versteifung im skapholunären Gelenk.

„Skidaumen" Klassische Verletzung beim Skisturz durch forcierte Radialabduktion des Daumens durch den Skistock oder direkten Sturz auf den Daumen. Es kommt zum Abriss des ulnaren Seitenbands des Daumengrundgelenks. Schwellung, Bluterguss, lokaler Druckschmerz und vor allem genaue Stabilitätsuntersuchung klären die Diagnose, objektiviert durch gehaltene Aufnahmen im Röntgen oder durch Sonografie. Da es durch Ruhigstellung wegen der Dislokation des Bands nicht zur stabilen Ausheilung kommt, ist eine Bandnaht und nachfolgende Ruhigstellung notwendig.

Mittelhandbruch/Fingerbruch Brüche der Mittelhandknochen sind Folge äußerer oder selbst ausgeübter Gewalt auf Faust oder Mittelhand. Sie gehen einher mit Schmerzen, eingeschränkter Fingerbeweglichkeit im betroffenen Strahl, Strahlverkürzung oder Achsabweichung und lokalem Druckschmerz und Hämatombildung. Die Abklärung erfolgt radiologisch und im Zweifelsfall mittels CT, um Ausmaß, eventuell Gelenkbeteiligung oder Luxation/Subluxation zu erkennen.

Gerade am **Daumen** mit seiner übergeordneten funktionellen Wichtigkeit und bei allen Frakturen mit Instabilität, Achsabweichung oder Gelenkbeteiligung ist die offene Reposition der Bruchstücke und Stabilisierung mit Kleinfragmentschrauben und Platten notwendig. Meist genügt eine Reposition in Narkose und Kirschner-Drahtspickung. Nur bei stabilen Brüchen ohne wesentliche Achsabweichung und Verkürzung genügt eine Gipsruhigstellung. Ähnliches gilt auch für die Frakturen der **Fingerglieder,** da basis- und köpfchennahe Brüche mit Kapselbandverletzungen zu Instabilität und Frühartrose führen können. Eine Ausnahme bildet die Nagelkranzfraktur, meist als Trümmerzone, deren Behandlung aus Ruhigstellung und Trepanation des Nagels zur Hämatomentlastung besteht.

Strecksehnenabriss Nicht selten wird durch ein Bagatelltrauma auf gestreckten Finger ein Strecksehnenabriss mit aktiv nicht aufhebbarer Beugestellung im Endgelenk mit dorsalseitigem Druckschmerz und mäßiger Schwellung verursacht. Falls die Röntgenuntersuchung keine oder eine geringe knöcherne Beteiligung der Endgliedbasis ohne wesentliche Dislokation zeigt, erfolgt die Therapie durch Ruhigstellung in einer Stack-Schiene für ca. 8 Wochen, ansonsten operativ.

Fingergelenkluxation In der Regel beim Sport durch Ball oder Gegenspieler induzierte Luxation eines Fingergelenks. Sie imponiert durch Fehlstellung und Funktionsverlust. Beherzte sofortige Reposition und Ruhigstellung in Tape oder Schienenverband ergeben die besten Ergebnisse, allerdings sollte eine knöcherne Mitverletzung ausgeschlossen werden. Eine Sonderstellung nimmt wieder der Daumen ein, hier besteht die Therapie der Zerreißung der volaren „Platte" (Kapselbandhalt) in einer Naht mit nachfolgender Ruhigstellung.

Degenerative Erkrankungen

Arthrose/Polyarthrose Lebenslange mechanische Belastung und auch eine entsprechende Disposition führen zur Verschleißerkrankung von Fingergelenken: am Daumensattelgelenk als **„Rizarthrose"**, an den distalen Interphalangealgelenken (DIP-Gelenke) als **„Heberden-"** und an den proximalen Interphalangealgelenken (PIP-Gelenke) als **„Bouchard"-Arthrose.** Schlecht ausgeheilte Verletzungen von Gelenken stellen ebenso eine Prädisposition dar. Zunehmende, belastungsabhängige Schmerzen und eine Einschränkung der Beweglichkeit sowie Verdickung und im Spätstadium Achsabweichung kennzeichnen diese Erkrankung. Wie allgemein bei Arthrosen sind die Therapiemöglichkeiten begrenzt. Chondroprotektiva, physikalische Anwendungen, abschwellende Salbenumschläge, lokale Infiltrationsbehandlung, Orthesen, Röntgenschmerzbestrahlung und im Ausnahmefall operatives Vorgehen kommen zur Anwendung.

Ganglien Diese mit Hyaluronsäure gefüllten Zysten im Handwurzelbereich oder an Sehnen/Sehnenbändern können zu erhebli-

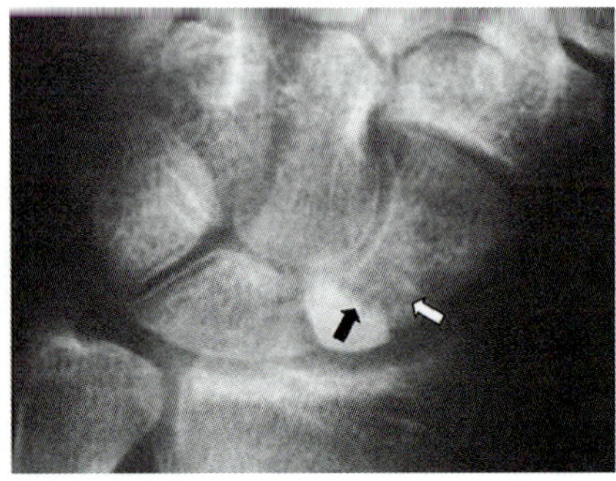

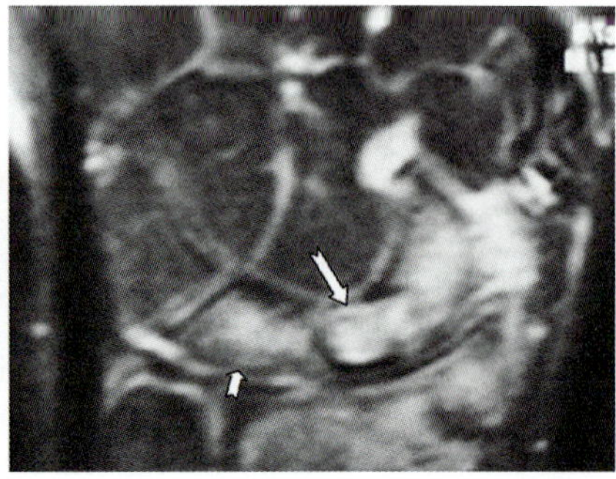

Abb. 42.3 Skaphoid-Pseudarthrose. [F228–003]

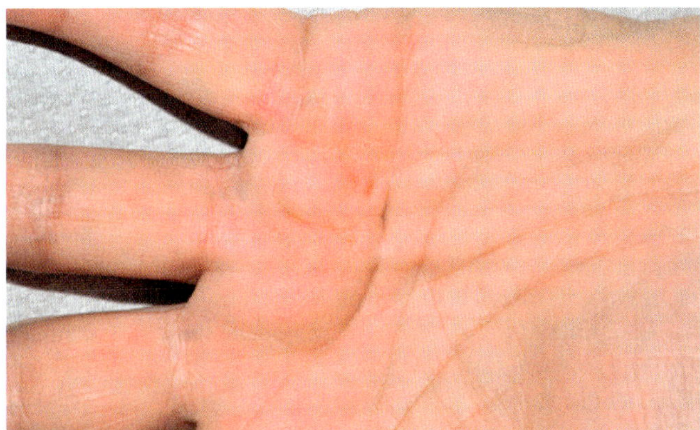

Abb. 42.4 Dupuytren-Krankheit. [P254/255]

chen Schmerzen und Funktionsbehinderungen führen. Die Vorwölbung ist gelegentlich kaum zu tasten. Der Grund ist meist mechanische Überlastung, oft aber auch nicht eruierbar. Die Behandlung erfolgt durch Entlastung, eventuelle Schienenruhigstellung, Punktion und „Zerstichelung". In 30 % der Fälle gibt es eine Spontanremission. Bei rezidivierenden Verläufen mit entsprechender Behinderung ist die Exstirpation notwendig.

Dupuytren-Krankheit Eine langsam zunehmende Beugekontraktur der Finger, oft an beiden Händen, zeigt sich als Folge einer granulomatösen Verdickung der Palmarfaszie und der Umhüllungen der Beugesehnen (➤ Abb. 42.4). Meist sind Männer betroffen, es besteht eine familiäre Disposition. In milden Stadien kann man mit Salbenverbänden, Physiotherapie und entzündungshemmenden Lokalinfiltrationen versuchen, die Progredienz zu stoppen bzw. auf die Spontanremission zu hoffen. Ab etwa 45°-Beugestellung der Gelenke und entsprechendem Leidensdruck des Patienten ist eine operative Befreiung der Sehnen zur Wiedererlangung der Beweglichkeit notwendig.

Entzündliche Erkrankungen

Chronische Polyarthritis/rheumatoide Arthritis der Hand Diese Erkrankung betrifft die Schleimhäute von Sehnenscheiden und Gelenken, vor allem der Metacarpophalangealgelenke (MCP-Gelenke), weniger der PIP-Gelenke und der Strecksehnen, und ist Teil einer **systemischen Autoimmunerkrankung** mit genetischer Komponente. Da im Krankheitsverlauf weitgehende Formveränderungen und Funktionsverluste sowie Schmerzen, typischerweise auch in Ruhe in den Morgenstunden, auftreten, ist es wichtig, möglichst frühzeitig zur Diagnose zu kommen und eine Therapie zu beginnen (➤ Kap. 67.3.3).

Dabei hilfreich sind der sonografische Nachweis von Gelenkschwellungen und Ergüssen, der serologische Nachweis von spezifischen Entzündungsparametern und der radiologische Nachweis entzündlicher Veränderungen durch Röntgenbilder, MRT und Szintigrafie (➤ Abb. 42.5). Therapeutisch stehen lokale und systemische Antiphlogistika einschließlich Kortison sowie eine „Basistherapie" mit Zytostatika wie Methotrexat/Gold oder neuerdings mit immunmodulierenden Biologika zur Verfügung. Nur bei erfolgter Gelenkzerstörung kann man mit Endoprothetik oder Versteifungsoperationen weiterhelfen. In allen Fällen ist begleitende Physio- und Ergotherapie notwendig.

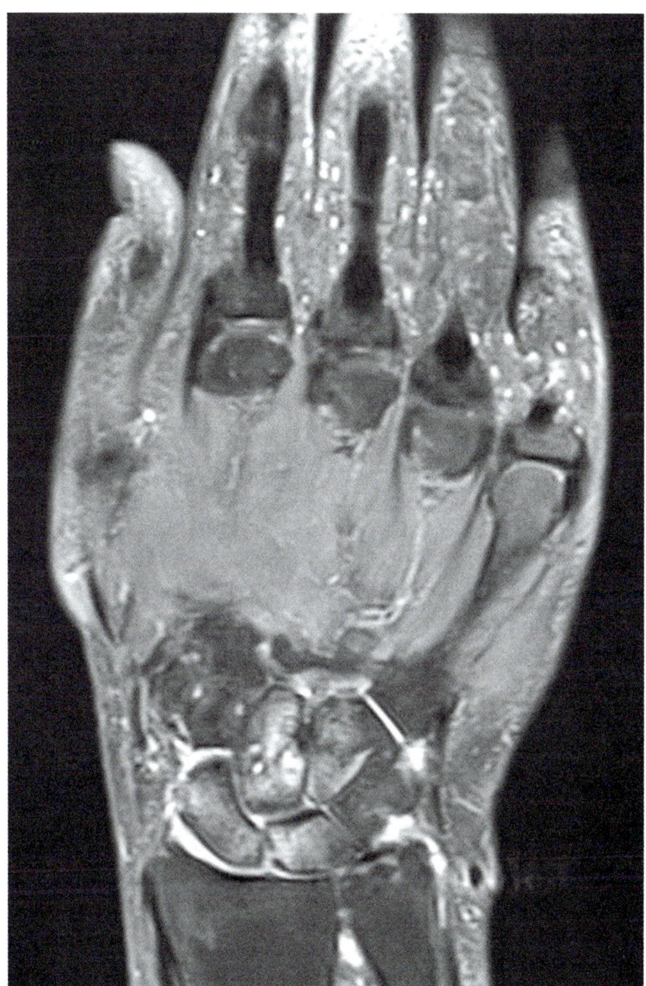

Abb. 42.5 Handgelenk: chronische Polyarthritis. [P254/P255]

Arthritis urica (Gicht/„Chiragra") Ein erhöhter Harnsäurespiegel, meist bei Männern mit genetischer Komponente, kann zur Ausfällung von Harnsäurekristallen mit daraus resultierenden Weichteil- und Gelenkentzündungen führen. An der Hand ist das Daumengrundgelenk mit Rötung, Schwellung und starken Schmerzen betroffen. Die Entzündung wird oft durch reichlichen Eiweißkonsum oder Alkoholgenuss ausgelöst und ist hauptsächlich serologisch und klinisch diagnostizierbar. Systemische Antiphlogistika und Colchicin führen in der Regel zur raschen Befundbesserung. Langfristig ist eine purinarme Diät angezeigt, bei diätresistenten hohen Harnsäurewerten zusätzlich die Gabe von Urikosurika.

Neurologische Erkrankungen

Karpaltunnelsyndrom (CTS)/Loge-de-Guyon-Syndrom Beim CTS kommt es meist durch Verdickung des queren Hohlhandbands zu einer Einengung des darunter verlaufenden N. medianus. Betroffen sind meist ältere Frauen, Patienten nach Radiusfrakturen oder mit rheumatischen Handgelenkveränderungen. Es zeigen sich nächtlich verstärkte Schmerzen der Finger 1–3 und bei Progredienz sensible Ausfälle dieser Finger sowie eine Atrophie der Daumenballenmuskulatur. Die Kompression des N. ulnaris in der Loge de Guyon zeigt entsprechende Symptome der Finger 4 und 5. Eine neurologische Untersuchung mit Messung der Nervenleitgeschwindigkeit sichert die Diagnose und den Verlauf. Lokale Infiltrationsbehandlung, Akupunktur in Verbindung mit nächtlicher Ruhigstellung in Neutralstellung für 3 Wochen führen in leichteren Fällen zur Remission der Symptome. Bei zunehmenden neurologischen Ausfällen ist die operative Dekompression notwendig.

Polyneuropathie Im Gegensatz zu definierten Dermatomen zeigt sich diese Allgemeinerkrankung der peripheren Nervenendigungen durch unspezifische „handschuhartige" Schmerzsymptomatik und Prickelparästhesien. Meist ist die Nervenschädigung degenerativ, gelegentlich ist sie durch Diabetes mellitus, durch postinfektiöse immunologische Prozesse oder Noxen (Alkohol/Schwermetalle) bedingt. Die Therapie bleibt in der Regel symptomatisch mit Schmerzmittelgabe, wenn keine Grunderkrankung vorliegt. Umstritten ist die Gabe von Vitamin B_{12} und Alpha-Liponsäure.

Angiologische Erkrankungen

Kälteagglutininkrankheit/Raynaud-Syndrom Auffällige livide Verfärbung und im Extremfall durch Blutstau auftretende Gangrän von Fingeranteilen sind die Kennzeichen der Kälteagglutininkrankheit: eine Autoimmunkrankheit, die selten im Gefolge von Infektionen auftritt. Beim Raynaud-Syndrom hingegen werden zunächst die Finger weiß und erst in der Folge zyanotisch, wobei hier die Ursache ein arterieller Gefäßspasmus ist. Beiden Erkrankungen sind die Auslösung durch Kälteexposition gemeinsam, eine spezifische Therapie existiert nicht. Entsprechendes Warmhalten der Finger dient der Prophylaxe.

WEITERFÜHRENDE LITERATUR

Niethart FW, Pfeil J, Biberthaler P. Orthopädie und Unfallchirurgie. 7. Aufl. Stuttgart: Thieme, 2014.

Ruchholz S, Wirtz DC. Orthopädie und Unfallchirurgie. 2. Aufl. Stuttgart: Thieme, 2012.

Rüther W, Lohmann CH. Orthopädie und Unfallchirurgie. 20. Aufl. München: Urban & Fischer, 2014.

KAPITEL

43

Maurice César

Die lemniskatische Aktivität in den Geweben der oberen Extremität

43.1 Anmerkung

In diesem Kapitel wurde bewusst auf Abbildungen, Graphiken oder Fotos verzichtet. Daraus könnte ein Modell für eine Handstellung, eine Position oder eine Korrekturtechnik abgeleitet werden, die – da sie vom Autor präsentiert wird – als perfekt oder ideal wahrgenommen werden könnte und zur einfachen Nachahmung verleiten könnte. Damit bestünde die Gefahr, dass die Technik ohne die jedem Therapeuten eigene taktile und sensorische Finesse ausgeführt würde.

Es soll versucht werden, allein verbal ein Bewusstsein für Volumen, Dichte, Konsistenz, Ausdehnung, Flüssigkeitsgradienten, Fluidität, aber auch für Mobilität entstehen zu lassen.

Jede Beschreibung erfolgt somit als Erzählung. Prosa hat einen viel intimeren Charakter und eignet sich daher besser für die Verinnerlichung des Gespürten. Der Text verfügt bereits über die Stimme, über die Schwere oder Leichtigkeit, die Sie vermitteln, er wird Ihnen nicht durch ein starres und unveränderbares Foto einer perfekten Bewegung aufgedrängt, die im Übrigen nur eine Utopie sein kann, da sie in der Natur praktisch nie existiert. Genau darin liegen der Reichtum und die große Vielfalt der Techniken und Therapeuten.

Lassen Sie sich vom Wort, von Ihrer Sensibilität und Ihrem Herzen und dem Wunsch, Neues zu entdecken, leiten und dringen Sie mehr mit den Händen und dem Geist als über die Augen in die Gewebe ein, denn das Geheimnis liegt in dem, was Sie „spüren".

43.2 Einleitung

Die Natur ist Bewegung. Das Leben selbst ist Bewegung. Bewegung ist die einzige Art des Existierens. Selbst als „leblos" geltende Kontinente, Berge oder Steine bewegen sich, ganz zu schweigen von dem uns lebende Wesen bildenden Gewebe. Nichts ist unbeweglich, weder örtlich, räumlich, zeitlich noch in seiner Form.

Das Gewebe, das Leben, setzte all seine Intelligenz, all seine List ein, um sich zu ernähren, zu atmen, sich zu reinigen und sein dauerhaftes Bestehen zu garantieren. Es vervielfältigte seine Aktivitäten, seine Mobilität, seine Wesens- und Ausdrucksarten, seine ganz kleinen wie seine ganz großen Bewegungen, um seine Zukunft zu sichern.

Trotz der vielen Tausenden Forscher weist unser Wissen über den menschlichen Körper und seine Funktionen immer noch schwarze Flecken, unbekanntes Terrain auf. Große Teile sind noch unerforscht, verkannt, unentdeckt und damit unerschlossen.

In diesem Kapitel soll die Aufmerksamkeit des Lesers oder vielmehr des Therapeuten auf jene **„Ausdrucksformen des lebenden Gewebes"** gelenkt werden, die bisher nur von wenigen Menschen hinterfragt wurden: die **lemniskatische Aktivität** des Gewebes. Damit tauchen wir in das unglaublich Kleine, aber unendlich Wahre und Nützliche ein. Wie bei der primären Atembewegung befinden wir uns auch hier wieder in einem **Grenzbereich der Osteopathie** (Maurice Poyet). Man spürt etwas, man „experimentiert" mit etwas, das sich durch nichts messen lässt, außer durch die erreichten Ergebnisse. Man beobachtet etwas, das man weder versteht noch erklären kann, ein Etwas, das nur durch die Palpation erfahrbar wird. All diese Mikrobewegungen und Mikrotorsionen beleben nicht nur die Struktur, sondern auch das Gewebe selbst. Alle verfügen sie über eine unglaubliche Fülle, die sich jedoch nur jenen eröffnet, die sie zu entziffern, zu interpretieren und zu unterstützen wissen.

> Ein Organismus befindet sich nur dann in einem funktionellen inneren Gleichgewicht, wenn die Zellen, die Gewebe, die Organe und das System harmonisch zusammenarbeiten. Dieses Zusammenwirken bedarf – oder vielmehr erfordert – eine perfekte und kontinuierliche Synchronisierung aller gemeinsamen „Aufgaben", die das Gewebe zu erfüllen hat.

Die Aktivität, von der hier gesprochen wird, ist insofern sehr bedeutsam, als sie einen „einigenden" Charakter hat. Sie ist in allen Geweben des Organismus präsent. Für jene, die sie zu entschlüsseln wissen, ist sie auch ein exzellenter Spiegel seines Zustands. Dank dieser Synchronisierung der Bewegungen und der sich daraus ergebenden Reaktionen kann sich unser Körper kontinuierlich äußeren Einflüssen widersetzen und sein inneres Milieu an die permanenten Veränderungen des äußeren Milieus anpassen. Die Stabilität der inneren Organisation ist eine Voraussetzung für das Überleben.

> Die Aufgabe des Osteopathen besteht letztlich nur darin, in aller Bescheidenheit und durch kleine Signale in diese Organisation einzugreifen und damit die Struktur zu erhalten. Davon hängt die Qualität in der Umsetzung der Funktionen ab.

In diesem Kapitel wird versucht, diese homöostatischen, **lemniskatischen Mikrobewegungen,** die unser Gewebe beleben, so genau wie möglich zu beschreiben. Dabei wird das mehrere Millionen Jahre alte Leben unter Ihren Fingern „explodieren". Voraussetzung dafür ist allerdings, dass es Ihnen gelingt, Ihre Hände von vorgefertigten Protokollen und Handlungen zu lösen. Es gibt keine Vorbedingungen, außer Ihrer Bereitschaft, alles zu akzeptieren. Beginnen Sie dieses Abenteuer mit der Energie der Leidenschaft. Sie werden nicht enttäuscht werden. Sie haben es bereits gemerkt, dieses Kapitel richtet sich vor allem an jene, die es lieben zu palpieren, Kontakt aufzunehmen, Gewebe zu berühren.

Viel Spaß bei diesem Abenteuer durch das Reich des Palpierbaren, des Sensitiven und Sensoriellen.

43.3 Beschreibung

Zum leichteren Verständnis des tissulären Ansatzes beschränken wir uns zunächst auf die festen Strukturen, auf die Knochen. Die Beschreibung der Handgriffe wird dabei aus rein didaktischen Gründen nach einem genauen Protokoll erfolgen. Wir beginnen am proximalen Ende der Extremität und arbeiten uns Schritt für Schritt bis zum distalen Ende vor.
Position des Patienten: Die Rückenlage ist die perfekte Position für den Patienten und den Therapeuten. Die Qualität der Gewebeentspannung und der Relaxation des Patienten bezeugen dies. Diese Position wird für alle nachfolgend beschriebenen Untersuchungen verwendet.

Untersuchte Struktur: Skapula
Position des Therapeuten: auf Höhe der zu untersuchenden bzw. behandelnden Schulter sitzend.
Handhaltung: Da die Skapula eine komplexe lemniskatische Aktivität aufweist, sind zwei Handhaltungen erforderlich.

- Für die **erste Haltung** gleiten die Finger mit den Fingerspitzen Richtung Wirbelsäule zwischen das Schulterblatt und die Behandlungsliege, sodass die kraniale Hand die Fossa supraspinata und die kaudale Hand die Fossa infraspinata bedeckt.
- **Lemniskatischer Bewegungsausschlag:** Die beiden Fossae vollführen eine gegenläufige Rotation entlang einer kraniokaudalen Achse, d. h., wenn die Fingerspitzen einer Hand sich nach vorn bewegen, bewegen sie die Fingerspitzen der anderen Hand nach hinten; das Gegenteil passiert mit den Handflächen. Die beiden Bewegungen sollten harmonisch und von gleichem Bewegungsausmaß sein.
- Für die **zweite Position** nimmt die kraniale Hand (zwei Finger, am besten Mittel- und Ringfinger) Kontakt mit dem Akromion und die kaudale Hand (gleiche Finger) mit dem Proc. coracoideus auf.
- **Lemniskatischer Bewegungsausschlag:** Das gegenüber der Fossa glenoidea oberhalb liegende Akromion und der vor der Fossa glenoidea liegende Proc. coracoideus führen in der Sagittalebene eine Bewegung im bzw. gegen den Uhrzeigersinn aus. Während die Gelenkpfanne nach hinten gleitet, senkt sich der Proc. coracoideus ab und das Akromion bewegt sich nach vorn. Da die Pfanne selbst nicht palpierbar ist, begnügen wir uns mit den Kontakten auf diesen beiden Strukturen. Ihre Bewegungen sollten harmonisch, von gleicher Stärke, Intensität und Amplitude sein. Es sollte eine perfekte Synchronizität dieser Strukturen vorliegen.

Untersuchte Struktur: Klavikula
Position des Therapeuten: auf Höhe des Schultergürtels sitzend.
Handhaltung: Die beiden Enden des Schlüsselbeins werden zwischen Daumen und Zeigefinger der beiden Hände erfasst.
Lemniskatischer Bewegungsausschlag: Die beiden Epiphysen vollführen eine gegenläufige axiale Rotation. Dadurch entsteht eine axiale Torsion des Knochens. Beide Torsionsbewegungen sollten die gleiche Amplitude und die gleiche Geschwindigkeit haben.

Untersuchte Struktur: Humerus
Position des Therapeuten: gleiche Ausgangsposition wie oben.
Handhaltung: Der Daumen (anterior) und der Zeigefinger (posterior) der kranialen Hand umfassen das proximale Ende des Humerus wie eine Zange, während der Daumen (lateral) und der Zeigefinger (medial) der kaudalen Hand Kontakt mit dem Epicondylus lateralis bzw. dem Epicondylus medialis des Humerus aufnehmen.
Lemniskatischer Bewegungsausschlag: Eine gegenläufige axiale Rotation der beiden Enden des Humerus ist wahrnehmbar. Eine harmonische Opposition der beiden Enden ist Hinweis dafür, dass die Struktur keine Läsionen aufweist.

Untersuchte Struktur: Ulna und Radius
Position des Therapeuten: neben dem Patienten sitzend, Blick in Richtung der zu untersuchenden Struktur.
Handhaltung: Daumen und Zeigefinger umgreifen zangenförmig die beiden Enden des jeweiligen Knochens.
Lemniskatischer Bewegungsausschlag: gegenläufige Torsion der beiden Enden des jeweiligen Knochens (Ulna oder Radius). Radius und Ulna bewegen sich in entgegengesetzte Richtungen. Während das proximale Ende des Radius eine Rotation nach posterior ausführt, bewegt sich sein Gegenspieler nach anterior. Die Intensität und die Amplitude der Bewegung sollten harmonisch sein.

Untersuchte Struktur: Handwurzel
Position des Therapeuten: gleiche Ausgangsposition wie oben.
Handhaltung: Die Hand des Patienten befindet sich in Supinationsposition, die proximale Handwurzelreihe wird von Zeigefinger (Palmarseite) und Mittelfinger (Handrücken) so umfasst, dass die vier Knochen bedeckt werden. Dabei liegt die Hand auf der Radiusseite des Unterarms. In gleicher Weise wird die distale Handwurzelreihe durch die andere Hand, die sich auf der Ulnarseite des Unterarms befindet, umfasst.
Lemniskatischer Bewegungsausschlag: Während die proximale Handwurzelreihe entlang der Längsachse des Unterarms eine Rotation im Uhrzeigersinn ausführt, bewegt sich die distale Handwurzelreihe mit gleicher Geschwindigkeit, Kraft und Amplitude in die Gegenrichtung, also gegen den Uhrzeigersinn.

Untersuchte Struktur: Mittelhand und Finger
Position des Therapeuten: gleiche Ausgangsposition wie oben.
Handhaltung: Die Enden jedes einzelnen Knochens werden von den Daumen und Zeigefingern der beiden Hände umgriffen.
Lemniskatischer Bewegungsausschlag: gegenläufige Torsion der beiden Enden ein und desselben Knochens sowie gegenläufige Bewegungen zwischen den jeweils benachbarten Knochen.

43.4 Lemniskatische Aktivität des Gewebes

Ziel dieses Kapitels ist es nicht, ein Phänomen zu erklären, sondern es zu beschreiben. Eine Erklärung für dieses Phänomen steht noch nicht zur Verfügung. Es können daher nur die Ergebnisse festgestellt und versucht werden, daraus rein theoretisch und hypothetisch eine oder mehrere Erklärungsansätze abzuleiten. In der Osteopathie, der manuellen Therapie par excellence, beginnt alles mit den Händen; alles erfolgt und alles endet mit den Händen.

- Nehmen Sie Kontakt mit dem Radius auf. Respektieren Sie die Regeln: zunächst der Hautkontakt. Achten Sie darauf, nur die Haut zu spüren. Bemühen Sie sich, keine andere Struktur, kein anderes Gewebe zu berühren, jeder unnötige Kontakt liefert weitere Informationen, die Sie verwirren könnten.
- Dann folgt die anatomische Berührung, sie begrenzt die Struktur. Die beiden Enden werden mit der aus Daumen und Zeigefinger der jeweiligen Hand gebildeten Zange umfasst. Der Kontakt ist leicht: erzeugen Sie keine Spannung oder Belastung. Das Gewebe – und somit auch wir selbst – identifiziert durch diesen einfachen Kontakt die zu untersuchende Struktur.
- Schließlich die physiologische Berührung: sie „hören" in das lebende Gewebe hinein („listening"/„écoute") (➤ Kap. 23.2)

Mehrere **Rhythmen** sind palpierbar: die Blutwelle, die Atemwelle und die Motilität. Einer dieser Rhythmen interessiert uns in diesem Kapitel besonders: die lemniskatische Aktivität des Gewebes. Tatsächlich werden Sie innerhalb des Knochens eine **Torsionsbewegung um die Hauptachse,** die zentral-medulläre Längsachse, wahrnehmen. Das proximale Ende bewegt sich dabei in eine Richtung, etwa im Uhrzeigersinn, und das distale Ende in die entgegengesetzte Richtung, also gegen den Uhrzeigersinn. Die beiden Enden drehen sich also in die jeweils andere Richtung und diese Gesamtbewegung führt logischerweise zu einer Kontraktion des Knochens. Der Knochen wird mit jeder Torsion kürzer und mit jeder Detorsion länger. Lassen Sie sich von diesem **lemniskatischen Tanz** führen, seien Sie verfügbar und empfänglich dafür. Bald schon spüren Sie nur noch diesen Rhythmus.

Diese Bewegung wird schnell erkennbar und grenzt sich klar von der Kakophonie des Gewebes ab. Das Leben manifestiert sich, es breitet sich unter unseren Fingern aus. Sehr bald schon werden Sie seine Bewegungen, seine Fehler und seine Schwächen wahrnehmen. Dieses Leben möchte seine Probleme mit uns teilen. Die Bewegung ist so reich an Informationen, dass es uns schwerfällt, den Kontakt zu beenden, den Austausch zu unterbrechen. Die Qualität der Bewegung kann Sie in das **Zentrum der Struktur** entführen. So kann etwa eine sehr lokale intraossäre Läsion die Verlängerungsbewegung verhindern. Durch eine leichte Verschiebung der Finger kann der erfahrene Therapeut sogar den Ort des Konflikts präzise lokalisieren, also jenen Ort, an dem die Verlängerung null oder gleich null ist. In gleicher Weise verweist eine Verlängerung der Epiphyse ohne Verkürzung auf eine interossäre oder intertissuläre Läsion hin. Es ist leicht vorstellbar, dass eine Läsion des Kalkaneus den Malleolus lateralis nach distal „zieht" und dadurch die Verkürzung der Fibula verhindert. Darin besteht im Übrigen die primäre Funktion des Körpers und des Gewebes: kompensieren, d. h. immer eine ökonomische, angenehme, schmerzfreie, leistungsstarke und ausgeglichene Situation erreichen. Die lemniskatische Bewegung bildet dabei keine Ausnahme.

Verlassen Sie diese erste Struktur und untersuchen Sie eine andere, unmittelbar benachbarte. Sehr bald schon werden Sie feststellen, dass diese sich genauso bewegt, nur in die entgegengesetzte Richtung. Wenn sich eine Struktur verlängert, wird die andere kürzer. Wenn sich eine Struktur im Uhrzeigersinn bewegt, entwickelt sich die andere gegen den Uhrzeigersinn. Somit besteht **zwischen den Strukturen eine permanente Pump- und Massagebewegung.**

Je mehr Sie die Strukturen berühren und in die Gewebe eindringen, umso mehr Informationen erhalten Sie über den Zustand, umso einfacher, vollständiger und präziser wird die Beurteilung. Der Vorgang ist einfach. Die Bewegung in Torsion/Detorsion bzw. Verkürzung/Verlängerung muss in jeder Struktur wahrnehmbar, identifizierbar und „individualisierbar" sein. Alle Gewebe bewegen sich im Verband, niemals isoliert als Einzelstrukturen. Nur der Kontakt des Therapeuten isoliert die Gewebe und Strukturen, durch diesen Kontakt kann die **anatomische intra- und intertissuläre Distorsion** beurteilt werden. Der Druck sollte leicht und einförmig sein. Der untersuchende Ecoute (Listening) ist neutral: Es ist eine anatomische Berührung. Sie muss die Struktur bedecken oder sie abgrenzen und somit dem Gewebe anzeigen. Sobald dieser Kontakt hergestellt wurde, muss der Therapeut nur noch verfügbar sein und sich mit dem Gewebe synchronisieren.

Diese **Bewegung ist immer vorhanden,** unabhängig davon, in welcher Position sich der Körper befindet – liegend, sitzend, stehend, zusammengerollt. Sie verändert höchstens ihre Frequenz, ihre Amplitude, ihren Rhythmus, denn ebenso wie andere homöostatische Aktivitäten, wie die Herz- oder Atemfrequenz oder die Motilität, variiert sie je nach Beanspruchung und Bedarf.

Der Rhythmus ist in Ruhestellung ruhig, beschleunigt sich in der Aktion, in der Nähe einer mechanischen Restriktion kann er stark verlangsamt oder gar inhibiert sein, er kann verstärkt oder extrem schnell sein, wenn er sich in der Nähe einer organischen Läsion befindet.

> Die durchschnittliche Frequenz des Rhythmus ist mit der Frequenz der primär respiratorischen Bewegung (PRM) vergleichbar: acht bis elf vollständige Bewegungen pro Minute.

Ohne auf alle Details eingehen zu wollen, kann behauptet werden, dass diese **Bewegungen für das Leben unerlässlich** sind. Durch ihre permanente Präsenz und die von ihnen bewirkte Gewebemassage stimulieren und erhalten sie die Mikrovaskularisation. Sie tragen sowohl zur Zirkulation der Flüssigkeiten als auch der Elemente, die von ihnen transportiert werden, bei. Durch ihre ununterbrochenen Bewegungen erhalten sie die Aktivität aufrecht und damit die Fähigkeit zur schnellen Reaktion, etwa bei einem plötzlichen Schock oder einer notwendigen willkürlichen Bewegung. Sie bilden somit einen Zustand des „Aufwärmens", des „Stand-by" und der „Stoßdämpfung", da sie die Weichheit und Flexibilität der Gewebe permanent aufrechterhalten.

Indem dieses Phänomen, das Wechselspiel und die Gegenseitigkeit, zum Ausdruck kommt, verteilen diese Bewegungen die notwendigen Beanspruchungen, denen der Körper permanent ausgesetzt ist, gleichmäßig auf die gesamte Körperstruktur und tragen dazu bei, dass er sich auf das äußere Milieu anpasst. Sie sind somit an der Aufrechterhaltung des allgemeinen Körpergleichgewichts, an der präzisen Ausführung der Bewegungen und an ihrer Ausdehnung beteiligt. Diese **alternierenden Torsionsbewegungen** sind unserer Auffassung nach und aufgrund der ständigen Durchmischung des Gewebes auch für die Erneuerung des Gewebes, das „tissue remodeling", unerlässlich.

Diese Bewegungen vermitteln die Präsenz des Lebens im Körper und durch den Körper. Ein lebender und ein toter Körper bestehen letztlich aus den gleichen Elementen. Nur die Mikrobewegungen, die inhärenten Rhythmen, unterscheiden sie. Sie sind das Geheimnis des Lebens.

Zu unserem großen Wohlgefallen stellen wir fest, dass sich zwischen den beiden Wörtern, die wir in unserer beruflichen Praxis am häufigsten verwenden, auf semantischer Ebene eine Verbindung herstellen lässt: Der Begriff „Lemniskate" wird etymologisch vom griechischen „lemnos", was so viel wie „spiralförmiges Band" bedeutet, abgeleitet, während sich der aus dem Lateinischen stammende Begriff „Faszie" mit „Band oder Bändchen" übersetzen lässt.

43.5 Das „find it"-Protokoll – eine Anleitung zur diagnostischen Strategie

Das Erspüren dieser Bewegungen öffnet uns die Tür zu einem reichen Erfahrungsschatz. Es ist ein Werkzeug, das es uns erlaubt, für sich allein genommen, Mobilitätseinschränkungen aufzuspüren. Gleichzeitig kann es auch in jedes andere diagnostische Untersuchungsprotokoll eingegliedert werden. Im letztgenannten Fall kommt es am Ende der Untersuchung zum Einsatz, um so präzise wie möglich, die gestörte(n) Struktur(en) innerhalb einer primären Läsion aufzuspüren. Die Präzision dieses Ansatzes ist erstaunlich. Er erlaubt es Ihnen, in die Materie selbst einzudringen, um dort das verantwortliche Gewebe aufzuspüren und zu demaskieren. Neben dem Verständnis für dieses Phänomen sind hierfür **zwei Grundvoraussetzungen** erforderlich.

- Zunächst eine **perfekte Kenntnis der Anatomie,** nicht nur der deskriptiven, sondern und vor allem der topografischen und funktionellen Anatomie, da letztere die auf der Ebene der Gewebe oder der Struktur vorhandenen Bezüge und Verbindungen, die zur Durchführung ein und derselben Funktion erforderlich sind, erfasst und wiederherstellt. Während die **topografische Anatomie** uns über die räumlichen Beziehungen informiert, beschreibt die **funktionelle Anatomie** die Kontinuitätsbeziehungen während der Aktion und deckt die „komplizenhafte" Gemeinsamkeit der Gewebe auf, die bei der Suche nach den Grenzen des Läsionsorts so hilfreich ist.
- Die zweite Bedingung für die Nutzung dieses Phänomens ist die **unerlässliche Kenntnis des lemniskatischen Bewegungsausschlags** jeder Struktur oder ihrer Komponenten. Für all jene, die das Phänomen integriert haben, sind die meisten einfach, logisch und kohärent, einige bleiben jedoch besonders und erfordern folglich eine kurze Einführung.

Der Modus Operandi selbst ist einfach. Verwenden Sie die einzelnen Teile des Skeletts als Bezugspunkte und untersuchen Sie die Mobilität aller Strukturen, die mit ihnen in Kontakt stehen und arbeiten Sie sich so Schritt für Schritt weiter. „Surfen" Sie von Gewebe zu Gewebe, von Schicht zu Schicht. Reizen Sie Ihre anatomischen Kenntnisse bis ins Letzte aus. Wagen Sie es, die einzelnen Muskelschichten zu erforschen. Jede ist jeweils das Abbild und somit das Gegenteil der anderen. Damit ist es sehr einfach, den jeweiligen lemniskatischen Bewegungsausschlag zu erahnen.

> Jeder Kontaktpunkt kann mit einem Gelenk assimiliert werden (sagte A. T. Still) und muss deshalb geschmiert werden. Wie die primär respiratorische Bewegung sichert die lemniskatische Bewegung durch ihre permanente Massage der Gewebe das Überleben und damit die Funktion.

Damit erlangen Sie eine Vorstellung von der Anzahl der zu untersuchenden Stellen. Erinnern Sie sich dabei immer daran, dass sich jedes Gewebe in der Gegenrichtung zu seinem Nachbarn entwickelt. Es bedarf keines Drucks. Er ist sogar kontraproduktiv. „Töten" Sie nicht das Leben, das sich unter Ihren Fingern weiterentwickelt.

Jede Struktur, deren lemniskatische Entwicklung verändert ist, ist ein Hinweis auf eine Läsion oder die unmittelbare Nähe einer Läsion oder zumindest eine Spur, die man verfolgen sollte.

Im Übrigen und in Übereinstimmung mit dem holistischen Ansatz, einem wesentlichen Aspekt der osteopathischen Philosophie, können die oberen Extremitäten nicht getrennt vom restlichen Körper betrachtet werden. Sie teilen sich gemeinsam mit dem Rumpf und dem Kopf das jeweilige Leiden.

Betrachten wir z. B. das Schultergelenk: Jeder Kontakt gibt uns Aufschluss über den Zustand der Struktur und hilft uns, die geeignete Vorgangsweise auszuwählen. Ist der Bewegungsausschlag im Bereich der Fossa supraspinata der Skapula nach medial vergrößert, so könnte das ein Hinweis auf eine Läsion von C2–C4 (manchmal auch C1 und C5) sein, wobei das verbindende Element der M. levator scapulae ist. Im Gegensatz dazu könnte eine vergrößerte Bewegung nach lateral eher in Richtung des Glenohumeralgelenks – über den M. supraspinatus – weisen.

In gleicher Weise lässt uns eine Vergrößerung der lateralen Bewegung der Fossa infraspinata, insbesondere wenn sie nach lateral und inferior abgelenkt wird, an eine trophische Läsion des M. serratus anterius denken und somit an eine Verbindung mit dem Lig. phrenicocolicum sowie – sofern wir uns auf der rechten Körperseite befinden – mit der Leber oder dem Colon ascendens. Eine Abweichung nach lateral und superior kann uns – über den M. latissimus dorsi, der fast immer einen Ansatz am Angulus inferior der Skapula besitzt – zu einer Läsion im anterioren Bereich des Glenohumeralgelenks führen. Die gleiche Zone kann uns, wenn sie in ihrem lemniskatischen Ausschlag nach medial und superior abweicht, über die Verbindung des M. rhomboideus zu einer Fixierung von C7–Th4 bzw. wenn sie nach inferior abweicht über die Verbindung mit dem M. latissimus dorsi zum thorakolumbalen Übergangsbereich führen.

Betrachten wir eine weitere Komponente des proximalen Gelenks der oberen Extremität: **die proximale Epiphyse des Humerus.** Jede Vergrößerung der Innenrotation zulasten der Außenrotation kann uns zum proximalen Ende der Klavikula, zum Sternoklavikulargelenk oder zum Hals lenken, wobei die Verbindung die Pars clavicularis des M. pectoralis major ist, vorausgesetzt, es handelt sich um eine Traktion nach superior. Liegt im Gegensatz dazu eine Traktion nach inferior vor – über die Pars sternocostalis des gleichen Muskels –, verweist uns dies eher auf den vorderen Thorax und seinen Inhalt. Lassen Sie sich von Ihrer Palpation leiten.

Wie wir gesehen haben, ist die Vorgangsweise sehr einfach, vorausgesetzt, man besitzt die Fähigkeit, diese Bewegungen und Lebensrhythmen wahrzunehmen. Man könnte noch weiter ins Detail gehen, da nicht nur Strukturen, sondern auch die einzelnen Gewebekomponenten der Struktur durch die gleichen Bewegungen belebt werden und sich im Verhältnis zum Nachbargewebe immer in die jeweils entgegengesetzte Richtung bewegen. Mit entsprechender Übung kann man sich auf diese Weise ganz einfach innerhalb ein und desselben Gewebes bewegen.

Abschließend noch ein Hinweis. Auch wenn wir uns in unserer summarischen Beschreibung ausschließlich mit den festen und muskulären Strukturen befasst haben, lässt sich dieser Ansatz auf alle anderen Strukturen – Stütz-, Gefäß-, Nerven-, Eingeweidestrukturen usw. – übertragen. Er ermöglicht uns also eine extrem präzise Lokalisierung und damit eine sehr gezielte und effiziente therapeutische Aktion.

Sobald Sie das Fehlen von Bewegung, eine unvollständige, gestörte Bewegung oder eine zu schnelle, unharmonische Bewegung wahrnehmen, ist das ein Hinweis auf ein Problem und sollte Sie dazu veranlassen, sich das unmittelbare Umfeld anzusehen und zu vergleichen. Die Verstärkung des Phänomens zeigt Ihnen die Richtung an, in den Sie Ihren Kontakt lenken sollten. Auf diese Weise führt Sie das Gewebe Schritt für Schritt zu der Struktur, die die Restriktion auslöst: die berühmte „primäre" Fixierung, das ultimative Ziel des Osteopathen. Die als solche wahrgenommene Struktur muss natürlich mit den anderen Strukturen des gleichen Systems verglichen werden.

Tatsächlich handelt es sich um ein **physiologisches Phänomen,** das ebenso wie die Atmung, die Blutzirkulation, die Vaskularisierung, die lokale Thermoregulation usw. variiert, ja es muss variieren, um den Anforderungen und der Aktivität gerecht zu werden. So äußert sich die körperliche Anstrengung in der Frequenz, im Rhythmus, in der Kraft der das gesamte Muskel- und Skelettsystem umfassenden lemniskatischen Wellen. Während der Verdauungsphase weisen hingegen alle viszeralen Organe verstärkte Oszillationen auf, die abhängig von den verschiedenen Etappen der Verdauung variieren.

Die lemniskatische Bewegung ist für uns Osteopathen auch **im Rahmen der Differenzialdiagnose** von großer Bedeutung. Ähnlich wie die Motilität führt jeder organische Vorgang zu einer Verstärkung des Phänomens. Jeder Ort, an dem der Körper um sein Überleben kämpft oder ringt, erfordert mehr Zuwendung und mehr Logistik und damit mehr Bewegung. Unabhängig davon, ob es sich um ein akutes oder rezentes Trauma (etwa eine Verstauchung) oder um einen chronischen, langfristigen Prozess (ein Krebsgeschehen, ein Abszess usw.) handelt: Unsere Hände nehmen das Phänomen wahr.

Betrachten wir das **Beispiel eines verstauchten Sprunggelenks.** Wir wissen alle, dass für die perfekte Wundheilung eines Bänder- oder Kapselrisses 6 bis 8 Wochen erforderlich sind. Nach diesem Zeitraum und für den Fall, dass die Wundheilung – aus welchen Gründen auch immer – unmöglich ist, erfolgt die Kompensation über andere Strukturen, bis der nicht heilbare Rest aufgelöst ist. Der Körper versucht immer, eine klinische und funktionelle Stille herzustellen. Wir können somit **zwei Phasen** in dieser Entwicklung unterscheiden:

- Eine **organische Phase,** während der die lemniskatische Aktivität für die Heilung notwendig und deshalb verstärkt ist. Diese Aktivität könnte mit der sympathikotonen Phase gleichgesetzt werden.
- Eine **mechanische Phase,** in der diese Bewegung „erstickt" wird.

Jede Kompensation braucht Positionen, die nicht ad hoc entstehen und zu tonischen bzw. trophischen Störungen führen, also zu Zeichen, die erkennen lassen, dass die lokale lemniskatische Aktivität entlang der Kompensationskette verändert oder verringert ist.

In der Osteopathie kennen wir nur eine Läsion, ein Symptom: den Verlust an Mobilität, d. h., alle Bewegungen sind je nach dem Grad der kollagenen „Verschmutzung" des Gewebes herabgesetzt oder verändert. Je stärker die erforderliche Kompensation ist, umso mehr wird das Gewebe kollagenisiert und umso weniger wird es mit Flüssigkeit versorgt, befeuchtet (kein Wasser, kein Leben), was zur Verringerung der Symptome des Lebens und damit der lemniskatischen Aktivität führt.

Es lässt sich erkennen, dass die Anwendungsbreite dieses Diagnosemittels immens ist und dass wir all dies nur mit unseren Händen wahrnehmen können. Wie wunderbar ist die Natur! Die Diagnose ist damit letztlich nichts anderes als ein anatomischer Spaziergang durch den Körper. Es genügt ein Inventar der verschiedenen veränderten, eingeschränkten, „kranken" Zonen zu erstellen und diese hierarchisch zu ordnen. Alle weisen sie auf eine herabgesetzte Vitalität des Gewebes hin, wobei jedoch nur der am stärksten „erstickte" Teil ausgewählt und behandelt wird. Diese taktile Untersuchung ist für diejenigen, die entsprechende Erfahrung mit dem Gewebekontakt haben, wie die Osteopathen, sehr schnell auszuführen.

43.6 Das „fix it"-Protokoll – eine Anleitung zur therapeutischen Strategie

Die harten Strukturen dienen als Referenzsystem. Es ist einfach, die lemniskatische Bewegung der intra-, extra- und periartikulären Strukturen zu erahnen. Sie werden zunächst belastet/komprimiert und dann entlastet, verdreht und ausgedreht, verlängert und verkürzt – immer mit der gleichen Frequenz, dem gleichen Rhythmus, der gleichen Amplitude und der gleichen Kraft im Bewegungsausschlag der Torsion entlang der Hauptachse. Muskeln, Aponeurosen, Arterien, Venen, Nerven usw.: Jede dieser Strukturen erhält auf der Grundlage der topografischen anatomischen Kenntnisse einen Impuls in Richtung der eingeschränkten Amplitude. Sobald sich eine eingeschränkte Bewegung abzeichnet, wird diese „angestoßen". Es handelt sich also um eine **direkte Technik,** die jedoch immer mit Bewegung und der gleichen physiologischen Dauer wie die zu behandelnde Struktur ausgeführt wird.

43

In der Aktion und abgesehen von der Essenz des eben beschriebenen Impulses sollten noch zwei **wesentliche Dinge** berücksichtigt werden:

- die Latenzzeit zwischen zwei Impulsen, die die gleiche Struktur betreffen und
- die Wiederholung.

Die Impulse werden nie mehr als zweimal wiederholt. Der korrigierende Impuls sollte nicht banalisiert und das Gewebe nicht ermüdet werden.

Wenn auch dann keine Verbesserung wahrnehmbar ist, halten Sie an und nehmen Sie sich der benachbarten oder mitbetroffenen Strukturen an. Ansonsten ist „ein bisschen besser" schon genug. Die Technik kann somit einmal wiederholt werden (maximal zwei Impulse), allerdings erst nachdem zwischenzeitlich andere Strukturen behandelt wurden. Ein kleiner Wechsel ist zu empfehlen. Zu viel Beharrlichkeit ist in der Gewebeosteopathie nicht angebracht.

Auch wenn die Effizienz dieses Phänomens außer Zweifel steht, bestehen zwei unterschiedliche Sichtweisen hinsichtlich des Zeitpunkts, zu dem es im Rahmen eines osteopathischen Behandlungsprotokolls anzuwenden ist. Auch wenn die Gründe, die von dem einen oder anderen angeführt werden, kohärent und logisch erscheinen, haben wir von Beginn an eine Präferenz. Natürlich haben wir beide Methoden ausprobiert und zu unserem großen Erstaunen festgestellt, dass beide gleich effizient sind. Beide beschleunigen die Verbesserung und die Qualität der erzielten Ergebnisse.

Erste Sichtweise mit Wiederherstellung der lemniskatischen Bewegung am Beginn der Behandlung

Sobald man einen Läsionsort ausgewählt hat, werden alle betroffenen und mitbeteiligten Strukturen sowohl in Rotation/Derotation als auch in Verlängerung/Verkürzung stimuliert, wobei insbesondere darauf geachtet wird, keinen Aspekt zu vernachlässigen. Die nachfolgenden Techniken werden je nach Grad des Eindringens oder Kraftaufwands durchgeführt. Bei diesem Ansatz beginnt man also mit den leichten Ecoute-Techniken, stellt anschließend die Motilität und die lemniskatische Aktivität wieder her und verwendet anschließend immer „kräftigere" Techniken, wobei der Therapeut natürlich in jedem Einzelfall entscheiden muss, wie er genau vorzugehen hat.

Die Vertreter dieses Ansatzes argumentieren, dass ein Gewebe, dessen sensible Rezeptoren bereits durch maximale Impulse, die durch Korrekturtechniken – ausgeführt mit Kraft und Geschwindigkeit oder für eine gewisse Dauer – gesättigt ist, nicht mehr richtig oder nur wenig auf viel leichtere Stimulierungen, wie sie in diesem Kapitel beschrieben werden, reagieren kann. Wir haben uns für diesen Weg entschieden, der uns am logischsten erscheint. Zudem stellen wir häufig fest (und in dem Sinn sind wir Minimalisten!), dass ihr Einsatz am Beginn der Behandlung die Verwendung von stärkeren oder „kräftigeren" Techniken, aber auch die Dauer der Behandlung reduziert. Man könnte also sagen, dass die Präzision und der Inhalt der Botschaft wichtiger sind als die Intensität, mit der sie vermittelt wird. Das Gewebe möchte nicht gezwungen werden, weder durch die zeitliche Dauer noch durch die Stärke der Aktion.

Zweite Sichtweise mit lemniskatischen Techniken und die Techniken zur Wiederherstellung der Motilität am Ende der Behandlung

Auch die hier angeführten Gründe sind einfach und logisch nachvollziehbar. Es geht um die Reintegration des (manchmal bereits seit Langem) verletzten Gewebes. Alle Strukturen, denen die gesunden lemniskatischen Bewegungen fehlen, werden ebenso wie ihre Nachbarn stimuliert, wobei darauf geachtet wird, dass der Läsionsort großflächig überschritten wird, um die Strukturen auf regionaler Ebene über die Mobilität aktiv miteinander zu verbinden. Der Therapeut bemüht sich, die Strukturen, die in anatomischer Nähe liegen oder funktionell verbunden sind, zu stimulieren, wobei er darauf achtet, den gewählten restriktiven Prozess nicht zu verlassen. Damit bewahren wir die Kohärenz in der Ausführung unserer Handlungen und der ausgewählten Strukturen. Führen wir den Körper nicht in die Irre, indem wir zu viel behandeln oder dort behandeln, wo ein anderer Läsionsort betroffen ist.

Wie am Beginn des Kapitels bereits angeführt, ist die **Korrekturtechnik** selbst sehr einfach. Nachdem der Therapeut mit den beiden Enden der ausgewählten Struktur präzisen Kontakt aufgenommen hat, bestimmt er, welche Richtung – die Rotation in oder gegen den Uhrzeigersinn, die Verlängerungs- oder die Verkürzungsbewegung – am stärksten beeinträchtigt ist. Anschließend wartet er, bis die eingeschränkte Bewegung erneut beginnt und stimuliert sie durch einen Impuls, der den Bewegungsausschlag verlängert. Die Technik ist denkbar einfach und kann somit an jeder Struktur verwendet werden, bei der eine oder beide Amplituden verändert sind. Abschließend kehrt der Therapeut zu dieser Bewegung zurück, um die bereits stimulierten Strukturen nochmals zu überprüfen.

Es genügt eine leichte Verbesserung. Die Natur erledigt den Rest. Quantität konnte noch nie Qualität ersetzen. Gewebe unterwerfen sich nicht gern. Es gibt allerdings kein Patentrezept für die Wiederbelebung von Geweben. Die Art, wie ein Gewebe auch nach einer längeren Periode der Verlangsamung seine Aktivität wiederaufnimmt, und die Geschwindigkeit, mit der dies geschieht, zählen zu den großen Wundern unseres Berufs, die uns immer wieder in Erstaunen versetzen.

Da die Normalisierung immer lokal bzw. regional erfolgt, hat uns die Erfahrung oftmals gezeigt, dass es, wenn möglich, immer besser ist, von proximal nach distal und von der Peripherie zum Zentrum zu arbeiten. Die Weichteile werden somit immer vor den festen Strukturen mit einem Impuls stimuliert. Wiederholen wir nochmals, dass es sehr wichtig ist, langsam und mit Respekt in die Gewebe einzudringen. Die Geschwindigkeit mit der die Gewebe reagieren und die Qualität dieser Reaktion können dadurch verbessert werden. Der Autor hat mehr Vertrauen in die Leistungen des Körpers als in die Techniken selbst.

„Find it, fix it, and leave it" A. T. Still

Zusammenfassung

Die Osteopathie des Subtilen, des Leichten, des Gespürten mag zunächst komplex erscheinen, sie ist es jedoch nicht. Wenn man die „Materie", d. h. den menschlichen Körper, genau kennt, erweist sich unser Vorgehen als erstaunlich einfach.

Wie bei allen osteopathischen „Abenteuern" wird auch in diesem Ansatz nicht nach einem vorgefertigten Schema vorgegangen, begonnen oder gehandelt. Dies zu tun, käme einer Geringschätzung der Natur, ihrer unglaublichen Vielfalt und ihren vielen Reaktionsvarianten, aber auch einer Missachtung der Einzigartigkeit des Patienten gleich, der uns seinen Körper und seine Probleme anvertraut hat.

Hinter jedem diagnostischen und manualtherapeutischen Ansatz steht natürlich immer das Wissen um die Didaktik und das Protokoll, gleichzeitig aber auch die Intuition und die Fähigkeit des Spürens. Gerade die beiden letztgenannten Qualitäten können nicht einfach, sozusagen von heute auf morgen, erlernt werden. Und doch sind es diese Qualitäten, die den Unterschied zwischen zwei Therapeuten bilden.

KAPITEL

44 Thoraxschmerzen aus Sicht der inneren Medizin

Heiko Methe

Die korrekte Diagnose bei Thoraxschmerzen bereitet sowohl in der Akutsituation als auch bei chronischen Verläufen schon seit Jahrhunderten Probleme. Die ausgezeichnete klinische Beschreibung der Angina pectoris (und anderer Thoraxschmerzen) durch William Heberden, die er 1768 dem Royal College of Physicians vortrug, ist noch immer gültig (Heberden 1772). Thoraxschmerzen haben zahlreiche Ursachen mit unterschiedlicher Relevanz. Patienten mit Thoraxschmerzen stellen sich wegen des eher akuten Beginns der Schmerzen oft in Notaufnahmen vor. Außerdem sucht ein signifikanter Anteil der Patienten mit eher chronischen Thoraxschmerzen den Hausarzt oder einen Facharzt auf (➤ Tab. 44.1) (Diethelm 2005).

44.1 Differenzialdiagnose Thoraxschmerz

Zur Ermittlung der zugrunde liegenden Ursache und zur Risikostratifikation ist bei Patienten mit akuten und chronischen Thoraxschmerzen eine **ausführliche Anamnese** entscheidend. Aufgrund der zahllosen Krankheiten, die zu Thoraxschmerzen führen, sollte bei der Abklärung systematisch vorgegangen werden.

In Deutschland und Europa schwanken die Angaben zur Häufigkeit des Symptoms Thoraxschmerz in einem allgemeinmedizinischen Kontext zwischen 0,68–2,7 % (Häufigkeit der Patientenkontakte mit Brustschmerzen bezogen auf Patientenkontakte gesamt) (Svavarsdottir et al. 1996, Nilsson et al. 2003, Verdon et al. 2007, Bösner et al. 2009) bzw. 15,5–67,4 Patienten mit Brustschmerzen/1.000 Patienten und Jahr (Nilsson et al. 2003, Blacklock 1977, Ruigomez et al. 2006). Im allgemeinärztlichen Bereich ist der Anteil von schwerwiegenden organischen Erkrankungen (z. B. kardiovaskulären oder pulmonalen Erkrankungen) deutlich geringer als im Notfallbereich eines Krankenhauses (Buntinx et al. 2001).

Akute Thoraxschmerzen sind in den USA jährlich Anlass für etwa 8 Millionen Besuche in Notaufnahmen. Insgesamt gesehen sind Thoraxschmerzen bei Erwachsenen die zweithäufigste Ursache für eine Vorstellung in der Notaufnahme (Amsterdam et al. 2010). Trotz der Häufigkeit von Thoraxschmerzen ist ihr klinisches Management sehr unterschiedlich. Zwar liegt nur bei einem Bruchteil dieser Patienten wirklich eine lebensbedrohliche Krankheit vor, sie müssen aber in einem sehr zeitaufwendigen Prozess unter Notfallbedingungen identifiziert werden.

Tab. 44.1 Verteilung der Patienten mit Thoraxschmerzen auf Notaufnahmen und Hausärzte

Ursache	Notaufnahmen	Hausärzte
Herzerkrankungen (gesamt)	etwa 50 %	etwa 15 %
instabile Angina, Myokardinfarkt	30–40 %	etwa 2 %
gastroösophageal	2–20 %	10–19 %
muskuloskeletal	7–15 %	29–36 %
psychosomatisch	etwa 9 %	8–17 %
unbekannt, ohne Diagnose	etwa 12 %	2–80 %

Tab. 44.2 Häufige Ursachen von akuten Thoraxschmerzen[a]

System	Syndrom	Klinische Beschreibung der Schmerzen	Weitere Symptome
kardiovaskulär	stabile Angina	retrosternales Druck-, Engegefühl, Brennen, oft mit Ausstrahlung in Arme, Hals, Kiefer	Auslösung durch körperliche oder emotionale Belastung
	instabile Angina	wie bei stabiler Angina, aber meist schwerer und länger	in Ruhe oder bei minimaler Belastung
	akuter Myokardinfarkt	wie bei Angina, aber meist schwerer	Dauer meist ≥ 30 Minuten, Begleitsymptome sind Dyspnoe, Schwäche, Diaphorese
	Aortendissektion	plötzliche starke Schmerzen, die oft in den Rücken ausstrahlen	oft mit Hypertonie oder Kollagenose assoziiert
	Perikarditis	pleuritische Schmerzen, Verschlechterung in Rückenlage	Fieber, perikardiales Reibegeräusch
pulmonal	Lungenembolie	plötzlich einsetzende Schmerzen und Dyspnoe, bei Lungeninfarkt oft pleuritische Schmerzen	Dyspnoe, Tachypnoe, Tachykardie
	Pneumonie	oft umschriebene pleuritische Schmerzen	Husten, Fieber, Rasselgeräusche
	spontaner Pneumothorax	unilateraler pleuritischer Schmerz mit Dyspnoe	plötzlich einsetzende Symptome
gastrointestinal	Ösophagusreflux	retrosternales Brennen und epigastrische Beschwerden	Verstärkung durch große Mahlzeiten und postprandiale Rückenlage
	peptisches Ulkus	prolongiertes epigastrisches oder retrosternales Brennen	Linderung durch Antazida und Nahrungszufuhr
	Gallenerkrankung	Schmerzen im rechten Oberbauch	ohne Auslöser oder nach einer Mahlzeit
	Pankreatitis	stärkste epigastrische und retrosternale Schmerzen	bei Alkoholismus, Triglyzeridämie
muskuloskeletal	Kostochondritis	kurze umschriebene, oft starke Schmerzen	oft reproduzierbar durch Druck auf die betroffene Stelle
	Diskusprolaps	plötzliche kurze Schmerzen	oft reproduzierbar durch Bewegungen von Hals oder Thorax
psychisch	Symptome nicht typisch für ein Organsystem	somatoforme Störungen; plötzliche vorübergehende Schmerzen; oft Auslösung durch Halsbewegungen	oft Persistenz der Symptome trotz unauffälliger Befunde multipler Organsysteme

[a] Nach Lee und Cannon 2008.

Der ausführlichen Anamnese sollte eine ausführliche körperliche Untersuchung zum Ausschluss von Differenzialdiagnosen nachfolgen. In ➢ Tab. 44.2 sind die wichtigsten Differenzialdiagnosen bei akuten Thoraxschmerzen aufgelistet.

Bei der **Anamnese** sollte nach der Lokalisation, dem Beginn, der Art und der Ausstrahlung der Schmerzen sowie nach lindernden und exazerbierenden Faktoren gefragt werden. Ebenfalls wichtig sind der zeitliche Verlauf, ähnliche Episoden in der Vergangenheit, die Schmerzstärke auf einer Skala von 1–10 und Begleitsymptome wie Diaphorese, Dyspnoe, Benommenheit, Palpitationen und Übelkeit. Außerdem sind einige **Laboruntersuchungen** bei der diagnostischen Abklärung hilfreich (➢ Tab. 44.3).

Tab. 44.3 Laboruntersuchungen bei akuten Thoraxschmerzen

Verdachtsdiagnose	Laborwerte
akutes Koronarsyndrom	Hämatologie, Elektrolyte, Gerinnung, Kreatinin, Lipidprofil, CK, CK-MB, Troponin, Myoglobin, LDH
Lungenembolie, Aortendissektion	zusätzlich D-Dimere, BNP, Blutgasanalyse
gastrointestinal	Cholestase-Enzyme, Lipase

CK = Kreatinkinase, CK-MB = Kreatinkinase Muscle-Brain Type, LDH = Laktatdehydrogenase, BNP = Brain Natriuretic Peptide.

44.2 Kardiovaskuläre Ursachen des Thoraxschmerz

44.2.1 Koronare Herzkrankheit

Kardiovaskuläre Ursachen von Thoraxschmerzen sind überwiegend akuter Art. Bei 45–50 % der Patienten, die mit Thoraxschmerzen in einer Notaufnahme vorstellig werden, besteht eine kardiovaskuläre Erkrankung. Die meisten haben ein **akutes Koronarsyndrom,** das ein Spektrum von klinischen Entitäten zusammenfasst, die von der instabilen Angina bis zum Myokardinfarkt ohne und mit ST-Strecken-Hebung reicht. Bei weniger als 5 % der Patienten mit akuten Thoraxschmerzen findet sich ein Myokardinfarkt mit ST-Strecken-Hebung (Weaver et al. 1993, Farkouh et al. 2009) und bei bis zu 25 % ein Myokardinfarkt ohne ST-Strecken-Hebung (Lee und Goldmann 2000, Selker et al. 1998).

Das akute Koronarsyndrom muss von der **stabilen Angina pectoris,** die bei Belastung auftritt und in Ruhe abklingt, abgegrenzt werden. Im Gegensatz zur stabilen Angina pectoris tritt die **instabi-**

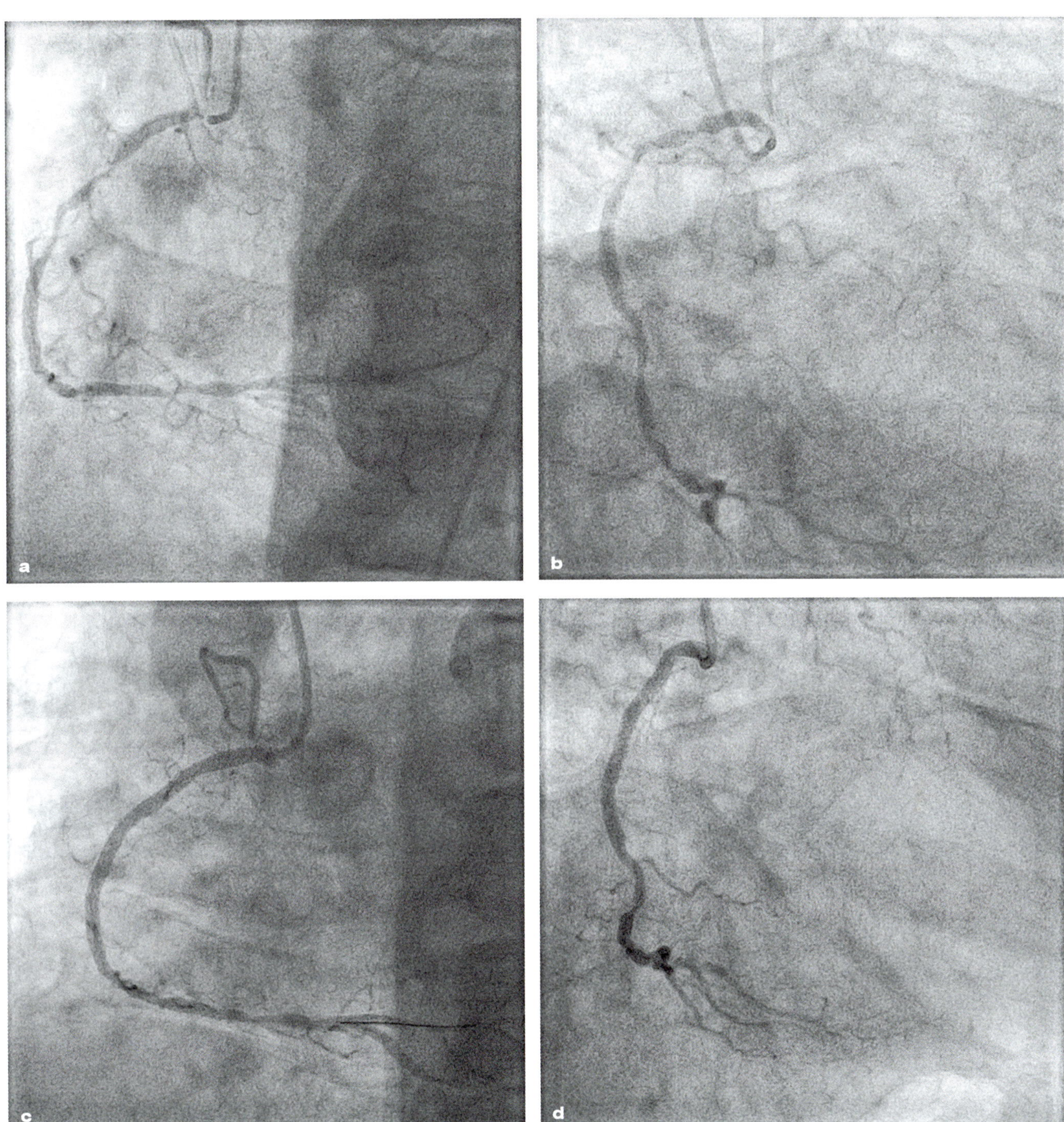

Abb. 44.1 Akutes Koronarsyndrom bei einem Patienten mit einer Stenose der rechten Koronararterie. Koronarangiografie eines 64-jährigen Patienten mit akutem Koronarsyndrom. Elektrokardiografisch ST-Segment-Senkung in den inferioren Extremitätenableitungen und signifikant erhöhte hs-Troponin-Konzentration. Koronarangiografie in (a) LAO-Projektion (Left Anterior Oblique) und (b) RAO-Projektion (Right Anterior Oblique) vor und nach Stentimplantation (c: LAO-Projektion, d: RAO-Projektion). [P252]

le Angina pectoris plötzlich und oft in Ruhe oder bei minimaler oder geringerer Belastung als vorher auf („Crescendo-Angina“). Auch das klinische Bild einer neu auftretenden Angina pectoris wird als instabil eingestuft, da es sich um ein akutes neues Problem der Koronargefäße handelt kann.

Atherosklerotische Veränderungen der Koronararterien stellt die pathophysiologische Hauptursache des akuten Koronarsyndroms dar. Fast immer kommt es zur Ruptur einer atherosklerotischen Plaque mit partiellem oder komplettem thrombotischem Verschluss der den Infarktbereich speisenden Arterie (➤ Abb. 44.1).

Bei diesen Patienten setzen die Thoraxschmerzen rasch ein, wobei sie oft bereits in der jüngeren Vergangenheit ähnliche, aber schwächere Schmerzepisoden erlebt haben. Thoraxbeschwerden werden meist als Druck- oder Engegefühl, ein auf dem Thorax lastendes Gewicht oder ein perikardiales Brennen beschrieben, welches in Hals, Schulter, Unterkiefer, Rücken, Oberarm oder einen der beiden Arme ausstrahlen kann. Einige dieser Patienten – die meisten davon sind Diabetiker – stellen sich mit Kurzatmigkeit (Dyspnoe), aber nicht mit typischen Thoraxschmerzen vor.

Selten führen Kokainabusus, Koronarspasmen, ein Embolus im Koronararterienbaum oder emotionale Belastung zum Verschluss einer Koronararterie mit anschließender passagerer Malperfusion des angrenzenden Myokards oder gar zu dem Bild eines ST-Hebungsinfarkts (McCord et al. 2008, Camaro und Aengevaeren 2009, Gianni et al. 2006).

> Die klassischen Risikofaktoren für arteriosklerotische Erkrankungen der Koronararterien sind arterieller Bluthochdruck, Diabetes mellitus, Fettstoffwechselstörung, Rauchen und familiär-genetische Belastung.

Nachdem die Anamnese erhoben wurde, muss rasch eine notfallmäßige Elektrokardiografie durchgeführt werden. Zu den während eines Angina-pectoris-Anfalls auftretenden **EKG-Veränderungen** gehören:

- ST-Strecken-Hebung
- Dynamische Veränderungen der T-Welle: hyperakute Veränderungen, Inversionen oder Normalisierungen
- ST-Strecken-Senkungen

Außerdem sollten die laborchemischen **Marker für einen Herzmuskelschaden** (kardiales Troponin, Kreatinkinase-Isoenzym Muscle-Brain Type, Myoglobin) bestimmt werden. Bei Patienten ohne ST-Streckenhebung ist eine **Echokardiografie** hilfreich, um Wandbewegungsstörungen des linken Ventrikels nachzuweisen, die globale linksventrikuläre Funktion zu beurteilen und mögliche Klappenveränderungen zu erkennen.

Die European Society of Cardiology hat vor Kurzem festgestellt, dass es vor allem die **Patienten mit einem geringen Risiko für ein Koronarsyndrom** (bei denen Anamnese, körperliche Untersuchung, EKG und kardiale Biomarker nicht zur Diagnose führen) sind, die mit Thoraxschmerzen in ein Krankenhaus eingewiesen werden und dass diese Patienten mit Thoraxschmerzen am schwierigsten zu diagnostizieren sind (Hamm et al. 2011). Daher liegt die Herausforderung für die Ärzte darin, rasch diejenigen zu identifizieren, bei denen eine dringliche Behandlung erforderlich ist, sowie jene Patienten herauszufiltern, die direkt wieder von der Notaufnahme entlassen werden können, um im ambulanten Sektor einer weiterführenden Diagnostik des Thoraxschmerzes zugeführt zu werden. Dazu werden immer häufiger diagnostische Strategien und Verfahren in spezialisierten sog. Chest Pain Units mithilfe neuer kardialer Biomarker, Risikoscores, beschleunigter diagnostischer Protokolle sowie durch rasche nichtinvasive Darstellung des Myokards und der Koronararterien eingesetzt. Für mehrere dieser Verfahren ist eine sichere und präzise Identifikation von Patienten mit minimalem Risiko für ein akutes Koronarsyndrom belegt, und die begrenzten Daten, die mit neueren Ansätzen erzielt wurden, sind vielversprechend.

Sobald ein **akutes Koronarsyndrom** als wahrscheinlich erscheint, sollte der Patient intravenös Acetylsalicylsäure, Antikoagulanzien (intravenöses unfraktioniertes Heparin, subkutan niedermolekulares Heparin, Bivalirudin oder Fondaparinux gemäß der jeweiligen klinikinternen Leitlinie unter der Berücksichtigung der Leitlinie der deutschen und internationalen kardiologischen Fachgesellschaften) erhalten. Bei Bedarf sollten die Schmerzen mit intravenös verabreichtem Morphin, nasalem Sauerstoff und Nitroglyzerin behandelt werden. Patienten mit einem Myokardinfarkt mit ST-Strecken-Senkung sollten sofort notfallmäßig in ein Krankenhaus mit 24-Stunden-Katheterlaborbereitschaft verbracht werden, um die thrombotisch verschlossene Koronararterie so schnell wie möglich wieder zu eröffnen. Bei Patienten mit einem Myokardinfarkt ohne ST-Strecken-Hebung hängt der Zeitpunkt der Herzkatheteruntersuchung vom Ergebnis des GRACE-Risikoscores ab (www.gracescore.org).

Chronische Thoraxschmerzen, die ursächlich durch eine stenosierende Erkrankung der Koronararterien verursacht werden, bezeichnet man als **stabile Angina pectoris.** Die stabile Erkrankung der Koronararterien ist durch klinisch apparente, streng belastungsabhängige Episoden von Thoraxschmerzen bedingt durch ein reversibles Missverhältnis aus Bedarf und Angebot durch Ischämie oder Hypoxämie charakterisiert. Die Belastungssituation kann körperlicher, emotionaler oder psychischer Natur sein.

Bei Verdacht auf eine stabile Angina pectoris sollten zur Diagnosesicherung nichtinvasive Untersuchungen durchgeführt werden (z. B. Belastungs-EKG, Belastungs-Echokardiografie, Magnetresonanztomografie, Single-Photon-Emissions-Computertomografie, Positronen-Emissionstomografie), um die Diagnose zu sichern (Montalescot et al. 2013). Anschließend sollten, sofern möglich, Lebensstilveränderungen (u. a. „Mittelmeer-Diät", Bewegung, Gewichtsreduktion, Nikotinkarenz) vorgenommen, eine medikamentöse Therapie eingeleitet und eine Risikostratifikation für nachfolgende Ereignisse durchgeführt werden. Anhand dieser Analyse wird über invasive Untersuchungen und eine Revaskularisierung entschieden.

Anhand der Daten der COURAGE (Clinical Outcomes Utilizing Revascularization and Aggressive drug Evaluation; Boden et al. 2007), der TIME (Trial of Invasive vs Medical therapy in the Elderly; Pfisterer et al. 2004) und der BARI-2D (Frye et al. 2009) sollten bei Patienten mit stabiler Angina pectoris und einem niedrigen Risiko keine **Revaskularisierungsversuche** unternommen werden. Nur im Fall einer fortbestehenden Angina pectoris trotz optimaler medikamentöser Therapie können zur Verbesserung der Lebensqualität invasiv-interventionelle Maßnahmen durchgeführt werden. Zudem können prognostisch auch solche Patienten mit einer stabilen Verlaufsform der Angina-pectoris-Beschwerden von Revaskularisierungsmaßnahmen profitieren, wenn diese an einer koronaren Mehrgefäßerkrankung oder Erkrankung der linken Hauptarterie, einer linksventrikulären Ejektionsfraktion $< 0,35$ und einer Ischämie von $\leq$ 15–20 % des linksventrikulären Myokards leiden. Für geeignete Patienten kann man sich zur Beurteilung des hämodynamischen Schweregrads der Koronarstenose auch der Bestimmung der intrakoronaren fraktionellen Flussreserve bedienen (Tonino et al. 2009).

Zur optimalen **medikamentösen Therapie** bei Patienten mit Angina pectoris gehört die Gabe von Thrombozytenaggregationshemmern, Lipidsenkern, Inhibitoren des Renin-Angiotensin-Aldosteron-Systems, Betablockern und bei Bedarf von zusätzlichen symptomorientierten Medikamenten, wie Nitraten, Ivabradin (das über seine Wirkung auf den Sinusknoten die Herzfrequenz senkt) oder Ranalozin (selektiver Inhibitor des späten Natriumstroms).

44.2.2 Aortendissektion

Eine weitere lebensbedrohliche Ursache von akuten Thoraxschmerzen ist die Aortendissektion mit einer jährlichen Inzidenz von 3–4 auf 100.000 Einwohner im Vereinigten Königreich und in den USA (Thrumurthy et al. 2011) und 7 auf 100.000 Einwohner in Deutschland (Bünger et al. 2015).

Die Aortenwand ist wie alle Arterien aus drei Schichten aufgebaut: Tunica intima, Tunica media und Tunica adventitia. Bei der klassischen Aortendissektion liegt ein Einriss der Tunica intima vor, durch den ein Bluteinstrom vom wahren Gefäßlumen in die separierten Aortenwandschichten resultiert, mit Ausbildung eines falschen Lumens zwischen Tunica intima und Tuncia media. Die **Prognose** ist mit einer prähospitalen Mortalität von 20 % und einer intrahospitalen Mortalität von 30 % schlecht.

Die **Ursachen** der Aortendissektion sind multifaktoriell und umfassen veränderbare und nicht veränderbare Risikofaktoren. Zu den **nicht veränderbaren Risikofaktoren** gehören vor allem die ethnische Abstammung und das Geschlecht, Kollagenosen und kongenitale kardiovaskuläre Anomalien (Hinchliffe et al. 2008). Ein internationales Register der akuten Aortendissektion (12 internationale Referenzzentren) zeigte, dass 68 % der Patienten mit dieser Krankheit männlich und 79 % kaukasischen Ursprungs waren (Januzzi et al. 2004). Zu den **prädisponierenden Kollagenosen** gehören das Marfan-Syndrom mit Fibrillindefekten, das Ehlers-Danlos-Syndrom Typ IV mit einer gestörten Synthese von Typ-III-Kollagen und Prokollagen sowie andere Kollagenosen, die mit einer zystischen Medianekrose einhergehen (Albornoz et al. 2006). Außerdem wurde das Vorhandensein einer bikuspiden Aortenklappe bei einem größeren Anteil der Patienten, die im jüngeren Lebensalter (< 40 Jahren) eine Aortendissektion erlitten hatten, beobachtet. Eine prospektive Studie mit 631 Patienten aus der Datenbank der adulten kongenitalen Herzerkrankungen zeigte, dass das gleichzeitige Vorhandensein einer Aortenisthmusstenose und einer bikuspiden Aortenklappe das Risiko für akute aortale Komplikationen wie eine Dissektion signifikant erhöht (Collins et al. 2004).

Der **wichtigste modifizierbare Risikofaktor** für das Auftreten einer Aortendissektion ist die arterielle Hypertonie, die bei 40–75 % der betroffenen Patienten vorliegt. Eine systolische Hypertonie verstärkt die verschiedenen hämodynamischen Kräfte, die auf den relativ mobilen Aortenbogen und die relativ fixierte Aorta ascendens und descendens im Thorax einwirken. Eine Kohortenstudie an 175 Patienten ermittelte bei 66 % der akuten Dissektion körperliche Belastung und emotionalen Stress als direkte Vorboten der akut aufgetretenen Thoraxschmerzen, vornehmlich direkt durch akute Blutdruckerhöhungen im Rahmen der Belastungsreaktion (Nienaber und Eagle 2003).

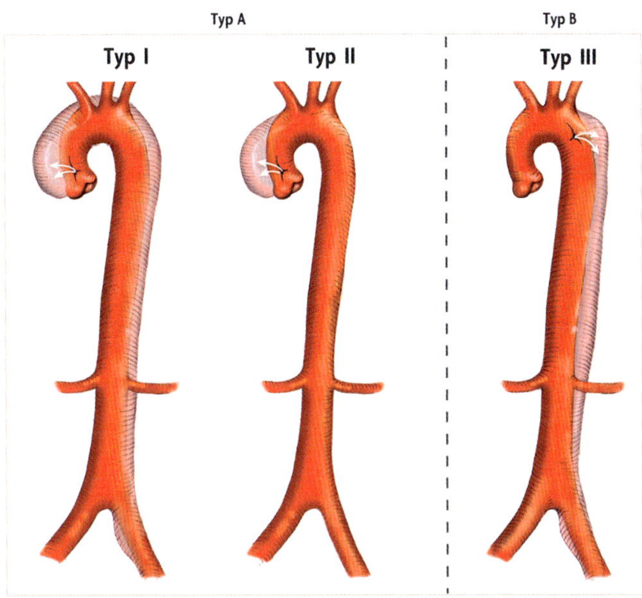

Abb. 44.2 Die Typ-A-Dissektion hat eine weitaus schlechtere Prognose als die Typ-B-Dissektion und muss oft dringlich operiert werden. Im Gegensatz dazu wird die akute Typ-B-Dissektion bei fehlenden Komplikationen meist konservativ und nur bei begleitenden Komplikationen chirurgisch behandelt. [G566]

Die Dissektion der thorakalen Aorta wird **gemäß der Lokalisation des Einrisses der Tunica intima** klassifiziert. Wenn der Einriss in der Aorta ascendens lokalisiert ist, besteht eine Aortendissektion vom Typ Stanford A. Wenn der Riss distal des Ursprungs der linken A. subclavia liegt, handelt es sich definitionsgemäß um eine Aortendissektion vom Typ Stanford B. Neben der **Stanford-Klassifikation** wird die **DeBakey-Klassifikation** verwendet, um Aortendissektionen, die operativ saniert werden müssen, von Aortendissektionen zu unterscheiden, die nur einer medikamentösen konservativen Behandlung bedürfen. Die DeBakey-Klassifikation unterteilt die Dissektion in den Typ I (umfasst die Aorta ascendens und descendens und entspricht Standford A), den Typ II (umfasst nur die Aorta ascendens und entspricht Stanford A) und den Typ III (entsprechend einer Stanford-Typ-B-Dissektion) (➤ Abb. 44.2).

Bei 10–25 % der Patienten mit akuten Thoraxschmerzen durch ein **akutes Aortensyndrom** findet sich in der Computertomografie in intramurales Hämatom in der Aorta (Song 2011). Bei 2–7 % der Patienten mit einem akuten Aortensyndrom findet sich ein penetrierendes Ulkus der Aorta (Bischoff et al. 2011).

Patienten mit akuten Thoraxschmerzen durch ein **Aneurysma der thorakalen Aorta** klagen in der Regel über einen plötzlich einsetzenden, scharf reißenden oder stechenden Thoraxschmerz, der sich im Laufe der Zeit leicht bessert. Allerdings können die Schmerzen bei 10 % der Patienten fehlen. Besonders häufig sind asymptomatische Verläufe bei Patienten mit begleitendem Diabetes mellitus. Die Schmerzen können bei einer Typ-A-Dissektion in den Hals ausstrahlen oder bei der Typ-B-Dissektion in den Interskapularbereich (Karthikesalingam et al. 2010). Durch die akute Ruptur oder unzureichende Perfusion – abhängig von der Lokalisation und dem Ausmaß der Dissektion – kann der Patient bewusstlos werden (Ranasinghe et al. 2011). Eine Unterbrechung der Perfusion kann zu neurologischen Defiziten, einer symptomatischen Extremitätenischämie oder einer viszeralen Ischämie führen. In manchen Berichten weisen bis zu 32 % der Patienten mit einer Typ-A-Aortendissektion eine Aorteninsuffizienz auf. Bei bis zu 25 % der Patienten mit einer Typ-A-Dissektion besteht zum Zeitpunkt der Vorstellung eine Hypotonie, während die Hypertonie eher für die Typ-B-Dissektion typisch ist (von Kodolitsch et al. 2000, Karthikesalingam et al. 2010, Ranasinghe et al. 2011).

Die **Notfalltherapie** von Patienten mit Verdacht auf eine Aortendissektion umfasst ggf. Reanimationsbehandlung und Stabilisierung zur nachfolgenden Bildgebung und Intervention. Dazu gehören eine Flüssigkeitstherapie, eine ausreichende Oxygenierung ggf. mittels maschineller Beatmung mit sorgfältigem Monitoring der kardiovaskulären und respiratorischen Funktion. Mithilfe von Betablockern können zudem die Blutdruckveränderungen und die auf die Aortenwand einwirkenden Scherkräfte reduziert werden (Erbel et al. 2014).

Für die **Diagnose** der Aortendissektion und die Planung der **Behandlungsstrategie** ist eine rasche Darstellung der intrathorakalen Veränderung zur Diagnose der Aortendissektion entscheidend. Die European Society of Cardiology empfiehlt als Goldstandard bei einem Verdacht auf eine akute Aortendissektion eine Multidetector-Computertomografie-Angiografie (Hiratzka et al. 2010). Diese Untersuchung erbringt wichtige Hinweise zur operativen Planung (offene versus endoskopische Operation), wie das Ausmaß der Dissektion, das relative Kaliber des echten und falschen Lumens und die Mitbeteiligung der aortalen Seitenäste.

Ein weiteres wichtiges Verfahren zur bildgebenden Diagnostik am Bett ist die transthorakale Echokardiografie, die allerdings bei den meisten Patienten die Aorta descendens nicht vollständig adäquat darstellen kann. Im Gegensatz dazu ist die **transösophageale Echokardiografie** ein zuverlässiges Instrument zur präzisen Darstellung der gesamten thorakalen Aorta mit hoher Sensitivität und Spezifität. Außerdem sind die D-Dimere bei einer Aortendissektion erhöht (Erbel et al. 2014).

RED FLAG

Wegen der hohen Akutmortalität ist bei einer Typ-A-Dissektion eine rasche herzgefäßchirurgische Konsultation wichtig (Mortalität nach einer Woche unbehandelt 50–91 %). Bei der Operation wird die betroffene Aorta ascendens mit oder ohne Aortenbogen durch eine Prothese ersetzt.

Im Gegensatz dazu empfehlen die Leitlinien bei der akuten unkomplizierten Typ-B-Dissektion eine medikamentöse Behandlung mit einem Betablocker oder einem Kalziumantagonisten mit dem Ziel, den systolischen Blutdruck bei 100–120 mmHg einzustellen. Dennoch legten die 1-Jahres-Ergebnisse der ADSORB-Studie (Acute Dissection Stent-Grafting or Best Medical Treatment) 2013 nahe, dass die unkomplizierte Typ-B-Aortendissektion auch sicher mit einer Gore-TAG-Prothese behandelt werden kann. Diese Prothese resultiert in einer Thrombosierung des falschen Lumens und konsekutiver Reduktion des Durchmessers (Brunkwall et al. 2014). Einigung besteht bereits darüber, dass bei einer komplizierten Typ-B-Dissektion eine endovaskuläre Reparatur mit einem Stent erforderlich ist.

44.2.3 Myokarditis und Perikarditis

Andere seltenere Ursachen kardiovaskulärer Thoraxschmerzen sind die Myokarditis und die Perikarditis. Die Perikarditis ist eine Entzündung des Perikards, während unter dem Begriff Myokarditis entzündliche Erkrankungen des Herzmuskelgewebes zusammengefasst werden.

Die klinischen Manifestationen der **Myokarditis** reichen von leichten Thoraxschmerzen ähnlich wie bei einem akuten Koronarsyndrom, die oft 1–4 Wochen nach einer respiratorischen oder gastrointestinalen Infektion auftreten, über Palpitationen mit vorübergehenden EKG-Veränderungen bis hin zum lebensbedrohlichen kardiogenen Schock und zu potenziell lebensbedrohlichen ventrikulären Arrhythmien. Bei der **akuten Myokarditis** können vor oder zeitglich mit den kardialen Symptomen grippeähnliche Symptome, gastrointestinale Symptome, ein Exanthem, Gelenkschmerzen oder Muskelschmerzen auftreten. Die Erkrankung betrifft alle Altersgruppen, ist aber bei jungen Menschen am häufigsten. Die unterschiedlichen klinischen Szenarien zeigen, dass die Diagnosestellung einer Myokarditis im frühen Krankheitsverlauf eine sorgfältige und kritische Anamnese und differenzialdiagnostische Überlegungen voraussetzt. Bei jedem Verdacht auf Myokarditis müssen eine koronare Herzkrankheit und andere kardiovaskuläre oder nicht entzündliche extrakardiale Erkrankungen, die das klinische Bild erklären könnten, ausgeschlossen werden.

Zum **initialen Screening** von Patienten mit Verdacht auf eine Myokarditis gehört ein EKG, das in der Regel verändert ist, wobei die Befunde weder spezifisch noch sensitiv sind. Außerdem müssen eine Echokardiografie und Laboruntersuchungen (Marker des myokardialen Zellschadens) durchgeführt werden. Die **Echokardiografie** hilft zum Ausschluss einer nicht entzündlichen Herzerkrankung, wie einer Klappenerkrankung, sowie zur Verlaufsbeobachtung von Veränderungen der Herzkammerdiameter, der Wanddicke, der Pumpfunktion und ggf. des Ausmaßes eines Perikardergusses. Die **Magnetresonanztomografie** (MRT) ermöglicht darüber hinaus eine nichtinvasive Charakterisierung des Myokards und bestätigt die Diagnose einer Myokarditis. Auch eine **endomyokardiale Biopsie** des rechten und/oder linken Ventrikelmyokards kann die Diagnose einer Myokarditis sichern und deren Ätiologie (➤ Tab. 44.4) sowie die Art der Entzündung klären (z. B. Riesenzellenmyokarditis, eosinophile Myokarditis, Sarkoidose). In Abhängigkeit dieser Ergebnisse und der daraus abgeleiteten Prognose kann dann unter Umständen eine spezifische Behandlung durchgeführt werden (Smith et al. 1997, Hiramitsu et al. 2001, Liu und Yan 2005, Abdel-Aty et al. 2005, Laissy et al. 2005, O'Connell et al. 1984, Morguet at al. 1994).

Ergebnis und Prognose einer Myokarditis hängen von ihrer Ätiologie, ihrem klinischen Bild und dem Krankheitsstadium ab. Die akute Myokarditis klingt in etwa 50 % der Fälle nach einem Monat wieder ab, 25 % der Patienten entwickeln eine persistierende kardiale Funktionsstörung und 12–25 % verschlechtern sich akut

Tab. 44.4 Klassifikation der Myokarditis

Ätiologie	Zelltyp	Klinischer Typ
• Infektionen – Virusinfektion bakterielle Infektion – Mykose – Rickettsien – Spirochäten – Protozoen, Parasiten – andere Infektionsursachen • Medikamente, chemische Substanzen • Allergie, autoimmun • Kollagenose, Kawasaki-Syndrom • Sarkoidose • Strahlung, Hitzschlag • unbekannte Ursache, idiopathisch	• lymphozytär • Riesenzellen • eosinophil • granulomatös	• akut • fulminant • chronisch – prolongiert – latent

und versterben oder entwickeln eine terminale kardiale Funktionsstörung. Neben der Einschränkung der körperlichen Belastung bis zum vollständigen Ausheilen der Erkrankung wird eine medikamentöse Therapie der Herzinsuffizienz und der Arrhythmien empfohlen. In ausgewählten Fällen lässt sich die Myokarditis durch immunsuppressive und immunmodulatorische Therapien lindern. Dazu gehören die eosinophile und die Riesenzellmyokarditis (Cooper et al. 1997, Watanabe et al. 2001).

Der Thoraxschmerz bei **Perikarditis** ist meist akut und wird oft als scharf und stechend beschrieben. Er nimmt beim Husten, Schlucken, tiefen Einatmen sowie in flacher Lage zu und wird durch Aufsetzen und Vorwärtslehnen gelindert. Die Perikarditis betrifft überwiegend Männer im Alter von 20–50 Jahren. Oft tritt sie als Komplikation einer Virusinfektion (meist durch ein gastrointestinales Virus oder seltener durch das Influenzavirus oder HIV) sowie seltener nach bakteriellen, mykotischen und bisweilen sogar nach parasitären Infektionen auf. Auch Autoimmunerkrankungen, wie Lupus erythematodes, rheumatoide Arthritis und Sklerodermie, können eine Perikarditis auslösen (➤ Abb. 44.3). Selten entsteht eine Perikarditis nach Thoraxverletzungen, wie z. B. im Rahmen eines Autounfalls (traumatische Perikarditis), oder ausgelöst durch andere Erkrankungsentitäten, wie Urämie im Rahmen einer akuten oder chronischen Niereninsuffizienz, Tumoren, hereditäre Erkrankungen oder durch eine medikamentöse Immunsuppression.

Ursachen der Perikarditis:

- Viren: z. B. Coxsackie-Virus, Influenzavirus, Adenovirus
- Bakterien: z. B. *Streptococcus pneumoniae, Haemophilus influenzae, Mycobacterium tuberculosis*
- Pilze: *Candida* spp., *Aspergillus* spp.
- Parasiten
- Systemische Erkrankungen: Autoimmunerkrankungen, Kollagenosen, rheumatoide Arthritis, Sarkoidose, endokrinologische Erkrankungen
- Organische Erkrankungen: Myokarditis, Endokarditis, Pneumonie, Niereninsuffizienz
- Paraneoplastisch
- Posttraumatisch: postinfarktionell, nach einer Perikardiotomie
- Idiopathisch

Mittels anamnestischer Angaben lässt sich das sog. **Dressler-Syndrom** – eine klassische **postinfarktionelle Peri-/Myokarditis** – als Ursache einer Perikarditis erhärten oder ausschließen. Das Dressler-Syndrom geht in der Regel mit pleuritischen Thoraxschmerzen, subfebrilen Temperaturen und dem klinischen Erscheinungsbild einer Perikarditis, die von einem Perikarderguss begleitet sein kann, einher. Im Fall einer Autopsie stellt sich in der Regel eine lokalisierte fibröse Perikarditis dar. Das Dressler-Syndrom entsteht vermutlich immunvermittelt, da meist Autoantikörper gefunden werden. Auch nach offener Kardiotomie im Rahmen herzchirurgischer Eingriffe und sogar nach stumpfen oder penetrierenden Thoraxtraumen kann eine Perikarditis auftreten, die ebenfalls unter dem Begriff Dressler-Syndrom subsummiert wird. Die postinfarktionelle Myokarditis kann nach Herzoperationen, perkutanen Interventionen, Schrittmacherimplantation, Radiofrequenzablation und Pulmonalvenenisolation auftreten (Kabukcu et al. 2004).

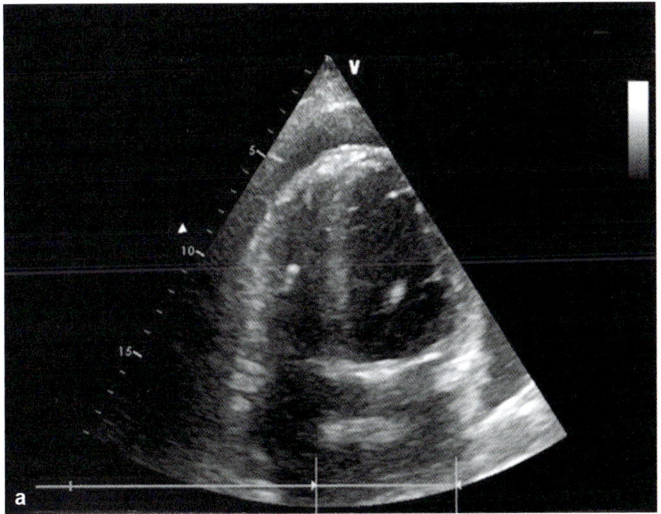

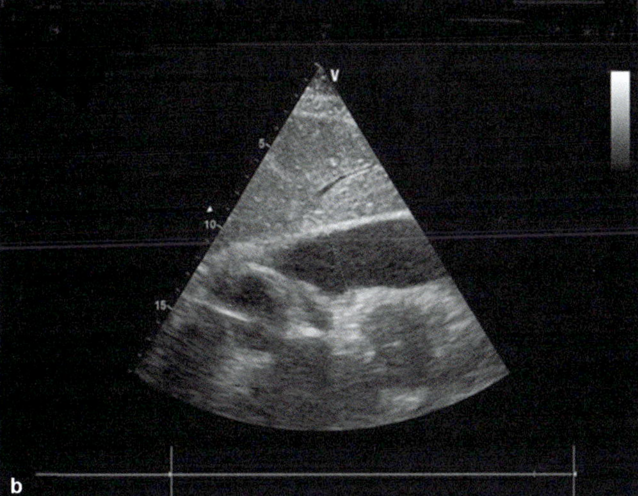

Abb. 44.3 Symptomatischer Perikarderguss bei einem 56-jährigen Patienten mit rheumatoider Arthritis. PE = Perikarderguss. [P252]

Die **diagnostische Abklärung** von Patienten mit Thoraxschmerzen und Verdacht auf Perikarditis umfasst eine körperliche Untersuchung, da die Perikarditis zu einem reibenden oder krächzenden Geräusch (Perikardreiben) führt, das durch das Reiben der entzündeten Auskleidung des Perikards entsteht. Am besten ist das Geräusch auskultierbar, wenn sich der Patient vorbeugt und seinen Atem anhält oder in Exspirationsstellung. An apparativen Untersuchungen können ein EKG, eine Echokardiografie sowie eine kardiale MRT oder CT durchgeführt werden. Außerdem wird im Labor nach den Ursachen, wie Autoimmunerkrankungen, gesucht.

Die Behandlung der **akuten Perikarditis** erfolgt analgetisch und antiphlogistisch (z. B. mit nichtsteroidalen Antiphlogistika). Beim Dressler-Syndrom ist die initiale Gabe von hoch dosierter Acetylsalicylsäure von Nutzen. Aktuelle Studien haben bei der akuten Perikarditis, die länger als 2 Wochen besteht oder in den nachfolgenden Monaten rezidiviert, den klinischen Nutzen der langfristigen Gabe von Colchicin belegt. Allerdings wird die Behandlung mit Colchicin oft durch seine unerwünschten überwiegend gastrointestinalen Wirkungen, wie abdominale Schmerzen und Diarrhö, eingeschränkt.

Früher wurden Glukokortikoide, wie Prednison, zur Behandlung eingesetzt. Nach Absetzen der Glukokortikoide kommt es allerdings häufig zu einem Rezidiv. Außerdem können Glukokortikoide ggf. eine ursprüngliche Virusinfektion reaktivieren (Imazio und Adler 2014). In seltenen Fällen sammelt sich bei der akuten Perikarditis Flüssigkeit im Perikard, die das Herz komprimiert (sog. Perikardtamponade). In diesem unter Umständen lebensbedrohlichen Fall kann eine notfallmäßige oder früh-elektive Drainage mittels Perikardpunktion erforderlich sein. Ist eine Perikardpunktion nicht möglich oder effektiv, kann auch eine operative Perikardfensterung durchgeführt werden.

44.3 Pulmonale Ursachen des Thoraxschmerzes

44.3.1 Lungenembolie

Die akute Lungenembolie ist die klinisch schwerste Manifestation der **venösen Thrombembolie** und meist Folge einer tiefen Beinvenenthrombose. Die venöse Thrombembolie ist die dritthäufigste kardiovaskuläre Erkrankung mit einer jährlichen Gesamtinzidenz von 100–200 auf 100.000 Einwohner (Heit 2008, Cohen et al. 2007). Sie kann in der akuten Phase letal verlaufen oder zu einer chronischen Erkrankung und Behinderung führen (Klok et al. 2010, Bonderman et al. 2009, Condliffe et al. 2009, Fanikos et al. 2009), lässt sich aber oft verhindern. Die Ergebnisse des EMPEROR-Registers (Multicenter Emergency Medicine Pulmonary Embolism in the Real World Registry; Pollack et al. 2011) zeigen, dass die akute Lungenembolie wegen der unspezifischen Symptome und Befunde, wie Dyspnoe, Thoraxschmerzen, Präsynkope oder Synkope und/oder Hämoptyse, einer korrekten Diagnose leider häufig entgehen

Tab. 44.5 Klinische Symptome und Befunde der Lungenembolie[a]

Symptom/Befund	Lungenembolie bestätigt n = 1.880 (in %)	Lungenembolie nicht bestätigt n = 528 (in %)
Vom Patienten angegebene Symptome		
Ruhedyspnoe	942 (50,1)	268 (50,8)
pleuritischer Thoraxschmerz	740 (39,4)	150 (28,4)
Belastungsdyspnoe	507 (27,0)	88 (16,7)
Husten ohne Hämoptysen	430 (22,9)	121 (22,9)
substernaler Thoraxschmerz	285 (15,2)	90 (17,0)
Benommenheit	230 (12,2)	51 (9,7)
Diaphorese	220 (11,7)	70 (13,3)
Oberbauchschmerzen	202 (10,7)	39 (7,4)
Fieber	182 (9,7)	52 (0,0)
Husten mit Hämoptysen	143 (7,6)	24 (4,5)
unilateraler Extremitätenschmerz	110 (5,9)	28 (5,3)
Synkope	103 (5,5)	30 (5,7)
Bewusstseinsstörung	90 (4,8)	29 (5,5)
Angina	74 (3,9)	20 (3,8)
Körperliche Befunde der Lungenembolie		
extreme Schwellung als Hinweis auf eine tiefe Beinvenenthrombose	442 (23,5)	97 (18,4)
respiratorischer Erschöpfung	309 (16,4)	71 (13,4)
pulmonale Rasselgeräusche	158 (8,4)	32 (6,1)
Diaphorese	133 (7,1)	28 (5,3)

[a] Nach Pollack et al. 2011.

(➤ Tab. 44.5). Darüber hinaus kann eine zentrale Lungenembolie eine arterielle Hypotonie und einen kardiogenen Schock induzieren.

Thoraxschmerzen sind ein häufiges Symptom der Lungenembolie. Sie entstehen in der Regel infolge einer Pleurareizung durch distale Emboli, die Lungeninfarkte auslösen (Stein und Henry 1997) (➤ Tab. 44.6). Eine Lungenembolie kann auch asymptomatisch verlaufen und zufällig im Rahmen einer diagnostischen Abklärung einer anderen Krankheit oder bei einer Obduktion entdeckt werden.

Bei der **zentralen Lungenembolie** ähneln die Thoraxschmerzen vermutlich aufgrund einer rechtsventrikulären Ischämie den Schmerzen bei einer Angina pectoris und müssen differenzialdiagnostisch gegen das akute Koronarsyndrom und die Aortendissektion abgegrenzt werden. Die Dyspnoe ist bei zentraler Lungenembolie oft akut und schwer, kann demgegenüber bei einer kleinen peripheren Lungenembolie auch nur leicht und nur vorübergehend vorhanden sein.

Bei Patienten mit einer vorbestehenden Herzinsuffizienz oder Lungenerkrankung kann eine sich verschlechternde Dyspnoe der einzige Hinweis auf eine Lungenembolie sein.

Tab. 44.6 Ermittlung der klinischen Wahrscheinlichkeit einer Lungenembolie mithilfe des Wells-Scores und/oder des modifizierten Geneva-Scores[a]

Score	Punkte
Wells-Score[b]	
klinische Zeichen für eine tiefe Beinvenenthrombose (Ödem und Schmerzen)	3,0
andere Diagnosen als eine Lungenembolie sind unwahrscheinlich	3,0
Herzfrequenz > 100/min	1,5
Immobilisation (> 3 Tage) oder chirurgischer Eingriff in den letzten 4 Wochen	1,5
vorangegangene Lungenembolie oder Beinvenenthrombose	1,5
Hämoptoe	1,0
Tumorerkrankung	1,0
Modifizierter Geneva-Score[c]	
Alter > 65 Jahre	1
Vorgeschichte einer tiefen Beinvenenthrombose oder Lungenembolie	3
chirurgischer Eingriff (Allgemeinanästhesie) oder Fraktur (Bein) in den letzten 4 Wochen	2
aktive Neoplasie	2
unilaterale Beinschmerzen	3
Hämoptoe	2
Herzfrequenz 75–94/min	3
Herzfrequenz ≥ 95/min	5
schmerzhafte Wade bei tiefer Palpation und unilaterales Ödem	4

[a] Nach Penaloza et al. 2013.
[b] > 2: geringe klinische Wahrscheinlichkeit; 2–6: mittlere klinische Wahrscheinlichkeit; > 6: hohe klinische Wahrscheinlichkeit.
[c] 0–3: geringe klinische Wahrscheinlichkeit; 4–10: mittlere klinische Wahrscheinlichkeit; ≥ 11: hohe klinische Wahrscheinlichkeit.

Die **Diagnose** der Lungenembolie erfolgt mittels Bestimmung der D-Dimere, pulmonaler CT-Angiografie und/oder Lungenszintigrafie. Die **Echokardiografie** ist zum Nachweis einer Drucküberlastung und Funktionseinschränkungen des rechten Ventrikels geeignet, wobei die Bestimmung der rechtsventrikulären Geometrie schwierig ist und die echokardiografischen Befunde einen negativen Vorhersagewert von nur 40–50 % aufweisen. Zur Diagnostik der tiefen Beinvenenthrombose sollte eine venöse Kompressionssonografie durchgeführt werden. Selten wird eine Pulmonalis-Angiografie durchgeführt. Dabei kann ggf. eine therapeutische kathetergestützte Lysetherapie lokal durchgeführt werden, um den Embolus in der Lungenarterie direkt aufzulösen.

Die Serumspiegel von Brain Natriuretic Peptide oder N-terminal-pro Brain Natriuretic Peptide spiegeln bei akuter Lungenembolie die Schwere der hämodynamischen Störung und der rechtventrikulären Funktionsstörung wider.

Bei hämodynamischer Stabilität erfordert die **Behandlung der Lungenembolie** eine sofortige Antikoagulation. Die Antikoagulanzien werden als Standard für mindestens 3 Monate gegeben. Neben initialer parenteraler Gabe mit Heparinen in der Akutphase mit überlappender Gabe eines Vitamin-K-Antagonisten können seit einigen Jahren auch neue orale Antikoagulanzien (direkte Thrombininhibitoren bzw. direkte Faktor-Xa-Inhibitoren) in der Behandlung der Lungenembolie eingesetzt werden: entweder auch überlappend mit Heparin, Dabigatran und Edoxaban oder sofort in gesteigerter Dosis für 3 Wochen (Rivaroxaban) oder 7 Tage (Apixaban). Manchmal ist zur Sekundärprävention eine über die ersten 3 Monate hinaus verlängerte oder lebenslange Antikoagulation erforderlich (Konstantinides et al. 2014). Bei akuter hämodynamischer Kompromittierung im Rahmen einer akuten Lungenembolie hat sich eine thrombolytische Behandlung als erfolgreich beim Auflösen der pulmonalen Obstruktion erwiesen. Diese führte zur sofortigen Reduktion des Pulmonalarteriendrucks und -widerstands mit Verbesserung der rechtsventrikulären Funktion. Die Ergebnisse der PEITHO-Studie (Pulmonary Embolism Thrombolysis) ergaben bei Patienten mit akuter Lungenembolie ohne hämodynamische Relevanz für die Lyse mit Tenecteplase einen signifikanten Nutzen (primärer klinischer Endpunkt 2,6 % in der Verumgruppe versus 5,6 % in der Plazebogruppe). Allerdings kommen die Autoren zu dem Ergebnis, dass die behandelten Patienten trotz der Prävention einer hämodynamischen Dekompensation aufgrund des Lyseprotokolls ein signifikant erhöhtes Risiko für schwere Blutungen und Schlaganfälle aufwiesen (Meyer et al. 2014).

44.3.2 Pneumothorax

Akute Thoraxschmerzen bei jungen und sonst gesunden Patienten sollten immer den Verdacht auf einen Pneumothorax lenken. Bei einem Pneumothorax befindet sich definitionsgemäß Luft oder Gas in der Pleurahöhle. Im schwersten Fall wird dadurch das Mediastinum verlagert und es resultiert eine hämodynamische Instabilität. Ein Pneumothorax kann spontan, traumatisch oder iatrogen auftreten. Durch das Platzen eines Lungenbläschens kommt es zur akuten Dyspnoe und Thoraxschmerzen; diese beiden Symptome finden sich bei 64–85 % der betroffenen Patienten. Meist wird der Thoraxschmerz als stark und/oder stechend beschrieben, strahlt in die ipsilaterale Schulter aus und nimmt inspiratorisch zu, weil er pleuritischen Ursprungs ist.

Beim **sekundären Pneumothorax** persistiert der Thoraxschmerz eher und führt zu deutlicheren Symptomen. Die häufigste Ursache eines sekundären Pneumothorax ist eine chronisch-obstruktive Lungenerkrankung, häufig eine Mukoviszidose, bei der in mehr als 20 % der Fälle ein spontaner Pneumothorax auftritt.

Die **diagnostische Abklärung** umfasst eine Auskultation der Lungen. Die Befunde variieren abhängig vom Ausmaß des Pneumothorax. Möglich sind ein ohrfernes oder fehlendes Atemgeräusch, ein hypersonorer Klopfschall und ein reduzierter Stimmfremitus. Häufige kardiovaskuläre Befunde sind eine Tachykardie, ein Pulsus paradoxus, eine Hypotonie und gestaute Vv. jugulares. Bei Verdacht auf einen Pneumothorax ermöglicht eine Röntgenuntersuchung des Thorax die Diagnosesicherung und liefert zusätzliche Informationen über mögliche Ursachen und das Ausmaß des Pneumothorax sowie einen Ausgangsbefund zum späteren Vergleich und hilft bei der Therapieplanung. Die Aufnahmen sollten in In- und Exspiration in zwei Ebenen angefertigt werden.

Abhängig vom klinischen Bild, den Ergebnissen der Diagnostik und der arteriellen Blutgasanalyse besteht die **Behandlung** in Zuwarten mit oder ohne Sauerstoffgabe, Aspiration oder Thoraxdrainage mit oder ohne Pleurodese. Bei häufig rezidivierenden Pneumothoraces oder nach 5 Tagen weiterhin nicht expandierter Lunge trotz Thoraxdrainage sollte eine operative Behandlung erwogen werden. Mögliche operative Vorgehensweisen sind eine videoassistierte Thorakoskopie, eine Resektion von Lungenblasen oder Pleura und/oder eine offene Thorakotomie.

44.3.3 Pneumonie

Thoraxschmerzen bedingt durch eine Reizung der Pleura als Folge einer Entzündung bei Pneumonie stellt eine weitere häufige Differenzialdiagnose dar. Die betroffenen Patienten leiden oft unter Fieber und einem (produktiven) Husten, charakteristisch nehmen die Thoraxschmerzen bei tiefer Inspiration und beim Husten an Intensität zu. Häufig ergeben die Laborwerte Hinweise auf eine systemische Infektion. Die **körperliche Untersuchung** zeigt charakteristischerweise einen verstärkten Stimmfremitus, Rasselgeräusche oder ein bronchiales Atemgeräusch durch die Konsolidierung des Lungenparenchyms mit Weiterleitung der Geräusche aus den großen Atemwegen zur Thoraxwand. Eine Ägophonie ist oft nicht auslösbar (Übergang vom „E" zum „A"). Das Röntgen zeigt ein pneumonisches Infiltrat, das auch im Ultraschall zu erkennen sein kann. Bei Thoraxschmerzen finden sich oft begleitende Pleuraergüsse. Bei schwerkranken Patienten mit Pleuraerguss sollte mittels Punktion oder Bildgebung (kontrastmittelverstärkte Computertomografie) ein Pleuraempyem ausgeschlossen werden. Die **Behandlung** erfolgt bei bakterieller Pneumonie mit Antibiotika sowie zur Schmerzbehandlung mit nichtsteroidalen Antiphlogistika; für Viruspneumonien stehen gelegentlich spezifische antivirale Therapien zur Verfügung, ansonsten erfolgt eine supportive Behandlung.

44.4 Gastrointestinale Ursachen des Thoraxschmerzes

Neben kardiovaskulären und pneumologischen Ursachen können Thoraxschmerzen auch aus dem gastroösophagealen und intestinalen Formenkreis stammten. Schätzungsweise mehr als 70 Millionen US-Amerikaner (23 % der Bevölkerung) leiden jährlich unter dieser Form von Thoraxschmerzen. In nicht selektierten Kohorten von Patienten mit Thoraxschmerz im primärärztlichen Setting beträgt nach einer Zusammenfassung der Deutschen Gesellschaft für Allgemeinmedizin und Familienmedizin der Anteil der Patienten, bei denen gastrointestinale Erkrankungen Ursache des Thoraxschmerzes waren, zwischen 8,0–17,1 % (Nilsson et al. 2003, Verdon et al. 2007, Klinkman et al. 1994, Buntinx et al. 2001).

Patienten mit nichtkardialen und nicht pneumologischen Thoraxschmerzen sind schwer zu diagnostizieren. Da sich die Schmerzen oft nicht von denen mit kardialem Ursprung unterscheiden, werden häufig ausgedehnte und teure Untersuchungen durchgeführt. Wegen des möglicherweise lebensgefährlichen Verlaufs müssen zunächst eine koronare Herzkrankheit sowie andere kardiale und pulmonale Ursachen ausgeschlossen werden. Nichtkardiale Thoraxschmerzen sind normalerweise hinter dem Sternum lokalisiert und werden als beklemmend, pressend oder drückend beschrieben. Sie können in den Hals, den linken Arm oder die Wirbelsäule ausstrahlen und direkt nach, aber auch zusammen mit der Nahrungsaufnahme auftreten. Die Schmerzdauer ist unterschiedlich und kann mehrere Stunden betragen. Außerdem klagen die Patienten oft über begleitende Refluxsymptome, wie Sodbrennen oder Aufstoßen von Flüssigkeit.

44.4.1 Gastroösophageale Refluxkrankheit

Die gastroösophageale Refluxkrankheit (GERD) ist die häufigste Ursache von nichtkardialen Thoraxschmerzen und sollte daher im Notfall ausgeschlossen werden. Allgemein wird dazu ein empirischer Therapieversuch mit hohem diagnostischen Wert durchgeführt: die kurzzeitige **hoch dosierte Gabe eines Protonenpumpenhemmers** (Schenk et al. 1997). Die Dosierungen von Protonenpumpenhemmern betragen bei Verdacht auf GERD für Pantoprazol und für Omeprazol jeweils 40–80 mg/d, für Lansoprazol 30–90 mg/d und für Rabeprazol 40 mg/d für 1–28 Tage. Interessant ist, dass Studien für diesen diagnostischen Ansatz eine signifikante Kostenersparnis gegenüber anderen Untersuchungen, wie die Ösophagogastroskopie und/oder die pH-Testung, belegt haben. Tatsächlich bessern sich die Symptome bei etwa 80 % der Patienten mit GERD-bedingten Thoraxschmerzen nach einwöchiger Therapie mit einem Protonenpumpenhemmer.

44.4.2 Motilitätsstörungen

Obwohl der Zusammenhang zwischen nichtkardialen Thoraxschmerzen und Ösophagusmotilität kontrovers beurteilt wird, finden sich bei etwa 30 % der Patienten mit derartigen Schmerzen Motilitätsstörungen des Ösophagus. Am häufigsten ist der Nussknackerösophagus (kräftige Kontraktionen der Ösophagusmuskeln) gefolgt von diffusen Ösophagusspasmen und seltener einer Achalasie.

Zu den **Therapieoptionen** gehören Muskelrelaxanzien, Kalziumantagonisten sowie intermittierende Injektionen von Botulinustoxin in den Ösophagus, wobei für keinen dieser Ansätze die Effektivität in großen randomisierten, kontrollierten Studien belegt werden konnte.

44.4.3 Hypersensitiver Ösophagus

Etwa 25 % der Patienten mit nichtkardialen Thoraxschmerzen weisen eine erhöhte Schmerzempfindlichkeit im Ösophagus auf (viszerale Hypersensitivität oder viszerale Hyperalgesie); diese ist gelegentlich mit einer Dysmotilität des Ösophagus assoziiert.

Bislang ist nicht bekannt, wie es zur viszeralen Hypersensitivität oder Hyperalgesie kommt. Aktuelle Studien stützen jedoch die Theorie, wonach Neurotransmitter, insbesondere Serotonin, an der Schmerzvermittlung beteiligt sind. Außerdem scheint ein Zusammenhang zwischen psychische Problemen wie Angststörung und Depression und erhöhter Schmerzempfindlichkeit im Ösophagus zu bestehen. Aus klinischer Sicht profitieren die Patienten von niedrig dosierten trizyklischen Antidepressiva, deren Effizienz aber bislang nicht in klinischen Studien belegt wurde.

44.4.4 Ösophagusruptur

Die erstmals 1724 von Boerhaave beschriebene Ösophagusruptur ist ein seltenes, aber potenziell lebensbedrohliches Ereignis. Die Patienten werden in der Regel mit plötzlichen thorakalen oder epigastrischen Schmerzen vorstellig, die bei manchen mit Dyspnoe und Husten oder sogar einem mediastinalen und/oder subkutanen Emphysem einhergehen. Das vorausgehende Ereignis ist in der Regel forciertes Erbrechen. Die Mortalität der Ösophagusruptur ist auch weiterhin sehr hoch. Bei früher Diagnose sollte die Ruptur, die sich grundsätzlich links dorsolateral direkt oberhalb des Zwerchfells befindet, primär operativ mit Drainage von Pleura und Mediastinum geschlossen werden. Viele Ösophagusrupturen werden jedoch erst spät entdeckt, sodass eine T-Drainage der einfachste Behandlungsweg ist. Die Diagnose kann mittels Computertomografie (CT) gestellt werden.

44.4.5 Andere gastrointestinale Ursachen

Oft lassen sich **weitere Ursachen von nichtkardialen Thoraxschmerzen** leichter identifizieren, weil ihre Manifestationen nicht nur auf den Thorax beschränkt sind. Dazu gehören peptische Ulzera sowie pankreatische und biliäre Erkrankungen. In diesen Fällen entsteht der Schmerz im Abdomen und strahlt in den Thorax aus. Im Rahmen der körperlichen Untersuchung lässt sich der Schmerzursprung meist durch ein Schmerzmaximum im rechten Oberbauch (biliäre Erkrankung) oder mittleren Oberbauch (peptisches Ulkus, Pankreaserkrankung) lokalisieren.

Peptische Ulzera manifestieren sich meist mit brennenden Oberbauchschmerzen, die vom Nabel bis in den Thorax reichen können. Kleine peptische Ulzera können jedoch klinisch auch asymptomatisch verbleiben. Weitere mögliche Symptome sind Appetitmangel, Übelkeit, blutige oder dunkle Stühle, ungewollter Gewichtsverlust und/oder Erbrechen. Die Ulzera entstehen durch die Einwirkung der Magensäure. Etwa 20 Millionen US-Amerikaner erkranken im Laufe ihres Lebens an einem peptischen Ulkus. Prädisponierende Faktoren sind eine Infektion mit *Helicobacter pylori*, die häufige Einnahme von Acetylsalicylsäure, Ibuprofen und anderen Antiphlogistika, Rauchen, Strahlentherapie und das Magenkarzinom. Das diagnostische Verfahren der Wahl ist die Ösophagogastroskopie, bei der auch Gewebeproben entnommen werden können. Die Behandlung erfolgt mit Veränderungen der Lebensführung, Protonenpumpenhemmern sowie bei einer bestätigten Infektion durch *Helicobacter pylori* mit Antibiotika.

Gelegentlich strahlen die Schmerzen bei **biliären und pankreatischen Erkrankungen** in den Thorax aus (Katelaris 2001). Auch hier liefern in der Regel die sorgfältige körperliche Untersuchung und die gründliche Anamneseerhebung ausreichende Hinweise zu ihrer Abgrenzung. Bei abdominalen Erkrankungen werden viszerale und parietale Schmerzen unterschieden. **Viszerale Schmerzen** werden in der Regel als vage, dumpf und quälend beschrieben. **Parietale Schmerzen** sind schärfer und besser lokalisierbar. Bei biliären Erkrankungen sind die Schmerzen stark und penetrierend oder krampfend. Sie können plötzlich auftreten und für 15 Minuten oder mehrere Stunden andauern und dann plötzlich wieder abklingen. Die Schmerzen entstehen durch eine Verlegung der Gallenabflusswege mit resultierender Erweiterung des Gallenwegslumens. Ursachen für die Obstruktion können Gallensteine, Autoimmunerkrankungen oder Neoplasien sein. Dabei ist es unwichtig, ob die Obstruktion am Ductus cysticus oder an anderer Stelle des Ductus choledochus auftritt. Bei zunehmender Stärke strahlen die viszeralen Schmerzen in die Skapula oder den Bereich der rechten Schulter aus und können von Übelkeit und Erbrechen begleitet sein.

Im Gegensatz dazu treten die Schmerzen bei akuter Pankreatitis allmählich oder plötzlich im Oberbauch auf und strahlen manchmal in den Rücken sowie gelegentlich in den Thorax und die linke Schulter aus. Die Schmerzen sind zunächst leicht und nehmen nach Mahlzeiten zu. Später werden sie stärker und werden unter Umständen schließlich als konstant beschrieben. Oft bestehen gleichzeitig Übelkeit, Erbrechen und Fieber.

Die **diagnostische Abklärung** von biliären und pankreatischen Erkrankungen erfolgt mit Laboruntersuchungen (Entzündungsmarker, alkalische Phosphatase, Gamma-Glutamyltranspeptidase sowie Bilirubin und Lipase), transabdominaler und endoskopischer Sonografie, abdominaler CT und Cholangiografie (endoskopisch retrograde Cholangiopankreatografie und MR-Cholangiopankreatografie) (Katelaris 2001).

44.5 Muskuloskeletale Ursachen

44.5.1 Kostochondritis (Tietze-Syndrom)

Das Tietze-Syndrom beschreibt linksseitige Thoraxschmerzen im Bereich der 4.–6. Rippe durch eine Entzündung des Rippenknorpels, die meist den entsprechenden Rippenansatz am Sternum betrifft (kostosternales Gelenk). In der Regel nehmen die Schmerzen bei Bewegungen, Dehnung des Brustkorbs oder bei tiefen Atemexkursionen zu. Außerdem können sie in den Rücken oder in das Abdomen hinab ausstrahlen (Aeschlimann und Kahn 1990, Ayloo et al. 2013). Die körperliche Untersuchung ergibt typische Schmerzen bei der manuellen Manipulation des Rippenbereichs. In seltenen Fällen ist der Bereich entzündet. Bei vielen Patienten ist die Ursache der Kostochondritis unbekannt. Gelegentlich entsteht sie jedoch nach einem Thoraxtrauma oder körperlicher Anstrengung. Ein Zusammenhang mit bestimmten Viren oder Atemwegserkrankungen, wie Tuberkulose, Syphilis und Aspergillose, ist beschrieben. Außerdem ist das Risiko für eine Kostochondritis bei Patienten mit rheumatoider Arthritis, ankylosierender Spondylitis und reaktiver Arthritis erhöht. Tumoren des Kostosternalgelenks werden mittels Röntgen ausgeschlossen. Zur Behandlung werden nichtsteroidale Antiphlogistika empfohlen. In manchen Fällen kann eine Linderung durch zusätzliche Gabe von Anxiolytika erreicht werden. Am wichtigsten sind jedoch Änderungen der Lebensführung mit körperlicher Betätigung, veränderten Sportgewohnheiten und Wärme- bzw. Kältetherapie.

44.5.2 Diskushernie

Meist treten Diskushernien in der Halswirbelsäule oder Lendenwirbelsäule auf, grundsätzlich kann jedoch auch die Brustwirbelsäule betroffen sein. Abhängig von der Lokalisation treten unterschiedliche Schmerzen und neurologische Ausfälle im jeweiligen Dermatom auf. Diskushernien im oberen Rückenbereich sind nur selten symptomatisch oder schmerzhaft. Wenn sie jedoch zu Symptomen führen, treten Schmerzen im oberen Rückenbereich und/oder im Thorax auf (Ayloo et al. 2013). Neben einer körperlichen Untersuchung sollte eine Röntgenaufnahme des Thorax angefertigt werden. Geeignete bildgebende Verfahren sind neben dem konventionellen Röntgen CT, MRT und/oder Myelografie. Röntgenstrahlen stellen zwar die beschädigte Bandscheibe nicht dar, können aber zur Abgrenzung anderer Ursachen von Rückenschmerzen wie Infektionen, Tumoren, Fehlstellungen oder Knochenbrüche sinnvoll eingesetzt werden. Die MRT stellt die herniierte Bandscheibe besonders gut dar und zeigt, ob und welche Nervenwurzeln betroffen sind.

Das **primäre Behandlungsziel** ist die Linderung von Schmerzen und Beseitigung der neurologischen Ausfälle. Dazu muss abhängig von der Schmerzquelle, der Schmerzstärke und der jeweils vorhandenen spezifischen Symptome ein individualisierter Behandlungsplan erstellt werden.

Allgemein wird empfohlen, dass die Patienten mit einer konservativen (nichtoperativen) Behandlung beginnen, bevor eine Operation der Diskushernie erwogen wird. Ausgewählte Patienten profitieren jedoch von einer frühzeitigen chirurgischen Intervention, z. B. bei progredienten neurologischen Ausfällen zur Prävention des Nervenuntergangs mit nachfolgender permanenter Schädigung.

44.6 Herpes zoster

Der Herpes zoster (Gürtelrose) wird durch die Reaktivierung des ruhenden **Varicella-Zoster-Virus** in Nervenwurzeln ausgelöst und geht mit starken dermatombegrenzten Schmerzen (unilaterales Kribbeln oder Brennen), die dem Exanthem um bis zu mehrere Tage vorausgehen können, einher. Die thorakalen Dermatome sind der häufigste Manifestationsort gefolgt von den trigeminalen, zervikalen, lumbalen und sakralen Dermatomen (➤ Abb. 44.4). Die thorakale Gürtelrose stellt eine wichtige Differenzialdiagnose von nichtkardialen Thoraxschmerzen dar. Ohne das Exanthem und aufgrund der atypischen Anamnese ist sie schwer zu diagnostizieren und wird oft als medizinischer oder chirurgischer Notfall fehldiagnostiziert (Muir und Yelland 2010, Ayloo et al. 2013). Das Exanthem besteht aus roten Flecken auf der Haut, in denen sich kleine Bläschen entwickeln, die aufbrechen und kleine Geschwüre bilden, die dann austrocknen und verkrusten. Die Krusten fallen nach 2–3 Wochen ab. Vernarbungen sind selten. Weitere mögliche Symptome sind Fieber, geschwollene Lymphknoten und Gelenkschmerzen.

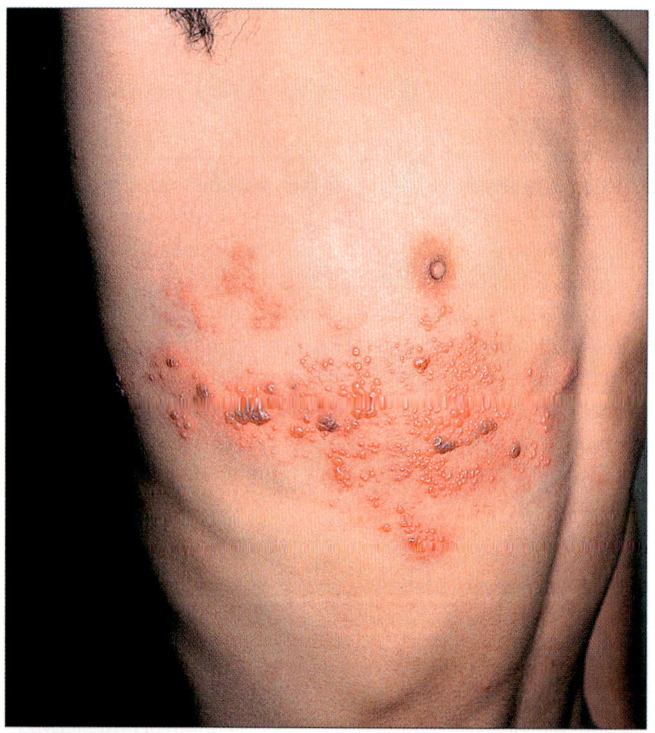

Abb. 44.4 Akuter Herpes zoster der thorakalen Dermatome. [E365]

LITERATUR

Abdel-Aty H et al. Diagnostic performance of cardiovascular magnetic resonance in patients with suspected acute myocarditis: Comparison of different approaches. J Am Coll Cardiol. 2005; 45: 1815–1822.

Aeschlimann A, Kahn MF. Tietze's syndrome: a critical review. Clin Exp Rheumatol. 1990; 8: 407–412.

Albornoz G et al. Familial thoracic aortic aneurysms and dissections-incidence, modes of inheritance, and phenotypic patterns. Ann Thorac Surg. 2006; 82: 1400–1405.

Amsterdam EA et al. Testing of low-risk patients presenting to the emergency department with chest pain: a scientific statement from the American Heart Association. Circulation. 2010; 122: 1756–1776.

Ayloo A, Cvengros T, Marella S. Evaluation and treatment of musculoskeletal chest pain. Prim Care. 2013; 40: 863–887.

Bischoff MS et al. Penetrating aortic ulcer: defining risk and therapeutic strategies. Herz. 2011; 36: 498–504.

Blacklock SM. The symptom of chest pain in family practice. J Fam Pract. 1977; 4 (3): 429–433.

Boden WE et al. Optimal medical therapy with or without PCI for stable coronary disease. New Engl J Med. 2007; 356: 1503–1516.

Bonderman D et al. Risk factors for chronic thromboembolic pulmonary hypertension. Eur Respir J. 2009; 33: 325–331.

Bösner S et al. Chest pain in primary care: epidemiology and pre-work-up probabilities. Eur J Gen Pract. 2009; 15 (3): 141–146.

Brunkwall J et al. Endovascular repair of acute uncomplicated aortic type B dissection promotes aortic remodelling: 1 year results of the ADSORB trial. Eur J Vasc Enovasc Surg. 2014; 48: 285–291.

Bünger CM et al. Aortendissektion Typ B – Definitionen, Inzidenz, Ätiologie, Gefässchirurgie. 2015; 20: 415–419.

Buntinx F et al. Chest pain in general practice or in the hospital emergency department: is it the same? Fam Pract. 2001; 18 (6): 586–589.

Camaro C, Aengevaeren WRM. Acute myocardial infarction due to coronary artery embolism in a patient with atrial fibrillation. Neth Heart J. 2009; 17: 297–299.

Cohen AT et al. Venous thromboembolism (VTE) in Europe. The number of VTE events and associated morbidity and mortality. Thromb Haemost. 2007; 98: 756–764.

Collins JS et al. Differences in clinical presentation, management, and outcomes of acute type a aortic dissection in patients with and without previous cardiac surgery. Circulation. 2004; 110: II237–242.

Condliffe R et al. Prognostic and aetiological factors in chronic thromboembolic pulmonary hypertension. Eur Respir J. 2009; 33: 332–338.

Cooper LT Jr, Berry GJ, Shabetai R. New Engl J Med. 1997; 336: 1860–1866.

Diethelm M. Brustschmerz – nicht vom Herz. Schweiz Med Forum. 2005; 5: 51–58.

Erbel R et al. 2014 ESC Guidelines on the diagnosis and treatment of aortic diseases: Document covering acute and chronic aortic diseases of the thoracic and abdominal aorta of the adult. The Task Force for the Diagnosis and Treatment of Aortic Diseases of the European Society of Cardiology (ESC). Eur Heart J. 2014; 35: 2873–2926.

Fanikos J et al. Long-term complications of medical patients with hospital-acquired venous thromboembolism. Thromb Haemost. 2009; 102: 688–693.

Farkouh ME et al. Clinical risk stratification in the emergency department predicts long-term cardiovascular outcomes in a population-based cohort presenting with acute chest pain: primary results of the Olmsted County chest pain study. Medicine. 2009; 88: 307–313.

Frye RL et al. A randomized trial of therapies for type 2 diabetes and coronary artery disease. New Engl J Med. 2009; 360: 2503–2515.

Gianni M et al. Apical ballooning syndrome or takotsubo cardiomyopathy: a systematic review. Eur Heart J. 2006; 27: 1523–1529.

Hamm CW et al. ESC Guidelines for the management of acute coronary syndromes in patients presenting without persistent ST-segment elevation. The Task Force for the management of acute coronary syndromes (ACS) in patients presenting without persistent ST-segment elevation of the European Society of Cardiology (ESC). Eur Heart J. 2011; 32: 2999–3054.

Heberden W. Some account of a disorder of the breast. Medical Transactions. 1772; 2: 59–67.

Heit JA. The epidemiology of venous thromboembolism in the community. Arterioscler Thromb Vasc Biol. 2008; 28: 370–372.

Hinchliffe RJ et al. Aortic dissection and its endovascular management. J Cardiovasc Surg. 2008; 49: 449–460.

Hiramitsu S et al. Transient ventricular wall thickening in acute myocarditis: A serial echocardiographic and histological study. Jpn Circ J. 2001; 65: 863–866.

Hiratzka LF et al. ACCF/AHA/AATS/ACR/ASA/SCA/SCAI/SIR/STS/SVM guidelines for the diagnosis and management of patients with thoracic aortic disease: a report of the American College of Cardiology Foundation/ American Heart Association Task Force on Practice Guidelines, American Association for Thoracic Surgery, American College of Radiology, American Stroke Association, Society of Cardiovascular Anesthesiologists, Society for Cardiovascular Angiography and Interventions, Society of Interventional Radiology, Society of Thoracic Surgeons, and Society for Vascular Medicine. Circulation. 2010; 121: e266–369.

Imazio M, Adler Y. Pharmacological therapy of pericardial diseases. Curr Pharm Des. 2014; 21: 525–530.

Januzzi JL et al. Characterizing the young patient with aortic dissection: results from the International Registry of Aortic Dissection (IRAD). J Am Coll Cardiol. 2004; 43: 665–669.

Kabukcu M et al. Pericardial tamponade and large pericardial effusions: causal factors and efficacy of percutaneous catheter drainage in 50 patients. Tex Heart Inst J. 2004; 31: 398–403.

Karthikesalingam A et al. The diagnosis and management of aortic-dissection. Vasc Endovascular Surg. 2010; 44: 165–169.

Katelaris PH. Chest pain. Differentiating GIT from cardiac causes. Aust Fam Physician. 2001; 30: 847–851.

Klinkman MS, Stevens D, Gorenflo DW. Episodes of care for chest pain: a preliminary report from MIRNET. Michigan Research Network. J Fam Pract. 1994; 38 (4): 345–335.

Klok FA et al. Quality of life in long-term survivors of acute pulmonary embolism. Chest. 2010; 138: 1432–1440.

von Kodolitsch Y, Schwartz AG, Nienaber CA. Clinical prediction of acute aortic dissection. Arch Intern Med. 2000; 160: 2977–2982.

Konstantinides SV et al. 2014 ESC Guidelines on the diagnosis and management of acute pulmonary embolism. The Task Force for the Diagnosis and Management of Acute Pulmonary Embolism of the European Society of Cardiology (ESC) Endorsed by the European Respiratory Society (ERS). Eur Heart J. 2014; 35: 3033–3080.

Lee TH, Cannon CP. Approach to the patient with chest pain. In: Libby P (ed.). Braunwald's Heart Disease: a Textbook of Cardiovascular Medicine. 8th ed. Philadelphia: Saunders Elsevier, 2008.

Laissy JP et al. Differentiating acute myocardial infarction from myocarditis: Diagnostic value of early and delayed perfusion cardiac MR imaging. Radiology. 2005; 237: 75–82.

Lee TH, Goldman L. Evaluation of the patient with acute chest pain. New Engl J Med. 2000; 342: 1187–1195.

Liu PP, Yan AT. Cardiovascular magnetic resonance for the diagnosis of acute myocarditis: Prospects for detecting myocardial inflammation. J Am Coll Cardiol. 2005; 45: 1823–1825.

McCord et al. Management of cocaine-associated chest pain and myocardial infarction. A scientific statement from the American Heart Association Acute Cardiac Care Committee of the Council on Clinical Cardiology. Circulation. 2008; 117: 1897–1907.

Meyer G et al. Fibrinolysis for patients with intermediate-risk pulmonary embolism. New Engl J Med. 2014; 370: 1402–1411.

Montalescot G et al. 2013 ESC guidelines on the management of stable coronary artery disease. The Task Force on the management of stable coronary artery disease of the European Society of Cardiology. Eur Heart J. 2013; 34: 2949–3003.

Morguet AJ et al. Scintigraphic detection of inflammatory heart disease. Eur J Nucl Med. 1994; 21: 666–674.

Muir J, Yelland M. Skin and breast disease in the differential diagnosis of chest pain. Med Clin North Am. 2010; 94: 319–325.
Nienaber CA, Eagle KA. Aortic dissection: new frontiers in diagnosis and management: Part I: from etiology to diagnostic strategies. Circulation. 2003; 108: 628–635.
Nilsson S et al. Chest pain and ischaemic heart disease in primary care. Br J Gen Pract. 2003; 53 (490): 378–382.
O'Connell JB et al. Gallium-67 imaging in patients with dilated cardiomyopathy and biopsy-proven myocarditis. Circulation. 1984; 70: 58–62.
Penaloza A et al. Comparison of the unstructured clinician gestalt, the Wells Score, and the Revised Geneva Score to estimate pretest probability for suspected pulmonary embolism. Ann Emerg Med. 2013; 62: 117–124.
Pfisterer M et al. Trial of invasive versus medical therapy in elderly patients investigators. Long-term outcome in elderly patients with chronic angina managed invasively versus by optimized medical therapy: four-year follow-up of the randomized Trial of Invasive versus Medical therapy in Elderly patients (TIME). Circulation. 2004; 110: 1213–1218.
Pollack CV et al. Clinical characteristics, management, and outcomes of patients diagnosed with acute pulmonary embolism in the emergency department: initial report of EMPEROR (Multicenter Emergency Medicine Pulmonary Embolism in the Real World Registry). J Am Coll Cardiol. 2011; 576: 700–706.
Ranasinghe AM et al. Acute aortic dissection. BMJ. 2011; 343: d4487.
Schenk B et al. Omeprazole as a diagnostic tool in gastroesophageal reflux disease. Am J Gastroenterol. 1997; 92: 1997–2000.
Ruigomez A et al. Chest pain in general practice: incidence, comorbidity and mortality. Fam Pract. 2006; 23 (2): 167–174.
Selker HP et al. Use of the acute cardiac ischemia time-insensitive predictive instrument (ACI-TIPI) to assist with triage of patients with chest pain or other symptoms suggestive of acute cardiac ischemia: a multicenter, controlled clinical trial. Ann Intern Med. 1998; 129: 845–855.
Smith SC et al. Elevations of cardiac troponin I associated with myocarditis. Experimental and clinical correlates. Circulation. 1997; 95: 163–168.
Song JK. Aortic intramural hematoma: aspects of pathogenesis. Herz. 2011; 36: 531–538.
Stein PD, Henry JW. Clinical characteristics of patients with acute pulmonary embolism stratified according to their presenting syndromes. Chest. 1997; 112: 974–979.
Svavarsdottir AE et al. Chest pain in family practice. Diagnosis and long-term outcome in a community setting. Can Fam Physician. 1996; 42: 1122–1128.
Tonino PA et al. Fractional flow reserve versus angiography for guiding percutaneous coronary intervention. New Engl J Med. 2009; 360: 213–224.
Thrumurthy SG et al. The diagnosis and management of aortic dissection. BMJ. 2011; 344: d8290.
Verdon F et al. Chest wall syndrome among primary care patients: a cohort study. BMC Fam Pract. 2007; 8: 51.
Watanabe N et al. Acute necrotizing eosinophilic myocarditis successfully treated by high dose methylprednisolone. Jpn Circ J. 2001; 65: 923–926.
Weaver WD et al. Prehospital-initiated vs hospital-initiated thrombolytic therapy: the Myocardial Infarction Triage and Intervention Trial. JAMA. 1993; 270: 1211–1216.

KAPITEL

45 Der Thoraxschmerz aus orthopädischer Sicht

Andreas Schmitz

Thoraxschmerz ist ein häufiges Problem in einer allgemeinmedizinischen und konservativorthopädischen Praxis. Zunächst müssen nach Erhebung der Fremd- und Eigenanamnese, der klinischen Untersuchung mit Inspektion, Palpation und Perkussion der Thoraxorgane sowie laborchemischen Untersuchungen kardiopulmonale Erkrankungen ausgeschlossen werden (➤ Kap. 44.1). Zur Abklärung von entzündlichen Veränderungen im Thoraxbereich, Herz- und Perikardauffälligkeiten, von Tumoren und angeborenen und erworbenen Veränderungen an der Wirbelsäule und dem Brustkorb gehören Röntgenuntersuchungen vom Thorax sowie der Hals- (HWS) und Brustwirbelsäule (BWS) nicht selten zur Eingangsdiagnostik. Bei spezifischen Fragestellungen können Untersuchungen mittels Computer- und Magnetresonanztomografie (CT, MRT) sowie bei Verdacht auf entzündlichen Erkrankungen (z. B. aktivierte Arthritis) auch szintigrafische Untersuchungen veranlasst werden.

Insgesamt stellen sich, je nach Literatur, zwischen 1,2 % und 2,9 % aller Patienten mit Thoraxschmerzen in einer allgemeinmedizinische Praxis vor. Die Prävalenz von muskuloskeletalen Ursachen liegt bei bis zu 49 % (Erhardt et al. 2002, Nilsson et al. 2003, Ruigómez et al. 2006).

Die Betrachtung des Thoraxschmerzes auf orthopädischem Fachgebiet bezieht sich im Wesentlichen auf kongenitale, erworbene deformierende und erworbene funktionelle Erkrankungen. Diese sind per se nicht schmerzhaft. Schmerzen entstehen häufig durch zusätzliche Funktionsstörungen, die dann nozizeptiv wirken und Schmerz auslösen können.

Das Ziel dieses Kapitels ist es, den Leser über diese Erkrankungen, ihre Ursachen (soweit bekannt), Auftreten, Diagnostik, konservative und ggf. operative Behandlungsprinzipien zu informieren. Der Leser soll damit in die Lage versetzt werden, sich zum Zeitpunkt der Diagnosestellung eine entsprechende Urteilsbildung über die Wahrscheinlichkeit einer Progredienz zu machen, um den Patienten einer entsprechenden konservativ-orthopädischen, orthopädietechnischen oder operativen orthopädischen Behandlung zuzuführen.

45.1 Untersuchungsgang

Die Elemente der orthopädischen Untersuchung des Thorax und der BWS beinhalten wie an allen anderen Körperregionen nach der Anamnese die Inspektion, die Palpation, die Funktionsprüfung, Provokationstests und die Auskultation des Thorax. Je nach Befund sind eine laborchemische und/oder bildgebende Diagnostik sinnvolle Ergänzungen.

Anamnese: Die Anamnese ist die Basis der klinischen Diagnostik und kann sowohl in der „passiven Phase“, wenn der Patient auf eine offene Frage hin berichtet, als auch in der „aktiven Phase“, wenn der Therapeut gezielt nachfragt, wichtige Hinweise auf die Diagnose liefern.

Inspektion Die Inspektion beginnt schon bei der Begrüßung des Patienten (Schonhinken, Schonhaltung, Gangbild), Beobachtung des Verhaltens beim Entkleiden (Ausweichbewegung, schmerzreflektorische Fehlhaltung), Inspektion der Statik nach Entkleiden (Skoliose, Kiel-/Trichterbrust, vermehrte oder verminderte Kyphose, Schulterhochstand/-tiefstand, Skapulaasymmetrie, Muskelassymmetrie) und Dokumentation von Schwellungen, Rötungen, Narben und Effloreszenzen.

Palpation/Funktion Die Palpation in Verbindung mit der Funktionsprüfung identifiziert diagnostisch wichtige Bewegungsdefizite (Flexion/Extension/Rotation/Seitneigung/Translation) bzw. Seitenasymmetrien (Rippenbuckel, Muskelhyper- und hypotrophien).

Tests Provokationstests sind wichtige Hilfsmittel bei bewegungsinduzierten Schmerzen (z. B. Adson-Test beim Thoracic-Outlet-Syndrom), um den Schmerz zu reproduzieren.

Auskultation Die Auskultation des Thorax ist bei Schmerzen ein weiteres wichtiges Diagnostikum, um begleitende Lungen- und Pleuraaffektionen herauszufiltern (z. B. abgeschwächtes oder fehlendes Atemgeräusch bei Pneumothorax/Neben- und Rasselgeräusche bei Infiltraten).

45.2 Diagnostische Methoden

Labor Die Labordiagnostik kann ergänzende Hinweise liefern, um Verdachtsdiagnosen zu bestätigen. Hierzu gehören neben allgemeinen Werten (z. B. Entzündungsparameter: Leukozytose im Blutbild, C-reaktives Protein, Blutsenkungsgeschwindigkeit usw.) auch Spezialdiagnostik (HLA-B27, Tumormarker usw.).

Röntgen Die konventionelle Röntgendiagnostik zählt aufgrund des hohen lokalen Auflösungsvermögens, des geringen Zeitaufwands, der vergleichsweise geringen Kosten und der weltweiten Erfahrung zur Basisdiagnostik in der orthopädischen Bildgebung (erste bildgebende orthopädische Untersuchungsebene). Im Bereich der BWS und des Thorax ist sie bei der Diagnostik z. B. von Skoliosen, Frakturen, angeborenen Deformitäten und Tumoren unverzichtbar (Steinhagen et al. 2006).

Sonografie Die Sonografie ist in der orthopädischen Diagnostik gemeinsam mit den Laborergebnissen und dem Standardröntgen in der ersten apparativen Untersuchungsebene anzusiedeln, da sie insbesondere die Weichteile suffizient abbilden kann, nebenwirkungsfrei ist und eine dynamische Untersuchung von Gelenken und Weichteilen ermöglicht. Im Bereich des Thorax kann sie aus orthopädischer Sicht bei speziellen Fragstellungen bezüglich der Weichteildiagnostik, der Verlaufskontrolle und der Kontrolle bei Injektionen hilfreich sein (Rehart et al. 2006).

MRT Die MRT ist ein etabliertes bildgebendes Verfahren auf der zweiten orthopädischen Untersuchungsebene. Sie kann wichtige Gelenkstrukturen wie Knorpel, Sehnen, Bänder und Muskulatur kontrastreich und überlagerungsfrei darstellen. Weitere entscheidende Vorteile sind die fehlende Strahlenbelastung und die Beurteilung von entzündlichen oder tumorösen Prozessen nach Kontrastmittelgabe (Straub et al. 2006). Im Bereich der BWS und des Thorax ist die MRT-Diagnostik aus orthopädischer Sicht gerade bei entzündlichen Prozessen und zur Tumordiagnostik, aber auch bei degenerativen Prozessen der Wirbelkörper und Wirbelgelenke wichtig.

CT Die CT ist ein röntgenbasiertes Schnittbildverfahren und kann wie die MRT überlagerungsfreie Aufnahmen erstellen, was zu einer gegenüber der konventionellen Röntgendiagnostik genaueren diagnostischen Aussage führt. Dem MRT ist sie in der Darstellung ossärer Veränderungen in vielen Fällen überlegen und ist Reserveverfahren bei Kontraindikationen der MRT-Diagnostik (Parsch und Ludwig 2006). Im Bereich der BWS und des Thorax ist die CT ein bildgebendes Verfahren der zweiten orthopädischen Untersuchungsebene bei ossären, posttraumatischen Fragestellungen insbesondere bei fraglichen konventionellen Röntgendiagnostikbefunden.

Nuklearmedizin Nuklearmedizinische Verfahren sind ebenfalls auf der zweiten diagnostische Ebene zu finden. In der orthopädischen Diagnostik kommen die Szintigrafie und die Positronenemissionstomografie (PET) zum Einsatz. Hierbei werden körpereigene oder -ähnliche Substanzen mit einem Radioisotop markiert, injiziert und nach Anreicherung im Gewebe von speziellen Kameras detektiert. Im Falle der 3-Phasen-Skelettszintigrafie können neben entzündlichen Skelett- und Gelenkveränderungen auch traumatische oder postoperative Erkrankungen sowie nekrotische oder tumoröse Knochenprozesse erkannt werden (Bihl et al. 1992, Handmaker und Leonards 1976, Hoefnagel et al. 1981, Holder et al. 1990, Sakai et al. 2002, Sandrock et al. 2003). Bei der Entzündungsszintigrafie werden Leukozyten markiert und können so inflammatorische Herde identifizieren. Indikationen hierfür sind z. B. Spondylodiszitis und septische Lockerungen einer totalen Endoprothese (TEP) (Kaim et al. 1997). Die PET hat gegenüber den anderen szintigrafischen Verfahren eine höhere Ortsauflösung und ist sowohl bei Staging- und Restaging-Untersuchungen maligner Tumoren als auch bei Herdsuche bei unklarem Fieber hilfreich (Cremerius et al. 2003, Reske und Kotzerke 2001, Schmitz et al. 2000).

Rasterstereografie Die Rasterstereografie ist ein optisches, röntgenstrahlungsfreies Verfahren zur Vermessung und Analyse der Rückenform. Sie liefert als Resultat die dreidimensionale Rekonstruktion der Rückenoberfläche, ein Modell der Wirbelsäulenkurve und Informationen über die Stellung des Beckens (Drerup et al. 2001). Hierdurch ist es, bezogen auf den Thorax, insbesondere zur Verlaufskontrolle bei der Behandlung der Skoliose geeignet.

45.3 Ursachen des Thoraxschmerzes aus orthopädischer Sicht

Grob einzuteilen sind mögliche Ursachen des Thoraxschmerzes in:

- Angeborene Deformitäten
- Erworbene Deformitäten
- Erworbene funktionelle Erkrankungen

Eine genauere Einteilung ist in ➤ Tab. 45.1 dargestellt.

45.3.1 Angeborene Deformitäten

Rippen- und Sternumfehlbildungen

Es sind mannigfaltige angeborene Deformitäten von Rippen und Sternum beschrieben (Graßhoff 2004). Schmerzen werden durch

Tab. 45.1 Erkrankungen und Deformitäten des Thorax und der Brustwirbelsäule (BWS)

Angeborene Deformitäten	Erworbene Deformitäten	Erworbene funktionelle Erkrankungen
• Rippenfehlbildungen/Sternumfehlbildungen • Fehlbildungen der BWS – kongenitale Skoliosen – kongenitale Kyphosen • Trichterbrust • Kielbrust	• Scheuermann-Krankheit • Kyphosen bei Entzündungen – infektiöse Entzündung (Spondylitis/ Spondylodiszitis) – nichtinfektiöse Entzündung (Bechterew-Krankheit) • Skoliosen	• degenerative BWS-Erkrankungen (Thorakalsyndrom, Interkostalneuralgie) • entzündliche BWS- und Brustwand-erkrankungen • Tietze-Syndrom • Tumoren der BWS und Brustwand • traumatische Verletzungen

diese Veränderungen meist nicht ausgelöst. Eine Ausnahme stellen hier Varianten der 1. und 2. Rippe dar, die nicht selten im Rahmen eines Traumas oder in Verbindung mit funktionellen Ursachen ein Thoracic-Outlet-Syndrom hervorrufen können (Adson 1986, Mc Sweeney et al. 2005, Roos 1976). Häufig sind Rippenfehlbildungen mit Fehlbildungen der Wirbelsäule (Kyphosen und Skoliosen) oder Rumpfmuskulatur (Poland-Syndrom) vergesellschaftet (Cetin et al. 2005, Graßhoff 2004, Lopez de Lara et al. 2008). Eine Hypoplasie der 1. und 2. Rippe mit Verschmelzung der Anlagen zu einer Knochenplatte wird als Srb-Anomalie bezeichnet. Bei entsprechender Symptomatik und bei Nachweis einer Halsrippe in der bildgebenden Diagnostik kommt eventuell eine Resektion infrage (Adson 1986, Leffert und Perlmutter 1999).

Fehlbildungen der Brustwirbelsäule

Kongenitale Skoliosen

Unter einer Skoliose versteht man eine dauerhafte seitliche Krümmung der Wirbelsäule über 10° nach Cobb, die mit einer Rotation und Torsion einhergeht (American College of Radiology 2014, Landauer et al. 2003, Quante et al. 2009).

Die selten vorkommenden angeborenen Skoliosen werden durch Störungen in der embryonalen Wirbelentwicklung häufig aufgrund von toxischen Einflüssen während der Schwangerschaft verursacht und können auf einer oder mehreren Etagen vorkommen. Eine Einteilung ist möglich in Anlagestörung (Halbwirbel, Keilwirbel), Segmentationsstörung (Spangenwirbel, Blockwirbel) und Kombinationen aus beiden Störungen. Dies kann zu Achsenabweichungen sowohl in der Sagittal- (kongenitale Kyphosen) als auch der Frontalebene (kongenitale Skoliosen) mit Rotation der Komponenten resultieren (Hefti 2002). Häufig wird die Diagnose einer **Anlage- oder Segmentationsstörung** zufällig im Rahmen einer Röntgenuntersuchung gestellt, da sie selten Schmerzen hervorruft. Nur bei einer progredienten Fehlstellung, die prognostisch ungünstig ist, treten Schmerzen bis hin zu neurologischen Ausfällen auf. Je nach Kombination der Anlagestörung ist eine Achsabweichung bis zu 10° pro Jahr beschrieben und macht eine operative Versorgung meist unausweichlich (Hefti 2002, 2006, McMaster und Ohtsuka 1982, McMaster und Singh 1999).

Kongenitale Kyphosen

Kongenitale Kyphosen mit rascher Progredienz entstehen meist auf dem Boden einer Wirbelkörperfehlanlage des ventralen Knochenkerns und daraus resultierender dorsaler Halbwirbelbildungen. Sie sind eventuell mit Fehlformen der Rippen, Gelenke und Laminae vergesellschaftet. Die daraus entstehende Dorsalverlagerung des Wirbelkörpers kann zu massiven **Kompressionssymptomen des Rückenmarks** führen. Die notwendige Diagnostik besteht neben der Röntgenbildgebung insbesondere bei neurologischen Symptomen in einer MRT-Diagnostik.

Kongenitale Kyphosen sind aufgrund der offensichtlichen und progredienten Fehlstellung früh erkennbar und sollten umgehend einer fachorthopädischen Klinik zur weiteren Diagnostik und Therapie zugeführt werden. In der Regel wird eine operative Korrektur angestrebt, wenn eine kongenitale Kyphose auf dem Boden eines dorsalen Halbwirbels diagnostiziert wird und neurologische Ausfällen drohen (Hefti 2002, McMaster und Ohtsuka 1982, McMaster und Singh 1999).

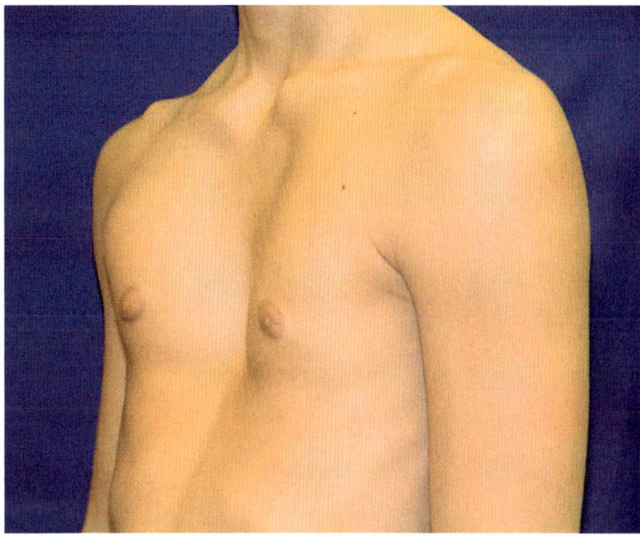

Abb. 45.1 Trichterbrust. [E439]

Trichterbrust (Pectus excavatum)

Das klinische Bild der Trichterbrust entsteht durch eine Knickbildung des Corpus sterni nach innen, der auch die Rippenknorpel ab dem 2. Rippenpaar folgen (➤ Abb. 45.1). Die Ätiologie ist unklar. Bei familiärer Häufung sowie bei Assoziation mit anderen Erkrankungen (Skoliose, Marfan-Syndrom) wird eine genetische Disposition vermutet (Shamberger 1998). Ein Teil der Betroffenen klagt über Schmerzen, Palpitationen und eine verminderte pulmonale Belastbarkeit. Diese Beschwerden korrelieren nicht unbedingt mit der Ausprägung der Trichterbrust und lassen sich nicht immer durch eine kardiopulmonale Funktionsdiagnostik objektivieren. Neben der Inspektion eignet sich die seitliche Röntgen-Thoraxaufnahme zur Diagnoseobjektivierung. Eine relative Operationsindikation besteht bei gravierenden begleitenden psychischen Beeinträchtigungen (z. B. Minderung Selbstwertgefühl, Körperbildstörung) und zeigt je nach Studie eine Zufriedenheitsquote von über 90 % (Dietz et al. 1997, Shamberger und Welch 1988a, b, Weber 2005).

Kielbrust (Pectus carinatum)

Bei einer Kielbrust, auch Hühnerbrust genannt, verschiebt sich im Gegensatz zur Trichterbrust das Sternum nach vorn (➤ Abb. 45.2). Diese relativ seltene Deformität wird oft erst mit Einsetzen der Pubertät sichtbar und tritt bei Jungen häufiger auf als bei Mädchen. Die Ätiologie dieser Brustwanddeformität ist immer noch unbekannt. Analog zur Trichterbrust führt auch die Kielbrust nicht zu einer mechanischen Beeinträchtigung der kardiopulmonalen Funk-

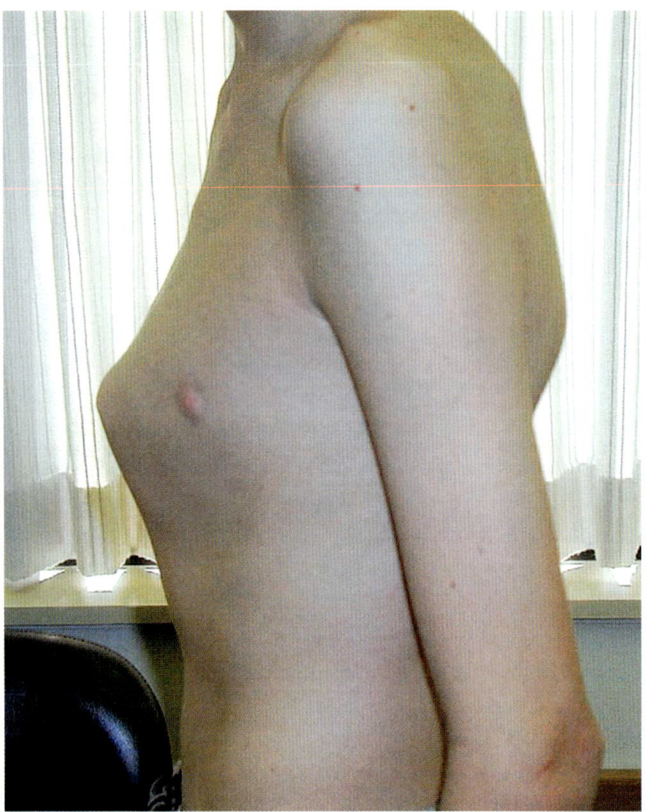

Abb. 45.2 Kielbrust. [E439]

tion. Jedoch werden in Verbindung mit der Kielbrust häufiger kongenitale Herzvitien beobachtet.

Die erheblichen psychischen Beeinträchtigungen der Betroffenen können unter Umständen bei erfolgloser konservativer Therapie eine Indikation zur operativen Korrektur darstellen (Banever et al. 2006, Bell et al. 2012, Bostanci et al. 2012, Martinez-Ferro et al. 2008, Robicsek 2012, Robicsek und Watts 2010).

45.3.2 Erworbene Deformitäten

Scheuermann-Krankheit

Das Krankheitsbild der „Kyphosis dorsalis juvenilis" wurde erstmals 1921 (Scheuermann 1921) vom dänischen Orthopäden und Radiologen Holger Werfel Scheuermann (1877–1960) beschrieben und stellt eine im Jugendalter auftretende Wachstumsstörung an den Grund- und Deckplatten der BWS und/oder Lendenwirbelsäule (LWS) dar. Sie geht einher mit einer keilförmigen Deformierung der Wirbelkörper und damit verbundener teilfixierter vermehrter Kyphose bzw. verminderter Lordose (Hefti 2006, Murray et al. 1993). Schmerzen treten vorwiegend im Bereich des Scheitelpunkts der Kyphose oder im Bereich der sekundär entstehenden Degeneration der lumbalen Bandscheiben auf.

Klinisch zeigt sich beim Patienten eine **fixierte Kyphose der BWS.** Das bedeutet, dass die Kyphose bei Extension der Wirbelsäule nicht ausgeglichen, sondern fixiert bestehen bleibt. Diese Erkrankung ist häufig mit einer Hüftbeugekontraktur, Dorsalkippung des Beckens mit Verkürzung der ischiokruralen Muskulatur und Verminderung der Lendenlordose assoziiert (Murray et al. 1993). **Beweisend für eine Scheuermann-Krankheit** ist eine Röntgenaufnahme der Wirbelsäule, die eine keilförmige Deformierung von mehr als 5° bei einem oder mehreren Wirbelkörpern, Irregularitäten der Grund- und Deckplatten, eine Verschmälerung des Zwischenwirbelraums sowie eine Vergrößerung des anterior-posterioren Durchmessers der Brustwirbelkörper (BWK) zeigt (Böni et al. 2002).

Die Therapie besteht in krankengymnastischen Übungsbehandlungen zur Entkyphosierung der Wirbelsäule in Verbindung mit einer Kräftigung der Rumpfmuskulatur zur aktiven Haltungskorrektur und Entlastung der ventralen Wirbelsäulenabschnitte. Eine Korsettbehandlung ist nur bei Progredienz der Kyphose trotz krankengymnastischer Behandlung und noch nicht abgeschlossenem Wachstum indiziert (Böni et al. 2002, Hefti 2002).

Kyphosen bei Entzündungen

Infektiöse Entzündungen (Diszitis/Spondylitis/Spondylodiszitis)

Bei der Diszitis handelt es sich um eine isolierte Entzündung der Bandscheibe, die häufig iatrogen durch Operationen oder Injektionen verursacht wird (➤ Abb. 45.3). Der Spondylitis als isolierte Entzündung des Wirbelkörpers und der Spondylodiszitis, einer Entzündung der Bandscheibe mit angrenzendem Wirbelkörper, liegen am häufigsten **bakterielle Infektionserkrankungen** mit hämatogener Streuung zugrunde (Flamme et al. 2001, Hadjipavlou et al. 2000, Muller et al. 2004). Die Übergänge zwischen der Spondylitis und Spondylodiszitis sind fließend.

Zwischen dem 50. und 65. Lebensjahr ist eine Häufung der Spondylitis und Spondylodiszitis in der Literatur beschrieben, wobei Männer doppelt so häufig wie Frauen betroffen sind (Hadjipavlou et al. 2000, Solis Garcia del Pozo et al. 2007). Hauptmanifestationsorte sind die LWS mit 65 % der Fälle, gefolgt von BWS (25 %) und HWS (10 %) (Dagirmanjian et al. 1999, Eichler et al. 2012).

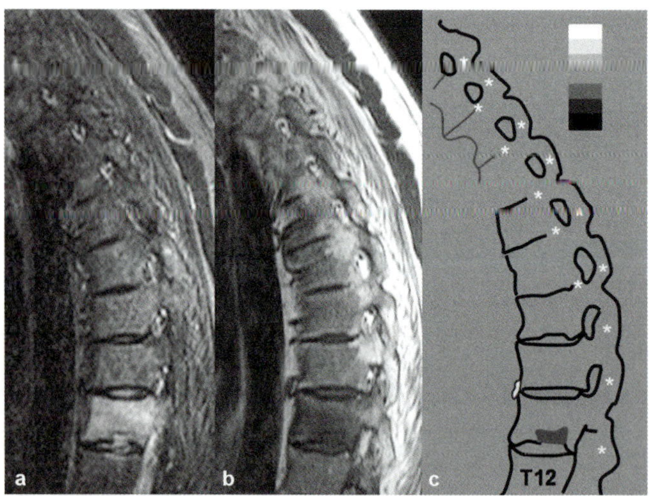

Abb. 45.3 Spondylodiszitis. [F900–002]

Problematisch ist der meist **schleichende Verlauf.** Im Frühstadium klagen die Patienten über lage- und bewegungsunabhängige Schmerzen in Begleitung mit unspezifischem Krankheitsgefühl. Im Bereich der BWS zeigt sich eine segmental fixierte Kyphose ohne jegliche freie Richtung. Laborchemisch ist eine Erhöhung der Blutsenkungsgeschwindigkeit (BSG) und des C-reaktiven Proteins (CRP) in Verbindung mit einer Leukozytose vorhanden, allerdings ohne Spezifität für eine Spondylitis/Spondylodiszitis.

> Wichtig ist die korrekte Anamnese, um mögliche Ursachen wie septische Herde und vorangegangene Injektionen und Operationen zu identifizieren.

Da die Röntgendiagnostik insbesondere im Frühstadium negativ ausfällt, ist die MRT-Diagnostik bildgebendes diagnostisches Mittel der Wahl, um sowohl die lokale Entzündung als auch das Ausmaß der möglichen Abszedierung darzustellen.

Die Therapie besteht neben einer systemischen Antibiose im Fall einer Abszedierung in einer chirurgischen Herdsanierung und Stabilisation der Wirbel (Eichler et al. 2012).

RED FLAG

> Eine osteopathische Behandlung ist in der Akutphase kontraindiziert. Vielmehr sollte bei Verdacht auf ein infektiöses Geschehen eine sofortige fachärztliche Vorstellung erfolgen (➤ Kap. 45.5).

Nichtinfektiöse Entzündung

Die Spondylitis ankylosans, im deutschsprachigen Raum besser unter Bechterew-Krankheit bekannt, gehört zur Gruppe der seronegativen Spondylarthritiden. Nach der rheumatoiden Arthritis ist die Bechterew-Krankheit die zweithäufigste entzündlich rheumatische Erkrankung. Männer sind doppelt so häufig betroffen wie Frauen (Rudwaleit et al. 2006, Sieper et al. 2009). Betroffen sind meist die Iliosakralgelenke, gefolgt von der Wirbelsäule. Diese kann bei Fortschreiten der Erkrankung in Kyphose einsteifen (➤ Kap. 67.4.2).

> Klagt ein Patient < 45 Jahre länger als 3 Monate über Rückenschmerzen, Morgensteifigkeit über 30 Minuten, Nachtschmerz und anhaltende Schmerzen in Ruhe und berichtet über Besserung der Schmerzen bei Bewegung, sollte eine weiterführende Diagnostik zur Verifizierung einer Spondylitis ankylosans eingeleitet werden (Braun et al. 2006, Sieper et al. 2009).

Die Diagnostik beinhaltet neben der Röntgendiagnostik der Wirbelsäule (Kasten- bzw. Tonnenwirbel, im Spätstadium Bambuswirbel) und der Iliosakralgelenke die laborchemische Untersuchung spezifischer Rheumafaktoren und von HLA-B27 (humanes Leukozyten-Antigen). Eine hohe Sensitivität zur Detektierung der Sakroiliitis im Frühstadium hat das MRT, das schon deutlich früher als die Röntgendiagnostik Entzündungszeichen zeigt und auch zur Therapieverlaufsbeurteilung geeignet ist (Rehart et al. 2006).

Therapeutisch sind in Abhängigkeit von der entzündlichen Aktivität neben der antientzündlichen Medikation (nichtsteroidale Antiphlogistika, Disease-Modifying Anti-Rheumatic Drugs [DMARD], TNFα-Blocker) die Krankengymnastik, Sport und physikalische Maßnahmen zur Erhaltung der bestmöglichen Beweglichkeit indiziert (Braun et al. 2006, Manger et al. 2009, Rudwaleit et al. 2004). Hier kann die osteopathische Medizin begleitend einen guten Beitrag leisten.

Skoliose

Der Begriff Skoliose beschreibt eine dauerhafte Seitausbiegung der Wirbelsäule von über 10° nach Cobb, die immer mit zusätzlicher Rotation kombiniert ist, wobei die Wirbelkörper zur konvexen Seite der Krümmung hin- und von der konkaven Seite weggedreht sind. Im Thoraxbereich drehen sich die Rippen zusammen mit den Wirbelkörpern, sodass der charakteristische, auf der konvexen Seite liegende Rippenbuckel entsteht (➤ Abb. 45.4).

Ätiologisch unterscheidet man die **idiopathische Skoliose** von den **sekundären Formen,** die ihre Ursache in Systemerkrankungen (neuromuskuläre Erkrankungen, das Marfan-Syndrom usw.) haben oder angeboren sind (➤ Kap. 45.3.2). Mehr als 80 % aller Skoliosen zählen zur idiopathischen Form, deren Ursachen nicht bekannt sind. Die Prävalenz dieser Skoliosen liegt weltweit bei ca. 1 % (Lonstein 1987, Stücker 2007, Weinstein 1999).

Je nach Alter bei Erstmanifestation bzw. Diagnosestellung werden folgende Formen unterschieden:

- **Infantile Skoliose** (0–2 Jahre), 0,5 %; Jungen sind 2- bis 3-mal häufiger betroffen (Fernandez und Weinstein 2007, Harrigan 2007).
- **Juvenile Skoliose** (3–10 Jahre), 10,5 %; Jungen und Mädchen sind gleichermaßen betroffen (Stücker 2007).

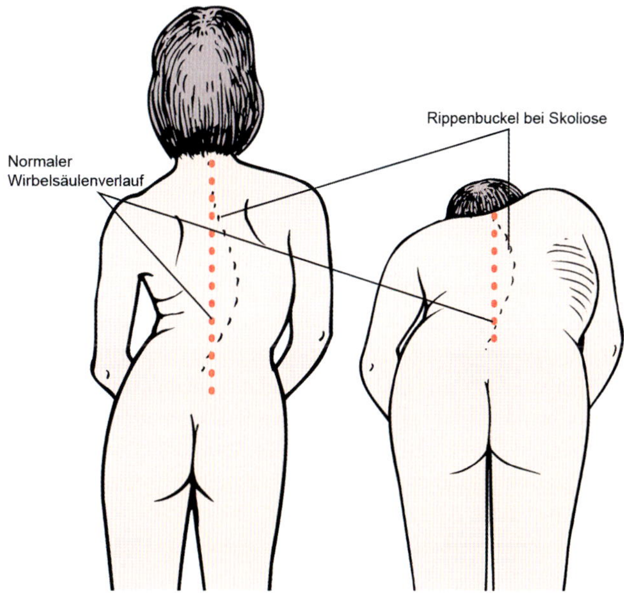

Abb. 45.4 Klinischer Aspekt der Skoliose im Bereich der BWS mit typischem Rippenbuckel. [E701]

- **Adoleszentenskoliose** (> 10 Jahre), 89 %; betroffen sind überwiegend Mädchen, vor allem bei den höhergradigen Skoliosegraden (> 20° nach Cobb) (Weinstein 1999).

Strukturelle Skoliosen verursachen im Kindes- und Jugendalter nur sehr selten Schmerzen. Bei schmerzhaften Skoliosen muss daher immer neben entzündlichen Erkrankungen an Tumoren gedacht werden. Insbesondere das **Osteoidosteom** als primär benigner Tumor manifestiert sich in 10 % der Fälle an der Wirbelsäule und fällt durch den pathognomonischen belastungsunabhängigen, auf Salizylsäure ansprechenden Nachtschmerz auf. Das Osteoidosteom manifestiert sich typischerweise einseitig an der Bogenwurzel und führt zu ausgeprägten reaktiven skoliotischen Deformierungen. Therapiebedarf besteht fast ausschließlich aufgrund der Schmerzen. Konservativ ist eine langfristige medikamentöse Behandlung möglich. Operativ ist die Radiofrequenzablation Therapie der Wahl (Cerase und Priolo 1998, Martel et al. 2009, Omlor et al. 2012, Saccomanni 2009).

Für die **idiopathische Skoliose** wird nach den SOSORT-Kriterien (International Society on Scoliosis Orthopaedic and Rehabilitation Treatment) bei einem Cobb-Winkel zwischen 20 und 50° ein Ganztagskorsett, für die rasch progredienten juvenilen und adoleszenten Skoliosen mit einem Cobb-Winkel < 20° ein Nachtkorsett verordnet. Regelmäßige krankengymnastische Übungsbehandlung und konsequente Durchführung rumpfstabilisierender Übungen in Eigenregie sind zur Erhaltung der Korrektur notwendig. Bei Verkrümmungen mit Cobb-Winkeln > 50° thorakal bzw. > 30° lumbal bleibt ein nachhaltiger Erfolg der konservativen Therapie fraglich. Eine Korsettversorgung von jungen Patienten kann in diesen Fällen eine Progredienz bis zur endgültigen Entscheidung zur Operation nach Wachstumsabschluss verhindern helfen (DGOOC 2009, Hefti 2006, American College of Radiology 2014, Landauer et al. 1997, 2003, Negrini et al. 2009).

45.3.3 Erworbene funktionelle Erkrankungen

Degenerative BWS-Erkrankungen

Degenerative Veränderungen der Brustwirbelsäule sind in ihrer Häufigkeit vergleichbar mit denen anderer Abschnitte der Wirbelsäule, jedoch sind die Kompensationsmöglichkeiten aufgrund des anatomischen Aufbaus in diesem Wirbelsäulenabschnitt deutlich höher.

Bandscheibenvorfälle mit radikulärer Symptomatik sind am Thorax äußerst selten (1 % aller Bandscheibenvorfälle) und werden erst bei ausgeprägtem Befund klinisch auffällig (Gerstenbrand et al. 1979). Bei einem großen medianen Bandscheibenvorfall ist eine Myelonkompression und daraus folgende Myelopathie mit Reflexsteigerung der unteren Extremität, Blasenfunktionsstörung bis hin zum Querschnittssyndrom möglich (LaBan und Gorin 2007, Papapostolou et al. 2007). In diesem Fall ist eine operative Therapie wie auch an anderen Abschnitten der Wirbelsäule in Erwägung zu ziehen.

Der uncharakteristische Begriff der **„Interkostalneuralgie"** beschreibt die Irritation eines thorakalen Spinalnervs. Die Ursachen können neben einem thorakalen Bandscheibenvorfall degenerative spondylotische Veränderungen der Wirbelkörper und eine Irritation des Interkostalnervs durch Traumatisierung angrenzender Strukturen, wie z. B. Rippenfrakturen oder Wirbelkörperfrakturen, sein. Weiter sind entzündliche (Herpes zoster, Pleuritis) und nichtentzündliche Weichteilprozesse (Tumoren) möglich. Das Schmerzbild ist in aller Regel durch streng segmentale Schmerzen und Sensibilitätsstörungen geprägt. Motorische Ausfälle fehlen meist (Awwad et al. 1991, Gnann und Whitley 2002). Zur Differenzierung der möglichen Schmerzursachen sind neben der neurologischen Untersuchung die Röntgendiagnostik und die MRT-Diagnostik sinnvoll, um die Patienten mit einer Operationsindikation herauszufiltern.

Entzündliche Erkrankungen des Thorax

Die entzündlichen Erkrankungen des Thorax umfassen sowohl lokale Weichteilinfekte als auch infektiöse Spondylitiden, Spondylodiszitiden und Infekte der knöchernen Strukturen (Rippenosteomyelitis, Wirbelkörperosteomyelitis, Sternumosteomyelitis). Richtungsweisend sind hier neben den typischen klinischen Zeichen der Entzündung (Rubor, Tumor, Dolor, Calor, Functio laesa) die systemischen Symptome (Fieber, reduzierter Allgemeinzustand) und laborchemische Hinweise. Da primäre Infektionen eher selten sind, können anamnestisch zu erhebende Erkrankungen und iatrogene Läsionen (Zustand nach Injektionen, Sternotomie, Follikulitis, chronische Abszedierung) als sekundäre Ursache in Frage kommen (Losanoff et al. 2002, Howard et al. 2006).

Zur Bestimmung des Infektionsausmaßes und Planung notwendiger chirurgischer Maßnahmen ist die MRT das bildgebende Mittel der Wahl (Jeung et al. 1999).

RED FLAG
Eine osteopathische Behandlung ist hier strikt kontraindiziert. Bei Verdacht auf ein entzündliches Geschehen sollte eine Weiterleitung zum Facharzt erfolgen.

Tietze-Syndrom, Kostochondritis

Bei der Kostochondritis handelt es sich um eine entzündliche, schmerzhafte Veränderung des sternalen Ansatzes der Rippenknorpel der Rippen 2–9 sowie des Sternoklavikulargelenks (SC-Gelenk), wenngleich 70 % die 2. und 3. Rippe betreffen. Bei einem Tietze-Syndrom ist meist nur eine Rippe betroffen mit Schwellung des kostosternalen Gelenks, bei der Kostochondritis eher der multiple Befall ohne Schwellung der Gelenke (Fam und Smythe 1985, Jurik et al. 1987, Pappalardo et al. 1995, Proulx und Zryd 2009).

Als bildgebende Diagnostik kann sowohl der Ultraschall als auch die MRT herangezogen werden, wenngleich die MRT zur differenzialdiagnostischen Abgrenzung (lokale Tumoren, Metastasen, SC-Gelenk-Arthrose) besser geeignet ist (Bittner et al. 1990, Kamel und Kotob 1997, Thongngarm et al. 2001, Volterrani et al. 2008). Die Erkrankung ist selbstlimitierend und kann konservativ mit topischen und systemischen Antiphlogistika, bei Therapieresistenz mit

Kortikoidinjektionen behandelt werden (Kamel und Kotob 1997, Proulx und Zryd 2009).

Die Tatsache, dass in der Literatur die Pathogenese nicht abschließend geklärt ist, lässt ein multifaktorielles Geschehen vermuten. Bei Ausschluss primär maligner Ursachen sind manualmedizinische und osteopathische Funktionsstörungen wahrscheinlich (Buchmann et al. 2011).

Tumoren von BWS und Thorax

Primäre Knochentumoren sind selten (ca. 1 % aller Tumoren), Knochenmetastasen sind die weitaus häufigeren Knochenmalignome (➤ Abb. 45.5). Das Verhältnis in der Inzidenz von primär malignen Wirbelsäulentumoren zu Wirbelsäulenmetastasen beträgt 1:256 (Schaser et al. 2007, 2009). Zwei Drittel der primären Knochentumoren treten bis zum 40. Lebensjahr auf, Metastasen meist später (Jacobs und Fehlings 2006, Murakami et al. 2006, Hawkins 1996).

Bei Kindern sind 60 % der **Knochentumoren** benigne Erkrankungen. Hierbei spielen in erster Linie Osteoidosteome/Osteoblastome (12 %) und aneurysmatische Knochenzysten (10 %) eine Rolle (Jacobs und Fehlings 2006). Bei Erwachsenen werden bis zu 80 % maligne Tumoren festgestellt. An erster Stelle steht hier das Plasmozytom, gefolgt von Chordomen und Sarkomen.

Hinsichtlich des **Tumorbefalls der Wirbelsäule** ist am häufigsten die thorakale Wirbelsäule, gefolgt vom sakralen, lumbalen und zervikalen Abschnitt betroffen (Boriani et al. 2000). Die verschiedenen Tumorentitäten zeigen hierbei unterschiedliche Bevorzugungen. In der Brustwirbelsäule finden sich häufig Plasmozytome und Chondrosarkome (Ecker et al. 2005). Chordome entstehen gehäuft im Sakrum (50 %), gefolgt von der Schädelbasis (35 %) und der Wirbelsäule (15 %) (Bielack et al. 2002). Riesenzelltumore lassen sich gehäuft im Sakrum und thorakolumbalen Bereich nachweisen.

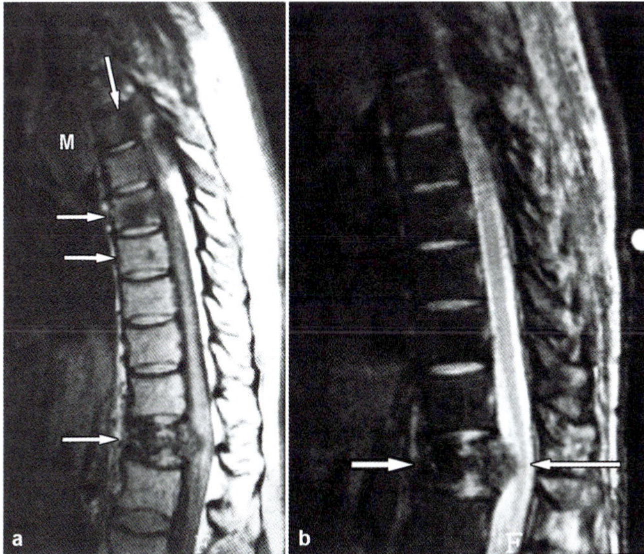

Abb. 45.5 Metastase (M) des Osteosarkoms in der Pleura. Die Pfeile zeigen den multiplen Befall der BWS durch Metastasen mit pathologischer Fraktur des BWK 12 **(a)** mit Infiltration und Kompression des Rückenmarks **(b)**. [G567]

Metastasen stammen in 80 % der Fälle von Prostata-, Bronchial-, Mamma- oder Nierenzellkarzinomen (Ecker et al. 2005, Schajowitcz 1994). Hinsichtlich der Lokalisation der metastatischen Wirbelsäulenprozesse findet sich die Mehrheit mit 70 % in der Brustwirbelsäule. Hierauf folgen mit 20 % die lumbalen und mit 10 % die zervikalen Wirbelsäulenabschnitte (Schaser et al. 2007).

Das Auftreten von **primär malignen Wirbelsäulentumoren und Metastasen** führt durch die schnelle Tumorprogression zu spinaler Instabilität, durch eine Einbeziehung von umliegenden neurovaskulären, viszeralen und mediastinalen Strukturen zu entsprechenden Symptomen und letztendlich zu einer systemischen Tumoraussaat. Infolge von Deformitäten, Instabilitäten und pathologischen Frakturen in Verbindung mit Nervenwurzelkompression und Myelonbeteiligung leidet der Patient unter erheblichen Einschränkungen seiner Lebensqualität. Bereits in einem frühen Stadium der Erkrankung klagt die Mehrzahl der betroffenen Patienten (> 90 %) über lokalisierte und/oder ausstrahlende Rückenschmerzen. Die Anamnesedauer kann stark variieren und nur wenige Wochen bis mehrere Monate betragen (Straka et al. 2010).

Die **Symptomatik der Wirbeltumoren** reicht von unspezifischem Rückenschmerz mit nozizeptiver, neuropathischer oder kombinierter Schmerzsymptomatik bis hin zu Belastungs- und Bewegungsschmerz infolge biomechanischer Wirbelsäuleninstabilitäten (Green et al. 1996). Bei 5 % aller betroffenen Patienten stellt eine pathologische Fraktur das erste Symptom dar (Green et al. 1996). Insgesamt ist die Angabe von Rückenschmerz ein unspezifisches Zeichen. Tumorbedingte Schmerzen zeigen sich häufig progressiv, belastungsunabhängig und verstärken sich in der Nacht. Bei jedem zweiten Patienten zeigen sich zusätzlich neurologische Symptome (Boriani et al. 2000). Die Schwere der neurologischen Ausfälle reicht hierbei von lokalen Lähmungen bis hin zu inkompletten/kompletten Paresen und Blasen- und Mastdarmstörungen. Weniger als 10 % der Patienten fallen durch lokale Schwellung oder einen tastbaren Tumor auf (Boriani et al. 2000). Allgemeinsymptome wie Fieber oder Gewichtsabnahme fehlen in der Regel.

Diagnostisch ist das MRT bildgebendes Mittel der Wahl, da hier sowohl die Lokalisation und Anzahl als auch die lokale und regionale Ausdehnung und somit das Frakturrisiko bestimmt werden kann (Kostuik et al. 1988, Schaser et al. 2009, Tomita et al. 2001). 45

Bei Verdacht auf eine Tumorerkrankung sollte immer ein Facharzt hinzugezogen werden. Eine osteopathische Behandlung kann bei einem diagnostizierten Tumorleiden begleitend hilfreich sein.

Traumatische Verletzungen

Eine Traumaanamnese kann unter Umständen schwierig zu erheben sein, da der Patient das Trauma nicht als solches erlebt hat und damit für ihn nicht erinnerlich ist. So kann es auch z. B. im Rahmen sportlicher Betätigung, krankengymnastischer Therapie, durch Husten oder bei neurologischen Grunderkrankungen wie Epilepsie, Dyskinesie und Dystonie zu Frakturen der Rippen und der Wirbelkörper

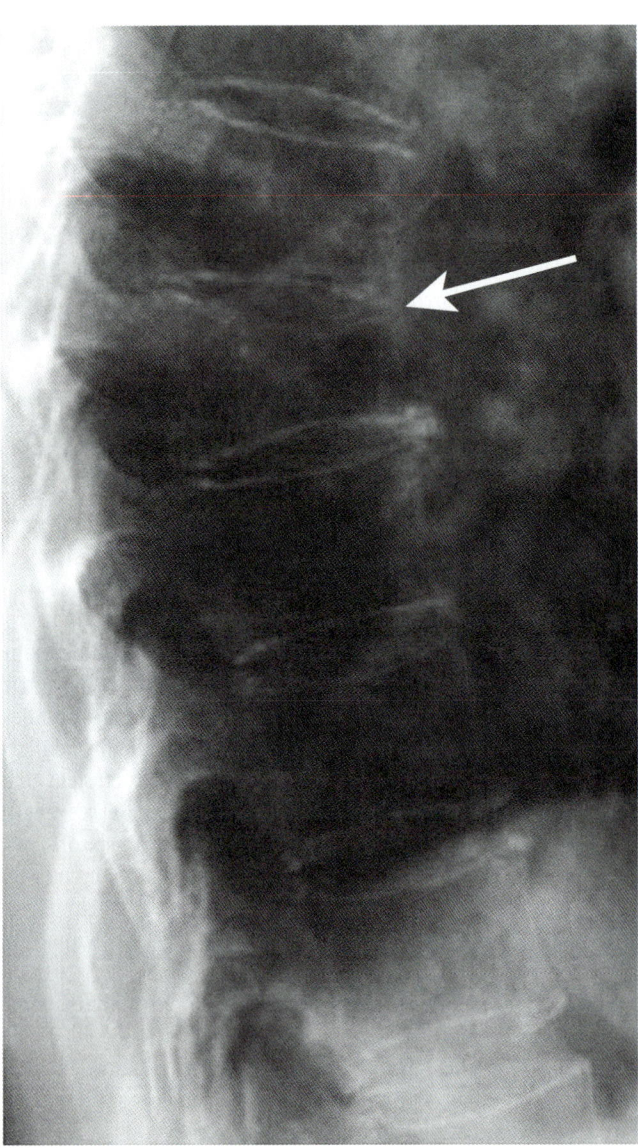

Abb. 45.6 Fraktur Brustwirbelsäule. [F264–003]

45

kommen (Chaneliere et al. 2006, Coris und Higgins 2005, Hanak et al. 2005, Leung et al. 2000, Vinther et al. 2006) (➤ Abb. 45.6).

Auch bei der **Osteoporose** als Grunderkrankung kann schon ein Bagatelltrauma eine Fraktur der Rippen oder eines Wirbelkörpers verursachen. Die Osteoporose ist eine systemische Skeletterkrankung, die durch eine niedrige Knochenmasse und eine mikroarchitektonische Verschlechterung des Knochengewebes mit einem konsekutiven Anstieg der Knochenfragilität und der Neigung zu Frakturen charakterisiert ist (Consensus Development Conference 1993, DVO 2014). Am häufigsten finden sich osteoporotische Wirbelkörperfrakturen um den thorakolumbalen Übergang (Th11–L2), gefolgt von der mittleren BWS (Th6–Th7) (Bartl 2010).

Die Schmerzen bei **Rippenfrakturen** sind atemabhängig und streng im Verlauf der verletzten Rippe.

Sowohl bei Verdacht auf eine Wirbelkörper- als auch Rippenfraktur sollte stets ein Röntgenbild angefertigt werden. Bei unklarem radiologischem Befund ist eventuell ein CT zur Diagnosesicherung angezeigt. Unter Berücksichtigung möglicher Komplikationen kann eine begleitende osteopathische Behandlung (z. B. Lymphtechniken und viszerale Mobilisationen) hilfreich sein.

Zusammenfassung

Patienten mit Thoraxschmerzen sind in der konservativ-orthopädischen Praxis recht häufig. Nach Abklärung internistischer Krankheitsbilder spielen vor allem erworbene Krankheitsbilder eine Rolle. Angeborene Deformierungen und Erkrankungen sind einfach zu diagnostizieren und bedürfen in der Regel interdisziplinärer Behandlung.

45.4 Yellow Flags Thoraxschmerz

Die Yellow Flags sind – abgeleitet von der Nationalen Versorgungsleitlinie (NVL) Kreuzschmerz (Bundesärztekammer 2011) – Warnhinweise auf eine mögliche Chronifizierung und sollten möglichst frühzeitig erfasst werden. Die NVL empfiehlt die Erfassung der Yellow Flags bei Kreuzschmerzen > 4 Wochen – bei Arbeitsunfähigkeit auch schon nach 2 Wochen – bereits im primärärztlichen Bereich.

YELLOW FLAG

Psychosoziale Risikofaktoren
- Depression, Disstress (negativer Stress, vor allem berufs-/arbeitsbezogen)
- Schmerzbedingte Kognitionen wie Katastrophisierung, Hilf-/Hoffnungslosigkeit, Angst-Vermeidungsverhalten, Gedankenunterdrückung
- Passives Schmerzverhalten (z. B. ausgeprägtes Schon- und Vermeidungsverhalten)
- Überaktives Schmerzverhalten (beharrliche Arbeitsamkeit), suppressives Schmerzverhalten
- Neigung zur Somatisierung

Berufliche Faktoren
- Überwiegend Schwerarbeit, monotone Körperhaltung, Vibrationsexposition
- Verlust des Arbeitsplatzes
- Geringe Qualifikation, Unzufriedenheit, Mobbing

Iatrogene Ursachen
- Mangelhafte Respektierung der multikausalen Genese
- Überbewertung somatischer/radiologischer Befunde
- Grundloses langes Krankschreiben der Patienten
- Förderung passiver Therapiekonzepte
- Übertriebener Einsatz diagnostischer Maßnahmen

45.5 Red Flags Thoraxschmerz

Die Red Flags Thoraxschmerz sind anamnestische und klinische Befundkonstellationen, die aus orthopädischer Sicht eine weitere schulmedizinische Diagnostik erfordern, bevor eine osteopathische Behandlung begonnen oder weitergeführt werden kann.

RED FLAG

- Infektiöse Entzündung (Osteomyelitis? Spondylitis? Diszitis?)
- Nachtschweiß/Fieber/Gewichtsverlust (maligne Erkrankung?)
- Laborchemisch hohe Entzündungsparameter (infektiöse/nichtinfektiöse Entzündung?)
- Maligne Erkrankung in der Anamnese (Rezidiv? Metastase?)
- Progrediente Deformierung (kongenitale Skoliose/Kyphose? Tumor?)
- Schmerzen nach akutem Trauma (Fraktur?)
- Streng segmentaler Schmerz (Fraktur? Zosterneuritis?)
- Fixierte Kyphose (Scheuermann-Krankheit?)
- Schmerzen nach älterem Trauma (Bildgebung notwendig?)
- Progredienz der Schmerzen unter Therapie (Diagnose korrekt? Differenzialdiagnosen?)
- Neurologische Symptome (Tumor? Bandscheibenvorfall?)

LITERATUR

Adson AW. Surgical treatment for symptoms produced by cervical ribs and the scalenus anticus muscle. Clin Orthop. 1986; 207: 3–12.

American College of Radiology. ACR-SPR-SSR practice parameter for the performance of radiography for scoliosis in children. 2014. www.acr.org/~/media/ACR/Documents/PGTS/guidelines/Scoliosis.pdf (letzter Zugriff: 10.2.2016).

Awwad EE et al. Asymptomatic versus symptomatic herniated thoracic discs: their frequency and characteristics detected by computed tomography after myelography. Neurosurgery. 1991; 28: 180–186.

Banever GT et al. Non-operative correction of pectus carinatum with orthotic bracing. J Laparoendosc Adv Surg Tech A. 2006; 16: 164–167.

Bartl R. Osteoporose. 4. Aufl. Stuttgart: Thieme, 2010.

Bell R, Idowu O, Kim S. Minimally invasive repair of symmetric pectus carinatum: bilateral thoracoscopic chondrotomies and suprasternal compression bar placement. J Laparoendosc Adv Surg Tech A. 2012; 22: 921–924.

Bielack SS et al. Prognostic factors in high-grade osteosarcoma of the extremities or trunk: ananalysis of 1,702 patients treated on neoadjuvant cooperative osteosarcoma study group protocols. J Clin Oncol. 2002; 20: 776–790.

Bihl H, Rossler B, Borr U. Assessment of infectious conditions in the musculoskeletal system: experience with Tc-99 m HIG in 120 patients. J Nucl Med. 1992; 33: 839.

Bittner RC et al. MRI of an intrathoracic malignant tumor invading the chest wall. Rinsho Hoshasen. 1990; 35: 133–140.

Böni T, Min K, Hefti F. Idiopathische Skoliose und Scheuermann-Kyphose. Historische und aktuelle Aspekte der konservativen Behandlung. Orthopäde. 2002; 31: 11–25.

Boriani S et al. Chondrosarcoma of the mobile spine: report on 22 cases. Spine. 2000; 25: 804–812C.

Bostanci K et al. Quality of life of patients who have undergone the minimally invasive repair of pectus carinatum. Eur J Cardiothorac Surg. 2012; 43: 122–126.

Braun J et al. Empfehlungen für das Management der ankylosierenden Spondylitis gemäß ASAS/EULAR. Z Rheumatol. 2006; 65: 728–742.

Buchmann J et al. Differentialdiagnostik manualmedizinischer Syndrome des Thorax und Abdomens unter Einbeziehung osteopathischer Verfahren. Manuelle Med. 2011; 49: 244–260.

Bundesärztekammer (BÄK), Kassenärztliche Bundesvereinigung (KBV), Arbeitsgemeinschaft der Wissenschaftlichen Medizinischen Fachgesellschaften (AWMF). Nationale VersorgungsLeitlinie Kreuzschmerz – Langfassung. Version 1.5, Okt. 2015. www.leitlinien.de/mdb/downloads/nvl/kreuzschmerz/kreuzschmerz-1aufl-vers5-lang.pdf (letzter Zugriff: 17.2.2016).

Cerase A, Priolo F. Skeletal benign bone-forming lesions. Eur J Radiol. 1998; 27: 91–97.

Cetin II, Aktas D, Tuncbilek E. Ipsilateral foot and contralateral hand anomalies in a patient with Poland-Moebius syndrome. Eur J Med Genet. 2005; 48: 183–187.

Chaneliere C et al. Rib fractures after chest physiotherapy: a report of 2 cases. Arch Pediatr. 2006; 13: 1410–1412.

Consensus Development Conference. Diagnosis, prophylaxis and treatment of osteoporosis. Am J Med. 1993; 94: 646–650.

Coris EE, Higgins HW 2nd. (2005) First rib stress fractures in throwing athletes. Am J Sports Med. 2005; 33: 1400–1404.

Cremerius U et al. Analysis of (18)F-FDG uptake patterns in PET for diagnosis of septic and aseptic loosening after total hip arthroplasty. Nuklearmedizin. 2003; 42: 234–239.

Dagirmanjian A, Schils J, McHenry MC. (1999) MR imaging of spinal infections. Magn Reson Imaging Clin Noth Am. 1999; 7: 525–538.

DGOOC, Deutsche Gesellschaft für Orthopädie und Orthopädische Chirurgie, Berufsverband der Ärzte für Orthopädie (BVO). Idiopathische Skoliose im Wachstumsalter. AWMF-Leitlinienregisternummer 033/025. Düsseldorf: AWMF, 2009.

Dietz HG, Joppich I, Till H. Die Trichterbrust. Pädiatr Prax. 1997; 52: 475–483.

Drerup B et al. Rasterstereographische Funktionsaufnahmen Eine neue Methode zur biomechanischen Analyse der Skelettgeometrie. Orthopäde. 2001; 30: 242–250.

DVO Leitlinie Osteoporose 2014. www.dv-osteologie.org/dvoleitlinien/osteoporose-leitlinie-2014 (letzter Zugriff: 17.2.2016).

Ecker RD et al. Diagnosis and treatment of vertebral column metastases. Mayo Clin Proc. 2005; 80: 1177–1186.

Eichler M et al. Radiologische Diagnostik entzündlicher Wirbelkörpererkrankungen Orthopäde. 2012; 41: 711–720.

Erhardt L et al. Aetiology to chest pain in various clinical settings, task force report: management of chest pain. Eur Heart J. 2002: 23: 1153–1176.

Fam AG, Smythe AH. Musculosceletal chest wall pain. CMAJ. 1985; 133: 379–389.

Fernandez P, Weinstein SL. (2007) Natural history of early onset scoliosis. J Bone Joint Surg Am. 2007; 89A (suppl. 1): 21–33.

Flamme CH et al. MRT bei Spondylitis und Spondylodiszitis. Orthopade. 2001; 30: 514–518.

Gerstenbrand F, Tilscher H, Berger M. Radicular and pseudoradicular symptoms of the middle and lower cervical vertebral column. MMW Munch Med Wochenschr. 1979; 121: 1173–1176.

Gnann JW Jr, Whitley RJ. Clinical practice. Herpes zoster. New Engl J Med. 2002; 347: 340–346.

Graßhoff H. Orthopädie und orthopädische Chirurgie – Wirbelsäule und Thorax. In: Krämer J (Hrsg.) Erkrankungen und Deformitäten des Thorax. Stuttgart: Thieme, 2004. S 472–482.

Green R, Saifuddin A, Cannon S. Pictorial review: imaging of primary osteosarcoma of the spine. Clin Radiol. 1996; 51: 325–329.

Hadjipavlou AG et al. Hematogenous pyogenic spinal infections and their surgical management. Spine. 2000; 25: 1668–1679.

Hanak V, Hartman TE, Ryu JH. Cough-induced rib fractures. Mayo Clin Proc. 2005; 80: 879–882.

Handmaker H, Leonards R. The bone scan in inflammatory osseous disease. Sem Nucl Med. 1976; 6: 95–105.

Harrigan TM. Orthotics and therapeutic interventions in the management of scoliosis. In: Lusardi MM, Nielsen CC (eds.) Orthotics and prosthetics in rehabilitation. 2nd edn. Philadelphia: Saunders-Elsevier, 2007.

Hawkins MM. Multiple primary cancers in population-based cancer registries. Eur J Cancer. 1996; 32A: 1279–1280.

Hefti F. Kongenitale Fehlbildungen an der Wirbelsäule. Orthopade. 2002; 31: 34–43.

Hefti F. Kinderorthopädie in der Praxis. 2. Aufl. Heidelberg: Springer, 2006.

Hoefnagel CA et al. Detection of lung metastases from osteosarcoma by scintigraphy using 99mTcMDP. Diagn Imag. 1981; 50: 277–284.

Holder LE, Schwarz C, Wernicke PG. Radionuclide bone imaging in early detection of fractures of the proximal femur (hip): multifactorial analysis. Radiology. 1990; 152: 509–515.

Howard SA, Seldomridge JA. (2006) Spinal infections. Clin Orthop Relat Res. 2006; 444: 27–33.

Jacobs W, Fehlings M. Primary vertebral column tumors. In: Dickmann C, Fehlings M, Gokaslan ZL (eds.) Spinal cord and spinal column tumors principles and practice. New York: Thieme, 2006. pp. 369–386.

Jeung MY et al. Imaging of chest wall disorders. Radiographics. 1999; 19: 617–637.

Jurik AG, Justesen T, Graudal H. Radiographic findings in patients with clinical Tietze syndrome. Skeletal Radiol. 1987;16: 517–523.

Kaim A et al. Chronic complicated osteomyelitis of the appendicular skeleton: diagnosis with technetium-99 m labeled monoclonal antigranulocyte antibody immunoscintigraphy. Eur J Nucl Med. 1997; 24: 732–738.

Kamel M, Kotob H. Ultrasonographic assessment of local steroid injection in Tietze's syndrome. Br J Rheumatol. 1997; 36: 547–550.

Kostuik JP et al. Spinal stabilization of vertebral column tumors. Spine (Phila Pa 1976). 1988; 13: 250–256.

LaBan MM, Gorin G. A thoracic disc herniation presenting as an abdominal hernia. Am J Phys Med Rehabil. 2007; 86: 601.

Landauer F, Krismer M, Bauer R. (1997) Konservative Behandlung der idiopathischen Skoliose. Orthopade. 1997; 26: 808–817.

Landauer F, Wimmer C, Behensky H. Estimating the final outcome of brace treatment for idiopathic thoracic scoliosis at 6-months follow up. Pediatr Rehabil. 2003; 6: 201–207.

Leffert RD, Perlmutter GS. Thoracic outlet syndrome. Results of 282 transaxillary first rib resections. Clin Orthop Relat Res. 1999; 368: 66–79.

Leung C et al. Multiple rib fractures secondary to severe tardive dystonia and respiratory dyskinesia. J Clin Psychiatry. 2000; 61: 215–216.

Lonstein J. Idiopathic scoliosis. In: Lonstein JW et al. (eds.) Moe's textbook of scoliosis and other spinal deformities. Philadelphia: Saunders, 1987. pp 191–232.

Lopez de Lara D et al. Moebius-Poland syndrome and hypogonadotropic hypogonadism. Eur J Pediatr. 2008; 167: 353–354.

Losanoff JE et al. Necrotizing chest wall infection after blunt trauma: case report and review of the literature. J Trauma. 2002; 53: 787–789.

Manger B et al. Neufassung der Empfehlungen der Kommission Pharmakotherapie der DGRh. Therapie mit Tumornekrosefaktor-hemmenden Wirkstoffen bei entzündlich-rheumatischen Erkrankungen. Z Rheumatol. 2007; 66: 72–75.

Martel J et al. Osteoid osteoma of the spine: CT-guided monopolar radiofrequency ablation. Eur J Radiol. 2009; 71: 564–569.

Martinez-Ferro M, Fraire C, Bernard S. Dynamic compression system for the correction of pectus carinatum. Semin Pediatr Surg. 2008; 17: 194–200.

McMaster M, Ohtsuka K. The natural history of congenital scoliosis. J Bone Joint Surg Am. 1982; 64: 1128–1147.

McMaster MJ, Singh H. Natural history of congenital kyphosis and kyphoscoliosis. A study of one hundred and twelve patients.J Bone Joint Surg Am. 1999; 81: 1367–1383.

McSweeney SE et al. Thoracic outlet syndrome secondary to first rib anomaly: the value of multi-slice CT in diagnosis and surgical planning. Ir Med J. 2005; 98: 246–247.

Muller EL, Russe OJ, Muhr G. Osteomyelitis der Wirbelsäule. Orthopade 2004; 33: 305–315.

Murakami H et al. Complete segmental resection of the spine , including the spinal cord, for telangiectatic osteosarcoma: a report of 2 cases. Spine. 2006; 31: E117–122.

Murray PM, Weinstein SL, Spratt KF. The natural history and long-term follow-up of Scheuermann kyphosis. J Bone Joint Surg Am. 1993; 75: 236–248.

Negrini S et al. Guidelines on „Standard of management of idiopathic scoliosis with corrective braces in everyday clinics and in clinical research“: SOSORT Consensus 2008. Scoliosis. 2009; 16: 2–3.

Nilsson S et al. Chest pain and ischaemic heart disease in primary care. Br J Gen Pract. 2003; 53: 378–382.

Omlor GW et al. Radiofrequenzablation bei Osteoidosteomen der Wirbelsäule. Orthopäde. 2012; 41: 618–622.

Papapostolou A et al. Bilateral drop foot due to thoracic disc herniation. Eur J Neurol. 2007; 14: e5.

Pappalardo A et al. Reflexions on the Tietze syndrome. Clinical contribution. Clin Ter. 1995; 146: 675–682.

Parsch D, Ludwig K. Computertomographie des Muskuloskelettalsystems. Orthopäde. 2006; 35: 644–650.

Proulx AM, Zryd TW. Costochondritis: diagnosis and treatment. Am Fam Physician. 2009; 80: 617–620.

Quante M et al. Die operative Behandlung der adulten Skoliose. Osteoporose und Versagen des Anschlusssegments als besondere Herausforderung bei der operativen Versorgung. Orthopade. 2009; 38: 159–169.

Rehart S et al. Stellenwert der Sonographie in der Orthopädie. Orthopäde. 2006; 35: 600–604.

Reske SN, Kotzerke J. FDG-PET for clinical use. Results of the 3rd German Interdisciplinary Consensus Conference, „Onko-PET III“, 21 July and 19th September 2000. Eur J Nucl Med. 2001; 28: 1707–1723.

Robicsek F. The Nuss operation for pectus carinatum. Eur J Cardiothorac Surg. 2012; 43: 127

Robicsek F, Watts LT. Pectus carinatum. Thorac Surg Clin. 2010; 20: 563–574.

Roos DB. Congenital anomalies associated with thoracic outlet syndrome. Am J Surg. 1976; 132: 771–778.

Rudwaleit M et al. Prediction of a major clinical response (BASDAI 50) to tumour necrosis factor alpha blockers in ankylosing spondylitis. Ann Rheum Dis. 2004; 63: 665–670.

Rudwaleit M et al. Inflammatory back pain in ankylosing spondylitis: a reassessment of the clinical history for application as classification and diagnostic criteria. Arthritis Rheum. 2006; 54: 569–578.

Ruigómez A et al. Chest pain in general practice: incidence, comorbidity and mortality. Fam Pract. 2006; 23: 167–174.

Saccomanni B. Osteoid osteoma and osteoblastoma of the spine: a review of the literature. Curr Rev Musculoskelet Med. 2009; 2: 65–67.

Sakai T et al. Bone scintigraphy screening for osteonecrosis of the shoulder in patients with non-traumatic osteonecrosis of the femoral head. Skeletal Radiol. 2002; 31: 650–655.

Sandrock D et al. Imaging techniques in rheumatology: scintigraphy in rheumatoid arthritis. Z Rheumatol. 2003; 62: 476–480.

Schajowitcz F. Tumors and Tumorlike Lesions of Bone: Pathology, Radiology, and Treatment, 2. Aufl. Heidelberg: Springer, 1994.

Schaser KD et al. Surgical management of vertebral column metastatic disease. Unfallchirurg. 2007; 110: 137–159.

Schaser K et al. Bone Sarcoma of the spine. In: Tunn PU (ed.) Treatment of Bone and Soft Tissue Sarcomas. Heidelberg: Springer, 2009. pp. 141–167.

Scheuermann HW. Kyphosis dorsalis juvenilis. Z Orthop. 1921; 41: 305–317.

Schmitz A et al. FDG-PET for diagnosis and follow-up of inflammatory processes: initial results from the orthopedic viewpoint. Z Orthop Ihre Grenzgeb. 2000; 138: 407–412.

Shamberger RC. Congenital chest walldeformities. In: O'Neill JA Jr et al. (eds.) Pediatric Surgery. 5th edn. St. Louis: Mosby, 1998.

Shamberger RC, Welch KJ. Cardiopulmonary function in pectus excavatum Sur Gynecol Obstet. 1988a; 4: 383–391

Shamberger RC, Welch KJ. Surgical repair of pectus excavatum. Pediatr Surg. 1988b; 23: 615–622.

Sieper J et al. New criteria for inflammatory back pain in patients with chronic back pain: a real patient exercise by experts from the Assessment of SpondyloArthritis international Society (ASAS). Ann Rheum Dis. 2009; 68: 784–788.

Steinhagen J, Petersen J, Rüther W. Konventionelle Röntgenaufnahme und konventionelle Tomografie für die Orthopädie. Orthopäde. 2006; 35: 605–615.

Solis Garcia del Pozo J, Vives Soto M, Solera L. Vertebral osteomyelitis: long-term disability assessment and prognostic factors. J Infect. 2007; 54: 129–134.

Straka F et al. Multiples Myelom: Klinische Präsentation und laborchemische Diagnostik. Onkologe. 2010; 16: 232–241.

Straub R et al. Die Magnetresonanztomografie in der Orthopädie. Orthopäde. 2006; 35: 626–631.

45

Stücker R. Die so genannte idiopathische Skoliose. Kinder Jugendmed. 2007; 7: 400–406.

Thongngarm T et al. Malignant tumor with chest wall pain mimicking Tietze's syndrome. Clin Rheumatol. 2001; 20: 276–278.

Tomita K et al. Surgical strategy for spinal metastases. Spine. 2001; 26: 298–306.

Vinther A et al. Exercise-induced rib stress fractures: potential risk factors related to thoracic muscle co-contraction and movement pattern. Scand J Med Sci Sports. 2006; 16: 188–196.

Volterrani L et al. Magnetic resonance imaging in Tietze's syndrom. Clin Exp Rheumatol. 2008; 26: 848–853.

Weber PG. Operation der Trichterbrust – Heute macht man's schonend. Der Allgemeinarzt. 2005; 20: 39–42.

Weinstein SL. Natural history of idiopathic scoliosis. Spine. 1999; 24: 2592–2600.

KAPITEL

46 Thoraxschmerz aus osteopathischer Sicht

Rainer Kamp

Schmerzen am Thorax sind in einer osteopathischen Praxis der Primärversorgung seltener als Beschwerden im Bereich der Lenden-Becken-Hüft-Region oder der Kopf-Hals-Region.

In der Medizin ist akuter Thoraxschmerz zunächst ein mögliches Alarmsignal für eine internistische Erkrankung, die ggf. einer raschen medizinischen Diagnostik und Therapie bedarf (➤ Kap. 44). Weiterhin können Schmerzen am Thorax durch Verletzungen und Erkrankungen der Wirbelsäule und Thoraxwand verursacht sein (➤ Kap. 45). Allerdings finden sich bei mehr als 50 % aller Patienten mit chronisch-rezidivierenden Beschwerden keine strukturellen, metabolischen oder entzündlichen Ursachen der Symptome (Jänig 2014).

Daher ist die Diagnostik und Behandlung von Patienten mit Thoraxschmerzen eine medizinisch interessante und anspruchsvolle Aufgabe für den osteopathischen Praktiker.

46.1 Definitionen

46.1.1 Thorax

Der Thorax ist der Brustteil des Rumpfes. Die knorpelig-knöcherne Grundlage wird gemeinsam von der Brustwirbelsäule, den Rippen und dem Brustbein aufgebaut und als Brustkorb – Cavea thoracis – bezeichnet (Putz und Müller-Grebl 2008).

Sein Inhalt sind u. a. die wichtigen Organe Herz und Lunge. Die wichtigste Funktion ist die Atmung. Anatomisch und funktionell wird die Brusthöhle durch das Zwerchfell (Diaphragma) von der Bauchhöhle abgegrenzt. Diese Grenze ist jedoch nicht undurchlässig.

46.1.2 Schmerz

Die International Association of Pain (IASP) definiert Schmerz als „unangenehme sensorische oder emotionale Erfahrung, die mit tatsächlichen oder möglichen Gewebeschädigungen einhergeht oder mit Begrifflichkeiten solcher Schädigungen geschildert wird" (IASP 1979). **Schmerzrezeptoren** (Nozizeptoren) kommen nahezu in allen Körpergeweben vor. Läsionen der Lunge (auch Leber und Hirn) führen nicht zu Schmerzen. Hieraus muss also geschlossen werden, dass in diesen Organen keine nozizeptiven freien Nervenendigungen vorliegen (Mense 2004).

Die grobe Unterteilung in somatische und viszerale Schmerzen hat sich in Praxis und Klinik bewährt. **Somatische Schmerzen** entstehen im Bereich von Rumpf, Extremitäten und Kopf, die **viszeralen Schmerzen** im Bereich der inneren Organe. Sogenannte **neuropathische Schmerzen** können in beiden Untergruppen auftreten und entstehen durch Schädigungen neuronaler Leitungsbahnen. Es können demnach sowohl Nerven des somatischen und/oder des viszeralen Systems betroffen sein. Die afferenten nozizeptiven Fasersysteme für somatische und viszerale Schmerzen verlaufen in Spinal-/Hirnnerven bzw. ziehen mit den vegetativen Nerven (Locher 2011).

Thoraxschmerz

In der Literatur ist der Begriff „Thoraxschmerz" nicht einheitlich definiert. Vielmehr handelt es sich um einen Sammelbegriff für ein Symptom, dass bei zahlreichen Erkrankungen als Leitsymptom auftritt (Meyer 2005). Im Bereich der inneren Medizin wird der Begriff des Thoraxschmerzes häufig mit akuten Notfallsituationen gleichgesetzt. Oft wird auch bedeutungsgleich der Begriff des **Brustschmerzes** benutzt. Im internistischen Bereich wird hiervon der sog. **Thoraxwandschmerz** abgegrenzt.

> In diesem Kapitel wird der Begriff Thoraxschmerz für Schmerzen und Missempfindungen am anatomisch definierten Thorax mit ggf. von hier in die angrenzenden Bereiche ausstrahlenden Sensationen benutzt.

46.1.3 Osteopathische Sicht

Die osteopathische Medizin beschäftigt sich mit der Diagnostik und Therapie somatischer Dysfunktionen. Schmerzen als Folge akuter oder chronischer somatischer Dysfunktionen sind einer osteopathischen Behandlung zugänglich.

Zur Diagnostik bedient sich der Osteopath des Mittels der Palpation. Im Thoraxbereich sind neurophysiologische Beziehungen zu besonders vielen inneren Organen vorhanden. Daher können palpierbare Gewebeveränderungen je nach Höhenlokalisation auch Hinweise auf das Vorhandensein struktureller medizinischer Erkrankungen geben.

Die osteopathische Diagnostik ist dann nicht nur zur Therapie bestehender somatischer Dysfunktionen hilfreich, sie kann auch diagnostisch palpierbare Krankheitszeichen struktureller Erkrankungen im Thoraxbereich erfassen (➤ Tab. 46.1).

Tab. 46.1 Ursachen für Thoraxschmerz

Kardial (Auswahl)	• koronare Herzkrankheit (KHK) • akuter Myokardinfarkt • Entzündungen von Peri- und Myokard • Kardiomyopathie • Herzklappenveränderungen
Nichtkardial (Auswahl)	• Thoraxorgane – Pneumothorax – Pleuritis – Lungenembolie – Bronchialkarzinom • Verdauungstrakt – Refluxkrankheit – Magengeschwür (Ulkus) – Cholelithiasis
Bewegungsapparat	• Rippenfraktur • Wirbelfraktur • Wirbelmetastase • entzündlich (z. B. Bechterew-Krankheit)
Psychisch-psychosomatisch	• somatoforme Störungen • Phobie • posttraumatische Reaktionen (z. B. postoperativ) • andere Ursachen
Infektiös	Herpes zoster

46.2 Thoraxfunktionen

Die Kenntnis der physiologischen Thoraxfunktionen und der zu ihrer Ausführung erforderliche anatomische Aufbau sind für die Diagnostik und Therapie von Thoraxschmerz infolge somatischer Dysfunktionen unerlässlich. Hier erfolgt eine knappe themenbezogene Übersicht.

46.2.1 Thorax als Schutzkorb

Der Thorax wird häufig als Schutzkorb für die sich darin befindenden Organe angesehen. Dorsal wird er durch die Brustwirbelsäule, ventral durch das Brustbein und dazwischen durch die diese beiden Strukturen verbindenden Rippen gebildet.

Schon bei der Inspektion fallen ggf. vorhandene Deformitäten auf. Angeborene oder erworbene Deformitäten des Thorax müssen nicht unbedingt Schmerzen nach sich ziehen. Sie können sich jedoch auf die Funktion der darin befindlichen Organe auswirken (➤ Kap. 45.3).

Strukturelle Veränderungen des Aufbaus der Thoraxwand sind anfälliger für schmerzhafte Funktionsstörungen. Insbesondere die sog. **Übergangsregionen** gelten als Schwachstellen:

- Zervikothorakaler Übergang
- Thorakolumbaler Übergang
- Obere Thoraxapertur
- Untere Thoraxapertur
- Kostochondraler Übergang
- Sternochondraler Übergang
- Sternoklavikulärer Übergang

Aufgrund der unterschiedlichen biomechanischen Gewebeeigenschaften treten an diesen Übergangsregionen gehäuft somatische Dysfunktionen auf, die unterschiedlich bezeichnet werden (z. B. Rippenblockierung, Wirbelgelenkblockierung, intraossärer Strain usw.).

46.2.2 Thorax und Atmung

Die wichtigste Funktion des Brustkorbs ist die Atmung. Sie wird physiologisch in eine äußere und eine innere Atmung eingeteilt.

Unter **äußerer Atmung** versteht man die Aufnahme und Abgabe der Atemgase Sauerstoff und CO_2 durch den rhythmischen Vorgang der Ventilation. Sie beruht auf den Volumenänderungen des Brustkorbs. Diese sind zurückzuführen auf

- eine **Senkung des Zwerchfells.** Hierdurch kommt es zu einer Vergrößerung des Brustraums, als Synonym wird der Begriff **Bauchatmung** (kostodiaphragmale Atmung) benutzt. Bei ruhiger Atmung bewirkt das Zwerchfell ca. 60 % des Volumenwechsels der Atmung und stellt damit den wichtigsten Atemmuskel dar.
- eine **Hebung der Rippen.** Sie vergrößert ebenfalls den Brustraum und wird als **Brustatmung** (sternokostale Atmung) bezeichnet. Sie wirkt sich insbesondere auf die mittleren und oberen Lungenpartien aus (Rohen 1984).

Sowohl bei der Bauch- als auch bei der Brustatmung ist die feste, aber **gleitfähige Haftung der Lungen** an den sich bewegenden Pleurablättern eine notwendige Voraussetzung für die Atemmechanik. Die Lungen können und müssen auf diese Art und Weise den Atemexkursionen des Thorax folgen (Rohen 1984).

Adhäsionen der Pleura an den Rippen, z. B. nach Entzündungen, können zu einer schmerzhaften Funktionsstörung an Rippen und Wirbelgelenk führen. Eine Behandlung der Rippe bringt dann keine anhaltende Schmerzlinderung, wenn nicht die Bewegungsstörung der Pleura mit angegangen wird.

Durch die Bewegungen des Zwerchfells kommt es zu unterschiedlichen Druckverhältnissen in Brustkorb und Bauchhöhle.

Einatmungsphase:

- Die Senkung des Zwerchfells bei der Einatmung (ca. 1,5–7 cm) führt in der Brusthöhle zu einem Unterdruck. Das Perikard senkt sich, die Spannung der Ligg. pulmonalia und auch die Vorspannung des Lungenparenchyms nimmt zu. Dadurch fördert die Inspiration mechanisch den Rückstrom des Blutes zum Herzen.
- Die Lunge dehnt sich und im Lungenkreislauf kommt es durch die Dehnung des Lungengewebes zu einem erhöhten Widerstand, der den Rückstrom zum linken Herzen erschwert.
- In der Einatmungsphase steigt der Blutdruck etwas an.

Ausatmungsphase:

- Während der Ausatmung kehren sich die Vorgänge um. Der Bewegungsapparat des Rumpfes ist in die Atemrhythmik eingebunden. Die gelenkigen Verbindungen am Thorax, die myofaszialen Strukturen von Thorax und Abdomen sowie das Zwerchfell arbeiten synergistisch bei Einatmung und Ausatmung zusammen.
- Die Atemfrequenz ist dabei nicht völlig konstant. Sie kann teilweise willkürlich beeinflusst werden, ist aber auch abhängig von körperlicher Leistung und seelischer Erregung.

Unter **innerer Atmung** werden die Verbrennungsvorgänge des Stoffwechsels zur Energiegewinnung innerhalb der Körperzellen verstanden (Rohen 1984). Der Mensch muss pro Minute ca. 250 ml Sauerstoff aufnehmen und auch ca. 250 ml CO_2 abgeben. Die Austauschfläche für den Gasaustausch beträgt je nach Körpergröße zwischen 70 und 140 m^2.

Physiologisch gesichert ist eine **synaptische Kopplung** der Atmung mit dem Herz-Kreislauf-System. Eine Vielzahl von zentralnervösen Vernetzungen sichert eine adäquate Anpassung der Atmung an das physische und psychische Verhalten (Richter 2010).

Haltung und Bewegung sind unmittelbar mit dem Prozess der Atmung verknüpft. Atmung ist in wesentlichen Teilen ein **mechanischer Prozess** (Foley et al. 2011). Die Bewegungen der Ein- und Ausatmung zur Belüftung der Lungen sind ein solch komplexes Geschehen, dass nahezu alle Muskeln, Faszien und Bänder des Rumpfes in die Bewegung einbezogen werden (Beyer 2006).

Veränderungen der **Körperhaltung** mit Auswirkungen auf die Beweglichkeit der Wirbelsäule, des Brustbeins, der Rippen und der Extremitäten beeinflussen die Atemmechanik. Daher ist schon bei der Inspektion auf die Körperhaltung zu achten. Ursachen für eine veränderte Körperhaltung sind – auch wenn sie thoraxfern liegen – in einen Therapieplan mit einzubeziehen.

46.2.3 Thorax und Gang

Beim komplexen Vorgang des Gehens vermittelt der Brustkorb zwischen den Bewegungen von Armen und Beinen. Das normale Gangbild ist fließend. Die Beinbewegungen sind frei und werden von synergistischen Mitbewegungen des Kopfes, Rumpfes und der Arme begleitet.

Die Untersuchung des **Gangbildes** auf Funktionsstörungen in diesem komplexen Zusammenspiel gibt Hinweise auf eventuell vorhandene somatische Dysfunktionen, die auch thoraxfern liegen können. Die entsprechenden funktionellen Verkettungen mit ihren möglichen Einflüssen auf Schmerzen am Thorax sind in einen Behandlungsplan einzubeziehen.

46.2.4 Thorax und Fasziensystem

Besonderes Augenmerk ist in diesem Zusammenhang auf das Fasziensystem zu richten. Es spielt eine wichtige Vermittlerrolle, nicht nur bei der Kraftübertragung.

Nach Stecco, Huijing, Schleip und anderen weisen Faszien neben anderen freien Nervenendigungen auch zahlreiche Nozizeptoren auf. Weiterhin sind Faszien autonom und propriozeptiv innerviert (Stecco 2015, Huijing et al. 2003, Schleip 2003).

Alle Faszien hängen in einem **dreidimensionalen Netzwerk** zusammen. Deswegen wird Spannung über diese Strukturen durch den ganzen Körper weitergegeben. Knochen und parenchymatöse Organe vermitteln dabei Kompressionskräfte und das Bindegewebe Spannungsvektoren (sog. Tensegrity-Modell, ➤ Kap. 11.8).

Faszien funktionieren als Verbindungen zwischen Muskeln, Nerven und Blutgefäßen (und können im Fall einer Spannungsänderung auch Auswirkungen auf die Hämodynamik haben).

Sie sind für einen wesentlichen Teil der Koordination im motorischen System verantwortlich (Stecco 2015).

Stecco wies bei Dissektionen regelmäßig vorhandene myofasziale Verbindungen zwischen wohl definierten Muskeln und Faszien des Körpers nach (➤ Abb. 46.1). Sie beschreibt „Faszie" als ein eigenes Organsystem mit einzigartigen makroskopischen und histologischen Aspekten und eigenen Funktionen und Pathologien. Faszien überbrücken Gelenke und Septen, um Muskeln zu verbinden. Das muskuläre Zusammenspiel wird erst durch diese Verbindungen ermöglicht. Faszien geben den Muskeln Form und ermöglichen die erforderliche Gleitfähigkeit (Stecco 2015).

Umgekehrt kann daraus geschlossen werden, dass eine Störung dieser wichtigen Fähigkeiten durch z. B. Überbelastungen, Verletzungen oder infolge von Erkrankungen das fein abgestimmte Zusammenspiel des Bewegungssystems beeinträchtigt und zu (auch schmerzhaften) Funktionsstörungen führen können.

Besonderes Augenmerk bei Thoraxschmerzen mit Veränderungen in Haltung und Gangbild ist dabei auf die faszialen Verbindungen in Höhe des Sternums, zwischen den Scapulae, im Bereich der abdominalen Faszien und der Fascia thoracolumbalis, die die anatomische Mittellinie überschreiten, zu richten. Ziel ist es dabei, global gestörte Bewegungsmuster zu finden und dann dort weiter nach

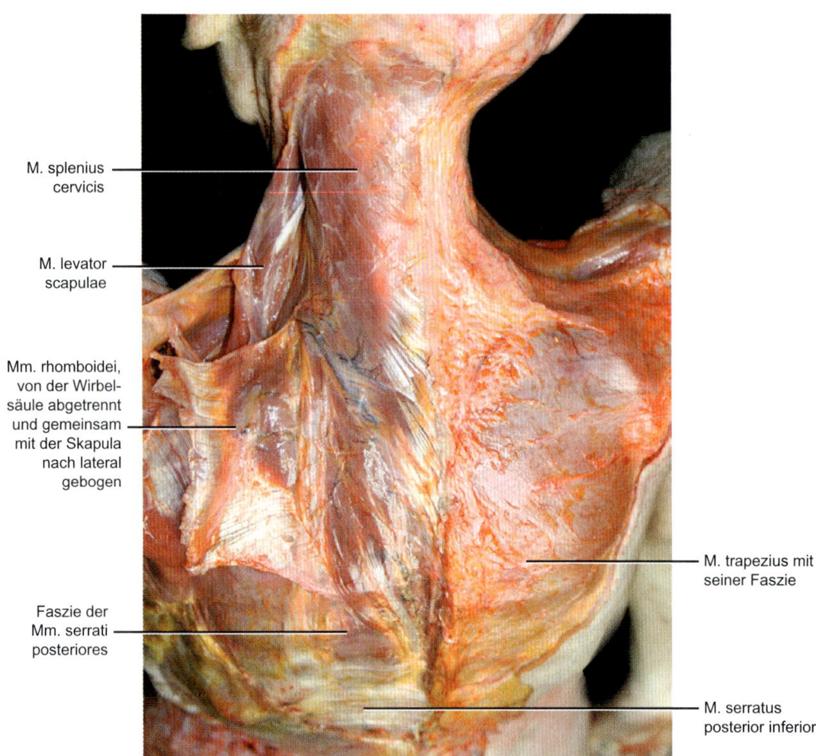

Abb. 46.1 Dissektion Nacken und dorsaler Thorax. Auf der rechten Seite wurden nur Haut und Subkutangewebe entfernt. Links wurde der M. trapezius abgetragen, die Mm. rhomboidei wurden von der Wirbelsäule abgelöst und nach lateral geklappt, um die Kontinuität zwischen Faszie und Mm. splenii, Fascia rhomboidea und M. serratus und seiner Faszie zu zeigen. [G573]

der wichtigsten Dysfunktion zu forschen (Huteau und Usureau 2014).

46.2.5 Thorax und Nervensystem

Die neurophysiologischen Beziehungen des Thorax sind komplex.

Peripheres Nervensystem

Die **Nn. thoracici** sorgen für eine metamere Gliederung der Rumpfwand. Diese wird jedoch erst sekundär ausgeprägt. Das embryonale Rückenmark hat primär keine metamere Gliederung für die Rumpfwand. Die Nervenfasern sammeln sich aber segmentweise im Spinalnerv, der jeweils Muskeln und Hautareale eines speziellen Segments innerviert (Rohen und Lütjen-Drecoll, 2012). Ein Hautareal, das von einem Spinalnerv oder Rückenmarksegment innerviert wird, nennt man **Dermatom** (Drake et al. 2005).

Am Thorax erfolgt auch die Innervation der Muskulatur metamer, da es keine Plexusbildung durch die ventralen und ventrolateralen Nervenäste der Spinalnerven gibt. Die ventralen Äste versorgen den vorderen Thoraxbereich, die ventrolateralen Äste den seitlichen Thorax und die dorsalen Nervenäste den hinteren Thoraxbereich mit der autochthonen Rückenmuskulatur. Diese liegt tief nahe der Wirbelsäule.

Die von einem Spinalnerv versorgten Muskelanteile nennt man **Myotom.** Dabei kann ein Muskel von unterschiedlichen Spinalnerven versorgt sein, sodass die Begriffe Myotom und Muskel nicht identisch sind (z. B. M. trapezius von C2–C4).

Zwischen den jeweiligen Hautnervenästen der Nn. thoracici (dorsal, ventrolateral und ventral) bestehen longitudinale Verbindungen und Kollateralbildungen. Dies führt zu einer vertikalen Gliederung der Hautinnervation in **drei Längsdrittel:** ein vorderes, ein seitliches und ein hinteres (Wancura-Kampik 2010). Diese Einteilung kann bei der palpatorischen Untersuchung des Thorax hilfreich sein.

Während der embryologischen Entwicklung nehmen die Extremitäten zervikal innervierte Muskelanlagen mit. Sie wachsen anschließend auf den Thorax zurück. Die zurückwachsenden Anteile liegen oberflächlicher als die von den thorakalen Spinalnerven versorgten Muskeln. Es ergibt sich eine unterschiedliche Schichtung der Muskulatur. Die oberflächliche Schicht ist zervikal innerviert, die tiefe Schicht thorakal.

In Zusammenhang mit der Innervation der Haut ergibt sich also ein **„Sandwich" Befund.**

- Haut und tiefe Thoraxmuskulatur weisen die gleiche segmentale Innervation (Nn. thoracici) auf. Bei dort palpierten somatischen Dysfunktionen ergibt sich ein Therapieansatz über das entsprechende thorakale Wirbelsegment.
- Ist jedoch der „Füllungsteil" des Sandwiches dysfunktional, so ist der therapeutische Ansatz über das entsprechende zervikale Segment zu suchen (z. B. M. trapezius: er ist zervikal innerviert, bei Schmerzen im Trapeziusbereich sollte dann auch die Halswirbelsäule untersucht werden).

Vegetatives Nervensystem

Im thorakalen Rückenmark liegen in den Seitenhörnern die Ursprungskerne des Sympathikus. Der Sympathikus bedient hauptsächlich zwei Zielstrukturen: Gefäße und Viszera. Die **vaskuläre Komponente** ist mit den Spinalnerven assoziiert und versorgt Faszien, glatte Muskelzellen an Gefäßen und Haarfollikeln sowie sekretorische Zellen in den Schweißdrüsen der Haut. Die **viszerale Komponente** versorgt glatte Muskulatur, Herzmuskelzellen, Drüsengewebe der Körperhöhlen usw. Über die Rr. communicantes sind Spinalnerv und Sympathikus segmental miteinander verschaltet (Willard 2011).

Thorakal-sympathische Versorgungsgebiete

(nach Hruby 2011)

- Th1–Th4: Versorgung von Kopf und Nacken
- Th1–Th6: Versorgung von Herz und Lunge
- Th5–Th9: Versorgung aller Oberbauchorgane
- Th10–Th11: Versorgung von Dünndarm, Niere, Ureteren, Gonaden, rechtem Kolon
- Th12–L2: Versorgung von linkem Kolon und Beckenorgane

Ventral der Rippenköpfchen liegen die Ganglien des sympathischen Grenzstrangs. Über eine entsprechende Behandlung kann Einfluss auf das autonome Nervensystem genommen werden.

Neuronale Verschaltung der viszeralen Organe

Die neuronale Verschaltung der viszeralen Organe ist nicht bis ins letzte Detail geklärt. Es kann jedoch angenommen werden, dass sich die peripheren und zentralen Mechanismen viszeraler Schmerzen von den Mechanismen somatischer Schmerzen unterscheiden (Jänig 2014).

Nur etwa 2 % (nach anderen Quellen 10–15 %; Bielefeldt und Gebhart 2013) der spinalen Afferenzen ins Rückenmark sind viszeral. Afferenzen aus den Viscera werden über konvergente neuronale Verschaltung weitergeleitet.

Hansen und Schliack (1962) führten den Begriff der **reflektorisch-algetischen Krankheitszeichen** ein. Dazu gehören im Bereich der Haut vermehrte Spannung an Kutis und Subkutis. Segmental kommt es zu Veränderungen der Gefäßmotorik und der Piloarrektorenreflexe sowie der Hautfeuchtigkeit.

In den tiefen Geweben sind reflektorische Verspannungen an Muskelgewebe und Verquellungen an Gelenken, Bändern, Ansät-

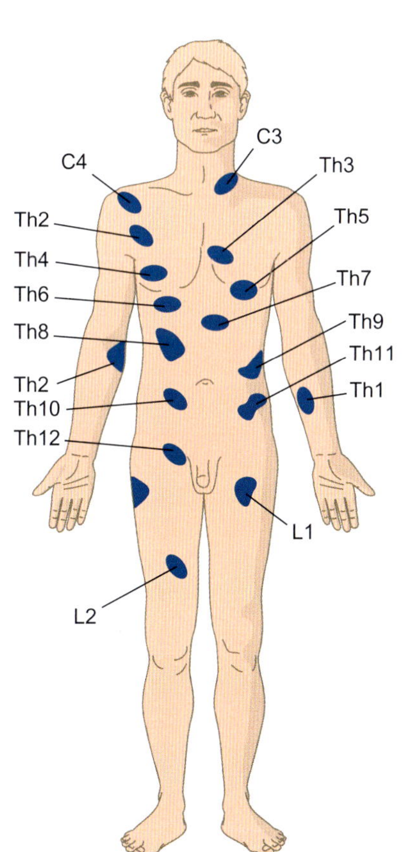

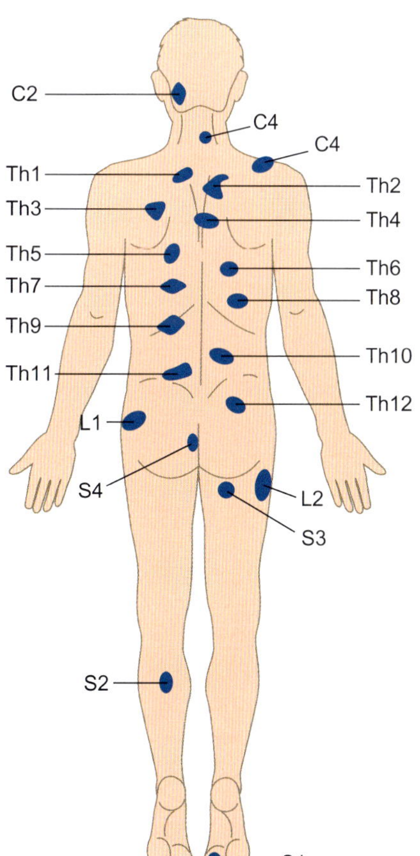

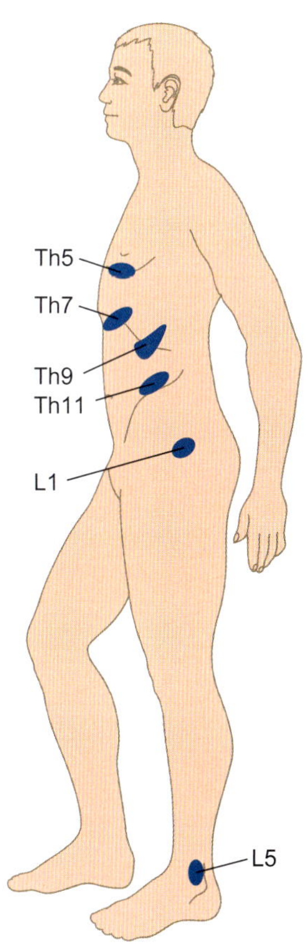

Abb. 46.2 Austrittsstellen der Interkostalnervenäste (ventral, ventrolateral und dorsal) mit ihren Maximalpunkten. [L138]

46

zen von Muskeln, Sehnen sowie an Periostpunkten zu tasten (Berger und Sachse 1994).

Bei Erkrankung innerer Organe wird ein Befund über mehrere Segmente zu palpieren sein. Die Befunde liegen auf der Seite des erkrankten Organs. Am Anfang viszeraler Erkrankungen finden sich die Veränderungen zunächst um die Austrittspunkte der Hautnervenäste, nie in kompletten Dermatomen (Wancura-Kampik 2010) (➤ Abb. 46.2).

Derartige Palpationsbefunde können genutzt werden, um umgekehrt eine therapeutische Wirkung über die Muskulatur und das Segment auf Funktionsstörungen oder Erkrankungen der mit dem entsprechenden Segment verschalteten inneren Organe auszuüben. Eine diagnostische Nutzung dieser Befunde ist ebenfalls möglich. So kann über neurophysiologisch-anatomische Überlegungen ein ggf. betroffenes inneres Organ aufgefunden und die segmentalen Befunde mit der viszeralen Untersuchung abgeglichen werden.

46.2.6 Thorax als Durchgangsstation

Die Form des Thorax ist kegelartig mit einer oberen Öffnung und einer breiteren, unteren Öffnung. Der obere Thorax wird nach kranial zu von den Schlüsselbeinen und dem oberen Ende des Brustbeins (Sternum) bzw. nach kaudal vom Oberrand der Leber (rechts in Höhe der 5. Rippe) und des Magens (links in Höhe der 6. Rippe) begrenzt. Der untere Abschnitt schließt sich von hier bis zum unteren Rippenbogen an. Die Abgrenzung zur Bauchhöhle erfolgt durch das Zwerchfell. Sowohl die obere als auch die untere Grenze des Thorax sind für zahlreiche anatomische Strukturen durchlässig.

Die **Thoraxhöhle** gliedert sich in drei große Kompartimente (➤ Abb. 46.3):

- Linke und rechte Pleurahöhle für die jeweilige Lunge
- Mediastinum

Das **Mediastinum** ist ein Raum zwischen den Pleurahöhlen. Er erstreckt sich in der Mittellinie des Thorax in longitudinaler und sagittaler Richtung. Eine horizontale Linie durch den Angulus sterni sowie den Discus articularis zwischen dem 4. und 5. Brustwirbelkörper unterteilt das Mediastinum in einen oberen und einen unteren Bereich. Der untere Teil wird in einen anterioren, mittleren und posterioren Raum eingeteilt (➤ Abb. 46.4).

Jede Lunge ist von **Pleura** (parietale Pleura) überzogen. Über die am Lungenhilus ein- und austretenden Strukturen (Hauptbronchien, Pulmonalgefäße, Nerven und Lymphgefäße) ist jede Lunge mit dem Mediastinum fest verbunden. Die vom Lungenhilus ausgehende Pleura für die Lungen selbst wird als viszerale Pleura bezeichnet. Zwischen diesen beiden Pleurablättern befindet sich ein Verschiebespalt, der für die Volumenänderungen der Lunge wichtig ist.

Der Pleura parietalis liegt die **Fascia endothoracica** unmittelbar an (Putz und Müller-Grebl 2008). Sie bedeckt von innen die Rippen und die Mm. intercostales intimi. Hier findet sich ein **direkter anatomischer Kontakt** zwischen dem Bewegungsapparat und den inneren Organen (viszerales System) (➤ Abb. 46.5).

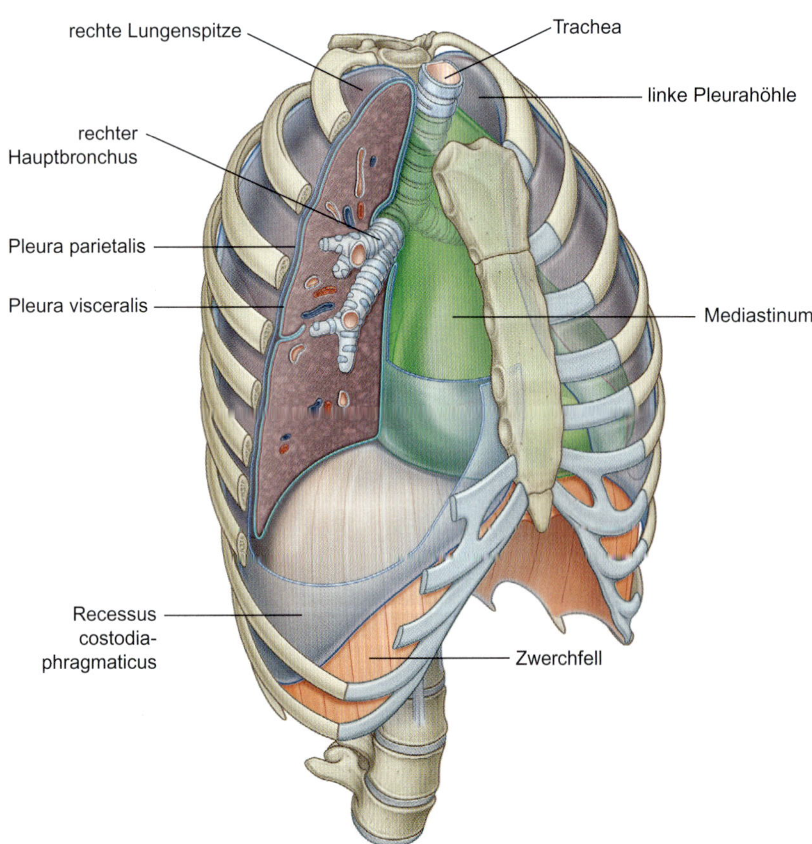

Abb. 46.3 Die Thoraxhöhle. [E402]

Das Mediastinum kann sich bei der Einatmung ausdehnen und Spannung übertragen. Einschränkungen dieser Fähigkeit vermindern die Ausdehnbewegung des Thorax sowie die Kaudalbewegung des Zwerchfells. Eine derartige Restriktion fühlt sich an wie eine **Spannungslinie** entlang des lateralen Sternums (Busquet und Vanderheyden-Busquet 2011). Auf ihrem Weg von Kopf und Hals bzw. von der Bauchhöhle in und durch den Thorax laufen zahlreiche Strukturen. Dazu gehören Trachea und Ösophagus, Arterien, Venen und Lymphgefäße sowie neurale Strukturen, z. B. der N. vagus.

Diese Strukturen können dabei an physiologischen Engstellen (z. B. obere Thoraxapertur, Durchtrittsstellen im Zwerchfell) komprimiert und in ihrer Funktion gestört werden. Auch durch ent-

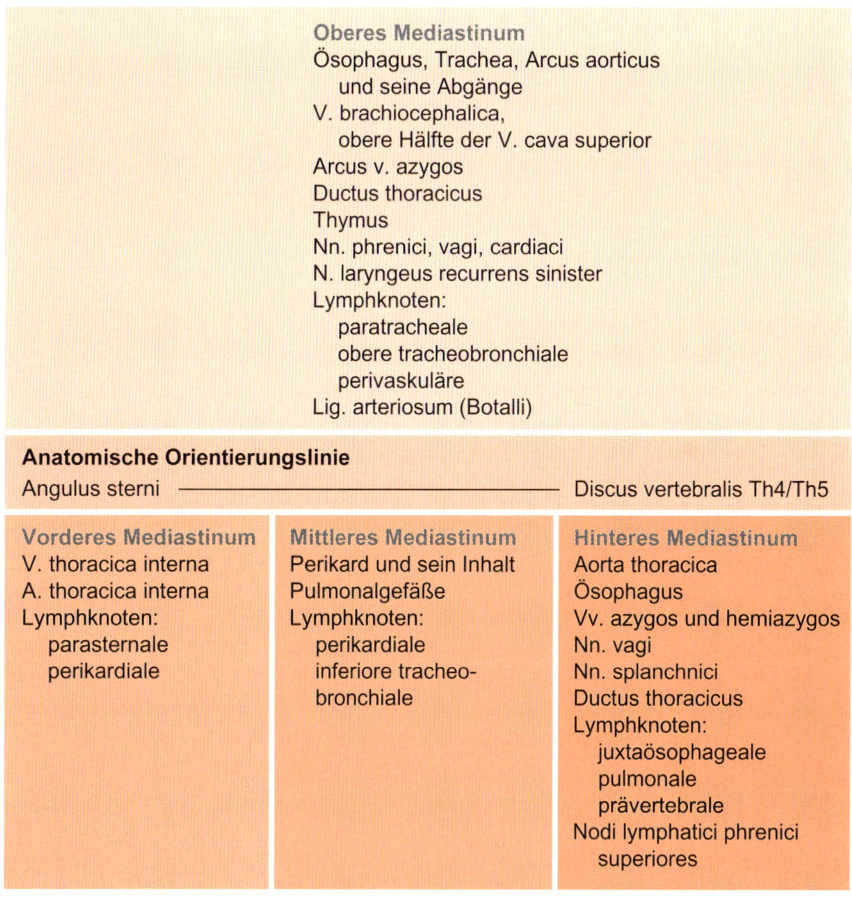

Abb. 46.4 Übersicht Mediastinum: Einteilung und Inhalt. [P261]

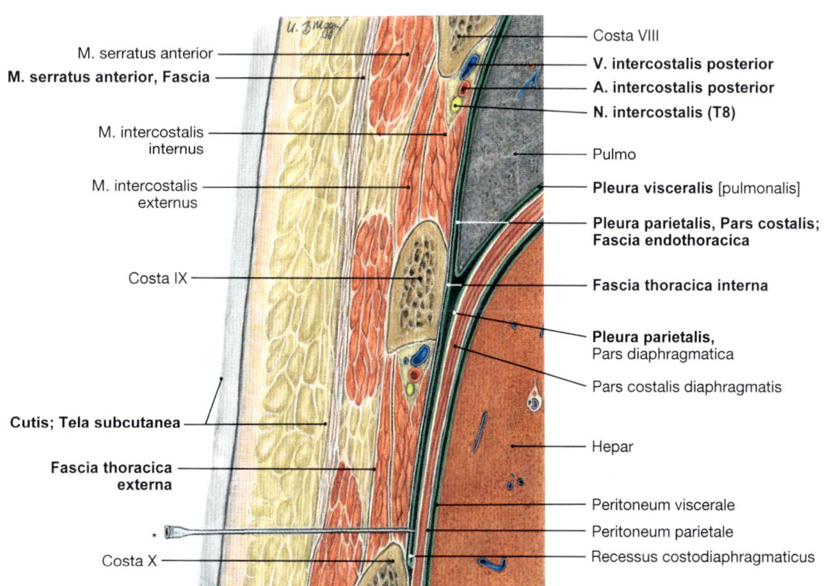

Abb. 46.5 Aufbau der Thoraxwand. [S007-1-23]

zündliche Prozesse innerhalb der Brusthöhle können Adhäsionen zu Bewegungseinschränkungen zwischen Thoraxwand und Organen, Thoraxorganen untereinander, Aufhängestrukturen und Pleura führen. Dadurch kann die freie Beweglichkeit der durch den Thorax laufenden Organe und Leitungsbahnen eingeschränkt und Symptome einer somatischen Dysfunktion ausgelöst oder unterhalten werden.

46.2.7 Thorax und Immunsystem

Die Atemwege gehören zu den wichtigsten Eintrittspforten von Krankheitserregern. Ein funktionierendes Immunsystem in Atemwegen und Lungengewebe ist daher sehr wichtig. Eine gute Atemfunktion sichert eine gute Immunfunktion.

Der Lymphabfluss endet in Höhe der oberen Thoraxapertur rechts in der Nähe des Zusammenflusses von V. subclavia und V. jugularis. Auf der linken Körperseite biegt der von kaudal kommende Ductus lymphaticus in Höhe des Angulus sterni nach links, verlässt die Thoraxhöhle durch die Sibson-Faszie, schmiegt sich an die Skalenusfaszie an und dreht wieder nach kaudal um, um ein zweites Mal durch dieselbe Faszie erneut in den Brustkorb einzutreten. Hier endet er im Winkel der linken V. subclavia oder brachiocephalica (Kuchera 2011).

Das Zwerchfell übt über seine rhythmischen Bewegungen während der Atmung einen Pumpeffekt auf das Lymphsystem aus. Therapeutisch ahmt man diesen Effekt nach. **Lymphatische Pumptechniken** wirken über die Brustwand auf die Funktion der Wirbel-Rippengelenke und des Zwerchfells ein.

Hodge und andere konnten nachweisen, dass mithilfe der lymphatischen Pumptechniken Entzündungsmediatoren mobilisiert werden konnten. Weiterhin konnte der thorakale und intestinale Lymphfluss signifikant erhöht werden. Im Tierversuch konnten die klinisch bekannten positiven Effekte osteopathischer Lymphtechniken bei Pneumonien bestätigt werden (Hodge 2012).

46.2.8 Thoraxschmerz und Emotionen

Bei vielen Menschen werden beim Auftreten thorakaler Schmerzen entsprechende angstbesetzte Gefühle ausgelöst. Viszeral ausgelöste Schmerzen führen ebenfalls zu Angstreaktionen. In der medizinischen Literatur wird angegeben, dass sich bei 30–50 % der Patienten mit Thoraxschmerz und angiografisch unauffälligen Koronargefäßen Panikstörungen als Auslöser finden (Adolph 2004). Auch bei generalisierten Angststörungen und bei Depressionen in Verbindung mit Panikattacken kommt es zu Thoraxschmerzen. Die klinische Abgrenzung ist nicht immer einfach.

Insbesondere bei der koronaren Herzkrankheit als häufige Ursache vom Brustschmerzen sind viele Scores und Parameter für Notfallambulanzen und klinische Entscheidungsprozesse entwickelt worden. Ein einfach zu handhabendes Instrument in der Praxis der Primärversorgung stellt der **Marburger Herz-Score** dar (Bösner et al. 2010) (➤ Tab. 46.2). Mit seiner Hilfe gelingt es, schnell und einfach ein Entscheidungskriterium für das weitere Vorgehen an die

Tab. 46.2 Marburger Herz-Score: Bewertung und Erläuterung der Kriterien

Kriterien	Ja	Nein
höheres Alter (Männer > 55, Frauen > 65 Jahre)	1 Punkt	0 Punkt
Vermutet der Patient eine Herzkrankheit als Ursache?	1 Punkt	0 Punkt
Sind die Schmerzen abhängig von körperlicher Belastung?	1 Punkt	0 Punkt
Sind die Schmerzen durch Palpation reproduzierbar?	0 Punkt	1 Punkt
Ist bereits eine vaskuläre Erkrankung bekannt?	1 Punkt	0 Punkt
Interpretationshinweise: Der Marburger Herz-Score liefert anhand von fünf schnell zu erfassenden Kriterien eine Orientierung, wie wahrscheinlich eine koronare Herzkrankheit die Ursache des Brustschmerzes ist.		
Punkte: Wahrscheinlichkeit koronare Herzkrankheit		
0/1: sehr gering (< 1 %) 2: gering (4 %) 3: mittel (17 %) 4/5: hoch (50 %)		
Bei einem Scorewert von ≤ 2 Punkten ist die Wahrscheinlichkeit einer koronaren Herzkrankheit so gering (< 5 %), dass eine weitere Diagnostik in diese Richtung nicht sinnvoll erscheint.		

Hand zu bekommen. Er berücksichtigt u. a. auch die Interozeptionsfähigkeit der Patienten.

Der Aspekt, dass Thoraxschmerzen häufig mit emotionalen und psychosomatischen Ursachen in Verbindung gebracht werden können, zieht noch eine weitere Überlegung nach sich. In Untersuchungen konnte gezeigt werden, dass Katastrophisieren ein besserer Prädiktor für Schmerzsymptomatik ist als die Schmerzintensität selbst. Die mit Schmerz auftretende Angstreaktion signalisiert eine potenzielle Bedrohung für die körperliche Integrität. Es kommt zu einer **Schmerz-Angst-Konditionierung,** die aufgrund ihrer evolutionären Bedeutung sehr stabil ist. Angst und Schmerz können der Einstieg in einen Circulus vitiosus sein mit der nachfolgenden Hypomobilität von Achsenskelett und Weichteilmantel. Die tonische Immobilität oder sog. **Schreckstarre** wird dabei entwicklungsgeschichtlich als Ultima Ratio bei Ausweglosigkeit gesehen (Fleischhauer und Krebs 2015). Sie beschert den Lebewesen einen entscheidenden Selektionsvorteil: Raubtiere meiden instinktiv leblose Beutetiere, sie könnten ja krank gewesen sein.

Da Angst und Schmerz als subjektive Parameter den Einstieg in einen Circulus vitiosus darstellen, können entsprechende Auslösefaktoren, die diese beiden Parameter verstärken, eine persistierende tonische Immobilität mit Versteifung von Wirbelsäule und Myofaszien unterhalten oder auslösen. Trigger kann dabei jede Art von Trauma sein.

Insbesondere in der besonders emotional besetzten und für Angstsignale empfänglichen Thoraxregion kommen auch unbedachte Äußerungen des Therapeuten (Arzt, Osteopath usw.) als Auslösemechanismus infrage. Daher sind insbesondere für Schmerzen am Thorax ein stressfreies Setting und ein achtsamer, wertschätzender Umgang mit dem Patienten zu beachten. Es ist ein Wi-

derspruch in sich, sich unter der osteopathischen Idee der Suche nach Gesundheit im Körper des Patienten mit der palpierenden Hand den somatischen Dysfunktionen zu nähern und gleichzeitig mit verbalen Äußerungen den Patienten zu traumatisieren.
Beispiele für **traumatisierende Äußerungen:**

- Ihr Zwerchfell ist hart wie ein Stein.
- Ihre Leber dreht nach rechts.
- Sie sind zu dick.
- Sie haben überhaupt keine Rückenmuskulatur.

Derartige Aussagen sind schlichtweg kontraproduktiv.

46.3 Klinischer Zugang

Der Ablauf einer osteopathischen Konsultation ist im Wesentlichen folgendermaßen:

- Erheben der Anamnese
- Medizinische Ausschlussdiagnostik
- Osteopathische Diagnostik
- Behandlung

Am Anfang steht der Patient mit der Schilderung seiner Beschwerden. Die Art und Weise, wie der Therapeut diese entgegennimmt, bildet zeitgleich die Grundlage für das künftige Vertrauensverhältnis zwischen Patient und Therapeut.

Die Intention beim Symptom Thoraxschmerz ist zunächst einmal der **Ausschluss einer strukturellen Krankheit.** Insofern ist wertungsfreies, aktives Zuhören eine wichtige Voraussetzung. Auch die nichtverbalen Äußerungen des Patienten können hier erfasst werden.

Warnhinweise für eine strukturelle Erkrankung

(modifiziert nach Schildt-Rudloff 2006)

- Heftiger umschriebener Schmerz
- Heftiger Schmerzbeginn bei kurzer Anamnese
- Dauerschmerz, der den Nachtschlaf stört, häufig in Kombination mit muskulärer Zwangshaltung und neurologischen Ausfällen
- Keine Schmerzlinderung durch Entlastung oder durch angepasste Therapieversuche
- Symmetrischer Schmerz
- Gleichzeitiger Schulterschmerz
- Schmerz bei isometrischer Spannung in alle Bewegungsrichtungen
- Dumpfer, unbestimmter Tiefenschmerz, der in ungefährem topografischem Bezug zum kranken Organ mit der Hand gezeigt wird

Weiterhin sind zu erfragen:

- Rauchen
- Medikamente
- Ernsthaft durchgemachte Erkrankungen und Operationen bzw. Verletzungen

Auch die Frage nach emotional belastenden Ereignissen darf und sollte der Situation angemessen gestellt werden. Anschließend sollte die genaue Lokalisation der Schmerzen erfragt und vom Patienten in einer Körperschemaskizze eingezeichnet werden (➤ Tab. 46.3).

Tab. 46.3 Typische Lokalisationen von Thoraxschmerz

Lokalisation	Differenzialdiagnostische Überlegungen
median über der Wirbelsäule	• monosegmental: segmentale Hypermobilität • plurisegmental: Verdacht auf strukturelle Erkrankung
dorsal einseitiger Thoraxschmerz	• myofasziale Spannungsmuster mit Funktionsstörungen von Wirbelsäule und Rippen • Übertragungsschmerz aus Triggerpunkten • atemabhängig – Wurzelkompressionen – Herpes zoster – Pleuraerkrankungen – Rippenfrakturen
doppelseitig um den Thorax strahlender Schmerz	• Verdacht auf Strukturschädigung – Wirbel – Spondylodiszitis – interspinaler Prozess
Schmerzen der vorderen Brustwand	• myofasziale Triggerpunkte • myofasziale Spannungen aus – Halsfaszien – Thoraxfaszien • retrosternal • epigastrischer Winkel – Verdacht auf innere Erkrankung: Herzinfarkt, Mediastinum, Ösophagus, Magen

46.3.1 Medizinische Ausschlussdiagnostik

Im Anschluss an die Vorgeschichte findet beim Symptom Thoraxschmerz eine medizinische Untersuchung mit dem Ziel und der Intention des Ausschlusses einer strukturellen Krankheit statt. Schon die Inspektion von Gangbild, ggf. Schonhaltung, der Atmung (kurzatmig, schnell, begleitende Atemgeräusche) gibt erste Hinweise.

Zur allgemeinmedizinischen Untersuchung gehören bei Thoraxschmerzen auch die Messung des Blutdrucks, die Beurteilung des Pulses und das Suchen nach vegetativen Krankheitszeichen wie z. B. Schweißbildung. Eine Auskultation von Herz und Lunge ist genauso erforderlich wie das Abtasten des Abdomens auf Abwehrschmerz sowie des Thorax auf Reproduzierbarkeit des angegebenen Schmerzes.

Eine neurologisch orientierende Untersuchung der Hirnnerven sowie der peripheren Nerven und eine orientierende orthopädische Untersuchung der Wirbelsäule und der großen Gelenke sind zu empfehlen. Fallschmerzen und Erschütterungsschmerzen können dabei auf strukturelle Erkrankungen des Achsenskeletts und der Extremitäten hinweisen (➤ Kap. 45).

46.3.2 Osteopathische Untersuchung

Das osteopathische Konzept erweiterte schon immer den Blick bei Schmerzen am Bewegungsapparat auf alle damit verbundenen ske-

Tab. 46.4 Osteopathische Untersuchung bei Thoraxschmerz (Überblick)

Wahrnehmen durch Beobachtung (Inspektion)	• Alltagsbewegungen (An- und Ausziehen) • Haltung • Haut • Gangbild • Bewegungsmuster
Bewegungsapparat	• Wirbelsäule • Rippen – kostovertebral – kostochondral – chondrosternal • Sternum • Becken • obere Thoraxapertur • untere Thoraxapertur
viszerale Untersuchung	• ggf. medizinische Untersuchung • ggf. neurologische Untersuchung
Untersuchung des kraniosakralen Systems	ggf. neurologische Untersuchung

lettalen, viszeralen, myofaszialen, vaskulären, lymphatischen und neuralen Elemente (Carreiro 2009).

Die **Befunderhebung** kann einer unterschiedlichen Betrachtungsweise unterzogen werden. Sie gliedert sich in fünf Modelle (Seffinger et al. 2011) (➢ Tab. 46.5).

- Biomechanisches Modell
- Neurologisches Modell
- Respiratorisch-zirkulatorisches Modell
- Metabolisch-bioenergetisches Modell
- Biopsychosoziales Modell

Ein checklistenartiges Abarbeiten ist für den Anfänger hilfreich und ermöglicht dem Fortgeschrittenen die Selbstüberprüfung, nichts Wesentliches vergessen zu haben. Die osteopathische Untersuchung erfolgt mit dem Ziel und der Intention, somatische Dysfunktionen aufzufinden. Eine Übersicht bietet ➢ Tab. 46.4.

Allgemein verläuft die Untersuchung von global über regional nach lokal und geht folgenden Fragen nach:

- Global: Gibt es ein Problem (Screening)?
- Regional: Wo ist das Problem (Scanning)?
- Lokal: Was ist das Problem (spezifisch)?

Im menschlichen Körper sind alle Strukturen mit allen verbunden. Diese Erkenntnis ermöglicht einerseits die Erweiterung des diagnostischen und therapeutischen Horizonts über den Ort des Schmerzgeschehens hinaus. Andererseits besteht der Nachteil, dass man sich schnell ins Uferlose verlieren kann (Schildt-Rudloff 2006). Insofern ist eine Systematik und ggf. Hierarchisierung erhobener Befunde nötig (➢ Kap. 23).

Im Folgenden werden die für die Problematik des Thoraxschmerzes wichtigen Punkte dargestellt.

Inspektion

Die Inspektion erfasst die Alltagsbewegungen beim An- und Ausziehen, die Körperhaltung im Stehen von allen Seiten, Deformitäten an Thorax und Wirbelsäule sowie das Gangbild. Die sorgfältige Inspektion der Thoraxform kann schon Hinweise auf gestörte Funktionen, insbesondere auch der intrathorakalen Organe, ergeben (➢ Kap. 45).

Die **Untersuchung des Gangbilds** gibt Aufschluss über die Funktionsfähigkeit der myofaszialen Ketten, die über den Thorax verlaufen. Eine unphysiologische Haltung und eine Einschränkung des Gangbilds erhöhen den peripheren Sauerstoffbedarf **(metabolisches Modell)** (Foley et al. 2011).

Eine **visuelle Inspektion der Haut** sollte jeder palpatorischen Untersuchung vorausgehen (Ehrenfeuchter und Kappler 2011). Schon hier können die visuell erhobenen Befunde spinalen Segmenten zugeordnet und dokumentiert werden, um sie mit weiteren Befunden abzugleichen.

Hieran schließt sich die osteopathisch-manualmedizinsche Untersuchung an. Sie kann je nach Schule unterschiedlich sein und es sollen hier im Rahmen dieses Kapitels nur einige wichtige Punkte aufgeführt werden.

Palpation

Palpatorisch definiert sich die osteopathische Dysfunktion über einen Verlust an Gewebeplastizität, d. h. einer Einschränkung der Mobilität und/oder eine erhöhte Dichte bzw. Festigkeit einer Struktur (Huteau und Usureau 2014).

Aufgrund der geschilderten komplexen Funktionen des Thorax erfordert seine Palpation ein aufmerksames, präzises und systematisches Vorgehen. Die Vorgehensweise wird dabei in der Literatur unterschiedlich beschrieben (Barral 2005, Buchmann et al. 2009). Es ist jedoch wichtig, alle potenziellen schmerzauslösenden und unterhaltenden somatischen Dysfunktionen zu erfassen.

Verwendet werden unterschiedliche **diagnostische Tests,** um dieses Ziel zu erreichen:

- Stellungsdiagnostik
- Bewegungstests
- Untersuchen der faszialen Zusammenhänge (Listening, Ecoute) (➢ Kap. 23)
- Untersuchung der inhärenten Bewegungen (Motilität, kranialer Rhythmus)

Für alle Wege ist jedoch eine genaue Kenntnis der anatomischen und physiologischen Verhältnisse am Thorax und ihre Beziehungen zu den Nachbarorganen Voraussetzung für ein erfolgreiches Arbeiten.

Die **palpatorische Untersuchung** umfasst die Funktion von Hals-, Brust- und Lendenwirbelsäule, oberer und unterer Thoraxapertur, den Rippen-Wirbelgelenken, den Kostochondral- und Chondrosternalgelenken. Die einzelnen Abschnitte des Sternums werden genauso wie die Verbindungen zwischen Sternum und Klavikula auf intraossäre Störungen untersucht.

Weiterhin wird das **muskuläre Zusammenspiel** geprüft, ggf. einzelne Muskeln auf Triggerpunkte untersucht und es wird auf fasziale Restriktionen geachtet, sowohl lokal am Thorax als auch im Zusammenspiel mit Extremitäten und Kopf. Die Untersuchung der **Gleitfähigkeit der Scapulae** spielt eine besondere Rolle, da in dieser Höhe fasziale Verbindungen bestehen, die die Mittellinie überschreiten (Stecco 2015). Palpatorisch ist hier an das Sandwich-Modell zu denken (➤ Kap. 46.2.5).

Auch die faszialen Beziehungen zum Becken über die Fascia thoracolumbalis sind mit einzubeziehen **(biomechanisches Modell).**

Die wichtigste Funktion des Thorax ist die Atmung. Daher werden die **Atemexkursionen des Thorax** und die **Atemmuskulatur** auf Funktion und ihre physiologische Programmierung untersucht. Bei Einschränkungen ist zu differenzieren zwischen

- Funktionsstörungen, die primär in der Thoraxwand zu suchen sind, und
- somatischen Dysfunktionen aus Bewegungseinschränkungen zwischen den inneren Organen, ihren Hüllen, ihren Aufhängeapparaten und eventuell vorhandenen Adhäsionen an Thoraxwand und Zwerchfell.

Auch die Beurteilung der Vorgänge im **lymphatischen System** ist erforderlich. Brustkorb und Diaphragmen dienen nicht nur als Motor der Atmung, sondern unterstützen auch die Bewegung von Flüssigkeit in Lymphgefäßen, Arterien und Venen **(respiratorisch-zirkulatorisches Modell).**

Die Prüfung der **Nervenstrukturen** erfolgt orientierend in allen drei Längsdritteln. Dabei werden die oberen vier Rippen im ventralen Drittel untersucht (Rr. ventrales der Nn. thoracici). Folgt man dann vom 4. Interkostalraum einer horizontalen Linie bis zur vorderen Axillarlinie, fällt man in den 5. Interkostalraum. Von hier aus kann man den lateralen Rami der thorakalen Nerven nach kaudal von Interkostalraum zu Interkostalraum folgen. Sie treten an der Grenze der Zacken des M. serratus anterior am Übergang zum M. externus obliquus abdominis aus.

Weitere **Nervenaustrittspunkte am ventrolateralen Thorax** sind die Nn. thoracicus longus und thoracodorsalis. Im dorsalen Längsdrittel wird nahe der Wirbelsäule auf spinale Fazilitierung, vegetative Reaktionen und segmentale Nervenschäden untersucht **(neurologisches Modell).** Die Einflüsse des Schädels und der Halswirbelsäule auf die thorakalen Spinalnerven sind dabei zu berücksichtigen (Seffinger et al. 2011)

Bei der Palpation in allen Thoraxabschnitten ist auf lokal auslösbare Empfindlichkeit zu achten, gleichzeitig muss neben den Symptomen vegetativer Veränderungen auch auf Anzeichen von Angst und Stress durch die Untersuchung geachtet werden **(biopsychosoziales Modell).**

Die Befunde werden sortiert bzw. hierarchisiert. Dabei sind alle Modelle in ihrer Wertigkeit gleichgestellt. Für die Hierarchisierung gilt: Das Wichtigste zuerst. Dabei bezieht sich der Begriff „das Wichtigste" immer auf den Patienten im Hier und Jetzt (Aktualitätsdiagnose).

Entsprechend den fünf Modellen kann der individuelle Zugang zum Patienten den aktuell im Vordergrund stehenden Befunden angepasst werden. Die Modelle helfen dabei, die komplexen anatomischen Verhältnisse diagnostisch und therapeutisch zu ordnen (➤ Tab. 46.5).

46.3.3 Behandlung

„Find it, fix it, leave it alone." Diese Regel von A.T. Still ist auch heute noch aktuell und gilt insbesondere für den Thoraxschmerz. Das biopsychosoziale (behavioristische) Modell steht hierbei nach Erfahrung des Autors im Vordergrund. Ein achtsames und vor allem schmerzfreies Setting ist für eine erfolgreiche Behandlung eminent wichtig. Aufgrund der dichten neurophysiologischen Verbindungen von zentralem, peripherem und autonomem Nervensystem am Thorax (Kopplung Herz und Atmung, Sympathikus und Atmung, Bewegungsmechanik und Atmung) führt jede therapeutische Schmerzauslösung in einen Teufelskreis aus Abwehrspannung und Schmerz. Dies kann jede therapeutische Intention zunichte machen.

Ähnliches gilt für verbal ausgelöste emotionale Abwehr. Es ist nicht osteopathische Aufgabe, den Patienten durch Erklärungen zu beunruhigen oder gar zu verängstigen. Insofern ist beim Thoraxschmerz ein großes Maß an Achtsamkeit und sprachlicher Disziplin und Zurückhaltung beim Therapeuten einzufordern.

Tab. 46.5 Die fünf Modelle zur Befunderhebung und die entsprechend zu untersuchenden bzw. zu behandelnden Strukturen

Biomechanisches Modell	Respiratorisch-zirkulatorisches Modell	Neurologisches Modell	Metabolisches Modell	Biopsychosoziales Modell
• Wirbelsäule • Rippen • Sternum • obere Thoraxapertur • untere Thoraxapertur • fasziales Zusammenspiel • Gleitfähigkeit Scapulae • muskuläres Zusammenspiel • muskuläre Triggerpunkte • Haltung • Gang	• Atemexkursionen • Atemmuskulatur – Zwerchfell – oberer Thorax – Bauchmuskulatur – und andere • viszerale Strukturen – Lunge – Pleura – Mediastinum – Zwerchfell – Gefäße – Ligamente – und andere • lymphatisches System	• thorakale Nerven (Nn. thoracici) – Rr. ventrales – Rr. ventrolaterales – Rr. dorsales • N. thoracicus longus • N. thoracodorsalis • spinale Fazilitierung • autonomes Nervensystem • Hirnnerven	• Ernährungszustand • Laborwerte • periphere Sauerstoffmessung	• emotionale Traumen • Familienanamnese • berufsbezogene Anamnese – Arbeitsplatzzufriedenheit – Stress und andere Belastungsfaktoren • und andere

Tab. 46.6 Therapie bei Thoraxschmerz

Ohne Beteiligung viszeraler Organe (somatische Dysfunktion des Bewegungsapparats)	Bei und mit viszeralen Funktionsstörungen
1. Thoraxwand: – osteoartikuläre Störungen – Austrittstellen peripherer Nerven 2. obere Thoraxapertur 3. untere Thoraxapertur mit Zwerchfell 4. myofasziale Verkettungen 5. Wirbelsäule/Becken Kranium	1. Thoraxwand: – osteoartikuläre Störungen – Austrittstellen peripherer Nerven 2. obere Thoraxapertur 3. untere Thoraxapertur mit Zwerchfell 4. viszerale Dysfunktionen 5. myofasziale Verkettungen 6. Wirbelsäule/Becken und Kranium

Für die **Reihenfolge des Abarbeitens der somatischen Dysfunktionen** gilt das Ergebnis der durchgeführten Hierarchisierung. Für den Autor ist hierbei das Listening oder Ecoute (Barral 2005) ein unverzichtbares Werkzeug geworden.

Als Faustregel für erfolgreiches therapeutisches Arbeiten hat es sich bewährt, bei vorliegenden Thoraxschmerzen zu unterscheiden zwischen

- somatischen Dysfunktionen des Bewegungsapparats (ohne Beteiligung viszeraler Organe) und
- Thoraxschmerzen bei und mit viszeralen Funktionsstörungen.

Für die Behandlungsreihenfolge hat sich empirisch ein modifiziertes Vorgehen zu den Vorschlägen von Busquet (2011) und Barral (2005) bewährt (➤ Tab. 46.6).

In allen Fällen ist der Bezug zum Gesamtorganismus herzustellen, um Rezidive zu vermeiden. Ziel ist die Optimierung der eingeschränkten Funktion. Ein breites Ausbildungsspektrum in parietaler, kraniosakraler und viszeraler Osteopathie ist hierzu erforderlich.

Zusammenfassung

Thoraxschmerzen sind in der täglichen Praxis ein häufiger Konsultationsanlass. Vordringlich in der Diagnostik ist der Ausschluss einer potenziell lebensgefährlichen oder gesundheitsschädigenden Erkrankung. Voraussetzung sind neben fundierten Kenntnissen in Anatomie und Physiologie auch grundlegender Kenntnis in Pathophysiologie und allgemeiner Krankheitslehre sowie der allgemeinmedizinischen und neurologischen Basisdiagnostik. Zusätzlich bedarf es beim Thoraxschmerz auch des Willens und der Fähigkeit zur interdisziplinären Zusammenarbeit mit anderen Fachdisziplinen (z. B. Hausarzt, Facharzt, Psychologe, Ernährungsmediziner, Physiotherapeut usw.).

Das entscheidende Mittel der osteopathischen Diagnostik ist die handwerkliche Kunst der osteopathischen Palpation.

Eine systematische osteopathische Diagnostik zum Auffinden somatischer Dysfunktionen und deren anschließende Behandlung sind geeignet, dem Patienten mit Thoraxschmerzen beim Erlangen eines Zustands der Beschwerdelinderung, im Idealzustand der Beschwerdefreiheit, zu unterstützen. Eine umfassende Betrachtung der Einflussfaktoren auf den Thoraxschmerz (fünf Modelle) erleichtert das Erreichen dieses Ziels für Therapeut und Patient.

LITERATUR

Adolph E et al. Der extrakardiale Thoraxschmerz. Herz. 2004; 29: 582–588.

Barral JP. Le Thorax. Manipulations viscérales. 2nd ed. Paris: Elsevier, 2005.

Beyer L. Atmung, Ventilation, Atembewegung. Manuelle Med. 2006; 44: 499–503.

Berger M, Sachse J. Symptomatologie. In: Schildt-Rudloff C (Hrsg.) Thoraxschmerz : innere Erkrankung oder Funktionsstörung des Bewegungssystems. Berlin: Ullstein Mosby, 1994.

Bielefeldt K, Gebhart GF. Visceral Pain: basic mechanisms. In: Mcmahon SB et al. (eds.). Wall and Melzack's Textbook of Pain. 6th ed. Philadelphia: Elsevier Saunders, 2013. pp. 703–717.

Bösner S et al. Ruling out coronary artery disease in primary care: development and validation of a simple prediction rule. CMAJ. 2010; 182: 1295–1300.

Buchmann J et al. Differentialdiagnostik manualmedizinischer Syndrome der oberen Thoraxapertur („Schulter-Arm-Schmerz"). Manuelle Med. 2009; 47: 403–417.

Busquet M, Vanderheyden-Busquet M. Les Chaines physiologiques. La chaine viscérale Thorax-Gorge-Bouche, Tome VII. Pau: Editions Busquet, 2011.

Carreiro JE. Pediatric Manual Medicine. An Osteopathic Approach. Edinburgh: Elsevier, 2009.

Drake R, Vogl W, Mitchell AWM. Gray's Anatomie für Studenten. München: Elsevier, 2007.

Ehrenfeuchter WC, Kappler RE. Palpatory Examination. In: Chila AG (ed.) Foundations of Osteopathic Medicine. Baltimore: Lippincott, Williams & Wilkins, 2011. pp. 401–409.

Fleischhauer M, Krebs CA. Das Verkettungssyndrom auf dem Weg zur tonischen Immobilität bzw. Schreckstarre. Manuelle Med. 2013; 51: 333–338.

Foley W et al. Difficulty Breathing. In: Chila AG (ed.) Foundations of Osteopathic Medicine. Baltimore: Lippincott, Williams & Wilkins, 2011. pp. 931–938.

Hansen K, Schliack H. Segmentale Innervation. 2. Aufl. Stuttgart: Thieme, 1962.

Hodge LM. Osteopathic lymphatic pump techniques to enhance immunity and treat pneumonia. Int J Osteopath Med. 2012; 15: 13–21.

Hruby RJ. Thoracic region and rib cage. In: Chila AG (ed.) Foundations of Osteopathic Medicine. Baltimore: Lippincott, Williams & Wilkins, 2011. pp. 528–541.

Huijung P, Maas H, Baan GC. Compartmental fasciotomy and isolating a muscle from neighbouring muscles interfere with myofascial force transmission within the rat anterior crural compartment. J Morphol. 2003; 256: 306–321.

Huteau B, Usureau O. Diagnostic Ostéopathique. Thorax, Abdomen, Pelvis. Paris: Maloine, 2014.

IASP Subcommittee on Taxonomy. Pain Terms: A List with definitions and notes on usage. Pain. 1979; 6: 249–252.

Jänig W. Neurobiologie viszeraler Schmerzen. Der Schmerz. 2014; 28: 233–251.

Kuchera ML. Lymphatics Approach. In: Chila AG (ed.) Foundations of Osteopathic Medicine. Baltimore: Lippincott, Williams & Wilkins, 2011. pp. 786–808.

Locher H. Grundlagenforschung. In: Locher H et al. (Hrsg.) Spezielle Schmerztherapie der Halte- und Bewegungsorgane. Stuttgart: Thieme, 2011. S. 9–12.

Mense S. Sensorische Nervenendigungen, Mechanorezeptoren. In: Benninghoff A, Drenckhahn D (Hrsg.) Anatomie. Bd. 2. München: Elsevier, 2004. S. 761–774.

Meyer FJ. Thoraxschmerz. Pneumologe. 2005; 2: 188–197.

Putz R, Müller-Grebl M. Skelett- und Muskelsystem Rumpf. In: Benninghoff A, Drenckhahn D (Hrsg.) Anatomie. Bd. 1. München: Elsevier, 2008. S. 761–774.

Richter DW. Atemregulation. In: Schmidt RF, Lang F, Heckmann M (Hrsg.) Physiologie des Menschen. Heidelberg: Springer, 2010. S. 724–737.

Rohen JW. Funktionelle Anatomie des Menschen. 4. Aufl. Stuttgart: Schattauer, 1984.

Rohen JW, Lütjen-Drecoll E. Funktionelle Embryologie. 4. Aufl. Stuttgart: Schattauer, 2012.
Schildt-Rudloff C. Thoraxschmerz aus Funktionsstörungen des Bewegungssystems. Manuelle Med. 2006; 44: 520–523.
Schleip R. Fascial Plasticity – a new neurobiological explanation. Part 1. J Bodyw Mov Ther. 2003; 7(1): 11–19.
Seffinger MA et al. Osteopathic Philosophy. In: Chila AG (ed.) Foundations of Osteopathic Medicine. Baltimore: Lippincott, Williams & Wilkins, 2011. pp. 3–22.
Stecco C. Functional Atlas of the Human Fascial System. Edinburgh: Elsevier, 2015.
Wancura-Kampik I. Segment-Anatomie. 2. Aufl. München: Elsevier, 2010.
Willard FH, Jerome JA, Mitchell LE. Nociception and Pain: The Essence of Pain lies mainly in the Brain. In: Chila AG (ed.) Foundations of Osteopathic Medicine. Baltimore: Lippincott, Williams & Wilkins, 2011. pp. 228–252.

KAPITEL

47

Rosalba Courtney

Management von Respirationsstörungen

47.1 Bedeutung in der Osteopathie

Osteopathen haben seit Langem die Qualität der Atmung erkannt, die durch ihren Beitrag zur Homöostase in anderen Systemen, wie Kreislauf, Lymphsystem und Nervensystem, zentral für die Aufrechterhaltung der körperlichen Gesundheit ist (Zink 1970). In den letzten Jahren hat die Forschung die Ansicht gestützt, wonach die Atmung ein multidimensionales Funktionselement ist, das sich auf zahlreiche Systeme auswirkt (Courtney 2011).

Aus ganzheitlicher Sicht bezieht sich eine respiratorische Störung oder Dysfunktion nicht nur auf den physikalischen Zustand der Lunge oder die Bewegungen der Brustwand. Atmung kann abhängig davon, wie sie sich auf das allgemeine Wohlbefinden und die Gesundheit auswirkt, **funktionell oder dysfunktionell** sein.

Aus praktischer Sicht ist das Beheben einer respiratorischen Dysfunktion entscheidend für die erfolgreiche Behandlung von chronischen Rücken- und Nackenschmerzen sowie für die Normalisierung von Bewegungsabläufen und Körperhaltung. Außerdem trägt die erfolgreiche Wiederherstellung einer funktionellen Atmung entscheidend dazu bei, dass bei Patienten mit den folgenden **kardiologischen und respiratorischen Krankheiten** das bestmögliche Behandlungsergebnis erzielt wird:

- Asthma
- Chronisch-obstruktive Atemwegserkrankung (COPD)
- Schlafapnoe
- Hypertonus und Herzkrankheiten
- Gastrointestinale Funktionsstörungen
- Angst
- Sprachstörungen
- Chronische Krankheiten

Bei allen diesen Krankheiten verhindert die Dysregulierung grundlegender homöostatischer Mechanismen die Heilung und den optimalen Ablauf der Steuerprozesse. Auch die Korrektur von schlechten Angewohnheiten beim Atmen ist wichtig, damit sich Kinder strukturell und postural korrekt entwickeln können.

> Das Verständnis der Bedeutung der Atmung für die Aufrechterhaltung der Gesundheit und der Funktionen des Bewegungsapparats ist für einen ganzheitlichen und integrativen Ansatz gemäß der traditionellen osteopathischen Prinzipien unabdingbar.

47.2 Normale Atmung und Respirationsstörungen

47.2.1 Definitionen

Die **normale Atmung** führt ihre primären und sekundären Funktionen effizient und in angemessener Weise durch (➤ Tab. 47.1). Sie ist anpassungsfähig und reagiert auf Veränderungen der körperlichen Aktivität, des metabolischen und psychischen Status sowie auf sich ändernde Bedürfnisse.

Tab. 47.1 Funktionen der Atmung

Primäre Funktionen				
Biochemisch		Biomechanisch		
• Austausch von O_2 und CO_2 • Regelung des pH-Werts und des Bikarbonatpuffers		• Aktionen der Atemmuskeln und des Thorax • Druckregulation in Thorax und Abdomen		
Sekundäre Funktionen				
Psychophysiologie und Selbstregulation	Spinale Stabilität und motorische Kontrolle	Sprache und Stimmbildung	Homöostatische Rhythmen und Oszillationen	Flüssigkeitsdynamik
Regelung des mentalen und emotionalen Status	Regelung des intraabdominalen Drucks zur physiologischen Stabilisierung der Wirbelsäule	unterstützt die Stimmbildung, das Singen und andere Laute	funktioniert als oszillierendes System, das mit anderen oszillierenden Systemen, für die es von zentraler Bedeutung ist, interagiert	durch Druckunterschiede zwischen Thorax und Bauch strömt das venöse Blut zum Herzen zurück
Modulation der physiologischen Übererregung und des sympathikovagalen Gleichgewichts	bildet die Grundlage funktioneller Bewegungsmuster	durch feinmotorische Kontrolle der Atmung Veränderungen von Tonhöhe, Intonation und Stimmgebung	Resonanzfrequenzen der Atmung fördern die physiologische Regelung	beeinflusst die Dynamik von Blut, Lymphe und Liquor

Gestörte Atmung:
- Erfüllt die primären oder sekundären Funktionen nicht effizient
- Ist nicht anpassungsfähig oder empfänglich für innere oder äußere Veränderungen
- Wirkt sich negativ auf Struktur und/oder Funktion des Körpers aus
- Wirkt sich negativ auf Homöostase, Gesundheit und Lebensqualität aus

Primäre Funktionen der Atmung: Die beiden Hauptfunktionen werden aus praktischen Gründen in biochemische und biomechanische Funktionen unterteilt (➤ Tab. 47.1).

Sekundäre Funktionen der Atmung: Das Konzept der sekundären Funktionen bezieht sich auf die große Bedeutung einer normalen Atmung für die optimale Funktion anderer Systeme (➤ Tab. 47.1).

47.2.2 Ursachen der Respirationsstörungen

Atemstörungen sind multidimensional. Am wichtigsten sind die biochemischen, biomechanischen und psychophysiologischen Vorgänge (Courtney et al. 2011a). Bei schweren Atemstörungen sind meist alle drei Bereiche beeinträchtigt, während bei leichteren Störungen oft nur ein Aspekt gestört ist. Hypo- und Hyperventilation sind Störungen des biochemischen Bereichs, während Störungen des Atemmusters den biomechanischen Bereich betreffen.

Biochemischer Vorgang

Beim Gesunden ist die Atemkontrolle fein reguliert, damit die Spiegel von O_2 und CO_2 optimal sind. Außerdem dient die Atmung dazu, dass der pH-Wert des Körpers innerhalb seines engen Normalbereichs bleibt.

Hypoventilation

Eine Hypoventilation mit Hypoxie (niedriger pO_2) und Hyperkapnie (hoher pCO_2) ist meist die Folge einer schweren pulmonalen, kardiovaskulären oder zentralnervösen Erkrankung. Sie findet sich auch bei Kindern mit einer schweren Atemwegsobstruktion durch vergrößerte Adenoide oder Tonsillen sowie bei Erwachsenen mit schwerer obstruktiver Schlafapnoe. Leichtere Formen organischer Krankheiten, Schlafapnoe und Atemwegsobstruktion führen eher zu einer Hyperventilation und Atemmusterstörungen.

Hyperventilation

Die Hyperventilation ist als eine „den metabolischen Bedarf übersteigende Atmung", die zu einer alveolären und arteriellen Hypokapnie führt, definiert (Comroe 1974). Bei einer Hyperventilation sinkt der normalerweise eng durch das Input von höheren Hirnzentren und andere Reflexmechanismen der respiratorischen Kontrolle eingestellte Kontrolle des pCO_2. Krankheiten, die mit einer Hyperventilation einhergehen, sind recht häufig und betreffen etwa 10 % der gesunden Population, 30 % der Asthmatiker und bis zu 75 % der Patienten mit Angst- und Panikstörungen. Außerdem tritt sie häufig bei chronischem Müdigkeitssyndrom, Herzkrankheiten, Diabetes, Epilepsie, chronischen Schmerzen und traumatischen Hirnschäden auf.

Pathophysiologie: Die chronische und die intermittierende Hyperventilation haben aufgrund der vielen pathophysiologischen Effekte der Hypokapnie auf viele physiologische Prozesse (➤ Tab. 47.2) und Organsysteme weitreichende Konsequenzen für die Gesundheit.

Betroffene Organe und Systeme:
- **Bewegungsapparat und motorische Nerven:** Die Hypokapnie führt zu neuromuskulärer Exzitabilität und einem erhöhten Muskeltonus; beide können zu Schmerzen, Muskelerschöpfung und neuromuskulären Störungen beitragen.
- **Lunge:** Die Hyperkapnie führt zu Bronchokonstriktion, reduzierter Lungencompliance und Surfactantbildung sowie zu Parenchymschäden.

47

Tab. 47.2 Pathophysiologie der Hypokapnie

Physiologische Funktion	Effekte des niedrigen pCO_2	
	Primärer Effekt	Verzögerte Effekte
pH-Wert Die Lunge kontrolliert den pH-Wert durch die Abatmung von CO_2, das im Körper als Säure fungiert.	respiratorische Alkalose	• **zelluläre Kompensation:** Ausstrom von Chlorid aus der Zelle nach extrazellulär. Abnahme der intrazellulären Bikarbonatkonzentration. Hypophosphatämie • **renale Kompensation:** Exkretion von Bikarbonat sowie von Magnesium, Kalzium, Natrium und Kalium • **metabolische Effekte** durch die zelluläre und renale Kompensation: Abnahme der Produktion von ATP und 2,3-DGP, Verlust der Pufferkapazität
Bohr-Effekt: CO_2 beeinflusst die Hämoglobinaffinität für Sauerstoff	reduzierte Desaturierung von Hämoglobin	• Gewebehypoxie • **metabolische Effekte:** Hemmung der aeroben Glykolyse, vermehrte anaerobe Glykolyse, vermehrte Pyruvatproduktion und Hemmung der Pyruvatoxidation, Akkumulation von Milchsäure
Blutfluss	Vasokonstriktion	reduzierte Durchblutung des Gehirns und anderer Organe
neuronale Exzitabilität	direkte Effekte auf die Nervenmembran, die Sekretion von Glutamin und die Aktivität des N-Methyl-D-Aspartat-Rezeptors	• **Gehirn:** kognitive Störungen • **periphere Nerven:** Hyperexzitabilität mit Parästhesien, Reflexsteigerung und Tetanie

ATP = Adenosintriphosphat, 2,3-DGP = 2,3-Biphosphoglycerat.

- **Herz:** Die Hyperkapnie reduziert die Myokardperfusion und führt zu Koronararterienspasmen sowie zur Pseudoangina.
- **Gehirn:** Durch vasokonstriktive Effekte führt die Hypokapnie zur Hypoxie des Gehirngewebes und verstärkt die Effekte eines hypoxisch-ischämischen Hirnschadens, während eine Hyperkapnie protektiv wirkt.

Hyperventilationssyndrom: Diese Diagnose wird bei Patienten mit Symptomen des zentralen und peripheren Nervensystems, wie Taubheitsgefühl, Benommenheit, erhöhtem Muskeltonus und Parästhesien, Dyspnoe und anderen unerklärten „psychosomatischen" Symptomen, gestellt. Früher ging man davon aus, dass diese Symptome jeweils eine Folge der Hypokapnie sind. Studien zeigen jedoch, dass die Hypokapnie zwar neurovaskuläre Symptome wie Benommenheit und Parästhesien erklärt, bei Symptomen wie der Dyspnoe aber auch psychophysiologische und biochemische Faktoren eine wichtige Rolle spielen (Hornsveld und Garsson 1997).

Biomechanischer Vorgang

Der biomechanische Vorgang bezieht sich auf die Aktionen der Atemmuskulatur, die Funktion des Brustkorbs und das Atemmuster. Inspiratorisch sinken der intraalveoläre und der intrapleurale Druck unter den atmosphärischen Druck. Dadurch wird ein Sog erzeugt und Luft strömt in die Lunge. Exspiratorisch wird der intraalveoläre Druck positiv und der intrapleurale Druck steigt, sodass die Luft aus der Lunge ausgestoßen wird.

Die Atempumpe bewegt aber nicht Luft, sondern beeinflusst auch andere Systeme, wie das kardiovaskuläre System, das Lymphsystem und den Bewegungsapparat.

Atemmusterstörungen

Abstimmung und Synchronizität der Bewegungen des oberen und unteren Brustkorbs und des Abdomens: Bei der **Relaxation** bewegen sich die beiden Kompartimente der Brustwand, der obere Brustkorb und der untere Brustkorb mit dem Abdomen synchron und aufeinander abgestimmt. Die beiden Rippenkompartimente bewegen sich in drei Ebenen: vertikal, lateral und dorsoventral. Allerdings unterscheiden sich ihre Bewegungen aufgrund von Unterschieden der Knochen- und Muskelverbindungen. Bei der normalen Ruheatmung tragen der obere sowie der untere Brustkorb mit dem Abdomen relativ gleich zur Atmung bei und die Kompartimente bewegen sich synchron, vergrößern ihr Ausmaß bei der Inspiration und reduzieren sie bei der Exspiration.

Es besteht eine von Alter und Geschlecht abhängige normale Abweichung zwischen den Bewegungen von oberem und unterem Brustkorb. Im Gegensatz zu jungen Menschen setzen ältere Menschen eher den unteren Brustkorb mit dem Abdomen zur Atmung ein **(Bauchatmung)** und Frauen setzen den oberen Brustkorb beim Atmen stärker ein **(Brustatmung)** als Männer. Außerdem schwanken Abstimmung und Synchronizität der Brustwandbewegungen abhängig von der Körperhaltung, dem Atemantrieb, dem Aktivitätsniveau sowie der Atemfrequenz und des Atemvolumens. Bei aufrechter Haltung, großem Atemzugvolumen mit inspiratorischer Anstrengung, hoher Atemfrequenz und erhöhter körperlicher Aktivität wird der obere Brustkorb vermehrt eingesetzt (De Troyer und Estenne 1988).

Bei der Ruheatmung des Normalgesunden werden das obere und untere Kompartiment ausgewogen bewegt. Sofern der Atemantrieb durch Krankheiten oder andere psychische, physiologische oder biomechanische Faktoren erhöht ist, dominiert meist die Brustatmung (oberer Brustkorb). In ganz extremen Fällen bewegen sich die beiden Thoraxkompartimente asynchron.

Tab. 47.3 Gestörte Koordination der Brust- und Bauchatmung

Brustatmung	Asynchrone/paradoxe Atmung
• Der obere Brustkorb bewegt sich durch den kranialen Zug der Atemhilfsmuskeln in vertikaler Richtung. • Die Bewegung des unteren Brustkorbs nach lateral und die Bewegung der vorderen Bauchwand nach ventral überwiegt.	• Die vordere Bauchwand bewegt sich inspiratorisch nach dorsal. • Die laterale Ausdehnung des unteren Brustkorbs wird begrenzt. • In schweren Fällen verengt sich der untere Brustkorb sogar inspiratorisch (Hoover-Zeichen). Dadurch wird die Appositionszone erheblich reduziert und es kommt zum Tiefstand des abgeflachten, hypertonen Zwerchfells

Überwiegende Brustatmung, asynchrone oder paradoxe Atmung entsprechen Respirationsstörungen, wenn sie unangemessen sind und zu Symptomen und Funktionsstörungen beitragen. Wenn sie in Ruhe oder bei moderater körperlicher Aktivität vorliegen, kann meist von einer Respirationsstörung ausgegangen werden (➤ Tab. 47.3). In bestimmten Situationen können sie aber auch dazu beitragen, die Länge des Zwerchfells aufrechtzuerhalten, z. B. bei einer plötzlichen Zunahme des Sauerstoffbedarfs, bei raschen inspiratorischen Manövern und bei einer Lungenüberblähung.

Bedeutung des Zwerchfells und der Appositionszone für das Atemmuster

Das Zwerchfell ist der wichtigste Atemmuskel. Es veranlasst die anderen Atemmuskeln zur Aktion. Durch seine weitreichenden Faszienverbindungen laufen hier wichtige Informationen aus dem gesamten Körper zusammen. Klinisch relevante Faszienverbindungen bestehen mit der oberen Thoraxöffnung, dem Plexus brachialis, dem N. trigeminus, dem Perikard und einigen Muskeln, wie dem M. quadratus lumborum und dem M. psoas (Bordoni und Zanier 2013). Außerdem beeinflusst das Zwerchfell das kardiovaskuläre, das gastrointestinale und das lymphatische System sowie den Bewegungsapparat.

Respirationsstörungen

Gewisse Unregelmäßigkeiten der Atmung sind normal und angemessen. Eine übermäßige Variabilität der Atmung mit Zufallsvariationen des Atemzugvolumens, häufigen Atempausen und häufigem Luftschnappen sind jedoch Anzeichen dafür, dass die respiratorischen Kontrollmechanismen darum kämpfen, die Homöostase aufrechtzuerhalten.

Eine reduzierte respiratorische Variabilität, wie sie bei chronisch-obstruktiven und restriktiven Lungenerkrankungen sowie chronischen Angststörungen vorkommt, ist ebenfalls eine Respirationsstörung.

Atemfrequenz

Eine beschleunigte Atemfrequenz in Ruhe ist eines der Zeichen eines erhöhten Atemantriebs. Es gibt eine physiologisch optimale Atemfrequenz mit entsprechendem Atemmuster, die als **Resonanzfrequenz** bezeichnet wird. Die für das Erreichen der Resonanzfrequenz erforderliche Atemfrequenz beträgt 3–7 Atemzüge pro Minute (Lehrer et al. 2000). Bei Respirationsstörungen ist die Atemfrequenz oft erhöht und kann nicht willkürlich in den Bereich der Resonanzfrequenz abgesenkt werden, ohne dass es zu Dyspnoe oder Seufzeratmung kommt.

Mundatmung

Eine ständige Mundatmung hat zahlreiche negative Folgen. Die Nase feuchtet die eingeatmete Luft an, reinigt sie und erwärmt sie. Außerdem ist sie Teil des Immunsystems und hilft dem Körper bei der Bekämpfung von Erregern, die sich mit der Luft verbreiten. Das in den Nebenhöhlen produzierte Stickoxid hat zahlreiche positive Effekte, erhöht die Oxygenierung und hilft dem Immunsystem beim Abtöten von Viren, Bakterien und Pilzen. Bei der Nasenatmung werden der M. genioglossus und die Dilatatoren der oberen Atemwege aktiviert. Dieser Mechanismus spielt beim Vermeiden von Apnoe-Episoden bei einer Schlafapnoe eine wichtige Rolle (Tafil-Klawe und Klawe 2003). Auch bei Asthmatikern, die von der Mund- auf die Nasenatmung umsteigen, verbessert sich die Lungenfunktion deutlich (Hallani et al. 2008). Bei Mundatmung ist zudem der pCO_2 meist niedriger, außerdem atmen diese Menschen eher mittels Brustatmung oder paradoxer Atmung.

Psychophysiologischer Vorgang

Psychophysiologische Faktoren, die zu Respirationsstörungen führen oder sie aufrechterhalten

Die Atmung reagiert sehr stark auf den emotionalen und mentalen Status. **Chronischer psychischer Stress** führt oft zu einer allostatischen Überlastung, die die Atemkontrolle des Körpers übersteigt. Sofern das Input aus den behavioralen Hirnzentren im Kortex die Atemkontrolle für längere Zeit stört, können eine Hyperventilation und Atemmusterstörungen chronifizieren.

Außerdem spielen psychophysiologische Faktoren eine wichtige Rolle bei der Verstärkung der Schwere und Komplexität von respiratorisch bedingten Symptomen sowie bei der Konditionierung von Atemmusterstörungen (Van den Bergh et al. 1995).

Bedeutung der Atmung für die Regulierung des emotionalen und mentalen Status

Die bewusste Modulation der Atmung wird oft zur Selbstregulierung bei emotionaler Belastung und psychischer Übererregtheit verwendet. Sie kann negative Gefühle, wie Angst, Trauer und Wut, reduzieren und positive Emotionen, wie Freude und innere Ruhe, verstärken (Philippot et al. 2002).

Angenehme somatische Empfindungen, wie sie bei ruhiger, entspannter Atmung auftreten, signalisieren dem Gehirn vermutlich, dass die Homöostase gewährleistet ist. Sie aktivieren Wohlfühlnetzwerke im Kortex, im limbischen System und im autonomen Nervensystem, die den Stress reduzieren und allgemein salutogen wirken (Esch 2004).

Die Atmung beeinflusst die Balance zwischen Parasympathikus und Sympathikus und kann die parasympathische Aktivität für kurze oder längere Zeiträume erhöhen (Nogawa et al. 2007), wodurch die Homöostase und die Wiederherstellung der Funktion in

Körpersystemen, die durch den Stress beeinflusst wurden, gefördert werden.

47.3 Klinische Bedeutung von Respirationsstörungen

Nachfolgend werden häufige Situationen besprochen, in denen eine gestörte Atmung zu einer schlechten Behandlungsprognose beiträgt und/oder eine bessere respiratorische Effizienz das klinische Ergebnis verbessert.

47.3.1 Schmerzen und Fehlfunktionen des Bewegungsapparats

Das **Neuerlernen der Atmung** zur Optimierung ihrer biochemischen und biomechanischen Funktionen ist oft das fehlende Element, das bei Patienten, die weder auf die manuelle Standardbehandlung noch auf Rehabilitationssport angesprochen haben, den Zyklus aus chronischen Schmerzen und erneuten Verletzungen durchbricht (McLaughlin et al. 2011). Zahlreiche Studien haben gezeigt, dass Patienten mit chronischen Rückenschmerzen, Beckenschmerzen und einer Funktionsstörung des Beckenbodens häufiger hyperventilieren, Atemmusterstörungen und eine funktionelle Schwäche der Atemmuskulatur aufweisen (McLaughlin et al. 2011, Kapreli et al. 2009, Hagins und Lamberg 2011). **Respirationsstörungen** sind ein **stärkerer Vorhersagefaktor für Rückenschmerzen** als andere etablierte Ursachen, darunter Adipositas und körperliche Aktivität (Smith et al. 2006).

Dies ist nicht überraschend, da sowohl die primären Atemmuskeln (Zwerchfell, Interkostalmuskeln, Mm. scaleni und Bauchmuskeln) als auch viele Atemhilfsmuskeln mit an der Körperhaltung und -bewegung beteiligt sind. Bei Patienten mit **lumbalen Rückenschmerzen** und Schmerzen des Iliosakralgelenks sind meist die Ruheposition und die Atemexkursion des Zwerchfells verändert (Kolar et al. 2012). Bei Patienten mit **chronischen Nackenschmerzen** ist der pCO_2 meist reduziert und korreliert das Ausmaß der Hypokapnie mit der fehlenden Kraft und Ausdauer der tiefen Nackenbeuger sowie mit der Schmerzintensität (Dimitriadis et al. 2013). Außerdem weisen sie häufiger ein thorakales oder paradoxes Atemmuster (Perri und Halford 2004) sowie Zeichen einer Atemmuskelschwäche auf, insbesondere wenn gleichzeitig die Kopfhaltung nach ventral verlagert ist (Kapreli et al. 2009).

Patienten mit Respirationsstörungen haben meist **weniger effiziente und funktionelle Bewegungsmuster** (Bradley und Esformes 2014) und weisen oft folgende Fehlfunktionen auf:

- Haltungsstörungen mit Nacken-, Rücken- und Schulterschmerzen sowie Vorschieben des Kopfes
- Thorakale Kyphose
- Hochgezogene Schultern
- Protrahierte Scapulae
- Thorakolumbale Hyperextension
- Nach vorn gebeugte Haltung (Key 2013)

Bei Respirationsstörungen ist die Aktivität des Zwerchfells oft verändert und nicht gut mit den Aktionen der Bauch- und Beckenbodenmuskeln sowie den tiefen stabilisierenden Rückenmuskeln abgestimmt. Die Folgen sind:

- Suboptimale motorische Kontrolle
- Reduzierte Fähigkeit zur Modulation des intraabdominalen Drucks zur Unterstützung und Stabilisierung der Wirbelsäule
- Inkontinenz (Key 2013)

Atemmusterstörungen und Hyperventilation finden sich oft bei Schmerzzuständen und spiegeln eine erhöhte allostatische Belastung durch den Schmerz wider. Da Dyspnoe und Schmerzen in denselben (mit Emotionen verbundenen) Netzwerken des Gehirns verarbeitet werden (von Leupoldt et al. 2009), dürfte die **mit der Schmerzverarbeitung assoziierte Nervenaktivität** zur Störung der respiratorischen Kontrolle beitragen. Respirationsstörungen können Schmerzen und Funktionsstörungen des Bewegungsapparats begünstigen und verstärken.

Wichtig ist, dass auch die Körperhaltung und strukturelle Elemente einen signifikanten Einfluss auf die Atmung haben. **Veränderungen der Körperhaltung und der Muskelaktivität** wirken sich über die Funktion der Atemmuskeln auf die Atmung aus.

- Bei einer Hyperlordose oder dem Zurücklehnen wird z. B. das Zwerchfell stärker abgewinkelt und kann sich inspiratorisch nicht weit genug in das Abdomen absenken (Kolar et al. 2012).
- Ein versteifter Brustkorb und Asymmetrien, wie eine Skoliose, wirken sich stark auf die Atmung aus.

> Die Wiederherstellung der Beweglichkeit des Brustkorbs wird oft als das Ziel der osteopathischen Behandlung von Respirationsstörungen angegeben. Das vermutlich beste Ergebnis erzielt ein integrierter Behandlungsansatz, der bei der manuellen Therapie Muskeln und Skelett berücksichtigt und gleichzeitig ein Atemtraining umfasst.

47.3.2 Atmung und homöostatische Oszillationen

Oszillationen und Fluktuationen der Aktivität von Systemen sind für die Homöostase entscheidend, weil sie die Anpassungsfähigkeit und die koordinierte Interaktion der Systeme bei veränderten Außeneinflüssen erleichtern. Die langsame Atmung mit etwa 6 Atemzügen pro Minute (0,1 Hz), die oft als **Resonanzfrequenzatmung** bezeichnet wird, optimiert die Oszillationen des autonomen Nervensystems, der Herzfrequenzvariabilität und den Baroreflex (Lehrer et al. 2000). Die Resonanzfrequenzatmung erzeugt einen Status, in dem die homöostatischen Funktionen des autonomen Nervensystems sowie des respiratorischen und kardiovaskulären Systems verstärkt werden (Lehrer et al. 2000). Eine verbesserte Kopplung von Zirkulation und Respiration führt zu optimalen Ventilations-Perfusions-Ratios und einer maximalen Sauerstoffaufnahme (Yasuma und Hyano 2004). Zahlreichen Studien haben gezeigt, dass eine **regelmäßige Resonanzfrequenzatmung** bei zahlreichen chronischen Krankheiten, wie Asthma, COPD, Depression, Hypertonie und Reizdarmsyndrom, von Nutzen ist (Lehrer et al. 2000).

Die Resonanzfrequenzatmung hängt eng mit der **Traube-Hering-Mayer-Oszillation** (THM-Oszillation) zusammen, einer rhythmischen Blutdruckschwankung mit einer Frequenz von etwa 0,1 Hz. Da die Frequenz unter der Frequenz der normalen Atmung liegt, ging man früher davon aus, dass die THM-Oszillation des Blutdrucks nicht stark von der Atmung beeinflusst wird. Aktuelle Studien haben jedoch ergeben, dass die Amplituden der THM-Oszillation und der respiratorischen Sinusarrhythmie bei einer Reduktion der Atemfrequenz auf etwa 0,1 Hz zunehmen. Nelson et al. beschrieben eine Korrelation zwischen der palpatorischen Messung des **kranialen rhythmischen Impulses** (CRI) durch den Arzt und **niederfrequenten Fluktuationen** der mit Laser-Doppler-Flowmetrie gemessenen THM-Oszillationen (Nelson et al. 2001). Die Atemfrequenz und das Atemzugvolumen wurden bei dieser Studie nicht berücksichtigt.

In weiteren Studien muss geklärt werden, ob die Osteopathen, die im kranialen Bereich tätig sind und den CRI beeinflussen wollen, den CRI während der Behandlungssitzungen durch Atemtechniken verstärken können.

47.3.3 Respirationsstörungen bei verschiedenen Erkrankungen

Gastrointestinale Krankheiten

Respirationsstörungen gehen oft mit chronischen gastrointestinalen Krankheiten einher:

- Reizdarmsyndrom
- Obstipation
- Funktionelle Bauchschmerzen
- Gastroösophagealer Reflux

Übermäßige Blähungen, Schmerzen und Beschwerden des Bauchs stören die Zwerchfellfunktion und verändern das Atemmuster (Barba et al. 2013). Eine langsame Bauchatmung hilft bei diesen gastrointestinalen Symptomen, (Eherer et al. 2012, Stern et al. 2011).

Respirationsstörungen, die die Effizienz und Ruheposition des Zwerchfells stören, erhöhen den Reflux insbesondere bei einer gleichzeitigen Störung der Vagusfunktion. Die Symptome der **gastroösophagealen Refluxkrankheit (GERD)** werden durch eine Verbesserung des Atemmusters und ein inspiratorisches Muskeltraining (IMT) zur Kräftigung des Zwerchfells nachweislich reduziert (Eherer et al. 2012, Nobre e Souza 2013).

Die osteopathische Behandlung des Zwerchfells bessert die GERD durch eine Funktionsverbesserung des unteren ösophagealen Sphinkters (da Silva et al. 2013). Der Effekt ist größer, wenn gleichzeitig ein Atemtraining durchgeführt wird.

Sprache und Stimmgebung

Stress, Emotionen und kognitive Prozesse können Atmung und Sprechen beeinträchtigen und zu einer gestörten Muskelspannung in diesen beiden miteinander zusammenhängenden Systemen führen. Die **paradoxe Vocal Cord Dysfunction** (VCD), die oft als Asthma fehldiagnostiziert wird, beruht auf einer inspiratorischen Adduktion der Stimmfalten. Sie geht mit einer überwiegenden Brustatmung mit Spannung in Brustkorb, Zwerchfell und Atemhilfsmuskeln einher. Ähnliche Respirationsstörungen finden sich bei der **dysfunktionellen Dysphonie,** bei der die Stimmmuskeln inadäquat kontrahieren und mit der Inspiration statt mit der Exspiration gekoppelt sind (Vertigan et al. 2006).

Diese Funktionsstörungen von Atmung und Stimmgebung profitieren von einer Korrektur der Atmung und von Relaxationstechniken (Lee und Son 2005).

Kraniofaziale Folgen der Mundatmung

Die strukturelle Entwicklung von Gesicht und Kiefern wird stark davon beeinflusst, ob primär durch die Nase oder durch den Mund geatmet wird. Mundatmung führt zu Schluckstörungen und Störungen der Ruheposition der Zunge. Dadurch werden die Wachstumsmuster beeinträchtigt und es kommt im Laufe der Zeit z. B. zu einer Verlängerung und Verschmälerung des Gesichts oft mit schmaler und unterentwickelter Maxilla und einer Retrusion der Mandibula.

Mundatmung entsteht oft durch eine Verlegung der oberen Atemwege durch vergrößerte Adenoide oder Tonsillen oder häufige Erkältungen.

Die Korrektur der Mundatmung und der nachfolgenden kraniofazialen Anomalien erfordert oft ein multidisziplinäres Vorgehen. Dabei müssen Osteopathen und Atemtherapeuten mit Kieferorthopäden, Hals-Nasen-Ohren-Ärzten, Allergologen und Krankengymnasten zusammenarbeiten.

Asthma und chronische Lungenkrankheiten

Eine Atemtherapie zur Korrektur einer gestörten Atmung ist zur adjuvanten Behandlung von Asthma und chronisch-obstruktiven Lungenkrankheiten sinnvoll (Burgess et al. 2011, O'Connor et al. 2012). Eine gestörte Atmung ist bei chronischen pulmonalen Erkrankungen häufig. **Patienten mit Asthma oder asthmatischen Symptomen,** die gewohnheitsmäßig hyperventilieren oder schlechte Atemmuster aufweisen, haben meist

- eine deutlich reduzierte Lebensqualität,
- vermehrt Angst,
- ein geringeres Kohärenzgefühl und

- sprechen schlechter auf die Asthma-Standardtherapie an (Hagman et al. 2011, Agache et al. 2012).

Bei Asthmatikern kann die **Hyperventilation** zu Symptomen führen, die nicht auf eine medikamentöse Therapie ansprechen (Ritz et al. 2008). Außerdem fördert sie Bronchospasmen und kann bei abgesenktem pCO_2-Sollwert zu einer instabilen und schlecht regulierten Atemkontrolle führen (Folgering und Colla 1978). Auch manche Patienten mit COPD hyperventilieren. Diese Adaptation an den Lungenschaden ist zwar in gewisser Hinsicht sinnvoll, kann aber durch eine Hypokapnie ungünstige physiologische und pathologische Veränderungen begünstigen (Laffey 2003).

Die **Dyspnoe,** das Leitsymptom chronischer Respirationsstörungen, wird durch **neuromechanische Faktoren** verstärkt (Lougheed et al. 2006, O'Donnell et al. 2007):
- Lungenüberblähung
- Funktionsstörungen des Zwerchfells
- Erhöhter Tonus der Atemmuskeln
- Starre Thoraxwand

Diese neuromuskulären Veränderungen finden sich oft bei Asthma und COPD. Verkürzte, verspannte und schlecht koordinierte Muskeln sind funktionell schwach und reagieren nicht mehr adäquat auf die zentralen motorischen Anweisungen der Atemzentren.

> Dieser Umstand trägt zu dem Missverhältnis zwischen der notwendigen und der durchgeführten Ventilation bei, das oft als afferente reefferente Dissoziation oder neuromechanische Entkopplung bezeichnet wird und ein Schlüsselfaktor bei der Ermittlung von Ausmaß und Qualität einer Dyspnoe ist (O'Donnell et al. 2007).

Kardiovaskuläre Krankheiten

Bei Herzkrankheiten, Hypertonie und kardialen Funktionsstörungen besteht eine ausgeprägtere **Hypokapnie** als bei Normalgesunden (Gardner 1995, Wilhelm et al. 2001). Schlechte Atemmuster senken die Sensitivität der Barorezeptoren und die Herzfrequenzvariabilität. Daraus ergibt sich für Patienten mit kardiovaskulären Erkrankungen ein Problem, weil beide Faktoren mit einer reduzierten Mortalität und Morbidität assoziiert sind (Davies 2002).

Bei einer **habituellen paradoxen Brustkorbatmung** können der venöse Rückstrom zum Herzen, der Baroreflex und der vagale Tonus schlechter moduliert und damit auch weniger positive Effekte der Resonanzfrequenzatmung erzielt werden (Courtney et al. 2011b).

> Die Atemtherapie kann zu einer signifikanten Besserung der kardiovaskulären Symptome führen (DeGuire et al. 1996). In einer randomisierten kontrollierten Studie nahmen die kardialen Ereignisse 3 Jahre nach einer Atemtherapie um 30 % ab (van Dixhoorn und Duivenvoorden 1999).

Angst- und Panikstörungen

Panikstörungen und andere Formen von Angst- und Belastungsstörungen gehen oft mit einer gestörten Atemregulierung, wie einer Hyperventilation, einher. Ein niedriger Ausgangs-pCO_2 ist ein Vorhersagefaktor für ein schlechteres Ergebnis der Psychotherapie (Davies und Craske 2014). Das Ausmaß der Hypokapnie erlaubt eine Vorhersage der Symptomschwere. Ein Anheben des pCO_2 durch eine Atemtherapie verbesserte das Behandlungsergebnis bei Patienten mit Panik- und Angststörungen entscheidend (Meuret et al. 2009).

Andere Krankheiten

Eine Tendenz zur Hyperventilation fand sich bei Patienten mit chronischem Müdigkeitssyndrom (Saish et al. 1984; Rosen et al. 1990; Naschitz et al. 2006), chronischen Schmerzen (Wilhelm et al. 2001), Fibromyalgie (Naschitz et al. 2006), Epilepsie (Fried 1993), Depression (Damas Mora et al. 1976) und Migräne (Fried 1993).

47.4 Integrierte ganzheitliche Beurteilung der Atmung

Neben einer ausführlichen medizinischen Anamnese und körperlichen Untersuchung sollte die Evaluation von Respirationsstörungen auch eine Beurteilung der respiratorischen Symptome sowie der biomechanischen und biochemischen Funktionen der Atmung umfassen. Die Atmung wird in Ruhe und nach Provokation mit verschiedenen Faktoren untersucht, um Störfaktoren der Atemkontrolle ausfindig zu machen und festzustellen, wie gut, schnell und angemessen sich die Atmung an unterschiedliche Situationen anpassen kann.

Respirationsstörungen haben verschiedene Ursachen. Daher müssen die Informationen aus Symptomfragebögen und die Befunde der Lungenfunktionstests in der Zusammenschau auch mit anderen klinischen Befunden interpretiert werden.

47.4.1 Respiratorische Symptome

Am bekanntesten ist der **Nijmegen-Fragebogen** zur Evaluation von Respirationsstörungen (van Dixhoorn und Duivenvoorden 1985). Entwickelt wurde er zu einer Zeit, als das Hyperventilationssyndrom eine breiter akzeptierte Diagnose war als heute. Er wurde hinsichtlich seiner Sensitivität und Spezifität bei Patienten, bei denen anhand der klinischen Anamnese und der Beobachtung der Atmung, aber nicht durch direkte Bestimmung des pCO_2 ein Hyperventilationssyndrom diagnostiziert worden war, validiert. Die im Nijmegen-Fragebogen aufgeführten Symptome, die die Hypokapnie am besten widerspiegeln, betreffen die klassischen Hyperventilationssymptome Schwindel, Parästhesien und periorales Kribbeln. Die respiratorischen Symptome des Fragebogens hängen eher mit den biomechanischen und neuromuskulären Faktoren, die übrigen Symptome vor allem mit Spannung, Angst und psychophysiologischen Faktoren zusammen.

Der **Self-Evaluation of Breathing Questionnaire** (SEBQ) umfasst 25 Fragen nach respiratorischen Symptomen und Atemmustern (Courtney und Greenwood 2009). Er ist eine nützliche Ergänzung des Nijmegen-Fragebogens, weil er weitere Informationen über die Qualität und Quantität respiratorischer Beschwerden und über die Selbstwahrnehmung der Atmung durch den Patienten liefert.

Außerdem können anhand des SEBQ Dyspnoen aus biochemischen und biomechanischen Gründen unterschieden werden. Luftnot hängt eher mit der Aktivierung von Chemorezeptoren und dem Feedback von der Medulla zusammen (Lansing 2000), eine Restriktion der Atmung mit erhöhter Atemarbeit (beschrieben mit den Worten „Ich kann nicht tief einatmen“ oder „Die Luft bleibt mir im Halse stecken“) beruht eher auf neuromechanischen und muskuloskeletalen Ursachen, wie einer Lungenüberblähung (Lougheed et al. 2006).

47.4.2 Hyperventilation

Kapnometrie

Bei der Kapnometrie wird mittels Intrarotspektroskopie die endexspiratorische (endtidale) CO_2-Konzentration ($P_{ET}CO_2$) in der Atemluft gemessen. Meist erlaubt der $P_{ET}CO_2$ eine gute Schätzung der alveolären CO_2-Konzentration ($PACO_2$), die wiederum den arteriellen CO_2-Spiegel ($PaCO_2$) widerspiegelt (Nagler und Krauss 2008).

$P_{ET}CO_2$ in Ruhe

Die Messung des $P_{ET}CO_2$ in Ruhe deckt Patienten mit chronischer Hyperventilation auf, bei denen der $PaCO_2$ sehr niedrig eingestellt ist, sodass auch der $P_{ET}CO_2$ dauerhaft niedrig ist. Bei diesen Patienten normalisieren sich die CO_2-Spiegel oft im Schlaf, sinken aber nach dem Aufwachen sofort ab und kehren selbst bei CO_2-Inhalation nicht in den Normalbereich zurück (Jack et al. 2003). Obwohl der $P_{ET}CO_2$ ein recht stabiler Wert ist, wird eine Messung über mindestens 5 Minuten empfohlen; verwendet wird dann der Mittelwert. Bei unkontrollierten Respirationsstörungen oder Tachypnoe sind die ermittelten $P_{ET}CO_2$-Werte meist falsch, was bei der Auswertung berücksichtigt werden muss.

Normalerweise liegt der $P_{ET}CO_2$ im Bereich von 35–42 mmHg. Werte < 32,5 mmHg liegen zwei Standardabweichungen unter dem Mittelwert. Die meisten Menschen mit einem derart niedrigen $P_{ET}CO_2$ zeigen die Symptome einer Hypokapnie.

Provokationstestung

Bei intermittierender Hyperventilation ist der $P_{ET}CO_2$ in Ruhe normal oder leicht reduziert. Allerdings reagieren diese Patienten auf psychische oder physikalische Belastungen sowie auf deren Ankündigung oft mit einer Hyperventilation (Gardner 1995).

Belastungstestung

Normalerweise steigt der $P_{ET}CO_2$ bei moderater körperlicher Belastung. Bei Hyperventilationsstörungen sinkt er jedoch während und nach der körperlichen Belastung (Jack et al. 2004). Manche Belastungstestungen, wie das Gehen auf der Stelle oder auf einem Laufband oder das Fahren auf einem Standfahrrad, sind leicht durchführbar und erlauben das Anlegen eines Kapnometers. Sofern kein tragbares Kapnometer zur Verfügung steht, wird der $P_{ET}CO_2$ sofort gemessen, nachdem der Patient 5–10 Minuten gegangen oder gefahren ist. Sinkt der $P_{ET}CO_2$ während oder unmittelbar nach der Belastung unter den Ruhewert, ist die Atmungskontrolle gestört und es besteht eine intermittierende Hyperventilation.

Hyperventilations-Provokationstest

Dieser Test deckt Symptome auf, die aufgrund der Kombination von biochemischen, biomechanischen und psychophysiologischen Vorgängen bei Respirationsstörungen auftreten. Die Zeit, die der $P_{ET}CO_2$ zur Erholung von der Provokation benötigt, zeigt Anomalien der mit der CO_2-Steuerung zusammenhängenden Atmungskontrolle.

Vorgehen: Der Patient wird aufgefordert, so lange zu hyperventilieren, bis der $P_{ET}CO_2$ unter etwa 20 mmHg absinkt. Dokumentiert werden die Zeit bis zur Erholung sowie alle während der Hyperventilation oder der Erholungsphase des Tests auftreten Symptome. Der $P_{ET}CO_2$ normalisiert sich normalerweise innerhalb von 3 Minuten. Sobald er dafür > 3 Minuten benötigt, ist die Atmungskontrolle gestört (Folgering und Colla 1978). Bei den meisten Patienten treten während des Tests als normale Reaktion neurovaskuläre Symptome auf. Andere Symptome, wie eine Dyspnoe nach dem Test oder Thoraxschmerzen, gastrointestinale Beschwerden oder Angst während der Hyperventilations- und Erholungsphase, müssen unter Berücksichtigung der klinischen Anamnese des Patienten beurteilt werden.

RED FLAG

Kontraindiziert ist dieser Test bei bekannten Herzkrankheiten oder Epilepsie. Asthmatiker sollten ihre Bedarfsmedikamente bereithalten, falls der Test einen Asthmaanfall auslöst.

47.4.3 Atemmusterstörungen

Beobachten der Atmung

Während die Anamnese erhoben wird, lässt sich feststellen, ob der Patient die Schultern und Schlüsselbeine beim Sprechen und bei Ruheatmung hochzieht. Rasches Sprechen weist insbesondere bei häufigen Unterbrechungen durch Seufzen, Gähnen und Luftschnappen auf eine Respirationsstörung hin. Außerdem lässt sich zu diesem Zeitpunkt erkennen, ob der Patient bevorzugt durch den Mund atmet.

Körperhaltung und Bewegungsapparat

Liegen mehrere der nachfolgend aufgezählten sichtbaren Befunde vor, besteht ein starker Verdacht auf eine Respirationsstörung:

- Sichtbare Verspannung und erhöhter Tonus der Mm. sternocleidomastoideus und trapezius
- Feste und seilartige oberflächliche vordere Halsfaszie
- Vorschieben des Kopfes
- Mundatmung
- Elevation der Skapula mit Außenrotation des Margo inferior
- Schwäche der kaudalen Stabilisatoren der Skapula mit Abstehen der Skapula
- Weit gestellte untere Rippen (sichtbar in Rückenlage)
- Retraktion des Epigastriums
- Verschmälerter Thorax mit geschlossenen unteren Interkostalräumen
- Lordose mit Hypertonus der paravertebralen Muskeln (sichtbar im Stand und in Bauchlage)

Palpation und manuelle Untersuchung

Nachfolgend sind einige der wichtigsten und am leichtesten durchführbaren Untersuchungen zur Ermittlung von Hinweisen im Bereich des Bewegungsapparats auf Respirationsstörungen aufgeführt.

Subkostalränder (in Rückenlage oder im Sitzen): Bei Palpation der Subkostalränder wird auf eine erhöhte Gewebespannung geachtet. Festigkeit und Widerstand gegen den palpatorischen Druck sind ein Hinweis auf eine Hypertonie des Zwerchfells und/oder der oberflächlichen Bauchmuskeln (M. rectus abdominis und Mm. obliqui abdominis), wodurch das Zwerchfell inspiratorisch die unteren Rippen nicht expandieren kann und eine Thoraxatmung begünstigt wird.

Kleiner Kostoxiphoidwinkel (in Rückenlage): Ein Kostoxiphoidwinkel > 90° gilt als Zeichen einer Respirationsstörung. Bei vielen Patienten vergrößert sich der Winkel nach einer Atem- und manuellen Therapie (Clifton-Smith 2014).

Bewegungen von Xiphoid und Nabel (in Rückenlage oder im Sitzen): Die kraniokaudale Bewegung von Xiphoid und Nabel bei der Atmung weist auf eine habituelle thorakale oder asynchrone Atmung hin. Normalerweise bewegen sich beide bei ausgewogener, koordinierter Atmung in dorsoventraler Richtung.

Inspiratorisches Anheben der Schultern (im Sitzen): Dazu steht der Untersucher hinter dem Patienten und legt ihm beide Hände auf die Schultern. Der Patient wird gebeten, langsam und entspannt einzuatmen und die Inspiration um etwa 20 % zu erhöhen. Zieht der Patient bei dieser leicht verstärkten Atmung die Schultern hoch, besteht die Tendenz zum übermäßigen Einsatz der Atemhilfsmuskeln.

HiLo-Technik (im Sitzen): Mit der HiLo-Technik werden Dominanz, zeitlicher Verlauf und Synchronizität der Bewegungen des Sternums im Verhältnis zur Bewegung der Bauchmuskeln bei der Atmung beurteilt (Courtney und Reece 2009). Dazu legt der Patient (oder der Untersucher) eine Hand auf das Sternum und eine Hand auf den Oberbauch. Bewegt sich bei der Inspiration die obere und nicht die untere Hand in vertikaler Richtung, besteht Brustatmung. Bewegt sich die untere Hand gleichzeitig nach dorsal, besteht eine asynchrone oder paradoxe Atmung.

Laterale Expansion der unteren sechs Rippen (im Sitzen, in Bauch- und Rückenlage): Der Untersucher legt am sitzenden Patienten seine Handflächen auf die Lateralseiten der unteren sechs Rippen; bei der Inspiration sollten sie nach außen wandern. Bleibt dies aus, besteht eine Funktionsstörung des Zwerchfells, die Appositionszone ist reduziert, die Lunge ist überbläht und es besteht eine thorakale, asynchrone Atmung.

Beim Patienten in Rückenlage legt der Untersucher seine Handflächen zunächst von ventrolateral auf die unteren Rippen, um deren Bewegungen bei Ruheatmung zu ermitteln. Dann drückt er leicht auf die Rippen und bittet den Patienten, seine Hände hochzudrücken. Sofern die Expansion des unteren Brustkorbs schwach ist oder fehlt, besteht der Verdacht auf eine habituelle thorakale oder asynchrone Atmung und eine Fehlfunktion des Zwerchfells. In Rückenlage ist das Vorgehen – abgesehen davon, dass der Untersucher die Hände von dorsal auf den lateralen Thorax legt – ähnlich.

Messung der Thoraxexpansion mit einem Maßband: Die laterale Expansion des oberen und unteren Brustkorbs lässt sich zuverlässig mit einem Maßband quantifizieren. Die Rippenexkursion ist die Differenz zwischen maximaler In- und Exspiration.

- Die Messung am oberen Brustkorb erfolgt auf Höhe des Dornfortsatzes von Th5 und dem 3. Interkostalraum in der Medioklavikularlinie.
- Die Messung am unteren Brustkorb erfolgt auf Höhe des Dornfortsatzes von Th10 bis zur Spitze des Proc. xiphoideus. (Detaillierte Beschreibung der Messung in Bockenhauer et al. 2007.)

Manual Assessment of Respiratory Motion (MARM): Die MARM beurteilt gleichzeitig die Lateralexpansion des unteren Brustkorbs und die Vertikalbewegung des oberen Brustkorbs, indem der Untersucher seine Hände von lateral auf den unteren Brustkorb legt. Die MARM umfasst eine Grafik und ein Dokumentationssystem, bei dem zwei Linien in einen Halbkreis eingezeichnet werden (➤ Abb. 47.1). Die obere Linie (A) entspricht dem höchsten Punkt der Inspiration und dem relativen Beitrag des oberen Brustkorbs, insbesondere seiner Vertikalbewegung, während

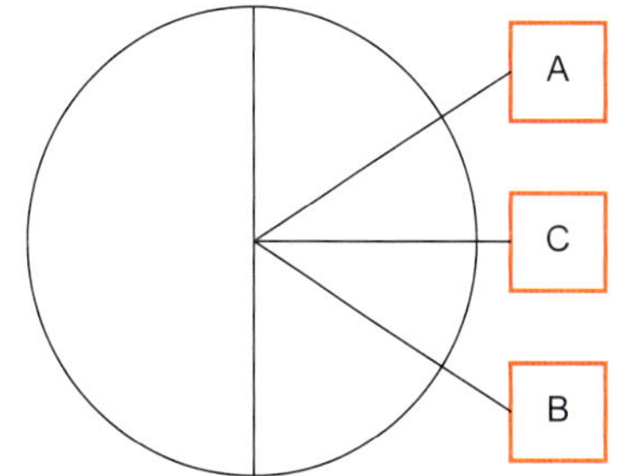

Abb. 47.1 MARM-Grafik. Die drei Hauptvariablen der MARM sind: 1. Der Bereich = der Winkel zwischen der oberen und der unteren Linie (Bereich AB). 2. Der MARM-Durchschnittswert = (A + B)/2. 3. Die Balance = Differenz zwischen dem Winkel zwischen der Horizontalachse (C) und der oberen Linie (A) bzw. der unteren Linie (Winkel AC – Winkel CB). [F936–001/L271]

die untere Linie (B) dem tiefsten Punkt der Inspiration und dem relativen Beitrag des unteren Brustkorbs, insbesondere der Expansion nach lateral und kaudal, entspricht. Aus der MARM-Grafik lassen sich mehrere Variablen der Atmung ableiten. (Ausführliche Beschreibung des Verfahrens und seines klinischen Einsatzes in Courtney et al. 2008).

Atemanhaltetest: Patienten mit Respirationsstörungen wie auch Patienten mit Hyperventilationsstörungen können die Luft über einen kürzeren Zeitraum anhalten als Gesunde. Die Dauer des Atemanhaltens wird vom Feedback von Chemorezeptoren, Atemmuskeln und der Brustwand beeinflusst. Ein Gesunder kann den Atem für etwa 60 Sekunden anhalten (gemessen ab dem Ende einer tiefen Inspiration bis zum Endpunkt). Bei chronischer Hyperventilation beträgt die Atemanhaltezeit in der Regel < 20 Sekunden (Jack et al. 1998).

Der Atemanhaltetest kann auch nach einer entspannten Exspiration mit der funktionellen Residualkapazität (FRC) durchgeführt werden. Ein Gesunder kann die Luft dann für 25–30 Sekunden anhalten und ein Patient mit einer Respirationsstörung deutlich kürzer (Courtney et al. 2011a).

47.5 Integrierte Atemtherapie

Die ideale Behandlung konzentriert sich auf die jeweils vorliegende Respirationsstörung und wird durch andauernde Evaluationen immer wieder angepasst. Durch diese wiederholten Untersuchungen wird auch sichergestellt, dass die Intensität der Intervention ausreicht, um die erwünschten Veränderungen zu erzielen.

Die Atemtherapie wird durch eine manuelle Therapie, Entspannungstechniken und andere Körper-Geist-Techniken, die die Stressreaktion normalisieren, ergänzt. Ursachen und begünstigende Faktoren, wie körperliche Überlastung, schlafbezogene Atemstörungen, Stoffwechselstörungen sowie Krankheiten des respiratorischen und kardiovaskulären Systems müssen diagnostiziert und entsprechend behandelt werden.

47.5.1 Korrektur der Mundatmung

Mundatmung lässt sich häufig schon dadurch korrigieren, dass bewusst so oft wie möglich durch die Nase geatmet wird. Initial fühlt sich das meist so an, als ob zu wenig Luft eingeatmet werden kann; dieses Gefühl normalisiert sich aber nach einigen Tagen. Außerdem sollten die Patienten lernen, die Nasenflügel inspiratorisch zu blähen, anstatt sie einzuziehen.

47

Atemanhaltetechniken zum Freimachen der Nase und zur Herstellung von Nasenatmung sind ein wichtiger Teil der **Buteyko-Atemtechnik.** Wenn nach einer normalen Exspiration die Luft angehalten wird und beim Bedürfnis zum Luftholen der erste Atemzug durch die Nase erfolgt, lässt sie sich dadurch freimachen und die Nasenatmung wird erleichtert. Dieser Ablauf wird 3- bis 5-mal wiederholt, um die Nase so weit wie möglich freizumachen. Der Patient erhält die folgende Anweisung: „Atmen Sie kurz durch die Nase ein und atmen Sie dann ganz normal aus. Am Ende des Ausatmens halten Sie sich die Nase zu und die Luft an. Sobald Sie Luft holen müssen, halten Sie den Mund geschlossen und atmen Sie durch die Nase ein.“ Noch weitergehende Atemanhaltetechniken, bei denen die Luft bis zur Belastungsgrenze angehalten wird, sind ebenfalls nützlich, sollten aber unter Anleitung durch einen erfahrenen Lehrer erlernt werden.

47.5.2 Korrektur der Hyperventilation

Zur Korrektur einer chronischen Hyperventilation müssen die Patienten lernen, ihr Atemzeitvolumen zu reduzieren. Dazu können sie bewusst darauf achten, weniger und/oder langsamer einzuatmen und die Atemmuskeln zu entspannen.

Bewusstes Atmen und entspannte Kontrolle

Bei Hyperventilationsstörungen ist der Atemantrieb zu hoch und der CO_2-Sollwert zu niedrig.

Wenn zu intensiv versucht wird, die Atmung zu kontrollieren und den CO_2-Sollwert anzuheben, sind Beschwerden und Unwohlsein möglich, wodurch die Hyperventilation verstärkt werden kann (Jack et al. 2003). Am effektivsten können die Patienten ihre Atmung reduzieren, indem sie sich auf ihre Atmung konzentrieren, die verschiedenen Haltungen und Bewegungen beobachten und dadurch eine entspannte Kontrolle über ihre Atmung entwickeln. Sobald ihnen das gelungen ist, können sie aufgefordert werden, das Atemzeitvolumen allmählich zu reduzieren, indem sie weniger tief einatmen und/oder langsamer atmen.

Atmen mit reduziertem Volumen: Der Fokus liegt darauf, die Atemtiefe zu reduzieren und gleichzeitig die entspannte Kontrolle über In- und Exspiration zu behalten. Beim Atmen mit reduziertem Atemzeitvolumen besteht die Tendenz, schneller zu atmen. Um diesen Effekt der steigenden CO_2-Spiegel zu verhindern, ist eine adäquate Entspannung erforderlich. Die Patienten sollten ihre Atmung so weit reduzieren, bis sie eine leichte Luftnot verspüren, aber noch entspannt bleiben können.

Langsames und weiches Atmen: Die normale Atemfrequenz beträgt beim Erwachsenen 12–18 Atemzüge pro Minute. Durch allmähliches Absenken der Frequenz auf etwa 6 Atemzüge pro Minute wird der parasympathische Tonus erhöht. Der Entspannungszustand, der durch die langsame Atmung ausgelöst wird, trägt bei Patienten mit Hyperventilation zur Reduktion des Atemzeitvolumens und zur erhöhten CO_2-Toleranz bei.

Biofeedback mittels Kapnometrie

Ein Kapnometer misst die CO_2-Konzentration in der ausgeatmeten Luft. Es ist ein für das Real-Time-Training von Patienten mit Hyperventilation nützliches visuelles Gerät. Patienten, die nicht auf Atemübungen ansprechen, machen oft durch ein Biofeedback mittels Kapnometer bessere Fortschritte. Das Biofeedback erfolgt am besten in verschiedenen Situationen, damit der Patient lernt, seinen

$PaCO_2$ in Ruhe, bei Bewegung sowie beim Durchführen physikalischer und geistiger Aufgaben zu normalisieren.

Manualtherapie

Eines der wichtigsten Ziele der manuellen Therapie der Hyperventilation ist die Entspannung des Patienten insgesamt. Außerdem müssen Länge, Tonus und Ansprechen der Atemmuskeln normalisiert werden. Eine funktionelle Schwäche der primären Atemmuskeln (wie der Interkostalmuskeln und des Zwerchfells) und der Atemhilfsmuskeln durch eine Verkürzung und Tonussteigerung verstärkt das Gefühl der Luftnot. Dadurch wird der Atemantrieb übermäßig gesteigert und die Atmungskontrolle gestört.

47.5.3 Wiederherstellen optimaler Atemmuster

Wiederherstellen einer ausgewogenen, synchronen Atmung

Die thorakale, die asynchrone und die paradoxe Atmung sind häufige biomechanische Respirationsstörungen. Die Atemtherapie sollte die Koordination der Atmung wiederherstellen, damit sich der obere und der untere Brustkorb und das Abdomen wieder synchron und aufeinander abgestimmt bewegen und sich beide Kompartimente inspiratorisch vergrößern und exspiratorisch verkleinern.

Oft besteht eine Atemtherapie vor allem darin, dass die Patienten lernen, ihren Bauch bei der Inspiration vorzuwölben und bei der Exspiration einzuziehen. Das zu starke Vorwölben des Bauches kann jedoch insbesondere bei niedrig stehendem hypertonem Zwerchfell und/oder schwachen, hypotonen Bauchmuskeln die Kuppelbildung des Zwerchfells weiter erschweren und die Appositionszone weiter verkleinern. Besser ist es, den Atem in den lateralen Brustkorb und den Bauch und wieder zurück zu leiten, damit die Atmung in dorsoventraler und lateraler Richtung erfolgt.

> Die besten Ergebnisse werden erzielt, wenn die Zwerchfellfunktion korrigiert, seine Appositionszone wiederhergestellt und die Lungenüberblähung behoben wurde.

Behandeln des Zwerchfells und Wiederherstellen der Appositionszone

Optimale Atemmuster sind erst dann möglich, wenn die Zwerchfellfunktion korrigiert, seine Appositionszone wiederhergestellt und die Lungenüberblähung behoben wurde.

Behandeln des tiefstehenden hypertonen Zwerchfells
Atemtechniken: Durch langsames, entspanntes Atmen mit etwas längerer Exspiration als Inspiration lässt sich das Zwerchfell entspannen, sodass es wieder seine Kuppelform annimmt. Das Ausatmen mit Lippenbremse hilft bei der Verlängerung der Exspiration.

Manualtherapie: Durch Druckapplikation im ventralen Subkostalbereich lässt sich das Zwerchfell in seine Kuppelform bringen. Derartige Manöver können im Sitzen, in Rückenlage und in Seitenlage durchgeführt werden. Der Patient wird gebeten, sich zu entspannen und langsam auszuatmen. Während der Exspiration gibt der Therapeut Druck in kranialer Richtung. Der Patient sollte in leichter Flexionshaltung ausatmen, damit sich das Zwerchfell besser entspannen und seine Kuppelform annehmen kann.

Korrektur der Überblähung
Die Lungenüberblähung ist eine häufige Ursache von Funktionsstörungen des Zwerchfells, weil es dadurch im Ruhezustand zu weit nach kranial geschoben wird und seine Appositionszone reduziert ist. Die Normalfunktion kann erst dann wiederhergestellt werden, nachdem die Lungenüberblähung behoben wurde.

Atemtechniken: Zu den geeigneten Techniken gehören mehrere Verfahren, z. B. das Atmen mit reduziertem Atemzeitvolumen, langsames Atmen mit verlängerter Exspiration und Atmen mit Lippenbremse.

Manualtherapie: Bei einer Lungenüberblähung ist der Brustkorb in der Regel starr und kann sich inspiratorisch nicht vergrößern und exspiratorisch nicht verkleinern. Durch Druck auf den Thorax bei Exspiration, Dehnung der Interkostalmuskeln, Kuppelbildung des Zwerchfells und Entspannen der Atemhilfsmuskeln lässt sich die Restriktion des Brustkorbs aufgrund der Lungenüberblähung reduzieren. Allerdings erzielt die manuelle Therapie nur dann optimale Ergebnisse, wenn die Patienten lernen, entspannter und mit geringerem Atemzeitvolumen ein- und auszuatmen.

Kräftigen des hochstehenden hypotonen Zwerchfells

Bei manchen Patienten ist das Zwerchfell schwach und hypoton. Es hat eine hohe Ruheposition und senkt bzw. kontrahiert sich bei der Inspiration nur unzureichend.

Atemtechniken: Das inspiratorische Anlegen von Widerstand erhöht die Kraft der Muskeln bei Inspiration um bis zu 31 % (Caine und McConnell 1998). Ein derartiges Training kann nicht nur die Kraft erhöhen, sondern vermutlich auch die Ruheposition des Zwerchfells wiederherstellen.

Auch zu feste Bauchmuskeln können das Senken des Zwerchfells verhindern. Indem der Patient lernt, seine Bauchmuskeln bei der Inspiration zu entspannen, lässt sich die Ruheposition des Zwerchfells verbessern. Übungen wie Bauchwaagen zum Training der exzentrischen Bauchbewegung bei entspannter Bauchatmung sind ebenfalls hilfreich.

Manualtherapie: Durch das Einatmen gegen den Widerstand der Untersucherhand, die auf den Brustkorb und das Zwerchfell drückt, erhalten die Muskeln inspiratorisch anregende und propriozeptive Reize.

47.5.4 Lernprinzipien der Atemtherapie

Motorisches Lernen

Bei der Atemtherapie müssen neue motorische Fähigkeiten erlernt werden und der motorische Kortex muss sich so umorganisieren, dass neue, funktionellere Bewegungsabläufe beim Atmen etabliert werden.

Der Patient muss die Atemübungen in kurzen formalen Blocksitzungen sowie immer wieder im Alltag in Ruhe und bei Aktivität sowie in verschiedenen Positionen durchführen, um das motorische Lernen zu fördern. Der Transfer der neuen Atemmuster auf den Alltag wird durch das Üben in Situationen oder bei Aktivitäten, die das Atmen normalerweise stören, wie Sprechen, körperliche Betätigung, Stress, Arbeit am Computer, erleichtert.

Funktionelles Lernen

Funktionelle Atmung ist effizient, anpassungsfähig, angemessen und reagiert auf interne physiologische, mentale und emotionale Zustände sowie externe Situationen. Eine effektive Behandlung von Respirationsstörungen sollte keine starren Atemmuster schaffen, sondern die Funktionalität der Atmung verbessern.

Ein wichtiger Aspekt von Respirationsstörungen ist die Unfähigkeit, von der aktiven Atmung (Brustatmung) auf die entspannte Atmung (Bauchatmung) umzustellen. Diese Fähigkeit kann durch Atemtechniken, bei denen der Patient zunächst liegt und sie später in aufrechter Haltung durchführt, verbessert und durch Bewegungen oder Gleichgewichtsübungen verstärkt werden.

Psychophysiologisches Lernen

Patienten mit ausgeprägter Angst oder ungelösten psychischen Konflikten sprechen oft nur unzureichend auf die Atem- und die manuelle Therapie an. Sie sollten daher an einen entsprechenden Facharzt überwiesen werden.

Muskuloskeletale Faktoren

Alle primären und sekundären Atemmuskeln beeinflussen die Funktionalität des Atmens. Bei Respirationsstörungen können sie sich verspannen, verkürzen und ihre Funktion nur unzureichend durchführen. Außerdem können sie schmerzhafte Triggerpunkte entwickeln. Eine effektive Behandlung der am Brustkorb ansetzenden Muskeln, durch die sie entspannt und verlängert werden, verbessert die regionale und globale Mobilität des Brustkorbs. Eine reduzierte Spannung in den Thoraxmuskeln kann eine Luftnot verbessern und den zur Hyperventilation und zu Atemmusterstörungen beitragenden erhöhten Atemantrieb reduzieren.

LITERATUR

Agache I et al. Dysfunctional breathing phenotype in adults with asthma – incidence and risk factors. Clin Transl Allergy. 2012; 2: 18.

Barba E et al. Mechanisms of abdominal distension in severe intestinal dysmotility: Abdomino-thoracic response to gut retention. Neurogastroenterol Motil. 2013; 26: e389–e394.

Bockenhauer SE et al. Measuring thoracic excursion: reliability of the cloth tape measure technique. J Am Osteopath Assoc. 2007; 107: 191–196.

Bordoni B, Zanier E. Anatomic connections of the diaphragm: influence of respiration on the body system. J Multidiscip Healthc. 2013; 6: 281–91.

Bradley H, Esformes J. Breathing pattern disorders and functional movement. Int J Sports Phys Ther. 2014; 9: 28–39.

Burgess J et al. Systematic review of the effectiveness of breathing retraining in asthma management. Expert Rev Respir Med. 2011; 5: 789–807.

Caine MP, McConnell AK. The inspiratory muscles can be trained differentially to increase strength or endurance using a pressure threshold inspiratory muscle training device. Eur Respir J. 1998; 12: 58–59.

Clifton-Smith T. Breathing pattern disorders and the athlete. In: Chaitow L, Bradley D, Gilbert C (eds.). Recognizing and Treating Breathing Disorders. London: Elsevier, 2014.

Comroe JH. Physiology of Respiration. Chicago: Year Book Medical Publishers, 1974.

Courtney R. Dysfunctional Breathing: Its Parameters, Measurement and Clinical Relevance in School Health Sciences. Melbourne: RMIT. 2011. p. 317.

Courtney R, Greenwood KM. Preliminary investigation of a measure of dysfunctional breathing symptoms: the Self Evaluation of Breathing Questionnaire (SEBQ). Int J Osteopath Med. 2009; 12: 121–127.

Courtney R, Reece J. Comparison of the Manual Assessment of Respiratory Motion (MARM) and the Hi Lo Breathing Assessment in determining a simulated breathing pattern. Int J Osteopath Med. 2009; 12: 86–91.

Courtney R, van Dixhoorn J, Cohen M. Evaluation of Breathing Pattern: Comparison of a manual assessment of respiratory motion (MARM) and respiratory induction plethysmography. Appl Psychophysiol Biofeedback. 2008; 33: 91–100.

Courtney R, Greenwood K, Cohen M. Relationships between measures of dysfunctional breathing in a population with concerns about their breathing. J Bodyw Mov Ther. 2011a; 15: 24–34.

Courtney R et al. Relationship of spontaneous breathing pattern to response to heart rate variability biofeedback. Altern Ther Health Med. 2011b. 17: 38–44.

da Silva RC et al. Increase of lower esophageal sphincter pressure after osteopathic intervention on the diaphragm in patients with gastroesophageal reflux. Dis Esophagus. 2013; 26: 451–456.

Damas Mora L et al. Respiratory ventilation and carbon dioxide levels in syndromes of depression. Br J Psychiatry. 1976; 129: 457–464.

Davies L. A non-invasive measure of baroreflex sensitivity without blood pressure measurement. Am Heart J. 2002; 143: 441–447.

Davies CD, Craske MG. Low baseline pCO2 predicts poorer outcome from behavioral treatment: Evidence from a mixed anxiety disorders sample. Psychiatry Res. 2014; 219: 311–315.

DeGuire S, Gervitz R, Hawkinson D. Breathing Retraining: A three-year follow-up study of treatment for hyperventilation syndrome and associated functional cardiac syndromes. Biofeedback Self Regul. 1996; 21: 191–198.

De Troyer A, Estenne M. Functional anatomy of the respiratory muscles. Clin Chest Med. 1988; 9: 175–193.

Dimitriadis Z et al. Hypocapnia in patients with chronic neck pain: association with pain, muscle function, and psychologic states. Am J Phys Med Rehabil. 2013; 92: 746–754.

van Dixhoorn J, Duivenvoorden H. Efficacy of the Nijmegen questionnaire in recognition of the hyperventilation syndrome. J Psychsom Res. 1985; 29: 199–205

van Dixhoorn J, Duivenvoorden H. Effects of relaxation therapy on cardiac events after mycardial infarction: a 5-year follow-up study. J Cardiopulm Rehabil. 1999; 19: 178–185.

Eherer AJ et al. Positive effect of abdominal breathing exercise on gastroesophageal reflux disease: A randomized, controlled study. Am J Gastroenterol. 2012; 107: 372–378.

Esch T. The neurobiology of pleasure, reward processes, addiction and their health implications. Neuro Endocrinol Lett. 2004; 25: 235–251.

Folgering H, Colla P. Some anomalies in the control of $PACO_2$ in patients with a hyperventilation syndrome. Bull Europ Physiopath Resp. 1978; 14: 503–512.

Fried R. The Psychology and Physiology of Breathing. New York: Plenum, 1993.

Gardner W. The pathophysiology of Hyperventilation Disorders. Chest. 1995: 109: 516–533.

Hagins M, Lamberg EM. Individuals with low back pain breathe differently than healthy individuals during a lifting task. J Orthop Sports Phys Ther. 2011; 41: 141–148.

Hagman C, Janson C, Emtner M. Breathing retraining – A five-year follow-up of patients with dysfunctional breathing. Respir Med. 2011; 105: 1153–1159.

Hallani M, Wheatley JR, Amis TC. Enforced mouth breathing decreases lung function in mild asthmatics. Respirology. 2008; 13: 553–558.

Hornsveld HK, Garsson B. Hyperventilation syndrome: an elegant but scientifically untenable concept. Neth J Med. 1997; 50: 13–20.

Jack S et al. Breath hold time in idiopathic hyperventilators. Eur Respir J. 1998; 12: 412S.

Jack S et al. Behavioral influences and physiological indices of ventilatory control in subjects with idiopathic hyperventilation. Behav Modif. 2003; 27: 637–652d.

Jack S, Rossiter HB, Pearson MG. Ventilatory responses to inhaled carbon dioxide, hypoxia, and exercise in idiopathic hyperventilation. Am J Respir Crit Care Med. 2004; 170: 118–125.

Kapreli E et al. Respiratory dysfunction in chronic neck pain patients. A pilot study. Cephalagia. 2009; 29: 701–710.

Key J. The core: understanding it, and retraining its dysfunction. J Bodyw Mov Ther. 2013; 17: 541–559.

Kolar P et al. Postural function of the diaphragm in persons with and without chronic low back pain. J Orthop Sports Phys Ther. 2012; 42: 352–362.

Laffey J. Carbon dioxide attenuates pulmonary impairment resulting from hyperventilation. Crit Care Med. 2003; 31: 2634–2640.

Lansing RW. The perception of respiratory work and effort can be independent of the perception of air hunger. Am J Respir Crit Care Med. 2000; 162: 1690–1696.

Lee EK, Son YI. Muscle tension dysphonia in children: voice characteristics and outcome of voice therapy. Int J Pediatr Otorhinolaryngol. 2005; 69: 911–917.

Lehrer P, Vaschillo E, Vaschillo B. Resonant frequency biofeedback training to increase cardiac variability: rational and manual for training. Appl Psychophysiol Biofeedback. 2000; 25: 177–190.

Lougheed D, Fisher T, O'Donnell D. Dynamic hyperinflation during bronchoconstriction in asthma: implications for symptom perception. Chest. 2006; 130: 1072–1081.

McLaughlin L, Goldsmith CH, Coleman K. Breathing evaluation and retraining as an adjunct to manual therapy. Man Ther. 2011; 16: 51–52.

Meuret A et al. Changes in respiration mediate changes in fear of bodily sensation in panic disorder. J Psychiatric Res. 2009; 43: 634–641.

Nagler J, Krauss B. Capnography: a valuable tool for airway management. Emerg Med Clin North Am. 2008; 26: 881–897.

Naschitz JE et al. Patterns of hypocapnia on tilt in patients with fibromyalgia, chronic fatigue syndrome, nonspecific dizziness, and neurally mediated syncope. Am J Med Sci. 2006; 331: 295–303.

Nelson KE et al. Cranial rhythmic impulse related to the Traube-Hering-Mayer oscillation: comparing laser-Doppler flowmetry and palpation. J Am Osteopath Assoc. 2001; 101: 163–173.

Nobre e Souza MA et al. Inspiratory muscle training improves antireflux barrier in GERD patients. Am J Physiol Gastrointest Liver Physiol. 2013; 305: G862-G867.

Nogawa M et al. Assessment of slow-breathing relaxation technique in acute stressful tasks using a multipurpose non-invasive beat-by-beat cardiovascular monitoring system. Conf Proc IEEE Eng Med Biol Soc. 2007; 2007: 5323–5325.

O'Connor E et al. Breathing exercises and/or retraining techniques in the treatment of asthma: comparitive effectiveness. Rockville: Agency for Healthcare Research and Quality, 2012.

O'Donnell D et al. Pathophysiology of dyspnea in chronic obstructive pulmonary disease. Proc Am Thorac Soc. 2007; 4: 145–168.

Perri MA, Halford E. Pain and faulty breathing: a pilot study. J Bodyw Mov Ther. 2004; 8: 297–306.

Philippot P, Gaëtane C, Blairy S. Respiratory feedback in the generation of emotion. Cogn Emot. 2002; 16: 605–607.

Ritz T et al. Hyperventilation symptoms are linked to a lower perceived health in asthma patients. Ann Behav Med. 2008; 35: 97–104.

Rosen S et al. Is chronic fatigue syndrome synonymous with effort syndrome. J R Soc. Med. 1990; 83: 761–764.

Saish SG et al. Hyperventilation and chronic fatigue syndrome. Q J Med. 1984; 87: 63–67.

Smith M, Russell A, Hodges P. Disorders of breathing and continence have a stronger association with back pain than obesity and physical activity. Aust J Physiotherapy. 2006; 52: 11–16.

Stern MJ, Guiles RA, Gevirtz R. HRV biofeedback for pediatric irritable bowel syndrome and functional abdominal pain: a clinical replication series. Appl Psychophysiol Biofeedback. 2014; 39: 287–291.

Tafil-Klawe M, Klawe JJ. Role of breathing in genioglossus muscle response to hypoxia in older and younger subjects. J Physiol Pharmacol. 2003; 54 (Suppl 1): 48–54.

Van den Bergh O et al. Respiratory learning and somatic complaints: a conditioning approach using CO_2-enriched air inhalation. Behav Res Ther. 1995; 33: 517–527.

Vertigan AE et al. Involuntary glottal closure during inspiration in muscle tension dysphonia. Laryngoscope. 2006; 116: 643–649.

von Leupoldt A et al. Dyspnea and pain share emotion-related brain network. Neuroimage. 2009; 48: 200–206.

Wilhelm FH, Gevirtz R, Roth WT. Respiratory dysregulation in anxiety, functional cardiac, and pain disorders. Assessment, phenomenology, and treatment. Behav Modif. 2001; 25: 513–545.

Yasuma F, Hyano J. Respiratory sinus arrhythmia. Why does heartbeat synchronize with respiratory rhythm? Chest. 2004; 125: 683–690.

Zink JG. The osteopathic holistic approach to homeostasis: 1969 academy lecture. In: 1970 AAO Year Book. Canton: American Academy of Osteopathy, 1970.

KAPITEL

48 Lungenerkrankungen aus osteopathischer Sicht

Kenneth Lossing

„Können Sie es sich als Arzt, Osteopath oder Masseur leisten, Lungenerkrankungen zu beurteilen und mit Medikamenten oder Manipulation zu behandeln, ohne zunächst sorgfältig alle Anteile der Pleura untersucht zu haben und sicherzustellen, dass die Blut- und Nervenversorgung absolut normal ist?" (Still 1910).

Bei der osteopathischen Betrachtung von Lungenerkrankungen müssen wir diese wie bei allen anderen Körperbereichen aus der Sicht des Körpers mit seiner interaktiven Physiologie zwischen allen Strukturen und Systemen sehen. In diesem Kapitel wird nur das respiratorische System – insbesondere die Anatomie, Mobilität, Motilität, neurologische Steuerung, Viskoelastizität und osteopathische Indikationen – besprochen.

> Bei der osteopathischen Beurteilung von Lungenerkrankungen ist es sinnvoll, den Behälter (Thorax und Zwerchfell), den Inhalt (Lunge, Atemwege, Nerven, Blut- und Lymphgefäße), das Interface (Pleura) und die Steuerung (zentrales und peripheres Nervensystem) getrennt zu betrachten.

48.1 Atmung

Atmung ist der Austausch von Luft zwischen der Umgebung und der Lunge. Daran beteiligt sind die Atemwege (Nase, Nasopharynx, Larynx, Trachea, Bronchien und terminale Bronchiolen) und der respiratorische Bereich (Lunge). Bei der normalen Ruheatmung wird ein **Tidalvolumen,** das bei Erwachsenen etwa 500 ml beträgt, ein- und ausgeatmet. Das Volumen, das über das Tidalvolumen hinaus eingeatmet werden kann, wird als **inspiratorisches Reservevolumen** bezeichnet und beträgt etwa 3.000 ml (Costanzo 2014). Der Austausch von Sauerstoff und Kohlendioxid hängt von vielen Faktoren – einschließlich der Atemmuskulatur, des transmuralen Drucks und der Compliance von Lunge und Brustkorb – ab.

Das **Zwerchfell** wurde erstmals von A. T. Still und Carl McConnell ins Zentrum des osteopathischen Interesses gerückt (Still 1902, McConnell 1928). Die moderne Wissenschaft bestätigt die Bedeutung dieses Muskels zunehmend. Bei der Inspiration

- senkt sich das Zwerchfell um 1,5–10,1 cm (Davies et al. 1994, Gierada et al. 1995),
- öffnet sich der Recessus costodiaphragmaticus,
- heben sich die ventralen Rippen,
- wandern die lateralen Anteile der Rippen nach außen,
- senkt sich das Perikard mit einer Rotationsachse nahe der großen Gefäße und
- nimmt die Spannung in den Ligg. pulmonaria sowie im Lungenparenchym zu.

Daher reduziert jede anormale Spannung in Rippen, Pleura, Perikard oder Lunge das Tidalvolumen und die Abwärtsbewegung des Zwerchfells (➤ Abb. 48.1).

Wichtig ist die **Überprüfung der Thoraxmechanik,** weil jede Einschränkung der normalen Thoraxexkursion seitens der Brustwirbelsäule, der Rippen oder des Zwerchfells das Tidalvolumen reduziert. Da der rechte Zwerchfellschenkel bis hinab zu L3 (oder manchmal L4) (Finet und Williame 2000) und der linke Zwerchfellschenkel bis zu L2 (oder manchmal L3) reicht, müssen auch diese Lendenwirbel überprüft werden. Außerdem hat das Zwerchfell Verbindung mit den unteren sechs Rippen. Aber auch die oberen sechs Rippen sollten auf Bewegungseinschränkungen überprüft werden, um eine ausreichende Lungenkapazität sicherzustellen. Die Wirbel C3–C5 sollten wegen des Beitrags des N. phrenicus

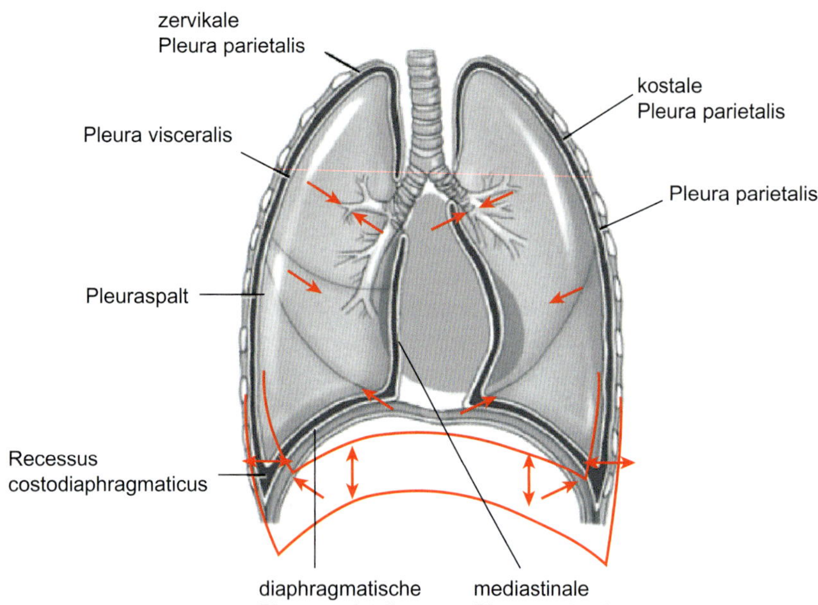

Abb. 48.1 Spannung von Lunge, Pleura und Perikard bei der Atmung. [G568/L138]

überprüft werden. Dieser Nerv lässt sich entlang der ventralen Mm. scaleni tasten und auf Dehnbarkeit und „Verdickungen" überprüfen (Barral und Croibier 2008).

> *„Das Zwerchfell liefert demjenigen viel Nahrung, der nach den großen Warums von Krankheiten sucht. […] Es muss wie ein Trommelfell gespannt sein […] ohne Falten und Unebenheiten"* (Still 1902).

Das Zwerchfell senkt sich bei der Inspiration und kehrt bei der Exspiration wieder in die Ausgangsposition zurück. Obwohl wir nicht sicher wissen, was „normal" ist, haben wir gute Belege dafür, was häufig ist (AAPM 2006). Die **Zwerchfellexkursionen** wurden mittels CT (Giraud et al. 2001), MRT (Korin et al. 1992), Durchleuchtung (Wade 1954, Ford et al. 2002, Minohara et al. 2000) und Sonografie (Davies et al. 1994) untersucht. Bei diesen Messungen lag die Zwerchfellexkursion bei flacher Atmung bei 1,3–3,1 cm und bei tiefer Atmung bei 2,5–10,1 cm. In einer Studie lag die Zwerchfellexkursion bei Atmung der Vitalkapazität auf der rechten Seite bei 4,2 cm und auf der linken Seite bei 4,4 cm und nahm von ventral über die Mitte nach dorsal zu. Die Exkursion der lateralen Anteile war stärker als diejenige des mittleren Anteils (Gierada et al. 1995). In gewisser Weise ist es klar, dass sich die bindegewebige Zwerchfellkuppel weniger stark bewegt als die Muskelfasern. Allerdings überrascht es, dass der dorsale Anteil des Zwerchfells durch den Einfluss des Zwerchfellschenkels zur größten Bewegungskomponente des Zwerchfells wird! Daher sollten immer **alle Komponenten des Zwerchfells** untersucht werden (Chauffour und Pratt 2002).

Die Atemexkursion wirkt sich auch auf die arterielle und venöse **Blutaustauschrate** aus (Fredrickson et al. 1995). Derartige Variationen wurden in der Aorta, der V. cava superior und der V. portae ermittelt. Der venöse Blutstrom in der V. cava superior nimmt inspiratorisch durch die intrathorakale Druckabnahme zu (Wegmuller 1993). Beim Gesunden ist die kardial bedingte Pulsatilität des venösen Blutstroms in der V. portae minimal und es finden sich stärkere atemabhängige Variationen. Die Flussschwankungen in der V. portae zeigen, dass der Fluss vermutlich durch den zunehmenden positiven Druck exspiratorisch am stärksten ist und inspiratorisch sinkt.

Noch interessanter wird die Situation dadurch, dass sich die atemabhängigen Variationen des portalen Blutstroms bei bestimmten Krankheiten, wie der Trikuspidalklappeninsuffizienz und der Herzinsuffizienz, ändern (Duerinckx et al. 1990, Abu-Yousef et al. 1990). Daraus folgt, dass insbesondere der venöse Blutfluss atemabhängig ist.

> Aus osteopathischer Sicht ließe sich daraus auch ableiten, dass mechanische Spannung in der Lendenwirbelsäule, der Brustwirbelsäule und dem Brustkorb den venösen Rückstrom aus den Bauch- und Brustorganen negativ beeinflusst.

48.2 Anatomie

Die Lunge ist der initiale Ort des Gasaustauschs, dessen Physiologie den Rahmen dieses Buches sprengen würde, weswegen der Leser dazu auf entsprechende Lehrbücher der Physiologie verwiesen wird. Hier werden die anatomischen Aspekte mit osteopathischer Relevanz betrachtet: Pharynx, Trachea, Bronchien, Pleura parietalis und visceralis, Lunge, Fissuren, pulmonale Lymph- und Blutgefäße sowie Nervenverbindungen.

48.2.1 Nasopharynx

Die beiden langgezogenen, keilförmigen **Nasenhöhlen** sind der oberste Teil der Atemwege und enthalten die olfaktorischen Rezeptoren. Sie werden durch Knochen und Knorpel offengehalten. Getrennt werden die Nasenhöhlen vom Nasenseptum (einer senkrecht stehenden Platte aus Ethmoid), Vomer und Nasenknorpel. Wichtig ist die **Überprüfung des Nasenseptums** auf eine Seitabweichung, weil eine Deviation den Luftstrom behindern kann. Dazu wird ein Otoskop mit Nasenaufsatz verwendet oder vorsichtig ein Wattestäbchen durch jedes Nasenloch vorgeschoben. Außerdem wird die Sutura intermaxillaris abgetastet, um eine Kompression des Vomers auszuschließen. Die parasympathische Innervation der Schleimdrüsen stammt aus dem Ganglion sphenopalatinum. Eine Verstopfung der Mukosa spiegelt sich oft in einem Druckschmerz des Ganglions wider. Die sympathische Innervation stammt aus Th1 (Drake et al. 2009).

48.2.2 Trachea und Bronchien

Die **Trachea** besitzt einen zervikalen und einen thorakalen Abschnitt. Sie beginnt etwa auf Höhe von C6 und reicht nach kaudal bis auf Höhe von Th4 oder Th5. Sie besteht aus gestapelten Knorpelringen, die dorsal nicht geschlossen sind und die von einem membranösen Schlauch bedeckt werden. Der Knorpel ist weniger steif als das umgebende Parenchym. Im zervikalen Bereich verbinden sich der Schildknorpel mit dem Ringknorpel und der Ringknorpel mit der Trachea. Im thorakalen Abschnitt verzweigt sich die Trachea ventral unterhalb der Höhe der II. Rippen in den rechten und linken Hauptbronchus. Die Trachea liegt anterior des Ösophagus und ist faserig mit ihm verbunden (➤ Abb. 48.2).

Der **rechte Hauptbronchus** verläuft steiler nach kaudal als der linke und teilt sich in drei Bronchien, einen für jeden Lappen der rechten Lunge (Lobus superior, medius und inferior). Der **linke Hauptbronchus** teilt sich in zwei Bronchien: einen für den Lobus superior und einen für den Lobus inferior. Ventral ist die Trachea

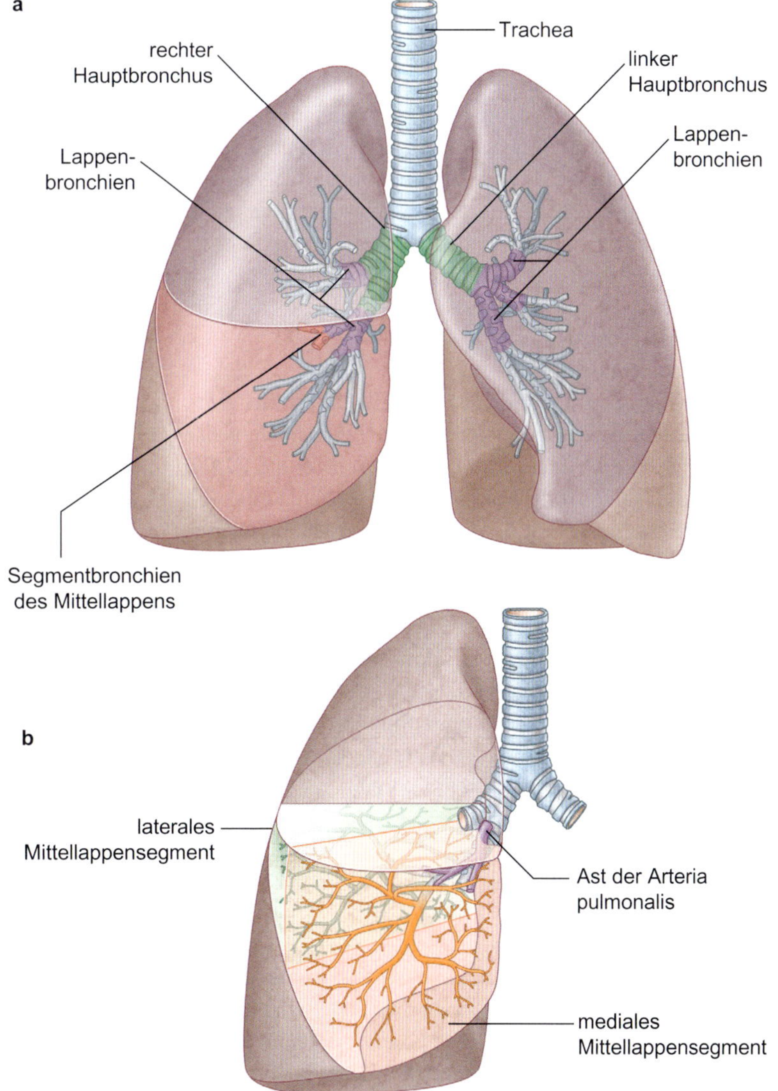

Abb. 48.2 Trachea und Atemwege. **a:** Bronchialbaum. **b:** Segmentbronchien. [E580]

rund und dorsal flach. Dorsal verläuft der M. trachealis zwischen den offenen Knorpelringen. Die Hauptbronchien teilen sich in die Lappenbronchien, diese teilen sich wiederum in Segmentbronchien und diese schließlich in Bronchiolen. Jede Lungenhälfte enthält zehn bronchopulmonale Segmente.

> Die Dehnbarkeit dieser Segmente kann durch Aufwärtszug an der Trachea und zusätzlichen kontralateralen Zug zur Betonung der kleinen Atemwege getestet werden.

48.2.3 Pleura

Die **Pleura parietalis** bedeckt den Brustkorb von innen und ist mit der Fascia endothoracica, die die Innenseite des Brustkorbs bedeckt, den Rippen, den Interkostalmuskeln, dem M. transversus thoracis, dem Ductus thoracicus und den Rippenknorpeln verbunden. Die Pleura parietalis wird nach dem Bereich, in dem sie liegt, benannt: zervikal, kostal, mediastinal und diaphragmatisch. Kranial bildet sie die Pleurakuppel. Dorsal bedeckt sie den Truncus sympathicus, die Brustwirbel und die Bandscheiben.

Kranial ist die Pleurakuppel mit dem Lig. cervicopleurale, der Fascia prevertebralis (einer Schicht der tiefen Faszie) und somit mit dem Lig. longitudinale anterius verbunden. Die Fascia prevertebralis reicht kranial bis zur Schädelbasis, ventral bis zum Lig. longitudinale anterius und kaudal bis ins obere Mediastinum und an die Dorsalfläche des Ösophagus.

Das Lig. cervicopleurale besitzt drei Faserzüge:

- das Lig. vertebropleurale,
- das Lig. transversopleurale und
- das Lig. costopleurale.

Von den Wirbelkörpern C6 und C7 sowie gelegentlich Th1 ziehen Fasern zur Pleurakuppel (Lig. vertebropleurale). Außerdem verlaufen Bindegewebsfasern vom Proc. transversus von C6 und C7 (Lig. pleurale transversum) sowie Fasern von der ersten Rippe (Lig. costopleurale) zur Pleurakuppel. Gemeinsam werden diese Fasern auch als Membrana suprapleuralis oder **Sibson-Faszie** bezeichnet. Wenn dieses Band Muskelfasern enthält, wird es als M. scalenus minimus bezeichnet.

Kaudal bedeckt die Pleura parietalis das Zwerchfell und wird als **Pleura diaphragmatica** bezeichnet. Dadurch, dass sie das Zwerchfell bedeckt, ist sie mit allen Strukturen verbunden, mit denen auch das Zwerchfell verbunden ist:

- den unteren sechs Rippen und ihrem Knorpel,
- dem Sternum,
- dem Xiphoid,
- dem Lig. arcuatum mediale und laterale,
- dem Crus und
- dem Lig. longitudinale anterius.

Der laterale Rand der Pleura diaphragmatica ist an der Bildung des Recessus costodiaphragmaticus zwischen Pleura diaphragmatica und Pleura costalis beteiligt. Dieser potenzielle Raum wird bei der Inspiration gefüllt und ist ein Bereich, in dem die Pleura mit sich selbst verkleben kann. Die Pleura diaphragmatica und die Pleura mediastinalis werden überwiegend vom N. phrenicus innerviert.

Die **Pleura visceralis** bedeckt die Lunge und ist sehr dünn. Sie bildet einen Schlauch um den Bronchus und die großen Lungengefäße (Hilus) und kaudal davon das Lig. bronchopulmonale. Aus osteopathischer Sicht ist die Pleura visceralis an den Stellen von Interesse, an denen sie sich in sich faltet, wie in den Fissuren und im Bereich des Lig. bronchopulmonale (Barral 1991). Insbesondere im Rahmen von Atemwegsinfekten kann die Pleura visceralis **Adhäsionen** zu Strukturen, mit denen sie Kontakt hat, entwickeln: vor allem mit der Pleura parietalis, dem Perikard oder anderen Abschnitten der Pleura visceralis. Derartige Adhäsionen wurden bei Dissektionen, Operationen und klinischen Untersuchungen (sehr schwer oder gar nicht mobilisierbar) nachgewiesen. Sie sind in der Regel sehr kräftig und weitaus fester, als das darunter liegende Lungenparenchym. In Bereichen, in denen diese Strukturen zwar fest sind, sich aber leicht voneinander mobilisieren lassen, ist vermutlich aus irgendwelchen Gründen seröse Flüssigkeit eingetrocknet.

48.2.4 Lunge

Die **Lungenspitze** reicht bis 2–3 cm kranial der I. Rippe, befindet sich dorsal auf Höhe des Halses der I. Rippe und wird von der Pleurakuppel bedeckt (Cupula oder Membrana suprapleuralis). Der kaudale Lungenrand, die Basis, reicht von der VI. Rippe ventral bis zum Proc. spinosus des 10. Brustwirbels dorsal.

Die **Fissura** obliqua und die Fissura horizontalis der rechten Lunge beginnen dorsal auf Höhe der IV. Rippe. Die Fissura horizontalis reicht ventral bis zur IV. Rippe und die Fissura obliqua bis zur VI. Rippe. Die linke Lunge besitzt nur eine Fissur: die Fissura obliqua, die dorsal auf Höhe der IV. Rippe beginnt und ventral bis zur VI. Rippe verläuft.

Lateral sind die beiden **Lungenflügel** konvex geformt und nicht mit der Thoraxwand verbunden, sofern keine Adhäsionen vorliegen. Medial steht die Lunge über den Hilus dorsal des Sternums mit dem Mediastinum in Verbindung. Die Pleura visceralis bedeckt alle Lungenflächen, außer dem Hilus. Die Ausläufer der Pleura parietalis verlaufen ähnlich wie die der Pleura visceralis. Lediglich der ventrale Ausläufer verläuft 1–2 cm weiter kaudal und der dorsale Ausläufer 2–3 cm weiter kaudal.

Die **Lungenstiele** verbinden die mediale Lungenfläche mit Herz und Trachea und enthalten die beiden Hauptbronchien (dorsal), die A. pulmonalis (kranial), die beiden Vv. pulmonales (kaudal), die Aa. und Vv. bronchiales, den Plexus pulmonalis, Lymphgefäße und -knoten sowie lockeres Bindegewebe; alle Strukturen sind von der Pleura bedeckt. In diesem Bereich tritt oft **mechanische Spannung (Dysfunktion)** auf (Barral 1988), die den Austausch von Flüssigkeiten und Nährstoffen reduzieren und das Nervensystem fazilitieren kann. Am Hilus und am Lig. bronchopulmonale ist die Faszie wie ein Lutscher geformt. Wenn es in diesem Bereich zu einer Funktionsstörung kommt, ist die gesamte Lunge davon betroffen. Im linken Lungenoberlappen bildet das Segmentum linguale inferius oft Adhäsionen mit dem Perikard, vermutlich weil es so dünn ist, dass es schnell trocken wird.

48

Der **Pleuraspalt** zwischen den beiden Pleurablättern enthält eine kleine Menge seröser Flüssigkeit (5–15 ml). Ein **Pleuraerguss** liegt vor, wenn sich dort unphysiologisch viel Flüssigkeit ansammelt. Mögliche Ursachen sind Infektionen, Niereninsuffizienz, Kollagenosen, eine Asbestose und Tumoren. Außerdem kann sich die Pleura verdicken, z. B. infolge einer Pleuritis, einer bakteriellen Infektion, einer Asbestose, eines Empyems sowie idiopathisch. Gelegentlich ist die verdickte Pleura radiologisch darstellbar (Juhl 1987).

Der Druck im Pleuraspalt ist negativ und liegt in Ruhe bei etwa –5 cmH_2O. Durch die inspiratorische Zwerchfellkontraktion nimmt der Unterdruck im Thorax und damit auch im Pleuraspalt zu, sodass Luft in die Lunge gezogen wird. Mit der Änderung des Lungenvolumens übt das Lungenparenchym eine radiale Traktion auf die Atemwege aus. Bei niedrigem Lungenvolumen ist die Traktion geringer und der Atemwegswiderstand somit höher. Bei hohem Lungenvolumen besteht eine stärkere Traktion mit entsprechend niedrigerem Atemwegswiderstand.

48.3 Lunge und Atemwege

Die erwachsene Lunge enthält reichlich Typ-I-Kollagenfasern, während in der neonatalen Lunge Typ-III- und Typ-IV-Kollagenfasern vorherrschen. Durch die Typ-I-Kollagenfasern erhält die Lunge eine größere strukturelle Festigkeit (Drake et al. 2009). Außerdem besitzt die Lunge wie viele andere Organe viskoelastische Eigenschaften (Suki et al. 2005), die sie für ihre normale Funktion benötigt (Suki und Lutchen 2006). Diese Eigenschaften werden durch zahlreiche Faktoren, wie die Menge und die Vernetzung der Kollagenfasern, Elastinfasern und Proteoglykane im Gewebe, beeinflusst. Wird dieses Gleichgewicht durch äußere oder innere chemische Veränderungen gestört, baut sich das Gewebe um.

Oft ist die Lunge bei chronischen Lungenerkrankungen, wie Asthma, steifer als normal (druckfester) und zieht sich langsamer wieder zusammen. Dies spricht gut auf eine Behandlung an.

48.3.1 Gefäße

Die Aa. pulmonales leiten sauerstoffarmes Blut aus dem rechten Herzventrikel über den Truncus pulmonalis, der sich in die rechte und linke A. pulmonalis teilt, in die Lunge. Die beiden Aa. pulmonales verzweigen sich in den Lungen in die Aa. segmentales und diese in die Aa. subsegmentales, die in der Regel den Bronchi segmentales und subsegmentales folgen. Die Vv. pulmonales leiten das sauerstoffreiche Blut aus der Lunge zum linken Herzvorhof. Sie verlaufen meist unabhängig von den Bronchien in den Septa interlobularia.

48.3.2 Faszienketten

Die Pleura visceralis geht am Lig. bronchopulmonale in die **Pleura mediastinalis** über, die fest mit dem Pericardium fibrosum verbunden ist. Dadurch besteht eine direkte Verbindung mit der mittleren und der tiefen **Halsfaszie.** Inspiratorisch wird die Pleura mediastinalis durch die Zwerchfellkontraktion sowie die sich ventral anhebenden und nach lateral schiebenden Rippen in kraniokaudaler und lateraler Richtung verlängert. Dabei wird eine dünne Bindegewebsschicht, das Lig. vertebropericardiale, gespannt. Bei der Verkürzung von einer oder mehrerer dieser Strukturen kann sich das Zwerchfell inspiratorisch weniger gut absenken.

Kaudal des Zwerchfells befinden sich die Aufhängungen von Leber, Magen, Milz und Nieren, die Ligg. arcuata, die Fascia transversalis sowie die Mm. psoas und quadratus lumborum. Letztere sind über die Mm. iliaci mit dem Septum intermusculare femoris laterale und mediale und diese wiederum über Membrana interossea cruris, M. tibialis posterior, Mm. flexor hallucis longus und flexor digitorum mit Sprunggelenk und Fuß verbunden (Myers 2001).

Das bedeutet, dass fast jede Form einer somatischen Dysfunktion des Fußes (und viele somatische Dysfunktionen des Unterschenkels) die gesamte Kette betreffen kann.

Kranial beginnt die in den Arm verlaufende Faszienkette nahe dem ventralen Abschnitt des Mediastinums im Bereich der III.–V. Rippe und zieht über die Faszie des M. pectoralis minor, die Fascia clavipectoralis, die Fascia brachii und die Fascia der Mm. scaleni, das Septum intermusculare brachii mediale, den Radiusansatz des M. biceps brachii, entlang des Radiusperiosts zu Handgelenk und Daumen.

Der Verlauf der Armfaszienketten ähnelt dem in der Akupunktur verwendeten Lungenmeridian. Dieser Bereich muss bei Atembeschwerden mechanisch überprüft werden.

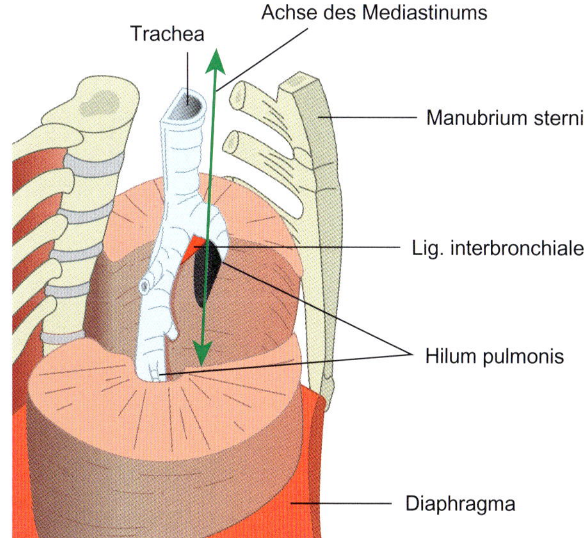

Abb. 48.3 Lig. interbronchiale. [L138]

48.3.3 Neue „Ligamente“

Es gibt drei „Ligamente“, die nur in wenigen Anatomiebüchern beschrieben werden: die **Ligg. interbronchiale und interpulmonale** sowie die **Membrana bronchopericardiaca.** Ihr Vorhandensein ist nicht allgemein anerkannt. Wie oft sie tatsächlich vorliegen, ist unbekannt; dazu sind mehr Dissektionen von diesem Bereich erforderlich. Möglicherweise handelt es sich um Variationen derselben anatomischen Struktur. Aus osteopathischer Sicht haben sie dann eine Bedeutung, sobald eine in ihrer Richtung verlaufende Spannung nachweisbar ist.

Der Winkel zwischen den beiden Hauptbronchien beträgt 60 bis 80°. Direkt an der Trachea befindet sich in diesem Winkel oft das Lig. Interbronchiale (➤ Abb. 48.3) (Perlemuter und Waligora 1975). Das Lig. interpleurale (➤ Abb. 48.4) wird etwa auf Höhe von Th10 von Fasern gebildet, die die beiden viszeralen Pleuraausstülpungen verbinden. Es wurde erstmals 1923 von Testut und später erneut von Brizon und Castaing beschrieben (Testut 1923, Brizon und Castaing 1996).

Membrana bronchopericardiaca

Der Lungenstiel und die Trachealbifurkation sind über kräftige Faserbänder fest mit der dorsalen Wand des Perikards verbunden. Diese Fasern verlaufen strahlenförmig über die Wand der V. inferi-

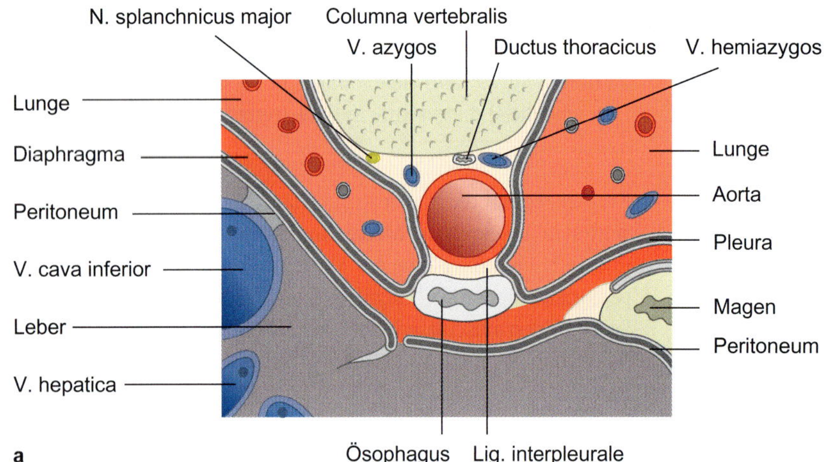

Abb. 48.4a Mediastinale Pleura in Höhe von Th6. [L138]

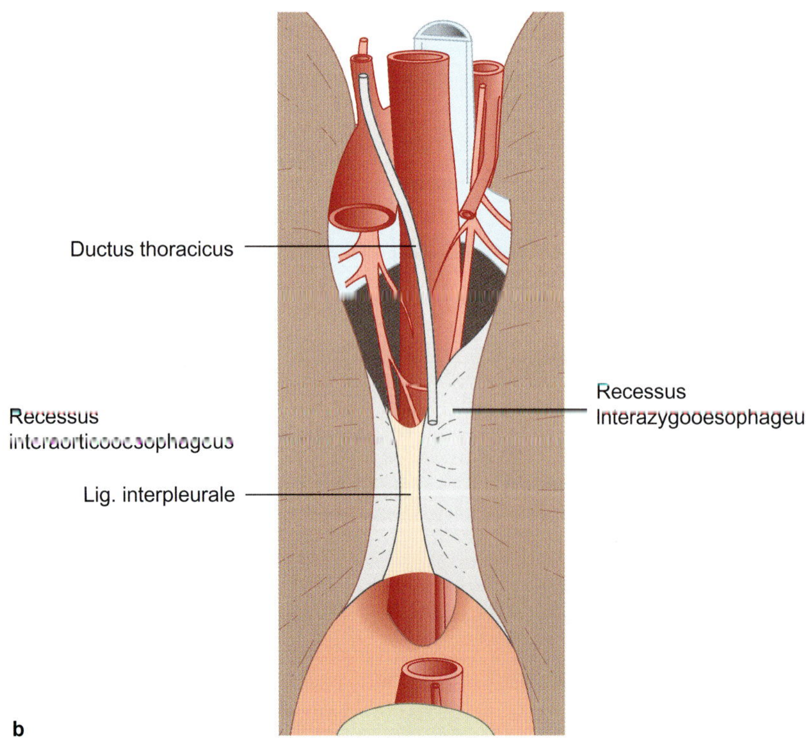

Abb. 48.4b Lig. interpleurale. [L138]

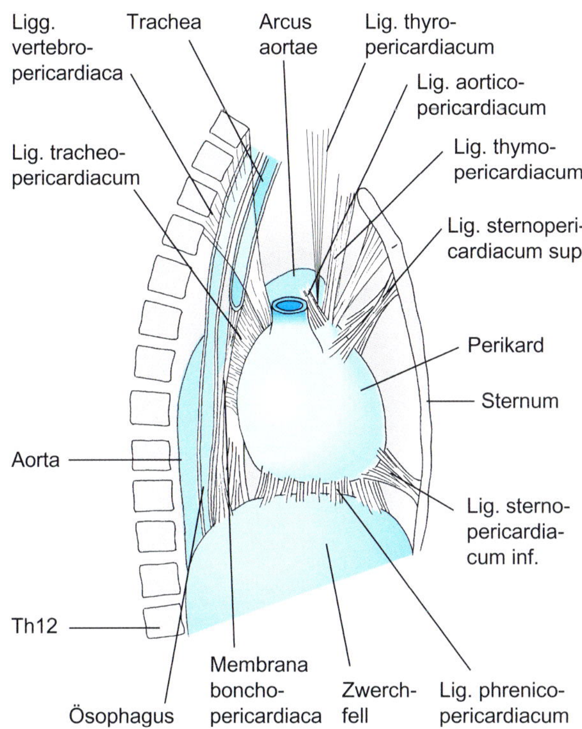

Abb. 48.5 Fasziale Aufhängung des Perikards. [L190]

or cava zum dorsalen Rand des Centrum tendineum. Gemeinsam bilden sie eine zentrale Bindegewebsmembran, die Membrana bronchopericardiaca. Auch die Adventitia der großen Lungengefäße und der Bronchien entsendet Fasern in diese Membran. Die Bindegewebsmembran verbindet die an den Bewegungen von Brustkorb und Zwerchfell beteiligten Strukturen und bildet gemeinsam mit der Bifurkation die Trennwand zwischen dem mittleren und dem dorsalen Mediastinum (➤ Abb. 48.5) (Kahle et al. 1993).

Die Trachealbifurkation liegt ventral von Ösophagus und Aorta. An dieser Stelle befindet sich das nicht immer vorhandene Lig. interbronchiale oder der kraniale Anteil der Membrana bronchopericardiaca. Sind beide Strukturen zu fest, schränken sie die laterale Beweglichkeit der Hauptbronchien ein. Sofern ein Lig. interpleurale vorhanden und fest ist, ist die laterale Ausdehnung der inferioren Lungenlappen eingeschränkt. Sind die zwischen dem Bronchus und dem Zwerchfell kreuzenden Fasern zu straff, ist die Dehnbarkeit der Trachea nach kranial eingeschränkt und das Zwerchfell kann sich bei der Atmung nicht ausreichend nach kaudal verlagern.

48.3.4 Lymphgefäße von Lunge und Atemwegen

Das osteopathische Interesse an den Lymphgefäßen des gesamten Körpers, auch der Lunge und der Atemwege, reicht bis in die frühesten Tage dieser Fachrichtung zurück. Frank Millard D. O., ein Student von A. T. Still, verfasste darüber 1922 das erste Buch.

„Sofern wir die bronchopulmonalen Lymphknoten nicht frei halten können, wird die Sauerstoffanreicherung des Blutes in den Alveolen und Lungengeweben nicht ausreichen, um den Zusammenbruch des gesamten Systems durch die Überprüfung und schlussendliche Infektion der Lymphknoten an den Bronchien zu verhindern. Die Sauerstoffanreicherung des Blutes in der Lunge ist nicht wichtiger als das Verhindern einer Verhärtung der Lymphknoten, die die Lungengewebe drainieren. Für einen körperweit guten Kreislauf und einen guten Tonus müssen die Afferenzen und Efferenzen der bronchopulmonalen Lymphknoten frei sein“ (Millard 1922).

Man fragt sich nun vielleicht, was daran interessant sein soll. Wenn man an die weiter oben gemachte Aussage denkt, dass der Hilus der für den Lungenstatus zentrale Punkt ist und oft eine anormale Spannung oder Dysfunktion aufweist, und bedenkt, dass der gesamte Lymphabfluss der Lunge diesen Bereich passiert, wird der Zusammenhang deutlich. Aufgrund seines Aufbaus kann das Lymphsystem Moleküle, die für einen Eintritt in das venöse System zu groß sind, aus dem Interstitium entfernen. Dazu gehören Proteine, langkettige Fettsäuren, Zellen und Zellbestandteile und exogene Substanzen, wie Viren, Bakterien, Kohlestaub und Silikat (Wittlinger et al. 2011). Somit **fungieren die Lymphknoten als Filter** und können wie alle Filter gelegentlich verstopft oder überlastet sein.

Die Hauptfunktionen des lymphatischen Systems sind der Erhalt des Blut- und Gewebevolumens, der Transport der mit der Nahrung aufgenommenen Lipide aus dem Darm und ihr Weitertransport über das venöse System zur Leber und die Zirkulation von Immunzellen (Santambrogio 2013). Um diese Aufgaben zu erfüllen, besteht das Lymphsystem aus einem **Gefäßnetz,** das zahlreiche Lymphknoten und andere Lymphgewebe verbindet. Das Lymphsystem leitet täglich 20–50 % des Plasmavolumens und 50–100 % des Plasmaproteins aus dem Interstitium wieder in das venöse System.

Die interstitielle Flüssigkeit und die Makromoleküle gelangen über die **Lymphkapillaren** in das Lymphsystem. Von dort gelangt die Lymphe über Präkollektoren, muskuläre Sammelgefäße, große Lymphgefäße und den Truncus lymphaticus zurück in das venöse System. Als **Lymphangione** werden die funktionellen muskulären Einheiten des Lymphgefäßes zwischen zwei Klappen, die sich zum Weitertransport der Lymphe kontrahieren, bezeichnet. Sie kontrahieren sich in Ruhe 1- bis 8-mal pro Minute. Wenn die Lymphangione gedehnt werden, nimmt ihre Kontraktionsfrequenz und damit der Lymphfluss zu.

Die Lymphe aus den Pleuragefäßen gelangt über die subpleuralen Gefäße und die Aa. und Vv. pulmonales zu den Hiluslymphknoten (Netter 1979). Die Lymphdrainage beginnt somit im Lungenparenchym nahe der Pleura visceralis und verläuft in Richtung auf den Lungenhilus. Die Lymphgefäße reichen nicht bis in die Alveolenwände, sondern beginnen im Bereich der Bronchioli respiratorii und terminales (➤ Abb. 48.6).

Aus den pulmonalen Lymphknoten fließt die Lymphe über die Nll. bronchopulmonales, Nll. tracheobronchialis inferior und superior sowie Nll. paratracheales zu den großen Lymphgefäßen nahe dem venösen Übergang von V. jugularis und V. subclavia (Rouvière 1938). Dieser Übergang wird mechanisch von der oberen Thoraxöffnung, den Klavikulae, der oberen Brustwirbelsäule und den Rippen beeinflusst.

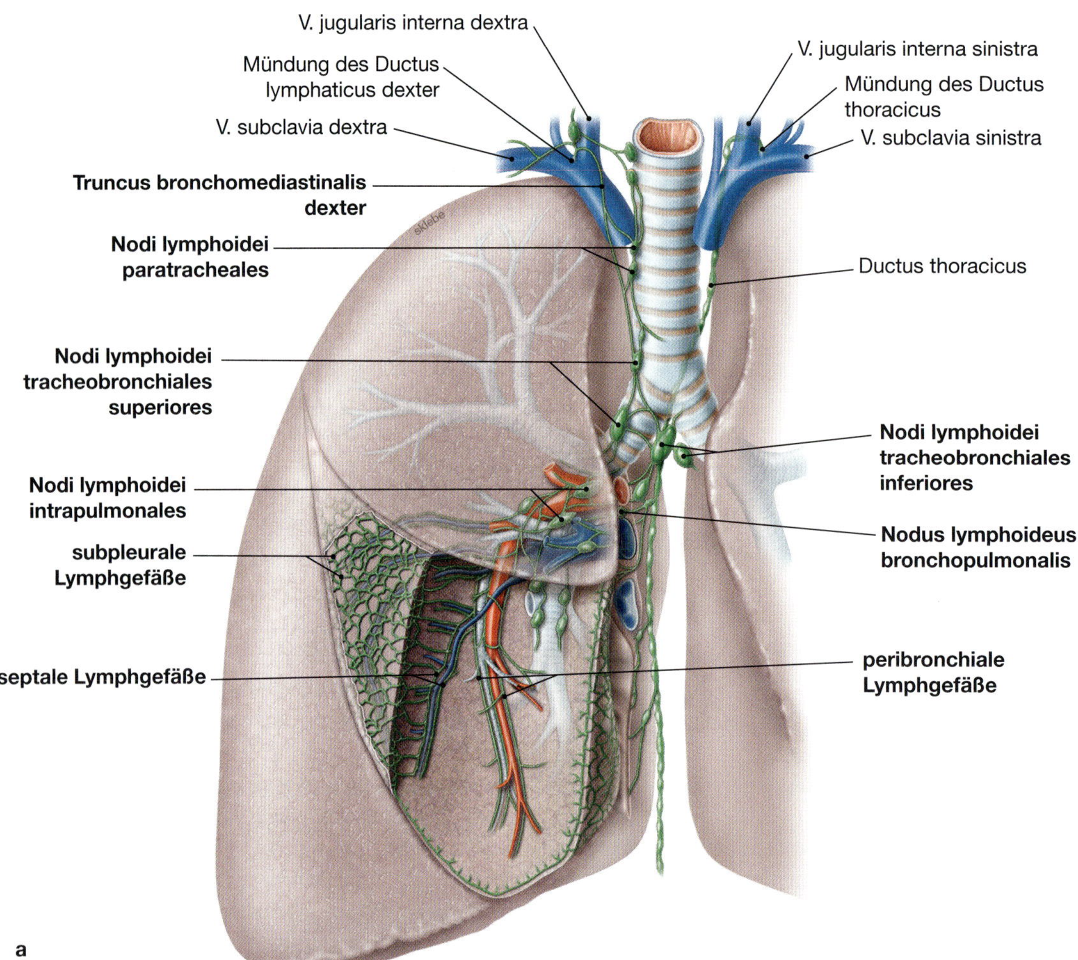

Abb. 48.6a Lymphgefäße, Vasa lymphatica und Lymphknoten, Nodi lymphoidei der Lunge; Ansicht von ventral, schematische Darstellung. [S007-2-23/L238]

48.3.5 Atemkontrolle

Die Atmung wird durch das **Atemzentrum** in der Medulla kontrolliert. Das **inspiratorische Zentrum** steuert die Ruhefrequenz, während das **exspiratorische Zentrum** bei Bewegung aktiv wird (Costanzo 2014). Der Hirnstamm kontrolliert die Atmung durch die Verarbeitung von afferenten sensorischen Informationen aus verschiedenen Rezeptoren und das Entsenden efferenter motorischer Informationen an das Zwerchfell.

Die **inspiratorisch aktiven Neurone** liegen dorsal. Sie erhalten von den peripheren Chemorezeptoren über die Nn. glossopharyngeus und vagus sowie von den Mechanorezeptoren in der Lunge über den N. vagus sensorische Informationen. Sie leiten motorische Reize an das Zwerchfell. Die **exspiratorisch aktiven Neurone** liegen ventral und sind in Atemruhelage still, da die Exspiration passiv erfolgt und nur bei körperlicher Anstrengung ein aktiver Prozess ist.

Die **Chemorezeptoren** erfassen den arteriellen PO_2, PCO_2 und pH-Wert sowie den pH-Wert des Liquors. Außerdem sind noch weitere Rezeptortypen, wie pulmonale Dehnungsrezeptoren, Gelenk- und Muskelrezeptoren, Hustenrezeptoren und juxtakapilläre Rezeptoren, an der Atemkontrolle beteiligt.

48.3.6 Innervation

Die Lunge und die Atemwege werden vom N. vagus innerviert (Husten, Dehnungs- und Hustenrezeptoren). Die sympathische Versorgung stammt von Th1–Th5. Daher müssen die Schädelbasis, der kraniozervikale Übergang, Th1–Th5 und die oberen fünf Rippen osteopathisch auf Funktionsstörungen untersucht werden.

Plexus pulmonalis

Es gibt zwei Plexus pulmonales: einen anterioren und einen posterioren. Der **Plexus pulmonalis anterior** besteht aus den Rami und direkten Ästen des N. vagus und des thorakalen (kardialen) Sympathikus. Den **Plexus pulmonalis posterior** bilden Rami des N. vagus und Sympathikusfasern von Th2–Th5. Die beiden Plexus sind late-

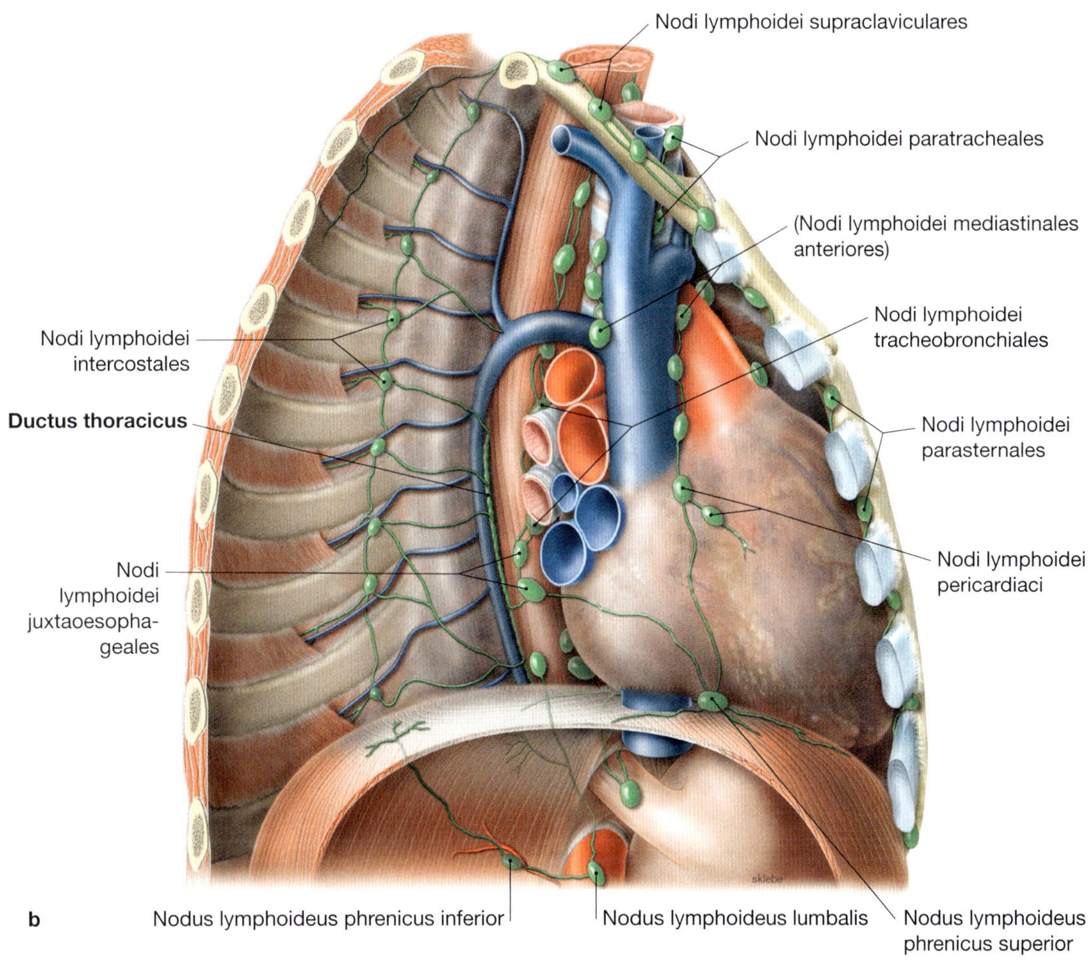

Abb. 48.6b Lymphgefäße und Lymphknoten des Mediastinums; Ansicht von rechts ventrolateral nach Entfernung der seitlichen Brustwand. [S007-2-23/L238]

ral bis zur Pleura visceralis miteinander verbunden. Die efferenten Vagusfasern sind bronchokonstriktorisch, sekretomotorisch zu den Bronchialdrüsen und vasodilatorisch. Die efferenten Sympathikusfasern sind bronchodilatorisch und vasokonstriktorisch. Es gibt kleine Ganglien im Bronchialbaum, die der Integration und Modulation dienen und über Reflexmechanismen eine gewisse lokale Steuerung ermöglichen (Drake et al. 2009). Sie könnten als **„respiratorisches Gehirn"** bezeichnet werden (➤ Abb. 48.7).

48.3.7 Lungenmobilität

Die Bewegungen der Lunge wurden umfassend dokumentiert. Die meisten Studien erfolgten zum Nachweis der Bewegungen von Lungentumoren, um Bestrahlungen besser planen zu können (AAPM 2006, Giraud et al. 2001).

In der **Sagittalebene** bewegt sich die Lunge bei der Inspiration nach kaudal und bei der Exspiration nach kranial. In den oberen Lungenlappen beträgt die Lungenverschieblichkeit 2,6–7,1 mm, in den mittleren Lappen 2–11 mm und in den unteren Lungenlappen 6–34 mm.

In der **Frontalebene (Koronalebene)** dehnt sich die Lunge inspiratorisch nach lateral aus: der obere Lappen um 1,3–5,3 mm, der mittlere Lappen um 0–16 mm und der untere Lappen um 0–13 mm.

In der **Transversalebene** rotiert die Lunge inspiratorisch nach außen und exspiratorisch nach innen: der obere Lappen um 1,2–5,1 mm, der mittlere Lappen um 1,9–7,5 mm und der untere Lappen um 2,5–9,8 mm.

Die **Dysfunktionen** werden nach ihrer Richtung bezeichnet. Eine kranial eingeklemmte Lunge wird als Exspirationslunge bezeichnet, da nur eine Exspiration, aber keine Inspiration möglich ist. Eine kaudal eingeklemmte Lunge wird als Inspirationslunge bezeichnet.

Häufige pulmonale Dysfunktionen:

- Kranial: exspiratorische Funktionsstörung in Verbindung mit der Fascia cervicalis usw.
- Kaudal: inspiratorische Funktionsstörung durch Adhäsionen mit dem Zwerchfell (kann mit subdiaphragmalen Funktionsstörungen von Leber, Magen und Milz sowie mit einer starken Kyphose zusammenhängen).

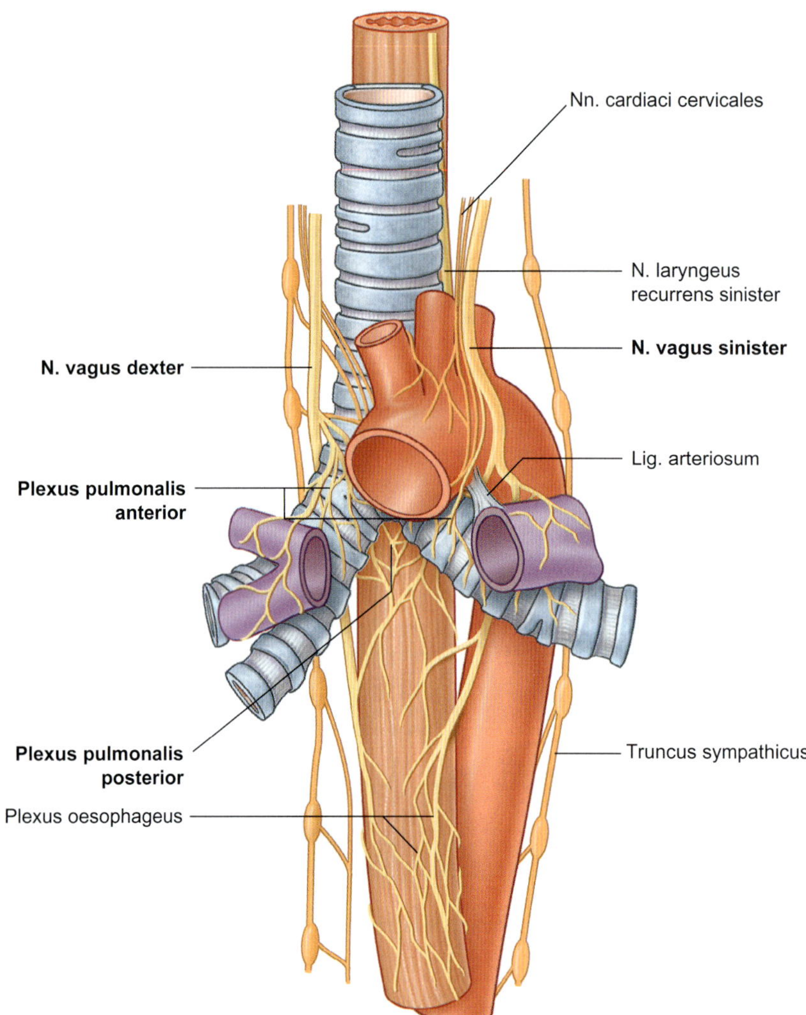

Abb. 48.7 Innervation der Lunge. [E580]

- Medial: Lig. bronchopulmonale, Hilus, Bronchus, Mediastinum, Perikard, Adhäsionen, Lymphstau.
- Dorsolateral: Rippen, Pleura parietalis (möglicherweise durch Wegtrocknen der serösen Flüssigkeit bei Entzündungen/Infektionen sowie durch Adhäsionen).
- Kompression: Die Lungenlappen können zusammengezogen werden.

48.3.8 Lungenmotilität

Die Motilitätsebenen entsprechen den Mobilitätsebenen (Barral 1988). Die Frequenz ist weniger variabel und beträgt etwa acht Zyklen pro Minute. **Inspir** ist per definitionem eine Bewegung von der Mittellinie weg und entspricht bei der Lunge auch einer Bewegung nach kaudal sowie einer Außenrotation. **Expir** bedeutet per definitionem die Rückkehr zur Mittellinie und im Fall der Lunge eine Rotation nach kranial und medial. Diese Bewegungen wurden nicht wissenschaftlich gemessen, lassen sich aber leicht ertasten. Die Motilität ist beim Gesunden am kräftigsten, ebenso nach der Beseitigung mechanischer Funktionsstörungen sowie bei guter neurologischer und vaskulärer Steuerung.

48.3.9 Indikation zur Evaluation und Therapie von Lunge/Atemwege

Die **Indikationen zur Evaluation und Behandlung** von Lunge und Atemwegen sind:

- Das „General Listening“ der Faszien führt den Behandler zur Lunge.
- Ausbleibende Absenkung des Zwerchfells beim Atmen.
- Chronische oder akute Bronchitis.
- Pneumonie – akut (3 Tage nach Beginn der Antibiotikaeinnahme) oder zurückliegend.
- Asthma.
- Bekannte Pleurarestriktionen.
- Zustand nach Thoraxoperation.
- Zustand nach Thoraxoperation.

RED FLAG

Absolute Kontraindikationen für eine osteopathische Behandlung der Lunge sind:

- Akute Pneumonie ohne antibiotische Therapie
- Akute Pleuritis ohne medikamentöse Therapie
- Thoraxchirurgischer Eingriff weniger als 1 Woche zurückliegend
- Instabiler Thorax nach Trauma
- Pneumothorax
- Lungen-/Bronchialkarzinom ohne medizinische Therapie
- Hämoptyse ungeklärt

LITERATUR

AAPM. The management of respiratory motion in radiation oncology. Report of AAPM Task Group 76. College Park: American Association of Physicists in Medicine, 2006.

Abu-Yousef MM, Milam SG, Farner RM. Pulsatile portal vein flow: a sign of tricuspid regurgitation on duplex Doppler sonography. AJR. 1990; 155: 785–788.

Barral JP. Visceral Manipulation. Seattle: Eastland Press, 1988.

Barral JP. The Thorax. Seattle: Eastland Press, 1991.

Barral JP, Croibier A. Manual Therapy of the Cranial Nerves. Philadelphia: Elsevier, Churchill Livingstone, 2008.

Brizon J, Castaing J. Les feuillets d'anatomie. Paris: Malonie, 1996.

Chauffour P, Pratt E. Mechanical Link: Fundamental Principles, Theory and Practice Following an Osteopathic Approach. Berkeley: North Atlantic Books, 2002.

Costanzo LS. Physiology. 5th edition. Elsevier, Saunders, 2014.

Davies SC et al. Ultrasound quantitation of respiratory organ motion in the upper abdomen. Br J Radiol. 1994; 67 (803): 1096–1102.

Drake R, Vogel W, Mitchell A. Gray's anatomy for students. 2nd edition. Philadelphia: Elsevier, Churchill Livingstone, 2009.

Duerinckx AJ et al. The pulsatile portal vein in cases of congestive heart failure: correlation of duplex Doppler findings with right atrial pressures. Radiology. 1990; 176: 655–658.

Finet G, Williame C. Treating Visceral Dysfunction. Portland: Stillness Press, 2000.

Ford EC et al. Evaluation of respiratory movement during gated radiotherapy using film and electronic portal imaging. Int J Radiat Oncol Biol Phys. 2002; 52 (2): 522–531.

Fredrickson JO et al. Simultaneous temporal resolution of cardiac and respiratory motion in MR imaging. Radiology. 1995; 195: 169–175.

Gierada DS et al. Diaphragmatic motion: fast gradient – recalled echo MR imaging in healthy subjects. Radiology. 1995; 194: 879–884.

Giraud P et al. Conformal radiotherapy planning for lung cancer: analysis of the intrathoracic organ motion during extreme phases of breathing. Int J Radiat Oncol Biol Phys. 2001; 51 (4): 1081–1092.

Juhl J. In: Juhl JH, Crummy B (eds.). Paul and Juhl's Essentials of Radiologic Imaging. 5th ed. Philadelphia: J. B. Lippincott, 1987. pp. 935–944.

Kahle W, Leonhardt H, Platzer W. Color Atlas of Human Anatomy. Vol . 2: Internal Organs. 4th edition. New York: Thieme, 1993.

Korin HW et al. Respiratory kinematics of the upper abdominal organs: a quantitative study. Magn Reson Med. 1992; 23 (1): 172–178.

Larsen W. Anatomy: Development, Function, Clinical Correlations. Philadelphia: Saunders, 2002.

McConnell C. The diaphragm. J Am Osteopath Assoc. 1928; 31: 87–91.

Millard FP. Applied Anatomy of the Lymphatics. Kirksville: International Lymphatics Research Society, 1922.

Minohara S et al. Respiratory gated irradiation system for heavy-ion radiotherapy. Int J Radiat Oncol Biol Phys. 2000; 47 (4): 1097–1103.

Myers T. Anatomy Trains. Philadelphia: Elsevier, Churchill Livingstone, 2001.

Netter F. The Netter Collection of Medical Illustrations: Respiratory System. CIBA 1979.

Perlemuter L, Waligora J. Cahier D'Anatomie. Paris: Masson, 1975.

Rouvière H. Anatomy of the Human Lymphatic System. Ann Arbor: Edward Brothers Publishing, 1938.

Santambrogio L. Immunology of the Lymphatic System. New York: Springer, 2013.

Still AT. The Philosophy and Mechanical Principles of Osteopathy. Kansas City: Hudson-Kimberly Pub., 1902.

Still AT. Research and Practice. Kirksville, 1910, pp. 18.

Suki B et al. Invited review: biomechanics of the lung parenchyma: critical roles of collagen and mechanical forces. J Appl Physiol. 2005; 98: 1892–1899.

Suki B, Lutchen KR. Lung Tissue Viscoelasticity. Wiley Encyclopedia of Biomedical Engineering. Hoboken: John Wiley & Sons, 2006.

Testut L. Traité D'Anatomie Humaine. Paris: Octave Doin, 1923.

Wade O. Movement of the thoracic cage and diaphragm in respiration. J Physiol. 1954; 124: 193–212.

Wegmuller H. Portal venous flow analysis with respiratory resolved phase contrast MR imaging (abstr). Radiology. 1993; 189 (P): 306.

Wittlinger H et al. Dr. Vodder's Manual Lymph Drainage: A Practical Guide. New York: Thieme, 2011.

KAPITEL

49

Rainer Heller

Bauchschmerz aus internistischer Sicht

Bauchschmerz lässt sich nur im Verständnis von Anatomie und Neuroanatomie, Physiologie und Neurophysiologie sowie der besonderen Pathologie von Peritoneum und Bauchorganen verstehen. Dies gilt insbesondere, wenn der osteopathische Therapeut die neuroanatomischen und neurophysiologischen Besonderheiten des Abdomens in sein erweitertes konzeptionelles Behandlungsdenken zu integrieren sucht. Man kann den Bauchschmerz in den akuten Bauchschmerz, der in seiner ausgeprägten Variante lebensbedrohlich sein kann und dann als „akutes Abdomen“ bezeichnet wird, vom chronisch rezidivierenden oder chronischen Bauchschmerz abgrenzen. Letztere werden oft eine funktionelle Dimension haben. Neben den Auswirkungen einer zentralen Sensibilisierung und erhöhten Schmerzerwartung finden sich weitere Ursachen im psychischen und sozialen Kontext.

Der Patient mit einem akut auftretenden Bauchschmerz bedarf der zeitnahen gründlichen Anamnese, Untersuchung und Differenzialdiagnostik. Dies ist eine Conditio sine qua non. Der akute abdominale Schmerz gilt solange als gefährlich, bis eine lebensbedrohliche Ursache ausgeschlossen, eine Diagnose gestellt und der Patient einer adäquaten Therapie zugeführt wurde.

Keinen ausgeprägten Notfallcharakter haben **chronische Bauchbeschwerden.** Hierbei können verschiedenartige Missempfindungen, Funktionsstörungen und ein diffuser bis krampfender Schmerz bestehen. Es sollte in Synopse mit den Zusatzsymptomen nach der Ursache geforscht werden. Einerseits wird vielfach ein funktionelles Bauchschmerzsyndrom wie etwa ein Reizmagen mit funktioneller Dyspepsie, ein Reizdarmsyndrom (RDS) oder eine irritable Blase per exclusionem diagnostiziert werden, andererseits kann sich hinter solcher Symptomatik auch ein Tumor (z. B. des Pankreas) oder ein Abszess (z. B. nach Divertikulitis) verbergen.

Funktionelle Beschwerden können der osteopathischen Therapie zugeführt werden, strukturelle Pathologien bedürfen einer fachspezifischen gastroenterologischen, viszeralchirurgischen, urologischen oder gynäkologischen Mitbetreuung.

Dieses Kapitel wurde aus der internistisch-osteopathischen Praxis für den osteopathisch arbeiteten Therapeuten geschrieben. Es befasst sich mit dem abdominalen Schmerz aus dem Blickwinkel der täglichen Erfahrung und wichtet nach Häufigkeit. Die Ursachen des Bauchschmerzes aus internistischer Sicht sind mannigfaltig, weshalb diese Abhandlung keine umfassende Darstellung ersetzen kann. Aus den gleichen Gründen kann nicht auf die internistische Differenzialtherapie der einzelnen Krankheitsbilder sowie deren Facetten und Komplikationsmöglichkeiten eingegangen werden. Es wird ausdrücklich auf die fachbezogenen Kompendien und Lehrbücher verwiesen.

49.1 Neurophysiologie der abdominalen Nozizeption

Die neueren Erkenntnisse zu Neuroanatomie, Neurophysiologie und Molekularbiologie des Bauchschmerzes werden im Rahmen dieser Abhandlung skizzenhaft angedeutet. Falls nicht anders vermerkt, bezieht sich die Darstellung auf die umfassenden Arbeiten von Cervero und Laird (1999, 2004), Foreman (2004), Grundy (1994), Ness (1999), Sengupta (2009) und Wesselmann et al. (2009).

49.1.1 Allgemeines zur viszeralen Nozizeption

Nozizeption bedeutet die Bewusstwerdung von Schmerz. Bauchschmerz ist das Ergebnis der neurologischen Verarbeitung viszeraler Afferenzen, die man in ihrer Gesamtheit als **Viszerozeption** bezeichnet. Sie ist Bestandteil der allgemeinen autonomen Interozeption, die einerseits die Körperhomöostase aufrechterhält und andererseits über Thalamuskerne, Insula und anterioren zingulären Kortex zu Bewusstheit und emotionaler Reaktion Anlass geben kann (Craig 2003a, b).

Viszerale Schmerzen führen häufiger als somatische Schmerzen zur Vorstellung in Universitätsambulanzen. Führend bleibt der Thoraxschmerz, gefolgt vom Bauchschmerz (Honold et al. 2013). In der Arztpraxis steht der Bauchschmerz an erster Stelle unklarer Schmerzzustände (Reid et al. 2001).

Untersuchungen der letzten 20 Jahre haben erwiesen, dass die bloße Übertragung der modernen neurophysiologischen Modelle des somatischen Schmerzes auf den Bereich der Viszeralorgane deren Besonderheiten nur unzulänglich abzubilden vermag. Cervero und Laird betrachten die Wände des Gastrointestinaltrakts und der Urogenitalorgane als Barriere gegen schädliche Reize auf das Körperinnere und ziehen einen Vergleich mit dem Hautorgan (Cervero und Laird 2004). Während das Hautorgan aber in ein lernfähiges, reichhaltig mit spezifischen Sensoren ausgestattetes neuromotorisches System eingebettet ist, das auf adäquate Reize gezielt mit reflektorischen oder bewussten motorischen Reaktionen zu antworten vermag, erschöpft das Viszeralorgan seine Schutzmöglichkeiten in Missempfindungen, vegetativen Kreislaufreaktionen, Inappetenz und Übelkeit bis hin zum Erbrechen oder es sendet mittels eines wenig umschriebenen Schmerzes Warnsignale. Die **Auslösung viszeraler Rezeptorsignale** unterscheidet sich von denjenigen des Hautorgans erheblich. Dehnung eines Organs oder seiner Aufhängungen, Ischämie, chemische Irritation und Entzündung stellen die adäquaten Reize dar, während akute Traumen im Sinne von Quetschung, Abrasion, Lazeration, Schnitt oder Verbrennung keine sofortige Schmerzperzeption provozieren.

49.1.2 Organisation der abdominalen Afferenzen

Die efferenten Vorgänge im viszeralen Nervensystems steuern die Effektoren in den Zielorganen (glatte Muskulatur der Hohlorgane, Drüsen, Gefäße usw.) und dienen in Reflexbögen organisiert den komplexen Funktionen der Verdauung mit Sekretion, Resorption, Propulsion usw. Die hierbei beteiligten Afferenzen bleiben im Normalfall unbewusst. In der Organisation der nozizeptiven Afferenzen des Abdomens muss zwischen **somatischer und viszeraler Innervation** unterschieden werden.

Somatische Afferenzen

Die somatische Innervation von Peritoneum parietale und Bauchdecke wird sowohl afferent wie efferent radikulär über die 6. bis 12. Interkostalnerven und die oberen Lumbalnerven via N. iliohypogastricus und N. ilioinguinalis vermittelt (Mumenthaler und Schliack 1977, Ramström 1905). Sie bleibt streng segmental. **Somatosensible Afferenzen** kommen vorwiegend segmental aus dem Peritoneum parietale. **Somatomotorische Efferenzen** können reflektorisch einen Muskelhartspann der Bauchdecken erzeugen, weshalb ihre Lokalisation für die Beurteilung eines Bauchschmerzes diagnostisch wichtig ist. Der N. phrenicus bildet einen weiteren Zweig des somatischen abdominalen Nervensystems. Er innerviert somatosensibel das zentrale diaphragmanahe Peritoneum parietale bis zur Gallenblase.

Tab. 49.1 Die neurale Anatomie der Viszerosensibilität und ihre ersten Neurone

Sympathikus	Erstes Neuron und Organbezüge (↓)		Parasympathikus
N. splanchnicus major	Spinalganglion: vorwiegend Th5–Th9 ↓ supramesokolische Bauchorgane	Ganglion inferius nervi vagi ↓ supramesokolische Bauchorgane, inframesokolisches Darmpaket und Nieren	N. vagus
N. splanchnicus minor	Spinalganglion: vorwiegend Th10–Th11 ↓ inframesokolisches Darmpaket bis zu proximalen ⅔ des Colon transversum		
N. splanchnicus imus	Spinalganglion: vorwiegend Th12 ↓ Nieren und Nebennieren		
Nn. splanchnici lumbales Nn. splanchnici hypogastrici (aktuell pelvici)	Spinalganglion: vorwiegend L1–L2 ↓ inframesenterische Bauch- und Beckenorgane ab distales ⅓ des Colon transversum	Spinalmark S2 bis S4 ↓ inframesenterische Bauch- und Beckenorgane ab distales ⅓ des Colon transversum	Nn. splanchnici pelvici

Viszerale Afferenzen

Viszerale und viszeral-peritoneale Innervation ist ausschließlich autonom. Das afferente autonome Nervensystem besteht im Viszerum aus den neuroanatomischen Anordnungen des Sympathikus mit den thorakolumbalen und den hypogastrischen splanchnischen Nerven, dem N. vagus und den pelvinen splanchnischen Nerven des sakralen Parasympathikus (➤ Tab. 49.1).

Neurale Anatomie der Viszerosensibilität

7 % der Spinalganglienneurone erhalten abdominale Informationen von in sympathischen Nerven verlaufenden Fasern (Grundy 1994). Die Neurone des Sympathikus befinden sich zwar vorwiegend in viszeralen Ganglien und im prävertebralen Grenzstrang, nozizeptive Afferenzen verlaufen jedoch in sympathischen Nerven über die Spinalganglien zum Hinterhorn des Rückenmarks (Schünke et al. 2006) und schalten dort in den Areae I–II und V–VII der Substantia gelatinosa auf ihre nachgeordneten Neurone um.

> Die spinalen Afferenzen in sympathischen Nerven vermitteln die viszerale Nozizeption.

Dies steht im Gegensatz zu den **Afferenzen in parasympathischen Nerven.** Der N. vagus besteht zu 90 % aus afferenten Nervenfasern, die aber nur wenig an der Nozizeption beteiligt sind. Während die **Afferenzen des N. vagus** über dessen Neurone im unteren Vagusganglion zu den Nuclei tractus solitarii im Hirnstamm verlaufen, nehmen die **pelvinen Afferenzen** den Weg über ihre Neurone im Seitenhorn des Sakralmarks zu den Nuclei tractus solitarii. Diese Kerne projizieren direkt in das limbische System, haben aber auch Bahnen zu Hypothalamus und Formatio reticularis, z. B. um nutritive und regulative Anforderungen zu erfüllen. Afferenzen, die über parasympathische Neuralstrukturen laufen, sind neben unbewussten Steuerungsvorgängen vorwiegend für nicht schmerzhafte Sensationen wie Hunger, Sattheit, Völlegefühl, Übelkeit und Brechreiz verantwortlich. Über die enge Verflechtung mit Kreislaufregulationszentren können vagovasale Synkopen induziert werden.

> Die Vagusafferenzen sind eng in die emotionale Verarbeitung der Viszerozeption integriert.

Nur wenige der afferenten Informationen werden bewusst und da die zentrale Divergenz groß ist, wird die abdominale Viszerozeption topografisch nur ungefähr abgebildet. Weil eine Konvergenz der nozizeptiven, sympathisch verlaufenden Afferenzen zu somatischen Informationen auf spinaler Ebene besteht, kann ein viszeraler Schmerzauslöser als Übertragungsschmerz („referred pain") in der Region der somatischen Afferenz verortet werden und umgekehrt. Es kann also ein **viszerosomatischer oder ein somatoviszeraler Reflexbogen** bestehen. Ähnlich verhält es sich bei viszeroviszeralen Reflexmechanismen. Dichotome afferente Fasern, die in verschiedenen Organen (z. B. Genitalorgane/Blase bzw. Kolon/Blase) ihre Rezeptorstrukturen ausbilden, können zentral nicht mehr unterschieden werden. Das gleiche Phänomen liegt bei Konvergenz zweier Afferenzen auf das gleiche nachgeordnete Neuron des Hinterhorns vor (➤ Tab. 49.1).

Enterisches Nervensystem (ENS)

Eine Besonderheit der viszeralen Neuroanatomie besteht im sog. enterischen Nervensystem (ENS). Es stellt ein fakultativ unabhängig vom zentralen Nervensystem agierendes **neuronales Netzwerk der submukösen, muskulären und serösen Darmwand** (Plexus submucosus, Plexus myentericus und Plexus subserosus) dar. Das ENS enthält ca. 200–600 Millionen Neurone. Es kann zwar (z. B. nach spinaler Querschnittsläsion) selbstständig arbeiten, unterliegt jedoch autonomen Einflüssen und weist Schnittstellen zum zentralen Nervensystem (ZNS) auf (Furness et al. 2014). Ganglien des Plexus myentericus finden sich entlang des gesamten Gastrointestinaltrakts vom oberen Ösophagus bis zum Anus, während der Plexus submucosus Ösophagus und Magen ausspart. Ein eigenes Nervensystem besitzt auch das Pankreas (Radke 1990). Die Aktivität des ENS erlangt nicht die Schwelle unseres Bewusstseins, es ist also an der Nozizeption nur mittelbar beteiligt. Einige der Neurone des ENS agieren ausschließlich in der Darmwand, andere Neurone der intestinalen Muskelschichten geben Axone ab, die intestinofugal zu den prävertebralen Grenzstrangganglien ziehen, um in Reflexbögen Bewegungsvorgänge der Darmwand zu steuern.

Rezeptortypen und Sensibilisierung

Die meisten afferenten Nervenfasern des Viszerums sind unmyelinisiert (C-Fasern), es gibt aber auch gering myelinisierte Aδ-Fasern. Die Nervenendigungen können in Mukosa, Muscularis mucosae, Muskel oder Serosa lokalisiert sein. Sie können kleine Endorgane entwickeln, die entweder ähnlich den Vater-Pacini-Körperchen eine laminäre Struktur („intraganglionic laminar endings = IGLE") aufweisen oder intramuskulär aufgereihte freie Nervenendigungen in serieller Anordnung („intramuscular array fibers") entwickeln. Solche Endorgane sollen auf mechanische Reize ansprechen.

Es werden abhängig von den Modalitäten des Ansprechens **drei Arten verschiedener Rezeptorentypen** unterschieden:

- Intensitätsabhängige Mechanorezeptoren mit niedriger Reizschwelle
- Mechanorezeptoren mit hoher Reizschwelle
- Mechanisch unsensible, „stille" oder „schlafende" Chemorezeptoren, die auf Reize wie Azidose, Ischämie und Entzündung ansprechen

Sind „stille/schlafende" Chemorezeptoren einmal aktiviert, reagieren sie auch auf physiologische Reize nozizeptiv. Sie sollen eine Rolle bei der Genese der Angina pectoris spielen, wobei der Herzmuskel an sich keine Mechanoperzeption aufweist. Die primären Nozizeptoren sind durch die Mechanorezeptoren mit hoher Reizschwelle repräsentiert. Sie warnen vor zu starker Überdehnung von Hohlorganen.

> Mechanorezeptoren mit intensitätsbezogener Reizwahrnehmung (niedrige Reizschwelle) decken das gesamte Spektrum der nicht schmerzhaften Viszerozeption (z. B. Völlegefühl) bis hin zum Schmerz ab.

Den **vagalen Afferenzen** gehören vornehmlich Rezeptoren mit niedriger Reizschwelle an, die vermutlich keine bewusste Schmerzwahrnehmung induzieren.

Nicht nur die neuroanatomische Komposition der abdominalen Afferenz, sondern auch die Interaktionen mit Gewebemediatoren und Zytokinen (Bueno et al. 1997), Neurotransmittern und postsynaptischen Rezeptorkanälen bei Signalübermittlung und Sensibilisierung weisen Unterschiede zum somatischen Nervensystem auf (Cervero und Laird 1999, Sengupta 2009, Wesselmann et al. 2009). Wir unterscheiden die periphere von der zentralen Sensibilisierung.

Bei der **peripheren Sensibilisierung** wird die Erregbarkeit der Nozizeptoren gesteigert und ihre Reizschwelle erniedrigt. So scheint ein akuter Schmerz, wie z. B. bei Dehnung eines Hohlorgans, über die Aktivierung der Mechanorezeptoren mit hoher Reizschwelle erzeugt zu werden. Bei Persistenz des schädlichen Reizes erfolgt deren Sensibilisierung. Neben anderen Faktoren spielen das Calcitonin Gene-Related Peptide (CGRP) und die Substanz P eine wichtige Rolle (Bueno et al. 2000, Foreman 2004, Grundy 2002). Sie erzeugen eine Gewebeentzündung, die durch Zytokine aus Mastzellen augmentiert wird. Es entsteht eine **primäre Hyperalgesie.** In Abhängigkeit von Gewebeentzündung, Hypoxie und Zeit sprechen bisher „schlafende" Rezeptoren an.

Diesen normalerweise **„stillen" Chemorezeptoren** wird bei anhaltend schädlichen Zuständen große Bedeutung bei der Sensibilisierung beigemessen. Sie regeln ihre Erregbarkeit hoch, sodass sie auf physiologische Reize nunmehr mit Schmerzinformation reagieren. Auf diese Weise wird die **zentrale Sensibilisierung** eingeleitet, die zu einer Verstärkung der Schmerzwahrnehmung, einer **zentralen sekundären Hyperalgesie,** führt. Als Korrelat der zentralen Sensibilisierung (Chronifizierung) manifestiert sich eine Hochregulation und Konsolidierung synaptischer Verschaltungen auf spinaler und supraspinaler Ebene.

Zwar kreuzt ein Teil der nozizeptiven viszeralen Information auf spinaler Ebene zur kontralateralen Seite und wird ähnlich der somatischen Afferenz in den spinothalamischen und spinoretikulären Rückenmarkbahnen nach kranial geleitet. Anders als bei der somatischen nozizeptiven Verarbeitung sind aber die **spinalen und supraspinalen Feedbackmechanismen** zahlreicher (Cervero und Laird 1999). Sie können eine parallele Aktivierung somatischer oder autonomer Reflexmechanismen auslösen. Sie können jedoch auch zu einer reduzierten Sensibilität beitragen. So kann parasympathische Afferenz zur Aktivierung nozifensiver Bahnen führen (Sengupta 2009). Ein großer Unterschied zur somatischen Schmerzverarbeitung besteht in drei **zusätzlich aufsteigenden spinalen Bahnen:**

- Ipsilaterale Hinterhornbahn (Willis et al. 1999).
- Spinohypothalamische Bahn, die auf Hypothalamuskerne projiziert und die Hypothalamus-Hypophysen-Nebennieren-Achse moduliert.
- Eine dritte spinale Bahn, die über die Ncl. parabrachiales zu Trigeminus- und Amygdalakernen weiterschaltet (Cervero und Laird 1999).

> Die viszerale Afferenz gewinnt damit Einfluss auf vegetative und emotionale Steuerungszentren wie auch auf das trigeminale System. Diese Verflechtungen sind bei der Entwicklung funktioneller gastrointestinaler Störungen von erheblicher Bedeutung.

Zusammenfassung

Die Besonderheiten der afferenten Innervation von Bauchdecke, Peritoneum und Bauchorganen machen die Beurteilung eines akuten oder chronischen Bauchschmerzes schwierig. Das Schmerzpotenzial abdominaler Strukturen ist in ➤ Tab. 49.2 zusammengeführt. Versuche einer Schematisierung von Schmerzlokalisation, -charakter und -intensität zur Differenzialdiagnose sind didaktisch sinnvoll (Buchmann 2011). Sie können die klinische Realität aber wegen der neurophysiologischen Mechanismen von axonaler sowie spinaler Konvergenz, supraspinaler Divergenz und Übertragungsschmerz nur ungenau abbilden. Die Mechanismen der Sensibilisie-

Tab. 49.2 Schmerzpotenzial und Schmerzcharakter abdominaler Strukturen

Struktur	Schmerzcharakter
Organparenchym (Leber, Niere, Lunge)	ohne Nozizeption
Hohlorgane	keine Nozizeption nach Trauma (z. B. Inzision), aber bei unphysiologischer Dehnung (z. B. Blase, Rektum) als Krampf, Kolik oder Tenesmus
Peritoneum viszerale	diffus und schwer lokalisierbar, durch zentrale Divergenz
autonomes Nervensystem: N. vagus und sakraler Parasympathikus	kaum Nozizeption, aber Übelkeit, Erbrechen und Kreislaufstörung
Peritoneum parietale	somatisch innerviert, deshalb scharf und lokalisierbar
autonomes Nervensystem: Sympathikus	• viszerosomatischer Reflexbogen – z. B. mit Hautrötung und Hyperalgesie im zugeordneten Dermatom über zentrale Konvergenz im Rückenmark oder – mit Muskelhypertonus (z. B. bei Nierenkolik, bei Gallenkolik oder Peritonitis) • somatoviszeraler Reflexbogen – z. B. mit Bauchschmerz oder vegetativer Begleitreaktion über zentrale Konvergenz im Rückenmark • viszeroviszeraler Reflexbogen – z. B. mit Blasenschmerz oder Miktionsdrang bei Sigmadivertikulitis über zentrale Konvergenz im Rückenmark oder dichotome Axone zu beiden Organen

rung können zur Chronifizierung und zur Entwicklung funktioneller Schmerz- und Missempfindungssyndrome führen. Hierbei fällt der Interaktion mit der hypothalamisch-hypophysär-adrenalen Achse und mit dem limbischen System besondere Bedeutung zu.

49.2 Anamnese und körperliche Untersuchung

49.2.1 Symptomatik

Bei der Aufarbeitung abdominaler Beschwerden können einige Leitsymptome herausgestellt werden.

- **Schmerz** kann das Spektrum von uncharakteristischem Unwohlsein über undulierend krampfenden Kolikschmerz bis hin zu maximalem Vernichtungsschmerz umfassen.
- **Übelkeit und Brechreiz** können bis zum rezidivierenden Erbrechen von Magenbrei, Dünndarminhalt („Galleerbrechen") und Fäzes („Miserere") eskalieren.
- **Ikterus** tritt mit und ohne Schmerz auf und weist bei Ausschluss einer Hämolyse auf eine intra- oder extrahepatische Störung der Bilirubin-/Galleproduktion oder -ausscheidung hin. Ikterus stellt per se keinen akuten Notfall dar, ihm liegt aber in den meisten Fällen eine gravierende Strukturpathologie zugrunde. Laborchemie, Sonografie und eventuell endoskopische oder bildgebende Diagnostik der Gallenwege werden erforderlich.
- **Diarrhöen** sollten auf Chronizität, Frequenz, Konsistenz und Begleitsymptome abgefragt werden. Eine mikrobiologische und parasitologische Diagnostik ist bei einer persistierenden, akuten Diarrhö, bei epidemischem Auftreten und nach Auslandsaufenthalt unbedingt erforderlich. Die chronische Diarrhö kann mit Phasen von Obstipation abwechseln und wird dann als **paradoxe Diarrhö** bezeichnet. **Chronische Diarrhöen** mit oder ohne Blutabgänge müssen endoskopisch aufgearbeitet werden. Die Koloskopie bietet neben der visuellen Beurteilung der Darmwand die Möglichkeit einer echten Karzinomprophylaxe, da dessen Vorstufen (Adenome = Polypen) zuverlässig entfernbar sind.
- **Obstipation** hat viele Ursachen und ist in seiner Ausprägung als Koprostase durch Distension des vorgeschalteten Darms schmerzhaft. Häufige Ursachen umfassen das Reizdarmsyndrom, die medikamenteninduzierte Obstipation (z. B. Laxanzien, Opiate usw.), das Parkinson-Syndrom und die autonome Polyneuropathie (z. B. bei Diabetes mellitus).
- **Miktionsbeschwerden** können als Inkontinenz oder Harnverhalt imponieren. Dysurien charakterisiert man als häufig (Poly- und Pollakisurie), dranghaft (Urgeurie) oder schmerzhaft (Algurie). Blutnachweis im Urin (Hämaturie) muss zum Ausschluss eines Karzinoms im Urogenitalsystem Anlass geben. Die Miktionsfrequenz schätzt man an der Zahl der nächtlichen Miktionen (Nykturie). Stauungsschmerz im Unterbauch mit Urge und geringen Miktionsmengen begleitet Blasenentleerungsstörungen und Harnverhalt. Besteht keine Nykturie und dennoch ein dumpfer Unterleibsschmerz, muss an ein funktionelles Syndrom der unteren Harnwege gedacht werden.

49.2.2 Eigenanamnese

Die Eigenanamnese bedarf einer akribischen Befragung der medizinischen Vorgeschichte. Hierbei können kardiologische (z. B. Herzinsuffizienz und koronare Herzkrankheit) und andere internistische Krankheiten ebenso aufschlussreich sein wie die Fahndung nach Unverträglichkeit (z. B. Laktose), Noxen (z. B. Alkohol) und Allergenen (Nahrungsmittelallergie). Die abdominalchirurgische, urologische und gynäkologische Operationsanamnese sind wichtig. Operationsnarben sind in Zeiten der minimalinvasiven Chirurgie bei der körperlichen Untersuchung oft versteckt, das Ausmaß intraabdominaler Adhäsionen ist nicht mehr offensichtlich. Narben nach Cholezystektomie, Sigmaresektion, inguinaler Herniotomie und Sectio caesarea können durch Irritation der somatischen Nerven lange symptomatisch bleiben. Lithiasis (Gallensteine, Nierensteine), Hepatitis, Pankreatitis, Divertikel, Anfälle von Colitis oder Sigmadivertikulitis können zielführende Informationen liefern. Infektionen mit Yersinien, Campylobacter oder Chlamydien können chronifizieren oder für Infektarthritiden verantwortlich sein. Chronisch entzündliche Darmerkrankungen wie die Colitis ulcerosa oder die Crohn-Krankheit müssen stets einkalkuliert werden.

49.2.3 Körperliche Untersuchung

Die Untersuchung richtet sich nach dem internistischen Standard und umfasst zunächst die folgenden Schritte:

- Messung der **Körpertemperatur** axillär und rektal sowie basaler **Kreislaufparameter** (Herzauskultation, Puls, Blutdruck und Pulsoximetrie).
- Beurteilung von Allgemein- und Ernährungszustand, Ödemen, Hautfarbe, Hydratation, Lymphknotenschwellungen, periorbitalen Weichteilen und konjunktivaler Kapillarperfusion.
- Prüfung des Zustands von **Mundschleimhaut und Zunge.**
- Ist das Abdomen aufgetrieben oder inspektorisch auffällig? Bruchpforten?
- Die Position des **Zwerchfells** und die ungefähre Größe von **Leber und Milz** werden durch Perkussion ermittelt.
- Lässt die Resonanz bei der Perkussion auf viel **Luft im Abdomen** schließen, könnte ein Meteorismus oder ein Subileus bestehen. Weist ein Ballottement auf Aszites hin?
- Ist die **Bauchdecke** bei der Palpation weich und schmerzfrei kompressibel oder tritt ein zirkumskripter oder gar diffuser Druckschmerz auf?
- Der **untere Leberrand** sollte entlang des Rippenbogens tastbar sein, eine darunter tastbare Milz ist vergrößert. Sind eventuell Resistenzen palpabel?
- Das **Gallenblasenlager** kann mit prallelastisch gefüllter Gallenblase schmerzlos palpabel sein (Gallenzeichen nach Courvoisier), was auf eine Obstruktion der Gallenwege mit Gallenblasenaufstau ohne Entzündung hinweist, oder es kann auf Druck und Einatmung schmerzhaft sein (Gallenzeichen nach Murphy), was auf eine Cholezystitis hinweist.
- **Heftiger Druckschmerz** auf einer Strecke von Nabel zu Zäkum ist verdächtig auf eine Appendizitis (Zeichen nach McBurney),

die vor allem beim älteren Patienten oligosymptomatisch verlaufen kann. Ein zusätzlicher **Bauchdeckenhartspann** spricht für eine peritoneale Reizung.

- Der Klopfschmerz der **Nierenlager** sollte immer geprüft werden. Die Auskultation ergibt normalerweise eine entspannt gluckernde oder juchzende Peristaltik, die reduziert oder lebhaft sein kann. Im pathologischen Fall ist sie entweder hochgestellt mit Plätschern wie bei einem Subileus oder erloschen wie bei einem paralytischen Ileus.
- Die **rektale Untersuchung** verschafft eine schnelle Übersicht über die Organe des kleinen Beckens, vor allem über Rektum, Prostata, Adnexe und Blase.
- Die **Leisten- und Beinpulse** sollten gröbere Störungen der Perfusion der unteren Körperhälfte ausschließen. Sie können Hinweise auf eine allgemeine Vasosklerose liefern.

49.3 Schmerztopografie und Schmerzcharakter

Bauchschmerzen werden meist von abdominalen oder retroperitonealen Organen hervorgerufen. Dennoch müssen **extraabdominale Ursachen** aus Thoraxorganen, Brustwirbelsäule (BWS) und Subperitoneum (Organe des kleinen Beckens) einkalkuliert werden. Der anfängliche Schmerz erscheint oft diffus und dumpf. Er ist schwer lokalisierbar und kann allenfalls in einen Oberbauch- und Unterbauchschmerz mit oder ohne Lateralität differenziert werden. Nachfolgend kann sich eine periphere Sensibilisierung oder ein viszerosomatischer Reflexmechanismen mit Schmerzprojektion in Dermatome entwickeln (➤ Abb. 49.1). Hierdurch wird eine bessere Differenzierung der schmerzauslösenden Strukturen möglich.

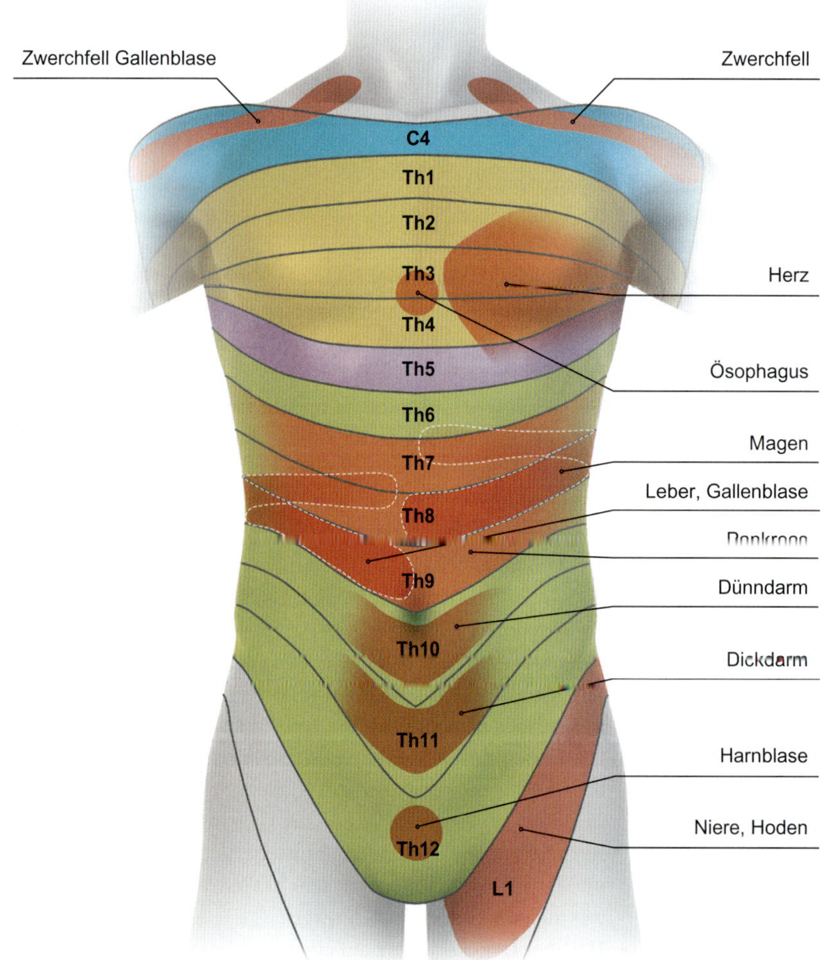

Abb. 49.1 Dermatome und die Head-Zonen des Übertragungsschmerzes bei Affektion viszeraler Organe. [L291]

49.3.1 Topografie

Als einfache Methode kann aus der Topografie der Schmerzlokalisation eine Organzuordnung versucht werden. Die Anatomie definiert Bauchregionen, wobei das Epigastrium von den vier Bauchquadranten und weiter der Peritonealraum vom Retroperitoneum und Subperitoneum unterschieden wird (➤ Abb. 49.2).

- Herz, gastroösophagealer Übergang, Magen, Duodenum, Gallenwege, Pankreas und linksseitige Leberprozesse werden im **mittleren Oberbauch** (Regio epigastrica) perzipiert und weisen eine mehr oder weniger starke Lateralität auf.
- Gallenblase, Flexura hepatica und rechter Leberlappen führen zu einem **rechtsseitigen Oberbauchschmerz** (Regio hypochondrica dextra).
- Rechte Niere und Ureter sowie Colon ascendens führen zu einem **Flankenschmerz** (Regio lateralis dextra).
- Der Magenfundus, die Milz, der Pankreasschwanz und die Flexura lienalis erzeugen einen **linksseitigen Oberbauchschmerz** (Regio hypochondrica sinistra).
- Linke Niere und Ureter sowie Colon descendens erzeugen einen **linksseitigen Flankenschmerz** (Regio lateralis sinistra).
- Ein **Schmerz im Mittelbauch** (Regio umbilicalis) wird eher durch Darmabschnitte (Duodenum pars horizontalis und ascendens, Jejunum, Ileum, Zäkum, Appendix vermiformis oder Sigmaschlingen) bewirkt.
- Der Unterbauch lässt sich in die beiden Inguinalregionen und die Pubogenitalregion (Pars pubica und Pars urogenitalis) unterteilen. Schmerzen der **Pubogenitalregion** können mit tiefen Ileum- und Sigmaschlingen, insbesondere aber mit Blase und den mittigen Genitalorganen assoziiert sein. In die **Inguinalregionen** werden Schmerzen der Ureteren, aber auch der Adnexorgane (Salpinx, Ovar) sowie – einseitig links – des Colon sigmoideum projiziert.

Die Differenzierung der Lokalisation eines Bauchschmerzes in einen Quadranten des Peritonealraums oder das Retroperitoneum ist für den Patienten meist nicht möglich, weshalb in den Zuordnungen der ➤ Tab. 49.8 der Retroperitonealraum den Quadranten zugeordnet wurde.

Die exakte Beschreibung der Abdominalorgane und ihrer Mobilität, wie sie in anatomischen und osteopathischen Lehrbüchern versucht wird, kann die Variabilität der intravitalen Anatomie nicht abbilden, da Sektionsbefunde den Organturgor in vivo und wech-

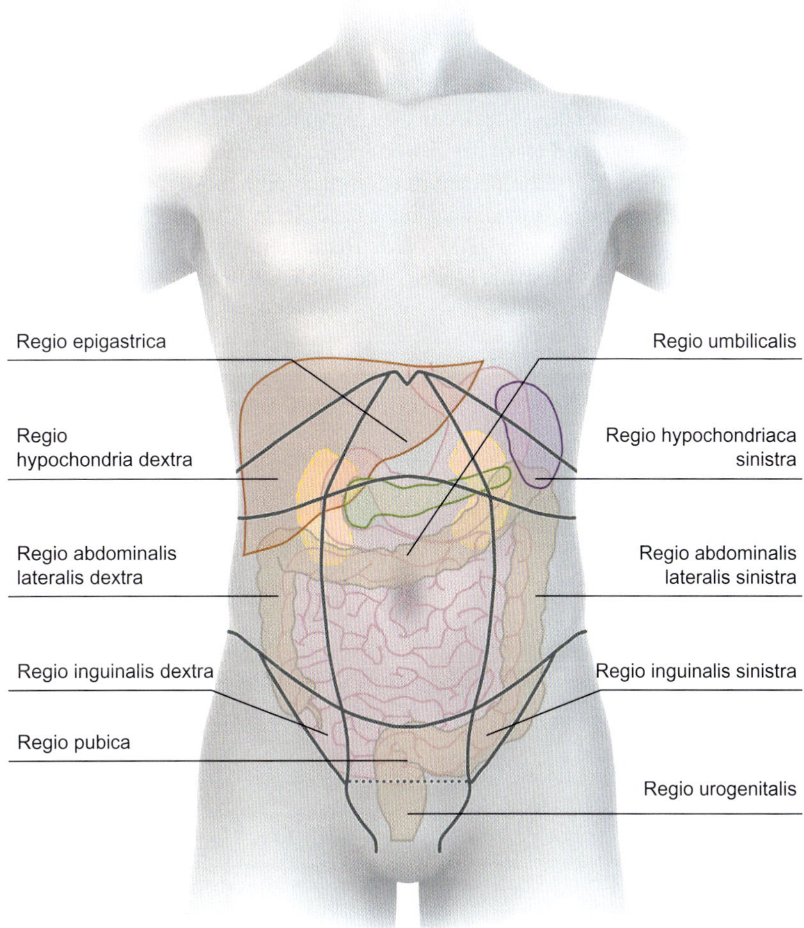

Abb. 49.2 Anatomische Bauchregionen und relationale Organtopografie. [L291]

49

selnde Körperpositionen nicht berücksichtigen. Mobilität von Organen wurden fluoreszenzradiografisch in Kontrastmittelstudien und durch frühe Echografien beschrieben (Barral 2002, Barral und Mercier 2002, Finet und Williame 2000). Diese Informationen sind didaktisch zur Orientierung des Anfängers hilfreich. Die Vielfalt der anatomischen Variationen und pathologischen Bedingungen lässt aber, wie moderne Realtime-Techniken der Ultraschalldiagnostik, Gefäßdarstellungen und die bildgebenden Schichtverfahren zeigen, keine topografisch exakt vorhersagbare Organlagen, -formen oder -verläufe zu.

49.3.2 Schmerzcharakter

Mit dem Wissen um die Topografie erschließt sich im Verein mit Schmerzqualität und Schmerzphysiologie die Diagnose. Vom Standpunkt der Nozizeption ist es verständlich, dass ein Bauchschmerz häufig einen diffusen und nicht scharf lokalisierten Schmerzcharakter aufweist. Es soll dennoch der Versuch einer Differenzierung von somatischem, peritonealem (somatischer Schmerzcharakter im Peritoneum parietale, viszeraler Schmerzcharakter im Peritoneum viscerale) und viszeralem Bauchschmerz versucht werden.

Somatischer Bauchschmerz

Der somatische Schmerz kann zirkumskript oder scharf, also einen stechenden oder schneidenden Charakter haben, der anfangs noch gut lokalisierbar ist und sich oft in der Bewegung verschlimmert. Im Fall einer vertebralen Ursache können eine Dorsalgie, eine Thorakalgie und eine radikuläre Ausstrahlung in die Bauchdermatome bestehen (➤ Abb. 49.1, ➤ Abb. 49.3). Nach Herniotomie mit Läsion der Leistennerven kann ein Leisten- und Genitalschmerz beobachtet werden. Der Patient wird eine schmerzarme Position suchen und diese nicht durch Bewegung ändern wollen.

Initial peritonealer Bauchschmerz mit viszeraler Exazerbation

Die Trennung zwischen peritonealer und viszeraler Nozizeption muss unscharf bleiben. Die Beschreibung eines Schmerzablaufs zwischen Viszera und dem somatisch innervierten Peritoneum parietale erscheint aber sinnvoll.

- **Reizung des somatisch innervierten Retroperitoneums und des Peritoneum parietale** der tief liegenden Bauchorgane kann bei Perforation, Zystenruptur oder Organinfarkt die primäre Schmerzperzeption auslösen. Das Organparenchym ist nicht nozizeptiv innerviert, weshalb der primäre Schmerzcharakter selbst bei Infarzierung (z. B. beim oft symptomarmen Niereninfarkt) primär somatisch ausgelöst sein mag.
- Der **Milzinfarkt** imponiert mit heftigem phrenicusassoziiertem Schmerz und einer Ausstrahlung in die linke Schulter. Mit zunehmender Eskalation der Reizung, z. B. durch periphere Sensibilisierung oder Peritonitis, wird der Schmerz zunehmend diffus und schwer lokalisierbar. Er nimmt einen brennenden, bohrenden und dumpfen Charakter an.
- **Dystopes Endometrium** bei der Endometriose baut sich zyklusabhängig auf und ab und führt zu peritonealen Schmerzattacken während der Menstruation.
- **Mesotheliome oder Peritonealkarzinosen** können einen progredienten diffusen Schmerz mit Obstipation auslösen (➤ Abb. 49.4).
- **Vaskulitiden, rheumatische Krankheiten** oder **Kollagenosen** und **Polyserositiden** bei Urämie, Porphyrie, Tuberkulose und Whipple-Krankheit oder bei hereditärem familiären Mittelmeerfieber rufen einen diffusen, manchmal attackenweise exazerbie-

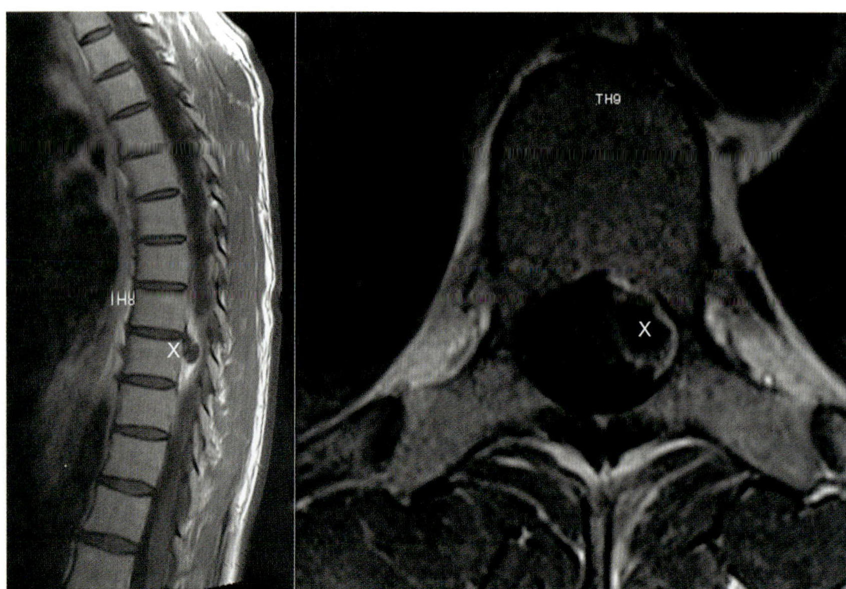

Abb. 49.3 Sagittale (links) und axiale (rechts) kernspintomografische (MR) Schichten der Brustwirbelsäule. 39-jährige Patientin mit Thorakalgie und lanzinierendem Schmerz des linken Oberbauchs. Linkslateral nach kaudal sequestrierter Bandscheibenvorfall (X) des Segments der Brustwirbelkörper Th8/Th9 mit Myelonkompression. [T854–001]

renden Bauchschmerz hervor, der in seiner stärksten Ausprägung mit Abwehrspannung der Bauchdecken einhergeht. Der Patient krümmt sich und wirkt entsprechend unruhig. Der Versuch des Patienten, sich durch Änderung der Körperposition Erleichterung zu verschaffen, misslingt.

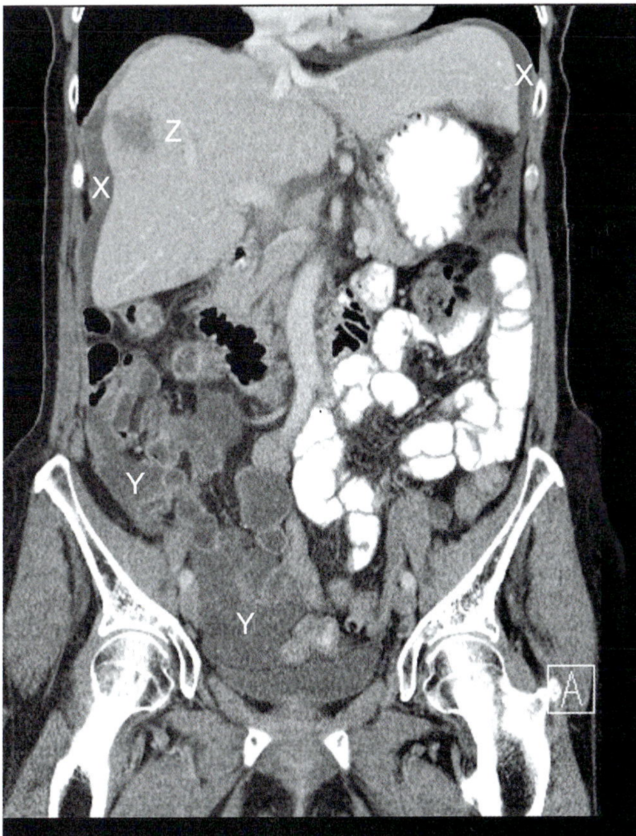

Abb. 49.4 Mittige koronale Schicht einer Computertomografie (CT) des Abdomens. 70-jährige Patientin mit einer Peritonealkarzinose bei inoperablem Kolonkarzinom. Perihepatische Peritonealkarzinose (X), peritoneales Tumorkonglomerat des rechten Unter- und Mittelbauchs (Y) und eine unscharf begrenzte Metastase des rechten Leberlappens (Z) sind dargestellt. A = anteriore Rekonstruktion. [T854–001]

Viszeraler Bauchschmerz

Viszeraler Bauchschmerz dürfte die häufigste Bauchschmerzursache überhaupt repräsentieren. Er umfasst die akuten Hohlorgandehnungen bei z. B. mechanischem Ileus und bei Obstruktion von Ausführungsgängen. Er tritt zudem bei Infektion und Entzündung der Wände von Hohlorganen, bei Ulzeration und bei Organischämie auf.

Bauchschmerz durch Dehnung von Darmwandabschnitten bei Meteorismus und Obstipation ist banal, aber häufig. Gleiches gilt

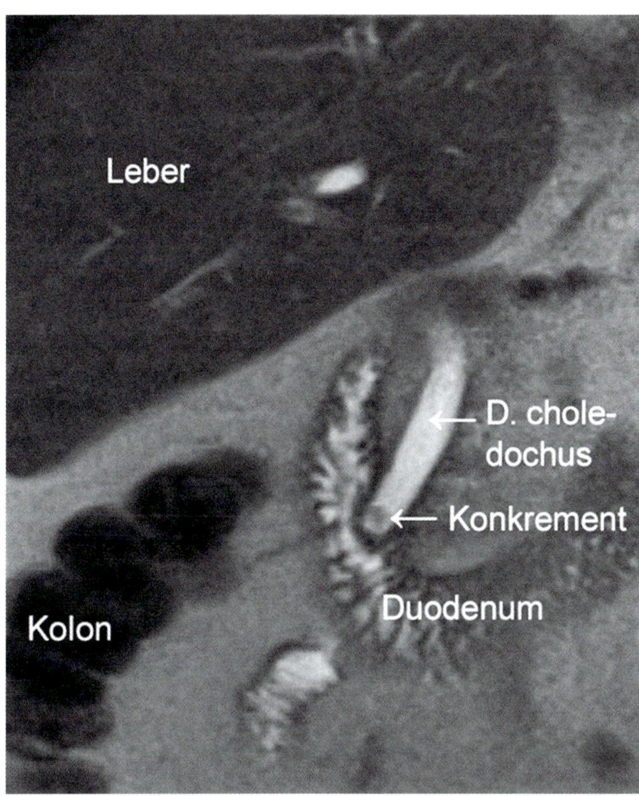

Abb. 49.5 Koronale MR-Schicht eines präpapillären Choledochussteins bei einem 54-jährigen Patienten mit Gallenkolik und Ikterus. [T854–001]

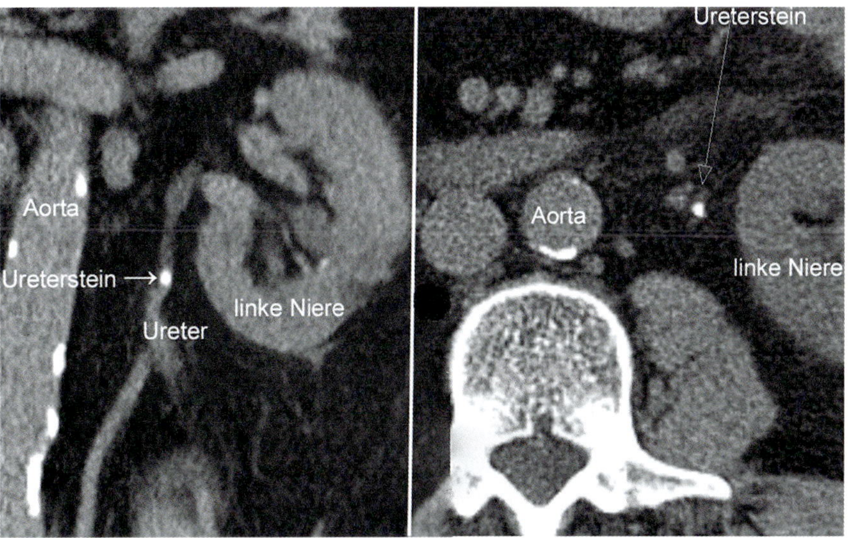

Abb. 49.6 Koronale (links) und axiale (rechts) CT-Schichten des oberen Ureters mit Darstellung eines Uretersteins (→). [T854–001]

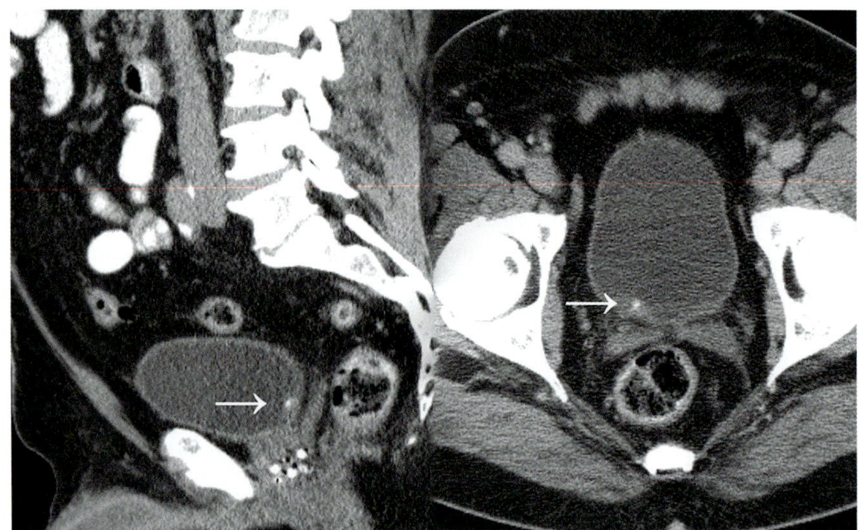

Abb. 49.7 Sagittale (links) und axiale (rechts) CT-Schichten des unteren Ureters mit Darstellung eines intramuralen prävesikalen Uretersteins (→). [T854–001]

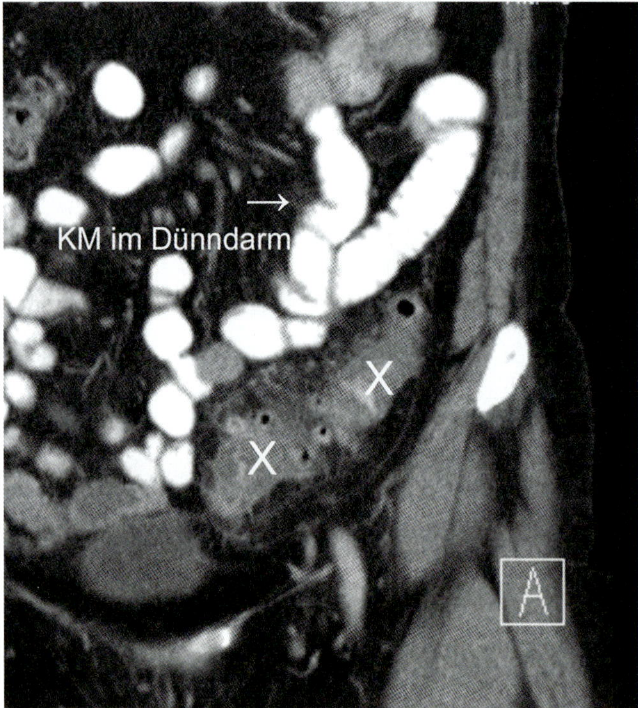

Abb. 49.8 Koronale CT-Schicht des linken unteren Abdomens dorsal des Lig. inguinale. 68-jährige Patientin mit Unterbauchschmerz und Diarrhö. Darstellung des Sigmas (X) mit entzündeten Divertikeln (schwarze Punkte = luftgefüllte Divertikel) bei Divertikulitis. KM = Kontrastmittel. A – anteriore Rekonstruktion. [T854–001]

für die virale oder bakterielle Gastroenteritis, deren charakteristisches Zusatzsymptom in Erbrechen und Diarrhö besteht.

Dysbiosen nach Antibiose oder Darminfektion, Laktoseintoleranz, Nahrungsmittelallergie, Nahrungsmittelunverträglichkeit und Störungen von Verdauung (Maldigestion) und Resorption (Malassimilation) sollten bei Symptompersistenz und ödematöser Schwellung der Radix mesenterii ausgeschlossen werden.

Der **Kolikschmerz** tritt mit plötzlichen, wellenförmigen Krämpfen in Erscheinung, bei denen der Patient sich stöhnend krümmt. Er ist charakteristisch für Chole- und Urolithiasis (➤ Abb. 49.5, ➤ Abb. 49.6, ➤ Abb. 49.7) sowie für Koprostase und Ileus. Die Dehnung größerer Hohlorgane wie Blase und Kolon ruft häufig keinen Kolikschmerz, aber einen bohrenden, drückenden und dumpfen Dehnungsschmerz wie etwa bei Harnverhalt oder Obstipation hervor.

Viszeraler Bauchschmerz herrscht auch bei dyspeptischer oder entzündlicher Ulzeration eines Hohlorgans vor. Ösophagitis, Gastritis, Gastroenteritis, Appendizitis, Divertikulitis (➤ Abb. 49.8) und Cholezystitis (➤ Abb. 48.9) sowie die chronisch-entzündliche Darmerkrankung (➤ Abb. 49.10, ➤ Abb. 49.11) sind typische Auslöser solcher Schmerzen. Sie werden als brennend, drückend, krampfend und dumpf empfunden.

Organzysten (Nieren, Leber, Pankreas) und Parenchymabszesse sind asymptomatisch oder werden nur bei gigantischer Größe durch Kapseldehnung, Ruptur oder Nachbarschaftssymptome auffällig. Selbst der iatrogen durch paravertebrale Injektion ausgelöste retroperitoneale Psoasabszess weist eine eklatante Schere zwischen Symptomatik (Lumbago) und Gefährlichkeit auf (➤ Abb. 49.12). Wichtig in der weiteren Differenzierung sind Fieber, Entzündungsparameter und Zusatzsymptome.

Die intermittierende Bauchschmerzsymptomatik einer Darmwandischämie bei vaskulären Stenosen von Darmarterien wird als **Angina abdominalis** bezeichnet. Sie führt anfallsartig zu postprandial ausgelöstem, meist diffusem und heftigem Bauchschmerz und ist, falls nicht große Arterien wie die A. mesenterica superior oder inferior betroffen sind, nur angiografisch zu diagnostizieren. Da die Differenzialdiagnose zu funktionellen viszeralen Schmerzsyndromen wichtig ist, muss bei bestehendem Gefäßrisiko oder bekannter Arteriosklerose ein Ausschluss dieser potenziell lebensgefährlichen Ischämien erzwungen werden.

Initial viszeraler Schmerz mit peritonealer Exazerbation

Ein solcher Schmerzverlauf weist auf eine **akute Notfallsituation** hin. Die primär viszeral schmerzhafte Ursache einer Ulzeration, Infektion oder Ischämie übertritt die Grenzen der Organwand. Es er-

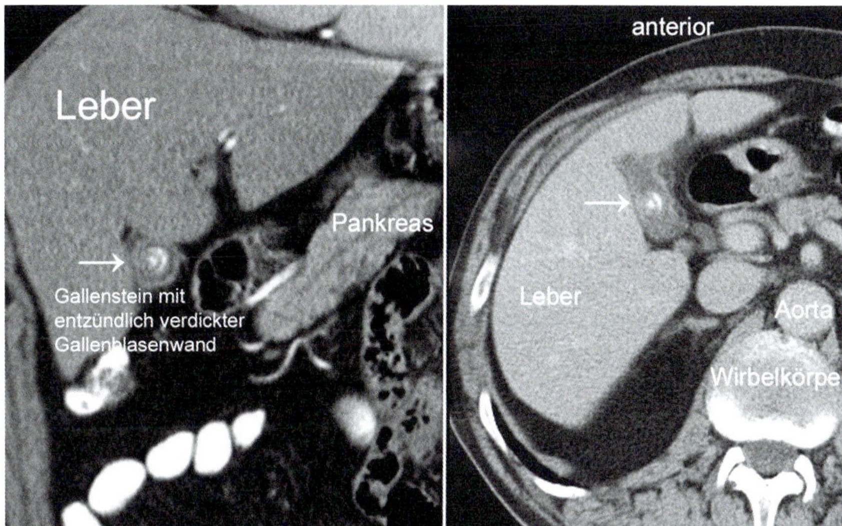

Abb. 49.9 Koronale (links) und axiale (rechts) CT-Schichten der Gallenblase (→). 80-jährige Patientin mit Inappetenz und unklarem Gewichtsverlust. Neben einem Gallenstein findet sich als Hinweis auf Cholezystitis eine entzündliche Wandverdickung. [T854–001]

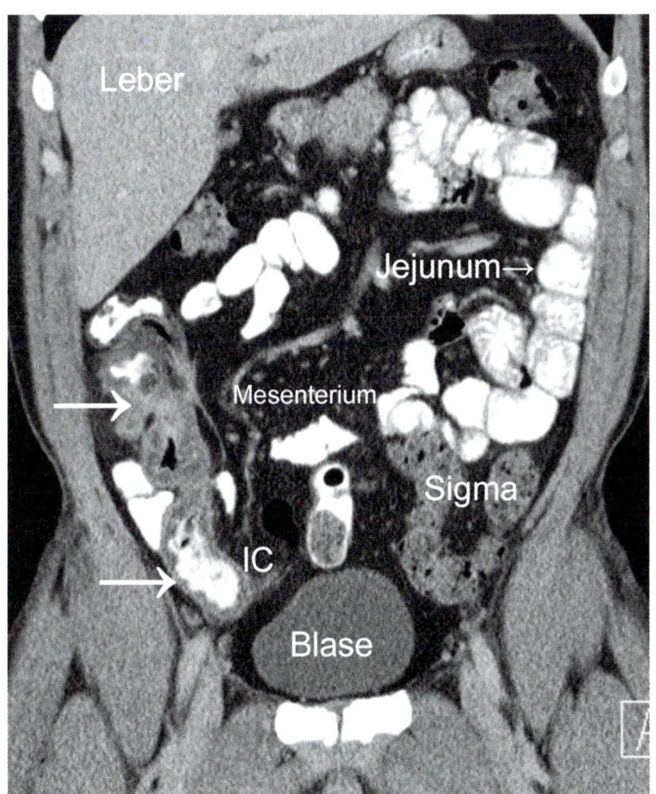

Abb. 49.10 Koronale CT-Schicht des Abdomens bei einem 41-jährigen Patienten mit Krämpfen im Mittelbauch. Darstellung eines Darmkonglomerats (→) von Colon ascendens und Ileumschlingen mit wandverdickter Ileozökalregion (IC) und ödematösem Mesenterium bei Crohn-Krankheit. [T854–001]

folgt eine durchwandernde Gewebezerstörung bis zu Serosa oder Peritoneum viszerale mit oder ohne Perforation. Es kann eine Schädigung von Nachbarorganen (z. B. Gallensteinfistel in das Duodenum) oder eine Peritonitis entstehen. Lokalisierte Prozesse können vom Omentum majus abgedeckt, vom peritonealen Bauchraum abgetrennt und im Sinne einer Abszedierung eingeschlossen (z. B. perityphlitischer Abszess, Divertikelabszess ➤ Abb. 49.13) werden. Perforation extraintestinaler und auch parenchymatöser Abszesse, Perforation von spezifischen Abszedierungen (z. B. Amöbenabszess der Leber) und von Echinokokkuszysten können zu eitriger oder inokulativer Peritonitis führen.

Schmerz bei Pankreasprozessen

Das Pankreas schmiegt sich zentral im Oberbauch um die Säule der oberen Lendenwirbelkörper. Es spannt sich zwischen lebenswichtigen Organstrukturen (Aorta, Truncus coeliacus, A. mesenterica superior, V. cava inferior, Cisterna chyli, Duodenum, Radix mesenterii, Mesocolon transversum und Milzhilus) aus. Das Organ besitzt als Hauptdrüse der Verdauung ein hohes Autolysepotenzial. Viele Pankreaspathologien, insbesondere die akute Pankreatitis und das Pankreaskarzinom, sind lebensbedrohlich. Embryologisch zunächst intraperitoneal gelegen wird das Pankreas später ans Peritoneum parietale angeklappt und damit sekundär retroperitoneal. Es besteht folglich eine primär somatische und viszerale Innervation. Das Parenchym ist nicht nozizeptiv, weshalb Raumforderungen erst spät symptomatisch werden (➤ Abb. 49.14). Frühe Neoplasien finden sich manchmal intraduktal (IPMN = intraduktal papillär-muzinöse Neoplasie, ➤ Abb. 49.15).

Eine Irritation oder Infiltration von Peritoneum, Treitz-Faszie oder Umgebungsstrukturen löst eine erhebliche viszerale und somatische Nozizeption aus. Der Schmerzbild ist vielfältig, typisch ist ein bandförmig den gesamten Oberbauch schnürender Charakter. Pankreatitiden können einen **maximalen Vernichtungsschmerz** auslösen. Eine Dorsolumbalgie begleitet die Symptomatik bei Beteiligung der hinteren Treitz-Faszie. Spektrum und Ausprägung von Zusatzsymptomen sind mannigfaltig und vom Ausmaß des Befalls der Umgebungsstrukturen abhängig. Die Patienten versuchen, dem Schmerz durch eine meist flektierte Körperposition mit angezogenen Beinen auszuweichen.

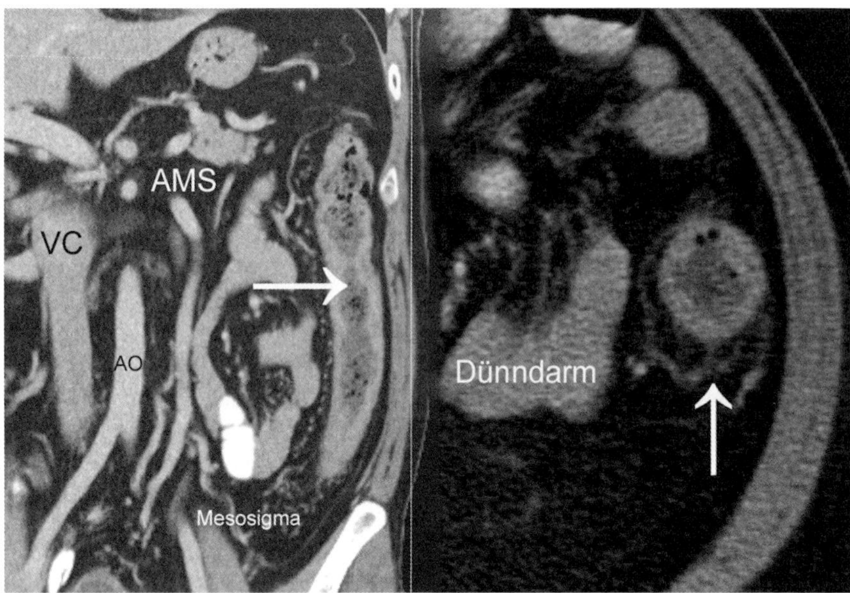

Abb. 49.11 Koronale (links) und axiale (rechts) CT-Schichten des linksseitigen Abdomens bei einem 44-jährigen Patienten mit Bauchkrämpfen und Diarrhö. Die Wand des Colon descendens (→) ist verdickt, Mesosigma und parakolisches Gewebe sind ödematös und entzündlich infiltriert. AMS = A. mesenterica superior, VC = Vena cava inferior, AO = Aorta abdominalis. [T854–001]

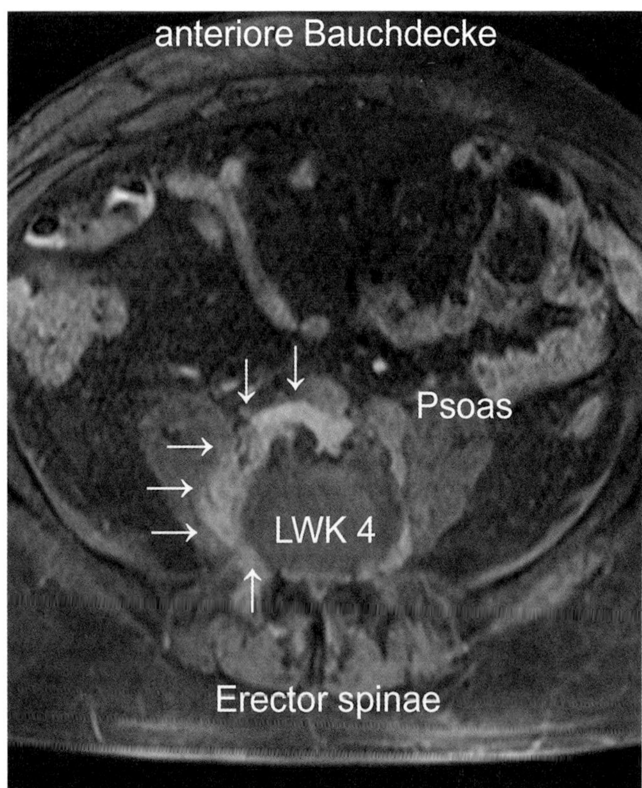

Abb. 49.12 Axiale MR-Schicht in Höhe der unteren Lendenwirbelsäule bei einem 71-jährigen Patienten mit chronischer Lumbago und unklarer Erhöhung des C-reaktiven Proteins (CrP). Um den LWK4 paravertebral rechtsbetont und bis in den Retroperitonealraum (→) ausgebreiteter Psoasabszess. LWK = Lendenwirbelkörper. [T854–001]

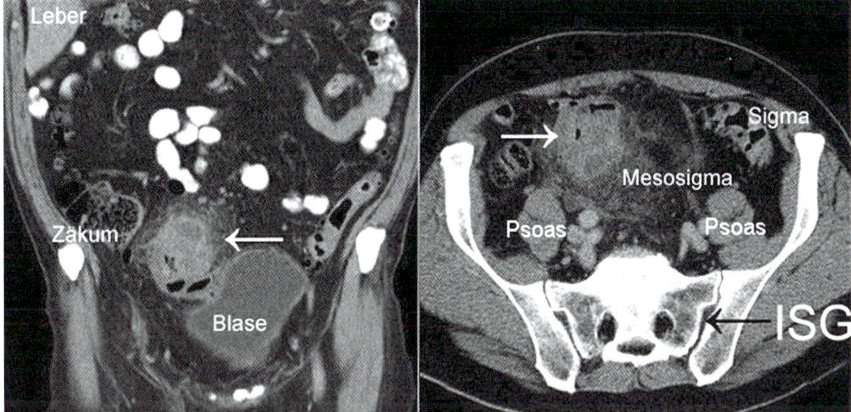

Abb. 49.13 Koronale (links) und axiale (rechts) CT-Schichten des Abdomens bei einem 76-jährigen Patienten mit Unterbauchschmerz, Fieber und CrP-Anstieg. Zwischen Zäkum und Blase Nachweis eines wandverdickten Sigmas, Divertikel und ein peridivertikulitischer Abszess (→). Zudem ödematöses Mesosigma mit entzündlicher Lymphknotenreaktion. ISG = Iliosakralgelenk. [T854–001]

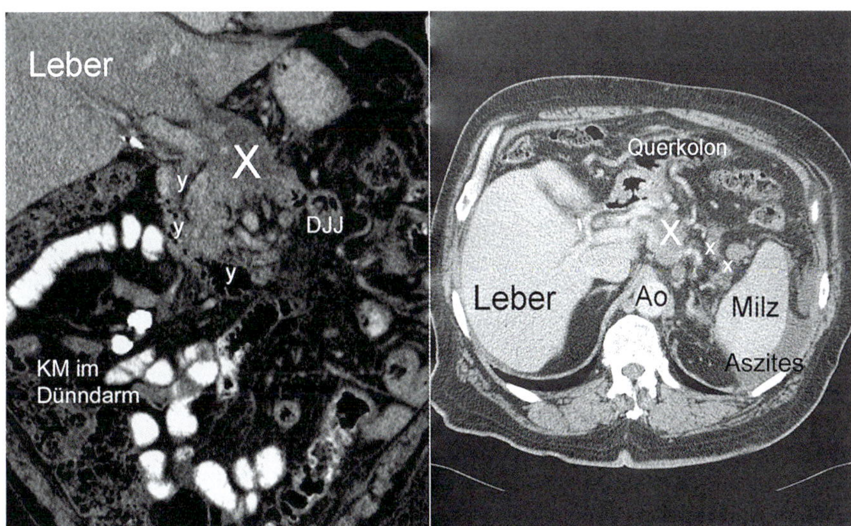

Abb. 49.14 Koronale (links) und axiale (rechts) CT-Schichten des Abdomens bei einem 67-jährigen Patienten mit Lumbago und Klopfdolenz der Lendenwirbelsäule (!). Raumforderung von Pankreaskopf und -körper (X). Infiltration des Lig. pancreticolienale (x). Ummauerung von Oberbauchgefäßen. Aszites. y = duodenales C, DJJ = Flexura duodenojejunalis, KM = Kontrastmittel, Ao =Aorta. [T854–001]

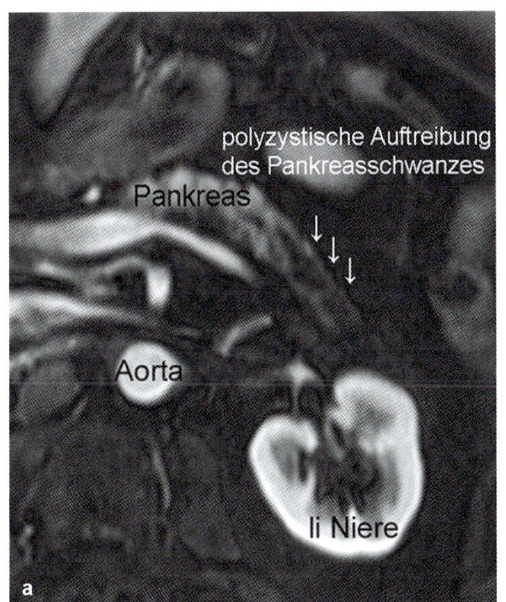

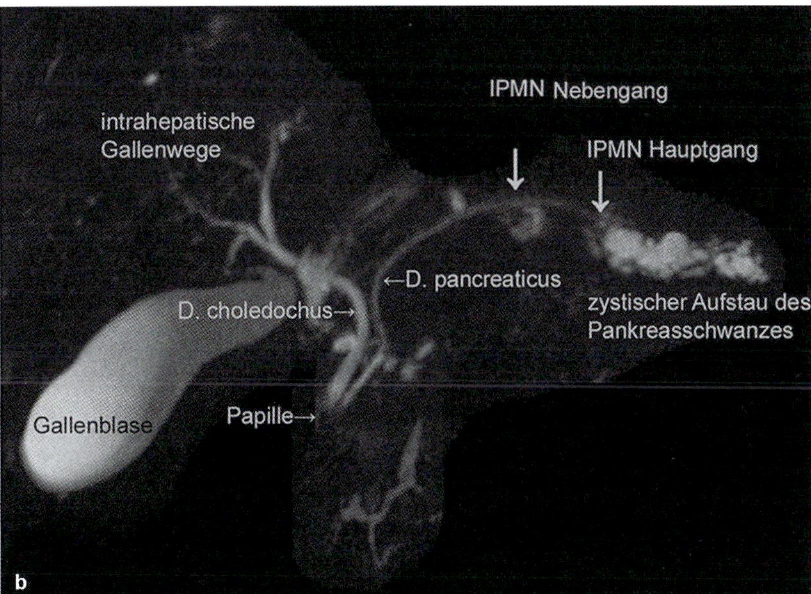

Abb. 49.15 Axiale MR-Schicht des Abdomens (a) und Magnetresonanz-Cholangiopankreatikografie (MRCP, b) bei einem 73-jährigen Patienten mit chronisch rezidivierender Pankreatitis. Darstellung polyzystischer, muzinöser Auftreibungen des Gangsystems im Pankreasschwanz (↓) bei intraduktal papillär-muzinöser Neoplasie (IPMN). D = Ductus. [T854–001]

Alarmsignale (Red Flags)

Jeder Bauchschmerz muss für den Osteopathen den Charakter eines Alarmsignals im Sinne einer Red Flag haben und einer internistischen Klärung zugeführt werden. Das gilt immer für den akuten Bauchschmerz und auch für den chronischen Bauchschmerz, wenn er noch nicht schlüssig medizinisch eingeordnet wurde. Eine unklare Bauchsymptomatik muss auf die Leitsymptome hin weiter spezifiziert werden.

RED FLAG

Folgende Symptome stellen Notfälle dar:
- Vernichtungsschmerz
- Akuter Dehnungs- oder Kolikschmerz
- Unstillbares Erbrechen
- Bluterbrechen
- Fehlende oder „klingende" Darmgeräusche mit Hartspann der Bauchdecke
- Teerstuhl oder blutige Diarrhö
- Sepsis
- Stuhl- oder Harnverhalt
- Kreislaufschock

Das verbleibende Zeitfenster kann klein sein und eine weitere Diagnostik ist sofort einzuleiten.

Minimaldiagnostisch sind neben der körperlichen und digital-rektalen Untersuchung eine Blutabnahme (Blutsenkung, Blutbild, Lipase, Leberwerte, Nieren- und Elektrolytwerte, Glukose, C-reaktives Protein), der Urinstatus sowie eine mikrobiologische Stuhluntersuchung auf Blut und Enteritiserreger, eine Elektrokardiografie (EKG), die Sonografie von Abdomen, Retroperitoneum und Subperitoneum und im Falle eines auffälligen Auskultationsbefunds eine radiologische Übersichtsaufnahme des Abdomens (zwei Ebenen stehend) zu fordern.

RED FLAG

Ohne diese einfachen Untersuchungen oder das Vorliegen entsprechender Untersuchungsergebnisse darf keine osteopathische Therapie eingeleitet werden.

Sind diese Untersuchungen ohne Hinweise auf eine Red Flag, so kann mit der osteopathischen Therapie begonnen werden, wobei immer noch eine Yellow Flag vermutet werden sollte. Weist die Symptomatik nach drei Behandlungen keine Besserung auf, wird ein **erweitertes diagnostisches Vorgehen** erforderlich.

Hierzu gehören die endoskopischen Verfahren der Ösophago-Gastro-Duodenoskopie und der hohen Koloskopie, ggf. mit zusätzlicher Anwendung von endosonografischen Techniken und Kontrastdarstellungen der Pankreasgänge, der Gallenwege und des Dünndarms. Funktionelle Provokationsuntersuchungen auf Intoleranzen (Laktose, Fruktose) und Laboruntersuchungen zum Ausschluss von Nahrungsmittelallergien vom Soforttyp können abhängig von der Symptomatik erforderlich werden. Die bildgebenden Methoden der Computertomografie (CT) und Kernspintomografie (MRT) besitzen eine hohe Treffsicherheit, sodass ihre Indikation im Zweifelsfall großzügig zu stellen ist.

49.4 Bauchschmerz und Pathogenese

Die **Kenntnis der Pathologie der Bauchorgane** bleibt für das Verständnis möglicher Schmerzursachen unumgänglich. Durch Einordnung der abdominalen Viszera in Organsysteme wird eine strukturierte Betrachtung pathologischer Situationen möglich. Durch diese Differenzierung lassen sich typische Leitsymptome einzelner Systeme herauskristallisieren. Eine dogmatische Wertigkeit besitzen diese Leitsymptome jedoch nicht.

Die nachfolgend aufgelisteten Pathologien erheben keinen Anspruch auf Vollständigkeit, sie zeigen jedoch die mögliche Vielfalt auf. Da dieses Kapitel das Studium der Makro- und Mikropathologie nicht ersetzen kann, wird der interessierte Leser auf die Lehrbücher der Pathologie verwiesen (Böcker et al. 2012, Büttner und Thomas 2003, Thomas 2003).

Gastrointestinaltrakt

Leitsymptome: Erbrechen – Bauchkrämpfe – Tenesmen – Diarrhö.

Im gesamten Gastrointestinaltrakt herrscht der krampfartige Bauchschmerz vor, im oberen Anteil häufig mit Erbrechen, im unteren mit Diarrhö assoziiert. Die Defäkation kann schmerzhaft werden (Tenesmus). Zu achten ist sowohl bei Erbrechen (Hämatemesis) als auch bei Diarrhö (Hämatochezie, Meläna) auf Blutbeimengungen. Eine Übersicht häufiger gastrointestinaler Pathologien findet sich in ➤ Tab. 49.3.

Hepatobiliäres System

Leitsymptome: Ikterus – Kolikschmerz.

Das hepatobiliäre System bleibt bei pathologischen Zuständen lange asymptomatisch. Das Auftreten von schmerzlosem Ikterus oder Kolikschmerz weist den Weg zur Diagnose. Eine Ausnahme

Tab. 49.3 Synopse häufiger Pathologien des abdominalen Gastrointestinaltrakts

Organ	Pathologie
unterer Ösophagus/Kardia	• Hiatushernie und Refluxösophagitis • Barrett-Ulkus • Mallory-Weiss-Syndrom • Ösophagusvarizen • Achalasie • Ösophaguskarzinom
Magen	• Gastritis (z. B. *Helicobacter pylori*) • Ulcus ventriculi • Magenkarzinom • Magenlymphom
Duodenum	• Duodenitis • Ulcus duodeni • Zottenatrophie (einheimische Sprue) • Lambliasis
Jejunum/Ileum	• Malabsorption • Laktose-/Fruktoseintoleranz • Nahrungsmittelallergie • Nahrungsmittelunverträglichkeit • Polyp • Ileitis terminalis (Crohn-Krankheit) (➤ Abb. 49.10) • Meckel-Divertikulitis • Adhäsionen • Subileus, Ileus • Parasitose • Volvulus
Zäkum	• Appendizitis • Adenom • Divertikel • Crohn-Krankheit (➤ Abb. 49.10) • Colitis ulcerosa • Yersiniose • Parasitose • Zäkumkarzinom
Colon ascendens Colon transversum Colon descendens	• Meteorismus • Koprostase • Adenom • Divertikel • Colitis ulcerosa (➤ Abb. 49.11) • Crohn-Krankheit • Parasitose • Kolonkarzinom
Sigma	• Divertikel, Divertikulitis (➤ Abb. 49.8, ➤ Abb. 49.13) • Adenom • Colitis ulcerosa (➤ Abb. 49.11) • Crohn-Krankheit • Parasitose • Sigmakarzinom
Rektum/Anus	• Koprostase • Hämorrhoiden • Abszess • Fistel • Prolaps • Rektum-/Analkarzinom

bildet die Cholezystitis (➤ Abb. 49.5) verschiedener Akuität, die spontan, postprandial und auf Druck starke Schmerzen auslösen kann (➤ Tab. 49.4).

Pankreas und Milz

Leitsymptome Pankreas: Maldigestion – Schmerz.
Leitsymptome Milz: Megalie – Thrombopenie – Blutung.

Pankreaspathologien treten klinisch bei der **endokrinen Insuffizienz** als Diabetes mellitus und bei der **exokrinen Insuffizienz** als Maldigestion mit voluminösen Fettstühlen in Erscheinung. Das Schmerzpotenzial bei Pankreatitis oder Pankreaskarzinom ist erheblich. Bei den postprandialen Missempfindungen, die parasympathisch geleitet werden, herrschen Völlegefühl und Übelkeit vor (➤ Tab. 49.5).

Die Milz ist ein Immunorgan, das in das hämatopoetische System eingebunden ist. Es reagiert auf virale und parasitäre Pathogene sowie als Überdruckregulator im Pfortadersystem mit einer Organvergrößerung (Megalie). Die Milz filtert dann vermehrt Erythrozyten und Blutplättchen aus der Zirkulation, was als Anämie oder Thrombopenie auffällt (➤ Tab. 49.5).

Tab. 49.4 Synopse häufiger Pathologien des hepatobiliären Systems

Organ	Pathologie
Leber	• Fettleber, Fettleberhepatitis • virale Hepatitis, toxische Hepatitis • Zirrhose • portale Hypertension • Autoimmunerkrankung, z. B. autoimmune Hepatitis, primär biliäre Zirrhose (PBC) • Leberabszess • Leberzyste • Speicherkrankheit • Leberzellkarzinom • Metastasen (➤ Abb. 49.16)
Gallenblase	• Cholezystolithiasis (➤ Abb. 49.9) • Cholezystitis (➤ Abb. 49.9) • Gallenblasenadenom • Gallenblasenkarzinom
Gallenwege	• Choledocholithiasis (➤ Abb. 49.5) • Cholangitis • primär sklerosierende Cholangitis (PSC) • Gallenwegskarzinom (Klatskin-Tumor)

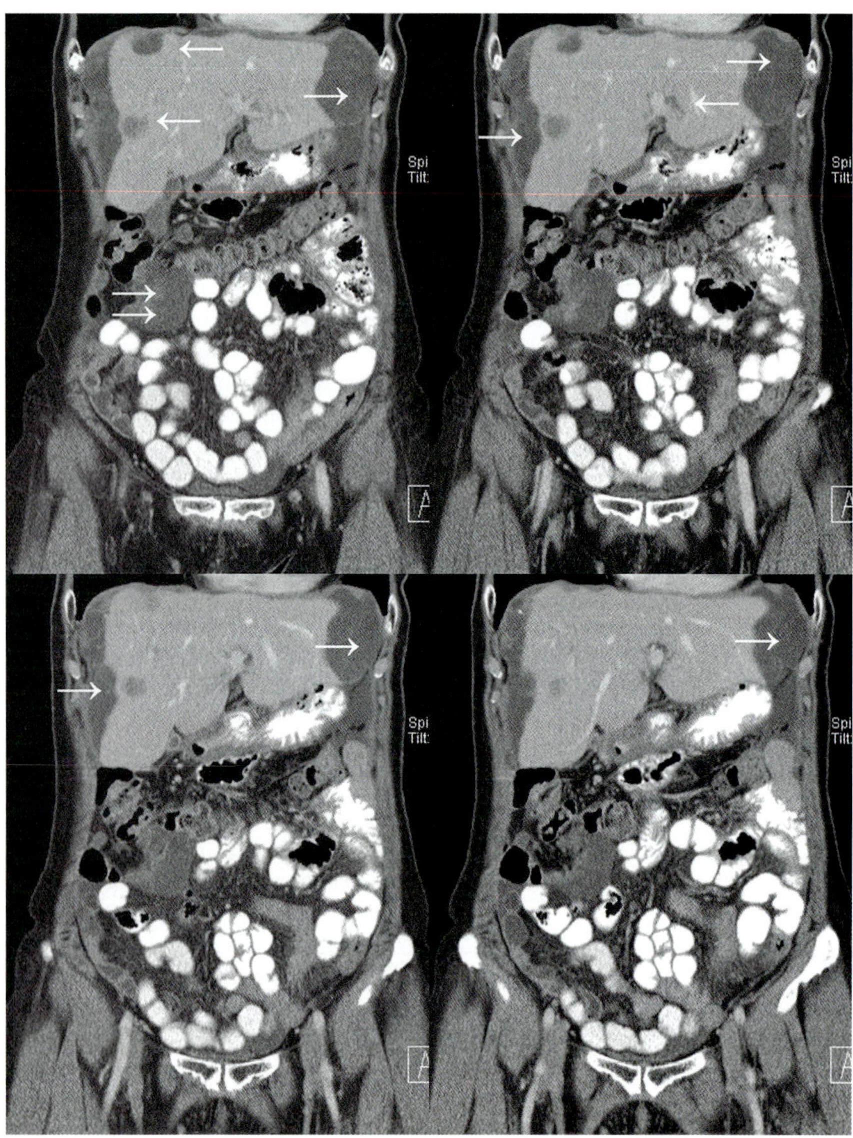

Abb. 49.16 Mittige koronale Schichten einer Computertomografie (CT) des Abdomens. 70-jährige Patientin (wie ➤ Abb. 49.4) mit Lebermetastasen (→) und Peritonealkarzinose. [T854–001]

Tab. 49.5 Synopse häufiger Pathologien von Pankreas und Milz

Organ	Pathologie
Pankreas	• akute Pankreatitis • exokrine Insuffizienz (Maldigestion) • endokrine Insuffizienz • Pankreaszysten • Pankreastumoren (➤ Abb. 49.14, ➤ Abb. 49.15) • Pankreaskarzinom (➤ Abb. 49.14)
Milz	• Milzruptur • Mononukleose • portale Hypertension • Lymphome und Myelodysplasien • Speicherkrankheiten • Plasmodien (Malaria) • Hypersplenie bei Splenomegalie

RED FLAG

Die Aufarbeitung solcher Befunde ist notwendig, da die Milz auch in eine hämatoonkologische Pathologie eingebunden sein kann. Traumatische Läsionen mit intraabdominalen Blutungen führen rasch zum hämorrhagischen Schock und stellen einen hochakuten Notfall dar.

Urogenitalsystem

Leitsymptome: Harnstauung – Kolik/-schmerz – Miktionsstörung.

Im Urogenitalsystem dominieren die Obstruktion der Harnwege und die Harnstauung. Im oberen Trakt tritt letztere als Nierenbeckenaufstau in Erscheinung. Im unteren Abschnitt kommen neben der Stauung auch Miktionsstörungen und Inkontinenz vor. Bei chronischer Obstruktion distal der Blase kann sich ein vesikoureteraler Reflux entwickeln. Harnverhalt der Blase ist eine typische Komplikation bei Prostatatumoren und benigner Prostatahyperplasie (BPH). Uretersteine lösen Koliken aus, die bis zu peritonitischen Begleitreaktionen eskalieren können (➤ Abb. 49.6, ➤ Abb. 49.7). Neben der Urolithiasis ist auch das Spektrum von Tumorerkrankungen und genitalen Schmerzauslösern breit (➤ Tab. 49.6).

Gefäßsystem

Leitsymptome: Ischämie/Venenstauung – Schmerz – Blutung.

Im Gefäßsystem treten Schmerzen sowohl im arteriellen als auch im venösen Schenkel in Erscheinung. Verletzung, Ruptur oder Dissektion einer Arterie sowie Ischämie in ihrem Versorgungsgebiet nach Embolie oder Infarkt verursachen primär oder sekundär Schmerz. Venenthrombosen erzeugen Stauungsschmerz und Ödem im drainierten Gewebevolumen sowie Druckschmerz im Verlauf des betroffenen Gefäßes (➤ Tab. 49.7).

Oft bestehen trotz gravierender pathoanatomischer Veränderungen keine Symptome (z. B. Bauchaortenaneurysma, ➤ Abb. 49.17).

Tab. 49.6 Synopse häufiger Pathologien des Urogenitalsystems

Organ	Pathologie
Niere	• Nephrolithiasis • Pyelonephritis • Glomerulonephritis • Neuroblastom • Hypernephrom • Urothelkarzinom
Ureter	• Ureterolithiasis (➤ Abb. 49.6, ➤ Abb. 49.7) • vesikoureteraler Reflux • Urothelkarzinom
Retroperitoneum	• Retroperitonealfibrose (Ormond-Krankheit) • Retroperitonealabszess
Blase	• Zystitis • Restharn • Harnverhalt • Harninkontinenz • Blasendivertikel • Blasenpapillom • Urothelkarzinom • Urethritis • Lower Urinary Tract Syndrome (LUTS)
weibliches Genitale	• Salpingitis/Adnexitis • Ovarialprozesse • Endometriose • ektope Schwangerschaft • Deszensus • Ovarialkarzinom • Zervixkarzinom • Endometriumkarzinom
Prostata	• benigne Prostatahypertrophie • akute virale oder bakterielle Prostatitis • Prostatakarzinom

Tab. 49.7 Synopse häufiger Pathologien des abdominalen Gefäßsystems

Organ	Pathologie
Aorta abdominalis und Aa. iliacae	• Aortenaneurysma (➤ Abb. 49.17) • Aneurysmaruptur (dissezierend, transmural) • Arteriosklerose mit pAVK
A. renalis	Nierenembolie/-infarkt
Truncus coeliacus und A. lienalis	Milzembolie/-infarkt
A. mesenterica superior/inferior	Mesenterialinfarkt
Lebervenen	Budd-Chiari-Syndrom
Pfortader	Pfortaderthrombose
V. cava und Vv. iliacae	Beckenvenenthrombose

pAVK = periphere arterielle Verschlusskrankheit.

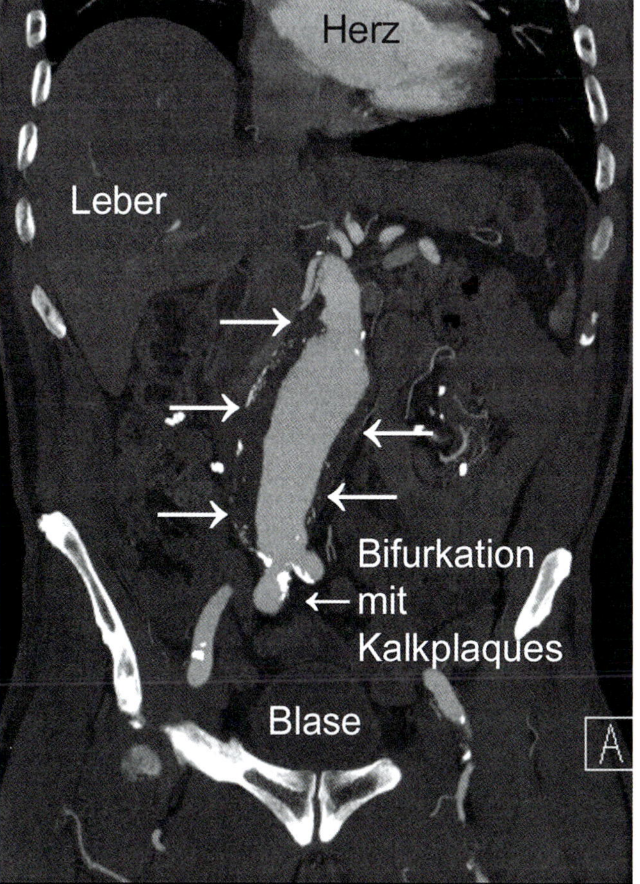

Abb. 49.17 Mittige koronale MR-Schicht bei einem 74-jährigen Patienten mit zirkulär thrombosiertem Bauchaortenaneurysma (→). Fortsetzung in die Bifurkation. Kalkplaques bei allgemeiner Arteriosklerose. [T854–001]

Ein akutes Ereignis mit Notfallcharakter kann dann die Diagnose erzwingen.

RED FLAG

Der Zerreißungsschmerz nach Ruptur oder Dissektion der Aorta signalisiert den akuten Notfall. Eine hämorrhagische Schocksituation deutet auf die Ruptur eines Aneurysmas. Aszendierende und/oder deszendierende Schmerzradiation, häufig entlang der Wirbelsäule perzipiert, ist typisch für die Gefäßwandspaltung bei der Entwicklung eines Aneurysma dissecans.

49.5 Der Weg zur Diagnose

Anamnese, Untersuchung, Schmerztopografie, Schmerzcharakter und Schmerzverlauf zusammen mit den Leitsymptomen und dem Wissen um die mögliche Pathologie helfen bei der Diagnosefindung. Im Zweifelsfall sind laborchemische und apparative Zusatzuntersuchungen großzügig einzuleiten. Eine Synopse von Verdachtsdiagnosen akuter Bauchschmerzen anhand von Lokalisation und Schmerzcharakter sowie deren akutes Gefährdungspotenzial (Red Flag) zeigt > Tab. 49.8. Da Bauchschmerz selten die genaue Lokalisation der schmerzgenerierenden Struktur zulässt, ist der Arzt häufig auf diagnostische Hilfsmittel, der nicht ärztliche Osteopath jedoch allein auf seine Palpationsfähigkeit, seine Erfahrung und den „gesunden Menschenverstand" angewiesen. Im Zweifelsfall muss der Spezialist eingeschaltet werden.

Tab. 49.8 Verdachtsdiagnose eines akuten Bauchschmerzes in Abhängigkeit von Topografie und Schmerzcharakter mit Alarmeinstufung der Red Flag

Schmerzlokalisation	Schmerzcharakter Zusatzsymptome	Verdachtsdiagnose	Red Flag
gesamtes Abdomen	• wechselnd • wässrige Diarrhö, Erbrechen	Gastroenteritis	+
	diffus	Peritonitis	+++
	• diffus • P↓, Ileus (paralytisch), Aszites	Stoffwechsel, z. B. Urämie, Ketoazidose	+++
	• diffus und Krämpfe • P↑–P↓	mechanischer Ileus	+++
	diffus drückend	Peritonealkarzinose	++
	• Krämpfe, Tenesmen • (blutige) Diarrhö	chronisch-entzündliche Darmerkrankung	++
	• vielfältig, Intensität wechselnd • CrP↑	Vaskulitis	++
	• diffuse Krämpfe • Diarrhö	Mesenterialinfarkt	+++
	• diffus • wechselnde Serositiden	familiäres Mittelmeerfieber	+
Epigastrium	• ausstrahlend • Trauma	Fraktur V.–VIII. Rippe	+++
	radikulär ausstrahlend	BWS/IKN	+
	• brennend drückend • nitropositiv	Angina pectoris	++
	• vernichtend • ST ↑ oder ↓ im EKG	Hinterwandinfarkt	+++
	• atemabhängig • Fieber	Pleuritis	+
	• drückend • Rhythmusstörung	Perikarditis	+++
	• schnürend • Dysphagie	Ösophaguskarzinom	++
	Sodbrennen	Refluxösophagitis	+
	• dumpf bis krampfend • Erbrechen	Gastritis Duodenitis	+
	bohrend bis krampfend	Ulcus ventriculi	++
	bohrend bis krampfend	Ulcus duodeni	++

Tab. 49.8 Verdachtsdiagnose eines akuten Bauchschmerzes in Abhängigkeit von Topografie und Schmerzcharakter mit Alarmeinstufung der Red Flag *(Forts.)*

Schmerzlokalisation	Schmerzcharakter Zusatzsymptome	Verdachtsdiagnose	Red Flag
Epigastrium	hochakut scharf und schneidend	Magenperforation	+++
	• drückend bis vernichtend • wie schnürender Eisengürtel	akute Pankreatitis	+++
	• vielfältig • Dorsolumbalgie	Pankreaskarzinom	++
	hochakut scharf und schneidend	Magenperforation	+++
	• drückend bis vernichtend • wie schnürender Eisengürtel	akute Pankreatitis	+++
	• vielfältig • Dorsolumbalgie	Pankreaskarzinom	++
Oberbauch rechts	• ausstrahlend • Trauma	Fraktur IX.–X. Rippe	+++
	radikulär ausstrahlend	BWS/IKN	+
	• atemabhängig • Fieber	Pneumopleuritis basal	++
	• drückend • Megalie und Aszites	Stauungsleber bei RHI	+
	• drückend • Megalie und Aszites	Lebervenenthrombose	+++
	• postprandialer Druck, Kolik, ausstrahlend in rechte Schulter • Ikterus, Courvoisier-Zeichen	Cholangiolithiasis	++
	• postprandialer Schmerz • Fieber, Murphy-Zeichen	Cholezystitis	+++
	• dumpfer Kapselschmerz • Ikterus	Leberzellkarzinom	++
	• kaum Schmerz • Ikterus + CrP ↑ + γ-GT ↑	Gallenwegkarzinom	++
	• Krämpfe • (blutige) Diarrhö	chronisch-entzündliche Darmerkrankung	++
	kein bis dumpfer Flankenschmerz	Nephrolithiasis	++
	• dumpfer Flankenschmerz • Fieber	Pyelonephritis	+++
	akut scharfer Flankenschmerz	Niereninfarkt/-embolie	++
	• vielfältig • Mikrohämaturie	Nierenzellkarzinom	++
Oberbauch links	• ausstrahlend • Trauma	Fraktur IX.–X. Rippe	+++
	radikulär ausstrahlend	BWS/IKN	+
	• atemabhängig • Fieber	Pneumopleuritis basal	++
	• vielfältig • Völlegefühl, Inappetenz	Magenkarzinom	++
	hochakut reißend, ausstrahlend in linken Hals und Schulter	Milzinfarkt	++
	• drückend, ausstrahlend in linken Hals und Schulter • Trauma, Schock	Milzruptur	+++
	• Krämpfe • (blutige) Diarrhö	chronisch-entzündliche Darmerkrankung	++
	kein oder dumpfer Flankenschmerz	Nephrolithiasis	++

Tab. 49.8 Verdachtsdiagnose eines akuten Bauchschmerzes in Abhängigkeit von Topografie und Schmerzcharakter mit Alarmeinstufung der Red Flag *(Forts.)*

Schmerzlokalisation	Schmerzcharakter Zusatzsymptome	Verdachtsdiagnose	Red Flag
Oberbauch links	• dumpfer Flankenschmerz • Fieber	Pyelonephritis	+++
	akut scharfer Flankenschmerz	Niereninfarkt/-embolie	++
	• vielfältig • Mikrohämaturie	Nierenzellkarzinom	++
Unterbauch rechts	• ausstrahlend • Trauma	Fraktur XI.–XII. Rippe	+++
	• zunächst diffus, dann zirkumskript bis krampfend • McBurney-Zeichen	Appendizitis	+++
	• wellenförmige Koliken • Mikrohämaturie	Ureterolithiasis	++
	• Krämpfe • (blutige) Diarrhö	Ileitis terminalis	++
	• Krämpfe • (blutige) Diarrhö	Colitis ulcerosa	++
	• vielfältig • Blut im Stuhl	Kolonkarzinom	++
	• vielfältig • meist zyklusabhängig	Endometriose	+
	reißend bis krampfend	Ovarialzyste (Ruptur und Stieldrehung)	++
Unterbauch links	• ausstrahlend • Trauma	Fraktur XI.–XII. Rippe	+++
	• wechselnd • wässrige Diarrhö	Enteritis	+
	• dumpf/krampfend • Defäkationsstörung, Fieber	Sigmadivertikulitis	++
	• wellenförmige Koliken in Leiste strahlend • Mikrohämaturie	Ureterolithiasis	++
	• vielfältig • Blut im Stuhl	Kolonkarzinom	++
	• multilokal • zyklusabhängig	Endometriose	+
	reißend bis krampfend	Ovarialzyste (Ruptur und Stieldrehung)	++
Retroperitoneum/ Subperitonealraum	• zerreißend, pulsierend nach superior und inferior ausstrahlend • Schock	Aortenaneurysma (Ruptur, Dissektion)	+++
	• dumpfes Schweregefühl in Leiste und Bein • Beinödeme	Beckenvenenthrombose	+++
	• uncharakteristisch, drückend • Fieber + Leukozytose + CrP ↑	Retroperitonealabszess	+++
	• wellenförmige Koliken in Leiste ausstrahlend • Mikrohämaturie	Ureterolithiasis	++
	• drückend • Miktionsbeschwerden	Zystitis	+
	• brennend • Algurie, Pollakisurie	Urethritis	+
	• bohrend in Leiste/Beckenboden, Ejakulationsschmerz • Pollakisurie, Algurie	Prostatitis	+

Tab. 49.8 Verdachtsdiagnose eines akuten Bauchschmerzes in Abhängigkeit von Topografie und Schmerzcharakter mit Alarmeinstufung der Red Flag *(Forts.)*

Schmerzlokalisation	Schmerzcharakter Zusatzsymptome	Verdachtsdiagnose	Red Flag
Retroperitoneum/ Subperitonealraum	• drückend • Harnträufeln, Anurie	Harnverhalt	+++
	• keine • Pollakisurie, Nykturie, Urgeurie, Harnverhalt	benigne Protatahypertrophie	+
	• vielfältig • Harnverhalt	Prostatakarzinom	++
	reißend bis krampfend	Ovarialzyste (Ruptur und Stieldrehung)	++
	• multilokal • zyklusabhängig	Endometriose	+
	• oft mit Rückenschmerz, Dyspareunie • Fieber	Adnexitis	++
	• akut reißender Schmerz, ausstrahlend in Schulter • Schock	Tubargravidität (Ruptur)	+++
	• brennend • Analkrampf bei Defäkation	Analfissur	+
	• gering • thrombosierter Knoten	Perianalthrombose	+
	• drückend/krampfend • Defäkationsbeschwerden	Rektum-/Analkarzinom	++

P = Peristaltik, ↑ = vermehrt, ↓ = vermindert, CrP = C-reaktives Protein, BWS = Brustwirbelsäule, IKN = Interkostalneuralgie, ST = ST-Strecke, EKG = Elektrokardiogramm, RHI = Rechtsherzinsuffizienz, γ-GT = Gamma-Glutamyltransferase.

49.6 Funktionelle Schmerz- und Missempfindungssyndrome

Bauchbeschwerden sind das häufigste Symptom, das einen Patienten zum Arzt führt (Reid et al. 2001). Da eine potenziell gefährliche Ätiologie zugrunde liegen kann, wurde bis zu diesem Abschnitt das internistische Rationale geschildert, die Symptome einer entzündlichen, strukturellen, metabolischen, oder neoplastischen Erkrankung zuzuordnen. Dieses Vorgehen bleibt häufig ohne greifbares Ergebnis. Wenn Bauchschmerz und abdominale Beschwerden pathogenetisch nicht zugeordnet werden können, können die Patienten unter einer **funktionellen gastrointestinalen Störung** (Functional Gastrointestinal Disorder, FGID) leiden. Epidemiologische Untersuchungen zeigen, dass Inzidenz und Prävalenz funktioneller viszeraler Beschwerden groß sind (➤ Tab. 49.9). Syndrome verschiedener Lokalisation überschneiden sich, sind Risikofaktor füreinander und finden sich häufig in Assoziation mit anderen nichtviszeralen Schmerz- und Missempfindungszuständen wie bei Fibromyalgie, Erschöpfungssyndrom und kraniomandibulärer Dysfunktion (Wesselmann et al. 2009).

49.6.1 Epidemiologie des chronischen Viszeralschmerzes

Parallel zur Erforschung des viszeralen Schmerzes wurde eine **Klassifikation der FGID** erstellt und Kriterienkataloge zu deren Diagnose erarbeitet (Rome Consensus Working Party). In der aktuellen Form der **Rom-Kriterien** werden funktionelle Syndrome des Ösophagus (Galmiche et al. 2006), der Gallenwege (Behar et al. 2006), des Darms (Longstreth et al. 2006), der Anogenitalregion (Bharucha et al. 2006) und FGID im Säuglings- und Kleinkindalter (Hyman et al. 2006) sowie im Kindes- und Jugendalter (Rasquin et al. 2006) differenziert. Die in ➤ Kap. 49.1 beschriebenen Mechanismen der Sensibilisierung erklären nur teilweise die Häufigkeit solcher Syndrome und deren Komorbiditätsspektra. Stress, emotionale Deprivation und protrahierter Schmerz im Säuglingsalter (Carreiro 2003) führen zur Senkung der Schmerztoleranz. Missbrauch jedweder Art im Kindesalter hat denselben Effekt. Es werden verursachend Einflüsse der Hypothalamus-Hypophysen-Nebennieren-Achse mit erhöhter Sekretion des Corticotropin-Releasing Factor (CRF) und ein Einfluss auf absteigende schmerzmodulierende Bahnen vermutet (Sengupta 2009). Es bestehen ein Geschlechtsdimorphismus (weiblich > männlich) und zusätzliche genetische Ursachen (Wesselmann et al. 2009).

Reizdarmsyndrom des Erwachsenen

Die bekannteste FGID stellt das Reizdarmsyndrom (RDS; Syn. Colon irritabile) dar. Ein RDS kann sich nach einer Darminfektion oder Bauchoperation manifestieren. Leitsymptome eines RDS sind Diarrhö, Bauchschmerz, Obstipation und Aufblähung des Abdomens. Bereits 1978 haben Manning et al. diagnostische Kriterien eines Colon irritabile erarbeitet (Manning et al. 1978).

Tab. 49.9 Epidemiologie des chronischen viszeralen Schmerzes[a]

Lokalisation	Diagnose	Häufigkeit
Thoraxschmerz Inzidenz 4 % Prävalenz 10–25 % (Hermann und Rüger 1996)	somatoforme autonome Angststörung (Da-Costa-Syndrom)	⅓
	muskuloskeletale Genese	20,4 %
	Kostochondritis	13,1 %
	Hyperventilation	
	Refluxösophagitis	13,4 %
	Angina pectoris	10,3 %
	Myokardinfarkt	1,5 %
	Mitralklappenprolaps	nicht signifikant erhöht zu Kontrollkollektiv (Freed et al. 1999)
gastrointestinaler Schmerz	Reizdarmsyndrom Assoziation mit: • funktionelle Dyspepsie • chronischer Lumbalschmerz • Kopfschmerzsyndrom • Fibromyalgie • Angststörung • Depression	Prävalenz 10–20 % w : m = 2 : 1
Beckenschmerz Inzidenz 14 % (w > m)	ohne Pathomorphologie	⅓
	Endometriose	⅓
	Adhäsionen	⅓
Blasenschmerz Inzidenz: m : w = 1,3 % : 2,6 %	z. B. interstitielle Zystitis	Inzidenz 0,5 % m : w = 1:10
Prostataschmerz Prävalenz ca. 5 % > 15 J	z. B. chronische abakterielle Prostatitis	< 50 J: häufigste urologische Diagnose > 50 J: dritthäufigste urologische Diagnose
Skrotumschmerz	Orchidynie postoperativ nach Vasektomie	Häufigkeitsgipfel 35.–40. LJ postoperativ bei 17–19 %
Vulvaschmerz Inzidenz 15 %	Vulvodynie Assoziation mit: • erster Tamponapplikation • Blasenschmerz • Reizdarmsyndrom	Häufigkeitsgipfel 20.–60. LJ

[a] Nach Wesselmann et al. 2009.
w = weiblich, m = männlich, J = Jahre, LJ = Lebensjahr.

Manning-Kriterien des Colon irritabile

- Ungeformter Stuhl bei Auftreten des Bauchschmerzes
- Vermehrte Stuhlfrequenz bei Auftreten des Bauchschmerzes
- Defäkation erleichtert den Bauchschmerz
- Distension des Abdomens und Völlegefühl
- Perianale Schleimabgänge
- Gefühl der unvollständigen Stuhlentleerung

Konsensusfindung zu Definition und symptomadaptierter Therapie führte in Deutschland zur Publikation einer S3-Leitlinie (Layer et al. 2011), auf die sich die folgenden Darstellungen, wenn nicht anders angemerkt, beziehen.

Bis zur Erstellung der Leitlinie 2011 lagen 37 epidemiologische Studien vor. Die Häufigkeit der Neuerkrankungen (Inzidenz) wurde abhängig vom angewandten Kriterienkatalog zwischen 2,5 und 25 % angegeben. Sie scheint unabhängig von der ethnischen Herkunft weltweit vergleichbar zu sein und eine mittlere Prävalenz von 7 % aufzuweisen.

Kriterien des RDS beim Erwachsenen (S3-Leitlinie)

Ein Reizdarmsyndrom muss alle drei aufgeführten Kriterien gleichzeitig erfüllen.

- Es bestehen chronische, d. h. länger als 3 Monate anhaltende Beschwerden (z. B. Bauchschmerzen, Blähungen), die von Patient und Arzt auf den Darm bezogen werden und in der Regel mit Stuhlgangänderungen einhergehen.
- Die Beschwerden sollen begründen, dass der Patient deswegen Hilfe sucht und/oder sich sorgt und so stark sein, dass die Lebensqualität hierdurch relevant beeinträchtigt wird.
- Voraussetzung ist, dass keine für andere Krankheitsbilder charakteristischen Veränderungen vorliegen, die wahrscheinlich für diese Symptome verantwortlich sind.

Funktioneller Bauchschmerz in der Pädiatrie

Insgesamt ist die Prävalenz funktioneller Bauchschmerzen beim Kind mit unter 1 % niedrig. Hiervon weisen 40–50 % ein Reizdarmsyndrom auf (Layer et al. 2011). Zusätzlich werden das **Syndrom des funktionellen Bauchschmerzes,** dessen Charakteristikum die fehlende Stuhlganganomalie ist, und die **funktionelle Dyspepsie** im Oberbauch (Reizmagen) abgegrenzt. Die Diagnose setzt voraus, dass keine entzündliche, strukturelle, metabolische oder neoplastische Ursache vorliegt und die Beschwerden seit 2 Monaten regelmäßig auftreten. Die **abdominale Migräne** ist eine anfallsartige Sonderform der FGID, die zur Diagnoserechtfertigung mindestens zweimal pro Jahr auftreten muss. Sie kann von klassischen Migränesymptomen begleitet oder nur mit Inappetenz und Blähungen assoziiert sein (➤ Tab. 49.10).

Tab. 49.10 Kriterien der FGID im Kindes- und Jugendalter nach der Klassifikation der Rome Foundation III.[a] Bei allen Syndromen muss eine entzündliche, strukturelle, metabolische oder neoplastische Genese ausgeschlossen sein. Mit Ausnahme der abdominalen Migräne muss die Symptomatik mindestens einmal/Woche seit mindestens 2 Monaten auftreten.

Diagnose	Kriterien
Reizdarmsyndrom	abdominale Missempfindungen oder Schmerzen, assoziiert mit ≥ 2 der folgenden Kriterien (in 25 % der Zeit): • Besserung durch Defäkation • Änderung der Stuhlfrequenz bei Auftreten • Änderung der Form und des Aussehens des Stuhls bei Auftreten der Symptome
Syndrom des funktionellen Bauchschmerzes	• episodischer oder kontinuierlicher Bauchschmerz • Kriterien sonstiger funktioneller Bauchsyndrome sind nicht erfüllt • mindestens ≥ 1 der folgenden Kriterien (in 25 % der Zeit): – beeinträchtigt normale Alltagsaktivitäten – Kopfschmerz, Gliederschmerz oder Schlafstörung
funktionelle Dyspepsie	• permanente oder rezidivierende Schmerzen oder Missempfindungen im Oberbauch • Defäkation bessert nicht, Stuhlgang unverändert bei Auftreten
abdominale Migräne	• anfallsartiger heftiger Periumbilikalschmerz von mindestens 1 Stunde Dauer • lange beschwerdefreie Perioden von Wochen bis Monaten • Schmerzanfall beeinträchtigt normale Alltagsaktivitäten • Schmerzanfall ist assoziiert mit ≥ 2 der folgenden Symptome: – Inappetenz – Übelkeit – Erbrechen – Kopfschmerz – Fotophobie – Blähungen • Frequenz ≥ 2 ×/Jahr

[a] Modifiziert nach Layer et al. 2011, Rasquin et al. 2006.

Therapie des RDS

Die Grundlage jeder Therapie beim RDS stellt eine **positive Arzt-Patient-Beziehung** dar, da sie sich mildernd auf den Verlauf der Erkrankung auswirkt (van Zanten 2003). Eine individuelle Betrachtung jedes Einzelfalls, der Ausschluss fassbarer Pathologien, die interaktive Kommunikation zur Erklärung der grundsätzlichen Harmlosigkeit der Symptomatik und die entspannte Patientenführung wirken sich hilfreich aus. Eine Beurteilung psychosomatischer, ängstlicher und depressiver Persönlichkeitsstörungen gehört ebenso hierhin wie Kindheits- und Entwicklungsanamnese und die Diagnostik von Stressfaktoren im Alltag. Somatisierungsstörungen finden sich bei 15–48 % der Patienten. Psychotherapie, Diätumstellung und medikamentöse Therapie soll in einzelnen Fällen weiterhelfen (Longstreth et al. 2006). Die Reaktion auf symptomadaptierte Therapie oder Ernährungsumstellung, z. B. mit Ballaststoffen (Flohsamen) und Laxantien (Macrogol), kann paradox sein.

Jede Therapie ist zunächst als probeweise anzusehen und im Patientenfeedback zu modulieren. Ein Therapiestandard existiert nicht. Da RDS mit einer veränderten Darmflora einhergeht, wird der **symptomadaptierte Einsatz von Probiotika** (Bifido- und Laktobakterien, *E. coli* Nissle 1917) empfohlen.

Die **häufig assoziierte Depression** sollte – falls indiziert – mit Serotonin-Wiederaufnahmehemmer (SSRI) und eher nicht mit trizyklischen Antidepressiva (vor allem nicht bei Obstipation und nicht bei Kindern) angegangen werden. Außerdem ist bekannt, dass bei RDS die Serotonin-Wiederaufnahme gestört ist. **Schmerzen** können mit Spasmolytika und Serotonin-Wiederaufnahmehemmer, hier bei fehlender Obstipation ggf. auch mit trizyklischen Antidepressiva, behandelt werden. Die beiden letzteren wirken durch ihren Einfluss auf die serotoninergen und noradrenergen supraspinalen Netzwerke des periaquäduktalen Höhengraus und einzelner Kerne der Formatio reticularis analgetisch (Merrill 2007). Bei **Diarrhöen** kann kurzzeitig Loperamid (nicht bei Kindern) eingesetzt werden. Bei **Blähungen** werden entschäumende Medikamente versucht. Phytotherapeutische Medikation mit verkapseltem Pfefferminzöl und mit der Kräutermixtur SWT-5 (z. B. in Iberogast®) wird für verschiedene Reizdarmsymptome empfohlen.

49.7 Osteopathische manuelle Medizin (OMM) beim Bauchschmerzpatienten

Viele der abdominalen Hohlorgane wie Magen, Intestinum tenue, Colon transversum und Colon sigmoideum passen anders als Niere, Leber, Pankreas oder parietale Strukturen weniger in das Konzept kontinuierlicher Spannungslinien im Sinne einer Biotensegrity. Sie imponieren eher als durch Ligamente oder Peritonealduplikaturen („Mesos") angehängte Schleifen. Man kann sie als selbstständige Tensegrity-Einheiten mit Anbindung an die tiefe Frontallinie (Myers 2009), die auch als **zentrale oder viszerale Myofaszienkette** bezeichnet worden ist (Lossing 2003, 2006), verstehen. Das ENS stellt dem ZNS eine quantitativ ebenbürtige Ansammlung von Neuronen gegenüber. Es verkörpert sozusagen ein eigenes Gehirn. Das Ausmaß an Aufmerksamkeit, das das kraniosakrale Modell Sutherlands (Magoun 1976, Sutherland 1994) mit seinen aktuellen Fortentwicklungen bis ins Hirnparenchym (Chikly 2011) genießt, wäre auch dem Abdomen angemessen.

Die Anforderungen an die **Palpation der abdominalen Strukturen** ist eine ungleich größere Herausforderung als an die Palpation des Kraniums. Es erstaunt, dass die wissenschaftliche osteopathische Medizin der Einzigartigkeit und Eigenart der Viszera bis vor Kurzem so wenig Platz eingeräumt hat. Der Einsatz der OMM dürfte vor allem bei den FGID Erfolg versprechend sein. Bis auf das RDS liegen aber bisher keine ausreichend evidenzbasierten Daten vor. Beim RDS kristallisiert sich der Zusatznutzen der OMM zunehmend heraus (Attali et al. 2013, Florance et al. 2012, Hundscheid et al. 2007, Muller et al. 2014). Aus schmerztherapeutischen Zentren wird ein komplementärer Zusatznutzen der OMM im Rahmen von multimodalen Therapieansätzen bereits vermutet und umgesetzt (Drechsel und Plato 2003, Galeazzi et al. 2014).

Zusammenfassung

Bauchschmerz ist symptomatologisch schwer einzuordnen und birgt eine potenziell lebensgefährliche Grundlage. Eine entzündliche, strukturelle, metabolische oder neoplastische Ursache muss ausgeschlossen werden. **Ein „akutes Abdomen" duldet keinen Zeitaufschub.** Die Therapiestandards der Gastroenterologie, Viszeral- und Gefäßchirurgie, Urologie und Gynäkologie finden Anwendung. Funktionelle Bauchschmerzsyndrome stellen Ausschlussdiagnosen dar. Standardtherapien existieren hier nicht. Die OMM hat sich als wirksames Adjuvans in der Therapie des RDS erwiesen. Ihr Einsatz könnte bei anderen funktionellen Syndromen aufgrund der besonderen Einbindung der Viszera in das myofasziale System und in das autonome Nervensystem sowie aufgrund der neuronalen Selbstständigkeit der Viszera sinnvoll sein. Auf aussagekräftige Studien ist zu hoffen.

Danksagung

Es sei an dieser Stelle der kollegialen Kooperation, der brillanten Bildgebung und außergewöhnlichen Expertise der radiologischen Kollegen aus der Mediapark-Klinik Köln gedankt, ohne die dieses Kapitel abbildungsarm und eindimensional geblieben wäre.

LITERATUR

Attali TV, Bouchoucha M, Benamouzig R. Treatment of refractory irritable bowel syndrome with visceral osteopathy: short-term and long-term results of a randomized trial. J Dig Dis. 2013; 14: 654–661.

Barral J. Lehrbuch der viszeralen Osteopathie. Bd. 2. München: Urban & Fischer, 2002.

Barral J, Mercier P. Lehrbuch der viszeralen Osteopathie. Bd. 1. München: Urban & Fischer, 2002.

Behar J et al. Functional gallbladder and sphincter of oddi disorders. Gastroenterology. 2006; 130: 1498–1509.

Bharucha AE et al. Functional anorectal disorders. Gastroenterology. 2006; 130: 1510–1518.

Böcker W et al. (Hrsg.) Pathologie. 5. Aufl. München: Elsevier GmbH, Urban & Fischer, 2012.

Buchmann J. Differenzialdiagnostik manualmedizinischer Syndrome des Thorax und des Abdomens unter Einbeziehung osteopathischer Verfahren. Man Med. 2011; 49: 244–260.

Bueno L et al. Mediators and pharmacology of visceral sensitivity: from basic to clinical investigations. Gastroenterology. 1997; 112: 1714–1743.

Bueno L, Fioramonti J, Garcia-Villar R. Pathobiology of visceral pain: molecular mechanisms and therapeutic implications. III. Visceral afferent pathways: a source of new therapeutic targets for abdominal pain. Am J Physiol Gastrointest Liver Physiol. 2000; 278: G670–676.

Büttner R, Thomas C. (Hrsg.) Allgemeine Pathologie. 3. Aufl. Stuttgart: Schattauer, 2003.

Carreiro J. An Osteopathic Appoach to Children. London: Churchill-Livingstone Elsevier, 2003.

Cervero F, Laird JM. Visceral pain. Lancet. 1999; 353: 2145–2148.

Cervero F, Laird JM. Understanding the signaling and transmission of visceral nociceptive events. J Neurobiol. 2004; 61: 45–54.

Chikly B. Kursreihe Brain. Persönliche Mitteilung, 2011.

Craig AD. Interoception: the sense of the physiological condition of the body. Curr Opin Neurobiol. 2003a; 13: 500–505.

Craig AD. A new view of pain as a homeostatic emotion. Trends Neurosci. 2003b; 26: 303–307.

Drechsel U, Plato G. Der chronische Beckenbodenschmerz aus der Sicht der Schmerztherapie. In: Merkle W (Hrsg). Der chronische Beckenbodenschmerz. Heidelberg: Springer, 2003.

Finet G, Williame C. Treating Visceral Dysfunction – An Osteopathic Approach to Understanding and Treating the Abdominal Organs. Portland: Stillness Press, 2000.

Florance BM et al. Osteopathy improves the severity of irritable bowel syndrome: a pilot randomized sham-controlled study. Eur J Gastroenterol Hepatol. 2012; 24: 944–949.

Foreman RD. Mechanisms of visceral pain: from nociception to targets. Drug Discov Today Dis Mech. 2004; 1: 457–462.

Freed LA et al. Prevalence and clinical outcome of mitral-valve prolapse. New Engl J Med. 1999: 341: 1–7.

Furness JB et al. The enteric nervous system and gastrointestinal innervation: integrated local and central control. Adv Exp Med Biol. 2014; 817: 39–71.

Galeazzi A, Wagner P, Domagalla K. Persönliche Mitteilungen. 2014.

Galmiche JP et al. (2006). Functional esophageal disorders. Gastroenterology. 2006; 130: 1459–1465.

Grundy D. The afferent side of the story: the role of sensation and perception in gut dysfunction. Ir J Med Sci. 1994; 163: 562–564.

Grundy D. Neuroanatomy of visceral nociception: vagal and splanchnic afferent. Gut. 2002; 51 (Suppl 1): i2–5.

Hermann C, Rüger U. Funktionelle Störungen – Funktionelle Herzbeschwerden. Dtsch Arztebl. 1996; 96: A 131–136.

Honold J et al. (Characterization and economic impact of medical patients presenting at the emergency department of an university hospital). Dt Med Wochenschr. 2013; 138: 1401–1405.

Hundscheid HW et al. Treatment of irritable bowel syndrome with osteopathy: results of a randomized controlled pilot study. J Gastroenterol Hepatol. 2007; 22: 1394–1398.

Hyman PE et al. Childhood functional gastrointestinal disorders: neonate/toddler. Gastroenterology. 2006; 130: 1519–1526.

Layer P et al. S3-Leitlinie Reizdarmsyndrom: Definition, Pathophysiologie, Diagnostik und Therapie. Gemeinsame Leitlinie der Deutschen Gesellschaft für Verdauungs- und Stoffwechselkrankheiten (DGVS) und der Deutschen Gesellschaft für Neurogastroenterologie und Motilität (DGNM). Z Gastroenterol. 2011, 49. 237–293.

Longstreth GF et al. Functional bowel disorders. Gastroenterology. 2006; 130: 1480–1491.

Lossing K. Visceral Manipulation. In: Ward RC (ed.) Foundations for Osteopathic Medicine. 2nd Ed. Philadelphia: Lippincott, Williams & Wilkins, 2003. p. 1078.

Lossing K. Visceral Manipulation 2 – Urogenitale Schriftenreihe der DGOM, Deutsche Gesellschaft für osteopathische Medizin. 2006.

Magoun HI Sr. Osteopathy in the cranial field. 3rd ed. Kirkville: Journal Printing Company, Kirksville, 1976.

Manning AP et al. Towards positive diagnosis of the irritable bowel. Br Med J. 1978; 2 (6138): 653–654.

Merrill RL. Central mechanisms of orofacial pain. Dent Clin North Am. 2007; 51: 45–59, v.
Muller A et al. Effectiveness of osteopathic manipulative therapy for managing symptoms of irritable bowel syndrome: a systematic review. J Am Osteopath Assoc. 2014; 114: 470–479.
Mumenthaler M, Schliack H. Läsionen peripherer Nerven – Diagnostik und Therapie. 3. Aufl. Stuttgart: Thieme, 1977.
Myers TW. Anatomy Trains – Myofascial Meridians for Manual and Movement Therapists. 2nd ed. London: Churchill-Livingstone Elsevier, 2009.
Ness TJ. Models of visceral nociception. ILAR. 1999; 40: 119–128.
Radke R. Innervation des exo- und endokrinen Pankreas. Stuttgart: Schwer Verlag, 1990.
Ramström M. Untersuchungen und Studien über die Innervation des Peritoneum der vorderen Bauchwand. Anatomische Hefte, I. Abteilung. 1905; 29: 24–443.
Rasquin A et al. Childhood functional gastrointestinal disorders: child/adolescent. Gastroenterology. 2006; 130: 1527–1537.
Reid S et al. Medically unexplained symptoms in frequent attenders of secondary health care: retrospective cohort study. BMJ. 2001; 322(7289): 767.
Schünke M et al. Prometheus – LernAtlas der Anatomie. Kopf und Neuroanatomie. Stuttgart: Thieme, 2006.
Sengupta JN. Visceral pain: the neurophysiological mechanism. Handb Exp Pharmacol. 2009; 194: 31–74.
Sutherland WG. The Cranial Bowl – A Treatise Relating To Cranial Articular Mobility, Cranial Articular Lesions and Cranial Technic. Reprinted 1st ed. Mankato: Free Press Company, 1994.
Thomas C (Hrsg.) Makropathologie – Lehrbuch und Atlas zu Befunderhebung und Differentialdiagnose. 9. Aufl. Stuttgart: Schattauer, 2003.
Wesselmann U et al. Emerging Therapies and novel Approaches to Visceral Pain. Drug Discov Today Ther Strateg. 2009; 6: 89–95.
Willis WD et al. A visceral pain pathway in the dorsal column of the spinal cord. Proc Natl Acad Sci USA. 1999; 96: 7675–7679.
van Zanten SV. Diagnosing irritable bowel syndrome. Rev Gastroenterol Disord. 2003; 3 (Suppl 2): S12–17.

KAPITEL

50

Jean-Pierre Barral

Schmerzen im Oberbauch aus osteopathischer Sicht

50.1 Die Einheit des Körpers

Für einen Osteopathen ist es immer eine schwierige und frustrierende Aufgabe, sich auf eine Körperregion beschränken zu müssen. Die Philosophie und das Konzept der Osteopathie betrachten den Organismus als eine untrennbare Einheit und unsere Patienten erinnern uns täglich daran. Allerdings sind wir aus didaktischen Gründen gezwungen, den menschlichen Körper in einzelne Abschnitte zu unterteilen. Wir werden uns also, trotz der in uns fest verankerten Überzeugung von der Einheit des Körpers, auf die Schmerzen im Oberbauch konzentrieren. Zunächst werden einige grundlegende Prinzipien betrachtet.

Ein einzigartiger Diagnose- und Behandlungsansatz

Gelegentlich drängt sich uns während der Behandlung der Gedanke auf, dass wir mit unserer osteopathischen Kunst manchmal das Leben von Patienten verändern können. Ein Beispiel: Durch eine Adhäsion im Bereich einer Arterie wird ein Organ weniger gut mit Blut versorgt. Doch plötzlich tritt, ohne erkennbaren Grund, eine Krankheit auf, da die Minderversorgung erst nach längerer Zeit ihre schädigende Wirkung erkennen lässt. Indem wir das Gewebe von der Adhäsion befreien, verbessern wir die arterielle und venöse Versorgung und tragen dazu bei, dass das Organ seine Gesundheit aufrechterhalten kann.

Techniken von großer Präzision

Der Osteopath ist ein mit großer Finesse ausgestatteter Mechaniker, man könnte ihn auch einen Uhrmacher nennen. Nur die Zeit, die Erfahrung und das detaillierte anatomische Wissen ermöglichen es, diese Ergebnisse zu erzielen. Dazu sind viele Jahre Arbeit und viel Bescheidenheit notwendig.

Man sieht den Wald vor lauter Bäumen nicht

Meist konsultieren uns Patienten zunächst aufgrund von Beschwerden im Bewegungsapparat. Auch wenn sich die Situation langsam zu ändern beginnt, so wird es wohl noch einige Zeit dauern, bis Patienten erkennen, dass dies nicht die einzige Indikation für eine osteopathische Behandlung ist.

Während der Behandlung erklären wir dem Patienten, dass seine Schmerzen auch andere Ursachen haben könnten. Dank unseres globalen Behandlungsansatzes erwähnen wir andere Symptome, die mit der Beschwerde des Patienten verbunden sind und vom Patienten bestätigt werden.

50.2 Die osteopathische Diagnose

Jeder Osteopath hat seine persönliche Untersuchungsmethode. Zwei wichtige Grundlagen sind dabei aber immer die genaue Kenntnis von Anatomie und Physiologie und dass wir uns nicht auf das Symptom konzentrieren.

50.2.1 Die Rolle der Hand

Von guten Osteopathen sagt man, dass sie eine „gute Hand“ haben. Wir ziehen es vor, „zuerst zu spüren und dann zu denken“. Die Anamnese ist zwar wichtig, aber sie ist kein Alleinstellungsmerkmal der Osteopathie. Wir bestimmen zunächst manuell jene Körperzone, in der ein Konflikt besteht, ohne dass wir uns in der Diagnose vom Patienten beeinflussen lassen.

50.2.2 Die Primarität

Sie ist der „Stein der Weisen" jedes Osteopathen, der sich die Frage stellt, was das primäre Problem tatsächlich ist. Wir antworten auf diese Frage meist mit: das Leben. Wir versuchen zunächst das zu finden, was am wenigsten sekundär ist, indem wir den Geweben des Körpers vertrauen, die immer viel besser wissen, was der Organismus zu erleiden hatte. Die manuellen Diagnosemethoden sind nachfolgend kurz beschrieben. Eine ausführliche Darstellung der Diagnosemethoden findet sich in ➤ Kap. 23.

Ecoute globale – Global Listening

Das Global Listening wird am stehenden Patienten ausgeführt. Man legt eine Hand auf den Kopf des Patienten und spürt, in welche allgemeine Richtung uns der Körper lenkt. Das Global Listening gibt uns einen ersten Hinweis (➤ Kap. 23.2.2).

Ecoute locale – Local Listening

Das Local Listening wird meist in Rückenlage ausgeführt. Es erlaubt dem Osteopathen, anormale Gewebespannungen wahrzunehmen. Dabei bleibt man nicht auf einer Körperebene, sondern erzeugt ein „3-D-Bild" des Abdomens und seiner zahlreichen Schichten (➤ Kap. 23.3.2).

Lokale Gewebediagnose

Die Hand hat den Ort bestimmt, nun muss der Therapeut das betroffene Gewebe identifizieren. Dabei sind sehr präzise anatomische Kenntnisse unerlässlich.

Viszerale Mobilitäts- und Motilitätstests

Die Mobilität Ein gesundes Organ ist mobil. Es folgt den Bewegungen des Zwerchfells und passt sich an die Bewegungen des Körpers an. Ein Mangel an Mobilität führt zu Spannungen in den ligamentären und peritonealen Befestigungsstrukturen. Es entstehen Schmerzen, Spasmen und vaskuläre Unterversorgung.

Die Motilität Die Eigenbewegung jedes Organs ist von der Diaphragmabewegung unabhängig. Sie ist Ausdruck der potenziellen Energie des Organs. Man nimmt an, dass sie die Resultante aller Flüssigkeitsbewegungen des Körpers ist.

Tests für die Gelenkmobilität

Mit Hilfe dieser Tests können verschiedene Fixierungen oder Blockaden in den Wirbelgelenken und den peripheren Gelenken diagnostiziert werden. Auf der Ebene der Wirbelsäule geben sie Auskunft darüber, ob ein abdominaler Schmerz vertebralen Ursprungs ist. Besonders wichtig ist es dabei, zwischen einseitigen und beidseitigen vertebralen Fixierungen zu unterscheiden.

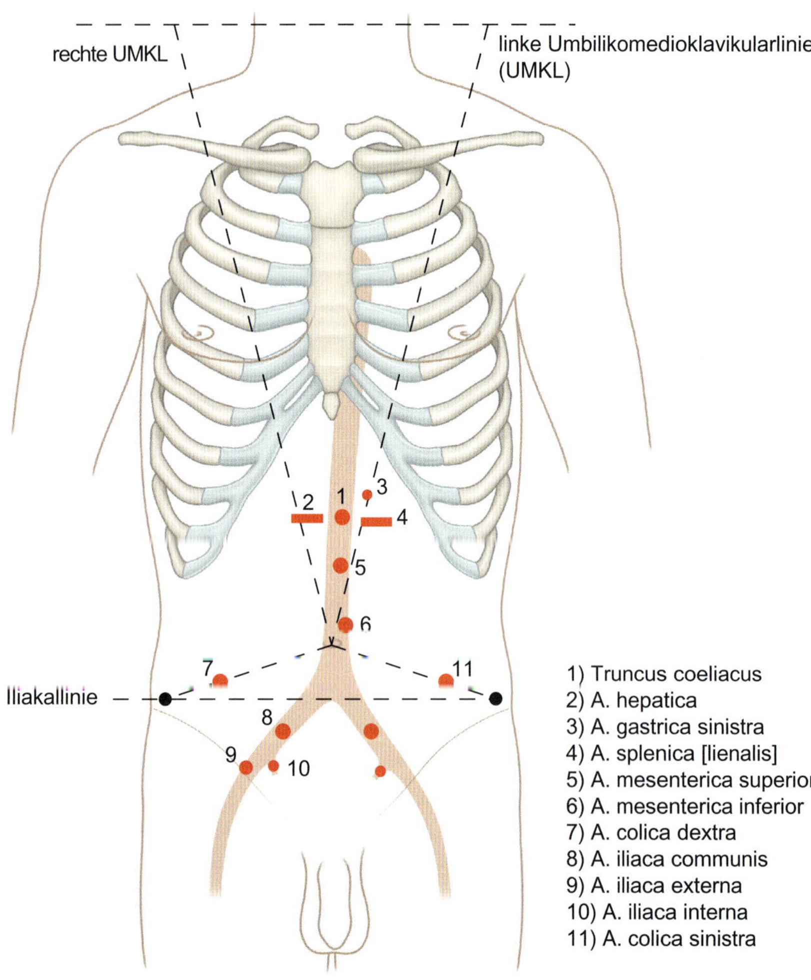

Abb. 50.1 Abdominale Arterienpulse. [L268/G576]

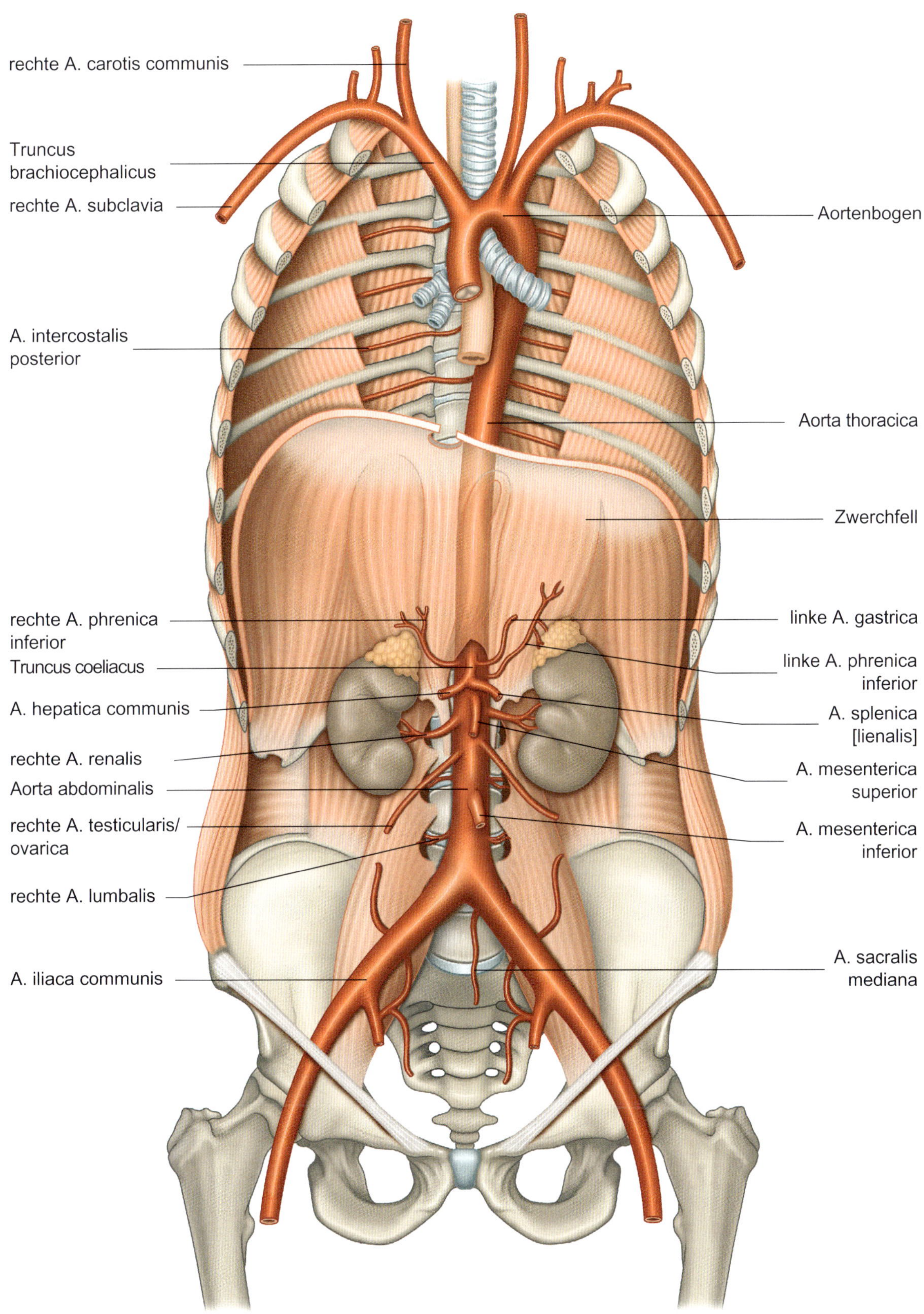

Abb. 50.2 Aortenäste. [L268/G576]

Einseitige Wirbelsäulenfixierungen Wenn ein Wirbelgelenk nur auf einer Seite, z. B. im Bereich des Facettengelenks, fixiert ist, handelt es sich in den meisten Fällen um ein Problem, das im Anschluss an ein viszerales oder peripheres Gelenkproblem aufgetreten ist. Diese Zone zu manipulieren bringt entweder kein Ergebnis oder führt im schlimmsten Fall zur Dekompensierung des Systems und damit zu weiteren Problemen. Akute Schmerzen der Halswirbel- oder Lendenwirbelsäule, die 1 oder 2 Wochen nach einer Behandlung auftreten, sind hierfür ein gutes Beispiel.

Beidseitige Wirbelsäulenfixierungen Wenn die Wirbelsäule beidseits fixiert ist, sollte die Restriktion direkt behandelt werden. Die beidseitige Fixierung kann ihrerseits Ausgangspunkt für ein viszerales Problem sein.

Evaluierung der viszeralen Gefäße

Ist die Funktion eines Organs eingeschränkt, so ist auch sein Arterien- und Venensystem beeinträchtigt. Es ist sehr schwierig, die venöse Zirkulation zu beurteilen. Die Pulse der viszeralen Arterien können jedoch relativ leicht ertastet werden. Nachstehend einige Pulse, deren genaue Lokalisierung man kennen sollte (➤ Abb. 50.1, ➤ Abb. 50.2).

A. hepatica: Der Puls der A. hepatica liegt zwei Fingerbreiten vom rechten Rippenbogen entfernt auf Höhe des 9. Rippenknorpels.

A. gastrica: Das Pulsieren der A. gastrica ertastet man entweder links unter dem Proc. xiphoideus, an der Austrittstelle aus dem Truncus coeliacus oder im kranialen Anteil der Curvatura minor des Magens.

A. lienalis: Dieser Puls liegt spiegelverkehrt zur A. hepatica, zwei bis drei Fingerbreiten unter dem linken Rippenbogen.

A. mesenterica superior: Diesen Puls misst man rechts der Flexura duodenojejunalis, die sich auf der Verbindung zwischen dem Nabel und der linken Medioklavikularlinie drei Fingerbreiten oberhalb des Nabels befindet. Dieser Puls gibt Auskunft über den Zustand von Dünndarm, Zäkum, Colon ascendens und über die rechten zwei Drittel des Colon transversum (➤ Abb. 50.3).

A. mesenterica inferior: Diesen Puls findet man ein bis zwei Fingerbreiten links des Nabels, lateral des Aortapulses. Wenn man nicht ganz sicher ist, mobilisiert man die Aorta leicht nach rechts (➤ Abb. 50.4).

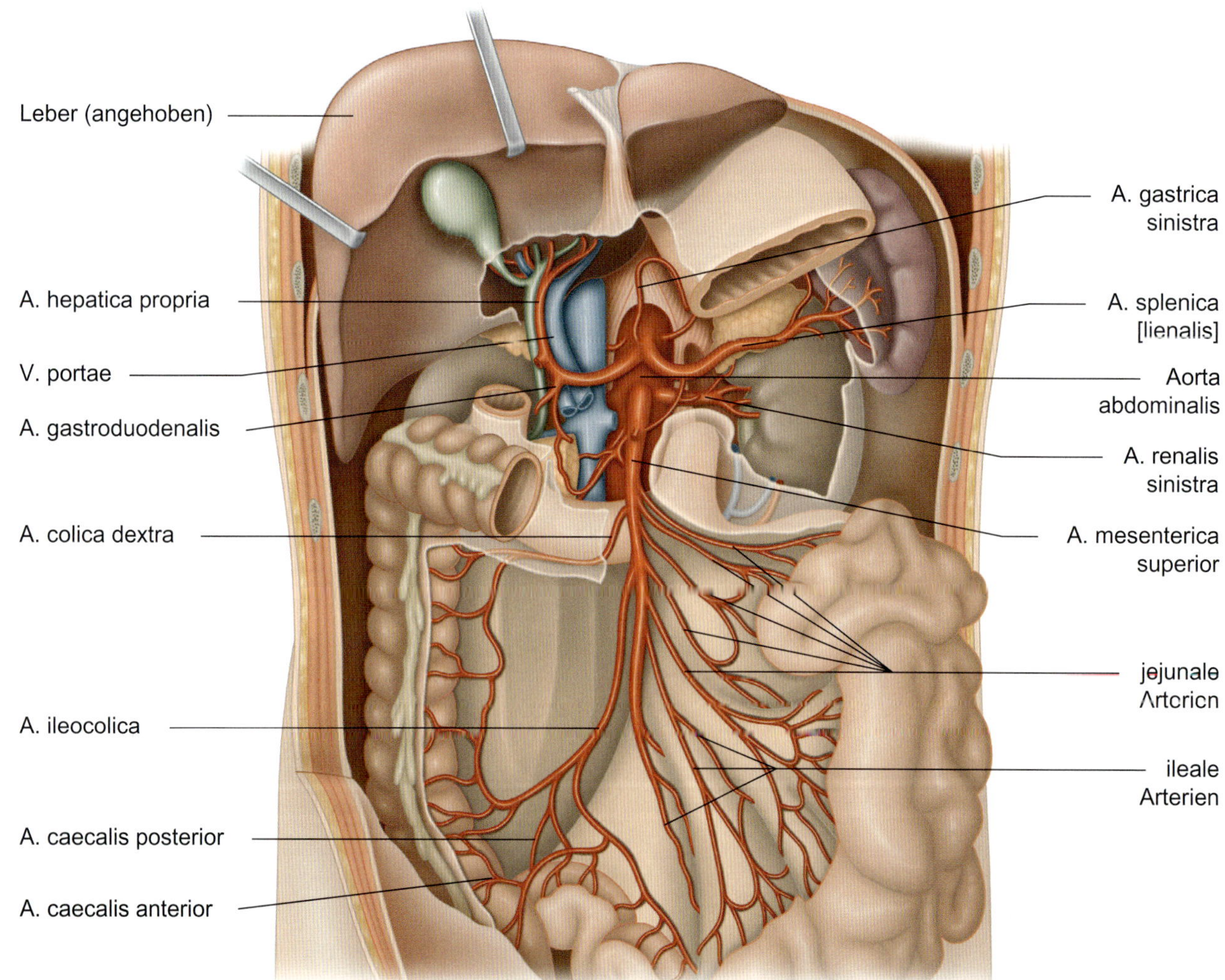

Abb. 50.3 Obere Mesenterialarterie (A. mesenterica superior). [L268/G576]

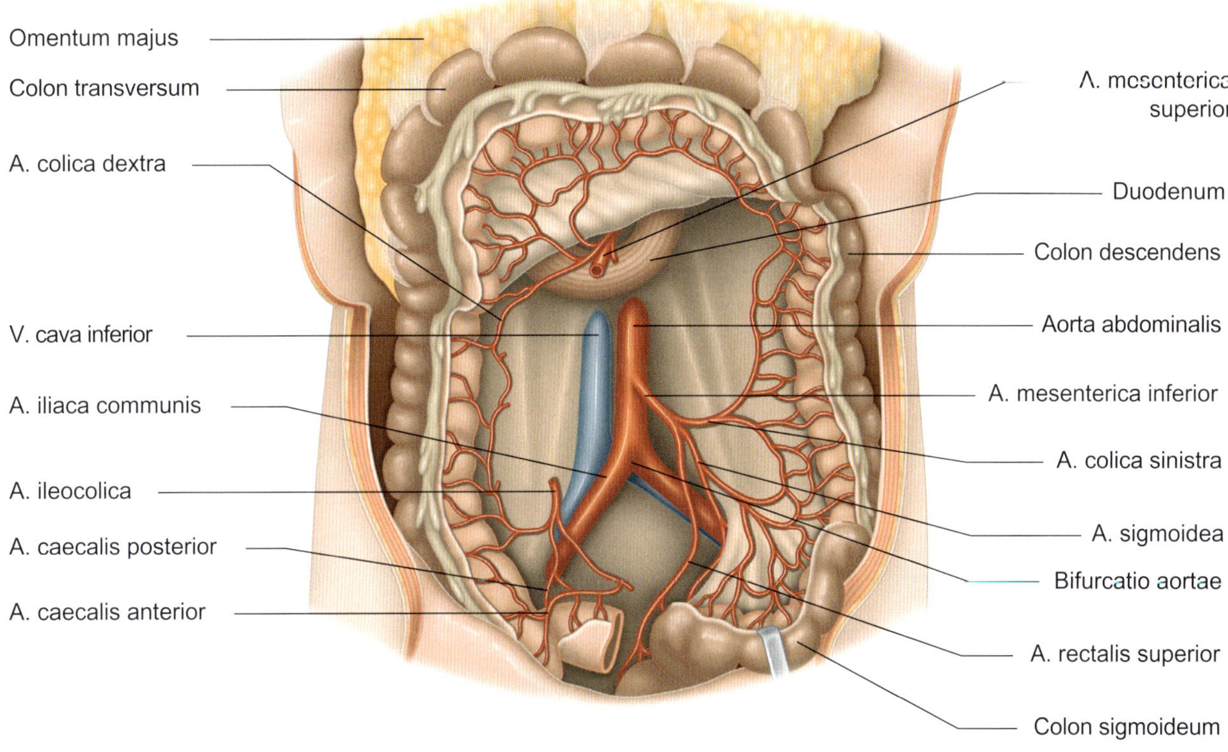

Abb. 50.4 Anastomosen zwischen den Mesenterialarterien (A. mesenterica superior und inferior). [L268/G576]

Bewertung der viszeralen Viskoelastizität

Die viszerale Viskoelastizität wird bei Vollorganen wie der Leber getestet. Dabei wird das Organ zunächst leicht komprimiert und anschließend losgelassen, um die elastische Rückbewegung beurteilen zu können. Es handelt sich um einen sehr wichtigen Test. In der Medizin testet man die Viskoelastizität der Leber nach einer Hepatitis-C-Infektion mit transienter Elastografie, dem sog. Fibroscan. Ein gesundes Organ verfügt über eine gute Viskoelastizität (➤ Abb. 50.5).

Überprüfung der Pulse nach den viszeralen Manipulationen

Es ist wichtig, die Veränderungen des Pulses nach der Behandlung nochmals zu überprüfen. Ein ursprünglich zu schwacher Puls sollte nun stärker und ein zu starker Puls schwächer sein (➤ Abb. 50.6). Die Verbesserung der arteriellen Zirkulation eines Organs führt auch zu einer Verbesserung der venösen Drainage.

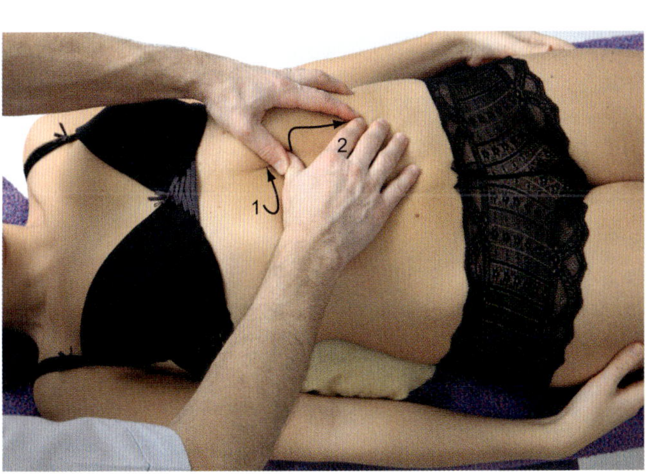

Abb. 50.5 Behandlung der A. gastrica sinistra in Rückenlage. [K358/G576]

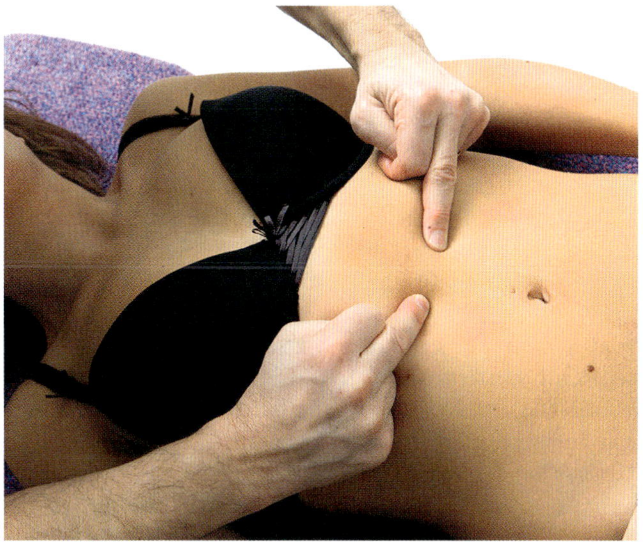

Abb. 50.6 Pulstastung der Leber- und Milzarterie. [K358/G576]

Anamnese

Die Anamnese ist ein wichtiger Teil der Diagnose, der dabei hilft, eventuell vorhandene Kontraindikationen zu erkennen.

RED FLAG

Nachstehend sind einige Krankheitszeichen aufgelistet, die zu größter Vorsicht veranlassen sollten. Sind diese Zeichen vorhanden, sollte der Patient an den kompetenten Facharzt weiterverwiesen werden und es sollten entsprechende Laboruntersuchungen bzw. bildgebende Verfahren veranlasst werden.

- Beachtlicher, nicht beabsichtigter Gewichtsverlust.
- Lokaler Muskelschwund.
- Vergrößerte Lymphknoten. Für den Abdominalbereich ist insbesondere der in der linken Supraklavikulargrube liegende Virchow-Lymphknoten von Bedeutung. Eine tastbare Virchow-Drüse ist ein Hinweis auf ein pathologisches Geschehen im Bauch- und Beckenraum und bedarf der Abklärung.
- Fieber, entzündliche Reaktionen.
- Wiederholtes Erbrechen.
- Durchfall, Wechsel zwischen Durchfall und Verstopfung.
- Spontaner Nachtschmerz.
- Schmerzen unbekannter Ursache.
- Zonen, die auf Palpation besonders schmerzhaft reagieren.
- Unerträgliche, insbesondere akute Schmerzen.
- Schmerzen, die von tiefer Angst begleitet werden.
- Ungewöhnliche Färbung der Haut.

50.3 Indikationen für eine osteopathische Behandlung

In der Osteopathie können insbesondere Adhäsionen und Spasmen besonders effizient behandelt werden.

50.3.1 Adhäsionen

Adhäsionen traumatischen Ursprungs

Bei einem Trauma wird nicht nur der Bewegungsapparat, sondern der gesamte Organismus verschiedenen Kollisionskräften ausgesetzt. Während eines Unfalls verfällt der Patient automatisch in einen tiefen und intensiven Atemstillstand. Die Apnoe erhöht den viskoelastischen Widerstand der Organe und schützt sie.

Der Thorax erhält seine Festigkeit vor allem durch die in ihm vorhandenen Organe und nicht durch die Knochen- und Knorpelstrukturen. Im Abdomen werden durch die Apnoe alle Befestigungsstrukturen der Organe, die aus dem Peritoneum stammen, in Spannung versetzt. Ist der Schock jedoch zu stark, können sie dem Trauma nicht widerstehen und es kommt zur Ruptur. Dabei handelt es sich vor allem um Mikroeinrisse, die in der Sonografie oder im der Magnetresonanztomografie (MRT) nicht erkennbar sind und die längerfristig zu Spasmen, Schmerzen im Abdomen oder der Wirbelsäule oder zu Gefäßinsuffizienzen führen.

Bei Dissektionen hat man Mikrofrakturen an der Niere und der Milz gesehen, die im Röntgen oder im Ultraschall nicht erkannt wurden.

Das Konzept der Erhaltung der Kollisionsenergie

Ein Trauma erzeugt Energie, die den Körper durchzieht und sich anschließend auf bestimmte Körperteile konzentriert. Diese Energie erzeugt Spannungszonen, die im Körper gespeichert und bei bestimmten Aktivitäten plötzlich freigesetzt werden. Dabei handelt es sich nicht um positive Energie, sondern um eine Energie, die im Dunkeln unbemerkt oft Jahre später Symptome oder Krankheiten auslösen kann.

Wenn man einen Patienten nach einem Trauma behandelt, kann man ihm möglicherweise eine Pathologie ersparen, die Jahre später aus völlig unerklärlichen Gründen auftritt. Welcher Erwachsene erinnert sich noch an einen Sturz, den er im Alter von 5 Jahren erlebt hat?

Nichttraumatische Adhäsionen

Diese Adhäsionen entstehen als Folge von:

- Entzündungen
- Chirurgischen Eingriffen
- Schnellem Gewichtsverlust
- Direkten Schlägen

50.3.2 Schmerzen vertebralen Ursprungs

Diese Schmerzen können durch die gesamte Wirbelsäule – Halswirbelsäule, Brustwirbelsäule, Lendenwirbelsäule – verursacht werden. Die häufigsten Schmerzen sind nachfolgend aufgeführt.

Halswirbelsäule

Am häufigsten entstehen diese Schmerzen auf Höhe von C4/C5. Wir wissen, dass die Nn. phrenici an den Segmenten C4 und C5 entspringen. Zu ihrem sensiblen Versorgungsgebiet gehören die Befestigungsligamente der Leber, das Lig. triangulare hepatis, das Lig. coronarium und die Glisson-Kapsel. Fasern des N. phrenicus ziehen in den Plexus solaris und zur Gallenblase und erzeugen die sehr intensiven Schmerzen bei Leber-Gallen-Problemen.

Bestimmte Gewebespannungen werden über die Faszien, das Peritoneum und die Pleura weitergeleitet und können zu Fixierungen in den unteren Halswirbeln führen.

Schultern

Leber- und Gallenprobleme verursachen oft eine Periarthritis humeroscapularis an der rechten Schulter. Man findet diese insbesondere bei Frauen während der Menopause, wofür das für diese Zeit typische hormonelle Ungleichgewicht verantwortlich gemacht wird. Der Mangel an Progesteron wirkt sich auf die Produktion von Elastin und Relaxin aus und verringert damit die Elastizität der Gewebe in den schwächeren Regionen des Körpers, wie etwa den

Schultern, dem Karpaltunnel, den Plantaraponeurosen und den Teilen des Körpers, die zu sehr beansprucht werden oder traumatisch belastet wurden.

Brust- und Lendenwirbelsäule

Häufige Verbindungen zwischen der Brustwirbelsäule (BWS), den Rippen und den Organen sind:

- Th6 und linkes Kostovertebralgelenk → Magen
- Th7 und rechtes Kostovertebralgelenk → Duodenum
- Th8–Th9 und linkes Kostovertebralgelenk → Pankreas und Milz
- Th11, stärkere Fixierung links → Hiatus diaphragmaticus
- Th10 und Th11 bilateral → Dünndarm

Man kann behaupten, dass im BWS-Bereich eine systematische Verbindung zwischen viszeralen Problemen und Fixierungen der Wirbel und Kostovertebralgelenke besteht. Die sympathischen Grenzstrangganglien liegen unmittelbar neben den Rippenköpfchen, sie erhalten Nervenfasern aus den Gelenkfortsätzen und der Dura mater.

50.3.3 Beziehungen zwischen Haltung und Emotion

Körperhaltungen

Unter diesem Begriff versteht man übertriebene oder über längere Zeiträume aufrecht erhaltene Positionen. Sie sind sowohl Ursache als auch Folge viszeraler Probleme.

Zur Erklärung soll folgendes Beispiel dienen:

- Ein Patient leidet unter Leber- und Gallenbeschwerden. Sein Körper versucht mit allen Mitteln, die sich daraus ergebenden viszeralen und myofaszialen Spannungen zu vermeiden. Er zieht die Schulter nach vorn und innen, beugt den Kopf und bringt die BWS in Kyphose. Seine Haltung ist die Folge seiner Leberprobleme, gleichzeitig hindert sie aber auch die betroffene Körperregion daran, den ihr zur Verfügung stehenden Raum einzunehmen und normale Beziehungen zu anderen Strukturen aufrechtzuerhalten.
- Langfristig wird sich diese Person sowohl körperlich als auch psychisch schlecht fühlen und das Gehirn wird negative Informationen aus verschiedenen Körperregionen empfangen.

Die Osteopathie kann diesem Patienten helfen, seine gute Gallenblasenphysiologie wieder herzustellen und damit zu einer Körperhaltung zurückzukehren, die den Austausch mit anderen Regionen erleichtert.

50.3.4 Viszero-emotionale Beziehungen

Wenn man die Möglichkeit hatte, Tausende von Patienten zu behandeln, stellt man fest, dass Organe nicht zufällig auf Emotionen reagieren. Die viszero-emotionalen Beziehungen weisen tatsächlich bestimmte Besonderheiten auf.

Gleichzeitig sollte man sich davor hüten, Patienten strikt einem Archetyp zuzuordnen. Das menschliche Verhalten bleibt glücklicherweise immer noch ein großes Rätsel. Wer kann schon erklären, wie das Gehirn, diese physische Masse, tatsächlich denkt? Bescheidenheit ist hier angebracht.

Der nachfolgende Abschnitt zeigt reale Tendenzen bei den emotionellen Verbindungen des Oberbauchs auf, ohne die dem Menschen eigenen Ausnahmen zu verleugnen.

Magen

Der Magen ist Ausdruck des Bilds, das man von sich nach außen trägt, das Erscheinen im Gegensatz zum Sein. Er spiegelt die Beziehung zu anderen, zur Gesellschaft, zur Arbeit, den Kollegen wider.

Er ist das Organ des Ehrgeizes, des Erfolgs, des sozialen Aufstiegs und natürlich auch des Scheiterns. Statistiken beweisen es: Magenprobleme treten häufiger bei Männern und vor allem bei jungen Männern mitten im sozialen Aufstieg auf. Man kann den Magen als das Organ des männlichen Verhaltens (von Männern oder Frauen) bezeichnen.

Risiken: Magenschmerzen, Geschwür, Magenverstimmungen und Probleme an der BWS, vor allem auf der linken Seite.

Gallenblase

Die Gallenblase steht in Bezug zu den Widrigkeiten des Lebens, die vor allem materieller Natur sind, sowie zum Begriff der Zeit oder des Ortswechsels. Zu spät kommen, einen Zug oder ein Flugzeug versäumen, seine Schlüssel verlieren, einen Ortswechsel erleben – all diese Dinge erzeugen Spannungen in der Gallenblase und dem Ductus choledochus und blockieren die Gallenzirkulation.

Risiken: Gallensteine, Halswirbelsäulenschmerzen, Übelkeit, Schulterschmerzen rechts, Gallensteine, die den Pankreasgang verlegen und eine Pankreatitis verursachen können.

Leber

Die Leber kennzeichnet die Beziehung zu sich selbst, die Begegnung mit den Tiefen des eigenen Ichs, das Sein im Gegensatz zum Schein. Alle großen Denker und Philosophen – Aristoteles, Kant, der hl. Augustin – tragen uns auf: „Erkenne dich selbst". Vielleicht ist das Wesen, dem am schwierigsten zu begegnen ist, unser eigenes Ich.

Die Leber ist Ausgangspunkt für tiefgründige Fragen: „Wozu dient das Leben? Was habe ich aus meinem Leben gemacht? Habe ich den richtigen Weg eingeschlagen? Ist der Tod tatsächlich das Ende?"

Sie ist das Organ des Pessimismus, des Mangels an Perspektiven für sich selbst. Sie steht oft in Bezug zu unserer Erzeugerin oder jener Person, die diese Rolle übernommen hat.

Risiken: Gallensteine, chronische Verdauungsstörungen, Kopfschmerzen, Migräne, Hämorrhoiden, Stauung der Pfortader, Periarthritis humeroscapularis, BWS-Schmerzen, Müdigkeit, Nachtschweiß.

Duodenum

Es ist vor allem die Pars descendens, der zweite Abschnitt des Duodenums, der emotional auf Stress reagiert (➤ Abb. 50.7). Hier befindet sich der Übergang zwischen dem Schein und dem Sein.

Wie bereits erwähnt, reagiert der Magen stark auf Misserfolge. Wenn jemand z.B. ein Unternehmen gründet, das letztendlich Konkurs anmelden muss, so ist es nicht die Person, die bankrottgeht, sondern die materielle Einheit, die als Unternehmen bezeichnet wird. Wenn sie allerdings mehrmals scheitert, dann wird ihr tiefes Ich Schaden erleiden, dann ist es nicht mehr nur das Unternehmen, das zugrunde geht, sondern die Person selbst.

Chronische Probleme am Duodenum haben eine stärkere pathogene Wirkung als Magenprobleme.

Risiken: Geschwür, Blockade der Pankreassekretion, Beeinträchtigung des Pankreas aufgrund seiner räumlichen Nähe.

Pankreas

Das Pankreas betrifft die Begegnung mit der eigenen Zerbrechlichkeit und Sterblichkeit. Zwei Beispiele, die Pankreasprobleme gut erklären:

- Zwei junge Patienten sind während des Gleitschirmfliegens gegen eine Felswand geprallt. Wie in einem Film fanden sie sich auf einer kleinen Plattform unmittelbar an der Felswand, aufgehängt auf einer kleinen Kiefer wieder, unter ihnen 600 Meter Abgrund. Man kann sich die Angst, die die beiden verspürten, gut vorstellen. Sie erlitten beide einen Pankreasinfarkt aufgrund der Verengung der A. lienalis.
- Das zweite Beispiel handelt von einer Großmutter, die ihre Enkeltochter zu einem Tanzkurs begleitet. Sie fährt hinter einem Lkw her, der beim Bremsen einen Stahlträger verliert, der ihre Enkelin tötet. Eine Woche nach dem Unfall wird bei dieser Frau Diabetes diagnostiziert, obwohl es in ihrer Familie noch nie Diabetiker gegeben hat.

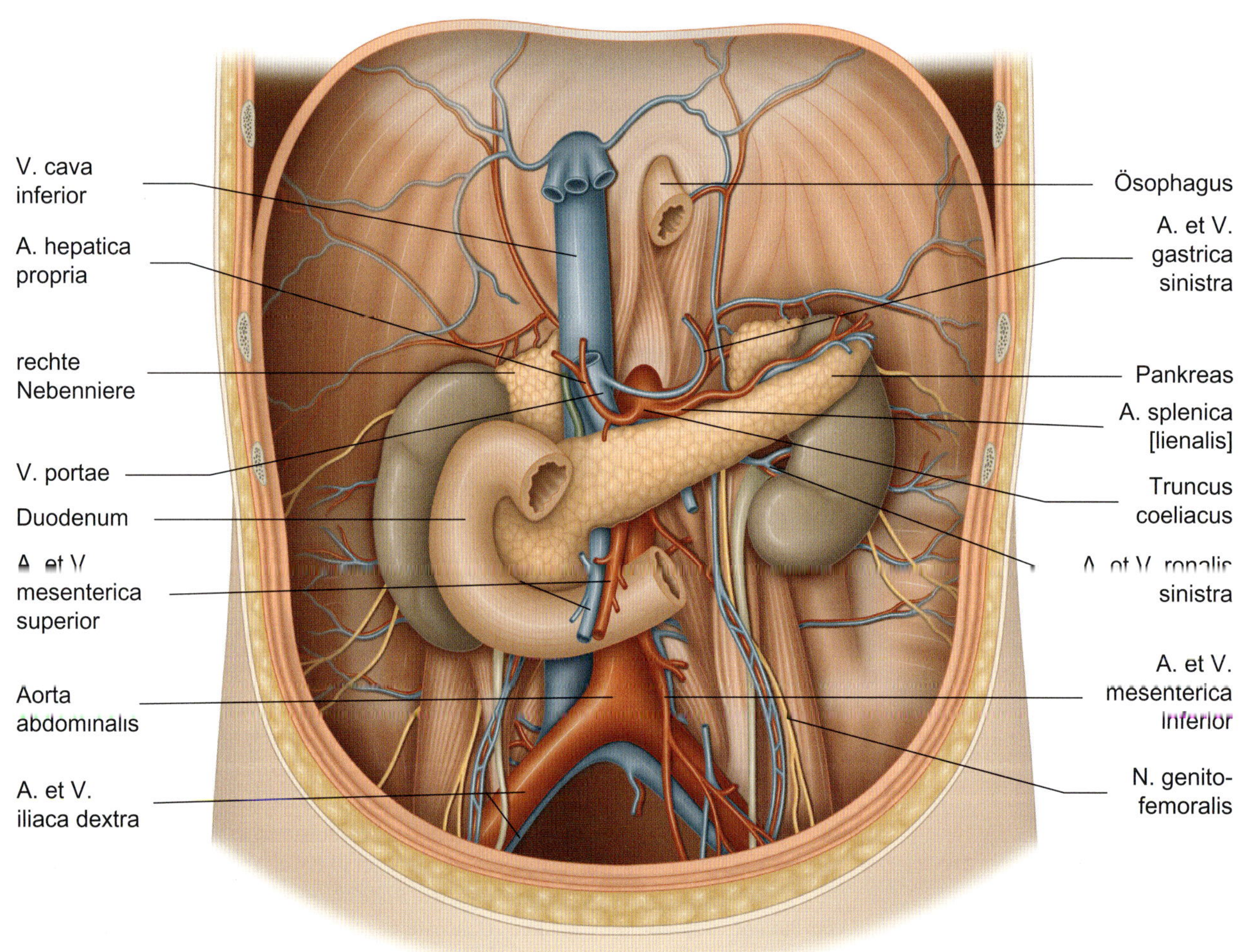

Abb. 50.7 Duodenum und Pankreas. [L268/G576]

Das Pankreas ist das Organ des unüberwindlichen Stresses, der Angst vor dem Sterben oder vor einer schweren Verletzung. Mit Bezug auf die Angst sagen Therapeuten gern, dass dieses oder jenes Organ mit der Angst in Verbindung steht. Es gibt so viele Nuancen von Angst. Viele Menschen haben Angst vor Schlangen, das ist normal, aber die echte Todesangst ist etwas sehr seltenes.

Risiken: Hypoglykämie, Diabetes, Verdauungsstörungen, Kältegefühl nach dem Essen.

Nieren

Auf emotioneller Ebene besteht ein klarer Unterschied zwischen den beiden Nieren.

Rechte Niere: Sie steht im Bezug zur Leber. Wenn diese dem Stress, den sie ausgesetzt ist, nicht mehr bewältigen kann, gibt sie ihn an die rechte Niere weiter. Diese weist somit die gleichen emotionalen Komponenten wie die Leber auf. Manipulationen der Leber sollten daher durch die Behandlung der rechten Niere vervollständigt werden.

Linke Niere: Die linke Niere ist die genitale Niere. Auf venöser Ebene besteht ein enger Zusammenhang zwischen der linken Niere und den Sexualorganen. Die linke Niere ist das Organ der Sexualität, der sexuellen Potenz, unserer genetischen Wurzeln, des Lebens, das man erhalten hat und das man geben wird, sowie der Libido. Wenn hier von Sexualität die Rede ist, dann geht es dabei nicht um die Aktivität selbst, sondern um das Potenzial. Die linke Niere ist das Organ der „Elternschaft“, gleichwohl kann man dieses Potenzial besitzen, ohne jemals Eltern zu sein. Es wurde immer wieder festgestellt, dass bei bestimmten Formen der männlichen Impotenz die linke Niere fixiert ist.

Risiken: Nierensteine, Nierenbeckenentzündung. Lumbalgie: Patient wacht durch den Schmerz auf, dieser verschwindet im Laufe des Tages und kehrt am Ende des Tages wieder zurück; der Schmerz verschwindet während der Nacht und kehrt zum Hahnenschrei wieder zurück.

Die sog. Sommer-Lumbalgien stehen häufig mit den Nieren in Zusammenhang.

50.3.5 Viszerale Manipulationen der Emotionen

Wie beschrieben, reagieren Organe sehr spezifisch auf Emotionen. Es stellt sich somit die Frage, ob der Patient durch die Manipulation dieser Organe besser auf Stress reagieren und sich eines Teils dieses Stresses entledigen kann.

Unsere Antwort ist ja. Das Gehirn, das unter Stress steht, versucht – auch wenn es das Stresserlebnis speichert – sich davon zu befreien. Es schickt ihn an die Organe weiter, die als erstes auf den Stress reagieren. Es ist eher selten, dass ein Knie oder ein Ellenbogen auf eine Emotion reagiert.

Es entsteht ein Teufelskreis zwischen dem Gehirn und dem Organ, der den Stress verstärkt. Durch die Manipulation des Organs kann dieser Teufelskreis durchbrochen und die sich daraus ergebende emotionelle Hyperaktivität gelöst werden.

Was bedeutet heilen?

Zu glauben, jemanden heilen zu können, erscheint uns als bedenkliches Ansinnen. Ärzte aus früheren Zeiten pflegten zu sagen: „Immer zuhören, vielleicht behandeln, heilen, sofern Gott es will.“ Gott ist in diesem Zusammenhang die Allmacht und man sollte sich vor dem Gedanken hüten, diese besitzen zu können.

Der Körper erinnert sich immer, wir können ihm dabei helfen, sich besser an die zahlreichen Probleme, die ihn bedrängen, anzupassen – und das ist schon viel.

KAPITEL

51 Unterbauchschmerzen aus osteopathischer Sicht

Kenneth Lossing

51.1 Evidenzbasierte diagnostische Verfahren

Bis vor etwa 100 Jahren beruhten fast alle medizinischen Diagnosen auf Anamnese und körperlicher Untersuchung (Berger 1999). Mit der Einführung von Labortests (etwa ab 1850), der Röntgentechnik (1895) (Parker 2013), der Durchleuchtung, der Computertomografie (CT) (Ende der 1960er), der Magnetresonanztomografie (MRT) (Ende der 1970er) und der Real-Time-MRT stützt sich die Diagnose jedoch immer weniger auf die körperliche Untersuchung (Simel und Rennie 2009, McGee 2012). Diese **apparativen Verfahren** liefern zwar unschätzbar wertvolle Informationen über organische Krankheiten, aber der Verlust der ärztlichen Fähigkeit, eine körperliche Untersuchung korrekt durchzuführen, hat sich für Ärzte und Patienten insbesondere bei der Schmerzdiagnostik als nachteilig erwiesen. Diese apparativen Verfahren können zwar viele Diagnosen ausschließen, lassen aber viele Patienten undiagnostiziert zurück. Weitaus schlimmer ist, dass die Patienten mit ihren Schmerzen allein gelassen werden und einfach nur Schmerzmedikamente erhalten – andere Optionen werden ihnen nicht gegeben. Meist lassen sich Schmerzen nicht durch Röntgenaufnahmen und Laboruntersuchungen erklären.

Die **osteopathische Untersuchung** umfasst eine mechanische Inspektion (Still 1910) oder Palpation, bei der Einschränkungen des normalen Bewegungsumfangs ermittelt werden, die die Schmerzen oft schon erklären. *„Denn von seiner Fähigkeit, die Ursache zu finden, hängt sein Erfolg bei der Linderung und Heilung des Betroffenen ab"* (Still 1892). Durch eine schichtweise Palpation werden die korrekten Gewebeschichten identifiziert. Das „Listening" zeigt, wo anormale mechanische Spannung vorhanden ist. Bei der Bewegungstestung wird die Struktur bis an ihre physiologische Grenze, die anatomische und die restriktive Barriere bewegt. Die Kombination dieser drei Tests zeigt, ob das fragliche Organ „normal" beweglich oder in seiner Beweglichkeit eingeschränkt ist.

Eine **Einschränkung der Organbeweglichkeit** kann viele Ursachen haben. Alle Bauchorgane sind über Bandstrukturen mit dem dorsalen Peritoneum und/oder dem Zwerchfell verbunden. Wenn sich das Bindegewebe verfestigt, sinkt die Beweglichkeit in der Bewegungstestung, beim Faszienzug (Listening) oder im Röntgen. Die Bewegungen des Bindegewebes können auch durch die in ihm enthaltenen propriozeptiven und nozizeptiven Fasern eingeschränkt werden. Außerdem kann die Beweglichkeit durch Erkrankungen des Lymph- und Blutkreislaufs behindert werden.

Der aktuelle Trend in der Medizin geht hin zur evidenzbasierten Diagnostik und Behandlung. Die **evidenzbasierte körperliche Untersuchung** orientiert sich an dem, was durch die Technologie als „normal" definiert wurde. Allerdings wurde für das Abdomen die normale Atemverschieblichkeit nicht ausreichend quantifiziert, da mit der Quantifizierung erst in den letzten 20 Jahren begonnen wurde.

Die **Zwerchfellbewegungen** wurden mittels Durchleuchtung (Wade 1954, Ford et al. 2002, Minohara et al. 2000), Ultraschall (Davies et al. 1994), CT (Giraud et al. 2001) und MRT (Gierada et al. 1995, Korin et al. 1992) untersucht. Dabei ergab sich eine Verschiebung der Bauchorgane um 0,5–3,1 cm bei flacher Atmung und um 0,3–9,5 cm bei tiefen Atemzügen. Am stärksten verlagerten sich der dorsale Anteil des Zwerchfells und die Zwerchfellkuppel. Die **Verschieblichkeit der Nieren,** die über das dorsale Peritoneum mit dem Kolon verbunden ist, wurde im Ultraschall gemessen (Davies et al. 1994, Suramo et al. 1984) und betrug bei flacher Atmung 0,5 bis 4 cm und bei tiefen Atemzügen 2–9 cm. Die „Normalwerte" wurden mit der eingeschränkten Beweglichkeit bei symptomatischen Nierenfunktionsstörungen und der Wiederherstellung der Bewegung und Symptomlinderung durch osteopathische Manipulation verglichen (Heller 2013).

Die **Kolonflexuren des Colon descendens** verschieben sich bei forcierter Inspiration um 3–10 cm nach kaudal/medial (Barral und Mercier 1988). Dabei bewegen sich die linke Kolonflexur (1,43 cm)

51

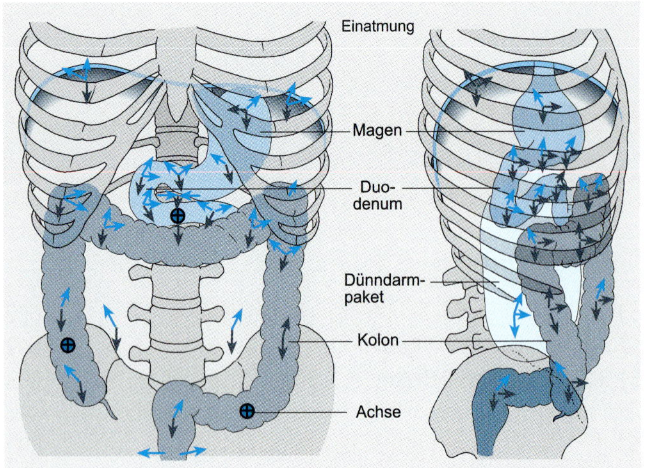

Abb. 51.1 Diaphragmale Mobilität des Dickdarms und des Gastrointestinaltrakts beim Einatmen. [L190]

und das Colon descendens (0,72 cm) stärker als die rechte Kolonflexur (1,18 cm) und das Colon ascendens (0,38 cm), sodass eine Drehung im Uhrzeigersinn entsteht (Finet und Willame 2000). Außerdem verschiebt es sich leicht nach ventral und Colon ascendens und descendens rücken näher zusammen. Das **Rektum** ist nur gering nach kaudal und rechts beweglich und ist nach links und dorsal geneigt. Auf diesem Gebiet sind noch weitere Untersuchungen erforderlich (➤ Abb. 51.1).

Seit einiger Zeit wird die funktionelle MRT zur Untersuchung auf Motilitätsstörungen von Kolon, Rektum und Anus eingesetzt (Bharucha und Fletcher 2007, Marciani 2011). Die Motilität ist als die **Fähigkeit zur Spontanbewegung** definiert und entspricht am Darm der Peristaltik. Sie lässt sich mit einem dynamischen MRT mittels **dualer Visualisierung der abdominalen Bewegung** darstellen. Eines der wichtigsten Probleme dabei ist das Herausfiltern der Bewegungsartefakte durch die Atmung, sodass nur die Peristaltik zu sehen ist. Osteopathisch gibt es noch eine weitere, palpierbare Motilität.

51.2 Bauchschmerzen

Bauchschmerzen sind oft unspezifisch. Sie können leicht und kaum merklich oder unerträglich sein. Mögliche Ursachen sind die Dehnung oder Distension eines Organs, Blockaden, Schwellungen, eine Unterbrechung der Durchblutung oder funktionelle Veränderungen. In diesem Kapitel werden die **funktionellen Veränderungen,** die sich weder im Röntgen darstellen noch durch Labortests nachweisen lassen, betrachtet. Bei der Anamnese wird Folgendes erfragt:

- Beginn der Schmerzen
- Lage
- Muster und Verteilung

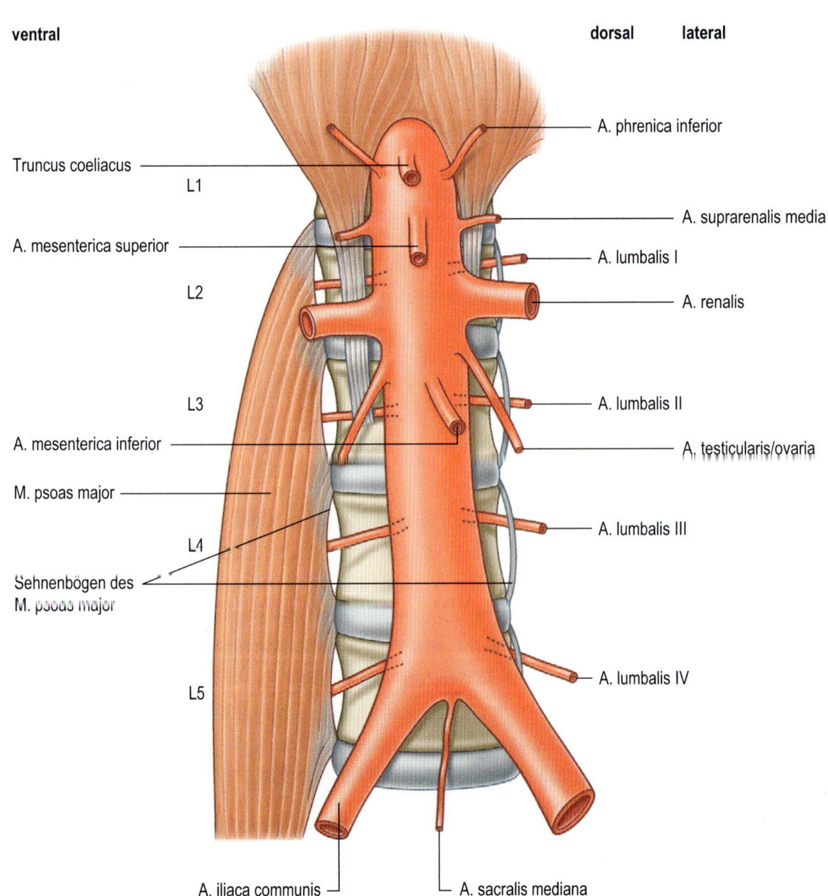

Abb. 51.2 Äste der Aorta abdominalis. [G210]

- Zeitlicher Verlauf
- Dauer
- Art (leicht und dumpf oder scharf und stechend)
- Kürzliche Verletzungen usw.

RED FLAG

Darüber hinaus wird nach medizinischen Red Flags gesucht, auf deren Grundlage eine weitere medizinische Abklärung erforderlich ist. Dazu gehören:

- Fieber
- Stuhlverhalt
- Erbrechen
- Pollakisurie
- Druckschmerzhaftes Abdomen
- Blut im Stuhl
- Gewichtsverlust
- Dyspnoe

Nach dem Screening kann die osteopathische Untersuchung beginnen.

51.2.1 Palpatorische Orientierungspunkte am Bauch

Der Truncus coeliacus entspringt auf Höhe von Th12–L1 etwa in der Mittellinie aus der Aorta. Er lässt sich ertasten, indem zunächst die Aorta auf dieser Höhe aufgesucht und dann der Druck reduziert wird, bis nur noch der Puls in der Mittellinie übrigbleibt (Perry und Howard 2000).

Die A. mesenterica superior verlässt die Aorta ebenfalls in der Mittellinie etwa auf Höhe der Bandscheibe zwischen L1 und L2. Sie liegt damit recht tief, hinter dem Pankreas. Die A. mesenterica inferior verlässt die Aorta in einem flachen Winkel etwas links der Mittellinie auf Höhe von L3 oder gelegentlich L4. Die Aa. iliacae communes befinden sich auf Höhe von L4 oder 5 (> Abb. 51.2).

Die Palpation dieser Orientierungspunkte beginnt damit, dass mit einer Hand dorsal das Spinalsegment aufgesucht und die Höhe mithilfe der anderen Hand über dem Abdomen korrigiert wird. Dann wird mit der ventral liegenden Hand die Aorta kaudalwärts palpiert, um ihren medialen und lateralen Rand zu finden. Anschließend wird der Druck reduziert, bis nur noch der Puls des fraglichen Gefäßes zu spüren ist.

51.2.2 Anatomie von Sigmoid und Rektum

Das Colon descendens verläuft in der linken Flanke des Abdomens und zieht als Colon sigmoideum in das Becken. Das **Sigmoid** ist mit einem Durchmesser von etwa 2,5 cm der engste Punkt des Kolons. Es geht etwa auf Höhe von S3 in das Rektum über. Das Sigmoid liegt intraperitoneal und ist normalerweise frei beweglich. Seine Länge beträgt beim Erwachsenen durchschnittlich 40 cm, kann aber 84 cm erreichen. Lateral kann das Sigmoid durch Verspannungen des M. iliacus, eine relative Kongestion der inguinalen Lymphknoten oder eine deutliche Funktionsstörung des Os ilium/Beckenknochens beeinflusst werden. Die Blutversorgung des Sigmoids erfolgt über die Aa. sigmodales, die Äste der A. mesenterica inferior sind.

Das Mesocolon sigmoideum hat die Form eines auf dem Kopf stehenden V und verbindet als Teil des Peritoneums das Sigmoid mit dem dorsalen Peritoneum.

Das **Rektum** ist nicht durch ein Mesenterium aufgehängt und liegt somit retroperitoneal. Es befindet sich auf Höhe von S3–S5 und dem Steißbein. Es ist über lockeres Bindegewebe, in dem Blutgefäße und Nerven verlaufen, mit der ventralen Wand des Kreuzbeins verbunden. Der Sphincter ani internus liegt am Ende des Analkanals. Das Rektum ist mit dem Beckenboden verbunden.

51.2.3 Diagnostische Tests

Zur **Untersuchung des Sigmoids** steht der Untersucher rechts neben dem Patienten und legt seine linke Hand auf dessen Fossa iliaca. Dann legt er die rechte Hand auf die linke Hand und drückt diese hinab, wobei die linke Hand den Druck überwacht. Das Sigmoid wird durch die Bauchwand palpiert und auf seinen Füllungszustand und seine Spannung geachtet. Es wird nach kranial, kaudal, medial und lateral geschoben, dabei wird auf Ungleichgewichte geachtet.

Zur **Untersuchung des Rektums** steht der Untersucher rechts neben dem Patienten in Rückenlage. Mit der rechten Hand sucht er beim Mann 1–2 Finger und bei der Frau 2–3 Finger kranial des Beckens die Mittellinie des Abdomens auf. Die linke Hand wird auf die rechte Hand gelegt und das Rektum durch die Bauchwand palpiert. Dabei wird auf seinen Spannungs-/Entspannungsstatus geachtet. Die Verschieblichkeit des Rektums wird nach kranial und kaudal überprüft.

51.2.4 Adhäsionen

Eine Adhäsion ist fibröses Gewebe, über das anatomische Strukturen anormal miteinander verbunden sind. Adhäsionen werden allgemein als Ursache von Darmobstruktion und Infertilität akzeptiert. Weniger gut belegt ist ihr Einfluss auf chronische Bauch- und Beckenschmerzen.

Adhäsionen bilden sich meist innerhalb von 5 Tagen nach einer Verletzung oder Operation. Post-mortem-Studien zeigen, dass 67 % aller Patienten postoperativ Adhäsionen entwickeln (Weibel und Majno 1973), die zu **chronischen Bauch- und Beckenschmerzen** beitragen können (Fayez und Clark 1994). Am häufigsten führen Adhäsionen, die unter Spannung stehen oder ein Organ in seiner normalen Verschieblichkeit behindern, zu Symptomen (Kresch et al. 1984). Zu den klassischen Ursachen von Adhäsionen gehören entzündliche Erkrankungen des Beckens, die Endometriose, eine perforierte Appendix, Eingriffe im Bauch oder Becken sowie entzündliche Darmerkrankungen (Perry und Howard 2000).

Osteopathisch besteht der Verdacht auf eine Adhäsion, wenn das Gewebe nicht normal verschieblich und mehr Behandlung als normal erforderlich ist, um die Beweglichkeit wiederherzustellen und die Symptome zu lindern.

51.3 Chronische Schmerzen als Diagnose

Chronische Schmerzen werden sehr oft als Symptom und nicht als eigenständige Diagnose betrachtet. Alle chronischen Schmerzen, die sich nicht durch Labor- oder Röntgenuntersuchungen erklären lassen, werden als mutmaßlich psychischer Natur betrachtet. Vielen Patienten wird mitgeteilt „Das kommt alles aus dem Kopf". Nach 20-jähriger Erfahrung mit der osteopathischen Behandlung von Schmerzen ist der Autor zu einer anderen Ansicht gelangt. Meist sind bei einem Patienten mit Bauchschmerzen ein Organ im schmerzhaften Bereich oder das spinale Segment, das diesen Bereich sympathisch innerviert, in ihrer Beweglichkeit eingeschränkt.

> Daraus wurde geschlussfolgert, dass fast alle Patienten mit chronischen Bauchschmerzen ein Problem im schmerzhaften Bereich aufweisen, das sich mittels Palpation identifizieren lässt. Die reine Testung des Bereichs auf Druckschmerzhaftigkeit ist unzureichend.

51.3.1 Mechanische Ketten

„Lassen Sie uns den Bereich der hinteren Bauchwand untersuchen, wo die Zwerchfellschenkel liegen. Beachten Sie insbesondere die prävertebrale Faszie und hier vor allem den Teil, der auf Höhe des 2. Brustwirbels am Lig. longitudinale anterius befestigt ist. Er verläuft direkt ventral der Halswirbelsäule zur Unterseite der Pars basilaris des Os occipitale. Bedenken Sie Zugwirkungen auf die Faszie und Bewegungseinschränkungen des Zwerchfells, das durch seine Schenkel nicht nur die Cisterna chyli und die Aorta einklemmt, sondern durch dessen Öffnungen auch der Ösophagus und die V. cava inferior, die das rückströmende Blut zum rechten Herzen leitet, ziehen. Können Sie die Effekte dieser Zugwirkungen und Einschränkungen aufheben? Ja, das können Sie" (Sutherland 1990).

In der frühen osteopathischen Literatur betonte A. T. Still (Still 1910, 1892, 1899) die Wechselwirkungen zwischen Faszien, Bewegungsapparat, Zwerchfell, Durchblutung, Lymphgefäßen, Nervensystem und Organen. Einer seiner ersten Studenten, Carl McConnell, bezeichnete dies als organische Einheit (McConnell 1932): *„Obwohl jeder Teil des Organismus durch bestimmte, festgelegte Funktionen charakterisiert ist und präzisen mechanischen und physikalischen Gesetzen folgt, ist der Körper als Ganzes eine organische Einheit."*

Zum besseren Verständnis müssen die einzelnen Teile betrachtet werden. Anschließend werden ihre Verbindungen betrachtet und schließlich wird alles wieder zu einem großen, in sich verbundenen Ganzen zusammengesetzt. Die anatomischen Verbindungen der Bauchorgane, des Bewegungsapparats, des Zwerchfells und der unteren Extremität wurden von Thomas Myers als Teil der „tiefen Frontallinie" bezeichnet (Myers 2013) (➤ Abb. 56.3).

- Das **Zwerchfell** verbindet über das Lig. arcuatum die 11. und die 12. Rippe sowie über die Fascia transversalis den M. psoas und den M. quadratus lumborum.
- Die **Fascia transversalis** ist eine dünne Bindegewebsschicht zwischen dem Peritoneum und der Bauchwand. Dorsal geht sie in die ventrale Schicht der Fascia thoracolumbalis und kaudal in die Fascia pelvis und die Fascia iliaca über. Kranial verschmilzt sie mit der Faszie, die die Kaudalfläche des Zwerchfells bedeckt.
- Der fusiforme **M. psoas** setzt an den ventralen und kaudalen Rändern der Procc. transversi der Lendenwirbel, den Bandscheiben und dem Lig. longitudinale anterius an. Kaudal verläuft er unter dem Leistenband ventral der Hüftgelenkskapsel zu seinem Ansatz am Trochanter minor. Seine Faszie hat mit dem Lig. arcuatum mediale, lateral mit dem M. quadratus lumborum und kaudal mit dem Kreuzbein Verbindungen.
- Der **M. psoas minor** liegt, sofern er vorhanden ist, ventral des M. psoas major und entspringt am Wirbelkörper Th12, der Bandscheibe und L1. Sein Ansatz befindet sich an der Linea pectinea.
- Der **M. pectineus** entspringt an der Linea pectinea und inseriert nahe dem Trochanter minor.
- Das **Lig. umbilicale mediale** setzt an Blase, Nabel und Bauchwand an. Es setzt sich kranial in das Lig. teres uteri und das Lig. falciforme fort und stellt eine Verbindung zum Zwerchfell her. Dann spaltet es sich zum ventralen Blatt des Lig. coronarium. Unmittelbar kranial davon liegt die Verbindung zwischen Zwerchfell und Perikard.
- Auch die Umschlagfalten des **dorsalen Peritoneums** können als Spannungslinien fungieren. Durch die Mesenterialwurzel sind der Übergang zwischen Duodenum und Jejunum, die Wurzel des Sigmoids sowie das Lig. suspensorium duodeni bis hinauf zum rechten Zwerchfellschenkel miteinander verbunden. Kaudal des Zwerchfells befinden sich die **Ansätze** an Leber, Magen, Milz, Nieren, Ligg. arcuata, Fascia transversalis sowie Mm. psoas und quadratus lumborum. Sie sind über den M. iliacus mit dem Septum intermusculare femoris laterale und mediale verbunden.
- Die Mm. psoas und iliacus setzen am Trochanter minor an. Das **Septum intermusculare femoris mediale (oder anterius)** ist eine Verdickung der Faszie, die im Oberschenkel den M. adductor von der Quadrizepsgruppe trennt. Es öffnet sich am Trigonum femoris für den M. adductor longus, den M. sartorius und das Lig. inguinale. Seine Faszie geht in die Faszien von M. psoas und M. iliacus über. Medial ist es vom medialen Knie bis zum Trochanter minor an der Linea aspera des Femurs befestigt.
- Das **Septum intermusculare femoris laterale** setzt entlang der Dorsalseite des Femurs an und trennt den M. adductor magnus vom Tuber ischiadicum bis zum Condylus medialis des Knies vom M. biceps femoris (beide setzen an ihm an). Kranial ist es über die Fascia obturatoria interna mit dem Beckenboden verbunden.

> Kaudal sind die Septa intermuscularia über die Membrana interossea und die Faszien des M. tibialis posterior, des M. flexor hallucis longus sowie des M. flexor digitorum mit Sprunggelenk und Fuß verbunden (McConnell 1932). Dadurch kann jede Einschränkung der Beweglichkeit des Fußes (und viele Einschränkungen des Unterschenkels) die gesamte Kette beeinträchtigen.

51.3.2 Chapman-Reflexe

Frank Chapman DO, ein Student von A. T. Still, begann seine osteopathische Ausbildung 1897 in Kirksville. Seiner Ansicht nach trugen neben knöchernen „Läsionen" auch Ernährung, Hygiene und lymphatische Reflexe zum gesundheitlichen Gesamtbild des Menschen bei. Er fand ventral (eher diagnostische) und dorsal (eher therapeutische) verdickte Gewebebereiche, die mit Organen zusammenzuhängen schienen. Diese Bereiche bezeichnete er als **„ganglilforme Kontraktionen"**, da es sich dabei nach seiner Überzeugung um verstopfte Lymphgefäße und gereizte Nerven handelte.

Der **diagnostische Bereich für das Kolon** verläuft am lateralen Oberschenkel auf einer Breite von 2,5–5 cm vom Trochanter bis auf 2,5 cm an die Patella heran. Das untere Kolon nimmt den kranialen Bereich und das Colon transversum den kaudalen Bereich ein. Die linke Seite repräsentiert den Dickdarm vom Sigmoid bis zum linken mittleren Colon transversum. Bei Obstipation in diesem Kolonbereich finden sich dort sehr schmerzhafte Punkte (➤ Abb. 51.3).

Die Behandlungspunkte liegen dorsal von L2–L4 in einem dreieckigen Bereich, der bis zum Beckenkamm reicht. Nach der Erfahrung des Autors hilft es oft, die ventralen und dorsalen Punkte gleichzeitig zu palpieren und vorsichtig zu reizen, bis sie weniger reaktiv und verhärtet sind. Alternativ wird bei der Stimulation der dorsalen Punkte das Organ palpiert, um die Reaktion zu fühlen.

Der diagnostische Bereich für die **Reflexzentren des Rektums** verläuft entlang des Trochanter femoris und ist palpatorisch von dorsal zu erreichen. Die Behandlungspunkte liegen nahe dem Os ilium am unteren Gelenkende auf dem Kreuzbein (➤ Abb. 51.4).

51.4 Das Lymphsystem der Bauchorgane

„Worauf wir bei allen Krankheiten im gesamten Lymphsystem und anderen Teilen des Körpers, in Gehirn, Lunge, Nieren, Leber und Faszien treffen, sind totes Blut sowie stockende Lymphe und Albumin in einem semivitalen oder toten und sich zersetzenden Zustand" (Still 1899).

Die Atemverschieblichkeit (Mobilität) der Bauchorgane kann durch funktionelle Störungen eingeschränkt werden. Dazu gehören Bindegewebsspannung, eine Reduktion von Durchblutung/Blut-

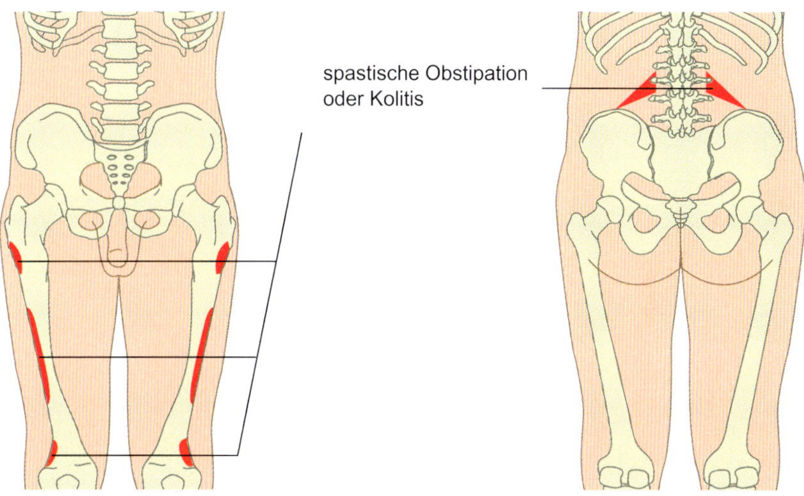

Abb. 51.3 Ventrale und dorsale Chapman-Punkte für das Kolon. [L138]

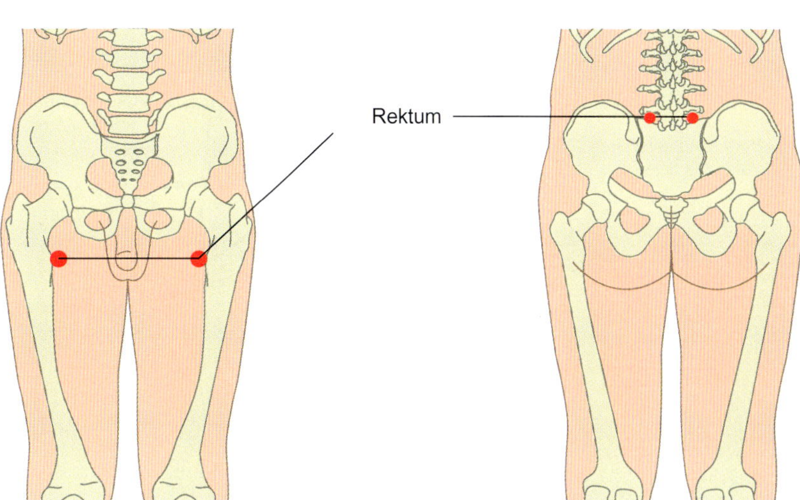

Abb. 51.4 Ventrale und dorsale Chapman-Punkte für das Rektum. [L138]

51

austausch, neurologische Störungen, Emotionen und verstopfte Lymphgefäße. Bezogen auf die inneren Organe bedeutet dies, dass eine **Störung der Organfunktion** nachgewiesen werden kann durch:

- Palpation der Wirbelsäule auf fazilitierte Segmente
- Listening (Faszienzug)
- Bewegungstestung des Organs
- Palpation des Gefäßsystems auf Flussstörungen, Verbindungen mit dem Gehirn und Störungen des Lymphflusses

Medizinischer Standard bei der Untersuchung des Lymphsystems ist die **Palpation der vergrößerten Lymphknoten** (McGee 2012). Nur etwa ein Viertel aller vorhandenen Lymphknoten befindet sich in einem der Palpation zugänglichen Bereich von Arm und Achselhöhle, Beinen, Kopf und Hals. Der Rest ist mit den Organen verbunden. Im hausärztlichen Bereich sind Lymphadenopathien in 99 % der Fälle benigne. In spezialisierten Lymphknotenkliniken leiden 18–24 % der wegen einer Lymphadenopathie überwiesenen Patienten unter einem Malignom, einer Infektion oder einer Granulomatose. Die Lymphknoten sind in diesen Fällen nicht verschieblich, hart, schrotkugelförmig und generalisiert verändert; darüber hinaus hat der Patient Fieber.

Die osteopathische Untersuchung des Lymphsystems umfasst:

- Die Palpation der zugänglichen Lymphknoten
- Den rhythmischen Lymphfluss, seine Richtung, Kraft und Tiefe (Lymphgefäße der Haut dürfen nur federleicht berührt werden, die viszeralen Gefäße werden schichtweise palpiert.)
- Die Ermittlung des Ganzkörpermusters
- Veränderungen von Rhythmus und Kraft

Einer der ersten DOs, **Frank P. Millard,** entwickelte eine Screening-Untersuchung des Lymphflusses im gesamten Körper mit Überprüfung des Sprunggelenk- und Kniegelenkbereichs, der Leiste, des Oberbauchs, der Axilla, des zervikalen Bereichs und des Kopfes (Millard 1922). Durch diese Screening-Untersuchung erhält man einen Gesamteindruck von Problembereichen.

Einer der **wichtigsten Punkte bei der Beziehung von Lymphgefäßen und Organen** ist der Grundsatz, wonach die Lymphe im Inneren des Organs beginnt, seine Wand oder sein Parenchym perforiert und an der Oberfläche gesammelt wird (Miller 1982). Dadurch verändert sich bei einem Rückstau der oberflächlichen Drainage die Viskoelastizität des Organs, sodass es steifer ist als normal. Dies wird häufig in der Klinik gesehen. Bei ausreichender Drainage werden die Parenchymwände des Organs wieder weicher (➤ Abb. 51.5).

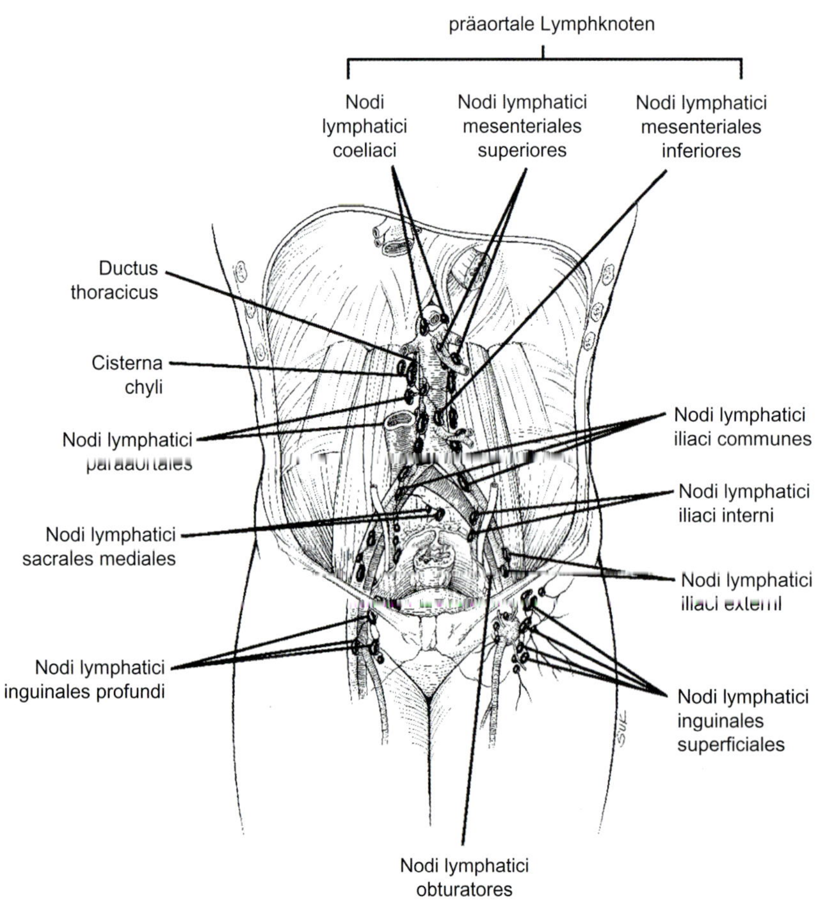

Abb. 51.5 Abdominale Lymphknoten.[G569]

Alle Bauchorgane drainieren ihre Lymphe in die Cisterna chyli. Von dort gelangt sie über den Ductus thoracicus in den linken Venenwinkel. Die Leber besitzt einen zusätzlichen Drainageweg über den rechten Truncus lumbalis.

51.4.1 Lymphe aus dem Interstitium

Als **Mikrozirkulation** wird die Funktion der kleinsten Blutgefäße, der Kapillaren, und der sie begleitenden Lymphgefäße bezeichnet (Costanzo 2014). Das Blut gelangt von den Arteriolen in die Kapillaren, aus denen ein Teil der Flüssigkeit und der enthaltenen Substanzen in das Interstitium übertritt, während ein anderer Teil von den venösen Kapillaren abtransportiert wird (allerdings weitaus weniger als bislang angenommen) (Santambrogio 2013).

Die **initialen Lymphgefäße** (Lymphkapillaren) drainieren einen bestimmten Bereich und bilden den Eintrittspunkt der Flüssigkeit und der Makromoleküle aus dem Interstitium. Sie sind von ungleichmäßiger Form, enden blind und besitzen dünne Wände und keine Klappen. Von dort aus gelangt die Lymphe in die großen **Präkollektoren,** die zusätzliche verbindende und elastische Schichten besitzen. Außerdem haben sie Rückschlagklappen, die dafür sorgen, dass sich die Lymphe nur in eine Richtung bewegt. Die **Kollektoren** sind die großen Transportgefäße des Lymphsystems mit Klappen und Muskeleinheiten. Sie sind dreischichtig aufgebaut:

- Die Intima besteht aus flachen Endothelzellen.
- Die Media ist eine Schicht aus glatter Muskulatur.
- Die Externa besteht aus einer Lage Bindegewebsfasern, die von den Vasa lymphovasorum und den Nn. lymphovasorum bedeckt sind.

Der Abschnitt der Lymphgefäße zwischen den Klappen wird als **Lymphangion** (Lymphherz) bezeichnet. Die intrinsischen Kontraktionen des Lymphangions werden durch Aktionspotenziale ähnlich wie beim Herz ausgelöst. Die Kontraktionen werden von hydrodynamischen Faktoren sowie von vasoaktiven Substanzen und Medikamenten beeinflusst (Santambrogio 2013).

Der Mensch besitzt 600–700 Lymphknoten (Földi und Stößenreuther 2005) sowie zahlreiche Trunci lymphatici (Ductus thoracicus, Trunci jugularis dexter und sinister, Trunci subclavii dexter und sinister, Trunci bronchomediastinales dexter und sinister, Trunci lumbales dexter und sinister sowie Truncus intestinalis). Außerdem enthält die Lymphe Proteine, langkettige Fettsäuren, Zellen und Zelldébris, Plasma, Viren sowie Bakterien und sie kann auch Kohle- und Glasstaub entfernen.

51.4.2 Aktive und passive Lymphpumpen

Aktiv wird die Lymphe durch die Kontraktionen der Wände der Lymphgefäße vorangetrieben – die wichtigste Komponenten des Lymphflusses (➤ Abb. 51.6). Passive Kräfte, wie Lymphbildung, Kontraktionen der angrenzenden Skelettmuskeln, Vasomotorik der benachbarten Blutgefäße, gastrointestinale Peristaltik sowie Atmung liefern zusätzliche Antriebe.

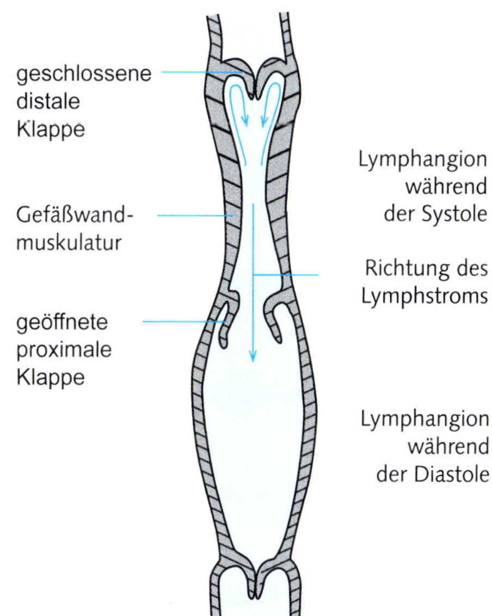

Abb. 51.6 Das Zusammenspiel von Klappen und Gefäßwandmuskulatur bei der Kontraktion des Lymphangions. [R351]

Die rhythmischen Kontraktionen des Lymphangions liegen bei 5–8 Zyklen/min, können durch Reize zunehmen und verlaufen biphasisch (Chikly 2004) mit einer eher aktiven und einer weniger aktiven Phase.

Aktuelle Untersuchungen am Rattenmodell zeigen, dass das Altern den Lymphfluss im Ductus thoracicus und in den mesenterialen Lymphgefäßen beeinträchtigt. Daraus folgt, dass die Alterung des Lymphsystems zu den altersbedingten Veränderungen des Körpers beiträgt (Santambrogio 2013). Studien am Menschen belegen, dass die Anzahl der Sammelgefäße im Mesenterium ab einem Alter von 65 Jahren deutlich sinkt und dass die Verbindungen mit der Lympharkade deutlich abnehmen.

51.4.3 Lymphdrainage der Bauchorgane

Die Lymphe entsteht normalerweise im Organ, durchdringt dessen Wand oder Parenchym und wird an seiner Oberfläche eingesammelt. Eine umfangreichere Darstellung dieses Vorgangs würde den Rahmen dieses Kapitels sprengen. Daher wird nur auf die großen Gefäße der Lymphdrainage aus den Bauchorganen eingegangen. Die meisten Organe drainieren in die Nodi lymphoidei praeaortici: die Nodi lymphoidei coeliaci, mesenterici superiores und mesenterici inferiores. Einige Organe, wie Rektum, Nieren und Nebennieren, drainieren in die Nodi lymphoidei aortici laterales (Truncus lumbalis) (➤ Abb. 51.7).

Entlang des Truncus coeliacus und des Ganglion coeliacum liegen 1–3 **Nodi lymphoidei coeliaci.** Sie drainieren die Lymphe aus Magen, Milz, Pankreas, Duodenum, Leber und Gallenblase in die Cisterna chyli und den Ductus thoracicus.

- **Vom Magen:** Lymphknoten entlang der Kardia, linksseitige Nodi lymphoidei gastrici an der kleinen Magenkurvatur, Nodi lymphoidei gastroomentales auf der linken Seite (obere große

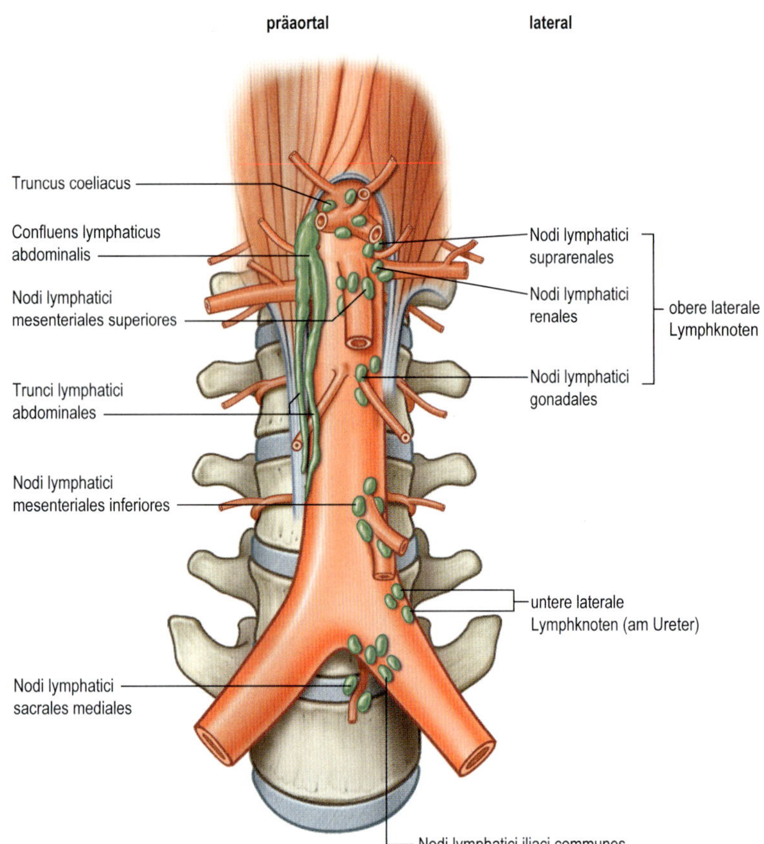

Abb. 51.7 Abdominale Lymphknotengruppen. Gezeigt sind die Hauptgruppen vor der Aorta. Zur besseren Veranschaulichung sind nur die linksseitigen Lymphknoten dargestellt. [G210]

Kurvatur) und der rechten Seite (untere große Kurvatur), Nodi lymphoidei splenici und Nodi lymphoidei pancreatici superiores, die Lymphknoten an der kleinen Magenkurvatur (linksseitige Nodi lymphoidei gastrici), die Lymphknoten aus dem Bereich der Kardia sowie die Nodi lymphoidei supraprapylorici, retropylorici und subpylorici.

- **Von der Milz:** Nodi lymphoidei splenici (über die linken Nodi lymphoidei pancreatici superiores).
- **Vom Pankreas:** rechte und linke Nodi lymphoidei pancreatici superiores, anteriore und posteriore Nodi lymphoidei pancreaticodudenales.
- **Vom Duodenum:** anteriore und posteriore Nodi lymphoidei pancreaticodudenales.
- **Von Leber und Gallenblase:** die Lymphknoten an der Gallenblase sowie am dorsokaudalen Leberrand. Die dorsale Oberfläche drainiert über die Nodi lymphoidei mediastinales dorsales in den Truncus lumbalis dexter, die konvexe Oberfläche drainiert in die Nodi lymphoidei paramammarii. Die ventrale Fläche drainiert entlang des Lig. falciforme und in die Nodi lymphoidei cavales der Mammaria-interna-Kette.

Entlang des Abgangs der **A. mesenterica superior** liegen der Plexus mesentericus superior und die mesenteriale Lymphknotenkette. Sie drainieren Jejunum und Ileum sowie den Abschnitt vom Zäkum bis zum mittleren Colon transversum. Allein der Dünndarm besitzt schon 45–200 Lymphknoten (Rouvière 1938).

Nahe dem Abgang der A. mesenterica inferior liegen das Ganglion mesenterium inferius und die Nodi lymphoidei mesenterici inferiores. Sie drainieren den Abschnitt zwischen dem mittleren Colon transversum bis zum Sigmoid und zum Rektum. Die mittleren Nodi lymphoidei rectales drainieren in die Nodi lymphoidei iliaci und das inferiore Rektum drainiert in die Nodi lymphoidei inguinales.

Die **renalen Lymphgefäße** drainieren unmittelbar kaudal des Abgangs der A. mesenterica superior nahe den Aa. renales in die lateralen Nodi lymphoidei aortici laterales.

Die **suprarenalen Lymphgefäße** drainieren in der Nähe des Truncus coeliacus und der Aa. renales in die rechten und linken Nodi lymphoidei.

Wenn sich somit die zöliakalen, superioren und inferioren mesenterialen, renalen und suprarenalen Bereiche palpieren und evaluieren lassen, werden aus lymphatischer Sicht die wichtigsten Bereiche des Abdomens abgeklärt.

LITERATUR

Barral JP, Mercier P. Visceral Manipulation. Seattle: Eastland Press, 1988.
Berger D. A brief history of the medical diagnosis and birth of the clinical lab. Part 1. 1999. www.academia.dk/Blog/wp-content/uploads/KlinLab-Hist/LabHistory1.pdf (letzter Zugriff: 25.3.2016).
Bharucha AE, Fletcher JG. Recent advances in assessing anorectal structure and functions. Gastroenterology. 2007; 133: 1069–1074.
Chikly B. Silent Waves. 2nd ed. Scottsdale: IHH Publishing, 2004.
Costanzo LS. Physiology. 5th ed. Philadelphia: Saunders/Elsevier, 2014.
Davies SC et al. Ultrasound quantitation of respiratory organ motion in the upper abdomen. Br J Radiol. 1994; 67: 1096–1102.
Fayez JA, Clark RR. Operative laparoscopy for the treatment of localized chronic pelvic-abdominal pain caused by postoperative adhesions. J Gynecol Surg. 1994; 10: 79–83.
Finet G, Willame C. Treating visceral dysfunction. Portland: Stillness Press, 2000.
Földi M, Stößenreuther R. Foundations of Manual Lymphatic Drainage. St. Louis: Elsevier/Mosby, 2005.
Ford EC et al. Evaluation of respiratory movement during gated radiotherapy using film and electronic portal imaging. Int J Radiat Oncol Biol Phys. 2002; 52: 522–531.
Gierada DS et al. Diaphragmatic motion: fast gradient – recalled echo MR imaging in healthy subjects. Radiology. 1995; 194: 879–884.
Giraud PY et al. Conformal radiotherapy (CRT) planning for lung cancer: analysis of intrathoracic organ motion during extreme phases of breathing. Int J Radiat Oncol Biol Phys. 2001; 51: 1081–1092.
Heller R. Motion characteristics of kidneys with visceral somatic dysfunction. Sonographic pilot study before and after osteopathic manipulative treatment. Man Med. 2013; 51: 317–324.
Korin HW et al. Respiratory kinematics of the upper abdominal organs: a quantitative study. Magn Reson Med. 1992; 23: 172–178.
Kresch AJ et al. Laparoscopy in 100 women with chronic pelvic pain. Obstet Gynecol. 1984; 64: 672–674.
Marciani L. Assessment of gastrointestinal motor function by MRI: a comprehensive review. Neurogastroenterol Motil. 2011; 23: 399–407.
McConnell CP. Osteopathic Studies. J Am Osteopath Assoc. November 1931–April 1932.
McGee S. Evidence-based Physical Diagnosis. 3rd ed. Philadelphia: Elsevier/Saunders, 2012.
Millard FP. Applied anatomy of the Lymphatics. Kirksville: International Lymphatic Research Society, 1922.
Miller AJ. Lymphatics of the Heart. New York: Raven Press, 1982.
Minohara S. et al. Respiratory gated irradiation system for heavy-ion radiotherapy. Int J Radiat Oncol Biol Phys. 2000; 47: 1097–1103.
Myers T. Anatomy Trains. 3rd ed. London: Churchill Livingston, 2013.
Parker S. Kill or Cure: an Illustrated History of Medicine. London: Dorling Kindersley, 2013.
Perry CP, Howard FM. Adhesions. In: Howard FM et al. (ed.) Pelvic pain diagnosis and management. Baltimore: Lippincott, Williams & Wilkins, 2000. pp. 93–97.
Rouvière H. Anatomy of the human lymphatic system. Ann Arbor: Edward Brothers Inc., 1938.
Santambrogio K (ed.). Immunology of the Lymphatic System. New York: Springer 2013.
Simel DL, Rennie D. The Rational Clinical Examination: Evidence based Clinical Diagnosis. New York: McGraw-Hill, 2009.
Still AT. The Philosophy and Mechanical principles of Osteopathy. 1892.
Still AT. The Philosophy of Osteopathy. 1899.
Still AT. Osteopathy Research and Practice. Kirksville: The Journal Printing Co., 1910.
Suramo I, Paivansalo M, Myllylä V. Cranio-caudal movements of the liver, pancreas and kidneys in respiration. Acta Dadiol Diagn (Stockh). 1984; 25: 129–131.
Sutherland WG. Teachings in the Science of Osteopathy. Fort Worth: Sutherland Cranial Teaching Foundation, Inc., 1990.
Wade O. Movement of the thoracic cage and diaphragm in respiration. J Physiol. 1954; 124: 193–212.
Weibel MA, Majno G. Peritoneal adhesions and their relation to abdominal surgery. Am J Surg. 1973; 126: 345–353.

KAPITEL

52 Der untere Rückenschmerz aus epidemiologischer Sicht

Ralph Schürer

52.1 Epidemiologie

Unter der Bezeichnung „unspezifischer Rückenschmerz" werden Schmerzen verstanden, die sich unterhalb der Rippenbögen und oberhalb der Gesäßfalten lokalisieren und weder durch Untersuchungsbefunde mittels Röntgen, Magnetresonanztomografie (MRT) oder Elektromyografie (EMG) definiert werden können. Von **unspezifischen Rückenschmerzen** werden die **spezifischen Rückenschmerzen** durch lokale Tumoren, Frakturen, Infektionen und Entzündungen, die strukturell nachweisbare Ursachen haben, unterschieden (Casser 2008). Patienten, die sich wegen Rückenschmerzen beim Erstbehandler (primary care setting) vorstellen, weisen in 1–5 % der Fälle eine ernsthaftere spinale Pathologie auf (Williams et al. 2013); am häufigsten finden sich dabei Frakturen, Tumoren, Infektionen und Entzündungen. Nach Stauff und Carragee (2014) stellen **Wirbelfrakturen** dabei die häufigste Diagnose dar.

Rückenschmerzen sind für Personen, die jünger als 45 Jahre sind, der häufigste Grund, ihre Aktivitäten einschließlich der Berufstätigkeit einzuschränken. Sie sind die teuerste zu **Arbeitsunfähigkeit führende Erkrankung.** Jeder fünfte Patient leidet noch nach einem Jahr unter behindernden Schmerzen (von Korff und Saunders 1996). Die WHO stellte 2013 fest, dass Rückenschmerzen weltweit die Liste von 291 Krankheiten hinsichtlich der Krankheitslast anführen. Rückenschmerzen sind in den USA und weltweit die häufigste Ursache krankheitsbedingter Behinderung (Mick 2014).

52.1.1 Definition

Um die Forschungsergebnisse zur Epidemiologie interpretieren zu können, sollen im Folgenden einige Begriffe und deren Verwendung in Bezug auf Rückenschmerzen dargestellt werden. Es gibt in der Beschreibung von Studienpopulationen auch hinsichtlich der zeitlichen Charakteristika der Rückenschmerzen sehr unterschiedliche Verfahrensweisen, was die Vergleichbarkeit der Studien sehr erschwert bis unmöglich machen kann.

Eine **Rückenschmerzepisode** ist definiert als eine Periode von Schmerzen im unteren Rücken, die mindestens 24 Stunden anhält und von einer rückenschmerzfreien Phase von mindestens einem Monat gefolgt wird (de Vet et al. 2002). Nach Henschke et al. (2009) soll dieser Episode eine rückenschmerzfreie Zeit von 4 Wochen vorausgehen und die Episode darf maximal 6 Wochen anhalten.

In der Literatur werden Rückenschmerzen am häufigsten in **akut** (bis 29 Tage), **subakut** (30 Tage bis 12 Wochen) und **chronisch** (> 12 Wochen) eingeteilt (Elders und Burdorf 2004, Waddell 1998, Macfarlane 2006, Grotle et al. 2007). Es gibt aber auch davon abweichende Einteilungen. So unterscheiden z. B. die neuseeländischen Leitlinien (ACC 2004) akute Rückenschmerzen (weniger als 3 Monate), rezidivierende Rückenschmerzen (mit einer Episodendauer von weniger als 3 Monaten und dazwischen liegenden Phasen ohne Einschränkung von Aktivität und Funktion) und chronische Rückenschmerzen (mit einer Aktivitätseinschränkung von länger als 3 Monaten).

Eine hochrangig besetzte Arbeitsgruppe, die im Auftrag des National Institute of Health der USA Standards zur Erforschung chronischer Rückenschmerzen entwickelte, empfiehlt die Definition von „chronischen Rückenschmerzen" als Schmerzen im unteren Rücken, die seit mindestens 3 Monaten bestehen und an mindestens der Hälfte der Tage in den letzten 6 Monaten bestanden (Deyo et al. 2014). Der **chronische Rückenschmerz** kann in multiplen Episoden im Laufe des Jahres auftreten (Bouter et al. 1998). Nach Liddle et al. (2004) sollten dann mindestens drei Schmerzepisoden im vorausgegangenen Jahr aufgetreten sein.

Um eine Einteilung in chronischen oder akuten Rückenschmerz überhaupt machen zu können, ist es notwendig, die **Dauer der aktuellen Schmerzepisode,** die als Zeitraum seit dem letzten rückenschmerzfreien Monat definiert wird, zu ermitteln (de Vet et al. 2002, Dunn und Croft 2006, Dunn et al. 2006).

Nach Nilges und Nagel (2007) werden Schmerzen als **chronisch** bezeichnet, wenn sie

- eine zentrale Bedeutung im Leben einnehmen,
- mit erfolglosen Therapieversuchen und Enttäuschungen verbunden sind,

- zu gravierenden Einschränkungen der Lebensqualität führen und
- mit gedrückter Stimmung, Ängsten und reduzierter Leistungsfähigkeit einhergehen.

52.1.2 Interpretation epidemiologischer Daten

Bei der Interpretation von epidemiologischen Daten zur **Prävalenz von Rückenschmerzen** ist zu berücksichtigen, dass Menschen zu unterschiedlichen Zeiten und in unterschiedlichen Kulturen Schmerzen und dadurch bedingte Behinderungen unterschiedlich ausdrücken; auch landestypische Rahmenbedingungen wie die Zahlung von Kompensationsleistungen durch Arbeitgeber oder Versicherungen kann solche Daten beeinflussen (Straube und Croft 2013). So schwanken die Angaben für Rückenschmerzen bei Krankenschwestern z. B. zwischen 10 % (Pakistan), 11 % (Japan) und 43 % (Nicaragua) (Coggon et al. 2013).

Epidemiologische Studien, die sich auf die Nutzung von Therapieangeboten stützen, sind nur bedingt verwertbar. Eine norwegische Studie zeigte z. B., dass nur jeder fünfte Teilnehmer einer populationsgestützten Befragung medizinische Hilfe in Anspruch genommen hatte (Vasseljen et al. 2013). Dazu passt die Beobachtung von Carragee und Cohen (2009), dass aktive Soldaten, die sich selbst als „frei von Rückenproblemen" bezeichneten, bei genauer Nachfrage fast immer Rückenschmerzen hatten.

Nach Picavet et al. (2008) zeigen die meisten Studien, dass innerhalb eines Jahres nur 30–45 % der Personen mit Rückenschmerzen Leistungen des Gesundheitswesens in Anspruch nehmen. In einer Studie der Autoren in den Niederlanden konsultierten weniger als ein Drittel der Rückenschmerzpatienten einen Arzt, 33 % nahmen Physiotherapeuten in Anspruch. Nach Kohlmann et al. (1995) suchten in Lübeck 53 % der Rückenschmerzpatienten einen Arzt auf. In Australien konsultierten in einer Untersuchung 54 % der Patienten mit Rückenschmerzen einen Therapeuten (Wilk et al. 2010).

Pincus et al. (2010) geben an, dass die **Prävalenz chronischer Rückenschmerzen** in den letzten zwei Jahrzehnten mehr oder weniger konstant geblieben sei. Andererseits gibt es eine Studie, die zeigt, dass sich die Prävalenz chronischer behindernder Rückenschmerzen in North Carolina in 15 Jahren verfünffacht hat (Pransky et al. 2011).

In einer Langzeitstudie des Dachverbands der Betriebskrankenkassen (BKK) in Deutschland hat sich die Zahl der Versicherten mit chronischen Rückenschmerzen von 17 % im Jahr 1998 auf 30 % im Jahr 2008 fast verdoppelt (Niklas 2009). Das widerspricht allerdings den Ergebnissen einer Untersuchung von Hüppe et al. (2007), die eine im Vergleich zu 1991/92 weitgehend stabile Prävalenz von Rückenschmerzen ermittelten. Möglicherweise weisen die BKK-Zahlen nur auf eine vermehrte Inanspruchnahme von Versicherungsleistungen durch ihre Versicherten hin. Nach neueren Daten (BKK 2013) waren Erkrankungen des Muskel- und Skelettsystems mit 26,5 % die häufigste Ursache für Arbeitsunfähigkeit; davon betrafen 46,9 % bei Frauen bzw. 48,7 % bei Männern Erkrankungen der Wirbelsäule bzw. des Rückens. Seit 2005 sind die Fehlzeiten wegen dieser Erkrankungen um ein Drittel angestiegen.

Hazard (2013) weist in einem Editorial darauf hin, dass sich nach den meisten Berichten die Prävalenz von Rückenschmerzen nicht wesentlich verändert hat (Deyo et al. 2006). Die Rate an Behinderung variiert je nach Quelle und Definition; etwa 1 % der Erwachsenen in den USA ist anhaltend und ein weiteres Prozent vorübergehend wegen Rückenschmerzen behindert (Nachemson und Vingart 2000). Trendberichte sind alarmierender. In den USA war die Zahl der Anträge auf Social Security Disability Income (eine Art Erwerbsunfähigkeitsrente) bei Erkrankungen der Atemwege und des Herz-Kreislauf-Systems zwischen 1996 und 2005 stabil oder rückläufig. Im gleichen Zeitraum stieg der Anteil dieser Leistungen für Erkrankungen des muskuloskeletalen Systems – in erster Linie für Rückenschmerzen – kontinuierlich von 20,6 % im Jahr 1996 auf 25,4 % im Jahr 2005 (Deyo et al. 2009).

Die **Prävalenz ist eine nützliche Größe,** um das Ausmaß eines Problems in der Bevölkerung zu beschreiben. Sie misst, wie viele Personen das Problem in einem gegebenen Zeitraum haben, sei es zu einem bestimmten Zeitpunkt (Punktprävalenz) oder in einem bestimmten Zeitraum wie einer Woche, einem Monat, einem Jahr oder in der Lebenszeit eines Individuums (Walker 2000).

52.1.3 Lebenszeitprävalenz

Mit Lebenszeitprävalenzraten von 80 % (WHO 2003) ist der untere Rückenschmerz eines der **wichtigsten medizinischen Probleme westlicher Gesellschaften.** Nach Hoy et al. (2012) liegt die weltweite Lebenszeitprävalenz von aktivitätseinschränkenden Rückenschmerzen bei etwa 39 % und die jährliche Prävalenz solcher Rückenschmerzen bei 38 %.

In einem Literaturreview geben McBeth und Jones (2007) Werte zwischen 51 und 84 % an, weisen jedoch darauf hin, es schwierig ist, sich an eine Rückenschmerzperiode irgendwann im Leben zu erinnern, was die Zuverlässigkeit der erhobenen Daten nicht fördert.

In den USA untersuchten Knox et al. (2011) die auf 1.000 Personenjahre adjustierte Inzidenz von Rückenschmerzen von Angehörigen der US-Armee für mehr als 13 Millionen Personenjahre. Der Durchschnitt lag bei 40,5 pro 1.000 Personenjahren. Das relative Risiko für Rückenschmerzen lag bei Frauen im Vergleich zu Männern bei 1,45. Interessanterweise hatten Verheiratete im Vergleich zu Unverheirateten ein relatives Risiko von 1,21.

➤ Tab. 52.1 zeigt die breite Spannweite von Angaben zur Lebenszeitprävalenz in der Literatur.

52.1.4 Einjahresprävalenz

Raspe et al. (2004) fanden bei einer Befragung von 6.235 Personen im Alter von 50–79 Jahren in sechs britischen und acht ost- bzw. westdeutschen Studienzentren signifikante Unterschiede. So lag die Lebenszeitprävalenz von Rückenschmerzen in Westdeutschland bei 84 %, in Ostdeutschland bei 78 % und in Großbritannien bei 61 %, die Prävalenz im letzten Jahr bei entsprechend

Tab. 52.1 Spannweite von Angaben zur Lebenszeitprävalenz in der Literatur

Land	%	Erfassungsweise	Kriterien	Autoren
weltweit	38,9	Literaturreview	aktivitätseinschränkende Rückenschmerzen	Hoy et al. 2012
Deutschland	84 (a) 82 (a)	Briefbefragung	541 Einwohner Bad Säckingen (a) 3.858 Einwohner Lübeck (b)	Raspe und Kohlmann 1993
Deutschland	82,5	Briefbefragung	9263 Erwachsene in fünf deutschen Städten	Schmidt et al. 2007
Kanada	84	Briefbefragung	Bevölkerung von Saskatchewan, 2.184 Personen befragt	Cassidy et al. 1998
Kanada	83,3	Telefonbefragung	2.400 Einwohner aus zwei Provinzen	Gross et al. 2012
Korea	61	Befragung	ländliche Bevölkerung	Cho et al. 2012
Kuwait	70,9	Befragung	Krankenhausangestellte	Landry et al. 2008
USA	46,2	Telefonbefragung	Arbeiter Alter: 40–65 Jahre	Ricci et al. 2006
Australien	71,8	Fragebogen	Eltern und Bezugspersonen 14-jähriger Kinder	O'Sullivan et al. 2008

Tab. 52.2 Einjahresprävalenz des unteren Rückenschmerzes

Land	%	Erfassungsweise	Kriterien	Autoren
weltweit	38,9	Literaturreview	aktivitätseinschränkende Rückenschmerzen	Hoy et al. 2012
USA	22	Befragung	US-Soldaten	Roy et al. 2013
USA	56	Befragung	1.254 Einwohner mindestens 1 Tag Rückenschmerzen im letzten Jahr	Sternbach 1986 (Nuprin-Report)
Spanien	8,34 (a) 7,86 (b)	Befragung	Erhebung in den Jahren 2006 (a) und 2009 (b) 29.478 bzw. 22.188 Personen	Fernández-de-Las-Peñas et al. 2013
Spanien	20–28	Befragung	288 Gerüstbauer, über 3 Jahre	Elders und Burdorf 2004
Deutschland	71 (a) 73 (b)	Briefbefragung	Einwohner Bad Säckingen (a), Lübeck (b)	Raspe und Kohlmann 1993
Deutschland	19	Telefonbefragung	8.318 Einwohner	Neuhauser et al. 2005
Deutschland	59	Befragung	7.124 berufstätige Personen Alter: 18–65 Jahre	Schneider et al. 2007
Deutschland	60	Befragung	3.488 berufstätige Personen Alter: 18–65 Jahre	Schneider et al. 2006
Deutschland	76	Briefbefragung	9.283 Erwachsene in fünf Städten	Schmidt et al. 2007
Deutschland	57 (Männer) 66 (Frauen)	Befragung	8.318 Erwachsene	Neuhauser et al. 2005
Deutschland	64 (1-Jahres-Prävalenz) 75 (5-Jahres-Prävalenz)	Befragung	988 Einwohner in Magdeburg	Pfeifer 2007
Deutschland	71 (a) 65 (b)	Befragung	Personen 50–79 Jahre in Westdeutschland (a) und Ostdeutschland (b)	Raspe et al. 2004
Großbritannien	32	Befragung	Personen 50–79 Jahre	Raspe et al. 2004
Israel	18,5	Fragebogen	Rückenschmerzepisode von mindestens 24 h Dauer und Einschränkung der täglichen Aktivität 2.000 Personen eines Ortes	Jacob 2006
Kanada	61,8	Telefonbefragung	2.400 Einwohner	Gross et al. 2006
Korea	36,4	Befragung	805 Patienten mit abdominellen oder urologischen Problemen	Ko 2012
Malaysia	56	Befragung	Krankenschwestern	Urquhart et al. 2013
Niederlande	44	Schätzung	selbst berichtete Rückenschmerzen	Picavet und Schouten 2003
Schweiz	54,8–62,7	Befragung	252 Angestellte eines Unternehmens über 4 Jahre	Vischer et al. 1996

Tab. 52.3 Weitere Angaben zur Prävalenz unspezifischer unterer Rückenschmerzen

Land	%	Erfassung	Kriterien	Autoren
6 Monate				
Belgien	41,8	Stichprobe	1.624 Einwohner	Goubert et al. 2004
China	17,6	Tefefoninterview	Einwohner Chongqing (Erwachsene aus 1.003 Haushalten)	Jackson et al. 2014
Spanien	50,9	telefonische Befragung	1.964 zufällig ausgewählte Einwohner	Bassols et al. 2003
3 Monate				
China	38,4	Befragung	2.84 Bauern > 15 Jahre	Liu et al. 2012
China	38,2	Fragebogen	Schüler Alter: 15–18 Jahre	Yao et al. 2011
1 Monat				
Großbritannien	28,5	schriftliche Befragung	mehr als 15.000 Teilnehmer > 25 Jahre Rückenschmerzen über 1 Tag oder länger anhaltend	Macfarlane et al. 2012
Japan	22,5	Fragebogen	Erwachsene, die im letzten Monat > 1 Woche Rückenschmerzen hatten	Suka und Yoshida 2009
Norwegen	2,3 (Frauen) 2,8 (Männer)	Studienauswertung (Nord-Trondelag Health Study)	Rückenschmerzen > 15 Tage	Hagen et al. 2006
weltweit	30,8	Literaturreview	aktivitätseinschränkende Rückenschmerzen	Hoy et al. 2012
2 Wochen				
Dänemark	30	Danish Health Survey, Befragung	10.916 Personen	Sjogren et al. 2009
USA	15,1	Telefonbefragung	Arbeiter Alter: 40–65 Jahre	Ricci et al. 2006
1 Woche/letzten 8 Tage				
Großbritannien Irland Frankreich Deutschland Italien Spanien Polen Schweden Norwegen Dänemark Finnland Niederlande Belgien Österreich Schweiz Israel	15 18 15 16 12 9 16 12 6 12 14 13 25 26 25 17	telefonische Befragung	jeweils 235–289 Erwachsene	Breivik et al. 2006
Deutschland	39 (Frauen) 31 (Männer)	Briefbefragung	7.124 Personen	Bellach et al. 2000
Deutschland	36	Befragung	berufstätige Personen, 18–65 Jahre	Schneider et al. 2007
Kanada	34,2	telefonische Befragung	2.400 Personen	Gross et al. 2006
Norwegen	38,6 (Frauen) 29,3 (Männer) 34,3 (gesamt)	schriftliche Befragung	mehr als 3.000 Personen	Kamalery et al. 2008

Tab. 52.4 Punktprävalenz unspezifischer unterer Rückenschmerzen

Land	%	Erfassung	Kriterien	Autoren
Australien	10,4	Befragung	landesweit, Alter 45–64	Schofield et al. 2012a
Deutschland	30–40	Leistungsstatistiken des Gesundheitswesens	Krankenkostenanalysen	Schmidt und Kohlmann 2005
Deutschland	37,1	schriftliche Befragung	9.236 Erwachsene in fünf deutschen Städten	Schmidt et al. 2007
Deutschland	31 (a) 42 (b) 40 (c)	schriftliche Befragung	Einwohner von Hannover (a), Bad Säckingen (b), Lübeck (c)	Raspe und Kohlmann 1993
Deutschland	18 (Männer) 27 (Frauen)	Befragung (2002 bis 2003)	8.318 Erwachsene	Neuhauser et al. 2005
Kuwait	21,5	Befragung	Krankenhausangestellte	Landry et al. 2008
weltweit	18,3	Literaturreview	aktivitätseinschränkende Rückenschmerzen	Hoy et al. 2012

Tab. 52.5 Prävalenz chronischer Rückenschmerzen

Land	%	Erfassung	Kriterien	Autoren
weltweit	20,1	Literaturreview	aktivitätseinschränkende Rückenschmerzen	Hoy et al. 2012
Deutschland	24 (Männer) 30 (Frauen)	Befragung	8.318 Erwachsene	Neuhauser et al. 2005
Deutschland	27	schriftliche Befragung	Regierungsbezirk Karlsruhe, Rückenschmerzen seit mehr als 1 Jahr	Chrubasik et al. 1998
Großbritannien, Dauer:		Befragung	Symptomdauer bei 1.464 Rückenschmerzpatienten, die sich innerhalb von 12 Monaten in fünf britischen Allgemeinarztpraxen vorstellten Alter: 30–59 Jahre	Dunn und Croft 2006
< 3 Monate	21,7			
3–6 Monate	13,1			
7–12 Monate	11,0			
1–2 Jahre	15,0			
3–5 Jahre	14,1			
6–10 Jahre	10,7			
> 10 Jahre	13,5			
Kanada	9	Canadian Community Health Survey, 2000/2001	118.533 Einwohner > 12 Jahre	Currie und Wang 2004
Niederlande	15,4 (a) 47,7 (b)	Befragung	rezidivierende Rückenschmerzen: schwere (a) leichte (b)	Picavet und Schouten 2003
Niederlande	22	Befragung	288 niederländische Gerüstbauer	Elders und Burdorf 2004
Schweiz	23,8	Befragung	252 Angestellte, Rückenschmerzen über 4 Jahre	Vischer et al. 1996
Spanien	14,1	Befragung	8.283 Arbeiter, 18–70 Jahre Rückenschmerzen in den letzten 12 Monaten	Eumann Mesas et al. 2014
USA	3,9–10,2		Erwachsene in North Carolina Anstieg der Prävalenz innerhalb der letzten 10–15 Jahre	Carey et al. 2009

71/65/32 % und die Punktprävalenz bei 40/29/15 %. In einem Kommentar zu dieser Arbeit führt Hadler (2004) diese Unterschiede auf eine erhöhte Klagsamkeit der durch ein ausuferndes Sozialsystem verwöhnten Westdeutschen zurück. Leichte Rückenschmerzen würden in anderen Teilen der Welt für nicht erwähnenswert gehalten, da sie nicht mit einem Monat Kuraufenthalt belohnt würden.

Die in der Literatur vorliegenden Daten zur Einjahresprävalenz des unteren Rückenschmerzes sind in ➤ Tab. 52.2 wiedergegeben.

52.1.5 Weitere Prävalenzen

Im Weiteren werden Daten aus Untersuchungen dargestellt, bei denen andere Erfassungszeiträume genutzt wurden. Daten zur Prävalenz von Schmerzen des unteren Rückens im Zeitraum von 1, 3 und 6 Monaten sowie 14 bzw. 7/8 Tagen sind in ➤ Tab. 52.3 zusammengefasst.

52.1.6 Punktprävalenz

Unter Punktprävalenz versteht man die Prävalenz einer bestimmten Erkrankung zu einem bestimmten Zeitpunkt.

In Australien gaben in einer landesweiten Befragung von Bürgern im Alter von 45 bis 64 Jahren 10,4 % Rückenschmerzen als gesundheitliches Hauptproblem an. Sie wurden in 24 %, 18 % bzw. 23 % der Fälle von jeweils einer, zwei oder drei anderen Erkrankungen begleitet (Schofield et al. 2012a).

Die Erhebungen von Daten verschiedener Autoren zu unspezifischen unteren Rückenschmerzen zu einem bestimmten Zeitpunkt sind in ➤ Tab. 52.4 wiedergegeben.

52.1.7 Chronische Rückenschmerzen

Die Prävalenz chronischer Rückenschmerzen hängt primär davon ab, welche Definition diesen Daten zugrunde liegt. In ➤ Kap. 52.1.1 sind gebräuchliche Definitionen dargestellt.

In der Untersuchung von Neuhauser et al. (2005) wurden deutsche Erwachsene auch nach der Prävalenz von länger als 3 Monate lang fast täglich auftretende Rückenschmerzen befragt. Bei chronischen Rückenschmerzen betrug die 12-Monats-Prävalenz 16 % bei Männern und 22 % bei Frauen, die Lebenszeitprävalenz von so definierten Rückenschmerzen lag entsprechend bei 24 % bei Männern und 30 % bei Frauen.

Einen Überblick über die Prävalenz chronischer Rückenschmerzen in verschiedenen Ländern und weltweit gibt ➤ Tab. 52.5.

52.1.8 Lebensqualität

Die Globale Krankheitslast-Studie (Global Burden of Disease) entwickelte für das Maß „Lebensqualität" einen negativen Behinderungsindex, der bei hohen Werten eine niedrige Lebensqualität beschreibt: das **behinderungsbereinigte Lebensjahr** (Disability-Adjusted Life Year, DALY). Ein besonderer Vorteil des DALY ist der mögliche länder- und kulturübergreifende Einsatz. Es misst Gesundheitslücken und „beschreibt den Unterschied zwischen einer tatsächlichen Situation und einer idealen Situation, in der jede Person bei voller Gesundheit bis zu dem Alter lebt, das den Standardwerten der Lebenserwartung entspricht".

In der Neuauflage der Global Burden of Disease Study, durchgeführt vom Institute for Health Metrics and Evaluation in Seattle (unter der Leitung von Prof. Vos) liegen für Europa die in ➤ Tab. 52.6 aufgeführten DALY-Raten vor:

Tab. 52.6 DALY-Raten für Europa[a]

Land	DALY-Rate/100.000 Einwohner
Deutschland	2.033
Belgien	1.742
Dänemark	2.014
Finnland	1.832
Frankreich	1.906
Griechenland	1.806
Großbritannien	1.931
Irland	1.897
Italien	1.570
Luxemburg	1.882
Niederlande	1.749
Österreich	1.910
Portugal	1.890
Serbien	1.982
Spanien	1.093

[a] Plass et al. 2014.
DALY = Disability-Adjusted Life Year.

In allen erfassten Ländern liegen Rückenschmerzen dabei auf Platz eins der zehn häufigsten Ursachen der Krankheitslast. Bezogen auf 100.000 Einwohner sind die DALY von 1990 bis 2010 um 9,7 % gestiegen (Murray et al. 2012a, 2012b).

Volinn (1997) untersuchte Unterschiede in der Prävalenz von Rückenschmerzen in Ländern mit hohem und niedrigem Einkommen und fand, dass diese Prävalenzen in Ländern wie Schweden, Deutschland oder Belgien 2- bis 4-fach höher liegen als in Nigeria, China, Indonesien oder auf den Philippinen.

Zusammenfassung

Unspezifische Rückenschmerzen sind eine der häufigsten Erkrankungen weltweit, etwa 80 % der Bevölkerung werden irgendwann in ihrem Leben unter Rückenschmerzen leiden. Daten zur Epidemiologie von Rückenschmerzen aus der Literatur sind nur schwierig zu vergleichen, da es verschiedene Wege zur Erfassung und verschiedene Erfassungszeiträume gibt. Da nur ein Teil der Betroffenen wegen Rückenschmerzen einen Arzt aufsucht, liegen Angaben, die sich auf die Inanspruchnahme medizinischer Leistungen beziehen, meist zu niedrig. Außerdem ist zu beachten, wie in der entsprechenden Untersuchung Rückenschmerzen definiert sind und welche Intensität sie haben müssen, um erfasst zu werden.

52.2 Kosten durch Rückenschmerzen

Rückenschmerz ist von allen Beschwerden am Bewegungsapparat die häufigste und teuerste und damit die teuerste Krankheit überhaupt (Luomajoki 2013).

Mit steigenden Kosten im Gesundheitswesen kommt die Kosten-Nutzen-Relation von medizinischen und chirurgischen Maßnahmen zunehmend in den Fokus der Aufmerksamkeit. Wegen der hohen Prävalenz von Wirbelsäulenleiden und der Entwicklung innovativer chirurgischer Verfahren, die oft teure Technologien nutzen, geriet die Behandlung der Wirbelsäule in das Fadenkreuz der Bemühungen zur Kostenkontrolle (Mroz et al. 2014). Die volle ökonomische Auswirkung von Wirbelsäulenproblemen auf die Gesellschaft überschreitet bei Weitem das, was in den meisten Studien gemessen wird (Dagenais und Haldeman 2012). Nach Dagenais et al. (2008) haben die **Gesamtkosten einer Krankheit** bzw. die ökonomische Belastung durch eine Krankheit drei Komponenten:

- Direkte (medizinische und nichtmedizinische) Kosten
- Indirekte Kosten
- Nicht fassbare Kosten durch verminderte Lebensqualität

Die Autoren analysierten 27 Studien zu den **Kosten durch Rückenschmerzen** und zeigen, dass durch die sehr unterschiedliche Methodologie sehr unterschiedliche Kosten geschätzt werden. Nach Schofield et al. (2012b) gehören zu den indirekten Kosten auch Einkommensverluste, Kosten durch Steuerausfälle und staatliche Unterstützungen/Renten bei vorzeitiger Berentung.

Dagenais et al. (2008) fanden 14 Studien zu den direkten Kosten verschiedener Behandlungskategorien bei Rückenschmerzen. Den größten Anteil hatten Kosten für:

- Physiotherapie (17 %)
- Stationäre Therapie (17 %)
- Medikamentenkosten (13 %)
- Grundversorgung (Primary Care: Hausärzte und primär aufgesuchte nichtärztliche Leistungsanbieter; 13 %)
- (Sonstige) ambulante Behandlung (8 %)
- Bildgebende Verfahren (7 %)
- Spezialisten (7 %)
- Chirurgen (5 %)
- Chirotherapie einschließlich Osteopathie (5 %)
- Andere Dienstleistungen (Services; 5 %)
- Komplementäre und alternative Medizin (Akupunktur, Homöopathie, Massage, Naturheilverfahren; 2 %)
- Notfallmedizin (1 %)
- Psychotherapie (1 %)

Nach Kohlmann et al. (1995) wurden wegen Rückenschmerzen in Deutschland Allgemeinmediziner und Orthopäden etwa zu gleichen Teilen aufgesucht. Verordnet wurden in erster Linie Massagen (37 %), Schmerzmittel (32 %) und Krankengymnastik (19 %).

18 Studien zu indirekten Kosten von Rückenschmerzen wurden von Dagenais et al. (2008) gefunden, von denen sich die meisten mit Arbeitsunfähigkeitskosten, gefolgt von vorzeitiger Berentung und Einschränkung der Produktivität im Haushalt beschäftigen. Boonen et al. (2005) verglichen die jährlich verursachten direkten und indirekten Kosten von in spezialisierter Behandlung befindlichen holländischen Patienten und kamen auf 8.533 Euro für chronische Rückenschmerzen, 7.813 Euro für Fibromyalgie und 3.205 Euro für Morbus Bechterew. 52

Van Leeuwen et al. (2006) weisen darauf hin, dass bei chronischen Schmerzen die reduzierte Arbeitseffektivität etwa die gleichen Kosten verursacht wie die totale Arbeitsunfähigkeit. Wynne-Jones et al. (2008) merken an, dass die Kostenschätzungen von Rückenschmerzen meist zu niedrig liegen, da z. B. die Kosten durch aufgrund von Rückenschmerzen entstandener Arbeitslosigkeit nicht berücksichtigt werden.

In ➤ Tab. 52.7 ist eine Übersicht zur Literatur, die sich mit durch Rückenschmerzen verursachte Kosten befasst, wiedergegeben.

> Rückenschmerzen stellen insbesondere in den Industrieländen eine enorme volkswirtschaftliche Belastung dar: Sie sind die teuerste Krankheit überhaupt.
> - Dabei stellen die direkten Krankheitskosten (ambulante, stationäre Therapie, Medikamente und andere) nur einen relativ geringen Anteil der durch unspezifische Rückenschmerzen verursachten Kosten dar.
> - Die indirekten Kosten (Verlust an Arbeitsproduktivität, Ausgleichszahlungen einschließlich Berentungen und Steuerausfälle) dürfen bei der Einschätzung der durch Rückenschmerzen verursachten Kosten nicht vernachlässigt werden.

Tab. 52.7 Übersicht über Literaturangaben zu durch Rückenschmerzen verursachte Kosten[a]

Land	Kosten	Direkte Kosten	Indirekte Kosten	Autoren
Deutschland	48,95 Mrd. Euro		54 %	Schmidt et al. 2007
Deutschland		30 %, davon • 35 % Arztkosten • 22 % physikalische Therapie • 5 % Arzneimittel	70 % durch Arbeitsausfälle	Bolten et al. 1998
Deutschland	653 Euro/Patient und Jahr	54 %, davon • 19 % Arztkosten • 18 % stationäre Behandlung • 12 % Rehabilitation • 24 % Heil- und Hilfsmittel • 7 % Arzneimittel • 20 % eigene Aktivitäten		Schweikert et al. 2007
Deutschland		10,5 % Arztkosten 13,3 % stationäre Behandlung 6,7 % Rehabilitation 10,3 % Physiotherapie 2,3 % Hilfsmittel 3,2 % Arzneimittel	Arbeitsausfall: kurzfristig 36,4 % langfristig 17,3 %	Niemier 2012
Deutschland			15 Mio. Fehltage	Klusen 2006
Deutschland	1.322 Euro/Patient und Jahr	46 %	54 %	Wenig et al. 2009
Schweiz	8 Mrd. CHF/Jahr	3,5 Mrd. CHF Diagnose- und Behandlungskosten	4,5 Mrd. CHF	Luomajoki 2013
USA		33,4 Mrd. US-Dollar im Jahr 2008 allein für Fusionsoperationen		Rajaee et al. 2012
USA		86 Mrd. US-Dollar/Jahr Behandlungskosten		Martin et al. 2008
USA			28 Mrd. US-Dollar Produktionsausfall	Rizzo et al. 1998
USA		90 Mrd. US-Dollar/Jahr		Mroz et al. 2014
USA	26 Mrd. US-Dollar (1998)	60 % ambulante ärztliche Kosten 17 % stationäre Betreuung 16 % Medikamente		Luo et al. 2004
USA		28–50 Mrd. US-Dollar/Jahr Behandlungskosten		Atlas und Deyo 2001
Irland	20.531 Euro/Rückenschmerzepisode	43 %	57 %	Fullen et al. 2007
Großbritannien		1,6 Mrd. Britische Pfund	10,7 Mrd. Britische Pfund	Maetzel und Li 2002
Großbritannien	1.074 Britische Pfund/Patient in Hausarztpraxis	58,8 % hausärztlich 22,3 % Facharztüberweisungen 28,9 % Medikamente		Hong et al. 2013

[a] Weitere ausführlichere Angaben finden sich auf der Website des Autors unter www.schuerer-hoffmann.de/dokumente.

LITERATUR

ACC. New Zeeland Acute Low Back Pain Guide. Wellington: Accident Compensation Corporation (ACC), 2004. www.acc.co.nz/PRD_EXT_CSMP/groups/external_communications/documents/guide/prd_ctrb112930.pdf (letzter Zugriff: 7.11.2015).

Atlas SJ, Deyo RA. Evaluating and managing acute low back pain in the primary care setting. J Gen Intern Med. 2001; 16 (2): 120–131.

Bassols A et al. El dolor de espalda en la population catalane: Prevalencia, caracteristicas y conducta terapeutica. [Back pain in the general population of Catalonia (Spain). Prevalence, characteristics and therapeutic behavior]. Gaceta sanitaria/SESPAS. 2003; 17 (2): 97–107.

Bellach BM, Ellert U, Radoschewski M. Epidemiologie des Schmerzes – Ergebnisse des Bundes-Gesundheitssurveys 1998. Bundesgesundheitsbl-Gesundheitsforsch-Gesundheitsschutz. 2000; 43: 424–431.

BKK. Gesundheitsreport 201 2013 (17.12.2013). www.bkk-dachverband.de/publikationen/bkk-gesundheitsreport/fruehere-gesundheitsreporte/ (letzter Zugriff: 8.12.2015).

Bolten W, Kempel-Waibel A, Pforringer W. Analyser der Krankheitskosten bei Rückenschmerzen. Med Klinik. 1998; 93: 388–393.

Boonen A et al. Large differences in costs of illness and wellbeing between patients with fibromyalgia, chronic low back pain and ankylosing spondylitis. Ann Rheum Dis. 2005; 64: 396–402.

Bouter LM, van Tulder MW, Koes BW. Methodologic issues in low back pain research in primary care. Spine. 1998; 23 (18): 2014–2020.

Breivik H et al. Survey of chronic pain in Europe: prevalence, impact on daily life, and treatment. Eur J Pain. 2006; 10 (4): 287–333.

Carey TS et al. A long way to go: practice patterns and evidence in chronic low back pain care. Spine. 2009; 34 (7): 718–724.

Carragee EJ, Cohen SP. Lifetime asymptomatic for back pain: the validity of self-report measures in soldiers. Spine. 2009; 34 (9): 978–983.

Casser HR. Der chronische untere Rückenschmerz: Risikofaktoren, Differentialdiagnostik und Behandlungsstrategien. Nervenheilkd. 2008; 27: 251–263.

Cassidy JD, Carroll LJ, Cote P. The Saskatchewan health and back pain survey. The prevalence of low back pain and related disability in Saskatchewan adults. Spine. 1998; 23 (17): 1860–1866; discussion 7.

Cho NH et al. The prevalence and risk factors of low back pain in rural community residents of Korea. Spine. 2012; 37 (24): 2001–2010.

Chrubasik S et al. A survey on pain complaints and health care utilization in a German population sample. Eur J Anaesthesiol. 1998; 15 (4): 397–408.

Coggon D et al. Disabling musculoskeletal pain in working populations: is it the job, the person, or the culture? Pain. 2013; 154 (6): 856–863.

Currie SR, Wang J. Chronic back pain and major depression in the general Canadian population. Pain. 2004; 107 (1–2): 54–60.

Dagenais S, Haldeman S. Commentary: Laboring to understand the economic impact of spinal disorders. Spine J. 2012; 12: 1119–1121.

Dagenais S, Caro J, Haldeman S. A systematic review of low back pain costs of illness studies in the United States an internationally. Spine J. 2008; 8: 8–20.

Deyo RA, Mirza SK, Martin BI. Back pain prevalence and visit rates: estimates from U.S. national surveys, 2002. Spine. 2006; 31 (23): 2724–2727.

Deyo RA et al. Overtreating chronic back pain: time to back off? J Am Board Fam Med. 2009; 22 (1): 62–68.

Deyo RA et al. Report of the NIH Task Force on research standards for chronic low back pain. Pain Med. 2014; 15 (8): 1249–1267.

Dunn KM, Croft PR. The importance of symptom duration in determining prognosis. Pain. 2006; 121 (1–2): 126–132.

Dunn KM et al. Measurement of back pain episode inceptions in questionnaires: a study combining quantitative and qualitative methods. J Musculoskelet Pain. 2006; 14: 29–37.

Elders LA, Burdorf A. Prevalence, incidence, and recurrence of low back pain in scaffolders during a 3-year follow-up study. Spine. 2004; 29 (6): E101–106.

Eumann-Mesas A et al. The association of chronic neck pain, low back pain and migraine with absenteeism due to health problems in Spanish worker. Spine. 2014; 39: 1243–1253.

Fernández-de-Las-Peñas C et al. Has the prevalence of neck pain and low back pain changed over the last 5 years? Population-based national study in Spain. Spine J. 2013; 13: 1069–1076.

Fullen BM et al. Adherence of Irish general practitioners to European guidelines for acute low back pain: a prospective pilot study. Eur J Pain. 2007; 11 (6): 614–623.

Goubert L, Crombez G, De Bourdeaudhuij I. Low back pain, disability and back pain myths in a community sample: prevalence and interrelationships. Eur J Pain. 2004; 8 (4): 385–394.

Gross DP et al. A population-based survey of back pain beliefs in Canada. Spine. 2006; 31 (18): 2142–2145.

Gross DP et al. Fostering change in back pain beliefs and behaviors: when public education is not enough. Spine J. 2012; 12 (11): 979–988.

Grotle M et al. Prognostic factors in first-time care seekers due to acute low back pain. Eur J Pain. 2007; 11: 290–298.

Hadler NM. Point of view. Spine. 2004; 29: 1021.

Hagen K, Svebak S, Zwart JA. Incidence of musculoskeletal complaints in a large adult Norwegian county population. The HUNT Study. Spine. 2006; 31 (18): 2146–2150.

Hazard RG. Goal achievement model for low back pain. Spine. 2013; 38 (17): 1431–1435.

Henschke N et al. Characteristics of patients with acute low back pain presenting to primary care in Australia. Clin J Pain. 2009; 25 (1) :5–11.

Hong J et al. Costs associated with treatment of chronic low back pain: an analysis of the UK General Practice Research Database. Spine. 2013; 38 (1): 75–82.

Hoy D et al. A systematic review of the global prevalence of low back pain. Arthrit Rheum. 2012; 64 (6): 2028–2037.

Hüppe A, Muller K, Raspe H. Is the occurrence of back pain in Germany decreasing? Two regional postal surveys a decade apart. Eur J Public Health. 2007; 17 (3): 318–322.

Jackson T et al. Prevalence and correlates of chronic pain in a random population study of adults in Chongqing, China. Clin J Pain. 2014; 30 (4): 346–352.

Jacob T. Low back pain incident episodes: community-based study. Spine J. 2006; 6: 306–310.

Kamalery Y et al. Localized or widespread musculoskeletal pain: Does it matter? Pain. 2008; 138: 41–46.

Klusen N. Leistungssteigerung in der schmerztherapeutischen Versorgung. 2. Aachener Workshop „Zukunft der Schmerztherapie", Workshop – Berichtsband. Grünenthal (Hrsg.). Aachen, 2006.

Knox J et al. The incidence of low back pain in active duty United States military service members. Spine. 2011; 36 (18): 1492–1500.

Ko SB. The prevalence of spondylolysis and its relationship with low back pain in selected Korean population. Proceedings of the 27th annual meeting of the North American Spine Society, Dallas, Texas, October 24–27, 2012. Spine J. 2012; 12 (suppl. 9): 115.

Kohlmann T, Deck R, Raspe H. Prävalenz und Schweregrad von Rückenschmerzen in der Lübecker Bevölkerung. Akt Rheumatol. 1995; 29: 99–104.

von Korff M, Saunders K. The course of back pain in primary care. Spine. 1996; 21: 2833–2837.

Landry MD et al. Prevalence and risk factors associated with low back pain among health care providers in a Kuwait hospital. Spine. 2008; 33 (5): 539–545.

van Leeuwen MT et al. Chronic pain and reduced work effectiveness: the hidden cost to Australian employers. Eur J Pain. 2006; 10: 161–166.

Liddle SD, Baxter GD, Gracey JH. Exercise and chronic low back pain: what works? Pain. 2004; 107 (1–2): 176–190.

Luo X et al. Estimates and patterns of direct health care expenditures among individuals with back pain in the United States. Spine. 2004; 29 (1): 79–86.

Liu X et al. Back pain among farmers in a northern area of China. Spine. 2012; 37 (6): 508–514.

Luomajoki H. Muskuloskelettale Beschwerden als größte Kostenverursacher. Immenses Sparpotential durch Physiotherapie. Man Med. 2013; 51: 468–472.

Macfarlane GJ. Who will develop chronic pain and why? In: Flor H, Kalso E, Dostrowsky GO (ed.). The epidemiological evidence Proceedings of the 11th World Congress on Pain. Seattle: IASP Press, 2006. pp. 529–542.

Macfarlane GJ et al. The prevalence and management of low back pain across adulthood: results from a population-based cross-sectional study (the MUSICIAN study). Pain. 2012; 153 (1): 27–32.

Maetzel A, Li L. The economic burden of low back pain: a review of studies published between 1996 and 2001. Best Pract Res Clin Rheumatol. 2002; 16 (1): 23–30.

Martin BI et al. Expenditures and health status among adults with back and neck problems. Jama. 2008; 299 (6): 656–664.

McBeth J, Jones K. Epidemiology of chronic musculoskeletal pain. Best Pract Res Clin Rheumatol. 2007; 21 (3): 403–425.

Mick C. How do we improve? Spine J. 2014; 14 (2): 205–208.

Mroz TE et al. More „why" and less „how": is value-based spine care the next breakthrough? Spine. 2014; 39 (22 Suppl 1): S7–8.

Murray CJ et al. GBD 2010: a multi-investigator collaboration for global comparative descriptive epidemiology. Lancet. 2012a; 380 (9859): 2055–2058.

Murray CJ et al. Disability-adjusted life years (DALYs) for 291 diseases and injuries in 21 regions, 1990–2010: a systematic analysis for the Global Burden of Disease Study 2010. Lancet. 2012b; 380 (9859): 2197–2223.

Nachemson A, Vingart E. Assessment of patients with neck- and back pain: a best evidence synthesis. Nachemson A, Jonsson E (ed.). Philadelphia: Lippincott, Williams & Wilkins, 2000.

Neuhauser H, Ellert U, Ziese T. Chronische Rückenschmerzen in Deutschland 2002/2003: Prävalenz und besonders betroffene Bevölkerungsgruppen. Gesundheitswesen. 2005; 67 (10): 685–693.

Niemier K. Multimodal, polypragmatisch und kostenintensiv. Rückenschmerzbehandlungen auf dem Prüfstand. Man Med. 2012; 50 (1): 16–27.

Niklas A. BKK-Studie zu Rückenschmerz: Nur 36 % gehen zum Arzt (weitere Informationen www.bkk.de). Zschr Komplementärmed. 2009; 1 (2): 6.

Nilges P, Nagel B. Was ist chronischer Schmerz? Dt Med Wschr. 2007; 132 (41): 2133–2138.

O'Sullivan PB et al. Carer experience of back pain is associated with adolescent back pain experience even when controlling for other carer and family factors. Clin J Pain. 2008; 24 (3): 226–231.

Pfeifer K. Einflussfaktoren und Wirkungen körperlicher Aktivität für die Entstehung und den Umgang mit Rückenschmerzen. Schmerz. 2007; 21 (Suppl): 43.

Picavet HS, Schouten JS. Musculoskeletal pain in the Netherlands: prevalences, consequences and risk groups, the DMC(3)-study. Pain. 2003; 102 (1–2): 167–178.

Picavet HS, Struijs JN, Westert GP. Utilization of health resources due to low back pain: survey and registered data compared. Spine. 2008; 33 (4): 436–444.

Pincus T et al. The fear avoidance model disentangled: improving the clinical utility of the fear avoidance model. Clin J Pain. 2010; 26 (9): 739–746.

Plass D et al. Trends in disease burden in Germany: results, implications and limitations of the Global Burden of Disease study. Dt Ärztebl. 2014; 111 (38): 629–368.

Pransky G et al. Are we making progress? The tenth international forum for primary care research on low back pain. Spine. 2011; 36 (19): 1608–1614.

Rajaee SS et al. Spinal fusion in the United States: analysis of trends from 1998 to 2008. Spine. 2012; 37 (1): 67–76.

Raspe H, Kohlmann T. Rückenschmerzen – eine Epidemie unserer Tage? Dtsch Ärztebl. 1993; 90: 2985–2992.

Raspe H et al. Variation in back pain between countries: the example of Britain and Germany. Spine. 2004; 29 (9): 1017–1021; discussion 1021.

Ricci JA et al. Back pain exacerbations and lost productive time costs in United States workers. Spine. 2006; 31 (26): 3052–3060.

Rizzo JA, Abbott TA, 3rd, Berger ML. The labor productivity effects of chronic backache in the United States. Med Care. 1998; 36 (10): 1471–1488.

Roy TC, Lopez HP, Piva SR. Loads worn by soldiers predict episodes of low back pain during deployment to Afghanistan. Spine. 2013; 38 (15): 1310–1317.

Schmidt CO, Kohlmann T. Was wissen wir über das Symptom Rückenschmerz? Epidemiologische Ergebnisse zu Prävalenz, Inzidenz, Verlauf. Z Orthop Grenzgeb. 2005; 143: 292–298

Schmidt CO et al. Back pain in the German adult population: prevalence, severity, and sociodemographic correlates in a multiregional survey. Spine 2007; 32 (18): 2005–2011.

Schneider S, Lipinski S, Schiltenwolf M. Occupations associated with a high risk of self-reported back pain: representative outcomes of a back pain prevalence study in the Federal Republic of Germany. Eur Spine J. 2006; 15 (6): 821–833.

Schneider S et al. Comorbidity of low back pain: representative outcomes of a national health study in the Federal Republic of Germany. Eur J Pain. 2007; 11 (4): 387–397.

Schofield DJ et al. Association between co-morbidities and labour force participation amongst persons with back problems. Pain. 2012a; 153 (10): 2068–2072.

Schofield DJ et al. The personal and national costs of early retirement because of spinal disorders: impacts on income, taxes, and government support payments. Spine J. 2012b; 12 (12): 1111–1118.

Schweikert B et al. Analyse der Krankheitskosten in Deutschland. Schmerz. 2007; 21 (Suppl): 46–47.

Sjogren P et al. Epidemiology of chronic pain in Denmark: an update. Eur J Pain. 2009; 13 (3): 287–292.

Stauff MP, Carragee EJ. Vertebral compression fracture rules. Spine J. 2014; 14 (6): 971–972.

Sternbach RA. Survey of pain in the United States: the Nuprin pain report. Clin J Pain. 1986; 2: 49–53.

Straube S, Croft P. Musculoskeletal pain in different occupational groups and different countries. Pain. 2013; 154 (6): 773–774.

Suka M, Yoshida K. The national burden of musculoskeletal pain in Japan: Projections to the year 2055. Clin J Pain. 2009; 25 (4): 313–319.

Urquhart DM et al. Are psychosocial factors associated with low back pain and work absence for low back pain in an occupational cohort? Clin J Pain. 2013; 29 (12): 1015–1020.

Vasseljen O et al. Natural course of acute neck and low back pain in the general population: the HUNT study. Pain. 2013; 154 (8): 1237–1244.

de Vet HC et al. Episodes of low back pain: a proposal for uniform definitions to be used in research. Spine. 2002; 27 (21): 2409–2416.

Volinn E. The epidemiology of low back pain in the rest of the world. A review of surveys in low- and middle-income countries. Spine. 1997; 22 (15): 1747–1754.

Vischer TL et al. Faktoren von Rückenschmerzen bei Angestellten eines Unternehmens mit Evaluation einer Primärintervention. Vergleich mit einer Gruppe von Patienten mit chronischen Kreuzschmerzen. Keel P et al. (Hrsg.). Basel: EULAR Verlag, 1996. S. 83–103.

Waddell G. The back pain revolution. Edinburgh: Churchill Livingston, 1998.

Walker BF. The prevalence of low back pain: a systematic review of the literature from 1966 to 1998. J Spinal Disord. 2000; 13 (3): 205–217.

Wenig CM et al. Costs of back pain in Germany. Eur J Pain. 2009; 13 (3): 280–286.

Wilk V et al. Evidence and practice in the self-management of low back pain: findings from an Australian internet-based survey. Clin J Pain. 2010; 26 (6): 533–540.

WHO. The burden of musculoskeletal conditions at the start of the new millennium: report of a WHO scientific group. World Health Organ Tech Rep Ser. 2003; 919: I–X, 1–218.

Williams CM et al. Red flags to screening for vertebral fracture in patients presenting with low back pain. The Cochrane database of systematic reviews. 2013; 2013a: 1 (CD 008643).

Wynne-Jones G, Dunn KM, Main CJ. The impact of low back pain on work: a study in primary care consulters. Eur J Pain. 2008; 12: 180–188.

Yao W et al. A cross-sectional survey of nonspecific low back pain among 2,083 schoolchildren in China. Spine. 2011; 36 (22): 1885–1890.

KAPITEL

53 Kreuzschmerzen aus multimodaler Sicht

Hans-Christian Hogrefe

Rückenschmerzen sind wahrscheinlich so alt, wie die Menschheit selbst. Die antiken Darstellungen in ➤ Abb. 53.1 zeigen von Hippokrates beschriebene Behandlungen von Wirbelsäulenverkrümmungen (ca. 400 v. Chr.).

In der neueren Zeit beschäftigte sich zunächst die Orthopädie mit der konservativen Behandlung von Rückenleiden. Mit der Etablierung der Anästhesie und Hygiene wurden auch operative Verfahren entwickelt, die im Wesentlichen von der Orthopädie, aber auch von der Neurochirurgie bedient werden.

Konservative Behandlungsansätze wurden in den letzten hundert Jahren von der manuellen Medizin und Osteopathie sowie von der spezialisierten Schmerztherapie entwickelt und angeboten. Die Erkenntnis über die Bedeutung der seelischen Dimension des Schmerzes und die Entwicklung psychotherapeutischer Behandlungsansätze führte zur Etablierung des **biopsychosozialen Arbeitsmodells für Schmerzpatienten.** Dieses Konzept mündete in einen **multimodalen Diagnostik- und Therapieansatz,** der in einem multidisziplinären Team verwirklicht wird (➤ Kap. 71.3).

Die Symptomatiken und Ursachen von Rückenschmerzen sind vielfältig und uneinheitlich. Die Angabe einer Schmerzstärke korreliert nicht mit der Ausprägung von in bildgebenden Verfahren nachweisbaren Strukturveränderungen an der Wirbelsäule. Die meisten Patienten mit Rückenschmerzen haben keinerlei nachweisbare Strukturveränderungen.

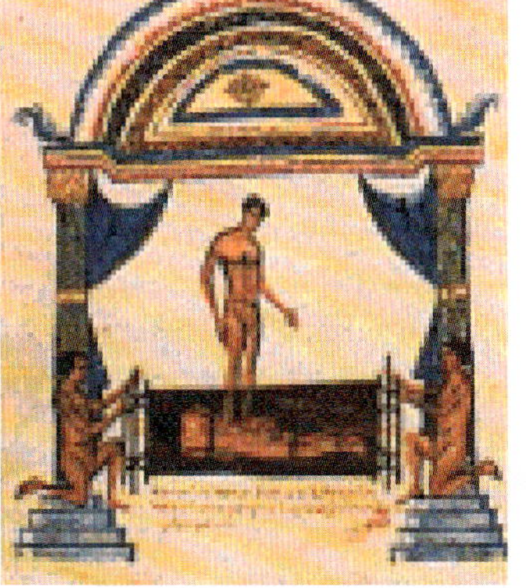

Abb. 53.1 Antike Darstellung der Wirbelsäulenbehandlung.

In den vergangenen hundert Jahren hat die Medizin eine rasante Entwicklung vollzogen. Wir können heute auf diagnostische und therapeutische Möglichkeiten zugreifen, die für damalige Verhältnisse als utopisch anzusehen sind. Die uns heute zur Verfügung stehenden bildgebenden Verfahren wie die Kernspintomografie oder die Sonografie werden zwar immer weiter verfeinert, sie bieten dem Untersucher jedoch heute schon hoch auflösende Einblicke in die anatomischen Strukturen des Menschen.

Trotz dieser diagnostischen Möglichkeiten gelingt es uns nicht, für den größten Teil der Patienten, die über Rückenschmerzen klagen, eine relevante Ursache nachzuweisen. Diese Patienten werden der Gruppe des **unspezifischen Rückenschmerzes** zugeordnet (➤ Kap. 54), die etwa 90 % ausmacht und die der Patientengruppe mit **spezifischen Rückenschmerzen** (ca. 10 %) gegenübersteht.

Dieses Kapitel beschäftigt sich mit der Diagnostik und Therapie von Patienten mit Kreuzschmerzen unter multimodalen Gesichtspunkten. Unter **Kreuzschmerz** definiert man Schmerzen, die im Rückenbereich zwischen den Rippenbögen und den Gesäßfalten angesiedelt sind und die mit oder ohne Ausstrahlung auftreten können. Multimodale Therapieansätze kommen insbesondere bei chronischen Kreuzschmerzpatienten unter klinischen Bedingungen zur Anwendung.

53.1 Klassifikation von Kreuzschmerzen

Kreuzschmerzen lassen sich unter verschiedenen Gesichtspunkten klassifizieren. Das wesentlichste Merkmal ist die Einteilung nach der **Schmerzursache.** Sind keine eindeutigen Hinweise auf eine spezifische Ursache erkennbar, spricht man von unspezifischen Kreuzschmerzen (NVL 2015). Diese unterscheiden sich von Kreuzschmerzen, die z. B. infolge von Bandscheibenläsionen der Lendenwirbelsäule (LWS) oder von dort angesiedelten Tumoren oder In-

Tab. 53.1 Einteilung der Schmerzstärke[a]

Grad	Befund
0	keine Schmerzen (in den vergangenen 6 Monaten)
1	Schmerzen mit geringer schmerzbedingter Funktionseinschränkung und niedriger Intensität
2	Schmerzen mit geringer schmerzbedingter Funktionseinschränkung und höherer Intensität
3	mittlere schmerzbedingte Funktionseinschränkung
4	hohe schmerzbedingte Funktionseinschränkung

[a] Nach von Korff et al. 1992, NVL 2015, S. 41.

fektionen ausgelöst und unterhalten werden. Diese Abgrenzung von unspezifischen zu spezifischen Kreuzschmerzen ist ungenau und somit unbefriedigend. Sie orientiert sich an der Diagnostik struktureller Veränderungen, also der Labordiagnostik und dem Einsatz bildgebender Verfahren und ist von der Qualität und dem Zeitpunkt des Einsatzes dieser Verfahren abhängig. Spezifische funktionelle Befunde als Ursache von Kreuzschmerzen, die im Rahmen einer umfassenden manuellen/osteopathischen körperlichen Untersuchung erhoben werden können, bleiben im Wesentlichen unberücksichtigt.

Eine weitere Klassifizierung von Kreuzschmerzen lässt sich anhand der **Schmerzdauer** vornehmen. Bei einer Schmerzdauer von bis zu 6 Wochen spricht man von **akuten** Kreuzschmerzen, ab 12 Wochen von **chronischen** und dazwischen von **subakuten** Kreuzschmerzen. Diese zeitliche Staffelung kann auch nur als grobe Orientierungshilfe dienen. Vorrangiges Ziel beim Erstauftritt von Kreuzschmerzen ist die Verhinderung einer Chronifizierung. Gesundheitsökonomisch sinkt nach 12 Wochen Schmerzdauer die Wahrscheinlichkeit, an den Arbeitsplatz zurückzukehren, markant. Da im Rahmen einer Schmerzchronifizierung verschiedene Mechanismen und Faktoren mitwirken, die z. B. auf neuromolekularer und psychischer Ebene angesiedelt sind und sich nicht an ein solches Zeitschema knüpfen lassen, kann eine Chronifizierung durchaus auch bereits in der 4. Woche bestehen. Rein zeitlich getriggerte Behandlungskonzepte kämen für dieses Beispiel 2 Monate zu spät. Von **rezidivierenden** Kreuzschmerzen spricht man, wenn sie nach einem symptomfreien Intervall von 6 Monaten wieder auftreten.

Die **Schmerzstärke** gibt einen Hinweis auf den Schweregrad einer Schmerzsymptomatik bzw. der Schmerzerkrankung. Sie ist der Ausdruck einer rein subjektiven Empfindung und wird beim akuten Kreuzschmerz in der Regel auf einer eindimensionalen Schmerzskala abgefragt. Zur Anwendung kommen die visuelle Analogskala (VAS), die numerische Rating-Skala (NRS) oder die verbale Rating-Skala (VRS). Da die Angabe der Schmerzstärke kein objektivierbarer Befund ist, wird die Bewertung in der Regel zur Verlaufskontrolle einer Schmerztherapie herangezogen.

Zur Bewertung der Schmerzstärke chronischer Kreuzschmerzen bedient man sich dem Graduierungsmodell nach von Korff et al. (1992; NVL 2015, S. 41) (➤ Tab. 53.1). Der hierfür verwendete Fragebogen erfasst die Dimensionen der Schmerzintensität und die schmerzbedingte Beeinträchtigung der Aktivitäten des täglichen Lebens (Activities of Daily Life, ADL).

53.2 Diagnostik von Kreuzschmerzen

Der vielleicht wichtigste Moment im Arzt-Patienten-Kontakt sind die ersten Minuten des Kennenlernens. Hier werden Grundlagen geschaffen, die wesentlich den Therapieerfolg mit beeinflussen. Die meisten Patienten mit chronischen Kreuzschmerzen haben schon verschiedene, meist frustrane Therapieversuche hinter sich gebracht und jede Hoffnung auf Hilfe verloren. Für diese Patienten ist es entscheidend, durch die Vermittlung von Vertrauen und Kompetenz eine Basis zu schaffen, auf der sie wieder Hoffnung schöpfen können. Ist ein Patient davon überzeugt, dass ihm niemand mehr helfen kann, ist jede Therapiezielabsprache zum Scheitern verurteilt. Daraus lässt sich ableiten, dass die wichtigsten Aufgaben des Arzt-Patienten-Kontakts die (Wieder-)Herstellung und Aufrechterhaltung einer hoffnungsvollen Einstellung des Patienten sowie die gemeinsame Therapiezielabsprache sind. Es gehört einige Erfahrung dazu zu erkennen, wann ein Patient bei der Formulierung von Therapiezielen überfordert wird und infolgedessen seine Hoffnung verliert. Aus diesem Grund sollten die Therapieziele in kleinen Teilschritten erreicht werden, wobei jederzeit das therapeutische Regime angepasst werden kann, wenn der gewünschte Fortschritt ausbleibt. **Ziel der Diagnostik** ist:

- Erkennbare Ursachen für den Kreuzschmerz aufzudecken.
- Befunde zu erheben, die objektivierbare Hinweise auf den Schweregrad des Kreuzschmerzes liefern und die auch als Verlaufsparameter dienen können.
- Nach Warnhinweisen zu suchen, die als sog. Yellow Flags (➤ Tab. 53.2) oder Red Flags (➤ Tab. 53.3) bestimmte Risikokonstellationen darstellen.

53.2.1 Anamnese

Die Anamnese steckt den Handlungsrahmen ab. Als Krankengeschichte beinhaltet sie Informationen über alle medizinischen, aber auch über familiäre, soziale und berufliche Details. In einem multidisziplinären Behandlungsteam hat jede Berufsgruppe spezifische Ansprüche an die Anamneseerhebung. Physiotherapeuten fragen eher nach funktionellen Besonderheiten, Krankenschwestern nach pflegerischen Bedürfnissen eines Patienten. Die psychologische Anamnese beschäftigt sich mit Belastungsfaktoren und mit psychischen Auffälligkeiten.

Im klinischen Alltag setzt man heute zur Anamneseerhebung **validierte Schmerzfragebogen** ein, die modular aufgebaut sind und in der Regel verschiedene Fragebogenteste enthalten, die z. B. auf das Vorliegen einer Depressivität Hinweise geben können.

In einem **multimodalen Kontext** wird die zentrale Anamnese während der Patientenaufnahme idealerweise durch mehrere Berufsgruppen gleichzeitig (Arzt, Physiotherapeut, Arzthelferin) erhoben und im Rahmen der regelmäßigen Teamsitzungen, falls erforderlich, ergänzt.

53.2.2 Körperliche Untersuchung

Die **osteopathisch-manualmedizinische Untersuchung** ermöglicht einen tiefgreifenden Einblick in funktionspathologische Zusammenhänge. Nach dem Prinzip „Der Körper ist eine Einheit" wird dabei der gesamte Organismus betrachtet und nicht nur das Bewegungssystem, wie z. B. in der klassisch schulmedizinischen Orthopädie. Dementsprechend ausgebildeten Untersuchern stehen eine Vielzahl von Tests, Testsequenzen und Untersuchungsverfahren zur Verfügung. Wichtig ist in jedem Fall eine ausreichende **Dokumentation** und hierbei die **Nachvollziehbarkeit** der dokumentierten Befunde (➤ Kap. 20). Für sozialmedizinische Fragestellungen, z. B. nach dem Behinderungsgrad, müssen auch standardisierte entscheidungsrelevante Messwerte dokumentiert werden. In Deutschland ist das System der Neutral-Null-Methode weit verbreitet, das Beweglichkeitswerte von Gelenken oder Wirbelsäulenabschnitten in Gradzahlen darstellt (Thomann et al. 2008).

Sinnvoll ist es, die **neurologische Untersuchung** gesondert hervorzuheben, da bei Kreuzschmerzpatienten in vielen Fällen neurologische Auffälligkeiten wie Muskelschwächen, Sensibilitätsstörungen sowie lokale und ausstrahlende Schmerzphänomene gefunden werden können, die einerseits einen Hinweis auf den Schweregrad und das Ausmaß der Erkrankung und andererseits Beurteilungsgrundlagen in Bezug auf den Therapieerfolg liefern.

Die allgemeinmedizinisch-internistische Untersuchung bezieht sich im Wesentlichen auf die Atmungs- und Kreislauforgane, aber auch Haut und sichtbare Schleimhäute werden in die Untersuchung mit einbezogen.

Um überflüssige Untersuchungsgänge zu vermeiden, hat es sich im klinischen multimodalen Umfeld bewährt, dass die körperliche Untersuchung vom Arzt und vom Physiotherapeuten gemeinsam vorgenommen wird. Die Untersuchungsergebnisse werden von der Arzthelferin dokumentiert. Somit führt das die **Anamnese erhebende Team** übergangslos auch die körperliche Untersuchung durch. Dieses Vorgehen hat mehrere **Vorteile:**

- Der gesamte Aufnahmekomplex ist teamorientiert patientenzentriert aufgebaut.
- Untersuchungsbefunde werden von zwei Untersuchern verifiziert.
- Therapieziele werden im Anschluss an die körperliche Untersuchung mit dem Patienten besprochen.
- Spezifische Behandlungsverfahren werden gemeinsam ausgewählt und dabei die Risiken und Wünsche des Patienten berücksichtigt.
- Der Physiotherapeut, der die Behandlungsanweisungen des Arztes ausführt, weiß also genau, worauf es ankommt.

53.2.3 Psychologische Untersuchung

Im Rahmen des biopsychosozialen Krankheitsmodells der Schmerzmedizin hat die psychologische Untersuchung einen hohen Stellenwert. Schmerz unterhaltende und Schmerz auslösende Faktoren sind bei vielen Kreuzschmerzpatienten relevant und müssen in einem therapeutischen Konzept mit berücksichtigt werden. Hierzu gehören:

- Affektive Störungen wie Depressivität oder Angst
- Dysfunktionale Wahrnehmungen wie Angstvermeidung, Katastrophisierungen oder falsche Durchhaltestrategien
- Erhöhte psychophysische Daueranspannung
- Primäre psychische Schmerzerkrankungen wie somatoforme Störungen, Somatisierungsstörungen oder dissoziative Bewegungsstörungen

Auch das Erkennen von Zielkonflikten (Rentenbegehren) oder eines sekundären Krankheitsgewinns ist wichtig für die therapeutische Strategieausrichtung.

Wie bereits erwähnt, sinkt statistisch nach 12 Wochen Krankheitsdauer die Wahrscheinlichkeit der Rückkehr an den Arbeitsplatz markant und hierbei spielen psychosoziale Faktoren eine entscheidende Rolle. Mit diesen Folgen der Chronifizierung verbunden sind erhebliche Kostensteigerungen durch Ressourcenverbrauch im Gesundheitssystem in Verbindung mit dem volkswirtschaftlichen Schaden (Verdienstausfall).

Aus diesen Gründen werden in der Nationalen Versorgungsleitlinie (NVL 2015, S. 44) Kreuzschmerz-Risikofaktoren dargestellt, die als **Yellow Flags für die Chronifizierung des akuten Kreuzschmerzes** bezeichnet werden (➤ Tab. 53.2).

Tab. 53.2 Evidenz der Yellow Flags[a]

Starke Evidenz	• Depressivität, Disstress • schmerzbezogene Kognitionen, wie Katastrophisieren, Angst-Vermeidungs-Verhalten (Fear Avoidance) usw. • passives Schmerzverhalten
Moderate Evidenz	• schmerzbezogene Kognitionen (Gedankenunterdrückung) • überaktives Schmerzverhalten • Neigung zur Somatisierung
Begrenzte Evidenz	Persönlichkeitsmerkmale
Keine Evidenz	psychopathologische Störungen

[a] Nach NVL 2015, S. 48.

53.2.4 Bildgebende Diagnostik

Die bildgebende Diagnostik dient dem Nachweis von strukturellen Veränderungen als Ursache von Kreuzschmerzen und wird nach dem Vorliegen von Hinweisen auf das Vorhandensein von Red Flags eingesetzt (NVL 2015, S. 54). Weiterhin dient die bildgebende Diagnostik auch zur Beantwortung funktionspathologischer Fragestellungen z. B. bei der Beurteilung der Instabilität einer Olisthese der Lendenwirbelsäule im Röntgenbild.

Insbesondere die Anwendung ionisierender Strahlung darf jedoch erst nach kritischer Abwägung von Alternativmethoden und des zu erwartenden Nutzens dieser Maßnahme erfolgen. Hierzu gehören insbesondere die Röntgenuntersuchung, die Computertomografie (CT), die duale Röntgen-Absorptiometrie (DXA) und auch die Szintigrafie. In Deutschland dürfen solche Untersuchungen nur

Tab. 53.3 Red Flags zur Differenzialdiagnose des Kreuzschmerzes[a]

Hinweise auf	Methode	Bemerkungen
Fraktur	• Röntgen LWS • MRT • CT	• Übersicht • Alter der Fraktur/3-D • Operationsplanung
Tumor	• MRT • Röntgen LWS	• sensitiv • bei größeren Destruktionen
Infektion	• MRT • Röntgen LWS	• Methode der Wahl • zur Verlaufskontrolle
Radikulopathie/Neuropathie	MRT	Methode der Wahl

[a] Nach NVL 2015, S. 54–55.

von speziell dafür ausgebildeten Ärzten, die einen entsprechenden Fachkundenachweis vorlegen können, verordnet und durchgeführt werden.

Das gebräuchlichste Verfahren zur Differenzialdiagnostik des Kreuzschmerzes ist die Kernspintomografie (MRT). Die Stärken dieser Methode liegen in der Darstellung der Weichteile und vorteilhaft ist auch ihre Durchführung ohne die Erzeugung ionisierender Strahlung. Durch die Verwendung eines starken Magnetfelds und die lange Untersuchungsdauer sind hierbei jedoch andere Grenzen gesetzt. Ein weiterer Nachteil sind die relativ hohen Kosten dieser Untersuchung. Die MRT-Untersuchung wird international bei Kreuzschmerzen als das Mittel der Wahl zur Differenzialdiagnostik von Red Flags angesehen (Airaksinen et al. 2006, Savigny et al. 2009) (➢ Tab. 53.3).

Die Sonografie durchdringt nur die Weichteile, der Knochen ist eine Schallbarriere. Dies limitiert die Indikationsstellung. Sie bietet keine relevanten Nebenwirkungen, die Aussagekraft ist jedoch begrenzt.

53.2.5 Weitere Diagnoseverfahren

Durch die **Labordiagnostik** lassen sich relativ einfach und kostengünstig Hinweise auf Infektionen oder tumoröse Geschehen finden. Auch Funktionsstörungen innerer Organe bilden sich in verschiedenen Parametern ab. Zur Ursachensuche einer Osteoporose wird die Labordiagnostik eingesetzt.

Zur **multimodalen Grunddiagnostik** des Kreuzschmerzes gehören die Labordiagnostik sowie das EKG. Bedarfsweise werden auch weiterführende pulmologische und kardiologische Untersuchungen benötigt (Plethysmografie, Belastungs-EKG usw.).

Funktionsbezogene apparative Untersuchungsmöglichkeiten bieten die Oberflächen-Elektromyografie (EMG), die 4-D-Wirbelsäulenvermessung, computergestützte Sequenztrainingsgeräte und die Podografie, um nur einige zu nennen.

Tab. 53.4 Einflussfaktoren des Kreuzschmerzes[a]

Primäre Funktionsstörungen	• Koordinationsstörungen • insuffiziente Stabilisation/Tiefenstabilisation • Dekonditionierung (kardiopulmonal, muskulär) • autonome Fehlregulation • konstitutionelle Hypermobilität	
Sekundäre Funktionsstörungen	Gelenke	• Hypermobilität • Hypomobilität
	Wirbelsäule	• segmentale hypomobile Dysfunktion • segmentale hypermobile Dysfunktion
	Muskulatur	• Abschwächung • Verspannung • Verkürzung • Triggerpunkte/Tenderpunkte • dysfunktionelle Bewegungsmuster
	Bindegewebe	• Vorquellungen • aseptische Entzündungen (z. B. Insertionstendopathien) • fasziale Gleitstörungen
	viszerale Störungen	
Weitere primäre Störungen	Morphologie	• Arthrosen (Facettengelenke LWS, ISG) • degenerative Wirbelsäulenveränderungen (Spondylosen) • entzündliche Erkrankungen (Diszitis, rheumatische Erkrankungen) • neurologische Erkrankungen (Neurinom) • pathologische Hypermobilität (Listhese, Skoliose)
	psychosoziale Einflussfaktoren	• psychophysische Daueranspannung • dysfunktionale Kognitionen und Verhaltensweisen • primäre und sekundäre psychische Erkrankungen • somatoforme Störungen

[a] Modifiziert nach Niemier und Hogrefe 2015.
ISG = Iliosakralgelenk.

53

53.2.6 Synopsis der Untersuchungsbefunde bei Kreuzschmerzen

Unter multimodalen Gesichtspunkten muss das Behandlerteam in der Lage sein, bedarfsweise die oben aufgeführten diagnostischen Maßnahmen durchzuführen und auszuwerten, um eine optimale Behandlungsstrategie entwickeln zu können. Jederzeit während der Behandlung muss die Möglichkeit bestehen, notwendige ergänzende Diagnostik vorzunehmen.

Die Beurteilung der **Bedeutung von Funktionsstörungen** nimmt hierbei einen wichtigen Stellenwert ein. Diese ist nur möglich unter Kenntnis der Organpathologie sowie der gängigen Operationsverfahren der LWS und des Beckens, wie z. B. beim „failed back surgery syndrome".

Es lassen sich **primäre** und **sekundäre Funktionsstörungen** unterscheiden, wobei die primären Funktionsstörungen eine komplexere Dysfunktion beschreiben als die sekundären Funktionsstörungen. Gemeinsam mit morphologischen und psychosozialen „Störungen" wird das Symptom des Kreuzschmerzes erzeugt und auch unterhalten (Niemier 2012) (➤ Tab. 53.4).

Die Gesamtheit der die Funktionsstörungen verursachenden und unterhaltenden Befunde an den unterschiedlichen anatomischen Strukturen erzeugt das Gesamtbild einer **somatischen Dysfunktion.** Dies kann sich kaleidoskopartig allein schon im Rahmen eines Untersuchungsgangs über individuelle Reaktionsmechanismen verändern. Zur erfolgreichen Behandlung des Kreuzschmerzes ist es erforderlich, neben den morphologischen und psychosozialen primären Störungen auch die jeweiligen befundtragenden anatomischen Strukturen gezielt zu behandeln. In ➤ Tab. 53.5 ist eine denkbare Befundkonstellation bei Kreuzschmerzen aufgezeigt.

Tab. 53.5 Mögliche Befundkonstellation bei Kreuzschmerz[a]

Befundlokalisationen bei Kreuzschmerz (Auswahl)	
Funktionsstörung	
Lendenwirbelsäule	• Lumbosakralfaszie → Verspannung • Mm. erector spinae → Triggerpunkte • Mm. quadratus lumborum → Verkürzung • Bauchwandmuskulatur → Schwäche • Mm. psoas/iliopsoas → Verkürzung
Becken	• Beckenboden → Schwäche • Hamstrings → Verkürzung • Mm. quadriceps → Schwäche • Mm. gluteus maximus → Triggerpunkte • Mm. piriformis → Verkürzung
Bein rechts	• Mm. extensor digitorum longus et brevis → Schwäche • Hypästhesie → Fußrücken
Becken-/Bauchorgane	Colitis ulcerosa
Weitere primäre Störungen	
Morphologie	• Facettengelenksarthrose L4–S1 • Nucleus-pulposus-Prolaps L5/S1 rechts
psychosoziale Einflussfaktoren	• Kinesiophobie • depressive Stimmungslage

[a] Modifiziert nach Niemier und Hogrefe 2015.

Tab. 53.6 Multimodale Diagnostik: therapeutisches Umfeld[a]

Multimodale interdisziplinäre Diagnostik	Keine weitere Behandlung notwendig
	Indikation zur monomodalen Therapie, z. B. • operative Verfahren • psychiatrische Behandlung
	Indikation zur teilstationären multimodalen Schmerztherapie • Patienten mit dysfunktionalen Kognitionen/Verhaltensweisen
	Indikation zur stationären multimodalen Schmerztherapie, z. B. • chronischer Schmerz mit hohen psychosozialen Einflüssen • primär psychische Schmerzerkrankungen
	Indikation zur multimodalen Komplexbehandlung des Bewegungssystems (ANOA-Konzept), z. B. • chronische Schmerzerkrankung des Bewegungssystems mit komplexen Funktionsstörungen

[a] Modifiziert nach Niemier und Hogrefe 2015.
ANOA = Arbeitsgemeinschaft der nichtoperativen orthopädischen manualmedizinischen Akutkrankenhäuser.

53

Erst die zusammenfassende Bewertung aller relevanten Untersuchungsbefunde ermöglicht einen rationalen Einsatz der zur Verfügung stehenden therapeutischen Möglichkeiten. Unter Berücksichtigung struktureller Gegebenheiten im Gesundheitswesen findet die multimodale interdisziplinäre Diagnostik des Kreuzschmerzes unter stationären oder teilstationären Bedingungen statt, im ambulanten Sektor sind die erforderlichen Fachdisziplinen selten so miteinander verbunden, dass eine Interdisziplinarität gegeben ist.

In ➤ Tab. 53.6 werden die Möglichkeiten eines therapeutischen Umfelds, das sich aus der Bewertung der erhobenen Befunde darstellen lässt, gezeigt. Es ist zu erkennen, dass in jedem Fall eine multimodale, d. h. multidisziplinäre Diagnostik des Kreuzschmerzes erfolgen sollte, die therapeutische Konsequenz kann sich auch nur auf einen Ansatz beschränken.

53.3 Therapie von Kreuzschmerzen

Für das in ➤ Tab. 53.5 angegebene Beispiel reicht ein monomodaler Therapieansatz nicht aus. Eine funktionelle Behandlung allein ist nicht zielführend, denn die arthrotischen Facetten triggern Muskelverspannungsreaktionen, die einen eigenen Faktor zur Schmerzunterhaltung bilden können, und die Bedrängung der L5-Wurzel rechts führt zu einer Schwäche und Sensibilitätsstörung im Ausbreitungsgebiet des N. peroneus profundus. Hier wären also auch interventionelle Schmerztherapieverfahren wie die Facettendenervierung sowie eine periradikuläre Umflutung angezeigt. Die Behandlung psychosozialer Einflussfaktoren wie die Kinesiophobie mit verhaltenstherapeutischen oder systemischen Techniken ermöglicht eine schnellere Remobilisation und infolge dessen die schnellere Rückkehr an den Arbeitsplatz.

Unter Berücksichtigung der Yellow Flags und der Red Flags müssen die diagnostischen Maßnahmen zurückhaltend, aber zielfüh-

Tab. 53.7 Behandlungspfade nach dem ANOA-Konzept[a]

Neuroorthopädischer/funktioneller Therapiepfad	• Störungen der Stabilisation/Koordination • Störungen des autonomen Nervensystems • Senioren
Psychoorthopädischer Therapiepfad	• primäre psychische Störung mit Effekt am Bewegungssystem • psychische Pathologien mit deutlichem Einfluss auf Schmerzentwicklung und -chronifizierung
Interventionell/ schmerzmedizinischer Therapiepfad	• morphologische Primärpathologie mit Indikation zur interventionellen Therapie • morphologische Primärpathologie mit Indikation zur medikamentösen Therapie • Medikamentenentzug
Erweiterte Verlaufsdiagnostik	unklare Befundlage zur weiteren Differenzialdiagnostik

[a] Modifiziert nach Niemier und Hogrefe 2015.
ANOA = Arbeitsgemeinschaft der nichtoperativen orthopädischen manualmedizinischen Akutkrankenhäuser.

rend eingesetzt werden. Eine zu früh und nicht indikationsgerecht durchgeführte bildgebende Diagnostik kann eine Fixierung des Patienten auf einen vermeintlichen strukturellen Befund bedeuten und wäre in diesem Fall eher ein schmerzunterhaltender Faktor. Auf der anderen Seite kann mit einer gezielten Facettendenervierung ein funktionspathologischer Reflexkreis frühzeitig unterbrochen und eine Schmerzchronifizierung abgewendet werden.

In einem **optimal ausgestatteten multimodalen Therapiekonzept** müssen deshalb zur Behandlung von Kreuzschmerzen alle erforderlichen Kompetenzen jederzeit abrufbar sein.

Unter funktionspathologischen Gesichtspunkten ist die osteopathisch-manualmedizinische Kompetenz zur Behandlung von Kreuzschmerzen unabdingbar. Hiermit lassen sich Hinweise auf unterschiedliche Organpathologien finden und auch feine funktionelle Befundänderungen können als Therapieparameter verwendet werden.

Mit Einführung des DRG-Abrechnungssystems (Diagnosis-Related Groups, DRG) in Deutschland wurden zeitlich und personell aufwendigere, funktionell orientierte akutmedizinische Behandlungskonzepte der konservativen Orthopädie unter multimodalen Gesichtspunkten nicht berücksichtigt. Auf Initiative der Arbeitsgemeinschaft nichtoperativer orthopädischer manualmedizinischer Akutkrankenhäuser (ANOA) wurde ein entsprechender Prozedurenschlüssel geschaffen (OPS 8–977, multimodale nichtoperative Komplexbehandlung des Bewegungssystems) und in das Abrechnungssystem integriert

Unter Berücksichtigung funktioneller, psychosozialer und morphologischer Auffälligkeiten lassen sich Kreuzschmerzpatienten im Rahmen des ANOA-Konzepts in unterschiedliche Behandlungspfade einteilen, die in der therapeutischen Ausrichtung entsprechende Behandlungsschwerpunkte anbieten (➤ Tab. 53.7).

Diese Behandlungspfade stellen eine Orientierungshilfe dar, ein Patient kann durchaus während der Behandlung auch den anfangs vorgesehenen Pfad „wechseln", wenn die Befundkonstellation sich entsprechend verschiebt.

Der in ➤ Abb. 53.2 beschriebene Patient mit über Monate zunehmenden Kreuzschmerzen sowie peripherer Neurologie der L4-Wurzel links wurde initial einem funktionellen Behandlungspfad zugeordnet. Nach bildgebender Diagnostik konnte mittels transduraler CT-gesteuerter Zystenpunktion Beschwerdefreiheit erreicht werden.

Die Leistungsfähigkeit eines multimodalen Konzepts zur Behandlung von Kreuzschmerzen ist von der Qualifikation des Therapeutenteams (➤ Tab. 53.8) und von den zur Verfügung stehenden Arbeitsmitteln abhängig. Wichtig ist, den **Behandlungsplan im Team gemeinsam mit dem Patienten** auf dessen Bedürfnisse und Fähigkeiten hin ausgerichtet zu entwickeln und ggf. zeitnah anzupassen. Studien haben gezeigt, dass die multimodale Herangehensweise effektiver ist als die Summe der einzelnen Maßnahmen (Huge et al. 2010, Pfingsten 2001). Dem Arzt bzw. dem Ärzteteam obliegt die sachgerechte Koordination dieser Maßnahmen, die Durchführung und Bewertung der notwendigen diagnostischen Schritte sowie die Risikoaufklärung des Patienten. Somatische Begleiterkrankungen müssen in ihrer Risikokonstellation mit berücksichtigt werden. Im klinischen Umfeld hat es sich bewährt, zur sicheren Differenzialdiagnostik des Kreuzschmerzes bei vorhandenen Begleiterkrankungen die Fachdisziplinen der inneren Medizin, Chirurgie, Urologie, Gynäkologie und Neurologie bedarfsweise konsiliarisch mit heranzuziehen.

Der Einsatz reflextherapeutischer Verfahren sollte indikationsgerecht erfolgen und sich dem Gesamtziel unterordnen (Arnold et al.

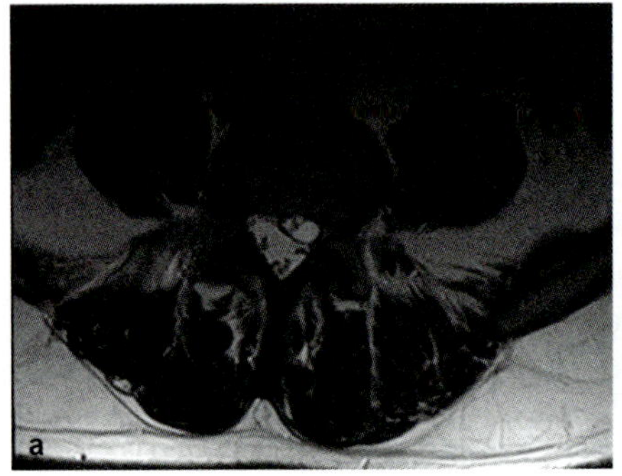

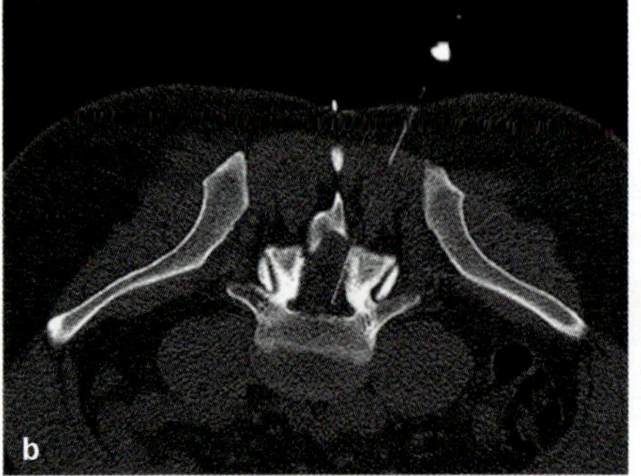

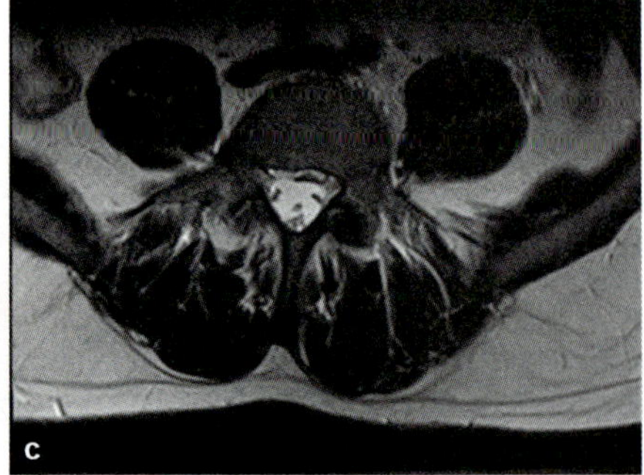

Abb. 53.2 40-jähriger Patient, L4-Symptomatik links. **a:** intraspinale zystische Raumforderung. **b:** CT-gesteuerte transdurale Zystenpunktion. **c:** symptomfreies Resultat. [P251]

Tab. 53.8 Qualifikation eines Teams zur Behandlung von Kreuzschmerzen

Therapeut	Qualifikationen	Zusatzqualifikationen
leitender Arzt	• Facharzt für Orthopädie • Osteopathie/ manuelle Medizin • Spezielle Schmerztherapie • interventionelle Verfahren • Fachkunde Röntgen	• Neuraltherapie • Akupunktur • physikalische Medizin • Kinesiologie • Rehabilitationswesen • Sozialmedizin • Sportmedizin usw.
Ärzteteam	• Facharzt für Orthopädie • Facharzt für physikalische und rehabilitative Medizin • andere Fachrichtungen	
psychologischer/ärztlicher Psychotherapeut oder Psychiater	Psychotherapie	• Verhaltenstherapie • systemische Therapie • Hypnotherapie usw.
Physiotherapeut	manuelle Therapie/ Osteopathie	• propriozeptive neuromuskuläre Fazilitation (PNF) • Bobath • Maitland usw.
Pflege	algesiologische Kompetenz	
Sozialdienst		

2014). Polypragmasie ist nicht zielführend und wegen der Gefahr des Auftretens unkontrollierbarer Wechselwirkung eher schädlich. In der NVL Kreuzschmerz (NVL 2015) sind die Empfehlungsgrade der verschiedenen therapeutischen Verfahren zur Behandlung von Kreuzschmerzen aufgrund einer Effizienzklassifizierung nach aktuellem wissenschaftlichen Stand (2015) aufgeführt.

Fallbeispiel

45-jähriger Patient, Steuerberater, selbstständig. Kreuzschmerzen zunehmend seit 6 Monaten, vor 2 Wochen beginnende Sensibilitätsstörungen und Muskelschwäche rechts. S1-Wurzel nach Sportgymnastik. Danach Kernspinresonanz (NMR) mit der Diagnose sequestrierter Nucleus-pulposus-Prolaps L5–S1 rechts mit Bedrängung der S1-Wurzel rechts.
Stationäre Aufnahme zur multimodalen Schmerztherapie:

- **Neuroorthopädische Funktionsdiagnostik:** Schwäche 1/5 des M. triceps surae rechts, Verkürzungsreaktion der Lumbosakralfaszie, des M. piriformis rechts, des M. quadratus lumborum rechts. Links über linke sakrale Torsion, eingeschränkte LWS-Funktion in allen Ebenen, Achillessehnenreflex (ASR) rechts erloschen.
- **Psychologische Diagnostik:** ausgeprägte Kinesiophobie, Angst-Vermeidungs-Verhalten, leichte Depressivität.
- **Initial medikamentöse Schmerztherapie:** Paracetamol und Targin bis zu erträglichem Schmerzempfinden numerische Analogskala (NAS) 10 auf 5.
- **Therapie:** myofasziale Entspannungstechniken (MFR), Muskel-Energie-Technik (MET), Kraniosakraltherapie zunächst erfolglos; nach Pulstherapie (hochdosierter absteigender Kortisoninfusion) 2–3/5 M. triceps surae rechts, ASR rechts mit Bahnung schwach auslösbar.
  Bei NAS 2 Ausschleichen des Morphins, danach NAS 5.
  Sakrale/LWS-Dysfunktion durch osteopathische manuelle Therapie gebessert. Psychologische Einzel- und Gruppentherapie mit Ressourcenaktivierung.
  Periradikuläre Therapie S1 rechts, danach NAS 3, ASR spontan schwach auslösbar, M. triceps surae rechts 4/5.
  Mit zunehmender Mobilisation der LWS Schmerzangabe NAS 6 über Facetten L5–S1, Facetteninfiltration/Medial Branch Block L4–S1, danach NAS 2.
- Beenden der multimodalen Akuttherapie, Weiterleitung in die Anschlussheilbehandlung.

Zusammenfassung

Kreuzschmerzen haben in der westlichen Welt eine enorme, seit Jahren zunehmende ökonomische und damit gesundheitspolitische Bedeutung (Waddell 2004). Primär muss eine Chronifizierung verhindert werden; spätestens wenn sie eingetreten ist, greift ein multimodaler, d. h. multidisziplinärer Therapieansatz auf der Grundlage eines biopsychosozialen Krankheitsmodells. Zur Erfassung einer Chronifizierungsgefährdung werden psychosoziale Parameter erhoben (Yellow Flags), zur Klärung spezifischer Ursachen wird strukturelle Diagnostik durchgeführt (Red Flags). Die funktionelle osteopathisch-manualtherapeutische Befunderhebung ist in geübten Händen ein sensibles Instrument zur Diagnostik und Therapiekontrolle. Ein multimodaler Therapieansatz beinhaltet ein weites Spektrum an therapeutischen Maßnahmen, die in einem multidisziplinären Team verwirklicht werden. Eine entsprechende personelle und apparative Ausstattung ist zwingend erforderlich, um allen Dimensionen der Schmerzbehandlung gerecht werden zu können.

LITERATUR

Airaksinen O et al. Chapter 4. European guidelines for the management of chronic nonspecific low back pain. Eur Spine J. 2006; 15 (Suppl 2): S192–S300.

Arnold B et al. Multimodale Schmerztherapie für die Behandlung chronischer Schmerzsyndrome. Schmerz. 2014; 28: 459–472.

Huge V et al. Patients with chronic pain syndromes. Impact of an individual outpatient therapy program on pain and health-related quality of life. Schmerz. 2010; 24: 459–467.

von Korff M et al. Grading the severity of chronic pain. Pain. 1992; 50: 133–149.

Niemier K. Multimodal, polypragmatic and expensive – Evaluation of treatments for chronic low back pain. Manuelle Med. 2012; 50: 16–27.

Niemier K, Hogrefe HC. Chronische zervikale Schmerzsyndrome. Vorstellung eines multimodalen interdisziplinären stationären Behandlungskonzepts (ANOA-Konzept). Akt Rheumatol. 2015; 40: 359–367.

NVL (Nationale Versorgungsleitlinie) Kreuzschmerz. Langfassung 10/2015.

Pfingsten M. Multimodale Verfahren – Auf die Mischung kommt es an. Schmerz. 2001; 15 (6): 492–498.
Savigny P et al. Low back pain: early management of persistent non-specific low back pain. Full Guideline. 2009. www.nice.org.uk/nicemedia/pdf/CG88fullguideline.pdf (letzter Zugriff: 2.2.2016).
Thomann KD, Schröter F, Grosser V (Hrsg.) Orthopädisch-unfallchirurgische Begutachtung – Praxis der klinischen Begutachtung. München: Urban & Fischer, 2008. S. 612.
Waddell G. The Back Pain Revolution. 2nd ed. London: Churchill Livingstone, 2004.

KAPITEL

54 Der unspezifische Rückenschmerz aus osteopathischer Sicht

Ralph Schürer

54.1 Entstehung von Rückenschmerzen

Anatomisch erstreckt sich die Region des unteren Rückenschmerzes zwischen den unteren Rippenbögen und den Glutealfalten. Ein interessantes Modell zur Entstehung von Rückenschmerzen stammt aus der Yale University von Panjabi, wonach sich drei Subsysteme gegenseitig beeinflussen (Panjabi 1992a, 1992b):

- **Passives Subsystem:** Wirbel und Facettengelenke, Ligamente, Bandscheiben
- **Aktives Subsystem:** Muskeln und Sehnen, die um die Wirbelsäule herum angeordnet sind
- **Kontroll-Subsystem:** Nervenleitung und Feedbackmechanismen

Dieses Modell muss um das **psychosoziale Subsystem** erweitert werden, wobei sich in der aktuellen Hirnforschung hier Verbindungen zwischen physiologischen Vorgängen in bestimmten Hirnregionen und psychologischen Variablen zeigen.

Eine Dysfunktion in einem dieser Subsysteme kann zu einer Instabilität der Wirbelsäule und damit zu Verletzungen und Schmerzen führen. In einer Übersicht schlägt Panjabi den Bogen von einer Aktivierung von Nozizeptoren durch eine abnormale Mechanik der Wirbelsäule über Entzündung, Stoffwechselstörungen, insbesondere Biochemie und Ernährung, immunologische Faktoren, Veränderungen an Endplatten und Bandscheiben und neuralen Faktoren wie dem Einwachsen von Nerven in die geschädigte Bandscheibe zu traumatischen Schädigungen, die als einzelnes Trauma oder kumulative Mikrotraumen Bandstrukturen schädigen können (Panjabi 2006). In diesem Zusammenhang sind aus biomechanischer Sicht die **Lage diverser Rotationsachsen und deren Verschiebungen** unter physiologischen und pathologischen Verhältnissen interessant (Haher et al. 1991).

Nach Fordyce können Rückenschmerzen aus vielen Ursachen und Strukturen entstehen und sich tatsächlich aus einer Anzahl von eigenständigen und sich teilweise überlappenden Bedingungen entwickeln, die jeweils unterschiedliche therapeutische und rehabilitative Maßnahmen erfordern (Fordyce 1995). Für **Nacken- und Rückenschmerzen** wurden mehr als 50 kausale Entitäten beschrieben (Nachemson und Vingart 2000). Rückenschmerzen können nozizeptiven oder neuropathischen Charakters sein, häufig bestehen Mischformen.

Bei unspezifischen Rückenschmerzen sind potenziell lebensgefährliche oder echt strukturelle Erkrankungen wie Tumoren, Entzündungen, Infektionen oder Frakturen per definitionem ausgeschlossen. Die Mehrheit der Patienten stellt sich in der Praxis mit chronischen, chronisch rezidivierenden oder akuten Rückenproblemen vor. Dabei stellt sich die Frage: Welche Strukturen schmerzen und warum schmerzen diese Strukturen?

Prinzipiell finden sich **Nozizeptoren** in allen Geweben des Rückens, mit Ausnahme in intakten Bandscheiben (Nerlich et al. 2006). Nozizeptoren sind freie Nervenendigungen von dünnen **unmyelinisierten C-Fasern** und von **myelinisierten A-delta-Fasern,** die auf chemische, thermische und mechanische Reize reagieren und ihre Aktionspotenziale afferent über die Hinterwurzelganglien in die Laminae I und IV des Hinterhorns des Rückenmarks leiten. Von dort werden diese Afferenzen über den Tractus spinothalamicus in das Stammhirn geleitet.

Schmerz im eigentlichen Sinne entsteht erst durch die Verarbeitung dieser Informationen im Gehirn, wo einerseits die Lokalisation und Intensität des Schmerzes in den somatosensorischen Arealen S1 und S2 der Hirnrinde erfasst werden, und andererseits im limbischen System, vor allem in Amygdala, Cingulus und Frontalhirn, wo eine Schmerzbewertung (wie bedrohlich ist der Schmerz) einschließlich emotionaler Prozesse wie Angst, Depression usw. erfolgt. Außerdem werden zentrale schmerzhemmende Prozesse wie DNIC/CPM (Diffuse Noxious Inhibitory Control/Conditioned Pain Modulation) aktiviert, die auf Rückenmarkebene über auf Gamma-Amino-Buttersäure (GABA) reagierende (GABA-erge) Interneuronen die afferente Leitung nozizeptiver Informationen hemmen (Price et al. 2006, Otti und Noll-Hussong 2011).

Thermische Noziafferenzen spielen bei Rückenschmerzen in der Regel keine Rolle. Eine **chemische Aktivierung von Nozizeptoren** erfolgt durch die Freisetzung von Zytokinen wie Wachstumsfaktoren, Interleukine, Interferone und Tumor-Nekrose-Faktoren (DeLeo et al. 1997), Tachykininen (Neurokinine A und B, die Neuropeptide K und Y und die Substanz P) (Snijdelaar et al. 2000) und Prostaglandinen (Kras et al. 2013) aus verletztem, entzündetem oder überlastetem Gewebe.

Hier kommt die **Biomechanik des unteren Rückens** ins Spiel. Das Fehlen einer plausiblen Ursache für allgemein verbreitete Schmerzen lenkt nach Irvine die Aufmerksamkeit auf mechanischen Stress als zumindest beteiligten auslösenden Faktor (Irvine 1998), und die Hauptbelastung des muskuloskeletalen Systems liegt in der Haltung. Mit Haltung meint man üblicherweise die Verteilung der Körpermasse in Beziehung auf die Schwerkraft. Bisherige Bemühungen, chronische Schmerzen durch eine Haltungsanalyse vorherzusagen oder durch Kräftigung, bewusste Kontrolle oder Stabilisierung/Schienung der Haltung zu reduzieren, hatten kaum Erfolg.

Nach Locher et al. verursachen **anhaltende unterschwellige Reize,** wie z. B. bei posturaler Überlastung oder andauernder Reizung nur einzelner Muskelfasern in Haltungs- oder Bewegungsmuskulatur, exzitatorische postsynaptische Potenziale (EPSP), die eigenständig zur Bildung von Aktionspotenzialen führen und stark chronifizieren (Locher et al. 2013). Dazu passen Befunde von Bernstein et al., die zeigen, dass eine Rumpfdysbalance mit segmentalen Schmerzen assoziiert ist (Bernstein et al. 2014).

Umso größer ist die **Bedeutung des Beckens** und seiner Störungen für die Entstehung von Rückenschmerzen. Die Stellung des Beckens spielt für die Statik der Lendenwirbelsäule (LWS) eine wichtige Rolle (Moll et al. 2010, Schwab et al. 2009). Im aktuellsten deutschsprachigen Buch über die LWS wird der Bedeutung des Beckengürtels als Verbindung von Wirbelsäule und Becken und seiner funktionellen Anatomie bereits ein eigenes Kapitel gewidmet, nachdem sich die Forschung sonst meist auf einzelne anatomische Strukturen beschränkt hatte (Vleeming 2005).

Während bei bestimmten spezifischen Erkrankungen aus dem rheumatischen oder metabolischen (z. B. Gicht) Formenkreis das **Iliosakralgelenk** (ISG) selbst die Schmerzursache darstellt, spielen bei funktionellen Störungen Fehlbelastungen der durch Bandstrukturen gebildeten Gelenkkapseln eine wesentliche Rolle bei der Schmerzentstehung. McGrath und Zhang weisen darauf hin, dass die Region der ISG **verschiedene, potenziell schmerzverursachende Strukturen** enthält, wobei die gemeinsame sensorische Innervation die Erkennung der Schmerzursache schwierig macht (McGrath und Zhang 2005).

54.2 Rückenschmerzen: Red und Yellow Flags

Patienten, die sich wegen Rückenschmerzen beim Erstbehandler vorstellen, weisen in 1–5 % der Fälle eine ernsthaftere spinale Pathologie auf (Williams et al. 2013), am häufigsten finden sich dabei Frakturen, Tumoren, Infektionen und Entzündungen. Nach Stauff und Carragee stellen **Wirbelfrakturen** dabei die häufigste Diagnose dar (Stauff und Carragee 2014).

Um diese potenziell gefährlichen Erkrankungen rechtzeitig zu diagnostizieren, wurde das **Konzept der „Red Flags"** entwickelt. Die von Negrini et al. als Red Flags angegebenen Faktoren sind nachfolgend dargestellt (Negrini et al. 2008).

RED FLAG

Faktoren für Red Flags bei Rückenschmerzen

- Rückenschmerzen bei Kindern < 18 Jahren mit erheblichen Schmerzen oder Beginn ab dem 55. Lebensjahr
- anamnestisch erhebliches Trauma oder mildes Trauma bei älteren Patienten
- nächtlicher konstanter oder zunehmender Schmerz
- Karzinomanamnese
- Gabe systemischer Steroide
- Drogenmissbrauch, HIV
- Gewichtsverlust
- systemische Krankheit
- anhaltende schwere Bewegungseinschränkung
- Schmerzverstärkung bei minimaler Bewegung
- strukturelle Deformität
- Verlust des Tonus des M. sphincter ani oder Stuhlinkontinenz, Reithosenanästhesie
- Miktionsprobleme
- verbreitete motorische Schwäche oder Gangstörungen
- Verdacht auf entzündliche Erkrankung (Bechterew-Krankheit) bei langsamen Beginn < 40 Jahren, Morgensteifigkeit, anhaltende Bewegungseinschränkung, Beteiligung peripherer Gelenke, Iritis, Hautveränderungen, Colitis, Urethritis, positive Familienanamnese

Das Vorliegen eines dieser Warnzeichen bedeutet aber nicht, dass sofort mit einer Maximaldiagnostik begonnen werden sollte. Der osteopathische Therapeut sollte jedoch nach gründlichen differenzialdiagnostischen Erwägungen, einer erweiterten Anamnese und einer gründlichen körperlichen Untersuchung ggf. eine entsprechende weiterführende Diagnostik veranlassen oder, falls er selbst kein Arzt ist, den Patienten entsprechend ärztlich vorstellen.

In verschiedenen Übersichtsarbeiten wird darauf hingewiesen, dass psychologische und soziale Faktoren („yellow flags") den Übergang von akuten zu chronischen Rückenschmerzen katalysieren können (Linton 2000, Pincus et al. 2002). Als **Yellow Flags** wird eine Gruppe von psychologischen und sozialen Risikofaktoren bezeichnet, zu denen maladaptive Wahrnehmungen und Vorstellungen über den Schmerz und die Konsequenzen des Schmerzes hinsichtlich Arbeit und täglichen Aktivitäten gehören.

In den neuseeländischen Leitlinien zur Erfassung psychosozialer Yellow Flags bei akuten Rückenschmerzen und nach Hildebrandt gelten z. B. die nachfolgend aufgelisteten Faktoren als Risiken für schlechte Behandlungsergebnisse (Cooperation AC 2004, Hildebrandt 2002).

YELLOW FLAG

Psychosoziale Yellow Flags bei Rückenschmerzen

- Vorstellungen, dass Rückenschmerzen schädlich und potenziell schwer behindernd sind
- Furcht-Vermeidungs-Verhalten (das Vermeiden einer Bewegung oder Aktivität durch eine unangebrachte Erwartung von Schmerzen)
- Tendenz zu gedrückter Stimmung und Rückzug von sozialen Interaktionen
- Erwartung, dass passive Behandlungen eher als eine aktive Teilnahme helfen werden

Auf die osteopathische Behandlung zentralnervöser Schmerzverarbeitungsprozesse einschließlich der endogenen Schmerzhemmung sowie die Beeinflussung psychosozialer Risikofaktoren kann an dieser Stelle nicht näher eingegangen werden, auch wenn die Osteopathie neben den klassischen Instrumenten der „kleinen Psychotherapie" in der Gesprächsführung eine Reihe von speziellen Verfahren wie Emotional Release, Behandlung des zentralen Nervensystems (ZNS) nach B. Chikly oder Techniken der Biodynamik bietet.

Wichtig ist jedoch, dass jeder osteopathische Therapeut – insbesondere bei inadäquatem Verlauf – an solche Risikofaktoren denkt und eine entsprechende Therapie durchführt oder einleitet.

54.3 Behandlung unspezifischer Schmerzen des unteren Rückens

54.3.1 Funktionelle Störungen des Beckengürtels

Eine der primären Störungen, die zu einer Fehlbelastung des unteren Rückens führt, ist die **seitliche Neigung des Sakrums** in der horizontalen (koronalen) Ebene, die entweder als sakroiliakale Störung primär durch das Sakrum (bei Sakrumtorsionen oder bei unilateral flektiertem Sakrum) oder durch seitliche Neigung des gesamten Beckens bei iliosakralen Störungen (Mitchell und Mitchell 1998) oder bei einer echten Beinlängendifferenz verursacht werden kann.

Eine **echte Beinlängendifferenz** ist relativ selten. Sie kann diagnostisch in Bauchlage des Patienten diagnostiziert werden:

- Ist in Bauchlage ein Bein kürzer als das andere und die Tuber ossis ischii stehen auf gleicher Höhe, liegt eine anatomische Beinlängendifferenz vor, die ggf. durch einen Verkürzungsausgleich korrigiert werden sollte.
- Ist das Tuber ossis ischii des kürzeren Beins im Seitenvergleich nach kranial disloziert, liegt ein Upslip des ipsilateralen Beckens (oder in extrem seltenen Fällen ein Downslip der anderen Beckenhälfte) vor.

Ist anamnestisch eine mechanische, traumatische Genese wie beim Sturz auf eine Gesäßhälfte nachzuweisen, erfolgt die Therapie nach den Regeln der Muskel-Energie-Techniken (MET). Aus osteopathischer Sicht sollten jedoch die engen anatomischen Beziehungen von Duodenum und Nieren mit dem **M. quadratus lumborum** beachtet werden. Sehr häufig finden sich z. B. somatische Dysfunktionen einer Niere, die zu einer Kontraktion des M. quadratus lumborum der gleichen Seite führen und damit einen Upslip verursachen. Über die Verbindungen der Nierenfaszien, z. B. zum Diaphragma, erklären sich **Dysfunktionen in anderen Körperregionen** wie z. B. dem Schultergürtel oder dem thorakolumbalen Übergang, die bei Rückenschmerzen ebenfalls von Bedeutung sind und auch betroffen sein können. Auch über die Beziehung zum **M. psoas major** werden Irritationen in den Beckengürtel übertragen. Auf die Beziehungen der Organe des kleinen Beckens zu Wirbelsäule und Beckengürtel wird in ➤ Kap. 56 und ➤ Kap. 57 eingegangen, eine ausführliche Darstellung findet sich bei Meert (2012).

Ist eine mögliche Subluxation im ISG korrigiert, ist eine **Pubic-Shear-Dysfunktion** der Symphyse auszuschließen oder zu therapieren. Neben einer palpablen Stufenbildung an der Symphyse findet sich eine variable Beinlängendifferenz. Neben MET oder der von Derbolowsky eingeführten Technik der manuellen Therapie (Derbolowsky 1967) bieten sich hier kraniosakrale Therapien an. Nach Erfahrungen des Verfassers sind am häufigsten osteopathische Läsionen im Bereich der Suturae sagittalis, metopica und pterygopalatina oder Fixationen des Os ethmoidale als Mittellinienstruktur zu behandeln.

Da sich anteriore/posteriore Rotationen der Beckenhälften und/oder Flare-Dysfunktionen oft nach Behandlung der LWS spontan lösen, sollten diese am Schluss der Behandlungssequenz behandelt werden.

Als sakroiliakale Dysfunktionen werden primäre Störungen der Stellung des Sakrums im Verhältnis zu den beiden Beckenhälften bezeichnet.

Eine **Sakrumtorsion** nach vorn kommt normalerweise während des Gehens zustande, um die seitliche Verschiebung der Wirbelsäule abzufangen. Kommt es zu einer Störung des Erregungsmusters der beteiligten Muskulatur mit gleichzeitiger Kontraktion der kontralateralen Mm. quadratus lumborum und piriformis, bleibt das Sakrum nach vorn torquiert, bis sich beide Muskeln entspannen (Mitchell und Mitchell 2005). Bei einer Torsion nach links rotiert die Vorderfläche des Sakrums nach links (Linksrotation) und die Sakrumbasis neigt sich nach rechts (Rechtsseitneigung) (Greenman 2000).

Im **Mitchell-Modell** besteht unter physiologischen Umständen bei balancierter Seitneigung/Rotation eine Kopplung zwischen L5 und dem Sakrum: Wenn sich L5 nach links neigt und damit eine Rechtskonvexität bildet, neigt sich die Sakrumbasis nach rechts und rotiert nach links. Die Kontraktion des M. piriformis, deren Seite durch das die Last des den Rumpf tragenden Iliums bestimmt wird, bestimmt den unteren Pol der Torsionsachse. Die Bezeichnung der Achse erfolgt per definitionem nach dem oberen Pol der Torsionsachse. Eine anteriore Torsion verschwindet in der „Sphinx-Position", d. h. bei in Bauchlage hyperextendiertem Oberkörper (Mitchell und Mitchell 2005).

Bei einer **„backward torsion"** nach rechts über die linke diagonale Achse rotiert das Sakrum nach links, neigt sich nach rechts und die linke Sakrumbasis geht in die Gegennutation nach posterior (Greenman 2000). Wenn das Sakrum nach hinten torquiert ist, können „unnatürliche" Körperbewegungen zu einer ipsilateralen Co-Kontraktion der lumbalen Seitneiger und der Außenrotatoren der Hüfte führen, wodurch das Sakrum gezwungen wird, seine Basis über die Schrägachse nach hinten zu rotieren.

Dies erzeugt häufig **akute Kreuzschmerzen** sowie eine **antalgische Schonhaltung,** die nicht von einem Spasmus des M. psoas zu unterscheiden ist. Typischerweise schildern die Patienten eine Aufrichtung aus einer rechtsseitgeneigten anteflektierten Stellung heraus, wobei sie eine große Last in der rechten Hand halten und gleichzeitig auf das linke Bein umsteigen. Dadurch wird eine Co-Kontraktion des linken M. piriformis und der linken Seitbeuger (M. quadratus lumborum) erreicht, was zur Sakrumtorsion nach links über die rechte Schrägachse führt (Mitchell und Mitchell 2005).

Die Mehrzahl der sakroiliakalen Dysfunktionen sind nach links über die linke Schrägachse torquiert **(Vorwärtstorsionen).** Die geschieht häufig ohne Schmerzen oder Einschränkungen. In den seltenen Fällen, wo Schmerzen begleitend auftreten, sind diese nicht auf das Sakrum beschränkt, sondern eher als Rückenschmerzen in der Lumbalregion vorhanden. Bei einer Läsion in Vorwärtstorsion geht der Patient steif aufrecht, mit einer Tendenz zur Seite der betroffenen Achse, jedoch sind diese Zeichen recht subtil. Bei der **Rückwärtstorsion** geht der Patient gebückt mit einer Tendenz von der beteiligten Achse fort. Diese Zeichen sind klinisch viel deutlicher und ähneln dem **Psoasspasmus,** der häufig als Bandscheibenvorfall fehlgedeutet wird (Mitchell und Mitchell 2005).

> Die Sakrumtorsionen sind gut mit MET oder mit einer modifizierten Technik mit isometrischer Kontraktion der beidseitigen Glutealmuskulatur gegen einen Widerstand in der Rima ani zu therapieren.

54

54.3.2 Funktionelle Störungen der Lendenwirbelsäule

Funktionelle Störungen der LWS werden im deutschsprachigen Raum in der Regel als „Blockierung" bezeichnet.

Ein Konsensuspapier der drei deutschen manualmedizinischen Gesellschaften Ärzteseminar Berlin (ÄMM), Deutsche Gesellschaft für Manuelle Medizin (DGMM-MWE) und Deutsche Gesellschaft für Muskuloskeletale Medizin (DGMSM) definiert **Blockierung** als „reversible hypomobile artikuläre Dysfunktion innerhalb des Bewegungsraums mit eingeschränktem oder fehlendem Gelenkspiel", wobei Blockierungen an Wirbelsäulensegmenten und peripheren Gelenken auftreten können. Allgemeine Symptome sind Hypomobilität, Muskelspannungsdifferenz und fakultativ Schmerz der Funktionsbewegung. Die segmentale Dysfunktion kann eine bis drei Bewegungsrichtungen betreffen. Sie wird heute als die **segmentale spondylogene oder neuromuskuläre Nozireaktion** auf eine überschwellige Afferenz des „wide dynamic range neuron" (WDR-Neuron oder spinothalamisches Konvergenzneuron) betrachtet (Nazlikul 2014).

Eine sehr praktikable und für das Verständnis der Funktionsstörungen der Wirbelsäule fundamentale Theorie ist das **ERS/FRS-Modell von Mitchell** (Divergenz-/Konvergenzstörung) (Mitchell und Mitchell 1998). Bei einer ungestörten Beweglichkeit im Bewegungssegment gleiten die unteren Gelenkfacetten des oberen Wirbels symmetrisch bei Flexion auf den oberen Gelenkfacetten des unteren Wirbels nach vorn, das Gelenk öffnet sich. In Extension gleiten die Facetten wieder nach hinten und das Gelenk schließt sich. Kommt es zu einer unphysiologischen Bewegung der Wirbelsäule, folgt diese den von Fryette beschriebenen Gesetzmäßigkeiten (Fryette 1954).

> **Fryette-Gesetze**
>
> - Der neutral seitgeneigte Wirbel tendiert so lange zu einer Rotation nach kontralateral, bis der Apex einer Kurve überschritten hat. Der apikale Wirbel erreicht seine maximal rotierte Position durch Summation der schrittweise zunehmenden Rotation der in der Gruppenkurve angrenzenden Wirbel. Oberhalb des Apex erfolgt eine schrittweise Derotation.
> - Ein Wirbel, der sich weit genug flektiert oder extendiert hat, um eine unilaterale Blockierung einer Facette zu erreichen, wird ipsilateral zur Seitneigung rotieren, wenn er sich in der sagittalen Ebene in der gleichen Richtung weiterbewegt.
> - Mit Beginn der Bewegung eines Wirbelgelenks in einer Ebene wird seine Beweglichkeit in den anderen beiden Ebenen automatisch reduziert (Mitchell und Mitchell 1998).

Auf das ERS/FRS-Modell und die von Mitchell entwickelten MET kann hier nicht im Detail eingegangen werden. Aus osteopathischer Sicht ist wichtig, dass es bei einer gestörten Öffnung oder Schließung des Facettengelenks entsprechend der Fryette-Gesetze zu einer Rotation und Seitneigung im Bewegungssegment kommt. Dadurch können verschiedene sensible Strukturen fehlbelastet und letztlich schmerzhaft werden:

- Auf **Bandscheiben** wirken Scherkräfte, was bei gesunden Bandscheiben zu einer Degeneration führen kann. In degenerierten Bandscheiben können entlang von Fissuren eingesprossene Nervenfasern (Ferrara et al. 2005) schmerzhaft gereizt werden (Iatridis et al. 2013).
- **Facettengelenke** verfügen über eine gut innervierte Gelenkkapsel, deren Nozizeptoren aktiviert werden können (Ozaktay et al. 1991, Cavanaugh et al. 1997).
- Ist der Raum für den **Spinalnerv und sein Ganglion** bereits durch degenerative Prozesse wie Spondylose, Spondylarthrose, Bandscheibenprotrusionen oder -prolapsus reduziert, kann es zu Nervenwurzelkompressionen mit der Entstehung radikulärer Schmerzen kommen, die meist einen neuropathischen Charakter haben (Niv und Devor 2006).
- **Iliolumbale Ligamente** zwischen dem 4. und 5. Lendenwirbeln und dem Becken werden einseitig unter Dehnungsstress gebracht und werden schmerzhaft (Panjabi 2006, Solomonow et al. 2001).
- Die kurzen, tiefen **autochthonen Muskeln** (Mm. rotatores, intertransversarii, interspinales) werden überlastet und schmerzen (Panjabi 2003).
- Die **Fascia thoracolumbalis** gerät unter Spannung. Da sie reichlich nozizeptiv innerviert ist, stellt sie eine wesentlich Quelle für Rückenschmerzen dar (Bednar et al. 1995, Schilder et al. 2014).
- Reflektorisch werden **Rücken- und Bauchmuskeln verspannt,** was neben lokalen Schmerzen Einfluss auf die gesamte Statik haben kann.
- **Verspannungen der paraspinalen Gewebe** können wiederum zu lokalen Ischämien und zu lymphatischen und venösen Stauungszuständen führen.

Es ist unter diesen Gesichtspunkten naheliegend, dass bei unspezifischen Rückenschmerzen primär Störungen des parietalen Systems von Beckengürtel und Wirbelsäule beseitigt werden müssen.

Für die Behandlung von segmentalen Dysfunktionen der LWS stehen dem Osteopathen Manipulationstechniken mit Impuls (HVLA) oder anderen aktivierenden Kräften, MET oder vektorgesteuerte Mobilisationen zur Verfügung.

54.3.3 Myofasziales System und Rückenschmerzen

Die Muskulatur ist in der Pathophysiologie von Rückenschmerzen unter verschiedenen Aspekten auch aus osteopathischer Sicht von eminenter Bedeutung.

Als **lokale Schmerzquellen** können sowohl die kleinen autochthonen Mm. intertransversarii und interspinalia als auch die größeren tiefen (Mm. multifidii, quadratus lumborum) und oberflächlicheren Muskeln (Mm. erector spinae, latissimus dorsi) wirken. Außerdem können **Muskeln im Rahmen eines myofaszialen Schmerzsyndroms** Schmerzen in die Lumbalregion projizieren. Travell und Simons führen Triggerpunkte in den Mm. longissimus thoracis, iliocostalis lumborum, iliocostalis thoracis, multifidi, rectus abdomis, gluteus medius und iliopsoas als potenzielle Ursachen von Schmerzen im unteren Rücken auf (Travell und Simons 1992).

Levene et al. untersuchten Patienten mit therapieresistenten Rückenschmerzen und fanden Triggerpunkte in den Mm. iliopsoas und quadratus lumborum (zu je 61,4 %), erector spinae (52,3 %), gluteus medius (40,9 %) und gluteus minimus (29,5 %); bei 50 % der Patienten waren die Mm. rectus abdominus und obliquus externus abgeschwächt (Levene et al. 2014).

Als Beispiel zeigt ➤ Abb. 54.1 die Schmerzausbreitung des auch als **„Lumbago-Muskel"** bezeichneten M. gluteus medius.

Andererseits sind Muskeln wesentlich für die Stabilität von Wirbelsäule und Beckengürtel. Von besonderer Bedeutung sind hier die Mm. transversus abdominus, obliquii, iliopsoas, glutei und piriformis, multifidus und erector spinea hinsichtlich ihrer Rekrutierungsmuster und arthromuskulärer Dysbalancen (Hodges 2014). Außerdem existieren **myofasziale Verkettungen,** durch die Störungen aus der Peripherie in die Lenden-Becken-Region übertragen werden können (ausführliche Darstellungen: Myers 2010, Lewit 2007). Die funktionellen myofaszialen Verbindungen des unteren Rückens, die von der Fußwurzel bis zum Schädel und über Verbindungen der einzelnen „Schienen" das gesamte myofasziale Systems des Körpers umfassen, sind anschaulich in ➤ Abb. 54.2 und ➤ Abb. 54.3 dargestellt.

Bei rezidivierenden somatischen Dysfunktionen im Bereich von Beckengürtel und LWS lohnt es sich, nach Fernstörungen im parietalen System zu suchen und diese entsprechend zu therapieren. Eine detaillierte Besprechung anatomischer oder pathophysiologischer Zusammenhänge würde den gegebenen Rahmen sprengen. Die Osteopathie bietet hier eine große Zahl von Therapiemöglichkeiten, u. a. MET sowie myofasziale und Counterstrain-Techniken. Auch kraniosakrale Techniken sind in diesem Zusammenhang unverzichtbar.

In den Faszien finden sich marklose Nervenfasern und sensible Nervenendigungen, die von Staubesand und Li mit myofaszialen Schmerzsyndromen in Verbindung gebracht werden (Staubesand und Li 1996). Faszien sind nach Schleip und Grau mit unzähligen **Mechanorezeptoren** innerviert, die auf mechanische Druck- oder Zugbelastungen reagieren (Schleip und Grau 2009) (➤ Kap. 11).

Die **Fascia thoracolumbalis** (FTL) ist die größte Aponeurose des menschlichen Körpers. Anatomisch erstreckt sich diese Faszie über die thorakale und lumbosakrale Region des Rumpfes und bedeckt mit ihren drei Blättern die gesamte dorsale Rückenmuskulatur von ventral und dorsal. Nach kaudal hat die FTL Verbindungen zum Lig. iliolumbale, den Beckenkämmen und den Iliosakralgelenken, in der Mittellinie bestehen Verbindungen zu den Ligg. supra- und intraspinosa, die bis hinein zu den Kapselstrukturen der Facettengelenke reichen können, und nach kranial hat die oberflächliche Schicht Kontakt zu den Mm. rhomboidei (Tesarz 2010), die tiefe Schicht vereinigt sich nach Barker und Briggs mit den Sehnenansätzen der Mm. splenius cervicis und capitis (Barker und Briggs 1999).

In der Osteopathie spielen Faszien eine wesentliche Rolle. Bereits 1902 schrieb A. T. Still, dass in den mechanischen Eigenschaften von Faszien eines der größten zu lösenden Probleme liege, *„weil wir*

54

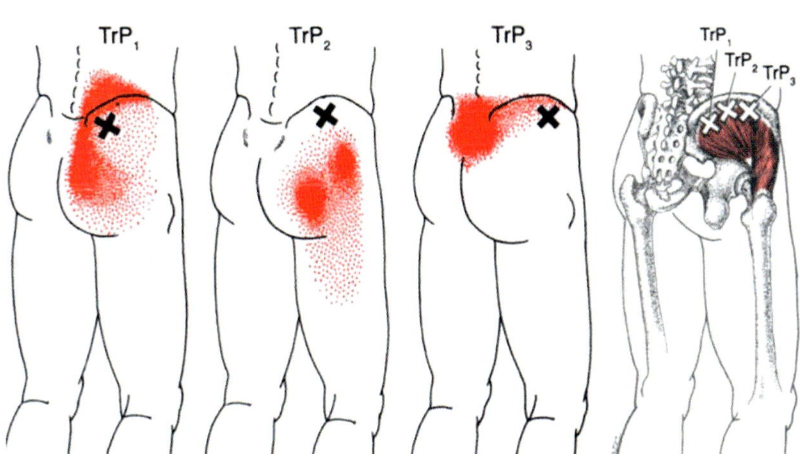

Abb. 54.1 Triggerpunkte des M. gluteus medius. TrP = Triggerpunkt. [G100]

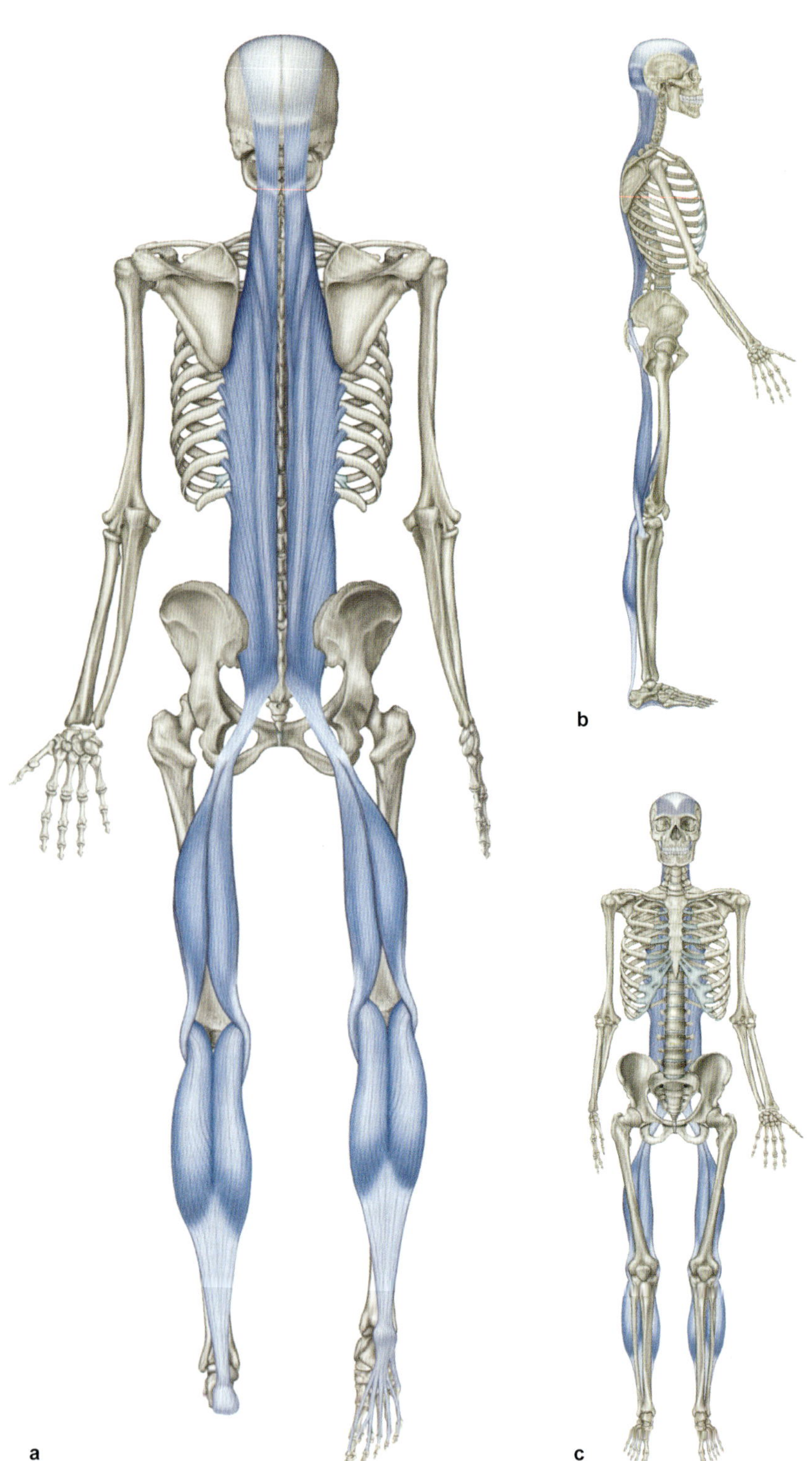

Abb. 54.2 Die oberflächliche Rückenlinie. [E669]

durch ihre Aktion leben und durch ihre Fehlfunktion sterben" (Still 1902). Es werden zwei Zustände unterschieden, die im Amerikanischen als „ease" und „bind" bezeichnet werden. Unter **„bind"** versteht man einen palpablen Widerstand eines Gelenks oder Gewebes gegen Bewegung, während **„ease"** eine freie Beweglichkeit beschreibt. Als **„fascial creep"** ist die Fähigkeit von Faszien oder anderen Geweben definiert, sich bei Einwirkung einer konstanten Spannung/Kraft zu verlängern und dabei bei der Einwirkung einer zweiten Kraft weniger Widerstand zu zeigen (Mason 2011). Techniken zur Behandlung von Faszien werden als **Myofascial-Release-Techniken** gelehrt.

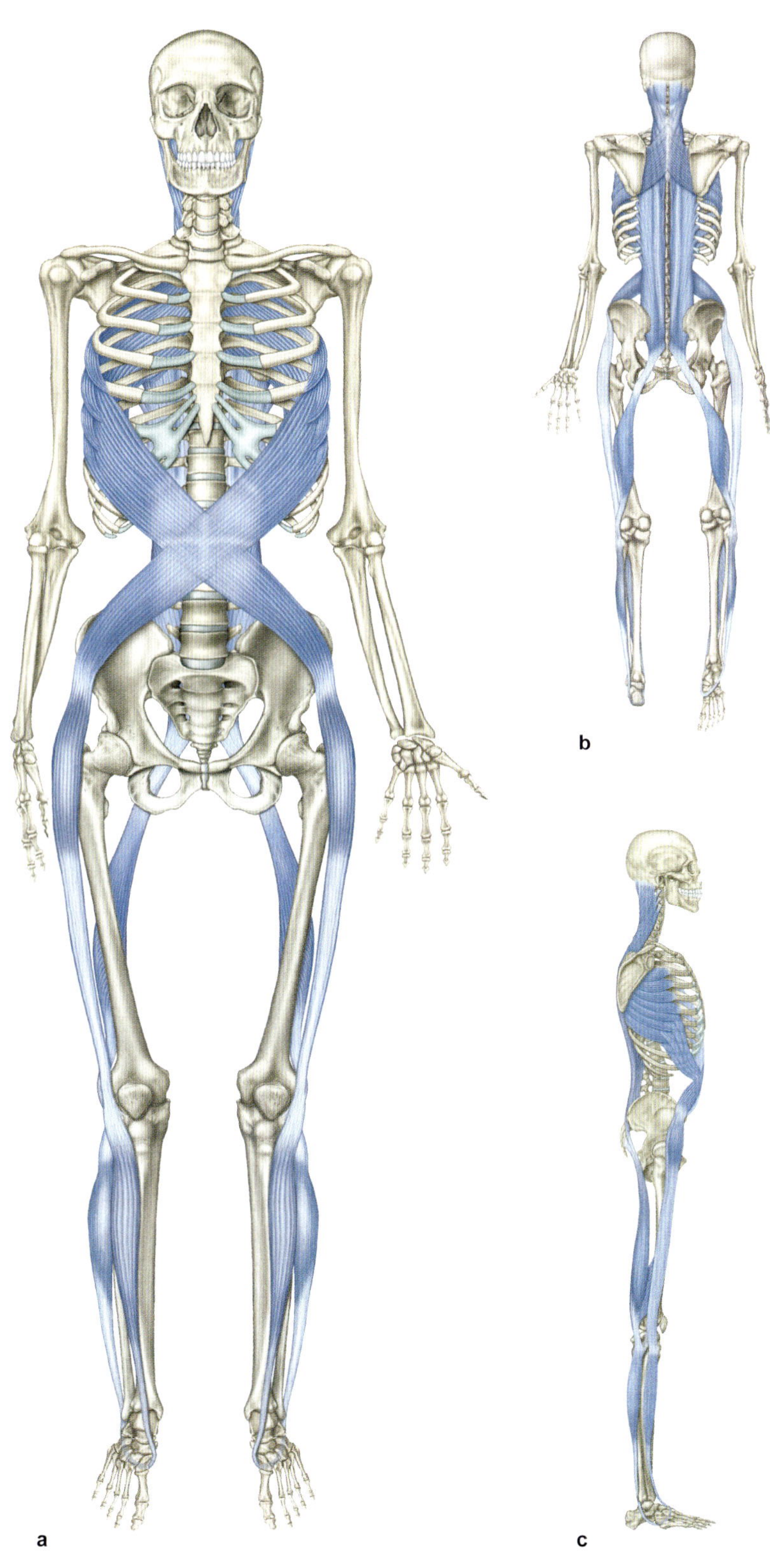

Abb. 54.3 Die Spirallinie. [E669]

Tab. 54.1 Beziehungen des unspezifischen unteren Rückenschmerzes zu anderen Körperregionen (Auswahl)

Region	Organ	Verbindung zu Rückenschmerzen über	Therapie
Schädel	Knochen: Suturen, intraossäre Strains	Dura Faszien	kraniosakral myofaszial
	Augen	ZNS	kraniosakral
	Temporomandibulargelenk	Dura Faszien	kraniosakral myofaszial
Hals	Halswirbelsäule	Dura, parietales System	kraniosakral, MET, HVLA
	Halsfaszien	Faszien	myofaszial
Thorax	Brustwirbelsäule, Rippen	parietale Verkettungen	MET
		viszeral über Pleura und Diaphragma	viszeral
Abdomen	intraperitoneale Organe	viszerosomatische Reflexe zur BWS	viszeral
	retroperitoneale Organe	viszerosomatische Reflexe zur BWS, bei Dysfunktion lokale Irritation tiefer Rückenmuskeln möglich	viszeral, myofaszial
	Sphinkter-like Regions	bei Dysfunktion Irritation tiefer Rückenmuskeln möglich	viszeral
Beckengürtel	knöcherne Strukturen	parietales System	MET, HVLA, Counterstrain
	Beckenorgane	viszerosomatische Reflexe, ligamentäre Spannungen	viszeral, myofaszial, funktionelle Techniken

ZNS = zentrales Nervensystem, MET = Muskel-Energie-Technik, HVLA = High Velocity Low Amplitude, BWS = Brustwirbelsäule.

54.3.4 Viszerales System

Die Bauchorgane sind viszerosomatisch mit der Brustwirbelsäule verbunden und können dort zu somatischen Dysfunktionen führen. **Somatische Dysfunktionen** der retroperitoneal gelegenen Organe, insbesondere von Nieren, Duodenum und der sphinkterähnlichen Regionen, können anatomisch benachbarte Strukturen irritieren und dadurch z. B. über eine Kontraktion des M. quadratus lumborum zu Dysfunktionen im Beckengürtel führen. Dies gilt auch für Stasen oder Spannungen in den Mesenterialwurzeln, die entsprechend mit viszeralen oder lymphatischen Techniken behandelt werden müssen.

Eine besondere Rolle spielt das **Diaphragma,** das einerseits bei Störungen von Lungen, Pleura, Perikard oder Mediastinum von thorakal oder durch somatische Dysfunktionen von Oberbauchorganen wie Leber, Magen oder (seltener) Milz sowie des Colon transversum beeinträchtigt werden kann, andererseits direkte Beziehungen zu Rippen, unterer Brust- und oberer Lendenwirbelsäule, den Nierenfaszien und Muskeln, wie z. B. den Mm. psoas oder quadratus lumborum, aufweist und in das myofasziale Gesamtsystem eingebunden ist.

Die Organe des Beckens weisen vielfältige funktionelle Beziehungen zum Beckengürtel auf, Dysfunktionen treten häufig auf und sind oft mit Schmerzen im unteren Rücken verbunden. Auf diesen wichtigen Komplex wird in ➤ Kap. 57.5 ausführlich eingegangen.

54.3.5 Kraniosakrales System

Zwischen dem knöchernen Schädel, seinen Suturen und duralen Verbindungen und dem Beckengürtel bestehen enge funktionelle Verbindungen. So wie es möglich ist, Störungen an der Schädelbasis oder im Neurokranium über das Sakrum zu behandeln, können auch Funktionsstörungen im Beckengürtel über durale Verbindungen zu den Schädelknochen behandelt werden. Insbesondere bei rezidivierenden Funktionsstörungen sollte nach Dysfunktionen im Bereich der Kopfgelenke, der Suturen und der Temporomandibulargelenke gesucht werden. Gelegentlich sind auch Strukturen des ZNS wie Zerebellum, Hirnstamm oder limbisches System oder auch die Augen durch entsprechende Techniken mitzubehandeln. Auf den Einsatz von Techniken wie Emotional Release oder biodynamischen Verfahren wird hier nicht weiter eingegangen.

In ➤ Tab. 54.1 sind die komplexen Wechselwirkungen von unspezifischen Rückenschmerzen und Störungen in anderen Regionen zusammengefasst.

Zusammenfassung

Es bleibt festzustellen, dass es für die osteopathische Behandlung von unspezifischen Schmerzen des unteren Rückens von entscheidender Bedeutung ist, physiologische Verhältnisse in der Stellung und Beweglichkeit der Strukturen in dieser Region wiederherzustellen. Damit werden lokale Reizzustände und Verspannungen beseitigt, die über Fehlbelastungen oder Kompressionen zu mechanisch und entzündlich aktivierten lokalen Schmerzzuständen führen. Zur Erreichung dieses Ziels ist der an die aktuelle Situation angepasste Einsatz parietaler, kraniosakraler, viszeraler und biodynamischer osteopathischer Techniken unter Beachtung der biopsychosozialen Gesamtsituation geeignet.

LITERATUR

Barker PJ, Briggs CA. Attachments of the posterior layer of lumbar fascia. Spine. 1999; 24 (17):1757–1764.

Bednar DA, Orr FW, Simon GT. Observations on the pathomorphology of the thoracolumbar fascia in chronic mechanical back pain. A microscopic study. Spine. 1995; 20 (10): 1161–1164.
Bernstein P et al. Thoracal flat back is a risk factor for lumbar disc degeneration after scoliosis surgery. Spine J 2014; 14 (6): 925–932.
Cavanaugh JM et al. Mechanisms of low back pain: a neurophysiologic and neuroanatomic study. Clin Orthop Relat Res. 1997; (335): 166–180.
Cooperation AC. New Zeeland Acute Low Back Pain Guide. Committee TNH (ed.). New Zealand, 1997/2004.
DeLeo JA, Colburn RW, Rickman AJ. Cytokine and growth factor immunohistochemical spinal profiles in two animal models of mononeuropathy. Brain Res. 1997; 759 (1): 50–57.
Derbolowsky U. Über das Phänomen der „variablen Beinlängendifferenz". Manuelle Med. 1967; 5: 63–71.
Ferrara L et al. A biomechanical assessment of disc pressures in the lumbosacral spine in response to external unloading forces. Spine J. 2005; 5 (5): 548–553.
Fordyce WE. Back Pain in the Workplace. Seattle: IASP, 1995.
Fryette HH. Principles of Osteopathic Technique. Carmel: Academy of Applied Osteopathy, 1954.
Greenman PE. Lehrbuch der Osteopathischen Medizin: Grundlagen und Konzepte, Techniken und Methoden, klinische Integration und Korrelation. Heidelberg: Haug-Verlag, 2000.
Haher TR et al. The effect of the three columns of the spine on the instantaneous axis of rotation in flexion and extension. Spine. 1991; 16 (8 Suppl): S312–318.
Hildebrandt J. Rückenschmerzen. Med Welt. 2002; 53: 44–47.
Iatridis JC et al. Role of biomechanics in intervertebral disc degeneration and regenerative therapies: what needs repairing in the disc and what are promising biomaterials for its repair? Spine J. 2013; 13 (3): 243–262.
Hodges PW. To redistribute muscle activity in pain, or not: that is the question. Pain. 2014; 155 (5): 849–850.
Irvine RE. The origine and relief of common pain. J Back Musculoskel Rehab. 1998; 11: 89–130.
Kras JV, Dong L, Winkelstein BA. The prostaglandin E2 receptor, EP2, is upregulated in the dorsal root ganglion after painful cervical facet joint injury in the rat. Spine. 2013; 38 (3): 217–222.
Levene R et al. Die Behandlung myofaszialer lumbaler Rückenschmerzen. Effektive Diagnostik und Therapie. Schmerz. 2014; 28 (6): 573–583.
Lewit K. Manuelle Medizin bei Funktionsstörungen des Bewegungsapparates. 8. Aufl. München: Elsevier, Urban & Fischer, 2007.
Linton SJ. A review of psychological risk factors in back and neck pain. Spine. 2000; 25 (9): 1148–1156.
Locher H et al. Rezeptive Felder und Neuroplastizität. Wie werden Indikation und Differentialindikation für manuelle und andere Therapiemaßnahmen beeinflusst? Manuelle Med. 2013; 51: 194–202.
Mason D. Glossary of osteopathic terminology. In: Chila A (ed.). Foundations of Osteopathic Medicine. 3rd ed. Baltimore: Lippincott, Williams & Wilkins; 2011. pp. 682–727.
McGrath MC, Zhang M. Lateral branches of dorsal sacral nerve plexus and the long posterior sacroiliac ligament. Surgical and radiologic anatomy: SRA. 2005; 27 (4): 327–330.
Meert GF. Das Becken aus osteopathischer Sicht: Funktionelle Zusammenhänge nach dem Tensegrity-Modell. 3. Aufl. München: Urban & Fischer. 2012.
Mitchell FL, Jr., Mitchell KG. The muscle energy manual. East Lansing: MET Press, 1998.
Mitchell FL, Jr., Mitchell KG. Handbuch der Muskelenergie-Techniken. Diagnostik und Therapie: Becken und Sakrum. Stuttgart: Hippokrates, 2005.
Moll H et al. Die reversible hypermobile artikuläre Dysfunktion – die Blockierung. Manuelle Med. 2010; 48: 426–434.
Myers TW. Anatomy Trains. Myofasziale Leitbahnen für Manual- und Bewegungstherapeuten. 2. Aufl. München: Urban & Fischer, 2010.
Nachemson A, Vingart E. Assessment of patients with neck- and back pain: a best evidence synthesis. Nachemson A, Jonsson E (eds.). Philadelphia: Lippincott, Williams & Wilkins, 2000.
Nazlikul H. Die segmentale vertebrale Dysfunktion ist ein multikausales Geschehen. Manuelle Med. 2014; 52: 432–436.
Negrini S et al. Low back pain: state of the art. Eur J Pain. 2008; 12 (Suppl. 2): 52–56.
Nerlich AG et al. Pathophysiologie und Pathomorphologie der Bandscheibendegeneration. In: Hildebrand J, Müller G, Pfingsten M (Hrsg.). Lendenwirbelsäule – Ursachen, Diagnostik und Therapie von Rückenschmerzen. München: Urban & Fischer. 2006. S. 98–106.
Niv D, Devor M. Refractory neuropathic pain: the nature and extent of the problem. Pain Pract. 2006; 6 (1): 3–9.
Otti A, Noll-Hussong M. Intrinsische Hirnaktivität bei Schmerzen. Schmerz. 2011; 25 (5): 501–507.
Ozaktay AC et al. Proc Orthop Res Soc. 37th Annual Meeting, Anaheim, CA, 1991.
Panjabi MM. The stabilizing system of the spine. Part I. Function, dysfunction, adaptation, and enhancement. J Spinal Disord. 1992a; 5 (4): 383–389; discussion 97.
Panjabi MM. The stabilizing system of the spine. Part II. Neutral zone and instability hypothesis. J Spinal Disord. 1992b; 5 (4): 390–396; discussion 7.
Panjabi MM. Clinical spinal instability and low back pain. J Electromyography Kinesiol. 2003; 13 (4): 371–379.
Panjabi MM. A hypothesis of chronic back pain: ligament subfailure injuries lead to muscle control dysfunction. Eur Spine J. 2006; 15 (5): 668–676.
Pincus T et al. A systematic review of psychological factors as predictors of chronicity/disability in prospective cohorts of low back pain. Spine. 2002; 27 (5): E109–120.
Price DD, Verne GN, Schwartz JM. Plasticity in brain processing and modulation of pain. Progr Brain Res. 2006; 157: 333–352.
Schilder A et al. Sensory findings after stimulation of the thoracolumbar fascia with hypertonic saline suggest its contribution to low back pain. Pain. 2014; 155 (2): 222–231.
Schleip R, Grau T. Die Faszienstruktur des menschlichen Körpers und die Rolfing-Methode. Zschr Komplementärmed. 2009; 1 (2): 18–23.
Schwab F et al. Sagittal plane considerations and the pelvis in the adult patient. Spine. 2009; 34 (17): 1828–1833.
Snijdelaar DG et al. Substance P. Eur J Pain. 2000; 4 (2): 121–135.
Solomonow M et al. Neuromuscular neutral zones associated with viscoelastic hysteresis during cyclic lumbar flexion. Spine. 2001; 26 (14): E314–324.
Staubesand J, Lee Y. Zum Feinbau der Fascia cruris mit besonderer Berücksichtigung epi- und intrafascialer Nerven. Manuelle Med. 1996; 34: 196–200.
Stauff MP, Carragee EJ. Vertebral compression fracture rules. Spine J. 2014; 14 (6): 971–972.
Still AT. The philosophy and mechanical principles of osteopathy. Kansas City: Hudson-Kimberly Pub Co, 1902.
Tesarz J. Die Fascia thoracolumbalis als potentielle Ursache für Rückenschmerzen: Anatomische Grundlagen und klinische Aspekte. Osteopath Med. 2010; 11 (1): 28–34.
Travell JG, Simons DG. Myofascial pain and dysfunction. The trigger point manual. Baltimore: Williams & Wilkins, 1983/1992.
Vleeming A. Funktionelle Anatomie: Bedeutung des Beckengürtels als Verbindung von Wirbelsäule und Beinen. Hildebrandt J, Müller G, Pfingsten M (Hrsg.). München: Elsevier, 2005.
Williams CM et al. Red flags to screen for vertebral fracture in patients presenting with low-back pain. The Cochrane database of systematic reviews. 2013; 1: CD008643.

KAPITEL

55 Schmerzen im kleinen Becken bei der Frau aus gynäkologischer Sicht

Ilka Funke-Wellstein

55.1 Ursachen akuter Unterbauchschmerzen

Um akute Unterbauchschmerzen aus gynäkologischer Sicht abzuklären, sind anamnestische Fragen nach dem ersten Tag der letzten Menstruation, Zyklusunregelmäßigkeiten oder Blutungsstörungen, eingenommene Hormonpräparate, wie Ovulationshemmer (OH), Hormonersatzpräparate (HRT), Kinderwunschpräparate usw., bestehender Kinderwunsch oder Schwangerschaft ebenso wichtig wie die klinischen Zeichen.

In ➤ Abb. 55.1 sind die Strukturen des kleinen Beckens der Frau dargestellt (weitere anatomische Einzelheiten ➤ Kap. 56.2).

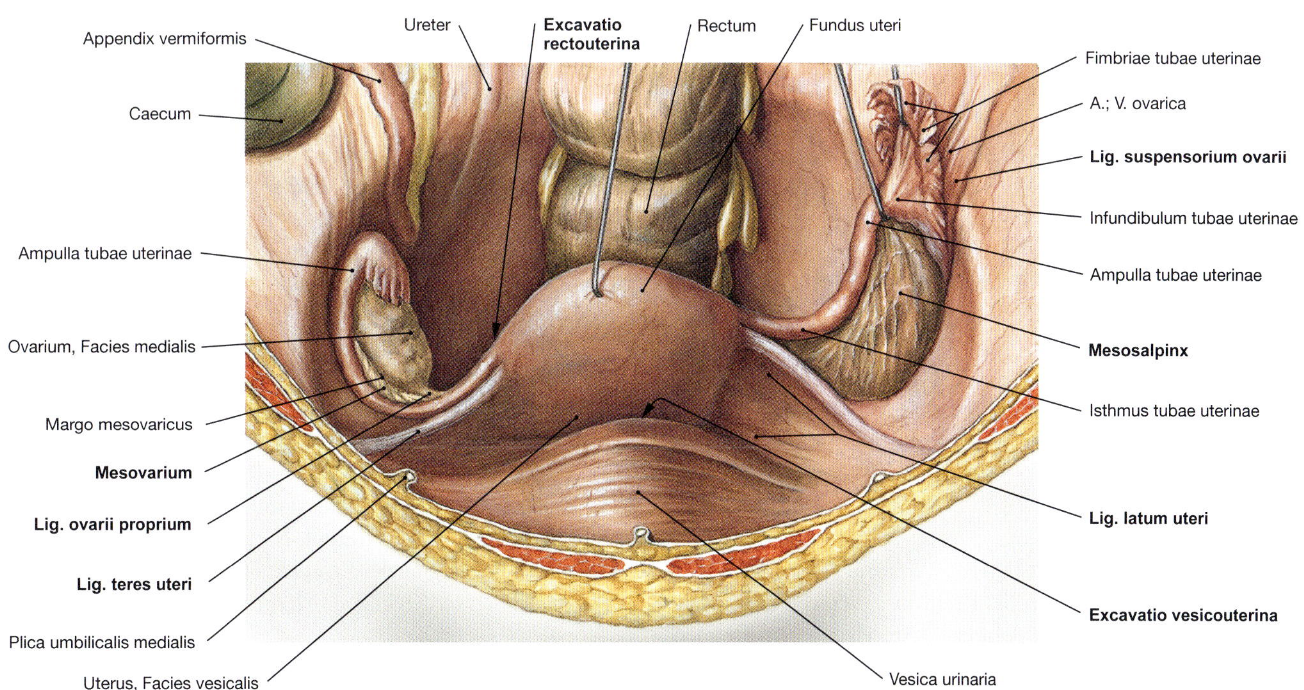

Abb. 55.1 Strukturen des weiblichen kleinen Beckens. [S007-2-23]

55.1.1 Infektionen des kleinen Beckens

Infektionen im kleinen Becken äußern sich durch akute oder auch chronische Schmerzen im Unterbauch. Die Einteilung von Infektionen des kleinen Beckens erfolgt nach dem Ort des Geschehens (➤ Tab. 55.1).

Symptome eines akuten Abdomens: Bei Beteiligung des Peritoneums kann es je nach Ausprägung zu den Leitsymptomen eines akuten Abdomens mit bretthartem Bauch, Loslass-Schmerz, ausgeprägter Schmerzempfindlichkeit mit Ausstrahlungen in andere Regionen oder auch im gesamten Abdomen, hochgestellten Darmgeräuschen, Erbrechen und Stuhlverhalt kommen. Das Allgemeinbefinden verschlechtert sich und es kann Fieber auftreten.

Diagnostik: Klinisch und laborchemisch mit ansteigenden Entzündungswerten wie Leukozyten, CRP (C-reaktives Protein; oft erst nachhängender Anstieg) und Blutsenkungsgeschwindigkeit (BSG).

Differenzialdiagnose: Entzündungen eines Teils oder des gesamten weiblichen Genitale, evtl. auch des Bauchfells, Extrauteringravidität, stielgedrehter Ovarialtumor, Uterusruptur, Dislokation eines Intrauterinpessars (UIP), Endometriose oder andere Infektionen im Bauchraum (Appendizitis, Gastrointestinalerkrankungen, Magen- oder Darmperforationen, Kolitis oder Infektionen, Steinabgänge der ableitenden Harnwege) sowie postoperative Entzündungen im Bauchraum.

Tab. 55.1 Einteilung von Infektionen des kleinen Beckens

Infektion	Ursache
Endomyometritis	Entzündung der Schleimhaut und der glatten Muskulatur des Uterus
Pyometra	Eitrige Entzündung der Gebärmuttermuskulatur und des Endometriums
Adnexitis	Eierstockentzündung
Pyovar	Eiter im Eierstock
Salpingitis	Entzündung des Eileiters
Pyosalpings	Eiter im Eileiter
Douglas-Abszess	Eiterabszess im Douglas-Raum dorsal der Gebärmutter
Peritonitis	Entzündung des Bauchfells, auch Omentum majus bzw. Netz und Darm
Bartholinitis	Entzündung einer Glandula vestibularis majores am Scheideneingang

Bakterielle und virale Infektionen des weiblichen Genitale

55

RED FLAG

Geschlechtskrankheiten bzw. STD (Sexual Transmitted Diseases) dürfen in Deutschland per Gesetz nur von Ärzten behandelt werden!

Meldepflicht

Akute Hepatitis-B-Infektionen sind namentlich an das Gesundheitsamt zu melden. LUES (Syphilis) und HIV-Erkrankungen werden anonym an das Robert-Koch-Institut gemeldet. Alle anderen STD-Erkrankungen sind nicht mehr meldepflichtig, sofern sich die Patienten der Therapie nicht entziehen. Weitere meldepflichtige Geschlechtskrankheiten sind in Deutschland sehr selten: Lymphogranuloma inguinale und Ulcus molle (weicher, schmerzhafter Schanker).

In den letzten Jahren nimmt die Zahl der Patienten mit STD-Erkrankungen, insbesondere mit Gonokokken- und Treponemeninfektionen, wieder deutlich zu. Dabei vermehren sich zunehmend antibiotikaresistente Keime.

Gonorrhö (Tripper)

Erreger: Bakteriell durch Gonokokken *(Neisseria gonorrhoeae).*

Untere Gonorrhö: (Zervizitis, Urethritis, eventuell anorektale Infektion) Beschwerden sind eitriger Fluor, eher selten Brennen beim Wasserlassen, selten auch Schwellungen der kleinen Schamlippen oder im unteren Drittel der großen Schamlippen durch eine Bartholinitis (Entzündung der Glandulae vestibularis majores mit Verklebung des Ausführungsgangs und schmerzhafter eitriger Schwellung der Drüse). Sehr selten entstehen im Stadium II Endometritis und Salpingitis gonorrhoica mit kolikartigen Schmerzen, Peritonitiszeichen und hohem Fieber. Noch seltener sind extragenitale Manifestation der Gonorrhö mit Augenentzündungen (die sog. Gonoblennorrhö), Gonokokkenmeningitis, Monoarthritis, Endokarditis, Peritonitis, Perihepatitis acuta gonorrhoica und Hautläsionen oder die disseminierte Gonokokkeninfektion (DGI) mit einer Trias aus Fieber, Arthralgien und Hauterscheinungen in Form von hämorrhagischen Pusteln akral (Finger und Zehenglieder) oder in Gelenknähe.

Diagnostik: Serologische Tests und Dunkelfeldmikroskopie.

Therapie: In Deutschland leicht zunehmende Erkrankungshäufigkeiten und Antibiotikaresistenzen. Es sollte zuerst eine kulturelle Anzucht versucht werden. Weltweit empfohlene Antibiotika sind Ceftriaxon und Azithromycin. Alternativ sind Spectinomycin oder Tetrazykline wirksam.

Lues (Syphilis/harter Schanker)

Erreger: Bakteriell *Treponema pallidum.*

Bereits kleinste Verletzungen der Haut (meist Genitale, Mund oder perianal) führen zu Infektionen. In den letzten 2 Jahren insbesondere bei Männern starke Zunahme der Erkrankungsraten.

RED FLAG

LUES ist eine meldepflichtige Erkrankung! Anonyme Meldung an das Robert Koch Institut durch den behandelnden Arzt.

LUES I Primäraffekt: Innerhalb weniger Tage entsteht aus einer Papel an der Eintrittsstelle ein meist münzgroßes, hartes, schmerzloses Geschwür, das Ulcus durum. Nach ca. 6 Wochen kommt es zum Anschwellen regionaler Lymphknoten (syphilitischer Primäraffekt). Die Beschwerden bilden sich spontan nach 4–6 Wochen zurück.

LUES II Ab der 8.–12. Woche bis ca. 2 Jahre nach der Primärinfektion breitet sich der Erreger auf dem Blut- und Lymphweg aus. Beschwerden sind unspezifisch. Eventuell tritt am Rumpf ein makulöses, nicht juckendes Hautekzem auf (Roseola syphilitica). In der späten Phase der Lues II treten Condylomata lata (nässende, breitbasig aufsitzende, hochinfektiöse Papeln) an den Genitalen und am Anus und an den Schleimhäuten (Plaques muqueuses) auf, oder es zeigt sich das typische Palmoplantarsyphilid, ein psoriasiformer Ausschlag auf Hand- und Fußflächen. Typisch sind auch die Alopecia specifica (Haarausfall) sowie das syphilitische Leukoderm (Halsband der Venus) oder Ekzeme an der Stirn-Haar-Grenze (Stirnband der Venus). Diese Hautläsionen heilen mit oder ohne Therapie aus, hinterlassen aber oft Pigmentverschiebungen. Nach etwa 2 Jahren heilen alle klinischen Erscheinungen der Lues II folgenlos ab.

LUES III Nur bei 30 % der unbehandelten Erkrankten treten syphilitische Späterscheinungen (die Gummen), die Neurosyphilitis mit Rückenmarkbefunden (Tabes dorsalis) oder die Mesaortitis luica mit der Gefahr eines Aneurysmas auf.

Am gefährlichsten ist die Syphilis in der Schwangerschaft, da der Fetus ab dem 5. Monat infiziert werden kann mit häufig letalem Ausgang für das Kind. Lebendgeborene infizierte Feten zeigen oft typische Hautsymptome (Pemphigus syphiliticus) oder schwere Fehlbildungen (Hutchinson-Trias).

YELLOW FLAG

Bei Patientinnen mit Gonorrhö immer auch auf Lues und Chlamydieninfektionen testen.

Bakterielle Vaginose (Aminkolpitis)

Erreger: Bakteriell *Haemophilus vaginalis* (*Gardnerella vaginalis*/ Clue Cells) zusammen mit anaeroben und fakultativ anaeroben Keimen.

Die bakterielle Vaginose ist die häufigste Vaginalinfektion und primär eine Fehlbesiedlung der Scheide mit einer Mischflora aus fakultativ anaeroben und anaeroben Keimen und *Gardnerella vaginalis,* die den pH-Wert in der Scheide von einem sauren Milieu hin zu einem alkalischen Milieu verschiebt. Typisch ist ein fischig riechender Ausfluss. Durch die bakterielle Vaginose werden andere aufsteigende Infektionen begünstigt, worin das Hauptrisiko, insbesondere in der Schwangerschaft (Frühgeburten durch das Amnioninfektionssyndrom), liegt. Die Infektion erfolgt meist aus dem eigenen Bakterienreservoir des Darms, kann aber auch vom Sexualpartner oder durch direkten Schleimhautkontakt übertragen werden. Rezidive sind häufig.

Diagnostik: Dunkelfeldmikroskopie und KOH-Test (fischiger Geruch).

Therapie: Metronidazol in Zäpfchen- oder Tablettenform über 7 Tage. Bei mehreren Rezidiven sollte eine Partnerbehandlung durchgeführt werden (Ping-Pong-Infektion). Im Fall von Resistenzen steht auch Clindamycin-Vaginalcreme zur Verfügung.

Differenzialdiagnose: Pilzinfekte mit *Candida albicans,* andere bakterielle Infekte (*Escherichia coli,* Streptokokken, Clostridien, Staphylokokken, *Pseudomonas* usw.) oder Trichomonaden sollten ausgeschlossen werden.

Infektion durch Herpes-simplex-Virus (HSV I und II)

Erreger: Virale genitale Infektionen entstehen meist durch *Herpes genitalis* (Typ II), während *Herpes simplex* (Typ I) meist im Mundbereich auftritt, aber auch durch Hände oder den Mund auf das Genitale übertragen werden können.

Der Herpesvirus persistiert lebenslang in den Ganglien der Nervenbahnen und kann jederzeit wieder auftreten, insbesondere bei Immunschwäche (z. B. unter Kortisondauertherapie, unter einer Chemotherapie oder bei Immunschwächung aufgrund schwerer chronischer Infektionen, z. B. HIV-Infektionen, systemischer Autoimmunerkrankungen oder Krebserkrankungen).

Symptome: Bei der Ersterkrankung mit HSV kann es zu brennenden Schmerzen, Lymphknotenschwellungen, Muskelschmerzen und extrem starken Schmerzen im äußeren Bereich der Vulva, den kleinen Schamlippen und dem Scheideneingang kommen. Die Schmerzen können in die Leisten oder zum Anus ziehen. Zunächst findet sich kein sichtbares Korrelat, dann entstehen zunächst klare Bläschen, die eintrüben, zu kleinen oft konfluierenden Ulzera werden und eine Kruste bilden. Der Bläscheninhalt ist extrem ansteckend und kann auf den Partner oder andere Körperstellen, insbesondere bei geschädigter Haut, übertragen werden. Die Bläschen heilen nach 10–21 Tagen ab. Sehr selten kann es zu den sehr gefährlichen Herpes-Enzephalitiden kommen. Die später rezidivierenden Infektionen sind bei sonst gesunden Frauen weniger schmerzhaft, weniger ausgeprägt und ohne die systemischen Krankheitszeichen.

Therapie: Virustatika wie Aciclovir, Famiclovir, Valaciclovir und andere.

RED FLAG

In der Schwangerschaft ist eine Herpes-Erstinfektion besonders gefährlich, da sie bei der Geburt auf das Neugeborene übertragen werden und lebensgefährliche sowie bleibende Schäden verursachen kann.

Urogenitale Chlamydieninfektion

Erreger: *Chlamydia trachomatis.*

Chlamydien sind weltweit die Haupterreger von aufsteigenden Genitalinfektionen (Pelvic Inflammatory Disease, PID) und die häufigste Ursache für weibliche Sterilität, da sie zu Verklebungen der Eierstöcke oder Verwachsungen im Bauchraum führen können. Alle Formen von Unterbauchschmerzen können bei Zervixinfektionen und aufsteigenden Infektionen auftreten. Chlamydieninfektionen können schmerzlos sein oder auch durch Unterbauchschmerzen und Schmerzen bei Kohabitation auffallen. Chronische Verläufe sind beschrieben, die primär ohne Beschwerden sein können und erst auffallen, wenn eine Sterilitätsabklärung durch eine Bauchspiegelung durchgeführt wird.

Diagnostik: Urintest auf Chlamydien und bei positivem Befund Abstrich von der Zervix oder aus der Urethra.

Therapie: Doxycyclin oder Erythromycin über mindestens 10 bis 14 Tage.

55.1.2 Sonstige Ursachen akuter Unterbauchschmerzen

Stieldrehung eines Ovarialtumors

Selten kann es durch Stieldrehungen einer Zyste zu starken Schmerzen – entweder einseitig oder auch diffus – im kleinen Becken kommen, da dann die Blutversorgung des Organs gedrosselt wird und es zu einer Stauung oder Nekrose kommen kann.

Therapie: Laparoskopische Entfernung der Zyste, selten der Adnexe.

Unterbauchschmerzen durch Erkrankungen der harnableitenden Organe

Bakterielle Zystitis

Bakterielle Entzündungen betreffen meist die Blasenschleimhaut, nur in schweren Fällen auch die ganze Blasenwand.

Ursachen: Störungen des Harnabflusses durch eine Einengung (Obstruktion) im Bereich der Harnröhre mit Restharnbildung, z. B. aufgrund einer Harnröhrenstriktur oder durch Tumoren, durch eine Beckenbodensenkung, Blasendivertikel, Blasenfisteln oder vesikoureteralem Reflux. In den meisten Fällen kommt es durch die Harnröhre zu aufsteigenden Entzündungen mit *Escherichia-coli*-Stämmen, aber auch mit Enterokokken, Proteus, *Staphylococcus aureus* und gramnegativen Problemkeimen. Chlamydien und Viren können ebenfalls Blasenentzündungen verursachen. Weitere Ursachen sind mechanische und chemische Reize z. B. durch Blasenkatheder oder nach Geschlechtsverkehr (Honeymoon-Zystitis). Rezidivierende Blasenentzündungen sind häufig Folge einer falschen Hygiene oder auch einer Abwehrschwäche. Die **hämorrhagische Zystitis** geht mit starker, sichtbarer Blutbeimengung im Urin einher und wird meist durch Viren (Adenoviren) oder Enterobakterien verursacht.

Symptome: Pollakisurie, Brennen beim Wasserlassen, Harndrang, Krämpfe und Inkontinenz.

YELLOW FLAG

Wenn zyklische Hämorrhagien im Zeitfenster der Menstruation auftreten, sollte man differenzialdiagnostisch an eine Blasenendometriose denken

Diagnostik: Urinteststreifen zum Nachweis von roten und weißen Blutkörperchen sowie Nitrit als Abbauprodukt von Bakterien. Mikroskopische Untersuchung des Urins (Urinsediment) oder Anlegen einer Urinkultur.

Therapie: Viel trinken (Blase spülen). Bei leichten Zystitiden helfen Präparate mit Bärentraubenblättern, Goldrutenkraut, Orthosiphonblättern usw. Bei ausgeprägten bakteriellen Zystitiden ist Fosfomycin das Mittel der 1. Wahl. Bei rezidivierenden Zystitiden oder aufsteigenden Infektionen erfolgt die Therapie nach Urinkultur und Antibiogramm. Bei Schmerzen und Krämpfen Gabe von Spasmolytika.

Blasen- und Harnleitersteine (Urolithiasis)

Konkrementbildungen unterschiedlicher Zusammensetzung und Größe, die z. B. primär in der Blase entstehen, wenn bei einem ausreichenden Säuregehalt des Urins Mineralsalze ausgefällt werden, die normalerweise im Urin gelöst sind. Ursachen können Miktionsstörungen oder Blasendivertikel sein, wobei sich zunächst kleine Kristalle („Blasengrieß") bilden, die sich allmählich zu größeren Gebilden zusammenfügen. Man unterscheidet Kalziumoxalat-, Harnsäure-, Kalzium-Phosphat-Xanthin- und Zystinsteine.

Häufiger kommen Blasensteine sekundär aus der Niere und können in der Blase nicht ausgespült werden. Diese Steine können in der Niere als Folge von Gicht, Diabetes mellitus oder durch Genuss von übermäßig viel Oxalsäure in bestimmten Lebensmitteln oder durch angeborene Stoffwechselstörungen wie eine Zystinurie oder eine Crohn-Krankheit gebildet werden.

Symptome: Pollakisurie, Hämaturie, Harnstottern und Schmerzen.

Diagnostik: Urinmikroskopie, Sonografie, Zystoskopie, Röntgen.

Therapie: Urolitholyse, insbesondere bei reinen Harnsäure- oder Zystinsteinen durch Harnalkalisierung, transurethrale Lithotriptoskopie bei größeren oder kalziumhaltigen Steinen.

Appendizitis

Entzündliche Veränderung des Wurmfortsatzes am Blinddarm.

Diagnostik: Lokalisierter Schmerz im rechten Unterbauch, mit anfangs typischem Loslassschmerz nach dem Drücken der Bauchdecke (McBurney positiv), außerdem kommt es oft zur Verstärkung der Schmerzen bei Anheben des rechten Beins. Später findet sich eine ausgeprägte Abwehrspannung, die in ein akutes Abdomen übergehen kann. Laborchemisch finden sich erhöhte Entzündungsparameter (insbesondere Leukozyten). Typisch ist auch eine Differenz der Körpertemperatur zwischen Axilla und Rektum > 1 °C.

Therapie: Laparoskopische Appendektomie.

Intrauterines Pessar (IUP): Infektion/Dislokation

Es gibt Spiralen mit unterschiedlichen Formen und Materialien. Der Grundkörper besteht aus Kunststoffen, die entweder mit verschiedenen Metallfäden, meist mit Kupfer (Silber und Gold), umwickelt sind, oder ein Gestagendepot enthalten (Hormonspirale). Selten kommt es zu aufsteigenden Entzündungen direkt nach der Einlage oder auch Jahre später, noch seltener zu Dislokationen oder Perforationen der Spirale. Neuerdings gibt es auch Kupferketten, die in die Uteruswand eingebohrt werden und dadurch selten verrutschen können.

Symptome: Blutungsstörungen und/oder Unterbauchschmerzen, je nach Lokalisation der Entzündung oder des Abszesses. Es finden sich Zeichen einer Endomyometritis, Salpingitis, Adnexitis, Tuboovarialabszess und Peritonitis.

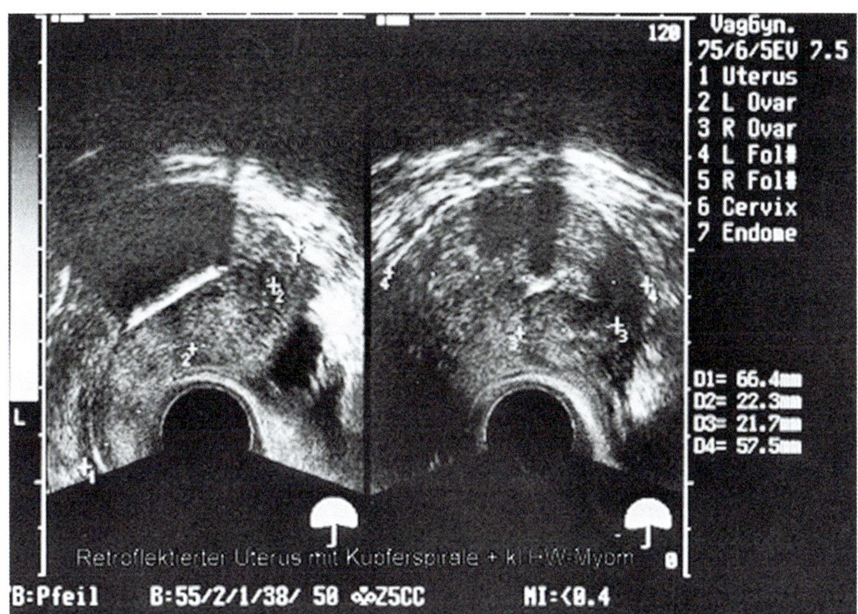

Abb. 55.2 Sonografische Aufnahme: retroflektierter Uterus mit liegender Kupferspirale. [P253]

Diagnostik: Gynäkologische Untersuchung, mikrobiologischer Abstrich aus der Zervix oder dem Uterus, Entzündungsparameter im Blut (Leukozyten, CRP, BSG) und transvaginale Sonografie. Die Spirale sollte im Falle einer Entzündung schnellstmöglich gezogen werden.

YELLOW FLAG

Metallspiralen sind sonografisch sehr einfach zu erkennen. Hormonspiralen zeigen eher eine Schallauslöschung und sind daher bei Dislokation und Darmgasüberlagerung manchmal schwer oder gar nicht zu erkennen (➤ Abb. 55.2). Bei MRT-Aufnahmen besteht ein Risiko, dass Metallspiralen sich verschieben; daher sollte die Lage der Spirale sonografisch kontrolliert werden.

Therapie: Entfernung der Spirale, falls erforderlich in Narkose (bei Dislokation per Bauchspiegelung) und Antibiose.

Unterbauchschmerzen als Folge von Operationen

In seltenen Fällen kann es zu einer Nahtinsuffizienz nach einem Bauchschnitt mit Eröffnung der Gebärmutter (Kaiserschnitt, Myomentfernung) kommen. In der Schwangerschaft ist das Risiko durch das Wachstum der Gebärmutter, insbesondere nach mehreren Operationen, erhöht. Am höchsten ist die Gefahr unter Wehentätigkeit. Auch Verwachsungen nach Operationen oder Infektionen können bei Einschnürungen des Darms oder anderer Organanteile zu Abszessen und akuten Unterbauchschmerzen führen.

Symptome: Bei kompletter Ruptur treten plötzlich Schmerzen im Narbenbereich mit dem Bild eines akuten Abdomens und Blutungszeichen auf. Die Uterusruptur ist akut lebensgefährlich! Bei inkompletter Ruptur der Narbe kann es auch zu schleichend stärker werdenden Schmerzen kommen.

Diagnostik: Vaginale Untersuchung mit Palpation der Narbe und transvaginale Sonografie.

RED FLAG

Bei Verdacht auf Narbenruptur sofortiger Bauchschnitt und Blutstillung, Entfernen des Blutes aus dem Bauchraum, um Verwachsungen zu reduzieren, und Übernähen der Dehiszenz.

Extrauteringravidität (EUG)

Extrauteringraviditäten sind Fehleinnistungen durch eine Transportstörung der befruchteten Eizelle entweder in den Eileitern (98 %) oder im Ovar, der Bauchhöhle oder der Zervix. Selten sind Einnistungen in die Gebärmutterwand.

Symptome: Typischerweise kommt die Patientin 2 Wochen nach Ausbleiben der Regel mit einseitigen Unterbauchschmerzen, die häufig langsam ansteigen und extrem stark werden können, oft verbunden mit starken Kreislaufproblemen. Bei einer Ruptur der Extrauteringravidität finden sich meist plötzlich auftretende starke Schmerzen im Unterbauch, insbesondere beim Bewegen des Muttermunds (Portio-Schiebeschmerz). Starke Blutungen in den Bauchraum können lebensgefährlich sein und zu einem schweren Schock führen. Typisch ist, dass man keine wesentliche Erhöhung der Entzündungsparameter findet.

Differenzialdiagnose: Adnexitis, Appendizitis.

RED FLAG

Bei Frauen im gebärfähigen Alter immer an eine Eileiterschwangerschaft denken, insbesondere bei Ausbleiben der Menstruation länger als 6 Wochen! Bei ungeklärten Unterbauchschmerzen und Frauen im gebärfähigen Alter β-HCG mitbestimmen.

Cave: Appendizitis oder eine stielgedrehte Ovarialzyste kann auch in der Schwangerschaft auftreten!

Diagnostik: Gynäkologische Untersuchung, transvaginale Sonografie, Schwangerschaftstest im Urin, bei Unklarheit auch β-HCG (humanes Choriongonadotropin) im Blut.

55

Therapie: Bauchspiegelung (Laparoskopie). Asymptomatische Patientinnen können auch abwartend oder mit dem Medikament Methotrexat oder medikamentös unter regelmäßiger β-HCG- und klinischer Kontrolle behandelt werden. Die Therapie ist erst abgeschlossen, wenn der β-HCG Spiegel unterhalb der Nachweisgrenze liegt.

Spontanabort (Fehlgeburt) in der Frühschwangerschaft und septischer Abort

Spontanaborte können Unterbauchschmerzen verursachen oder schmerzfrei ablaufen. Sie können mit Blutungen unterschiedlicher Stärke **(Abortus imminens oder incipiens)** oder ohne Blutungen als sog. **Missed Abortion** auftreten. Dabei ist die Schwangerschaft noch in der Gebärmutter, der Embryo ist jedoch abgestorben oder gar nicht angelegt worden.

Therapie: Unterhalb der 6. Schwangerschaftswoche kann zunächst unter Laborkontrolle (β-HCG und Entzündungsparameter) abgewartet werden, nach der 6. Schwangerschaftswoche sollte eine Gebärmutterausräumung in Kurznarkose durchgeführt werden.

Selten kommt es nach einem Abort zu einer Sepsis mit Fieber durch Infektion der Fruchthöhle und des Endometriums. Erreger sind Staphylokokken, Streptokokken, Clostridien oder *Escherichia-coli*-Bakterien. Steigt die Temperatur über 39 °C, kommt eitriger Fluor oder eitriges Fruchtwasser aus der Zervix und es besteht ein starker Schmerz im gesamten Unterbauch, später auch im gesamten Bauchraum (Peritonitiszeichen). Dann spricht man von einem **septischen Abort,** der durch Endotoxine und Gerinnungsstörungen (disseminierte intravasale Gerinnung, DIC) lebensgefährlich werden kann.

Therapie: Bei septischem Abort Antibiotikainfusionen und Volumensubstitution, Kontrolle der Laborwerte, insbesondere der Gerinnungsfaktoren. Gebärmutterausräumung erst bei stabilem Zustand der Patientin. Im Extremfall muss auch an eine Notfallhysterektomie gedacht werden, da die Mortalität bei septischem Abort zwischen 50–80 % liegt.

55.2 Ursachen chronischer Unterbauchschmerzen

Der chronische Unterbauchschmerz der Frau (Chronic Pelvic Pain, CPP) ist ein andauernder, schwerer und quälender Schmerz mit einer Dauer von mindestens 6 Monaten. Er kann sich zyklisch, intermittierend-situativ oder nichtzyklisch-chronisch ausprägen. Dieser Schmerz führt zu einer deutlichen Einschränkung der Lebensqualität. Bei einem Teil der Patientinnen können körperliche Veränderungen/Störungen als überwiegend ursächlich anzusehen sein. Bei anderen Patientinnen können emotionale Konflikte oder psychosoziale Belastungen als entscheidende ursächliche Faktoren gelten (AWMF 2014).

55.2.1 Dysmenorrhö

Die Dysmenorrhö ist die häufigste Ursache von Unterbauchschmerzen bei Frauen. 40 % aller Frauen in westlichen Industrieländern leiden im Laufe ihres Lebens an Dysmenorrhö, 2–10 % davon sind so beeinträchtigt, dass sie nicht arbeitsfähig sind. Eine Dysmenorrhö verursacht krampfartige Schmerzen im Unterbauch bzw. im Bereich der Gebärmutter während der Menstruationsblutung, und zwar zwischen einigen Stunden vor dem Beginn bis zum Ende der Blutungen.

Es wird zwischen der primären und der sekundären Dysmenorrhö unterschieden. Wichtig für die Unterscheidung ist nicht der Zeitpunkt des Auftretens, sondern die Frage, ob der Menstruationsschmerz ohne nachweisbare Fehlbildungen oder Erkrankungen des Genitale auftritt oder ob eine organische Ursache vorliegt.

Bei der **primären Dysmenorrhö** finden sich unabhängig vom Zeitpunkt des Auftretens der menstruationsbegleitenden Schmerzen keine nachweisbaren Veränderungen am weiblichen Genitale. Findet sich ein organisches Korrelat für die Beckenschmerzen im zeitlichen Bezug zur Menstruationsblutung, handelt es sich um eine **sekundäre Dysmenorrhö.**

Ursachen: Infektionen, Endometriose, Adnex- oder Uterustumoren, Adhäsionen des kleinen Beckens, Zervixstenose, Erkrankungen des Urogenitalsystems oder des Darms, Spontanaborte im I. Trimenon oder eine Extrauteringravidität.

55.2.2 Endometriose

RED FLAG

Endometriose ist eine häufige und häufig übersehene Ursache von chronischen Unterbauchschmerzen bei Frauen. Gefunden werden Endometrioseherde bei 6–10 % aller Frauen, bei 25 % aller Frauen mit Unterbauchschmerzen und sogar bei mehr als 35 % aller Frauen mit unerfülltem Kinderwunsch. Die Schmerzen korrelieren allerdings nicht mit dem Ausprägungsgrad.

Endometrioseherde bestehen aus endometriumartigen Zellinseln, die sich außerhalb der Gebärmutterhöhle befinden und von den Hormonen des Monatszyklus beeinflusst werden. Die Ursache dieser „Gebärmutterschleimhautinseln am falschen Ort" (ektop) ist noch ungeklärt. Möglich sind kanalikuläre Verschleppungen in die Eileiter und Eierstöcke durch z. B. eine retrograde Menstruation oder auch entwicklungsgeschichtlich bedingte Bildungen im Bereich des Zölomepithels. Immunologische Vorgänge spielen wohl eine Rolle bei der Ausprägung der Erkrankung. Sicher ist, dass Endometrioseherde durch Östrogene in ihrem Wachstum gefördert werden. Durch Blutungen in andere Gewebestrukturen und Organe kommt es zu Verwachsungen, Retentionszysten und Zerstörung anderer Gewebe durch Druck. Ganz selten entarten diese Herde (endometrioides Karzinom).

Symptome: Typisch in der Anfangsphase der Erkrankung sind das zyklusabhängige Auftreten der Schmerzen, insbesondere 1–2 Tage vor der Blutung, mit „Crescendo-Schmerzen" bis zum Eintritt der Blutung und dann langsamem Abfallen der Schmerzen bis zum

Ende der Menstruation. Außerdem klagen die Frauen häufig über Schmerzen bei der Kohabitation.

Endometrioseherde finden sich im gesamten weiblichen Genitale (auch Vagina und Vulva) sowie im Bauchfell, an den Haltebändern des Uterus, im Douglas-Raum zwischen Gebärmutter und Darm, auf der Blase und selten auch außerhalb des kleinen Beckens (➤ Abb. 55.3, ➤ Tab. 55.2). Blut im Urin oder auf dem Darm, insbesondere wenn es alle 4 Wochen auftritt, kann ebenfalls Folge einer Endometriose sein.

Therapie: Je nach Ausprägung der Endometriose: Kontrazeption mit Gestagen betonten Ovulationshemmern oder Gestagenen, z. B. auch mit einer gestagenhaltigen Spirale (sog. Hormonspirale). Bei ausgeprägten Befunden: Therapie mit Gonadotropin-Analoga (GnRH-Analoga), die durch die Absenkung der Östrogenkonzentration das Endometriosegewebe atrophieren lassen.

Adenomyosis uteri interna

Dabei handelt es sich um eine schmerzhafte Verdickung der Gebärmutterwand durch eine fingerförmige Invasion der Gebärmutterschleimhaut in die Muskelwand der Gebärmutter. Sie ist nach wie vor ein wissenschaftliches Rätsel. Der Häufigkeitsgipfel liegt jenseits des 40. Lebensjahrs und derzeit gehen die meisten Wissenschaftler davon aus, dass es sich um eine Sonderform der Endometriose in der Uterusmuskulatur handelt. Allerdings werden auch operative Eingriffe als Ursachen angeschuldigt.

55.2.3 Uterus myomatosus

Myome sind gutartige Knoten der glatten Muskulatur der Gebärmutter. Myome finden sich bei 20–30 % aller Frauen über 30 Jahre. Sie können einzeln oder in einer Vielzahl auftreten und von senfkorngroß bis Fußballgröße wachsen. Je nach Lokalisation werden **intramurale** (häufigste Form), **intrakavitäre, subseröse und submuköse Myome** beschrieben. Eine Sonderform sind Myome, die aus der Zervix herausragen (Myom in statu nascendi) und bei denen es häufig zu Blutungsstörungen kommt (➤ Abb. 55.4). Als

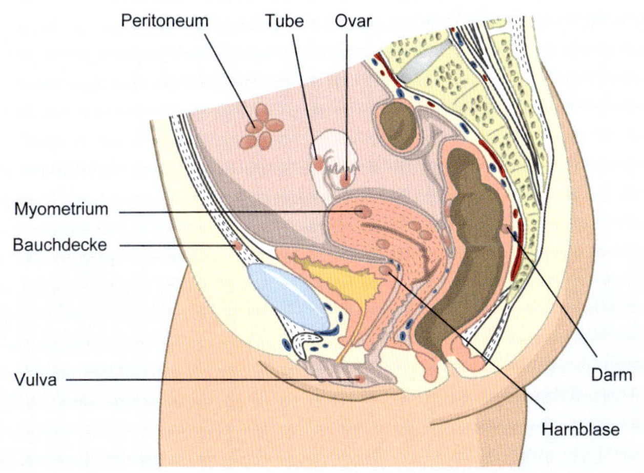

Abb. 55.3 Mögliche Lokalisationen der Endometrioseherde. [L138]

Tab. 55.2 WHO-Stadieneinteilung der Endometriose

Stadium	Befund
I	• Herde im kleinen Becken < 5 mm • Herde an der Portio < 5 mm • Tuben beidseitig frei durchgängig
II	• Herde im kleinen Becken > 5 mm • Herde an der Portio > 5 mm • Blutsee im Douglas-Raum • Herde auf dem Blasendach; Verwachsungen mit Stenose der Tube
III	• intramurale Endometrioseherde (Adenomyosis uteri) • Tubenwinkel-Endometriose • ovarielle Schokoladenzysten • Herd am Lig. sacrouterinum (zwischen Gebärmutter und Kreuzbein)
IV	extragenitale Herde (Darm, Peritoneum, Leistenkanal, Blase innen, Gehirn, Lunge, Leber, Zwerchfell usw.)

Uterus myomatosus wird eine Gebärmutter mit mehreren Myomen bezeichnet.

Symptome: Blutungsstörungen, insbesondere verstärkte Blutungen und dadurch bedingt Eisenmangelanämien. Bei größeren Myomen häufig starke Dysmenorrhöen, Druckgefühl und Schmerzen. Bei Kompression benachbarter Organe wie Darm und Blase auch Blasen- und Darmentleerungsstörungen oder bei interligamentären Formen Nierenstauungen durch Kompression des Ureters. Beschrieben sind Ischialgien bei Kompression von Nervenaustrittsstellen im kleinen Becken. Stieldrehungen bei subserösen Myomen können zu einem akuten Abdomen führen.

Sehr selten entarten Myome zu Sarkomen oder ein Sarkom (z. B. Metastase) erscheint wie ein Myom im Ultraschall.

Diagnostik: Sonografie (transvaginal und abdominal), MRT des kleinen Beckens.

Therapie: Bei leichten Fällen Gestagen betonte Kontrazeptiva bzw. Gestagene in Tablettenform oder als Hormonspirale, Hormonpressling oder Dreimonatsspritze. Bei schweren Fällen oder Kinderwunsch Ulipristalacetat oder GnRH-Antagonisten.

Operative Methoden: Laparoskopische Myomenukleation, Embolisation von Myomen, Hysterektomie (suprazervikal oder total durch Bauchspiegelung, vaginal oder per Bauchschnitt).

Endometriumpolypen

Uterusschleimhautpolypen entstehen durch lokale Hyperplasien unklarer Ursache und treten meist in den Wechseljahren auf. Sie können durch unregelmäßige oder starke Blutungen, bei Größenwachstum auch durch Schmerzen auf sich aufmerksam machen. Eine Sonderform sind durch Medikamente wie Tamoxifen verursachte Endometriumpolypen.

YELLOW FLAG

Da diese Schleimhautpolypen gehäuft mit Endometriumkarzinomen auftreten, ist eine hysteroskopische Abklärung und Entfernung möglichst mit Elektroschlinge erforderlich.

55

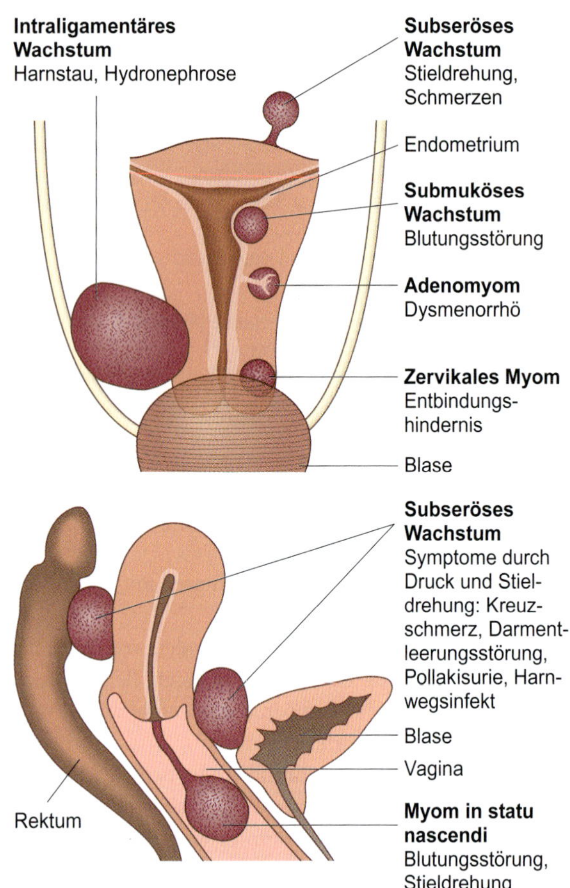

Abb. 55.4 Lokalisationen von Myomen der Gebärmutter. [L234]

55.2.4 Gutartige Adnextumoren

Eine **Zyste** ist definitionsgemäß eine Flüssigkeits- oder Sekretansammlung in einem vorbestehenden Hohlraum. Ein **Tumor** ist eine Schwellung; das Wort sagt nichts über eine Gut- oder Bösartigkeit aus. Schmerzen machen Zysten hauptsächlich durch Vergrößerung mit damit einhergehender Kapselspannung oder beim Platzen einer Zyste durch die Reizung des Bauchfells durch die Flüssigkeit oder das Blut, mit der Gefahr von späteren Verwachsungen und Verklebungen von Organen. Auch Stieldrehungen oder Entzündungen mit Abszess- bzw. Eiterbildung der Adnexe verursachen Schmerzen (Pyosalpings, Pyovar, Adnexitis).

RED FLAG

Neu auftretende Zysten in der Postmenopause müssen immer histologisch abgeklärt werden.

Funktionelle Ovarialzysten

YELLOW FLAG

Physiologische Zysten entstehen zyklusabhängig. In der ersten Zyklushälfte (Follikelphase) wächst der Follikel: Größe 2–3 cm, er produziert Östrogene. Nach dem Eisprung (Gelbkörperphase) entsteht das Corpus luteum: Größe bis 3 cm, es produziert überwiegend Progesteron.

Follikelzysten

Durch hormonelle Störungen kommt es nach Ausbleiben des Eisprungs zur Entstehung von funktionellen Zysten, die bis zu 8 cm groß werden können und manchmal Östrogene produzieren, was zu einem verstärkten Wachstum der Gebärmutterschleimhaut (glanduläre Endometriumhyperplasie) führen kann. Gehäuft finden sich funktionelle Zysten in Zeiten von Hormonunregelmäßigkeiten wie Pubertät und Klimakterium, aber auch bei starken Stresssituationen, schweren Erkrankungen, starken Gewichtsschwankungen oder manchmal auch bei Medikamenteneinnahme (Langzeitkortison oder zu Beginn einer Therapie mit Schilddrüsenhormonen).

Thekaluteinzysten

Bei Ausfall des Follikelsprungs kann es zu nachträglicher Luteinisierung mit Gestagenproduktion kommen. Die Zysten können im Extremfall bis zu 30 cm groß werden und sind insbesondere bei hohen HCG-Werten durch medikamentöse Überstimulation bei Kinderwunsch oder bei Mehrlingsschwangerschaften und Blasenmolen (Trophoblasterkrankungen) zu finden.

Corpus-luteum-Zysten

Gelbkörperzysten, bei denen es in der 2. Zyklushälfte oder zu Beginn einer Schwangerschaft zu Flüssigkeitsansammlungen mit einer Größe von bis zu 8 cm kommt.

Diagnostik: Sonografie und Anamnese.

Therapie: In 90 % der Fälle bilden sich die funktionellen Zysten zurück. In Einzelfällen ist eine Hormontherapie oder ggf. die operative Sanierung bei starken Schmerzen erforderlich. Eine sonografische Kontrolle sollte alle 8 Wochen durchgeführt werden.

Endometriosezysten

Durch endometriumähnliche Schleimhautinseln in einem Ovar entstehen während der Phase der Menstruation durch den Progesteronabfall absterbende Zellen, die zu Blutungen in das Ovar führen. Es treten Schmerzen auf, die typischerweise 1–2 Tage vor der Menstruationsblutung beginnen und dann an Stärke zunehmen. Mit Einsetzen der Menstruation verringern sich die Schmerzen oft. Möglich ist auch ein Anstoß- oder Bewegeschmerz bei der Kohabitation. Allerdings finden sich auch Endometriosezysten, die keine Beschwerden verursachen.

Diagnostik: Häufig ist die Verdachtsdiagnose bereits durch Klinik und Ultraschall zu stellen. Eine sichere Diagnose gelingt aber nur durch histologische Sicherung. Bei Bauchspiegelungen, die am besten vor der Menstruationsblutung durchgeführt werden, sieht man typischerweise bläulich schimmernde Knötchen bzw. Schokoladenzysten (Zysten mit eingedicktem Blut im Eierstock).

Therapie bei akutem Befund: Bauchspiegelung und Entfernung der Endometriosezyste, ohne sie zu eröffnen (Gefahr der Streuung von weiteren Endometrioseherden). Es sollten dann möglichst alle sichtbaren Endometrioseherde operativ entfernt werden.

Dermoidzyste

Es handelt sich um einen in der Embryonalzeit durch eine Fehlentwicklung der Keimblätter entstehenden Keimzelltumor: ein reifes Teratom, das aus unterschiedlichen Gewebezellen bestehen kann. Meist ist es von Epidermis ausgekleidet, kann aber innerhalb der Dermoidzyste auch Knorpelgewebe, kleine Knochen, Haare, Talgdrüsen und auch völlig ausgebildete Zähne enthalten.

Symptome: Je größer die Zyste ist, umso häufiger kommt es zu Stieldrehungen oder Einblutungen, die dann massive Schmerzen verursachen können. Entartungen sind sehr selten möglich (malignes Teratom).

Therapie: Operative Entfernung durch Laparoskopie.

Gutartige epitheliale Ovarialtumoren (Zystadenome)

Zystadenome (Kystadenome) sind die häufigsten echten Neubildungen der Ovarien. Zystadenome können ein- oder mehrkammerig bzw. septiert auftreten. Meist handelt es sich um **seröse Zystadenome,** die zwischen 3–30 cm groß werden können und seröse Flüssigkeit enthalten. Der Altersgipfel liegt bei 70 Jahren, in 80 % der Fälle treten die Zystadenome einseitig auf.

Symptome: Blutungsstörungen und Unterbauchschmerzen, selten auch Bauchumfangszunahme.

Diagnostik: Sonografie und Histologie.

Therapie: Entfernung durch Laparoskopie (Bauchspiegelung) oder Bauchschnitt.

Muzinöses Zystadenom

Es tritt meist zwischen dem 30.–50. Lebensjahr auf und ist in 90 % der Fälle einseitig. Der Tumor kann schnell wachsen und mit bis zu 41 kg riesig werden. Er enthält einen eiweißhaltigen, serösen oder

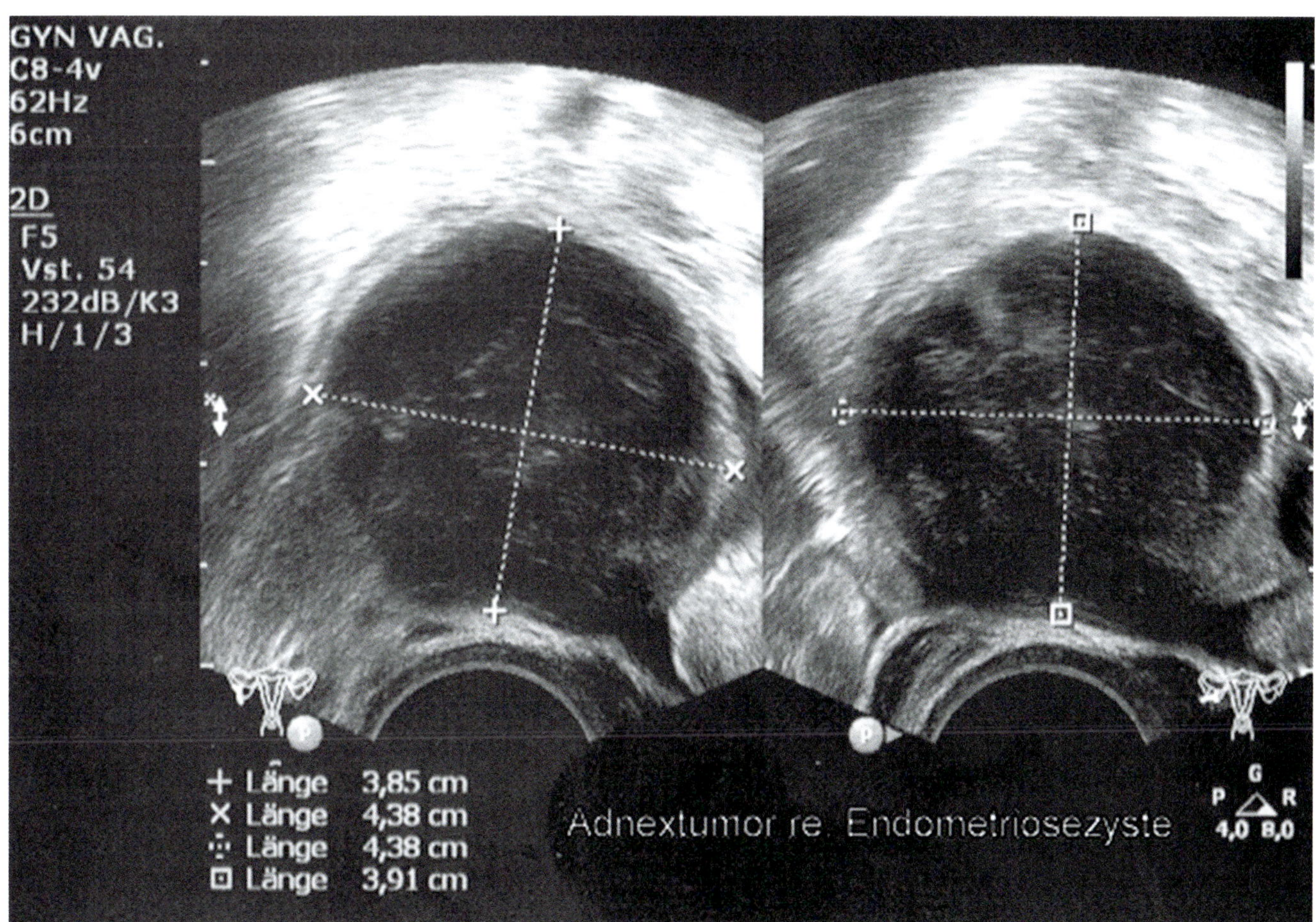

Abb. 55.5 Transvaginale Sonografie. Großer zystischer Tumor des Ovars, oft mit relativ dicken Septen.

55

gallertartigen Inhalt. Häufiger finden sich auch intrazystische Einblutungen.

Symptome: Unterbauchschmerzen, Bauchumfangszunahme, bei sehr großen Tumoren auch Druckgefühl im Abdomen und Luftnot.

Diagnostik: Transvaginale Sonografie (großer zystischer Tumor des Ovars oft mit relativ dicken Septen) und Histologie.

Therapie: Laparoskopie oder Laparotomie wegen der Größe der Tumoren. Bei der Entfernung dürfen die Tumoren nicht eröffnet werden (➤ Abb. 55.5).

Weitere **seltene epitheliale Tumoren** der Ovarien sind endometroide und klarzellige Kystome. Brenner-Tumoren sind noch seltenere, einseitig bis kindskopfgroß werdende, teilweise endokrin aktive Tumoren aus faserreichem Stroma und rundlichen schleimbildenden Nestern.

Polyfollikuläres Ovar (PFO)

(Früher: polyzystisches Ovar) Bei verstärkter Androgenproduktion durch das Ovar, durch die Nebennierenrinde oder bei sehr adipösen Frauen auch im Fettgewebe, kommt es zur Bildung von mehr als zehn reifenden oder atretischen Follikeln (< 1 cm) im Ovar, die typischerweise sonografisch randständig rund um das Ovar liegen und das Ovar dadurch vergrößern (> 3 cm). Die Ovarialkapsel verdickt sich bei längerer Hyperandrogenämie und das Stroma des Ovars vergrößert sich (Hyperthekose).

Symptome: Zyklusstörungen bis hin zum völligen Ausbleiben der Menstruation und Unterbauchschmerzen. Androgenisierungszeichen wie starke Akne oder verstärkte Scham- und Brustbehaarung und Barthaare im Gesicht oder Haarausfall vom männlichen Typ. Auch Stimmveränderungen oder Klitorishypertrophien, Muskelzunahme und Zunahme der Libido kommen vor.

Diagnostik: Typische Laborbefunde wie erhöhte Androgenwerte und LH/FSH-Quotient (luteinisierendes Hormon/follikelstimulierendes Hormon) sowie typisches sonografisches Bild („Peanuts“, die Follikel am Ovarrand aufgereiht).

Differenzialdiagnose: Androgenisierungserscheinungen durch adrenogenitales Syndrom (AGS), Nebennierenrindenüberfunktion, Nebennierenrinden-, Ovarial- oder Hypophysentumoren oder Medikamenteneinnahme. Hyperthyreose und Hyperinsulinämie sowie extreme Adipositas können ähnliche Symptome hervorrufen.

Sonstige gutartige Ovarialzysten

Sehr seltene Formen sind Keimstrangtumoren der Ovarien wie Granulosazelltumoren und gutartige Fibrome.

> Ovarialfibrome sind zwar gutartig, können aber einen Aszites und sogar einen Hydrothorax verursachen (Meigs-Syndrom).

55.2.5 Retentionszysten (unechte Zyste!)

Durch Sekretverhalt (Flüssigkeit oder Schleim) von Drüsen oder Drüsenteilen entstandene unechte Zysten, die oft jahrelang mit konstanter Größe bestehen.

55.2.6 Zysten der Urnierengänge

Parovarial- und Gartner-Gangzysten

Urnierengangzysten sind gutartig und entwickeln sich als Parovarialzysten in den Aufhängebändern der Eierstöcke (Mesovar oder Mesosalpings). Sie sind gestielt und können eine Größe von bis zu 10 cm erreichen. Durch Druck auf die umgebenden Strukturen, selten durch Stieldrehung, können sie Unterbauchschmerzen auslösen. Häufig sind sie asymptomatisch und fallen nur durch den Tastbefund oder die Ultraschalluntersuchung auf.

Aus den embryonalen Gartner-Gängen können bis zu 5 cm große zystische Veränderungen neben den Eierstöcken entstehen, die sonografisch oft schwer abzugrenzen sind. Beide Zysten der Urnierengänge machen typischerweise den hormonellen Zyklus nicht mit und können jahrelang persistieren, sodass sie auch nach dem Klimakterium noch nachgewiesen werden können.

55.2.7 Beckenbodenerkrankungen

Senkungsbeschwerden

Descensus des Uterus und der Vaginalwände

Es handelt sich um eine Schwäche der Bänder und Faszien sowie der Muskulatur des Beckenbodens, bei der es zu einem Absinken der weiblichen Organe und (je nach Ausprägung) der Blase, Harnröhre und/oder des Enddarms aus dem kleinen Becken kommen kann. Im Extremfall, einem totalen Prolaps, tritt der Uterus, die Scheide und Teile der Blase, der Harnröhre und des Darms aus dem Scheidenausgang heraus. Senkungen können auch nur Teile des Beckenbodens, z. B. die Blase und Harnröhre (Zystourethrozele), oder den Darm (Rekto- oder Enterozele) betreffen (➤ Abb. 55.6).

Symptome: Beschwerden sind abhängig von der Ausprägung der Senkung und welcher Anteil des Beckenbodens gesenkt ist. Meist klagen die Patientinnen über ziehende Schmerzen nach unten, Schmerzen bei Kohabitation und das Gefühl, „da käme was unten raus“. Außerdem können Inkontinenz, Restharnbildung oder Harnverhalt durch Abknicken der Urethra auftreten. Rezidivierende Scheiden- und Blasenentzündungen, Defäkationsprobleme bis hin zur Stuhlinkontinenz und bei Totalprolaps auch Nekrosen und Geschwüre durch gestörte Trophik und Infektionen mit Blutungen.

Therapie: Im Anfangsstadium Beckenbodentraining durch spezielle Gymnastik, durch intravaginale elektronische Trainingsgeräte, wie Biofeedback oder transkutane elektrische Nervenstimulation (TENS), Power-Plaid oder Vaginalkonen. Bei Östrogenmangel sollte mittels lokaler Estriolgabe die Durchblutung und der Sphinktertonus der Blase verbessert werden. Es gibt konservative Behandlungen mit Pessaren in

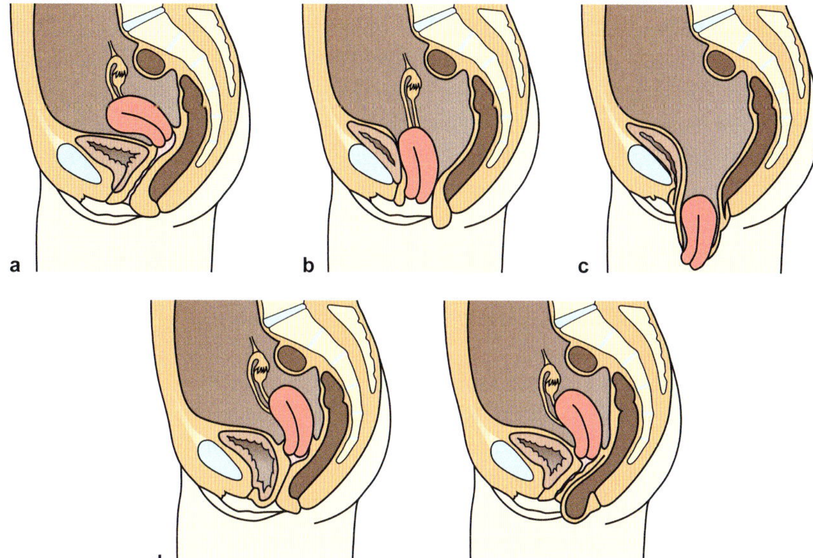

Abb. 55.6 Verschiedene Senkungszustände. **a:** Normalbefund. **b:** Descensus-uteri. **c:** Prolaps uteri. **d:** Zystozele. **e:** Rektozele. [L234]

verschiedenen Formen, die alle 6–8 Wochen gewechselt werden sollten oder von den Frauen selbst entfernt werden können, da sonst keine Kohabitation mehr möglich ist. Bei weiter fortgeschrittenen Formen der Senkung, Inkontinenz, Harnverhalt oder Darmproblemen wird eine operative Korrektur der Senkung angestrebt. Dafür stehen sehr unterschiedliche Techniken zur Verfügung. Es können auch Bänder unter die Blase gelegt oder Kunststoff- und alloplastische Netze eingelegt werden, wenn die eigene Muskulatur und der Bandapparat nicht mehr haltefähig sind. Neuerdings werden auch Silikonteile unter die Harnröhre geschoben oder Botolinustoxin gespritzt. Postoperativ besteht die Gefahr einer Überkorrektur, sodass manche Patientinnen dann die Blase nicht mehr entleeren können.

Tendomyopathien

Symptome: Extreme Verspannungen der Beckenbodenmuskulatur und der Muskeln des kleinen Beckens (insbesondere der Mm. ileopsoas). Diese können sehr schmerzhaft sein und einen Vollzug der Kohabitation unmöglich machen. Auch Beschwerden beim Fahrradfahren und Reiten werden angegeben.

Ursache: Fehlstellungen des kleinen Beckens, vorangegangene Traumen, Steißbeinverletzungen usw., Muskelverspannungen durch Bewegungsarmut, Angst- und Spannungssymptome und psychische Überlagerungen.

Therapie: Beckenbodentraining, autogenes Training oder Muskelrelaxation nach Jacobsen, gezielte Krankengymnastik, Osteopathie, manuelle Therapie und Neuraltherapie, Schmerzmittel.

55.2.8 Retrograde Menstruation

Wenn das Menstruationsblut nicht wie vorgesehen durch den Vaginalkanal nach außen ablaufen kann, z. B. durch eine Hymenalatresie (angeborene ausbleibende Trennung der Gewebeplatte zwischen Scheide und Sinus urogentiale) oder Vaginalsepten oder auch eine Zervixstenose, staut sich das alte Blutschleimgemisch in der Scheide bzw. in der Gebärmutter und der starke Gewebedruck löst dabei zyklische starke Unterbauchschmerzen aus.

55.2.9 Malignome des weiblichen Genitale

Bei malignen Erkrankungen treten meist erst Schmerzen auf, wenn sie in andere Organe einwachsen oder durch Metastasen. Insofern werden die Malignome des weiblichen Beckens nur kurz beschrieben. Lediglich das Zervixkarzinom wird ausführlicher betrachtet, da der Muttermundkrebs vor der Einführung der Krebsvorsorgeuntersuchungen der häufigste Krebstod junger Frauen war. Da die Frauen ihn nicht mehr als Bedrohung erleben, hat in den letzten Jahren die Untersuchungshäufigkeit nachgelassen.

Vulva- und Vaginalkarzinom

Meist ein Tumor des höheren Lebensalters und in 95 % der Fälle ein Plattenepithelkarzinom. Das Karzinom breitet sich direkt auf angrenzende Strukturen wie Vagina, Urethra, Anus und Rektum aus. Es kann lymphogen in die oberflächlichen Leistenlymphknoten, in die femoralen und selten in die Beckenlymphknoten metastasieren, wogegen hämatogene Metastasierungen in Lunge, Leber und Knochen sehr selten sind. Symptome können anhaltender Juckreiz, Blutungen und Schmerzen sein.

Zervixkarzinome

Plattenepithelkarzinom der Zervix
90 % der Zervixkarzinome entstehen am Übergang der Plattenepithelzone zur Schleimhaut der Zervix, der sog. „Transformationszo-

ne". Es gibt zwei Erkrankungsgipfel zwischen 35 bis 54 Jahren und bei den Patientinnen, die älter als 65 Jahre alt sind. Da sich in der Unruhezone zwischen den beiden Geweben unter Einfluss von humanen Papillomviren (HPV) und anderen entzündlichen, mechanischen und möglicherweise auch immunologischen Vorgängen bereits langsam sich verändernde Vorstufen finden, ist es möglich, über Zellabstriche (Zytologie), Virenbestimmungen (High-Risk-Subtypen des HPV) und durch die Lupenvergrößerung des Gewebes (Kolposkopie) eine Früherkennung und in den meisten Fällen eine Heilung vor dem Ausbruch der eigentlichen Krebserkrankung zu bewirken. In diesem Fall handelt es sich um eine echte Vorsorge, nicht nur eine Früherkennung.

Symptome: Blutungsstörungen wie Kontaktblutungen, fleischwasserfarbener Ausfluss bei Frauen in der Postmenopause oder in weiter fortgeschrittenen Fällen auch Schmerzen, typischerweise im Bereich des Kreuzbeins. Hinweise auf ein Zervixkarzinom können auch Lymphödeme der Beine, Thrombosen, Urinstau oder Fistelbildung zum Darm oder der Blase sein. Die Metastasierung findet meist in die Umgebung statt, d. h. in die Scheide, Blase und das Rektum, oder die Parametrien sowie über die Lymphknoten der A. iliaca externa bzw. paraaortal.

Diagnostik: Histologische Sicherung nach Auffälligkeiten bei den oben genannten Untersuchungsmethoden.

Therapie: Bei lokalen Veränderungen und Kinderwunsch wird eine Konisation, d. h. ein Kegelschnitt aus dem Muttermund und eine fraktionierte Kürettage durchgeführt und histologisch untersucht, ob die Geweberänder tumorfrei sind. Sonst wird der Uterus mit Scheidenmanschette, je nach Befund die Adnexen, die Parametrien und die Lymphknoten entfernt (Wertheim-Meigs-Operation). In inoperablen Fällen kann eine Radiumbestrahlung kombiniert mit einer Chemotherapie erfolgen. Auch bei unvollständiger Entfernung oder weit fortgeschrittenen Fällen erfolgt eine zusätzliche Radiochemotherapie.

55

Adenokarzinom der Zervix

Selten findet sich ein Adenokarzinom der Zervix, wobei davon ausgegangen wird, dass es sich meist um eine Zellveränderung infolge einer viralen Entzündung handelt (HPV-18). Die zytologische Diagnose ist deutlich schwieriger als beim Plattenepithelkarzinom. Daher wird die Diagnose oft verzögert gestellt, weshalb sich auch häufiger bereits Metastasierungen finden.

Therapie: Wie beim Plattenepithelkarzinom, bei Adenokarzinomen sollten aber die Adnexe immer mitentfernt werden, sofern eine Wertheim-Meigs-Operation erforderlich ist.

Endometriumkarzinom

YELLOW FLAG

Eine Blutung in der Postmenopause muss immer histologisch abgeklärt werden.

Symptome: Endometriumkarzinome treten meist im höheren Alter auf und verursachen zunächst Blutungsstörungen. Schmerzen oder Thrombosen treten bei Endometriumkarzinomen erst nach Metastasierung in das umgebende Gewebe auf. Die Prognose ist bei frühzeitiger Diagnose hervorragend.

Differenzialdiagnose postmenopausale Blutung: Entzündliche Veränderungen, Polypen der Zervix oder des Endometriums, Endometriumkarzinom (30 %), Zervixkarzinom, Ovarialkarzinom (mit Hormonbildung), Medikamentennebenwirkungen (Kortison, Hormone).

Therapie: Histologische Sicherung durch fraktionierte Abrasio, dann Operation mit Entfernung des Uterus, der Adnexen, Parametrien, einer Scheidenmanschette und der paraaortalen und pelvinen Lymphknoten. Außerdem wird das große Netz (Omentum majus) entfernt und vom Peritoneum Proben entnommen.

Adnexkarzinome

Echte Neoplasien der Adnexe leiten sich vom Epithel-, Stroma- oder dem Keimzellgewebe ab.

YELLOW FLAG

90 % der malignen Ovarialtumoren sind epithelialen Ursprungs, davon 50 % seröse Adenokarzinome. Am zweithäufigsten finden sich Metastasen andere Malignome.

Adenokarzinom des Ovars

Stadien und Prognose des serösen Ovarialkarzinoms sind in ➤ Tab. 55.3 aufgeführt. Seltenere Adnexkarzinome sind das muzinöse, das endometroide und das klarzellige Ovarialkarzinom und die undifferenzierten Ovarialkarzinome.

Extraovarielles Ovarialkarzinom

Maligne Veränderungen der Peritonealdeckzellen des Ovars mit meist ausgedehnter peritonealer Tumordissemination.

Borderline-Tumoren der Adnexe

Es handelt sich hierbei um eine eigenständige Gruppe und nicht um eine Präkanzerose oder ein Karzinom in situ. Eine Invasivität ist eher selten, aber es finden sich in 10–20 % der Fälle bei serösen Borderline-Tumoren ausgedehnte peritoneale Infiltrate oder Lymphknotenbeteiligungen. Die Überlebensrate liegt je nach dem Ausgangszellgewebe (serös/muzinös, klarzellig usw.) bei 70–90 % (15-Jahres-Überlebensrate). Die Patientinnen müssen 15 Jahre nachuntersucht werden, da es auch sehr späte Rezidive geben kann.

Kriterien: Gewebe- und Zellatypien, aber kein invasives, destruierendes Wachstum.

Stomatumoren

Ausgangsgewebe sind die Sertoli- und Leydig-Zellen des Zölomepithels und endokrin aktives Ovarialstroma (Granulosa- und Theka-

Tab. 55.3 Stadieneinteilung und Prognose des serösen Ovarialkarzinoms

FIGO-Stadium	TNM	Befund	5-Jahres-Überlebensrate
I	T1	Tumor begrenzt auf Ovarien	80–90 %
II	T2	Tumor breitet sich im Becken aus	60–74 %
II	T3	Tumor breitet sich in der Peritonealhöhle aus und/oder pelvine, paraaortale oder inguinale Lymphknotenmetastasen	25–40 %
IV	M1	Fernmetastasen	< 11 %

FIGO = Fédération Internationale de Gynécologie et d'Obstétrique, TNM = Tumour-Node-Metastasis-Klassifikation der Union International contre le Cancer (UICC).

zellen des Ovars). Mehr als 50 % der Stomatumoren bilden Hormone (Östrogene und Androgene) und 30 % entarten maligne.

Symptome: Durch die Hormonproduktion kommt es zur Endometriumhyperplasie und dadurch zu Blutungsstörungen

Keimzelltumoren

Diese Tumoren leiten sich aus embryonalen Vorläuferzellen ab. Bösartige Keimzelltumoren sind extrem selten und treten meist im Kindes- und Jugendalter auf. Es handelt sich um Dysgerminome, maligne Teratome, endodermale Sinustumoren (Dottersacktumoren) und das Chorionkarzinom, das aus entarteten Schwangerschaftszellen entstehen kann. Allen gemeinsam ist eine sehr frühe Metastasierung (hämatogen und lymphogen) vor allem in Lunge und Leber.

Metastasen extragenitaler Karzinome

10–15 % der bösartigen Ovarialtumoren sind Metastasen, die meist beidseitig auftreten. Primärtumoren sind meist Endometriumkarzinome (30 %), Mammakarzinome (15–20 %) oder Gastrointestinalkarzinome. Eine Sonderform ist der Krukenberg-Tumor, bei dem es sich um ein Siegelringzellkarzinom, das in 90 % der Fälle als Abtropfmetastase vom Magen ausgeht, handelt. Seltener geht es von Rektum, Kolon, Appendix, Gallenblase, Pankreas oder Blase aus. Auch Fälle von metastasierendem Mammakarzinom mit Siegelringzellen im Ovar sind beschrieben.

55.2.10 Sonstige Ursachen chronischer Unterbauchschmerzen

Adhäsionsbeschwerden/Pelvic Inflammatory Disease (PID)

Verwachsungen zwischen den Organsystemen Gebärmutter, Eierstöcke, Blase, Darm und dem Bauchfell entstehen durch vorausgegangene Infektionen im kleinen Becken oder vorausgegangenen Operationen. Auch Endometrioseherde können massive Verwachsungen erzeugen. Durch Einblutungen in den Bauchraum bei Unfällen können ebenfalls Verwachsungen entstehen.

Symptome: Schmerzen treten entweder dauerhaft oder bei bestimmten Bewegungen auf, selten auch akut. Sie können in andere Körperteile ausstrahlen und dort Schmerzsensationen hervorrufen. Zyklusabhängig können sie stärker werden, da durch den Progesteronabfall Krämpfe in der Gebärmutter auftreten können, die an den adhäsiven Bändern und am Bauchfell zu Zug führen, was mit Schmerzen, selten auch Erbrechen und Durchfällen einhergehen kann. Das Schmerzempfinden ist interpersonell sehr unterschiedlich. Manchmal berichten Frauen mit ganz geringen Verwachsungen über massive Schmerzen, während andere Frauen mit einem ausgeprägten Verwachsungsbauch nicht über Schmerzen klagen.

Therapie: Entfernung der Verwachsungen durch Bauchspiegelung (Laparoskopie), selten auch durch Bauchschnitt (Laparotomie). Dadurch können allerdings auch neue Verwachsungen entstehen.

Zervixstenose

Durch Entzündungen oder Zervixpolypen kann der Ausgang der Gebärmutter verlegt werden, was bei der Menses dazu führt, dass es einen Rückstau des Menstruationsblutes gibt.

Symptome: Amenorrhö oder ganz geringe Schmierblutung bei starken Schmerzen zum Zeitpunkt der erwarteten Menstruation, oft auch über den üblichen Menstruationszeitpunkt hinaus.

Diagnostik: Transvaginale Sonografie während der erwarteten Menstruationszeit, vaginale Untersuchung.

Differenzialdiagnose: Endometriose, hormonelle Störungen, Infektionen.

Chronische Blasenbeschwerden

Reizblase/Overactive Bladder (OAB)

Die überaktive Blase ist eine Ausschlussdiagnose und eine chronische funktionelle Störung der Blasenfunktion. Dabei wird an der Blase kein pathologischer Befund festgestellt. Besonders häufig betroffen sind Frauen zwischen dem 30. und 60. Lebensjahr.

Symptome: Häufige Blasenentleerungen, z. T. auch mit unfreiwilligen Harnabgängen. Brennen beim Wasserlassen wird nicht beklagt, allerdings kann der häufige Harndrang zu einem Schmerz unmittelbar oberhalb des Schambeins führen.

Ursache: Östrogenmangel, chronische Infektionen (die jedoch nicht mit einem Keimnachweis einhergehen) und psychosomatische Ursachen. Ein Sonderfall ist die Strahlenzystitis infolge von Röntgenbestrahlungen.

Diagnostik: Miktionsprotokoll, eventuell Zystoskopie und urodynamische Untersuchungen.

Therapie: Vaginale Östrogenisierung, Spasmolytika, Alpha-Blocker; Blasentraining, Osteopathie, verhaltenstherapeutische Übungen und andere.

Interstitielle Zystitis (IZ)/Bladder Pain Syndrome (BPS)

Hierbei handelt es sich um keine nachweisbare bakterielle Entzündung. Frauen sind 10-mal häufiger betroffen als Männer.

Symptome: Typisch für die IZ sind seit mindestens 9 Monaten bestehende Schmerzen, die wie Rasiermesser in Blase und Unterleib schießen. Es besteht eine Überempfindlichkeit der Blase und/oder Blasenschmerzen und hohe Blasenentleerungsfrequenzen.

Ursache: Die Ursachen der IZ sind noch immer unbekannt. Es werden verschiedene, insbesondere autoimmune Veränderungen diskutiert, da gesichert ist, dass es durch veränderte Durchlässigkeit der Blasenschleimhaut zum Eindringen von Urin in tiefere Blasenwandschichten kommt und dort Mastzellen aktiviert werden. Gleichzeitig werden Nervenzellen am Detrusor aktiviert.

Diagnose: Ausschlussdiagnose, Miktionsprotokoll zur Erfassung und Beurteilung der Schwere der Pollakisurie, Blasenspiegelung mit einer Gewebeentnahme zur histologischen mikroskopischen Untersuchung und die Molekulardiagnostik spezifischer Zellproteine.

Therapie: Blasenspülungen mit Medikamenten zur Wiederherstellung der defekten Blasenschutzschicht (GAG-Schicht: Glykosaminoglykane), z. B. Pentosanpolysulfat 3-mal 100 mg. Versuch mit Antidepressiva, Antihistaminika, Immunsuppresiva und Schmerzmittel. Beckenbodentraining, Osteopathie, Naturheilmittel und an-
55 dere alternative Methoden können hilfreich sein. Eine Heilung ist bisher nicht möglich.

Blasenpapillome und Blasenkarzinome

Blasenpapillome sind isolierte oder flächenhaft auftretende, von der Blasenschleimhaut ausgehende, zunächst gutartige polypartige Gewebestrukturen, die aber jederzeit in ein Blasenkarzinom übergehen und in die Blasenwand einwachsen können. Bei Rauchern und Arbeitern, die mit aromatischen Aminen arbeiten, oder bei Frauen, die früher oft schwarze aminhaltige Haarfärbemittel benutzt haben, ist das Risiko deutlich erhöht.

RED FLAG

Jedes Blasenpapillom sollte entfernt werden, da es jederzeit in ein Blasenkarzinom übergehen kann.

Das Blasenkarzinom geht in den meisten Fällen von Blasenpapillomen aus. Reine Plattenepithelkarzinome sind selten, noch seltener sind Adenokarzinome der Blase. Männer sind dreimal häufiger betroffen als Frauen.

Die Stadieneinteilung erfolgt je nach Ausdehnung und Tiefenwachstum:

- Stadium T1 bezeichnet ein in die Wand eingewachsenes Blasenkarzinom.
- Stadium T2 bezeichnet den Befall der gesamten Blasenwand.

Symptome: Beim Blasenpapillom findet sich häufig eine schmerzlose Hämaturie. Wenn beim Blasenkarzinom die Blasenwand betroffen ist, kommt es zu Dysurie und suprapubischen Schmerzen, bei Obstruktionen eventuell zu Schmerzen in der Leistengegend, bei Harnverhalt unter Umständen zur Pyelonephritis und Fieber.

Diagnostik: Sonografie, Zystoskopie mit histologischer Sicherung, MRT zur Stadieneinteilung.

Therapie: Zystoskopische Entfernung der Papillome. Bei Blasenkarzinomen je nach Stadium Entfernung der befallenen Flächen bzw. der gesamten Blase. Bei Inoperabilität und zur Rezidivbehandlung können intrakavitäre Bestrahlungen und Chemotherapien hilfreich sein.

55.3 Psychische Ursachen von Unterbauchschmerzen

Studien zeigen, dass der chronische Unterbauchschmerz in vielen Fällen die Ursache von Psychopathologie ist und nicht umgekehrt (AWMF 2014, Wood et al. 1990, Bodden-Heidrich et al. 1999a). Auch treten vermehrt Somatisierungsstörungen bei Patientinnen mit chronischen Unterbauchschmerzen auf, was eine WHO Metaanalyse bestätigte (Latthe et al. 2006, Badura et al. 1997, Greimel 1999, Bodden-Heidrich et al. 1999b). Aber es findet sich auch eine deutliche Steigerung von chronischen Unterbauchschmerzen bei Patientinnen mit Alkohol- oder Drogenabhängigkeit oder starken Rauchern (Latthe et al. 2006, Badura et al. 1997, Walker et al. 1988) und bei Patientinnen mit Angsterkrankungen und depressiven Störungen, sodass hier von einer Komorbidität auszugehen ist.

Belegen konnten verschiedene Studien, dass körperliche und sexuelle Gewalt in der Vorgeschichte von 40–60 % der Patientinnen mit chronischen Unterbauchschmerzen ohne organisches Korrelat angegeben wurden (Latthe et al. 2006, Badura et al. 1997, Walker et al. 1988, Meltzer-Brody et al. 2007). Hier fanden sich auch gehäuft Depressionen, Angststörungen und posttraumatische Belastungsstörungen. Außerdem fiel in diesem Klientel eine Gruppe von Patientinnen auf, die vielfach ohne eindeutige Indikation operiert worden waren. Auch unter den Therapieversagern bei Endometrioseschmerzen im kleinen Becken sind diese Patientinnen mit Gewalterfahrungen in der Anamnese häufiger vertreten.

Therapie: Psychosomatische Therapie. Antidepressiva bei Komorbidität mit Angststörungen, Depressionen und Somatisierungsstörungen (Amitriptylin, Gabapentin). Somatokognitive Therapie nach Mensendieck bei Patientinnen mit Veränderungen des Körperbilds.

Eine eindeutige Zuordnung sozialer Faktoren zu chronischen Unterbauchschmerzen konnte nicht nachgewiesen werden.

LITERATUR

AWMF. S2-Leitlinie: Chronischer Unterbauchschmerz der Frau. Leitlinien der Deutschen Gesellschaft für Psychosomatische Frauenheilkunde und Geburtshilfe (DGPFG). 2014. www.awmf.org/leitlinien/detail/ll/016-001.html (letzter Zugriff: 12.1.2016).

Badura AS et al. Dissociation, somatization, substance abuse, and coping in women with chronic pelvic pain. Obstet Gynecol. 1997; 90 (3): 405–410.
Bodden-Heidrich R et al. Qualitative research on psychosomatic aspects of endometriosis. Z Psychosom Med Psychother. 1999a; 45 (4): 372–389.
Bodden-Heidrich R et al. Chronic pelvic pain and chronic vulvodynia as multifactorial psychosomatic disease syndromes: results of a psychosometric and clinical study taking into account musculoskeletal diseases. Zentralbl Gynäkol. 1999b; 121 (8): 389–395.
Greimel ER. Unterbauchschmerzen ohne Organbefund – ein Leitsymptom für somatoforme Störungen. Geburtshilfe Frauenheilkd. 1999; 59: 458–464.
Latthe P et al. Factors predisposing women to chronic pelvic pain. BMJ. 2006; 332 (7544): 749–755.
Meltzer-Brody S et al. Trauma and posttraumatic stress disorder in women with chronic pelvic pain. Obstet Gynecol. 2007; 109 (4): 902–908.
Walker E et al. Relationship of chronic pelvic pain to psychiatric diagnoses and childhood sexual abuse. Am J Psychiatry. 1988; 145 (1): 75–80.
Wood D P, Wiesner MG, Reiter RC. Psychogenic chronic pelvic pain: diagnosis and management. Clin Obstet Gynecol. 1990; 33 (1): 179–195.

WEITERFÜHRENDE LITERATUR

Gross RJ et al. Borderline syndrome and incest in chronic pelvic pain patients. Int J Psychiatry Med. 1980; 10 (1): 79–96.
Karck U. Dysmenorrhoe, Endometriose, Unterbauchschmerz. Bremen: UNI-MED, 2007.
Kiechle M. Repetitorium Gynäkologie und Geburtshilfe. München: Urban & Fischer, 2008.
Kiechle M. Gynäkologie und Geburtshilfe. 2. Aufl. München: Urban & Fischer, 2010.

KAPITEL

56 Schmerzen im weiblichen Becken aus osteopathischer Sicht

Ruppert Wellstein

In osteopathischen Praxen begegnen uns regelmäßig Frauen mit Schmerzen im Becken. Akut aufgetretene Beschwerden sind hier eher im Zusammenhang mit Dysfunktionen im Bewegungsapparat zu finden. So können z. B. lumbosakrale Dysfunktionen wie Diskushernien, aber auch Dysfunktionen der unteren Extremitäten aufgrund myofaszialer und neurophysiologischer Verbindungen ins Becken ausstrahlende Schmerzen verursachen. Zyklische, wenige Tage anhaltende Beschwerden treten bei Dysmenorrhöen und auch in den Anfangsstadien einer Endometriose auf. Sie reichen von lokalen Beschwerden bis hin zu einem allgemeinen erheblichen Krankheitsgefühl.

Patientinnen mit chronischen Beschwerden bringen oft eine lange Leidensgeschichte mit und haben häufig verschiedene Therapien mit wechselhaften und wenig erfolgreichen Ergebnissen hinter sich. Viele haben sekundär auch Probleme im seelischen und sozialen Bereich entwickelt. Vorgestellt werden heterogene und oft auch diffuse Beschwerdebilder. Die Klagen reichen vom Gefühl, auf einem Tennisball zu sitzen, über Blasen- und Harnröhrenschmerzen bis hin zu Schmerzen beim Geschlechtsverkehr.

Osteopathie kann hier eine wertvolle ergänzende Therapieform sein, bildet allerdings eher selten die allein ausreichende Behandlung. Insbesondere chronische Beschwerden, die heute unter den Begriffen Beckenschmerzsyndrom oder Chronic Pelvic Pain Syndrome (CPPS) zusammengefasst werden, stellen eine große Herausforderung dar (➤ Kap. 57.6).

56.1 Schmerzen im weiblichen Becken

56.1.1 Akute Schmerzen im weiblichen Becken

Schwangerschaft

Akute Schmerzen treten häufig im Rahmen einer Schwangerschaft auf: einerseits als Begleiterscheinung eines wachsenden Uterus, wie z. B. vom Zug an den Ligg. teres uteri bedingte Labien- und/oder Leistenschmerzen, die normalerweise spontan sistieren, andererseits begünstigen hormonelle (Relaxine) und statische Veränderungen in der Schwangerschaft das Auftreten von Schmerzen. Sie betreffen häufig den gelockerten Beckenring mit seinen gelenkigen Verbindungen und die Lendenwirbelsäule und sind manueller Therapie im Allgemeinen gut zugänglich.

Entbindungsbedingte Verletzungen, wie tiefe Dammrisse, Dammschnitt und eine Sectio caesarea, verursachen zunächst lokale Beschwerden. Vernarbungsprozesse, wie z. B. Adhäsionen und sekundär geheilte Wunden, können langfristige Auswirkungen haben, ohne dass lokale Beschwerden vorhanden sind. Sie tragen zur Entwicklung komplexer Störungen wie das CPPS bei und erfordern eine sorgfältige Untersuchung.

Ovarialzysten

Schmerzen können im Zusammenhang mit Ovarialzysten oder während des Eisprungs auftreten. Beim Eisprung wird typischerweise über einen plötzlichen, bis zu 2 Tage andauernden Schmerz im Unterbauch geklagt, der entweder einseitig verstärkt oder diffus im gesamten Unterbauch auftritt. Ovarialzysten können sich durch Druckgefühl im Unterbauch bis hin zu ziehenden Schmerzen, auch durch Druckgefühl auf Nachbarorgane wie Darm und Blase, bemerkbar machen. Die Ursache liegt in der **Spannungszunahme im Gewebe.**

YELLOW FLAG

Bei Verdacht auf Ovarialzysten sollte vor einer osteopathischen Therapie eine gynäkologische Abklärung erfolgen.

Dysmenorrhö

Sie ist die sicherlich häufigste Ursache von Unterbauchschmerzen bei Frauen und wird als krampfartige Schmerzen im Unterbauch bzw. im Bereich der Gebärmutter definiert (➤ Kap. 55.2.1). Die Schmerzen treten während der Menstruation auf und beginnen meist einige Stunden vor dem Einsetzen der Regelblutung und dauern abklingend an bis zu deren Ende, wobei sie meist in den tiefen Rücken ausstrahlen. Sie sind häufig **Folge hormoneller Dysbalancen** und unterliegen individueller Empfindlichkeit. In der Gynäkologie wird oft medikamentös mit Schmerzmitteln oder auch hormonell behandelt.

Aus osteopathischer Sicht sollte vor allem der Tonus der Muskulatur des Beckenbodens und der lumbosakrale Übergang balanciert werden. Bei somatischen Dysfunktionen des Uterus und der Ovarien einschließlich der Aufhängesysteme kann durch eine interne (vaginale, ggf. bimanuelle) Therapie die Beweglichkeit der Organe verbessert und der dysmenorrhoische Schmerz verringert werden. Zusätzlich ist immer eine Balance des autonomen Nervensystems wichtig.

56.1.2 Chronische Schmerzen

Chronische Schmerzen im Becken der Frau sind eine diagnostische und therapeutische Herausforderung und recht häufig.

Die Leitlinien der Deutschen Gesellschaft für Psychosomatische Frauenheilkunde und Geburtshilfe (DGPFG 2009) zum chronischen Unterbauchschmerz geben an, dass etwa 10–15 % aller Patientinnen, die ambulant einen Frauenarzt konsultieren, darunter leiden. Internationale Angaben, wie z. B. für die USA, liegen ebenfalls in diesem Bereich (Howard et al. 2000); für Großbritannien gibt es auch höher liegende Schätzungen.

> Definiert ist das Beckenschmerzsyndrom (Chronic Pelvic Pain Syndrome, CPPS) als über mindestens 6 Monate kontinuierlich oder wiederkehrend in den Organen und Strukturen des kleinen Beckens empfundener Schmerz.

Veraltete Begriffe für das Beckenschmerzsyndrom, wie Pelvipathie, Kokzygodynie, Proctalgia fugax, Dyspareunie, Vulvodynie, Reizblase, interstitielle Zystitis und Pubalgie, werden allerdings weiterhin benutzt und tauchen immer wieder in Arztbriefen auf.

Die folgenden Diagnosen sind aus Gründen der klareren Begriffsbestimmung aus den „Leitlinien Beckenschmerzsyndrom" des Arbeitskreises für Blasenfunktionsstörungen der Österreichischen Gesellschaft für Urologie (ÖGU) entnommen (Petrovic 2012). Sie geben wichtige anamnestische und diagnostische Hinweise. Zu beachten ist, dass es fließende Übergänge gibt und eine klare Abgrenzung manchmal nicht möglich ist. Dies liegt nicht zuletzt darin begründet, dass Schmerzen im kleinen Becken bzw. Beckenbodenbereich eher diffus wahrgenommen werden.

Urologische Schmerzsyndrome

Leitsymptom des **Blasen- und Harnröhrenschmerzsyndroms** ist der suprapubische Schmerz, der häufig mit der Blasenfüllung zunimmt. Weitere Symptome sind erhöhte Miktionsfrequenz tagsüber und in der Nacht. Entscheidend ist, dass keine nachweisbare Harnwegsinfektion oder andere Pathologien bestehen. Dieser Begriff ersetzt die Bezeichnung interstitielle Zystitis (IC).

75 % der Betroffenen haben auch ein **urethrales Schmerzsyndrom.** Leitsymptom ist ein wiederkehrender Harnröhrenschmerz ohne Infektionszeichen, vornehmlich beim Urinieren in Verbindung mit ständigem Harndrang, erhöhter Miktionsfrequenz und häufig einer Dyspareunie.

Gynäkologische Schmerzsyndrome

Dazu zählen das **Vulva- und Vaginaschmerzsyndrom** sowie das **Klitoris- und das Ovarialschmerzsyndrom.** Diese Syndrome sind charakterisiert durch persistierende oder wiederkehrende Schmerzepisoden, die entweder in der Vagina, Vulva, Klitoris oder den Adnexen lokalisiert sind und in Verbindung mit Beschwerden, die eine Harntrakt- oder Sexualdysfunktion vermuten lassen, auftreten.

Diese Beschwerden können auch durch eine Endometriose oder durch Bestrahlung im kleinen Becken ausgelöst werden.

Proktologisches Schmerzsyndrom

Leitsymptom des **anorektalen Schmerzsyndroms** ist der persistierende oder wiederkehrende Schmerz im anorektalen Bereich mit Schmerzdruckpunkten von Sehnenansätzen, der häufig verstärkt bei der Defäkation auftritt. Es sind sonst keine erkennbaren pathologischen Veränderungen (z. B. Fissuren, Hämorrhoiden, thrombosierte Analvenen) vorhanden.

Neurologisches Schmerzsyndrom

Beim **Pudendusschmerzsyndrom** handelt es sich um neuropathische Schmerzen im Versorgungsgebiet des N. pudendus, einhergehend mit Rektum-, Harntrakt- und/oder Sexualdysfunktion, gegebenenfalls mit wechselnder Lokalisation. Der Schmerz tritt typischerweise auf einer Seite auf.

Isoliertes neuromuskuläres Schmerzsyndrom

Das **Beckenbodenmuskel-Schmerzsyndrom** ist charakterisiert durch persistierende oder wiederkehrende Schmerzepisoden im Beckenboden mit Triggerpunkten an verschiedenen Sehnenansatzpunkten. Ein erhöhter Tonus und eine gesteigerte Reflexaktivität der Beckenbodenmuskulatur (auch als Beckenbodenüberaktivität bezeichnet) sind immer vorhanden. Sie werden als Auslöser dieses Schmerzsyndroms diskutiert. Sekundär können sich Symptome des unteren Harntrakts (Lower Urinary Tract Symptoms, LUTS), Rektum- und/oder Sexualdysfunktionen entwickeln.

Bei chronischen, oft langjährigen Unterbauchschmerzen sind stets mehr oder weniger ausgeprägte seelische Störungen vorhanden, die soziale Beeinträchtigungen bedingen, Partnerschaften belasten können und manchmal auch die Realisierung eines Kinderwunsches verhindern. Seelische Belastungen und auch Traumatisierungen können diese Beschwerden beeinflussen und ursächliche Faktoren darstellen.

RED FLAG

Schmerzen im Becken können eine entzündliche oder maligne Ursache haben, die im urogenitalen Bereich, aber auch im Intestinum (z. B. entzündliche oder maligne Darmerkrankung) vorliegen kann. Eine Vorstellung der Patientinnen bei den entsprechenden Fachärzten (Gynäkologen, Gastroenterologen bzw. Proktologen und Urologen) sollte vor osteopathischer Therapie, insbesondere bei unklaren Befunden, erfolgt sein. Eine psychotherapeutische Exploration ist hier ebenfalls zu fordern.

56.1.3 Derzeitiger Therapieansatz

In ➤ Kap. 57.1 wird ausführlich auf die internationalen Leitlinien und Modelle zum CPPS eingegangen. Die jeweiligen diagnostischen und therapeutischen Vorgehensweisen schlagen nach erfolgter Diagnostik und Therapie im Fachgebiet das rasche Einleiten einer Behandlung im Sinne eines multimodalen Ansatzes vor. Dies spiegelt die Komplexität der oft diffusen Beschwerdebilder sowie die diagnostischen und therapeutischen Probleme wider.

Fachgebiete wie Urologie, Gynäkologie, Orthopädie, Algesiologie, Proktologie, Psychotherapie und auch Physiotherapie sollen nach diesen Modellen möglichst schnell einbezogen werden, um therapeutische Möglichkeiten auszuloten und die Gefahr einer weiteren Chronifizierung zu reduzieren bzw. eine „Therapieresistenz" zu vermeiden. Aufgrund der faszialen Reaktionen gehört auch die Kieferorthopädie zu den interdisziplinären Therapieoptionen.

Die Osteopathie gehört mittlerweile zum etablierten therapeutischen Spektrum. Sie kann hier eine wichtige schmerzreduzierende Wirkung erzielen.

56.2 Anatomie des weiblichen Beckens und Beziehungen

Das weibliche Becken unterliegt besonderen Anforderungen. Sein unterer Abschluss, der Beckenboden, ist eine komplexe funktionelle Einheit und bildet den Boden des knöchernen Beckens. Auf der Beckenbodenmuskulatur liegen die Harnblase, die Gebärmutter und das Rektum, die alle von dieser Muskulatur gehalten werden.

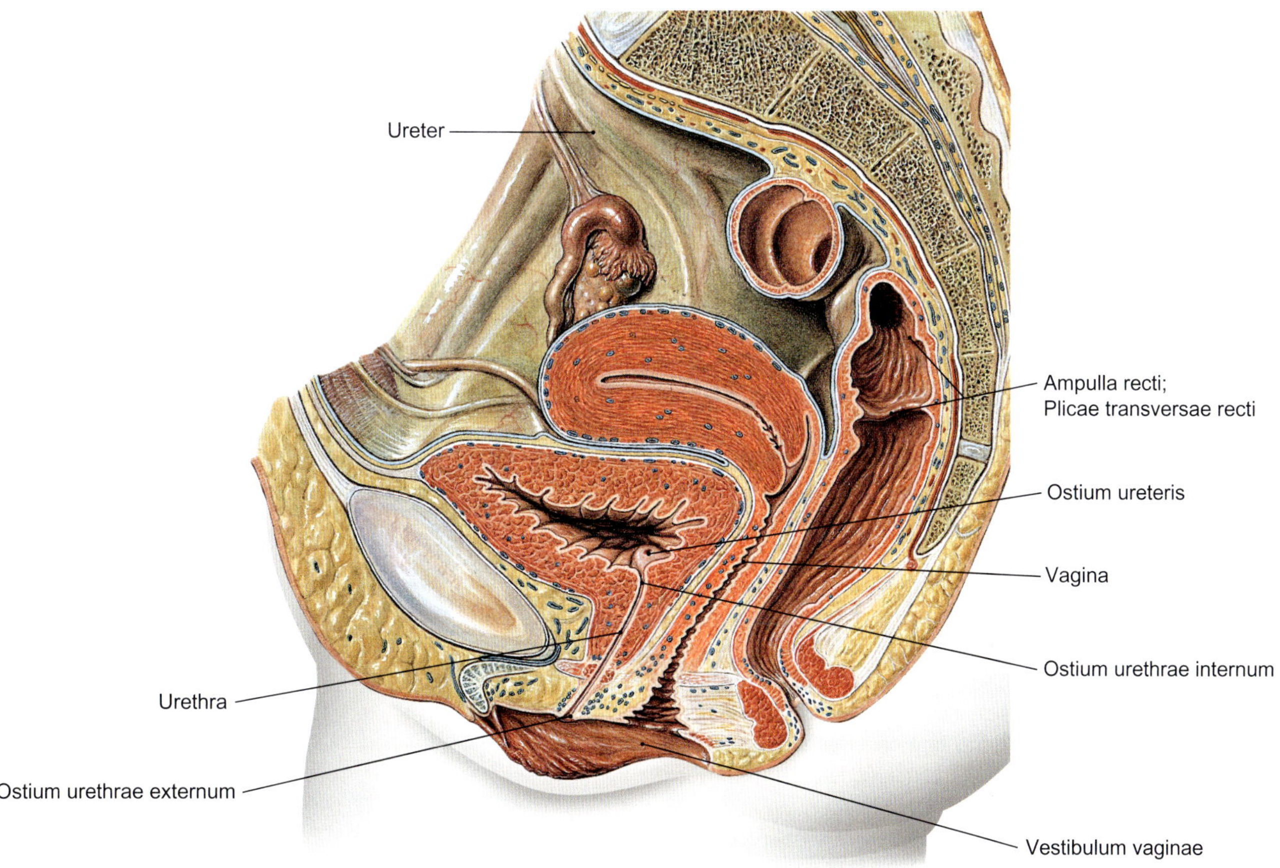

Abb. 56.1 Beckeneingeweide und Perineum (Damm) der Frau. [S007-2-23]

56

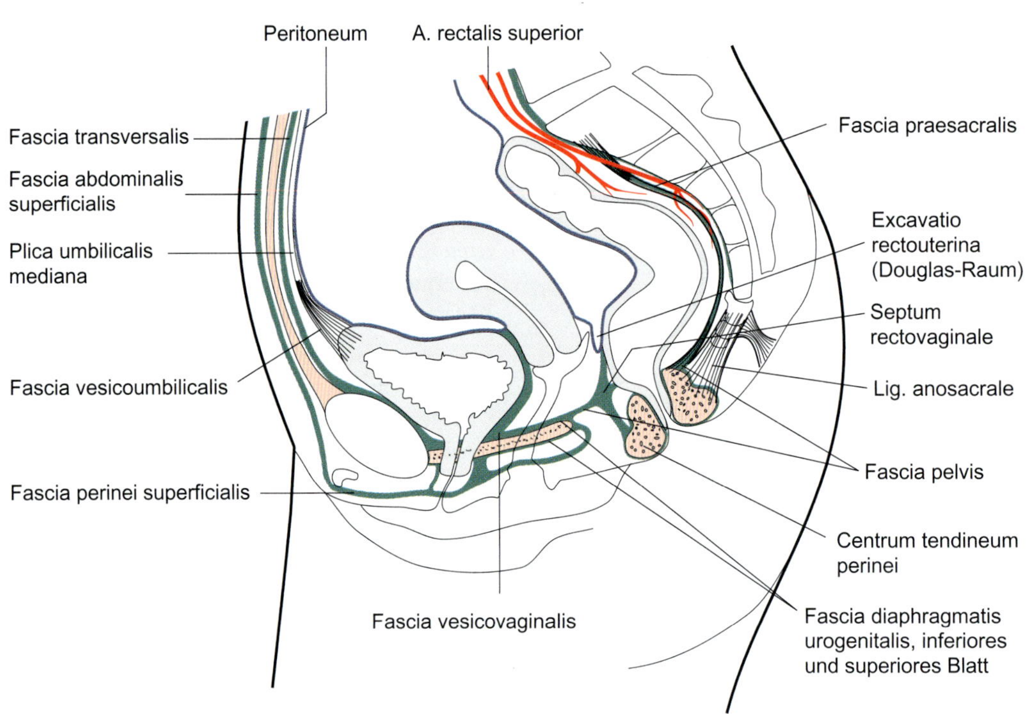

Abb. 56.2 Die Faszien des kleinen Beckens bei der Frau. [L243]

Vagina, Urethra und Analkanal treten hindurch. Die Organe haben abwechselnd unterschiedliche Füllungszustände, die eine erhebliche Beweglichkeit erfordern (➤ Abb. 56.1).

Die mechanischen Beanspruchungen der Miktion, der Defäkation, des Geschlechtsverkehr, der Schwangerschaft und des Geburtsvorgangs erfordern nicht nur eine ungestörte autonome und motorische Steuerung, sondern auch die Gleitschichten und ligamentären Strukturen müssen ihrer Aufgabe nachkommen können und der Flüssigkeitsaustausch gewährleistet sein. Menstruationsblutung und Eisprung bringen regelmäßig Spannungsänderungen mit sich.

Das **Peritoneum** überzieht die Organe des kleinen Beckens. Über dem Uterus und den Adnexen bildet sich dabei das Lig. latum als große Bauchfellfalte. Die Excavatio rectouterina, der sog. **Douglas-Raum,** ist der tiefste Punkt des Peritonealraums. Er reicht bis zum hinteren Scheidengewölbe und liegt in Höhe der Kohlrausch-Falte des Rektums. Die faszialen Strukturen des Beckens haben ihre Kontinuität in die unteren Extremitäten, die Rumpfwand und die Dura mater (➤ Abb. 56.2).

Fehlspannungen können von anderen Körperregionen über myofasziale Ketten weitergeleitet werden, wie die „tiefe Frontallinie" von Myers exemplarisch zeigt (➤ Abb. 56.3).

Aus den unteren Extremitäten setzen Muskel- und Faszienketten am femoralen Dreieck an, ziehen weiter in den Beckenboden und beeinflussen dort den Muskeltonus und die Funktion des Beckenrings mit seinen Gelenken. Diese **„aufsteigenden" Dysfunktionsketten** sind oft aufgrund häufiger Fußverletzungen zu finden. Sie werden über den M. psoas sowie über das vordere Längsband fortgeleitet. **„Absteigende" Dysfunktionen** aus dem stomatognathen Bereich mit Spannungen im Mundboden und den Halsfaszien neh-

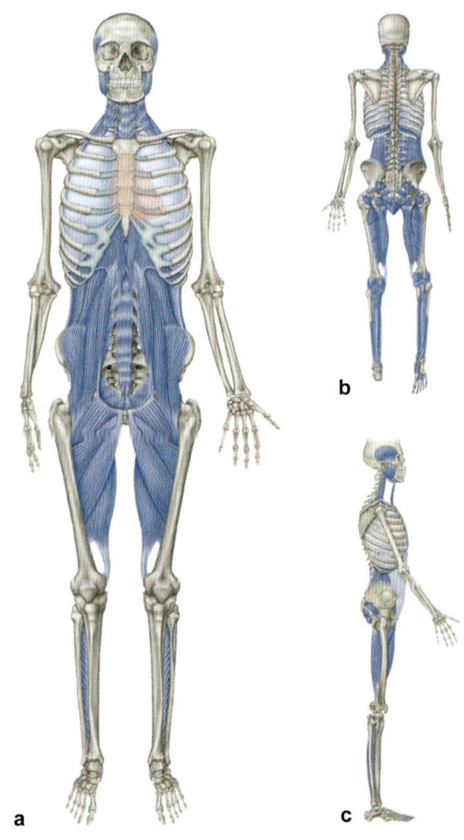

Abb. 56.3 Die tiefe Frontallinie. [E669]

men über die thorakalen und abdominalen Faszien und umgekehrt Einfluss auf das Becken.

Den engen Zusammenhang zwischen Kiefergelenkdysfunktionen und CPPS haben Plato und Kopp bereits 1999 nachgewiesen (Plato und Kopp 1999).

Der **Beckenboden** setzt sich aus drei Muskeletagen, die übereinanderliegen, zusammen:

- Die hintere und innere Schicht, das **Diaphragma pelvis,** besteht aus dem M. levator ani sowie dem M. coccygeus und hat die Form eines U-förmigen Trichters, der ventral das sog. Levatortor mit Öffnungen für Rektum, Vagina und Urethra bildet. Auf dem Diaphragma pelvis liegt die größte Last in aufrechter Haltung (➤ Abb. 56.4).
- Das **Diaphragma urogenitale** liegt in der mittleren und vorderen Schicht zwischen den Sitzbein- und absteigenden Schambeinästen und stützt das Levatortor nach vorn ab. Es besteht aus dem kräftigen M. transversus perinei profundus und dessen oberer und unterer Faszie. Der quer und ventral darunter verlaufende M. transversus perinei superficialis bildet den hinteren Abschluss des Diaphragma urogenitale.
- Kaudal darunter befindet sich die Damm- und Schließmuskelschicht, die sog. **Sphinkterschicht.** Sie besteht von ventral nach dorsal aus den Mm. ischiocavernosus, bulbospongiosus und sphincter ani externus. Im Dammbereich durchflechten sich die beiden letzteren Muskeln in Form einer 8. In diesem Bereich wird gegebenenfalls bei einer Geburt der Dammschnitt (Episiotomie) gesetzt (➤ Abb. 56.5).

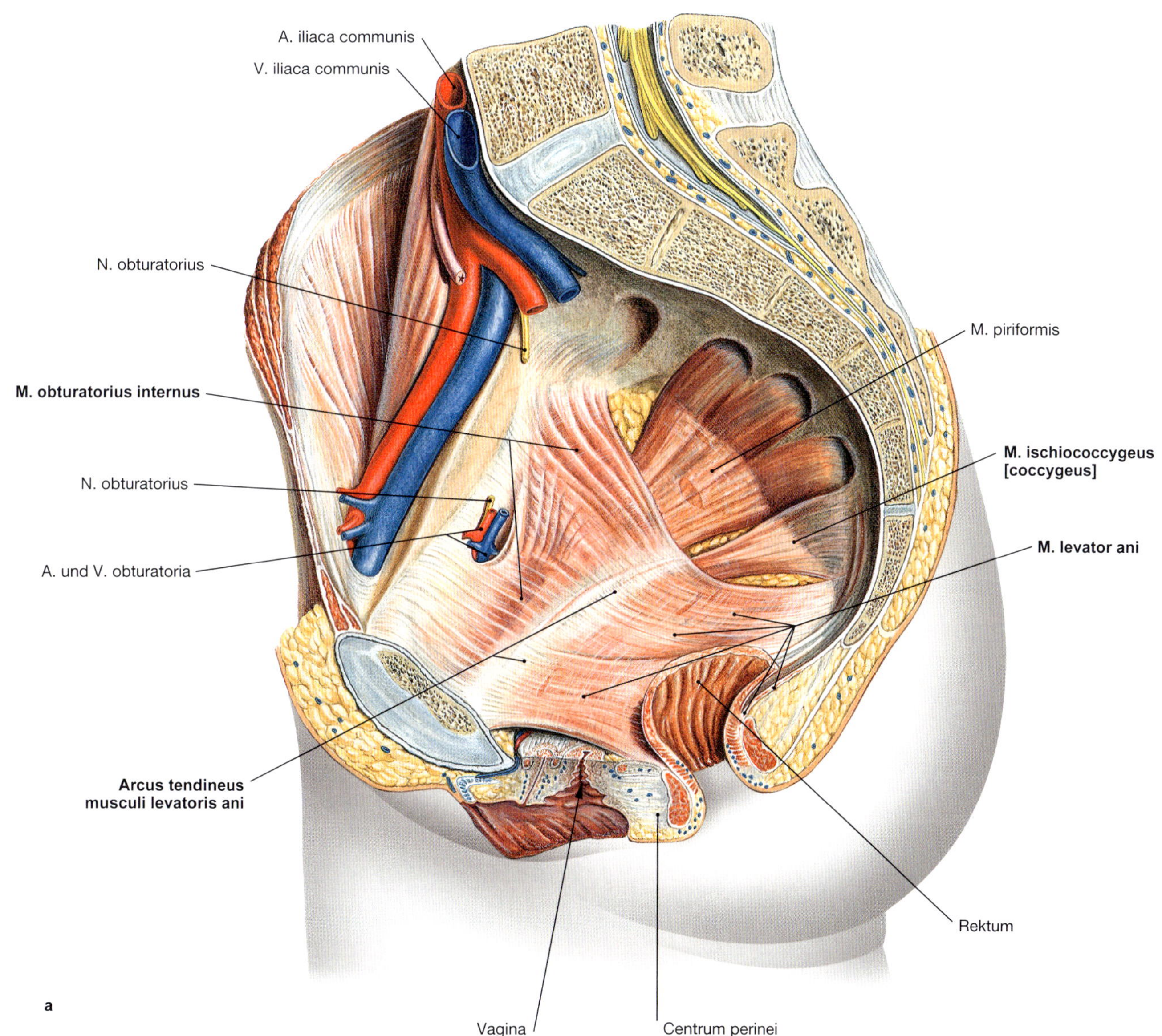

Abb. 56.4a Die Muskulatur des Beckenbodens. Diaphragma pelvis. Ansicht von links. [S007-2-23]

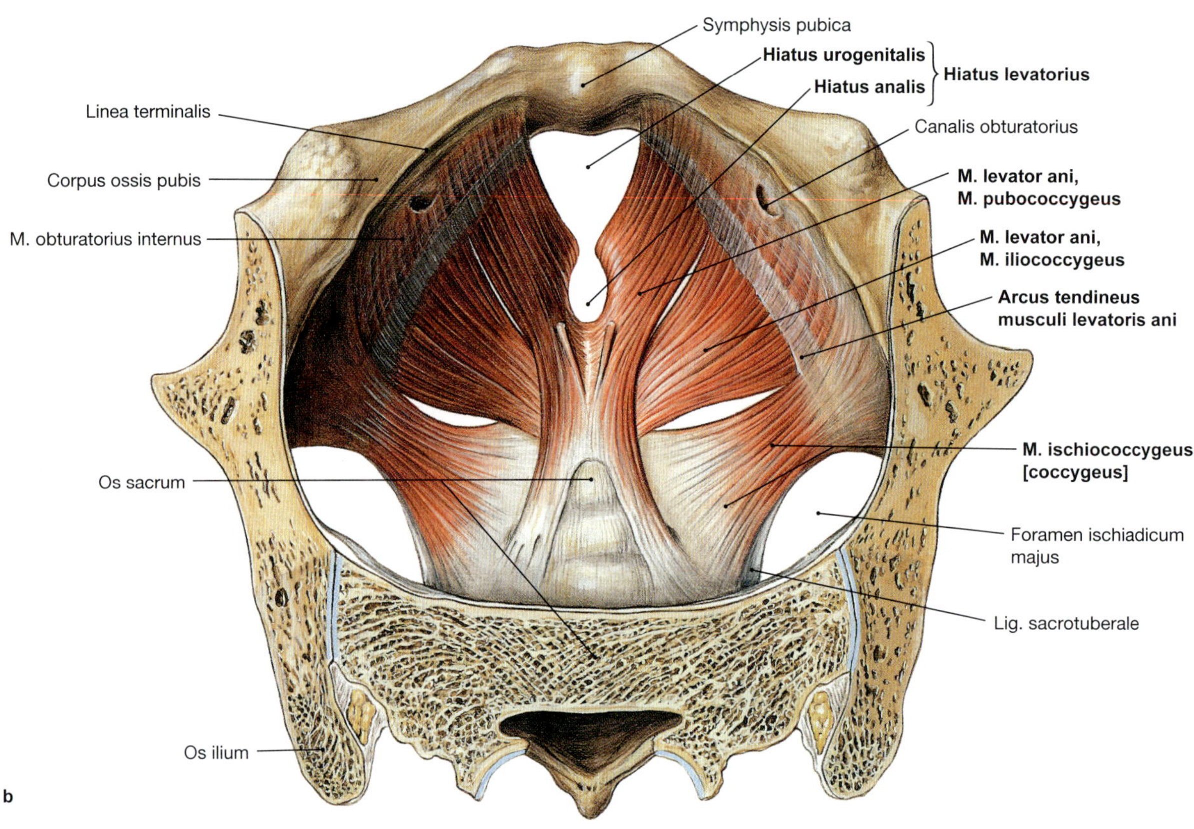

Abb. 56. 4b Die Muskulatur des Beckenbodens bei der Frau. Diaphragma pelvis. Oberer Teil der Beckenknochen in der Transversalebene abgesägt (von kranial). [S007-2-23].

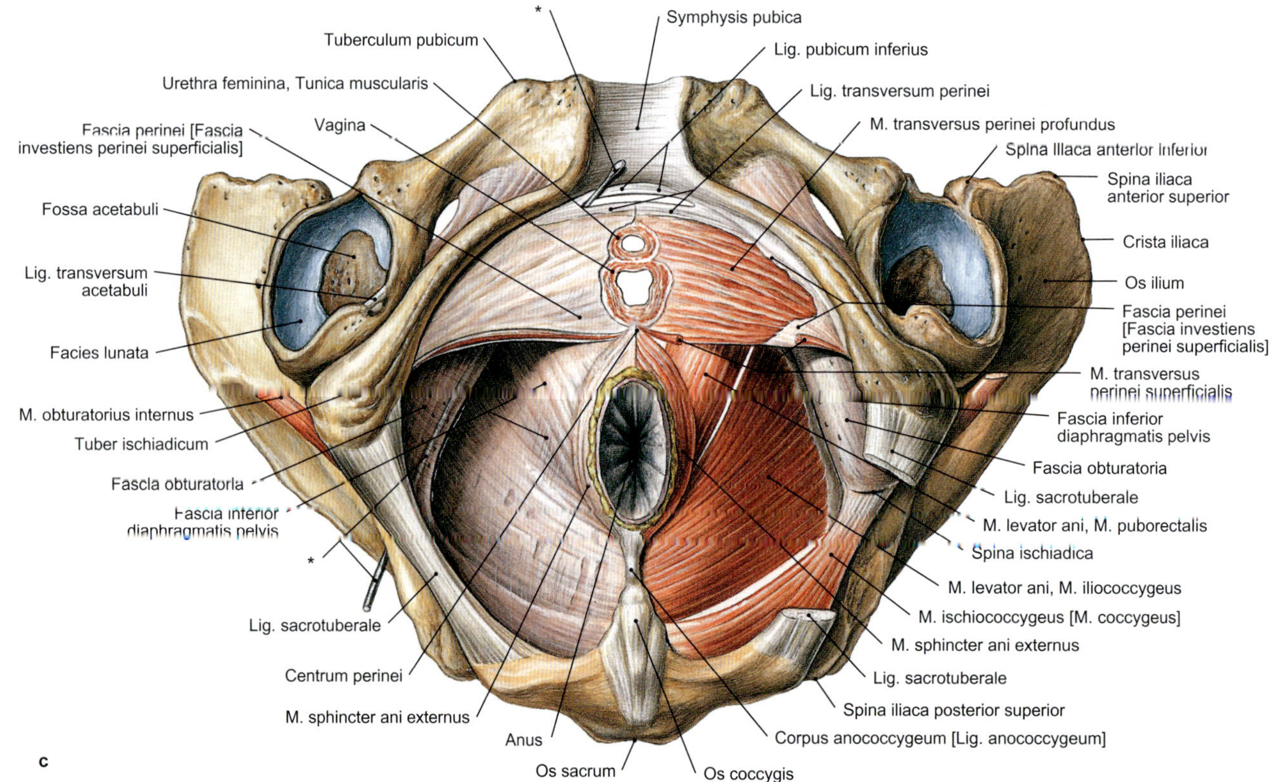

Abb. 56.4c Die Muskulatur des Beckenbodens bei der Frau. Mm. perinei, Diaphragma pelvis. Lig. sacrotuberale links zur Darstellung des M. ischiococcygeus teilweise entfernt (von kaudal). [S007-2-27]

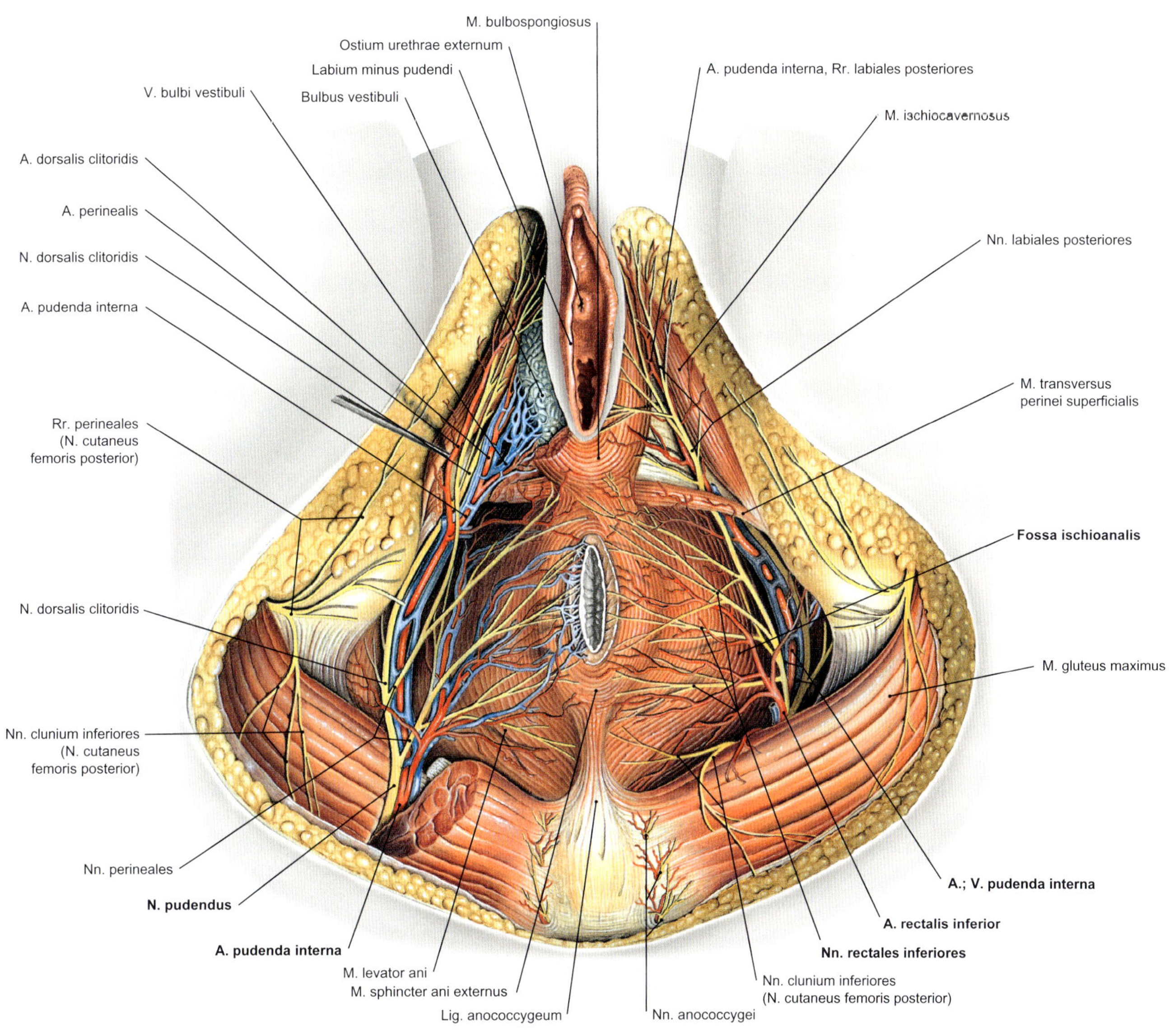

Abb. 56.5 Nerven und Blutgefäße des Perineums der Frau. [S007-2-23]

Im Centrum tendineum perinei laufen fast alle Muskeln aus den genannten Etagen zusammen.

Vom Schambein zum Sakrum zieht ein bindegewebiger Halte- und Stützapparat, die **Lamina sacro-recto-genito-vesico-pubicalis** (auch als Lamina pubo-vesico-genito-recto-sacralis bezeichnet) (➤ Abb. 56.6, ➤ Abb. 57.6). Die Lamina sichert die Fixierung der beinhaltenden Beckenorgane zusammen mit den **Parametrien,** d.h. das Beckenbindegewebe vor dem Gebärmutterhals bis zur Harnblase und beiderseits bis zur seitlichen Beckenwand. Häufige Beschwerden finden sich hier im Lig. sacrouterinum, das beidseits des Rektums zum Uterus verläuft. Verwachsungen nach operativen Eingriffen, Endometrioseherde, lokale Einblutungen nach geplatzten Ovarialzysten und Entzündungen können Fehlspannungen und damit Schmerzen auslösen. Sakrale Dysfunktionen werden abhängig vom Ort der Störung begünstigt.

Auswirkungen auf Beckenringdysfunktionen sind in ➤ Kap. 57.3 beschrieben.

Diaphragmen bewegen sich synchron mit der Atmung. Insbesondere das Zwerchfell und der Beckenboden mit der oberen Thoraxapertur agieren bei der Atmung synergistisch. Eine gute diaphragmale Funktion ist wichtig für eine ungestörte lymphatische und venöse Drainage. Rippenfunktionsstörungen, falsche Atmungsmuster, aber auch Interaktionen mit dem M. psoas durch Fehlhaltungen oder Wirbelsäulenbeschwerden führen dazu, dass bei Beckenschmerzen häufig Zwerchfelldysfunktionen zu finden sind.

56

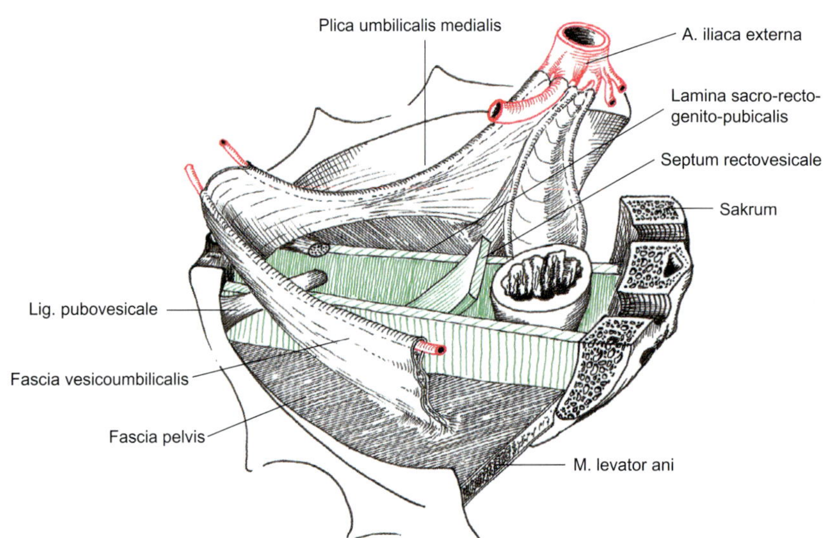

Abb. 56.6 Lamina sacro-recto-genito-vesico-pubicalis. [L243]

56.3 Osteopathisches Vorgehen

56.3.1 Anamnese

Patientinnen mit chronischen Beschwerden bringen oft umfangreiche Unterlagen und Arztbriefe mit, die Anamnesen, Diagnostik, Therapien und Beurteilungen enthalten. Hier gilt es, sich primär ein möglichst unbeeinflusstes Bild zu verschaffen.

Standardfragebögen sind hilfreich, die den Patientinnen vor dem ersten Termin zugeschickt werden, damit sie in Ruhe ausgefüllt werden können. Die vegetative Anamnese (Miktion, Stuhlgang mit eventuell auftretenden Beschwerden) gehört unbedingt dazu.

Die osteopathische Anamnese sollte insbesondere Traumen erfragen, auch interne (z. B. schwere Infektionen) und operative Eingriffe jeglicher Art. Erfahrungsgemäß wird einiges vergessen (Sturz auf das Steißbein, „verheilte Frakturen", Infektionen) oder nicht erwähnt, da keine Beschwerden mehr bestehen, die von den Patientinnen mit ihren Schmerzen in Zusammenhang gebracht werden. So ist z. B. auch die explizite Frage nach Eingriffen im Zusammenhang mit einer Entbindung, wie nach einem Dammschnitt (Episiotomie) oder Dammriss, sinnvoll. Für belastende und schwierige Fragen, wie nach Gewalterfahrungen oder sexuellem Missbrauch, wird eine Vertrauensbasis benötigt, die oft erst geschaffen werden muss. Eine einfühlsame und zugewandte Art der Befragung ist unerlässlich.

RED FLAG

Bei der körperlichen Untersuchung und Behandlung kann die „Gewebeerinnerung" Verdrängtes wieder in Erinnerung kommen lassen oder dem kundigen Therapeuten Hinweise auf eine emotionale Komponente des Befunds geben. Andererseits kann die Patientin durch die Untersuchung und Therapie auch retraumatisiert werden. Für den Therapeuten steht ein zurückhaltender und respektvoller Umgang mit der Patientin im Mittelpunkt.

56.3.2 Untersuchung

Die osteopathische Untersuchung sollte prinzipiell darauf ausgerichtet sein, alle wesentlichen Dysfunktionen aufzufinden. Sie liefern in ihrer Gesamtheit und ihren Interaktionen den Hintergrund der Beschwerden. Vorgefasste Meinungen und Diagnosen dürfen die Untersuchung nicht beeinflussen.

Standardisierung und Vollständigkeit der Untersuchung aller Systeme sollte selbstverständlich sein. Listening/Ecouté ergeben zusammen mit Mobilitäts- und Motilitätstests ein Muster der vorliegenden Dysfunktionen (➤ Kap. 23.2).

Eine Hierarchisierung der Befunde ist wichtig für die Therapieplanung. Hier sind anamnestische Angaben und Wichtungsmethoden zur Einschätzung des Einflusses gefundener Dysfunktionen wie Balancierung (Lien Mécanique Ostéopathique, LMO) oder Inhibition (Barral 2003) die geeigneten Mittel.

YELLOW FLAG

Bei einer internen Untersuchung und Behandlung sollte eine dritte Person anwesend sein. Dies ist nicht nur aus juristischen Gründen sinnvoll, sondern auch, um für eine ruhige und sichere Situation zu sorgen.

56.3.3 Therapieplanung und Therapieziel

Die osteopathische Behandlung von chronischen Unterbauchschmerzen ist im komplementären Bereich eines Therapiekonzepts zu sehen.

Der **Austausch mit Zuweisern** ist als zwingend anzusehen. Wenn Patientinnen von sich aus kommen, so sollte der Kontakt zum zuständigen Arzt gesucht werden. Wichtig ist, dass die ärztliche Seite ebenso eine koordinierende und zentrale Person benötigt. Dieser Arzt sollte aus dem jeweils im Vordergrund agierenden

Fachgebiet sein (z. B. Schmerztherapie oder Gynäkologie) und den Überblick für die gesamte Therapie haben. Ebenso wichtig ist der Informationsaustausch mit der Physiotherapie, da hier bei z. B. vorliegenden muskulären Dysbalancen eine gute gegenseitige Unterstützung stattfinden kann.

Therapieziele sollten gut überlegt und nicht maximal formuliert sein. Sie sollten mit den Patientinnen besprochen werden und in einem angemessenen Zeitrahmen angesiedelt sein. Eine begleitende Psychotherapie oder Kieferregulation kann durchaus 2 Jahre Zeit beanspruchen. Eine anfängliche Frage wie: „Wie würden Sie sich fühlen mit 50 % Beschwerden weniger in 6 Monaten?" wird gern mit „Wie eine Königin" beantwortet. Dies wird oft von den Patientinnen nach dieser Zeit dann aber nicht mehr so wahrgenommen. Ein **schriftliches Festhalten** solcher Aussagen und das Benutzen einer VAS-Skala (visuelle Analogskala) zur Selbsteinschätzung und Verlaufskontrolle der Schmerzausprägung ist wertvoll, um die Patientinnen mit Geduld wappnen zu können und sich selbst vor überhöhten Erwartungen zu schützen.

56.3.4 Therapiehinweise

RED FLAG

- Viszerale Therapien nach abdominalen Eingriffen sind gegebenenfalls mit dem Chirurgen zu besprechen.
- Infektionen wie eine Divertikulitis sollten ausgeheilt sein.
- Eine Bestrahlung des kleinen Beckens kann durch direkte Nervenschädigung Schmerzen hervorrufen. Sie verursacht auch eine erhöhte Verletzlichkeit des Gewebes mit daraus resultierenden Verwachsungen.

Eine gute **Therapieplanung** erleichtert die Behandlung.

Traumen der unteren Extremitäten mit residualen Funktionsstörungen in den Gelenken und myofaszialen Strukturen haben erheblichem Einfluss auf das Becken. Sie sind häufig zu finden und werden von den Patientinnen gern „vergessen". Verwachsungen nach operativen Eingriffen, Entzündungen oder Endometrioseherde benötigen ggf. einen laparoskopischen Eingriff, wenn manuelle Therapie nicht zur Verbesserung des Befunds führt.

Der **Zugang über die Fossa ischiorectalis** reicht sehr tief in das kleine Becken, erfasst sehr gut Parametrien, die Membrana obturatoria und einen großen Anteil des Beckenbodens. Dieser Zugangsweg erfordert Zeit, da ein behutsames Vorgehen bessere Resultate ergibt. Triggerpunkte im Beckenboden sind auch von extern gut auflösbar.

Über die Bauchdecke sind viele Strukturen gut zugänglich, manches entzieht sich jedoch einem sicheren Zugriff. Hier kommen rektale bzw. vaginale osteopathische Therapien infrage. Eine notwendige interne Therapie sollte immer mit der Patientin im Vorfeld besprochen werden. Intraossäre Dysfunktionen im Sakrum, entweder hervorgerufen durch einen Sturz mit einer Stauchung oder als Auswirkung lang andauender Spannungen im Beckenboden oder in der Dura mater, benötigen im allgemeinen eine peranale Therapie.

Eine notwendige interne Therapie sollte immer mit der Patientin im Vorfeld besprochen werden. Die Anwesenheit einer Vertrauensperson während einer solchen Behandlung ist nicht nur aus juristischen Gründen sinnvoll.

56.4 Fallbeispiele

Patientinnen, die mit solchen chronischen Beschwerden im Beckenbereich eine osteopathische Praxis aufsuchen, haben meist eine mehr oder weniger lange Odyssee hinter sich. Nachfolgend werden zwei typische Fallbeispiele beschrieben, die erhebliche Anforderungen an die diagnostischen und therapeutischen Fähigkeiten stellen und vor allem eine große Geduld abverlangen.

Fallbeispiel 1

Eine 58-jährige Kauffrau (1 erwachsener Sohn, unkomplizierte Geburt) stellte sich mit langjährigen tiefen Kreuz-, Becken- und Steißbeinschmerzen vor. Ihr Mann betreibt ein großes Architekturbüro, in dem sie mitarbeitet. In den vergangenen 2 Jahren hatte sie ziemlich alle renommierten Orthopädiekliniken und deren Chefärzte aufgesucht, um Hilfe zu bekommen. Die jeweiligen Behandlungen hatten keinen Effekt. Schließlich wurde bei ihr als Ultima Ratio eine vaginale Hysterektomie vorgenommen. Dieser Eingriff brachte eher eine Verschlechterung der Beschwerden.

In der Vorgeschichte gibt es ein Sturztrauma auf das Gesäß, ein Verhebetrauma, keinen Bandscheibenvorfall und eine unproblematische Spontangeburt.

Auffallend bei der Untersuchung und den wiederholten Vorstellungen war, dass die Patientin stets wie „aus dem Ei gepellt" erschien und auf höchst korrektes Auftreten sehr viel Wert legte. Sie führte ihre Ehe „harmonisch" ohne jeglichen Streit (!), hatte seit Jahren keinen Sexualverkehr. Gründe dafür lagen sicher auch in der Problematik einer Prostatadynie ihres Mannes. 56

Der Untersuchungsbefund war dominiert durch eine massive Duraspannung mit einem „steinharten" Schädel, wie man ihn bei Bruxismus und Depressionen finden kann. Hier führten eine Kokzygodynie, eine intraossäre Sakrumdysfunktion, eine lumbosakrale Kompression und ein verspannter Beckenboden den nach distal ziehenden Partner zur kranialen Problematik. Die Muskulatur war im gesamten Bereich des Beckens, Rückens und der Kaumuskulatur verspannt. Auf Befragen gab die Patientin dann auch an, mit den Zähnen zu knirschen.

Die Behandlung zielte zunächst darauf ab, den Beckenbodenbefund zu verbessern, eine Dekompression im lumbosakralen Bereich zu erreichen, das schmerzhaft festsitzende Coccyx und das Sakrum mit rektalem Zugang zu mobilisieren. Die kraniale Behandlung war bei unverändertem Bruxismus bei jeder Vorstellung notwendig. Eine ca. 50-prozentige Verbesserung konnte innerhalb eines halben Jahres erreicht werden.

Die Patientin wurde physiotherapeutisch und kieferorthopädisch mitbetreut. Die größte Hürde war, die Patientin zur psychiatrischen

Vorstellung zu motivieren. Es bedurfte der Androhung, die Behandlung einzustellen, um sie davon zu überzeugen. Sie wurde mit einem Antidepressivum behandelt und es erfolgte über einen Zeitraum von ca. 2 Jahren eine Gesprächstherapie.

Insgesamt umfasste der Behandlungszeitraum mehr als 4 Jahre mit gegen Ende immer weiter gestreckten Vorstellungsterminen. Der Grund für die anfangs sehr häufigen Vorstellungen lag in der großen Ängstlichkeit der Patientin. Sie musste mühsam wieder lernen, ihrem Körper zu vertrauen und ihre Problematik in den Griff zu bekommen.

Fallbeispiel 2

Eine 46-jährige Französin, verheiratet, keine Kinder, Mitglied der Bibelforschersekte, massives Übergewicht bei sitzender Tätigkeit (Übersetzungen und Arbeit für ihre Gemeinde). Sie beklagte langjährige tiefe Kreuzschmerzen mit Ausstrahlung ins Becken und gelegentliche Schmerzen im Bereich des Beckenbodens ohne Dyspareunie. Ein Bandscheibenvorfall L4/L5 war durch Magnetresonanztomografie nachgewiesen; außer Sportverletzungen in der Jugend waren keine Traumen und außer einer Appendektomie keine operativen Eingriffe erinnerlich. Die bisherigen Therapien waren ohne Effekt geblieben (Physiotherapie, Injektionen, Schmerzmittel und Akupunktur).

Die Untersuchung ergab außer muskulären und statischen Problemen als wesentliche Befunde somatische Dysfunktionen im Bereich des Beckenrings und der unteren Extremitäten (Sprunggelenke), eine lumbosakrale Kompression, eine durale Spannung aus diesem Bereich. Sie hatte einen deutlichen Druckschmerz kokzygeal sowie einen schmerzhaft verspannten Beckenboden. Das Sakrum war porzellanhart als Hinweis auf eine intraossäre Dysfunktion.

Die anfänglich durchgeführte Behandlung erwies sich als wenig wirksam, eine Besserung der Befunde blieb ohne Schmerzreduktion.

Die Patientin war schließlich nach längerem Zögern einer rektalen Therapie des kleinen Beckens, des Steißbeins und des intraossären Sakrumbefunds zugänglich. Unmittelbar während der Behandlung kam ihr ein langjähriger Missbrauch durch ihren Onkel mit wiederholter rektaler Vergewaltigung als junges Mädchen in Erinnerung. Die entstehende Situation einer psychischen Dekompensation konnte mit Hilfe eines Psychotherapeuten abgefangen werden.

Die Patientin benötigte mehr als 3 Jahre in psychotherapeutischer Behandlung, um einigermaßen stabil zu werden. Sie hatte in dieser Zeit immer wieder Phasen mit erheblichen Schmerzen und wurde dann häufig in der Praxis vorstellig. Heute ist sie stabil mit mäßigen Beschwerden und weiß mit ihren seelischen und körperlichen Problemen gut umzugehen.

In beiden Fällen erforderte die Behandlung deutlich mehr als manuelles Geschick. Eine ausgeprägte psychische Mitbeteiligung bzw. Mitverursachung der Problematik machte eine multidisziplinäre Vorgehensweise unabdingbar.

Zusammenfassung

Chronische Schmerzen im weiblichen Becken sind eine therapeutische Herausforderung. Ein multidisziplinärer Behandlungsansatz ist unumgänglich. Dieses Vorgehen benötigt einen interdisziplinären Austausch unter den beteiligten Therapeuten.

LITERATUR

Barral JP. Viszerale Osteopathie in der Gynäkologie. 1. Aufl. München: Urban & Fischer, 2003.

DGPFG. Deutsche Gesellschaft für Psychosomatische Frauenheilkunde und Geburtshilfe. Leitlinie chronische Unterbauchschmerzen der Frau. 2009. www.awmf.org/leitlinien/aktuelle-leitlinien/ll-liste/deutsche-gesellschaft-fuer-psychosomatische-frauenheilkunde-und-geburtshilfe-ev-dgpfg.html (letzter Zugriff: 21.3.2016).

Howard FM et al. Pelvic Pain: Diagnosis and Management. Philadelphia:-Lippincott, Williams & Wilkins, 2000.

Plato G, Kopp S. Das Dysfunktionsmodell. Man Med. 1999; 34: 1–10.

Petrovic Z (für den Arbeitskreis für Blasenfunktionsstörungen der ÖGU). Leitlinien Beckenschmerzsyndrom. Journal für Urologie und Urogynäkologie. 2012; 19: 15–21.

WEITERFÜHRENDE LITERATUR

Chaitow L, Lovegrove Jones R. Chronic Pelvic Pain and Dysfunction. London: Elsevier Churchill Livingstone, 2012.

Meert GF. Das Becken aus osteopathischer Sicht. 3. Aufl. München: Urban & Fischer, 2009.

Merkle W (Hrsg.). Der chronische Beckenbodenschmerz. Darmstadt: Steinkopff, 2003.

Myers TW. Anatomy Trains. 2. Aufl. München: Urban & Fischer, 2010.

Netter FH. Atlas der Anatomie. 5. Aufl. München: Urban & Fischer, 2011.

Paoletti S. Faszien. Anatomie, Strukturen, Techniken, Spezielle Osteopathie. 2. Aufl. München: Urban & Fischer,2011.

Riedl KH, Schleupen A. Osteopathie in der Frauenheilkunde. München: Urban & Fischer, 2010.

Stelzner F. Anatomic und evolutionary morphology as a basis for surgery Chirurg. 2003; 74: 937–943.

Wise D, Anderson R. A headache in the Pelvis. 6th ed. Occidental: National Center for Pelvic Pain, 2012.

KAPITEL

57 Beckenschmerzen beim Mann aus osteopathischer Sicht

Bernhard Ewen

Schmerzsyndrome des Beckens und Beckenbodens sind bei der Frau häufig beschrieben und oft mit postpartalem Deszensus und Inkontinenz vergesellschaftet (➤ Kap. 55, ➤ Kap. 56). Beckenschmerzen des Mannes sind jedoch ebenfalls nicht selten, werden aber von den Patienten oft verschwiegen und tabuisiert. Das mag daran liegen, dass Bereiche der Männlichkeit tangiert und beeinträchtigt werden mit Auswirkungen auf den partnerschaftlichen und sozial-beruflichen Bereich.

57.1 Definition

Unterschieden werden **akute** und **rezidivierende** Beckenschmerzen von einem **chronischen** Schmerzsyndrom (Chronic Pelvic Pain Syndrome, CPPS). Nach den Leitlinien 2013 der European Association of Urology (EAU, www.uroweb.org) wird das CPPS als eigenständige Erkrankung mit komplexen Ursachen definiert. Das CPPS erfordert ein multimodales und multidisziplinäres Behandlungsregime, das sich von der Therapie aus organzentrierter Sicht für den akuten oder rezidivierten Beckenschmerz deutlich abhebt (Baranowski et al. 2008, Engeler et al. 2013).

Auch die US National Institutes of Health (NIH) initiierten mit dem Multidisciplinary Approach to Pelvic Pain (MAPP) ein Programm, um Ätiologie und Epidemiologie der heterogenen Patientengruppe des CPPS besser verstehen und definieren zu können als Voraussetzung für therapeutische Leitlinien (Krieger et al. 2009).

Shoskes et al. waren die ersten, die mit UPOINT eine **klinische Klassifikation** vorlegten und sechs Bereiche eines CPPS definierten, die in die EAU-Leitlinien aufgenommen wurden (Shoskes et al. 2009a, b und 2010).

UPOINT-Klassifikation

Urinary – Symptome in Zusammenhang mit der Miktion
Psychosocial – psychosoziale Kofaktoren
Organ specific – organspezifische Befunde
Infection – Infektion
Neurologic/systemic – neurologische/systemische Befunde
Tenderness – Empfindlichkeit durch Verspannungen

UPOINT ist eine phänotypische Klassifikation basierend auf der Schneeflocken-Hypothese eines CPPS (➤ Abb. 57.1).

Shoskes et al. konnten die klinische Anwendbarkeit der UPOINT-Klassifikation auf das Prostata-Schmerzsyndrom (Prostate Pain Syndrome, PPS) und die interstitielle Zystitis (Bladder Pain Syndrome, BPS) zeigen. Ein geringer Anteil der Patienten mit PPS (13 %) wies nur einen positiven Bereich der UPOINT-Klassifikation

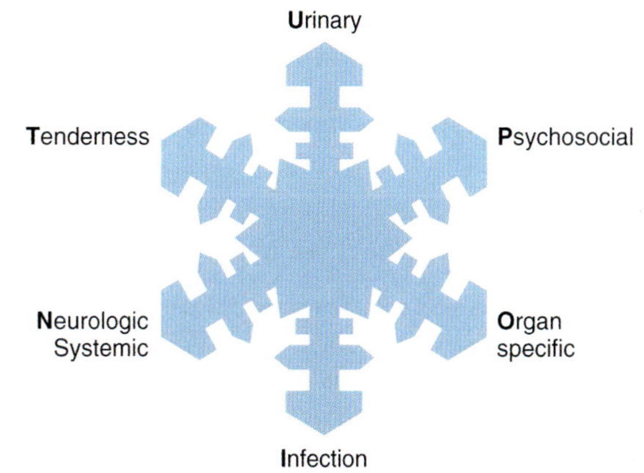

Abb. 57.1 Snowflake-Hypothese. [G570]

auf, bei BPS 22 % lediglich zwei Bereiche, die allerdings als Mindestbefunde (Urinary und Organ specific) bei BPS gefordert werden. Es gab eine positive Korrelation der Zahl der positiven Bereiche mit der Krankheitsdauer und Schwere der Erkrankung. In beiden CPPS-Erkrankungen (PPS und BPS) hatten die nicht organspezifischen Faktoren den größten Einfluss auf Symptomatologie und Lebensqualität (Tripp et al. 2006, Nickel et al. 2009, Shoskes et al. 2009a, b und 2010, Nickel und Shoskes 2009).

UPOINT-Klassifikation und EAU-Leitlinien geben treffend die osteopathische Sichtweise auf das CPPS wieder. Ist bei UPOINT das letzte Kriterium „Tenderness“ nur unscharf wiedergegeben, zeigt hier die Aufzählung „viszeraler und muskuloskeletaler Dysfunktionen“ der EAU-Leitlinien einen genaueren Bezug zu dem, was Osteopathen mit der Abkürzung TART als Ausdruck somatischer Dysfunktion beschreiben.

TART

Tissue Texture Changes – Veränderungen der Gewebetextur
Asymmetry – Asymmetrien
Range of Motion (altered) – eingeschränktes Bewegungsausmaß
Tenderness – Empfindlichkeit des Gewebes

Ziel der EAU-Leitlinien und des MAPP-Programms der NIH ist es, das ständige Wechseln der CPPS-Patienten zwischen Urologen, Orthopäden, Chirurgen, Neurologen, Internisten, Psychotherapeuten, Schmerzmedizinern und Physiotherapeuten zu beenden (van Alstyne et al. 2010). Stattdessen sollen alle Fachbereiche in Zentren oder Netzwerken mit einem integrierten multimodalen Behandlungsansatz kooperieren. Die osteopathische Medizin kann in einem solchen Netzwerk einen Beitrag leisten, mit der biomechanischen Funktionsdiagnostik das Krankheitsbild genauer einzugrenzen und als Teil eines Netzwerks mitzubehandeln. Wegen der pharmakologischen Leitlinien in den nationalen und internationalen Schmerzgesellschaften ist die osteopathische Medizin derzeit in keinem Therapieregime aufgeführt. Aus osteopathischer Sicht ist anzumerken, dass in den meisten Fällen zum Auslösen einer Symptomatik ein Konflikt zwischen mindestens zwei verschiedenen primären Dysfunktionen, bzw. ihren Verkettungen im Sinne einer Dekompensation nach Forte zu fordern ist (➤ Kap. 23.1) (Forte 2009). Eine isolierte Dysfunktion von Becken bzw. Beckenboden ohne andere hinzutretende Funktionsstörungen wird in der Regel gut kompensiert und selten Beschwerden verursachen.

57

57.2 Anatomie

Anatomisch wird der Beckenboden unterschieden in ein **Diaphragma urogenitale,** das sich zwischen den unteren Schambeinästen ausspannt, und ein **Diaphragma pelvis,** das dorsal davon liegt (➤ Abb. 56.4b). Die innere Schicht ist rhomboid in der Transversalebene und trichterförmig in der Vertikalebene. Sie enthält den M. levator ani und posterior davon den M. ischiococcygeus.

Beckenboden – innere Schicht:

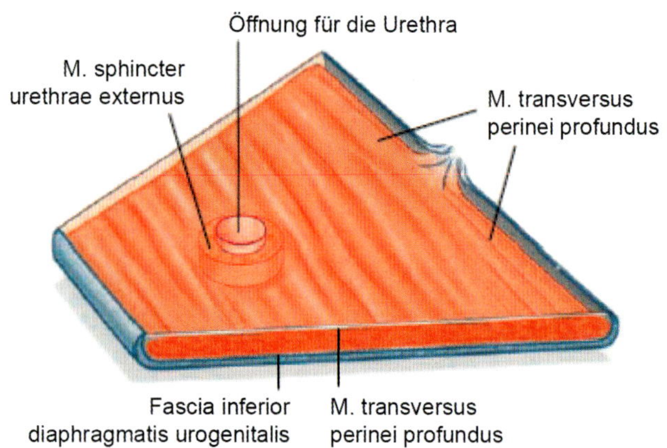

Abb. 57.2 Diaphragma: urogenitale mittlere Schicht. [E580]

- Ventral: M. levator ani (Trichterform)
  - M. puborectalis umschließt Anus
  - M. pubococcygeus zum Lig. anococcygeum
  - M. iliococcygeus vom Arcus tendineus zum Lig. anococcygeum
- Dorsal: M. ischiococcygeus
  - von Spina ischiadica zum lateralen Coccyx
- Öffnungen – Levatortor
  - Anus
  - Vagina
  - Urethra
- Levatorschenkel
  - mediale Fasern, die viel Last der Beckenorgane tragen

Die **mittlere Schicht** existiert nur ventral im Bereich des Diaphragma urogenitale. Sie enthält den M. transversus perinei profundus und den M. sphincter urethrae externus, dessen Muskelfasern bis zur Prostata hoch steigen (➤ Abb. 57.2).

Die **oberflächliche Schicht** bei Mann und Frau besteht aus den M. bulbospongiosus, M. ischiocavernosus, M. transversus perinei superficialis (inkonstant) und M. sphincter ani externus (➤ Abb. 57.3).

Die **Muskeln des Beckenbodens** spannen sich wie ein Netz zwischen Os sacrum, Os coccygis, den Tubera ischiadica und dem Os pubis aus. Sie haben Stütz- oder Sphinkterfunktion. Am oberflächlichsten verlaufen die Sphinktermuskeln. Der M. transversus perinei profundus hat beide Funktionen, da die Urethra durch ihn hindurch tritt und seine Fasern auch die Urethra schlingenförmig umrunden (Barral 2004a).

57.3 Beckenboden als „Drehscheibe“ des Beckenrings

Nach Plato stellt der Beckenboden die „Drehscheibe“ der Mechanik des Beckenrings dar (Drechsel und Plato 2003). Das bedeutet, dass jede **Beckenring-Funktionsstörung** (sakroiliakal, iliosakral, Pubis, Coccyx, aber auch intraossäre Dysfunktionen) zu einer **Dysfunktion des Beckenbodens** führt und umgekehrt jede Dysfunktion des Beckenbodens eine Beckenring-Funktionsstörung verursacht. Dysfunktionen des Diaphragma urogenitale werden besonders den vor-

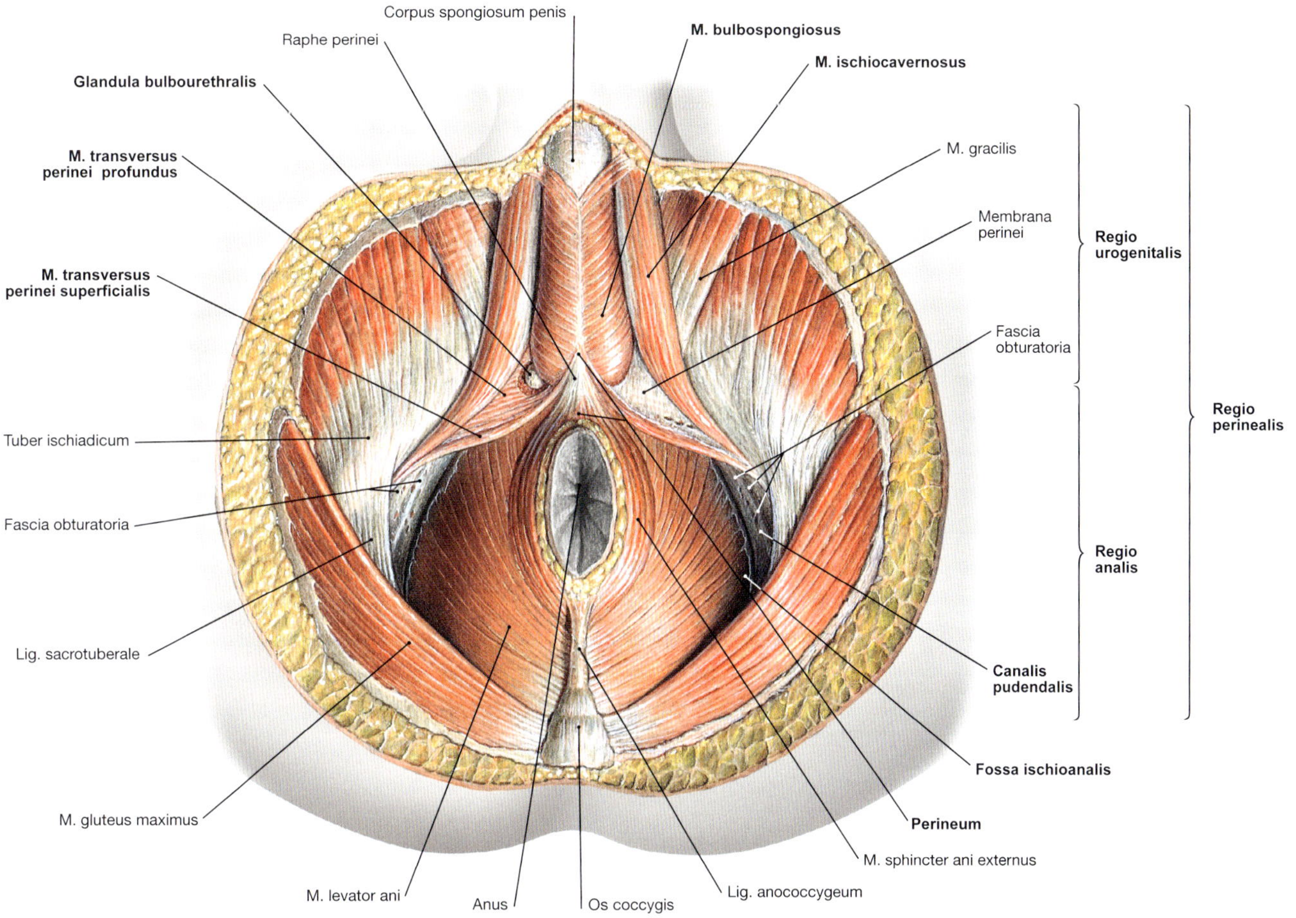

Abb. 57.3 Beckenboden: oberflächliche Schicht. [S007-2-23]

deren Beckenring beeinflussen, solche des Diaphragma pelvis den gesamten Beckenring.

57.3.1 Beckenboden und Beckenorgane

Dem Beckenboden liegen die Beckenorgane auf, beim Mann also Harnblase, Prostata, Samenblasen und Rektum. Eingebettet in den Beckenboden werden sie durch die sog. Paras dieser Organe: Parazystium, Paraprostaticum und Paraproctium. Die „Paras" bestehen aus lockerem (areolärem) Bindegewebe und sind reichlich durchsetzt mit glatter Muskulatur. Beim Mann, der nicht durch geburtliche Überdehnungen der myofaszialen Strukturen des Beckenbodens betroffen ist, werden Funktionsstörungen des Beckenbodens am häufigsten durch **Dysfunktionen der Beckenorgane** verursacht, die über die „Paras" weitergeleitet werden. Auch aufsteigende **Dysfunktionsketten aus der unteren Extremität,** die über das posteromediale intermuskuläre Septum des Oberschenkels Anschluss an den Tuber ischiadicum finden (Myers 2010), beeinflussen häufig den Beckenboden (➤ Abb. 57.4).

Die Beckenorgane sind noch in einer weiteren wichtigen, überwiegend anterior-posterior verlaufenden Bindegewebestruktur, die ebenfalls von glatten Muskelzellen durchsetzt ist, aufgehängt (➤ Abb. 57.5). Gemäß der französischen Anatomie wird sie als **Lamina pubo-vesico-genito-recto-sacralis** bezeichnet (Perlemutter und Waligora 1975) und in ihrer Kontinuität betrachtet (➤ Abb. 57.6). Die Lamina beginnt als Lig. pubovesicale und setzt

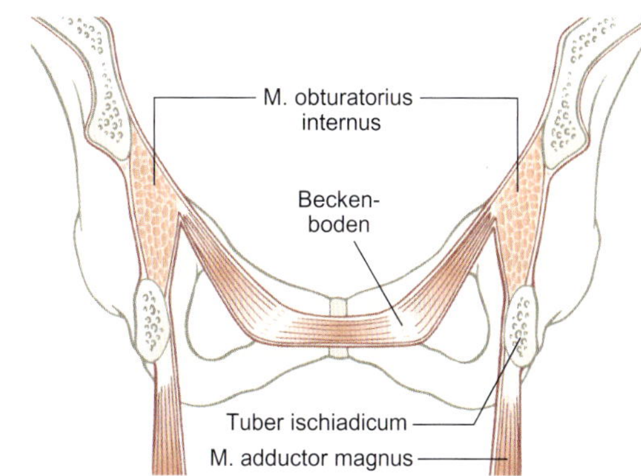

Abb. 57.4 Vom posterioren Septum intermusculare aus verläuft das fasziale Gleis entlang der Faszie des M. obturator internus hinaus zum Tuber ischiadicum, um Kontakt mit dem Beckenboden aufzunehmen (M. levator ani). [G461]

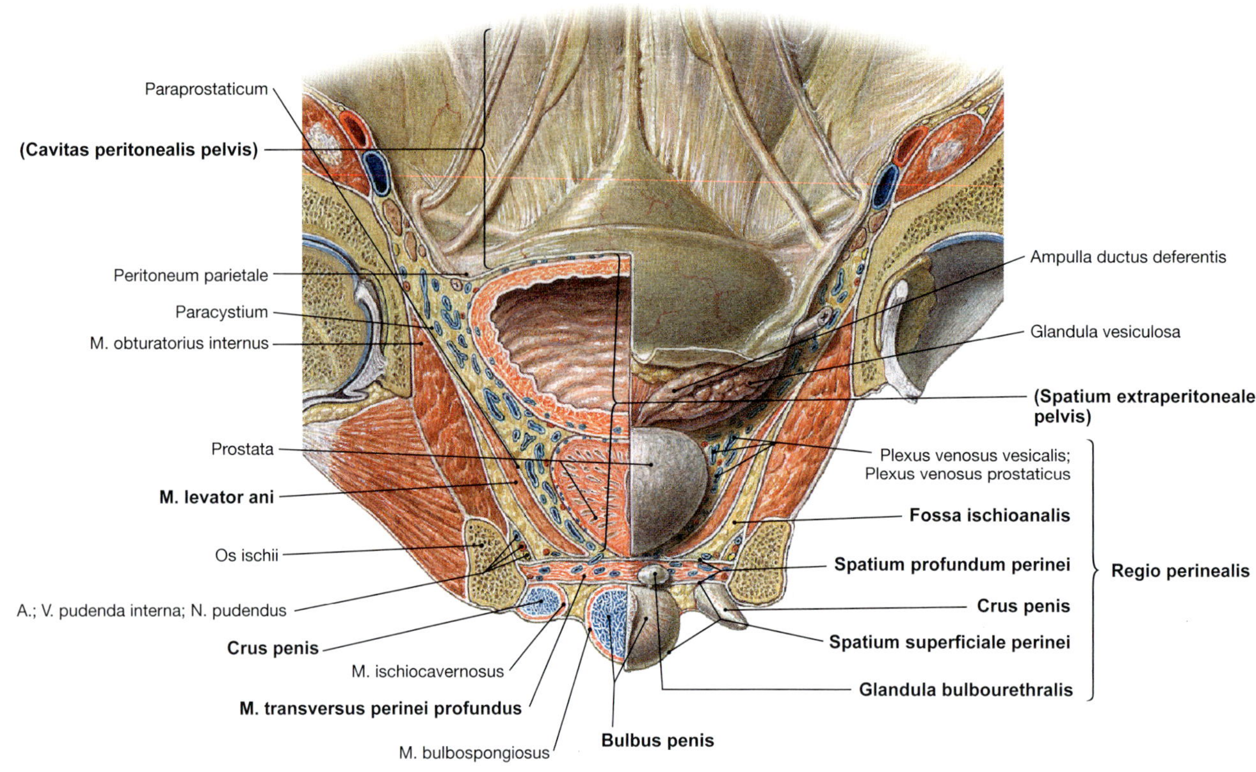

Abb. 57.5 Dammräume beim Mann mit Parazystium und Paraprostaticum. [S007-2-23]

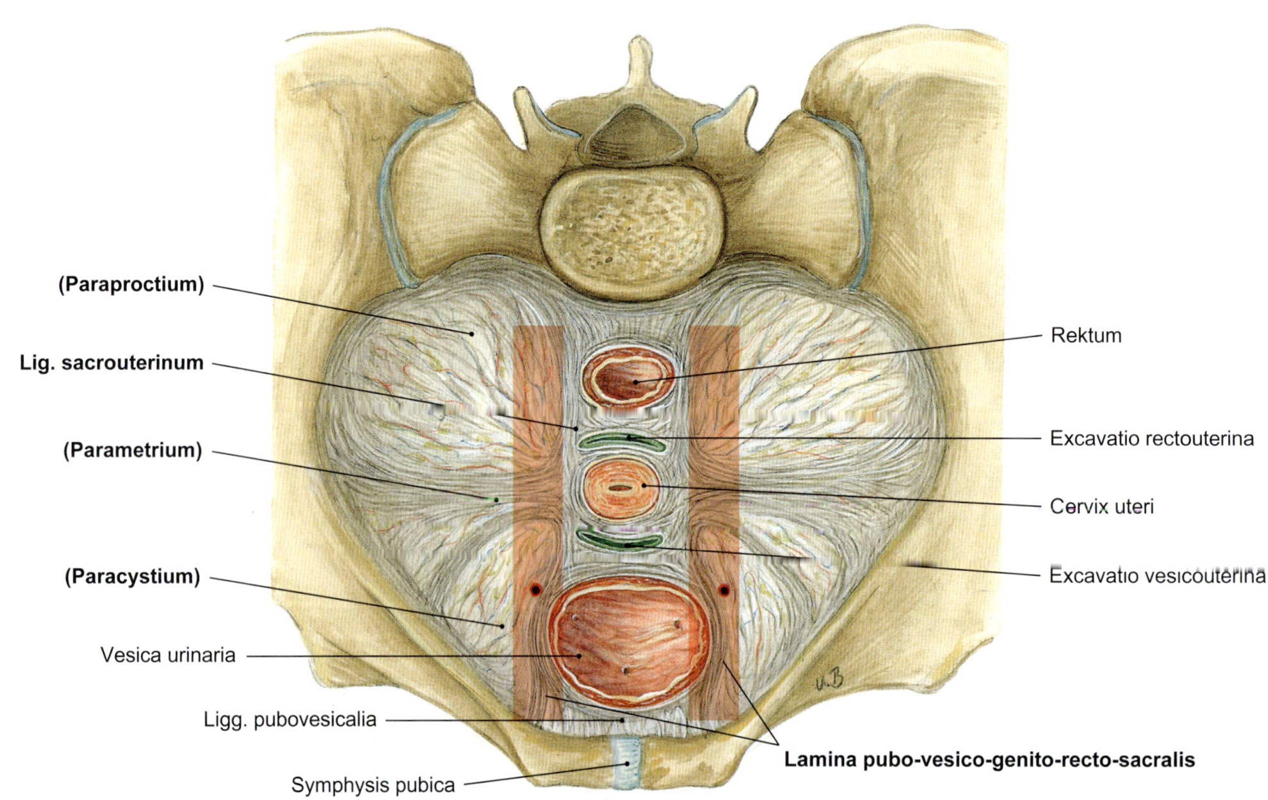

Abb. 57.6 Laminae pubo-vesico-genito-recto-sacrales. [S007-2-23]

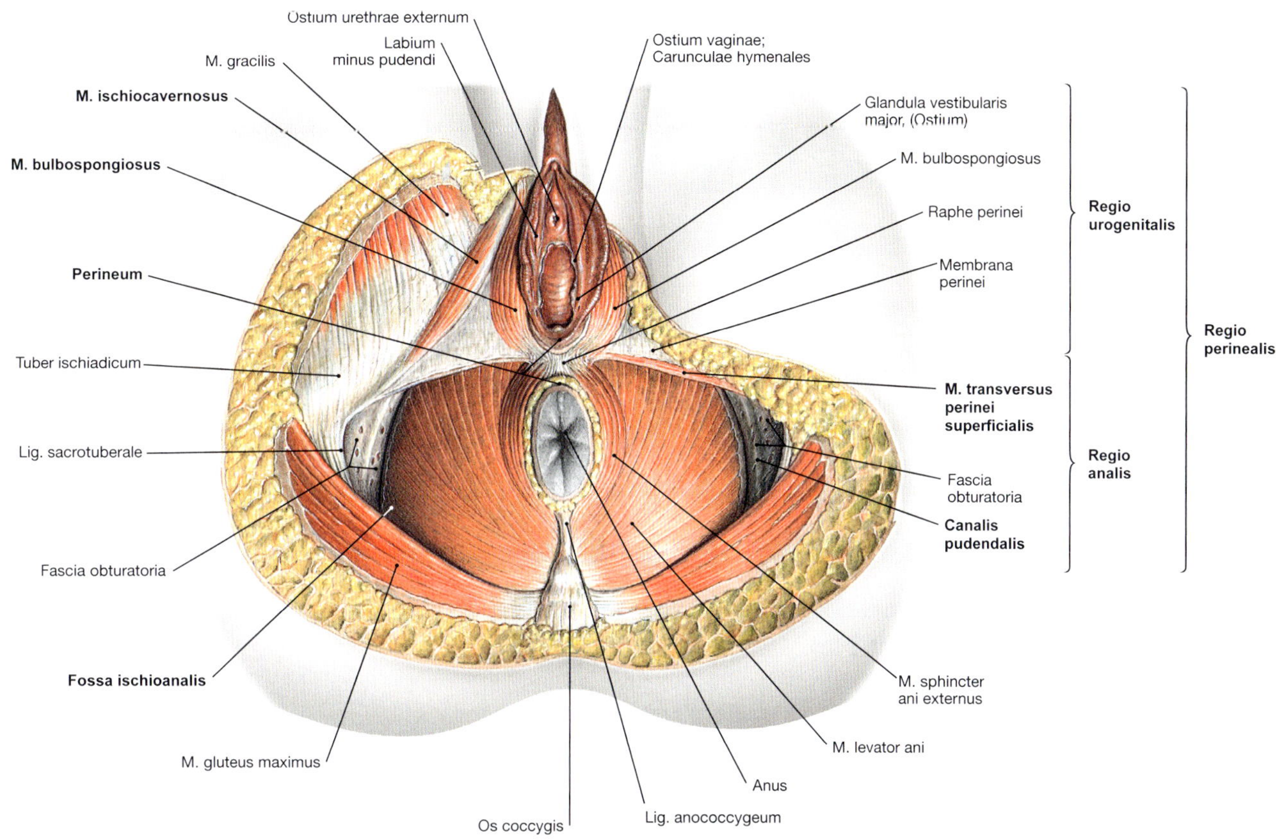

Abb. 57.7 Beckenboden: Coccyx. [S007-2-23]

sich retrovesikal fort zur Prostata sowie von dort zum Rektum und weiter zur Sakrumvorderwand bei S2–S4. (Bei der Frau wird der letzte Anteil der Lamina als Lig. sacrouterinum bezeichnet.) Funktionell betrachtet gibt die Lamina überwiegend Spannung in anterior-posteriorer Richtung weiter, wobei die Wände der Organe einschließlich ihrer lockeren bindegewebigen Einscheidungen, die den „Paras“ zugehören, in die Spannungslinien eingebunden sind.

Da die Lamina an der Sakrumvorderwand in Höhe S2 ansetzt, führt eine einseitige Verspannung der Lamina zu einer „Forward Torsion“ des Sakrums (L/L, R/R), eine beidseitige Verspannung zu einer „bilateralen Flexion“ (Nutation) des Sakrums.

57.3.2 Beckenboden und Coccyx

Steißbeinverletzungen – mit oder ohne Fraktur/Luxation – führen oft zu einer **Anteriorisierung der Steißbeinspitze** (Apex), wodurch das Coccyx in Gegennutation gezwungen wird. Dies hat eine sofortige Erschlaffung der Beckenbodenmuskulatur zur Folge; der M. levator ani setzt mit seinen Anteilen als M. iliococcygeus und M. pubococcygeus am Steißbein an. Umgekehrt kann es durch Verspannung dieser Muskeln zu einer Gegennutation des Coccyx kommen (➤ Abb. 57.7).

Anders verhält es sich bei Verspannung der laterolateralen Fasern des M. levator ani, die die Tubera ischiadica nach medial ziehen, wodurch es zu einer **uni- oder bilateralen Outflare-Dysfunktion** des Beckens kommt (➤ Abb. 57.8). Umgekehrt wird jede Dysfunktion, die zu einem **Inflare** des Beckens führt, die Tubera ischiadica nach lateral ziehen und damit den Beckenboden dehnen (➤ Abb. 57.9). Der Beckenboden ist dann primär gedehnt und sekundär verspannt. Hierfür kommen vor allem entzündliche und postoperativ narbige Veränderungen der Zäkum- und Sigmoidregion in Betracht (Zustand nach Appendizitis und Sigmadivertikulitis bzw. Operation). Ersichtlich wird hier der häufige Zusammenhang zwischen primär viszeralen Dysfunktionen und solchen von Beckenring und Beckenboden. Es ist frustran, einen schmerzhaft verspannten Beckenboden behandeln zu wollen, wenn dieser primär gedehnt ist.

57.3.3 Beckenboden und Ligamente

Die Ligg. sacrotuberalia und sacrospinalia sind phylogenetisch Muskulatur, die sich, da nicht mehr benötigt, zurückgebildet hat (➤ Abb. 57.10). Sie weisen aber noch kontraktile Strukturen auf, sind also einer osteopathischen Behandlung gut zugänglich. Beide sind häufig Ursache primärer Dysfunktionen.

Sekundär reagieren die **sakrotuberalen Bänder** als Fortsetzung der ischiokruralen Muskeln nach kranial. Die **sakrospinalen Bänder** reagieren sekundär mit dem M. ischiococcygeus, dem sie direkt aufliegen, auf Dysfunktionen der Beckenorgane sowie sakroiliakale/iliosakrale Dysfunktionen und intraossäre Strains des Beckens.

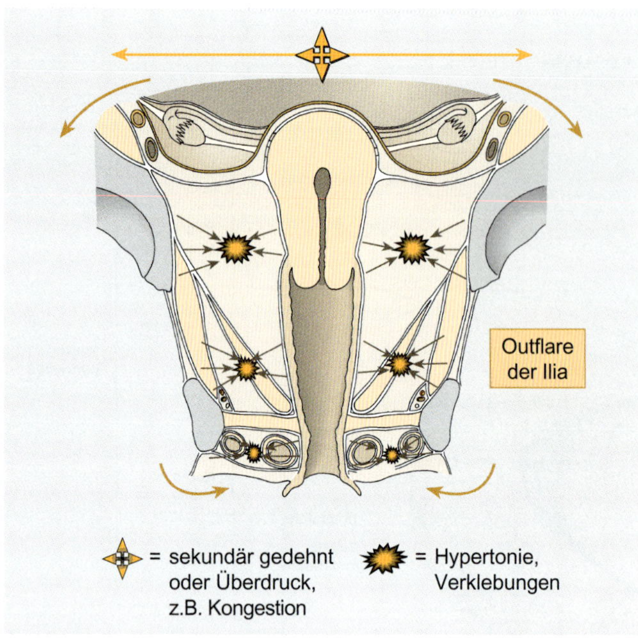

Abb. 57.8 Outflare der Ilia. Sagittaler Schnitt in Höhe der Gebärmutter. [L190]

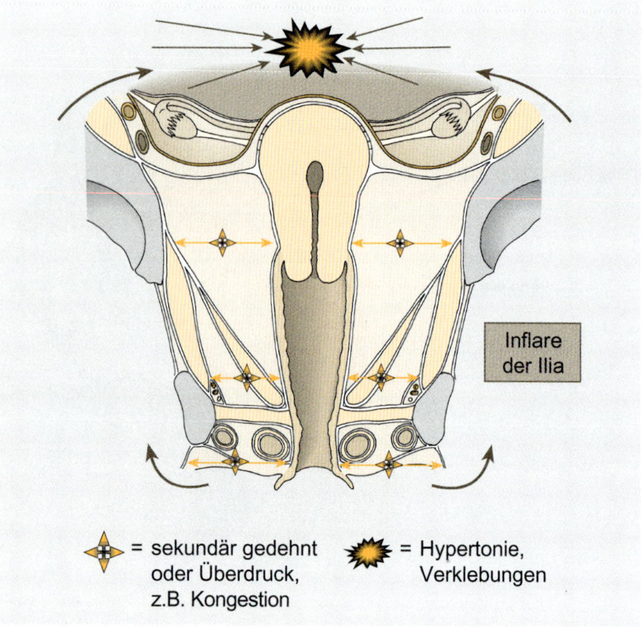

Abb. 57.9 Inflare der Ilia. Sagittaler Schnitt in Höhe der Gebärmutter. [L190]

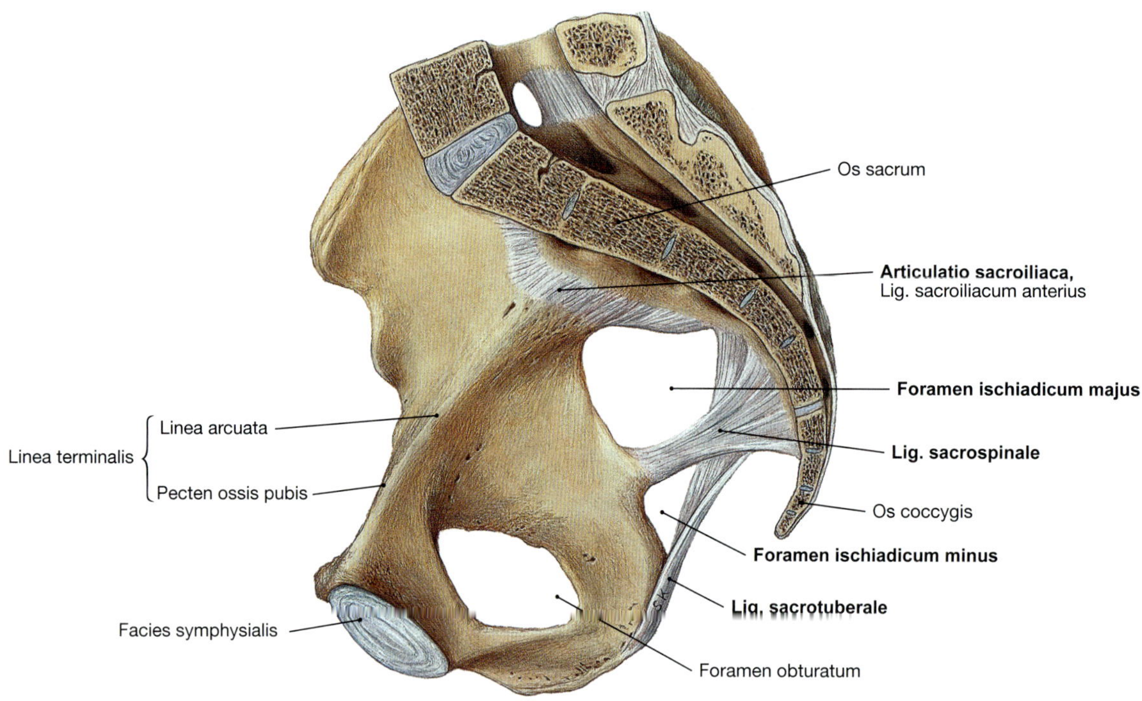

Abb. 57.10 Ligg. sacrotuberale und sacrospinale. [S007-1-23]

57

57.3.4 Beckenboden und Hüftgelenke

Ein wesentlicher Anteil des M. levator ani, der M. iliococcygeus, entspringt an einem Sehnenbogen, dem Arcus tendineus, von der Faszie des M. obturator internus (➤ Abb. 57.11). Eine Verspannung des Beckenbodens führt so auch zur Hypertonizität des wichtigsten Außenrotators der Hüfte. Dies schränkt die Fähigkeit zur Innenrotation ein: ein Befund, der bei zunächst radiologisch unauffälligem Hüftgelenk einer **Koxarthrose** um viele Jahre voraus gehen kann. Auch kann diskutiert werden, ob durch eine Verminderung der arteriellen Versorgung des Hüftkopfs durch Drosselung der A. capitis femoris als einem Ast der A. obturatoria bei **Verspannung im Bereich von Beckenboden-Obturator-Muskeln** das Risiko für Koxarthrose und Hüftkopfnekrose steigt.

Mit zunehmendem Wissen und Erfahrung werden deshalb osteopathische Ärzte und Therapeuten immer seltener primär Beckenring-Funktionsstörungen behandeln, es sei denn, sie sind traumatisch verursacht (Upslip, intraossäre Dysfunktionen von Becken, Sakrum oder Coccyxverletzungen).

57.4 Zugangswege für osteopathische Behandlungen

Rektale und vaginale Behandlungstechniken gelten als hocheffektiv, müssen aber sehr sanft durchgeführt werden. Insbesondere der vaginale Zugang bleibt erfahrenen osteopathischen Ärzten vorbehalten (Gefahr einer psychosomatischen Dekompensation, Missbrauchsbeschuldigung). Als Alternative zur Behandlung des Diaphragma pelvis bietet sich der Zugang über die Fossa ischioanalis an (➤ Abb. 57.12). Palpation erfolgt zwischen Tuber ischiadicum und Anus in die Tiefe durch einen kegelförmigen essentiellen Fettkörper. Hierdurch können Beckenboden mit Paraprostaticum und Paraproctium, die Lamina (Cave: eingebettet liegt der inferiore Anteil des Gan-

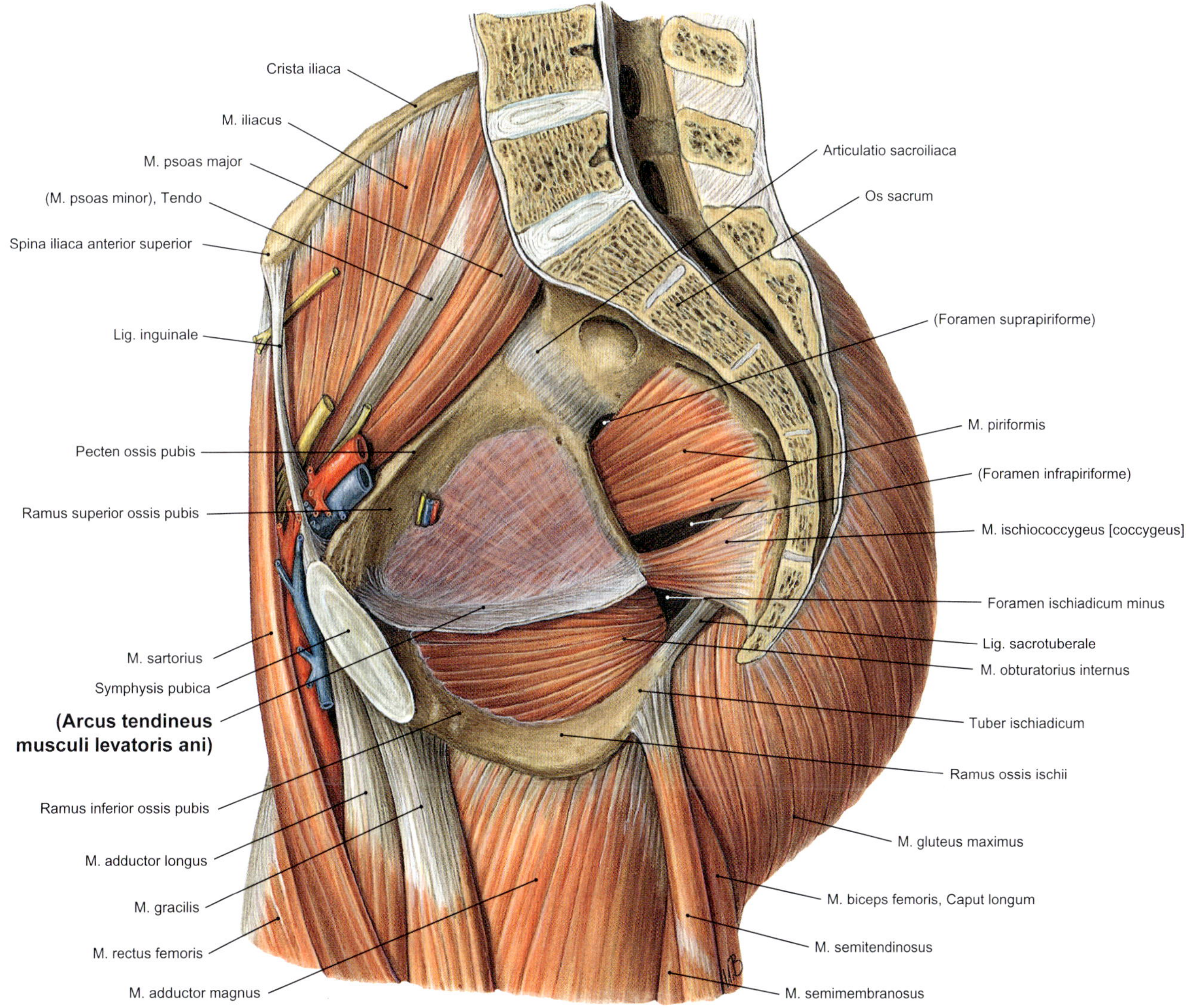

Abb. 57.11 Arcus tendineus m. levatoris ani. [S007-1-23]

57

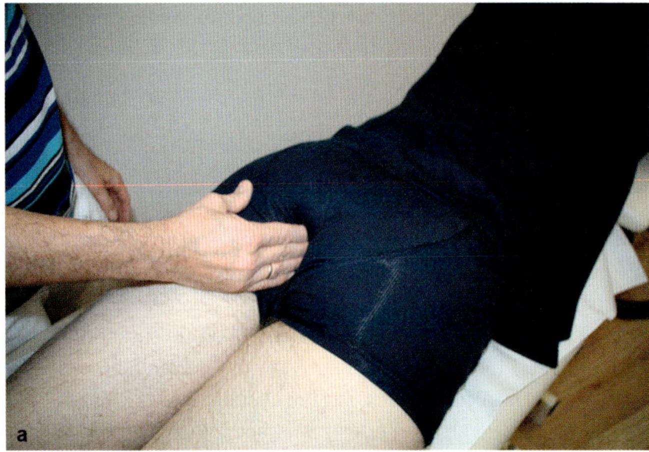

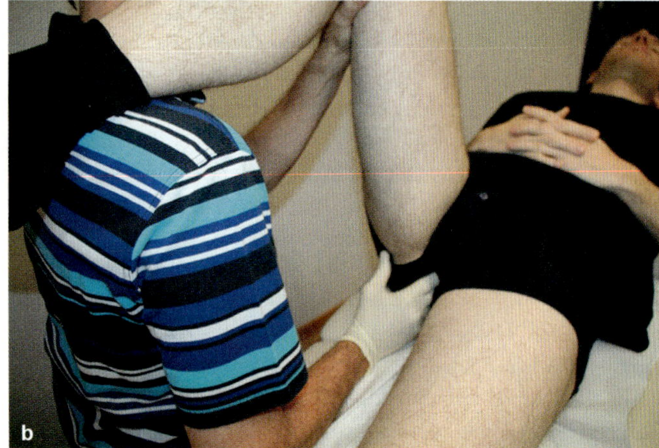

Abb. 57.12 a: Zugang zur Fossa ischioanalis in Bauchlage. **b:** Zugang zur Fossa ischioanalis in Rückenlage. [O1023]

glion pelvicum.), M. obturatorius internus sowie in der Tiefe der M. piriformis erreicht werden. Dysfunktionen des Diaphragma urogenitale sind externer Palpation und Behandlung gut zugänglich.

57.5 Symptomatik bei Beckenbodendysfunktionen

Die Patienten klagen über:

- Ziehende oder drückende Schmerzen, die sich zwischen den Sitzbeinhöckern ausbreiten und nach anterior zur Symphyse (Diaphragma urogenitale) oder nach posterior zum Coccyx (Diaphragma pelvis) ausbreiten, insbesondere nach langem Sitzen oder Autofahren
- Kokzygodynien
- Druckgefühl vom Damm (Centrum tendineum perinei) nach innen mit „Organgefühl" der Prostata
- Dysurie, Pollakisurie, Harnträufeln
- Schmerzen in Penis oder Anus
- Schmerzhafte Erektion oder Ejakulation, dadurch sexuelle Unlust
- Pudendus-Neuralgie (Alcock-Kanal)
- Koxalgie
- Leistungsminderung, Müdigkeit, Depressivität

57

57.5.1 Biomechanische Dekompensation

Fallbeschreibung

Ein Patient mit einer lange zurückliegenden Appendektomie hatte seitdem nie Beschwerden. Infolge postoperativer Adhäsionen am unteren Zäkalpol mit der Fascia iliaca war es jedoch seit der Operation zu einem Ilium anterior rechts gekommen. Dies wurde vom Körper in der Beckenregion gut kompensiert. Mit der Dekompensation durch eine aszendierende Dysfunktionskette begannen die Beschwerden. Ein Inversionstrauma des Fußes verursachte eine posteroexterne Dysfunktion des Talus auf dem Kalkaneus. Die Fibula wurde kaudalisiert und die Membrana interossea verspannt. Das kaudalisierte Fibulaköpfchen übte einen Zug am M. biceps femoris aus, der infolge seines Ursprungs am Tuber ischiadicum zu einer posterioren Rotation des rechten Beckens führte.

Möglichkeit 1: Wird die hinzugetretene Dysfunktionskette vom Körper als die schwerwiegendere angesehen und kann sie nur über eine Totalreaktion kompensiert werden (Dysfunktionskette reicht bis zum Kranium und verursacht sekundäre SSB-Dysfunktion), führt dies zur Dekompensation der lange vorbestehenden Dysfunktionen nach Appendektomie. Schmerzen können jetzt im rechten Unterbauch, Beckenboden oder Sakroiliakalgelenk auftreten. Das General Listening (➤ Kap. 23.2.2) wird zum rechten Fuß führen, bei Inhibition des Fußes dann in den rechten Unterbauch. Die oben geschilderte Dekompensation ist häufig und kausal nicht zu behandeln, wenn im Rahmen des Screenings nicht beide verantwortlichen Primärstörungen diagnostiziert und ggf. zusammen mit ihren sekundären Dysfunktionen (Verkettung) abgearbeitet werden.

Möglichkeit 2: Derselbe Patient wird über persistierende Schmerzen im Rückfuß-Sprunggelenk klagen als Ausdruck der Dekompensation dort, wenn der Körper die Dysfunktion des Zäkums nach Appendektomie als schwerwiegender wertet und nur diese mit einer Totalreaktion kompensiert. Solche Patienten werden oft einer ausgedehnten Diagnostik einschließlich MRT mit dem Verdacht einer Knorpelverletzung im Sprunggelenkbereich unterzogen, weil die Talusblockierung nicht erkannt wird.

Der geschilderte Fall zeigt beispielhaft auf, wie es zu einer Dekompensation im Bereich von Beckenboden und Becken kommen kann. Mindestens eine Primärstörung muss in dieser Region vorliegen, weitere können aszendierend oder deszendierend hinzutreten, von wo auch immer im Körper ausgehend.

57.5.2 Psychosomatische Dekompensation

Sehr oft – und im Patientenkollektiv des Autors als häufigste Ursache von Schmerzen des Beckenbodens beim Mann – liegt eine psychosomatische Dekompensation vor. Auch hierfür gilt: Es müssen **mindestens zwei primäre Dysfunktionen** aufeinandertreffen, ggf. in ihren Verkettungen. Dabei ist mindestens eine dieser somatischen Dysfunktionen psychisch verursacht.

In den **Modellvorstellungen funktioneller Medizin** zeigen Dysfunktionen mechanische und emotionale Anteile (manchmal wird das Modell auf biochemische und energetische Anteile an einer Funktionsstörung erweitert) (Barral 2002, 2004a, b und 2008, Chaffour 2014, Forte 2009). Nach Barral sollen im Anschluss an die Behandlung einer traumatisch verursachten Dysfunktion deren korrespondierende zerebrale Areale, die oft auch im limbischen System lokalisiert werden können, therapiert werden (Barral 2008).

Aber auch emotionale Traumen, ungelöste Probleme und Konflikte zeigen als Somatisierung nicht nur eine Dysfunktion intrazerebral, sondern regelhaft auch einen Organbezug. Solche viszeralen Dysfunktionen rezidivieren nach biomechanisch osteopathischer Behandlung immer wieder. Hierfür wurden die Techniken des sog. **Emotional Release** entwickelt (Barral 2008, Forte 2007 bis 2012, Chikly 2014, Upledger und Redevoogd 1994). Sie führen bei vielen psychosomatisch mitverursachten osteopathischen Dekompensationen zusammen mit erklärenden Gesprächen nach der Behandlung zu einer deutlichen Beschwerdebesserung. Schwere und chronifizierte Fälle bedürfen der gleichzeitigen psychotherapeutischen Begleitung, wobei die osteopathische Behandlung in Abstimmung mit dem Psychotherapeuten als sog. „Körpertherapie" (aus psychosomatischer Sicht) einen wertvollen Beitrag zu leisten vermag.

Fallbeschreibung

Ein 55-jähriger Patient klagte über anhaltende und bei längerer Autofahrt unerträgliche ziehende und drückende Schmerzen vom Bereich des Perineums zu beiden Tubera ziehend. Das General Listening führte in den Schädel, die Screening-Untersuchung ließ Dysfunktionen besonders im Kranium, Unterbauch und Becken vermuten. Die kraniale Dysfunktion erwies sich als eine langstreckige Kompression der Sutura sagittalis als Folge einer mehrere Jahre zurückliegenden Schädelprellung, die gut kompensiert war. In der Beckenregion zeigte sich eine Dysfunktion der Prostata mit Verspannung des Beckenbodens, die nicht kompensiert werden konnte, da der Körper die kraniale Dysfunktion mit einer Totalreaktion (ganzer Körper zur Kompensation benötigt) kompensieren musste. Die Prostata war bei einer urologischen Vorsorgeuntersuchung als unauffällig befundet worden, die Dysfunktion der Prostata nach biomechanischer osteopathischer Behandlung mehrfach rezidiviert. Nach einer Behandlung mittels Emotional Release kam es zu keinem weiteren Rezidiv, die Beschwerden verschwanden.

Die Diagnostik hierzu und die Behandlung kann in Kursen bei J. P. Barral (2008), M. Forte (2014), B. Chikly (2014) und anderen erlernt werden, der Terminus „Emotional Release" wurde zuerst von J. Upledger (1994) eingeführt. Die Terminologie wird in den verschiedenen Schulen unterschiedlich verwendet.

Für den Patienten essenziell war das sich der osteopathischen Behandlung anschließende Gespräch. Die nachlassende, aber altersadäquate körperliche und sexuelle „Leistungsfähigkeit" im Sinne der „Wechseljahre des Mannes" hatte Ängste und Minderwertigkeitsgefühle hervorgerufen, die sich als Dysfunktion von Prostata und Beckenboden somatisiert hatten. Ein längeres Gespräch reichte als Hilfestellung aus, eine Psychotherapie war in diesem Fall nicht erforderlich.

> Primäre Dysfunktionen des Beckenbodens und der Unterbauchorgane, insbesondere der Prostata, sind beim Mann häufig emotionaler Ursache. Alle Ängste und Probleme, die auf körperlicher, emotionaler (auch beruflich-sozial) und geistiger Ebene mit dem Attribut „Männlichkeit" in Verbindung stehen, neigen zur Somatisierung in dieser Region. Dies sollte osteopathisch tätigen Ärzten und Therapeuten bewusst sein, wenn sie trotz adäquater biomechanischer Behandlung bei der Kontrolluntersuchung ein Rezidiv der Dysfunktion vorfinden.

Häufig wird bei diesen Patienten eine Prostatitis diagnostiziert, bei der kein Erregernachweis im Ejakulat geführt werden kann (abakterielle Prostatitis).

57.6 Osteopathie und chronisches Beckenschmerzsyndrom (CPPS)

Chronischer Schmerz wird heute als eigenständige Erkrankung aufgefasst („Chronic pain is regarded as disease of its own"). Das gilt uneingeschränkt auch für das chronische Beckenschmerzsyndrom (CPPS). Ein alleiniger osteopathischer Behandlungsversuch wird scheitern und ist kontraindiziert. CPPS-Patienten neigen dazu, die Verantwortung für ihr Krankheitsgeschehen abzugeben und sich behandeln zu lassen. Der osteopathische Arzt oder Therapeut sieht sich mit einer Heilerwartung konfrontiert, der er nicht gerecht werden kann. Kurzfristige Schmerzlinderungen mindern darüber hinaus die Motivation der Patienten, mit psychotherapeutischer Begleitung Verhaltensänderungen herbeizuführen und Traumen aufzuarbeiten. Werden diese Yellow Flags nicht beachtet, leistet der Osteopath weiterer Chronifizierung Vorschub und kann psychische Dekompensationen seiner Patienten durch wohlgemeinte pelvine Behandlungstechniken auslösen.

Eingebettet in ein multidisziplinäres und multimodales Therapie-Setting eines mit diesem Krankheitsbild vertrauten Zentrums oder Netzwerks vermag osteopathische Medizin jedoch einen wichtigen Beitrag zu leisten. Die Sichtweise, die verschmerzte Beckenregion als Ort der Dekompensation anzusehen und zuführende dysfunktionelle Verkettungen von wo auch immer bestehenden Primärstörungen zu diagnostizieren und abzuarbeiten, ist einzigartig und nicht zu ersetzen. Als **Körpertherapie aus psychosomatischer Sicht** ist Osteopathie sowohl in der Einzelbehandlung durch den erfahrenen Arzt als auch in einem Multi-Operator-Setting einzusetzen. Als Beispiel sei die erfolgreiche Arbeit mit Total-Unwinding-Techniken des Myofascial Release in einem Schmerzzentrum in Süddeutschland genannt (Wagner 2010). Hier sind osteopathisch ausgebildeter Anästhesist/spezielle Schmerztherapie, Psychotherapeut und Physiotherapeuten zusammen tätig.

RED FLAG

Folgende Erkrankungen stellen eine Kontraindikation für osteopathische Behandlungen dar.

- Akute Blutungen, spontan oder traumatisch
- Tumorerkrankungen und akute Entzündungen können folgende Symptome aufweisen:
  - akuter oder akut rezidivierender Schmerz
  - chronischer, nicht fachärztlich abgeklärter Schmerz
  - neurologische Ausfälle
  - Fieber
  - Blutungen aus After oder Penis (Meläna, Hämatochezie, Hämaturie)
  - eitriges Exsudat aus diesen Körperöffnungen
  - Gewichtsverlust, Kachexie
- Psychiatrische Erkrankungen
  - Bewusstseins-, Orientierungs- und mnestische Störungen (Konzentration, Merkfähigkeit, Gedächtnis)
  - Wahn und Sinnestäuschungen
  - Ich-Störungen
  - Suizidgedanken

YELLOW FLAG

Bei den folgenden Symptomen besteht der Verdacht auf eine psychopathologische Störung, die vor osteopathischer Behandlung abzuklären ist.

- Befürchtungen und Zwänge
- Störungen der Affektivität
- Antriebs- und psychomotorische Störungen
- Zirkadiane Besonderheiten (morgens/abends, besser/schlechter)
- Sozialer Rückzug oder Umtriebigkeit
- Aggressivität, Niedergeschlagenheit
- Mangel an Krankheitsgefühl und Krankheitseinsicht

Zusammenfassung

Beschwerden im Bereich des Beckens und Beckenbodens sind beim Mann häufig, werden aber von den Patienten tabuisiert, sofern sie nicht durch eine Verletzung verursacht sind.

Akute und akut rezidivierende Schmerzsyndrome sollten zunächst Alarmcharakter besitzen und im Sinne einer Red Flag betrachtet werden. Jedes rezidivierende oder chronische pelvine Schmerzsyndrom bedarf einer fachärztlichen Ausschlussdiagnostik bezüglich entzündlicher, tumoröser und systemischer Erkrankungen vor Planung einer osteopathischen Behandlung. Nach Ausschluss oder suffizienter Therapie einer Infektion oder anderweitigen organspezifischen bzw. systemischen Erkrankung kann jedoch osteopathisch Erfolg versprechend behandelt werden. Schmerzlinderung kann vom erfahrenen osteopathischen Arzt oder Therapeuten auch bei Tumor- und Systemerkrankungen unter laufender fachärztlicher Therapie bewirkt werden, wenn Dysfunktionen, die auf die strukturelle Erkrankung aufgepfropft sind, abgearbeitet werden.

- Beschwerden können als somatosomatische oder als psychosomatische Dekompensation verstanden werden.
- In beiden Fällen ist eine osteopathische Behandlung Erfolg versprechend, bei psychosomatischer Dekompensation auch als „Körpertherapie" im Kontext einer begleitenden verbalen Intervention im Sinne der psychosomatischen Grundversorgung des Hausarztes.
- In schweren und chronischen Fällen ist unter der Diagnose eines CPPS alleinige osteopathische Behandlung kontraindiziert und nur ein multimodales und multidisziplinäres Therapieregime Erfolg versprechend.
- Es sollte angestrebt werden, die osteopathische Medizin regelhaft neben Urologie, Orthopädie, innerer Medizin, Neurologie, Psychotherapie, Schmerzmedizin und Physiotherapie in zukünftigen Leitlinien zu etablieren.

LITERATUR

Van Alstyne LS et al. Physical therapist management of chronic prostatitis/chronic pelvic pain syndrome. Phys Ther. 2010; 90: 1795–1806.

Baranowski AP et al. Urogenital pain-time to accept a new approach to phenotyping and, as a consequence, management. Eur Urol. 2008; 53: 33–36.

Barral JP. Osteopathie für die Prostata. München: Urban & Fischer, 2004a.

Barral JP. Viszerale Osteopathie in der Gynäkologie. München: Urban & Fischer, 2004b.

Barral JP. Lehrbuch der viszeralen Osteopathie. Bd. 1 u. 2. München: Urban & Fischer, 2002.

Barral JP. Masterkurse Osteopathie Nagold. Berlin und andere. Persönliche Mitteilung. 2008.

Chaffour P. Lien mécanique. Skriptenreihe DGOM, 2014.

Chikly B. An osteopathic approach to the brain. Skriptenreihe der DGOM, 2014.

Drechsel U, Plato G. Der chronische Beckenbodenschmerz aus der Sicht der Schmerztherapie. In: Merkle W (Hrsg.) Der chronische Beckenbodenschmerz. Heidelberg: Springer, 2003.

Engeler DA et al. The 2013 EAU Guidelines on chronic pelvic pain: Is management of chronic pelvic pain a habit, a philosophy or a sience? 10 years of development. Eur Urol. 2013; 64: 431–439.

Forte M. Grundgedanken zur Funktionellen Medizin. Man Med. 2009; 47: 418–422.

Forte M. Skriptenreihe der DGOM: Funktionelle Medizin nach Forte 1–4. 2007–2012.

Krieger JN et al. The NIH Consensus concept of chronic prostatitis/chronic pelvic pain syndrome compared with traditional concepts of nonbacterial prostatitis and prostatodynia. Curr Urol Rep. 2002; 3: 301–306.

Myers T. Anatomy Trains. Myofasziale Leitbahnen. 2. Aufl. München: Urban & Fischer, 2010.

Perlemutter L, Waligora J. Cahier d'anatomie. Tome 5, Petit Bassin. Vol. 2. Paris: Masson & Cie, 1975.

Nickel JC, Shoskes DA. Phenotypic approach to the management of chronic prostatitis/chronic pelvic pain syndrome. Curr Urol Rep. 2009; 10: 307–312.

Shoskes DA et al. Clinical phenotyping of patients with chronic prostatitis/chronic pelvic pain syndrome and correlation with symptom severity. Urology. 2009a; 73: 538–542; discussion 542–543.

Shoskes DA et al. Clinical phenotyping in chronic prostatitis/chronic pelvic pain syndrome and interstitial cystitis: a management strategy for urologic chronic pelvic pain syndromes. Prostate Cancer Prostatic Dis. 2009b; 12: 177–183.

Shoskes DA et al. Phenotypically directed multimodal therapy for chronic prostatitis/chronic pelvic pain syndrome: a prospective study using UPOINT. Urology. 2010; 75: 1249–1253.

Tripp DA et al. Catastrophizing and pain-contingent rest predict patient adjustment in men with chronic prostatitis/chronic pelvic pain syndrome. J Pain. 2006; 7: 697–708.

Upledger JE, Redevoogd JD. Lehrbuch der Kraniosakral-Therapie. 2. Aufl. Stuttgart: Haug, 1994.

Wagner P. Bad Säckingen. Persönliche Mitteilung. 2010.

57

KAPITEL

58

Dietmar Hellmich

Funktionelle/strukturelle Dysfunktion der unteren Extremität aus ärztlicher Sicht

58.1 Der aufrechte Gang

„Es ist am Morgen vierfüßig, am Mittag zweifüßig, am Abend dreifüßig. Von allen Geschöpfen wechselt es allein mit der Zahl seiner Füße; aber eben wenn es die meisten Füße bewegt, sind Kraft und Schnelligkeit seiner Glieder ihm am geringsten." Ödipus lächelte, als er das Rätsel vernahm, das ihm selbst gar nicht schwierig erschien. *„Dein Rätsel ist der Mensch"*, sagte er, *„der am Morgen seines Lebens, so lang er ein schwaches und kraftloses Kind ist, auf seinen zwei Füßen und seinen zwei Händen geht, ist er erstarkt, so geht er am Mittag seines Lebens nur auf zwei Füßen, ist er endlich am Lebensabend als ein Greis angekommen und der Stütze bedürftig geworden, so nimmt er den Stab als dritten Fuß zu Hilfe"* (Schwab 2011, S. 237 f.).

Das Rätsel der Sphinx in der Ödipus-Sage zeigt, dass bereits in der Antike der aufrechte Gang des Menschen als sein Alleinstellungsmerkmal unter den Lebewesen bewusst war. Auch beschreibt der antike Verfasser sehr eindeutig, dass der Mensch für den zweifüßigen Gang seine volle Kraft und Schnelligkeit braucht und das plantigrade Gehen des Erwachsenen in Entwicklungsstufen über Reifungs- und Lernprozesse erworben werden muss bzw. durch Dysfunktionen wieder verloren gehen kann.

Zweifelsohne nimmt die Aufrichtung sowohl in der menschlichen Stammesentwicklung als auch in der Entwicklung des Einzelwesens eine zentrale Rolle ein.

Auch im Sprachgebrauch wird einem Menschen, der sich aufrecht hält, Bewunderung zuteil. Das geschieht zu Recht, denn die Aufrichtung ist ein steter Kampf gegen die Beugung. Die Extension muss der Flexion abgerungen werden. Sie verlangt eine differenzierte dreidimensionale Extension mit Schwerpunktverlagerung über einen Fixpunkt. Dieses benötigt **gegenläufige agonistisch und antagonistisch wirkende Muskelketten,** die sich gegenseitig stabilisieren, und strukturell anatomisch komplexe Voraussetzungen.

58.2 Anatomische Voraussetzungen

58.2.1 Knöcherne Voraussetzungen

Fuß

Der **Fixpunkt ist der Fuß,** an den große Herausforderungen gestellt werden. Eine auf 100 cm^2 reduzierte Standfläche soll gleichzeitig Stabilität, Stoßdämpfung und kraftvolles Abstoßen gewährleisten.

Der Fuß allein besteht aus 28 Knochen (inkl. Sesambeinen), 33 Gelenken und 20 ihm eigene Muskeln.

Die Funktion kann jedoch nur durch eine komplexe **Gewölbestruktur** gestaltet werden, ähnlich einem Iglu oder einem antiken Torbogen, der sich durch einen Schlussstein stabilisiert.
Es wird zwischen vier Gewölben unterschieden:

- **Transversales Gewölbe:** gebildet durch Ossa cuneiforme I–III und dem Os cuboideum; Schlussstein ist das Os cuneiforme II.
- **Mediales Gewölbe:** mit dem Os metatarsale I, Os cuneiforme T, Os naviculare, Talus und Kalkaneus; Schlussstein bildet das Os naviculare.
- **Laterales Gewölbe:** Os metatarsale V, Os cuboideum, Kalkaneus; als Schlussstein fungiert das Os cuboideum.
- **Vorderes Gewölbe:** von den Ossa metatarsale I–V mit dem Metatarsophalangealgelenk II als Schlussstein.

Die Schlusssteine weisen zu diesem Zweck anatomisch eine typische Keilform auf.

Eine wichtige Rolle bei der Kraftübertragung des gesamten Fußes sowohl aufsteigend als auch absteigend trägt der **Talus.** Er bildet den Gipfel des Rückfußskeletts, der die Kraft vom und auf den gesamten Fuß überträgt und dem so eine mechanische Schlüsselfunktion mit hoher Belastung zukommt. Die **Kraftübertragung** erfolgt fersenwärts zum Tuber calcanei über die Articulatio subtalaris, zum medialen Bogen über das Talonavikulargelenk und seitlich über das vordere Talokalkaneargelenk zum lateralen Bogen.

Weiterhin bedingt die Form des Talus als Ausschnitt eines Kegelstumpfs eine **komplexe dreidimensionale Bewegung des oberen Sprunggelenks** bei Extension und Flexion. In ihrem ventralen Anteil ist die Trochlea tali breiter als in ihrem dorsalen Bereich (3–4 mm).

Die Bandstrukturen der Syndesmose, der Formschluss zwischen Tibia und Talus unter axialer Kompression, der Außenbandapparat und das Lig. deltoideum sichern seine Bewegung im oberen Sprunggelenk (Gutsfeld und Bühren 2011). Dies führt bei der **Extension** zu einer Zunahme der intermalleolaren Distanz von 1,25 mm gegenüber der Flexion, mit Außenrotation der Fibula um 2° und einer Anteriosierung. Die Stabilisierung erfolgt über ein komplexes **Bandsystem der Syndesmose,** das in drei Etagen eingeteilt wird:

- Proximale tibiofibulare Syndesmose mit
  - Lig. capitis fibulae anterius
  - Lig. fibulae posterius
- Membrana interossea cruris
- Distale Syndesmose mit
  - Lig. tibiofibulare anterius
  - Lig. tibiofibulare interosseum
  - Membrana interossea
  - Lig. tibiofibulare posterius
  - Lig. tibiofibulare transversae

Dadurch setzt sich die im Fuß beginnende spiralige Verwringung über das untere Sprunggelenk in das obere und den Unterschenkel fort.

Eine besondere Bedeutung kommt hier der **Fibula** zu, da sie analog des Radius und der Klavikula rein chondralen Ursprungs ist und so – unterstützt durch ihre Form – eine hohe Elastizität aufweist und eine Feinjustierung der Bewegung und Kraftübertragung vornehmen kann.

Das **obere Sprunggelenk** wird von Tibia und Fibula mit dem Talus gebildet. Die **Tibia** überträgt das Körpergewicht an die Trochlea tali, über die Fasciae articularis malleoli medialis. Die Fibula ist nicht Gewicht tragend. Ihr kommt aber eine wichtige feinjustierende Aufgabe zu. Bei der Dorsalflexion des Fußes entfernt sich die Fibula von der Tibia nach proximal und rotiert nach innen.

Bei der Plantarflexion des Fußes nähert sich die Fibula der Tibia durch Kontraktion des M. tibialis posterior, dadurch wird die Trochlea tali sicher gefasst. Die Fibula bewegt sich distal und medial und macht eine Außenrotation. Dadurch wird eine spiralige Verschraubung des Fußes zum Knie fortgesetzt.

58

Knie

Das **Knie** ist ein hoch komplexes, für die enorme Beanspruchung konzipiertes Gelenk, weshalb es für Verletzungen auch extrem anfällig ist. Es gewährleistet eine hohe Stabilität in Extension durch seine starke Bandsicherung und myofasziale Strukturierung, benötigt aber in Beugung eine Rotationsfähigkeit, um den Fuß bei der Kraftübertragung und beim Ausgleich von Unebenheiten gerecht werden zu können. Dies macht es insbesondere bei Beugung für Band- und Meniskusverletzungen anfällig. Das gestreckte Knie ist eher für knöcherne Verletzungen gefährdet.

Das Knie wird von einer festen **Gelenkkapsel** umgeben, die die Patella umformt und an der Tuberositas tibia befestigt ist. Sie setzt kranial oberhalb der Fossa intercondylaris des Femurs und kaudal an den Tibiaköpfen und am Gelenkrand des Fibulaköpfchens an. Auch das erklärt die Rolle der Fibula bei der Kraftübertragung.

Die Bewegung zwischen **Tibia und Femur** wird intraartikulär durch die Kreuzbänder gesteuert und gesichert. Das **vordere Kreuzband** (Verlauf Condylus lateralis femoris zum vorderen Tibiaplateau) verhindert in Extension eine zu starke Vorwärtsbewegung der Tibia zum Femur (vordere Schublade). Das **hintere Kreuzband** (Verlauf hintere Tibia nach vorn zum Condylus medialis femoris) verhindert bei der Flexion eine zu starke Rückwärtsbewegung der Tibia zum Femur (hintere Schublade). Demzufolge sind das vordere Kreuzband bei Hyperextensionstraumen und das hintere Kreuzband bei Hyperflexionstraumen besonders gefährdet.

Seitlich wird das Knie durch das mediale und laterale **Kollateralband** stabilisiert. Das mediale verläuft vom Epicondylus medialis femoris zum Condylus medialis fibulae und ist insbesondere bei Valgusstress einer Verletzung ausgesetzt. Aufgrund seiner Befestigung am Meniscus medialis kommt es hier oft zu einem kombinierten Verletzungsmechanismus.

Das **laterale Seitenband** verbindet den Epicondylus lateralis femoris mit dem Tibiakopf und ist bei einem Varustrauma höherer Verletzungsgefahr ausgesetzt. Eine kombinierte Verletzung des Außenmeniskus ist seltener, da es nur über den lateralen Meniskus verläuft und keine direkte Befestigung gibt. Zusätzlich wird die hintere Kapselwand durch kräftige Bandzüge verstärkt. Der am lateralen und medialen Kondylus verdickten Kapsel liegen die tiefen Gastrocnemiusköpfe auf.

Vom Caput fibulae entspringt das Lig. popliteum arcuatum, das mit seinem lateralen Zügel zum lateralen Kondylus zieht. Der mediale Zügel bildet eine Arkade, die die obere Begrenzung bildet, durch die der M. popliteus zieht, der in die Kapsel eintritt. Medial verstärkt das Lig. popliteum arcuatum, das sich aus rückläufigen Bündeln der Sehne des M. semimembranosus bildet und nach oben lateral zum lateralen Kondylus zieht, die **Gelenkkapsel.**

Eine wichtige Bedeutung für die Druckübertragung von Tibia zu Femur kommt den **Menisken** zu. Es handelt sich um zwei hufeisenförmige Halbringe auf der Tibia, auf denen die Femurkondylen auflagern. Im vorderen Anteil sind sie durch das Lig. transversum genua verbunden, was eine zu starke Verlagerung verhindert. Durch die Verlagerung und Verformung der Menisken bei Beugung und Streckung und Rotationsbewegungen wird die Gleitfähigkeit verbessert, die Gelenkoberfläche vergrößert und eine Pufferwirkung erreicht.

Der **mediale Meniskus** ist wesentlich häufiger von Verletzungen betroffen, was zum einen mit seiner Verbindung zum Innenband zusammenhängt, zum anderen aber auch mit dem besseren Schutz des Außenmeniskus durch den Fibulakopf und der stark schützenden Ligamentverbindungen zum Condylus lateralis tibiae. Der Meniskus wird zwischen Tibia und Femurkondylen eingeklemmt, wenn er bei Streckung der tibialen Gelenkfläche nicht folgen kann (Transversalrisse, Vorderhornabriss). Bei einer Distorsion des Knies (Beugung und Außenrotation) kann der mediale Meniskus zwischen Kondylus und tibialer Fläche eingeklemmt werden und ein Längsriss entstehen. Das freie zentrale Stück kann zur Eminentia intercondylaris verlagert werden (Korbhenkelriss).

Auch die mangelnde Stabilität des Knies nach **Kreuzbandruptur** kann zur Läsion des Meniskus führen (z. B. vordere Kreuzbandruptur: medialer Kondylus wendet sich nach hinten und klemmt das Hinterhorn des medialen Meniskus ab).

Hüftgelenk

Das **Hüftgelenk** hat die gleiche Funktion wie die gesamte untere Extremität, nämlich das Tragen und Fortbewegen des Körpers.

Der **Femurkopf** und das **Azetabulum** des Os coxae bilden das Hüftgelenk. Das Os ilium, das Os ischii und das Os pubis bilden gemeinsam das Azetabulum des Os coxae. Die Form des Femurkopfes ist genau angepasst. Die vollständige Ossifikation ist erst Mitte des dritten Lebensjahrzehnts abgeschlossen und die Form und Größe des Azetabulums ist durch Veränderungen dieser Knochen und ihren Beziehungen zueinander beeinflusst.

> Das Hüftgelenk ist aufgrund seiner Lokalisation eng mit der Funktion des Abdomens und des Beckens sowie des lumbosakralen Übergangs verbunden und aus diesem Grund nicht isoliert zu betrachten und zu untersuchen bzw. zu behandeln.

Die Fossa acetabuli wird kaudal vom Lig. transversum acetabuli begrenzt, von dort und am knöchernen Rand des Azetabulums entspringt die Gelenklippe (Labrum acetabuli), deren freier Rand den Femurkopf umkleidet und dadurch Halt gibt. Der kugelförmige **Femurkopf** sitzt auf einem schräg aufwärts gerichteten, ca. 5 cm langen und mit dem Schaft einen Winkel von 115–140° bildenden Hals (Collum femoris).

Die Gelenkfläche des Kopfes (Caput femoris) ist oben und vorn am größten. Medial liegt eine Grube (Fovea capitis femoris), in der das Lig. capitis femoris befestigt ist. Dieses läuft zur Incisura acetabuli (Nahtstelle Os pubis zu Os ischii) und hat eine wichtige Funktion für die Ernährung des Femurkopfes (R. acetabularis aus dem R. posterior der A. obturatoria).

An der Außenseite bildet der **Trochanter major** das obere Ende des Femurschafts. Der **Femurschaft** stellt sich im Profil nach hinten leicht konkav und verdreht dar und hat einen dreiecksähnlichen Querschnitt. An der Hinterseite wird er über die ganze Länge von einem doppelten Grat durchzogen, der Linea aspera, die je eine Gabelung nach oben (Labium mediale und laterale) und unten hat. An dieser Linie entspringen neun Hüftmuskeln.

Das Labium laterale geht in die Tuberositas gluteale über, das Labium mediale setzt sich in die Linea intertrochanterica fort. Dazwischen verläuft als weitere Leiste die Linea pectinea zum Hinterrand des **Trochanter minor,** wo viele tiefliegende Hüftmuskeln inserieren.

Insgesamt wird das Gelenk durch eine straffe Kapsel (Capsula articularis coxae) gehalten. Sie hängt am Os ilium, um die Hüftgelenkpfanne und am Femur rund um dessen Collum. Sie ist widerstandsfähig und durch kräftige Ligamente verstärkt. Diese befinden sich vor allem an der Vorderseite und bestehen aus **drei Faserbündeln,** die annähernd die Form eines N bilden:

- An der Oberseite das Lig. iliofemorale (von senkrecht oben) (Bertin-Band)
- Am Mittelteil das Lig. ischiofemorale (umschlingt Femurhals von dorsal kommend)
- An der Unterseite das Lig. pubofemorale (von schräg medial)

An der Hinterseite befinden sich ebenfalls spiralförmig angeordnete Bänder, die aber viel schwächer sind. Die tiefliegenden kreisförmigen Fasern verstärken die Kapsel und geben ihr die Form einer Sanduhr. Bei Bewegungen im Hüftgelenk sind die vorderen Ligamente mehr oder weniger angespannt.

> Zusammenfassend lässt sich sagen, dass bei Beugung und Innenrotation die Ligamente entspannen, während bei Extension und Außenrotation die Ligamente angespannt sind. Dies macht funktionell Sinn, da beim Abstoßen das Kugelgelenk in der Pfanne gehalten werden muss, um die Kraftübertragung vom Fuß auf den Rumpf zu ermöglichen. So gewährleisten die anatomischen Strukturen eine immer wiederkehrende Verwringung beginnend vom Vorfuß → Rückfuß, unteren Sprunggelenk → oberen Sprunggelenk, Tibia und Fibula → Knie, Femur → Hüftgelenk und setzt sich im Achsenskelett und Torso fort, um eine möglichst gute Kraftübertragung bzw. Pufferung zu gewährleisten.

58.2.2 Muskuläre Voraussetzungen

Fuß

Die Muskulatur verstärkt diese Funktion durch Ineinandergreifen und gegenseitige Hemmung und Bahnung sowie von exzentrischer und konzentrischer Muskelarbeit.

Insgesamt wirken zwei Arten von Muskeln auf den Fuß (Calais-Germain 2005):

- **Extrinsische Muskeln,** die von den Unter- bzw. Oberschenkelknochen (M. gastrocnemius) entspringen und an den Fußknochen enden. Sie sind alle vielgelenkig und wirken auf Sprunggelenk und Fuß bzw. Knie (M. gastrocnemius).
- **Intrinsische Muskeln** sind viel kürzer und nur am Fuß fixiert.

So werden die bereits geschilderten Fußgewölbe durch entsprechende Muskeln gestützt und verschraubt.

Der innere Bogen über:

- **M. adductor hallucis:** vom inneren Höcker des Kalkaneus zur Außenseite des ersten Zehenglieds.
- **M. tibialis posterior:** Er entspringt an der Hinterseite der Tibia (Außenseite) und Hinterseite der Fibula (Innenseite) und verläuft über den Malleolus medialis zur Innenseite des Kalkaneus und unter dem Sustentaculum tali zur Innenseite des Os naviculare mit plantarseitigen Verlängerungen zu den anderen Fußwurzelknochen.
- **M. peroneus longus:** Er entspringt an der Fibula, die Sehne dreht dreifach unter dem Malleolus lateralis, unter dem Tuber-

58

culum und an der Außenkante des Os cuboideum und endet unter dem Fuß an der Basis des ersten Mittelfußknochens und des Os cuneiforme 1. Dadurch fungiert er, außer als Bogenbildner, noch als Pronator (hebt Fußaußenrand am Kalkaneus und Os cuboideum, senkt den Innenrand am ersten Mittelfußknochen und sorgt so für eine Verschraubung des Fußes).

- **M. flexor hallucis longus:** An der Hinterseite der Fibula verläuft die Sehne unter dem Tibiahöcker, dann entlang der Hinterseite des Talus und Kalkaneus und der Unterseite des Sustentaculum tali zum zweiten Zehenglied der Großzehe. Seine Funktion ist vielgestaltig. Außer der Verstrebung des Bogens unterstützt er den Kalkaneus durch seine Wirkung auf das Sustentaculum tali und stabilisiert den Talus durch seine Sehne, die an der Talusrückseite vorbeizieht. Dadurch wird der Zehenstand stabilisiert. Dies entspricht der Phase im Gangzyklus kurz vor dem Abheben des Fußes und erlaubt so ein kraftvolles Abstoßen durch Stabilisation des Sprunggelenks.

Der äußere Bogen über:

- **M. peroneus longus:** In seiner Doppelfunktion stützt er den Kalkaneus durch seine Wirkung auf den Fibulahöcker und gleichzeitig das Os cuboideum.
- **M. peroneus brevis:** Vom unteren Teil der Fibula dreht er um den Malleolus lateralis entlang der Außenseite des Kalkaneus und des Tuberkulums zur Basis des Metatarsophalangealgelenks 5. Neben seiner Funktion als Bogenspanner hebt er noch den Außenrand des Fußes.

Das **transversale Gewölbe** wird durch das Zusammenspiel der Mm. peroneus longus und tibialis posterior sowie der intrinsischen Fußmuskulatur (Mm. interossei) und den querverlaufenden Faserbündeln des M. abductor gebildet.

Die Fußsohle wird weiter stabilisiert durch die Plantarfaszie, wo der Kalkaneus wie ein gespannter Pfeil in der Bogensehne die Kraftübertragung zur Achillessehne in die Wadenmuskulatur gewährleistet.

Die **Achillessehne** ist die gemeinsame Sehne des **M. triceps surae** und setzt an der Hinterseite des Kalkaneus an. Der Drillingsmuskel besteht aus dem tief liegenden **M. soleus** (Schollenmuskel), der vom oberen hinteren Teil der Tibia und Fibula über das obere und untere Sprunggelenk zieht. Er wird von den zwei oberflächlichen Muskelköpfen des M. gastrocnemius bedeckt, die tendinös von der Hinterseite jedes Kondylus entspringen. Neben dem oberen und unteren Sprunggelenk beugen sie auch das Knie.

Der **M. triceps surae** versetzt den Kalkaneus in Plantarflexion. Aufgrund der Form der Gelenkflächen läuft eine kombinierte Bewegung um eine Achse ab, die durch den Tuber calcanei nach oben vorn innen durch den inneren Teil des Collum tali läuft, also gleichzeitig schräg von hinten nach vorn, von unten nach oben und von außen nach innen – die sog. **Henke-Achse.** So kommt es bei plantarer Beugung zur Supination und Adduktion, was eine Inversion ergibt und bei dorsaler Beugung zur gleichzeitigen Pronation und Abduktion und addiert sich zur Eversionsbewegung.

Die beiden Köpfe wirken außer auf die Fußwurzel noch auf die Beugung des Kniegelenks. Dies bedeutet, dass ihre Kraftentfaltung abhängig vom Beugegrad des Knies ist. Bei gebeugtem Knie sind sie entspannt und verlieren viel von ihrer Kraft. Ist das Knie jedoch gestreckt, sind sie angespannt, was ihre Wirkung auf die Fußwurzel verstärkt (siehe Start beim Sprint).

Im Bereich des Knies umgreifen sich die **Gastrocnemiusköpfe mit der Ischiokruralmuskulatur** (medial Mm. semimembranosus und semitendinosus, lateral M. biceps femoris) analog der Hände bei Fänger und Flieger in einer Trapeznummer. Die Wirkung von Waden- und Ischiokruralmuskulatur ist bei einem belasteten Bein entgegengesetzt. Die Kraftkomponenten der Zugbewegung addieren sich und haben die Auswirkung von Kniestreckern, obwohl sie bei unbelastetem Bein die Beugung des Knies verursachen.

Die **Stabilität und Verwringung des Sprunggelenks** entsteht hauptsächlich über das Zusammenspiel der **Steigbügelmuskeln** (Mm. tibialis, peroneus longus und brevis und flexor hallucis longus). Dies ist vor allem bei der Dorsalextension (Plantarflexion) von Bedeutung, da so das Abdrücken des Fußes beim Gang oder Sprung ermöglicht wird.

Der Talus passt aufgrund seiner Form bei Dorsalflexion (Plantarextension) genau in die von Tibia und Fibula gebildete **Malleolengabel** (➤ Kap. 58.2.1). Bei Dorsalextension (Plantarflexion) ist die Gabel nicht groß genug für die Trochlea tali und sie muss sich ihrer Form anpassen. Dies geschieht durch eine Absenkung und damit verbundene Krümmungsänderung der Fibula durch die vier erwähnten Muskeln. Weiterhin bewirkt die Senkung der Fibula eine Anspannung des tibiofibularen Bands und damit eine Annäherung der beiden Knochen, die so den Gelenkschluss gewährleisten.

Knie und Hüftgelenk

Die Muskeln des Knies führen diese Funktionen fort. Die **Strecker,** wie die Mm. quadriceps femoris, tensor fascia latae und die oberflächlichen Fasern des M. gluteus maximus sind gleichzeitig auch Außenrotatoren. Der einzige **Beuger mit hauptsächlicher Außenrotationsfunktion** ist der **M. biceps femoris** mit seinem Caput longum und breve.

Die **anderen Beuger,** wie die Mm. sartorius, semimembranosus und semitendinosus, bewirken eine Innenrotation, ebenso wie der **M. popliteus** als Kniekehlenmuskel. Er entspringt an der Außenseite des Condylus femoris und verläuft nach oben innen zum oberen Teil der hinteren Tibia. Außer der Kniebeugung bewirkt er eine Innenrotation der Tibia.

Ebenfalls zu den Beugern gehört der **M. gastrocnemius,** der die Kette von unten aus der Achillessehne fortsetzt und in die hintere Oberschenkelmuskulatur (ischiokrural) in bereits geschilderter Art und Weise weiterleitet. Diese entspringt am Sitzbeinhöcker und setzt an der medialen Tibia (M. semimembranosus), am Pes anserinus (M. semitendinosus) und lateral am Fibulaköpfchen (M. biceps femoris) an. Aufgrund ihres Verlaufs sind diese Muskeln mehrgelenkig und üben dadurch kombinierte Wirkungen aus.

Bei fixiertem Ilium bewirken sie eine Streckung in der Hüfte und eine Kniebeugung. Der M. biceps femoris führt eine kombinierte Außenrotation, die Mm. semimembranosus und semitendinosus eine Innenrotation des Knies aus.

Bei fixiertem Bein entsteht eine Rückwärtskippung des Beckens. Demzufolge führt eine Hüftbeugung und Kniestreckung zum Anspannen der ischiokruralen Muskeln. Eine Verkürzung behindert die Beugefähigkeit der Hüfte (bei durchgedrückten Knien) und führt so beim Vornüberbeugen oder im Langsitz durch eine fixierte Rückwärtskippung des Beckens (Ilium posterior) zu einer **kompensatorischen Mehrbelastung der Wirbelsäule** (vermehrte Extension).

Auch die vordere Oberschenkelmuskulatur ist mehrgelenkig und wirkt komplex. Der **M. quadriceps** umfasst mit einer gemeinsamen Sehne die Patella und formt die **Patellasehne,** die an der Tuberositas tibiae endet. Die Tuberositas ist oft Ort einer **Bursitis** im heranwachsenden Alter (Morbus Schlotter), wo aufgrund einer vermehrten Belastung der Patellasehne, z.B. durch verkürzten M. quadriceps, eine Verknöcherung der Tuberositas prolongiert wird und so immer wieder zu Reizerscheinungen führt.

Der tiefste Muskelkopf des M. quadriceps ist der **M. vastus intermedius,** der am oberen Femurschaft entspringt und mit seinen Fasern entlang des Femurs verläuft. Darüber verlaufen zwei Muskelköpfe, die an der Linea aspera entspringen. Der **M. vastus lateralis** entspringt von ihrem Labium laterale und der M. vastus medialis vom Labium mediale. Beide verlaufen je zu einer Seite um das Femur herum.

Der M. rectus femoris entspringt viel weiter oben am oberen Darmbeinstachel und läuft über den anderen Muskelköpfen zur gemeinsamen Sehne hin. Deshalb ist er vor allem für die Mehrgelenkigkeit verantwortlich.

Insgesamt bewirkt der M. quadriceps die Streckung des Knies und bei bereits gestrecktem Knie eine seitliche Stabilisierung des Gelenks. Beim gebeugten Knie kommt die **Rotationsfähigkeit** zum Tragen. Hier bewirkt der M. vastus lateralis eine Außenrotation der Tibia und der M. vastus medialis eine Innenrotation.

Der **M. rectus femoris** hat aufgrund seines Verlaufs eine Doppelwirkung auf Knie und Hüfte. Bei fixiertem Becken beugt er die Hüfte und streckt das Bein (Gang). Bei gestreckt fixiertem Bein erfolgt eine Vorwärtskippung des Beckens. Eine **Verkürzung des M. rectus** führt so zu einer Vorwärtskippung des Beckens (Ilium anterior) und zu einer kompensatorischen Hyperlordose der Lendenwirbelsäule und einer entsprechenden **diskoligamentären Belastung.**

Ebenfalls zweigelenkig stellt sich der **M. sartorius** (Schneidermuskel) dar. Er verläuft vom vorderen Darmbeinstachel entlang der Oberschenkelvorderseite an der Innenseite des M. quadriceps zum Pes anserinus. Bei fixiertem Ilium bewirkt er eine Flexion, Außenrotation und Abduktion des Femurs und eine Flexion und Innenrotation der Tibia. Bei fixiertem Bein wird das Becken vorwärtsgekippt sowie nach innen gekippt und seitgeneigt (Ilium inflare).

Die **Muskeln der Hüfte** gliedern sich in die **Adduktoren,** die vom Os pubis lamellenförmig in Richtung des Os ischii entspringen und an der Linea aspera des Femurs ansetzen. Der erste ist der M. pectineus, gefolgt vom M. adductor brevis, vom M. adductor longus und schließlich den zwei Muskelfaserbündeln des M. adductor magnus. Lediglich der oberflächlich verlaufende M. gracilis setzt am Pes anserinus an und ist demzufolge zweigelenkig. Gemeinsam verursachen sie eine Adduktion, Beugung und Außenrotation. Das vertikale Faserbündel des M. adductor magnus und des M. gracilis bewirken jedoch eine Innenrotation. Der M. gracilis wirkt aufgrund seines Verlaufs als Kniebeuger und Innenrotator.

Bei fixiertem Femur bringen sie das Ilium in Ventralkippung und Außenrotation und in eine Seitneigung nach innen. Die vertikalen Fasern des M. adductor magnus bewirken hier eine Innenrotation des Iliums. Die Adduktoren sind für Muskelverletzungen sehr anfällig (insbesondere der M. gracilis).

Die seitliche Umkleidung der Hüfte bildet der **M. tensor fasciae latae,** der vom vorderen oberen Darmbeinstachel entspringt und unter der Fascia lata, die am Tibiaplateau endet, ansetzt. Auch er beugt, abduziert und rotiert das Femur nach innen bei fixiertem Ilium. Das Kniegelenk wird gestreckt und in gebeugtem Zustand die Tibia außenrotiert. Bei fixiertem Bein wird das Ilium ventral gekippt und nach außen rotiert und seitgeneigt.

Den hinteren Teil bildet der **M. gluteus maximus,** der an der Hinterseite des Os sacrum und Os coccygis und an der Außenseite der Fossa iliaca entspringt. Die tiefe Schicht endet an der Linea aspera des Femurs, während sich die oberflächliche Schicht mit der Fascia lata verbindet. Bei fixiertem Ilium streckt er das Bein im Hüftgelenk, rotiert es nach außen und abduziert es.

Bei fixiertem Bein bewirkt er eine Rückwärtskippung, Innenrotation und Innenseitneigung des Iliums. Wirken beide Muskeln gemeinsam, entsteht eine Abduktion im Hüftgelenk und bei fixiertem Bein halten sie zusammen mit dem M. gluteus medius das Becken im Gleichgewicht, was eine zentrale Stellung bei der Aufrichtung und dem Gang bedeutet.

Eine weitere Stabilisierung des Beckens zum Bein geschieht durch sechs tiefliegende Muskeln, die **pelvitrochantäre Muskulatur** (Mm. piriformis, quadratus femoris, obturatorius internus, gemelli superior und inferior, obturatorius externus).

Der **M. piriformis** verläuft von der Vorderseite des Sakrums durch die Incisura ischiadica major zur oberen Fläche des Trochanter major. Er bewegt und stabilisiert das Sakrum und somit auch das Becken und den lumbosakralen Übergang im Verhältnis zum Femur. Der **M. quadratus femoris** verläuft von der Außenfläche des Os ischii (hinter dem Foramen ischiadicum) zur Hinterseite des Trochanter major und regelt – außer der Beckenkippung – die Rotation zwischen Becken und Femur. Die **Mm. gemelli superior und inferior** wirken gemeinsam mit dem **M. obturatorius internus** (Zugrichtung nach unten hinten schräg, Ursprung ist die Innenfläche des Os ilium) in Zusammenarbeit mit dem **M. obturatorius externus** (Zugrichtung nach unten vorn schräg, Ursprung ist die Außenseite des Os ilium, rund um das Foramen obturatorium) als Hängemattenfunktion, die das Gelenk entlastet.

Weitere wichtige Muskeln für die Kontinuität des Beins zu Becken- und Achsenskelett sind die Mm. psoas und iliacus, die – da sie nebeneinander am Trochanter minor ansetzen und gleiche Wirkung (Flexion, leichte Adduktion und Außenrotation) auf das Femur haben – als M. iliopsoas zusammengefasst werden.

Der **M. psoas** entspringt mit einem Faserbündel von den Querfortsätzen und einem anderen von den Lendenwirbelkörpern, überquert das Becken und knickt auf seinem Verlauf zum Trochanter minor am Vorderrand des Iliums ab, wo ein Schleimbeutel die Reibung verhindert. Ein **verkürzter M. psoas** verhindert so bei fixiertem Bein (Stand) die physiologische Extension der Wirbelsäule, da er die betroffenen Wirbel in Flexion, Rotation und Seitneigung zur betroffenen Seite hält.

Der **M. iliacus** entspringt an der gesamten Fossa iliaca interna und verläuft dann analog dem M. psoas. Er bewirkt bei fixiertem Bein eine Vorwärtskippung des Beckens, was bei einer Verkürzung ein Ilium anterior bedeutet. Ein **verkürzter M. iliopsoas** verhindert eine physiologische Aufrichtung, da er sowohl das Becken in Flexion hält, als auch eine kompensatorische Hyperlordose verhindert, da er den Wirbelkörper ebenfalls in Flexion sowie Rotation und Seitneigung fixiert. Er ist deshalb oft ein Schlüsselmuskel bei Lumbalgien.

Von der Fossa iliaca externa entspringen die **Mm. glutei minimus und medius,** die am Trochanter major ansetzen (minimus anterior, medius lateral). Bei fixiertem Ilium bewirken sie Flexion, Abduktion und Innenrotation des Femurs, die hinteren Fasern des M. medius jedoch eine Streckung. Bei fixiertem Bein (aufrechtem Stand) stabilisiert er das Becken und verhindert ein seitliches Abkippen.

So wird eine kontinuierliche Kraftübertragung und Stabilisierung vom Fuß zum Achsenskelett gewährleistet und gleichzeitig vice versa eine Pufferung geschaffen, um die Aufrichtung und den aufrechten Gang zu ermöglichen.

58.2.3 Umsetzung im Gangbild

Etwas vereinfacht ergeben sich so beim Gang folgende **Muskel- und Gelenkfunktionen:**

- Beim **Initialkontakt und Fersenaufsatz** macht der Vorfuß eine Adduktion-Supination und der Rückfuß eine Abduktion-Eversion.
- Die Tibia geht daraufhin in Innenrotation-Abduktion und das Femur in Extension-Adduktion-Außenrotation.
- Durch den Fersenkontakt wird am Kalkaneus ein Punctum fixum aufgebaut, sodass der Körperschwerpunkt über das Standbein verlagert werden kann.
- Die Stabilisierung des Beins erfolgt über die seitlichen Stabilisatoren der Hüfte und des Knies und die Aufrichtung des Beckens über den Femurkopf durch die differenzierte Wirkung der Adduktoren und Außenrotatoren.
- Der Fuß rollt ab unter der Kontrolle der Dorsalextensoren (extrinsische Muskulatur) und arbeitet plantarflektorisch gegen den Untergrund (Anspannung der gesamten Fußgewölbemuskulatur, um einer Abflachung des Fußgewölbes entgegenzuwirken).
- Im **Mittelstand** führen der Rückfuß eine Adduktion-Inversion und der Vorfuß eine Abduktion-Pronation aus, was zu einer dreidimensionalen Fußaufrichtung mit vermehrter Belastung des Tuber calcanei laterale und des Metatarsale I führt.
- Die Tibia geht in eine Adduktion-Außenrotation und das Femur in Abduktion-Innenrotation unter gehaltener Extension.
- Im **Endstand** wird die Extension-Abduktion-Innenrotation durch die Funktion der Mm. quadriceps, ischiocrurale, gastrocnemii und gluteus maximus verstärkt. Dadurch entsteht am gegenüberliegenden Bein eine Schrittvergrößerung.
- Beim **Vorschwung** verstärkt sich die Extensionsstellung der Zehen. Die nötige Sicherung des distalen Quergewölbes geschieht vor allem durch den M. adductor hallucis.
- Beim **Initialschwung** macht der Vorfuß eine Abduktion-Pronation, der Rückfuß eine Adduktion-Inversion, die Tibia eine Außenrotation mit Adduktion und das Femur demzufolge eine Abduktion mit Innenrotation bei gleichzeitiger Flexion. Das Becken folgt mit einer anterioren Elevation nach lateral. Dies ergibt folgende Gelenkstellung:
  - Hüftextension
  - Knieflexion
  - Plantarflexion
  - Zehenflexion
- Im **Mittelschwung** kombiniert sich eine Supination-Adduktion des Vorfußes mit einer Abduktion-Eversion des Rückfußes. Die Tibia reagiert mit einer Abduktion-Innenrotation und der Femur mit einer Adduktion-Außenrotation bei weiterer Flexion. Das Becken geht mit einer anterioren Elevation nach medial.
- Das Schwungbein kann in Folge des stabilisierten Beckens auf dem Standbein nach vorn schwingen und zum **Endschwung** übergehen, wo das Hüftmuster Flexion-Adduktion-Außenrotation langsam durch exzentrisches Nachlassen in die Extension übergeht, was auch eine vermehrte Knieextension mit sich bringt.
- Die Fußstellung bewirkt bereits eine Vorinnervation der Zehenflektoren und insbesondere des M. gastrocnemius der folgenden **Standphase** (Beckers und Deckers 1997).

Wie man sieht, ist zum reibungslosen Ablauf eines physiologischen, kraftvollen Gangbilds ein enges Ineinandergreifen hochdifferenzierter Muskelarbeit und struktureller Voraussetzungen notwendig.

58.3 Dysfunktionelle Ketten

Ein in Supination stehender Fuß bedeutet eine vermehrte Belastung der Fußaußenseite, die über die Peronealgruppe und die Fibula zum Knie weitergeleitet wird. Hier kann je nach Kompensationsmuster entweder über den Tractus iliotibialis die Spannung zum Ilium weiter geleitet werden und so eine **iliosakrale Störung** (Hypomobilität des Iliums zum Sakrum) ausgelöst werden. Eine Weiterleitung kann über den M. biceps femoris zum Tuber ischiadicum und via Lig. sacrotuberale zum Sakrum eine **sakroiliakale Störung** auslösen (Hypomobilität des Sakrums zum Ilium). Aufgrund der anatomischen Strukturen des lumbosakralen Übergangs ist eine direkte Auswirkung auf die Wirbelsäule zwangsläufig. Das Ilium leitet wiederum über die thorakolumbale Faszie (auch die der Gegenseite) und die enge Verbindung zur Perinealfaszie die Dysfunktion in den gesamten Rumpf und auch in das Viszerum. Aufgrund der duralen Anheftungen im Sakralbereich ist eine Auswirkung auf das zentrale Nervensystem ebenfalls möglich.

Selbstverständlich ist auch der umgekehrte Weg möglich. So kann durch eine Appendektomienarbe sowohl über fasziale Züge als auch über direkte Wirkung auf den M. iliopsoas ein Ilium anterior mit Inflare entstehen. Ein nach vorn und innen rotiertes Ilium bringt ein Streckdefizit in der Hüfte und eine Innenrotation mit sich. Dem folgt eine pathologische Kraftübertragung auf das Kniegelenk mit möglichen Kompensationsmechanismen in die Unterschenkelmuskulatur und daraus resultierenden Ausgleichsbewegungen im Fuß. Diese sind von den jeweiligen Voraussetzungen des Individuums abhängig und verlangen eine entsprechende differenzierte funktionelle Untersuchung (Myers 2004).

58.4 Therapieprinzipien

Aufgabe des sowohl strukturell als auch funktionell denkenden Therapeuten muss es sein, gestörte Muster zu hemmen (inhibieren) und physiologische Muster zu bahnen (fazilitieren).

Eine genaue Kenntnis des bereits von Still vertretenen **Struktur-Funktion-Prinzips** ist hier Voraussetzung. Eine gestörte Funktion, z. B. eine fehlerhafte Kraftübertragung bei mangelnder Verwringung, wird eine ungleichmäßige Belastung und daraus folgende Schädigung eines Gelenks zur Folge haben. Ein **strukturell gestörtes Gelenk** wird wiederum eine gestörte Funktion verursachen.

Es muss also sowohl die Struktur als auch die Funktion behandelt sowie der physiologische Bewegungsablauf wiederhergestellt/gebahnt werden. Hierzu ist oft die enge Zusammenarbeit mehrerer Fachrichtungen erforderlich. Eine Bahnung kann nur dann erfolgen, wenn strukturelle oder funktionelle segmentale Dysfunktionen beseitigt worden sind, da nur so eine physiologische Kraftübertragung in der Gesamtkette erreicht werden kann. Das alleinige Lösen von lokalen Dysfunktionen reicht jedoch nicht aus, da eine pathologische Kette aufgrund der Fehlbelastung erneute, zunächst nur funktionelle, mit dem Faktor Zeit jedoch auch strukturelle Schädigungen bewirkt (form follows function).

> Der erfahrene, osteopathisch ausgebildete Therapeut sollte deshalb bei der Untersuchung der unteren Extremität außer den klassischen Zeichen einer Dysfunktion besonderen Wert auf die Prüfung der gegenläufigen Beweglichkeit der geschilderten Abschnitte legen.

58.4.1 Hemmung pathologischer Bewegungsmuster

Beim Fuß sollte der Vorfuß gegen den Rückfuß beweglich sein. Hier empfiehlt es sich, **besonderes Augenmerk auf die Schlusssteine** zu legen (➤ Kap. 58.2.1). Anschließend sollte das Sprunggelenk talonavikular und die Malleolengabel in dieser Funktion getestet werden. Auch das **Knie** sollte insbesondere auf seine Rotationsfähigkeit und nicht nur in Hinsicht auf die Bandstrukturen, sondern holistisch unter der Berücksichtigung der gesamten myofaszialen Strukturen untersucht werden. Die **Hüft-Becken-Region** muss ebenfalls genauestens nach diesem Prinzip geprüft werden.

Hypomobilitäten und Verklebungen sollten manualtherapeutisch/osteopathisch gelöst werden. Bei entsprechenden strukturellen Veränderungen müssen eventuell operative Korrekturen zum Einsatz kommen (oberflächentangierende Meniskusrisse, osteodestruktive Prozesse, degenerativ oder entzündlich). Nach Wiederherstellen der segmentalen Beweglichkeit ist jedoch die **Bahnung physiologischer Bewegungsmuster** sowohl physiotherapeutisch, z. B. durch Spiraldynamik (Larsen 2011, 2014) oder neurophysiologische Techniken wie Akrodynamik (Uebele und Wolf 2013) und PNF (propriozeptive neuromuskuläre Fazilitation) (Hedin 2003), als auch mittels Eigenübung durchzuführen. Hier sind insbesondere Bewegungsübungen aus einer stabilen Ausgangslage, wie Tai-Chi, Qigong (Proksch 2009), Feldenkrais (Feldenkrais 2013), Alexander-Technik (Wehner 2013) usw., geeignet.

> Bahnung bedeutet die Erleichterung einer gestörten Bewegung. Dies setzt voraus, dass der Weg zur normalen Bewegung nicht gestört ist, d. h., eine segmentale Dysfunktion (Blockierung) muss vorher entfernt werden. Auch muss die physiologische Bewegung (Bewegungsmuster) angelegt sein, d. h., es sollten keine schwereren neurologischen Defizite vorliegen.

Fällt eine Unterbrechung der physiologischen Bewegung in der Beinachse auf, muss diese genauer untersucht werden. In der Regel weist eine **segmentale Dysfunktion** eine freie und eine eingeschränkte Bewegungsrichtung auf. Sollte keine freie Richtung vorhanden sein, ist eine weiterführende Diagnostik, z. B. bildgebend, dringend erforderlich, da eine strukturelle Schädigung wahrscheinlich ist.

YELLOW FLAG

Das Fehlen einer freien Richtung ist immer ein wichtiger Warnhinweis und muss abgeklärt werden.

Das Vorliegen einer freien und einer gesperrten Richtung macht in der Regel ein osteopathisches/manualtherapeutisches Vorgehen zum Mittel der Wahl. Es besteht die Möglichkeit der direkten, indirekten oder kombinierten Therapie. Eine **direkte Therapie** bedeutet ein Arbeiten an der Barriere, d. h. am Ende der eingeschränkten Bewegungsrichtung. Hier verwendete Techniken sind z. B. die Muskel-Energie-Technik (MET) nach Mitchell (Mitchell und Mitchell 2004) oder die HVLA-Techniken der manuellen Medizin (High Velocity, Low Amplitude). **Indirekte Techniken** gehen von der Barriere weg in die freie Richtung. Hierzu gehören die funktionellen Techniken oder Counter-Strain-Behandlungen nach Jones.

Für die untere Extremität eignet sich besonders eine **kombinierte Therapie** mit zunächst indirekter Einstellung, um die Gewebestrukturen zu entspannen, mit anschließender direkter Technik mittels MET. Bei der MET lässt man den Patienten mit leichtem Widerstand in seine freie Richtung anspannen und verschiebt die Barriere in der Relaxationsphase (➤ Abb. 58.1, ➤ Abb. 58.2). Eine eventuell noch vorhandene Resthypomobilität kann dann mithilfe einer HVLA-Technik beseitigt werden.

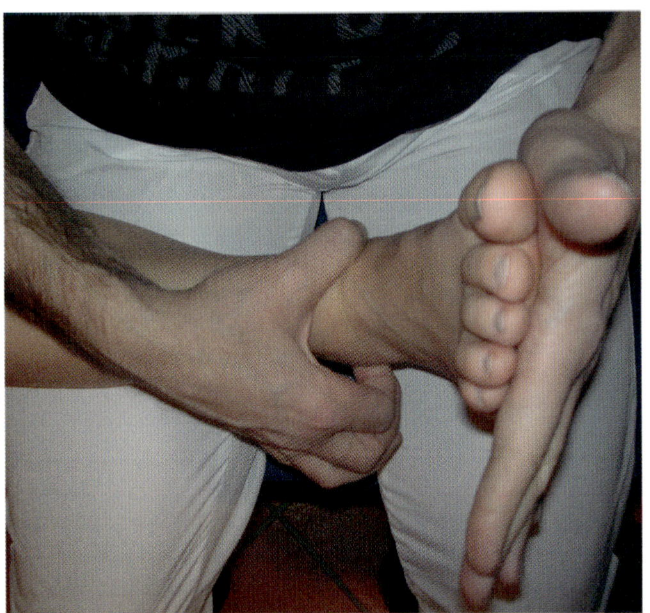

Abb. 58.1 Lösen oberes Sprunggelenk. Die Malleolengabel wird im Gabelgriff gefasst, eine Hand vor dem Malleolus externus, eine hinter dem Malleolus internus oder umgekehrt. Die freie Richtung wird gesucht und an der Barriere eingestellt. Durch Flexion bzw. Extension des Fußes erfolgt die Mobilisation unter Verstärkung der Rotation gegeneinander. [P249]

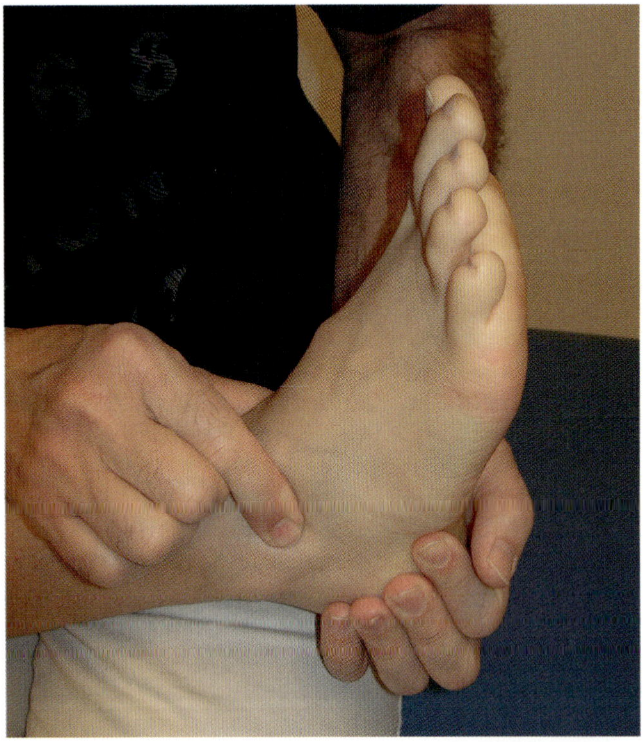

Abb. 58.2 Lösen unteres Sprunggelenk. Hand 1 umfasst die Ferse, Hand 2 im Gabelgriff den Talus. Zunächst wird die freie Richtung gesucht, dann an der Barriere eingestellt und das Gelenk durch Supination-Pronation der Ferse mobilisiert. [P249]

58.4.2 Bahnung der physiologischen Bewegungsmuster

Nach Lösen der segmentalen Dysfunktionen ist die Wiederherstellung der physiologischen Kette durch eine entsprechende physiotherapeutische Behandlung notwendig. Um die spiralige Verschraubung des Fußes zu erreichen, ist es wichtig, dem Patienten zunächst ein Gefühl für die physiologische Bewegung zu vermitteln. Deshalb ist es sinnvoll, dem Patienten zunächst passiv in die Bewegung zu führen.

Hierzu eignet sich eine Übung, wo der Therapeut die Ferse passiv in Supination und den Vorfuß in Pronation bringt (➢ Abb. 58.3). Alternativ kann dies auch vom Patienten selbst im Sitzen ausgeführt werden. Zur Veranschaulichung kann ihm gesagt werden: „Als würden Sie ein Handtuch auswringen“. Als nächste Aufgabe wird die Bewegung aktiv durchgeführt, im fortgeschrittenen Stadium sogar gegen Widerstand, z. B. mit einem Thera-Band (➢ Abb. 58.4).

Zur weiteren Bahnung der Kette bringt man den Patienten in den sog. Überhang (➢ Abb. 58.5, ➢ Abb. 58.6). Das auf der Bank liegende Bein führt eine Dorsalflexion (Plantarextension) des Fußes sowie eine Knie- und Hüftextension aus. Der Patient wird aufgefordert, die Spina iliaca anterior superior auf die Liege zu drücken. Das

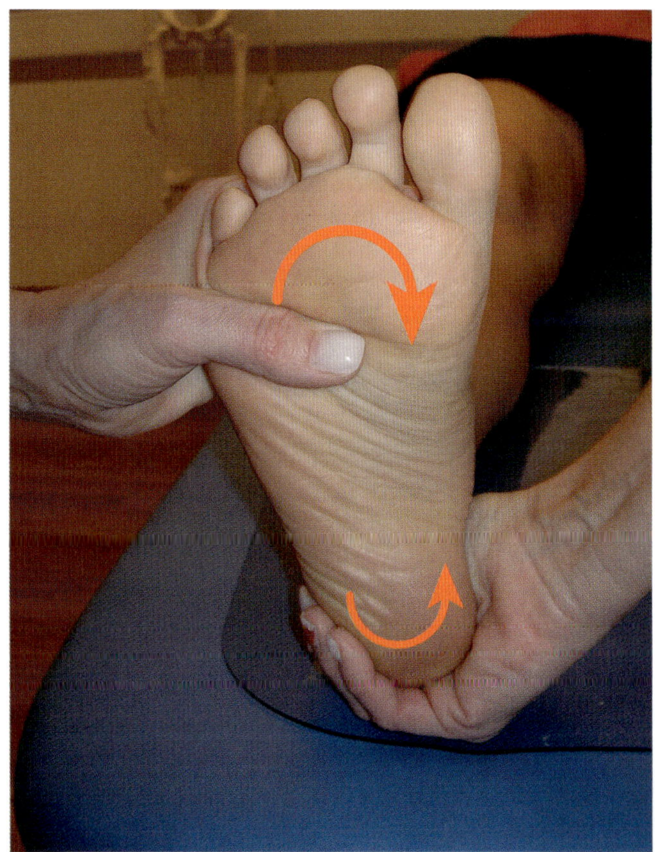

Abb. 58.3 Passive Verwringung. [P249]

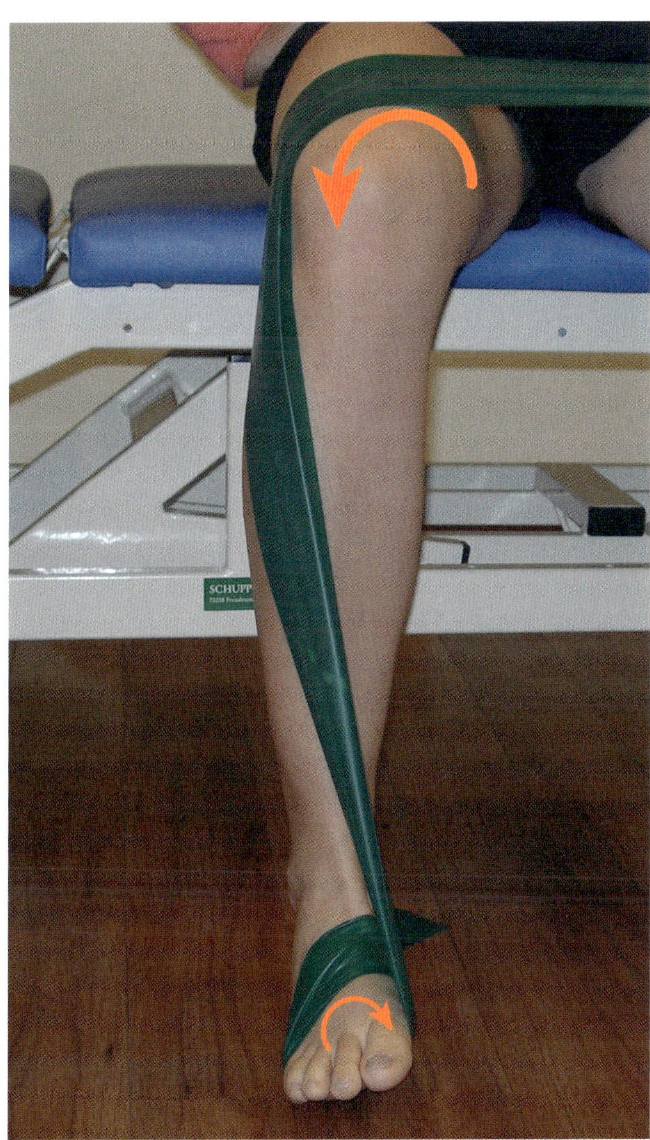

Abb. 58.4 Aktive Verwringung mit Thera-Band. [P249]

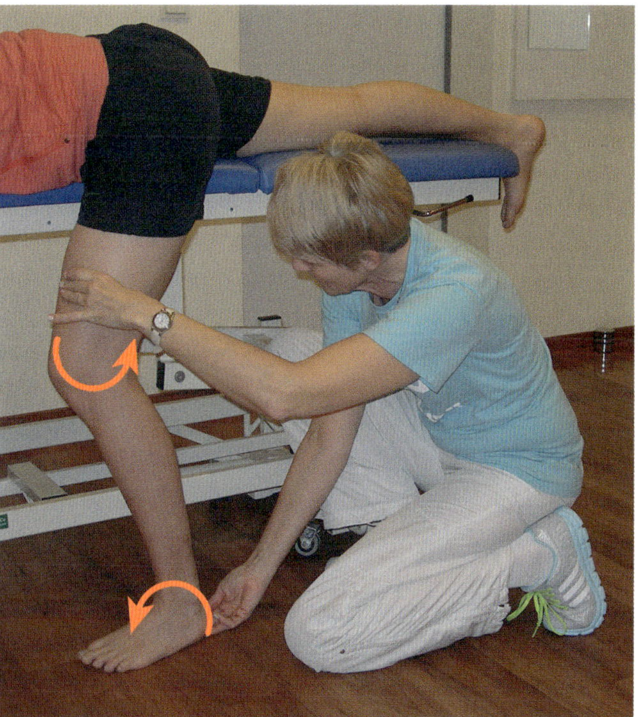

Abb. 58.5 Ausgangsstellung mit Vorfußpronation, Fersensupination, Außenrotation Oberschenkel. [P249]

auf dem Boden positionierte Bein führt die erwähnte Vorfußpronation und Fersensupination aus. Der Therapeut gibt dem Patienten am Unterschenkel Widerstand in der Innenrotation und am Oberschenkel in der Außenrotation. Gleichzeitig kann hier je nach Positionierung des Tuber ischiadicum eine Dehnung der ischiokruralen Muskulatur bzw. des M. iliopsoas bewirkt werden.

Als Alternative bzw. Vorübung zum Überhang kann die Vorfußpronation und die Fersensupination kombiniert mit Oberschenkelaußenrotation zunächst in Entlastungsposition gegen die Wand ausgeführt werden (➤ Abb. 58.7). Hierbei muss der Patient nicht sein eigenes Körpergewicht tragen und kann mehr Augenmerk auf die richtige Verwringung legen. Dabei gibt er sich selbst Widerstand in die Innenrotation. Es ist darauf zu achten, dass das Knie hierbei nicht in die Überstreckung kommt. Bei Bedarf kann das Knie unterlagert werden.

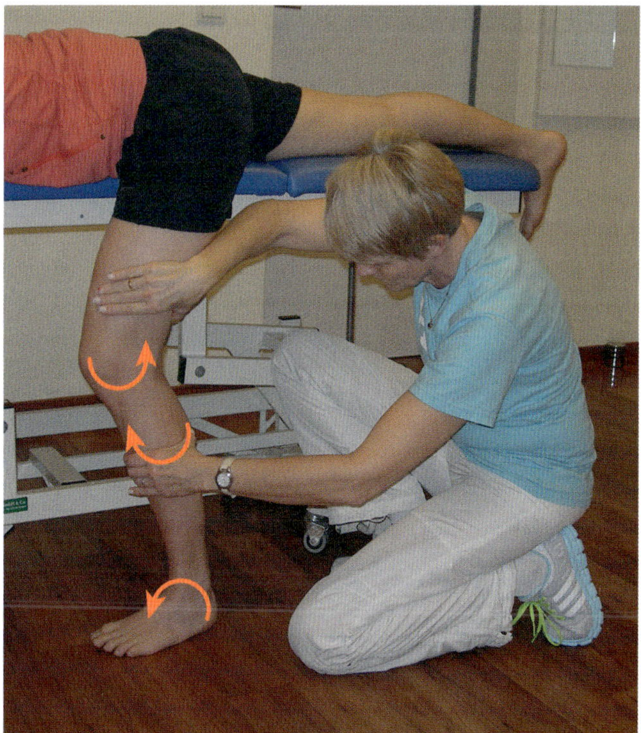

Abb. 58.6 Widerstand gegen Innenrotation Unterschenkel, Außenrotation Oberschenkel. [P249]

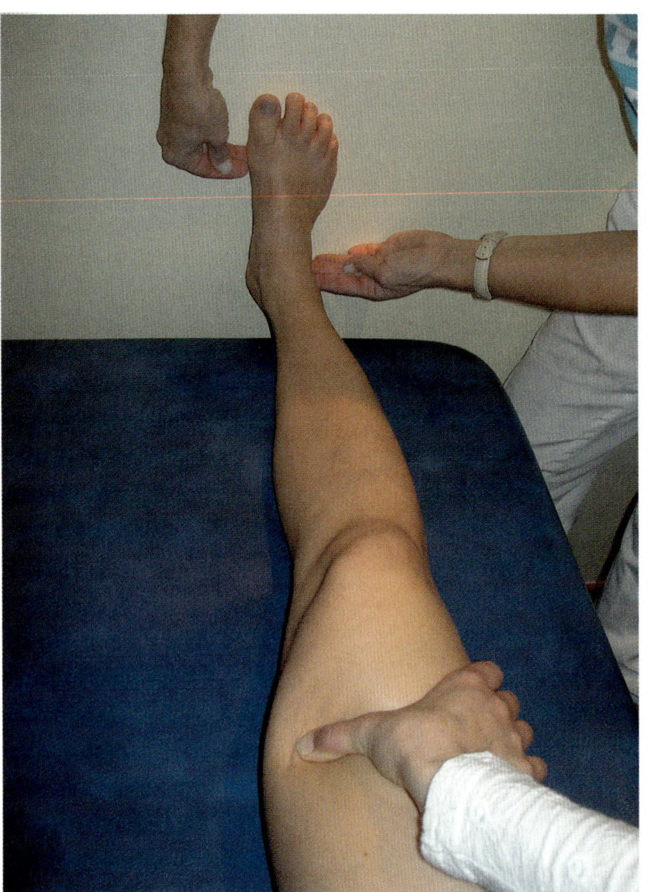

Abb. 58.7 Alternativposition. [P249]

58.5 Red Flags

Eine segmentale Dysfunktion bzw. Blockierung ist folgendermaßen definiert:

- Ein Zustand reversibel gestörter Funktion eines Gelenks im Sinne der Bewegungseinschränkung. Das Gelenk kann an jedem Punkt der physiologischen Bewegungsbahn (Mittel- bis Endstellung) verharren. Die Beweglichkeit ist nie ganz aufgehoben, sondern in eine oder mehrere Richtungen eingeschränkt. Das Gelenkspiel ist regelmäßig beeinträchtigt.
- Die zum Gelenk gehörige Muskulatur ist auf neurophysiologischem Weg entsprechend der Richtung der Bewegungseinschränkung verspannt.
- Die Funktion der dem Gelenk segmental zugeordneten Gewebe und inneren Organe kann beeinträchtigt sein.

> Die Blockierung ist die einzige Indikation zur manuellen Therapie! (Neumann 1986)

RED FLAG

Ein Segment ohne freie Richtung ist somit primär keine Indikation für eine manualtherapeutische oder osteopathische Behandlung. Eine strukturelle Abklärung vor der Therapie ist dringend erforderlich.

So kann im Bereich der Wirbelsäule diese Befundkonstellation durch einen Blockwirbel oder einen Massenvorfall hervorgerufen werden. Auch kann ein tumoröser Prozess einen solchen Untersuchungsbefund bewirken. Dies kann selbstverständlich auch im Viszerum, im Kranium oder einem peripheren Gelenk auftreten. Eine medizinische Abklärung mittels Sonografie, Röntgenbild oder MRT muss hier Klarheit bringen. Nur so kann verhindert werden, dass strukturell gefährdende Prozesse verschleppt oder gar verschlimmert werden.

58.6 Einlagenversorgung

Die Kriterien der Verwringung und physiologischen Kraftübertragung müssen auch bei einer Einlagenversorgung berücksichtigt werden. Hierzu eignen sich **aktivierende Einlagen,** die durch Erhöhungen (Notches, Spots, Pelotten) Reize setzen, die sowohl propriozeptiv als auch sensomotorisch wirken und so physiologische Muster bahnen können. Insbesondere bei Kindern und Jugendlichen sollte auf diese Form der Versorgung zurückgegriffen und auf passiv unterstützende Maßnahmen verzichtet werden (Jahrling und Rockefeller 2006).

> Wichtig ist, dass die Erhöhungen der Fußbettungen nicht unter den Muskelbäuchen platziert sind, da dies zu einer Erschlaffung der Muskeltätigkeit führt, sondern unter spezifischen Punkten am Fußskelett, die für propriozeptive Reizsetzungen sensibel sind.

Im Bereich des Kalkaneus kann mit einem lateralen bzw. medialen Notch die Peroneus- bzw. Tibialisgruppe angesprochen werden. So kann über die Steigbügelmuskulatur ein varischer bzw. valgischer Kalkaneus korrigiert werden. Eine **Erhöhung unter dem Sustentaculum tali** reizt die Tibialisgruppe und bewirkt ein Anheben des medialen Gewölbes, verhindert also eine Überpronation (Knick) und stabilisiert den Fußinnenrand (➤ Abb. 58.8a). Eine **Pelotte lateral des Kalkaneus** wirkt auf die Peroneusgruppe und führt zur seitlichen Stabilisation der Ferse, verhindert also eine Übersupination und wirkt einem Hohlfuß entgegen (➤ Abb. 58.8b). Auch Supinationstraumen können so positiv beeinflusst werden.

Häufig ist die Plantarfaszie verspannt, da sie bei mangelnder Verwringung kompensatorisch die Fußstabilität gewährleisten muss. Die Folgen hiervon sind Plantarfasziitis (Fersensporn) und Achillodynien aufgrund der bereits geschilderten direkten Kraftübertragung. So wird durch eine Entlastung der Plantarfaszie auch die Achillessehne mitentlastet.

Eine beim **Fersensporn** häufig angewandte alleinige Aussparung oder Weichbettung der Ferse ist nicht ausreichend, da ursächlich die Zug- gegenüber der Druckbelastung im Vordergrund steht. Sie ist im Gegenteil sogar kontraproduktiv, da ein Absinken der Ferse auf weichem Untergrund die kompensatorische Anspannung der Plantarfaszie verstärkt.

Eine Entlastung der Plantarfaszie ist auch nötig, da sie sonst der physiologischen Verwringung von Vor- zu Rückfuß entgegenwirkt.

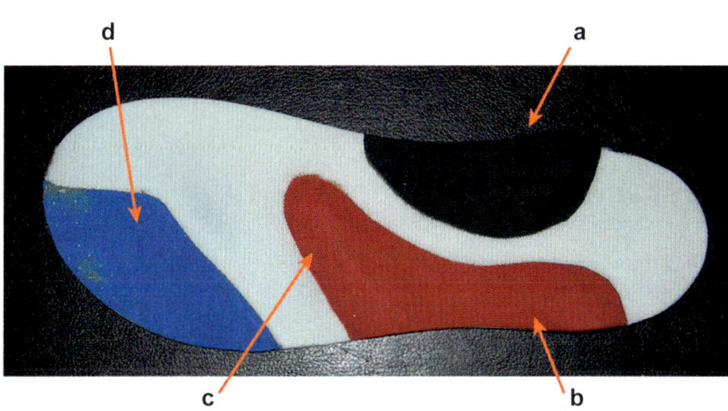

Abb. 58.8 Propriozeptive Einlage. a: Mediale Notch unter Sustentaculum tali. Aktiviert Mm. tibialis posterior und anterior, verhindert Überpronation, stabilisiert Fußinnenrand. b: Laterale Notch aktiviert Peroneusgruppe. Stabilisiert Rückfuß, verhindert Übersupination, beugt Supinationstraumen vor. c: Retrokapitale Abstützung. Dehnung der Plantarfaszie, Entspannung Achillessehne und Wadenmuskulatur. d: Vorderer Zehensteg. Entspannung Plantarfaszie, Verbesserung Zehenkontakt. [P249]

Die **Entlastung der Plantarfaszie** erfolgt durch einen retrokapitalen Reiz, der den M. flexor digitorum longus spannt und die Plantaraponeurose aufdehnt (➤ Abb. 58.8c). Dadurch entsteht eine Entspannung der Wadenmuskulatur (Mm. gastrocnemius und soleus) und auch eine Entlastung der Achillessehne über das Fersenbein.

Den gleichen Effekt hat ein zusätzlicher **vorderer Zehensteg** (➤ Abb. 58.8d), der außerdem durch die Verbesserung des Zehenkontakts den Tastsinn der Zehenbeeren fördert. Auch das Quergewölbe wird so positiv beeinflusst. Die gewünschte Pronation im Vorfuß kann durch eine Tieferlegung des ersten Strahls erreicht werden. Bei stärkeren Supinationsstellungen ist eine Pronationsverstärkung des Vorfußes am Außenrand sinnvoll.

Ein so aktiv versorgter Fuß braucht eine engmaschige Kontrolle durch den erfahrenen Arzt in Kooperation mit dem Orthopädietechniker, da Reize korrigiert bzw. neu gesetzt werden müssen. Nach unserer Erfahrung haben sich – je nach Wachstum – halbjährliche Kontrollen bewährt.

LITERATUR

Beckers D, Deckers J. Ganganalyse und Gangschulung. Heidelberg: Springer, 1997.
Calais-Germain B. Anatomie der Bewegung. Technik und Funktion des Körpers. Wiesbaden: Matrix Verlag, 2005.
Feldenkrais M. Bewußtheit durch Bewegung. 13. Aufl. Berlin: Suhrkamp Verlag, 2013.
Gutsfeld P, Bühren V. Rupturen der tibiofibularen Syndesmose. Trauma und Berufskrankheit. 2011; 13: 166–174.
Hedin S. PNF-Grundverfahren und funktionelles Training: Extremitäten, Rumpf und Nacken, Mattentraining, Gangschulung, ADL. 2. Aufl. München: Urban & Fischer, 2003.
Jahrling L, Rockefeller B. Sensomotorische Einlagenversorgung: Aktio gleich Reaktio. Orthopädieschuhtechnik. Sonderheft Sensomotorik. 2006: 50–56.
Larsen C. Gut zu Fuß ein Leben lang. Erfolgsmethode Spiraldynamik mit 50 wirkungsvollen Übungen. 8. Aufl. Stuttgart: Trias, 2011.
Larsen C. Füße in guten Händen. Spiraldynamik-programmierte Therapie für konkrete Resultate. 3. Aufl. Stuttgart: Thieme, 2014.
Mitchell FL, Mitchell PKG. Handbuch der MuskelEnergieTechniken. Bd. 1. Stuttgart: Hippokrates, 2004.
Myers TW. Anatomy Trains. Myofasziale Meridiane. München: Urban & Fischer, 2004.
Neumann HD. Manuelle Therapie. Eine Einführung in Theorie, Diagnostik und Therapie. 2. Aufl. Berlin: Springer, 1986.
Proksch C. Taijiquan – Die Kunst der natürlichen Bewegung. 2. Aufl. Schiedlberg: Bacopa Verlag, 2009.
Schwab G. Sagen des klassischen Altertums. Köln: Anaconda Verlag, 2011.
Uebele M, Wolf T. Akrodynamik: Ganzheitliche Therapie nach dem Brunkow-Konzept. Heidelberg: Springer, 2013.
Wehner R. Alexander-Technik: Achtsame Übungen für mehr Körperharmonie. Stuttgart: Trias Verlag, 2013.

WEITERFÜHRENDE LITERATUR

Baumgartner R, Stinus H (Hrsg.) Die orthopädietechnische Versorgung des Fußes. Stuttgart: Thieme, 2001.
Carreiro JE. Pädiatrie aus osteopathischer Sicht. Anatomie, Physiologie und Krankheitsbilder. München: Urban & Fischer, 2004.
Chaitow L. Positional Release-Techniken in der Manuellen Medizin und Osteopathie. München: Urban & Fischer, 2003.
Chaitow L. Muskel-Energie-Techniken. 2. Aufl. München: Urban & Fischer, 2008.
Debrunner HU, Jacob HA C. Biomechanik des Fußes. 2. Aufl. Stuttgart: Enke, 1998.
Inman VT. The joints of the ankle. Baltimore: Williams & Wilkins, 1976.
Kapandji IA. Funktionelle Anatomie der Gelenke. Schematisierte und kommentierte Zeichnungen zur menschlichen Biomechanik. Bd. 2: Untere Extremität. 3. Aufl. Stuttgart: Hippokrates, 1999.
Netter FH. Netters Orthopädie. Stuttgart: Thieme, 2001.
Perry J. Ganganalyse. Norm und Pathologie des Gehens. München: Urban & Fischer, 2003.
Platzer W. Bewegungsapparat. 11. Aufl. Stuttgart: Thieme, 2013.
Sarrafian SK. Anatomy of the Foot and Ankle. Philadelphia: J. B. Lippincott, 1983.
Schultz W. Sport- und Überlastungsschäden beim Lauf. Geislingen: C. Maurer, 1988.
Valerius KP et al. (Hrsg.) Das Muskelbuch. Funktionelle Darstellung der Muskeln des Bewegungsapparates. 2. Aufl. Marburg: KVM, 2006.

KAPITEL

59

Maurice César

Die lemniskatische Aktivität in den Geweben der unteren Extremität

59.1 Anmerkung

Dem Leser wird empfohlen, zunächst das ➤ Kap. 43 und die dort angeführte Anmerkung (➤ Kap. 43.1) und die diagnostischen und therapeutischen Anwendungsmodalitäten (➤ Kap. 43.4, ➤ Kap. 43.5, ➤ Kap. 43.6) sowie die Zusammenfassung zu lesen. Diese Informationen sind für das Verständnis und den manuellen Ansatz des Phänomens unerlässlich.

59.2 Einleitung

All jene, die es lieben zu palpieren, werden erneut aufs Herzlichste begrüßt. Tauchen Sie wieder in jene intime Beziehung mit dem Leben ein, die nur durch die Hände wahrnehmbar, objektivierbar und bewertbar ist. Seien Sie verfügbar und aufmerksam.

Die in diesem Kapitel beschriebene untere Extremität hält keine Fallstricke, keine Schwierigkeiten für uns bereit. Die im Vergleich zu den oberen Extremitäten größeren Dimensionen, die Dicke und die Robustheit der Strukturen sollten Sie keinesfalls dazu verleiten, die Leichtigkeit der Berührung, die Intensität des Drucks oder die Anzahl der Impulse zu verändern. Vergessen Sie nicht, dass sich der Körper selbst heilt. Machen Sie es wie der Autor: Vertrauen Sie dem Körper mehr als Ihrer Technik. Viel Spaß auf Ihrer Entdeckungsreise!

59.3 Beschreibung

Zum leichteren Verständnis des tissulären Ansatzes beschränken wir uns zunächst auf die festen Strukturen, auf die Knochen. Die Beschreibung der Handgriffe wird dabei aus rein didaktischen Gründen nach einem genauen Protokoll erfolgen. Wir beginnen mit unseren Ausführungen am Femur und bewegen uns von dort weiter zum Fuß. Die Beschreibung wird am Becken enden, das aufgrund seiner Zusammensetzung und der Verbindung zwischen seinen Einzelteilen, die jeweils einen eigenen Bewegungsausschlag haben, viel „komplizierter" oder schwieriger zu erfassen ist. Dafür ist ein etwas komplizierterer Handkontakt mit mehreren Kontaktpunkten erforderlich. In diesem Kontext werden die Ilia als integrale Bestandteile der unteren Extremitäten einbezogen, während das Sakrum als Teil der Wirbelsäule von unserer Liste ausgeschlossen bleibt.

Position des Patienten: Rückenlage, zur besseren Entspannung kann der Kopf leicht unterlagert werden, Fersen liegen auf der Behandlungsliege. Diese Position wird sowohl für die Untersuchung als auch für die Behandlung verwendet.

Untersuchte Struktur: rechtes Femur
Position des Therapeuten: stehend oder sitzend neben dem Oberschenkel mit Blickrichtung zum Oberschenkel.
Handhaltung: Die kraniale Hand wird flach und ohne Druck auszuüben seitlich auf den Trochanter major gelegt. Die kaudale Hand umspannt das distale Ende des Femurs, wobei der Daumen auf dem Condylus lateralis und die Finger auf dem Condylus medialis gelegt werden. Es wird kein Druck ausgeübt.
Lemniskatischer Bewegungsausschlag: Das Femur vollführt eine Torsion um seine Längsachse, die von einer Verkürzung begleitet wird. Es folgt eine Detorsion und eine Verlängerung bis zum Neutralpunkt (maximale Verlängerung), die von einer Torsion in die andere Richtung gefolgt und wiederum von einer Verkürzung begleitet wird. Der Zyklus wird durch die Rückkehr zur maximalen Länge abgeschlossen. Es handelt sich um eine vollständige intraossäre Lemniskate. Die physiologische Bewegung ist perfekt.

Untersuchte Struktur: rechte Tibia
Position des Therapeuten: gleiche Ausgangsstellung wie oben, auf Höhe des Unterschenkels.
Handhaltung: Die kraniale Hand umspannt zangenartig die Epiphyse der Tibia. Der Daumen liegt an der Außenseite und berührt nicht das Fibulaköpfchen, die anderen Finger liegen an der Innenseite. Die kaudale Hand liegt mit zwei oder drei Fingern auf dem Malleolus medialis.
Lemniskatischer Bewegungsausschlag: wie beim Femur, identische Bewegungen für die physiologisch perfekte intraossäre Bewegung.

Untersuchte Struktur: rechtes Knie
Position des Therapeuten: gleiche Ausgangsstellung wie oben, auf Höhe des Knies.
Handhaltung: Die kraniale Hand liegt über dem distalen Ende des Femurs, der Daumen auf dem Condylus lateralis. Die kaudale Hand umspannt das proximale Ende der Tibia, der Daumen liegt auf der Tuberositas externa.
Lemniskatischer Bewegungsausschlag: Die axiale Rotationsbewegung ist in beiden Knochen in jeweils umgekehrter Richtung wahrzunehmen. Während ein Knochen sich im Uhrzeigersinn dreht, bewegt sich der andere gegen den Uhrzeigersinn. Dadurch führen die beiden Knochen simultan eine Verkürzung bzw. eine Verlängerung aus und erzeugen damit eine „Pumpbewegung" im Knie (Öffnen/Schließen des Gelenkspalts), die sowohl für die Ernährung des Knorpels und des Gelenks als auch für die Schmierung des Gelenks von Bedeutung ist. Das ist die Beschreibung einer perfekten physiologischen interossären Lemniskate.

Untersuchte Struktur: rechte Fibula
Position des Therapeuten: gleiche Ausgangsstellung wie oben, auf Höhe des Unterschenkels.
Handhaltung: Die kraniale Hand umfasst das Fibulaköpfchen mit Daumen und Zeigefinger. Die kaudale Hand ergreift den Malleolus lateralis zwischen Daumen und Zeigefinger.
Lemniskatischer Bewegungsausschlag: Torsion/Verkürzung und Detorsion/Verlängerung entlang der Längsachse der Fibula, aber in entgegengesetzter Richtung zur Tibia. Dadurch entsteht eine Torsion und somit eine Pumpbewegung in der Art. tibiofibularis und der Art. talocruralis. Die physiologische intra- und interossäre Bewegung ist somit perfekt.

Untersuchte Struktur: Talus
Position des Therapeuten: sitzend oder stehend vor dem Fußgewölbe. Dadurch haben wir eine mediale und eine laterale Hand.
Handhaltung: Die laterale Hand ergreift den Taluskopf unmittelbar vor den Malleoli zwischen Daumen und Zeigefinger, während die mediale Hand das Ende des Corpus tali hinter den Malleoli zwischen Daumen und Zeigefinger erfasst.
Lemniskatischer Bewegungsausschlag: Torsion/Verkürzung und Detorsion/Verlängerung mit jeweils umgekehrter Rotation in den beiden Enden des Talus.

Untersuchte Struktur: rechter Kalkaneus
Position des Therapeuten: gleiche Ausgangsstellung wie oben.
Handhaltung: Die laterale Hand gleitet unter den Kalkaneus, dessen rückwärtiges Ende in der Handfläche ruht. Die mediale Hand umgreift das vordere Ende des Kalkaneus zwischen Daumen (lateral) und Zeigefinger (medial).
Lemniskatischer Bewegungsausschlag: Wie oben für die intraossäre Lemniskate und im perfekten Gegensatz zur Rotation, wodurch eine interossäre Lemniskate entsteht. Die Rotationen sind gegenläufig, aber die Verlängerungen/Verkürzungen verlaufen simultan und erzeugen damit eine kontinuierliche Pumpbewegung, die für das Überleben der intraartikulären Strukturen entscheidend ist.

59

Untersuchte Struktur: rechtes Os cuboideum und rechtes Os naviculare
Position des Therapeuten: gleiche Ausgangsstellung wie oben.
Handhaltung: Die laterale Hand umgreift zangenförmig das Os cuboideum zwischen Daumen (plantar) und Zeige- bzw. Mittelfinger (dorsal). Mediale Hand: Zangengriff am Os naviculare zwischen Daumen (plantar) und Zeige- bzw. Mittelfinger (dorsal).
Lemniskatischer Bewegungsausschlag: Die intraossären Bewegungen bestehen auch in diesen Strukturen, sie sind jedoch so klein, dass sie nur schwer erkennbar sind. Allerdings gibt es auf dieser Ebene eine starke und kräftige interossäre Bewegung zwischen den beiden Knochen, die jeweils eine Rotation in die Gegenrichtung um die transversale Achse, die durch ihr jeweiliges Zentrum verläuft, ausführen und durch eine konstante und ziemlich beeindruckende Massage des Gelenkspalts begleitet wird. Diese Bewegungen sind sehr leicht zu isolieren.

Untersuchte Struktur: rechtes Os metatarsale I
Position des Therapeuten: gleiche Ausgangsstellung wie oben.
Handhaltung: Die mediale Hand ergreift das distale Ende zwischen Daumen (plantar) und Zeigefinger. Die laterale Hand ergreift in gleicher Weise das proximale Ende.
Lemniskatischer Bewegungsausschlag: Torsion/Verkürzung und Detorsion/Verlängerung mit gegenläufiger Rotation der beiden Enden sowie gegenüber dem benachbarten Knochen (Os metatarsale II), wodurch interossäre und intraossäre Lemniskate entstehen. Jeder Knochen wird isoliert untersucht. Gleiches gilt auch für die Phalangen.

Untersuchte Struktur: Ossa cuneiformia rechts
Position des Therapeuten: gleiche Ausgangsstellung wie oben.
Handhaltung: Daumen-Zeigefingergriff von jedem Os cuneiforme und des proximalen Endes des entsprechenden Os metatarsale.
Lemniskatischer Bewegungsausschlag: Die interossäre Lemniskate ist sehr leicht palpierbar. Die intraossäre Lemniskate ist zwar vorhanden, aber aufgrund des kleinen Raums schwer zu erspüren und zu beurteilen.

Untersuchte Struktur: rechtes Ilium
Position des Therapeuten: stehend neben dem Becken mit Blickrichtung zum Becken.
Handhaltung: Die kraniale Hand umgreift die Crista iliaca, der Daumen liegt auf der Spina iliaca anterior superior und die anderen Finger auf der Spina iliaca posterior superior, die Handfläche bedeckt die Crista iliaca. Die kaudale Hand liegt zwischen den Oberschenkeln, der Daumen auf dem Os pubis und die anderen Finger auf dem Tuber ischiadicum.
Lemniskatischer Bewegungsausschlag: Os ilium, Os pubis und Os ischion bilden das Os coxae. Jeder dieser Knochen entwickelt für sich eine intraossäre Torsion, die auch nach der Verknöcherung zum Os coxae im Alter von ca. 15 Jahren erhalten bleibt. Das Os ilium (Kontakt mit der kranialen Hand) führt eine Eversions- und Inversionsbewegung aus, indem es sich nach lateral (außen) und anschließend nach medial (innen) bewegt. Das Os pubis (Kontakt mit dem Daumen der kaudalen Hand) vollführt eine Rotation nach

anterior (Vorderseite senkt sich ab) und anschließend nach posterior (Vorderseite steigt nach oben). Das Os ischion (Kontakt mit den Fingern der kaudalen Hand) bewegt sich in einer horizontalen Ebene von vorn nach hinten. Dies bedeutet, dass sich das Os ilium insgesamt nach lateral bewegt, während das Os pubis nach kranial und das Os ischion nach posterior ansteigen. Die beiden Hände sollten dank der drei Kontaktpunkte gleichzeitig das Bewegungsausmaß der drei anatomischen Strukturen wahrnehmen.

59.4 Verbindung der Extremitäten zum gesamten Körper

Wie in ➤ Kap. 43 angeführt, ist die Störung des lemniskatischen Ausdrucks ein wesentlicher Hinweis auf den Ursprung, die Ausbreitung und die Entwicklung von Läsionsketten. Folgen Sie den Geweben, sie allein wissen.

Betrachten wir zunächst die letztbeschriebene anatomische Struktur: **das Os coxae.** Es weist **drei lemniskatische Hauptbewegungen** auf: die Bewegung des Os ilium, des Os pubis und des Os ischion. Jede dieser Strukturen verfügt über ein Eigenleben, auch wenn zwischen ihnen eine offensichtliche Synchronizität besteht. Sehen wir uns die Crista iliaca an. Jede Einschränkung der Eversionsbewegung (Bewegung nach außen) lässt uns unmittelbar an eine trophische Läsion des M. iliacus denken, die möglicherweise mit einer viszeralen Störung im Bereich des Zäkums oder des Colon sigmoideum, des Colon ascendens oder descendens – je nach betroffener Seite – in Verbindung steht. Bei einer Einschränkung der Inversionsbewegung (Bewegung nach medial) denkt man an eine Traktion am Tractus iliotibialis, wobei der M. tensor fasciae latae eine Läsion der unteren Extremität weiterleiten kann, deren Ursprung z. B. im Knie liegt. In diesem Beispiel haben wir die anteriore Hälfte der Crista iliaca betrachtet. Die posteriore Hälfte, die über andere Muskelansätze verfügt, führt uns zu anderen Bereichen, je nachdem, was wir spüren und abhängig vom lokalen bzw. regionalen Zustand.

Eine Einschränkung des Os pubis ist ein Hinweis auf eine Läsion oberhalb (Blase oder Abdomen) oder unterhalb (Perineum, untere Extremitäten mit den Mm. adductores als Verbindung) des Os pubis, je nachdem, ob die anteriore oder die posteriore Rotation eingeschränkt ist. Das Os ischion verrät eine Läsion vom oder zum Sakrum (über das Lig. sacrotuberale), wenn seine anteriore Bewegung eingeschränkt ist. Eine Einschränkung der Bewegung nach posterior könnte – über die ischiokrurale Muskelgruppe – eine Läsion der unteren Extremitäten (Knie usw.) andeuten. In jedem Fall ist eine vollständige Einschränkung in beiden Bewegungsrichtungen ein Hinweis auf eine lokale Läsion.

Diese Beschreibung könnte unendlich fortgesetzt werden, da die Läsionsketten vielfältig und unterschiedlich sind. Dabei haben wir ausschließlich die knöchernen Bewegungen beschrieben.

Jedes Gewebe besitzt seinen eigenen Bewegungsausschlag, der verändert werden kann. Jede Struktur, jedes Gewebe, das wir berühren, verfügt über ein eigenes Leben, über eine Geschichte, die wir mit unseren Fingern lesen können.

Schlussbemerkung

Das ist mein zweites und letztes Kapitel über die Torsionsbewegungen und Kontraktionen des Gewebes. Vergessen Sie dabei nicht, was ich in meinen Seminaren immer wieder wiederhole: Unsere Kenntnisse in diesem Bereich sind noch nicht sehr weit fortgeschritten. Seien Sie Forscher, seinen Sie unzufrieden und hartnäckig. Geben Sie niemals auf. Alles oder fast alles wartet noch darauf entdeckt zu werden. Die Welt steht Ihnen offen … Danke.

Danksagung

Mein besonderer Dank gilt André-Jacques Brunel und Maurice-Raymond Poyet, zwei Osteopathen aus den Anfangszeiten unseres Berufstands. Sie waren die Forscher und Entdecker dieser unendlich kleinen, dem Gewebe und seinem Leben innewohnenden Rhythmen. Ich hatte die Gelegenheit und das große Glück, diese beiden Persönlichkeiten ausführlich kennenzulernen und ihr Wissen und ihre Forschungen begleiten zu dürfen. Dadurch hatte ich mit ihrer Zustimmung Zugang zu ihren persönlichen Aufzeichnungen. Beide sind von uns gegangen, ohne viel veröffentlicht zu haben, mit Ausnahme einiger Artikel und einem Buch.

LITERATUR

Poyet MR. Aux confins de l'ostéopathie. La méthode M.-R. Poyet. Limoges: Edition Roger Jollois, 1990.

VI Therapeutische Strategien in der osteopathischen Praxis – Spezialdisziplinen

Osteopathie in der Pädiatrie

Osteopathie in der Geriatrie

Osteopathie und Psychologie

Osteopathie in der Rheumatologie

Osteopathie in der Sportmedizin

Osteopathie in der Schmerztherapie

Osteopathie in der Neurologie

KAPITEL

60

Jörg Hohendahl

Entwicklungsstörungen aus neuropädiatrischer Sicht

Die Krankheiten des Nervensystems haben einen Anteil von etwa 20 % an allen Erkrankungen des Kindes- und Jugendalters. Ihr häufig chronischer Charakter verstärkt ihre Bedeutung innerhalb der Kinder- und Jugendmedizin. Nicht zuletzt deshalb hat sich auch als fester Bestandteil der Kinder- und Jugendmedizin die **Neuropädiatrie** fest etabliert. So ist die Erlangung der Zusatzbezeichnung Neuropädiatrie im Anschluss an den Erwerb des Facharzttitels in der Kinder- und Jugendmedizin in der Bundesrepublik durch eine einheitliche Weiterbildungsordnung geregelt.

Neuropädiatrische Erkrankungen – unabhängig von ihrer eigentlichen Genese, ob angeboren oder nachgeburtlich erworben, statisch oder von progredientem Verlauf – gehen durchaus mit einem bedeutsamen, oft lebenslangen Leidensweg einher. In einer Vielzahl sind diese Krankheitsbilder nicht heilsam, immer aber behandelbar. Kausale Therapien stehen heute dank effektiver Erforschung der Pathophysiologie in zunehmendem Umfang zur Verfügung.

Bei bewertender Betrachtung zahlreicher Förder- und Rehabilitationsverfahren misst die wissenschaftlich orientierte neuropädiatrische Lehre der Osteopathie allerdings keine Bedeutung als evidenzbasierte Therapie zu. Erste Anzeichen für ein mögliches Umdenken sind zwar erkennbar, doch mangelt es noch an fehlenden wissenschaftlichen Nachweisen osteopathischer Heilungswirkung bei neuropädiatrischen Krankheitsbildern. Dies zu ändern bedarf es der gegenseitigen Auseinandersetzung mit den jeweiligen fachspezifischen Inhalten. Das erfordert seitens der Osteopathie ein differenziertes Studium der neuropädiatrischen Erkenntnisse über Form, Ursache, Verlauf und Therapie von Entwicklungsstörungen des kindlichen Nervensystems (Aicardi 2009, Aksu 2008, Bode et al. 2009, Fenichel 2013, Schulz 2015).

60.1 Entwicklungsstörungen

Unter Entwicklungsstörungen werden alle signifikanten Abweichungen von der normalen altersgemäßen kindlichen Entwicklung im motorischen, geistigen und psychischen Bereich bezeichnet, unabhängig von der Ursache und dem jeweiligen Ausmaß. Grundsätzlich wird davon ausgegangen, dass die **Feststellung einer Entwicklungsstörung so früh wie möglich** zu erfolgen hat, um auch die Möglichkeit zur therapeutischen Intervention ebenfalls so früh wie möglich zu eröffnen. Die Maxime lautet hier von der Frühdiagnostik zur Frühtherapie. Die Vorzüge der frühen Intervention liegen insbesondere darin, dass eine größere Chance besteht, die Reifung und Entwicklung des Nervensystems individuell möglichst positiv zu beeinflussen und die in Hinblick auf seine Ressourcen enorm sensible Phase der funktionellen Gehirnentwicklung nicht zu versäumen.

Bei **Beginn jeder fördernden Therapie** werden differenzierte und ausreichend umfassende diagnostische Maßnahmen grundsätzlich vorausgesetzt. Dabei gilt es, Art und Ausmaß der Symptomatik sowie deren Ursache aufzudecken. Aus den einzelnen Inhalten der neurologischen Untersuchung (Anamnese, Allgemeinstatus, Morphe, neurologischer Grundstatus, neurologische Detailuntersuchung spezieller Systeme, apparative und Labordiagnostik) hat der Neuropädiater den Schluss zu ziehen, ob die erhobenen Befunde abnorm bzw. pathologisch sind. Sie werden in Bezug auf ihre Art, Lokalisation und Genese hin interpretiert und zu einer Diagnose zusammengefasst.

Krankheitsbilder und Entwicklungsstörungen, die in der Neuropädiatrie von Bedeutung sind, stammen aus den unterschiedlichsten somatischen und psychischen Bereichen. Zu einer möglichst exakten Festlegung und Benennung der Fehlentwicklung ist deshalb stets eine mehrdimensionale Betrachtung und **umfassende diagnostische Beurteilung** unumgänglich.

Therapeutische Maßnahmen im medizinischen Sinn bei Entwicklungsstörungen und Behinderungen müssen immer auch **psychische und soziale Kontextfaktoren** berücksichtigen, um dem übergeordneten Ziel der größtmöglichen individuellen Teilhabe gerecht zu werden. Im Zusammenhang mit Krankheits- und Störungsbildern in der Neuropädiatrie ist es deshalb günstig, sich von dem Begriff „Therapie" in seinem engen Verständnis der Bedeutung zu lösen. Denn im medizinischen Sinn ist damit stets die Assoziation der „Heilung" verbunden. Stattdessen ist es neutraler – im eigentlichen Sinn realistischer und dadurch auch ergebnisoffener –, das gesamte Spektrum der unterschiedlichen Interventionsmöglichkeiten zu benennen. Gerade in der Neuropädiatrie und auch der parallel wirkenden, eng verwandten Sozialpädiatrie, wo in aller Regel unterschiedliche Berufsgruppen multiprofessionell interdisziplinär zusammenarbeiten, kommt den nicht medizinischen Behandlungsansätzen auch eine hohe Bedeutung zu. Die ärztliche Gesamtverantwortung bleibt hiervon unberührt (Aicardi 2009, Aksu 2008, Bode et al. 2009, Fenichel 2013, Schulz 2015).

60.2 Grundsätze der Untersuchungsverfahren in der Neuropädiatrie

Bereits Hippokrates hat postuliert: *„Vor die Therapie haben die Götter die Diagnose gestellt"*. Mehr denn je gilt heute die Stellung der korrekten Diagnose in jedem pathophysiologischen Detail zur urärztlichen Aufgabe.

Tab. 60.1 Typische neuropädiatrische Krankheitsbilder und deren Prävalenz. Schwere Erkrankungen haben in der Regel eine geringere Prävalenz als leichtere Störungen[a]

Erkrankung	Prävalenz
erbliche neuromuskuläre Erkrankungen	0,53 ‰
progressive Enzephalopathien	0,58 ‰
Zerebralparesen	2–2,5 ‰
schwere mentale Retardierung (IQ < 50)	3 ‰
Epilepsien	3–6 ‰
milde mentale Retardierung (IQ < 70)	2,5 %
spezifische Lernstörungen	7,5 %
Sprachstörungen	5–10 %
Aufmerksamkeitsdefizit-Syndrom	3–6 %
Migräne	2–11 %

[a] Nach Bode 2008.

Für die Neuropädiatrie gilt es dabei akribisch zu beachten, dass kindliche Entwicklung ein dynamischer Prozess ist, gekennzeichnet durch individuell variable Verläufe und abhängig von Umgebungseinflüssen. In der Beurteilung des aktuellen Entwicklungsstands spielt die klinische Beobachtung eine herausragende Rolle. Diese wird ganz wesentlich durch entwicklungsneurologische Untersuchungsverfahren gestützt. Dabei ist zur diagnostischen Einschätzung die normale Bandbreite der Entwicklung unbedingt zu berücksichtigen. Neben der Variabilität der normalen, ungestörten Entwicklung besteht zusätzlich die Möglichkeit der intraindividuellen Variation (Aicardi 2009, Bode et al. 2009, Fenichel 2013, Hellbrügge 1994, Hohendahl 1999, Schulz 2015, Vojta 2008).

Eine Reihe neuropädiatrischer Erkrankungen bzw. Störungen können erst im zeitlichen Verlauf diagnostiziert werden, wie dies beispielhaft für die Zerebralparesen oder die mentalen Retardierungssyndrome zutrifft (Aicardi 2009, Bode et al. 2009, Hellbrügge 1994, Hohendahl 1999, Vojta 2008) (➤ Tab. 60.1).

Die **Beurteilung des Entwicklungsstands** gehört zu den wichtigsten Aufgaben im Rahmen der neuropädiatrischen Diagnostik. Um erhobene Befunde richtig beurteilen zu können, ist immer der Vergleich mit altersentsprechenden „Normen" erforderlich, wobei man die gerade im frühen Kindesalter ausgeprägte Variabilität unbedingt zu berücksichtigen hat. Entwicklung wird nicht nur von genetischen Programmen, sondern ganz wesentlich von Umweltfaktoren epigenetisch beeinflusst. In der Praxis sind durch Beobachtungen und differenzierte neuropädiatrische Untersuchungen, ggf. auch mit standardisierten Entwicklungstests, verschiedene Aspekte des Verhaltens im motorischen, perzeptiven, sprachlichen, sozialen und emotionalen Bereich zu differenzieren. Dabei liegt

Tab. 60.2 Modelle und Definitionen von Entwicklung und Entwicklungsstörungen[a]

Entwicklungsmodell I (veraltet)	Entwicklungsabläufe sind im Aufbau ihrer morphologischen, neurobiologischen, neurologischen und funktionellen Struktur weitgehend determiniert und hierarchisch strukturiert.
Entwicklungsmodell II (modern)	Entwicklung ist in der Organisation ihrer morphologischen, neurobiologischen und neurologischen Basisstrukturen genetisch determiniert und hierarchisch strukturiert. Die verschiedenen Entwicklungsabläufe (u. a. der Sprache, der Motorik, der Sozialisation) reagieren jedoch adaptiv und individuell auf die Umweltbedingungen, unter denen ein Kind aufwächst.
Entwicklungsauffälligkeit	Abweichung von der normalen Entwicklung, ohne dass eine Diagnose gestellt werden kann. Kontrollen erforderlich
Entwicklungsverzögerung (Retardierung)	aufholbarer Entwicklungsrückstand, der durch Verlaufskontrollen erwiesen werden muss
Entwicklungsstörungen	Entwicklungsabweichungen mit Krankheitswert, die meist zu bleibender Behinderung führen
Entwicklungsstand	beschreibender Begriff, ohne hinsichtlich der Entwicklungsdynamik eine Prognose relevanter Aussage zu treffen

[a] Nach Hartmann und Neuhäuser 2008.

heute ein adaptiv epigenetisches Entwicklungsmodell zugrunde (➤ Tab. 60.2).

Von einer **Entwicklungsstörung** spricht man, wenn sich in der Diagnostik deutliche Abweichungen von der Norm ergeben. Nach statistischen Kriterien ist die 2-Sigma-Grenze bzw. die 3. Perzentile bedeutsam: Unter Berücksichtigung der Variabilität in den einzelnen Verhaltensbereichen wird angegeben, ob wirklich eine Entwicklungsstörung vorliegt. Bestehen Zweifel, sollte man zunächst von einer **Entwicklungsauffälligkeit** sprechen, weitere Kontrollen veranlassen und den Entwicklungsverlauf sorgfältig verfolgen.

Motorische, perzeptive, sprachliche, soziale und emotionale Auffälligkeiten sind nicht selten miteinander kombiniert. Man spricht dann von einer **globalen Entwicklungsstörung.** Aufgabe der Diagnostik ist es, die Ausprägung der Abweichungen in den verschiedensten Verhaltensbereichen möglichst differenziert festzulegen. Nicht selten sind mehrere Untersuchungen nötig, bevor ein begründetes Urteil abzugeben ist. Werden Entwicklungsstörungen nachgewiesen, ist das weitere wichtige Ziel der Diagnostik, nach verantwortlichen Ursachen zu suchen, Ätiologie und Pathogenese zu klären, soweit dies mit den heute verfügbaren Methoden möglich und unter Berücksichtigung der Gesamtsituation sinnvoll ist (Aicardi 2009, Aksu 2008, Bode et al. 2009, Fenichel 2013).

Tab. 60.3 Risiken für die kindliche Entwicklung (Anamnese)[a]

Mütterliche Risikofaktoren	Kindliche Risikofaktoren
• Zustand nach länger dauernder Sterilität bzw. Sterilitätsbehandlung • frühere Fehlgeburt oder Frühgeburt • Blutungen in der Frühschwangerschaft • behandlungsbedürftige Frühgeburtsbestrebungen • Gestose • schwere Erkrankung, Schock, Trauma, Narkose während der Gravidität • Infektionen • Medikamente, Drogen, Toxine (vor allem Nikotin und Alkohol) • abnorme Ernährung, extrem einseitige Ernährung • ungünstige sozioökonomische Situation • schwierige psychosoziale Situation, psychische Belastungen	• Frühgeburt vor der 34. SSW., Geburtsgewicht unter 2.000 g, Übertragung, Geburt nach der 42. Schwangerschaftswoche, Mehrlingsgeburt • Hinweise für pränatale Hypoxie (grünes Fruchtwasser, abnormes Kardiotokogramm, abnorme fetale Doppler-Sonografie) • perinatale Asphyxie (Apgar-Wert nach mehr als 5 Minuten, weniger als 7), Nabelschnurarterien-pH-Wert < 7,10 • postnatale Komplikationen (Atemnotsyndrom, Beatmung, Pneumonie, Sepsis, Operation, Blutaustauschtransfusion) • zerebrale Anfälle

[a] Nach Hartmann und Neuhäuser 2008.

60.3 Rationale Diagnostik von Entwicklungsstörungen

Kinder werden wegen einer Entwicklungsstörung zur Untersuchung vorgestellt, wenn die Eltern ein verzögertes Erreichen von „Meilen- oder Grenzsteinen“ bemerken, z. B. im Vergleich mit Angaben von Entwicklungskalendern oder wenn besondere Befunde im Rahmen der Vorsorgeuntersuchungen auffallen oder sich bei einer anderen Gelegenheit zeigt, dass das Verhalten des Kindes von dem Gleichaltriger abweicht. Aufgabe des Kinder- und Jugendarztes, insbesondere des Neuropädiaters, ist es, durch eine subtile Beobachtung und Befunderhebung die Frage zu klären, ob wirklich eine Entwicklungsstörung vorliegt oder ob es sich nur um eine Entwicklungsauffälligkeit handelt. Für die Beurteilung sind alle Angaben bedeutsam, die von den Eltern zu erhalten sind. Kinder mit vorbekannten Risiken für eine Entwicklungsstörung, z. B. aufgrund Frühgeburtlichkeit oder einer auffälligen Peripartalanamnese, sollten in einem strukturierten Untersuchungsgang untersucht werden (Bode et al. 2009, Hohendahl 1999, Schulz 2015, Vojta 2008).

60.3.1 Anamnese

Sorgfältig zu erfragen sind Komplikationen während der Schwangerschaft und bei der Geburt, die als schädigende Ursache infrage kommen könnten. Eine genaue Entwicklungsanamnese muss ggf. durch Berichte objektiviert werden. Auch Fotografien und Videoaufzeichnungen können hilfreich sein. Trotz aller technischer Fortschritte haben anamnestische Daten nach wie vor für die Diagnosefindung eine wichtige Bedeutung. In Kombination mit dem klinischen Befund lassen sie in der Regel die Stellung einer Arbeitsdiagnose zu (➤ Tab. 60.3).

Fragebögen sind begrenzt hilfreich und können das **persönliche Gespräch** nicht ersetzen, da nur im unmittelbaren Kontakt mit den Eltern auf deren Befürchtungen oder Erwartungen eingegangen werden kann. Über die Eltern ist meist ein ausführliches Bild vom Verhalten des Kindes zu gewinnen, wenn man mit gezielten Fragen zu erkunden sucht, welche Fähigkeiten es hat, wie es sich in bestimmten Situationen zurecht findet, welche Reaktionen zu beobachten sind. Für eine genaue Verhaltensanalyse können auch Fragebögen eingesetzt werden. Man erreicht damit, die Angaben der Eltern und die Beobachtungen gewissermaßen zu objektivieren, was gelegentlich auch Videoaufnahmen eindrucksvoll unterstützen. Zu bedenken ist, dass gerade im Kleinkindalter situative Bedingungen für die Ausprägung des Verhaltens eine wichtige Rolle spielen und berücksichtigt werden müssen.

Wesentlich ist beim Erheben der Anamnese, immer genau nach dem Entwicklungsverlauf und dem Entstehen von Symptomen zu fragen. Insbesondere interessiert es,

- ob die Entwicklung kontinuierlich verlief,
- ob sie deutliche Veränderungen zeigte oder
- ob es gar zu einem Stillstand bzw. Rückschritt, zu einem „Entwicklungsknick“ gekommen ist.

Allerdings kann auch bei einer „harmonischen Retardierung“ im Verlauf der Entwicklung ein deutlicher Abstand zur Norm kontinuierlich größer werden.

60.3.2 Klinische Untersuchung

Bei der neuropädiatrischen Untersuchung eines wegen Entwicklungsauffälligkeiten oder Entwicklungsstörungen vorgestellten Kindes steht zunächst die **Verhaltensbeobachtung** im Vordergrund. Dabei ist zu beachten, wie das Kind Kontakt aufnimmt, welches Interesse es an der fremden Umgebung zeigt, ob und wie es mit Spielsachen hantiert und umgeht, welche Interaktionen mit den Eltern und den Untersuchern ablaufen. Durch leichte Aufgaben sind bestimmte Verhaltensweisen zu provozieren und weitere Informationen zu erhalten, um sie ggf. mit Videoaufzeichnungen der Eltern zu vergleichen; diese vermitteln auch aufschlussreiche Einblicke in die häusliche Situation, insbesondere unter dem Gesichtspunkt der Interaktion. Demgegenüber ist die Beurteilung von Fotoaufnahmen weniger verlässlich.

Bei der neuropädiatrischen Befunderhebung werden hauptsächlich **entwicklungsabhängige Fähigkeiten und Fertigkeiten** geprüft. Formal interessieren insbesondere:

- Muskeltonus
- Muskeleigenreflexe
- Hautreflexe
- Hirnnervenfunktion
- Koordination

Im Kleinkindalter ist es oft schwer möglich, einem standardisierten Untersuchungsschema zu folgen. Es muss dann versucht werden, je nach dem Verhalten und der Kooperationsbereitschaft des Kindes, die erforderlichen Informationen zu gewinnen. Wichtig sind Tonusabweichungen und Seitendifferenzen sowie die koordinativen Fähigkeiten, die in Bezug auf das Alter beurteilt werden müssen. So wird die Motorik durch die Analysen verschiedener Funktionsbereiche untersucht. Ferner ist nach Symptomen zu suchen, die möglicherweise auf **spezielle Störungen** hinweisen:

- Kleine Anomalien
- Veränderungen an Augen, Ohren oder Haut
- Organvergrößerungen (Leber, Milz)

Ist durch Beobachtungen und neuropädiatrische Untersuchung keine Klarheit zu erzielen, sollten die verschiedenen Verhaltensbereiche in ihrem Entwicklungsstand genauer bestimmt werden, wozu sich **Entwicklungstests** eignen. Dazu zählt z. B. die oft angewendete **Münchener funktionelle Entwicklungsdiagnostik,** mit der differenzierte Aussagen zum Verhalten des Kindes, auch bezüglich notwendiger Fördermaßnahmen, zu gewinnen sind. Die **Bayley-Skalen** sind aufgrund psychologischer Kriterien als guter Entwicklungstest anzusehen, erfordern aber relativ viel Zeit (Aicardi 2009, Aksu 2008, Bode et al. 2009, Fenichel 2013, Hellbrügge 1994, Hohendahl 1999, Schulz 2015, Vojta 2008).

60.3.3 Ergänzende diagnostische Verfahren

Aufgrund der Anamnese und nach dem klinischen Befund unter Einschluss entwicklungsdiagnostischer Feststellungen ist zu überlegen, ob zunächst weitere Kontrollen ausreichen bzw. ob eine differenzierte Diagnostik notwendig wird, um Ätiologie und Pathogenese der Entwicklungsstörung zu klären. Die notwendigen **Zusatzuntersuchungen** müssen dann in ihrer Reihenfolge individuell festgelegt und wohl überlegt durchgeführt werden.

Große diagnostische Bedeutungen haben **bildgebende Verfahren,** die heute nach Möglichkeit bei allen Kindern mit Entwicklungsstörungen eingesetzt werden sollten. Sie geben Informationen über prä-natal entstandene Strukturveränderungen und residuale Schädigungen nach perinatalen Komplikationen und lassen progrediente Störungen mit großer Wahrscheinlichkeit ausschließen oder auch eingrenzen. Im Säuglingsalter kann eine Ultraschalluntersuchung durch die große Fontanelle erste wichtige Informationen geben. Auch eine Doppler-Sonografie zur Beurteilung der zerebralen Zirkulation ist mitunter hilfreich. Die **Magnetresonanztomografie** (MRT) erlaubt es, strukturelle Veränderungen gut zu erkennen, was mit der **Computertomografie** (CT) weniger gelingt; Letztere ist mit Strahlenbelastung verbunden, muss aber gelegentlich zum Nachweis besonderer Veränderungen, wie etwa Verkalkungen (z. B. bei tuberöser Sklerose) eingesetzt werden. Gelegentlich sind zusätzlich noch andere bildgebende Verfahren (Positronenemissionstomografie oder funktionelle Magnetresonanztomografie bzw. Magnetresonanzspektroskopie) notwendig. Wegen des relativ hohen Aufwands sind die letztgenannten Untersuchungen nur ausnahmsweise indiziert, können dann aber durchaus entscheidende Informationen liefern.

Durch **neurophysiologische Verfahren** sind Veränderungen der hirnelektrischen Aktivität zu beurteilen, die im Zusammenhang mit Entwicklungsstörungen auftreten, z. B. bei zerebralen Anfällen oder bei Beeinträchtigung der Informationsaufnahme und -verarbeitung. Ein **Elektroenzephalogramm** ist nicht bei jedem Kind mit einer Entwicklungsstörung nötig, zumal es im Kleinkindalter eine beträchtliche Variabilität aufweist und oft nur im Schlaf abgeleitet werden kann. Notwendig ist es aber, wenn anfallsverdächtige Symptome beschrieben oder beobachtet wurden oder wenn sich im Verlauf eine Progredienz der neurologischen Symptomatik bzw. ein Entwicklungsknick zeigt.

Immer muss die **Funktionsfähigkeit der Sinnesorgane** geprüft werden, ggf. ist eine ophthalmologische oder pädaudiologische Untersuchung zu veranlassen, insbesondere wenn Strabismus, Sehschwäche oder Schwerhörigkeit mit Sprachentwicklungsstörung vorliegen. Hilfreich ist auch die Ableitung evozierter Potenziale mit akustisch, visuell unter somatosensorisch ausgelösten Reizantworten, um die sensorischen Systeme objektiv zu prüfen. Wiederum muss die Indikation begründet sein, damit man verlässliche Aussagen gewinnt. Spezielle Analysenmethoden, die z. B. im Rahmen des „Brain-Mapping" möglich werden, können weiteren Aufschluss geben.

Ob eine Untersuchung des **neuromuskulären Systems** erforderlich wird, ergibt sich wiederum aufgrund der klinischen Befunde, vor allem durch Beurteilen der Muskelkraft. Bei neuromuskulären Störungen steht eine Muskelschwäche im Vordergrund. Im Säuglingsalter zeigt sie sich z. B. dadurch, dass die Beine in Rückenlage nicht angehoben werden können. Bei der Unterscheidung neurogener von myogenen Störungen sind Faszikulationen und Tremor wichtige Hinweiszeichen. Hauptursache des **„Floppy Infant Syndroms"** mit Muskelschwäche als wesentliches Symptom sind:

- Spinale Muskelatrophie
- Kongenitale myotone Dystrophie
- Kongenitale Muskeldystrophien
- Strukturmyopathien

Lässt sich eine Entwicklungsstörung durch Anamnese und klinische Untersuchung nicht klären, sollte frühzeitig ein **selektives Stoffwechsel-Screening** erfolgen, um potenziell behandelbare Erkrankungen auszuschließen. Meist reicht ein Screening, das sich auf Schilddrüsenfunktion, Blutgase, Fermentbestimmung (Kreatinkinase, Niere, Leber), Elektrolyte, vor allem Aminosäuren, organische Säuren, Kohlenhydrate bzw. Mukopolysaccharide und langkettige Fettsäuren bezieht, aus. Bei Hinweisen auf einen Entwicklungsknick oder auf eine regressive Entwicklung mussen weitere Stoffwechseluntersuchungen veranlasst werden. Immer ist genau auf Symptome zu achten, die entsprechende Hinweise geben, z. B. beim CDG- (Congenital Disorders of Glycosylation) oder Smith-Lemli-Opitz-Syndrom.

Eine **zytogenetische Untersuchung** ist indiziert, wenn aufgrund der klinischen Befunde eine Chromosomenanomalie vermutet wird (Entwicklungsstörung, Kleinwuchs, somatische Anomalien usw.). Großzügig sollten die gegebenen Möglichkeiten eingesetzt werden, um nach dem Fragiles-X-Syndrom zu suchen, da somatische Auffälligkeiten im Kleinkindalter nur gering sind. Vielfach stehen Sprachentwicklungsstörungen und Hyperaktivität im Vordergrund.

Bei etwa 7 % der Kinder mit ungeklärter Entwicklungsstörung und diskreten, nicht richtungsweisenden Symptomen können **subtelomere Mikrodeletionen** aufgedeckt werden. Da die Methode sehr aufwendig ist, sollte sie aber nur angewandt werden, wenn die klinisch-genetische Untersuchung keine Diagnose erbracht hat.

Somit sind unterschiedliche diagnostische Wege einzuschlagen, um beim Vorliegen einer allgemeinen Entwicklungsstörung, einer Störung der Sprachentwicklung, einer motorischen Behinderung oder einer kognitiven Entwicklungsstörung bzw. bei einem Entwicklungsknick mit demenziellem Abbau möglichst rasch und rationell die Klärung von Ätiologie und Pathogenese zu erreichen (Aicardi 2009, Aksu 2008, Bode et al. 2009, Fenichel 2013, Hellbrügge 1994, Hohendahl 1999, Schulz 2015, Vojta 2008).

60.4 Ursachen von Entwicklungsstörungen

Alle ungünstigen Einflüsse, die das sich differenzierende Zentralnervensystem während der pränatalen Entwicklungsperiode betreffen, sowie zahlreiche Komplikationen in der Perinatalperiode oder während der ersten Lebensmonate können die Entwicklung des Kindes beeinträchtigen (➤ Tab. 60.4). Dabei ist der Zeitpunkt der Einwirkung eines schädigenden Faktors von größerer Bedeutung als Art bzw. Lokalisation der Noxe. Im frühen Kindesalter ist nur selten mit umschriebenen (fokalen) Läsionen, aber häufiger mit diffusen Veränderungen zu rechnen. Außerdem muss berücksichtigt werden, dass die sich entwickelnden Funktionen unterschiedliche zeitliche Verläufe (Zeitfenster) haben.

Unter den **pränatalen Ursachen** für Entwicklungsstörungen sind genetisch und chromosomal, exogen und multifaktoriell bedingte Ursachen zu differenzieren. Sie treten auch kombiniert auf. Trotz aller Bemühungen mit Einsatz moderner diagnostischer Methoden gelingt es nicht immer, die Ätiologie sicher zu klären. So bleiben die Ursachen von Entwicklungsstörungen oft ungeklärt, da die verschiedenen im Sinn einer „Noxenkette" wirksamen Faktoren nicht ganz genau zu bestimmen sind.

Stoffwechselstörungen sind meist autosomal-rezessiv, gelegentlich auch X-chromosomal-rezessiv, nur selten dominant vererbt. Gewebedysplasien, die mit einer Veränderung der feingeweblichen Struktur im zentralen Nervensystem einhergehen, beruhen vielfach auf autosomal-dominanten Mutationen; bei den Phakomatosen führen sie zu Veränderungen an der Haut und am Nervensystem, gelegentlich auch an anderen Organen (z. B. bei tuberöser Sklerose). Verschiedene Differenzierungsstörungen, die in den ersten Monaten der Schwangerschaft entstehen – insbesondere die Migrationsstörungen –, haben Strukturveränderungen am Gehirn zur Folge, die zu Funktionseinbußen führen oder epileptische Anfälle verursachen. Vielfach sind Genveränderungen als Ursache nachgewiesen.

Numerische und strukturelle **Chromosomenanomalien** sind fast regelhaft mit Entwicklungsstörungen verbunden. Sie führen meist zu einem verminderten Körperwachstum und gleichzeitig zu syndromhaft miteinander verknüpften Anomalien der äußeren Körperform. Damit ist vielfach schon nach klinischer Untersuchung eine Diagnose zu vermuten, die dann durch zytogenetische bzw. molekulargenetische Analyse bestätigt wird. Mit spezieller Technik (z. B. Subtelomer-Screening, genomischer Mikroarray) können Mikrodeletionen nachgewiesen werden.

Exogen verursachte pränatale Entwicklungsstörungen sind Folge von Infektionen der Mutter, die auf das Kind übergehen (Rö-

Tab. 60.4 Ursachen von Entwicklungsstörungen[a]

Pränatal		Perinatal	Postnatal
genetisch	• Fehlbildungssyndrome • neurodegenerative oder neurometabolische Erkrankungen	• Asphyxie, neonatale Enzephalopathie, periventrikuläre Leukomalazie • interkranielle Blutung, epi- oder subdurales Hämatom, intraventrikuläre Hämorrhagie • Hypoglykämie, Azidose, Hyperbilirubinämie (Kernikterus) • Atemstörungen (Apnoen), Herzfehler	• Hypothyreose, angeborene Stoffwechselstörungen • Meningitis, Meningoenzephalitis • Trauma • akutes lebensbedrohliches Ereignis (ALTE)
chromosomal	• Down-Syndrom • Prader-Willi-Syndrom usw.		
exogen	• Virusinfektionen • Alkohol • Drogen • Toxine • Medikamente		
multifaktoriell	Neuralrohrdefekte		
unbekannt	etwa 40–50 %		

[a] Nach Hartmann und Neuhäuser 2008.

60

teln, Toxoplasmose, Zytomegalie usw.), aber auch von toxischen Einflüssen (Alkohol, Drogen usw.) oder Strahleneinwirkungen. Es ist anzunehmen, dass bei Weitem noch nicht alle schädigenden Faktoren bekannt sind. Wie große Studien gezeigt haben, ist es aber schwierig, einen entsprechenden Nachweis mit ausreichender Sicherheit zu führen.

Bei **multifaktoriell bedingten Störungen** kommt es in der Genese zu einer Kombination von genetischen und exogenen Faktoren, die sich gegenseitig im Sinne eines Schwellenwertmodells beeinflussen, z. B. bei Neuralrohrdefekten (Spina bifida). Einmal stehen mehr die genetischen, einmal mehr die exogenen Anteile im Vordergrund, was allerdings der Anamnese nicht immer zu entnehmen ist.

Bei **perinatalen Komplikationen** sind es vor allem Sauerstoffmangelzustände und Blutungen, Infektionen und Stoffwechselveränderungen, die zu einer bleibenden Schädigung des Gehirns, vielfach im Rahmen eines komplexen pathogenetischen Prozesses (Entstehen von freien Radikalen, Freisetzung exzitatorischer Neurotransmitter usw.), führen können. Bei einer perinatalen Asphyxie, die schon pränatal beginnt, kann eine hypoxisch-ischämische bzw. eine neonatale Enzephalopathie entstehen, die beim Neugeborenen deutliche Symptome hervorruft, wie Bewusstseinsveränderungen, Krämpfe, Abweichungen des Muskeltonus und Atemstörungen. Blutungen sind durch Ultraschalluntersuchungen gut nachzuweisen. Sie verursachen Störungen, wenn sie ein größeres Ausmaß annehmen und können bei Ventrikeleinbruch die Ausbildung eines posthämorrhagischen Hydrozephalus zur Folge haben.

Die **neonatale Enzephalopathie** ist definiert als eine gestörte neurologische Funktion in den ersten Lebenstagen, charakterisiert durch Atemantriebs- und Ventilationsstörungen, erniedrigten Tonus und reduzierten Reflexstatus, verminderte Vigilanz sowie oftmals durch das Auftreten von zerebralen Krampfanfällen.

Im Gegensatz zu früherer Lehrmeinung hat sich gezeigt, dass nur ein kleiner Anteil (15 %) der **Zerebralparesen** durch hypoxisch-ischämische Insulte unter der Geburt hervorgerufen werden. In der neueren Literatur wird daher empfohlen, die Bezeichnung „hypoxisch-ischämische Enzephalopathie“ nicht mehr zu verwenden.

In der ersten Lebenszeit ist das kindliche Gehirn besonders vulnerabel. Schwere Erkrankungen, Infektionen oder Verletzungen können als **postnatale Komplikationen** zu bleibenden Läsionen führen und eine Entwicklungsstörung zur Folge haben.

Frühgeburt hat neben einer allgemeinen Unreife nicht selten Anpassungs- sowie Atem- und Kreislaufstörungen zur Folge. Ein hohes Risiko haben sehr unreife Frühgeborene mit einem Gewicht < 1.000 g bei einer Schwangerschaftsdauer (Gestationsalter) von weniger als 28 Wochen (10 % der frühgeborenen Kinder). Mit und ohne Komplikationen kann Frühgeburt die Ursache für recht unterschiedliche Entwicklungsstörungen sein, die vor allem motorische und perzeptive Funktionen, aber auch kognitive Leistungen und emotionale Reaktionen betreffen (Aicardi 2009, Bode et al. 2009, Fenichel 2013, Hellbrügge 1994, Hohendahl 1999, Schulz 2015, Vojta 2008).

60.5 Klinische Differenzialdiagnostik von Entwicklungsstörungen im Säuglingsalter

60.5.1 Neurokinesiologische Diagnostik

Suffiziente Screening-Verfahren zur Beurteilung der komplexen zerebralen Belastungsfähigkeit von Säuglingen stützen sich auf die differenzierte klinische Untersuchung (Bauer et al. 1996, Drillien 1972, Einspieler und Prechtl 2005, Frankenburg und Dodds 1967, Frankenburg 1969, Hohendahl 1999, Kramer-Mandel 1973, Lajosi und Späth 1975, Prechtl und Beintema 1958, Schaltenbrand 1925 und 1928, Schwartz et al. 1979, Vlach 1972, Vojta 1972 und 2008, Wechselberg 1976).

Dabei ist die Beobachtung des Säuglings in seiner spontanen Aktivität (Spontanmotorik) und seine Reaktionen auf bestimmte

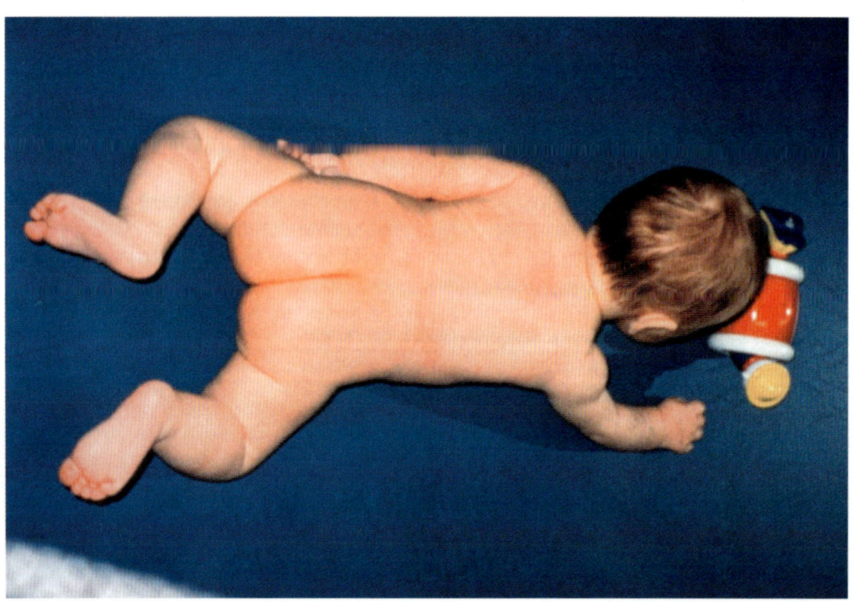

Abb. 60.1 Säugling mit geburtstraumatischer Plexusparese. [P256]

60

Reize von besonderer Bedeutung. **Motorische Kriterien** spielen in der entwicklungsneurologischen Diagnostik eine besonders große Rolle. Grund dafür ist, dass beim Säugling die Motorik gegenüber den anderen Entwicklungsbereichen relativ reif und weitgehend differenziert ist. Dementsprechend liefert eine eingehende Analyse des **spontanmotorischen Verhaltens** differenzierte Informationen. Da die Motorik nur einen Ausschnitt aus der Vielfalt der Funktionen des Nervensystems darstellt, darf sich die Untersuchung insgesamt nicht hierauf beschränken, sondern muss die Prüfung sensorischer, kognitiver und affektiver Funktionen einschließen. Außerdem muss die gesamte und ungeheuer große Entwicklungsdynamik des ersten Lebensjahrs Berücksichtigung finden (➤ Abb. 60.1).

Die sog. **entwicklungskinesiologische Frühdiagnostik** beinhaltet

- die Analyse von Spontanmotorik und Aufrichtung (posturale Aktivität),
- die Analyse von sieben definierten Lagereaktionen (posturale Reaktivität),
- die Prüfung der frühkindlichen Reflexologie (Primitivreflexe, Reaktionen und Automatismen) sowie die Analyse ihrer Dynamik.

Dabei wird davon ausgegangen, dass der Werdegang der idealen psychomotorischen Entwicklung bis hin zur freien bipedalen, dreidimensionalen Fortbewegung angeboren ist (Bauer et al. 1996, Hohendahl 1999, Lajosi und Späth 1975, Vojta 1972). Dieser Werdegang wird in Gang gehalten durch das fortbestehende Bedürfnis des Kindes Kontakt mit der Umwelt aufzunehmen und diesen dauernd zu erweitern.

Unabdingbare Kriterien für die ungestörte Bewegungsentwicklung

(Hohendahl 1999)

- Uneingeschränkte Kompetenz der sensorischen Orientierung (olfaktorisch, akustisch, optisch und taktil)
- Gute Motivation, im Wesentlichen basierend auf ausreichenden intellektuellen Fähigkeiten
- Möglichkeit der automatischen Körperlagesteuerung mit artspezifischen Aufrichtungsmechanismen und zielgerichteter Motorik

Mögliche **Störfaktoren der Bewegungsentwicklung** sind je nach Symptomatik im gesamten Bereich des zentralen und peripheren Nervensystems sowie im Bereich der Erfolgsorgane im Bewegungsapparat zu suchen. Gerade im Säuglingsalter kann sich die aus diagnostischen Überlegungen heraus durchgeführte zeitaufwendige Analyse der Spontanmotorik sehr schwierig gestalten. Die **Prüfung der Lagereaktionen und der frühkindlichen Reflexologie** ist demgegenüber mit wenig Aufwand verbunden und erlangt so ihre zentrale Rolle in der Diagnostik. Hinzu kommt als weiterer Vorteil die sehr gute Reproduzierbarkeit der erhobenen Untersuchungsbefunde.

60.5.2 Die Lagereaktionen

Die anhand der sieben Lagereaktionen geprüfte posturale Reaktivität stellt je nach Befund ein Maßstab des Idealen oder auch des Pathologischen dar. Fallen alle Reaktionen ideal aus, lässt sich genau die erreichte Reifestufe der posturalen Reaktivität festlegen und es kann von einer idealen posturalen Funktion des zentralen und peripheren Nervensystems sowie des Bewegungsapparats ausgegangen werden. Der aktuelle Entwicklungsstand des Säuglings ist exakt ablesbar.

Einzelne, gut definierte motorische Reaktionen auf plötzliche passive Änderung der Körperlage im Raum sind hinlänglich bekannt und detailliert beschrieben. Für die praktische entwicklungsneurologische Diagnostik sind insbesondere **sieben Lagereaktionen** in ihrer Auslösung und Befundanalyse beschrieben und definiert (Lajosi 1976, Bauer et al. 1996, Chun 1983, Hellström et al. 1982, Hohendahl 1999, Prechtl und Beintema 1958, Schaltenbrand 1925):

1. Traktionsreaktion in der nach Vojta modifizierten Form (Vojta 1969, 1972, 2008)
2. Landau-Reaktion (Landau 1975)
3. Axilläre Hängereaktion
4. Seitkippreaktion nach Vojta (Vojta 1972, 2008)
5. Horizontale Seithängereaktion nach Collis (Collis 1954)
6. Vertikale Hängereaktion nach Peiper und Isbert (Peiper und Isbert 1926)
7. Vertikale Hängereaktion nach Collis (Collis 1954)

60.5.3 Zentrale Koordinationsstörung

Im Ideal finden sich alle Lagereaktionen ohne Auffälligkeiten. Für diese Situation sind insgesamt 33 normale Teilmuster definiert. Danach liegt eine Störung der zentralen Koordinationsbefähigung vor, wenn sich in mindestens einer Lagereaktion abnormale Reaktionen finden. In diesen Fällen wird der Arbeitsbegriff der zentralen Koordinationsstörung benutzt. Eine zentrale Koordinationsstörung ist eine syndromologische Behelfsdiagnose, deren Ursache immer gesondert zu klären ist. Es muss also ausdrücklich darauf hingewiesen werden, dass hinter diesem Begriff keine eindeutige klinische Diagnose steht. Rein deskriptiv kommt einzig die **aktuelle Symptomatik** zur Darstellung, die zentrale Koordinationsstörung ist lediglich als ein technischer Arbeitsbegriff für die Beschreibung einer Bewegungsstörung zu verstehen. Sie ist allerdings immer als ein mehr oder weniger stark ausgeprägtes Alarmzeichen zu werten. Zur eigentlichen Ursache der Störung ist durchaus noch keine sichere Aussage möglich und folglich auch nicht zulässig (➤ Abb. 60.2).

Der Begriff „zentrale" Koordinationsstörung scheint vermeintlich nahezulegen, dass sich der ursächliche Grund dafür im zentralen Nervensystem finden lässt. Auch dies entspricht nicht der Realität und wurde von den Erstbeschreibern auch nie so verstanden. Eine gestörte zentrale Koordination kann auf einer **vielfältigen Anzahl verschiedenartig gestörter Funktionsabläufe** beruhen (Hohendahl 1999, Vojta 1972, 2008). Die eigentlich ursächlichen Störungen finden sich je nach Grunderkrankung oder Kombination

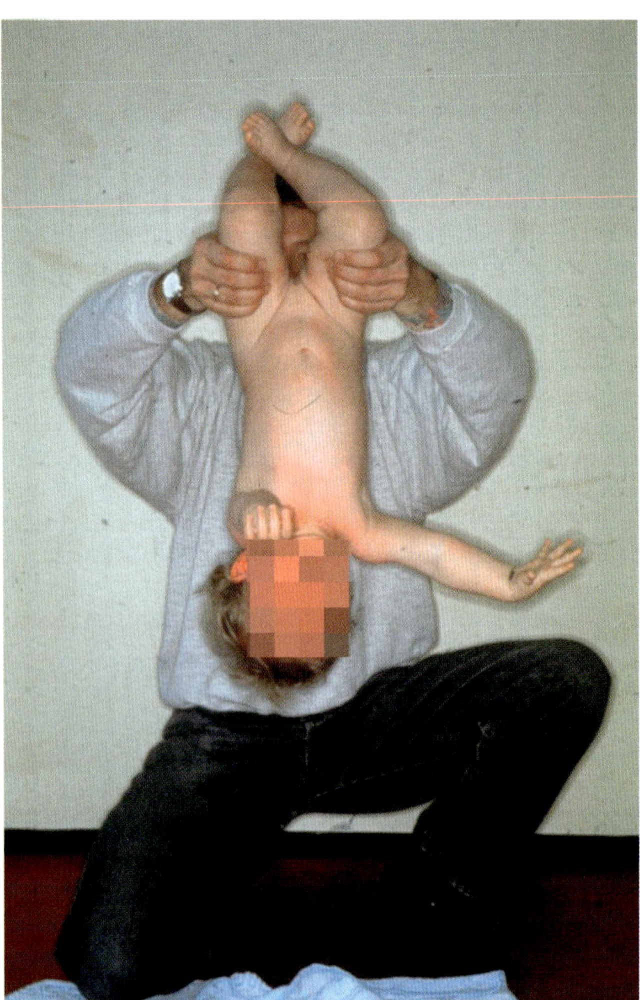

Abb. 60.2 Säugling mit spastischer Hemiparese, vertikale Hängereaktion nach Collis. [P256]

von Erkrankungen auf der Ebene der peripheren Erfolgsorgane einschließlich des Bewegungsapparats, des peripheren oder zentralen Nervensystems. So kann eine zentrale Koordinationsstörung z. B. Ausdruck

- einer disharmonischen Reifung eines intakten Gehirns oder einer anatomischen Hirnschädigung,
- einer peripheren Nervenläsion
- einer neuromuskulären Erkrankung,
- einer Funktionsstörung von Gelenken oder Faszien, aber ebenso
- einer schweren metabolischen oder endokrinen Störung

sein (Buchmann 1980, Grippo et al. 1984, Hohendahl 1997, Imamura et al. 1983, Vojta 1978). Folgerichtig muss das Alarmzeichen „zentrale Koordinationsstörung" unbedingt Anlass zu weiterführender Diagnostik sein. Dabei müssen unter Umständen die umfassenden Möglichkeiten der modernen Neuropädiatrie zum Tragen kommen. Hier sind die enormen Fortschritte im Bereich der neurophysiologischen Diagnostik, der Stoffwechseldiagnostik und der molekulargenetischen Diagnostik, aber auch die heutigen Methoden der bildgebenden Verfahren zu nennen.

60.5.4 Einbeziehung der frühkindlichen Reflexologie

Für die frühkindliche Reflexologie ist eine Vielzahl von Primitivreflexen, Reaktionen und Automatismen beschrieben worden. Von Bedeutung für die diagnostische Anwendung und zulässig, um eine prognostische Aussage zu treffen, sind diejenigen, die eine **definierte Waltezeit** besitzen. Darunter versteht man den Zeitraum, in dem die jeweils erwartete reflektorische Antwort als physiologisches Auftreten im Prozess der Entwicklungsdynamik angesehen wird. Als pathologisches Symptom gilt, wenn die Primitivreflexe über die Waltezeit hinaus persistieren oder blockiert sind. Unter einer **Blockade der Primitivreflexe** versteht man das Fehlen der erwarteten Reflexantwort während der physiologischen Waltezeit. Wie bei den Lagereaktionen ist auch hier ist ein standardisiertes Vorgehen bei der Untersuchung zwingende Grundvoraussetzung (Babkin 1957, Bauer et al. 1996, Galant 1917, Hohendahl 1999, Kramer-Mandl 1973, Lajosi und Späth 1975, Magnus und de Kleijn 1912, Moro 1918 und 1920, Peiper und Isbert 1926, Peters 1980, Vlach 1972, Vojta 1972).

Die wichtigsten der sog. frühkindlichen Reflexe, Primitivreflexe, Reaktionen und Automatismen (Bauer et al. 1996, Hohendahl 1999, Vojta 2008):

Greifreflex der Hand und des Fußes	neonataler Gehautomatismus
Extensorstoß der Arme und Beine	Lift-Reaktion
Handwurzelreflex	Babkin-Reflex
Fersenreflex	Saugreflex
suprapubischer und gekreuzter Streckreflex	Suchreflexe (Mundwinkel- und Lippenreflexe)
Galant-Reflex	akustiko- und optikofazialer Reflex
Moro-Reaktion	Puppenaugenphänomen

Im ersten Lebenshalbjahr lässt sich unter Zuhilfenahme der frühkindlichen Reflexologie die **klinische Symptomatik einer zentralen Koordinationsstörung** weiter differenzieren in

- einen Haltungs- und/oder Aufrichtungsmangel,
- eine zerebralparetische Entwicklungbedrohung oder
- eine mentale Pathologie.

So lässt sich frühzeitig eine drohende skoliotische Entwicklung, die Entwicklung anderer Haltungsstörungen, eine drohende spastische, dyskinetische, ataktische, atonische oder oligophrene Entwicklung, aber auch das Vorliegen von peripheren Lähmungen sowie neuromuskulären Erkrankungen bis hin zu Stoffwechselstörungen näher eingrenzen (Rautenbach 1970, Bauer et al. 1996, Hohendahl 1999, Ingram 1969, Rossolimo 1927, Vojta 1978, Wechselberg 1976). Auch andere orthopädische Störungen einschließlich Funktionsstörungen am Skelettapparat (einschließlich myofasziales System) sind in diesem Zusammenhang zu nennen.

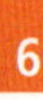

Jenseits des 6. Lebensmonats lässt die sich aus dem kombinierten Befund von Analyse der Spontanmotorik, Untersuchung der frühkindlichen Reflexologie und der Lagereaktionen ergebende klinische Symptomatik bereits die Festlegung auf die vorliegende Behinderungsart zu. Ableitbar ist sie aus einer typischen Dynamik der Primitivreflexe sowie spezifischer Teilmuster bei der Analyse der Lagereaktionen. In diesem Sinn regelhaft auftretende abnorme Teilmuster in den Lagereaktionen sind u. a. Fausten, steifes Strecken, Innenrotationshaltung, Spitzfußstellung, Hyperextension oder skoliotische Einstellung der Wirbelsäule. Folglich sollte von einer zentralen Koordinationsstörung (im eigentlichen Sinn) nur während und nicht mehr nach dem ersten Lebenshalbjahr gesprochen werden.

Zu diesem Zeitpunkt fehlen die klassischen Symptome einer infantilen Zerebralparese (Muskeltonusstörung, pathologische Muskeldehnungsreflexe, Pyramidenbahnzeichen) durchaus noch, die Symptomatik der neurokinesiologischen Untersuchung spricht aber bereits eine eindeutige Sprache. So findet sich z. B. bei einem Säugling mit einer spastischen infantilen Zerebralparese jenseits des 6. Lebensmonats durchaus kein erhöhter Muskeltonus, keine Steigerung der Muskeleigenreflexe und auch kein positives Pyramidenbahnzeichen. Allerdings sind in den Lagereaktionen die für eine Spastik typischen Teilmuster, wie steife Streckmuster, Innenrotationshaltung, Spitzfußstellung, zu finden und der Galant-Reflex und die Fußgreifreflexe sind seit der Neonatalphase nicht auslösbar gewesen und treten erst jetzt mit deutlicher Verschiebung zu ihrer normalen Waltezeit auf (Babinski 1904, Buchmann 1980, Hohendahl 1997, 1999).

60.5.5 Neurokinesiologische Diagnostik in der Osteopathie

Eine Störung der Koordinationsbefähigung ergibt sich nach standardisiert durchgeführter Diagnostik für eine eindeutige und reproduzierbare symptomatische Beschreibung des neurokinesiologischen Status des Säuglings im ersten Lebenshalbjahr. Es wird je nach Schweregrad das symptomatische Ausmaß einer gestörten zentralen Koordination festgelegt. Ursächlich sind beispielhaft Entwicklungsstörungen des peripheren Nervensystems, des neuromuskulären Systems und des Skelettsystems zu bedenken. Über die eigentliche Ursache wird folglich keine Aussage getroffen. Grundlegend sind ursächlich Störungen des afferenten Angebots und dessen Präsentation, der zentralen Aufnahme, Verarbeitung und Beantwortung, der efferenten Bahnen und der peripheren Erfolgsorgane sowie Kombinationen daraus möglich. Die eigentliche Ursache zu benennen ist das Ziel differenzierter laborchemischer, neurophysiologischer, metabolischer, humangenetischer, molekulargenetischer und bildgebender Untersuchungsverfahren, um nur einige zu nennen, die die moderne Neuropädiatrie mit großem Erfolg etablieren konnte. Oft sind es gerade die Ergebnisse zusätzlicher Diagnostik, die über das weitere therapeutische Vorgehen maßgeblich mit entscheiden. Die neurokinesiologische Diagnostik kann und will diese differenzialdiagnostischen Untersuchungen nicht unnötig machen. Sie erhebt nur den Anspruch, eine auffällige Symptomatik exakt zu beschreiben, um daran orientiert erst eine differenzierte weiterführende Frühdiagnostik zu ermöglichen und diese strukturiert ohne überflüssige und unnötige Maßnahmen zu planen. Darum spielt diese essenzielle Basisdiagnostik auch in der angewandten Osteopathie eine entscheidende Rolle (Hohendahl 1999) (➤ Abb. 60.3).

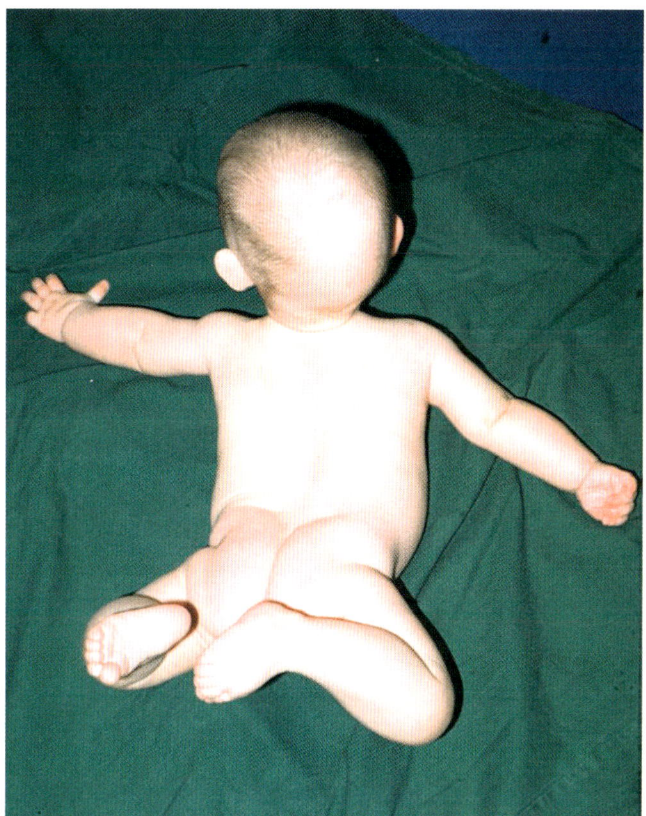

Abb. 60.3 Säugling mit Haltungs- und Tonusasymmetrie. [P256]

60.6 Diagnose der Entwicklungsstörung und ihre Konsequenzen

Wird eine Entwicklungsstörung beim Kind diagnostiziert, ist dies immer **ausführlich mit den Eltern zu besprechen,** insbesondere sind alle Vermutungen oder Feststellungen bezüglich Ätiologie und Pathogenese genau zu erklären. Notwendige diagnostische Schritte müssen gut begründet sein, die verschiedenen Befunde sind zu interpretieren, im Zusammenhang verständlich darzustellen und ihre Bedeutung zu werten, auch für Prognose und genetische Konsequenzen. Dies erfordert viel Feingefühl, Offenheit und Klarheit. Nur so lassen sich dauerhaft ausreichend Vertrauen in das diagnostisch therapeutische Handeln und die langfristige Betreuung und Begleitung sichern. Nicht selten kann damit gerechnet werden, dass bei einer Verlaufsbeobachtung vorherige Einschätzungen infrage gestellt werden können, insbesondere wenn weitere Informationen hinzutreten. Alle eindeutig vorliegenden Befunde sind in allen Details klar mit den Eltern zu kommunizieren. Nur so kann ihnen zu einer realitätsbezogenen Einstellung und Haltung verholfen werden, und nur so können sie die notwendigen Förder- und Behandlungsmaßnahmen im Interesse des Kindes wirksam unterstützen (Hartmann und Neuhäuser 2008, Bode t al. 2009, Dragge et al. 1966, Fenichel 2013, Hohendahl 1999, Schaltenbrand 1928, Schwartz et al. 1979).

60.7 Entwicklungsfördernde Therapiemaßnahmen

Entwicklungsstörungen und Behinderungen bei Kindern und Jugendlichen sind in aller Regel ein hinlänglicher Grund, entwicklungsfördernde Therapiemaßnahmen einzuleiten. Dies muss immer nach Abklärung der eigentlichen Genese der Störung und der Beantwortung der Frage, ob eine ursächliche Behandlungsmöglichkeit gegeben ist, erfolgen. Ziel ist bei allen Therapieansätzen die **Hinführung zur größtmöglichen Realisierung von Entwicklungspotenzialen,** um eine möglichst gute Annäherung an den Normalbereich zu erreichen. Je jünger das Kind ist und je weniger eine primäre zentralnervöse Ursache aufgedeckt werden konnte, um so eher können diese Maßnahmen wirksam sein.

Übergeordnetes Ziel jeder Therapie ist die Erreichung der sozialen Teilhabe und einer bestmöglichen Bewältigung der jeweiligen Lebenssituation für den Patienten sowie die Stärkung der elterlichen Kompetenz, um das Kind auf seinem individuellen Entwicklungsweg optimal unterstützen zu können.

Dabei geht die neuropädiatrische Lehre davon aus, dass die zu erwartenden Auswirkungen von Therapiemaßnahmen eng mit dem Begriff des **„Entwicklungskorridors“** verbunden sind. Hierunter ist der Bereich der kognitiven, motorischen, sprachlichen, emotionalen oder kreativ-künstlerischen Fähigkeit zu verstehen, der in seiner Grundlage und potenziellen Dimension genetisch determiniert ist, in seiner Ausdifferenzierung vom Nutzungsgrad des Potenzials, aber insbesondere von den fördernden oder hindernden Umgebungseinflüssen abhängt.

Im Zusammenwirken der verschiedenen Entwicklungsbereiche entscheidet sich über die Zeit das Ausmaß der Differenzierungsfähigkeit und damit auch eine mögliche Annäherung an die Normalität. Letztere ergibt sich stets allenfalls aus dem Verlauf heraus, je nach Zusammentreffen von Bedingungen, kann aber nicht primär als übergeordnetes Therapieziel vorgegeben werden. Therapiemaßnahmen im Kindesalter sind somit kein Training mit garantierter Erfolgsaussicht, sondern reflektieren das Bemühen um eine Optimierung der entwicklungsbezogenen Rahmenbedingungen für das Kind. Grundlegend wird davon ausgegangen, dass die **Eigenaktivität des Kindes** den entscheidenden Anteil an der Realisation seines Entwicklungspotenzials hat. Übergeordnetes therapeutisches Ziel muss deshalb die Schaffung eines „fördernden Milieus“ sein. Dieses Konzept der genuinen Aktivität bedeutet, dass durch die Eigenaktivität des Kindes entwicklungsabhängige Fähigkeiten genutzt und ausgestaltet werden. Hierüber eröffnen sich Möglichkeiten der Kompensation von Entwicklungsstörungen, während Inaktivität deren Ausprägung verstärkt.

Bei organisch bedingten Entwicklungsstörungen liegen aufgrund deren Ursachen Grenzen des erreichbaren Fortschritts vor, sind also wesentlich durch den individuell bestimmten Entwicklungskorridor vorgegeben. Medizinisch-funktionelle Therapien ebenso wie heilpädagogische Förderungen können die Eigenaktivität anregen, diese aber nicht ersetzen oder Entwicklungsfortschritte von außen und damit aus Sicht des Kindes passiv induzieren. Kinder mit geringen organischen Belastungsfaktoren und hohen psychosozialen Risiken profitieren deshalb am meisten und auf Dauer von Interventionen.

Die Anregung der Eigenaktivität findet sich bekanntlich auch **im osteopathischen Kontext** und stellt somit auch den theoretischen Ansatz dar, der annehmen lässt, dass Osteopathie bei unterschiedlichen neuropädiatrischen Krankheitsbildern eine therapeutische Wirkung besitzen kann. Therapie in Form der Osteopathie kann hier natürlich nicht als alleinig wirksame Behandlungsmaßnahme angesehen werden, sondern als begleitende, zusätzlich eingesetzte Therapie verstanden werden. Dazu gilt es, noch eine ausreichend breite Datenbasis zu schaffen, die diese scheinbar selbstverständliche Hypothese erhärten würde. Wissenschaftlich orientierte Neuropädiatrie und in gleicher Weise ausgerichtete Osteopathie finden hier ein noch enorm großes und vielschichtiges Betätigungsfeld vor.

Ziele entwicklungsfördernder Therapiemaßnahmen müssen individuell festgelegt und im zeitlichen Verlauf überprüft werden. Hierfür sind immer standardisierte Instrumentarien zu empfehlen. Sie betreffen die psychische, physische und soziale Gesundheit als Dimensionen der individuellen Lebensqualität der Patienten und der betreuenden Bezugspersonen. Eine Re-Evaluierung der Gesamtsituation und eine Modifikation des therapeutischen Vorgehens ist regelmäßig erforderlich (Hartmann und Neuhäuser 2008, Bax 2003, Bobath 1963 und 1967, Bode et al. 2009, Brandt et al. 1980, Einspieler und Prechtl 2005, Hohendahl und Vojta 1999, Peters 1980, Vojta 2008).

Neuropädiatrie versus Osteopathie?

Ein wesentlicher Ansatz der Osteopathie ist die Aktivierung der Selbstheilungskräfte des Körpers. Von schulmedizinischer, so auch neuropädiatrisch wissenschaftlicher Seite wird dieser Ansatz kritisiert. Es wird das Fehlen wissenschaftlicher Nachweise einer Heilungswirkung bemängelt. Allerdings haben erste randomisierte klinische Studien mit verblindeten Videoaufzeichnungen zur Wirksamkeit osteopathischer Behandlungen bei Säuglingen mit Haltungs- und Tonusasymmetrie für eine besondere Aufmerksamkeit eben auch in der Neuropädiatrie gesorgt. Insbesondere in einer Studie, die hinsichtlich Design und Untersuchungsanordnung alle Anforderungen erfüllt, konnte gezeigt werden, dass unter der durchgeführten osteopathischen Behandlung in den ersten Lebensmonaten die Ausprägung der Asymmetrien signifikant im Vergleich zu einer Scheinbehandlung vermindert werden konnte. Erste Ansätze gilt es also weiterzuverfolgen und stetig auszubauen. Dabei ist ein gegenseitiges Interesse an den grundlegenden Erkenntnissen der Neuropädiatrie und der Osteopathie sowie das gegenseitige intensive Studium aktueller Lehrmeinungen essenziell. Darauf basierend wird ein aufeinander Zugehen erst möglich werden und die Erkenntnis, welche osteopathischen Verfahren bei welchen Entwicklungsstörungen als Co-Therapie welche Bedeutung haben, zukünftig betroffenen Kindern eine zusätzliche Hilfe sein (Bode et al. 2009, Carreiro 2009, Philippi et al. 2006).

LITERATUR

Aicardi J. Diseases of Neurology in Childhood. 3rd ed. London: Cambridge Press, 2009.

Aksu F. Neuropädiatrie. 3. Aufl. Bremen: UNI-Med, 2008.

Babinski J. Sur la transformation du régime des reflexes cutanes dans les affections du système pyramidal. Revue Neurologique. 1904; 12a: 58–62.

Babkin PS. Early postnatal etablishment of reflex activity in man. Fiz Zur UdSSR. 1957; 44: 922.

Bauer H et al. Neurokinesiologischer Untersuchungskurs von Neugeborenen und Säuglingen nach Vojta. München: Medimont, 1996.

Bax M. How soon will we prevent neurodisability in childhood? Dev Med Child Neurol. 2003; 45, Suppl. 95.

Bobath BA. Neurodevelopmental treatment of cerebral palsy. Physiotherapy. 1963; 242.

Bobath B. The very early treatment of cerebral palsy, Dev Med Child Neurol. 1967; 9: 373.

Bode H. Epidemiologie und sozialpädiatrische Aspekte neuropädiatrischer Erkrankungen. In: Aksu F. Neuropädiatrie. 3. Aufl. Bremen: UNI-MED, 2008. S. 43–54.

Bode H, Sraßburg HM, Hollmann H. Sozialpädiatrie in der Praxis. München: Urban & Fischer, 2009.

Brandt S et al. Prevention of cerebral palsy in motor risk infants bv treatment ad modum Vojta. Acta Paed Scand. 1980; 69: 283–286.

Buchmann J. Motorische Entwicklung und Wirbelsäulenfunktionsstörungen Man. Med. 1980; 18: 37.

Carreiro JE. An Osteopathic Approach to Children. London: Elsevier Churchill Livingstone, 2009.

Chun CS. Erfahrungen mit den Lagereaktionen nach Vojta bei pädiatrisch gesunden Säuglingen in Seoul. Kinderarzt. 1983; 14: 731.

Collis E. Some differential characteristics of cerebral palsy in infancy. Arch Dis Child. 1954; 29: 113.

Dragge et al. The Apgar score. An index of infant morbidity. Dev Med Child Neurol. 1966; 8: 141.

Drillien CM. Abnormal neurologic signs in the first year of Life in low-birthweight infants: possible prognostic significance. Dev Med Child Neurol. 1972; 14: 575.

Einspieler C, Prechtl HF. Prechtl's assessment of general movements: a diagnostic tool for the functional assessment of the young nervous system. Ment Retard Dev Disabil Res Rev. 2005; 11(1): 61–67.

Fenichel GM. Clinical pediatric neurology: A signs and symptoms approach. 7th ed. Philadelphia: W. B. Saunders, 2013.

Frankenburg WK. Letter to the Editor: The Denver Developmental Screening Test. Dev Med Child Neurol. 1969; 11: 260.

Frankenburg WK, Dodds B. The Denver Developmental Screening Test. J Pediatr. 1967; 71: 181.

Galant S. Der Rückgratreflex. Diss. Univ. Basel, 1917.

Grippo J et al. Transitorische neurologische Befunde bei Risikopatienten im ersten Lebensjahr. Klin Pädiatr. 1984; 196: 73–77.

Hartmann H, Neuhäuser G. Entwicklungsstörungen: Ursachen und Diagnostik. In: Aksu F. Neuropädiatrie. 3. Aufl. Bremen: UNI-MED, 2008. S. 240–252.

Hellbrügge T (Hrsg.). Münchner Funktionelle Entwicklungsdiagnostik – Erstes Lebensjahr. 4. Aufl. Lübeck: Hansisches Verlagskontor, 1994.

Hellström B, Knutsson L, Wessman A. The traction reaction in infancy – clinical and electromyographic of normal infants. Neuropediatrics. 1982; 13: 63–71.

Hohendahl J. Manualmedizinische und neurokinesiologische Untersuchungsbefunde bei 1.024 Neugeborenen sowie Follow-up im ersten Lebensjahr. 2. Internationaler Kongress für Entwicklungsneurologie. München: Medimont, 1997. S. 51–52.

Hohendahl J. Die zentrale Koordinationstörung im Säuglingsalter. Man Ther. 1999; 3: 123–127.

Hohendahl J, Vojta V. Früher Einsatz der Reflexlokomotion bei Frühgeborenen mit Geburtsgewichten unter 1.000 Gramm. Z Geburtsh Neonatol. 1999; 203 (Suppl. 1): 18.

Imamura S, Sakuma K, Takahashi T. Follow-up study of children with Cerebral Coordination Disturbance (CCD, Vojta). International Congress of Child Neurology. Brain Dev. 1983; 5: 311.

Ingram TTS. The new approach to early diagnosis of handicaps in childhood. Dev Med Neurol. 1969; 11: 279.

Kramer-Mandl S. Neurologische Untersuchung von Neugeborenen und Säuglingen. Monatsschr Kinderheilkd. 1973; 121: 82–83.

Lajosi F, Bauer H. Zur motorischen Entwicklung des gesunden Säuglings. Eine tabellarische Übersicht der Lagereaktionen für die kinesiologische Diagnostik. Kinderarzt. 1976; 7: 443–446.

Lajosi F, Späth L. Schema einer entwicklungsneurologischen Untersuchung im Säuglingsalter. Kinderarzt. 1975; 6: 456–464.

Landau A. Über einen tonischen Lagereflex bei älteren Säuglingen. Klin Wschr. 1923; 2: 1253; Nachdruck: Kinderarzt. 1975; 6: 859–863.

Magnus R, de Kleijn A. Die Abhängigkeit des Tonus der Extremitätenmuskeln von der Kopfstellung. Pflüger's Archiv für Physiologie. 1912; 145: 455–548.

Moro E. Das erste Trimenon. Münch Med Wschr. 1918; 65: 1147.

Moro E. Zur Persistenz des Umklammerungsreflexes bei Kindern mit cerebralen Entwicklungshemmungen. Münch Med Wschr. 1920; 67: 360.

Peiper A, Isbert H. Über die Körperstellung des Säuglings. Jb Kinderheilk. 1926; 115: 142–176.

Peters A. Die Entwicklung der Bewegungstherapie nach Vojta. Krankengymnastik. 1980; 32: 8–11.

Philippi H et al. Infantile postural asymmetry and osteopathic treatment: a randomized therapeutic trial. Dev Med Child Neurol. 2006; 48: 5–9.

Prechtl HFR, Beintema DJ. Die neurologische Untersuchung des reifen Neugeborenen. Stuttgart: Thieme, 1958.

Rautenbach M. Zur Früherkennung zerebraler Bewegungsstörungen bei frühgeborenen und reifgeborenen Risikokindern. Kinderärztl Prax. 1970; 38: 289–303.

Rossolimo GJ. Mein Zehenreflex. Dtsch Z Nervenheilk. 1927; 97: 172–178.

Schaltenbrand G. Normale Bewegungs- und Lagereaktionen bei Kindern. Dtsch Z Nervenheilk. 1925; 87: 23.

Schaltenbrand G. The development of human motility and motor disturbances. Arch Neurol Psychiatry. 1928; 20: 720.

Schulz P. Videokompendium kinderneurologischer Untersuchungen. Stuttgart: Thieme, 2015.

Schwartz FW, Holstein H, Weidtmann V. Ergebnisse der Früherkennungsuntersuchungen im Kindesalter. Dtsch Ärztebl. 1979; 37: 2341–2348.

Vlach V. Ein Screeningtest zur Früherkennung von Entwicklungsstörungen beim Säugling. Pädiatr Prax. 1972; 11: 385–392.

Vojta V. Ein neuer Lagereflex in der Frühdiagnostik des Zerebralschadens beim Neugeborenen und Säugling. Z Orthop. 1969; 107: 1.

Vojta V. Frühdiagnose und Frühtherapie der zerebralen Bewegungsstörungen im Kindesalter. Z Orthop. 1972; 110: 456–463.

Vojta V. Differentialdiagnostische Zeichen zwischen spastischer und dyskinetischer Bedrohung. Päd Prax. 1978; 19: 463–466.

Vojta V. Die zerebralen Bewegungsstörungen im Säuglingsalter. 8. Aufl. Stuttgart: Thieme, 2008.

Wechselberg K. Zur Früherkennung zerebraler Bewegungsstörungen des Säuglings. Med Monatsschr. 1976; 30: 532.

KAPITEL

61

Heather Ferrill

Entwicklungsstörungen bei Kindern aus osteopathischer Sicht

Bei jeder therapeutischen Interaktion mit Kindern sollte berücksichtigt werden, dass sie sich von Erwachsenen nicht nur anatomisch und physiologisch unterscheiden, sondern auch emotional, spirituell und psychisch (Carreiro 2009). Kinder besitzen ein unglaubliches, nicht manifestiertes Potenzial, das sich abhängig von den Umständen und der Unterstützung von außen entfaltet oder nicht. Wenn wir in diese Welt geboren werden, erhalten wir einen Körper, mit dem wir arbeiten und der das innere Milieu bildet, und sehen uns einer Kombination äußerer Faktoren, wie der familiären Situation, gegenüber, die unsere körperliche, mentale, emotionale und spirituelle Entwicklung lenkt. Sowohl das innere als auch das äußere Milieu müssen gepflegt werden, um optimale Ergebnisse zu erzielen (Evans 2006). Es ist recht erstaunlich, in welchem Umfang sich Kinder an die inneren und äußeren Einschränkungen anpassen und wachsen können. Mit entsprechender Unterstützung und Anleitung kann ein Kind auch mit recht schweren körperlichen, geistigen und/oder spirituellen Einschränkungen sowie äußeren Umständen zurechtkommen und zu einem bemerkenswerten Erwachsenen heranreifen.

Ein Beispiel dafür ist die Geschichte von Dr. Temple Grandin. Ihr inneres Milieu, mit dem sie geboren wurde, bedeutete für sie einen mäßig schweren Autismus. Allerdings erkannten ihre äußeren Umstände, also ihre Familie und andere externe Helfer, ihre Einschränkungen und arbeiteten dementsprechend mit ihr, sodass sie sich trotz ihrer Einschränkung entfalten und zu einer führenden Expertin auf dem Gebiet des Autismus werden konnte.

Aber auch das Umgekehrte trifft zu. Kinder mit einem gesunden inneren Milieu und äußeren Umständen können diese Gesundheit ohne entsprechende Unterstützung und Anleitung recht schnell verlieren. Ein Beispiel dafür sind gesunde, intelligente und freundliche Kinder, die in extreme Armut hineingeboren werden. Trotz ihres gesunden inneren Milieus fördern die äußeren Umstände weder Ausbildung noch eine gute Ernährung, gesunde Lebensumstände und psychisch gesunde Beziehungen. Verändern sich diese äußeren Umstände nicht irgendwie, wird das Kind sein volles Potenzial wohl nie entfalten und sich am gesellschaftlichen Leben beteiligen können (Duncan und Brooks-Gunn 2000).

Das neuromuskuläre System ist der primäre Mediator, über den wir mit unserer Umwelt interagieren, und es hat einen sehr großen Einfluss auf unsere Entwicklung und unser Wachstum. Durch die Arbeit mit dem neuromuskuloskeletalen System versuchen wir Osteopathen, das Potenzial der Kinder auch in der Familie zu fördern und zu unterstützen. In diesem Kapitel wird die osteopathische Behandlung von Kindern mit Entwicklungsstörungen, wie sensorische Verarbeitungsstörung, Aufmerksamkeitsdefizit-Hyperaktivitätsstörung (ADHS) und Autismus, besprochen.

61.1 Das neurologische Konzept der osteopathischen Behandlung

Die **fünf Modelle der Osteopathie** wurden von den Osteopathen zur Beschreibung und Klassifikation der Mechanismen entwickelt, mit deren Hilfe Körper, Geist und Seele versuchen, gesund zu bleiben. Sie liefern den Rahmen zur Entwicklung eines Ansatzes für Diagnose, Behandlung und Management innerhalb der Osteopathie und anderer medizinischer Fachrichtungen. Diese fünf Modelle sind:

- Respiratorisch-zirkulatorisch
- Neurologisch
- Biomechanisch
- Bioenergetisch
- Biopsychosozial

Die Grundlage des osteopathischen Konzepts ist die Erkenntnis, dass wir dreifältige Individuen aus Körper, Geist und Seele sind, weswegen der Osteopath den Patienten immer durch jede dieser Linsen betrachten muss. Damit ist nicht nur für die Behandlung des Körpers an sich (die ersten vier Modelle), sondern auch von Geist und Seele als Teil des biopsychosozialen Modells wichtig. Außerdem muss für die ganzheitliche Behandlung auch die Umgebung des Patienten, also das Zuhause, die Schule und das außerschulische Leben, berücksichtigt werden (Seffinger et al. 2011).

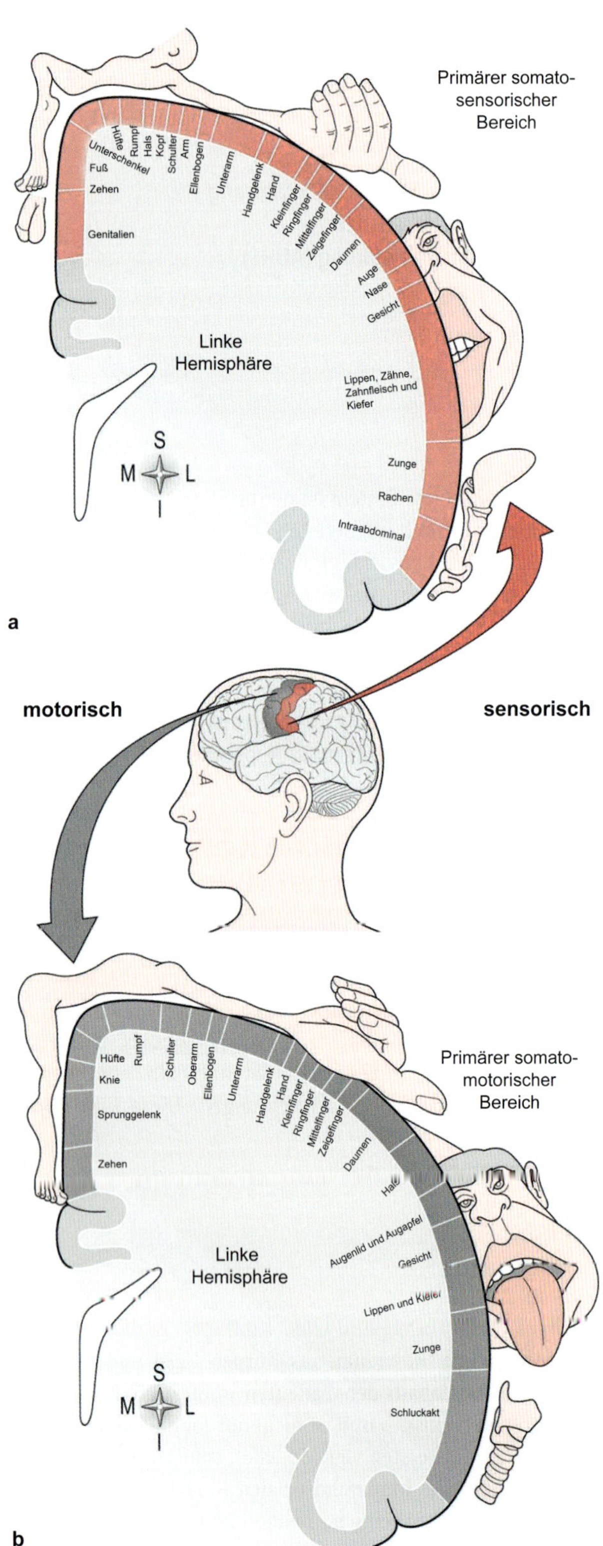

Abb. 61.1 Homunkulus. **a:** Primärer somatosensorischer Bereich. **b:** Primärer somatomotorischer Bereich. [G571]

61.1.1 Sensomotorisches Mapping

Ein Grundsatz der osteopathischen Philosophie ist die Erkenntnis, dass sich biomechanische Dysfunktionen auf physiologische und neurologische Prozesse auswirken. Den gesamten Tag lang interagieren wir mit unserer Umwelt anhand **„innerer Karten",** die wir durch frühere Interaktionen mit der Welt erstellt haben. An diesem Lernprozess sind **alle sensorischen Systeme** beteiligt (➤ Abb. 61.1):

- Sehvermögen
- Hörvermögen
- Tastsinn
- Propriozeption
- Vibrationssinn
- Druck- und Temperaturempfinden usw.

Sie leiten die Informationen von außen in unsere innere Welt und erzeugen so eine Karte unserer Umgebung, mit deren Hilfe wir mit ihr entsprechend interagieren können (Carreiro 2009). Alle von der äußeren Welt stammenden Informationen müssen wahrgenommen, über elektrochemische Prozesse an das Gehirn weitergeleitet, in den entsprechenden Hirnzentren verarbeitet und interpretiert werden, damit eine Aktion oder Reaktion eingeleitet werden kann. Bei einem Problem mit den hereinkommenden Informationen, die uns z. B. über das somatosensorische und das neuromuskuloskeletale System erreichen, oder mit der zerebralen Verarbeitung dieser Informationen kommt es zu inadäquaten Aktionen und Reaktionen (Saper et al. 2012). Wenn ein Kind ständig damit ringt, die unzähligen sensorischen Informationen, die in der Schule auf das Kind herunterprasseln, zu interpretieren und kompartimentalisieren, kann es sich nicht mehr aufmerksam mit der gestellten Aufgabe, wie Lesen, befassen oder dem Lehrer zuhören. Verhindert eine **somatische Dysfunktion** den korrekten Einsatz des Körpers, sind aus osteopathischer Sicht die inneren räumlichen Karten zur Interaktion mit der Welt verzerrt, was sich auf die Aktionen des Kindes in seiner Umwelt auswirkt.

> Das osteopathische Konzept beruht darauf, die vorhandene somatische Fehlfunktion zu behandeln, um diese somatosensorische Kartierung und damit die Aktionen und das Verhalten des Kindes zu beeinflussen.

61.1.2 Allostatische Last

Der Begriff allostatische Last wurde ursprünglich von McEwen und Stellar (1993) geprägt, die damit eine Reihe von **messbaren physiologischen Parametern** beschrieben, die sich bei einer **Anpassungsreaktion an chronischen Stress** verändern. Die Anpassung des Körpers an körperliche, emotionale und äußere Stressoren wird durch Hormone, Neurotransmitter und Bestandteile des Immunsystems vermittelt. Stress löst eine physiologische Reaktion aus, durch die das System in angemessener Weise auf den Stressor reagieren kann. Normalerweise kehren diese autonomen, neuroendokrinen, immunologischen und Verhaltensreaktionen nach der Elimination des wahrgenommenen Stressors wieder auf den Normalwert zurück (De Bellis et al. 1994). Dauern Stresseinwirkung oder Stresswahrnehmung länger an oder sind sie ausreichend stark, wirken sich diese normalen physiologischen Reaktionen negativ auf die Gesundheit und das Wohlbefinden aus.

Eine chronische Exposition mit diesen **chemischen Stressmediatoren** hat weitreichende Folgen und kann zu Autoimmunerkrankungen (McEwen und Dhabhar 2002), kognitivem Abbau, kardiovaskulären Erkrankungen (Karlamangla et al. 2002) und psychischen Störungen (Tsigos und Chrousos 2002) führen. Da die Veränderungen der allostatischen Last im Laufe der Zeit kumulieren, können sich als belastend empfundene Kindheitserlebnisse bis in das Erwachsenenleben auswirken und Langzeiteffekte auf die Gesundheit haben (Karlamangla et al. 2002). Neben der **Kumulation** über die Zeit kumulieren diese wahrgenommenen und nicht wahrgenommenen Stressoren auch immer zum jeweiligen Zeitpunkt.

Integral für das osteopathische Paradigma ist das Konzept, wonach sich somatische Dysfunktionen zu den einwirkenden Stressoren addieren und zur **allostatischen Gesamtlast** beitragen. Es gibt keine Studien, die die direkten Effekte der somatischen Dysfunktionen des zentralen Nervensystems auf die allostatische Last untersuchen. Alcantara et al. (2011) beschrieben für die Wirbelsäulenmanipulation eine ähnliche klinische und theoretische Rationale, wie es Osteopathen tun. Sie stellten fest, dass sich Änderungen in der normalen Biomechanik der Wirbelsäule und der mit ihr zusammenhängenden Strukturen auf die normale Funktion des zentralen Nervensystems auswirken und zu Gesundheitsstörungen führen.

> Der Versuch, die allostatische Gesamtlast durch eine Unterbrechung der körperlichen und chemischen Reaktionen auf somatische Dysfunktionen zu reduzieren, kann einem Kind dabei helfen, in anderen Lebensbereichen bessere Kompensationsmöglichkeiten zu entwickeln, sodass es sich in der Schule besser konzentrieren kann oder sich zu Hause besser mit seinen Geschwistern verträgt.

61.1.3 Osteopathische manuelle Therapie für Kinder mit Entwicklungsstörungen

Wichtig ist, dass es bei Kindern mit Entwicklungsstörungen, wie sensorischer Verarbeitungsstörung, ADHS oder Autismus, keinen allgemeingültigen Behandlungsansatz gibt. Obwohl jede dieser Störungen für sie typische Merkmale besitzt, wird zunehmend davon ausgegangen und wissenschaftlich belegt, dass es sich nur um **verschiedene Manifestationen im Spektrum einer Entwicklungsstörung** handelt (Gargaro et al. 2011). Dadurch wird es sogar noch wichtiger, die Fähigkeiten und Herausforderungen jedes Kindes zu erkennen und individuell darauf einzugehen.

Die Evaluation sollte von einer **multifaktoriellen Ätiologie** der Entwicklungsstörungen ausgehen und andere medizinische und funktionelle Störungen mit ähnlicher Manifestation ausschließen. Gehör, Sehvermögen und Gleichgewichtssinn müssen auf sensorische Verarbeitungsstörungen überprüft werden. Dies erfolgt nicht nur manualmedizinisch durch die Evaluation und Behandlung somatischer Dysfunktionen dieser Systeme, sondern auch durch die Versorgung mit entsprechenden Korrekturhilfen zur Verbesserung der Sehschärfe, des Gehörs oder der vestibulären Störungen. Auch Allergien und Überempfindlichkeiten gegenüber Nahrungsmitteln und Umweltstoffen sollten berücksichtigt werden. Ein zurückliegendes körperliches oder mentales/emotionales Trauma, akademische Aspekte und der Einsatz elektronischer Medien können sich bei der Evaluation und Behandlung dieser Kinder als nützlich erweisen.

Die komplette **Evaluation und Behandlung** von Kindern mit Entwicklungsstörungen umfasst:

- Optische, vestibuläre und auditive Defizite
- Funktionelle und medizinische Diagnosen
- Überempfindlichkeiten und/oder Allergien gegen Nahrungsmittel und Umweltstoffe
- Zurückliegendes Trauma
  - mental, emotional und körperlich
  - traumatischer Hirnschaden
- Akademische Aspekte
  - verhaltensbezogen
  - Lernschwäche
- Einsatz elektronischer Medien
  - Art des Mediums (Computer, Fernseher usw.)
  - Art des Einsatzes (Spiele, Bildung, Unterhaltungsshows usw.)
- Häusliche Umgebung, Lebensumstände
- Osteopathische Manipulation
- Bei Bedarf andere Hilfen (physikalische Therapie, Ergotherapie und Verhaltenstherapie, familiäre Unterstützung und Beratung, akademische Unterstützung usw.)
- Bewegungstherapien, wie Yoga, Pilates, Reiten, Kampfsport, und andere körperzentrierte Aktivitäten

Die **Behandlung von Entwicklungsstörungen** erfolgt in der Regel mehrdimensional abhängig von der Schwere der Störung, den Bedürfnissen des Kindes und seiner Familie und den Wünschen der Familie. Die jeweiligen Interventionen werden in den nachfolgenden Abschnitten aufgeführt. Daneben kommen bei diesen Kindern sehr häufig auch Ernährungstherapie, Kräuterheilkunde, Homöopathie und Naturheilkunde zum Einsatz.

> Bis zu 50–75 % der Kinder mit Entwicklungsstörungen werden wegen zahlreicher assoziierter Probleme komplementär- und alternativmedizinisch behandelt (Levy und Hyman 2008).

Es gibt keine bestimmte Kombination aus somatischen Dysfunktionen, für die ein klarer Zusammenhang mit einer Entwicklungsstörung besteht. Es gibt aber somatische Dysfunktionen, die vermehrt auftreten, und allgemeine Therapieansätze, die in diesen Populationen eingesetzt werden. Außerdem sollte vor der manuellen Therapie beobachtet werden, wie sich ein Kind im Raum bewegt; besonders wichtig ist dies bei Kindern mit sensorischen Störungen, da sie oft visuell-spatiale und visuell-motorische Störungen aufweisen. Die **Beobachtung der folgenden Faktoren** liefert Informationen darüber, wie sich ein Kind in seinem Körper fühlt und wie es mit seiner Umwelt interagiert:

- Gangbild
- Interaktion mit umgebenden Strukturen und Menschen
- Bewegung im Raum

> Die osteopathische Behandlung sollte bei Kindern am besten an den Extremitäten beginnen. Dadurch können sie ein gewisses Vertrauensverhältnis aufbauen und sich an die Berührung durch den Osteopathen gewöhnen. Sensitivere Bereiche, wie der Kopf, werden zunächst gemieden.

Bei der Evaluation und Behandlung der Extremitäten kann der Osteopath die Reaktion des Kindes auf die Palpation beobachten und einschätzen. Außerdem kann er bei dieser Gelegenheit die **periphere Propriozeption** überprüfen, um die sensomotorische Kartierung und die allostatische Last zu beurteilen.

Beim Kleinkind spielt das neuromuskuloskeletale System eine wichtige Rolle bei der Entwicklung dieser inneren Karten. Bereits im Säuglingsalter interagieren wir primär durch den Bewegungsapparat mit unserer Umgebung und lernen von ihr. Der Säugling erforscht seine Umgebung zunächst mit den Händen. Dadurch entwickeln sich **neurale Signalwege,** die eine räumliche, strukturelle, visuelle und vestibuläre Kartierung ermöglichen. Mit jeder neuen Aufgabe, die im Kindes- und Erwachsenenalter bewältigt wird, verfeinern sich die somatosensorischen Karten weiter.

> Durch eine frühzeitige Behandlung von peripheren somatischen Dysfunktionen erreichen diese neuralen Signalwege die größtmögliche Normalität (Carreiro 2009).

Kinder mit Entwicklungsstörungen sind oft zu ungeduldig, um längere Zeit auf der Behandlungsliege stillzuhalten oder an der Behandlung teilzunehmen. Daher ist die **ganzheitliche osteopathische Behandlung** (GOT) oft eine gute Option. Die klinische Erfahrung zeigt, dass die Rhythmik dieses Ansatzes besonders beruhigend und spannend ist; dies gilt insbesondere für Kinder mit ADHS. Kinder, die in der Lage und alt genug sind, um bei der Behandlung aktiv mitzuarbeiten, bekommen durch die Muskel-Energie-Technik (MET) ein Gefühl der aktiven Teilnahme und Kontrolle. Allerdings muss berücksichtigt werden, dass die Muskeln von Kindern im Alter von < 8 Jahren noch physiologisch unreif und die Aktionsmechanismen für Muskelenergie oft ineffektiv sind. Daher ist die MET bei ihnen eine eher weniger günstige Option (➤ Tab. 61.1).

Die **Körperhaltung** entsteht durch integrative Mechanismen des sensorischen und des motorischen Systems. Am stärksten sind **drei Systeme** daran beteiligt:

- Visuelles System
- Vestibuläres System
- Somatosensorisches System

Sie müssen dem zentralen Nervensystem gemeinsam ausreichende Informationen liefern, damit es innere sensomotorische Karten erstellen kann (Carreiro 2009). Dieses System überschneidet sich mit vielen **Feedback- und Feedforward-Mechanismen,** die das ständige Wechselspiel zwischen Input (sensorische Information) und Output (motorische Planung und Ausführung) erleichtern (Woollacott 1993). Dadurch kann die Körperhaltung auch aufrechterhalten werden, wenn ein System gestresst ist. Wenn jedoch mehr als ein System nicht mehr richtig oder ineffizient arbeitet, kommt es zu Haltungs- und Gleichgewichtsschäden.

Aus struktureller Sicht betreffen **somatische Dysfunktionen des Achsenskeletts** die Körperhaltung nicht nur über die muskuläre Stabilität, sondern auch aus neurologischer Sicht. Alexander et al. (1992) untersuchten den Zusammenhang zwischen der Muskelkraft und den biomechanischen Beziehungen der Gelenke. Sie stellten fest, dass beide die zeitgerechte und angemessene Anpassung an Störungen der Körperhaltung beeinflussen. In einer Studie von Cleland et al. (2004) wirkten sich somatische Dysfunktionen des Ach-

Tab. 61.1 Osteopathische manuelle Therapie für Kinder mit Entwicklungsstörungen wie SPD, ADHS oder Autismus

Körperbereich	Ziel der osteopathischen Behandlung	Vorgeschlagene Techniken
Extremitäten	Behandlung der Gelenkmechanik und der Faszienspannung zur Beeinflussung des propriozeptiven neurologischen Input	• ganzheitliche osteopathische Behandlung • MET • Balanced Ligamentous Tension
Becken Kreuzbein axiale Wirbelsäule	Behandlung der posturalen Funktion	• MET • Still-Technik • Facilitated Positional Release • Inhibitionstechniken
Übergangszonen und Rippen	Behandlung des Niederdrucksystems des Kreislaufs und des respiratorischen Systems	• Myofascial Release • lymphatische Techniken • Rippenanhebung nach kranial
	Behandlung der primär respiratorischen Mechanik und biomechanischer Belastungen, insbesondere eines Ungleichgewichts zwischen Os temporale und Augenmuskeln, sowie intraossärer Belastungen	• indirekte Balanced Membraneous Tension • Arbeiten mit dem CRI • Biodynamik • Ausbalancieren des autonomen Nervensystems
viszeral	Behandlung der Spannung der Bauchfaszien und Organe	• viszerale Technik • Myofascial Release

SPD = sensorische Verarbeitungsstörung (Sensory Processing Disorder), ADHS = Aufmerksamkeitsdefizit-Hyperaktivitätsstörung, MET = Muskel-Energie-Technik, CRI = kranialer rhythmischer Impuls.

senskeletts neurologisch **hemmend auf die Haltungsmuskeln** aus. Spinale Reflexe, wie der vestibulokollische und der vestibulookuläre Reflex, stellen die Haltung von Kopf und Hals anhand von sensorischen vestibulären Informationen ein. Der **vestibulospinale Reflex** ist ein Wechselspiel zwischen dem vestibulären System und den Flexoren sowie den Extensoren der Extremitäten und damit am aufrechten Stand beteiligt.

> Aus osteopathischer Sicht bedeuten somatische Dysfunktionen des Achsenskeletts und auch des Kopfes körperlichen Stress. Sie können die allostatische Last erhöhen und die somatosensorische Kartierung stören. Deswegen müssen somatische Dysfunktionen der Wirbelsäule und insbesondere des lumbosakralen, des thorakolumbalen, des zervikothorakalen und des atlantookzipitalen Übergangs behandelt werden, da sie oft zur Kompensation von Störungen an anderer Stelle im Körper auftreten.

Neben den mechanischen Dysfunktionen des Kopfes müssen auch unwillkürliche Mechanismen, die an der lymphatischen und venösen Drainage beteiligt sind, sowie Gleichgewicht und Tonus des autonomen Nervensystems behandelt werden (Moeckel und Mitha 2008). Zahlreiche Studien haben den **Zusammenhang zwischen dem visuellen System** und den **frühen Haltungskontrollmechanismen** belegt (Shumway-Cook und Woollacott 2000, Butterworth und Cicchetti 1978, Woollacott et al. 1987). Cuthbert und Barras (2009) stellten fest, dass Störungen der motorischen Koordination und insbesondere der Koordination von Körperhaltung und Auge bei Kindern mit Entwicklungsstörungen häufig sind. Deswegen ist bei ihnen aus mechanischer und funktioneller Sicht auch eine Evaluation des visuellen und vestibulären Systems wichtig. Ein **Ungleichgewicht der Augenmuskeln** wirkt sich auf die kraniale Mechanik aus. Hier sollten wegen ihrer engen Verbindung insbesondere die sphenoidale Mechanik und die Mechanik der Schädelbasis überprüft werden (Carreiro 2009).

> Störungen der visuellen, vestibulären und auditiven Fähigkeiten sollten identifiziert und der Versorgung durch entsprechende Spezialisten zugeführt werden, da sie die Mechanik der Körperhaltung stören und die alloplastische Gesamtlast des Kindes erhöhen.

Auch der **Einfluss der sensorischen Welt,** in der wir leben (des äußeren Milieus), soll bei der Behandlung dieser Kinder nicht unerwähnt bleiben. Von Anbeginn ihres Lebens werden die Kinder mit elektronischen und anderen stimulierenden Informationen überflutet. Das Fernsehverhalten korreliert bei Kindern mit einer reduzierten körperlichen Aktivität und zunehmender Adipositas (Koezuka et al. 2006). Christakis et al. (2004) berichteten, dass Kinder, die im Alter von < 2 Jahren vor den Fernseher gesetzt wurden, bis zur Evaluation im Alter von 7 Jahren vermehrt Aufmerksamkeitsprobleme hatten. Auch Acevedo-Polakavich et al. (2007) berichteten über stärkeren Fernsehkonsum bei Kindern mit ADHS als bei Kindern ohne diese Diagnose. Allerdings wiesen sie darauf hin, dass dieser Aspekt multifaktoriell ist und mit Bezug auf die Umgebung und die Entwicklung des Kindes betrachtet werden muss. Elektronische Medien können – wie alles andere auch – in angemessener oder in unangemessener Weise angewandt werden.

> Wichtig bei der ganzheitlichen Behandlung der Kinder ist eine Aufklärung der Eltern und Kinder über den konstruktiven Einsatz elektronischer Medien sowie eine Warnung vor schädlichem Gebrauch.

61.1.4 Sensorische Verarbeitungsstörung

Die sensorische Verarbeitungsstörung betrifft in den USA eines von 5–6 Kindern. Die sensorische Verarbeitung, oder sensorische Integration, bezeichnet die Weise, auf welche das Nervensystem Botschaften von den Sinnen erhält und sie in geeignete motorische und Verhaltensreaktionen umwandelt. Bei der sensorischen Verarbeitungsstörung, die auch als **sensorische Integrationsstörung** bezeichnet wird, werden die sensorischen Signale nicht zu entsprechenden Reaktionen organisiert. Der neurologische Mechanismus der Krankheit ist unklar. Die Kinder können sensorische Informationen nicht verarbeiten und haben dadurch Probleme mit der Lösung von Alltagsaufgaben.

Nach A. Jean Ayres, einer Ergotherapeutin und Pionierin auf dem Gebiet der sensorischen Verarbeitungsstörungen, *„ist die sensorische Integration der neurologische Prozess, der Empfindungen aus dem eigenen Körper und aus der Umgebung organisiert und einen effektiven Einsatz des Körpers in der Umgebung ermöglicht“* (Kinnealey und Miller 1993). Sie ging davon aus, dass Lern- und Verhaltensstörungen teilweise auf einer fehlerhaften Integration und der Unfähigkeit höherer Zentren zur Modulation und Regulation der niederen sensorisch-motorischen Hirnzentren beruht (Schaaf und Miller 2005).

Im Grunde können Kinder mit sensorischer Verarbeitungsstörung die Informationen aus ihrem inneren und äußeren Milieu nicht aufnehmen und verarbeiten, sodass sie ihre Aktionen nicht an ihre Umgebung anpassen können. Die Folge sind eine Reihe **anormaler oder unangemessener Verhaltensweisen** und **körperlicher Manifestationen.** Aus **körperlicher Sicht** kommt es zu folgenden Symptomen:

- Motorische Dyspraxie (Ungeschicktheit)
- Taktile Überempfindlichkeit
- Verweigerung der Teilnahme an körperlichen Aktivitäten
- Gleichgewichtsstörungen
- Schlechte bilaterale Integration
- Entwicklungsverzögerung
- Störungen der visuellen Wahrnehmung
- Somatodyspraxie (schlechte motorische Planung)
- Auditive Sprachstörung
- Störungen der Körperwahrnehmung

Auf **psychischer Ebene** finden sich folgende Symptome:

- Verhaltens- oder schulische Probleme
- Angst

- Depression
- Lernstörungen

Die **Behandlung von Kindern mit sensorischer Verarbeitungsstörung** ist abhängig von den Symptomen und ihrer Schwere oft schwierig. So sind Kinder mit taktiler Überempfindlichkeit manualtherapeutisch schwieriger zu behandeln als Kinder, die Berührungen nicht stören. Eine umfassende osteopathische Behandlung bedeutet Interventionen auf allen Ebenen von Körper, Geist und Seele. Neben der osteopathischen manuellen Medizin sind Änderungen der Lebensführung wichtig. Für die Evaluation und Behandlung dieser Kinder sind Änderungen der Ernährung und der Zeit, die mit stimulierenden Aktivitäten (z. B. an elektronischen Geräten, körperliche Aktivität und schulische Umgebung) verbracht wird, von Bedeutung. Besonders nützlich sind körperliche Aktivitäten zur Kräftigung der Rumpfstabilität, wie Reiten, Kampfsport und Yoga.

Der traditionelle Ansatz bei der Behandlung sensorischer Verarbeitungsstörungen beruht überwiegend auf der **sensorischen und der Verhaltenstherapie.** Letztere versucht, die Verhaltensreaktion (oder das Output) auf das sensorische Input zu reduzieren. Die sensorische Therapie hingegen soll das sensorische Input des zentralen Nervensystems durch Manipulation und Modifikation der neuralen Modulation modifizieren. Damit soll nicht das Verhalten an sich geändert, sondern die Kapazität des Gehirns zur Wahrnehmung, Erinnerung und Ausführung eines motorischen Plans gestärkt werden. Dadurch wird die Grundlage geschaffen, dass die Kinder lernen, wie sie in ihrer Umwelt agieren und auf sie reagieren. Zu den **sensorischen Therapien** gehören:

- Tiefer Druck mit gewichtverstärkten Westen oder Decken
- Gelenkkompression
- Langsames Schwingen
- Körperlich schwere Tätigkeiten
- Bürstenmassage

Der Forschung auf diesem Gebiet fehlt es an wissenschaftlicher Genauigkeit. Es gibt zahlreiche Beobachtungsstudien und Fallberichte sowie ältere Metaanalysen, die über positive Ergebnisse der sensorischen Therapie bei Kindern mit sensorischen Verarbeitungsstörungen berichten. Die American Academy of Pediatrics rät zur engmaschigen Überwachung der Diagnose und Therapie von sensorischen Verarbeitungsstörungen bei sensorischen Integrationstherapien, um erreichbare Ziele zu setzen.

Auch eine **autonome Dysregulation** trägt zu den Dysfunktionen bei sensorischen Verarbeitungsstörungen einschließlich ADHS bei. Kinder mit schlechter sensorischer Modulation ohne weitere Diagnosen wiesen signifikante Marker einer Sympathikusstörung auf. McIntosh et al. (1999) untersuchten bei Kindern mit funktionellen sensorischen Verarbeitungsstörungen die **elektrodermale Reaktion auf Reize** und verglichen sie mit der Reaktion von sich normal entwickelnden Kindern. Alle Kinder der Kontrollgruppe reagierten erwartungsgemäß auf die äußeren Reize. Im Gegensatz dazu waren die elektrodermalen Reaktionen bei den Kindern mit sensorischer Verarbeitungsstörung stärker und länger. Außerdem war die physiologische Gewöhnung an wiederholte Reize langsamer. In einer späteren Pilotstudie wurden in dieser Population auch eine **parasympathische Dysfunktion** beschrieben (Schaaf et al. 2003). Die Kinder mit sensorischer Verarbeitungsstörung wiesen einen signifikant niedrigeren Vagotonus auf als die sich normal entwickelnde Kinder.

Tab. 61.2 Bereiche, die bei Kindern mit sensorischer Verarbeitungsstörung von besonderer Bedeutung sind

Befund	Maßnahme
Steifigkeit der kranialen Membranen	• Balanced Ligamentous Tension • Flüssigkeitstechniken
Kompression des Übergangs zum Rumpf	• Balanced Ligamentous Tension • unwillkürliche Mechanismen • biodynamische Techniken
viszerale Dysfunktion	• viszerale Techniken • Myofascial Release • lymphatische Techniken
autonome Dysfunktion • parasympathische Funktion: Sakrum, Schädelbasis und atlantookzipitaler Übergang • sympathetische Funktion: Rippen, Thorax und oberer Lumbalbereich	• biodynamische Techniken • unwillkürliche Mechanismen • biomechanische Techniken, die in diesen Bereichen greifen

Obwohl jedes Kind mit einer sensorischen Verarbeitungsstörung individuell betrachtet werden muss, gibt es einige Dysfunktionen, die bei vielen dieser Kinder auftreten (➤ Tab. 61.2). Bei der Palpation der unwillkürlichen Mechanismen fielen oft feste intrakranielle Membranen (Rütz und Röh 2002) sowie eine Kompression der Rumpfverbindung auf. Andere häufige Beschwerden betreffen die Leber, Dick- und Dünndarm und eine Stauung (Moeckel und Mitha 2008). Eine mögliche Erklärung für diese Kombination aus Dysfunktionen ist eine Entzündung und übermäßige lymphatische Aktivität der **Peyer-Plaques** durch die Nahrungsverdauung und die **pubertären Hormonschübe.**

Diese Entzündung und Stauung erhöht den Vagotonus, führt zur zentralen Sensibilisierung und Übererregung und erhöht damit insgesamt den Sympathikotonus. Bei diesen Kindern sollte die Funktion des thorako-abdomino-pelvinen Zwerchfells behandelt werden, um die enterische und lymphatische Flüssigkeit zu mobilisieren und eine neurale Integration herbeizuführen.

61.1.5 Aufmerksamkeitsdefizit-Hyperaktivitätsstörung (ADHS)

Das ADHS ist eine neurologische Entwicklungsstörung, von der in den USA 5–12 % der Kinder betroffen sind (Centers for Disease Control und Prevention 2016). Oft werden zwar andere Bezeichnungen für diese Krankheit verwendet, unter Zugrundelegung der DSM-IV-Kriterien ermittelten Faraone et al. (2003) in einer Metaanalyse aber eine ähnliche weltweite Prävalenz.

Aufgrund von Schwierigkeiten bei der Verarbeitung neuraler Reize können ADHS-Kinder ihr Verhalten nicht kontrollieren und entwickeln begleitend eine sehr starke motorische Aktivität.

Typisch sind eine nicht altersentsprechende Impulsivität, mangelnde Aufmerksamkeit und Hyperaktivität. In der heutigen Gesellschaft und bei den derzeitigen diagnostischen Tendenzen werden Kinder rasch einer ADHS zugeordnet, ohne ihre medizinische und soziale Situation vollständig zu untersuchen. Wichtig ist der **Ausschluss funktioneller und medizinischer Erkrankungen,** die sich als Aufmerksamkeitsstörungen maskieren können, wie:

- Visuelle, motorische oder auditive Störungen (Sehschwäche, Strabismus, Hörverlust, Dyspraxie usw.)
- Sprach- oder Kommunikationsstörungen
- Soziale oder situative Stressoren (Missbrauch, Leben in Armut usw.)
- Kognitive Begabung
- Emotionale Störungen (Angst, Depression usw.)
- Lernstörungen (Dyslexie, Dyskalkulie usw.)

Da die sensorische Verarbeitungsstörung und das ADHS zum Teil ähnliche Symptome aufweisen, lassen sie sich nur schwer als eigenständige Krankheitsbilder, verschiedene Ausprägungen desselben Krankheitsbilds oder Begleiterkrankungen abgrenzen. In einer Studie wiesen 30 % der Kinder mit diagnostiziertem ADHS auch eine schlechte sensorische Verarbeitung auf. Umgekehrt haben etwa 40 % der Kinder mit schlechter sensorischer Verarbeitung Aufmerksamkeitsdefizite (Mangeot et al. 2001). McIntosh et al. (1999) beschrieben bei Kindern mit sensorischen Verarbeitungsstörungen und begleitendem ADHS stärkere physiologische Reaktionen auf sensorische Reize als die in der Kontrollgruppe untersuchten sich normal entwickelnden Kinder. Glücklicherweise ist die Abgrenzung für die osteopathische Behandlung nicht von Belang.

Studien über den **Effekt der Manualtherapien beim ADHS** leiden unter den für die osteopathische Forschung typischen Problemen. Dazu gehören Einschränkungen durch eine zu kleine Gruppengröße, unzureichende Kontrollen und ein niedriges Evidenzniveau z. B. bei Fallberichten. Trotzdem liefert die Forschung Denkanstöße und neue Sichtweisen bei der Behandlung dieser Kinder. Die meisten dieser Studien befassen sich mit den klinischen Effekten der Manualtherapien bei ADHS oder mit den physiologischen Effekten der osteopathischen manuellen Therapie (OMT) bei Kindern mit ADHS.

Mehrere Fallberichte und kleine retrospektive Studien untersuchten die **Wirkung der spinalen Manipulation** auf das ADHS. Alcantara und Davis (2010) berichteten in einer retrospektiven Studie an vier Patienten über eine Besserung der ADHS-Symptome durch eine Kombination aus einer High-Velocity-Low-Amplitude-Technik (HVLA-Technik) und der Supplementierung essenzieller Fettsäuren. Bastecki et al. (2004) veröffentlichen einen Fallbericht, bei dem sich nach 35 manualtherapeutischen Sitzungen das Verhalten besserte und keine Medikamente mehr erforderlich waren. Durchgeführt wurde eine chiropraktische Technik, die Chiropractic BioPhysics, die die Haltung analysiert und durch spinale Manipulation und bestimmte Übungen korrigiert.

Motorische Koordinationsstörungen, insbesondere der posturalen und okulären Muskeln, sind eine häufige Begleiterscheinung bei Kindern mit ADHS sowie bei Kindern mit Entwicklungsstörungen, wie Dyspraxie, Dyslexie und Lernstörungen. Oft finden sich eine geringe Muskelkraft, eine fehlende Koordination, eine schlechte Körperhaltung und ein unbeholfenes Gangbild. In einer Studie aus dem Jahr 2014 beschrieben Ren et al. bei Jungen mit ADHS eine schlechtere statische Haltungskontrolle und eine Verarbeitungsstörung für visuelle und vestibuläre Informationen im Vergleich zu Jungen ohne diese Diagnose (Ren et al. 2014). Cuthbert und Barras (2009) berichteten nach **kranialer Manipulation der Augenmuskeln** über eine Verbesserung des Lesens, der bilateralen Augenfolgebewegungen und der psychometrischen Tests mit Augenbeteiligung sowie eine Kräftigung des M. sternocleidomastoideus und des oberen Anteils des M. trapezius.

Die **neurologischen und physiologischen Mechanismen,** die dem ADHS und der OMT zugrunde liegen, sind weitere für den mit diesen Kindern arbeitenden Osteopathen interessante Bereiche. In einer Studie aus dem Jahr 2005 schlugen McPartland et al. vor, dass das **Endocannabinoidsystem** (ECS) eine Rolle bei der physiologischen Wirkung der OMT spielt (McPartland et al. 2005). Sie beurteilten die cannabinomimetischen Effekte der OMT durch die Messung der endogenen Cannabinoide und setzten die Veränderungen der Serumspiegel mit der verbalen Beschreibung des Therapieansprechens in Bezug. Dazu benutzten sie die Drug Reaction Scale, einen neuropsychologischen Fragebogen, der allgemein zur qualitativen Einschätzung subjektiver Beschreibungen der Effekte von Tetrahydrocannabinol (THC), der aktiven Komponente von Cannabis, eingesetzt wird. In der OMT-Gruppe war die Produktion von Endocannabinoiden höher als in der Gruppe mit Sham-Behandlung. Dies korrelierte auch mit den allgemein gültigen Deskriptoren sowohl bei den Post-OMT-Qualifikatoren als auch bei denen, die THC eingenommen hatten. Diese Ergebnisse legen nahe, dass das ECS an den psychischen Effekten der OMT beteiligt ist.

Interessanterweise lassen weitere aktuelle Studien vermuten, dass das **ECS entscheidend an der Pathogenese des ADHS beteiligt** ist, sodass sich therapeutische Strategien, die das ECS beeinflussen, als nützlich erweisen dürften (Castelli et al. 2011). Eine kürzlich publizierte Studie von Accorsi et al. beschreibt bei Teilnehmern mit ADHS, die zusätzlich zur konventionellen Behandlung eine OMT erhielten, in Tests zur Messung der visuospatialen Aufmerksamkeit ein besseres Abschneiden in den Kategorien Genauigkeit und Geschwindigkeit als in der Kontrollgruppe, die nur konventionell behandelt wurde (Accorsi et al. 2014). Somit scheint die **OMT die kurz- und langfristige Aufmerksamkeit zu verbessern.** In dieser Studie bestand die konventionelle Behandlung aus einer Arzneimitteltherapie, die sich nicht auf die kurz- und langfristige Aufmerksamkeit auswirkte.

Studien mit anderen **komplementärmedizinischen Therapien** kamen zu unterschiedlichen Ergebnissen. Yoga besserte die Einstufung von oppositionellem Verhalten, ADHS und den globalen Indizes für Impulsivität und Unruhe durch die Eltern (Jensen und Kenny 2007), sodass Yoga als komplementärmedizinische Behandlung bei bereits medikamentös stabilisierten Jungen mit ADHS infrage kommt. Tägliche Massagen verbesserten nach Beobachtungen von Eltern die Stimmung und reduzierten die Unruhe (Field et al 1998). Dieser Effekt hielt 2 Wochen an, in denen der Lehrer über eine geringere Hyperaktivität im Klassenzimmer und ein besseres Abschneiden bei zeitlimitierten Aufgaben berichtete. Ernährungseinschränkungen, die oft bei ADHS eingesetzt werden, gelten durch sehr gemischte Ergebnisse als ungesichert.

Tab. 61.3 Wichtige Bereiche bei Kindern mit ADHS

Bereich	Vorgeschlagene Techniken
Wirbelsäule	• HVLA-Technik • Muskel-Energie-Techniken
Ungleichgewicht der Augenmuskeln	Osteopathie im kraniosakralen Bereich: • Mechanik der Schädelbasis und des Mittelgesichts • intrasphenoidale Spannungen
posturale Dysfunktion	• Therapie der Extremitäten zur Besserung des propriozeptiven Input • Rumpfkontrollmechanismen
Gehirnfunktion und Flüssigkeitsmobilisierung	Osteopathie im kraniosakralen Bereich: • kraniale Mechanik • Biodynamik • Sinus-venosus-Techniken

Die Behandlung des ADHS ist insgesamt komplex und die Studienlage für die meisten Ansätze nicht schlüssig. Bei Kindern mit ADHS umfasst die OMT alle Bereiche und Aspekte, die in ➤ Tab. 61.1 aufgeführt sind. Zu den Bereichen, die bei Kindern mit ADHS von besonderer Bedeutung sind, gehören (➤ Tab. 61.3):

- Motorische Koordinationsstörungen; insbesondere der okulären und posturalen Muskeln
- Störungen der Gehirnfunktion und der Physiologie

Die **intensive propriozeptive Reizung** durch eine ganzheitliche osteopathische Behandlung kann bei hyperaktiven Kindern von Nutzen sein (Moeckel und Mitha 2008). Die oszillatorischen Bewegungen sind für aktive Kinder nicht nur lustig, sondern entfalten neben einer lokalen Wirkung auch eine Wirkung auf die Propriozeption und wirken beruhigend. Moeckel und Mitha geben an, dass intraossäre okzipitale, atlantookzipitale und atlantoaxiale Dysfunktionen bei der Behandlung dieser Kinder wichtig sind. Diese Bereiche sind für die venöse und lymphatische Drainage des Schädels essenziell und spielen bei Kindern mit Lernstörungen als Teil der Entwicklungsstörungen eine Rolle (Frymann 2000).

61.1.6 Autismus

Die Autismus-Spektrum-Störungen sind für Eltern und Ärzte von zunehmender Bedeutung und erreichen eine weltweite Prävalenz von 1 : 68. Am häufigsten sind sie bei kaukasischen Männern (Bhat et al. 2014). Die aktuellste Definition der Centers for Disease Control zählt dazu die autistische Störung, das Asperger-Syndrom sowie die Pervasive Developmental Disorder – not otherwise specified (PDD-NOS) (Centers for Disease Control und Prevention 2015). Bei den meisten Menschen, bei denen ein Autismus diagnostiziert wird, besteht ein Asperger-Syndrom, bei 20 % eine autistische Störung und bei < 7 % eine PDD-NOS (Bhat et al 2014).

Die **ersten Symptome** zeigen sich meist im Alter von 2 Jahren, wenn die Kinder bestimmte soziale Meilensteine der Entwicklung nicht erreichen. Die klinischen Manifestationen unterscheiden sich geschlechtsabhängig. Jungen sind eher aggressiv, hyperaktiv und zeigen stereotype Verhaltensweisen, während Mädchen mehr Probleme mit Depression, Angst und einer stärkeren intellektuellen Einschränkung haben (Jeste und Gershwind 2014). Studien mit Kindern, bei denen später ein Autismus diagnostiziert wurde, belegen frühe Verhaltensauffälligkeiten als Hinweise auf die spätere Diagnose. Säuglinge im Alter von 9–12 Monaten, bei denen später ein Autismus diagnostiziert wurde, verbringen meist mehr Zeit mit dem funktionellen und symbolischen Spiel mit Objekten. Kinder > 12 Monate drehen die Objekte meist mehr und betrachten sie immer wieder aus ungewöhnlichen Perspektiven (Lobo et al. 2013).

Die **Ätiologie des Autismus** scheint multifaktoriell zu sein und zahlreiche Körpersysteme zu betreffen. Am besten untersucht und wissenschaftlich anerkannt sind u. a.:

- Genetische und chromosomale Anomalien
- Variationen von Gehirnfunktion und -anatomie, wie der Verschaltungen in der weißen Substanz und der Diffusionsfähigkeit der grauen Substanz
- Zu viele Verschaltungen zwischen neuralen Gruppen
- Zu wenige Verschaltungen von funktionellen Gehirnregionen und Umweltfaktoren

Derzeit gibt es keine wissenschaftlichen Belege für einen Zusammenhang zwischen Impfungen und der Entwicklung eines Autismus.

Bei der **Behandlung des Autismus** sind Verfahren der Komplementär- und Alternativmedizin (CAM), wie die manipulativen Therapien, durch zahlreiche Fachdisziplinen sehr beliebt. Bis zu 75 % der Familien mit autistischen Kindern setzen die CAM ein oder haben sie eingesetzt und 25 % derjenigen, die eine Cam-Behandlung wünschten, haben sich für manipulative oder körperzentrierte Verfahren entschieden (Hanson et al. 2007). Die häufigsten Gründe für die Wahl eines alternativen Verfahrens sind Bedenken hinsichtlich der Sicherheit und Nebenwirkungen der verordneten Medikamente sowie der Wunsch nach einer besseren Kontrolle über die Therapien, die dem Kind angeboten werden.

Studien zur Manualtherapie und ihrer Effekte auf das klinische Bild des Autismus leiden unter den für diese Art der Forschung typischen Einschränkungen. Meist sind es Fallberichte, Studien mit zu geringen Patientenzahlen oder Studien mit unzureichender wissenschaftlicher Stringenz. Trotzdem gibt es viele Studien zur Manual- und Bewegungstherapie, deren Betrachtung sich durchaus lohnt.

Escalona et al. untersuchten die Wirkung der Massage bei autistischen Kindern im Alter von 3–6 Jahren. Nach einer täglichen Massage über einen Monat zeigten die objektiven Beobachtungsskalen, die von den Lehrern ausgefüllt wurden, eine deutliche Besserung des stereotypen Verhaltens, der sozialen Beziehungen und eine längere Aufmerksamkeitszeit als bei Kindern in der Kontrollgruppe, denen Gutenachtgeschichten vorgelesen wurden (Escalona et al. 2001). Akupunktur, Thai-Massage und Qigong führten jeweils zur Besserung der sozialen und lingualen Fähigkeiten (Silva et al. 2009, Pirajev et al. 2009, Wong und Sun 2010, Allam et al. 2008). In einer anderen Studie mit Kindern im Alter von 3–8 Jahren untersuchten Castellarin et al. die Effekte der viszeralen Manipulation bei Kindern mit gastrointestinalen Störungen und Autismus. Durch die viszeralen Techniken besserten sich nach 6 Wochen Appetit, Erbrechen und Augenkontakt (Castellarin et al. 2013).

Zusammenfassung

Die Arbeit mit Kindern, bei denen eine Entwicklungsstörung vorliegt, ist oft körperlich und emotional schwierig. Bei diesen Kindern muss bedacht werden, dass wir dreifältige Individuen sind – die lebende Verbindung von Körper, Geist und Seele. Da die Entwicklung von Geist und Seele untrennbar mit dem Körperlichen verbunden ist, wirkt sich die Funktion des somatischen Systems erheblich auf die soziale und emotionale Entwicklung aus. Indem er Geist und Seele über den Körper erreicht, gibt der Osteopath dem Kind die Gelegenheit, Körper, Geist und Selle vollständiger zu integrieren und ihr Potenzial bestmöglich zu entwickeln.

LITERATUR

Accorsi A et al. Effect of osteopathic manipulative therapy in the attentive performance of children with attention-deficit/hyperactivity disorder. J Am Osteopath Assoc. 2014; 114: 374–381.

Acevedo-Polakovich ID, Lorch EP, Milich R. Comparing television use and reading in children with ADHD and non-referred children across two age groups. Media Psychology 2007; 9: 447–472.

Alcantara J, Alcantara JD, Alcantara J. A systematic review of the literature on the chiropractic care of patients with autism spectrum disorder. Explore (NY). 2011; 7: 384–390.

Alcantara J, Davis J. The chiropractic care of children with attention-deficit/hyperactivity disorder: a retrospective case series. Explore (NY). 2010; 6: 173–182.

Alexander NB et al. Postural control in young and elderly adults when stance is perturbed: kinematics. J Gerontol. 1992; 47: M79–M87.

Allam H, ElDine NG, Helmy G. Scalp acupuncture effect on language development in children with autism: a pilot study. J Altern Complement Med. 2008; 14: 109–114.

Bastecki AV, Harrison DE, Haas JW. Cervical kyphosis is a possible link to attention-deficit/hyperactivity disorder. J Manipulative Physiol Ther. 2004; 27: e14.

Bhat S et al. Autism: cause factors, early diagnosis and therapies. Rev Neurosci. 2014; 25: 841–850.

Butterworth G, Cicchetti D. Visual calibration of posture in normal and motor retarded Down's syndrome infants. Perception. 1978; 7: 513–525.

Carreiro JE. An Osteopathic Approach to Children. 2nd ed. London: Churchill Livingstone, 2009.

Castellarin IB, Drysdale I, Patel V. Evaluation of behavioral and gastrointestinal symptoms in autistic children after visceral osteopathic treatment. Int J Osteopath Med. 2013; 16: e13–e14.

Castelli M et al. Loss of striatal cannabinoid CB1 receptor function in attention-deficit/hyperactivity disorder mice with point-mutation of the dopamine transporter. Eur J Neurosci. 2011; 34: 1369–1377.

Center for Disease Control and Prevention. Autism Spectrum Disorder. 2015. www.cdc.gov/ncbddd/autism/index.html (letzter Zugriff: 17.3.16).

Center for Disease Control and Prevention. New data: Medication and behavior treatment. 2016. www.cdc.gov/ncbddd/adhd/data.html (letzter Zugriff: 17.3.2016).

Christakis DA et al. Early television exposure and subsequent attentional problems in children. Pediatrics. 2004; 113: 708–713.

Cleland J et al. Short-term effects of thoracic manipulation on lower trapezius muscle strength. J Man Manip Ther. 2004; 12: 82–90.

Cuthbert SC, Barras M. Developmental delay syndromes: psychometric testing before and after chiropractic treatment of 157 children. J Manipulative Physiol Ther. 2009; 32: 660–669.

De Bellis MD et al. Hypothalamic-pituitary-adrenal axis dysregulation in sexually abused girls. J Clin Endocrinol Metab. 1994; 78: 249–255.

Duncan G, Brooks-Gunn J. Family poverty, welfare reform, and child development. Child Dev. 2000; 71: 188–196.

Escalona A et al. Brief report: improvements in the behavior of children with autism following massage therapy. J Autism Dev Disord. 2001; 31: 513–516.

Evans GW. Child development and the physical environment. Annu Rev Psychol. 2006; 57: 423–451.

Faraone SV et al. The worldwide prevalence of ADHD: is it an American condition? World Psychiatry. 2003; 2: 104–113.

Field TM et al. Adolescents with attention deficit hyperactivity disorder benefit from massage therapy. Adolescence. 1998; 33: 103–108.

Frymann VM. Learning Disabilities in Childhood. In: The collected papers of Viola Frymann. Legacy of Osteopathy to Children. Indianapolis: American Academy of Osteopathy, 2000.

Gargaro BA et al. Autism and ADHD: how far have we come in the comorbidity debate? Neurosci Biobehav Rev. 2011; 35: 1081–1088.

Hanson E et al. Use of complementary and alternative medicine among children diagnosed with autism spectrum disorder. J Autism Dev Disord. 2007; 37: 628–636.

Jensen PS, Kenny DT. The effects of yoga on the attention and behavior of boys with Attention-Deficit/hyperactivity Disorder (ADHD). J Atten Disord. 2007; 7: 205–216.

Jeste SS, Geschwind DH. Disentangling the heterogeneity of autism spectrum disorder through genetic findings. Nat Rev Neurol. 2014; 10: 74–81.

Karlamangla AS et al. Allostatic load as a predictor of functional decline. MacArthur studies of successful aging. J Clin Epidemiol. 2002; 55: 696–710.

Kinnealey M, Miller LJ. Sensory Integration/Learning Disabilities. In: Hopkins HL, Smith HD (eds). 8th ed. Willard & Spackman's Occupational Therapy. Philadelphia: J. B. Lippincott Co., 1993. pp. 474–489.

Koezuka N et al. The relationship between sedentary activities and physical inactivity among adolescents: results from the Canadian Community Health Survey. J Adolesc Health. 2006; 39: 515–522.

Levy SE, Hyman SL. Complementary and alternative medicine treatments for children with autism spectrum disorders. Child Adolesc Psychiatr Clin N Am. 2008; 17: 803–820, ix.

Lobo MA et al. Grounding early intervention: physical therapy cannot just be about motor skills anymore. Phys Ther, 2013; 93: 94–103.

Mangeot SD et al. Sensory modulation dysfunction in children with attention-deficit-hyperactivity disorder. Dev Med Child Neurol. 2001; 43: 399–406.

McEwen BS, Dhabhar F. Stress in adolescent females: relationship to autoimmune diseases. J Adolesc Health. 2002; 30 (4 Suppl): 30–36.

McEwen BS, Stellar E. Stress and the individual. Mechanisms leading to disease. Arch Intern Med. 1993; 153: 2093–2101.

McIntosh DN et al. Sensory-modulation disruption, electrodermal responses, and functional behaviors. Dev Med Child Neurol. 1999; 41: 608–615.

McPartland JM et al. Cannabimimetic effects of osteopathic manipulative treatment. J Am Osteopath Assoc. 2005; 105: 283–291.

Moeckel E, Mitha N. Textbook of Pediatric Osteopathy. Edinburgh: Churchill Livingstone Elsevier, 2008.

Piravej KP et al. Effects of Thai traditional massage on autistic children's behavior. J Altern Complement Med. 2009; 15: 1355–1361.

Ren Y et al. Postural control and sensory information integration abilities of boys with two subtypes of attention deficit hyperactivity disorder: a case-control study. Chin Med J. 2014; 127: 4197–4203.

Rütz M, Röh N. Entspannung der intrakranialen Membranen bei Kindern mit hyperaktivem Verhaltenssyndrom. Osteopathische Medizin. 2002; 3: 22–26.

Saper CB, Iverson S, Frackowiak R. The sensory, motor, and reflex functions of the Brain Stem In: Kandel ER, Schwartz JH, Jessel TM (eds). Principles of Neuroscience. 5th ed. New York: McGraw-Hill, 2012.

Schaaf RC et al. Children with disturbances in sensory processing: a pilot study examining the role of the parasympathetic nervous system. Am J Occup Ther. 2003; 57: 442–449.

Schaaf RC, Miller LJ. Occupational therapy using a sensory integrative approach for children with developmental disabilities. Ment Retard Dev Disabil Res Rev. 2005; 11: 143–148.

Seffinger MA et al. Osteopathic Philosophy. In: Chila AG (ed.). Foundations of Osteopathic Medicine. 3rd ed. Philadelphia: Lippincott, Williams & Wilkins, 2011.

Shumway-Cook A, Woollacott MH. Motor control: Theory and practical applications. 2nd ed. New York: Lippincott, Williams and Wilkins, 2000.

Silva LM et al. Qigong massage treatment for sensory and self-regulation problems in young children with autism: a randomized controlled trial. Am J Occup Ther. 2009; 63: 423–432.

Tsigos C, Chrousos GP. Hypothalamic-pituitary-adrenal axis, neuroendocrine factors and stress. J Psychosom Res. 2002; 53: 865–871.

Wong VC, Sun JG. Randomized controlled trial of acupuncture versus sham acupuncture in autism spectrum disorder. J Altern Complement Med. 2010; 16: 545–553.

Woollacott MH. Age related changes in posture and movement. J Gerontol. 1993; 48: 56–60.

Woollacott MH, Debu B, Mowatt M. 1987 Neuromuscular control of posture in the infant and child: is vision dominant? J Mot Behav. 1987; 19: 167–186.

KAPITEL

62

Heather Ferrill

Die Behandlung von Kindern mit Infektionen aus osteopathischer Sicht

Ein grundlegender Ansatz bei der Behandlung von Infektionen bei Erwachsenen und Kindern beruht auf dem **respiratorisch-zirkulatorischen Modell.** Ziel der Manipulationen bei der Behandlung nach diesem Ansatz ist:

- Mobilisation von Flüssigkeiten im gesamten Körper, um die Entfernung von Abfallstoffen und die Versorgung mit Nährstoffen zu fördern
- Reduzierung der Stauung und Flüssigkeitsstase
- Unterstützung des Immunsystems bei seinen Funktionen

Die Behandlung von Erwachsenen und Kindern mit Infektionen unterscheidet sich in der Anwendung der osteopathischen Manipulation. In diesem Kapitel werden die neuesten Forschungserkenntnisse über das Lymphsystem, die relevante funktionelle Anatomie und die osteopathische Behandlung einiger der im ambulanten Bereich häufigeren kindlichen Infektionen vorgestellt.

62.1 Das respiratorisch-zirkulatorische Modell der Osteopathie

„Kein Raum ist so klein, dass er nicht mit dem Lymphsystem mit seinen Nerven, den sekretorischen und den exkretorischen Gängen verbunden ist. Das Lymphsystem durchdringt den gesamten Körper“ (Still, 1902).

Generationen von Osteopathen haben die bedeutende Rolle von Bewegungen auf jedem Niveau – einschließlich der Bewegung der Körperflüssigkeiten und des Atems – zur Erhaltung der Gesundheit des Körpers anerkannt. Die osteopathische Literatur ist angefüllt mit Aphorismen, wie *„der herausragenden Bedeutung der Arterie“* oder *„Wir greifen die Quelle des Lebens an, wenn wir uns mit den Lymphgefäßen befassen“* (Still 1902). Die Grundlage des osteopathischen Konzepts ist, dass der ungehinderte Fluss von Gasen und Flüssigkeiten im Körper entscheidend für die Gesundheit und die Genesung von Krankheiten ist. Dies ist die zentrale Idee des respiratorisch-zirkulatorischen Modells der Osteopathie. Das Konzept an sich ist nicht neu und sicherlich auch nicht einzigartig für das osteopathische Paradigma von Gesundheit und Heilung, aber die Integration in die Kernkonzepte der westlichen Medizin findet sich allein bei der Osteopathie. Das aktuelle medizinische Verständnis stützt dieses „althergebrachte“ Konzept inzwischen immer stärker.

> Angesichts der molekularen Basis der aktuellen Forschung wird schnell ersichtlich, dass auf zellulärer Ebene der adäquate Austausch von Gasen, Flüssigkeiten und Molekülen über alle Körpermembranen essenziell für die Gesundheit der Körpergewebe ist.

62.2 Der lymphatische Niederdruckkreislauf

„Krankheit entsteht durch die Unterbrechung der Flüssigkeitsversorgung oder die Beendigung der Lebensqualität“ (Still 1908).

Dieses Konzept beruht darauf, dass Bewegungen den Niederdruckkreislauf, zu dem das venöse und das lymphatische System gehören, stärkt und aktiviert. Er spielt durch die Wahrung des Flüssigkeitsgleichgewichts, den Transport von Proteinen und Nährstoffen sowie durch den Abtransport von Abfallstoffen eine **wichtige Rolle bei der Aufrechterhaltung der Homöostase** des intra- und extrazellulären Milieus.

Tab. 62.1 Drei Mechanismen zur Bewegung von Flüssigkeit im Körper und deren Verstärkung durch die osteopathische manuelle Therapie

Mechanismus	Verstärkung
äußere Massage	Biomechanische Kräfte, die auf den Körper einwirken, verstärken die Flüssigkeitsbewegung: • rotierende Kräfte • Torsionskräfte • Lymphpumpen
inhärente Peristaltik	Techniken, die sich mit dem autonomen Tonus der Organe befassen
sich ändernde Druckgradienten	Techniken, die sich mit der Verbesserung der Zwerchfellbewegungen befassen

Das Immunsystem besteht aus einem humoralen und einem zellulären Anteil. Die **humorale Immunität** wird durch Antikörper, die von B-Lymphozyten gebildet werden, vermittelt. Bei der zellulären Immunität greifen die T-Lymphozyten die fremden Zellen direkt an. Beide sind wichtig für die Verteidigung des Körpers gegen äußere Verletzungen. Allerdings darf die **Bedeutung des Lymphsystems** dabei nicht übersehen werden. Es bildet als integralen Teil des Immunsystems ein riesiges Netz aus Lymphgefäßen, Lymphknoten und Lymphorganen, die Bakterien, Viren und Abfallstoffe herausfiltern und abbauen, damit das zelluläre und humorale Immunsystem effizient arbeiten können. Für eine ideale Immunfunktion müssen diese drei Elemente harmonisch zusammenarbeiten.

Die osteopathische Manipulation soll die Gesamtfunktion des Immunsystems verstärken, indem sie Hindernisse im Lymphfluss entfernt und die Kanäle für die Lymphe im gesamten Körper eröffnet. In den Lymphgefäßen gibt es abhängig von der Anatomie des Lymphgefäßes und seiner Lage im Körper **drei Möglichkeiten, um Flüssigkeit zu bewegen:**

- Äußere Massage
- Inhärente Peristaltik
- Sich ändernde Druckgradienten (➤ Tab. 62.1)

Die **interstitielle Flüssigkeit** wird in das Lymphsystem aufgenommen. Abgesehen von gewissen Variationen in der Struktur – abhängig von der systemischen Lage – sind alle terminalen Lymphgefäße einzellige Strukturen, die mit Filamenten am Interstitium verankert sind. Diese Filamente öffnen oder schließen die terminalen Lymphgefäße als Reaktion auf interstitielle Bewegungen. Letztere entstehen durch interne Reize, wie den Puls oder die Atmung, oder als Reaktion auf Skelettmuskelkontraktionen und Gewebeverschiebungen (Moriondo et al. 2010). Dieselben Kräfte, die eine Öffnung der terminalen Lymphgefäße und somit eine Flüssigkeitsaufnahme erzielen, schieben die Lymphe voran. In den Gefäßen vorhandene Semilunarklappen verhindern den Rückstrom der Lymphe und leiten sie zentralwärts zum **Truncus lymphaticus.** Er ist mit sympathisch innervierten glatten Muskelzellen ausgekleidet, die die Lymphe durch rhythmische Kontraktionen vorantreiben (Margaris und Black 2011).

Die **pulmonale Flüssigkeitsaufnahme** in den Alveolen wird durch die sekundäre oder pulmonale Respiration gesteuert. Bis zu 50 % der Lymphbewegungen im Thorax erfolgen durch die atmungsbedingten Druckgradienten (Carreiro 2009). In den Höhlen von Thorax, Abdomen und Becken benötigt die Lymphe Druckgradienten, um zum zentralen Kreislauf zurückzukehren. Lakunen auf der Abdominalfläche des Zwerchfells absorbieren Flüssigkeit aus der Bauchhöhle. Durch Zwerchfellbewegungen wird diese Flüssigkeitsaufnahme verstärkt. Sie nimmt bei Zwerchfellkontrakturen zu und bei der Relaxation ab.

Die **Forschung über die Wirksamkeit der Manipulation** auf das Lymphsystem hat sich auf drei Themen konzentriert:

- Lymphfluss im Ductus thoracicus
- Effekt der Manipulation auf die intravasalen Zellen
- Klinischer Effekt der Manipulation auf das Fortschreiten der Krankheit

Der **Fokus auf den Lymphfluss** ist ein Beleg für die Wirksamkeit der Manipulation auf die periphere Aufnahme der Lymphe in die Lymphgefäße und das venöse System. Der **Fokus auf den Zellgehalt** liefert ein Maß dafür, wie das Immunsystem auf die manuelle Stimulation reagiert, welche Zellen betroffen sind und wie sich diese Stimulation theoretisch auf die Immunreaktion auf externe Reize auswirkt. Die Erforschung, wie die Stimulation des Lymphflusses die **Reaktion des Körpers auf äußere Verletzungen** (Infektionen) beeinflusst, ist am schwierigsten durchzuführen und zu interpretieren. Abgesehen von der Otitis media gibt es kaum Literatur über Manipulationen und ihre Effekte auf das kindliche Lymphsystem. Daher werden die verfügbare Forschung und die daraus abgeleiteten Prinzipien auf die Behandlung von Kindern mit Infektionen übertragen.

62.2.1 Studien zur Wirksamkeit der Lymphtherapie

Der Effekt der osteopathischen Manipulation und insbesondere der Lymphpumpe auf das Immunsystem wurde in mehreren Studien untersucht. Sie belegten, dass die osteopathische Manipulation nicht nur den Lymphfluss, sondern auch den Zellgehalt der Lymphe beeinflusst.

- Mithilfe einer Fluoreszenzsonde, die in das Interstitium injiziert wurde, zeigten Hodge und Downey (2011) eine vermehrte Aufnahme von Lymphe in die terminalen Lymphgefäße sowie eine erhöhte Flussrate im Ductus thoracicus.
- Knott et al. (2005) untersuchten den Lymphfluss im Ductus thoracicus bei Hunden vor und nach körperlicher Aktivität sowie nach der Anwendung thorakaler und abdominaler Pumptechniken und ermittelten eine signifikante Zunahme des Lymphflusses.
- In einer weiteren Studie von Hodge et al. (2007) fand sich nach der Durchführung einer Lymphpumpe eine deutliche Zunahme der Leukozytenzahl sowie des Flusses der Leukozyten im Ductus lymphaticus.
- In einer anderen Studie, die sich mit dem Zellgehalt der Lymphe vor und nach der Lymphpumpe befasste, analysierten Noll et al. (2008) erneut die Daten der Forschung von Castilio und Ferris-Swift aus den 1930er Jahren und kamen ebenfalls zu dem Ergebnis, dass die Lymphpumpe an der Milz den Zellgehalt des Lymphsystems erhöht (Castilio und Ferris-Swift 1955). Die statistische Auswertung der ursprünglichen Rohdaten ergab nach

der Lymphpumpe einen Anstieg der Leukozyten und Retikulozyten im Kreislauf. Gleichzeitig sanken die Erythrozytenzahl und der Arneth-Index, ein Maß zur Abschätzung des Reifegrads der Neutrophilen im Kreislauf.

- Noll et al. (2008) schlugen vor, dass die nach Durchführung der Lymphpumpe an der Milz freigesetzten Zellen eher in das venöse System als in das Lymphsystem abgegeben wurden.

In den entsprechenden nachfolgenden Abschnitten werden klinische Forschungen berücksichtigt.

Arneth-Index

Eine Altersklassifikation der Granulozyten und insbesondere der Neutrophilen im Blut, die auf der Anzahl der Läppchen des Nukleus beruht: Je mehr Läppchen vorhanden sind, umso älter ist die Zelle. Die systemische Zunahme jüngerer Zellen, die sog. Linksverschiebung, zeigt einen vermehrten Umsatz und eine vermehrte Ausschüttung von Zellen an und kann auf eine Infektion sowie auf andere Krankheiten hinweisen. Ein niedriger Arneth-Index bedeutet einen höheren Anteil jüngerer Zellen im systemischen Kreislauf.

62.3 Klinische Anwendung bei Kindern

Zu den häufigsten infektiösen Krankheiten, die bei osteopathisch tätigen Ärzten vorgestellt werden, gehören die Otitis media und Infektionen der oberen Atemwege (Lund und Carreiro 2010). Weitere im klinischen Alltag häufige infektiöse Krankheiten sind Sinusitiden und Pneumonien. Bei jeder dieser Krankheiten bestehen meist in gewissem Umfang eine respiratorisch-zirkulatorische sowie eine biomechanische Störung. Für die effiziente Funktion des Immunsystems ist ein ungestörter lymphatischer und venöser Fluss wichtig. Daher sollte sich jede Behandlung, die auf eine Stärkung der Abwehrkräfte des Körpers abzielt, zunächst mit den somatischen Funktionsstörungen befassen. Dazu gehören auch Störungen des respiratorischen Systems und der Niederdrucksysteme.

Allgemeiner Behandlungszugang gemäß des respiratorisch-zirkulatorischen Modells:

- Behandlung der transversalen Membranen und Übergangsbereiche des Körpers
- Behandlung spezifischer somatischer Funktionsstörungen, die mit dem Lymphfluss und den Atembewegungen zusammenhängen
- Behandlung somatischer Funktionsstörungen durch die jeweiligen Krankheitsprozesse

Bei Verwendung des von **Gordon Zink** beschriebenen respiratorisch-zirkulatorischen Modells (Zink 1977) sollte zunächst der thorakoabdominale Zylinder und erst dann Extremitäten, Kopf oder Hals behandelt werden. Somatische Funktionsstörungen der Gewebe des Beckens, des thorakolumbalen Übergangs und der oberen Thoraxapertur können die für eine effektive Flüssigkeitsbewegung erforderliche Pumpfunktion des Zwerchfells behindern (➤ Abb. 62.1). Am effektivsten wird die respiratorische Funktion und damit die Kräfte,

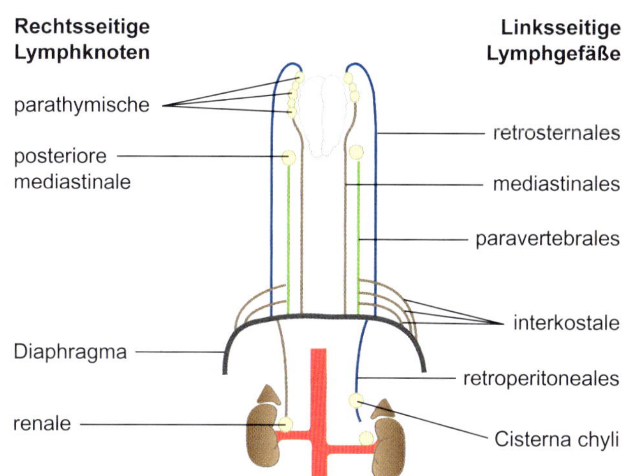

Abb. 62.1 Routen der Lymphdrainage des Zwerchfells. Gezeigt ist eine ventrale Ansicht der Lymphdrainagerouten des Zwerchfells und ihre relative Bedeutung. Letztere wird anhand von Größe, Frequenz und Intensität der Anfärbung mit Tinte beurteilt. Blau = konstant, grün = normal, braun = gelegentlich. [L138]

die die Flüssigkeiten durch den Körper bewegen, durch die Evaluation und Behandlung der Rippen und der Übergangszonen der Wirbelsäulenabschnitte, in denen die transversalen Körpermembranen liegen, verstärkt. Um diese Membranen vollständig zu erfassen, werden der kraniozervikale Übergang, die Schädelbasis und die zerebralen Hirnhäute evaluiert und behandelt. Sobald die Hindernisse der zentralen Flüssigkeitsbewegung entfernt wurden, besteht der nächste Schritt in der Behandlung der spezifischen biomechanischen somatischen Funktionsstörungen, die zum Problem beitragen.

Zentrale Übergangsbereiche, die die respiratorisch-zirkulatorische Bewegung unterstützen:

- Beckenschale, einschließlich Beckenboden, Kreuzbein und Hüftbeinen
- Zwerchfell
- Rippen
- Obere Thoraxapertur
- Kraniozervikaler Übergang
- Schädelbasis
- Zerebrale Dura

Diese Bereiche müssen zusammenarbeiten, um die optimalen Druckgradienten für einen möglichst effektiven Transport der Flüssigkeiten durch den Körper zu erreichen.

Am besten ist es, wenn jeder dieser Bereiche optimal beweglich ist. Aktuelle Studien haben jedoch weitreichende Effekte des Zwerchfells auf den Körper gezeigt. Die sekundäre Respiration und die Zwerchfellbewegungen sind für die Aufrechterhaltung dieser Effizienz direkt über ihre Wirkung auf das terminale respiratorische Lymphsystem des Bronchialbaums sowie indirekt über ihre Effekte auf die Bewegung aller Membranen im Körper beteiligt. Mögliche Auswirkungen einer somatischen Zwerchfellstörung zeigen sich an der Atmung, der Haltung und den Bewegungen des Beckenbodens.

Andere, weniger offensichtliche Symptome einer Dysfunktion des Zwerchfells manifestieren sich an Halswirbelsäule, Mundboden, Dura und Augen (Bordoni und Zanier 2013). Dies wird wichtig, wenn somatische Dysfunktionen mit bestimmten klinischen Bildern, wie Otitis media, Sinusitis, Trinkstörungen, und andere Störungen von Kopf und Hals behandelt werden.

62.4 Otitis media

62.4.1 Funktionelle Anatomie

Die akute Otitis media ist vermutlich eine der häufigsten Infektionen von Kinder und ihren Eltern. In den Industrienationen erkranken 80 % der Kinder mindestens einmal daran und mehr als 40 % bis zum Alter von 6 Jahren mindestens sechsmal. Die Inzidenz beträgt weltweit 10,5 %. In 51 % der Fälle sind Kinder unter 5 Jahren betroffen.

Die Inzidenz der **chronischen suppurativen Otitis media** beträgt 4,76 % und betrifft 22 % der Kinder < 5 Jahren. Sie ist durch ihre Langzeiteffekte auf die frühe kognitive psychosoziale und schulische Entwicklung sowie vor allem auf die auditive Verarbeitung und die Sprachenwicklung von besonderer Bedeutung. Der Hörverlust durch eine chronische suppurative Otitis media erreicht eine Prävalenz von 31 auf 1.000; etwa 28.000 Menschen sterben jährlich durch Komplikationen der Otitis media, wie Meningitis und Abszess (Monasta et al. 2012).

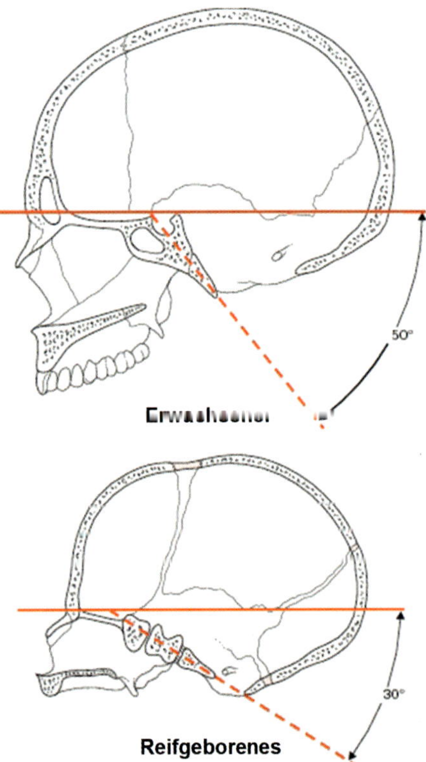

Abb. 62.2 Vergleich der Ausrichtung der Schädelbasis beim Neugeborenen und beim Erwachsenen bezogen auf die Axialebene durch Glabella und Inion. [G338]

An der Ätiologie der Otitis media und von Mittelohrergüssen bei Kindern sind Funktionsstörungen der Tuba Eustachii und ihre anatomische Ausrichtung beteiligt.

Die Schädelbasis durchläuft in den ersten Lebensjahren starke Veränderungen. Aus funktionell-anatomischer Sicht handelt es sich dabei um einen der ätiologischen und pathophysiologischen Faktoren der Otitis media, der insbesondere zur erhöhten Inzidenz der Otitis media im Kleinkindalter und der reduzierten Inzidenz im Alter von 3–5 Jahren beiträgt. Bei der Geburt ist das **Os temporale** in drei knöcherne Zentren unterteilt, die Pars petrosa, die Pars squamosa und die Pars tympanica, die durch Knorpel und Membranen miteinander verbunden sind. Die **Pars petrosa,** die das Mittelohr enthält, ist bei der Geburt relativ flach. Durch die Wachstumskräfte (Kompression und Distraktion als Reaktion auf das wachsende Zentralnervensystem) gewinnt es an Höhe, sodass sich nicht nur die Orientierung des Mittelohrs, sondern auch die Orientierung der pharyngealen Weichgewebestrukturen, einschließlich der Tuba Eustachii, ändert.

Die **Tuba Eustachii** verläuft von der Spitze der Pars petrosa des Os temporale über das petrosphenoidale Gelenk und durch die Rachenmuskulatur in die laterale Rachenwand. Bei der Geburt verläuft sie eher horizontal, sodass es häufiger zum Reflux kommt und die Flüssigkeit aus dem Mittelohr schlechter abgeleitet werden kann. Mit der veränderten Ausrichtung der Schädelbasis und der Höhenzunahme des Mittelgesichts verläuft sie zunehmend vertikaler, sodass ein Reflux seltener und eine effektivere Drainage des Mittelohrs möglich ist (➤ Abb. 62.2).

Bei Kindern ist die Tuba Eustachii noch verformbar, später wird sie immer fester. Das Mittelohr ist als Verlängerung der respiratorischen Mukosa mit Zilien tragendem Atemwegsepithel ausgekleidet, das tief im Mittelohr in ein **isoprismatisches Epithel** übergeht. Daher reagiert es auf Reizstoffe und Antigene genauso wie das Nasenepithel und erhöht die Schleimproduktion. Dadurch ist bei einer Verlegung der oberen Atemwege auch das Mittelohr verlegt. Die Tuba Eustachii drainiert die Flüssigkeit aus dem Mittelohr. Funktionsstörungen, wodurch sie dieser Aufgabe nicht mehr nachkommen kann, sind eine häufige Ursache der **chronischen serösen Otitis** und der **rezidivierenden Otitis media.** Die Funktion der Tuba Eustachii kann durch äußere und innere Faktoren gestört werden.

- **Innere Faktoren:**
  Fehlbildungen, wie ein verengtes Lumen
- **Äußere Faktoren:**
  - hyperplastisches Lymphknotengewebe, insbesondere der Adenoide
  - ein Ödem des Lumens
  - eine biomechanische Kompression

> Biomechanische Belastungen sowie lokale Ödeme in diesem Bereich sprechen sehr gut auf eine osteopathische Manipulation an.

Die Tuba Eustachii ist bei ihrem Eintritt in den Pharynx von drei Muskeln umgeben, von denen jeder an anderer Stelle des Tubenknorpels ansetzt und eine andere Funktion hat (➤ Abb. 62.3).

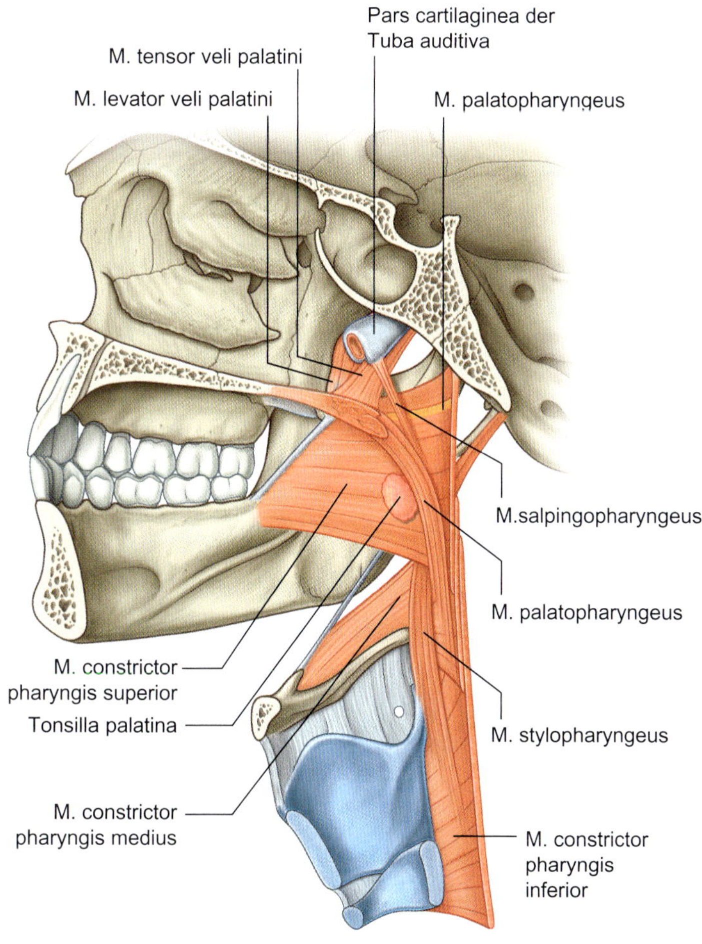

Abb. 62.3 Longitudinale Muskeln des Pharynx von medial betrachtet. [G572]

Der am stärksten an der Funktion und Dysfunktion der Tuba Eustachii beteiligte Muskel ist der **M. tensor veli palatini.** Er entspringt in der Fossa scaphoidea des Proc. pterygoideus sowie dorsal vom medialen Aspekt der Spina ossis sphenoidalis. In seinem Verlauf ist er mit der anterolateralen membranösen Wand der Tuba Eustachii verbunden. In Ruhe ist die Tuba Eustachii kollabiert. Bei der Kontraktion des M. tensor veli palatini öffnet sich die Tuba Eustachii und ermöglicht einen Druckausgleich zwischen Nasopharynx und Mittelohr.

Funktionsstörungen des M. tensor veli palatini sind häufig ursächlich an Dysfunktionen der Tuba Eustachii beteiligt. Wenn der M. tensor veli palatini zu schlaff oder mechanisch zu schlecht ausgerichtet ist, um sich zu kontrahieren, öffnet sich die Tuba Eustachii nicht ausreichend und kann das Mittelohr nicht adäquat drainieren. Durch einen Spasmus des M. tensor veli palatini kommt es abhängig von der Compliance der Tuba Eustachii zu einem von zwei Problemen. Da die kindliche Tuba Eustachii weniger Knorpel enthält als beim Erwachsenen, besitzt sie eine höhere Compliance und kollabiert dann einfach oder öffnet sich zumindest nicht. Dadurch hat das Kind vermehrt Schmerzen durch einen erhöhten Druck im Mittelohr und die stehende Flüssigkeit bildet dort einen Herd für Infektionen (➤ Abb. 62.4). Beim älteren Kind, Jugendlichen und Erwachsenen ist die Compliance der Tuba Eustachii geringer, weil sie knorpeliger ist, sodass ihre Fähigkeit zur Drainage des Mittelohrs abnimmt. In diesem Fall führt ein Spasmus der Tuba Eustachii zu einer erweiterten oder offenen Tuba Eustachii. Dadurch wird der Reflux von Materialien aus dem Rachen in das Mittelohr und damit auch von Bakterien und Viren begünstigt.

62.4.2 Osteopathische Behandlung

Die klinische Forschung zur osteopathischen Manipulation bei Kindern und ihrer Wirkung auf das Fortschreiten der Otitis media hat in den letzten 10 Jahren stark zugenommen, wobei jede Studie die Ergebnisse der vorherigen unterstützte und erweiterte.

Die letzte Studie, die in den USA erschienen ist, ermittelte eine **raschere Abheilung des Mittelohrergusses bei Kindern** nach akuter Otitis media (Steele et al. 2014). In dieser Studie wurde bei Kindern im Alter von 6 Monaten bis 2 Jahren mit Otitis media und einem Erguss nach akuter Otitis media sowie mit anormaler Tympanometrie in mindestens einem Ohr zum Zeitpunkt der ersten osteopathischen manuellen Therapie (OMT) die Behandlung nur mit Standardtherapie mit einer Behandlung mit Standardtherapie plus OMT verglichen. Außerdem mussten bei rezidivierender akuter Otitis media mindestens 4 Wochen seit der letzten Antibiotikaein-

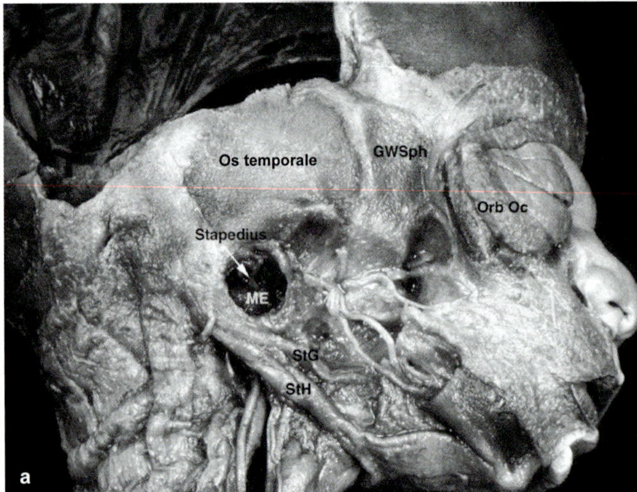

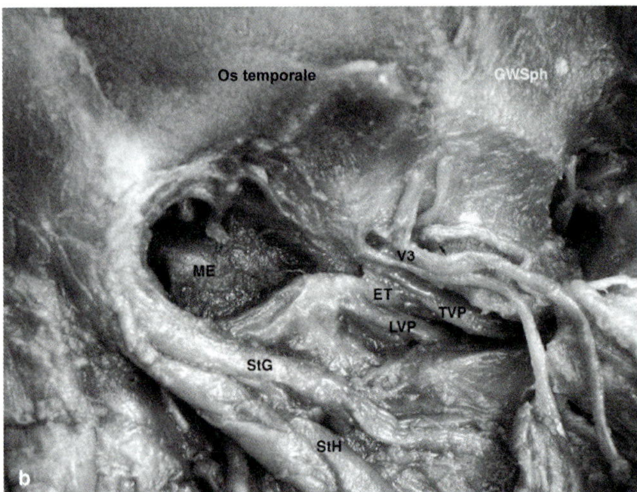

Abb. 62.4 a: Laterale Ansicht eines Schädels (Schnitt) eines Neugeborenen. Mandibula und Os zygomaticum wurden durchtrennt und die Kaumuskeln entfernt. Das Trommelfell ist kollabiert, sodass das Mittelohr (ME) und der Malleus zu erkennen sind. Der M. styloglossus (StG) und der M. stylohyoideus (StH), der M. orbicularis oculi (Orb Oc) und die Ala major ossis sphenoidalis (GWSph) sind markiert. **b:** Nahaufnahme des durch den Pfeil in (a) gekennzeichneten Bereichs. Der laterale Anteil des Os temporale wurde entfernt, um die Tuba Eustachii (ET), die vom M. tensor veli palatini (TVP) und dem M. levator veli palatini (LVP) umgeben ist, darzustellen. Gut zu erkennen ist das Größenverhältnis der Muskeln und der Tuba Eustachii. Das Mittelohr (ME), der M. styloglossus (StG), der M. stylohyoideus (StH), die Ala major ossis sphenoidalis (GWSph) und der N. ophthalmicus des N. trigeminus (V3) sind markiert. [G338]

nahme verstrichen sein oder die Abheilung der letzten akuten Otitis media musste eindeutig dokumentiert sein. Jeder Patient erhielt einmal wöchentlich für 3 Wochen ein standardisiertes OMT Protokoll, bei dem alle großen Übergangszonen, die Halswirbelsäule und der Schädel behandelt wurden.

Osteopathische Behandlungsoptionen bei Otitis media und Mittelohrerguss

(nach Steele et al. 2014)

- Iliosakralgelenke beidseits mittels Balanced Ligamentous Tension (BLT)
- Thorakolumbaler Übergang und Zwerchfell mittels Myofascial Release (MFR)
- Brustkorb mittels MFR oder BLT
- Zervikothorakaler Übergang (Thoraxapertur) mittels MFR
- Zervikaler Bereich mittels BLT
- Kraniozervikaler Bereich mittels subokzipitaler Inhibierung
- Venöse Sinusdrainage
- Okzipitale Dekompressionstechnik
- Dekompressionstechnik der sphenobasilären Symphyse

Beim dritten Besuch fand sich in der mit Standardtherapie plus OMT behandelten Gruppe eine statistisch signifikante Verbesserung des Mittelohrergusses im Vergleich zu der nur mit der Standardtherapie behandelten Gruppe.

Diese Ergebnisse untermauern einen klinisch oft zu beobachtenden Effekt: die Besserung der Ohrschmerzen durch einen Mittelohrerguss bei regulärer OMT bereits nach kurzer Zeit.

Natürlich ist das klinische Bild bei jedem Patienten unterschiedlich, weswegen auch jeder Patient individuell untersucht und behandelt werden muss.

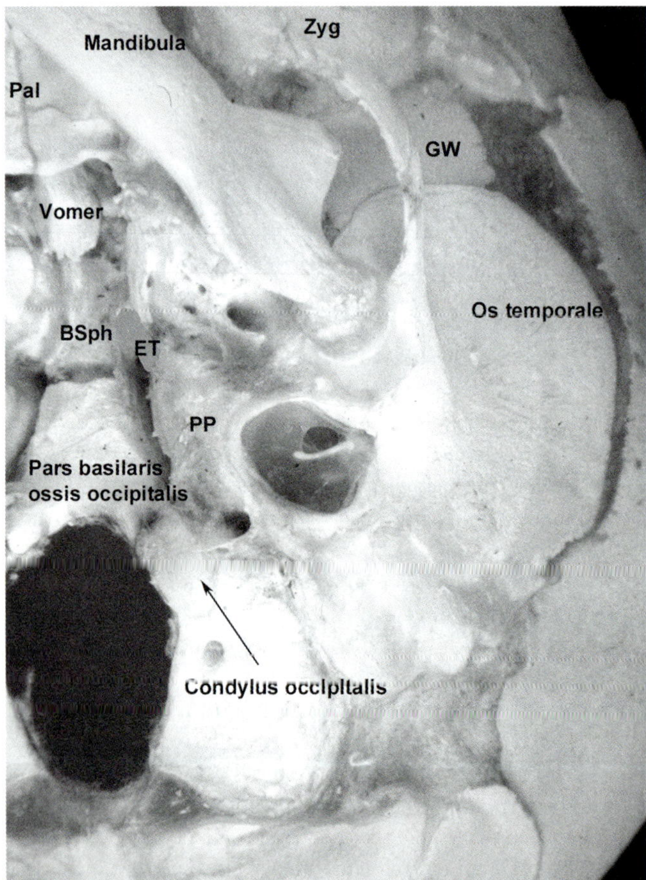

Abb. 62.5 Ansicht des Schädels eines Neugeborenen von inferior. Zu erkennen ist die Tuba Eustachii (ET) zwischen der Pars petrosa (PP) des Os temporale und dem Basisphenoid (BSph). Palatum (Pal), Ala major (GW) und Os zygomaticum (Zyg) sind markiert. [G338]

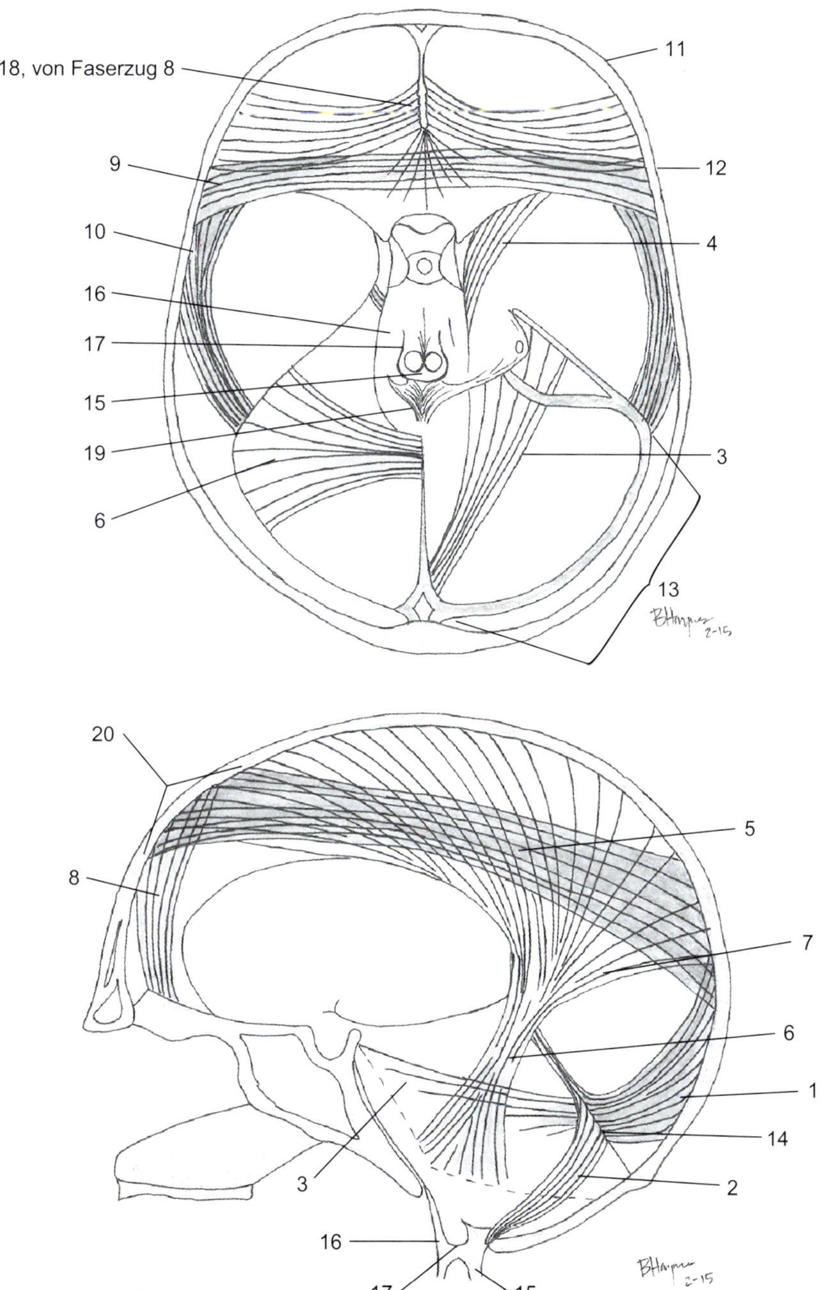

Horizontale Faserzüge
1 Falx cerebri inferior } von der Torkular-Masse
2 Falx cerebelli – Tripode – 19 } von der Torkular-Masse
3 Tentorium
4 sphenoidal
5 Falx cerebri superior
Vertikale Faserzüge
6 Tentorium
7 Falx cerebri posterior
8 Falx cerebri anterior – Crista-galli-Tripode – 18
Transversale Faserzüge – 9

Zirkuläre Faserzüge
10 squamös
11 } anterior } von der metopischen Region – 20
12 Schädeldach } medial } von der metopischen Region – 20
13 } posterior } von der metopischen Region – 20
14 Hintere Schädelgrube und zerebellär (von der Torkular-Masse)
Spinale Faserzüge
15 posterior – Tripode } 17 Die lateralen Fasern kreuzen um die A. vertebralis
16 anterior – Tripode } 17 Die lateralen Fasern kreuzen um die A. vertebralis

Abb. 62.6 Stressfasern der Dura mater nach Arbuckle. Tripode = Faserzüge, die wie die Beine eines dreibeinigen Stativs konvergieren, Torkular-Masse = Bezeichnung für konvergierende Fasern am Confluens sinuum. [L289]

Nach ihrem Austritt aus dem Os temporale kreuzt die Tuba Eustachii die Rachenmuskulatur und entleert sich in den Pharynx. Einschränkungen von Kopf und Hals beeinflussen die Funktion der Tuba Eustachii, die Drainage von Flüssigkeiten aus dem Mittelohr und die Lymphdrainage der umgebenden Bereiche. Neben der vorgenannten Behandlung müssen auch spezifische somatische Dysfunktionen der Schädelbasis, des kraniozervikalen Übergangs und der Weichgewebe des ventralen Halsbereichs evaluiert und behandelt werden, um die Otitis media angemessen therapieren zu können. Auch die sphenobasiläre Symphyse, die Sutura petrosphenoidalis, muss bedacht werden. Bei ihrem Austritt aus dem Os temporale in den Pharynx kreuzt die Tuba Eustachii nahe dem Sinus petrosphenoidalis. In vielen Fällen ist bei rezidivierender oder refraktärer Otitis media dieser Bereich eingeschränkt (persönliche Erfahrung der Autorin; persönliche Kommunikation Carreiro 2009) (➤ Abb. 62.5).

Bei der Behandlung der kindlichen Schädelbasis und der Gesichtsknochen muss berücksichtigt werden, dass sich die kindliche Anatomie von der des Erwachsenen unterscheidet und sich ständig verändert, bis im jungen Erwachsenenalter die endgültigen Proportionen erreicht werden. Bei der Geburt ist das Schädeldach oder der Gehirnschädel fast vollständig membranös mit eingestreuten Knochenwachstumszentren, während die Schädelbasis knorpelig ist. Die Handgriffe bei der Behandlung des Schädels von Kindern und Erwachsenen sind daher etwas unterschiedlich. Ziel sollte die Behandlung der membranösen Dysfunktion und nicht – wie beim Erwachsenen – des Knochens sein. Der Fokus liegt auf den **Membranen** und den **duralen Stressfasern,** die erstmals von Beryl Arbuckle beschrieben wurden, um die Bewegung der Knochen von Gehirn- und Gesichtsschädel zu beeinflussen (➤ Abb. 62.6) (Arbuckle 1977). Die von Arbuckle beschriebenen Stressfasern in der Dura sind Bereiche in den intrakraniellen Membranen, in denen die Fasern der Dura aufgrund der Kompressions- und Distraktionskräfte, die durch das Wachstum des zentralen Nervensystems entstehen, in stark übereinstimmenden und vorhersehbaren Mustern verlaufen. Durch diese Bänder entstehen Bereiche mit erhöhter Festigkeit, die als Stützpunkte für die unwillkürlichen Bewegungsmechanismen dienen. Ein Beispiel für diese duralen Stressfasern ist der ventrale Duragürtel, der durch die Duraansätze an der Sutura coronalis und entlang der Alae minores ossis sphenoidalis gebildet wird.

Andere, direktere Verfahren zur Eröffnung der Tuba Eustachii und zur Bewegung von Flüssigkeit durch diese Struktur sind:

- Modifizierte Muncie-Technik (➤ Abb. 62.7)
- Aktive Drainage des Ohrs
- Galbreath-Manöver

Channell (2008) beschreibt eine **modifizierte Muncie-Technik,** bei der das Weichgewebe an der Tuba Eustachii vorsichtig gedehnt wird, damit sie sich öffnen kann, ein Druckausgleich möglich ist und Flüssigkeit abfließen kann (➤ Abb. 62.7). Moekel und Mitha (2008) beschreiben eine aktive Ohrdrainage, bei der die Ossa temporalia mit einer pumpenden Aktion über der Glabella in Außenrotation gebracht werden, um die Tuba Eustachii zu dehnen und die Flüssigkeitsdrainage zu fördern. Das **Galbreath-Manöver** ist eine weitere Technik, mit der sich Flüssigkeit aus der Tuba Eustachii ableiten lässt. Bei diesem sehr vorsichtigen Verfahren wird der Unterkiefer als Hebel verwendet, um die Gewebe um die Tuba Eustachii in unterschiedlichen Richtungen unter Spannung zu setzen. Dazu wird der Unterkiefer mehrfach langsam über die Mittellinie gezogen und wieder freigegeben. Diese effektive Technik können auch die Eltern erlernen, sodass sie den Heilungsprozess zwischen den Besuchen oder gleich zu Beginn der Beschwerden voranbringen können. Neben der Drainage von Flüssigkeit aus dem Mittelohr reduziert jedes dieser Verfahren auch das Ödem in der Tuba Eustachii.

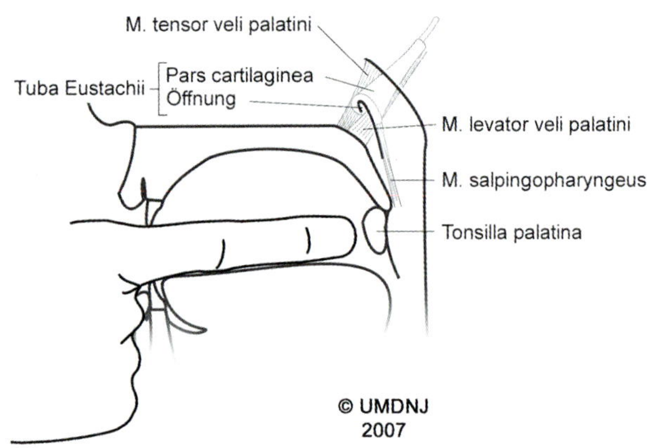

Abb. 62.7 Modifizierte Muncie-Technik nach Channell: Auf die Tonsilla palatina sollte ein behandschuhter Finger gelegt werden. Dann wird zirkulär Traktion angelegt und von lateral Druck ausgeübt. Diese Traktion unterbricht die Adhäsionen der Tuba Eustachii, deren Öffnung oberhalb der Tonsille und des weichen Gaumens liegt. [F914–002]

> Weichgewebetechniken an der ventralen Halsmuskulatur und Halsfaszie fördern durch die Reduktion des Gewebeödems und der Muskelverspannungen die Normalisierung der Funktion der Tuba Eustachii.

62.5 Sinusitis

Die kindliche Sinusitis ist ein in der klinischen Praxis häufiges Problem, dem oft eine Infektion der oberen Atemwege oder allergische Symptome vorausgehen. Kinder erleben im Durchschnitt 6–8 obere Atemwegsinfektionen pro Jahr, von denen 5–10 % zu einer akuten Sinusitis fortschreiten (Smith 2013). Die Symptome sind Husten und eine nasale Kongestion mit oder ohne Rhinorrhö. Weitere mögliche Symptome sind Kopfschmerzen, Gesichtsschmerzen und Gesichtsödeme. Die Qualität und Lokalisation der Schmerzen sind Anhaltspunkte dafür, welche Nebenhöhlen betroffen sind. Zahnschmerzen weisen oft auf eine **Sinusitis maxillaris** hin. Die **Sinusitis frontalis, sphenoidalis und ethmoidalis** gehen oft mit Schmerzen hinter den Augen einher. Aufgrund der trigeminalen Schmerzmuster kann bei einer Sinusitis sphenoidalis oder ethmoidalis auch ein Scheitelkopfschmerz vorhanden sein (Carreiro 2009).

Komplikationen der akuten und chronischen Sinusitis sind der übermäßige Einsatz von Antibiotika und seine Folgen, eine Orbitaphlegmone in ca. 9 % der Fälle und intrakranielle Komplikationen bei etwa 4–11 % der Patienten. Eine Studie von Al-Madani et al. (2013) ergab, dass die akute Sinusitis bei Kindern am häufigsten den Sinus ethmoidalis betrifft und dass bei Kindern intrakranielle Komplikationen häufiger sind als bei Erwachsenen.

62.5.1 Funktionelle Anatomie

Bei der Geburt sind die Siebbeinzellen und rudimentären Kieferhöhlen vorhanden. Eine Sinusitis ist bereits bei Kindern im Alter von 1 Jahr möglich, obwohl die Inzidenz etwa im Alter von 4 Jahren zunimmt. Die Sinus sphenoidales entstehen etwa im Alter von 5 Jahren und die Sinus frontales etwa im Alter von 7 Jahren und entwickeln sich bis zum jugendlichen Alter weiter. Bei älteren Kindern findet sich eine erhöhte Inzidenz der **allergischen Rhinitis,** einem der häufigsten prädisponierenden Faktoren für die akute und chronische Sinusitis.

Das gesamte Nasennebenhöhlensystem ist mit respiratorischem Flimmerepithel ausgekleidet, das für die Bewegung von Schleim und Partikeln zu den jeweiligen Ostien zuständig ist, von wo aus sie in die Nasenhöhle abfließen. Die effektive und effiziente **Funktion der Schleimhaut** ist abhängig von der Innervation, dem optimalen pH-Wert, der Perfusion und der intrakranialen Entwicklung. Faktoren, die zu chronischen Entzündungen führen, sind Allergene, Infektionen und Umweltfaktoren wie Zigarettenrauch. Sie beeinflussen die muköse Viskosität und behindern die Bewegung der Zilien und ihre Fähigkeit, die Nebenhöhlen zu reinigen, wodurch sie Stase und Infektion begünstigen.

62.5.2 Osteopathische Behandlung

Die Behandlung von Kindern mit Sinuserkrankungen, einschließlich der Sinusitis, hat vor allem zwei Inhalte:

- Die Behandlung des infektiösen Problems
- Die Optimierung der Schädelbewegung, um die kontinuierliche Entwicklung der Nebenhöhlen zu fördern

Letztlich optimiert die korrekte Überwindung der Funktionsstörungen, die zum aktuellen Problem beitragen, die gesamte Biomechanik des Kopfes und schafft einen Raum, in dem sich die Nebenhöhlen ungehindert entwickeln können.

Die **Behandlung des Infektionsprozesses der Sinus** umfasst die Therapie der respiratorisch-zirkulatorischen Funktionen innerhalb des Gesamtsystems sowie insbesondere in Kopf und Hals. Bei Kindern mit akuter und chronischer Sinusitis ist oft die Gesichtsmechanik eingeschränkt. Spezifische Bereiche, die evaluiert und bei Bedarf behandelt werden müssen, sind die Schädelbasis, die Gesichtsknochen sowie die Weichgewebe von Gesicht und Hals. Wie bei allen infektiösen Prozessen sollten die **Übergangsbereiche des Systems** zuerst behandelt werden, um die Flüssigkeitsbewegungen durch das gesamte System zu optimieren. Die Bewegung jeder Membran beeinflusst die Bewegungen des Gesamtsystems. Bei der Kontraktion des Zwerchfells muss sich z. B. die oropharyngeale Muskulatur ebenfalls kontrahieren, um dem negativen Druck im Thorax entgegenzuwirken und die oberen Atemwege offenzuhalten. Die Ansätze der oropharyngealen Muskeln liegen an der Schädelbasis, die eng mit den Bewegungen des Gesichtsschädels verbunden ist und die körpereigenen Mechanismen zur Sinusdrainage beeinflusst. Auf diese Weise lassen sich die anatomischen und biomechanischen Beziehungen zwischen dem Gesichtsschädel, oder Mittelgesicht, und dem Zwerchfell sowie die Art und Weise der Interaktionen erkennen.

Das vegetative Nervensystem steuert über das Ganglion pterygopalatinum die Durchblutung und die Zilienfunktion der Schleimhaut. Das Ganglion liegt in der Fossa pterygopalatina, die von der Lateralseite des Os palatinum, der Dorsalseite der Maxilla und dem anterosuperioren Aspekt des Proc. pterygoideus des Os sphenoidale begrenzt wird. Die Behandlung von Bewegungseinschränkungen oder einer Kompression durch diese Knochen und ihre Nähte stellt die Bewegungen wieder her und normalisiert möglicherweise über eine Wirkung auf den autonomen Tonus der Nebenhöhlen auch die Schleimhautfunktion. Techniken zur Bewegung von Oberkiefer und Jochbein, wie die **Oberkieferspreizung** und die von Sutherland (1990), Magoun (1976) und Carreiro (2009) beschriebenen **Jochbeintechniken** eignen sich gut, um diese Kompression zu verringern. Oft bestehen auch eine Kompression der Incisura ethmoidalis

Tab. 62.2 Osteopathische Behandlungsansätze bei Sinusitis

Schlüsselregionen des Körpers	Osteopathische Techniken
Übergangsbereiche und transversale Membranen des thorako-abdomino-pelvinen Zylinders	• myofaszialer/faszialer Release • Muskelenergie (altersabhängig) • Balanced Ligamentous Tension • funktionelle Techniken
zervikale und fasziale Weichgewebe	• anteriore und posteriore myofasziale und lymphatische Techniken • oberflächliches „Melken" der Lymphgefäße und direkter Druck – maxillär – supraorbital – temporal – nasal
subokzipitale Muskulatur	• Myofascial Release/inhibitorische Techniken • Still-Technik • Facilitated Positional Release
Schädelbasis	• Balanced Membranous Tension • inhärente Mechanismen/ Biodynamik
Bewegungen der kranialen Dura	• Balanced Membranous Tension • Sinus-venosus-Technik • Bewegung des Tentorium cerebelli
Gesichtsmechanik: Os sphenoidale, Maxilla, Os zygomaticum, Os ethmoidale, Os palatinum	• Balanced Membranous Tension • intraossärer Release
autonomes Nervensystem	• faszialer Release • inhibitorische Techniken • Release des Ganglion pterygopalatinum • „nasale Vergasertechnik" nach Sutherland

sowie eine intraossäre Belastung des Os sphenoidale, eine Restriktion der Grundmechanik und des Sinusvenensystems (Carreiro 2009). Die subokzipitale Hypertonizität ist häufig Folge der viszerosomatischen Reflexverbindungen zwischen dem Trigeminussystem, das die Nebenhöhlen innerviert, und der Halsmuskulatur (Carreiro 2009).

Auch **andere osteopathische Manipulationstechniken** sind bei der symptomatischen Behandlung der Sinusitis von Nutzen (➤ Tab. 62.2). Lee-Wong et al. (2011) zeigten, dass die OMT nicht nur die Sinusschmerzen und die Kongestionssymptome verbessert, sondern bei ihren Patienten auch insgesamt ein Gefühl der Entspannung erzeugte. Die in dieser Studie angewandten Techniken setzten keine Ausbildung in fortgeschrittenen osteopathischen Manipulationstechniken voraus und umfassten direkten Druck sowie das bilaterale „Melken" über den Sinus frontales, den Incisurae supraorbitales, den Sinus maxillares und den Temporalbereichen sowie eine oberflächliche Drainagetechnik über der Nase und dem Oberkiefer. Diese Techniken wurden den Eltern und älteren Kindern erfolgreich zur Selbstanwendung vermittelt.

In seiner Schriftensammlung „Contributions of Thought" beschreibt Sutherland eine Technik, mit der er den **„nasalen Vergaser"** zur Behandlung zahlreicher Krankheiten, wie der Sinusitis und der Influenza, einstellt (Sutherland 1998). Zur Darstellung der Bewegung des Os sphenoidale in Flexion und Extension verwendet er eine Seitkippung, die bei einseitiger Nasenatmung auftritt und bei der die ipsilaterale Ala major beim Einatmen absinkt und bei Ausatmen hochsteigt. Zur Behandlung dieser Dysfunktion verschließt er die Nasenöffnung mit einem Finger und fördert so die Bewegung der ipsilateralen Ala major bei der forcierten Inspiration; bei der forcierten Exspiration entfernt er den Druck. Dies sollte beidseits jeweils dreimal durchgeführt werden. Nach Sutherland stellt diese Technik die Grundmobilität der Gelenke sowie die intrakraniale und postnasale Drainage wieder her und befreit den Bereich um das Ganglion pterygopalatinum, sodass seine Funktion optimiert wird.

62.6 Lungeninfektionen

Atmen ist Leben. Jeder Aspekt der respiratorisch-zirkulatorischen Funktion beginnt mit dem Atmen. Die traditionelle Behandlung von Kindern mit Atemwegsinfektionen umfasst oft pharmakologische Maßnahmen, einschließlich der Gabe von Antibiotika, Bronchodilatatoren usw., während der immense Beitrag des Bewegungsapparats zur Gesundheit insgesamt und zur Atmung nicht berücksichtigt wird. Die Osteopathen hingegen erkennen diese Bedeutung und bieten den Patienten entsprechende Maßnahmen an. Die osteopathische Manipulation hilft dem System bei der **Heilung von Lungeninfektionen** auf drei Wegen:

- Sie verbessert die mechanischen Brustkorbbewegungen.
- Sie fördert die Bewegung von Flüssigkeit – den lokalen Lymphfluss und die Drainage von infektiösem Material.
- Sie gleicht den autonomen Tonus des respiratorischen Systems aus.

Das **Ziel der Behandlung** von akuten Prozessen sollte sein:

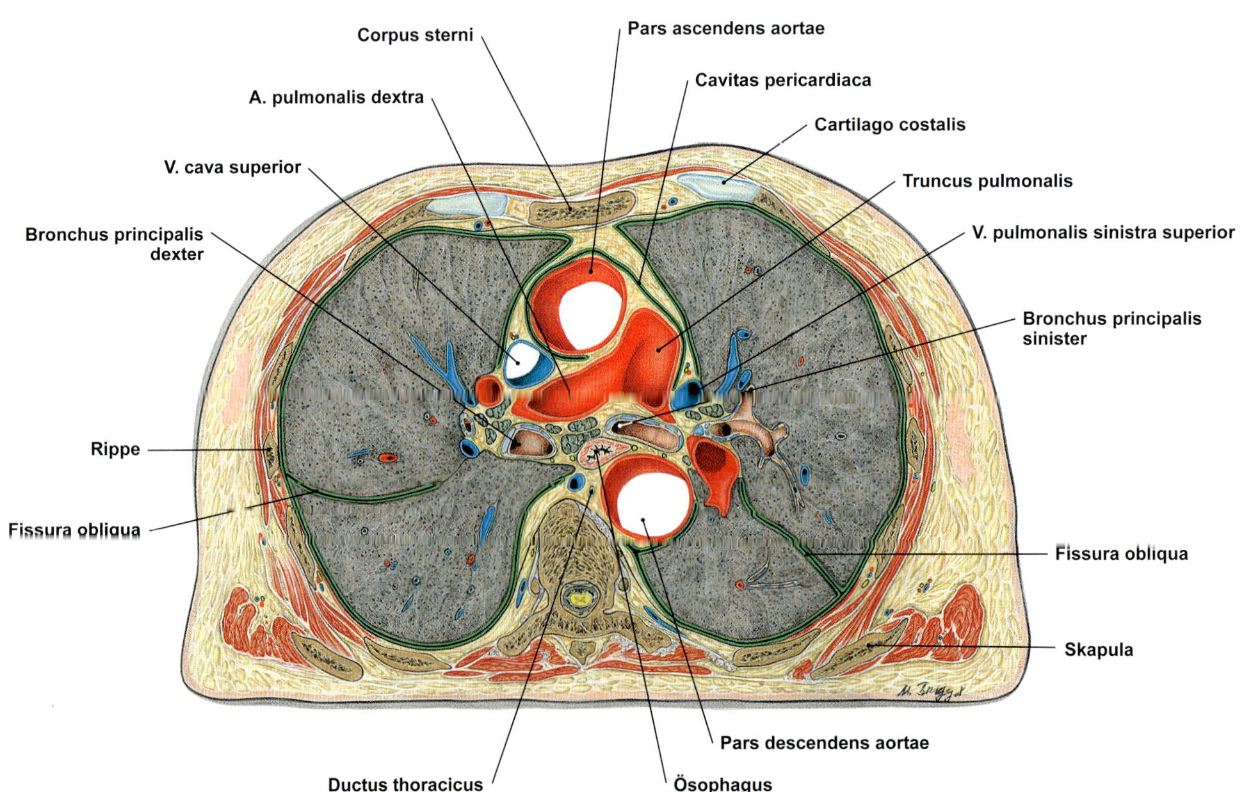

Abb. 62.8 Brusthöhle. Cavitas thoracis. Transversalschnitt auf Höhe der Aorta ascendens, Ansicht von kaudal. [S007-2-23]

- Befreiung der umgebenden Gewebe
- Sicherstellung einer Lymphdrainage
- Behandlung des betroffenen Gewebes
- Veränderung unwillkürlicher Bewegungen, um den gesamten Mechanismus auszugleichen und die Immunfunktion zu verbessern

Ähnliche Ziele gibt es bei chronischeren Prozessen, wie der chronischen Bronchitis oder einer Lungenentzündung infolge einer Lungenkrankheit.

Die Anerkennung der Bedeutung und die Bewältigung der Chronifizierung der Gewebeveränderungen infolge einer langjährigen viszerosomatischen Reflexaktivität ist ein Eckpfeiler der osteopathischen Behandlung.

62.6.1 Funktionelle Anatomie

Das myofasziale Netzwerk des respiratorischen Systems ist in sich verwoben und komplex. Es handelt sich um eine Serie parallel verlaufender Säulen mit Taschen, in denen sich Organe befinden (➤ Abb. 62.8). Die beiden Lungenhälften sind rechts und links jeweils in einer lateralen Säule untergebracht. Das Mediastinum bildet die mittlere Säule. Herz, Lunge und Mediastinum befinden sich in jeweils eigenen Faszien und sind in die drei Säulen eingebunden. Diese Säulen sind eng mit den Faszienverläufen im Thorax und dem Zwerchfell assoziiert, sodass sich strukturelle Veränderungen der zentralen Säulen leicht auf die Funktion des Thorax und umgekehrt auswirken können. Die **drei zentralen myofaszialen Säulen** vereinen sich an der oberen Thoraxapertur, verschmelzen mit der Fascia cervicalis und steigen durch die ventrale zervikale Säule zur Schädelbasis hoch.

Aufgrund dieser Anordnung werden alle Atemwegsinfektionen, wie einfache Erkältungen, Laryngotracheobronchitiden, Bronchitiden, Bronchiolitiden und Pneumonien im Grunde gleich behandelt. In allen Fällen werden zur Optimierung der respiratorischen Funktion und der Mechanik die Übergangszonen behandelt (➤ Kap. 62.4.2), ebenso Kopf und Hals. Aufgrund der Kontinuität des Fasziensystems erleichtert die Behandlung der transversalen Membranen des thorako-abdomino-pelvinen Zylinders die respiratorische und lymphatische Bewegung insgesamt. Anschließend werden die spezifischeren funktionsgestörten Bereiche der jeweiligen Krankheit behandelt.

62.6.2 Osteopathische Behandlung

Zwar gibt es viele Einzelfallberichte über klinische Verbesserungen bei Kindern mit Atemwegsinfektionen, die mit OMT behandelt wurden, allerdings fehlen in der Literatur Studien zur osteopathischen Behandlung von Kindern mit Atemwegsinfektionen.

Eine Reihe von Studien, die von Noll et al. über die Auswirkungen der OMT bei älteren Patienten mit Lungenentzündung durchgeführt wurden, ergaben bei Patienten, die eine OMT erhielten, eine deutlich kürzere Antibiotikagabe und kürzere Krankenhausaufenthalte im Vergleich zu Patienten unter medizinischer Standardtherapie (Noll et al. 2000, 2010). In der chiropraktischen Literatur gibt es mehrere Fallberichte über die Wechselbeziehung zwischen Lungeninfektionen und biomechanischen Funktionsstörungen der oberen Halswirbelsäule. Townsend und Rowe beschreiben vier Fälle, bei denen Kinder mit oberen Atemwegsinfektionen gleichzeitig biomechanische Funktionsstörungen der oberen Halswirbelsäule aufwiesen, insbesondere Spasmen der vorderen Halsmuskulatur und eine Vorverlagerung von C1 und C2. Sie beschreiben eine fast sofortige Verbesserung der respiratorischen Symptome nach der Manipulation (Townsend und Rowe 1952).

Bei der Betrachtung von **mittleren und unteren Atemwegserkrankungen** bei Kindern, einschließlich Bronchiolitis und Pneumonie, ist die Behandlung der lymphatischen und kongestiven Komponenten von größter Bedeutung. Die kindlichen Atemwege sind kleiner und nachgiebiger, sodass sie durch das vermehrte Ödem und die Flüssigkeitsbelastung im Rahmen einer Infektion leichter kollabieren. Die Bewegung des Brustkorbs fördert die **Öffnung der terminalen Lymphgefäße zur Drainage interstitieller**

Tab. 62.3 Osteopathische Behandlungsansätze bei Infektionen der tiefen Atemwege

Schlüsselbereiche	Osteopathische Behandlungsansätze
Übergangsbereiche des thorako-abdomino-pelvinen Zylinders	• myofaszialer/faszialer Release • Muskelenergie (altersentsprechend) • Balanced Ligamentous Tension • funktionelle Techniken
Schädelbasis	• Balanced Membranous Tension • inhärente Mechanismen/Biodynamik
ventrale zervikale myofasziale Gewebe	• myofaszialer Release • inhibitorische Techniken • Still-Technik • Facilitated Positional Release
Rippen • an den betroffenen Bereichen • 1 und 12 zur Unterstützung der Lymphdrainage	• Balanced Ligamentous Tension • intraossärer Release • Facilitated Positional Release • Still-Technik
Wirbelsäule • sympathische Innervation des Lungengewebes Th1–Th6 • mechanischer Beitrag zur Zwerchfellfunktion Th10–L3	• Balanced Ligamentous Tension • Still-Technik • Counterstrain • Facilitated Positional Release • Muskelenergie (altersentsprechend) • funktionelle Techniken • myofaszialer/faszialer Release
Sternum	• faszialer Release • Balanced Ligamentous Tension
Schlüsselbeine	Balanced Ligamentous Tension
thorakale myofasziale Säulen	myofaszialer/faszialer Release
Lunge • respiratorische und mechanische Bewegung • inhärente Bewegung	• inhärente Mechanismen • viszerale Techniken • myofaszialer Release

Flüssigkeiten. Daher erhöht die Behandlung der Bewegungen von Sternum und Rippen sowie der betroffenen Gebiete die Flüssigkeitsbewegungen im Lungenparenchym und damit das Entfernen von Eiter aus dem infizierten Bereich und verbessert die lymphatische Aufnahme der Ödeme.

Aufgrund der funktionellen Anatomie des kindlichen Thorax unterscheidet sich die Behandlung bei Kindern und Erwachsenen (➤ Tab. 62.3). Erstens verlaufen die Rippen bis zum Alter von 6–7 Jahren horizontaler, weswegen beim jüngeren Kind bei der osteopathischen Manipulation andere Handgriffe und Bewegungsvektoren eingesetzt werden müssen. Außerdem ist die Compliance des kindlichen Thorax durch die überwiegend knorpeligen Knochen erhöht. Dies führt insbesondere bei sehr jungen Kindern zu einer anderen Atemmechanik. Säuglinge und Kleinkinder sind aufgrund der unterschiedlichen Gewebespannungen bei In- und Exspiration obligate Brustatmer. Der inspiratorische Unterdruck setzt das umliegende Gewebe unter Spannung. Aufgrund der erhöhten Compliance der Rippen kann der Thorax diesen Drücken nicht allein standhalten, sodass die umgebende thorakale und oropharyngeale Muskulatur bei der Atemmechanik besonders wichtig ist. Die **Aufrechterhaltung der Spannung durch die oropharyngeale Muskulatur** des Kindes ist insbesondere bei Infektionen oder Obstruktionen wichtig für die Atemmechanik.

Die Optimierung der Bewegung der Schlüsselbeine, der Thoraxapertur und der Sibson-Faszie verbessert den passiven Lymphfluss. Die Wirbelsäule ist nicht nur für die Gesamtbewegung des Thorax wichtig, sondern beeinflusst über Verbindungen am thorakolumbalen Übergang auch die Zwerchfellbewegung. Das Zwerchfell liefert einen wichtigen Beitrag zur Brustatmung mit weitreichenden Effekten auf den Körper. In den lymphatischen Kapillaren werden **zwei Muster von Lymphfluktuationen** beobachtet:

- Die Frequenz des einen Musters stimmt mit dem Rhythmus der sekundären Respiration oder Atmung überein.
- Das andere ist ein spontanes, nicht rhythmisches Muster mit höherer Amplitude (Carreiro 2009).

Die sekundäre Respiration beeinflusst die lymphatische Aufnahme im gesamten Körper. In aktuellen Studien wurde ein Zusammenhang zwischen der Funktion des Zwerchfells und der Funktion von Beckenbodens Thoracic Outlet und Mundboden hergestellt, wobei letzterer über das Trigeminus-System erreicht wird (Bordoni und Zanier 2013). Bei der **Manipulation des Zwerchfells** muss die abweichende Anatomie des jüngeren Kindes berücksichtigt werden. Beim Erwachsenen ist es gewölbt und die Spitze der Kuppel liegt auf Höhe von Th5; beim Kind verläuft es horizontaler. Dadurch ist die Appositionszone kleiner, wodurch sich die Atemarbeit erhöht, sodass somatische Dysfunktionen behandelt werden müssen.

Das **autonome System** ist bei der Behandlung von Kindern mit pulmonalen Infektionen wichtig. Das Lungenparenchym wird parasympathisch über den N. vagus innerviert sowie sympathisch über die Nerven des Truncus sympathicus in Höhe Th1–Th6. Kinder reagieren stärker auf Entzündungen und eine parasympathische Stimulation als Erwachsene (Wohl 2000). Entzündungen oder ein erhöhter Parasympathikotonus führen zum **Bronchospasmus und zu verdickten Sekretionen.** Die Evaluation und Behandlung der oberen Brustwirbel, insbesondere von Th1–Th6, unterstützt nicht nur die gesamten Thorax- und Zwerchfellbewegungen, sondern wirkt sich auch auf den Sympathikotonus, die pulmonale glatte Muskulatur und die Viskosität der Flüssigkeit aus. Die parasympathischen Beiträge zum Krankheitsprozess werden am besten durch die Behandlung der oberen Halswirbelsäule und des okzipitoatlantalen Bereichs behandelt.

Nachdem die mechanischen Bewegungen der Übergangsbereiche, der transversalen Membranen, des Brustraums und Brustkorbs sowie der Lymphfluss im gesamten Gebiet behandelt wurden, gilt die Aufmerksamkeit dem Lungenparenchym und dem Gleichgewicht des Systems insgesamt. Das **Parenchym** wird direkt über viszeralen Techniken erreicht, um inhärente und respiratorische Bewegungen zu beeinflussen. Die Behandlung beginnt am proximalen Bronchialbaum und schreitet in Richtung auf die Alveolen fort, um einen maximalen Lymphfluss und eine größtmögliche Flüssigkeitsdrainage zu erzielen. Anschließend werden die unwillkürlichen Mechanismen angegangen, um ein ausgewogenes Gesamtsystem sicherzustellen. Dabei werden alle notwendigen Bereiche behandelt und die Störungen des Flüssigkeitssystems und des zentralen Nervensystems beruhigt, damit die inhärenten Mechanismen des Kindes die Möglichkeit haben, das Gleichgewicht wiederherzustellen.

Zusammenfassung

Atmen ist Leben. Leben ist Bewegung.

Grundlegend für die osteopathische Behandlung von Patienten mit einer Infektion ist die optimale Funktion des respiratorisch-zirkulatorischen Systems. Zentral für diese symbiotische Beziehung zwischen Struktur und Funktion sind Gesundheit und Bewegung des lymphatischen und respiratorischen Niederdrucksystems. Dieses Konzept gilt nicht nur für Kinder. Aufgrund einer unterschiedlichen funktionellen Anatomie und den möglichen Auswirkungen der wachsenden und wechselnden Anatomie und Physiologie ändert sich bei ihnen aber der Schwerpunkt der osteopathischen Behandlung.

LITERATUR

Al-Madani MV et al. The prevalence of orbital complications among children and adults with acute rhinosinusitis. Braz J Otorhinolaryngol. 2013; 79: 716–719.

Arbuckle B. The Selected Writings of Beryl Arbuckle, D.O., F.A.C.O.P. National Osteopathic Institute and Cerebral Palsy Foundation, 1977.

Bordoni B, Zanier E. Anatomic connections of the diaphragm: influence of respiration on the body system. J Multidiscip Healthc. 2013; 6: 281–291.

Carreiro JE. An Osteopathic Approach to Children. 2nd ed. London: Churchill Livingstone, 2009.

Castilio Y, Ferris-Swift L. Effects of splenic stimulation in normal individuals on the actual and differential blood cell count, and the opsonic index (reprint). 1932 Yearbook of the Academy of Applied Osteopathy (1955): 111–120.

Channell M. Modified Muncie Technique: Osteopathic manipulation for Eustachian tube dysfunction and illustrative report of case. J Am Osteopath Assoc. 2008; 108: 260–263.

Hodge LM, Downey HF. Lymphatic pump treatment enhances the lymphatic and immune systems. Exp Biol Med (Maywood). 2011; 236: 1109–1115.

Hodge LM et al. Abdominal lymphatic pump treatment increases leukocyte count and flux in thoracic duct lymph. Lymphat Res Biol. 2007; 5: 127–133.
Knott EM et al. Increased lymphatic flow in the thoracic duct during manipulative intervention. J Am Osteopath Assoc. 2005; 105: 447–456.
Lee Wong M et al. An osteopathic approach to chronic sinusitis. J Aller Ther. 2011; 2: 109.
Lund G, Carreiro JE. Characteristics of pediatric patients seen in medical school-based osteopathic manipulative medicine clinics. J Am Osteopath Assoc. 2010; 110: 376–380.
Magoun HI. Osteopathy in the Cranial Field. 2nd ed. Boise: Northwest Printing, Inc., 1976.
Margaris KN, Black RA. Modelling the lymphatic system: challenges and opportunities. J R Soc Interface. 2011; 9: 601–612.
Moekel E, Mitha N. Textbook of Pediatric Osteopathy. Edinburgh: Churchill Livingstone Elsevier, 2008.
Monasta L et al. Burden of disease caused by otitis media: Systematic review and global estimates. PLoS ONE. 2012; 7: e36226.
Moriondo A et al. Tissue contribution to the mechanical features of diaphragmatic initial lymphatics. J Physiol. 2010; 588 (Pt 20): 3957–3969.
Noll DR et al. Benefits of osteopathic manipulative treatment for hospitalized elderly patients with pneumonia. J Am Osteopath Assoc. 2000; 100: 776–782.
Noll DR, Johnson JC, Brooks JE. Revisiting Castlio and Ferris-Swift's experiments on direct splenic stimulation in patients with acute infectious disease. J Am Osteopath Assoc. 2008a; 108: 71–79.
Noll DR et al. Efficacy of osteopathic manipulation as an adjunctive treatment for hospitalized patients with pneumonia: a randomized controlled trial. Osteopath Med Prim Care. 2010; 4: 2.
Smith MJ. Evidence for the diagnosis and treatment of acute uncomplicated sinusitis in children: a systematic review. Pediatrics. 2013; 132: e284–296.
Steele KM et al. Effect of osteopathic manipulative treatment on middle ear effusion following acute otitis media in young children: a pilot study. J Am Osteopath Assoc. 2014; 114: 436–447.
Still AT. The Philosophy and Mechanical Principles of Osteopathy. Kansas City: Hudson-Kimberly Pub. Co., 1902.
Still AT. Autobiography of ST Still with a history of the Discovery of the Science of Osteopathy. 1908.
Sutherland WG. Contributions of thought. Fort Worth: Sutherland Cranial Teaching Foundation, 1998.
Sutherland WG. Teachings in the Science of Osteopathy. Fort Worth: Sutherland Cranial Teaching Foundation, 1990.
Townsend EH Jr., Rowe ML. Mobility of the upper cervical spine in health and disease. Pediatrics. 1952; 10: 567–574.
Wohl ME. Developmental physiology of the respiratory system. In: Chernik V, Boat T (eds) Kendig's disorders of the respiratory tract in children. Philadelphia: WB Saunders, 2000; 19–27.
Zink JG. Respiratory and circulatory care: the conceptual model. Osteopath Ann. 1977; 5:108–112.

KAPITEL

63 Multimorbidität im Alter aus internistischer Sicht

Rainer Heller

Multimorbidität bezeichnet das gleichzeitige Bestehen oder Auftreten von zwei oder mehr Erkrankungen bei der gleichen Person, wobei der Begriff von der Komorbidität, also dem Auftreten einer Begleit- oder Folgeerkrankung einer bestehenden Gesundheitsstörung wie beim Diabetes mellitus, nicht klar abgegrenzt ist (Schüle 2013).

63.1 Epidemiologie

Multimorbidität tritt bei bis zu 50 % der unter 65-Jährigen (Barnett et al. 2012, van den Akker et al. 1998) und bei 78 % der über 80-Jährigen auf. Sie ist damit nicht als eine ausschließliche Lebenssituation älterer Patienten anzusehen, da sie sogar bei 10 % der unter 20-Jährigen auftritt (van den Akker et al. 1998). Alter stellt aber per se einen unabhängigen Risikofaktor vieler chronischer Erkrankungen und Funktionsstörungen dar. Multimorbidität mag somit kein exklusives Merkmal des geriatrischen Patientenguts sein, sie findet sich jedoch mit zunehmendem Lebensalter immer häufiger. Eine Prävalenz von 55–98 % wird angegeben, wobei eine Korrelation zu Alter, weiblichem Geschlecht und niedrigem sozioökonomischem Status gefunden wird (Marengoni et al. 2011). Die Konsequenzen sind erheblich und umfassen Behinderung, Funktionseinbußen, eingeschränkte Lebensqualität und Kosten im Gesundheitssystem, wahrscheinlich auch eine erhöhte Mortalität (Marengoni et al. 2011, Salive 2013).

Der ältere Patient wird zunehmend in den Fokus der Medizin rücken (Fortin et al. 2007). Da immer mehr Menschen immer älter werden und die Geburtenrate stagniert, resultiert eine demografische Entwicklung, sie sich in einer typischen Veränderung der Bevölkerungspyramide ausdrückt (➤ Abb. 63.1). Diese kann man – durchaus metaphorisierend – als **„Athletisierung"** ansehen (Statistisches Bundesamt 2014). Der Anteil der > 80-Jährigen wird sich bis zum Jahr 2050 verdreifachen und dann 15 % der Gesamtbevölkerung ausmachen. Der Anteil der Rentner in Deutschland wird im

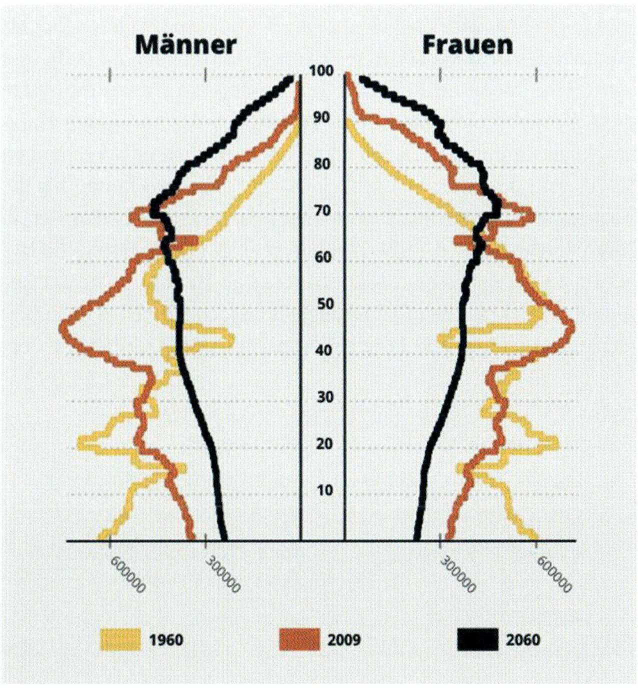

Abb. 63.1 Athletisierung der Bevölkerungspyramide bis zum Jahr 2060. Gelb: Altersverteilung der Bevölkerung im Jahr 1960. Rot: Status quo gemäß letzter statistischer Erhebung im Jahr 2009. Schwarz: Schätzung der Altersverteilung im Jahr 2060. [L291]

Jahre 2050 40 % betragen. Die Lebenserwartung steigt jährlich um 3 Monate (Sieber 2007). Ähnliche Zahlen des „Silver Tsunami" werden für die USA erwartet (Gugliucci und Govanis 2009, Noll et al. 2013, Shannon und Teitelbaum 2009).

Während der Anteil der Jüngeren in den westlichen Gesellschaften abnimmt und deren Leistungseffizienz maximal abgefragt wird, wird das sozioökonomische Potenzial der Älteren verkannt oder nicht ausreichend gefordert. Den politischen Bestrebungen einer Flexibilisierung des Renteneintrittsalters steht auf der anderen Seite eine **unzureichende Grundlagenforschung der Altersmedizin** gegenüber.

Wer ist der geriatrische Patient und was charakterisiert ihn? Eine Übereinkunft der Fachgesellschaften Deutschlands definierte ihn 2007 als Menschen mit einer geriatrietypischen Multimorbidität, vergesellschafteter Polypharmazie und einem höheren Lebensalter (> 70 Jahre), wobei die Multimorbidität vorrangig gesehen wird. Alternativ definiert ein Alter > 80 Jahre oder das Auftreten einer erhöhten Gebrechlichkeit und Vulnerabilität (Frailty-Syndrom) den geriatrischen Patienten (DGG 2007, DGGG 2009, Sieber 2007).

63.2 Multimorbidität

Bei der Häufigkeit betroffener Systeme im Rahmen einer Multimorbidität stehen kardiovaskuläre Erkrankungen vor den muskuloskeletal bedingten Erkrankungen an erster Stelle. Die Rangfolge der Multimorbiditäten ist in ➤ Tab. 63.1 wiedergegeben.

Die zentrale Stellung für Morbidität und Lebenserwartung behauptet das **kardiovaskuläre System.** Das pathologische Substrat wird in der arteriosklerotischen Gefäßwandveränderung und deren angiologischen und kardiologischen Konsequenzen gesehen. Das **Postulat des Primats der Arterie von A. T. Still** gewinnt in diesem Sinne eine moderne Relevanz. Im Vordergrund der Prophylaxe steht die **Beherrschung der Risikofaktoren** der koronaren Herzkrankheit und der arteriellen Hypertonie. In allen entsprechenden Scores geht das Alter maßgeblich in die Risikoberechnung für die Vortestwahrscheinlichkeit eines Herzinfarkts ein (Assmann et al. 2002, Versteylen et al. 2011, Zambon et al. 2014). Die arterielle Hypertonie wird neben dem Nikotinabusus als Hauptursache der koronaren Herzkrankheit (KHK) angesehen (Schannwell et al. 2007). Pharmakotherapie und Lebensstiländerung durch Ordnungs-, Ernährungs- und Bewegungstherapie werden zur Modulation der Risikofaktoren eingesetzt. **Kardiovaskuläre Risikofaktoren** sind:

- Nikotinabusus
- Arterieller Hypertonus
- Hypercholesterinämie
- Diabetes mellitus und Hyperinsulinämie
- Erhöhtes Fibrinogen oder C-reaktives Protein (CRP)
- Bewegungsmangel
- Adipositas (falls nicht isoliert vorliegend)
- Störung der Stressverarbeitung
- Hohes Lebensalter

Als wichtigste Stellschrauben des Risikoprofils firmieren Nikotinabusus, Blutdrucksenkung (Collins et al. 1990, Gueyffier et al. 1996) und die Behandlung atherogener Stoffwechselparameter.

Die **Prävalenz eines erhöhten Blutdrucks** steigt statistisch mit zunehmendem Lebensalter an (Reckelhoff 2001, Thamm 1999). Isolierte systolische Hypertonie sollte nicht als normaler Altersbluthochdruck verharmlost werden (Weber 2004). Jedoch werden höhere systolische Werte toleriert, was kürzlich in die Normwerte der Leitlinien der American Heart Association (Go et al. 2014) eingegangen ist. Beim älteren Patienten liegt eine verstärkte Medikamentenempfindlichkeit und eine negative Evidenz für zu aggressive Blutdrucksenkung (< 130 mmHg systolisch) vor (Kaiser et al. 2014). Als **Vorteil antihypertensiver Therapie** werden beim > 80-jährigen Patienten eine Senkung der Mortalität nach Schlaganfall und eine Senkung der Gesamtmortalität sowie eine Reduktion der Herzinsuffizienz beschrieben (Beckett et al. 2008, Gueyffier et al. 1996). Hingegen legt eine aktuelle Kohortenstudie nahe, dass die Erstmanifestation eines Bluthochdrucks bei über 80-Jährigen einer Demenzentwicklung entgegenwirken könnte (Corrada 2014).

Pharmakologische Empfehlungen können auf den betagten Patienten nur eingeschränkt angewendet werden (Holzgreve 1998, Paulus et al. 2007, Wehling 2010). Nur für Aldosteronantagonisten sowie Sport- und Bewegungstherapie wurden positive Effekte gesichert (Andrade und Ignaszweski 2007, Tschope et al. 1973).

Bluthochdruck korreliert positiv mit Herzinsuffizienz und ist ihr häufigster Auslöser. Die **diastolische Herzinsuffizienz** nimmt ab dem 70. Lebensjahr zu (Zile und Brutsaert 2002). Eine Hypertrophie der Kardiomyozyten, Matrixfibrosierungen und endokardiale Funktionsstörungen bedingen eine gestörten Relaxation und stellen das häufigste hypertensive Schädigungsmuster am Herzen dar (Levy et al. 1996). Sowohl systolische als auch diastolische Herzinsuffizienz schränken die Lebenserwartung ein (Roger 2013).

Hypertonie und Herzinsuffizienz sind mit **Vorhofflimmern** assoziiert (Jung 2003, Manolis et al. 2012, Perez et al. 2013). Über 15–25 % der über 80-Jährigen weisen phasenweises Vorhofflimmern auf (Ohlmeier et al. 2013). Vorhofflimmern ist mit Hirnembolien assoziiert (Ferro 2003). Die orale Antikoagulationstherapie verhindert ischämische Insulte, ist aber auch in ihren neueren Varianten (Faktor-Xa-Hemmung, Thrombinhemmung) mit **vermehrter Blutungsneigung** belastet, was bei bewegungstherapeutischen Therapieansätzen und der zunehmenden Sturzgefährdung im Senium bedacht werden muss.

Die Arteriosklerose bewirkt Minderperfusion und mittelbar Embolismus an lebenswichtigen Zielorganen. Die **arterielle Hyperto-**

Tab. 63.1 Rangfolge der Häufigkeiten von Krankheiten, die im Rahmen einer Multimorbidität beobachtet werden[a]

1	Herz- und Kreislaufkrankheiten	vor allem arterielle Hypertonie
2	muskuloskeletale Krankheiten	vor allem Rückenschmerz
3	Stoffwechselstörungen	vor allem Diabetes mellitus → Hyperlipoproteinämie
4	Depression	
5	Adipositas	
6	Lungenkrankheiten	vor allem chronisch-obstruktive Lungenkrankheit
7	Hautkrankheiten	

[a] Nach Rizza et al. 2012, Thefeld 1999, van den Bussche et al. 2011.

Tab. 63.2 Zielorgane und deren Erkrankungsprofile bei Arteriosklerose und arterieller Hypertonie

Zielorgan	Arteriosklerose	Arterielle Hypertonie
Gehirn	Schlaganfall SAE (vaskuläre Demenz)	Hirnmassenblutung SAE (Binswanger-Krankheit)
Auge	Embolie der Retinaarterie	hypertensive Retinopathie
Herz	koronare Herzkrankheit Herzinfarkt	hypertensive Herzkrankheit Herzinsuffizienz
Nieren	Schrumpfniere Nierenembolie	hypertensive Nephrosklerose
untere Extremität	arterielle Verschlusskrankheit (Raucherbein) Beinembolie	keine

SAE = subkortikale arteriosklerotische Leukenzephalopathie.

nie als Hauptrisikofaktor der Arteriosklerose weist auch ein eigenständiges Schädigungsprofil auf (➤ Tab. 63.2).

Bei den viszeralen Organinsuffizienzen rangieren hinter dem Herzen die Lunge, Niere und Leber. Das Atmungssystem wird mit einer physiologischen Reduktion der Vitalkapazität und anderer Funktionsparameter ineffektiver. Die Referenzwerte beziehen sich üblicherweise auf die Angaben der Europäischen Gemeinschaft für Kohle und Stahl (EGKS) und sind für den alternden Menschen zu hoch angesetzt (Marek et al. 2009). Die glomeruläre Filtrationsleistung der Nieren sinkt ab dem 55. Lebensalter physiologisch in Bereiche, die nach der aktuellen Klassifikation der US National Kidney Foundation als Niereninsuffizienz einzustufen sind (Levey et al. 2003). Eine Altersprogredienz der Gewichtsentwicklung und des kardiovaskulären Risikoprofils modulieren diese Umstände zusätzlich.

Neurodegenerative Erkrankungen wie die Alzheimer-Krankheit oder das Parkinson-Syndrom, Malignome und entzündliche rheumatische Erkrankungen finden sich zwar seltener, aggravieren eine Multimorbidität jedoch erheblich.

63.3 Polypharmazie

Multimorbidität bedingt das Phänomen der Polypharmazie. Hierunter versteht man die Anwendung eines allopathischen Therapiekonzepts unter Einsatz einer zunehmenden Anzahl pharmakologischer Wirksubstanzen in unterschiedlicher Darreichungsfrequenz und -form.

> Interaktionen verschiedener Medikamente und deren individuelle Auswirkungen auf den alternden Organismus können dabei unkalkulierbar werden (Thürmann 2014). Arzneimittelinteraktionen bei mehr als fünf Substanzklassen werden unüberschaubar, die Evidenz eines Benefits der Polypharmazie fehlt.

Der gealterte Mensch ist in pharmakologischen Studien nicht ausreichend repräsentiert. Ergebnisse aus Studien, bei deren Studiendesign hohes Alter ein Ausschlusskriterium darstellt, werden unzulässigerweise als Leitlinienbasis therapeutischer Empfehlungen auf diese Altersgruppe extrapoliert. **Pharmakokinetik und Pharmakodynamik** ändern sich im Alter. Erhöhte Magenazidität und verzögerte Darmpassage modifizieren die Resorptionsbedingungen oral zugeführter Substanzen. Das Fettkompartiment des Körpers wächst an, während der Verteilungsraum wasserlöslicher Substanzen bei sinkendem Gesamtkörperwasser schrumpft. Die Entgiftungs- und Ausscheidungsfunktionen von Leber und Nieren werden ineffektiver. Die renale Elimination nimmt bis zum 90. Lebensjahr um ein Drittel ab. Die Leberperfusion reduziert sich bis zum 80. Lebensjahr um fast die Hälfte (Wynne et al. 1989, Zeeh und Platt 2002).

> Therapeutische Leitlinien zu partikulären Komponenten einer Multimorbidität führen zur unkritischen Akkumulation medikamentöser und nichtmedikamentöser Therapien. Therapeuten verschiedener Fachdisziplinen verordnen Pharmakotherapien, deren Wirkungen partiell widersprüchlich sein können, ohne gegenseitige Absprache (Boyd et al. 2005). Auch ein nichtdementer Patient verliert leicht den Überblick. Nebenwirkungen führen oft zu Therapieerweiterungen und nicht zu einer kritischen Beurteilung der Nebenwirkungsprofile, die Compliance des Patienten bricht zusammen.

Es steht die durch Konsensus-Befragung entstandene **PRISCUS-Liste** (priscus, lat.: alt, altehrwürdig) der für den älteren Menschen inadäquaten Medikamente zur Verfügung (Holt et al. 2011, Siebert et al. 2013). Es gibt aber **keine Leitlinien der Arbeitsgemeinschaft der Wissenschaftlichen Medizinischen Fachgesellschaften** (AWMF) zum Umgang mit Multimorbidität oder Polypharmazie. Hier finden sich lediglich Leitlinien zum Umgang mit Harninkontinenz, enteraler Ernährung bei Schlaganfall und klinischer Ernährung in der Geriatrie (AWMF 2014). Eine Leitlinie zur Multimedikation ist jedoch regional in Hessen (Bergert et al. 2014) entstanden.

Der geriatrisch arbeitende Arzt – gleich welcher Fachdisziplin – sollte sich bei der Pharmakotherapie in der Pflicht sehen, seine Verordnung in verschiedener Hinsicht über das übliche Vorgehen hinaus zu überprüfen.

Verordnungskriterien zur Pharmakotherapie im Alter (Bergert et al. 2014):

- Medikament ist laut PRISCUS-Liste adäquat
- Wirkung des Medikaments im Alter ist evident
- Langzeitnutzen besteht für das betroffene Alter
- Nebenwirkungen mit der bisherigen Medikation ist unwahrscheinlich
- Medikation erfolgt nicht gegen Nebenwirkungen anderer Medikamente, dann Austausch des Präparats mit Nebenwirkungen
- Einschleichend niedrigste erforderliche Dosierung finden
- Applikationsformen vereinfachen, zur Reduktion der Tablettenlast
- Fünf Medikamente sollten reichen
- Nichtpharmakologische Alternativen erwägen und bevorzugen

Bei der therapeutischen Unsicherheit insbesondere polypharmakologischer Konzepte ist beim geriatrischen multimorbiden Patienten die **Abkehr von einer krankheitszentrierten** und die **Hinwendung zu einer patientenzentrierten** medizinischen Sichtweise vorgeschlagen worden, die einerseits die Zielvorstellungen von Patient und Therapeut in Deckung bringt und andererseits den therapierbaren Einschränkungen und Behinderungen im täglichen Leben Rechnung trägt (Tinetti und Fried 2004). Diese Einschätzung orientiert sich an dem biopsychosozialen Kontext des Patienten. Ein solcher Ansatz wird durch die Anwendung der **International Classification of Functioning, Disability and Health** (ICF) der WHO messbar und gewährleistet eine wissenschaftliche Auswertbarkeit des Ausgangszustands und des Verlaufs im Rahmen eines Therapiekonzepts (DIMDI 2014).

> Die Überprüfung der Wertigkeit osteopathisch-medizinischer Maßnahmen bei geriatrischen Patienten erscheint in diesem System machbar und wäre wünschenswert.

63.4 Bewegungsapparat

63.4.1 Gangstörung

Gangstörungen finden sich bei 35 % der über 70-Jährigen (Jahn et al. 2010). Gangstörungen gehören nicht zwangsläufig zum Alter. Sie haben eine oft multifaktorielle Genese.

Der Gang des geriatrischen Patienten muss **immer Bestandteil der Untersuchung** sein. Es werden Ganggeschwindigkeit, Schrittlänge, Breitbeinigkeit und Gangflüssigkeit beurteilt und ergänzend Sonderaufgaben gestellt wie Tandemgang, Blindgang oder die Abforderung einer anderen Leistung – etwa der Beantwortung einer Frage – beim Gehen im Sinne eines sog. „dual-task". Modifizierte Romberg Tests oder die Testung der Kompensationsfähigkeit des Stands nach unerwartetem Anstoßen oder Wegziehens (sog. „push-pull"-Test) finden Verwendung. Ziel ist die möglichst genaue Erfassung des Stand- und Gangbilds. Klassifizierend nach der Ursache einer Störung kann ein antalgisches oder ein neurologisch gestörtes Gangbild vorherrschen (paretisches, spastisches, ataktisches, sensorisches, hypokinetisches, dyskinetisches Gangbild). Der **Grund der Veränderung** kann in Sturzangst, in sonstigen Angstneurosen oder in einer psychogenen Fehlsteuerung begründet liegen (Jahn et al. 2010).

Tab. 63.3 Einteilung von Gangstörungen[a]

Funktionsebene	Anatomisches Korrelat	Krankheitsbeispiel
untere	Peripherie (Gelenkebene, Muskel, Somatoefferenz, Propriozeption)	• Arthrosen • Polyarthritis • Polymyalgia rheumatica • Polyneuropathie • Sarkopenie
mittlere	Zentralnervensystem subkortikal (Thalamus, Basalganglien, Mittel-, Stamm- und Kleinhirn, Rückenmark)	• nigrostriatale Degeneration (Parkinson-Syndrom) • Encephalomyelitis disseminata (multiple Sklerose) • Ataxien • Demenz • multifokale Enzephalopathie
höhere	Kortex	• Angst • Phobie • psychogene Gangstörung

[a] Modifiziert nach Nutt et al. 1993.

> Differenzialtherapeutisch erscheint für den osteopathischen Therapieansatz eine Einteilung nach Nutt interessant, bei der eine untere, mittlere und höhere Ebene der Gangstörung differenziert wird (Nutt et al. 1993) (➤ Tab. 63.3).

Mit zunehmendem Alter tritt eine progrediente Reduktion der „selbstgewählten" und der maximalen Gehgeschwindigkeit ein (Jahn et al. 2010). Auf diese Erkenntnis stützt sich der verbreitete **Timed-up-and-go-Test,** in dem die Zeit gestoppt wird, in der sich ein Patient aus einem Stuhl mit Armlehnen aufrichten, 3 Meter zurücklegen und sich wieder drehen kann, um die abgeschrittene Strecke zurückzugehen und sich wieder hinzusetzten (Yelnik und Bonan 2008).

- Eine Zeit < 10 Sekunden gilt als normal.
- Bei < 20 Sekunden liegt eine Mobilitätseinschränkung ohne wesentliche Funktionsstörung vor.
- Zeiten zwischen 20–30 Sekunden entsprechen einer Ganggeschwindigkeit von etwa 0,5 m/s. Dabei ist eine Funktionsstörung wahrscheinlich und weitere Tests sind erforderlich.
- Ab 30 Sekunden fällt der Test deutlich pathologisch aus, es besteht neben Einschränkungen von Balance, Stand und Mobilität ein deutlich erhöhtes Sturzrisiko.

Strukturierte Trainingsprogramme mit moderater Intensität sind in der Lage, bei für eine weitere Einschränkung der Mobilität gefährdeten alten Menschen eine prophylaktische Wirkung zu erzielen (Pahor et al. 2014).

63.4.2 Sturzgefahr

Stürze, meist aufgrund von **Gangunsicherheit, Gleichgewichtsstörungen** und **Schwindel** tragen in erheblichem Umfang zu Funktionsstörungen und Mortalität im Alter bei (➤ Kap. 36.3.10). **Häu-**

figste Faktoren im Rahmen des multikausalen Erklärungsmodells gehäufter Stürze sind (Rubenstein und Josephson 2002):

- Muskelschwäche bei Sarkopenie (➤ Kap. 63.6)
- Visuelle Einschränkungen bei z. B. Katarakt und altersbedingter Makuladegeneration
- Kognitive Störungen
- Depression
- Allgemeiner Funktionsverlust
- Adverse Medikamenteneinflüsse

Ein Drittel der Altersgruppe > 65 Jahre stürzt einmal pro Jahr (Michael et al. 2010). Ein Literaturreview konnte zwei statistisch relevante, einfache Interventionen zur Reduktion der Sturzhäufigkeit ermitteln (Michael et al. 2010). Diese bestehen einerseits in einer **Vitamin-D-Substitution** bei Mangelsituation, andererseits in **Bewegungstherapie.** In einer evidenzbasierten Aufarbeitung vorliegender Daten wird eine individuelle, multidimensionale Sturzrisikoanalyse und wiederum Trainingstherapie empfohlen (Rubenstein und Josephson 2006). Die kosteneffektivste Sturzprophylaxe scheint die Vitamin-D-Substitution und eine Reevaluation der laufenden Medikation in Bezug auf zerebrale Nebenwirkungen zu leisten (Church et al. 2011, Bergert et al. 2014). Ebenso reduzierte Tai Chi Gleichgewichtstörungen und die Sturzfrequenz (Leung et al. 2011, Li et al. 2012).

63.4.3 Extremitätengelenke

Die 1-Jahres-Mortalität nach Hüftfraktur liegt um 20 %, posttraumatisch funktionell verschlechterte Ergebnisse werden mit 25–75 % angegeben (Magaziner et al. 1990). **Schmerzsyndrome** durch Adaptation an postoperative Beinlängendifferenz und eingeschränkte Gelenkbeweglichkeit kommen nach Endoprothetik an Hüft- und Kniegelenk vor und sind in der täglichen Praxis des Autors keine Seltenheit.

In einer Erhebung bei 105 Senioren > 85 Jahre wurde Gehbehinderung mit Einschränkung der Alltagskompetenzen bei 60 % respektive 40 % der Kohorte eruiert. Regressionsanalytisch waren Probanden weiblichen Geschlechts, solche mit einer Osteoarthritis des Hüft- oder Kniegelenks, Patienten mit Sehstörung, kognitiver Einschränkung und neurologischen Krankheiten häufiger in diesen Gruppen vertreten. Mit 27 % war der **Schultergürtel die häufigste osteoarthritisch belastete Struktur** und er wies die ausgeprägtesten Bewegungseinschränkungen auf. Eine Osteoarthritis des Kniegelenks wurde bei 18 %, des Hüftgelenks und der Hand jeweils bei < 10 % beobachtet. 57 % der Patienten gaben muskuloskeletale Schmerzen an. Eine rheumatoide Arthritis fand sich nur bei 1 % der Probanden (van Schaardenburg und Breedveld 1994, van Schaardenburg et al. 1994). Gonarthritiden spielten durch die Einschränkung der ambulatorischen Funktionen in Selbsteinschätzungen der Leistungsfähigkeit älterer Patienten eine größere Rolle als chronische Erkrankungen des kardiopulmonalen Systems (Ettinger und Afable 1994, Ettinger et al. 1994). Komorbiditäten einer Osteoarthritis des Kniegelenks schränken die Lebensqualität weiter ein (Caporali et al. 2005). Bewegungstherapien können die Schmerzsymptomatik verbessern (Ettinger und Afable 1994).

Patienten mit **fortgeschrittenen Hüftarthrosen** weisen neben einer Assoziation mit Adipositas (Marks und Allegrante 2002a) oft kardiovaskuläre Komorbiditäten auf, die mit einer stärkeren Behinderung vor und einem schlechteren funktionellen Ergebnis nach Hüftgelenkersatz korreliert sind (Marks und Allegrante 2002b). Nach Hüft- oder Knieendoprothetik verbessert regelmäßiges Schwimmtraining mit Wassergymnastik über 12 Monate den Bewegungsumfang der operierten Gelenke; sie steigert die physische Fitness und Flexibilität und verbessert die Schmerzperzeption (Lin et al. 2004).

63.5 Frailty

Das Konzept der Frailty erfasst eine Kerndomäne der Geriatrie. Fried et al. beschreiben einen **Frailty-Phänotyp** als medizinisches Syndrom, wenn mindestens drei von fünf diagnostischen Parametern vorliegen.

Diagnostische Parameter des Frailty-Phänotyps (Fried et al. 2001):

- Unbeabsichtigter Gewichtsverlust (Sarkopenie)
- Psychophysische Erschöpfung mit rascher Ermüdbarkeit
- Verlangsamte Gehgeschwindigkeit
- Kraftverlust im Grip-Test
- Eingeschränkte körperliche Aktivität

Ein Frailty-Phänotyp ist prädiktiv für Sturzhäufigkeit, eingeschränkte Mobilität, Behinderung, Krankenhausaufenthalt und Tod innerhalb der folgenden 3-Jahres-Spanne (Fried et al. 2001). Liegen nur 1–2 der Parameter bei einem Patienten vor, besteht das Zwischenstadium einer **Prä-Frailty.** Prä-Frailty prädestiniert zur Entwicklung einer Frailty und sollte zu prophylaktischen Therapiemaßnahmen Anlass geben.

Obwohl zwischenzeitlich erweiterte diagnostische Instrumente und Indices entwickelt wurden, die Frailty als einen Zustand multidimensionaler Funktionsdefizite beschreiben (Garcia-Garcia et al. 2014, Rockwood und Mitnitski 2007), hat sich der Frailty-Phänotyp nach Fried aufgrund seiner einfachen Anwendbarkeit in der Praxis durchgesetzt.

Frailty ist nicht gleichzusetzen mit Multimorbidität oder Behinderung. Frailty prädestiniert aber zu deren Entwicklung und umgekehrt. Frailty bezeichnet ein **biopsychosoziales Syndrom,** das potenziell einen progredienten Verlust diverser Ressourcen und Funktionen bei ansteigendem Morbiditäts- und Mortalitätsrisiko beinhaltet. Die Kapazität zur Kompensation von krank machenden Umgebungseinflüssen ist reduziert. Dies macht die Betroffenen empfindlich für externe und interne Stressoren des täglichen Lebens und kann zu einer Einschränkung der Selbstständigkeit im Bereich der zunächst instrumentalen, später auch der basalen Anforderungen an die Alltagskompetenz führen. Es besteht eine Assoziation zur Depression (Espinoza et al. 2013). **Weitere Risikofaktoren** sind (Espinoza et al. 2013):

- Extrem hohes Lebensalter (> 85 Jahre)
- Visusverlust (altersbedingte Makuladegeneration, Katarakt, Retinopathien usw.)
- Hörverlust

- Kognitionseinschränkung
- Niedriger sozialer Status
- Vereinsamung
- Depression
- Gleichgewichts- und Gangstörung
- Polypharmazie (> 7 Medikamente)
- Chronische multisystemische Erkrankungen, z. B. Diabetes mellitus und Komorbitäten

Körperliche Schwäche und Ermüdbarkeit werden auf einen Verlust an Typ-II-Muskelfasern im Sinne einer Sarkopenie (Nilwik et al. 2013) und auf vermehrten Katabolismus bei Reduktion der enteralen Proteinaufnahme (Vanitallie 2003) zurückgeführt. Im Verein mit der Gangunsicherheit und einer eventuellen Gleichgewichtsstörung vermehrt sich die **Sturzgefährdung** und damit insbesondere wegen der alterstypischen Osteoporose das **Frakturrisiko.** Je zahlreicher und ausgeprägter die Frailty-Faktoren, desto gravierender stellen sich die Konsequenzen dar, die von Betreuungs- und Pflegebedarf über passagere oder permanente Hospitalisierung bis zum Tod führen können.

Erklärungsmodelle der Frailty umfassen eine hormonelle Defizittheorie und eine inflammatorische Exzesstheorie (Cooper et al. 2012).

Hormondepletion im Alter (Sieber 2007):

- Menopause (Östrogen, Gestagen, Dehydroepiandrosteron [DHEA])
- Andropause (Testosteronmangel)
- Adrenopause (Androgene, DHEA, Kortisol)
- Somatopause (Somatotropin, Insulin-Like-Growth-Faktor 1 [IGF-1])

In Bezug auf die **inflammatorische Exzesstheorie** zeigt das alternde Immunsystem eine vermehrte, aber unspezifisch archaische Immunantwort. Es werden erniedrigte Werte für IGF-1 sowie erhöhte Werte des Interleukin 6 (IL-6) (Ershler et al. 1994, Payette et al. 2003), des Tumor-Nekrose-Faktors α (TNF-α) und des C-reaktiven Proteins (CRP) sowie eine Hyperkoagulabilität und eine Hochregulation von Adhäsionsmolekülen beschrieben (Ashcroft et al. 1998, Walston et al. 2002). In dieser Veränderung mag eine Begründung für die typischen inflammatorischen oder inflammatorisch mitbedingten Erkrankungen des Alters zu finden sein.

Häufige Alterskrankheiten des höheren Lebensalters mit inflammatorischer Komponente:

- Diabetes mellitus
- Arteriosklerose
- Rheumatische Erkrankungen
- Vaskulitiden
- Alzheimer-Krankheit
- Parkinson-Syndrom

63.6 Sarkopenie und Osteoporose

Die **Sarkopenie** wird als zunehmender, altersassoziierter Skelettmuskelschwund definiert und gehört zum Konzept der Frailty. Der Terminus wurde 1989 von Rosenberg als Pendant zu „Osteopenie" als altersbedingter Abnahme der Knochensubstanz geprägt (Rosenberg 2011).

Da standardisierte Messverfahren und ein einheitliches Beurteilungskriterium nicht vorliegen, schwanken die Angaben zur Prävalenz abhängig von diagnostischem Vorgehen und den Grenzwerten verwendeter Methoden. Eine zusätzliche Adipositas maskiert das Ausmaß einer Sarkopenie, da Körpergewicht und Body-Mass-Index (BMI) den erhöhten Fettanteil unterschätzen. Männer scheinen mehr Muskulatur zu verlieren als Frauen. Die Prävalenzangaben zur Sarkopenie schwanken – mit zunehmendem Alter ansteigend – zwischen 4,1–23,6 % bei Frauen und 4–26,8 % bei Männern, die gravierendere adipöse Form soll zwischen 7–21,7 % der Frauen und 8,9–15,4 % der Männern betreffen.

Adipositas scheint beim alternden Mann seltener vorzukommen als bei der Frau (Waters und Baumgartner 2011). Bei den über 80-Jährigen werden in einer deutschen Quelle 7 % der Männer und 11 % der Frauen als sarkopenisch beschrieben (Bauer und Sieber 2008).

Sarkopenie kann mit einer **eingeschränkten Muskelfunktion** einhergehen und sollte bei Bettlägerigkeit, dem Unvermögen des Aufstehens aus einem Stuhl und bei einer Gehgeschwindigkeit < 1 m/s in Betracht gezogen werden (Fielding et al. 2011).

Die **Beurteilung der Muskelmasse** ist mit der Dual-Energy-X-Ray-Absorptiometrie (DEXA), die zur Messung der Knochendichte empfohlen wird, zwar möglich, aber nicht routinemäßig in der ambulanten Patientenversorgung implementiert. Eine weitere Methode bietet die Bioimpedanzanalyse (BIA). Beide Verfahren leiten die Muskelmasse aus sekundären Parametern her und sind deshalb störanfällig. Der direkte Ansatz über die Bestimmung der täglichen Kreatininausscheidung ist von der Mitarbeit des Patienten abhängig und in der Geriatrie oft nicht durchführbar. Der Einsatz von Magnetresonanztomografie (MRT) und Computertomografie (CT) bleibt augenblicklich wissenschaftlichen Fragestellungen vorbehalten.

Für die **Osteoporose** ist bekannt, dass eine relative Abnahme der Lebensqualität vergleichbar dem Diabetes mellitus, der Osteoarthritis oder kardiopulmonaler Krankheiten eintritt (Sawka et al. 2005). Während ein Missverhältnis der Regulation des Knochenaufbaus und des Knochenabbaus für die Pathogenese der Osteoporose gut verstanden wird – was zu wirksamen medikamentösen Behandlungsansätzen geführt hat –, ist die Regulation von Muskelaufbau und Muskelabbau komplizierter.

Osteoporose und Sarkopenie gehören zum Frailty-Konzept, jedoch sind ihre Interaktionen nicht ausreichend erforscht. Als **Ursachen der Sarkopenie** werden mehrere Faktoren beschrieben (Fielding et al. 2011):

- Inaktivität
- Chronische Erkrankungen
- Entzündliche Veränderungen
- Endokrinologische Defizite
- Insulinresistenz
- Ernährungsdefizit

Der Vergleich zu den Ursachen einer Osteoporose zeigt offensichtliche Überschneidungen. (Cooper et al. 2012, Fielding et al. 2011, Waters und Baumgartner 2011). Es herrscht eine fehlende Bewusstheit für diese Störungen und eine eklatante Un terdiagnostik (Zarowitz et al. 2007a) resultierend in einer Unterversorgung der betroffenen Patienten (Cavalieri 2000).

Auch in der **Behandlung einer Sarkopenie** spielt neben nutritiven Erwägungen (Ruel et al. 2014, Topinkova 2008) und Vitamin-D-Substitution (Rizzoli et al. 2013) die körperliche Aktivität der Patienten, Bewegungs- und Trainingstherapie unter Einschluss von Ausdauer, Kraft, Flexibilität und Koordination eine erhebliche Rolle (Freiberger et al. 2011, Gine-Garriga et al. 2014, Montero-Fernandez und Sera-Rexach 2013, Theou et al. 2011). Angaben zu Frequenz und Intensität des Trainings und zur Art der Gleichgewichtsübungen sind bisher evidenzbasiert nicht möglich. Trainingsprogramme wirken am besten in der Phase, in der die Patienten noch keine ausgeprägte Frailty entwickelt haben (Faber et al. 2006). Die Aufgabe der osteopathischen Medizin besteht hier neben der Motivation in der Behandlung der diesen Maßnahmen entgegenstehenden somatischen Dysfunktionen.

63.7 Kognitive Störungen

Die zunehmende Ausprägung kognitiver Störungen mit ansteigendem Alter ist epidemiologisch gesichert. In Deutschland werden Prävalenzen von unter 1 % zwischen dem 60. und 64. Lebensjahr, von über 10 % zwischen dem 80. und 84. Lebensjahr und von über 33 % bei den über 100-Jährigen angegeben. Zwischen dem 65. und 85. Lebensjahr verdoppelt sich die Prävalenz alle 5 Jahre. Nach dem 85. Lebensjahr geht der rasche Zuwachs zurück (Savva et al. 2009, Ziegler und Doblhammer 2009).

Die **klassische Symptomatik** umfasst:

- Minderung von Gedächtnisleistung und Denkvermögen
- Einschränkung der Alltagsaktivitäten bis zur Vernachlässigung der Körperhygiene
- Affektstörung
- Antriebsminderung
- Rückentwicklung sozialer Kompetenzen

Die Abgrenzung gegen altersbedingte Hirnleistungseinschränkungen gestaltet sich initial schwierig, da demenzielle Entwicklungen Schwellenkrankheiten darstellen, die erst ab einer gewissen Ausprägung der zerebralen Schädigung manifest werden. Ätiologisch dürfte auch die zunehmende sensorische und intellektuelle Deprivation des alternden Menschen einen Einfluss haben.

Bei den Altersdemenzen stehen die **Neurodegeneration** mit 80 % und die **vaskuläre Kognitionsstörung** mit 10–15 % ganz im Vordergrund, wobei oft Mischformen vorliegen. Unter den **neurodegenerativen Demenzen** spielt diejenige vom Alzheimer-Typ zahlenmäßig die größte Rolle. 60 % aller Demenzen werden dem Alzheimer-Typ zugerechnet (Drzezga et al. 2014). Daneben finden sich die Lewy-Körper-Demenz sowie die histologisch ähnliche, bei einem Viertel der Fälle assoziierte Demenz beim Parkinson-Syndrom (Janvin et al. 2006). Die frontotemporale und die kortikobasale Degeneration kommen seltener vor. Der Vollständigkeit halber seien auch die **infektiösen Demenzen** erwähnt: die nicht so seltene HIV-Enzephalopathie (humanes Immundefizienz-Virus), die bei eingeschränkter Immunabwehr beobachtete progressive multifokale Leukenzephalopathie (PML), eine Infektion mit dem Jakob-Creutzfeldt-Virus (JCV) sowie die Prionenerkrankungen (z. B. bovine spongiforme Enzephalitis, BSE) (Mollenhauer und Trenkwalder 2010).

Die **Ätiologie neurodegenerativer Demenzen** wird bis heute wenig verstanden. Bei der Alzheimer-Krankheit wurden modifizierbare und nicht modifizierbare Risikofaktoren identifiziert. Als sicher gelten genetische Faktoren (Chouraki und Seshadri 2014, Lautenschlager et al. 1999) und das Alter. Bei den **modifizierbaren Risikofaktoren** werden die arterielle Hypertonie (Qiu et al. 2005) und der Diabetes mellitus, Nikotinabusus (Ott et al. 1998), Homozysteinämie (Morris 2003), Bewegungsmangel, Ausbildungsgrad und Mangel an geistiger Beschäftigung sowie die Depression als wahrscheinliche Risikofaktoren diskutiert (Barnes und Yaffe 2011).

63

Der Pathomechanismus wurde in zerebralen Ablagerungen aggregierender Proteine gefunden. Bei der Alzheimer-Krankzeit herrschen Plaques aus β-Amyloid, bei den Tauopathien (frontotemporale und kortikobasale Degeneration) intraneuronales τ-Protein und bei den Lewy-Körper-Demenzen α-Synuklein (Mollenhauer und Trenkwalder 2010) vor. Es wurde kürzlich ein von der Astroglia gebildeter, paravaskulärer Drainageweg beschrieben, der einen Substrataustausch zwischen Interzellularflüssigkeit und Liquor cerebrospinalis ermöglicht. Dieses **„glymphatische System"** scheint für die Entfernung der Proteine zu sorgen, die für die Entstehung neurodegenerativer Erkrankungen verantwortlich sind (Iliff et al. 2012, 2013a). Es wird von den arteriellen Gefäßpulsationen angetrieben (Iliff et al. 2013b), seine Transportkapazität wird von der Qualität des Schlafs beeinflusst (Mendelsohn und Larrick 2013) und sinkt mit zunehmendem Alter (Kress et al. 2014). Es wurde der Gedanke geäußert, dass das „glymphatische System" auch eine Rolle in der Pathogenese des Normaldruckhydrozephalus (NPH), bei dem Liquor cerebrospinalis in der periventrikulären weißen Hirnsubstanz retiniert wird (Bradley 2015), und beim Hirnödem (Thrane et al. 2014) spielt. Das bildgebende Charakteristikum eines Hirnödems besteht in einer Aufquellung der weißen Hirnsubstanz, die z. B. postkontusionell, postinfektiös und bei Hirntumoren groteske Ausmaße annehmen kann.

Ein neueres Verfahren der MRT, die sog. **Amyloid-Bildgebung,** ist in der Lage zerebrale Amyloidablagerungen im frühen Krankheitsstadium sichtbar zu machen (Drzezga et al. 2014). Die Nachweisgenauigkeit für Amyloid wird als hoch angegeben. Die Spezifität in Bezug auf die Prädiktionsgenauigkeit einer späteren Demenzentwicklung ist jedoch unscharf (Koivunen et al. 2011), sodass sich ethische Fragen aufwerfen. Eine breite Anwendung würde möglicherweise die Suizidbereitschaft geriatrischer Patienten steigern (Draper et al. 2010).

CT oder MRT des Schädels gehört zur unbedingten Diagnostik einer demenziellen Entwicklung. Sie dient in erster Linie der Lokalisation hirnatrophischer Regionen. So zeigen Alzheimer-Demenzen temporoparietale Atrophien (➤ Abb. 63.2), während semantische Demenzen, die als eine Sonderform der frontotemporalen Degeneration bekannt sind, eine Atrophie des linken Temporallappens aufweisen (➤ Abb. 63.3). Kortikobasale Degenerationen zeigen kortikobasale Hirnmantelverschmächtigungen. Eine diffuse subkortikale Atrophie mit multifokalen Entmarkungsherden charakterisiert die Binswanger-Krankheit.

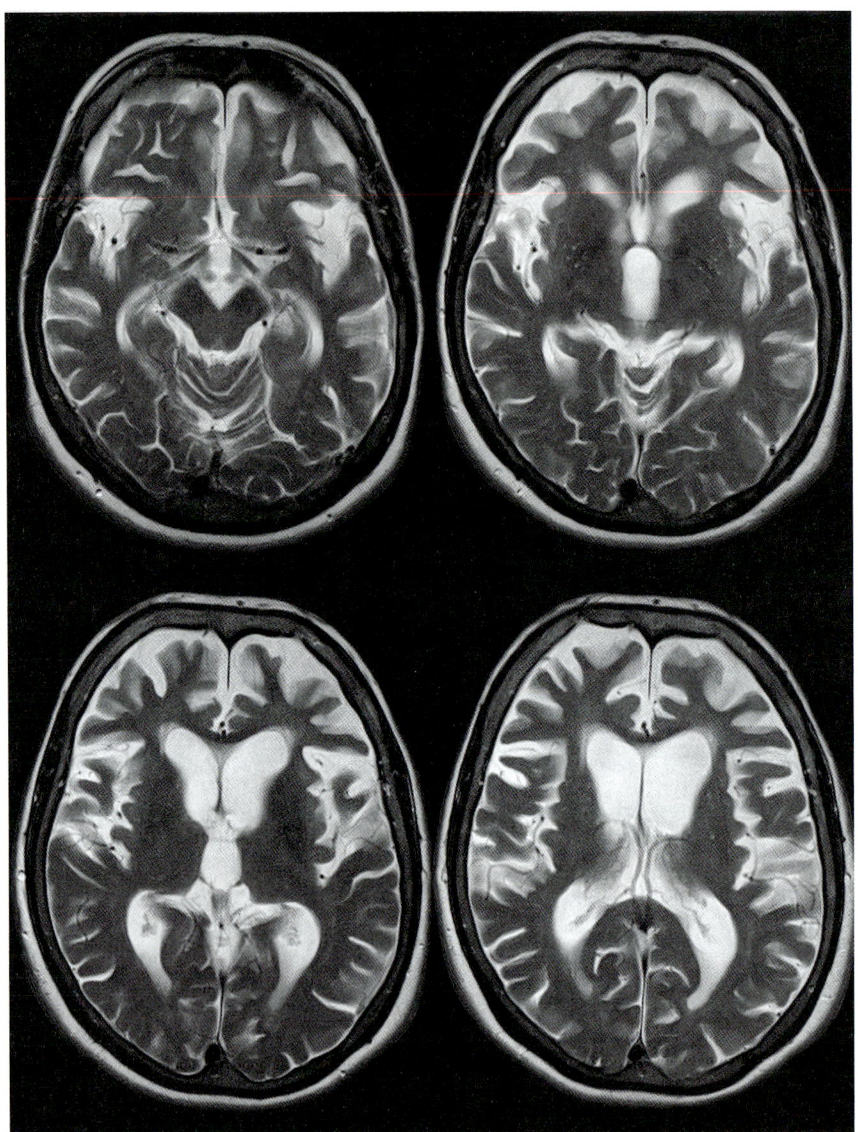

Abb. 63.2 Axiale MRT-Schichten einer 65-jährigen Patientin mit Alzheimer-Krankheit. Die Hirnventrikel und die äußeren Liquorräume sind erweitert. Der Hirnmantel stellt sich vor allem temporoparietal und frontal verschmächtigt dar. [T854-001]

MRT und CT sind in der Lage, eine der kausal therapierbaren Demenzursachen auszufiltern, den **Normaldruckhydrozephalus** (NPH), der durch eine Liquorzirkulationsstörung hervorgerufen wird. Er manifestiert sich klinisch durch eine Trias häufiger Alterssymptome, nämlich durch Gangstörung, Inkontinenz und Demenz und wird oft übersehen. Die **adäquate Therapie** durch eine ventrikulo-peritoneale Liquordrainage behebt die Transsudation von Liquor cerebrospinalis ins periventrikuläre Marklager und verbessert die Symptomatik. Die korrekte Wahl der Ventilstufe ist hierbei von entscheidender Bedeutung für die Vermeidung eines Liquorunterdrucksyndroms. Dieses entsteht durch Überdrainage, die zur ödematösen Schwellung der Meningen (➤ Abb. 63.4) bis zum Ventrikelkollaps führen kann (Heller 1988).

Da eine Demenz auch bei der **Altershypothyreose** auftreten kann, gehört die Bestimmung des TSH-Werts zur Basisdiagnostik. Eine Substitution von Schilddrüsenhormon behebt diese Demenz. Bei **vaskulärer Ursache** wird die Einstellung der Risikofaktoren zur Vermeidung weiterer Progredienz empfohlen.

Eine wirksame oder kausale Therapie neurodegenerativer Demenzen gibt es nicht. Möglicherweise kann eine frühzeitige Diagnose und Therapie den Verlauf verlangsamen (Vos et al. 2013).

Therapeutische Optionen bestehen in medikamentösen und nicht-medikamentösen Maßnahmen wie Kognitionstraining (Gates et al. 2011, Reijnders et al. 2013), Kommunikationstraining, Kreativitätsaktivierung durch Musik, gestalterische Künste und Tanz sowie Soziotherapie in einer vertrauten Bezugsgruppe (Zarowitz et al. 2007b). Der Stellenwert der Bewegungstherapie bleibt unklar, körperliche Aktivität könnte einen positiven Effekt auf die weitere Progredienz bei milden Demenzen in der Frühphase haben (Barber et al. 2012). Ob der medikamentöse Versuch einer Verzögerung der Krankheitsprogredienz unternommen werden soll, hängt bei der wenig gesicherten Medikamentenwirkung vom individuellen Nebenwirkungsprofil und den bestehenden Komorbiditäten ab. Bei guter Verträglichkeit sollte ein Therapieversuch dem Patienten

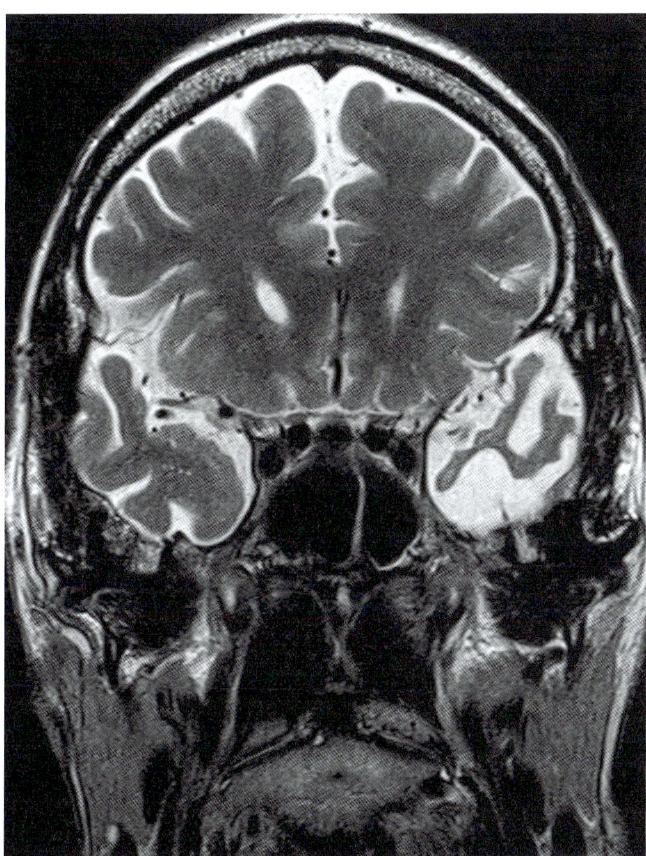

Abb. 63.3 Koronale MRT-Schicht durch die mittleren Schädelgruben eines 59-jährigen Patienten mit semantischer Demenz. Die Atrophie des linken Temporallappens ist deutlich zu erkennen. [T854-001]

nicht vorenthalten werden. Eine aktuelle Metaanalyse fand bei Alzheimer-Patienten signifikant erniedrigte Vitamin-D-Spiegel, was eine Substitutionstherapie bei Mangelsituationen nahelegt (Annweiler et al. 2007).

63.8 Osteopathische manuelle Medizin beim alternden Patienten

63.8.1 Bewegungsapparat

Jede Therapieform muss sich in der Geriatrie an ihren Auswirkungen auf die **zentral bedeutende Sturzgefährdung** messen lassen. **Basisinterventionen:**

- Vitamin-D-Ersatz
- Osteoporosetherapie
- Suffiziente Schmerztherapie (Cavalieri 2005)
- Überprüfung der aktuellen Medikation
- Bewegungstherapie (Church et al. 2011, Michael et al. 2010, Stuck et al. 1993)

Funktionelle Einschränkungen der Haltung, der Propriozeption und damit der Körperkontrolle, des Gleichgewichtssinns sowie – insgesamt resultierend – der ambulatorischen Funktion stellen wesentliche Stellschrauben osteopathischer Therapieansätze dar. Pilotstudien wiesen nach osteopathischen Standardinterventionen einschließlich kraniosakraler Ansätze positive Effekte bei Schwindel (Fraix et al. 2013), Gleichgewicht und Körperstatik (Lopez et al. 2011) nach. Posturologische Indices zeigten sich bei Gesunden infolge osteopathischer Interventionen verbessert.

Vertigo erwies sich als der osteopathischen Therapie zugänglich. Hierbei besserten sich schwindelbezogene Beschwerden, jedoch unter Inkaufnahme einer initialen transienten Schwindelexazerbation und passageren Muskelschmerzen bei einigen Patienten. Das

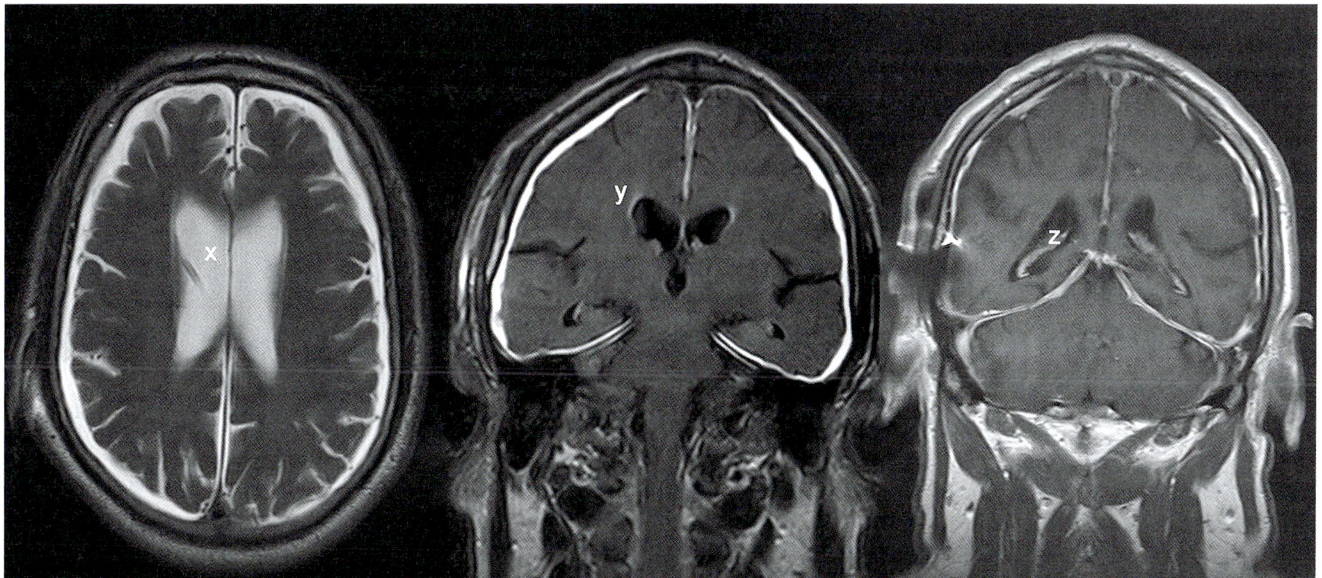

Abb. 63.4 Axiale (links) und koronare (Mitte und rechts) MRT-Schichten des Kraniums eines 69-jährigen Patienten mit Kopfschmerz bei Liquorunterdrucksyndrom nach Shunt-Anlage wegen Normaldruckhydrozephalus. Deutliche Kontrastmittelanreicherung der Meningen und des Ependyms (y). x = Shunt im rechten Seitenventrikel, z = Plexus chorioideus.

Nebenwirkungsspektrum einer osteopathischen manuellen Medizin (OMM) ist gerade wegen der großen Gefährdung der alten Patienten im Rahmen einer „Erstverschlimmerung" ernst zu nehmen.

Nicht ausreichend beantwortet sind Fragen nach **Therapieintensität** und **Therapiefrequenz.** So zeigte ein Behandlungsabstand von 6 Wochen in einem multimodalen Therapiekonzept keinen positiven Effekt (Cavalieri et al. 1998, Noll 2013), jedoch hat bereits Arbuckle (Noll 2013) in den von ihr editierten Fallbeispielen nach intensiver Behandlung von **Parkinson-Patienten** (initial 3 ×/Woche, anschließend 2 ×/Woche) über gute Ergebnisse berichtet. Diese Berichte werden von aktuellen Publikationen gestützt (Elster 2000, Wells et al. 1999). Bei Parkinson-Patienten werden vermehrt atlantookzipitale und okzipitomastoidale Kompressionen als kraniosakrale Befundmuster beschrieben (Rivera-Marinez et al. 2002). Bei einem **Patienten mit multipler Sklerose** führte die Beseitigung einer sakroiliakalen Dysfunktion nach Behandlung mit Muskel-Energie-Technik zur Rückbildung einer Trendelenburg-Gangstörung (Gilliss et al. 2010).

> Zusammenfassend sind Behandlungsabstände, die Dosierung der Therapie sowie die Abstände einer eventuell notwendigen Erhaltungstherapie unklar und stehen noch zur wissenschaftlichen Evaluation an.

OMM verbessert den Bewegungsspielraum sowohl **parietaler** (Sucher und Hinrichs 1998, Tozzi et al. 2011) als auch **viszeraler** (Heller 2013, Tozzi et al. 2011) **Faszien.** Der Nutzen der OMM zur Beschwerdereduktion bei schmerzhaften Zuständen im muskuloskeletalen Bereich ist gut belegt. Eine Metaanalyse, die auch Publikationen mit singulärer HVLA-Manipulation (High-Velocity Low Amplitude) für den lumbalen Rückenschmerz zuließ, wies einen zweifach besseren Effekt als Placebotherapie nach. Dieser Effekt ist der Wirkung nichtsteroidaler Antirheumatika vergleichbar, hält aber 3 Monate an (Licciardone et al. 2005) und hat keine pharmakologietypischen Nebenwirkungen. Eine aktuelle Metaanalyse, die nur Arbeiten mit typisch osteopathischem Interventionsansatz zuließ, bestätigte diese positiven Effekte bei Patienten mit akuten und chronischen, unspezifischen lumbalen Rückenschmerzen (Franke et al. 2014). Auch bei Halswirbelsäulen-Beschwerden (HWS) ist die OMM wirksam (Fryer et al. 2005, Schwerla et al. 2008).

63.8.2 Viszera

Gute Evidenz erbrachten Studien, in deren Protokoll die alterssensiblen Organe untersucht wurden. Nach OMM wurde bei Pneumonie eine signifikante Reduktion der Länge des Hospitalaufenthalts, der Dauer intravenöser Antibiosezeiten und von Lungenversagen und Tod gefunden (Noll et al. 2010). Patienten mit Reizdarmsyndrom (Hundscheid et al. 2007) profitierten durch gebesserte Lebensqualität anhand eines Symptomscores. Bei peripherer arterieller Verschlusskrankheit (Lombardini et al. 2009) wurde eine verbesserte Endothelfunktion und Gehstrecke verbunden mit einer Zunahme der Lebensqualität festgestellt. Andere Untersuchungen legen eine positive Wirkung auf das Immunsystem nahe (Noll et al. 2004). Eine kürzere Rekonvaleszenz nach Operationen wird berichtet, insbesondere bezogen auf die ambulatorische Rehabilitation (Jarski et al. 2000) sowie auf die Vermeidung postoperativer Atelektasen (Sleszynski und Kelso 1993). Selbst zirkulatorische Parameter nach offener Thoraxchirurgie (O-Yurvati et al. 2005) erholten sich zügiger.

63.8.3 Arterielle Hypertonie und Diabetes mellitus

Gemäß der oben beschriebenen hohen Prävalenz von arteriellem Hypertonus und Diabetes mellitus als Parallelkrankheiten bei Multimorbidität und aufgrund deren erheblicher Bedeutung für Morbidität, Prognose und Letalität stellt sich die Frage nach Einflussmöglichkeiten osteopathischer Methoden auf diese Regulationsstörungen.

Vor der Entwicklung der modernen allopathischen Medikation waren osteopathische Therapieansätze eine häufigere Option und es wurden für beide Krankheiten in Fallbeispielen positive Effekte berichtet (Licciardone 2008, Spiegel et al. 2003).

Licciardone plädiert für die Reevaluation und Neubewertung historischer Daten und konnte die Wirkung der von Bandeen für das Blutglukoseverhalten nach Pankreasstimulation oder -inhibition beschriebenen Techniken mit modernen statistischen Methoden nachvollziehen (Licciardone 2008). Bandeen setzte zur **Pankreasstimulation** eine Aktivierung der zugehörigen lateralen Grenzstrangganglien verbunden mit einem Rip Raising der 2. bis 5. Rippe ein. Die Technik zur **Pankreasinhibition** bestand in einer Rotationsmobilisation des thorakolumbalen Übergangs an den Brustwirbelkörpern (BWK) 11, 12 und Lendenwirbelkörper (LWK) 1. Barral beschreibt eine viszerosomatische Interaktion des Pankreas mit BWK 9, dessen Restriktionen sich bei Diabetiker nach morgendlicher Insulininjektion auflösten (Barral 2002).

Im frühen und mittleren 20. Jahrhundert wurde die OMM als eine **effektive Methode zur Blutdrucksenkung** betrachtet (Spiegel et al. 2003). Wirksame medikamentöse Therapien standen nur ansatzweise zur Verfügung. Es fanden Techniken der Gewebeentspannung im Zervikalbereich mittels HWS-Traktion und Manipulation der Ossa temporalia sowie Kompression des 4. Ventrikels (Northup 1961) Anwendung. Weichteiltechniken im Bereich der HWS und der oberen BWS bewirkten neben einer Blutdrucksenkung auch eine Dämpfung des fibrinolytischen Systems, die als Einfluss auf das autonome Nervensystem gewertet wurde (Celander et al. 1968, Fichera und Celander 1969). Eine Studie mit 86 hypertensiven und normotensiven Probanden berichtet eine Senkung von systolischem und diastolischem Blutdruck durch Detonisierung der paravertebralen Muskulatur zervikothorakal (Brown et al. 1970). Der Wirkungsmechanismus wurde über den Einfluss auf das autonome Nervensystem erklärt. Muskelentspannung im Verein mit einer Senkung des Sympathikotonus soll zur Entspannung der arteriellen

Vasokonstriktion beitragen. In einem weiteren Bericht wird ein thorakolumbaler Zugang empfohlen (Spiegel et al. 2003).

Stiles diskutiert als **Mitursache einer Hypertonie** den Hypersympathikotonus des Plexus cardiacus (obere BWS), die Fazilitation der Nieren und Nebennieren (thorakolumbaler Übergang), die Hochregulation der Renin-Angiotensin-Aldosteron-Achse sowie die vermehrte Ausschüttung des antidiuretischen Hormons via Hypophyse. Zusätzlich soll eine Störung der Lymphdrainage zu einer Hypoproteinämie führen, die eine weitere Exazerbation der gestörten Blutdruckregulation bewirken soll (Spiegel et al. 2003). Die **rotatorische Tiefenmassage der Chapman-Reflexpunkte der Nebennieren,** die sich dorsal beidseits über den oberen Gelenkfortsätzen des 11. BWK und ventral paramedian mittig zwischen Xiphoid und Umbilikus befinden, senkte den Serumspiegel des Aldosterons signifikant, jedoch nicht den Blutdruck (Mannino et al. 2012).

Eine mehrere Jahrzehnte umfassende wissenschaftliche Dokumentation von **Zusammenhängen zwischen arterieller Hypertonie, Nephropathie und den Mustern somatischer Dysfunktionen des Achsenskeletts** findet sich in den Publikationen von Johnston. Bereits 1975 berichtete er über ein spezifisches Läsionsverhalten der oberen BWS nach akribischer Untersuchung von 1.000 hypertensiven Patienten (Johnston 1975). In der Folge erweiterte er dieses Muster nach Vergleich von normotensiven und hypertensiven Patienten auf die untere HWS (Johnston et al. 1980) und wendete sich den Läsionsmustern von Nierenerkrankungen zu (Johnston et al. 1987). Er wies somatische Befunde zwischen Rippen und thorakaler Wirbelsäule im Rahmen von viszerosomatischen Reflexen nach und entwickelte eine funktional osteopathische Diagnostik und Behandlungsmethode für sog. viszerosomatische Rippen (Johnston 1988). Schließlich entdeckte er eine konsistent reproduzierbare C6-Th2-Th6-Konstellation, also eine somatische Dysfunktionskette bei HWK 6, BWK 2 und BWK 6, die bei Hypertonikern über einen Verlauf von 8 Monaten nachweisbar blieb (Johnston und Kelso 1991, Johnston et al. 1995). Der Dysfunktion bei BWK 2 war regelmäßig eine viszerosomatische Rippe links assoziiert.

Randomisierte Studien mit einem modernen statistischen Design stehen zur Beantwortung des Ausmaßes der Wirkung osteopathischer Therapien bei Diabetes mellitus und Hypertonie aus.

> Die Evidenz der OMM bei Hypertonie und Diabetes mellitus im Rahmen einer Multimorbidität lässt sich zusammenfassend nur aus anekdotischen Fallberichten, empirisch an vielen Patienten beschriebenen somatischen Dysfunktionsmustern und der Reevaluation historischer Daten ableiten.

Eine randomisierte Studie mit 29 Patienten konnte keine blutdrucksenkende Wirkung von manueller Behandlung an Atlantookzipitalgelenk, BWK 1–5 und BWK 11 im Vergleich zu einer Kontrollgruppe zeigen. Diese erhielt eine Massage der paraspinalen Gewebe zwischen BWK 6–10 und lumbosakral, die aber ebenfalls wirksam gewesen sein könnte, was das negative Ergebnis des statistischen Vergleichs erklären würde (Morgan et al. 1985).

63.9 Kompetenz der osteopathischen Medizin in der Geriatrie

Die Behandlung alternder Menschen erfordert wie bei keiner anderen medizinischen Spezialität die Fokussierung auf ein holistisches Konzept, in dem der Patient in seiner gesamten physischen und psychosozialen Gesamtheit erfasst wird. Ein solches Konzept hat auch den Aspekt einer würdigen Gestaltung und Begleitung der manchmal schweren und einsamen Endphase des Lebens zu berücksichtigen, in der es für den Patienten körperlich nur bergab zu gehen scheint und Gefühle der Ohnmacht und Verzweiflung eine immer stärkere Hilflosigkeit begleiten.

Mittlerweile sind geriatrische **Minimalanforderungen an Kompetenzen für Medizinstudenten** im Rahmen eines Konsensusverfahrens erarbeitet worden, an dem 44 % aller amerikanischen medizinischen Fakultäten beteiligt waren (Leipzig et al. 2009). Es wurden 26 Kompetenzen in acht Domänen definiert (➤ Tab. 63.4).

Da diese Kriterien für Medizinstudenten entwickelt wurden, blieben osteopathische Praxis und Prinzipien unberücksichtigt. Bei

Tab. 63.4 Domänen der Minimalkompetenzen für Mediziner in der Geriatrie

1	Medikation im Alter
2	Selbstbestimmung der Lebensführung
3	Stürze, Gleichgewicht und Gang
4	Krankenhausbehandlung des alten Patienten
5	Kognition und Verhalten
6	atypische Krankheitsausprägung
7	Gesundheitsförderung und Gesundheitsplanung
8	palliative Maßnahmen

Tab. 63.5 Minimalkompetenzen osteopathischer Mediziner in der Geriatrie für die Domäne osteopathische manuelle Medizin[a]

1	Identifikation von Haltungs- und Gangstörungen, die zu Gang- und Gleichgewichtsstörungen führen können
2	Wissen um die relativen Kontraindikationen und Nebenwirkungen einer spezifischen osteopathischen manuellen Technik im Alter
3	Befähigung, osteopathische manuelle Techniken als nicht pharmakologische Behandlung bei somatischen Manifestationen einer Gesundheits-, Kognitions- oder Verhaltensstörung einzusetzen (einschl. Schmerzlinderung, Wohlbefinden und Alterssymptome wie Übelkeit, Obstipation, Angst)
4	Anpassungsfähigkeit an Besonderheiten der Körperposition, die Untersuchung und Behandlung bei älteren Patienten mit eingeschränkter oder reduzierter Mobilität (z. B. im Pflegeheim, bei Behinderung) erlaubt
5	Auswahl osteopathischer manueller Techniken unter Beachtung der individuellen Notwendigkeit und der physischen oder psychischen Einschränkungen im Alter
6	Beurteilung und Behandlung somatischer Dysfunktionen, die den Bewegungsumfang des Patienten und seine Selbstständigkeit im täglichen Leben einschränken (ADL)

[a] Modifiziert nach Noll et al. 2013.
ADL = Alltagskompetenz (Activities of Daily Life).

Beachtung der osteopathischen Philosophie, die eine effektive Therapie auf die Prinzipien der Einheit von Körper, Geist und Seele sowie die Fähigkeit des Organismus zur Selbstregulation und die Interdependenz zwischen Struktur und Funktion gründet, wurde durch eine Konsensusfindung eine weitere Domäne hinzugefügt, die als **„osteopathische manuelle Medizin (OMM)"** bezeichnet wurde und die sechs Minimalanforderungen umfasst (Noll et al. 2013) (➤ Tab. 63.5).

Diese Ansprüche an eine geriatrische osteopathische Behandlung sind hoch angesetzt. Sie umfassen primär die Verbesserung oder Wiederherstellung der Autonomie des Patienten insbesondere bei Alltagsaktivitäten. Der Fokus liegt auf seiner individuellen Lebenssituation und seinem spezifischen Behinderungsprofil. Der osteopathische Arzt und Therapeut sollte sich pragmatisch auf die am meisten behindernde Läsion konzentrieren. Es wird selten das Konzept der primären somatischen Dysfunktion greifen, da meist eine Vielzahl von einschränkenden Störungen vorliegt. Es sollte, soweit möglich, **sekundären Funktionsstörungen und multisystemischen Erkrankungen vorgebeugt werden.** Hierbei wird der osteopathische Internist die Erkenntnisse der evidenzbasierten Medizin genauso wenig ausklammern wie der internistisch nicht spezialisierte Osteopath die kollegiale interdisziplinäre Zusammenarbeit mit Spezialisten.

Techniken zur Verbesserung oder zur Stabilisation von Atmungsfunktion, muskuloskeletalem System und Flüssigkeitsaustausch (Niere, Lymphe, Verdauung, Blut, Liquor cerebrospinalis) gewinnen gerade im Alter eine immense Bedeutung. Das Potenzial der Osteopathie zur Schmerzlinderung in einem interdisziplinären Ansatz muss konsequent umgesetzt werden. Insbesondere **Schmerzen im Bewegungsapparat und deren Reduktion** sollten dem Therapeuten wichtig sein (Kuchera 2005). Nur so wird der Patient in die Lage versetzt, sich ausreichend zu bewegen und ein leistungsadaptiertes Bewegungstraining durchzuführen.

Der Osteopath sollte immer auch die Voraussetzung für eine **suffiziente Nahrungsaufnahme und -verwertung** im Blick haben. Fehlmedikation, Übelkeit, Schmerzen oder Dyspnoe sind schlechte Appetitanreger. Der Osteopath wird in der Lage sein, den älteren Patienten in Ernährungsfragen kompetent beraten zu können. Hierbei geht es nicht um die Durchsetzung von Ernährungsphilosophien (Vegetarismus, Makrobiotik usw.), sondern um die Adaptation des Protein- und Vitalstoffgehalts der Nahrung an das bisher bekömmliche Ernährungskonzept dieses individuellen Lebens. Diätvorschriften bei vorliegenden Stoffwechselstörungen (Diabetes mellitus, Laktoseintoleranz, Sprue usw.) sind dabei selbstverständlich zu berücksichtigen.

> Es könnte sein, dass sich Bewegungstherapie und Ernährung neben der Pflege der alternden Psyche als die entscheidenden Angelpunkte der therapeutischen Bemühungen in der Geriatrie herausstellen werden.

Das therapeutische Potenzial der osteopathischen Medizin bei Demenzen ist bisher nicht definiert. Es sprechen viele Argumente für einen holistischen Ansatz unter Berücksichtigung von Körper, Geist und Seele. Das „glymphatische System" könnte ein Argument für den Einsatz der Fluidtechniken einer kraniosakralen Therapie sein.

> Der osteopathische Therapieansatz erfolgt komplementär zu den übrigen nichtmedikamentösen Maßnahmen. Er zielt darauf ab, den Krankheitsprozess zu verzögern, die Symptome zu lindern, das Befinden des Patienten zu verbessern oder seine Pflege zu erleichtern.

Neuere Entwicklungen mit dem Anspruch einer direkten Beeinflussung zerebraler Strukturen müssen sich erst beweisen (Chikly 2011). Outcome-Studien stehen aus. Sie sind bei der zunehmender Relevanz und der bisher frustranen Therapiesituation allopathischer Maßnahmen bei Demenzen sogar dringlich.

Zusammenfassung

Osteopathische medizinische Therapieansätze sind den partikulären Ansätzen der konventionellen Medizin komplementär und in einigen Bereichen möglicherweise überlegen. Zielkriterium der Einbindung der OMM in einen multimodalen, interdisziplinären Therapieansatz beim geriatrischen Patienten könnte die Reduktion von Medikamentenlast und deren Nebenwirkungen sowie die Optimierung der Therapieeffizienz sein. Multimorbide Patienten sollten einen patientenzentrierten Therapieansatz mit Einbindung in die verwandtschaftlichen und familiären Strukturen erhalten (Boyd und Fortin 2010).

OMM könnte Probleme der Multimorbidität, Polypharmazie, Sarkopenie, Frailty sowie neurodegenerative Erkrankungen und gerontopsychiatrische Phänomene umfassender zum Vorteil für den Patienten in ein umfassendes Therapiekonzept einbinden. Osteopathische medizinische Betreuung bietet nach den Erfahrungen des Autors hierfür eine effiziente Plattform.

LITERATUR

van den Akker M et al. Multimorbidity in general practice: prevalence, incidence, and determinants of co-occurring chronic and recurrent diseases. J Clin Epidemiol. 1998; 51: 367–375.

Andrade J, Ignaszewski A. Exercise and the heart: A review of the early studies, in memory of Dr R. S. Paffenbarger. BCMJ. 2007; 49: 540–546.

Annweiler C, Llewellyn DJ, Beauchet O. Low serum vitamin D concentrations in Alzheimer's disease: a systematic review and meta-analysis. J Alzheimers Dis. 2013; 33: 659–674.

Ashcroft GS, Horan MA, Ferguson MW. Aging alters the inflammatory and endothelial cell adhesion molecule profiles during human cutaneous wound healing. Lab Invest. 1998; 78: 47–58.

Assmann G, Cullen P, Schulte H. Simple scoring scheme for calculating the risk of acute coronary events based on the 10-year follow-up of the prospective cardiovascular Munster (PROCAM) study. Circulation. 2002; 105: 310–315.

AWMT. Geriatrie. 2014. www.awmf.org/leitlinien/aktuelle-leitlinien/ll-liste/deutsche-gesellschaft-fuer-geriatrie-dgg.html (letzter Zugriff: 22.1.2016).

Barber SE, Clegg AP, Young JB. Is there a role for physical activity in preventing cognitive decline in people with mild cognitive impairment? Age Ageing. 2012; 41: 5–8.

Barnes DE, Yaffe K. The projected effect of risk factor reduction on Alzheimer's disease prevalence. Lancet Neurol. 2011; 10: 819–828.

Barnett K et al. Epidemiology of multimorbidity and implications for health care, research, and medical education: a cross-sectional study. Lancet. 2012; 380: 37–43.

Barral J. Pankreas und Milz. In: Barral J (ed.). Lehrbuch der viszeralen Osteopathic. München: Urban & Fischer, 2002. Bd. 2, S.125–139.

Bauer JM, Sieber CC. Sarcopenia and frailty: a clinician's controversial point of view. Exp Gerontol. 2008; 43: 674–678.

Beckett NS et al. Treatment of hypertension in patients 80 years of age or older. New Engl J Med. 2008; 358: 1887–1898.

Bergert FW et al. Leitliniengruppe Hessen. Hausärztliche Leitlinie – Multimedikation. Deutsche Gesellschaft für Allgemeinmedizin und Familienmedizin. 2014. www.pmvforschungsgruppe.de/pdf/03_publikationen/multimedikation_ll.pdf (letzter Zugriff: 22.1.2015).

Boyd CM et al. Clinical practice guidelines and quality of care for older patients with multiple comorbid diseases: implications for pay for performance. JAMA. 2005; 294: 716–724.

Boyd CM, Fortin M. Future of multimorbidity research: how should understanding of multimorbidity inform health system design? Public Health Rev. 2010; 32: 451–474.

Bradley WG, Jr. CSF Flow in the brain in the context of normal pressure hydrocephalus. AJNR Am J Neuroradiol. 2015; 36: 831–838.

Brown T, Celander E, Celander DR. A proposed mechanism for osteopathic manipulative therapy effects on blood pressure. J Am Osteopath Assoc. 1970; 69: 1035–1036.

van den Bussche H et al. Which chronic diseases and disease combinations are specific to multimorbidity in the elderly? Results of a claims data based cross-sectional study in Germany. BMC Public Health. 2011; 11: 101.

Caporali R et al. Comorbid conditions in the AMICA study patients: effects on the quality of life and drug prescriptions by general practitioners and specialists. Semin Arthritis Rheum. 2005; 35: 31–37.

Cavalieri TA. Management of osteoporosis in the new millennium. J Am Osteopath Assoc. 2000; 100: S16–20.

Cavalieri TA. Management of pain in older adults. J Am Osteopath Assoc. 2005; 105: S12–17.

Cavalieri TA et al. Osteopathic manipulative therapy: impact of fall prevention in elderly (abstract p12). J Am Osteopath Assoc. 1998; 98: 39.

Celander E, Koenig AJ, Celander DR. Effect of osteopathic manipulative therapy on autonomic tone as evidenced by blood pressure changes and activity of the fibrinolytic system. J Am Osteopath Assoc. 1968; 67: 1037–1038.

Chikly B. Kursreihe Brain. Persönliche Mitteilung. 2011.

Chouraki V, Seshadri S. Genetics of Alzheimer's disease. Adv Genet. 2014; 87: 245–294.

Church J et al. An economic evaluation of community and residential aged care falls prevention strategies in NSW. NSW Public Health Bull. 2011; 22: 60–68.

Collins R et al. Blood pressure, stroke, and coronary heart disease. Part 2: Short-term reductions in blood pressure: overview of randomised drug trials in their epidemiological context. Lancet. 1990; 335: 827–838.

Cooper C et al. Frailty and sarcopenia: definitions and outcome parameters. Osteoporos Int. 2012; 23: 1839–1848.

Corrada M et al. Age of onset of hypertension and risk of dementia in the oldest-old: The 90+ Study. Alzheimer's Association International Conference (AAIC), 2014. Abstract P2–083.

DGG. Deutsche Gesellschaft für Geriatrie – Definition geriatrischer Patient. 2007. www.dggeriatrie.de/nachwuchs/91-was-ist-geriatrie.html (letzter Zugriff: 2.2.2016).

DGGG. Deutsche Gesellschaft für Gerontologie und Geriatrie – Definition geriatrischer Patient. 2009. www.dggg-online.de/publikationen/pdf/Neubart_DGGG.pdf (letzter Zugriff: 2.2.2016).

DIMDI. International Classification of Functioning, Disability and Health – ICF. 2014. www.dimdi.de/dynamic/de/klassi/downloadcenter/icf/endfassung/ (letzter Zugriff: 22.1.2016).

Draper B et al. Early dementia diagnosis and the risk of suicide and euthanasia. Alzheimers Dement. 2010; 6: 75–82.

Drzezga A, Sabri O, Fellgiebel A. Frühdiagnose des M. Alzheimer: Amyloid-bildgebung – Reif für die Routine? Dtsch Ärztebl. 2014; 11: A-1206/B-1042/C-1984.

Elster EL. Upper cervical chiropractic management of a patient with Parkinson's disease: a case report. J Manipulative Physiol Ther. 2000; 23: 573–577.

Ershler WB, Sun WH, Binkley N. The role of interleukin-6 in certain age-related diseases. Drugs Aging. 1994; 5: 358–365.

Espinoza SE, Jung I, Hazuda H. The Hispanic paradox and predictors of mortality in an aging biethnic cohort of Mexican Americans and European Americans: the san antonio longitudinal study of aging. J Am Geriatr Soc. 2013; 61: 1522–1529.

Ettinger WH, Jr., Afable RF. Physical disability from knee osteoarthritis: the role of exercise as an intervention. Med Sci Sports Exerc. 1994; 26: 1435–1440.

Ettinger WH, Jr. et al. Self-reported causes of physical disability in older people: the Cardiovascular Health Study. CHS Collaborative Research Group. J Am Geriatr Soc. 1994; 42: 1035–1044.

Faber MJ et al. Effects of exercise programs on falls and mobility in frail and pre-frail older adults: A multicenter randomized controlled trial. Arch Phys Med Rehabil. 2006; 87: 885–896.

Ferro JM. Cardioembolic stroke: an update. Lancet Neurol. 2003; 2: 177–188.

Fichera AP, Celander DR. Effect of osteopathic manipulative therapy on autonomic tone as evidenced by blood pressure changes and activity of the fibrinolytic system. J Am Osteopath Assoc. 1969; 68: 1036–1038.

Fielding RA et al. Sarcopenia: an undiagnosed condition in older adults. Current consensus definition: prevalence, etiology, and consequences. International working group on sarcopenia. J Am Med Dir Assoc. 2011; 12: 249–256.

Fortin M et al. Multimorbidity's many challenges. BMJ. 2007; 334: 1016–1017.

Fraix M et al. Use of the SMART Balance Master to quantify the effects of osteopathic manipulative treatment in patients with dizziness. J Am Osteopath Assoc. 2013; 113: 394–403.

Franke H, Franke JD, Fryer G. Osteopathic manipulative treatment for nonspecific low back pain: a systematic review and meta-analysis. BMC Musculoskel Disord. 2014; 15: 286.

Freiberger E, Sieber C, Pfeifer K. Physical activity, exercise, and sarcopenia – future challenges. Wien Med Wochenschr. 2011; 161: 416–425.

Fried LP et al. Frailty in older adults: evidence for a phenotype. J Gerontol A Biol Sci Med Sci. 2001; 56: M146–156.

Fryer G, Alivizatos J, Lamaro J. The effect of osteopathic treatment on people with chronic neck pain – a pilot study. Int J Osteopath Med. 2005; 8: 41–48.

Garcia-Garcia FJ et al. A new operational definition of frailty: the frailty trait scale. J Am Med Dir Assoc. 2014; 15: 371 e377–371 e313.

Gates NJ et al. Cognitive and memory training in adults at risk of dementia: a systematic review. BMC Geriatr. 2011; 11: 55.

Gilliss AC et al. Use of osteopathic manipulative treatment to manage compensated Trendelenburg gait caused by sacroiliac somatic dysfunction. J Am Osteopath Assoc. 2010; 110: 81–86.

Gine-Garriga M et al. Physical exercise interventions for improving performance-based measures of physical function in community-dwelling, frail older adults: a systematic review and meta-analysis. Arch Phys Med Rehabil. 2014; 95: 753–769 e753.

Go AS et al. An effective approach to high blood pressure control: a science advisory from the American Heart Association, the American College of Cardiology, and the Centers for Disease Control and Prevention. J Am Coll Cardiol. 2014; 63: 1230–1238.

Gueyffier F, Froment A, Gouton M. New meta-analysis of treatment trials of hypertension: improving the estimate of therapeutic benefit. J Hum Hypertens. 1996; 10: 1–8.

Gugliucci MR, Giovanis AT. Osteopathic medicine and the silver tsunami: preparing tomorrow's first responders for the elder boom. J Am Osteopath Assoc. 2009; 109 :481–484.

Heller R. Ergebnisse ventrikulo-atrialer und ventrikulo-peritonealer Hydrozephalus – Shunttherapie bei 261 Patienten. Dissertation, Universität zu Köln (Prof. Dr. R.A. Frowein). 1988.

Heller R. Bewegungsmerkmale von Nieren mit viszeraler somatischer Dysfunktion – Sonographische Pilotstudie vor und nach osteopathischer manueller Therapie. Man Med. 2013; 51: 317–324.

Holt S, Schmiedl S, Thürmann PA. PRISCUS-Liste potenziell inadäquater Medikation für ältere Menschen. 2011. priscus.net/download/PRISCUS-Liste_PRISCUS-TP3_2011.pdf (letzter Zugriff: 23.1.2016).

Holzgreve H. Therapeutic needs of the elderly patient. J Cardiovasc Pharmacol. 1998; 31 Suppl 2: S22–26.

Hundscheid HW et al. Treatment of irritable bowel syndrome with osteopathy: results of a randomized controlled pilot study. J Gastroenterol Hepatol. 2007; 22: 1394–1398.

Iliff JJ et al. A paravascular pathway facilitates CSF flow through the brain parenchyma and the clearance of interstitial solutes, including amyloid beta. Sci Transl Med. 2012; 4: 147ra111.

Iliff JJ et al. Brain-wide pathway for waste clearance captured by contrast-enhanced MRI. J Clin Invest. 2013a; 123: 1299–1309.

Iliff JJ et al. Cerebral arterial pulsation drives paravascular CSF-interstitial fluid exchange in the murine brain. J Neurosci. 2013b; 33:18190–18199.

Jahn K, Zwergal A, Schniepp R. Gangstörungen im Alter – Klassifikation, Diagnostik und Therapie aus neurologischer Sicht. Dtsch Ärztebl. 2010; 107: 306–315.

Janvin CC et al. Subtypes of mild cognitive impairment in Parkinson's disease: progression to dementia. Mov Disord. 2006; 21: 1343–1349.

Jarski RW et al. The effectiveness of osteopathic manipulative treatment as complementary therapy following surgery: a prospective, match-controlled outcome study. Altern Ther Health Med. 2000; 6: 77–81.

Johnston WL. Lesioned behavior in the upper thoracic area of the established hypertensive: a clinical survey of 1,000 patients. J Am Osteopath Assoc. 1975; 74: 876–877.

Johnston WL. Segmental definition: III. Definitive basis for distinguishing somatic findings of visceral reflex origin. J Am Osteopath Assoc. 1988; 88: 347–353.

Johnston WL, Kelso AF. Frequency and persistency of the C6-T2-T6 somatic pattern in hypertensives. J Am Osteopath Assoc. 1991; 91: 1035.

Johnston WL, Kelso AF, Babcock HB Changes in presence of a segmental dysfunction pattern associated with hypertension: Part 1. A short-term longitudinal study. J Am Osteopath Assoc. 1995; 95: 243–248, 253–245.

Johnston WL et al. Palpatory findings in the cervicothoracic region: variations in normotensive and hypertensive subjects. A preliminary report. J Am Osteopath Assoc. 1980; 79: 300–308.

Johnston WL et al. Somatic manifestations in renal disease: a clinical research study. J Am Osteopath Assoc. 1987; 87: 61–74.

Jung J. [Atrial fibrillation as endpoint in studies of arterial hypertension]. Dtsch Med Wochenschr. 2003; 128: 2493–2496.

Kaiser EA, Lotze U, Schafer HH. Increasing complexity: which drug class to choose for treatment of hypertension in the elderly? Clin Interv Aging. 2014; 9: 459–475.

Koivunen J et al. Amyloid PET imaging in patients with mild cognitive impairment: a 2-year follow-up study. Neurology. 2011; 76: 1085–1090.

Kress BT et al. Impairment of paravascular clearance pathways in the aging brain. Ann Neurol. 2014; 76: 845–861.

Kuchera ML. Osteopathic manipulative medicine considerations in patients with chronic pain. J Am Osteopath Assoc. 2005; 105: S29–36.

Lautenschlager N, Kurz A, Muller U. [Inheritable causes and risk factors of Alzheimer's disease]. Der Nervenarzt. 1999; 70: 195–205.

Leipzig RM et al. Keeping granny safe on July 1: a consensus on minimum geriatrics competencies for graduating medical students. Acad Med. 2009; 84: 604–610.

Leung DP et al. Tai chi as an intervention to improve balance and reduce falls in older adults: A systematic and meta-analytical review. Altern Ther Health Med. 2011; 17: 40–48.

Levey AS et al. National Kidney Foundation practice guidelines for chronic kidney disease: evaluation, classification, and stratification. Ann Intern Med. 2003; 139: 137–147.

Levy D et al. The progression from hypertension to congestive heart failure. JAMA. 1996; 275: 1557–1562.

Li F et al. Tai chi and postural stability in patients with Parkinson's disease. N Engl J Med. 2012; 366: 511–519.

Licciardone JC. Rediscovering the classic osteopathic literature to advance contemporary patient-oriented research: A new look at diabetes mellitus. Osteopath Med Prim Care. 2008a; 2: 9.

Licciardone JC, Brimhall AK, King LN. Osteopathic manipulative treatment for low back pain: a systematic review and meta-analysis of randomized controlled trials. BMC Musculoskelet Disord. 2005; 6: 43.

Lin SY, Davey RC, Cochrane T. Community rehabilitation for older adults with osteoarthritis of the lower limb: a controlled clinical trial. Clin Rehabil. 2004; 18: 92–101

Lombardini R et al. The use of osteopathic manipulative treatment as adjuvant therapy in patients with peripheral arterial disease. Man Ther. 2009; 14: 439–443.

Lopez D et al. Effects of comprehensive osteopathic manipulative treatment on balance in elderly patients: a pilot study. J Am Osteopath Assoc. 2011; 111: 382–388.

Magaziner J et al. Predictors of functional recovery one year following hospital discharge for hip fracture: a prospective study. J Gerontol. 1990; 45: M101–107.

Mannino JR. The application of neurologic reflexes to the treatment of hypertension. J Am Osteopath Assoc. 1979; 79: 225–231.

Manolis AJ et al. Hypertension and atrial fibrillation: diagnostic approach, prevention and treatment. J Hypertens. 2012; 30: 239–252.

Marek W et al. (Lung function in the elderly: Do we need new reference values?) Pneumologie. 2009; 63: 235–243.

Marengoni A et al. Aging with multimorbidity: a systematic review of the literature. Ageing Res Rev. 2011; 10: 430–439.

Marks R, Allegrante JP. Body mass indices in patients with disabling hip osteoarthritis. Arthritis Res. 2002a; 4: 112–116.

Marks R, Allegrante JP. Comorbid disease profiles of adults with end-stage hip osteoarthritis. Med Sci Monit. 2002b; 8: CR305–309.

Mendelsohn AR, Larrick JW. Sleep facilitates clearance of metabolites from the brain: glymphatic function in aging and neurodegenerative diseases. Rejuvenation Res. 2013; 16: 518–523.

Michael YL et al. Primary care-relevant interventions to prevent falling in older adults: a systematic evidence review for the U.S. Preventive Services Task Force. Ann Intern Med. 2010; 153: 815–825.

Mollenhauer B, Trenkwalder C. Neurodegenerative Demenzen: Es ist nicht immer Alzheimer. Deutsche Gesellschaft für Neurologie Neurowoche 2010 – Jahrestagung der DGN. 2010.

Montero-Fernandez N, Serra-Rexach JA. Role of exercise on sarcopenia in the elderly. Eur J Phys Rehabil Med. 2013; 49: 131–143.

Morgan JP et al. A controlled trial of spinal manipulation in the management of hypertension. J Am Osteopath Assoc. 1985; 85: 308–313.

Morris MS. Homocysteine and Alzheimer's disease. Lancet Neurol. 2003; 2: 425–428.

Nilwik R et al. The decline in skeletal muscle mass with aging is mainly attributed to a reduction in type II muscle fiber size. Exp Gerontol. 2013; 48: 492–498.

Noll DR. Management of falls and balance disorders in the elderly. J Am Osteopath Assoc. 2013; 113: 17–22.

Noll DR et al. The effect of osteopathic manipulative treatment on immune response to the influenza vaccine in nursing homes residents: a pilot study. Altern Ther Health Med. 2004; 10: 74–76.

Noll DR et al. Efficacy of osteopathic manipulation as an adjunctive treatment for hospitalized patients with pneumonia: a randomized controlled trial. Osteopath Med Prim Care. 2010; 4: 2.

Noll DR et al. Developing osteopathic competencies in geriatrics for medical students. J Am Osteopath Assoc. 2013; 113: 276–289.

Northup TL. Manipulative management of hypertension. J Am Osteopath Assoc. 1961; 60: 973–978.
Nutt JG, Marsden CD, Thompson PD. Human walking and higher-level gait disorders, particularly in the elderly. Neurology. 1993; 43: 268–279.
O-Yurvati AH et al. Hemodynamic effects of osteopathic manipulative treatment immediately after coronary artery bypass graft surgery. J Am Osteopath Assoc. 2005; 105: 475–481.
Ohlmeier C et al. Incidence, prevalence, and antithrombotic management of atrial fibrillation in elderly Germans. Europace. 2013; 15: 1436–1444.
Ott A A et al. Smoking and risk of dementia and Alzheimer's disease in a population-based cohort study: the Rotterdam Study. Lancet. 1998; 351: 1840–1843.
Pahor M et al. Effect of structured physical activity on prevention of major mobility disability in older adults: the LIFE study randomized clinical trial. JAMA. 2014; 311: 2387–2396.
Paulus WJ et al. How to diagnose diastolic heart failure: a consensus statement on the diagnosis of heart failure with normal left ventricular ejection fraction by the Heart Failure and Echocardiography Associations of the European Society of Cardiology. Eur Heart J. 2007; 28: 2539–2550.
Payette H et al. Insulin-like growth factor-1 and interleukin 6 predict sarcopenia in very old community-living men and women: the Framingham Heart Study. J Am Geriatr Soc. 2003; 51: 1237–1243.
Perez MV et al. Risk factors for atrial fibrillation and their population burden in postmenopausal women: the Women's Health Initiative Observational Study. Heart. 2013; 99: 1173–1178.
Qiu C, Winblad B, Fratiglioni L. The age-dependent relation of blood pressure to cognitive function and dementia. Lancet Neurol. 2005; 4: 487–499.
Reckelhoff JF. Gender differences in the regulation of blood pressure. Hypertension. 2001; 37: 1199–1208.
Reijnders J, Van Heugten C, Van Boxtel M. Cognitive interventions in healthy older adults and people with mild cognitive impairment: a systematic review. Ageing Res Rev. 2013; 12: 263–275.
Rivera-Martinez S, Wells MR, Capobianco JD. A retrospective study of cranial strain patterns in patients with idiopathic Parkinson's disease. J Am Osteopath Assoc. 2002; 102: 417–422.
Rizza A et al. Age- and gender-related prevalence of multimorbidity in primary care: the Swiss FIRE project. BMC Fam Pract. 2012; 13: 113.
Rizzoli R et al. Vitamin D supplementation in elderly or postmenopausal women: a 2013 update of the 2008 recommendations from the European Society for Clinical and Economic Aspects of Osteoporosis and Osteoarthritis (ESCEO). Curr Med Res Opin. 2013; 29: 305–313.
Rockwood K, Mitnitski A. Frailty in relation to the accumulation of deficits. J Gerontol A Biol Sci Med Sci. 2007; 62: 722–727.
Roger VL. Epidemiology of heart failure. Circ Res. 2013; 113: 646–659.
Rosenberg IH. Sarcopenia: origins and clinical relevance. Clin Geriatr Med. 2011; 27: 337–339.
Rubenstein LZ, Josephson KR. The epidemiology of falls and syncope. Clin Geriatr Med. 2002; 18: 141–158.
Rubenstein LZ, Josephson KR. Falls and their prevention in elderly people: what does the evidence show? Med Clin North Am. 2006; 90 :807–824.
Ruel G et al. Association between nutrition and the evolution of multimorbidity: The importance of fruits and vegetables and whole grain products. Clin Nutr. 2014; 33: 513–520.
Salive ME. Multimorbidity in Older Adults. Epidemiol Rev. 2013; 35: 75–83.
Savva GM et al. Age, neuropathology, and dementia. N Engl J Med. 2009; 360: 2302–2309.
Sawka AM et al. Health-related quality of life measurements in elderly Canadians with osteoporosis compared to other chronic medical conditions: a population-based study from the Canadian Multicentre Osteoporosis Study (CaMos). Osteoporos Int. 2005; 16: 1836–1840.
van Schaardenburg D, Breedveld FC. Elderly-onset rheumatoid arthritis. Semin Arthritis Rheum. 1994; 23: 367–378.
van Schaardenburg D et al. Musculoskeletal disorders and disability in persons aged 85 and over: a community survey. Ann Rheum Dis. 1994; 53: 807–811.
Schannwell CM, Hennersdorf MG, Strauer BE. [Hypertension and cardiac failure]. Internist (Berl). 2007; 48: 909–920.
Schüle K. Multimorbidität und Alter. Bewegungstherapie und Gesundheitssport. 2013; 29: 198–201.
Schwerla F et al. Osteopathic treatment of patients with chronic non-specific neck pain: a randomised controlled trial of efficacy. Forsch Komplementmed. 2008; 15: 138–145.
Shannon SC, Teitelbaum HS. The status and future of osteopathic medical education in the United States. Acad Med. 2009; 84: 707–711.
Sieber CC. Der ältere Patient – wer ist das ? Internist. 2007; 48: 1190–1194.
Siebert S et al. [The PRISCUS list in clinical routine. Practicability and comparison to international PIM lists]. Z Gerontol Geriatr. 2013; 46: 35–47.
Sleszynski SL, Kelso AF. Comparison of thoracic manipulation with incentive spirometry in preventing postoperative atelectasis. J Am Osteopath Assoc. 1993; 93: 834–838, 843–835.
Spiegel AJ et al. Osteopathic manipulative medicine in the treatment of hypertension: an alternative, conventional approach. Heart Dis. 2003; 5: 272–278.
Statistisches Bundesamt. Bevölkerungspyramide. 2014. www.destatis.de/DE/ZahlenFakten/GesellschaftStaat/Bevoelkerung/Bevoelkerungsvorausberechnung/Bevoelkerungsvorausberechnung.html (letzter Zugriff: 23.1.2016).
Stuck AE et al. Comprehensive geriatric assessment: a meta-analysis of controlled trials. Lancet. 1993; 342: 1032–1036.
Sucher BM, Hinrichs RN. Manipulative treatment of carpal tunnel syndrome: biomechanical and osteopathic intervention to increase the length of the transverse carpal ligament. J Am Osteopath Assoc. 1998; 98: 679–686.
Thamm M. Blutdruck in Deutschland – Zustandsbeschreibung und Trends. Das Gesundheitswesen. 1999; 61: 590–593.
Thefeld W. Prävalenz des Diabetes mellitus in der erwachsenen Bevölkerung Deutschlands. Das Gesundheitswesen. 1999; 61: 585–589.
Theou O et al. The effectiveness of exercise interventions for the management of frailty: a systematic review. J Aging Res. 2011: 569194.
Thrane AS, Rangroo Thrane V, Nedergaard M. Drowning stars: reassessing the role of astrocytes in brain edema. Trends Neurosci. 2014; 37: 620–628.
Thürmann PA. Polypharmazie – Treiben Sie den Teufel nicht mit dem Beelzebub aus! MMW – Fortschritte der Medizin. 2014; 156: 56–61.
Tinetti ME, Fried T. The end of the disease era. Am J Med. 2004; 116: 179–185.
Topinkova E. Aging, disability and frailty. Ann Nutr Metab. 2008; 52, (Suppl. 1): 6–11.
Tozzi P, Bongiorno D, Vitturini C. Fascial release effects on patients with non-specific cervical or lumbar pain. J Bodyw Mov Ther. 2011; 15: 405–416.
Tschope W et al. [Collapse of vertebral bodies in dialysis osteopathy]. Dtsch Med Wochenschr. 1973; 98: 1471–1474.
Vanitallie TB. Frailty in the elderly: contributions of sarcopenia and visceral protein depletion. Metabolism. 2003; 52: 22–26.
Versteylen MO et al. Comparison of Framingham, PROCAM, SCORE, and Diamond Forrester to predict coronary atherosclerosis and cardiovascular events. J Nucl Cardiol. 2011; 18: 904–911.
Vos SJ et al. Preclinical Alzheimer's disease and its outcome: a longitudinal cohort study. Lancet Neurol. 2013; 12: 957–965.
Walston J et al. Frailty and activation of the inflammation and coagulation systems with and without clinical comorbidities: results from the Cardiovascular Health Study. Arch Intern Med. 2002; 162: 2333–2341.
Waters DL, Baumgartner RN. Sarcopenia and obesity. Clin Geriatr Med. 2011; 27: 401–421.
Weber MA. Angiotensin II receptor blockers in older patients. Am J Geriatr Cardiol. 2004; 13: 197–205; quiz 206–197.
Wehling M. Multimorbidity and polypharmacy: which betablocker to use in relation to the pharmacokinetic profile and interaction potential. Arzneimittelforschung. 2010; 60: 57–63.
Wells M et al. Standard osteopathic manipulative treatment acutely improves gait performance in patients with Parkinson's disease. J Am Osteopath Assoc. 1999; 99: 92–98.

Wynne HA et al. The effect of age upon liver volume and apparent liver blood flow in healthy man. Hepatology. 1989; 9: 297–301.

Yelnik A, Bonan I. Clinical tools for assessing balance disorders. Neurophysiol Clin. 2008; 38: 439–445.

Zambon A et al. Relationships of different types of event to cardiovascular death in trials of antihypertensive treatment: an aid to definition of total cardiovascular disease risk in hypertension. J Hypertens. 2014: 32: 495–508.

Zarowitz BJ et al. The application of evidence-based principles of care in older persons (issue 1): management of osteoporosis. J Am Med Dir Assoc. 2007a; 8: e51–57.

Zarowitz BJ et al. The application of evidence-based principles of care in older persons (issue 5): Alzheimer's disease. J Am Med Dir Assoc. 2007b; 8:183–193

Zeeh J, Platt D. The aging liver: structural and functional changes and their consequences for drug treatment in old age. Gerontology. 2002; 48: 121–127

Ziegler U, Doblhammer G. [Prevalence and incidence of dementia in Germany – a study based on data from the public sick funds in 2002]. Gesundheitswesen. 2009; 71: 281–290.

Zile MR, Brutsaert DL. New concepts in diastolic dysfunction and diastolic heart failure: Part I: diagnosis, prognosis, and measurements of diastolic function. Circulation. 2002; 105: 1387–1393.

KAPITEL

64 Psychosomatische Krankheitsbilder

Nick Penney

Dieses Kapitel betrachtet die klinischen Bilder aus psychosomatischer Sicht. In gewisser Weise haben alle klinischen Bilder eine psychosomatische Komponente. Dabei wird natürlich auch auf den Dualismus von Körper und Geist, das biomedizinische Modell, die reduktionistische Denkweise sowie wissenschaftliche Schlüsselmodelle und einige philosophische Überlegungen eingegangen. Es führt zum aktuellen Denken und Wissen über die mögliche psychosomatische Komponente aller Krankheiten und zieht in Betracht, dass die einfache Beschreibung eines monotherapeutischen Ansatzes, wie der manuellen Therapie, nicht länger die Bedürfnisse der Patienten des 21. Jahrhunderts erfüllt. Das Kapitel schließt mit Gedanken über den besten Zugang zum Patienten aus der Sicht von Körper und Geist als eine Einheit, im Gegensatz zur Betrachtung der psychosozialen Probleme als Anhang zum biomechanischen Konzept der beim Patienten vorherrschenden Beschwerden. Wie es das auf Sir William Osler zurückgeführte Zitat besagt: *„Der gute Arzt behandelt die Krankheit, der großartige Arzt den Patienten, der die Krankheit hat".*

64.1 Dualismus von Körper und Geist

Das Konzept des Dualismus von Körper und Geist wird auf den Philosophen **René Descartes** des 17. Jahrhunderts zurückgeführt. Er stellte die Hypothese auf, dass der Mensch aus zwei verschiedenen Substanzen besteht, die nicht als Einheit existieren können. Im Gegensatz zum Geist sei der Körper mechanischen Drücken ausgesetzt. Der Dualismus von Körper und Geist gilt als entscheidender konzeptueller Schritt weg von der seinerzeit vorherrschenden christlichen Anschauung, wonach der Mensch im Grunde ein spirituelles Wesen ist, dessen Körper und Geist miteinander kombiniert sind. Dadurch konnte eine Krankheit auch die Manifestation eines Fehlverhaltens und nicht das Ergebnis einer organischen Erkrankung sein. Durch diesen großen Schritt mit der Betrachtung von **Körper und Geist als komplett getrennte Einheiten** ignorierte die dualistische Denkweise jedoch die Bedeutung der Selbstwahrnehmung der Gesundheit durch den Betroffenen (Mehta 2011).

Der Mensch galt nunmehr als biologischer Organismus, der sich am besten verstehen lässt, wenn seine Bestandteile in einem reduktionistischen Prozess untersucht werden. Krankheiten konnten dann als Abweichungen von akzeptierten biologischen Normen beschrieben werden. Anschließend konnte eine physikalische oder chemische Intervention verordnet werden, um den Defekt auszugleichen. In der Folge wurde Gesundheit einfach nur als Abwesenheit von Krankheit definiert.

> Erst 1947 definierte die Weltgesundheitsorganisation (WHO) Gesundheit als das komplette körperliche, geistige und soziale Wohlbefinden und man begann, die unzähligen Variablen, die zur Gesundheit beitragen, zu erforschen und zu verstehen (WHO 1946).

Taylor (1981) betonte, dass der Einfluss von Philosophien wie dem Dualismus von Körper und Geist so stark sein kann, dass er den Spezialisten oder Arzt blind gegenüber anderen Möglichkeiten zur Erklärung des Beschwerdebilds eines Patienten macht (Taylor 1981). Dadurch kann der Arzt zu der Ansicht gelangen, dass seine klinische Disziplin allein auf Fakten beruht und dass alles, was nicht in dieses Paradigma passt, einfach verworfen wird. Dies gilt vermutlich insbesondere für manche Bereiche der Gesundheitsphilosophie und -praxis, die oft als Fakten vorgetragen werden, wissenschaftlich aber nicht untermauert sind. Dazu gehören auch Aspekte der osteopathischen Praxis.

Am 30. September 2014 veröffentlichte Lorimer Moseley einen Leitartikel auf der Website „Body in Mind", in dem er die Gefahren der sog. „Produkte der Paradigmen" hervorstreicht (Moseley 2014). Diese Produkte oder Praktiken sind im Grunde **pathophysiologische Quasitheorien,** die wissenschaftlich unbewiesen sind oder sich nur auf weitläufig assoziierte Forschung stützen, die herangezogen wurde, um die Ideen oder die Philosophie zu begründen, oder sich einfach nur auf die Profile der Patienten stützen. Moseley behauptet, dass die Konzeptualisierung der Beschwerden des Patienten innerhalb derartiger Paradigmen die Ängste des Patienten bezüglich einer Schädigung, Krankheit oder Funktionsstörung bestätigen kann und zu Katastrophendenken und fehladaptiertem Verhalten führen kann. Dadurch wird unbeabsichtigt mehr Schaden angerichtet als Nutzen erzielt.

So wurde jahrelang akzeptiert, dass lumbale Rückenschmerzen durch Überlastung und Verrenkungen der Wirbelsäule entstehen und am besten durch Bettruhe behandelt werden sollten (Waddell 1998). Die Accident Compensation Corporation in Neuseeland verwendet tatsächlich immer noch die diagnostischen Codierungen für Rückenschmerzen, die auf der Terminologie von Überlastungen und Verrenkungen beruhen (ACC 2010). Auf diese Weise wird die **dualistische Denkweise** von Versicherungsgesellschaften und den zur Abrechnung von Leistungen erforderlichen diagnostischen Codes gefördert.

> Allerdings werden die Forderungen immer lauter, dass der Arzt den Dualismus von Körper und Geist verlassen und den Patienten als Ganzes betrachten sollte.

Es wurde schon vor Jahren vorgeschlagen, dass das, was wir als Ärzte sagen, wichtiger ist als das, was wir tun (Burton et al. 2004). Bei der Weiterverfolgung dieser Aussage stellten Darlow und Mitarbeiter fest, dass die Erklärungen des Arztes und seine Wortwahl einen nachhaltigen Einfluss auf die Einstellungen und Überzeugungen ihrer Patienten mit lumbalen Rückenschmerzen haben (Darlow et al. 2013).

George Engel forderte 1980 die Mediziner auf, ihren **streng biomedizinischen Ansatz** zu überdenken und das von ihm als „neues medizinisches Modell" bezeichnete **biopsychosoziale Modell** zu übernehmen (Engel 1980). Dieses Modell betrachtet den Menschen aus biologischer, psychischer und sozialer Sicht als Wesen, dessen Verhaltensweisen seine Gesundheit und sein Wohlbefinden fördern oder schädigen, sodass viele interagierende Faktoren zu Gesundheit und Krankheit beitragen. Für eine erfolgreiche Behandlung des Patienten sollen die Symptome nach Engels Ansicht als Folge einer dynamischen Interaktion psychosozialer und pathophysiologischer Variablen konzeptualisiert werden. Trotz der nicht unerheblichen Akzeptanz des biopsychosozialen Modells fehlt weiterhin vielen Ärzten ein Verständnis des Modells und sie wissen nicht, wie sie es in ihren klinischen Alltag einbinden sollen (Harland und Lavallee 2003, Harding et al. 2010).

Die **medizinische Ausbildung** erfolgt auch weiterhin überwiegend biomedizinisch und reduktionistisch (Novack et al. 2007). Novak und Mitarbeiter führen das zum Teil auf ein mangelndes Verständnis der wissenschaftlichen Grundlagen des biopsychosozialen Modells zurück. Dies kann dann durch den unvermeidlichen Bestätigungsfehler – wie er sich im Fall der Osteopathie zeigt – in ein weitgehend biomechanisches Modell münden, das gelehrt und über viele Jahre akzeptiert wurde (Wernham und Waldman 1981).

Durch die Integration des aktuellen wissenschaftlichen Wissens und der osteopathischen Philosophie lässt sich womöglich ein breiteres Verständnis der Patienten und der komplexen Interaktionen, die zum Aufsuchen eines Arztes führen, erreichen (Penney 2010).

Nach der International Association for the Study of Pain müssen Schmerzen und insbesondere chronische **Schmerzen innerhalb eines biopsychosozialen Modells** betrachtet werden. Diese Vorgabe wurde erstmals 1990 von Losser beschrieben (Losser und Cousins 1990). Seinerzeit widerlegten die Autoren damit die traditionelle Ansicht, wonach Schmerzen einfach nur eine sensible Wahrnehmung sind (Merskey 1980). Die biopsychosoziale Sichtweise entspricht im Grunde einem Weitwinkelobjektiv, durch das der Patient betrachtet wird: Sie betrachtet die **körperliche Dysfunktion in der Zusammenschau mit**

- Überzeugungen und Bewältigungsstrategien,
- Stress und Krankheitsverhalten sowie den
- Auswirkungen auf soziale Interaktionen (Waddell 1998).

Eine umfassende Besprechung der Literatur, die zu einem Paradigmenwechsel vom Dualismus von Körper und Geist hin zu einem ganzheitlicheren Verständnis der komplexen Variablen, die gemeinsam die Entstehung von Symptomen, Behinderungen und Krankheitsverhalten beeinflussen, geführt hat, würde den Rahmen dieses Kapitels sprengen. Es soll aber betont werden, dass das biomedizinische reduktionistische Modell, das der Medizin und der Gesundheitsversorgung viele Jahre lang sehr effektiv gute Dienste geleistet hat, an dieser Stelle nicht schlechtgeredet werden soll. Die Einführung des biopsychosozialen Modells erweiterte das klinische Denken um den Einfluss der Umwelt und der Überzeugungen des Patienten über seine Symptomwahrnehmung und die Hindernisse, die seiner Genesung im Wege stehen. Viele dieser Hindernisse sind insbesondere am Bewegungsapparat eher psychosozialer und weniger biomechanischer Natur (Waddell 1998, Borrell-Carrio et al. 2004). So betonen zahlreiche evidenzbasierte klinische Leitlinien zum Management von akuten und chronischen Schmerzen des Bewegungsapparats, dass Stress, Disstress, Angst und Depression bei der Diagnostik und Prognose berücksichtigt werden müssen (AAMPGG 2003).

64.2 Modelle psychosomatischer Prozesse

Alle klinischen Beschwerden haben eine psychosomatische Komponente. Der Begriff „psychosomatisch" bedeutet wörtlich **Geist (psyche) und Körper (soma).** Wird nur eines von beiden betrachtet und das andere ausgeschlossen, führt dies in die Falle der dualistischen Denkweise und dem Arzt wird der Blick auf die subjektive Wahrnehmung von Gesundheit und Krankheit durch den Patienten verwehrt. Es besteht eine deutliche bidirektionale Kommunikation zwischen Geist und Körper. Und dieses komplexe Konzept ist wichtig, um den Einfluss der Gedanken, Gefühle und Überzeugungen des Patienten hinsichtlich seiner Krankheit und seines Arztbesuches zu verstehen.

Wichtig ist auch, was dem Patienten bereits aus biomedizinisch-reduktionistischer Sicht erklärt wurde und ob sich diese Erklärung negativ auf sein Verständnis ausgewirkt hat. Ein verletzbarer und zum **Katastrophieren neigender Patient** kann durch die Sprachwahl, mit der ein gutmeinender Arzt ihm die Beschwerden nach seinem Verständnis erklärt hat, blockiert sein. Dazu gehört oft auch die Erläuterung der diagnostischen Bildgebung mit Zeigen einer vorgewölbten Bandscheibe, die völlig asymptomatisch sein kann.

Bei allen klinischen Bildern sollte auf ihre psychosomatischen und biopsychosozialen Komponenten geachtet werden. Daneben gibt es einige **spezifische psychosomatische Erkrankungen.** Dies sind körperliche Krankheiten, die durch psychische Faktoren, wie Angst und Depression, verstärkt werden. Als **psychosomatische Krankheiten** werden überwiegend Krankheiten bezeichnet, die durch Stress negativ beeinflusst werden, wie Psoriasis, Ekzeme, Magenulzera und Hypertonie. Sie sind jeweils gute Beispiele für die bidirektionale Kommunikation zwischen Geist und Körper, in deren Rahmen sich z. B. bei der Psoriasis ein mentaler Vorgang mit einer definierbaren Hautreaktion äußert (Kabat-Zinn et al. 1998).

Die Einordnung einer Krankheit legt fest, welche Fachdisziplin sich mit ihr befasst. Die **psychosomatische Medizin** ist ein weit gefasstes Feld, das nicht mit der Psychiatrie und insbesondere nicht mit der Praxis der Konsiliarpsychiatrie gleichzusetzen ist (Fava et al. 2010).

Eines der wichtigsten Ziele der psychosomatischen Forschung ist die Identifikation der biologischen Mechanismen nach „bester Praxis", durch die sich die biopsychosozialen Faktoren auf das Ergebnis von Krankheiten auswirken (Lane et al. 2009a).

Wir verstehen die psychosomatische Medizin als Teil der wissenschaftlichen Grundlagen des biopsychosozialen Modells. Daher führten Lane und Mitarbeiter an, dass die Forschung auf dem Gebiet der psychosomatischen Medizin in gewisser Weise zur Wiedergeburt der Neurowissenschaften beiträgt. Inzwischen gibt es zahlreiche wirkungsvolle, nicht invasive Techniken zur Untersuchung des menschlichen Gehirns, die sich nachhaltig auf die psychosomatische Forschung, die die Rolle des menschlichen Gehirns seit der Mitte des 20. Jahrhunderts eher ignoriert hat, ausgewirkt haben (Lane et al. 2009a). Die Autoren dieses zweiteiligen Reviews verfassten auch eine nützliche Diskussion und **Klassifikation der Signalwege,** die den Geist mit dem Körper verbinden. Sie teilten die verschiedenen **Funktionsniveaus** ein als:

- A. Mentale/psychische/behaviorale Zustände und Merkmale
- B. Gehirn und zentrales Nervensystem
- C. Informationsweiterleitungssystem (autonomes Nervensystem, Endokrinum, Immunsystem)
- D. Eigentlicher Körper (Funktion und Fehlfunktion der Endorgane)

Dieses Klassifikationssystem ist bei der Betrachtung der unzähligen Verbindungen und Variablen, die das klinische Bild des Patienten beeinflussen, von Nutzen, weil es der Forschungs- und Evidenzbasis der psychosomatischen und biopsychozialen Praxis Rechnung trägt.

Die **Selbstbeobachtung,** die bewusste Wahrnehmung der physiologischen Körpervorgänge, ist ein Modell des psychosomatischen Prozesses. Zum afferenten sensorischen Input des zentralen Nervensystems gehören auch die Effekte dieses Inputs auf behaviorale und kognitive Funktionen, insbesondere Emotionen (Cameron 2001). **Emotionen und ihre Steuerung** sind das Gebiet der kognitiven Neurowissenschaft mit der größten Bedeutung für die Psychosomatik (Lane et al. 2009b). Sie entstehen vermutlich durch die automatische (und oft unbewusste) Beurteilung des Ausmaßes, in dem die eigenen Bedürfnisse in einer Situation erfüllt werden, und umfassen behaviorale, physiologische, kognitive und experimentelle Anpassungen an die jeweiligen Situationen.

Wichtig für das Verständnis des psychosomatischen Prozesses ist, dass Emotionen und ihre Steuerung durch kortikale und subkortikale Strukturen vermittelt werden und möglicherweise die Hirnstammzentren beeinflussen, die die periphere Physiologie und Pathophysiologie festlegen (Lane et al. 2009b).

Im Zentrum des limbischen Systems liegt die **Amygdala,** die zu Situationen, die als „bedrohlich" empfunden werden, Angst und Sorgen beiträgt. Außerdem ist sie im weiteren Sinne an der Verbindung von erlernten und genetisch festgelegten Assoziationen mit hereinkommenden sensorischen Informationen **(Selbstwahrnehmung)** beteiligt und bewertet darüber die ablaufenden Ereignisse als positiv oder negativ. Allerdings scheint dieses System negative Emotionen zu bevorzugen, weil es auch die Reaktion auf (echte oder so wahrgenommene) Bedrohungen des Überlebens vermittelt. Durch ihre Lage in der neuralen Achse beeinflusst die Amygdala somatomotorische, viszerale und kognitive Reaktionen auf die einströmenden Informationen. Von den Verbindungen mit **dem linken präfrontalen Kortex** ist bekannt, dass sie die Resilienz beeinflussen und dass sie bei signifikanten Bedrohungen von der Amygdala unterbrochen werden, um das Überleben zu sichern. Dadurch werden die Entscheidungsfindung und die Exekutivkontrolle erschwert, was vermutlich die Verhaltensänderungen bei Menschen, die sich sehr bedroht fühlen, erklärt.

64

Insbesondere Schmerzen können als Bedrohung wahrgenommen und aus biopsychosozialer Sicht betrachtet werden. Die „einfachen" Männer und Frauen haben bereits gezeigt, dass die **Neurobiologie des Schmerzes** verständlich ist. Dieses Verständnis der Neurobiologie

- verändert die Einstellung der Menschen gegenüber Schmerzen (Wahrnehmungen),
- reduziert deren Bedrohlichkeit und
- verbessert dadurch das Schmerzmanagement (Butler und Mosely 2013).

Dies ist vermutlich ein gutes Beispiel für die oben beschriebene A–D-Klassifikation von Lane und Mitarbeitern, das alle vier Komponenten der Klassifikation, die dem Patienten erklärt wurden, integriert und den Patienten über einen Managementplan, der auch eine osteopathische manuelle Therapie (OMT) umfassen kann informiert.

Ein weiteres Beispiel für einen **aktiven psychosomatischen Prozess** ist die **polyvagale Theorie** von Porges (Porges 2011). Nach dieser Theorie verfügt das zentrale Nervensystem über eine Hierarchie von Strategien zur Selbstregulation, um bei Bedrohungen für die Sicherheit des Betroffenen zu sorgen. Die höchste Strategie nach Porges ist das soziale Engagement **(Zugangsverhalten).** Es wird über einen myelinisierten Ast des N. vagus vermittelt und verbindet die „sozialen" Muskeln des Gesichts mit dem Herzen. Wir „lesen" die Bewegungen der Muskeln im Augenbereich nicht nur, sondern wir verwenden dieses System bei unserer sozialen Interaktion innerhalb der „Herde“, um uns in der von unserem Nervensystem zunehmend als „feindselig“ wahrgenommenen Umgebung sicher zu sein. Wenn soziales Engagement nicht vertretbar ist, zieht sich das System auf eine **Flucht-oder-Angriff-Reaktion** zurück, das die nächste Ebene in der Hierarchie bildet. Die Herzfrequenz steigt, um die großen Muskeln von Rumpf und Extremitäten mit mehr Blut und Sauerstoff zu versorgen. Die Blutversorgung des Darms wird stark reduziert, die Schweißneigung ist erhöht, um die Körperkerntemperatur stabil zu halten, und der Harndrang nimmt zu. Dies ist ein häufiger und allseits bekannter Prozess!

Das letzte Hierarchieniveau von Porges ist das **Erstarren,** das beim Menschen abgesehen von Unfällen oder Verletzungen meist keine gute Überlebensoption darstellt. Nach Porges arbeiten diese Systeme nacheinander. Unser soziales Engagement verhindert Angriff und Flucht, während wir versuchen, die Situation und die verfügbaren Optionen zu analysieren. Falls diese Strategie nicht zum Erfolg führt, wird die Hemmung aufgehoben und die Aktion des Körpers beginnt.

Leider scheint das Stressniveau des 21. Jahrhunderts unsere Neigung zum Angreifen oder Flüchten zu verstärken, da die sozialen Interaktionen seit der Einführung der sozialen Medien immer weniger werden, während Geografie und Arbeit die Zeit, die im sozialen Kontakt mit Freunden und Familie verbracht werden, einschränken.

64.3 Klassifikation psychosomatischer Syndrome

Es gibt zahlreiche, oft bizarre Klassifikationen und Bezeichnungen von psychosomatischen Syndromen, die sich oft stark überschneiden. Bei der Betrachtung mancher psychosomatischer Prozesse sollen sie ein Verständnis des biopsychosozialen Modells und der Interaktion von Geist und Körper vermitteln. Psychosomatische Syndrome und Krankheiten sind die klinischen Manifestationen derartiger Prozesse, wenn sie deutliche Symptome verursachen und sich auf das Alltagsleben auswirken. Diese Syndrome wurden als **medizinisch nicht erklärbare Syndrome** eingestuft und umfassen einige somatoforme Krankheiten und funktionelle somatische Syndrome.

Das Konzept der medizinisch nicht erklärbaren Symptome wurde in den 1990er Jahren in Spezialkliniken entwickelt, in denen bis zu 35–53 % der Patienten Symptome aufweisen, die sich nach einer adäquaten und manchmal umfassenden Untersuchung nicht auf eine Pathologie oder eine physiologische Fehlfunktion zurückführen lassen.

In diesem Sinn bedeutet „medizinisch nicht erklärbar“ eine Patientengruppe anhand einer nicht vorhandenen Eigenschaft (Creed et al. 2011a).

Die **häufigsten Symptome** sind (➤ Abb. 64.1):

- Schmerzen von Kopf, Rücken, Gelenken, Bauch, Thorax und Extremitäten
- Müdigkeit
- Benommenheit
- Blähungen
- Palpitationen
- Hitzewallungen oder Kaltschweißigkeit
- Übelkeit

Zu den **„neurologischen Symptomen“** gehören Zittern oder Schütteln und Parästhesien (Creed et al. 2011b). Diese Symptome werden von bis zu 20 % der Patienten angegeben, sind aber meist nur schwach ausgeprägt mit geringer Krankheitslast.

Menschen, die unter medizinisch nicht erklärbaren Symptomen leiden, machen die größte Gruppe der Patienten der Psychosomatik und der Verhaltenstherapie aus (Rief und Issac 2014).

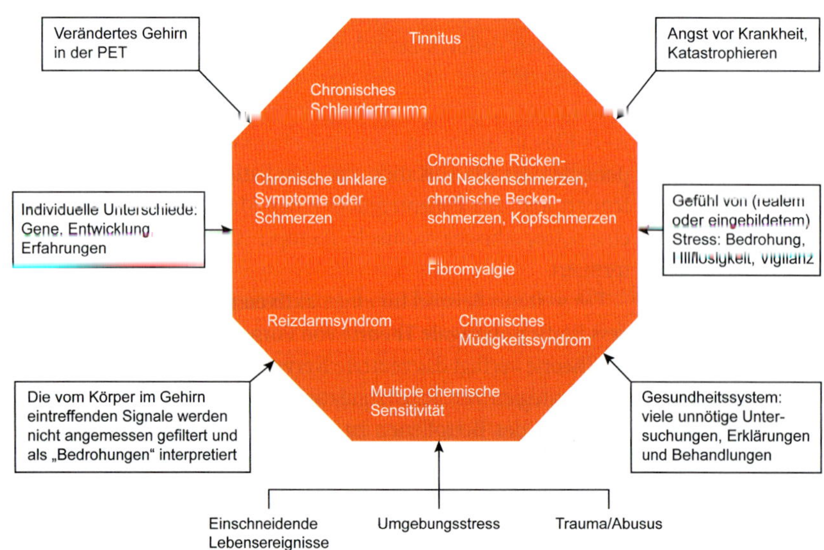

Abb. 64.1 Biopsychosoziales Modell der Körperbildstörung. [P257/L271]

Der Begriff **somatoforme Störung** ist seit seiner Einführung im Jahr 1980 Gegenstand von Diskussionen und Kritik. Er wird oft mit Symptomen durch psychische Faktoren gleichgesetzt, während andere somatische Symptome als biomedizinisch oder biomechanisch eingestuft werden. Dadurch wird das Konzept des Dualismus von Geist und Körper gestärkt (Rief und Isaac 2014). Der Konflikt, der durch die Stigmatisierung einer Diagnose oder Zuweisung einer somatoformen Störung auftreten kann, führt oft zu weiteren Beschwerden, wie dem chronischen Müdigkeitssyndrom, der Fibromyalgie oder dem Reizdarm, die als funktionelle somatische Syndrome betrachtet werden.

Der nicht ganz so abschätzige Begriff der **funktionellen somatischen Symptome** wird von allen medizinischen Fachgebieten (außer der Psychiatrie) anerkannt, da er weder eine Kausalität darstellt, noch den Dualismus von Geist und Körper unterstützt und daher als eher pragmatischer Ansatz betrachtet werden kann. Zu jedem medizinischen Fachgebiet scheint zumindest eines dieser Syndrome oder unspezifischen Symptommuster der Klassifikation zu gehören. So wird eine im Vordergrund stehende und ausgedehnte Schmerzhaftigkeit der Muskulatur in der Rheumatologie als Fibromyalgie diagnostiziert, während die Gastroenterologen bei Bauchschmerzen und veränderten Stuhlgewohnheiten ein Reizdarmsyndrom konstatieren usw. (Wessely et al. 1999). In einem Review wurde gezeigt, dass die Überschneidung der Symptome von vielen funktionellen Syndromen das immer noch vorherrschende Modell der Kategorisierung der Symptome nach medizinischen Fachgebieten verändert werden muss (Wessely und Hotopf 1999) (➤ Abb. 64.2)

In den neueren Ausgaben des Diagnostic and Statistical Manual of Mental Disorders (DSM) wurde der Begriff der somatoformen Störung durch den Begriff **somatische Symptomstörung** (SSD) ersetzt (Creed und Gureje 2012). Die Terminologie umfasst nun Symptome, die nicht mehr „medizinisch nicht erklärbar" und die mit anderen medizinischen Krankheiten assoziiert sein können oder nicht.

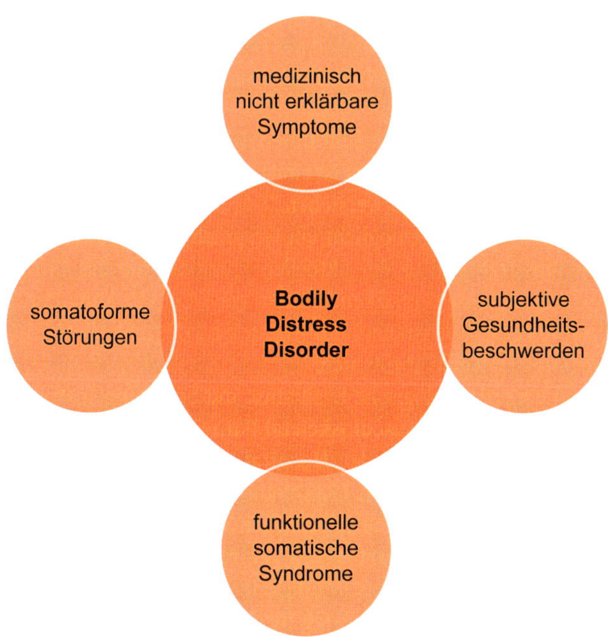

Abb. 64.2 Verbindende Terminologie. [P257/L271]

Außerdem kam der Begriff **„nicht erklärbare somatische Beschwerden"** auf, um Patienten zu beschreiben, die immer wieder mit (irgendwelchen) körperlichen Symptomen vorstellig werden und bei denen die Untersuchungen negativ ausfallen. Diese Begrifflichkeit werden die Patienten vermutlich besser akzeptieren, da sie die Berücksichtigung von weniger ätiologischen Implikationen voraussetzt.

In der aktuellen Literatur werden all diese Begriffe synonym gebraucht. Dadurch wird es für den Arzt schwierig, vertrauensvoll mit den Patienten zu kommunizieren und sinnvolle Überweisungen zu Fachärzten, die eine entsprechende Behandlung einleiten können, auszustellen.

> Die Herausforderung für den Osteopathen besteht darin, derartige Beschwerdebilder im „Flutlicht" und nicht im „Rampenlicht" zu betrachten, d. h. die Symptome mit einer breiteren Perspektive zu evaluieren und sich nicht auf das biomechanische Bild mit mehreren Begleiterkrankungen und Symptomen zu konzentrieren.

Der klinische Nutzen dieser verschiedenen Klassifikationen bleibt schwierig. Eine standardisierte Terminologie, die allgemein akzeptiert wird, wäre für Ärzte und Patienten von Vorteil. Die Revision und Neucodierung der **somatoformen Störungen des ICD-10** soll auch eine Kombination aus störenden somatischen Symptomen und mehreren psychischen Merkmalen, wie Einstellungen zu somatischen Symptomen und Hinweise auf ausgeprägte Sorgen über Krankheit und Gesundheit, umfassen (Creed und Gureje. 2012, DIMDI 2016). So können **Dauerschmerzen mit ausgeprägten maladaptiven Bewältigungsstrategien,** wie der Angst vor Bewegung oder erneuter Verletzung des betroffenen Bereichs und der Verweigerung oder dem Rückzug von der Arbeit oder anderen Aktivitäten, die die Beschwerden mutmaßlich verstärken, einhergehen. Das Katastrophieren der Schmerzen und dem noch Bevorstehenden steht der Heilung ebenfalls im Weg.

Die Entwicklung der akzeptierten Terminologie brachte auch einen neuen Begriff hervor: das **Bodily Distress Syndrome (BDS) oder die Bodily Distress Disorder (BDD)** (Rief und Isaac 2014, Ivbijaro und Goldberg 2013). Diese Konzepte wurden ursprünglich von dem dänischen Wissenschaftler Per Fink und seinen Mitarbeitern eingeführt (Fink et al. 2005). Sie konnten mithilfe dieser Begrifflichkeiten die Krankheit von 100 % der Patienten mit Fibromyalgie, chronischem Müdigkeitssyndrom und Hyperventilationssyndrom, von 98 % der Patienten mit Reizdarm und von 90 % der Patienten mit nichtkardialen Thoraxschmerzen im Zusammenhang mit anderen Schmerzsyndromen und somatoformen Störungen zuordnen (Fink und Schröder 2010). Die **Diagnosekriterien der BDD** sind erfüllt, wenn die Patienten **mindestens drei Symptome** aus einer der Symptomgruppen aufweisen, die auf eine autonome Überaktivierung hinweisen (Lam et al. 2013): gastrointestinale, kardiopulmonale oder muskuloskeletale Symptome oder Allgemeinsymptome wie Müdigkeit, Kopfschmerzen oder Benommenheit (Rief und Issac 2014).

- **Leichte Symptome** betreffen nur ein großes Körpersystem und gehen mit Beschwerden einher, die nicht so ausgeprägt sind, dass sie Alltagsaktivitäten stören oder erschweren würden.
- **Mittelschwere Symptome** weisen auf multiple Probleme in einem oder zwei Körpersystemen mit deutlichem Disstress oder Behinderungen hin.
- **Schwere Symptome** betreffen mehrere Körpersysteme und gehen mit einer so ausgeprägten Behinderung und Disstress einher, dass sie sich nur selten in der Primärversorgung vorstellen (Lam et al. 2013).

64

Sobald die Diagnose gestellt wurde, muss der Arzt für sich feststellen, ob seine Ausrüstung und sein Fachwissen dazu ausreichen, einen Patienten mit nur leichten Symptomen zu behandeln. Mittelschwere Symptome erfordern oft ein multidisziplinäres Vorgehen und eine psychische Beurteilung, sodass eine Überweisung an eine Klinik oder einen Arzt mit den entsprechenden Voraussetzungen zur Beurteilung und zum Management des Patienten angezeigt ist. Patienten mit schweren Symptomen suchen vermutlich von sich aus gleich eine Klinik oder einen Spezialisten auf und müssen andernfalls sofort weitergeleitet werden.

Die **Ätiologie der BDD** ist multifaktoriell. Unabhängig von der unterschiedlichen terminologischen Einteilung sind diese klinischen Bilder bei Frauen weitaus häufiger als bei Männern. Weitere Risikofaktoren sind ein niedriger sozioökonomischer Status, eine jahrelange Ausbildung, schwer belastende Erlebnisse, wie Verletzungen oder Missbrauch, sowie aktuelle psychische Belastungen. Die genaue biopsychosoziale Ätiologie lässt sich oft nicht klären, weil auch genetische Variablen und die Persönlichkeit eine Rolle spielen.

64.4 Management

Meist handelt es sich um eine Ausschlussdiagnose, mit der die Ärzte sich nach einer gründlichen körperlichen Untersuchung und der Durchführung geeigneter diagnostischer Verfahren zufrieden geben, weil sie keine pathologischen Veränderungen, die die Symptome erklären könnten, gefunden haben. Zu dieser Diagnose gehören auch „somatische Funktionsstörungen“. Es gibt keinen verbindlichen Weg zur Identifizierung von Patienten mit BDD, stattdessen sind zum Aufstellen eines Behandlungsplans klinische Einschätzung und klinische Schlussfolgerungen erforderlich. Allgemein wird bei den Patienten ein niedriges, intermediäres oder hohes Risiko festgestellt.

- Bei **Patienten mit niedrigem Risiko** bestehen die somatischen Symptome erst recht kurz, verursachen keine signifikante Behinderung und sind vermutlich in der osteopathischen Praxis häufig.

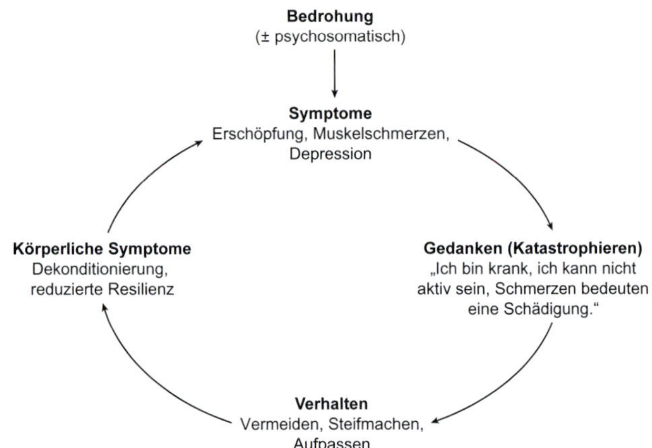

Abb. 64.3 Muster der Symptombewahrung bei der Bodily Distress Disorder (vgl. Wessely/Hotopf 1999). [L252]

- Komplexer ist das klinische Bild bei **Patienten mit intermediärem Risiko** mit begleitender körperlicher oder psychischer Krankheit. Der Fokus liegt vermutlich auf dem Krankheitsprozess und nicht auf den Faktoren, die zu den zahlreichen somatischen Symptomen und der vermehrten Angst um die Gesundheit beitragen.
- Die meisten der **Hochrisiko-Patienten** sind stark behindert, haben eine schlechte Einstellung zu Ärzten und sind oft in Kämpfen mit Versicherungen um Entschädigungen oder Renten festgefahren, was für sich genommen schon ein prognostisch ungünstiger Faktor ist (Creed et al. 2011b) (> Abb. 64.3).

Die **BATHE-Methode** liefert einen guten Rahmen für das Ansprechen psychosozialer Stressoren und dauert höchstens 5 Minuten (Creed und Gureje 2012). Diese Methode wurde erstmals 2008 von Leiblum und Mitarbeitern beschrieben und liefert ein für die Praxis sinnvolles Akronym (Leiblum et al. 2008):

- **B**ackground (Hintergrund): „Was geschieht (in Ihrem Leben)?“
- **A**ffect (Affekt): „Wie fühlt sich das für Sie an?“
- **T**rouble (Sorgen): „Was beunruhigt Sie am meisten an der Situation?“
- **H**andle (Umgang): „Was hilft Ihnen dabei, damit umzugehen?“
- **E**mpathy (Empathie): „Das ist eine schwierige Situation und ich kann Ihre Reaktion gut verstehen.“

Der BATHE-Ansatz ermöglicht ein Gespräch über ungünstige Bewältigungsstrategien in der aktuellen Situation, die das Problem und die Symptome verstärken können. Ziel ist es, die Situation und die Symptome zu verstehen, um Ängste und die fehlgeleiteten Bewältigungsstrategien abzubauen.

Auch eine psychologische Evaluation mit Screening-Instrumenten wie dem **Orebro Musculoskeletal Pain Questionnaire** (Linton und Haldern 1998) oder der **Hospital Anxiety and Depression Scale** (Zigmond und Snaith 1983) kann sinnvoll sein. Wichtig ist, dass Patienten mit häufigen psychischen Störungen, wie Angst und Depression, ihren Hausarzt wegen zahlreicher unspezifischer Beschwerden, wie Schmerzen, Müdigkeit, Übelkeit, Benommenheit oder Palpitationen, aufsuchen. Oft fürchtet der Patient, an einer organischen Krankheit zu leiden und die weit gestreuten Symptome führen zu hohen Gesundheitskosten oder iatrogenen Komplikationsraten.

Die **typischen klinischen Merkmale** sind:

- Multiple diffuse Symptome
- Vage Symptome
- Symptome, die sich morphologisch nicht erklären lassen
- Lange Dauer, chronischer Verlauf
- Anamnestisch zahlreiche diagnostische Untersuchungen
- Ablehnung des Managements/der Behandlung durch den vorherigen Arzt

64.5 Behandlungsansätze

Die Dutch Multidisciplinary Guidelines for the Management of Medically Unexplained Symptoms and Somatoform Disorders sprechen sich bei der Behandlung für ein abgestuftes Vorgehen anhand des relativen Risikomanagements aus (Van der Feltz-Cornelis et al. 2012). Demnach benötigen alle Patienten mit körperlichem Disstress einen **klaren Behandlungsplan,** der ihre Vorlieben berücksichtigt, ihnen erklärt wurde und dem sie zugestimmt haben. Er sollte nach einer gründlichen diagnostischen Untersuchung, bei der die Symptome verifiziert wurden und auch erfasst wurde, wie der Patient die Symptome bewertet und welche psychosozialen Stressoren und Hürden vorliegen, die eine Heilung erschweren, aufgestellt werden. Außerdem soll der Arzt dem Patienten gemäß dieser Leitlinie die vermutlichen Ursachen seiner Symptome darlegen und unspezifische Interventionen empfehlen, die auf allen Risikostufen anwendbar sind. Dazu gehört es, auf eine gute Schlafhygiene, regelmäßige und moderate körperliche Bewegung und Stressmanagement zu achten (Creed et al. 2011b).

Eine **gute Schlafhygiene** bedeutet, dass der Patient ausreichend lange und gut schläft, was oft durch den Stress und die Geschwindigkeit des Lebens im 21. Jahrhundert und die Unfähigkeit zu entspannen erschwert wird. Die Patienten sollten insbesondere abends weniger Koffein und Alkohol zu sich nehmen. Körperliche Betätigung sollte nicht zu spät am Tag stattfinden und bei besonders schlechtem Schlaf am besten morgens durchgeführt werden. Wichtig ist es, immer zur gleichen Zeit ins Bett zu gehen und wieder aufzustehen. Bei allgemeiner Müdigkeit sollten die Patienten tagsüber möglichst nicht schlafen. Insbesondere Teenager sollten vor allem kurz vor dem Schlafengehen nicht zu lange vor dem Bildschirm sitzen. Außerdem sollte eine entspannungsfördernde Routine eingeführt werden.

Die Verordnung von **regelmäßiger moderater körperlicher Bewegung** hängt von der Schwere der Symptome ab und wird vom Patienten oft abgelehnt, weil er befürchtet, die Symptome zu verstärken. In diesem Fall hilft der Hinweis darauf, dass Schmerzen nicht immer eine Schädigung bedeutet. Derartige Widerstände finden sich oft bei Patienten mit lumbalen Rückenschmerzen, die zur Beugung der Lendenwirbelsäule nicht bereit sind, weil sie das letzte Mal dabei Schmerzen hatten. Dabei kann es sich um eine einfache **Konditionierung nach Pawlow** handeln: Sobald Bewegung und Schmerz mehrmals simultan aufgetreten sind, werden sie miteinander verknüpft und die Bewegung wird vermieden **(Vermeidungsverhalten).** Eine derartige Konditionierung wird leicht durch die Erklärungen von wohlmeinenden Ärzten verstärkt, die auf eine Kompression von Rückenmarkstrukturen oder eine Rumpfinstabilität als „biomechanische Basis" der Schmerzen hinweisen. Dadurch spannen die Patienten ihren Rücken an, um ihn zu schützen, wodurch die Symptome verstärkt werden.

Wichtig ist somit zu erfahren, was dem Patienten bereits über seine Symptome erzählt wurde und inwiefern er sich für diese Symptome verantwortlich fühlt. Es muss geklärt werden, wie der Patient körperlicher Bewegung gegenübersteht und mit ihm ein **regelmäßiges, sinnvolles Bewegungsprogramm** ausgearbeitet werden. Es sollte neben aeroben Übungen auch Übungen gegen Widerstand umfassen, deren Schwere initial keine Symptome auslöst und nicht zur Ermüdung führt, weil dadurch Ängste vor Schäden oder „Wiederholungsverletzungen" und andere negative Wahrnehmungen des Katastrophierens, die die Heilung nachweislich behindern, verstärkt werden. Die körperliche Betätigung sollte langsam und allmählich gesteigert werden. Dabei müssen die Patienten darauf hingewiesen werden, dass es unweigerlich immer mal zum Aufflackern der Symptome kommt, wodurch aber das Langzeitergebnis nicht beeinflusst wird. Außerdem sollten die Patienten in diesen frühen Stadien des Behandlungsplans weiterhin Antiphlogistika oder ihre Bedarfsmedikation bei Schüben einnehmen.

Für das **Stressmanagement** muss der Patient oft an einen Psychologen überwiesen werden, der die Art der körperlichen Beschwerden versteht und dem der überweisende Arzt vertraut. Andere Ärzte mit entsprechenden Kenntnissen können eine kognitive Verhaltenstherapie durchführen, die gut dokumentiert ist und von Ärzten anerkannt wird, wobei die Patienten oft die psychosoziale Dimension ihres Beschwerdebilds leugnen.

> Nach vielen Jahren des dualistischen Denkens und dualistischer Erklärungen folgen die Patienten oft dem Konzept, dass körperliche Beschwerden ihre Ursache im Körper haben müssen. Und auch wenn es sehr zeitraubend ist, bildet das Hinleiten des Patienten zu einem Verständnis der Verbindungen zwischen Geist und Körper und deren wechselseitiger Kommunikation einen essenziellen Teil jedes Behandlungsplans.

Das Interesse an und die Literatur zu **Mindfulness Based Interventions** (MBI) für spezifische Krankheiten, wie Depression, kardiovaskuläre Krankheit und chronischer Schmerz, und zum Management von körperlichen Beschwerden allgemein wächst stetig (Fjorback 2012). Zu diesen Interventionen gehört die **Akzeptanz- und Commitmenttherapie** (ACT). Diese Ansätze unterscheiden sich darin, dass sie eine **Hinwendung** zu den schwierigen Gedanken, Gefühlen oder ängstigenden körperlichen Empfindungen fördern und nicht versuchen, sie zu vermeiden oder wegzuschieben. Dieser Ansatz ist vor allem bei körperlichen Beschwerden biopsychosozialer Ursache und in den Fällen hilfreich, in denen die körperlichen Symptome oder psychischen Beschwerden durch die üblichen Behandlungsansätze nicht gelindert werden konnten.

Akzeptanz führt nicht zu Hilflosigkeit oder Hoffnungslosigkeit, auch wenn die Patienten ihre Situation mit diesen Wörtern beschreiben. Akzeptanz erkennt das Hier und Jetzt an. Durch die MBI wird die Denkweise gefördert, wonach sich im Laufe der Zeit durch eine evidenzbasierte Aufklärung des Patienten und einen guten Behandlungsplan alles ändern kann und wird – obwohl dies von der Mitarbeit des Patienten abhängt. Die MBI sind im Grunde mentale Trainingsverfahren, bei denen der Patient lernt, in diesem Moment absichtlich, auf besondere Weise und wertfrei dem Ablauf der äußeren und inneren Ereignisse Aufmerksamkeit zu schenken. Dadurch wird die **Selbstwahrnehmung, die „innere Geschichte"**, beeinflusst, die ein Modell für psychosomatische Prozesse ist (Cameron 2001). Die bewusste Wahrnehmung des physiologischen Körperstatus über die Afferenzen des zentralen Nervensystems beeinflusst die behaviorale und kognitive Funktion sowie insbesondere die Emotionen (Cameron 2001). Die MBI sind oft kosteneffektiv, weil sie einmal wöchentlich in Gruppen über 8–10 Wochen durchgeführt werden. Sobald der Patient die Techniken erlernt hat, muss er an diesen Sitzungen nicht mehr teilnehmen. McCracken und Vowles haben einen umfassenden Review zur ACT bei Patienten mit chronischen Schmerzen veröffentlicht (McCracken und Vowles 2014).

Achtsamkeit unterscheidet sich von Entspannung, wobei die Entspannungsreaktion von Benson und Mitarbeitern als das Gegenteil der Stressreaktion beschrieben wurde (Benson et al. 1974). Beim **Benson-Stanley-Ansatz** erlernt der Patient eine progressive Entspannungsübung und die positive Visualisierung einer Zeit, in der er vollständig gesund und symptomfrei ist. Dieser Ansatz wurde vor Kurzem in ein patientenzentriertes Programm aufgenommen.

Das **Relaxation Response Resiliency Program** von Park und Mitarbeitern soll den Nutzen einer multimodalen Strategie maximieren, mit deren Hilfe der Patient durch zunehmende Achtsamkeit und Reduktion der physiologischen, emotionalen, kognitiven und behavioralen Effekte der Stressreaktion Anpassungsreaktionen auf chronischen Stress erlernt (Park et al. 2013).

Jeder Behandlungsplan betont abhängig von den Patientenbedürfnissen andere Aspekte dieser unspezifischen Interventionen.

> Ein derartiger Behandlungsplan kann ergänzend zur üblichen Behandlung, einschließlich der OMT, aufgestellt werden unter dem Vorbehalt, dass die übliche Behandlung nicht dualistische Vorstellungen oder maladaptive Bewältigungsstrategien, wie lange Behandlungsverläufe zum „Reparieren" somatischer Funktionsstörungen, unterstützt.

64.6 Diskussion

Das Verständnis klinischer Beschwerdebilder aus psychosomatischer Sicht sollte für einen Berufsstand, der seine Basis im Konzept der Einheit von Körper, Seele und Geist und der Fähigkeit des Systems zur Selbstheilung sieht, nicht schwierig sein. Ein Teil der in diesem Kapitel zitierten Literatur stützt in gewisser Weise eine osteopathische Herangehensweise an Gesundheit und Wohlbefinden, auch wenn dies in einer anderen Sprache und in einem anderen konzeptuellen Rahmen geschieht. Zweifelsfrei hat die Osteopathie das Konzept des Dualismus von Körper und Geist teilweise eingeholt und stützt sich dabei gelegentlich möglicherweise zu stark auf die Biomechanik und einen biomedizinisch-reduktionistischen Ansatz. Alternativ produziert dieser Berufsstand oft unfreiwillig „Paradigmenprodukte", die gemäß Mosely durch das Profil des Patienten (Mosely 2014) und nicht durch empirische Evidenz bestimmt werden. Die in diesem Kapitel beschriebene Übernahme der Klassifikationen der psychosomatischen Beschwerden vermittelt ein besseres Verständnis der zahlreichen, an den Beschwerden der Patienten beteiligten Variablen. Gleichzeitig fördert sie weitere Studien und Weiterbildungen, um die Bedürfnisse einer offenbar immer ängstlicheren Gesellschaft zu erfüllen – wozu auch die Angst um die Gesundheit allgemein gehört (NTW 2016).

Von psychosomatischen Krankheitsbildern ist bekannt, dass sie zu einer starken Inanspruchnahme der Dienstleister des Gesundheitswesens führen. Schneider und Mitarbeiter ermittelten in ihrer Studie zur Inanspruchnahme des Gesundheitswesens in der deutschen Primärversorgung eine Zunahme der Besuche in Arztpraxen und der Phasen mit Behinderungen (Schneider et al. 2011).

Obwohl die meisten Empfehlungen die Notwendigkeit einer gründlichen Untersuchung und eines Screenings zum Ausschluss körperlicher Krankheiten betonen, gibt es grundsätzlich einige Ärzte und Patienten, die fürchten, dass eine körperliche Krankheit oder Ursache übersehen wurde oder noch entdeckt werden muss. In einer Studie an 120 Patienten mit BDD wurden keine Fehldiagnosen ermittelt und nur fünf Patienten mit begleitenden medizinischen Problemen, die unbehandelt waren. Bei vier dieser Patienten handelte es sich um eine Degeneration des Bewegungsapparats und bei dem fünften um eine Anämie (Skovenborg und Schröder 2014). Dabei ist allgemein akzeptiert, dass degenerative Veränderungen des Bewegungsapparats ein normaler und natürlicher Teil des Alterungsprozesses sind und vollständig asymptomatisch verlaufen können.

> Osteopathen sind allgemein gut beraten, sich mit leichten und moderaten psychosomatischen Beschwerden zu befassen, weil die oft langen Konsultationszeiten die Entwicklung einer positiven Patient-Osteopath-Beziehung ermöglichen und der Patient das Gefühl hat, dass ihm zugehört wird. Bei Patienten mit moderaten bis schweren Problemen ist das Durchführen eines umfassenden biopsychosozialen Managementplans jedoch ohne eine spezielle Ausbildung und das dem Ansatz zugrunde liegende wissenschaftliche Modell schwierig.

LITERATUR

AAMPGG. Australian acute musculoskeletal pain guidelines group. Evidenced-based management of acute musculoskeletal pain. Brisbane: Australian Academic Press, 2003. www.nhmrc.gov.au/guidelines-publications/cp94-cp95 (letzter Zugriff: 20.3.2016).

ACC. Accident Compensation Corporation. Wellington. New Zealand. 2010. www.acc.co.nz/ (letzter Zugriff: 20.3.2016).

Benson H, Beary JF, Carol MP. The relaxation response. Psychiatry 1974. 37:37–46.
Borrell-Cario F, Suchman A, Epstein R. The biopsychosocial model 25 years later: Principle, practice and scientific inquiry. Ann Fam Med. 2004; 2: 576–582.
Burton AK et al. Long term follow-up of patients with low back pain attending for manipulative care. Man. Ther. 2004; 9: 30–35.
Butler D, Mosely L. Explain Pain. 2nd ed. Adelaide: NOIgroup publications, 2013.
Cameron OG. Interoception: The inside story – a model for psychosomatic processes. Psychosom Med. 2001; 63: 697–710.
Creed F, Gureje O. Emerging themes in the revision of the classification of somatoform disorder. Int Rev Psychiatry. 2012; 24: 556–567.
Creed F, Barsky A, Leiknes KA. Epidemiology: prevalence, causes and consequences. In: Creed F, Henningson P, Creed P (eds.) Medically unexplained symptoms, somatisation and bodily distress. Cambridge: Cambridge University Press, 2011a. pp. 1–43.
Creed F et al. Identification, assessment and treatment of individual patients. In: Creed F, Henningson P, Creed P (eds.) Medically unexplained symptoms, somatisation and bodily distress. Cambridge: Cambridge University Press, 2011b. pp.175–214.
Darlow B et al. The enduring Impact of what clinicians say to people with low back pain. Ann Fam Med. 2013; 11: 527–534.
DIMDI. Deutsches Institut für Medizinische Dokumentation und Information. ICD-10-GM 2016. www.dimdi.de/static/de/klassi/icd-10-gm/index.htm (letzter Zugriff: 20.3.2016).
Engel GL. The clinical application of the biopsychosocial model. Am J of Psychiatry. 1980; 137: 535–544.
Fava GA, Belaise C, Sonino N. Psychosomatic medicine is a comprehensive field, not a synonym for consultation liason psychiatry. Curr Psychiatry Rep. 2010; 12: 215–221.
Fink P, Rosendal M, Olesen F. Classification of somatization and functional somatic syndromes in primary care. Aust N Z J of Psychiatry. 2005; 39: 772–781.
Fink P, Schröder A. One single diagnosis, bodily distress syndrome, succeeded to capture 10 diagnostic categories of functional somatic syndromes and somatoform disorders. J Psychosom Res. 2010; 68: 415–426.
Fjorback LO. Mindfulness and bodily distress. Dan. Med J. 2012; 59: B4547.
Harding G et al. British pain clinic practitioners recognition and use of the biopsychosocial pain management model for patients when physical interventions are ineffective or inappropriate: results of a qualitative study. BMC Musculoskelet Disord. 2010; 11: 51:
Harland N, Lavallee D. Biopsychosocial management of chronic low back pain patients with psychological assessment and management tools. Physiotherapy. 2003; 89: 305–312.
Ivbijaro G, Goldberg D. Bodily distress syndrome (BDS): the evolution from medically unexplained symptoms (MUS). Ment Health Fam Med. 2013; 10: 63–64.
Kabat-Zinn J, Wheeler E, Light T. Influence of a mindfulness meditation-based stress reduction intervention on rates of skin clearing in patients with moderate to severe psoriasis undergoing phototherapy (UVB) and photo-chemotherapy (PUVA). Psychosom Med. 1998; 60: 625–632.
Lam TP et al. Proposed new diagnoses of anxious depression and bodily stress syndrome in ICD-11-PHC: an international focus group study. Fam Pract. 2013; 30: 76–87.
Lane RD et al. The rebirth of neuroscience in psychosomatic medicine. Part I: Historical context, methods, and relevant basic science. Psychosom Med. 2009a; 71: 117–134.
Lane RD et al. The rebirth of neuroscience in psychosomatic medicine. Part II: Clinical applications and implications for research. Psychosom Med. 2009b; 71: 135–151.
Leiblum SR, Schnall E, Seehuus M. To bathe or not to bathe: patient satisfaction with visits to their family physician. Fam Med. 2008; 40: 407–411.
Linton SJ, Haldern K. Can we screen for problematic back pain? Clin J Pain. 1998; 14: 209–215.
Losser JD, Cousins MJ. Contemporary pain management. Med J Aust. 1990;153: 208–216.
McCracken LM, Vowles KE. Acceptance and commitment therapy and mindfulness for chronic pain. Am Psychol. 2014; 69: 178–187.
Mehta N. Mind-body Dualism: A critique from a health perspective. Mens Sana Monogr. 2011; 9: 202–209.
Merskey H. Some features of the history of the idea of pain. Pain. 1980; 9: 3–8.
Mosely L. First do no harm. 2014. www.bodyinmind.org/clinicians-do-no-harm-pain-management/ (letzter Zugriff: 20.3.2016).
Novack DH E et al. Psychosomatic medicine: The Scientific Foundation of the Biopsychosocial Model. Acad Psychiatry. 2007; 31: 388–401.
NTW. Northumberland, Tyne and Wear NHS Foundation Trust. Health anxiety, a self-help guide. 2016. www.ntw.nhs.uk/section.php?l=2&p=948 (letzter Zugriff: 20.3.2016).
Park ER A et al. The development of a patient-centered program based on the relaxtion response: The Relaxation Response Resiliency Program. Acad Psychosomatic Med. 2013; 54: 165–174.
Penney JN. The biopsychosocial model of pain and contemporary osteopathic practice. Int J Osteopath Med. 2010; 13: 42–47.
Porges SW. The Polyvagal Theory. New York: Norton & Co., 2011.
Rief W, Isaac M. The future of somatoform disorders: somatic symptom disorder, bodily distress disorder or functional syndromes? Curr Opin Psychiatry. 2014; 27: 315–319
Schneider A et al. Unlimited access to health care – impact of psychosomatic co-morbidity on utilisation in German general practices. BMC Fam Pract. 2011; 12: 51.
Skovenborg EL, Schröder A. Is physical disease missed in patients with medically unexplained symptoms? A long-term follow-up of 120 patients diagnosed with bodily distress syndrome. Gen Hosp Psychiatry. 2014; 36: 38–45.
Taylor SE. The interface of cognitive and social psychology. In: Harvey J (ed). Cognitive, social behaviour and the environment. Hillsdale: Erlbaum, 1981. pp. 189–211.
Van der Feltz-Cornelis CM et al. Presentation of the Multidisciplinary Guideline Medically Unexplained Physical Symptoms (MUPS) and Somatoform Disorder in the Netherlands: Disease management according to risk profiles. J Psychosom Res. 2012; 72: 168–169.
Van Ravesteijn H T et al. Mindfulness-based cognitive therapy for patients with medically unexplained symptoms: A cost-effectiveness study. J Psychosom Res. 2013; 74: 197–205.
Waddell G. The Back Pain Revolution. London: Churchill Livingston, 1998.
Wernham J, Wernham M. An Illustrated manual of osteopathic technique. Maidstone: Osteopthic Clinic, 1981.
Wessely S, Hotopf M. Is fibromyalgia a distinct clinical entity? Historical and epidemiological evidence. Ballieres Best Prac Res Clin Rheumatol. 1999; 13: 427–436.
Wessely S, Nimnuan C, Sharpe M. Functional somatic syndromes: one or many? Lancet. 1999; 354: 936–939.
WHO. Constitution of the World Health Organization. Am J Public Health Nations Health. 1946; 36: 1315–1323.
Wernham J, Waldman M. An Illustrated manual of osteopathic technique. Maidstone: Osteopathic Clinic, 1981.
Zigmond AS, Snaith RP. The hospital anxiety and depression scale. Acta Psychiatr Scand 1983; 67: 361–370.

KAPITEL

65

Maja Storch, Wolfgang Tschacher und Johannes Mayer

Embodiment und Selbstmanagement nach dem Zürcher Ressourcen Modell (ZRM)

65.1 Embodiment

Maja Storch und Wolfgang Tschacher

Embodiment bedeutet wörtlich übersetzt Verkörperung. Im wissenschaftlichen Sprachgebrauch bezeichnet dieser Begriff den Einbezug des Körpers in wissenschaftliches Denken. Eine zentrale Annahme der Embodiment-Ansätze ist die **Wechselwirkung (Bidirektionalität) von körperlichem und psychischem Geschehen** (Liepelt et al. 2012, Storch et al. 2010, Tschacher und Storch 2012). Nach Barsalou hat jede Kognition, jede Emotion und jeder Affekt eine sensomotorische Komponente (Barsalou 2009). In einem Übersichtsartikel über den Stellenwert des Embodiment-Ansatzes in der aktuellen sozialpsychologischen Forschung beschreiben Meier et al. diesen Ansatz mit dem knappen Satz: „*[…] all comprehension involves bodily simulation*" (Meier et al. 2012, S. 708). Jede Einsicht, jedes Verstehen setzt voraus, dass der Inhalt dessen, was verstanden werden soll, körperlich simuliert wurde. Diese Aussage ist äußerst folgenreich, denn sie zieht nach sich, dass dem Körper eine wichtige Rolle bei der Verarbeitung von Informationen zugebilligt wird. Sogar ein so abstraktes Konzept wie der mathematische Begriff der Unendlichkeit hat einen sensomotorischen Anteil, wie Lakoff und Nuñez (2000) zeigten.

> Embodiment-Ansätze betrachten den Menschen als Einheit von körperlichen und psychischen Prozessen. Körperliches und Psychisches wirken permanent aufeinander und sind untrennbar miteinander verbunden.

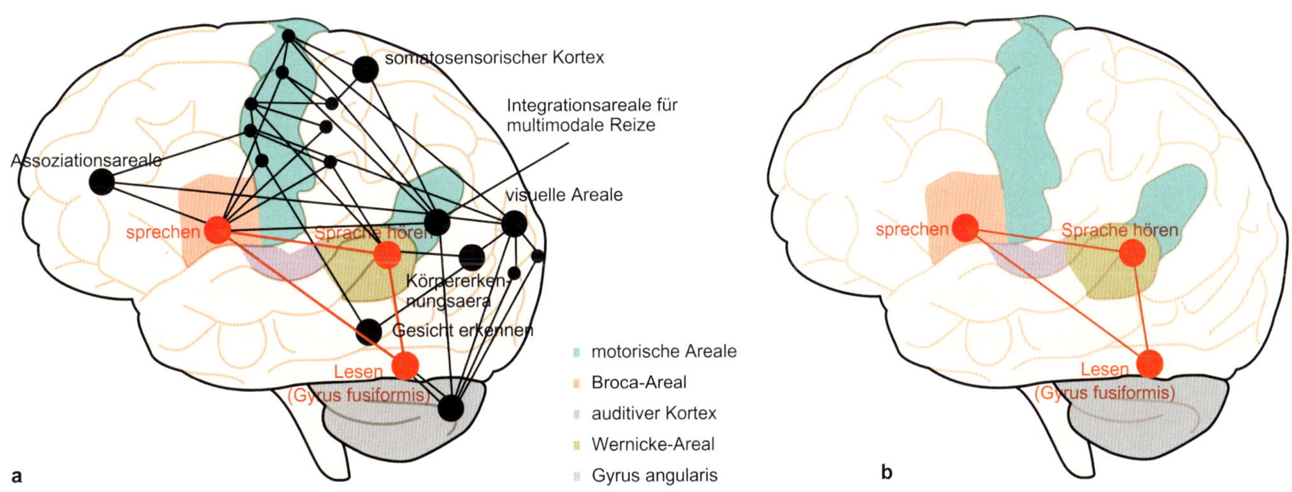

Abb. 65.1 Multicodierung durch Gesten. **a:** Hirnnetzwerk für ein Wort, das mit Gesten gelernt wird (vereinfacht). **b:** Hirnnetzwerk für ein audiovisuell gelerntes Wort (vereinfacht). [P258]

Wenn man diesen Gedanken konsequent weiterdenkt, ergeben sich weitreichende Auswirkungen auf die psychologische und medizinische Praxis, denn auch Kommunikation muss unter Embodiment-Aspekten neu gesehen werden (Storch und Tschacher 2016). Alle Ansätze von beratenden und therapeutischen Interventionen, die sich darauf beschränken, sich mit dem Klienten zusammenzusetzen und zu sprechen, vernachlässigen eine wesentliche Komponente psychischer Ganzheit und sind daher – was ihre Wirksamkeit betrifft – von vornherein und ohne Not eingeschränkt und unvollständig.

Wie Price et al. (2012) kürzlich in einem Übersichtsartikel darstellten, zeigen Studien zum Embodiment, dass die **experimentelle Manipulation von Körpervariablen** wie Gesichtsausdruck, Handbewegungen, Körperhaltungen und Körperbewegungen Einfluss haben auf:

- Affekte und Emotionen
- Motivationale Prozesse
- Gehirnaktivität
- Startle-Reflex
- Neuroendokrine Vorgänge
- Einstellungen und Bewertungen

65

Aus gedächtnistheoretischer Sicht ist die Körperarbeit eine zentrale Methode, durch eine breite Informationsspur ein wohladaptives neues Handlungsmuster möglichst nachhaltig zu bahnen, um es leichter aktivierbar zu machen. *„Die Stärke einer Gedächtnisspur kann als Funktion der Menge der miteinander gekoppelten Informationen aufgefasst werden. Je mehr Informationen miteinander gekoppelt werden, desto höher ist die Gedächtnisstärke"* (Jäncke 2013, S. 704). Information, die nachhaltig im Gedächtnis gespeichert ist, hat immer auch eine körperliche Komponente. Erst das Embodiment, die Verkörperung einer Information, ermöglicht zuverlässiges Erinnern, denn dann ist der zu lernende Inhalt multicodiert. *„Erinnern ist abhängig von […] einem ganzheitlichen, (embodied), sensomotorisch-affektiven und kognitiven Geschehen in und zwischen Personen"* (Leuzinger-Bohleber 2001, S. 83). Diese Erkenntnisse nutzt man z. B. mittlerweile erfolgreich dafür, Schülerinnen und Schüler durch unterstützende Gesten besser lernen zu lassen (Macedonia und Knösche 2011, Beilock und Goldin-Meadow 2012) (➤ Abb. 65.1).

65.2 Das Zürcher Ressourcen Modell (ZRM)

Das Zürcher Ressourcen Modell versteht sich als schulenübergreifendes, theoretisch integratives Modell von Selbstmanagement. Im psychoedukativen Setting des ZRM-Trainings werden systematisch und theoriegeleitet innerpsychische Ressourcen der Klienten aufgebaut. Das ZRM-Training orientiert sich hier am Rubikon-Prozess (➤ Abb. 65.2), der den Klienten in einer 5-phasigen Stufenabfolge von seinem Bedürfnis zu einer Handlung begleitet. Ausgehend von der Exploration des Unbewussten **(Bedürfnis),** wird der Klient in die Lage versetzt, seine Bedürfnisse in Sprache zu fassen **(Motiv)** und sie anschließend mit positiven Affekten mit Selbstmotivation zu untermauern **(Intention).** In der präaktionalen Vorbereitung findet der Aufbau eines Ressourcenpools statt, bei dem das Embodiment ein entscheidendes Element zur Multicodierung der Intention darstellt. Im Kontext von Planung und Hausaufgaben wird zum Schluss des Rubikon-Prozesses die Umsetzung des Vorhabens im Alltag eingeübt **(Handlung).**

Das ZRM-Training liegt in manualisierter Form für Gruppensettings vor, ist aber auch für Einzelsettings geeignet (Meier und Storch 2013). In Einzelsettings verändert sich der Rubikon-Prozess zum Rubikon-Zirkel, der um die Phase der Auswertung erweitert ist (➤ Abb. 65.3). Im Einzelsetting können einzelne Felder aus der Rubikon-Landschaft auch direkt angesteuert werden, wenn die Interventionsplanung dies als sinnvoll ergeben hat. Das in diesem Kapitel geschilderte Fallbeispiel zeigt, wie direkt aus der Exploration des unbewussten Bedürfnisses mittels Bildern in die Embodiment-Arbeit übergegangen werden kann.

Die Arbeit mit dem Zürcher Ressourcen Modell ist wegen ihres systematischen und theoriegeleiteten Aufbaus geeignet, als **integratives Modell zwischen Psychotherapie und körperorientierten Methoden** zu dienen. Die Neurowissenschaften haben in den letzten Jahren eine Fülle von Ergebnissen hervorgebracht, die in der Lage sind, als Basis für ein solches Integrationsvorhaben zu dienen. Darum stellt die Hirnforschung für das Zürcher Ressourcen Modell eine wichtige Grundlage dar. An anderer Stelle wurde dies ausführlich besprochen (Storch und Krause 2014), hier erfolgt ein zusammenfassender Überblick.

In den Neurowissenschaften wird das Gehirn als selbstorganisierender Erfahrungsspeicher betrachtet, die alte Vorstellung von

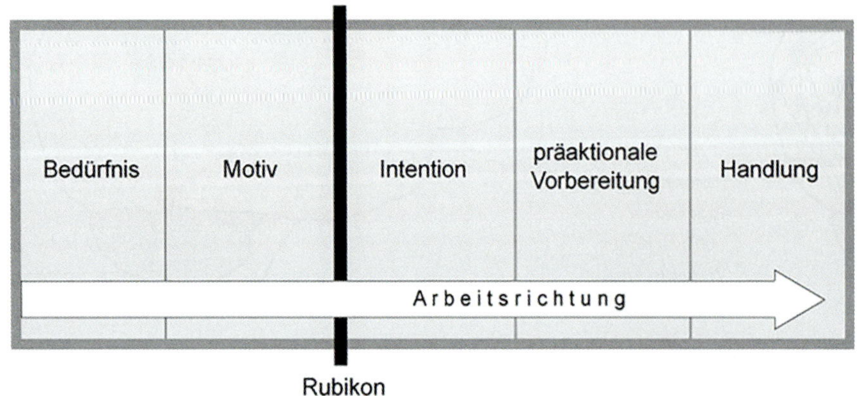

Abb. 65.2 Der Rubikon-Prozess im ZRM-Training. [P258/L271]

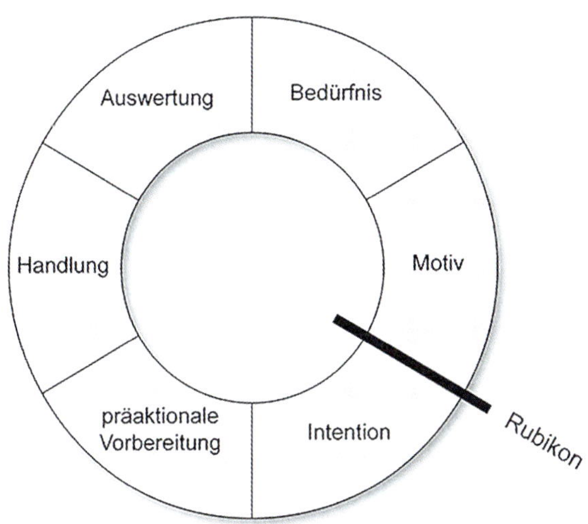

Abb. 65.3 Der Rubikon-Zirkel im Einzelsetting. [P258/L271]

einem obersten Steuerungszentrum im Gehirn gilt mittlerweile als unzutreffend. Das menschliche Gehirn ist ein Überlebensorgan, das insbesondere darauf spezialisiert ist, flexibel auf sich verändernde Umwelten zur reagieren (Lehmann und Koukkou 2006). Es ermöglicht *„die Initiierung und Aufrechterhaltung des postnatalen Lebens als interaktionales Geschehen, das heißt das ständige Aufnehmen, Bewerten und Beantworten der pausenlos ankommenden Informationen"* (Koukkou und Lehmann 1998a, S. 328). Diese Flexibilität des Gehirns basiert auf der Tatsache, dass es aufgrund der Erfahrungen, die der Organismus im Laufe des Lebens macht, seine Struktur ändern kann, sodass es letztendlich *„sich selbst und sein Verhalten auf der Basis seiner eigenen Biografie organisiert"* (Koukkou und Lehmann 1998b, S. 169). Die Aufgabe des Gehirns ist es, für das „psychobiologische Wohlbefinden", so der Begriff von Koukkou und Lehmann, des Organismus zu sorgen, in dem es seinen Sitz hat. Grundsätzlich, so die Autoren, kann man postulieren, *„dass das menschliche Gehirn das Potenzial zu psychobiologischer Gesundheit besitzt"* (Koukkou und Lehmann 1998a, S. 381).

Das Zürcher Ressourcen Modell nutzt in seiner Vorstellung von gelingendem Selbstmanagement dieses Potenzial des menschlichen Gehirns systematisch. Kennzeichnend sind hinsichtlich der neurobiologischen Grundlagen folgende Charakteristika:

- Ein neurowissenschaftlich definierter Ressourcenbegriff
- Der gedächtnistheoretisch fundierte Ressourcenaufbau
- Die Selbstkongruenzdiagnostik über somatische Marker

65.2.1 Ressourcenbegriff

Gedächtnisinhalte sind auf neuronaler Ebene in Form von neuronalen Netzen und entsprechenden Erregungsmustern gespeichert. Auch psychisches Geschehen kann in dieser neurowissenschaftlichen Terminologie gefasst werden. Grawe geht davon aus, dass *„allen Eigenarten des psychischen Geschehens bestimmte neuronale Erregungsmuster"* (Grawe 1998, S. 265) zugrunde liegen, die in verschiedenen Gedächtnisarten gespeichert sind. Aus neurowissenschaftlicher Sicht wird der psychische Apparat als Wissensspeicher von Erfahrungen betrachtet. Hieraus ergibt sich auch eine präzise Vorstellung davon, was psychische Krankheit und was psychische Gesundheit ausmacht. Neurotisches bzw. unangemessenes Verhalten beruht letztendlich auf einer Wissensstruktur, die dem Gehirn für die zu bewältigende Aufgabe keine optimalen Grundlagen liefert – maladaptiven neuronalen Verbindungen. Gesundheitsförderung kann auf der Basis dieser neurowissenschaftlichen Begriffsbildung definiert werden als das Erlernen von neuen, wohladaptiven neuronalen Erregungsmustern, die durch Übung und Training soweit automatisiert werden, dass sie immer öfter anstelle der alten, maladaptiven Erregungsmuster die Regulationsfunktion übernehmen können. Eine beabsichtigte Reaktions- oder Verhaltensänderung wäre in diesem Sinne ein neues neuronales Netz, das so stark gebahnt werden muss, dass es als neuer Automatismus den alten, nicht mehr erwünschten Automatismus ersetzt.

Diese Konzeption ist anschlussfähig an das Ergebnis der Psychotherapieerfolgsforschung, dass erfolgreiche Psychotherapie mit Ressourcenaktivierung verbunden ist. Während der Begriff „Ressource" oftmals unscharf verwendet wird (Storch und Krause 2014, Willutzki 2013) und es darum nicht immer einfach ist, diesen Begriff konkret und praxisnah zu operationalisieren, kann der Begriff „Ressource", wenn er als wohladaptives neuronales Erregungsmuster konzipiert wird, sehr gut als Basis gesundheitsfördernden Handelns in der Praxis dienen.

Im **Zürcher Ressourcen Modell** gilt als **Ressource** zunächst das gesundheitsdienliche neuronale Netz selbst sowie alles, was in der Lage ist, dieses neuronale Netz zu aktivieren. Dieser Ressourcenbegriff ist einerseits sehr präzise, denn es wäre vorstellbar, dass mit Bild gebenden Verfahren genau überprüft werden kann, ob durch reine ressourcenaktivierende Maßnahme eine bestimmte Gehirnaktivität ausgelöst wird oder nicht. Andererseits ist dieser Ressourcenbegriff, was seine praktische Umsetzung betrifft, sehr weit. Er erlaubt es, jedem Individuum selbst zu bestimmen, mit welchen Hilfsmitteln es sein Gehirn in die von ihm gewünschte Aktivität versetzt. Das kann bei dem einen Menschen ein bestimmtes Musikstück sein, beim anderen ein Treffen mit Freunden und beim dritten ein Spaziergang mit dem Hund.

Die Kombination von hoher Präzision, was die wissenschaftliche Operationalisierbarkeit betrifft, und größtmöglicher Freiheit, was die inhaltliche Ausgestaltung anbelangt, macht einen neurobiologischen Ressourcenbegriff in unseren Augen in hohem Maße nützlich, um Wissenschaft und Praxis zu verbinden.

65.2.2 Ressourcenaufbau

Aus der neurowissenschaftlichen Sicht entstehen *„alle Aspekte des psychischen normalen wie auch des neurotischen Verhaltens [...] aus den normal funktionierenden mnemonischen Funktionen des menschlichen Gehirns"* (Koukkou und Lehmann 1998a, S. 294). Dem Gedächtnis und dem darin gespeicherten Wissen kommt eine entscheidende Bedeutung zu, sowohl was die menschliche Psyche betrifft als auch was die Verhaltenssteuerung angeht. Bleibt man in diesem neurowissenschaftlich fundierten Modell von Psyche, so kann man psychische Entwicklung als Erweiterung von Gedächtnisinhalten und damit als Lernen beschreiben.

Bei **Erregungsmustern,** die gut gebahnt sind, kann die Aktivierung eines Teils automatisch zur Aktivierung des ganzen Zellverbands führen. Um diesen Effekt nutzen zu können, muss darum das neu gebildete, wohladaptive neuronale Netz zunächst gelernt werden. Ein heute allgemein anerkanntes neurowissenschaftliches Modell für Lernen ist das Modell der **„Hebb-Plastizität"** (zusammenfassend in Bock 2014, Hebb 1949). Hebbs Idee ist einfach und elegant. Hebb-Plastizität entsteht, wenn zwei oder mehr Nervenzellen gleichzeitig feuern. Als Standardregel kann man sich den Merksatz einprägen: **„Cells that fire together, wire together."** Die Übersetzung könnte lauten: Zellen, die gleichzeitig feuern, verdrahten sich. Neuronale Netze entstehen dann dadurch, dass als Reaktion auf einen Reiz bestimmte Muster gemeinsam ausgelöst werden. Geschieht dies wiederholt, stärkt sich dieser gesamte Nervenkomplex und wird in Zukunft immer leichter aktivierbar. Edelman hat diesen Vorgang in seinem Konzept des „reentrant mapping" beschrieben (Edelman 1987). Neuronale Netze sind multicodiert, d. h., in einem neuronalen Netz sind Informationen aus den verschiedensten Hirnregionen zu Einheiten verbunden (Seung 2013). Hierzu zählen sensorische, sprachlich-kognitive und emotionale Aspekte sowie *„Aufzeichnungen der körperlichen Anpassungsreaktion, welche die Sammlung der sensorischen Signale notwendig begleiten"* (Damasio 2001, S. 195).

Auch für **Gruppen von Nervenzellen** gilt die Hebb-Plastizität. Ist ein bestimmtes Erregungsmuster durch häufige Wiederholung gut gebahnt worden und damit zu einer „cell assembly" verbunden, wird diese Gruppe von Nervenzellen immer leichter aktivierbar. Für die Psychologie interessant ist hierbei eine bestimmte Eigenschaft des Gehirns: die Fähigkeit zur Komplettierung, die auch schon von der Gestaltpsychologie unter dem Stichwort „Mustergänzung" beschrieben wurde (Tschacher 1997). Mit fortschreitender Bahnung des neuronalen Netzes kann das Erregungsmuster immer einfacher von ganz verschiedenen Stellen aus und mit immer weniger Anhaltspunkten aktiviert werden. In diesem Sinne wird in den Überlegungen des Zürcher Ressourcen Modells systematisch daran gearbeitet, die Multicodierung des wohladaptiven neuronalen Netzes auf vielen verschiedenen Lernebenen zu erreichen. Ziel ist, das erwünschte neuronale Netz durch den gezielten Einsatz von Aktivierungstechniken zuverlässig erregen zu können. Hüther schreibt: *„Der Einzelne muss die neuronalen Verschaltungen in seinem Gehirn reorganisieren"* (Hüther 2010, S. 137).

> Der Ressourcenaufbau besteht in dieser Hinsicht aus der Entwicklung eines individuell hoch spezifischen Ressourcenpools, der dem Individuum dann als eine Art persönlicher Werkzeugkasten zur optimalen Nutzung des eigenen Gehirns zur Verfügung steht.

65.2.3 Selbstkongruenzdiagnostik

Die Basis jedes Ressourcenaufbaus ist ein positiv zu bewertendes neuronales Erregungsmuster. Damit ist der **Vorgang des Bewertens** angesprochen. Woher kann ein Mensch wissen, wann ein neuronales Erregungsmuster positiv zu bewerten ist? Diese Fragestellung hat in der Psychotherapie eine lange Tradition und gilt als schwierig.

Die Antwort auf diese Frage wird durch die Neurobiologie, im Speziellen durch die **Theorie der somatischen Marker** von Damasio erleichtert (Damasio 1994). In seiner Eigenschaft als Überwinder des Dualismus und Frontmann der **Affective Revolution** findet sich Damasio in der Fachliteratur zwar oft zitiert, bisher wurde jedoch das Potenzial seiner Überlegungen für die Psychologie und Pädagogik nicht systematisch ausgearbeitet. Dies betrifft sowohl die theoretische Ebene als auch die Praxis von pädagogischer Beratung, Psychotherapie und Coaching. Das Zürcher Ressourcen Modell arbeitet systematisch unter Einbezug von Damasios Überlegungen.

Bisher ging man davon aus, dass gute Entscheidungen auf Vorgängen basieren, die man in der Alltagssprache mit den Begriffen „Verstand", „Intellekt" oder „Denken" bezeichnet. Gefühlen oder Körperempfindungen, wie sie z. B. in Worten wie „Bauchgefühl" oder „Herzenswunsch" auftauchen, wurden bei diesen Vorgängen bestenfalls eine Rolle als Störenfried zugebilligt. Dieser Sachverhalt zeigt sich in Bemerkungen wie: „Sei doch vernünftig!" oder „Jetzt benutze endlich deinen Verstand!" oder „Versuch doch mal, klar zu denken!" Nach der herkömmlichen Vorstellung kann ein Mensch nur dann gut entscheiden, wenn er versteht, seine Gefühle unter Kontrolle zu halten. Denn Gefühle und ihre körperlichen Begleiterscheinungen, so die Annahme, verwirren den Menschen und stören seine Sachlichkeit. Damasios Theorie der somatischen Marker besagt jedoch, dass Gefühle und Körperempfindungen keinen Störfaktor darstellen, sondern im Gegenteil ein wesentlicher Bestandteil von Vernunft sind. Diese Aussage verändert unsere herkömmliche Vorstellung radikal.

Auf welche Weise sind Gefühle an Planungs-, Antizipations- und Entscheidungsvorgängen beteiligt? In der Hirnforschung geht man davon aus, dass das menschliche Gehirn über ein **Affective Memory** verfügt. Der Hirnforscher Roth nennt diesen Speicher das emotionale Erfahrungsgedächtnis (Roth 2013) und der Psychologe Kuhl spricht vom Extensionsgedächtnis (Kuhl 2001, 2010). Im Rahmen der Begrifflichkeit des Zürcher Ressourcen Modells wird vom Unbewussten gesprochen (Storch und Krause 2014).

Gemeint ist in allen Fällen dasselbe: In phylogenetisch älteren Gehirnstrukturen, die schon vor der Geburt intrauterin zu arbeiten beginnen, werden Erfahrungen gespeichert. Allerdings geschieht dies nicht in einer sprachlich-bewussten Form, sondern auf einer unbewussten Ebene in Form von Gefühlen und/oder Körperempfindungen. Dieses emotionale Erfahrungsgedächtnis wird als ein frühes System des Gehirns zur Überlebenshilfe angesehen, wir haben es mit den Tieren gemeinsam. Jede Erfahrung, die in diesem Gedächtnis eingespeichert ist, wird mit einer Bewertung versehen.

Die Bewertungen des **emotionalen Erfahrungsgedächtnisses** erfolgen nach einem sehr einfachen, einem dualen Prinzip: Hat die Erfahrung das psychobiologische Wohlbefinden des Individuums gefördert, wird sie mit einem **Go-Signal** markiert. War sie dem psychobiologischen Wohlbefinden des Individuums abträglich, wird sie mit einem **Stopp-Signal** markiert. Dieses bewertende Signalsystem des emotionalen Erfahrungsgedächtnisses hat Antonio Damasio die **somatischen Marker** genannt (Damasio 1994). Er hat diesen Namen vom griechischen Wort soma (= Körper) abgeleitet. In seiner Theorie sind die Stopp- und die Go-Signale an Körperempfindungen gekoppelt, die innerhalb von Millisekunden nach dem Sinnesreiz auftauchen und in vielen Fällen auch schon mit einer zur Situation passenden Reaktion gekoppelt sind. Somatische Marker betreffen zwar zunächst die Körperebene, sie werden von den Menschen aber unterschiedlich wahrgenommen. Nach unseren Erfahrungen können sie erlebt werden als (Storch 2012):

- Deutliche Körperempfindung (Bauchgefühl, Enge in der Brust, Wärmestrom)
- Emotion (Angst, Sorge, Freiheit, Freude)
- Mischung aus Körperempfindung und Emotion

Somatische Marker werden nicht nur durch reale Situationen hervorgerufen, sondern auch durch **imaginierte Szenarien.** Diese Fähigkeit des Gehirns, auch virtuelle Szenarien anhand der bisher gemachten Erfahrungen als förderlich oder abträglich zu bewerten, ist für die Psychotherapie von großem Nutzen. Mit dieser Fähigkeit können mögliche Lösungen in zukünftigen Szenarien individuell bewertet werden.

Im ZRM-Training gehört aufgrund neurobiologischer Erkenntnisse die Selbstkongruenzdiagnostik anhand somatischer Marker zu einem wesentlichen Element des Lernstoffs.

65.3 Embodiment im ZRM-Training und der Einsatz in der Osteopathie

In der Osteopathie ist das Thema **Selbstmanagement** in mehrerlei Hinsicht wichtig. Die meisten Patienten entwickeln aufgrund ihrer Problematik mit der Zeit eine Schonhaltung. Diese Schonhaltung weicht in der Regel von der gesunden aufgerichteten Grundhaltung ab. Durch eine inadäquate Körperhaltung entsteht via **Body Feedback** auch eine entsprechende psychische Stimmungslage. Wer krumm sitzt und läuft, fühlt sich mutloser und weniger selbstbewusst. Wer sich schief nach links oder rechts hält, kann Entscheidungskonflikte bekommen.

Ein Wirkmechanismus auf der Basis von Body Feedback liegt bei Experimenten vor, bei denen die Muskeln des Arms spezifisch aktiviert werden (➤ Abb. 65.4). Man kann hierbei zwischen der **Beuge- und der Streckmuskulatur der Arme** unterscheiden:

- Die Beugemuskulatur ist mit Annäherung verbunden (ein „Komm her!", wie wenn man einen Gegenstand oder eine Person zu sich zieht).
- Die Streckmuskulatur ist mit Vermeidung („Geh weg!", wie beim Zurückstoßen) verbunden.

Eine spezifische Muskelaktivierung kann im Experiment dadurch hervorgerufen werden, dass Versuchspersonen mit der Handfläche von oben auf eine Tischfläche pressen (Streckmuskeln aktiviert) oder von unterhalb der Tischplatte nach oben pressen (Beugemuskeln aktiviert), in beiden Fällen im Rahmen einer neutralen Instruktion, die die Hypothesen des Experiments nicht offenlegt. Man fand so z. B. heraus, dass für die Versuchspersonen bedeutungslose chinesische Schriftzeichen unter der Beugebedingung, also unter der körperlichen Annäherungsaktivierung, deutlich positiver eingeschätzt wurden als unter der Vermeidungsbedingung (Cacioppo et al. 1993). Die beiden körperlichen Versuchsbedingungen waren dabei ohne Bezug auf irgendeine emotionale Bewertung den Versuchspersonen neutral als „isometrische Übungen" deklariert worden. Neben der Beeinflussung affektiver Einschätzungen ließen sich auch Verhaltensweisen auf dem Weg des Körperfeedbacks unbemerkt manipulieren, etwa die Menge der Nahrungsaufnahme (Förster 2003), gewissermaßen als „Komm her!" zu Keksen, die in einer Schale auf dem Tisch standen.

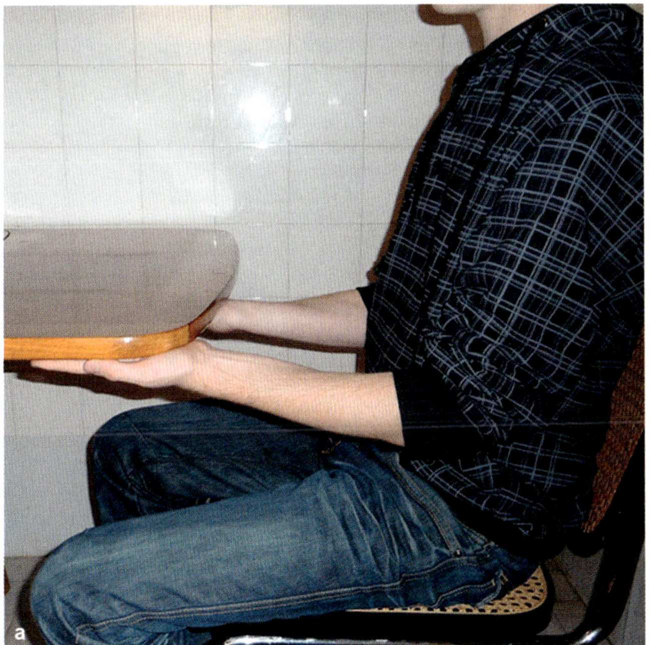

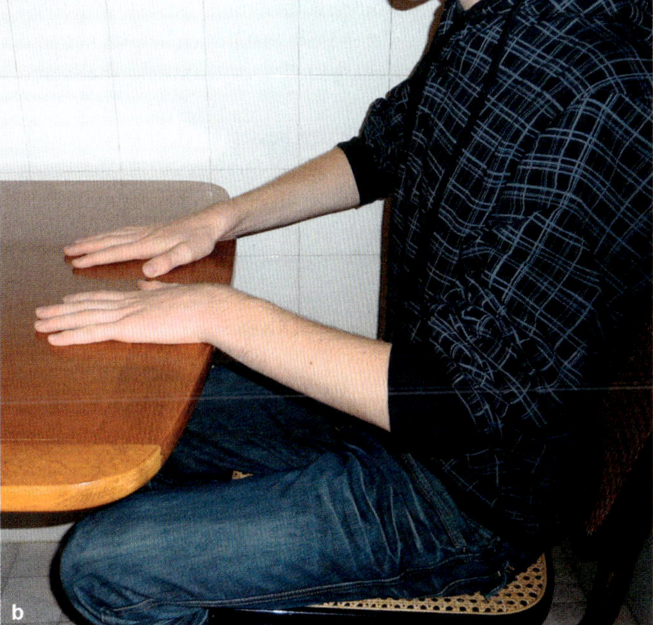

Abb. 65.4 Aktivierung verschiedener Muskelgruppen des Arms. **a:** Beugemuskeln aktiviert (Embodiment für „Annäherung"). **b:** Streckmuskeln aktiviert (Embodiment für „Vermeidung"). [P258]

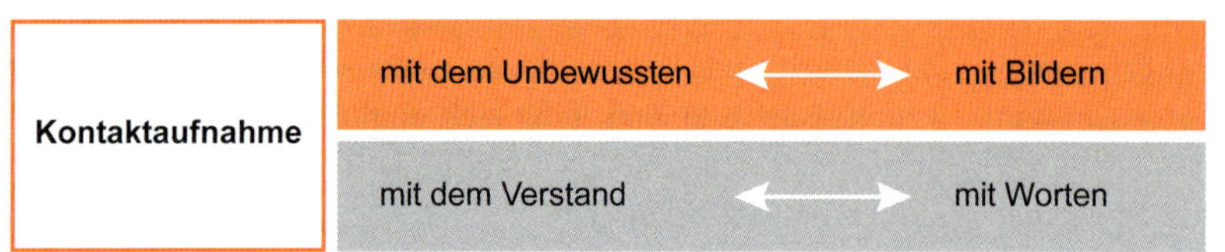

Abb. 65.5 Kontaktaufnahme mit dem Verstand und mit dem Unbewussten. (vgl. Schultheiss/Strasser 2012). [L271]

Eine Beeinträchtigung der psychischen Gestimmtheit durch eine suboptimale Körperhaltung zieht weitere Rückkoppelungseffekte auf die Gestimmtheit nach sich und kann so die allgemeine Verfassung der Patienten, ihre Hoffnung, mit der Krankheit umgehen zu können und ihre Einstellung zu ihrem Alltag zunehmend verschlechtern.

Wenn nun ein Osteopath den Patienten aus seiner Schonhaltung herausholen will, steht er vor dem Problem, dass Embodiment-Prozesse vom Unbewussten gesteuert werden, einem Teil des psychischen Systems, das durch reine Verstandestätigkeit nur bedingt erreicht werden kann. Der Osteopath hat, was die psychologische Seite seiner Arbeit betrifft, mit **zwei Arten von Problemen** zu tun.

- Das erste Problem besteht darin, den Patienten dazu zu bringen, dass er dauerhaft und nachhaltig aus seiner Schonhaltung herausfindet, die unter Umständen jahrelang automatisiert wurde und im Körpergedächtnis extrem gut abgespeichert ist. Anweisungen an den Verstand können hierbei nützlich sein, genügen jedoch oft nicht, um tatsächlich zur Umsetzung zu gelangen.
- Das zweite Problem besteht darin, den Patienten zu motivieren, mit täglichen Übungen an der Umsetzung zu arbeiten. Nur durch dauerhaftes Üben kann die automatisierte Schonhaltung allmählich durch einen neuen Automatismus, der die gesunde Haltung aktiviert, ersetzt werden.

Das erste Problem betrifft die allgemeine **Ressourcenaktivierung** des Patienten, das zweite Problem betrifft die **Selbstmotivierung** für lästige Pflichten. In diesem Kapitel widmen wir uns dem Problem Nummer eins, der Ressourcenaktivierung. Die Selbstmotivierungsthematik wurde an anderer Stelle ausführlich besprochen und mit Arbeitsblättern versehen dargestellt (www.ismz.ch, Theiss und Storch 2014).

Das Unbewusste ist durch Bilder besser erreichbar als durch Sprache (➤ Abb. 65.5) (Schultheiss und Strasser 2012). Deswegen wird im ZRM mit einer Bildkartei gearbeitet, deren Bilder jedoch im Unterschied zu gängigen projektiven Tests, wie z. B. dem thematischen Apperzeptionstest (TAT), nicht traumatische Defizitsituationen ansprechen, sondern ressourcenaktivierende Inhalte haben, d. h. ausschließlich solche, die mit positiven somatischen Markern gekoppelt sind.

> Besonderheiten der Arbeit mit der ZRM-Bildkartei:
> - Art der Bilder: ressourcenaktivierend
> - Auswahl der Bilder: mit somatischen Markern

Die Arbeit mit der **ZRM-Bildkartei** (Krause und Storch 2010) weist gegenüber dem üblichen Umgang mit Fotosammlungen einige Besonderheiten auf. Diese Besonderheiten betreffen – neben der **Art der Bilder,** die konsequent auf das Aktivieren von Ressourcen abzielt – die **Auswahl der Bilder** durch die Patienten. Die **Auswahl** der ZRM-Bilder erfolgt nicht mit Verstandsüberlegungen, sondern mittels **somatischer Marker,** dem Signalsystem des Unbewussten.

Dem Patienten wird mitgeteilt, dass er sich aus den angebotenen Bildern eines aussuchen darf, das in ihm starke positive Gefühle bezüglich seiner Idealvorstellung von Bewegungsfreiheit auslöst.

„Setzen Sie sich bitte mental mit Ihrem Körper in Verbindung und mit den Ressourcen, die er in sich trägt. Suchen Sie sich jetzt in aller Ruhe ein Bild, das in Ihnen starke positive Gefühle auslöst im Hinblick auf die Bewegungsressourcen, die ihr Körper für Sie bereit hält."

Nachdem der Patient sich ein Bild ausgesucht hat, wird daran gearbeitet, welche Bewegungsmuster dieses Bild auslöst. Von Vorteil ist es, wenn aufgrund des Bildes eine vertiefende Trance entwickelt werden kann. Wenn es sich bei dem Bild z. B. um einen völlig entspannten Bären handelt, kann man den Patienten in ein inneres Bild führen, bei dem er in die Rolle des Bären schlüpft, und kann die Checkliste auf dem Arbeitsblatt gezielt abfragen. Wenn ein Patient sich als Ressourcenbild eine Landschaft herausgesucht hat (z. B. ein Sonnenuntergang in den Alpen), kann man ihn mental in die Landschaft stellen, ihn sich dort bewegen lassen und dann die Checkliste abfragen (➤ Abb. 65.6).

Embodiment: Mein Bild in den Körper bringen

Wie verändert sich Ihr Körper, wenn das Bild in ihm lebendig wird?

Checken Sie durch (erst im Stehen, bzw. in Bewegung; dann, falls erforderlich, im Sitzen):

äußere Merkmale
- ○ – Stand, Stellung der Füße, Bewegungsfolgen
- ○ – Waden, Knie, Oberschenkel
- ○ – Becken, Bauch, Brustraum
- ○ – Rücken, Schultern, Hände, Gesten
- ○ – Kopfhaltung, Blick

innere Merkmale
- ○ – Atmung
- ○ – Körpertonus
- ○ – Temperaturwahrnehmung
- ○ – „zugehörige" Farben, Geräusche, Gerüche, Bilder
- ○ – alles, was spontan auftaucht

Meine körperlichen Ressourcen

äußere Merkmale	innere Merkmale
-------------------------	-------------------------
-------------------------	-------------------------
-------------------------	-------------------------
-------------------------	-------------------------

Abb. 65.6 Arbeitsblatt für Embodiment. [P258]

Nach einer solchen vorbereitenden hypnotherapeutischen Trancearbeit ist es sinnvoll, mit dem Klienten sein Embodiment auch „wach" in Bewegung durchzuführen und sorgfältig zu explorieren, wo genau im Körper die Ressourcen aus dem Bild sich entfalten. Auf dem Arbeitsblatt ist die Rede von äußeren Merkmalen und inneren Merkmalen. Unter **äußeren Merkmalen** verstehen wir im Zürcher Ressourcen Modell anatomisch sichtbare Veränderungen wie locker schwingende Arme, eine bewegliche Hüfte, ein hüpfender Schritt. Unter **inneren Merkmalen** verstehen wir Imaginationen, z. B. die Vorstellung, eine frische Meeresbrise tief einzuatmen oder das warme Gefühl einer imaginierten Sonne auf der Haut. Auch im Körperinneren können solche Imaginationen auftauchen: eine Energetisierung in den Beinen, funkelnde Sterne in der Brust, ein warmes, strömendes Gefühl im Nacken. Die entsprechenden Merkmale werden notiert.

Mit diesem Embodiment kann nun in zweierlei Hinsicht weiter gearbeitet werden. Als „Hausaufgabe" kann man dem Patienten mitgeben, sich täglich 15 Minuten seinem Bild und dem dazugehörigen Embodiment zu widmen. Falls hierbei Umsetzungsschwierigkeiten auftauchen, sollte mit den schon erwähnten Arbeitsblättern zur Selbstmotivierung weiter gearbeitet werden (Theiss und Storch 2014). Des Weiteren kann aber auch der Osteopath in der nächsten Sitzung auf das Bild, die dazugehörende Trance und das entsprechende Embodiment als Ressource zugreifen und damit z. B. die Sitzung eröffnen.

65.4 Fallbeispiel aus der osteopathischen Rehabilitation

Johannes Mayer

Im osteopathischen Alltag werden häufig Patienten mit chronischen Rückenbeschwerden behandelt. Diese Patienten haben einerseits eine lange Anamnese und andererseits häufig zahlreiche frustrierende Therapieversuche einschließlich Operationen oder Klinikaufenthalten hinter sich. Nicht selten trifft man auf Patienten mit Krankheitsgeschichten, die über 10 Jahre dauern.

Da – wie oben erläutert – Leib und Geist eine Einheit bilden, entsteht über die Jahre im Körperbild des Patienten eine kontinuierliche Verschiebung in Richtung Schmerz-Schonhaltung bzw. Ausweichhaltung. Initial wird dieses Körperbild durch die tatsächliche Schmerz-Schonhaltung gesteuert. Im Rahmen der folgenden Chronifizierung entwickelt sich daraus aber ein eigenständiges pathologisches Körperbild mit einem pathologischen Bewegungsmuster. Dies kann durch eine noch so erfolgreiche osteopathische Therapie allein nicht verändert werden.

Ein **Patientenbeispiel** soll die Integration von Embodiment in die osteopathische Praxis erläutern.

Vorgeschichte

Patient, 50 Jahre alt, selbstständiger Bauingenieur. Nach typischem Verhebetrauma vor 10 Jahren Beginn der chronisch-rezidivierenden Rückenbeschwerden. Zunächst keinerlei Therapie, Weiterarbeiten mit Schonhaltung. Da keine Besserung, nach 6 Wochen medikamentöse Schmerztherapie vom Hausarzt. Wegen Therapieresistenz erfolgten Röntgen der LWS, neurologische Untersuchung und MRT der LWS. Alle Untersuchungen ergaben keine wesentlichen pathologischen Befunde. Die Schmerzen wurden aber nicht besser, der Patient fiel alle 3–4 Tage wieder schmerzbedingt in seine Schonhaltung. Stopp der sportlichen Aktivitäten. Beginn einer physikalischen Therapie mit Schlingentisch und Krankengymnastik über 24 Sitzungen ohne wesentliche Verbesserung.

Nach weiteren 12 Wochen beim Heben einer leichten Last akute Verschlechterung mit sofortiger neurologischer Symptomatik (Fußheberschwäche rechts). Im erneuten MRT jetzt kleiner Prolaps L4/5 rechts mit Tangierung der Nervenwurzel. Erneuter Versuch über 6 Wochen mit konservativer Therapie ohne Erfolg, dann neurochirurgische Operation. Wegen Nachblutung 4 Tage postoperativ erneute Operation und Revision des Wundgebiets. Nach 3 Wochen akut stationärem Aufenthalt 3 Wochen Rehabilitation.

Seit der Rehabilitation vor 9 Jahren nie mehr richtig beschwerdefrei. In der Folgezeit ständig wöchentlich Krankengymnastik, die letzten 5 Jahre Dauerschmerz. Therapie mit Ibuprofen und Tramadol. Es folgten insgesamt noch drei MRT-Aufnahmen der LWS, die keinen Rezidivprolaps, aber eine zunehmende Narbenbildung ergeben. Weitere Traumatisierung des Patienten durch gutachterliche Äußerungen wie: „Bei ihrem Befund müssen Sie froh sein, dass Sie nicht im Rollstuhl sitzen". Derartige vermeintlich „flapsige" Äußerungen hinterlassen beim Patienten tiefe traumatische Spuren. Sie wirken wie negative hypnotische Botschaften.

Beginn der osteopathischen Therapie

Aus osteopathischer Perspektive fanden sich komplexe funktionelle Störungen im Sinne einer aufsteigenden Kette vom linken Os naviculare über die Fibula und den Trochanter minor zum Becken. Von dort Kreuzung auf die rechte Seite, mit totaler Schonhaltung L3–L5 und breiter Narbenplatte über L4/L5, weiter zum thorakolumbalen und zervikothorakalen Übergang hoch bis zum Atlas und dem Os temporale rechts. Viszeral: Fixierung des Zäkums nach laterokaudal, Ptose der rechten Niere Grad 2, kraniosakral massive Duraspannung und starke emotionale Fixierung, eindeutige Schockzeichen. Tendenz zur Katastrophisierung.

Therapiekonzept

In insgesamt sechs Sitzungen im Abstand von 4 Wochen wurden die Dysfunktionen systematisch abgearbeitet und schrittweise die Beweglichkeit im LWS-Bereich verbessert. Neustart einer Bewegungstherapie mit gewohnten Sportarten, wie Radfahren, Schwimmen und Tanzen. Ausschleichen und kompletter Abbau der Schmerztherapie. Erlernen von progressiver Muskelrelaxation und Pilates. Im gesamten Verlauf stützende, ressourcenorientierte Gespräche.

Problem

Trotz sehr guter Fortschritte bezüglich Schmerzreduktion und allgemeiner Beweglichkeit litt der Patient immer noch an einer erheblichen Steifigkeit der unteren LWS, vor allem am Morgen beim Aufstehen, und der Angst, „es könnte wieder hineinfahren".

Bei der Testung der Segmente L3–L5 war inzwischen eine weitgehend normale Beweglichkeit feststellbar, im Bewegungsablauf konnte der Patient aber nur mit einer großen „wurmartigen" Ausweichbewegung seine LWS in Flexion bewegen entsprechend dem pathologischen, gespeicherten Bewegungsmuster als Ausdruck des gestörten Körperbilds. Je mehr der Patient durch aktive Aufgaben abgelenkt wurde, desto flüssiger wurde sein Bewegungsmuster, aber es normalisierte sich nicht.

Vereinfachter Embodiment-Ansatz als zusätzliches Tool

65

Vorbereitung: Der Patient erhielt folgende Aufforderung: „Setzen Sie sich bitte mental mit Ihrem Körper in Verbindung und mit den Ressourcen, die er in sich trägt. Suchen Sie sich jetzt in aller Ruhe ein Bild, das in Ihnen starke positive Gefühle auslöst im Hinblick auf eine freie Beweglichkeit Ihrer Wirbelsäule." Der Patient wählte das Bild einer Frühlingswiese und assoziierte dazu, wie er in einer Blumenwiese in seinen geliebten Allgäuer Bergen liegt, völlig entspannt und eins mit der Natur. Beim Thema freie Bewegung visualisierte er, wie wunderbar geschmeidig sich die großen Grashalme im Wind beugen und wieder aufrichten, ganz schwerelos und mit einer Leichtigkeit. Im Gespräch und auch als Hausaufgabe wurden dann zusätzliche Sinnesqualitäten hinzugefügt, wie der Geruch der Blumenwiese, die Geräusche des Winds, die verschiedenen Farben der Wiese, die Verbundenheit mit der Erde, das ganze Panorama.

Verankerung: In zwei Sitzungen und in der Hausarbeit konnte dieses komplexe positive Bild verankert und mental geübt werden.

Umsetzung: Bereits in der zweiten Sitzung wurde der Patient aufgefordert, sich auf die Untersuchungsliege zu setzen, beide Füße fest auf dem Boden verwurzelt, die Wirbelsäule aufrecht, die Augen geschlossen. Mental sollte der Patient nun sein Bergwiesenbild aktivieren und sich in einen der geschmeidigen Grashalme versetzen.

Aufforderung Phase 1: „Stellen Sie sich vor, Sie sind dieser geschmeidige, elegante Grashalm, ein zarter Wind kommt von hinten und Sie biegen sich wiegend nach vorn zum Boden. Führen Sie jetzt rein mental diese Bewegung nach vorn unten aus, der Wind lässt nach und Sie richten sich von selbst wieder auf. Die Augen bleiben weiter geschlossen und es kommt wieder dieser sanfte Wind. Folgen Sie jetzt mit Ihrem ganzen Körper dem Wind und lassen Sie sich geschmeidig nach vorn biegen, bis zum Boden, halten Sie kurz inne, der Wind lässt nach und Sie richten sich von selbst wieder auf."

Aufforderung Phase 2: „Erzeugen Sie mit offenen Augen das Bild der Bergwiese in Ihrem Kopf, sehen Sie die herrlichen Farben, riechen Sie und fühlen Sie die Blumen und Gräser. Sie sind der Grashalm gerade vor Ihnen, ein sanfter Wind kommt von hinten und Sie Beugen jetzt Ihre Wirbelsäule geschmeidig nach vorn, so weit es geht. Genießen Sie die Geschmeidigkeit und Leichtigkeit. Jetzt lässt der Wind wieder nach und Sie richten sich von selbst wieder auf."

Training: Wenn der Patient mit diesem Prozedere vertraut ist, kann er in kurzer Zeit wie auf Knopfdruck sein „Bergwiesenbild" oder was immer ihm die Ressourcen zeigen abrufen und mit Alltagsbewegungen verknüpfen.

Bei diesem Patienten war bereits nach 2–3 Wochen das Bewegungsmuster komplett normalisiert und der Patient fühlte sich endlich „befreit und wieder biegsam".

> Der Autor hat diese Art von vereinfachten Embodiment-Übungen bei zahlreichen Patienten im Sinne einer Pilotarbeit eruiert und durchweg positive Ergebnisse erzielt. Um eine allgemeine Empfehlung abzugeben, ist eine richtige, wissenschaftlich konzipierte Kohortenstudie notwendig, die sicher folgen wird.

LITERATUR

Barsalou L. Simulation, situated conceptualization, and prediction. Philos Trans R Soc Lond B Biol Sci. 2009; 364: 1281–1289.

Beilock S, Goldin-Meadow S. Gestures change thought by grounding it in action. Psychol Sci. 2012; 21: 1605–1610.

Bock J. Neuronale Plastizität. In: Storch M, Krause F (Hrsg.). Selbstmanagement – ressourcenorientiert. Grundlagen und Manual für die Arbeit mit dem Zürcher Ressourcen Modell ZRM. 5. Aufl. Bern: Huber, 2014. S. 66–84.

Cacioppo JT, Priester JR, Berntson GG. Rudimentary determinants of attitudes. II: Arm flexion and extension have differential effects on attitudes. J Pers Soc Psychol. 1993; 65 (1): 5–17.

Damasio A. Descartes' Irrtum. Fühlen, Denken und das menschliche Gehirn. München: List, 1994.

Damasio A. Ich fühle, also bin ich. Die Entschlüsselung des Bewusstseins. München: List, 2001.

Edelman GM. Neural Darwinism. The Theory of Neuronal Group Selection. New York: Basic Books, 1987.

Förster J The influence of approach and avoidance motor actions on food intake. Eur J Soc Psychol. 2003; 33: 339–350.

Grawe K. Psychologische Psychotherapie. Göttingen: Hogrefe, 1998.

Hebb DO. The Organization of Behavior. New York: Wiley & Sons, 1949.

Hüther G. Bedienungsanleitung für ein menschliches Gehirn. 10. Aufl. Göttingen: Vandenhoeck & Ruprecht, 2010.

Jäncke L. Lehrbuch Kognitive Neurowissenschaften. Bern: Huber, 2013.

Koukkou M, Lehmann D. (1998a). Ein systemtheoretisch orientiertes Modell der Funktionen des menschlichen Gehirns und die Ontogenese des Verhaltens. In: Leuzinger-Bohleber M, Mertens W, Koukkou M (Hrsg.). Erinnerungen von Wirklichkeiten. Psychoanalyse und Neurowissenschaften im Dialog. Stuttgart: Verlag Internationale Psychoanalyse, 1998a. Band 1, S. 287–415.

Koukkou M, Lehmann D. Die Pathogenese der Neurose und der Wirkungsweg der psychoanalytischen Behandlung aus der Sicht des „Zustandswechsel-Modells" der Hirnfunktionen. In: Leuzinger-Bohleber M, Mertens W, Koukkou M (Hrsg.). Erinnerungen von Wirklichkeiten. Psychoanalyse und Neurowissenschaften im Dialog. Stuttgart: Verlag Internationale Psychoanalyse, 1998b. Band 2, S. 162–195.

Krause F, Storch M. Ressourcen aktivieren mit dem Unbewussten. Manual für die Arbeit mit der ZRM-Bildkartei. Bern: Huber, 2010.

Kuhl J. Motivation und Persönlichkeit. Interaktionen psychischer Systeme. Göttingen: Hogrefe, 2001.

Kuhl J. Lehrbuch der Persönlichkeitspsychologie. Motivation, Emotion und Selbststeuerung. Göttingen: Hogrefe, 2010.

Lakoff G, Nuñez R. Where mathematics comes from. How the embodied mind brings mathematics into being. New York: Basic Books, 2000.

Lehmann, D, Koukkou M. Brain's experience-dependent plasticity, state-dependent recall, and creation of subjectivity of mental functions. In: Mancia M (ed.). Psychoanalysis and Neuroscience. Mailand: Springer, 2006. S. 68–102.
Leuzinger-Bohleber M. „ … und dann – mit einem Male – war die Erinnerung da …" (Proust). Aus dem interdisziplinären Dialog zwischen Psychoanalyse und Cognitive Science zum Gedächtnis. Psychotherapie Forum. 2001; 9: 71–85.
Liepelt R, Dolk T. Prinz W. Bidirectional semantic interference between action and speech. Psychol Res. 2012; 76: 446–455.
Macedonia M, Knösche T. Body in mind: How gestures empower foreign language learning. Mind Brain Educ. 2011; 5: 196–211.
Meier B et al. Embodiment in social psychology. Top Cogn Sci. 2012; 4: 705–716.
Meier R, Storch M. Coaching mit dem Zürcher Ressourcen Modell ZRM. In: Lippmann E (Hrsg.). Coaching. Angewandte Psychologie für die Beratungspraxis. 3. Aufl. Heidelberg: Springer, 2013. S. 74–83.
Price T, Peterson C, Harmon-Jones E. The emotive neuroscience of embodiment. Motiv Emot. 2012; 36: 27–37.
Roth G. Persönlichkeit, Entscheidung und Verhalten. Warum es so schwierig ist, sich und andere zu ändern. 8. Aufl. Stuttgart: Klett-Cotta, 2013.
Schultheiss O, Strasser A. Referential processing and competence as determinants of congruence between implicit and explicit motives. In: Vazire S, Wilson TD (eds.). Handbook of self-knowledege. New York: Guilford, 2012. pp. 39–62.
Seung S. Das Konnektom. Erklärt der Schaltplan des Gehirns unser Ich? Heidelberg: Springer, 2013.
Storch M. Das Geheimnis kluger Entscheidungen. München: Goldmann, 2012.
Storch M, Krause F. Selbstmanagement – ressourcenorientiert. Grundlagen und Manual fur die Arbeit mit dem Zürcher Ressourcen Modell ZRM. 5. Aufl. Bern: Huber, 2014.
Storch M, Tschacher W. Embodied Communication. Kommunikation beginnt im Körper, nicht im Kopf. 2. Aufl. Bern: Huber, 2016.
Storch M et al. Embodiment. Die Wechselwirkung von Körper und Psyche verstehen und nutzen. 2. Aufl. Bern: Huber, 2010.
Theiss C, Storch M. Bewegen Sie sich besser! Mit Bewegungsperlen und Motivation durch jeden Tag. Bern: Huber, 2014.
Tschacher W. Prozessgestalten. Die Anwendung der Selbstorganisationstheorie und der Theorie dynamischer Systeme auf Probleme der Psychologie. Göttingen: Hogrefe, 1997.
Tschacher W, Storch M. Die Bedeutung von Embodiment für Psychologie und Psychotherapie. Psychotherapie in Psychiatrie, Psychotherapeutischer Medizin und Klinischer Psychologie. 2012; 17: 259–267.
Willutzki U. Ressourcen: Einige Bemerkungen zur Begriffsklärung. In: Schaller J, Schemmel H (Hrsg.). Ressourcen. Ein Hand- und Lesebuch. Tübingen: dgvt-Verlag, 2013. S. 61–82.

KAPITEL

66

Gerald G. Osborn

Psychische Erkrankungen aus osteopathischer Sicht

Die Philosophie, die Grundlagen und die fundamentalen Konzepte der osteopathischen Medizin stimmen vollständig mit der aktuellen psychiatrischen Praxis überein. Die Psychiatrie ist wohl das erste medizinische Fachgebiet, das das biopsychosoziale Modell von Gesundheit und Krankheit voll implementiert hat und das die erweiterten Parameter von Diagnostik und Behandlung berücksichtigt (Engel 1980). Die osteopathische Philosophie betont schon immer die ganzheitliche Behandlung des Patienten. Ebenso wie das biopsychosoziale Modell berücksichtigt auch die osteopathische Behandlungsphilosophie die homöostatischen Grundsätze der Heilung von den molekularen intrazellulären Funktionen der jeweiligen Patienten bis zur sozialen und kulturellen Umgebung, in der sie sich entwickeln und leben. Eine zentrale Bedeutung bei der Gesamtgesundheit kommt dabei dem Bewegungsapparat zu.

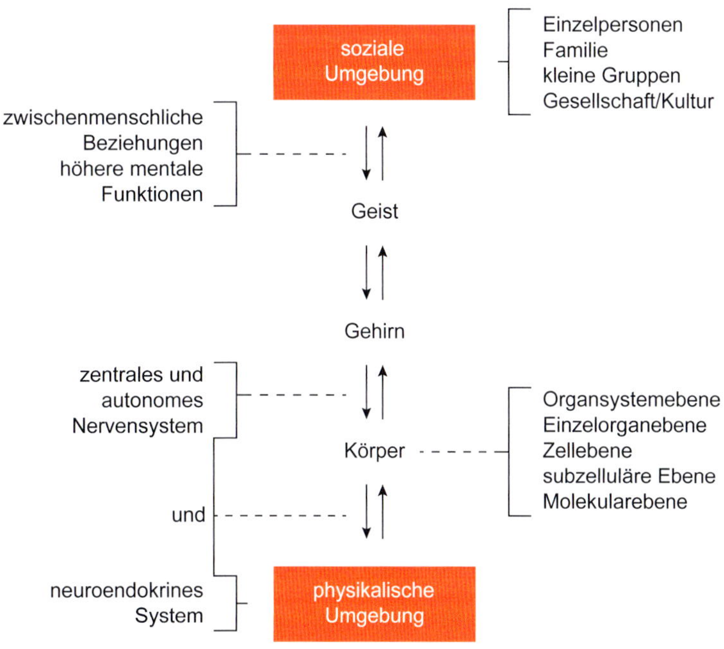

Abb. 66.1 Das biopsychosoziale Feld. (vgl. Reiser 1975). [P259/L271]

Die **Beurteilung der Funktion des Bewegungsapparats** beginnt bei dieser komplexen Therapieform mit der Beobachtung von Körperhaltung und Mimik der Patienten bei der Erstvorstellung bis zum direkten „Handauflegen" zur Beurteilung struktureller Probleme, zur Lösung von Muskelverspannungen und zur allgemeinen Linderung. Die osteopathische manuelle Medizin hat ebenso wie andere Therapien relative Indikationen und Kontraindikationen. An dieser Stelle wird auf potenzielle Heilungschancen und Risiken eingegangen. Dazu werden zunächst die psychischen Erkrankungen, die am stärksten von einer komplexen osteopathischen Behandlung profitieren, besprochen und zum Schluss die Erkrankungen, bei denen Vorsicht angebracht ist und klare Kontraindikationen vorhanden sind.

Dieses Kapitel musste recht breit gefasst werden, weil es dem unterschiedlichen Fortbildungs- und Ausbildungsstand und der in der osteopathischen Therapie Tätigen gerecht werden muss. Osteopathisch tätige Ärzte erhalten – unabhängig von ihrem medizinischen Fachgebiet – eine medizinische und klinische Grundausbildung auch in Psychiatrie. Osteopathen, die nur in der manuellen Therapie ausgebildet werden, verfügen meist über keine entsprechende Ausbildung in Psychiatrie oder Psychologie. Alle Osteopathen werden jedoch umfassend in der osteopathischen manuellen Therapie ausgebildet und sind sich der Bedeutung des Bewegungsapparats für Gesundheit und Krankheit bewusst.

Daher wird schon frühzeitig auf allgemeine klinische Befunde und Symptome geachtet, die bei der Differenzialdiagnostik auf psychische Probleme hinweisen (➤ Abb. 66.1). Zunächst müssen die psychischen Erkrankungen, die die Untersuchung beeinträchtigen und in der Regel medikamentös behandelt werden müssen, sowie jene, die auch auf nicht medikamentöse Ansätze ansprechen, erkannt werden. Für jede der in diesem Kapitel besprochenen psychischen Erkrankungen werden die diagnostischen DSM-5-Kriterien genannt. Da der DSM-5 überwiegend kategorisch an die Diagnosen herangeht, sind seine Kriterien eine für alle Behandelnden wichtige Checkliste. Bei Erkrankungen mit gestörten Realitätstests muss eine Überweisung zur Stabilisierung erfolgen, bevor eine manuelle Behandlung erwogen werden kann. Abschließend wird auf Forschungsgebiete eingegangen, die die Effektivität der vorhandenen Behandlungen ausweiten.

66.1 Allgemeine Überlegungen

Zu den **psychischen Erkrankungen, die mit einer Psychose einhergehen,** gehören:

- Die verschiedenen Formen der Schizophrenie
- Major-Depression (Einzelepisode und rezidivierende Episoden)
- Zyklothymie (bipolare Psychose)
- Delir
- Demenz

RED FLAG

Diese Erkrankungen gehen nicht grundsätzlich mit psychotischen Symptomen einher. Ist aber die Realitätstestung eingeschränkt, darf keine manuelle Therapie durchgeführt werden.

Eine Psychose geht in der Regel mit Wahrnehmungs- (Halluzinationen und Illusionen) und Denkstörungen (Wahnvorstellungen, unlogische Denkabläufe mit entsprechender Sprachstörung) einher.

Vor einer manuellen Therapie sollte eine umfassende Anamnese unter Berücksichtigung bekannter psychischer Erkrankungen erhoben werden, weil die Manipulationen oft heftige emotionale Reaktionen auslösen. Ein gutes Beispiel ist das Übersehen einer **posttraumatischen Belastungsstörung** (PTBS), bei der die manuelle Therapie einen Flashback auslösen kann. Dies gilt insbesondere bei der Anwendung der Emotional-Release-Techniken, da für den Umgang mit den dabei entstehenden emotionalen Reaktionen eine Ausbildung in Beratung bzw. Psychotherapie erforderlich ist.

Allgemeinärzte sollten zumindest über ein psychologisches Grundwissen verfügen, damit sie die Patienten nach ihrer subjektiven Erfahrung der manuellen Therapie fragen und das anschließende Vorgehen besprechen können.

66.1.1 Beratung und psychotherapeutische Fähigkeiten

Die psychotherapeutische Ausbildung umfasst die strukturierte Supervision der Verhaltensbeurteilung jedes einzelnen Patienten. Dabei sollte gleichzeitig auf die **Funktionsweise des Bewegungsapparats,** wie Gangbild, Körperhaltung, flüssige Bewegungen, Gestik, Mimik und verbale Ausdrucksweise, geachtet werden. Diese Parameter liefern wichtige diagnostische Informationen, mit deren Hilfe man über die neuropsychiatrische Krankheit hinaus mit den Eigenarten und Besonderheiten des Patienten vertraut wird. Psychiater und osteopathisch tätige Ärzte anderer Fachgebiete verordnen zudem häufig Medikamente mit unerwünschten neuromuskulären Kurz- und Langzeitwirkungen, die sich nur durch eine sorgfältige und strukturierte Beurteilung des Bewegungsapparats erfassen und überwachen lassen.

Neuropsychische Erkrankungen haben ein **komplexes klinisches Bild aus emotionalen und neurologischen Symptomen,** die sich meist am Bewegungsapparat manifestieren. Ein gutes Beispiel für eine häufige derartige Krankheit ist das Parkinson-Syndrom, das sowohl mit emotionalen und kognitiven Folgen (Angst, Depression, Demenz) als auch mit Störungen des Bewegungsapparats (typischer Tremor, muskulärer Rigor, Störungen von Gangbild und Gleichgewicht) einhergeht. Osteopathische Psychiater würden einem derartigen Patienten das gesamte Spektrum der biopsychosozialen Behandlung zugute kommen lassen.

66.1.2 Historische Entwicklung der osteopathischen Psychiatrie

Andrew Taylor Still, der Begründer der Osteopathie, vertrat von Anfang an die Auffassung, dass sein neuer Behandlungsansatz auf alle Krankheiten und auch auf psychische Erkrankungen anwendbar sei. Von dieser Haltung ließ er sich während seiner gesamten Karriere nicht abbringen. Kurz vor seinem Tod sandte er einen Gruß an alle Osteopathen, um seiner Freude über den Erfolg der psychiatrischen Behandlung am **Still-Hildreth Osteopathic Sanatorium** in Macon, Missouri, Ausdruck zu verleihen (Bradley et al. 2003).

Das Sanatorium stand modellhaft für die **„therapeutische Gemeinschaft“,** die kennzeichnend für die meisten berühmten ähnlichen Einrichtungen in Europa war, wie z. B. das York-Retreat, das Ende des 18. Jahrhunderts von William Tuke und der Quäkergemeinde gegründet wurde, sowie das Dingleton Hospital in Melrose, Schottland, das 1872 gegründet wurde. Es betrieb eine Politik der „offenen Tür“ und wurde von Maxwell Jones zu einer therapeutischen Gemeinschaft weiterentwickelt. Die Patienten wurden Teil einer großen Familie und in einen Bauernhof und eine unabhängige Gemeinschaft integriert. Außerdem wurde jeder Patient als Besonderheit der ganzheitlichen Therapie manuell osteopathisch behandelt.

Diese **ersten osteopathischen Psychiater** schrieben der osteopathischen Manipulation einen signifikanten Beitrag zum Behandlungserfolg zu. Darüber hinaus versuchten sie, Zusammenhänge zwischen bestimmten segmentalen Funktionsstörungen und bestimmten psychiatrischen Diagnosen herzustellen. Aufgrund ihrer nicht systematischen Untersuchungsverfahren erlauben ihre Ergebnisse jedoch keine verbindlichen Rückschlüsse. Trotzdem war die ganzheitliche Behandlung der Patienten eindrucksvoll und bis zu seiner Schließung im Jahr 1968 wurden im Still-Hildreth Osteopathic Sanatorium auch weiterhin Patienten mit den aktuellsten Behandlungsmethoden und der osteopathischen manuellen Therapie behandelt.

Von **John Martin Littlejohn,** dem Begründer des American College of Osteopathic Medicine and Surgery in Chicago und der späteren British School of Osteopathy in London, stammt eine frühe und deutliche Beschreibung des osteopathischen Ansatzes zum Verständnis der mentalen Funktionen. Er übertrug das osteopathische Konzept vom Nervensystem und der Muskulatur auf die Struktur und Funktionsweise der glatten Muskeln und des Herzmuskels. *„Der Geist befindet sich jedoch nicht im Gehirn, sondern im Körper. An der Psychologie des Geistes ist das gesamte Nervensystem beteiligt. Dazu gehören neben dem eigentlichen Nervensystem auch alle angeschlossenen Systeme, wie Muskeln, Schleimhäute usw. Um den Geist und Geisteskrankheiten verstehen zu können, müssen wir (a) mit der Struktur und den Funktionen aller Körperteile sowie mit ihren Beziehungen zum Nervensystem vertraut sein und (b) die klinischen Fakten kennen, die durch einen veränderten Geist hervorgerufen werden. Somit basiert unser Wissen über den Geist auf Anatomie, Physiologie, Psychologie und Psychopathologie“* (Littlejohn 1900).

Das **American College of Neuropsychiatrists** (ACN) (jetzt: American College of Osteopathic Neurologists and Psychiatrists, ACONP) wurde 1939 von einer Gruppe aus osteopathischen Psychiatern, Neurologen und einigen Internisten gegründet. Es ist auch weiterhin das offizielle Fachkolleg für Psychiatrie und Neurologie und von der American Osteopathic Association anerkannt. **Floyd Dunn,** ein frühes ACN-Mitglied, weitete die osteopathische Forschung auf somatische Funktionsstörungen bei verschiedenen psychischen Erkrankungen aus. Seine besondere Aufmerksamkeit galt dabei den **Funktionsstörungen des autonomen Nervensystems.** Bei seiner Untersuchung der somatischen Befunde von 1.000 psychiatrischen Patienten konnte er zwar keinen Zusammenhang zwischen bestimmten Funktionsstörungen und bestimmten psychischen Erkrankungen herstellen, stellte aber bei der Hälfte der Patienten eine somatische Funktionsstörung auf Höhe des 2. Halswirbels (C2) und eine paravertebrale Funktionsstörung vom 4. bis 6. Brustwirbel (Th4–Th6) fest (Dunn 1950).

Bereits vor den Studien von Dunn untersuchten neuromuskuläre Physiologen den **Zusammenhang zwischen Muskelspannung und zunehmender Angst** (Duffey 1932, Shipman et al. 1964, 1970). In einer frühen Studie korrelierte die bei Erwachsenen mittels Elektromyografie (EMG) gemessene erhöhte Muskelspannung in Schulter, Rücken und Armen mit vermehrter Reizbarkeit und Angst schon bei kleinen Veränderungen in der Umgebung (Lundervold 1952). Keiner der Forscher konnte jedoch einen Zusammenhang zwischen bestimmten Mustern der Muskelverspannung und bestimmten psychischen Erkrankungen herstellen. Allerdings konnten **einige Grundsätze** aufgestellt werden:

- Bei den Patienten besteht **tendenziell eine bestimmte Muskelspannung,** die in verschiedenen Situationen beibehalten wird. Die erhöhte Spannung korreliert am besten mit einer ängstlichen Persönlichkeit, die emotional überreagiert.
- Die Patienten **reagieren auf Erregung mit Verspannungen** in bestimmten, für sie typischen Bereichen. Bei zunehmender Erregung generalisiert die Muskelspannung allmählich, sodass die interindividuellen Unterschiede verschwinden.
- **In Belastungssituationen,** insbesondere solchen, die Angst auslösen, nimmt die Muskelspannung zu. Bei einem hohen Angstniveau dauert diese Zunahme der Spannung länger an und breitet sich aus, sodass die motorische Koordination gestört wird. Am stärksten ist der Zusammenhang zwischen **erhöhter Muskelspannung und Angst,** wobei die erhöhte Muskelspannung auch mit Wut und anderen Emotionen, mit der Mobilisierung bestimmter Abwehrmechanismen, mit Konflikten und Frustrationen oder mit all diesen psychischen Aspekten assoziiert sein kann.
- **Patienten mit psychischen Erkrankungen** weisen grundsätzlich und insbesondere nach Belastungssituationen eine vermehrte Muskelspannung auf. Unklar ist, ob diese Muskelspannung mit einer bestimmten Erkrankung zusammenhängt oder eine vermehrte Angst widerspiegelt. Besonders typisch sind Muskelverspannungen für zwei Erkrankungen – Schizophrenie und die verschiedenen Formen der Depression –, wo sie neben Angst vorhanden sind.

Bislang gibt es trotz erster Hinweise keine klaren Belege dafür, dass bestimmte Muskelverspannungen mit bestimmten psychiatrischen Diagnosen zusammenhängen (Oken 1975).

Auch die modernere Forschung über Zusammenhänge zwischen bestimmten Mustern der Muskelverspannung und bestimmten psychischen Erkrankungen erbrachte keine verbindlichen Ergebnisse (Pluess et al. 2009).

Da viele der ersten osteopathischen Psychiater auch in der Psychoanalyse und/oder anderen psychodynamischen Behandlungsformen ausgebildet waren, forderten sie, dass der Psychiater auf keinen Fall osteopathische manuelle Medizin (OMM) anwenden sollte. Andere osteopathische Psychiater, die eklektischer oder behavioraler orientiert waren, befürworteten eine liberalere Einstellung (Osborn 1993).

> Dieses Thema war für mehrere Jahrzehnte Gegenstand von Diskussionen beim American College of Neuropsychiatrists, bis sich die Mitglieder 2009 für eine Resolution mit vorsichtigen Leitlinien entschieden, wonach die osteopathische manuelle Medizin auch von osteopathischen Psychiatern durchgeführt werden konnte. Diese Resolution wurde mit großer Mehrheit verabschiedet und 2010 von den Delegierten der American Osteopathic Association in Kraft gesetzt.

66.1.3 Kontroversen über den Einsatz von Berührung

Heute wird die heilende Kraft von **Berührungen als Begleittherapie** bei vielen psychischen Erkrankungen untersucht. Trotz erster, sehr vielversprechender Ergebnisse wird der Einsatz von Berührungen jedoch weiterhin kontrovers beurteilt. Dabei stehen sich als Extreme das vollständige Verbot von Berührungen bei der Behandlung psychisch Kranker und die aktive Förderung von Berührung als indizierte Maßnahme gegenüber (Zur und Nordmarken 2011). Die meisten Studien zur manuellen Therapie berücksichtigen vor allem das Ausmaß der Muskelverspannung, während viele Osteopathen angeben, dass sie in Einzelfällen schon durch eine leichte Berührung den emotionalen Status des Patienten feststellen konnten. Dieses **Wahrnehmungsvermögen** hängt sicherlich auch mit ihrer vorherigen sorgfältigen Beobachtung des Patientenverhaltens zusammen. Systematische Studien zur Präzision dieser Affektwahrnehmung nur durch eine leichte Berührung sind zwar sicherlich schwierig durchführbar, aber lohnenswert.

Die Psychoanalyse als exploratives Verfahren und Behandlungsansatz warf erstmals die Frage nach der **Bedeutung von Berührungen** durch den Analytiker auf. Bei einer analytischen Behandlung muss der Analytiker seine klinische Objektivität bewahren, weil jede Form der Berührung zwischen Therapeut und Patient wichtige Grenzen verwaschen kann. Dadurch werden Übertragung und Gegenübertragung unnötig kompliziert, wo doch die Analyse der Übertragung fundamental für den Behandlungsfortschritt ist.

> Im Grunde sind Berührungen die primitivste Form der Kommunikation und können leicht fehlinterpretiert werden. Und bei vielen psychischen Erkrankungen wird selbst die deutlichste Kommunikation verzerrt wahrgenommen.

Seit ihren Anfängen hat sich die Psychoanalyse erheblich weiterentwickelt und ist gereift. Trotzdem hat das Verbot von Berührungen weiterhin Bestand und beschränkt sich in der Regel auf das Händeschütteln. Die **Erweiterung der Psychoanalyse zur „dynamischen Psychotherapie“** erlaubte einen direkten Augenkontakt und vergrößerte den Ermessensspielraum bei den Interaktionen zwischen Therapeut und Patient. Aber auch hier wurde auf die Gefahren von Berührungen hingewiesen, insbesondere hinsichtlich der Wahrung von Grenzen (Gutheil und Gabbard 1993).

Wilhelm Reich war einer der frühen Psychiater und Psychoanalytiker, der den breiten Einsatz von Berührungen in der Therapie untersuchte. Bekannter ist er vermutlich wegen seiner Arbeit über die „Charakteranalyse“ und die Verwendung des Begriffs „Charakterpanzer“, womit die typische Weise gemeint ist, in der das Muskelsystem die individuellen Verteidigungsmechanismen zur Expression und Lösung emotionaler Konflikte ausdrückt (Reich 1972). Seine liberalen Einstellungen gegenüber der Sexualität – einschließlich romantischer Affären mit einigen seiner Patientinnen – verstärkten jedoch die Bedenken von Freud und anderer Analytiker. Die meisten der Kollegen von Reich stellten fest, dass Berührungen dermaßen störend und möglicherweise schädlich wären, dass sie vermieden werden sollten. Diese berechtigten Bedenken hinsichtlich der Wahrung von Grenzen und der möglichen Risiken von Berührungen erzeugten eine lang andauernde **negative Diskussion zwischen analytischen und dynamischen Psychotherapeuten.** Es wurde behauptet, dass eine Erkundung der Bedeutung von therapeutischen Berührungen die Behandlung stören würde und vermutlich nachteilig wäre (Gabbard 1994).

Durch die inzwischen stattgefundene **Ausweitung der „humanistischen Therapien“** wurde der Einsatz von Berührungen jedoch weiter liberalisiert. Die Befürworter dieser neuen expandierten Behandlungsformen führen an, dass bestimmte Berührungen indiziert und sogar therapeutisch sind (Hunter und Struve 1998). Viele der modernen Therapien beinhalten die vorsichtige Integration von verbaler Kommunikation und Berührungen zur Optimierung der Effektivität der Behandlung.

Selbst liberale Formen der Psychotherapie erkennen die Bedeutung einer Differenzialdiagnostik an und bestehen darauf, bei Einsatz von Berührung Vorsicht walten zu lassen. Sie befolgen einige **grundlegende Leitprinzipien.**

- Berührung kann als primitivste Kommunikationsform immer fehlinterpretiert werden. Da bei manchen psychischen Erkrankungen Wahrnehmungsstörungen und/oder Fehlinterpretationen auftreten, muss die Kommunikation so deutlich und eindeutig wie nur irgend möglich erfolgen.
- Die Kommunikation mit psychotischen Patienten muss sehr bedächtig sein und möglichst ohne Berührung erfolgen. Am offensichtlichsten sind psychotische Erkrankungen, insbesondere in der Akutphase, die mit Paranoia oder gewalttätigem Verhalten einhergehen.
- Auch nicht psychotische psychische Krankheiten können mit Wahrnehmungsstörungen und Fehlinterpretationen der Kommunikation einhergehen. Dazu gehören in der Regel Patienten, in deren Umgebung derart traumatisierende Ereignisse stattgefunden haben, dass sie niemandem mehr trauen. Je früher diese Ereignisse auftraten und je länger sie andauerten, umso eher hat der Patient Probleme zu vertrauen.
- Berührungen werden am häufigsten von Patienten mit einer Borderline-Störung oder einer posttraumatischen Belastungs-

störung (PTBS) falsch verstanden. So entspricht bei einem PTBS-Patienten die Ähnlichkeit zwischen der Berührung oder Lagerung mit der Situation während des Traumas dem Ausmaß von Fehlinterpretation, Angst und nachfolgender Schädigung.

Bereits Harlow und Bowlby betonten die **Bedeutung und Macht von Berührungen** in der Entwicklung gesunder Primaten und Menschen (Harlow 1954, Bowlby 1969). Die aktuellere Erforschung von Berührungen und ihrem Beitrag zu einer gesunden neurologischen und psychischen Entwicklung hat viele therapeutische Ansätze zum Besseren verändert. Dazu gehören das absichtliche Schaukeln und Liebkosen sowie die vorsichtige Massage von Neugeborenen auf neonatalen Intensivstationen und die therapeutische Massage bei der Behandlung von Angststörungen und depressiven Erkrankungen von Kindern, Jugendlichen und Erwachsenen (Scafidi et al. 1990, Field et al. 1992, 2010). Irvin Yalom setzte sich als einer der Ersten für den **umsichtigen Einsatz von Körperkontakt** bei einer integrierten multimodalen Behandlung ein (Yalom 2002). Dabei legte er besonderen Wert auf das vorausgehende Patientengespräch sowie darauf, dass die Reaktion des Patienten auf diese Erfahrung ein Bestandteil der Gesprächstherapie ist.

66.2 Psychische Erkrankungen, bei denen manuelle Therapien indiziert sind

66.2.1 Angststörungen

Die Hauptkategorie der Angststörungen (DSM-5, S. 189–233; APA 2013) spricht mit höchster Wahrscheinlichkeit auf eine zusätzliche osteopathische manuelle Therapie (OMT) zur Standardbehandlung an. Dies gilt für alle Formen der Angststörungen, insbesondere jedoch für die **generalisierte Angststörung,** die am häufigsten auftritt und das für den Versuch beim Patienten und insbesondere für klinische Studien am besten geeignete Modell sein dürfte.

Diagnostische Kriterien des DSM-5: generalisierte Angststörung (DSM-5, S. 222; APA 2013):

A	Übermäßige Angst und Sorge (Erwartungsangst) bei mehreren Ereignissen oder Tätigkeiten (wie Arbeits- oder Schulleistungen) an den meisten Tagen innerhalb von mindestens 6 Monaten
B	Die Sorgen lassen sich nur schwer kontrollieren.
C	Angst und Sorge gehen mit drei oder mehr der folgenden sechs Symptome einher (von denen wenigstens einige in den letzten 6 Monaten an den meisten Tagen vorhanden waren). **Hinweis:** Bei Kindern ist nur ein Punkt erforderlich.
	1. Ruhelosigkeit oder ständiges „Auf-dem-Sprung-Sein"
	2. Leichte Ermüdbarkeit
	3. Konzentrationsstörungen oder Leere im Kopf
	4. Reizbarkeit
	5. Muskelspannung
	6. Schlafstörungen (Einschlaf- und Durchschlafstörungen oder Ruhelosigkeit, nicht erholsamer Schlaf)
D	Die Angst, die Sorgen und die körperlichen Symptome sind klinisch belastend oder stören das soziale Leben, die berufliche Tätigkeit oder andere wichtige Funktionsbereiche.
E	Die Störung lässt sich nicht auf die physiologischen Effekte einer Substanz (z. B. Drogenabusus, Medikamenteneinnahme) oder eine andere Krankheit (z. B. Hyperthyreose) zurückführen.
F	Die Störung lässt sich nicht besser durch eine andere psychische Erkrankung erklären, z. B. Angst und Sorge vor Panikattacken bei der Panikstörung, vor Blamagen in der Öffentlichkeit bei der sozialen Phobie, vor der Trennung von Bezugspersonen bei Trennungsangst, vor Erinnerungen an traumatische Ereignisse bei der posttraumatischen Belastungsstörung, vor Gewichtszunahme bei Anorexia nervosa, vor körperlichen Beschwerden bei einer somatischen systemischen Erkrankung, vor subjektiv schlechtem Aussehen bei einer Dysmorphophobie, vor schweren Krankheiten bei der Hypochondrie oder vor Wahnvorstellungen bei Schizophrenie oder wahnhaften Störungen).

Die **persistierende und störende Muskelspannung** ist trotz der im Laufe der Zeit häufigen Änderungen der Diagnosekriterien ein konstantes Merkmal der generalisierten Angststörung. Leitbefunde sind dauerhafte Angst und Sorge. Eine der bekanntesten Bezeichnungen für die generalisierte Angststörung ist **„Zukunftsangst".** Die generalisierte Angststörung tritt in der Allgemeinbevölkerung auf und führt meist zu Leistungseinschränkungen, kann aber auch behindernd sein.

Mit den derzeitigen Behandlungsansätzen wird nach 6 Monaten bei 60 % der Patienten eine Besserung und nur bei 40 % ein Verschwinden der generalisierten Angststörung erreicht (DSM-5, S. 271–280; APA 2013). Eine begleitende Therapie, die diese Ergebnisse verbessern kann, wäre sehr wünschenswert.

> Viele kennen das Wohlgefühl und die Entspannung nach einer therapeutischen Massage. Daher steht zu erwarten, dass die OMT als Begleittherapie für die Patienten mit zusätzlichem Wohlbefinden und Nutzen assoziiert ist, obwohl die Effekte nur vorübergehend sind und die Behandlungen immer wieder wiederholt werden müssen. Da sich Angsterkrankungen zudem nicht auf die Realitätstestung auswirken, werden die manuellen Therapien weniger häufig fehlinterpretiert, insbesondere wenn sie zuvor ausführlich mit dem Patienten besprochen wurden.

Auch bei anderen häufigen Angststörungen kann die OMT von Nutzen sein. Die Erwartungsangst von Patienten mit **Panikstörungen** ist symptomatisch fast identisch mit der generalisierten Angststörung.

Diagnostische DSM-5-Kriterien: Panikstörung (DSM-5, S. 208–209; APA 2013):

A	Wiederkehrende unerwartete Panikattacken: Eine Panikattacke ist das akute Aufwallen von starker Angst oder starken Beschwerden, das innerhalb von Minuten sein Maximum erreicht. Während einer derartigen Attacke treten mindestens vier der folgenden Symptome auf: **Hinweis:** Die Attacke kann aus völliger Ruhe heraus oder in einer beängstigenden Situation auftreten.
	1. Palpitationen, Herzklopfen oder beschleunigter Herzschlag
	2. Schwitzen
	3. Zittern oder Beben
	4. Gefühl der Kurzatmigkeit oder Atemnot
	5. Erstickungsgefühle
	6. Schmerzen oder Beklemmungsgefühle in der Brust
	7. Übelkeit oder Magen-Darm-Beschwerden
	8. Schwindel, Unsicherheit, Benommenheit oder der Ohnmacht nahe sein
	9. Hitzewallungen oder Kälteschauer
	10. Parästhesien (Taubheits- oder Kribbelgefühle)
	11. Derealisation (Gefühl der Unwirklichkeit) oder Depersonalisation (sich losgelöst fühlen)
	12. Angst, die Kontrolle zu verlieren oder verrückt zu werden
	13. Angst zu sterben
	Hinweis: Mögliche kulturspezifische Syndrome (z. B. Tinnitus, Nackenschmerzen, Kopfschmerzen, unkontrollierbares Schreien oder Weinen) gehören nicht zu den 4 geforderten Symptomen.
B	Nach mindestens einer Attacke bestand für ≥ 1 Monate eines oder beide der folgenden Symptome:
	1. persistierende Angst oder Sorge wegen weiterer Panikattacken oder deren Folgen (z. B. Kontrollverlust, Myokardinfarkt, „Verrücktwerden")
	2. eine signifikante fehlangepasste Verhaltensänderung im Rahmen der Attacken (z. B. ein Verhalten, das weitere Attacken verhindern soll, wie das Meiden von Sport oder unbekannten Situationen)
C	Die Störung ist nicht auf die physiologischen Effekte einer Substanz (z. B. illegale Droge, Medikament) oder eine andere medizinische Krankheit (z. B. Hyperthyreose, kardiopulmonale Erkrankungen) zurückzuführen.
D	Die Störung lässt sich nicht besser durch eine andere psychische Erkrankung erklären, z. B. treten die Panikattacken nicht in sozialen Situationen (wie bei der Soziophobie), nicht als Reaktion auf bestimmte angstbehaftete Objekte oder Situationen (wie bei den Phobien), nicht als Reaktion auf Zwänge (wie bei der Zwangsstörung), nicht als Reaktion auf traumatische Ereignisse (wie bei der posttraumatischen Belastungsstörung) und auch nicht nach der Trennung von Bezugspersonen (wie bei der Trennungsangst) auf.

Es ist unwahrscheinlich, dass die OMT deutliche positive Effekte auf die Panikattacken hat und deren Schwere verringern kann. Zwischen den Attacken ist ihre Effektivität vermutlich vergleichbar mit derjenigen bei der generalisierten Angststörung.

66.2.2 Posttraumatische Belastungsstörung

Die posttraumatische Belastungsstörung wurde im DSM-5 in die Kategorie „Erkrankungen durch Traumen oder Stress" aufgenommen, galt jedoch früher als eine Angststörung (Fisher und Durham 1999).

Diagnostische DSM-5-Kriterien: posttraumatische Belastungsstörung (PTBS) (DSM-5, S. 271–272; APA 2013):

	Hinweis: Die folgenden Kriterien gelten für Erwachsene, Jugendliche und Kinder > 6 Jahre.
A	Exposition gegenüber dem tatsächlichen oder angedrohten Tod, schweren Verletzungen oder sexueller Gewalt auf mindestens eine der folgenden Weisen:
	1. Direktes traumatisches Ereignis oder Ereignisse
	2. Miterleben von traumatischen Ereignissen von anderen Menschen
	3. Erkenntnis, dass die Ereignisse, die zum Tod oder zur Lebensgefahr eines Familienmitglieds oder Freundes geführt haben, gewaltsam oder im Rahmen eines Unfalls eingetreten sein müssen.
	4. Wiederholte oder extreme Exposition gegenüber unerwünschten Details des traumatischen Ereignisses (z. B. Notfallhelfer, die menschliche Überreste bergen, Polizeibeamte, die wiederholt mit den Details von Kindesmissbrauch konfrontiert werden)
	Hinweis: Das Kriterium A4 gilt nicht für die Exposition über elektronische Medien, Fernsehen, Filme oder Bilder, sofern dies nicht berufsbedingt geschieht.
B	Vorhandensein von ≥ 1 der folgenden Intrusionssymptome, die nach dem traumatischen Ereignis begonnen haben und mit ihm zusammenhängen
	1. Rezidivierende unwillkürliche und intrusive Erinnerungen an das traumatische Ereignis
	2. Rezidivierende verstörende Träume, deren Inhalt und/oder Affekt mit dem traumatischen Ereignis zusammenhängen
	3. Dissoziative Reaktionen (z. B. Flashbacks), in denen sich der Betroffene so fühlt und verhält, als ob das traumatische Ereignis erneut stattfindet. (Diese Reaktionen treten als ein Kontinuum auf, dessen Extrem der vollständige Realitätsverlust ist.)
	4. Intensiver oder dauerhafter psychischer Disstress bei der Exposition gegenüber inneren oder äußeren Hinweisen, die Aspekte des traumatischen Ereignisses symbolisieren oder ihnen ähneln

	5. Deutliche physiologische Reaktionen auf innere oder äußere Hinweise, die Aspekte des traumatischen Ereignisses symbolisieren oder ihnen ähneln
C	Dauerhaftes Vermeiden von Reizen, die mit dem traumatischen Ereignis assoziiert sind und nach ihm auftraten, mit mindestens einem der folgenden Aspekte:
	1. Vermeiden oder versuchtes Umgehen von verstörenden Erinnerungen, Gedanken oder Gefühlen, die sich auf das traumatische Ereignis beziehen oder mit ihm zusammenhängen
	2. Vermeiden oder versuchtes Umgehen von äußeren Auslösern (Menschen, Orten, Gesprächen, Aktivitäten, Gegenständen, Situationen), die verstörende Erinnerungen, Gedanken oder Gefühle hervorrufen, die sich auf das traumatische Ereignis beziehen oder mit ihm zusammenhängen
D	Negative Veränderungen der Wahrnehmung und der Stimmung, die mit dem traumatischen Ereignis zusammenhängen, im Anschluss daran beginnen oder sich verschlechtern, was durch mindestens zwei der folgenden Aspekte deutlich wird:
	1. Unfähigkeit, sich an wichtige Einzelheiten des traumatischen Ereignisses zu erinnern (in der Regel aufgrund einer dissoziativen Amnesie und nicht durch andere Faktoren, wie ein Schädelhirntrauma, Alkohol oder Drogen)
	2. Persistierende und übertrieben negative Einstellungen oder Erwartungen bezüglich der eigenen Person, anderer oder der Welt (z. B. „Ich bin schlecht", „Ich kann niemandem trauen", „Die ganze Welt ist gefährlich", „Mein gesamtes Nervensystem ist dauerhaft ruiniert")
	3. Persistierende verzerrte Wahrnehmungen der Ursachen oder Folgen des traumatischen Ereignisses, die zu Schuldgefühlen und Schuldzuweisungen führen
	4. Persistierende negative Emotionen (z. B. Angst, Horror, Wut, Schuld oder Scham)
	5. Deutliche Verringerung von Interesse und Teilnahme an wichtigen Aktivitäten
	6. Gefühl der Ablösung oder Entfremdung von Anderen
	7. Persistierende Unfähigkeit zur Empfindung positiver Gefühle (z. B. die Unfähigkeit, Glück, Zufriedenheit oder Liebe zu empfinden)
E	Deutliche Veränderungen der Erregbarkeit und Reaktivität, die mit dem traumatischen Ereignis zusammenhängen, im Anschluss daran beginnen oder sich verschlechtern, was durch mindestens zwei der folgenden Aspekte deutlich wird:
	1. Reizbarkeit und Wutausbrüche (nach geringer Provokation oder unprovoziert), die sich in der Regel als verbale oder körperliche Aggression gegenüber Menschen oder Gegenständen äußern
	2. Rücksichtsloses oder selbstzerstörerisches Verhalten
	3. Hypervigilanz
	4. Übertriebene Schreckreaktionen
	5. Konzentrationsstörungen
	6. Schlafstörungen (z. B. Einschlaf- und Durchschlafstörungen oder unruhiger Schlaf)
F	Bestehen der Störung (Kriterien B, C, D und E) seit mehr als 1 Monat
G	Die Störung verursacht klinisch signifikanten Disstress oder führt zu deutlichen Einschränkungen in sozialen, beruflichen oder anderen wichtigen Funktionsbereichen.
H	Die Störung lässt sich nicht auf die physiologischen Effekte einer Substanz (z. B. Medikament, Alkohol) oder eine andere medizinische Krankheit zurückführen.

Patienten mit dieser Störung haben eines oder mehrere traumatische Ereignisse durchlebt, die zu intrusiven, verstörenden Erinnerungen, Episoden mit Flashbacks, typischen Schlafstörungen und einer allgemeinen übertriebenen Wachsamkeit führen. Sie leben daher in einem nahezu konstanten Zustand der Angst mit einer autonomen Übererregbarkeit, die von jeder Form der beruhigend oder entspannend wirkenden Behandlung stark profitieren würde.

Die Integration der OMT als Begleittherapie in die Behandlung der PTBS muss vorsichtig erfolgen, insbesondere wenn die Störung durch einen körperlichen Übergriff ausgelöst wurde. Durch sorgfältiges Screening und Vorbereitung kann die OMT jedoch nicht nur zum Wohlgefühl und zur Entspannung beitragen, sondern auch zur umfassenden Desensibilisierung und Wiederherstellung von Vertrauen dienen.

Ein besonders hohes Risiko für eine PTBS besteht bei Soldaten, die aus Kampfgebieten zurückkehren. Unbehandelt fordert diese Störung einen verheerenden Tribut.

Der osteopathische Psychiater Andrew Lovy ist in der Behandlung der PTBS besonders erfahren und setzt die OMT bei entsprechender Vorbereitung seiner Patienten mit großem Erfolg ein. Er beschreibt die interaktiven psychosomatischen Mechanismen der PTBS ähnlich wie bei der Somatisierung. Seine OMT hat er ebenso wie eine Psychotherapie unter Berücksichtigung der emotionalen Reaktionen genau auf die Bedürfnisse des einzelnen Patienten abgestimmt. Er beschreibt dies in einem Abschnitt eines Buchkapitels:

„Die Gewebespannung muss den Arzt leiten und nicht umgekehrt. Bei der Lagerung des Patienten sollte auf die Muskelgruppen geachtet werden, die am ursprünglichen Trauma beteiligt waren und die in eine möglichst belastungsfreie Position gebracht werden sollten. Dabei handelt es sich um einen dynamischen Prozess. Jedes Mal, wenn der Arzt den Patienten erfolgreich gelagert hat, passt sich der Patient an und es entstehen neue Spannungen. Wenn der Patient eine neue Neutralposition einnimmt, kann der Arzt neue Konzepte und Ideen über den Ursprung des Problems entwickeln. Dabei werden neue Hypothesen aufgestellt und alte verworfen. Im Laufe der Intervention wird die emotionale Komponente schließlich gelöst und der Patient

wird plötzlich traurig, wütend oder ängstlich und beginnt zu weinen, weil die unterdrückten Emotionen aufgedeckt wurden, sodass sie bewältigt werden können" (Lovy 2007).

Alle Osteopathen sollten zumindest über ein Grundwissen bei der Lebensberatung verfügen, falls ihre Patienten während der manuellen Behandlung plötzlich unerwartete Emotionen zeigen. Osteopathen, die gezielt eine emotionale Lösung erreichen wollen, sollten zudem über psychotherapeutische Fähigkeiten, die über bloße Grundlagen hinausgehen, verfügen.

Eine frühzeitige umfassende Behandlung hat auch einen hohen präventiven Wert, da eine oft unbehandelte PTBS zu einer Abwärtsspirale aus selbstzerstörerischem Verhalten mit Substanzabusus und sogar Gewaltausbrüchen gegenüber Anderen und/oder Suizid führt.

66.2.3 Depressive Störungen

Schon früh galten die depressiven Störungen als die Erkrankungen, bei denen Muskelverspannungen mit am häufigsten sind (Whatmore und Ellis 1959). Sofern Angst – eine häufige Begleiterscheinung von depressiven Störungen – vorhanden ist, kann die begleitende OMT beruhigen und entspannen. Die wichtigsten Einschränkungen betreffen den Einsatz der OMT bei schwerer Major-Depression (DSM-5, S. 160–168; APA 2013) oder in der depressiven Phase der bipolaren Störung (DSM-5, S. 123–154; APA 2013).

Diagnostische DSM-5-Kriterien der Major-Depression (DSM-5, S. 160–161; APA 2013):

A	Vorliegen von fünf der folgenden Symptome über mindestens 2 Wochen; dabei muss entweder die depressive Stimmung oder der Verlust an Interesse und Freude zu den Symptomen gehören. **Hinweis:** Symptome, die durch einen medizinischen Krankheitsfaktor, ausgelöst wurden, sind auszuschließen.
	1. Depressive Verstimmung für die meiste Zeit des Tages, an fast allen Tagen, vom Betroffenen selbst berichtet (z. B. sich traurig, leer, hoffnungslos fühlen) oder von anderen beobachtet (z. B. ist weinerlich) (**Hinweis:** kann bei Kindern und Jugendlichen auch reizbare Verstimmung sein)
	2. Deutlich verringertes Interesse oder Freude an allen oder fast allen Aktivitäten, für die meiste Zeit des Tages, an fast allen Tagen (entweder subjektiv angegeben oder von anderen beobachtet)
	3. Deutlicher Gewichtsverlust ohne Diät oder Gewichtszunahme (mehr als 5 % des Körpergewichts in 1 Monat) oder verminderter oder gesteigerter Appetit an fast allen Tagen (**Hinweis:** bei Kindern stattdessen ausbleibende entwicklungsbedingte Gewichtszunahme berücksichtigen)
	4. Schlaflosigkeit oder vermehrter Schlaf an fast allen Tagen
	5. Psychomotorische Unruhe oder Verlangsamung an fast allen Tagen (durch andere beobachtbar, nicht nur die subjektive Angabe von Ruhelosigkeit oder Verlangsamung)
	6. Müdigkeit oder Energieverlust an fast allen Tagen
	7. Gefühle von Wertlosigkeit oder übermäßige oder unangemessene Schuldgefühle (die auch wahnhaft sein können) an fast allen Tagen (nicht nur Selbstvorwürfe oder Schuldgefühle wegen des Krankseins)
	8. Verminderte Fähigkeit zu denken oder sich zu konzentrieren oder verringerte Entscheidungsfähigkeit an fast allen Tagen (subjektiv angegeben oder von anderen beobachtet)
	9. Rezidivierende Gedanken an den Tod (nicht nur Angst vor dem Sterben), rezidivierende Suizidvorstellungen ohne Planung, tatsächlicher Suizidversuch oder Suizidplanung
B	Die Symptome verursachen klinisch relevantes Leid oder beeinträchtigen soziale, berufliche oder andere wichtige Funktionsbereiche.
C	Die Episode hängt nicht mit den physiologischen Effekten einer Substanz oder einer anderen medizinischen Krankheit zusammen.
	Hinweis: Die Kriterien A–C entsprechen der Episode einer Major-Depression.
	Hinweis: Die Reaktionen auf einen signifikanten Verlust (z. B. Trauer, finanzieller Ruin, Verluste durch Naturkatastrophen, eine schwere Erkrankung oder eine Behinderung) gehen oft mit starker Traurigkeit, Grübeln über den Verlust, Schlaflosigkeit, reduziertem Appetit und Gewichtsverlust (Kriterium A) einher und ähneln damit einer depressiven Episode. Derartige Symptome sind verständlich und werden als dem Verlust angemessen eingestuft. Trotzdem kann aber zusätzlich die Episode einer Major-Depression bestehen. Die Abgrenzung erfolgt durch eine klinische Einschätzung anhand der Anamnese und den kulturellen Normen für den Ausdruck von Disstress bei Verlusten.
D	Die Episode einer Major-Depression lässt sich nicht durch eine schizoaffektive Störung, Schizophrenie, schizophreniforme Störung, wahnhafte Störung oder psychotische Störung oder andere spezifizierte und nicht spezifizierte Störungen des Schizophreniespektrums und andere Psychosen erklären.
E	Anamnestisch ist keine manische, gemischte oder hypomane Episode bekannt.
	Hinweis: Diese Einschränkung gilt nicht, wenn alle Symptombilder, die einer manischen, gemischten oder hypomanen Episode ähneln, substanzinduziert sind oder auf die physiologischen Effekte anderer Krankheiten zurückgeführt werden können.

In den schwersten Fällen wird die Realitätstestung oft durch stimmungsabhängige Wahnvorstellungen und die oft vorhandenen selbstablehnenden auditiven Halluzinationen beeinträchtigt. In diesen Fällen sollte für eine sichere Umgebung gesorgt werden. Außerdem sollte eine supportive Psychotherapie erfolgen sowie Antiepileptika und Antidepressiva gegeben werden. Die OMT sollte verschoben werden, bis alle psychotischen Symptome abgeklungen sind.

Bei einer **persistierenden depressiven Störung** (früher dysthyme Störung) (DSM-5, S. 168–171; APA 2013) und Trauer, bei der die Realitätstestung nicht beeinträchtigt wird, kann die OMT für zusätzliches Wohlbefinden, Entspannung und Beruhigung sorgen. In einer kleinen Pilotstudie konnte die osteopathische Fakultät am Chicago College of Osteopathic Medicine den therapeutischen Nutzen der OMT in einer Kohorte von Frauen bei der begleitenden Behandlung der Depression (ohne gestörte Realitätstestung) belegen (Plotkin et al. 2001). In einer größeren systematischen Studie mit 147 Patienten, die am Centre for Complementary Care in Lancaster/Großbritannien wegen Angst und Depression behandelt wurden, konnte eine signifikante Abnahme der Symptome durch eine manuelle Therapie mit vorsichtiger Berührung erzielt werden (Weze et al. 2007). Zahlreiche Studien am Touch Research Institute der University of Miami Miller School of Medicine (Florida/USA) wiesen durch die therapeutische Massage in allen Altersgruppen eine signifikante Verbesserung der Symptome von Angst und Depression nach (Touch Research Institute 2015).

Diagnostische DSM-5-Kriterien: persistierende depressive Störung (Dysthymie) (DSM-5, S. 168; APA 2013):

A	Vorliegen einer depressiven Verstimmung für die meiste Zeit des Tages, an fast allen Tagen, vom Betroffenen selbst berichtet oder von anderen beobachtet, über mindestens 2 Jahre. (**Hinweis:** kann bei Kindern und Jugendlichen auch reizbare Verstimmung sein und muss mindestens 1 Jahr bestehen)
B	Während der depressiven Verstimmung müssen mindestens zwei der folgenden Symptome vorliegen:
	1. Reduzierter oder vermehrter Appetit
	2. Schlaflosigkeit oder vermehrter Schlaf
	3. Geringe Energie oder Müdigkeit
	4. Störungen von Konzentration und Entscheidungsfindung
	5. Gefühle der Hoffnungslosigkeit
C	Während der 2 Jahre (1 Jahr bei Kindern und Jugendlichen) andauernden Störung waren die Symptome der Kategorien A und B niemals für mehr als 2 Monate nicht vorhanden.
D	Die Kriterien der Major-Depression waren kontinuierlich für 2 Jahre vorhanden.
E	Es gab niemals eine manische oder hypomane Episode, und die Kriterien der Zyklothymie wurden nie erfüllt.
F	Die Störung kann nicht durch eine schizoaffektive Störung, Schizophrenie, wahnhafte Störung oder andere spezifizierte und nicht spezifizierte Störungen des Schizophreniespektrums und andere Psychosen erklärt werden.
G	Die Symptome lassen sich nicht durch die physiologischen Effekte einer Substanz (z. B. illegale Droge, Medikament) oder eine andere medizinische Krankheit (z. B. Hypothyreose) erklären.
H	Die Symptome verursachen klinisch relevantes Leid oder beeinträchtigen soziale, berufliche oder andere wichtige Funktionsbereiche.

66.2.4 Körpersymptomstörung (früher somatoforme Störungen)

Die Körpersymptomstörung umfasst zahlreiche häufige Beschwerden, die meist dem Hausarzt gegenüber geäußert werden und mehrere Merkmale gemeinsam haben (DSM-5, p. 309–327; APA 2013).

Diagnostische DSM-5-Kriterien: Körpersymptomstörung (DSM-5, p. 311; APA 2013):

A	Vorliegen von mindestens einem somatischen Symptom, das belastend ist oder den täglichen Alltag erheblich stört
B	übermäßige Gedanken, Gefühle oder Verhaltensweisen im Zusammenhang mit den somatischen Symptomen oder assoziierte Sorgen um die Gesundheit, die mit mindestens einem der folgenden Aspekte einhergehen:
	1. Unverhältnismäßige und persistierende Gedanken über die Schwere der Symptome
	2. Persistierende große Angst um die Gesundheit oder wegen der Symptome
	3. Übermäßige Beschäftigung mit diesen Symptomen und gesundheitlichen Ängsten
C	Obwohl kein somatisches Symptom kontinuierlich vorhanden sein muss, persistiert doch der symptomatische Zustand (in der Regel > 6 Monate).
	Spezifiziere: mit vorherrschendem Schmerz • persistierend: starke Symptome, deutliche Einschränkung und lange Dauer (> 6 Monate) • gegenwärtiger Schweregrad: – leicht: Nur eines der Symptome von Kriterium B ist vorhanden. – mittelschwer: ≥ 2 der Symptome von Kriterium B sind vorhanden. – schwer: ≥ 2 der Symptome von Kriterium B sind vorhanden und es bestehen zahlreiche somatische Beschwerden (oder ein sehr schweres somatisches Symptom).

Die Patienten leiden in der Regel unter **zahlreichen rezidivierenden somatischen Symptomen,** die ihren Alltag stark einschränken. Nur selten ergeben die Symptome eine klare Differenzialdiagnose. Meist entsprechen sie einer übermäßigen Ängstigung durch normale körperliche Empfindungen, die bei den meisten Menschen vorkommen, aber als nicht bedrohlich wahrgenommen werden.

66

Patienten mit dieser Störung gehen oft davon aus, dass sie unter einer chronischen Krankheit leiden, gebrechlich oder anfällig für Krankheiten sind. Die Symptome werden irgendeinem oder mehreren Organsystemen zugeordnet und sind die Quelle so ausgeprägter Sorgen, dass sie Teil der Identität des Patienten werden. Definitive pathologische Gewebeveränderungen finden sich meist nicht. Sind sie doch vorhanden, reichen sie meist nicht aus, um das Ausmaß des authentischen Leids des Patienten zu erklären.

Auch Patienten, deren Kulturen den Ausdruck emotionalen Leids als Zeichen von charakterlicher Gebrechlichkeit interpretieren, werden beim Hausarzt oft mit somatischen Symptomen vorstellig. Die Gesundheitsrisiken bestehen darin, dass diese Patienten direkt zur Operation einen Chirurgen aufsuchen oder an ihn überwiesen werden und danach unter iatrogenen Komplikationen leiden. Patienten mit dieser Diagnose weisen praktisch immer eine Depression und Angst auf. Effektive Behandlungsansätze gibt es nicht. Diese Krankheiten führen zu einer erheblichen Überbeanspruchung von gesundheitlichen Ressourcen. Eine definitive Therapie gibt es nicht, lediglich allgemeine Strategien, die die konservative Behandlung befürworten und Überlegungen über „nur noch diesen" invasiven Eingriff oder Aufenthalt in der Notaufnahme beschränken.

66

Zu diesen **allgemeinen Strategien,** die vor allem von Osteopathen verfolgt werden, gehören der Aufbau einer tragfähigen therapeutischen Allianz, regelmäßige Termine, Beratung zum Stressmanagement, der liberale Einsatz der Suggestion und das Fördern einer positiven Lebensführung. Außerdem sollte der Osteopath eine OMT erwägen, um diese allgemeinen Strategien zu verstärken.

> Die Reduktion von muskuloskeletalen Beschwerden ist vor allem mit den vorsichtigen Formen der OMT gut zu erreichen. Da diese Störungen nicht mit einer Psychose einhergehen, bestehen keine Kontraindikationen gegen die OMT. Außerdem ist die OMT, insbesondere die vorsichtigeren Formen, eine begründete und hilfreiche Begleittherapie zur Stärkung der therapeutischen Allianz, zur zusätzlichen Stärkung des Wohlbefindens und sehr risikoarm.

Ein weiteres Beispiel für eine neuromuskuloskeletale Störung, bei der dieser allgemeine Ansatz von Nutzen ist, ist das **Fibromyalgiesyndrom.** Es gilt zwar nicht als psychische Erkrankung, tritt aber immer häufiger auf und weist signifikante Symptome der Somatisierung, Angst und Depression auf. Diese psychischen Komponenten begleiten die typischen chronischen Muskel- und Knochenschmerzen sowie die Schmerzen und die Müdigkeit, die mit diesem Syndrom einhergehen. Die Fakultät am Texas College of Osteopathic Medicine veröffentlichte eine kleine Pilotstudie zum Einsatz der OMT beim Fibromyalgiesyndrom (Gamber et al. 2002). Dazu bildeten sie vier Behandlungsgruppen, von denen zwei eine manuelle Behandlung erhielten. Sie ermittelten an bestimmten anatomischen Punkten einen deutlichen Anstieg der Schmerzschwellen. Außerdem gingen den Patienten verschiedene Alltagsaktivitäten wieder leichter von der Hand und Gefühle des Versagens sowie Frustration, Schuldgefühle, Hoffnungslosigkeit usw. nahmen ab. Auch die mit der Krankheit einhergehende Angst und die Depression besserten sich. Dieses Studiendesign sollte für andere Krankheiten, insbesondere für Körpersymptomstörungen, übernommen werden.

Fallbeispiel

Depression mit begleitender Angst

Eine 34-jährige Frau wurde vom Hausarzt zur Fortführung der Behandlung einer Depression mit begleitender Angst überwiesen. Sie gab an, bislang von einem Psychotherapeuten, der ihr in Fragen der „Lebensberatung" zur Seite stand, und einem Psychiater, der Antidepressiva und Anxiolytika verordnete, behandelt worden zu sein. Sie empfand diese Behandlung zwar als hilfreich, hätte aber lieber nur einen einzigen Behandler. Ihre Anamnese und die von ihr geäußerten Symptome waren klassisch für eine Major-Depression, die durch eine Angst kompliziert wurde und nicht mit Realitätsstörungen einherging. Die Angst schien vor allem situativ aufzutreten, zumal sie aufgrund ihrer Depression in der Arbeitsleistung als Redakteurin der Lokalzeitung zurückfiel. Sie gab an, durch die langen am Schreibtisch verbrachten Stunden unter zunehmenden Muskelverspannungen zu leiden. Während des Gesprächs erweckte sie den Eindruck, sich körperlich unwohl zu fühlen, und rieb gelegentlich die linke Halsseite und die linke Schulter. Gegen Ende der Konsultation stimmte sie einem Behandlungsplan aus Antidepressiva, multimodaler Psychotherapie und einer Anzahl von Selbsthilfemaßnahmen, wie aufmerksamere Ernährung, Einnahme von Nahrungsergänzungsmitteln und körperlichem Training, zu.

Angesprochen auf ihre körperlichen Beschwerden gab sie an, in der Rückenmitte links neben dem Schulterblatt einen „Knoten" zu fühlen, der beim tiefen Einatmen schmerzt und ihr einen erholsamen Schlaf unmöglich macht. Dem Vorschlag, diese Beschwerden zu behandeln, stimmte sie zu. Sie wurde von einer Pflegefachkraft in einen Behandlungsraum gebracht und erhielt von ihr einen Kittel. Bekleidet mit dem weißen Kittel und in Anwesenheit der weiblichen Pflegefachkraft wurde der Rücken der Patientin untersucht, wobei sich linksseitig ein hochstehendes 4. Thorakalsegment (Th4) fand. Durch vorsichtige Traktionstechnik und Lagerung in einer HVLA-Position (High Velocity Low Amplitude) kehrte die hochstehende Rippe ohne Kraftanwendung in ihre ursprüngliche Position zurück. Die Patientin atmete einige Male tief und schmerzfrei ein und gab an, dass die Schmerzen deutlich besser sind.

Dies war ihre erste Erfahrung mit manueller Therapie und sie schien überrascht, dass eine so einfache Maßnahme zu einer so raschen Linderung führen kann. Später sagte sie im Rahmen der Psychotherapie, dass diese erste Konsultation bei ihr Vertrauen aufgebaut und es ihr leichter gemacht hat, sich zu öffnen und eine therapeutische Beziehung einzugehen. Zur Grenzwahrung, die für eine weitere erkenntnisorientierte Psychotherapie wichtig ist, wurde sie für die weitere manuelle Therapie an einen auf neuromuskuloskeletale Medizin spezialisierten osteopathischen Arzt überwiesen. Durch diese zusätzliche osteopathische Behandlung wurde ihre angstbedingte Muskelspannung kontrolliert, sodass keine Anxiolytika mehr erforderlich waren. Auch ihre Angst wurde langsam weniger und verschwand, als die Major-Depression in volle Remission ging. Das Antidepressivum wurde ausgeschlichen und nach einem Jahr abgesetzt.

Bei der Betrachtung dieses Falls aus der Praxis des Autors wird klar, dass ihn seine allopathischen Kollegen niemals dafür kritisiert hätten, wenn er die körperlichen Beschwerden der Patientin nicht behandelt hätte. Andere seiner allopathischen Kollegen hätten die muskuloskeletale Intervention als zu riskant betrachtet und ihm vorgeworfen, dass er bei der Erstvorstellung keine ausreichenden Grenzen gezogen habe. Dieser klinische Einzelfall, wie ihn der Autor täglich in seiner Praxis sieht, zeigt den Nutzen einer derartigen multimodalen Intervention. Osteopathische Psychiater, die selbst manuell behandeln, beschrieben ähnliche Ergebnisse. Solange sich der Arzt systematisch um eine sorgfältige Differenzialdiagnose bemüht und klare Grenzen zieht, ist die manuelle Therapie eine wertvolle begleitende Maßnahme.

Ein osteopathisch tätiger Arzt fasste dies vor Kurzem sehr treffend zusammen: *„Osteopathie ist zwar keine Psychotherapie, hat aber psychotherapeutische Effekte."*

66.3 Psychische Störungen mit fraglicher Indikation für manuelle Therapien

66.3.1 Schizophrenie, affektive Störungen, Delir und Demenz

Wie bereits erwähnt, sind chronische psychische Krankheiten mit eingeschränkter Realitätstestung insbesondere in der akuten psychotischen Phase eine Kontraindikation gegen den Einsatz der OMT. Die Schizophrenie ist die Krankheit mit der am häufigsten eingeschränkten Realitätswahrnehmung. Sie beginnt in der Regel im jugendlichen oder jungen Erwachsenenalter und führt progredient zu Halluzinationen, Wahnvorstellungen, Denkstörungen und „negativen" Symptomen, meist Antriebslosigkeit und psychosozialer Rückzug.

Diagnostische DSM-5-Kriterien: Schizophrenie (DSM-5, p. 99; APA 2013):

A	Vorliegen von mindestens zwei der folgenden Veränderungen über einen signifikanten Zeitraum innerhalb eines Monats (oder weniger bei erfolgreicher Therapie). Mindestens eine der Veränderungen muss 1., 2. oder 3. sein:
	1. Wahnvorstellungen
	2. Halluzinationen
	3. Zerfahrene Sprache
	4. Grob desorganisiertes oder katatonisches Verhalten
	5. Negative Symptome (d. h. Affektverflachung oder Antriebslosigkeit)
B	Einer oder mehrere wichtige Funktionsbereiche wie Arbeit, zwischenmenschliche Beziehungen oder Selbstversorgung befinden sich für einen signifikanten Zeitraum seit Beginn der Störung deutlich unter dem früheren Niveau. (Bei Beginn in der Kindheit oder im jugendlichen Alter wird das zu erwartende Niveau der zwischenmenschlichen, akademischen oder beruflichen Funktion nicht erreicht.)
C	Die Zeichen des Störungsbilds sind kontinuierlich über mindestens 6 Monate vorhanden. Dabei müssen über mindestens 1 Monat (oder weniger bei erfolgreicher Behandlung) Symptome der aktiven Phase (A-Kriterien) vorhanden sein. Auch prodromale und residuale Phasen sind möglich, in denen ausschließlich negative Symptome oder in abgeschwächter Form mindestens zwei Symptome der A-Kriterien vorliegen (seltsame Überzeugungen, ungewöhnliche Wahrnehmungen).
D	Eine schizoaffektive oder affektive Störung mit psychotischen Symptomen wurde ausgeschlossen, weil • gemeinsam mit den akuten Symptomen weder Episoden einer Major-Depression noch manische Episoden aufgetreten sind oder • affektive Episoden während der aktiven Phase nur für einen Bruchteil der Gesamtdauer der aktiven oder residualen Krankheitsphasen bestanden haben.
E	Die Störung ist nicht auf die physiologischen Effekte einer Substanz (z. B. Drogenabusus, Medikamenteneinnahme) oder eine andere Krankheit zurückzuführen.
F	Bei bekannter Autismus-Spektrum-Erkrankung oder einer kindlichen Kommunikationsstörung ist die zusätzliche Diagnose einer Schizophrenie nur dann gerechtfertigt, wenn 1 Monat lang (oder weniger bei erfolgreicher Therapie) neben den anderen für die Diagnose einer Schizophrenie erforderlichen Symptome Wahnvorstellungen oder Halluzinationen im Vordergrund stehen.

Vermutlich ist die OMT nach einer signifikanten stabilen Phase und bei normaler Realitätstestung aus den bereits dargelegten Gründen von allgemeinem therapeutischem Nutzen.

Osteopathen sollten mit dieser Krankheit vertraut sein, weil eines ihrer Merkmale die zunehmende Vernachlässigung der Körperpflege, der eigenen Gesundheit und der Selbstfürsorge ist.

Bei den **Demenzen** verschlechtert sich die kognitive Funktion allmählich bis zu dem Punkt, an dem die Patienten 24 Stunden täglich überwacht und gepflegt werden müssen. Die verbale Kommunikation ist irgendwann so stark eingeschränkt, dass Berührungen die letzte und effektivste Möglichkeit zur Kommunikation und zum Ausdruck von Fürsorge sind. Das **Delir** ist ein medizinischer Notfall. Es entsteht manchmal durch nur einen Auslöser und häufiger durch multiple Gehirninsulte.

RED FLAG

Da die Behandlung des Delirs eine rasche Diagnostik und Korrektur der Grunderkrankung umfasst, ist die OMT nicht indiziert.

66.3.2 Parkinson-Syndrom

Das Parkinson-Syndrom ist eine komplexe neurologische Krankheit mit neuropsychiatrischen Symptomen. In einer kleinen Studie konnten Wissenschaftler am New York College of Osteopathic Medicine (NYCOM) bei einer Gruppe von Parkinson-Patienten durch eine **begleitende OMT eine signifikante Besserung** belegen (Wells et al. 1999). Entscheidend war dabei die Verwendung einer Kontrolle mit manueller Scheintherapie. Schon nach einmaliger OMT besserten sich Schrittlänge, Kadenz sowie die maximale Geschwindigkeit der Bewegungen der Arme und Beine signifikant. Parkinson-Patienten leiden aufgrund der progredienten Funktionsverluste oft unter Depression und Angst. Die besagte Studie erfasste zwar nicht die psychischen Symptome, hat aber wichtige Auswirkungen auf die begleitende OMT. Indem die Patienten eine gewisse Linderung ihrer neuromuskulären Funktion erleben, schöpfen sie Hoffnung, dass die Progredienz der Krankheit hinausgezögert werden kann.

Außerdem ist diese Studie für den Einsatz von Neuroleptika durch osteopathisch tätige Psychiater und Neurologen relevant. **Neuroleptika** werden bei schwersten Psychosen verordnet (meist Schizophrenie) und haben unerwünschte neuromuskuläre Wirkungen, insbesondere lösen sie einen Parkinsonismus aus. Die neuere Generation der Neuroleptika besitzt zwar weniger unerwünschte Wirkungen als die Neuroleptika der 1. Generation, trotzdem müssen aber oft andere Medikamente gegeben werden, um die unerwünschten neuromuskulären Wirkungen auszugleichen. Durch diese Zusatzmedikation erhöht sich die Wahrscheinlichkeit von ungünstigen Wechselwirkungen und neue unerwünschte Wirkungen können auftreten.

Diese faszinierende Studie des NYCOM zeigt, dass die gleichen oder ähnliche OMT-Verfahren von osteopathischen Psychiatern und Neurologen als benigner „erster Schritt" zur Kontrolle des Parkinsonismus durch Neuroleptika eingesetzt werden können. Dies gilt insbesondere für Gangstörungen und Muskelsteifigkeit.

66.3.3 Persönlichkeitsstörungen

Die Persönlichkeitsstörungen umfassen einen weiten Bereich von Anpassungsstörungen, die *„einem dauerhaften Muster aus innerer Erfahrung und Verhaltensweisen entsprechen, das deutlich von den kulturellen Erwartungen abweicht, tiefgreifend und inflexibel ist, im jugendlichen oder jungen Erwachsenenalter beginnt, im Laufe der Zeit stabil bleibt und zu Leidensdruck oder Behinderung führt"* (DSM-5, S. 645–684; APA 2013).

YELLOW FLAG

Durch die klinischen Merkmale von Verfälschung und Fehlinterpretation selbst der deutlichsten Kommunikation sollten Patienten mit einer Borderline-Störung nur unter großem Vorbehalt manualtherapeutisch behandelt werden.

Diagnostische DSM-5-Kriterien: Borderline-Störung (DSM-5, p. 663; APA 2013):

	Ein tief greifendes Muster aus Instabilität von zwischenmenschlichen Beziehungen, Selbstbild und Affekten sowie aus deutlicher Impulsivität mit Beginn im jungen Erwachsenenalter, das sich in verschiedenen Situationen zeigt und mindestens fünf der folgenden Kriterien erfüllen muss:
1	Verzweifeltes Bemühen, tatsächliches oder eingebildetes Verlassenwerden zu verhindern. (**Hinweis:** Dazu zählen weder suizidales Verhalten noch Selbstverletzungen, die zu Kriterium 5 gehören.)
2	Ein Muster aus instabilen und intensiven zwischenmenschlichen Beziehungen, das durch den Wechsel zwischen den beiden Extremen Idealisierung und Entwertung gekennzeichnet ist.
3	Identitätsstörung: ausgeprägte und dauerhafte Instabilität des Selbstbilds oder der Selbstwahrnehmung
4	Impulsivität in mindestens zwei potenziell selbstschädigenden Bereichen (z. B. Geldausgaben, Sexualität, Substanzabusus, rücksichtsloses Fahren, Fressanfälle). (**Hinweis:** Dazu zählen weder suizidales Verhalten noch Selbstverletzungen, die zu Kriterium 5 gehören.)
5	Wiederholte suizidale Handlungen, Andeutungen oder Drohungen oder selbstverletzendes Verhalten
6	Affektive Instabilität durch eine ausgeprägte affektive Reaktivität (z. B. intensive episodische Dysphorie, Reizbarkeit oder Angst für in der Regel mehrere Stunden und nur selten mehrere Tage)
7	Chronisches Gefühl der inneren Leere
8	Unangemessene heftige Wut oder Probleme mit der Kontrolle von Wut (z. B. häufige Wutausbrüche, andauernde Wut, wiederholte körperliche Auseinandersetzungen)
9	Vorübergehende belastungsbedingte paranoide Vorstellungen oder schwere dissoziative Symptome

Unter ausreichender Belastung erleben diese Patienten kurze psychotische und/oder dissoziative Phasen, weshalb manuelle Behandlungsverfahren kontraindiziert sind.

Die Behandlung und das Management der Dimensionen dieser Störungen durch den Osteopathen beruht auf den Grundsätzen einer ganzheitlichen biopsychosozialen Betreuung. Bei den meisten Persönlichkeitsstörungen sollte die OMT durch den Psychiater oder einen Osteopathen vermieden oder nur unter größter Vorsicht durchgeführt werden. Sofern im Rahmen der Beratung oder Psychotherapie Beschwerden seitens des Bewegungsapparats geäußert werden, sollte der Patient an einen osteopathischen Kollegen überwiesen werden, der mit den Bedürfnissen psychiatrischer Patienten vertraut ist.

66.4 Diskussion

Die Erforschung der möglichen positiven Effekte der OMT als begleitende Maßnahme zu Standardtherapien bei psychischen Erkrankungen ist eine großartige Möglichkeit für die osteopathische Psychiatrie als unabhängiges Fachgebiet sowie für die translationale Forschung mit Spezialisten für osteopathische manuelle Medizin und Hausärzten. Wie einige der im Kapitel zitierten Studien belegen, besteht die Möglichkeit einer breitflächigen Forschung durch Osteopathen in Kooperation mit Wissenschaftlern der Grundlagenforschung, um die Ergebnisse unserer derzeit verfügbaren Behandlungsstrategien zu verbessern.

Das **Aufdecken reduktionistischer Wirkmechanismen** beim Einsatz von manuellen Therapien ist insbesondere bei der Behandlung von Depression und Angst kompliziert. Sehr deutlich wird diese Komplexität in einem umfassenden Übersichtsartikel über die Erforschung der Zusammenhänge zwischen der emotionalen Erfahrung von Angst und Muskelspannung. Die Forscher zeigen, dass Muskelspannung zwar sehr oft ein Zeichen zunehmender Angst ist, dass aber Patienten mit schlaffen Lähmungen durch therapeutische Interventionen oder aus neurologischen Gründen auch weiterhin Angst erleben. Außerdem ist weiterhin unklar, auf welche Weise manuelle Therapien Angst und Depression reduzieren. Möglicherweise sorgt die muskuläre Entspannung, die nach jeder manuellen Therapie auftritt, einfach nur für ein vermehrtes subjektives Wohlbefinden. Manche Forscher vermuten, dass die manuellen Therapien ebenso wie die verschiedenen kognitiven Behandlungsansätze positiv wirken, weil sie die Patienten/Probanden von ihrem Leiden ablenken und alternative und besser anwendbare Strategien zum Management von negativen Emotionen anbieten (Pluess et al. 2009).

Es gibt für den Osteopathen zahlreiche Möglichkeiten, die OMT in die biopsychosoziale Behandlung ihrer Patienten einzubinden und durchzuführen und/oder mit der klinischen und translationalen Forschung zusammenzuarbeiten. Besondere Aufmerksamkeit muss dabei den Differenzialdiagnosen, der Untersuchung von Übertragung und Gegenübertragung sowie der Wahrung der therapeutischen Grenzen gewidmet werden. Es gibt zahlreiche Verfahren, die zur Wahrung der Grenzen für osteopathische Psychiater, die ihre Patienten selbst manuell behandeln wollen, vorgeschlagen werden.

- Sorgfältige Auswertung der Realitätswahrnehmung des jeweiligen Patienten
- Keine Verknüpfung von manueller Behandlung und psychotherapeutischen Sitzungen
- Tragen eines weißen Kittels während der OMT
- Anwesenheit eines Assistenten desselben Geschlechts wie der Patient während der OMT
- Simulation eines Besuchs beim Hausarzt durch einen speziellen Behandlungsraum, der räumlich vom Therapieraum für die Psychotherapie getrennt ist
- Gründliche Vorbereitung des Patienten auf die OMT, unmittelbar im Anschluss Nachgespräch und Ansprechen der Erfahrung in der nächsten Psychotherapiesitzung

Osteopathische Psychiater, die auch weiterhin keine OMT anbieten wollen, sollten mit einem OMT-Spezialisten zusammenarbeiten, an den sie die Patienten überweisen und der Erfahrung im Umgang mit psychiatrischen Patienten hat.

66.5 Ausblick

Osteopathen, die an einer OMT als begleitende Behandlung bei psychischen Erkrankungen interessiert sind, sollten gemeinsam mit Forschern und Akademikern klinische Studien entwickeln und sorgfältig ausgewählte Patienten zur Teilnahme an Studien bewegen. Der Autor dieses Kapitels hat gemeinsam mit einem Kollegen am Alabama College of Osteopathic Medicine (Dothan/USA) ein Behandlungsprotokoll mit fünf Schritten für die häufigsten muskulären und respiratorischen Symptome von Angststörungen erarbeitet. Das Protokoll umfasst Maßnahmen, mit denen die meisten nicht ärztlichen Osteopathen und osteopathisch tätigen Ärzte vertraut sind. Es kann nach einer längeren ersten Sitzung, in der man behandelt, was man findet, innerhalb von 15–20 Minuten beendet werden. Der Ausführungsplan sieht auch Scheinmanipulationen vor, um den Unterschied zwischen der Heilungskraft von einfacher Berührung und von OMT durch Osteopathen zu erfassen. Die Kontrollgruppe umfasst Patienten, die mit den üblichen Standardmaßnahmen behandelt werden. (Weitere Informationen über dieses Projekt können beim Autor erfragt werden: Lincoln Memorial University, MANS 338, Harrogate, TN/USA, gerald.osborn@lmunet.edu.) Studien wie diese werden zusätzliche Daten darüber liefern, wie die OMT die klinischen Ergebnisse verbessern kann.

66

LITERATUR

APA. American Psychiatric Association. Anxiety Disorders, Diagnostic and Statistical Manual, 5th Edition (DSM-5). Arlington: American Psychiatric Association, 2013. Dt. Ausgabe: Diagnostisches und statistisches Manual psychischer Störungen DSM-5. Göttingen: Hogrefe, 2015.

Bradley RH et al. Osteopathic Psychiatry. In: Ward RC (ed.). Foundations for Osteopathic Medicine. 2nd ed. Philadelphia: Lippincott Williams & Wilkins, 2003. pp. 245–246.

Bowlby J. Attachment, Separation, and Loss. Vol. 1. New York: Attachment Books, 1969.

Duffey E. The measurement of muscular tensions as technique for the study of emotional tendencies. Am J Psychology. 1932; 44: 535–546.

Dunn FE. Osteopathic concepts in psychiatry. J Am Osteopath Assoc. 1950; 49: 354–357.

Engel GL. (1980) The clinical application of the biopsychosocial model. Am J Psychiatry. 1980; 137: 535–544.

Field T et al. Massage reduces anxiety in child and adolescent patients. J Am Acad Child Adolesc Psychiatry. 1992; 31: 125–131.

Field T, Diego M, Hernandez-Reif M. Prenatal depression effects and interventions: A review. Infant Behav Dev. 2010; 33: 409–418.

Fisher PL, Durham RC. Recovery rates in generalized anxiety disorder following psychological therapy: an analysis of clinically significant change in the STAI-T across outcome studies since 1990. Psychol Med. 1999; 29: 1425–1434.

Gabbard GO. Teetering on the precipice: A commentary on Lazarus's "How certain boundaries and ethics diminish therapeutic effectiveness." Ethics Behav. 1994; 4: 283–286.

Gamber RG et al. Osteopathic manipulative treatment in conjunction with medication relieves pain associated with fibromyalgia syndrome: results of a randomized clinical pilot project. J Am Osteopath Assoc. 202; 102: 321–325.

Gutheil TG, Gabbard GO. The concept of boundaries in clinical practice: theoretical and risk-management dimensions. Am J Psychiatry. 1993; 150: 188–196.

Harlow H. The nature of love. Am Psychologist. 1958; 13: 673–685.

Hunter M, Struve J. The Ethical Use of Touch in Psychotherapy. Thousand Oaks: Sage Publications, 1998.

Littlejohn JM. Manuscript copy, reviewed 2004. Kirksville: Library Archives of the Kirksville College of Osteopathic Medicine, ca. 1900 (most likely self-published).

Lovy A. OMT: Releasing the emotional component. In: Nelson K, Glonek T (eds.). The Psychiatric Patient, Somatic Dysfunction in Osteopathic Family Medicine. Philadelphia: Lippincott, Williams & Wilkins, 2007. p. 82.

Lundervold A. An electromyographic investigation of tense and relaxed subjects. J Nerv Ment Dis. 1952; 115: 512–525.

Oken D. Musculoskeletal disorders. In: Arieti S (ed.) The American Handbook of Psychiatry. 2nd ed. Vol. 4, pt. 2. New York: Basic Books, 1975. pp. 735–736.

Osborn GG. Manual medicine and its role in psychiatry. J Am Coll Neuropsychiatr. 1993; 7 (1): 5–8. Reprinted with additions: (1994) Am Acad Osteopathy J. 1994; 4: 16–21.

Plotkin BJ et al. Adjunctive osteopathic manipulative treatment in women with depression: A pilot study. J Am Osteopath Assoc. 2001: 101: 517–523.

Pluess M, Conrad A, Wilhelm FH. Muscle tension in generalized anxiety disorder: A critical review of the literature. J Anxiety Disord. 2009: 23: 1–11.

Reich W. Character Analysis. New York: Simon & Schuster, 1972.

Reiser MF. Changing theoretical concepts in psychosomatic medicine. In: Arieti S (ed.) The American Handbook of Psychiatry. 2nd ed. Vol. 4. New York: Basic Books, 1975. p. 493.

Scafidi F et al. Massage stimulates growth in preterm infants. Infant Behav Dev. 1990; 13: 167–188.

Shipman WG et al. Study of the psychophysiology of muscle tension. II. Personality factors. Arch Gen Psychiatry. 1964; 11: 330–345.

Shipman WG, Heath H, Oken D. Response specificity among muscular and autonomic variables. Arch Gen Psychiatry. 1970; 23: 369–377.

Touch Research Institute. Extensive Collection of Research articles dealing with the therapeutic uses of massage therapy in developmental and psychiatric disorders. 2015. www.6.miami.edu/touch-research/ (letzter Zugriff: 30.3.2016).

Wells MR et al. Standard osteopathic manipulative treatment acutely improves gait performance in patients with Parkinson's disease. J Am Osteopath Assoc. 1999; 99: 92–98.

Weze C et al. Healing by gentle touch ameliorates stress and other symptoms in people suffering with mental health disorders or psychological stress. Evid Based Complement Alternat Med. 2007; 4: 115–123.

Whatmore GB, Ellis RM. Some neurophysiologic aspects of depressed states: an electromyographic study. Arch Gen Psychiatry. 1959; 1: 70–80.

Yalom ID. The Gift of Therapy: An Open Letter to a New Generation of Therapists and Their Patients. New York: Harper Collins, 2002.

Zur O, Nordmarken N. To touch or not to touch: exploring the myth of prohibition on touch in psychotherapy and counseling. 2011. www.zurinstitute.com/touchintherapy.html (letzter Zugriff: 30.3.2016).

KAPITEL

67

Karl Donner

Differenzialdiagnose aus der Sicht des Rheumatologen

„Rheuma" ist ein subsummierender Begriff sämtlicher Beschwerden und Erkrankungen am muskuloskeletalen System, bei dem Schmerz und Funktionsstörungen im Vordergrund stehen.

Im Fokus der Diagnose und Therapie stehen dabei vor allem Gelenke, die Wirbelsäule, Bindegewebe, Bänder, Sehnen, aber im Falle entzündlich systemischer Manifestationen auch Haut, Augen, innere Organe, Gefäße sowie das zentrale und periphere Nervensystem. Der Rheumatologe ist also gut beraten, in einem **Netzwerk von fachspezifischen Kollegen** zu arbeiten.

Die vordringlichste Aufgabe besteht zunächst darin, das vorliegende Beschwerdebild quantitativ und qualitativ in seiner gesamten Ausprägung zu erfassen, einer wahrscheinlichen Ätiopathogenese zuzuordnen und dabei Merkmale herauszufiltern, die mögliche Hinweise auf entzündliche Strukturveränderungen signalisieren oder sogar Muster eines bestimmten systemischen Krankheitsbilds erkennen lassen.

Stellen einfache Dysfunktionen, selbst in einer polytopen Vernetzung, oder auch degenerative Erkrankungen eher eine umschriebene Problematik dar, handelt es sich bei entzündlich systemischen Erkrankungen um komplexe Störungen, deren **Nichterkennung oder zu späte Erfassung** unter Umständen bereits in kürzester Zeit zu schweren und umfassenden Organschädigungen bis hin zu lebensbedrohlichen Zuständen führen können. Je früher eine entsprechende Demaskierung gelingt, desto größer ist die Chance, bei entzündlichen Erkrankungen mit einer adäquaten Basistherapie und spezifischen, zielgerichteten Maßnahmen eine weitere Progression der Erkrankung zu reduzieren und unter günstigen Voraussetzungen sogar zu stoppen.

Das erklärte Ziel ist es, eine entsprechende Differenzierung zum frühestmöglichen Zeitpunkt vornehmen zu können.

Wenngleich im Bereich des Labors und der bildgebenden Verfahren in den letzten beiden Jahrzehnten erhebliche Fortschritte erzielt wurden, sind es zwei wesentliche Pfeiler, die die Grundlage für die Entscheidung dieser grundlegenden Frage bilden:

- die detaillierte Anamnese und
- eine strukturierte, spezifische, den ganzen Körper umfassende Untersuchung.

Entsprechende Statistiken zeigen, dass damit in über 80 % der Fälle ein richtungsweisender Verdacht, in einigen Fällen sogar die endgültige Diagnose gelingt. Hier ist der Arzt gefordert, seine gesamte fachspezifische Kompetenz und Erfahrung, seine sensorischen Fähigkeiten und haptischen Kompetenzen vollumfänglich einzubringen, gepaart mit Geduld, Einfühlungsvermögen, Empathie und Zeit.

Zum Erreichen einer raschen, tragfähigen und richtungsweisenden Arbeitshypothese wird ein einfacher Algorithmus vorgeschlagen, der bereits bei Erheben der Erstanamnese und mit einer anschließenden zielgerichteten Ganzkörperuntersuchung folgende Fragen zu klären versucht:

- Handelt es sich bei den geklagten Beschwerden um die Folge einer lokal umschriebenen Funktionsstörung der Gelenke und Wirbelsäule, mit und ohne Kettensymptomatik?
- Liegt der Nozireaktion eine morphologisch zerstörte Struktur zugrunde? Ist dies der Fall, ist es von wesentlicher Bedeutung,
  - ob es sich um degenerative Veränderungen, mit oder ohne Aktivierung handelt oder
  - um ein entzündliches Geschehen, lokal oder in Form einer entzündlich systemischen Erkrankung.

67.1 Arthrose/Arthritis

Fokussiert man dabei die Gelenke, besteht bei einer Arthrose und einer Arthritis ein grundsätzlicher Unterschied im Entstehungsmodus einer Exazerbation der intraartikulären Gelenkmembran, der Synovialis.

Bei der **Arthrose** – wie auch bei neuropathischen Arthropathien, Ochronose, Kalziumpyrophosphat-Arthropathie und Osteonekrosen – rekrutieren sich alle Faktoren, die zu einer Gelenkentzündung führen, aus dem inneren Gelenkbereich selbst in Form des Detritus aus zugrunde gegangenen Knorpel- und Knochenpartikeln. Die Reizschwelle der Synovialis wird somit bei der Arthrose gelenkintern durch Qualität und Quantität des anfallenden Detritus bestimmt.

Bei entzündlich systemischen Erkrankungen dagegen, wie z. B. bei der **rheumatoiden Arthritis** (RA), wird eine Synovialitis im Gelenk oder auch im Sehnengleitgewebe durch extraartikulär humoral zirkulierende Noxen gestartet und perpetuiert, wobei durch pathogene Modulation des Synovialgewebes in Form des sog. Pannus ein immenses Zerstörungspotenzial gegen den intraartikulären Knorpel und Knochen entwickelt wird. Es ist deshalb unverzichtbar, diesen Arthritiden eine effiziente Basistherapie entgegenzusetzen.

> Charakteristisch für die Arthrose sind primäre Schäden an Knorpel und Knochen mit sekundärer Folge einer Synovialitis, während bei einer Arthritis die primäre Pathologie der Synovialis sekundär zu rasch progredienten Knorpel- und Knochenzerstörungen führt.

Arthrosen betreffen vor allem Gewicht tragende Gelenke der unteren Extremitäten oder entsprechend belasteter Gelenke an der Wirbelsäule und im Thoraxbereich, manifestieren sich meist monartikulär und entwickeln sich bei langsamem Beginn kontinuierlich über einen größeren Zeitraum hinweg. Funktionseinschränkungen erfolgen langsam, meist im Sinne eines Kapselmusters, einer für das jeweilige Gelenk charakteristischen Abfolge von dreidimensionalen Bewegungsreduktionen.

Bei einem relativen Gleichgewicht zwischen der reduzierten Belastbarkeit und der einwirkenden statischen und dynamischen Belastung kann die Arthrose lange Zeit bestehen, ohne dass sie klinisch schmerzmäßig wesentlich in Erscheinung tritt. Verschiebt sich das Gleichgewicht – etwa bei Zunahme der mechanischen Erosionen oder Einblutungen durch arrodierte Knochenareale –, kann eine **Aktivierung mit Schwellung, Gelenkerguss und Schmerzen** auftreten.

Entzündlich rheumatische Erkrankungen verlaufen oftmals nicht gleichmäßig, sondern in **Schüben,** in deren Verlauf die Symptome deutlich stärker ausgeprägt sind, teilweise unterbrochen von relativ beschwerdearmen Intervallen.

Gerade im Anfangsstadium sind häufiger die kleinen Gelenke, vor allem an den Händen und Füßen und z. T. vergesellschaftet mit Entzündungen der Sehengleitgewebe und auch der Sehnen selbst, betroffen. Die Progression erfolgt oftmals rasch, z. T. in foudroyanten Verläufen mit exorbitanten Gelenkzerstörungen, begleitet von allgemeinen ausgeprägten Krankheitszeichen und rasch fortschreitendem Funktionsverlust multipler Gelenke.

Die unterschiedlichen pathogenetischen Mechanismen lassen sich z. T. auch in der Inspektion und Palpation an den **klassischen Entzündungszeichen** nachvollziehen, die folgende Merkmale beinhalten:

- Tumor – Kapselschwellung, intraartikulärer Erguss
- Calor – Überwärmung
- Rubor – Rötung
- Dolor – Schmerz
- Functio laesa – Störung der Funktion

Bei **Arthrosen** wird die Gelenkkapsel eher als verdickt und derb empfunden, bei Bewegung lassen sich oft krepitierende Geräusche auslösen. Das Gelenk ist meist nur im Stadium der Aktivierung mäßiggradig überwärmt, ohne wesentliche Rötung. Der Anlaufschmerz ist typisch, der ermüdungs- und belastungsabhängige Schmerz vorwiegend am Abend betont.

Bei **Arthritiden** fühlt sich die Gelenkkapsel polsterartig, weich und fluktuierend an bei in der Regel sehr voluminösen Ergüssen. Insbesondere in der Akutphase besteht eine ausgeprägte, thermodiagnostisch gut nachvollziehbare Überwärmung mit deutlicher Rötung und spontanen Dauerschmerzen, im späteren Stadium hauptsächlich mit morgendlicher Betonung. In der chronischen Phase bildet sich die Rötung zurück, während sich die Überwärmung meist noch länger nachweisen lässt.

> Die Diagnose in der Rheumatologie gleicht einem Puzzle, deren einzelne Bestandteile zu einem schlüssigen Bild zusammengesetzt werden müssen, wobei das Wissen um die jeweiligen Krankheitsbilder, die in ➤ Kap. 67.4 kurz skizziert werden, entscheidend dabei hilft, deren jeweiliges Muster zum frühestmöglichen Zeitpunkt zu erkennen. Dabei erheben die folgenden Darstellungen keinerlei Anspruch auf Vollständigkeit und sind als Akzente einer strukturierten Wegleitung zu verstehen.

67.2 Anamnese

Angesichts seiner hohen Wertigkeit sollte der Anamneseerhebung eine Atmosphäre zugestanden werden, die geprägt ist von Ruhe, Empathie und ausreichend Zeitressourcen. Der Erstkontakt kann ausschlaggebend sein, um eine vertrauensvolle Patient-Arzt-Beziehung aufzubauen. Die spätere Compliance des Patienten könnte dadurch entscheidend mitbestimmt werden.

Aus den Schilderungen des Patienten heraus entwickelt sich zwangsläufig ein Dialog, in den der Arzt seinerseits zunehmend Fragen im Sinne einer gezielten Anamnese einstreut.

Dabei ist es auch von Bedeutung, den **Beginn der Beschwerden** zu erfassen, wenn dies auch Jahre zurückliegen sollte. Erst eine auf die **Entwicklung der Beschwerden** zurückgreifende Befunderhebung ist in der Lage, die gesamte Spannbreite der Erkrankung dynamisch darzustellen. Bei unklaren Wirbelsäulenbeschwerden ist insbesondere nach eventuellen Erkrankungen aus dem Kreis der seronegativen Spondarthritiden, auch bei zurückliegenden Generationen, zu fragen.

67.2.1 Allgemeine Krankheitszeichen

Systemische Erkrankungen sind oftmals verbunden mit allgemeinen Krankheitszeichen wie Müdigkeit, Erschöpfung, Appetitlosigkeit, deutlichen Gewichtsverlusten sowie generellen Gelenk- und Muskelschmerzen. Sie sind z. T. über Wochen und Monate andauernd und spiegeln oft in ihrer Ausprägung den Aktivitätsverlauf der rheumatischen Grunderkrankung wider. Bei beginnenden Kollagenosen treten zusätzlich häufig Fieberschübe auf.

67.2.2 Erstes Auftreten der Beschwerden

Gerade zur Abgrenzung entzündlich systemischer Erkrankungen ist es bedeutsam, den **ersten Beginn der Beschwerden** zu erfassen, um einen Bogen zu einer möglichst kompletten dynamischen Darstellung einer eventuell zusammenhängenden Krankheitsentwicklung zu spannen. Gelegentlich demaskiert sich eine Schwellung im Bereich der Hände mit nächtlichen Parästhesien in den Fingern, die zur Diagnose eines Karpaltunnel-Syndroms Anlass gab, nach einigen Jahren als rheumatoide Arthritis, oder seit Jahren bestehende, als „unspezifische Kreuzschmerzen" postulierte Beschwerden in der Lendenwirbelsäule (LWS) erweisen sich plötzlich in Zusammenhang mit einer hartnäckigen Arthritis eines Kniegelenks als Spondylitis ankylosans. Relativ **beschwerdefreie Intervalle** sind bei entzündlichen Systemerkrankungen nicht selten.

Auch eine eventuelle **Schubaktivität** im Sinne intermittierender Phasen einer erhöhten Entzündungsaktivität lässt sich über größere Zeiträume hinweg transparenter erfassen.

Neben der Topologie und der Dauer **früherer Beschwerden** interessiert auch deren damalige Behandlung: Welche Maßnahmen unter welcher Diagnose mit welchem Erfolg von welcher Fachgruppe verordnet und durchgeführt wurden.

67.2.3 Schmerzanamnese

Schmerzlokalisation

Bereits die Lokalisation der schmerzhaften Strukturen enthält ein großes Potenzial an Differenzierung. Dabei ist an den peripheren Gelenken insbesondere auf die **Symmetrie** eines eventuellen Befalls zu achten. Besonders die Hände und Füße rücken dabei in den Fokus der Betrachtung.

- Schon im frühen Stadium einer **rheumatoiden Arthritis** (RA) treten an beiden Händen Synovialitiden in den Metacarpophalangealgelenken (MCP-Gelenke), vorwiegend an DII und III, auf. Die Metatarsophalangealgelenke (MTP-Gelenke) an den Füßen folgen in der Regel etwas später.
- Bei der **Psoriasisarthropathie** ist dagegen der **Strahlbefall** charakteristisch: Befallen sind an den Fingern und Zehen MCP-Gelenke sowie die proximalen (PIP) und distalen (DIP) Interphalangealgelenke gleichzeitig, begleitet von ödematösen Schwellungen („Wurstfinger").
- Bleiben dagegen die MCP-Gelenke frei, während die PIP- und/oder DIP-Gelenke knotige Auftreibungen zeigen, liegt eine degenerativ bedingte **Fingerpolyarthrose** vor. Sind nur die PIP-Gelenke betroffen, spricht man von einer **Bouchard-,** bei den DIP-Gelenken von einer **Heberden-Arthrose.** Oftmals ist dabei auch noch das Daumensattelgelenk als Rhizarthrose involviert.
- Der symmetrische beidseitige Befall ist bei der RA meist auch an den großen Gelenken anzutreffen, allerdings oftmals in unterschiedlichen Stadien und Ausprägungen.
- **Tenosynovialitiden** der Fingerbeuger und -strecker sind bei der RA ebenfalls oft beidseitig nachzuweisen.
- Arthritiden bei **Spondylarthropathien,** hier überwiegend in den **großen Gelenken,** treten insbesondere im Anfangsstadium eher unsymmetrisch monartikulär auf. Bevorzugt sind Knie-, Hüft- und Schultergelenk sowie das Sternoklavikulargelenk.

Schilderungen eines ausgeprägten ubiquitären Schmerzes müssen auf psychosoziale modulierende Faktoren und einer **Schmerzchronifizierung** hinterfragt werden.

Qualitatives Schmerzempfinden

Differenzialdiagnostisch wichtig ist es, den nozizeptiven Schmerz auf der Basis einer Stimulation der Schmerzbahn von einem neuropathischen Schmerz, dem eine Läsion oder eine Erkrankung (z. B. bei Diabetes) des peripheren und zentralen Nervensystems zugrunde liegt, zu unterscheiden. Eine entsprechend Sensibilisierung frühzeitig zu erkennen, ist bedeutsam, da selbst z. B. bei stabilisierenden und aktiven funktionellen Therapieansätzen die Belastungstoleranz des Patienten erheblich herabgesetzt werden kann.

Nozizeptiver Schmerz wird als hell oder auch dumpf, stechend oder pulsierend empfunden, während der **neuropathische Schmerz** als brennend, elektrisierend und schneidend, teilweise begleitet von einschießenden Schmerzattacken, geschildert wird. Pathognomonisch für den neuropathischen Schmerz sind Sensibilitätsstörungen in Form einer **Allodynie,** bei der ein Reiz, der normalerweise keinen Schmerz auslöst, als schmerzhaft empfunden wird, z. B. bereits bei leichtem Druck, Berührung oder geringen thermischen Stimuli.

Eine auffällige quantitative und qualitative Schmerzschilderung findet sich bei Patienten mit **Fibromyalgiesyndrom.** Der Schmerz wird dauerhaft auf sehr hohem Level beschrieben und auf der visualisierten Analogskala in den oberen Bereich projiziert. Die Beschreibung „niederdrückend", „vernichtend", „wahnsinnig" weist eher auf ein psychisch affektives Schmerzerlebnis als auf eine somatisch generierte Schmerzproblematik hin. Im Sinne einer angenommenen Dysfunktion der deszendierenden Schmerzhemmung werden polytop bereits geringe Berührungsreize in Muskulatur und an Sehnenansätzen als äußerst schmerzhaft geschildert. Physische und psychische Belastungssituationen verschlimmern die Symptomatik. Auffällig ist die Diskrepanz zum ansonsten eher unauffälligen physischen Zustand. Anzeichen von strukturellen Gewebe- oder Gelenkveränderungen fehlen, Entzündungscharakteristika sind nicht nachzuweisen.

Ähnlich wie beim **Chronic-Fatigue-Syndrom** (CFS) sind Überschneidungen mit depressiven Zustandsbildern, begleitet von Schwäche und Müdigkeit, zu beobachten. Eine Differenzierung zu anhaltenden somatoformen Schmerzstörungen ist kaum möglich.

Schmerzausstrahlung

Die Angabe von ausstrahlenden Beschwerden in die Arme oder Beine erfordert eine Differenzierung zwischen einer Radikulopathie und einem fortgeleiteten Schmerz.

Bei den klinisch relevanten **Radikulopathien** sind nahezu regelhaft die im entsprechenden Dermatom betroffenen Finger bzw. Zehen von einer Hypästhesie bzw. Hypalgesie betroffen. Außerdem können sich motorische Abschwächungen und Reflexminderungen addieren, also alles Minusphänomene.

Die **pseudoradikulären Beschwerden,** die sich aus den Gelenkfacetten der Wirbelsäule, Muskeln, Faszien und Ligamenten generieren können, gehen in den meisten Fällen über das Knie- und Ellenbogengelenk nicht hinaus und erreichen nie die Peripherie. Es besteht eine Hyperalgesie mit einer erhöhten Schmerzempfindung Reizen gegenüber, die normalerweise ebenfalls imstande sind, Schmerzen auszulösen. Eine Abschwächung der segmentalen Muskulatur oder von Reflexen ist nicht festzustellen.

Ausstrahlende Schmerzen werden vor allem auch bei einer aktivierten myofaszialen **Triggerpunktsymptomatik** angegeben, die nur partiell einem reflektorischen Geschehen zuzuordnen sind und sich vermutlich über multirezeptive afferente nozizeptive Verschaltungen in den Konvergenzneuronen des Hinterhorns mit zentraler Sensibilisierung definieren. Dabei werden auch nozizeptive Afferenzen aus dem viszeralen System mit eingebunden. Sehr viele entzündliche systemische Erkrankungen gehen mit Organbeteiligung einher, sodass die Kenntnis der jeweiligen Projektionsfelder sehr hilfreich erscheint.

Tageszeitliche Unterschiede in der Schmerzintensität

Plötzlich symmetrisch auftretende Schmerzen im Schultergürtel und Beckenbereich älterer Patienten, insbesondere frühmorgens und begleitet von einem deutlichen Schwächegefühl, sprechen für eine **Polymyalgia rheumatica.**

Ein charakteristisches Schmerzkriterium der **RA** ist der **am Morgen betonte Schmerz** in sämtlichen betroffenen Gelenken. Eine damit verbundene Steifigkeit hält dabei meist länger als 30 Minuten an. Bei **degenerativen Veränderungen** dagegen treten Beschwerden im jeweiligen involvierten Gelenk **über den ganzen Tag verteilt** jeweils beim Aufstehen aus sitzender oder liegender Position als sog. „Anlaufschmerz" auf, der mit einer begleitenden Steifigkeit von unter 15 Minuten einhergeht.

Abendliche ubiquitäre Dauerschmerzen nach relativ unauffälligem Tagesverlauf sind oftmals einer fortgeschrittenen **Chronifizierung** zuzuordnen. Neben einer detaillierten somatischen Schmerzanalyse sind im Sinne der Erfassung der gesamten Geschichte des Patienten auch psychische und soziale Faktoren zu eruieren, die wesentliche Beiträge zum Verständnis der Entstehung, der Verarbeitung und dem subjektiven Erleben des Schmerzes liefern können.

Ein **nächtlicher Ruheschmerz** in der Wirbelsäule und im Bereich der Sakroiliakalgelenke ist bei **Spondarthritiden** sehr häufig zu beobachten und für diese Erkrankung typisch. Generell sind nachts auftretende Schmerzen auch bei entzündlich systemischen Erkrankungen oder lokal bei **Spondylodiszitis** oder generell bei **Tumoren** anzutreffen, manchmal auch bei Umdrehbewegungen im Rahmen einer **aktivierten Spondylarthrose** mit peripherer Sensibilisierung.

Angaben von Schmerzen in den frühen Morgenstunden finden sich auch bei segmentalen **Hypermobilitäten** der Lendenwirbelsäule oder **Instabilitäten** im Bereich des lumbosakralen Übergangs.

Statisches und dynamisches Schmerzverhalten

Bei reinen **Dysfunktionen** sind die Schmerzen in Ruhe am stärksten und bessern sich bei Bewegung, wobei dann auch stärkere Belastungen toleriert werden. **Entzündungen** oder aktivierte **degenerative Veränderungen** reagieren bei intakter Gelenkführung zunächst ebenfalls mit Schmerzabnahme. Je nach Entzündungsaktivität oder Grad der intraartikulären degenerativen Veränderungen treten jedoch bei Belastung wieder zunehmende Schmerzen auf und bessern sich in Ruhe. Das Gleiche gilt für Radikulopathien.

Dauerschmerzen im Gelenk und in der Wirbelsäule, sowohl in Ruhe als auch bei Belastung, sprechen für ein **entzündliches Geschehen,** treten aber auch bei **Neoplasien** auf.

Hypermobilitäten und **Instabilitäten** im Lendenwirbelsäulenbereich äußern sich vorwiegend bei Tätigkeiten mit vornüber geneigtem Oberkörper oder stereotypen Arbeiten in flektierter Körperhaltung, verbunden mit Rotationsbewegungen in der unteren Lendenwirbelsäule.

Bei Angaben von lumbosakralen Schmerzen, die sich bereits im Rahmen kürzerer Gehstrecken bei langsamem Gehen auf hartem Untergrund verstärken und sich bei schnellerem Gehen wieder bessern, sollte differenzialdiagnostisch an eine **Spinalstenose** gedacht werden, insbesondere wenn die Beschwerden beim Treppaufgehen geringer, beim Treppabgehen jedoch wieder verstärkt wahrgenommen werden. Klagt der Patient zudem generell über Schwierigkeiten, aufrecht zu gehen oder sich nach dem Bücken wieder aufzurichten, berichtet jedoch über eine deutliche Besserung der Beschwerden bei ventraler Abstützung des Oberkörpers oder erst nach Einnehmen einer Hockstellung, erhärtet dies einen entsprechenden Verdacht. Eine gefäßbedingte Claudicatio verstärkt sich bei schnellerem Gehen sowie beim Treppaufgehen und bessert sich meist allein durch Aufstellen des betroffenen Beins.

Bei **generalisierter Schmerzverstärkung** bei inversiven Wetterlagen, insbesondere wenn sie mit starker Kälteempfindlichkeit oder sogar mit ausgeprägtem Kältegefühl verbunden ist, sowie bei Dysästhesien, Durchblutungsstörungen und latenten Funktionsstörungen in den Fingern sollte an eine **Kollagenose** gedacht werden. Aber auch **arthrotische Gelenke** reagieren vor allem auf nasskalte Witterung mit Schmerzauslösung oder entsprechender Verstärkung.

67.2.4 Organmanifestationen

Bei entzündlich systemischen Erkrankungen mit peripheren Arthritiden sind häufig gewisse regelhafte Verbindungen mit spezifischen Organbeteiligungen zu beobachten. In ➢ Tab. 67.1 finden sich Hinweise möglicher Zuordnungen. Hier wurde nur eine beschränkte Auswahl einiger charakteristischer Verbindungen getroffen. Für detaillierte Ausführungen wird auf die rheumatologische Fachliteratur zu verwiesen.

Fragen nach bereits bekannten Stoffwechselerkrankungen wie Gicht und Diabetes, Erkrankungen des Eisenstoffwechsels, abnorme Blutungsneigung sowie Infektionserkrankungen, Allergien und Bluthochdruck sollten den internistischen Komplex abrunden.

Tab. 67.1 Häufige Organassoziationen mit entzündlich rheumatischen Erkrankungen

Organ	Organmanifestationen/charakteristische Merkmale	Mögliche Erkrankung
Schleimhäute und Haut	subkutane Rheumaknoten	RA
	Aphten Mundschleimhaut und genital	Behçet-Krankheit
	Balanitis circinata, Keratoderma blenorrhagicum	Reiter-Syndrom
	trockene Schleimhäute (Sicca-Syndrom)	Sjögren-Syndrom, RA, SLE
	Haarausfall	Kollagenosen
	Psoriasis vulgaris	Arthropathia psoriatica, Spondarthritiden
	Erythema nodosum	Löfgren-Syndrom, reaktive Arthritis, chronisch entzündliche Darmerkrankungen
	Erythema chronicum migrans	Borreliose, reaktive Arthritis
	Schmetterlingserythem (Gesicht)	SLE
	verstärkte periorale Fältelung mit verstrichenen Gesichtsfalten	systemische Sklerose
	Vaskulitis	RA, SLE, systemische Sklerose
Augen	Episkleritis	Enteropathien
	Iritis, Iridiozyklitis	Spondylarthritiden
	Keratitis	Reiter-Syndrom
	Keratoconjunctivitis sicca	Sjögren-Syndrom
	Konjunktivitis	Spondylarthritiden, SLE
	Uveitis anterior/posterior	Spondylarthritiden, Behçet-Krankheit, Enteropathien, Granulomatose mit Polyangiitis (Wegener)
Lunge	Lungenfibrose	RA, SLE, Mischkollagenose, Spondylitis ankylosans
	Pleuritis	juvenile idiopathische Arthritis
Herz	Peri-/Myokarditis	RA, SLE, juvenile idiopathische Arthritis, Mischkollagenose
	Myokardfibrose, pulmonale Hypertonie	systemische Sklerose
	Aortitis mit Aortenklappeninsuffizienz	Spondylitis ankylosans
Urogenitalsystem	Urethritis	seronegative Spondarthritiden
	genitale Ulzeration	Behçet-Krankheit
	Hodenschmerz	Panarteriitis nodosa
Magen/Darm	Colitis ulcerosa, Crohn-Krankheit	enteropathische Arthritis
	Motilitätsstörungen	systemische Sklerose
zentrales und peripheres Nervensystem	Enzephalitis	Borreliose, Behçet-Krankheit
	Fazialisparese, Meningitis	Borreliose
	Trigeminusneuralgie	Mischkollagenose
	zervikozephale und zervikale Kompressionsmyelopathie, periphere Syndrome, Nervenkompressionssyndrome	RA
	Polyneuropathie	RA, Granulomatose mit Polyangiitis, Panarteriitis nodosa, SLE
	Visusverlust, TIA, Apoplex	Riesenzellarteriitis
	Krampfanfälle, Depression, Psychosen	SLE

RA = rheumatoide Arthritis, SLE = systemischer Lupus erythematodes, TIA = transitorische ischämische Attacke.

67.2.5 Veränderung von Statik und Gangbild

Diese Frage fokussiert vor allem für den Patienten wahrnehmbare Veränderungen in der Haltung und Fortbewegung im zeitlichen Kontext ihres Auftretens. Gleichzeitig interessieren die dabei empfundenen Beschwerden und das eventuell im Zusammenhang stehende Allgemeinbefinden mit Krankheitsgefühl, Abgeschlagenheit, Müdigkeit, Nachtschweiß usw.

So können **kurzbogige Kyphosen** mit Schmerzen und Störungen des Allgemeinbefindens auf **entzündliche Veränderungen** von Wirbelkörpern in der Brustwirbelsäule (BWS), auf **Infraktionen** einzelner Brustwirbelkörper bei schwerer **Osteoporose, Osteomalazie** oder auf sich entwickelnde destruktive **Tumoren** bzw. Metastasen hinweisen, die einer sofortigen bildgebenden Diagnose bedürfen.

Fragen sollte man auf alle Fälle auch nach eventuellen Unfällen, Stürzen oder sportlichen Aktivitäten (z. B. Gleitschirmflieger, Fallschirmspringer, Mountainbiker usw.).

Blande verlaufende Osteoporosen führen meist erst über einen längeren Zeitraum zu Spontandeformierungen mit ventraler Sinterung und Höhenminderung mehrerer Wirbelkörper. Bei einer ansonsten oftmals relativ unspezifischen Schmerzsituation verringert sich die Körpergröße des Patienten spürbar, die Kyphosierung der BWS verstärkt sich.

Degenerative Wirbelsäulenveränderungen mit begleitender muskulärer Insuffizienz der posturalen Muskulatur münden ebenfalls in eine zunehmende, **meist größerbogige Kyphosierung,** wobei sich die Reduzierung der Körpergröße erst später im Rahmen einer Inaktivitätsosteoporose einstellt. Hinter zunehmenden BWS-Kyphosierungen können sich auch entzündliche Veränderungen bei **Spondarthritiden** verbergen, die oftmals mit gleichzeitigem Beklemmungsgefühl über der Brust und insgesamt reduzierter Dauerbelastungsfähigkeit einhergehen. Betroffen sind Patienten im frühen Erwachsenenalter. Die Progression der Krümmungszunahme ist abhängig von der Foudroyanz der zugrunde liegenden Entzündungsaktivität.

Eine sich relativ rasch und augenfällig entwickelnde **Brustkyphose bei Jugendlichen** im Alter von ca. 10–15 Jahren muss hinsichtlich einer Störung der knorpeligen Wirbelkörperabschlussplatte des Randleisten-Anulus und des ventralen Wirbelkörpers im Sinne einer **Scheuermann-Krankheit** abgeklärt werden. Bei der deutlich häufiger auftretenden thorakalen Form sind die Schmerzen eher mäßig, während sie lumbal oft klinisch ausgeprägt evident werden. Bei der lumbalen Scheuermann-Krankheit ist eine Streckstellung oder sogar eine Kyphosierung der Lendenwirbelsäule, gelegentlich begleitet von einer Spondylolyse oder spinalen Enge, zu beobachten. Die Abflachung der Lendenlordose bewirkt eine Reduzierung der Brustkyphose bis hin zum Flachrücken. Die Diagnosestellung der Scheuermann-Krankheit erfolgt radiologisch mit Nachweis einer keilförmigen Deformierung mehrerer Wirbelkörper, Irregularitäten der Grund- und Deckplatten mit Schmorl-Knötchen, einer Vergrößerung des anterior-posterioren Durchmessers der betroffenen Wirbelkörper und einer Verschmälerung des Intervertebralraums. Die Sakroiliakalgelenke zeigen außer wachstumstypischen Veränderungen keinerlei Auffälligkeiten. Das Schmerzbild muss differenzialdiagnostisch von der Gruppe der Spondarthritiden abgegrenzt werden.

Bei Patienten mit **Skoliose,** die ein Gefühl der Asymmetrie und Koordinationsstörungen angeben, sollte bei der Untersuchung mit dem Lot C7–Rima ani die Kompensation überprüft und eventuelle Progressionen im zeitlichen Kontext erfasst werden.

Berichtet der Patient über von ihm wahrgenommene **Gangstörungen,** sind in jedem Fall neben einer detaillierten, strukturierten und systematisierten Ganganalyse struktureller und funktioneller Parameter **neurologische Störungen** und **systemische Muskelerkrankungen** in die differenzialdiagnostischen Überlegungen miteinzubeziehen.

Charakteristisch z. B. ist die **Haltung des Spondylitis-ankylosans-Patienten** mit Protraktion und Extension des Kopfes, verstärkter Brustkyphose, kugelförmiger abdominaler Vorwölbung, gebeugten Hüft- und vorgeschobenen Kniegelenken. Der **Gang** ist eher kleinschrittig, steif und zeigt eine mangelnde Rotation bei akzentuiertem Vorschwingen der Arme.

67.2.6 Einschränkungen und Behinderungen

Die topologische Eingrenzung fokussiert zum einen das entsprechende Gelenk, einen Wirbelsäulenabschnitt oder ein einzelnes Segment, gibt jedoch auch wichtige Hinweise auf eine eventuell bestehende Kettensymptomatik mit den darin involvierten Strukturen.

Abzufragen sind dabei vor allem **Aktivitäten des täglichen Lebens,** Abläufe der **Selbstversorgung** und der **Hygiene,** Einschränkungen im Rahmen der Berufsausübung und Beeinträchtigung der Mobilität, insbesondere auch im Wahrnehmen sozialer Kontakte. Art und Umfang der Behinderung sind neben dem Schmerz meist die **Hauptkomponenten für das Ausmaß des Leidensdruckes des Patienten.** Deren objektive Kenntnis im Zusammenhang mit dem subjektiven Erleben erlaubt es, mit dem Patienten zusammen Schwerpunkte der Therapie zu erarbeiten.

67.3 Untersuchung

Nach der Anamnese, bei der insbesondere die Schmerzanalyse bereits bedeutende Differenzierungsmomente des vorliegenden Beschwerdebilds geliefert hat, ist es insbesondere die nachfolgende, detaillierte und **den ganzen Körper einschließende Untersuchung,** die weitere wesentliche Erkenntnisse über die Genese des vorliegenden klinischen Bildes liefert. Dabei hat es sich bewährt, im Rahmen eines **standardisierten Untersuchungsablaufs** wesentliche Komplexe abzugreifen, deren Faktoren es ermöglichen, bei entsprechenden Auffälligkeiten und Konstellationen ein **Muster** transparent werden zu lassen, das zusammen mit den Ergebnissen aus der Anamnese die Richtung auf ein bestimmtes Krankheitsbild zu lenken vermag.

Zur differenzialdiagnostischen Abgrenzung eventueller entzündlicher systemischer Erkrankungen kann bereits die **Inspektion** und **Palpation der Haut und Schleimhaut** wichtige Hinweise liefern.

Blasse Schleimhäute weisen auf eine Anämie hin, umschriebene oder diffuse Hautverdickungen können Anzeichen einer Kollagenose sein. Besonders zu beachten sind petechiale Blutungen an den Akren beider Hände auf mögliche Hinweise auf Vaskulitiden und Kollagenosen. Deutlich kühlere End- und Mittelglieder der Finger beider Hände in Zusammenhang mit der anamnestischen Angabe, dass bei Kälteexposition oder psychischer Belastung die Finger episodenartig plötzlich weiß werden, dann nach einiger Zeit zyanotisch und als Zeichen der Hyperämie rot, legen den dringenden Verdacht auf das Vorliegen eines Raynaud-Syndroms nahe, das sehr häufig einer systemischen Sklerose vorangeht.

Auffällige Hautmanifestationen wie das **„Schmetterlingserythem"** im Gesicht bei systemischem Lupus erythematodes oder die verstärkten perioralen Fältchen mit reduzierter Mundöffnung bei systemischer Sklerose (Sklerodermie) können wesentliche Hinweise auf die entsprechende Systemerkrankung liefern. Eine Einschränkung der Mundöffnung ist gelegentlich auch schon im frühen Stadium der RA zu beobachten. Pathognomonisch für die Borreliose (Lyme-Arthritis) ist ein **Erythema chronicum migrans.**

Sogenannte **Rheumaknoten** im Subkutangewebe, bevorzugt an den Streckseiten der Ellenbogengelenke, indolent, gut abgrenzbar, verschieblich und von unterschiedlicher Größe sind gerade für die RA typisch, treten aber nur bei 20 % der Patienten auf und dann nur im späten Stadium, sind also für eine Frühdiagnose irrelevant.

Psoriatische Effloreszenzen, die sich bevorzugt an den Grenzen zur behaarten Kopfhaut, an den streckseitigen Ellenbogen- und Kniegelenken sowie um den Nabel und in der Glutealregion finden lassen, sollten bei gleichzeitigen Beschwerden an den Gelenken oder an der Wirbelsäule die Möglichkeit einer Spondarthritis signalisieren. Zu achten ist auch auf die **Durchblutung, Ödeme, Stauungen** und **neurologische Störungen** wie Ataxie, Spastik, Hemiparesen und Koordinationsstörungen.

Am Ende des Untersuchungsablaufs sollte es möglich sein, unter Einbeziehung der anamnestisch eingeholten Fakten eine vorläufige Arbeitshypothese zu erstellen, bei der nur noch wenige gezielte technische Informationen nötig sind, um eine endgültige Diagnose formulieren zu können.

67.3.1 Labor

Zur letztgültigen definitiven Einordnung entzündlicher oder entzündlich systemischer Erkrankungen besteht vor allem im Laborbereich gelegentlich erhöhter Bedarf spezifischer Detailuntersuchungen.

Bei allen Mon-, Oligo- und Polyarthritiden mit Entzündungszeichen, Tenosynovialitiden, Wirbelsäulenbeschwerden mit Klopf- und Stauchschmerz ohne freie Richtung im Bewegungssegment sowie bei rezidivierenden oder länger andauernden allgemeinen Krankheitszeichen empfiehlt sich ein initiales **Grundlabor.** Anhand von Blutsenkungsgeschwindigkeit (BSG) und C-reaktivem Protein (CRP) kann es zur Unterscheidung von entzündlichen und nichtentzündlichen Erkrankungen beitragen. In der Elektrophorese können durch unterschiedliche Fraktionierung der Serumeiweißkörper akute Stadien mit Erhöhung der Alpha1- und Alpha2-Globuline von chronischen Verläufen mit Absenkung der Albumine und Erhöhung der Alpha2- und Gamma-Globuline unterschieden werden. Allerdings ist darauf hinzuweisen, dass selbst bei akuten Spondarthritiden und Kollagenosen oftmals relativ normale BSG-Werte anzutreffen sind.

Tab. 67.2 Zusatzuntersuchungen

Abklärung von/Verdacht auf	Differenzierende Untersuchungen
entzündliche Affektionen oder zum Ausschluss einer Organbeteiligung	• Leber (SGOT, SGPT, Gamma-GT, alkalische Phosphatase) • Niere (Urinstatus, Harnstoff, Kreatinin) • Muskulatur (Kreatinkinase) • Knochenstoffwechsel (Kalzium, Phosphor, alkalische Phosphatase)
Schwellungen der Lymphknoten	• Leukozyten • Erythrozyten • Thrombozyten
Verdacht auf rheumatoide Arthritis	CCP-Antikörper (hohe Spezifität mit identischer Sensitivität zum Rheumafaktor)
Verdacht auf Kollagenosen	antinukleäre Antikörper (ANA)
Verdacht auf Vaskulitiden mit Polyangiitis	Antikörper gegen zytoplasmatische Granulozyten und Monozyten
Verdacht auf seronegative Spondarthritiden	spezifische HLA-Antikörper (z. B. Spondylitis ankylosans, 90 % der Fälle mit HLA-B27 assoziiert)
unklare Arthritiden, Bursitiden und Tendovaginitiden	Punktionsanalyse

SGOT = Serum-Glutamat-Oxalacetat-Transaminase, SGPT = Serum-Glutamat-Pyruvat-Transaminase, Gamma-GT = Gamma-Glutamyl-Transferase, CCP = zyklisches zitrulliniertes Peptid, HLA = humanes Leukozytenantigen.

In ➤ Tab. 67.2 findet sich eine Übersicht möglicher zusätzlicher Untersuchungen.

Gerade im praktischen Alltag hat sich die **Punktionsanalyse** zur Groborientierung bestens bewährt. Schon allein durch eine einfache Überprüfung der Viskosität und Bestimmung der Leukozyten lassen sich entzündliche von degenerativ-reaktiven Ergüssen abgrenzen, akut bakterielle eitrige Gelenkinfektionen frühzeitig erkennen und durch entsprechenden Kristallnachweis eine Arthritis urica von einer Chondrokalzinose differenzieren. Dabei erlaubt bereits **makroskopisch** die **Farbe** bzw. eine **Trübung** eine gewisse Unterscheidung:

- Hellgelb und klar → bei arthrotischem Reizerguss
- Kräftiges Gelb mit Trübung → bei RA
- Etwas weniger farbintensiv, aber leicht getrübt → bei Arthritis einer AS
- Hämorrhagischer Erguss → bei intraartikulären Verletzungen, Hämorrhagien oder villonodulärer Synovialitis
- Milchig trüb → bei Kristallarthropathien
- Schmutzig gelber, trüber Erguss → bei Infektionen
- Fetttröpfchenbeimengungen → bei Eröffnung des Knochenmarkraums

Seronegative Spondarthritiden zeigen eine genetische Prädisposition mit Vorliegen von spezifischen HLA-Antikörpern. Der HLA-B27-Faktor, der bei der Spondylitis ankylosans in 90 % der Fälle nachzuweisen ist, bedeutet allerdings nicht, dass der Träger dieses Erbmerkmals automatisch erkranken muss. Andere Faktoren, die noch nicht bestimmbar sind, sind für den Ausbruch der Erkrankung prägend. Seronegative Spondarthritiden sind aber auch ohne HLA-B27-Faktor bekannt, sodass ein fehlender Nachweis das Vorliegen dieser Erkrankung nicht ausschließt.

Weitere HLA-Antikörper finden sich z. B. bei der Arthropathia psoriatica, der RA, beim Lupus erythematodes sowie Sjögren- und Behçet-Syndrom.

67.3.2 Bildgebende Verfahren

Der Nutzen bildgebender Verfahren in der Rheumatologie ist vielfältig und beinhaltet mehrere Aspekte. Am einzelnen Gelenk und an der Wirbelsäule lassen sich u. a. neben der allgemeinen Differenzierung degenerative Veränderungen deutlich von Entzündungen abgrenzen, charakteristische Merkmale von Stoffwechselerkrankungen erkennen und am Befallsmuster eindeutige Hinweise für das Vorliegen einer entzündlich-systemischen Erkrankung gewinnen. Quantitative und qualitative Merkmale liefern entscheidende Hinweise über Art und Umfang konservativer und operativer therapeutischer Konsequenzen. Außerdem können bildgebende Verfahren zum Nachweis der Therapieeffizienz und zur Verlaufskontrolle eingesetzt werden und helfen, anhand der Progredienz der Erkrankung die Prognose einzuschätzen.

Neben der Abbildung knöcherner Strukturen sind auch Veränderungen von Muskulatur, Weichteile, Gefäße und Organe von Bedeutung, die je nach Fragestellung eine unterschiedliche Sensitivität der jeweiligen Abbildungsverfahren erfordern. Es kann auch von erheblicher Bedeutung sein, ob eine Struktur in Ruhe oder Bewegung dargestellt wird oder in welchem Aktivitätsmodus des Umbaus sie sich befindet.

> In jedem Fall ist es unabdingbar, erst nach erfolgter Anamnese und subtiler Untersuchung die Art der Bildgebung je nach gewünschter Information zusammen mit einer eindeutigen und präzisen Fragestellung zu wählen.

In ➤ Tab. 67.3 sind die derzeit gängigsten Verfahren mit kurz skizziertem Hinweis auf ihre jeweils bevorzugten Einsatzbereiche aufgeführt. Vielversprechend ist die Weiterentwicklung der **Hybrid-**

Tab. 67.3 Gebräuchliche bildgebende Verfahren in der Rheumatologie

Verfahren	Domänen und Stärken
konventionelles Röntgen	• grob orientierende Basis • Differenzialdiagnose: entzündliche/degenerative Gelenk- und Wirbelsäulenveränderungen, Stoffwechselstörungen (Gicht, Chondrokalzinose)
Magnetresonanztomografie (MRT)	• sehr frühe Krankheitsverläufe, Veränderungen im Muskelgewebe, in Weichteilgeweben und Sehnen • bei Applikation von Kontrastmittel: Beurteilung der Aktivität; Empfehlung bei – Frühmanifestation RA – Sakroiliakalgelenken – Enthesopathien – Kollagenosen – prolapsbedingten Radikulopathien – atlantoaxialer Dislokation bei RA
Sonografie	• Gelenke, Muskeln, Weichteile, Sehnen in Ruhe und Bewegung • Differenzialdiagnose: bei Vaskulitiden (Arterien) und Kollagenosen (z. B. Parotis beim Sjögren-Syndrom)
Computertomografie (CT)	Differenzialdiagnose: • knöcherne Strukturen • Nachweis/Ausschluss Knochentumoren oder Metastasen • Frakturen • ossäre Veränderungen bei Arthritiden/Arthrosen
Szintigrafische Untersuchungen	Screening-Untersuchung auf Knochen, Gelenk-, Weichteil-, Gefäß- und Organveränderungen
Knochenszintigramm	• lokal (z. B. Spondylitiden, Nekrosen, Metastasen, bakterielle Entzündungen) • systemisch im Ganzkörpersetting (z. B. Paget-Krankheit, RA, AS)
SPECT	Vitalität von Organen (z. B. Knochen, Herz, Gehirn)
PET	hohe Sensitivität für Entzündungen oder gesteigerten Stoffwechsel
Densitometrie	quantitative Erfassung Osteoporose oder Osteopenie (Diagnose, Therapie- und Verlaufskontrolle)
Kapillarmikroskopie	Differenzierung Raynaud-Syndrom, Sklerodermie, SLE, Dermatomyositis

RA = rheumatoide Arthritis, AS = Spondylitis ankylosans, SLE = systemischer Lupus erythematodes, SPECT = Single Photon Emission Computed Tomography, PET = Positronenemissionstomografie.

bildgebung (SPECT-CT, SPECT-MRT bzw. PET-CT und PET-MRT). Dabei werden nuklearmedizinische Funktionsaussagen angereicherter Radiotracer bildmäßig mit einer präzisen anatomischen Zuordnung verbunden. Vor einer routinemäßigen klinischen Anwendung dieser hochsensitiven, sicherlich auch exakteren und effizienteren Methoden als erhoffte Bereicherung einer nichtinvasiven Diagnostik müssen jedoch noch eine Vielzahl technischer Probleme gelöst werden.

Nach der Anamnese und der klinischen Untersuchung besteht in den meisten Fällen bereits eine richtungsweisende Vorstellung, ob der Schmerz und die Funktionsstörungen überwiegend nur dysfunktioneller Natur sind – segmental oder polytop – oder aus dem rheumatischen Formenkreis stammen. Initiale Laboruntersuchungen unter Einbeziehung von Entzündungsparametern und eine bildgebende Differenzierung der fokussierten Strukturen, und/oder die Punktionsanalyse eines Gelenkergusses können weitere Klarheit bringen, ob degenerative oder entzündliche Veränderungen vorliegen.

Anamnestisch erhobene Details, der zeitliche Abstand der Störungen des Allgemeinbefunds zur aufgetretenen Klinik, Hinweise auf vorliegende Organmanifestationen bzw. Stoffwechselstörungen oder der vorliegende multilokuläre Charakter der Pathologie können zusätzliche Hilfen bei einer möglichen Zuordnung zu einem definierten rheumatischen Krankheitsbild sein.

67.4 Differenzialdiagnose entzündlicher Erkrankungen

Die folgenden Ausführungen gehen davon aus, dass alle bisher gesammelten Informationen die Annahme einer entzündlichen Genese der Beschwerden nahelegen.

Bei der Vielzahl der Manifestationen entzündlicher Erkrankungen erscheint es sinnvoll, gewisse Gruppen zusammenzufassen. Die Informationen aus Anamnese und klinischem Untersuchungsbefund zeigen meist relativ eindeutig, ob der Schwerpunkt der Erkrankung in den peripheren Gelenken, dem Achsenskelett oder in den Weichteilen zu suchen ist.

Im Folgenden wird innerhalb des begrenzten Darstellungsrahmens versucht, die jeweils häufigsten Vertreter der einzelnen Gruppierungen mit Fokus auf die Diagnose und Differenzialdiagnose steckbriefartig zu skizzieren.

67.4.1 Entzündungen der Gelenke

Akut mikrobiell

Bakterielle Gelenkinfektionen

In der Regel akut auftretende **Monarthritis** mit Überwärmung, Rötung, starken Schmerzen und eingeschränkter Funktion. Deutlich verdickte Gelenkkapsel mit schwammiger Synovialis und fakultativ intraartikulärem Erguss. Fieber ist nicht unbedingt obligatorisch.

- Abzufragen: vorausgegangene Infektionen, sonstige direkte Eintrittswege, Streuherde im Körper (Tonsillen, Zähne usw.), Hautverletzungen, Diabetes mellitus, Gicht, systemische Glukokortikoide oder Immunsuppressiva
- Bei Befall mehrerer Gelenke: in jedem Fall eventuell vorliegende Sepsis ausschließen
- Zwingend: sofortige Punktion mit Synoviaanalyse und Erregernachweis

Arthritiden bei viralen Erkrankungen/Nachweis anderer Erreger

Oft mit allgemeinen Krankheitszeichen, RA-ähnlichen Arthralgien und Myalgien verbunden, meist polyartikulär. Auf Organmanifestationen (z. B. Leber) und Hautveränderungen (z. B. Rötelnexanthem) ist zu achten.

In diese Gruppe fallen auch Arthritiden bei Hepatitis B und C sowie HIV-Infektionen.

- Vertiefende Anamnese: Bluttransfusionen, intravenöse Drogeneinnahme, Promiskuität?
- Zeitlicher Kontext mit Auslandsrückreisen: an eine Infektion mit Toga-Viren denken
- Endgültige Diagnose: Labordiagnostik

Borreliose

Lyme-Arthritis, hervorgerufen durch eine durch Zeckenbiss übertragene Borrelieninfektion. Klinisch sehr buntes Bild von in der **Frühphase grippeähnlichen Beschwerden** mit Kopfschmerzen, Arthralgien, Myalgien und gelegentlichen Lymphknotenschwellungen bis hin zu radikulären neuropathischen Schmerzen und Meningitiden als Spätfolge.

- Bevorzugt betroffen: Kniegelenke, sowohl einseitig als auch doppelseitig, meist verbunden mit voluminösen Ergüssen. Die Synoviaanalyse liefert ein eher uncharakteristisches Bild.
- Relativ charakteristisch in der Frühphase: Erythema migrans.
- Für die Diagnose bedeutend ist die Kompatibilität – auch in der zeitlichen Abfolge – von Anamnese, klinischem Befund und Serologie.

Arthritiden bei Parasiten

Gelegentlich zu beobachten nach Aufenthalt in Endemiegebieten. **Mono- bis oligoartikulärer Befall.** Erhöhte Entzündungsparameter mit Eosinophilie.

- Charakteristisch: schlechtes Ansprechen auf NSAID
- Diagnostisch: direkter Parasitennachweis im Blut, in der Haut, im Urin oder im Stuhl
- Bildgebend: keine Destruktion des Gelenks

Arthritiden bei Gonokokkeninfektion

Meist eitrige, sehr schmerzhafte Mon- oder Oligoarthritiden, mit ausgeprägten lokalen Entzündungszeichen und subfebrilen Temperaturen.

- Diagnostisch: Punktat mit Erregernachweis
- Anamnestisch: meist eine eitrige Urethritis vorausgegangen

Stoffwechselassoziierte Arthritiden

Arthritis urica

Von den metabolischen Arthropathien ist die Gicht am häufigsten zu beobachten. Der akute Gichtanfall ist gekennzeichnet durch eine **äußerst schmerzhafte, plötzlich auftretende Monarthritis,** klassischerweise im Großzehengrundgelenk (Podagra), aber auch an den großen Gelenken wie Knie- und Sprunggelenke.

Gelegentlich auch ein polyartikulärer Befall, dann verbunden mit Fieber und ausgeprägtem Krankheitsgefühl. Das jeweils betroffene Gelenk zeigt sämtliche Entzündungsmerkmale in ausgeprägter Form. Im Rahmen einer chronisch verlaufenden Gicht Bildung von Tophi, pathognomonisch nachzuweisen in Bursae und gelenknahem Subkutangewebe, in den Ohrmuscheln und im subchondralen Knochen.

- Diagnostisch beweisend: Harnsäurekristallnachweis im Punktat und in den Tophi. Oft in der Niere Natriumuratkristallsteine nachzuweisen.
- Anamnestisch geht dem Anfall oftmals eine opulente Mahlzeit mit purin- und fettreichen Speisen sowie alkoholischen Getränken voraus. Adipositas ist prädisponierend, die Harnsäurekonzentration im Serum erhöht. Im Anfall selbst kann der Harnsäurespiegel jedoch wieder normal sein.
- Differenzialdiagnostisch ist im Schub an eine septische Arthritis zu denken.

Chondrokalzinose

67

Die Chondrokalzinose ist gekennzeichnet durch Einlagerungen von Kalziumpyrophosphatkristallen in den Knorpel.

- Klinik: sehr unterschiedlich, reicht von einem asymptomatischen Verlauf bis zu schubartigen Aktivitäten mit Entzündungserscheinungen, bevorzugt in vermehrt belasteten größeren Gelenken. Oftmals auch Sehnenansätze betroffen.
- Chronische Form: kann sich insbesondere im Alter mit einer seronegativen rheumatoiden Arthritis verbinden und ist dann schwer davon zu unterscheiden. An eine Mitbeteiligung sollte gedacht werden, wenn Immunsuppressiva als Basistherapie der RA nur noch eine ungenügende Wirkung zeigt.
- Für die Diagnose sind bildgebende Verfahren und der Nachweis von Kalziumpyrophosphatkristallen in der Punktatanalyse wegleitend.

Hämochromatose

Stoffwechselerkrankung mit Gelenkbeteiligung. In ihrer hereditären Form kommt es infolge Genmutation zu einer gesteigerten Resorption von Eisen im Dünndarm mit einer Überladung der Eisenspeicher und konsekutiver Einlagerung von Eisen in Gelenke und Organe, wie Leber, Pankreas, Herz und Hypophyse. Betroffen nahezu regelhaft die **MCP-Gelenke II und III beider Hände.** In etwa der Hälfte der Fälle gleichzeitig Chondrokalzinose, gehäuft im Radiocarpalgelenk, der radialen Handwurzelreihe sowie in den Menisken der Kniegelenke.

- Bei etwa einem Drittel der Patienten Osteoporose
- Differenzialdiagnose: RA und Chondrokalzinose
- Deutliche Hinweise für Hämochromatose: Fehlen einer RA-typischen Morgensteifigkeit, erhöhtes Serumferritin, multiple subchondrale kleine Zysten in den Metakarpalköpfchen mit ausgeprägten apophysären hakenförmigen Osteophyten und Organbeteiligung

Chronisch systemische Arthritiden

Rheumatoide Arthritis (RA)

Definitionsgemäß handelt es sich bei der RA um eine vorwiegend chronische, in der Regel progredient verlaufende entzündliche Systemerkrankung mit fortschreitender Gelenkdestruktion. Sehnen, Sehnenscheiden und Bursen sowie auch die Augen und inneren Organe sind in den Entzündungsprozess involviert.

Keine homogene Krankheitsentität, sondern multifaktorielles Geschehen mit heterogener Ausprägung. Bei genetischer Prädisposition gestörte Immunantwort auf exogene Antigene oder körpereigenes Kollagen. Die Folge ist eine progrediente Strukturzerstörung von Gelenken und Sehnen mit konsekutiven charakteristischen Verformungen.

Die einzelnen Stadien lassen sich dabei analog der Ätiopathogenese sehr gut in der **Bildgebung** darstellen und verfolgen.

Die **arthritischen Weichteilzeichen** sind den Frühsymptomen der RA zuzuordnen:

- Gelenkkapselverdickungen
- gelenknahe Weichteilödeme
- Gelenkspaltverbreiterungen bei intraartikulären Ergüssen
- arthritisches Kollateralphänomen mit gelenknaher Osteoporose der Epiphysen

Der **Grenzlamellenschwund** an den sog. „bare areas" des Knochens zwischen Knorpel und Kapselumschlagfalte (am besten in der Lupenuntersuchung erkennbar), signalisiert den Beginn der Destruktion durch den Pannus, gefolgt von kleineren Erosionen, die sich zu ausgedehnteren Usuren ausweiten. Diese Stadien gehören zu den **arthritischen Direktzeichen,** die im weiteren Verlauf der strukturellen Zerstörungen bei klinischer Instabilität Destruktion, Fehlstellung, Dissektion und Mutilation oder aber bei konsekutivem Bewegungsverlust konzentrische Gelenkspaltverschmälerung sowie fibröse und ossäre Ankylose beschreiben.

RED FLAG

Therapeutisches Ziel muss es sein, bereits die ersten Anfänge zu erkennen, um sofort eine konsequente, kompromisslose Therapie von einer höchstmöglich erreichbaren Effizienz einleiten zu können. Eine Philosophie des „wait and see" hätte katastrophale Folgen für den Patienten.

Prodromalstadium Dieses Stadium ist, noch ohne erkennbare Gelenkmanifestationen, geprägt von einem allgemeinen Krankheitsgefühl mit generalisierten Myalgien, Schwächegefühl, nächtlichen Schmerzen, auch an den Handflächen und frühmorgendlich betonten Schmerzen.

Bereits im Prodromalstadium der RA fällt ein dauerhaftes Palmarerythem auf, das keinen Zusammenhang mit etwaigen Lebererkrankungen erkennen lässt.

Stadium I Ein fließender Übergang leitet in das Stadium I über, in dem bei charakteristischem **symmetrischen Befall Schwellungen in den Fingergrund- und auch Fingermittelgelenken beider Hände** sichtbar und palpabel werden, begleitet von einer ausgeprägten Morgensteifigkeit, die länger als eine halbe Stunde anhält. Beim Öffnen und Schließen der Hände werden jeweils endgradig Schmerzen angegeben, die Kraft ist vermindert. Bei leichter passiver Kompression des Handquergewölbes in Höhe der MCP-Gelenke lässt sich Schmerz auslösen (Gaenslen-Zeichen). Ein Befall der PIP- und DIP-Gelenke wäre bei der **Fingerpolyarthrose** zu beobachten, ein gleichzeitiger Befall des MCP-, DIP- und PIP-Gelenks eines einzelnen Fingers, meist verbunden mit ödematösen Veränderungen in Form einer Daktylitis, spräche für eine **Psoriasisarthropathie.** Schon in der ersten Phase können Entzündungen oftmals auch in den Zehengrundgelenken mit ähnlicher Kompressionssymptomatik wie an den Fingern und gelegentlich bereits im **Kiefergelenk** festgestellt werden.

In etwa 5–10 % der Fälle ist ein initialer Befall eines oder mehrerer größerer Gelenke bekannt. In dieser ersten Phase gelegentlich spontane Totalremissionen, die jedoch in späteren Stadien immer seltener werden, abhängig auch von der Entzündungsaktivität und der Anzahl der betroffenen Gelenke.

Stadium II Eine zunehmende Bindegewebsproliferation leitet in das Stadium II über, geprägt von **zunehmenden erosiven intraartikulären Veränderungen.** Die Ergüsse sind voluminös. An den Kniegelenken werden über die wie eine Klappe funktionierenden Facies semilunaris an der dorsalen medialen Kapselwand Erguss und Fibrin in die dorsale Gleitschicht eingepresst und führen dort zu einer ausladenden Zyste (Baker-Zyste); ihre gelegentliche Ruptur kann Anlass zur Fehldiagnose einer tiefen Beinvenenthrombose geben.

Stadium III Das Stadium III steht im Zeichen der **progressiven Gewebezerstörungen.** Vorwiegend im dorsalen Bereich der Handgelenke und der palmaren Flexoren treten in zunehmendem Maße **Tendovaginitiden** auf, jeweils gut palpierbar. **Palmarseitig** führen sie zum **Karpaltunnelsyndrom,** dorsalseitig drohen **Rupturen der Sehnen,** die auch intratendinös von der Entzündung aufgefasert werden.

Durch progressive Gelenk- und Bänderzerstörungen sowie durch tendinöse und muskuläre Ungleichgewichte entstehen typische Gelenkdeformierungen wie:

- Radialabduktion des Handgelenks
- Palmare Luxation des Carpus in typischer Bajonettstellung
- Dorsale Luxation des Ulnaköpfchens **(Caput-ulnae-Syndrom)**
- Ulnardeviation in den Fingergrundgelenken
- Knopfloch-und Schwanenhalsdeformierungen der Finger
- Eine **90/90-Deformität des Daumens** bis hin zur jeweils diaphysenwärts fortschreitenden Osteolyse der Mittelhand- bzw. Mittelfußknochen sowie der Grund-, Mittel- und Endglieder im Sinne einer Mutilation mit Verkürzung der Finger und Zehen bei vollständigem Verlust jeglicher knöcherner und ligamentärer Führung
- Durch strukturellen Substanzverlust auch Deformation großer Gelenke mit resultierenden **Achsenfehlstellungen** und **Instabilitäten**
- An der Wirbelsäule häufig diffuse **Osteoporose,** für deren Entstehung neben der allgemeinen Inaktivität und muskulären Dekonditionierung humorale Faktoren mit Stimulierung der Osteoklastentätigkeit diskutiert werden

RED FLAG

Eine besondere Gefahr droht Patienten mit RA durch entzündliche Veränderungen der HWS, insbesondere im Bereich der Kopfgelenke in Form einer atlantoaxialen und/oder vertikalen Instabilität. Sie ist für die RA krankheitsspezifisch. Frühzeitige Erkennung erforderlich!

- Anamnestische Hinweise (ggf. gezielte Befragung): Kopfschmerzen mit Verstärkung bei Bewegung, Sehstörungen, Schwindel, Sprechstörungen. Gefühlsstörungen in Armen und Beinen, Dysästhesien, eventuell verstärkt bei längerem Sitzen mit Inklination des Kopfes (z. B. Lesen, Handarbeiten), motorische Schwächen, Gangunsicherheit.

Nichterkannte Sensibilitätsstörungen können bei Thermotherapie durch Kontrollverlust der Temperaturempfindung möglicherweise zu schweren Hautnekrosen führen.

- Manueller Instabilitätstest im Sitzen und in Rückenlage.
- Funktions-MRT in maximaler Inklination und Reklination der HWS unerlässlich. Bei einem Abstand Rückfläche Atlas zur Vorderfläche des Dens in maximaler Inklination von mehr als 6 mm müssen operative Maßnahmen erwogen werden.

Nähere Ausführungen ➤ Kap. 67.4.2 (Spondylitis bei RA).

Stadium IV Nach massiven intraartikulären Substanzverlusten kann im Stadium IV der Entzündungsprozess zum Stillstand kommen und in **fibröse und knöcherne Ankylosen** oder aber auch in Instabilitäten münden.

Begleitende Organerkrankungen Sie sind zu diagnostizieren und entsprechend zu therapieren. Zunahme mit Intensität und Dauer der Erkrankung.

Bei Splenomegalie mit Leukopenie bei absoluter Granulozytopenie im Rahmen eines schweren Verlaufs spricht man vom **Felty-Syndrom.** Xerophthalmie und Xerostomie werden unter dem **Sicca-Syndrom** zusammengefasst, das auch bei anderen Erkrankungen angetroffen wird. Geht es mit einer Parotisschwellung einher, spricht man von einem **Sjögren-Syndrom,** das Überlappungen mit den Kollagenosen aufweist.

Neurologische Symptome Sie sind bei ausgeprägten Tenosynovialitiden in Form von **Kompressionssyndromen,** z. B. N. medianus im Karpaltunnel, N. ulnaris im Sulcus ulnaris und N. tibialis im Tarsaltunnel, zu beobachten. Bei atlantoaxialer Dislokation sollten Zeichen einer duralen Reizung oder beginnenden Kompression des Rückenmarks nicht übersehen werden.

Polyneuropathien sind als Folge einer Vaskulitis der Vasa nervorum möglich.

Hautveränderungen Im Verlauf der Erkrankung zunehmend Hautveränderungen, zum Teil abhängig von der Aktivität der Erkrankung, einer begleitenden Vaskulitis und Folgeerscheinungen von Medikamenten, insbesondere bei Langzeittherapien mit Glukokortikoiden. Die Haut wird atrophisch, dünn, pergamentartig und lässt sich leicht abheben. Es treten Ulzerationen an Unterarm und Unterschenkel, eine verstärkte Gefäßverletzlichkeit und subkutane Einblutungen auf. Erst nach längerem Verlauf der RA sind in etwa einem Fünftel der Fälle, bevorzugt an Unterarmen, Händen und Füßen, etwa kirschkerngroße, gelegentlich auch wesentlich größere, derbe, schmerzlose und gut verschiebliche Knötchen zu beobachten, die als **„Rheumaknoten“** bezeichnet werden. Das Substrat dafür sind synoviale Granulome mit zentraler Nekrose.

Schübe Die Erkrankung ist durch Schübe gekennzeichnet, deren Ausmaß und Dauer nicht vorhergesagt werden kann. Es ergibt sich daher die Notwendigkeit, bei jeder Vorstellung den aktuellen Zustand der betroffenen Gelenke neu zu definieren und die jeweilige Therapie anzupassen.

Bei der RA sind vor allem die Art und Anzahl der entzündlich involvierten Gelenke, die Symptomdauer, die Aktivität (CRP, BSG) und die spezifische Serologie (Antikörper gegen zitrullinierte Proteine [ACPA], Rheumafaktor) qualitativ und quantitativ bestimmend. Dies sind auch die Faktoren, die den ACR/EULAR-Klassifikationskriterien (American College of Rheumatology/European League Against Rheumatism), die auf Früherkennung ausgerichtet sind, in einem Punktescore zugrunde liegen.

- Ein Gelenkbefall an beiden Händen bei positivem Rheumafaktor und hohem ACPA-Titer bei gleichzeitig erhöhter BSG und CRP mit einer Symptomdauer > 6 Wochen gilt in jedem Fall als „definitive RA“, bei der der sofortige Einsatz einer Basistherapie gerechtfertigt ist.
- Um schwerwiegenden Gelenkschäden so weit wie nur irgend möglich vorzubeugen, sollte es das Ziel sein, eine RA bereits im ersten Stadium zu diagnostizieren. Die Morgensteifigkeit kann dabei ebenfalls als typisch für die RA angesehen werden.
- Rheumaknoten und direkte Arthritiszeichen im Röntgenbild dagegen bestätigen die Diagnose erst zu einem späteren Zeitpunkt, in dem bereits längst eine Basistherapie erfolgt sein sollte.

In die **Differenzialdiagnose** zur RA müssen alle Erkrankungen eingebunden werden, die mit einer entzündlichen Gelenkmanifestation (Schwellung, Überwärmung, Rötung, Schmerz und eingeschränkter Funktion) einhergehen. Dabei sind die Arthritiden, die diese Merkmale aufweisen, von reinen Arthralgien zu unterscheiden.

- **Palindromer Rheumatismus:** plötzlich auftretende, schmerzhafte Gelenkschwellungen, die bereits nach wenigen Tagen wieder folgenlos remittieren. Ursache unbekannt.
  - → keine Rheumafaktoren oder antinukleäre Antikörper, kein Kristallnachweis, keine arthritischen Direktzeichen
- **Hydrops intermittens:** rezidivierende Schwellungen und Ergüsse, überwiegend monartikulär, häufig Kniegelenke betroffen, Genese nicht geklärt, Ausschluss Traumen, Knorpelschäden, Kristalle
  - → Dauer der Befunde unter 6 Wochen, bildgebend außer Weichteilschwellung und Erguss unauffällig. Keine serologischen Entzündungsparameter. Gelenkpunktat weitgehend unauffällig
- **Bakterielle, virale und parasitäre Infektionen**
  - → Anamnese, Punktatanalyse, Entzündungsparameter, Erregernachweis, Hauterscheinungen
- **Kristallinduzierte Arthritiden**
  - → Anamnese, Punktatanalyse, spezifische Röntgenveränderungen, Kristallnachweis
- **Spondylarthritiden**
  - → Alter, SIG-Pathologie, eingeschränkte Atembreite, Einschränkung BWS-Rotation, im Röntgen spezifische Veränderungen an den Sakroiliakalgelenken (SIG) und der Wirbelsäule, HLA-B27 positiv
- **Arthritiden bei Kollagenosen:** ausgeprägter Allgemeinbefund (Fieber, Müdigkeit, Abgeschlagenheit)
  - → Nachweis antinukleärer Antikörper, Hautmanifestationen (z. B. Schmetterlingserythem), Organbeteiligung (z. B. Niere)
- **Reaktive Arthrosen:** fehlendes Krankheitsgefühl, mono- bis oligoartikulär, nicht symmetrisch, Anlaufschmerz, Art der Bewegungseinschränkung (Kapselmuster)
  - → typische Röntgenveränderungen, Punktatanalyse, keine wesentlichen Laborauffälligkeiten
- **Pfropfarthritis:** Entwicklung einer Arthritis auf dem Boden einer Fingerpolyarthrose. Plötzlich erhebliche Zunahme der Morgensteifigkeit in den Fingern. Neben den derben Gelenkveränderungen der arthrotischen Gelenke sind jetzt zusätzlich weiche synovitische Schwellungen mit Erguss palpabel. Röntgenologische Hinweise auf subchondrale Strukturrarefizierungen
  - → Palpation, Röntgen, Entzündungsparameter

Juvenile idiopathische Arthritis (JIA)

Arthritiden im Alter < 16 Jahren, die > 6 Wochen bestehen. Versuch einer Einteilung in Untergruppen in Abhängigkeit von der Anzahl der Gelenke, einem positiven oder negativen Rheumafaktor, dem Vorliegen einer Psoriasis oder der Betonung schmerzhafter Sehnenansätze. Die systemische Verlaufsform wird als **Still-Syndrom** bezeichnet.

- Diagnose: Arthritiden mit Fieberschüben, Exanthemen, Lymphknotenschwellungen, Organbeteiligung in Form von Perikarditis, weniger auch Pleuritis, sowie Vergrößerungen der Leber und Milz.
- Schmerzen in den Hüftgelenken müssen differenzialdiagnostisch von einer Coxitis fugax oder einer aseptischen Knochennekrose (Perthes-Calvé-Legg-Krankheit) abgegrenzt werden. Zu denken ist auch an eine lymphatische Leukämie, ein nephrotisches Syndrom oder – wenngleich auch im Jugendalter selten an Kollagenosen und Vaskulitiden.
- Benigne und maligne Knochentumoren der Stütz- und Bewegungsorgane im Kindesalter sind ebenfalls nicht häufig und bleiben aufgrund ihrer unspezifischen Symptomatik fatalerweise oftmals unter der obskuren Vorstellung „Wachstumsschmerz“ längere Zeit unerkannt.
- Persistierenden Schmerzen und Schwellungen, insbesondere im Oberschenkel- und Kniebereich, sollten bis zum Vorliegen einer eindeutigen Diagnose in jedem Fall akribisch nachgegangen werden.

Arthritis bei Sarkoidose

Die Sarkoidose ist definiert als Systemerkrankung noch unbekannter Ätiologie mit nicht verkäsenden granulomatösen Wucherungen in betroffenen Organen, am häufigsten in Gelenken, Knochen, Lunge, Leber, Lymphknoten, Haut und Augen, aber auch in der Muskulatur und in Narben. Große Streubreite im Erscheinungsbild und im Verlauf.

Die akute Arthritis, die meist bei jungeren Leuten < 30 Jahren auftritt, manifestiert sich meist symmetrisch in Knie- und Sprunggelenken. Intraartikuläre Ergüsse sind selten, die Schwellung ödematös, oft begleitet von einem Erythema nodosum. Die Gelenksymptomatik klingt meist in wenigen Wochen wieder ab.

- **Akute Sarkoidose:**
  - Löfgren-Syndrom – Trias: symmetrische Oligoarthritis, bihiläre Lymphadenopathie, Erythema nodosum
  - Heerford-Syndrom – Trias: beidseitige Parotisschwellung, Augenbeteiligung, Beteiligung von Hirnnerven (z. B. Fazialisparese)
- **Chronische Verlaufsform:** überwiegend bei Patienten > 40 Jahre, Beginn schleichend, meist in den Knie- und Ellenbogengelenken, aber auch in den Handgelenken sowie den MCP- und PIP-Gelenken. Verlauf in Schüben. Lunge, Haut und Augen sind häufig betroffen.
- **Knochensarkoidose:** Beginn mit einer granulomatösen Wucherung des Knochenmarks, zu Osteolysen und reaktiven Osteosklerosen führend.

Sowohl bei der akuten als auch bei der chronischen Sarkoidose kann im akuten Fall eine Polymyositis mit Spontan- und Druckschmerz, begleitet von Fieber, beobachtet werden, bei chronischen Verläufen palpable schmerzfreie Granulome in einer atrophen, kontrakten und myosklerotisch veränderten Muskulatur.

67.4.2 Entzündungen in der Wirbelsäule

Spondylitis

Spondylitiden sind spezifische (Tbc) oder unspezifische (bakterielle, mykotische, parasitäre) Infektionen von Wirbelkörpern. Anfänglich eher uncharakteristische Beschwerden in BWS und LWS, dann meist rasche Entwicklung zu einer erheblichen, regional betonten Schmerzsymptomatik. Umschriebener Klopf- und Stauchschmerz, segmentale Beweglichkeit nahezu aufgehoben. Ausgeprägt erhöhter Muskeltonus, globale Einschränkung der aktiven Beweglichkeit ohne eigentliche Positionsabhängigkeit.

Der Einsatz von bildgebenden Verfahren zur weiteren qualitativen und quantitativen Strukturanalyse, u. a. auch zum Ausschluss von Tumoren und Metastasen, und ein Labor-Screening mit Bestimmung von Entzündungsparametern sind unverzichtbar. Zu achten ist auf eine Verbreiterung des Psoasschattens, eventuell sogar mit Ausbuckelung, als Zeichen einer Abszedierung.

Differenzialdiagnose:

- Plasmozytom (Elektrophorese [Paraglobuline], Bence-Jones-Eiweiß im Urin)
- Spontandeformierungen von Wirbelkörpern bei Osteoporose und Osteomalazie
- (meist diffuse Schmerzen und polytope Bewegungseinschränkungen in BWS und LWS)
- Paget-Krankheit (neben Beschwerden im gesamten Achsenskelett Schmerzen im Becken- und Oberschenkelbereich)

Spondylitis bei RA

Je nach Länge und Aktivität des Krankheitsverlaufs sind bei ca. 30–50 % der Patienten mit RA Spondylitiden im Bereich der Halswirbelsäule nachzuweisen, teilweise bereits in frühzeitigen Krankheitsstadien. Folge: **Ankylosierung oder Instabilität** (entzündliche Substanzdefekte).

> Von besonderer Bedeutung ist die atlantoaxiale Instabilität mit entzündlicher Zerstörung des Lig. transversum atlantis und der Verlust der Führung des Dens axis, insbesondere bei Inklination und Rotation des Kopfes. Entzündliche Substanzdefekte von Atlas und Axis mit einer damit verbundenen vertikalen Instabilität führen zu einer progressiven Luxationstendenz mit Risiko einer Rückenmarkkompression und einer Invagination des Dens in die Schädelgrube bis hin zur Gefahr einer vitalen Gefährdung in Form einer Atemlähmung.

- Hinweise auf zervikale Myelopathie: Dysästhesien in den Fingern, Störungen des Tastempfindens, fakultative Atrophien der kleinen Handmuskeln als Ausdruck polyradikulärer Ausfälle
- Differenzialdiagnose: zervikale Myelopathie bei funktionellen und strukturellen Spinalkanalstenosen entzündlicher oder aber auch degenerativer Genese
- Weitere Entwicklung: Störungen der langen Rückenmarkbahnen mit Reflexsteigerungen, paraspastischen Zeichen, pathologischen Reflexen, sowie Sensibilitätsstörungen und Verminderung des Vibrationsempfindens, auch an den unteren Extremitäten

67

Spondylarthritiden (SpA)

Die seronegativen Spondarthritiden, also ohne nachweisbaren Rheumafaktor, umfassen eine Gruppe von Erkrankungen mit verschiedenen **gemeinsamen Merkmalen:**

- Entzündlich-systemische Veränderungen im Bereich der Wirbelsäule und beider Sakroiliakalgelenke (SIG)
- Potenzielle periphere Arthritiden
- Organische Manifestationen bei genetischer Disposition

Aufgrund klinischer Gesichtspunkte wird die Gruppe nochmals eingeteilt in:

- Spondylitis ankylosans (AS)
- Psoriasisarthritis (PsA)
- Reaktive Arthritis (ReA)
- AS bei chronisch entzündlichen Darmerkrankungen
- SAPHO-Syndrom (Synovialitis, Akne, Pustulose, Hyperostose, Osteitis)

Die Einteilung hat im Grunde nur wissenschaftlichen Klassifikationscharakter. Unterscheidungen in der Präsentation des peripheren Gelenkbefalls sowie der SIG- und Wirbelsäulenveränderungen sind nur geringfügig unterschiedlich. Allein das Muster der Organbeteiligung weist Differenzierungen auf.

Schon bei der anamnestischen Erfassung der dynamischen Entwicklung der Beschwerden über längere Zeiträume hinweg können eventuell wertvolle **Hinweise für die Diagnose** gesammelt werden:

- Rezidivierende Rückenschmerzen
- Art und Zeitpunkt ihres jeweiligen Auftretens
- Thoraxschmerzen
- Fersen-, Hüft- und Knieschmerzen unter Berücksichtigung ihrer genauen Lokalisation
- Schmerzen bei sportlicher Betätigung
- Rezidivierende Augenprobleme
- Hauteffloreszenzen im Sinne einer Psoriasis
- Durchfallerkrankungen
- Urethritiden
- Da genetische Prädisposition, Frage nach entsprechenden Erkrankungen in der Familie!

Spondylitis ankylosans (AS) (Bechterew-Strümpell-Marie-Krankheit)

Erstmanifestationsalter in etwa 80 % der Fälle zwischen dem 15. und 40. Lebensjahr, etwa 15 % < 15. und nur etwa 5 % > 40. Lebensjahr. Männer sind etwa dreimal häufiger betroffen als Frauen, bei denen auch die entzündungsspezifischen Veränderungen weniger ausgedehnt sind und seltener zur Ankylose führen.

> In Anbetracht des Hauptmanifestationsalters sollte bei jedem jüngeren Patienten mit rezidivierenden unklaren Rückenschmerzen an eine Spondylitis ankylosans gedacht werden, insbesondere wenn gleichzeitig über nächtliche Ruheschmerzen, Fersenschmerzen, Schmerzen in Knie- und Hüftgelenken oder Augenentzündungen geklagt wird!

Bei entsprechendem Verdacht Empfehlung folgender **Untersuchungen** gemäß der zu erwartenden Entwicklung der Erkrankung:

- Inklination und Reklination LWS im Stehen und Sitzen
- SIG im Stehen und Sitzen
- Hinterhaupt-Wandabstand (in cm)
- Inklination, Reklination, Seitneigung und Rotation HWS
- Inklination, Reklination, Rotation BWS im Sitzen
- Atembreite 4. Interkostalraum (ICR; in cm)
- SIG in Bauch-, Seit- und Rückenlage (qualitativ und quantitativ, inkl. Provokation)
- Hüft- und Kniegelenk
- Achillessehnenansatz am Kalkaneus (inkl. muskulärer Provokation)
- Becken-Bein-Muskulatur

Bedeutung der **segmentalen Untersuchung:**

- Aufzeigen Schwerpunkte der Therapie an der Wirbelsäule
- Therapiekontrolle
- Beurteilung der Aktivität (Schubverhalten)

Das **klinische Bild** der Spondylitis ankylosans ist geprägt von:

- Entzündlichen Rückenschmerzen
- Asymmetrischen Oligoarthritiden (Hüftgelenk)
- Enthesopathien
- Progredienter Einschränkung der Wirbelsäulenbeweglichkeit
- Symptomenkonstellation und individuelle Ausprägung der Erkrankung hinsichtlich Aktivität, Funktionsminderung und strukturellen Zerstörungen an der Wirbelsäule und den peripheren Gelenken mit den daraus resultierenden Behinderungen sehr unterschiedlich, ihre Abfolge jedoch weitgehend konstant
- Beginn der Erkrankung nahezu regelhaft mit einer beidseitigen Sakroiliitis

Prodromi Mit Müdigkeit, Inappetenz einhergehend; subfebrile Temperaturen fehlen häufig.

Frühstadium

- Tiefsitzende Rückenschmerzen mit alternierender Ausstrahlung in das Gesäß
- Nächtlicher Ruheschmerz mit fakultativem schmerzinduziertem Erwachen
- > 30 Minuten **andauernde Morgensteifigkeit**
- Schmerzauslösung durch entzündliche Vorgänge in den SIG (Ort des Erkrankungsbeginns) sowie an den Wirbelkörpern in Form einer Spondylitis und Spondylodiszitis
- Arthritiden: am häufigsten die Hüftgelenke, etwas weniger die Knie- und Sternoklavikulargelenke
- Enthesopathien: Plantarfaszie, Ansätze der tiefen Fußflexoren, Achillessehne am Kalkaneus, Pes anserinus am medialen Schienbeinkopf, Adduktoren, Lig. sacrotuberale an der Symphyse, Gelenkkapseln der Wirbelgelenke, vorderes und hinteres Längsband, Ligg. interspinalia, Bandapparat der Rippen-Wirbel-Gelenke, gelegentlich auch Ansatzbereich der Supraspinatussehne
- Bereits sehr früh: deutliche Einschränkung der Rotationsfähigkeit im thorakolumbalen Übergang und z. T. eindrückliche Einschränkung der Atembreite
- Auffällig: sehr gutes Ansprechen auf nichtsteroidale Antiphlogistika

Sicherung der Diagnose:

- Charakteristische entzündliche Veränderungen beider SIG, „buntes Bild"
- Charakteristische entzündliche Veränderungen der Wirbelsäule, u. a. Syndesmophyten
- Nachweis HLA-B27 (positiv bei ca. 90 % der Patienten)

Noch vor den Veränderungen in der Wirbelsäule finden sich **Entzündungszeichen** in beiden SIG (bei Psoriasisspondylitis anfangs manchmal unilateral):

- Erosive Destruktionszeichen („Briefmarkenzähnelung")
- Sich aneinanderreihende Substanzdefekte („Perlschnur")
- Subchondrale Sklerosierung als Folge von Reparationsversuchen
- Überbrückende Ankylosen

Beidseitige unterschiedliche Entzündungsstadien und überbrückende Ankylosen in einem Bild prägen röntgenlogisch das charakteristische „Bunte Bild".

Differenzialdiagnose:

- Isolierte Sakroiliakalentzündung (z. B. bakteriell). Nur ein SIG betroffen, einzelne Entzündungsphasen in der Entwicklung streng nacheinander zu beobachten

- Osteosis condensans. Iliumseitig ausgedehnte subchondrale Sklerosierung, die Gelenke selbst aber nicht von einer Entzündung betroffen

Eine Szintigrafie empfiehlt sich bis etwa zum 22. Lebensjahr nicht, da noch zu erwartende Wachstumsaktivitäten in den SIG zu einem falsch positiven Ergebnis führen könnten.

Entzündungszeichen in der BWS:

- Spondylitis anterior mit einer „shining corner". Zunächst nur kleinflächige, umschriebene Spongiosasklerose im Wirbelkörper ohne erkennbare Destruktion (Romanusläsion)
- Usuren. Konsekutive, entzündlich bedingte Zerstörungen der Wirbelkörperdeckplatten und Substanzdefekte bei Spondylodiszitis (Andersson-Läsion)
- Syndesmophyten. Zarte Ossifikationen, aus diesen Entzündungsherden am äußeren Rand des Anulus fibrosus axial aufeinander zuwachsend, meist zuerst im mechanisch besonders beanspruchten thorakolumbalen Übergang bei Th10–L2 anzutreffen, von hier aus konsekutive weitere Ausbreitung nach kranial und kaudal
- „Kasten"- und „Tonnenwirbel". Ausgedehnte entzündliche Destruktionen an den Wirbelkörperrandleisten und Periostreaktionen mit subligamentärem „filling in" und entsprechenden Begradigungen an der ventralen Kontur des Wirbelkörpers, insbesondere lumbal in der Seitprojektion gut darstellbar

Intermediärstadium

- Zunehmende knöcherne Einsteifung einzelner Wirbelsäulenabschnitte
- Zunehmende Ankylose der SIG durch Abflachung der Lendenlordose
- Zunehmende Kyphosierung der BWS mit gleichzeitiger Limitierung der Rotationsfähigkeit
- Protraktion und Reklination des Kopfes mit Einschränkung der HWS-Rotation
- Beugefehlstellungen Hüft- und Kniegelenke
- Kugelförmige Vorwölbung des Abdomens

> Diese Einschränkungen führen zum typischen Haltungs- und Bewegungsmuster des Spondylitis-ankylosans-Patienten. Erklärtes Ziel muss es jedoch sein, schon lange vorher die zutreffende Diagnose zu stellen!

Spätstadium Weitgehende Versteifung der gesamten Wirbelsäule, lediglich in den Kopfgelenken noch vermehrte Restbeweglichkeit.

Progressive Koxitiden können das Gangbild und damit den gesamten Bewegungsradius des Patienten erheblich limitieren. Ossifikationen des vorderen und hinteren Längsbands mit knöchernem Durchbau des Intervertebralraums führen röntgenologisch zum Spondylitis-ankylosans-typischen „Bambusstab". Sind von den Verknöcherungen vorwiegend die Gelenkkapseln der Wirbelbogengelenke und die Ligg. interspinalia betroffen, zeichnen sich die „Trambahnschienen" ab. Zunahme einer generalisierten Osteoporose der Wirbelkörper mit zunehmendem Grad der Immobilisierung.

Endstadium Erreichen des Endstadiums variiert zwischen 5 und 30 Jahren. Bei erfolgloser Basistherapie mögliche vollständige Einsteifung der Wirbelsäule und SIG mit fakultativer Zerstörung oder Ankylose vorwiegend von Hüft- und Kniegelenken und ausgeprägten muskulären Kontrakturen im Bereich des Beckens und der unteren Extremitäten. Oft stehen Komplikationen innerer Organe (Colitis ulcerosa, Nierenamyloidose, Kardiopathien usw.) im Fokus der weiteren Therapie. Allerdings auch in diesem Stadium große Streubreite in der Quantität der Bewegungseinschränkung, der Beteiligung stammnaher Gelenke sowie im Ausmaß der Behinderung.

Differenzialdiagnose einer hochgradigen Einschränkung der Wirbelsäulenbeweglichkeit

Diffuse idiopathische Skelettyperostose (DISH), Sonderform degenerativer Wirbelsäulenerkrankungen:

- Hauptmanifestationsalter: AS im 2., DISH im 6. Lebensjahrzehnt
- Subjektives Schmerzempfinden: bei DISH entschieden geringer ausgeprägt
- Röntgenologisch:
  - bei AS: zarte, vertikal gerichtete Syndesmophyten
  - bei DISH: auffällige, grobstrukturierte, in die Horizontale auskragende Spondylophyten. Die Diagnose einer DISH fordert eine überbrückende Ossifikation über mindestens vier Segmente. Sehr häufig ossifizierende Fibroostosen, vor allem im Bereich der Beckenkämme (Stachelbecken)
- **Generelle Differenzierung:**
  - bei DISH: röntgenologisch und laborchemisch fehlen jegliche Anzeichen einer Entzündung, HLA-B27 negativ
  - Auffällig hohe Korrelation zu Stoffwechselerkrankungen wie Diabetes mellitus, Hyperurikämie und Hyperlipidämie sowie zu Hypertonie und kardiovaskulären Erkrankungen

Ankylosierende Spondylitis des Kindes

Betrifft ca. 15 % der AS, Beginn zwischen dem 10. und 15. Lebensjahr.

Klinik:

- Infolge Entzündung beider SIG Rückenschmerzen mit Ausstrahlung ins Gesäß und Oberschenkel bei gleichzeitigen ausgeprägten paravertebralen Muskelspasmen.
- Auffällig: Flachrücken mit aufgehobener Lendenlordose und schmerzhaft eingeschränkter Wirbelsäulenbeweglichkeit bei ankylosierenden Wirbelbogengelenken.
- Im Gegensatz zum Erwachsenen bleibt die Ausprägung einer Spondylitis anterior eher reduziert, sodass die ansonsten typische Kyphosierung der BWS häufig ausbleibt.

Bildgebung:

- Usuren als Ausdruck der ossären Destruktion in den SIG müssen von wachstumstypischen Unregelmäßigkeiten abgegrenzt werden.
- Gleichzeitig mit den Wirbelsäulenbeschwerden ausgeprägte Arthritis, bevorzugt in den großen Gelenken der unteren Extremität, insbesondere in den Hüftgelenken.
- Frühzeitige entzündliche Destruktionen führen oft zu einer erheblichen Gehbehinderung.

Differenzialdiagnose: juvenile chronische Arthritis (JCA).

Auch bei JCA Möglichkeit einer SIG-Beteiligung. Im Gegensatz zur AS ist hier jedoch die Manifestation der Entzündung deutlich weniger ausgeprägt. Der nächtliche Entzündungsschmerz in der LWS fehlt. Dagegen stehen bei der JCA neben der peripheren Arthritis entzündliche Veränderungen der Halswirbelsäule mit entsprechenden Funktionseinschränkungen im Vordergrund. Beschwerden in der LWS sind eher gering.

> Differenzialdiagnostisch muss bei beiden Krankheitsbildern auch an Infektionen in den Gelenken, der Wirbelsäule und der SIG sowie an Kollagenosen gedacht werden.

Spondylitis psoriatica
Bildgebung:
- Bei der Spondylitis psoriatica und auch beim Reiter-Syndrom (mit der Trias Polyarthritis, Urethritis, Konjunktivitis) stierhornförmige Ossifikationen mit Kontakt an nur einem Wirbelkörper und paravertebrale Knochenschatten, sog. Parasyndesmophyten.
- Sehnenansatzossifikationen sind bei der Psoriasisspondylitis gegenüber den anderen Gruppierungen besonders ausgeprägt.
- Zunehmend gelenkige, ligamentäre und diskale Verknöcherungen bilden im Endstadium die sog. Bambusstabwirbelsäule.

AS bei chronisch-entzündlichen Darmerkrankungen
Dieser Typus ist mit der Crohn-Krankheit oder der Colitis ulcerosa vergesellschaftet. Die klinische Symptomatik an Wirbelsäule und SIG ist hauptsächlich schon vor der Organmanifestation zu beobachten. Destruktionen an den peripheren Gelenken sind eher selten.

Reaktive Spondarthritis
SIG- und Wirbelsäulenbeschwerden, sowie Arthritiden Tage bis Wochen nach einer Infektion im Magen-Darm- oder Urogenitaltrakt.
Haut- und Schleimhautveränderungen:
- Keratoderma blenorrhagicum an Händen und Fußsohlen
- Erythema nodosum an den streckseitigen Unterschenkeln und Sprunggelenken
- Entzündungen der Harnröhre, Prostata und Glans penis

Konjunktivitiden, Iritis bzw. Iridiozyklitis und Keratitis führen zu Rötung und brennenden Schmerzen über dem betroffenen Auge, gelegentlich mit Sehstörungen.

Das früher als eigene Krankheitsentität angenommene Reiter-Syndrom ist mit der Trias Arthritis, Urethritis und Konjunktivitis verknüpft.

67.4.3 Entzündungen des Bindegewebes

Kollagenosen

Der Begriff Kollagenose ist per se keine Diagnose, sondern der **übergeordnete Begriff folgender Entitäten:**
- Systemischer Lupus erythematodes (SLE)
- Systemische Sklerodermie
- Poly- und Dermatomyositis
- Sjögren-Syndrom
- Mischkollagenosen
- Undifferenzierte Kollagenose

Diese Zuordnung ist nicht zuletzt wegen der unterschiedlichen Manifestationen, Verläufe und Prognose wichtig.

Systemischer Lupus erythematodes (SLE)
Systemische Autoimmunerkrankung mit Produktion von Autoantikörpern gegen Antigene des Zellkerns. Organschäden werden durch Autoantikörper und komplementaktivierende Immunkomplexe hervorgerufen. Frauen sind etwa 10-mal häufiger betroffen als Männer.
Hauptorganmanifestationen:
- Niere (Glomerulonephritis mit nephrotischem Syndrom)
- Lunge (Pleuritis, pulmonale Hypertonie)
- Zentrales Nervensystem (Krampfanfälle, Psychosen)

Häufige Frühsymptome: rezidivierendes, teilweise hohes Fieber, Abgeschlagenheit, ausgeprägte Müdigkeit.
Diagnostisch wegleitend:
- Schmetterlingserythem im Gesicht mit Beteiligung der Nasenwurzel und Aussparung der Nasolabialfalte, oftmals ausgelöst durch Sonneneinstrahlung infolge bestehender Photosensibilität
- Schmerzlose Ulzera im Mund und Nasenrachenraum
- Nichterosive Arthritiden mit typischen Entzündungszeichen und Morgensteifigkeit, bevorzugt PIP-Gelenke DII–IV, aber auch MCP- und Handgelenke
- SLE-typisch ist, dass sich auch nach jahrelangen Verläufen keine Destruktionen an den Gelenkflächen der Finger beobachten lassen! Fibrosierende Synovialitiden, vor allem in den MCP-Gelenken der Hände, führen jedoch durch Luxationen zu hauptsächlich ulnaren Deviationen der Finger (Jaccoud-Arthropathie)
- **Röntgenologisch:** charakteristisches Bild der klinischen Fehlstellungen der Finger ohne arthritische Kollateralphänomene und Direktzeichen!
- Gehäuft Vaskulitiden mit arteriellen und venösen Gefäßverschlüssen

Allgemeine Entzündungsparameter sind beim SLE nur sehr begrenzt aussagekräftig. BSG-Erhöhungen im Schub könnten auch Infektionen signalisieren und das CRP bleibt meist im Normbereich. Der Nachweis spezifischer SLE-Zellen wird aus Gründen technischer Unzulänglichkeiten nicht mehr routinemäßig durchgeführt.

> Im Mittelpunkt laborchemischer Analysen beim Verdacht auf eine SLE steht die Bestimmung antinukleärer Antikörper (ANA).

Systemische Sklerose (Sklerodermie)
Beginn der systemischen Sklerose mit teigig ödematösen Schwellungen der Finger und Hände. Mit weiter fortschreitender Fibrose Induration und Atrophie der Haut sowie Sklerose der Sehnen und Sehnenscheiden, die zu palpierbaren Gleitstörungen und Reibegeräuschen führen. Gelenke, am häufigsten Finger- und Sprunggelenke, seltener Ellenbogengelenke und Knie, anfangs zu etwa 40 %, im späteren Verlauf zu etwa 90 % betroffen.

- Die Symptome und röntgenologischen Veränderungen ähneln der RA. Im Gegensatz dazu sind aber an den Händen nur die PIP- und DIP-Gelenke betroffen, MCP- und Handgelenke bleiben unversehrt.
- Weitere Indurationen an den Händen führen zu einer straff gespannten, kaum mehr abhebbaren Haut sowie zu einer dermatogenen Streckhemmung in den Fingergelenken. Außerdem Verschmälerung der Fingerendglieder („Madonnenfinger") und sklerosierte Nagelhäutchen mit punktuellen Blutungen und rattenbissartigen Fingerkuppennekrosen sowie Akroosteolysen, die jedoch auch bei anderen Erkrankungen anzutreffen sind (z. B. Erfrierungen, Psoriasis vulgaris, Dermatomyositis, Hyperparathyreoidismus, Neuropathien).
- Das Gesicht wirkt maskenhaft, wie erstarrt, die Nase spitz zulaufend, Bündelung radiär verlaufender Fältchen um den Mund („Tabakbeutel") mit dermatogen bedingter Einschränkung der Mundöffnung.

> Nahezu bei allen Patienten mit systemischer Sklerose kann im Vorfeld der Erkrankung ein Raynaud-Syndrom eruiert werden, wobei Jahre dazwischen liegen können (Anamnese!).
>
> Fibrosierungen innerer Organe führen zu einer deutlichen Erhöhung der Mortalität.

Am häufigsten betroffen:
- Ösophagus (gastroösophagealer Reflux, Dysphagie, Sodbrennen)
- Magen (Meteorismus) und Darm (Motilitäts- und Resorptionsstörungen, Koliken, Durchfälle, Obstipation).
- Interstitielle Lungenfibrose (Ruhe- und Belastungsdyspnoe, trockener Husten, pulmonal-arterielle Hypertonie). Erschwerend sind zusätzliche Myokardfibrosen.
- Fibrotische Veränderungen an Gefäßen und Glomeruli der Niere führen zu einer rasch progredienten Niereninsuffizienz mit konsekutiver sekundärer maligner Hypertonie. ACE-Hemmer haben mittlerweile die renalen Komplikationen, die noch vor Jahren die häufigste Todesursache der systemischen Sklerose darstellten, deutlich zurückgedrängt.

Diagnosesicherung: Nachweis spezifischer antinukleärer Antikörper.

Idiopathische Myositiden

Hauptvertreter dieser Gruppierung: **Dermatomyositis** (DM) und **Polymyositis** (PM). Eher seltene Erkrankungen, Ätiologie noch weitgehend unbekannt, wobei jedoch eine Autoimmunpathogenese angenommen wird. Hauptmanifestation zwischen dem 5. und 6. Lebensjahrzehnt.

- Meist schleichender, langsam fortschreitender Krankheitsprozess mit ausgeprägtem allgemeinen Krankheitsgefühl, Fieber und Gewichtsverlust.
- Symmetrische, proximal betonte Schmerzen und Schwäche der Muskulatur, insbesondere beim Aufstehen aus dem Sitzen und Hochkommen aus der Hocke, beim Treppensteigen und Überkopfarbeiten, rasches Ermüden nach längerem Gehen.
- Eine Herzmuskelbeteiligung, Dysphagien und interstitielle Lungenerkrankungen werden beobachtet, stehen aber klinisch nicht im Vordergrund.
- Arthralgien und leichte Gelenkschwellungen in Finger-, Hand- und Kniegelenken sowie Tenosynovialitiden sind meist den muskulären Beschwerden vorgeschaltet. Im Gegensatz zur RA sind sie jedoch nur gering ausgeprägt und von kurzer Dauer.

Röntgenologisch nur selten arthritische Direktzeichen.

Bei der **Dermatomyositis** treten juckende Exantheme auf, z. T. plaqueartig, mit Ödem und blassrötlicher bis lilaartiger Verfärbung. Die Erytheme zeigen sich im Gesicht sowie an Hals, Rumpf und Extremitäten und können mit Pigmentstörungen oder fleckförmigen Atrophien einhergehen. Vorwiegend Patienten mit **Polymyositis** klagen häufig über eine Raynaud-Symptomatik.

Erhöhte Muskelenzyme sowie der Nachweis myositisspezifischer bzw. -assoziierter Antikörper grenzen die Erkrankung näher ein. Muskelsonografie, MRT und Positronenemissionstomografie (PET) liefern weitere Informationen zur Ortung und zum Ausmaß der involvierten Muskulatur, zum Aktivitätsstadium und zur Verlaufskontrolle.

Diagnosesicherung:
- Bei der Polymyositis durch Muskelbiopsie
- Bei der Dermatomyositis durch Hautbiopsie

Sjögren-Syndrom

Als chronisch entzündliche Autoimmunerkrankung definiert über Mundtrockenheit (Xerostomie) und Augentrockenheit (Xerophthalmie) als Ausdruck einer verminderten Funktion der exokrinen Speichel- und Tränendrüsen. Als sekundär bezeichnet, wenn sie als Folge lang andauernder anderer Autoimmunerkrankungen, meist einer RA, auftritt. Überlappungen mit dem SLE sind möglich.

Mischkollagenosen

Die als **Mixed Connective Tissue Disease** (MCTD) oder auch als Sharp-Syndrom bezeichnete Erkrankung verbindet Symptome mit SLE, Sklerodermie und Dermato- oder Polymyositis. Polyarthritiden sind überwiegend an den MCP- und PIP-Gelenken der Hände und Füße anzutreffen. In über der Hälfte der Fälle sind bildgebend erosive Veränderungen nachzuweisen. Sehr häufig gleichzeitiges Auftreten einer Raynaud- oder Sicca-Symptomatik.

Organveränderungen:
- Lunge (Pleuritis, fibrosierende Alveolitis, pulmonal-arterielle Hypertonie)
- Herz (meist selbstlimitierende Perikarditis)
- Gastrointestinaltrakt (Motilitätsstörungen)
- Niere (Intimaverdickungen in den renalen Gefäßen)
- Nervensystem (u. a. Trigeminusneuralgien)
- Häufig: Lympho- und Leukozytopenien

Diagnosesicherung: hochtitrige spezifische Antikörper gegen nukleäres Ribonucleoprotein.

Antiphospholipidsyndrom (APS)

Beim APS liegt eine erhöhte Thromboseneigung vor bei serologischem Nachweis erhöhter Anti-Phospholipid-Antikörper. In der sekundären Form ist es mit einem SLE verknüpft.

Vaskulitiden

Großgefäßvaskulitis

Polymyalgia rheumatica (PMR) Entzündliche Systemerkrankung, häufig, meist höheres Lebensalter betroffen. Plötzliche symmetrische Schmerzen im Schulter- und Beckengürtelbereich mit über 45 Minuten anhaltender Morgensteifigkeit. Bilateraler Oberarmdruckschmerz. Gelegentlich Arthritiden in Hüft- und Kniegelenken sowie Schulter- und Handgelenken. Bursitis subdeltoidea, Tenosynovialitis der Bizepssehne. Bursitis trochanterica. Im Akutstadium allgemeines Krankheitsgefühl mit Kopfschmerzen und Depression, Kauschmerzen und gelegentliche Visusstörungen. Sehr gutes und sehr schnelles Ansprechen auf Glukokortikoide.

Riesenzellarteriitis (RZA, Horton-Syndrom) (Large Vessel Giant Cell Arteriitis, LV-GCA) Symmetrischer Schläfenkopfschmerz, Druckschmerzen und fehlender Puls A. temporalis. Betroffen sind jedoch auch andere größere Gefäße und der Aortenbogen. Visusminderung (thrombembolische Gefäßverschlüsse). Zahlreiche Überschneidungen mit der Polymyalgia rheumatica, Wahl der diagnostischen Instrumentarien daher weitgehend entsprechend.

- Labor: deutliche Erhöhung von BSG und CRP bei gleichzeitiger Thrombozytose; Rheumafaktor und ANA negativ
- Doppler-Sonografie: durch einen erfahrenen Untersucher der Biopsie weitgehend gleichzustellen
- Zusätzliche Untersuchungen: PET/MRT differenzialdiagnostisch wertvoll

Differenzialdiagnosen:

- RA → Befall vor allem kleiner Gelenke an Händen und Füßen
- Myopathien → keine Erhöhung der Entzündungsparameter
- Polymyositis → Muskelenzyme erhöht, pathologisches Elektromyogramm, Hautmanifestationen, in der Biopsie Myositis
- Tumoren → kein promptes Ansprechen auf Glukokortikoide

Vaskulitiden mittelgroßer Gefäße

Panarteriitis nodosa (systemische Form) Die Panarteriitis ist eine vaskuläre Systemerkrankung in Form einer nekrotisierenden Arteriitis der mittleren und kleinen Arterien, meist im mittleren Altersbereich. Führt in den betroffenen Organen zu Perforationen mit Blutung oder Gefäßverschlüssen mit Ischämie. Beginn geprägt von meist sehr heftigen Allgemeinerscheinungen mit Fieber, Appetitlosigkeit, Gewichtsverlust, Purpura und Arthralgien.

Bevorzugt betroffen:

- Haut (hämorrhagische Nekrosen, Purpura, Livedo reticularis)
- Gelenke (wandernde Arthralgien)
- Myalgien (wechselnde Lokalisationen)
- Urogenitalsystem (Hodenschmerz)
- Herz (pektanginöse Beschwerden, Herzinsuffizienz)
- Niere (Hypertonie, Kreatininanstieg)
- Abdominalorgane (Erbrechen, Koliken, Blutungen)
- Periphere Nerven (Sensibilitätsstörungen, Parästhesien, Paresen)

Lungen werden typischerweise nicht betroffen!

Labor: systemische Entzündungsreaktionen, bezüglich der Grunderkrankung unspezifisch.

Diagnosesicherung:

- Angiografie z. B. der Leber oder der Nieren
- Bioptisch gewonnener Histologiebefund

Vaskulitiden kleiner Gefäße

Granulomatose mit Polyangiitis (Wegener-Granulomatose) Seltene systemische Vaskulitis, betrifft gehäuft Männer im mittleren Alter. Zählt zu den ANCA-assoziierten (antineutrophile zytoplasmatische Antikörper) Entzündungen der kleinen Gefäße.

Typische Frühzeichen:

- Nekrotisierende granulomatöse Vaskulitis im Nasen-Rachen-Raum mit blutig eitriger Rhinitis
- Otitiden mit Hörstörungen
- Rezidivierende Sinusitiden
- Ulzeröse Stomatitiden

Nicht selten Beteiligung der Augen und des peripheren Nervensystems (Taubheitsgefühl, Parästhesien). Erhebliche **Störung des Allgemeinbefindens** mit Fieber, Gewichtsverlust, Arthralgien und Myalgien, selten jedoch Arthritiden. An der Haut bzw. den Schleimhäuten Manifestationen einer Purpura und Ulzerationen. Die **weitere Entwicklung** wird geprägt von einer alveolären Hämorrhagie der Lunge (Thoraxschmerz, Luftnot, Hämoptyse) und einer nekrotisierenden Glomerulonephritis.

Röntgenaufnahmen des Thorax: Abbildung der alveolären Hämorrhagien.

Die Präsenz von Antikörpern gegen zytoplasmatische Bestandteile neutrophiler Granulozyten und Monozyten definieren die ANCA-assoziierten Vaskulitiden.

Letztgültige **Diagnosesicherung** einer Vaskulitis: histologischer Biopsiebefund aus einem makroskopisch betroffenen Gewebe.

Vaskulitiden variabler Gefäßgrößen

Behçet Krankheit Die Erkrankung basiert auf einer systemischen Vaskulitis infolge eines angeborenen Immundefekts. In Mitteleuropa selten, in der Türkei oder Japan jedoch häufiger anzutreffen.

Gekennzeichnet durch:

- Rezidivierende schmerzhafte genitale und orale Ulzerationen
- Beidseitige Uveitis
- Über Monate anhaltende Arthralgien und Arthritiden meist größerer Gelenke an den unteren Extremitäten, asymmetrisch und nicht deformierend

Zusammenfassung

Mitentscheidend für die Prognose einer lokalen oder systemischen entzündlichen rheumatischen Erkrankung ist die Erfassung zum frühestmöglichen Zeitpunkt. Entsprechenden Verdachtsmomenten dafür ist in aller Entschiedenheit nachzugehen. Jede Verzögerung einer effizienten, umfassenden und konsequenten Therapie ist unentschuldbar.

WEITERFÜHRENDE LITERATUR

Bartl R. Klinische Osteologie. Stuttgart: Thieme, 2014.

Böhni U, Lauper M, Locher H. Manuelle Medizin 1. Stuttgart: Thieme, 2015.

Dihlmann WWM, Stäbler A. Gelenke – Wirbelverbindungen. 4. Aufl. Stuttgart: Thieme, 2010.
Dihlmann W. Röntgendiagnostik der Sakroiliakalgelenke und ihrer nahen Umgebung. Stuttgart: Thieme, 1978.
Frisch H. Programmierte Untersuchung des Bewegungsapparates. Chirotherapie und Osteopathie im Vergleich. 9. Aufl. Heidelberg: Springer, 2009.
Gschwend N. Die operative Behandlung der chronischen Polyarthritis. Stuttgart: Thieme 1977. Hartl PW. Ankylosierende Spondylitis. München: Banaschewski, 1982.
Hettenkofer HJ, Schneider M, Braun J. Rheumatologie. Stuttgart: Thieme 2015.
Mattle H, Mumenthaler M. Kurzlehrbuch Neurologie. Stuttgart: Thieme, 2015.
Miehle W et al. Rheumatologie in Praxis und Klinik. Stuttgart: Thieme, 2000 .
Mohr W. Gelenkkrankheiten. Stuttgart: Thieme, 1984.
Zeidler H, Michel B. Differenzialdiagnose rheumatischer Erkrankungen. 4. Aufl. Heidelberg: Springer, 2009.

KAPITEL

68 Osteopathische Behandlung systemisch-entzündlicher Gelenk- und Wirbelsäulenerkrankungen

Karl Donner

Systemische Gelenk- und Wirbelsäulenerkrankungen sind geprägt von einem polytopen Schmerzbild und lokalen sowie überregionalen Funktionsstörungen, die den Alltag und das subjektive Befinden des Patienten beeinträchtigen. Der Verlauf wird durch die Progression struktureller Zerstörungen bestimmt und gestaltet sich oftmals in Schüben mit erhöhter Entzündungsaktivität.

Ihrem systemischen Charakter entsprechend sind neben dem Bewegungssystem weitere Organsysteme wie Schleimhäute und Haut, Augen, innere Organe sowie zentrales und peripheres Nervensystem involviert. Weite Bereiche einer differenzierenden Ätiopathogenese sind z. T. noch nicht ausreichend geklärt.

Primäre Aufgabe ist es zunächst, mit einer detaillierten, strukturierten Anamnese und einer subtilen, umfassenden Untersuchung eine weitestgehend sichere Zuordnung des bestehenden Beschwerdebilds **zum frühestmöglichen Zeitpunkt** treffen zu können (➤ Kap. 67.2). Bei entsprechenden Verdachtsmomenten ist eine ergänzende Laboruntersuchung differenzialdiagnostisch oder zur Erfassung der Entzündungsaktivität unerlässlich (➤ Kap. 67.3.1), ebenso eine geeignete Bildgebung zur qualitativen und quantitativen Bestimmung der Destruktion eines entzündlichen Prozesses (➤ Kap. 67.3.2).

Vorrangiges Ziel muss es sein, mit Hilfe einer optimierten, effizienten und konsequent verabfolgten **medikamentösen Basistherapie** den pathophysiologischen Entzündungsprozess im Sinne der Ätiopathogenese einzudämmen, um konsekutive Strukturzerstörungen an Knorpel, Knochen, Bändern und Sehnen bzw. in anderen Organsystemen zu begrenzen und Gelenkfunktionen oder segmentale Wirbelsäulenbewegungen aufrechtzuerhalten. Dabei sollen vor allem auch invalidisierende Instabilitäten und funktionslimitierende Einsteifungen, insbesondere in ungünstigen Positionen, weitgehend vermieden werden.

Die Basistherapeutika sollten idealerweise bereits unmittelbar nach Diagnosestellung eingesetzt werden. Für die rheumatoide Arthritis sind dies die sog. DMARD (Disease Modifying Antirheumatic Drugs), klassisch synthetisch oder biologisch, und Glukokortikoide. Für die seronegativen Spondarthritiden empfehlen sich nichtsteroidale Antirheumatika und als Biologika die TNFα-Antagonisten. Sämtliche bisher vorliegenden Studien haben eindeutig den Zusammenhang zwischen dem Ausmaß der Strukturschäden und dem Beginn der Ersttherapie nachgewiesen.

Als Protagonisten der systemisch-entzündlichen Gelenk- und Wirbelsäulenerkrankungen sollen als pars pro toto die **rheumatoide Arthritis** (RA) und die **Spondylitis ankylosans** (AS) vor allem in der Entwicklung ihrer Funktionspathologien im Zusammenhang mit den später darzustellenden entsprechenden therapeutischen Ansätzen vorgestellt werden.

68.1 Rheumatoide Arthritis (RA)

Bei der RA handelt es sich um eine überwiegend chronisch und progredient verlaufende entzündliche Systemerkrankung der Gelenke, Sehnen, Sehnenscheiden und Bursen mit fakultativem Miteinbezug von inneren Organen. Als Auslöser werden Störungen in der immunologischen Verarbeitung von antigenwirksamen Substanzen aus Viren, Bakterien oder körpereigenem Kollagen angenommen. Eine genetische Prädisposition wird vermutet.

Die Immunkomplexe phagozytierende Makrophagen und B-Lymphozyten setzen dabei Entzündungsmediatoren frei, die gemeinsam mit O_2-Radikalen, Kollagenasen und aktivierten Fibroblasten maßgeblich für die intraartikulären Zerstörungen von Knorpel und Knochen verantwortlich sind. Der sog. Pannus, von den Rezessus der Gelenkkapsel ausgehendes Granulationsgewebe der Synovialis, schiebt sich dabei mit enormer destruktiver Potenz über den Knorpel und nach Durchbrechen der Kortikalis in den subchondralen Markraum. Dieser Prozess lässt sich in den einzelnen Stadien sehr gut im Röntgen bzw. im MRT nachvollziehen.

Die der Erkrankung meist vorausgehenden **Prodromi** und subfebrilen Temperaturen sind mit allgemeinem Krankheitsgefühl, generalisierten Muskelschmerzen, erhöhter Sudomotorik an den Handflächen und nächtlichem Schwitzen relativ untypisch. Die Therapie ist symptombezogen.

- **Erstes Stadium:** Eine zunehmende Morgensteifigkeit von über 30 Minuten und wechselnde Gelenkschwellungen mit Druckschmerz über den Gelenkspalten leiten fließend über in das erste Stadium der RA, das sich mit einem charakteristischen symmetrischen Befall der Metakarpophalangealgelenke (MCP-Gelenke) und proximalen Interphalangealgelenke (PIP-Gelenke) beider Hände demaskiert. Auffällig ist die Abnahme der groben Kraft in beiden Händen. Nicht selten ist ein Befall der MCP-Gelenke beider Füße und der Kiefergelenke zu beobachten. In diesem Stadium findet gelegentlich noch eine Spontanremission statt.
- **Zweites Stadium:** Eine zunehmende Einschränkung der Gelenkbeweglichkeit durch progrediente Proliferation des Pannusgewebes und ein vermehrtes Auftreten von Entzündungen in den Sehnen, den Sehnenscheiden und Bursae, z. B. an der Schulter, dem Ellenbogengelenk und dem Kniegelenk (Baker-Zyste), dominieren dieses Stadium. Es drohen Sehnenrupturen, insbesondere der Fingerstrecker im ulnaren Handgelenkbereich. Muskelatrophien werden transparent, was sehr deutlich bei der Intrinsic-Muskulatur an der Hand mit intermetakarpalen Eindellungen am Handrücken zu sehen ist.
- **Drittes Stadium:** Die fortschreitenden Zerstörungen der Knorpel-, Knochen- und Bandstrukturen bestimmen das dritte Stadium. Typische Gelenkdeformierungen, wie Radialkollaps des Handgelenks mit volarer Luxation und Bajonettstellung, Ulnardeviation der Finger, Verschmelzung der Handwurzelknochen zum Os carpale, Instabilitäten der Ellenbogen- und Schultergelenke, Achsfehlstellungen an den Knie- und Sprunggelenken usw. prägen das klinische Bild.
  Der Kapsel-Band-Apparat des jeweiligen Gelenks hat seine Stabilitäts- und Führungsqualitäten verloren, die muskulären Ungleichgewichte und Koordinationsstörungen leiten zusätzlich in die Invalidität. Atlantoaxiale Instabilitäten können zur vitalen Bedrohung werden.
- **Viertes Stadium:** Nach dem teilweise dramatischen Wüten der Entzündung im dritten Stadium kann im vierten Stadium der inflammatorische Prozess zum Erliegen kommen und in eine sekundäre Arthrose einmünden, bei der weitere Destruktionen – allerdings im Rahmen der vorliegenden Fehlstellungen und Instabilitäten diesmal nach statischen und kinematischen Gesetzen – zu erwarten sind. Mit fibrösen und knöchernen Ankylosen ist zu rechnen.

Bereits in frühen Stadien sind neben einer viszeralen Beteiligung (Lunge, Herz, Milz) auch in anderen Organsystemen (Haut, Augen, Gefäße, Nervensystem) Veränderungen zu erwarten, jeweils mit Dauer und Intensität der Entzündung ansteigend. Atrophien der Haut mit Laxizität und vermehrter Verschieblichkeit bei gleichzeitig verminderter Elastizität werden meist an den Extremitäten evident, an denen ein größeres Gelenk betroffen ist. Insbesondere bei gleichzeitig zu beobachtender Vaskulitis, Ulzerationen und Ekchymosen, wie sie bei längerer Medikation mit Kortikoiden anzutreffen sind, ist bei manueller Therapie größte Vorsicht geboten.

Rheumaknoten – meist anzutreffen im gelenknahen Subkutangewebe mechanisch exponierter Regionen, gelegentlich auch in inneren Organen (Lunge) – sind schmerzlos und gut verschieblich, allerdings oft Zeichen eines schweren Verlaufs und einer Viszeralbeteiligung. Sie werden in der Regel nicht in therapeutische Maßnahmen miteinbezogen, außer bei mechanischen Irritationen, z. B. im streckseitigen Unterarm bei Verwendung von Unterarmstützkrücken.

68.2 Spondylitis ankylosans (AS)

Spondylarthritiden repräsentieren eine Gruppe chronisch-entzündlich rheumatischer Erkrankungen, die charakteristischerweise zu Destruktionen und Ankylosen an den Sakroiliakalgelenken (SIG) und der Wirbelsäule sowie zu Enthesopathien führt. Häufig sind auch unsymmetrisch größere Gelenke sowie die Augen in Form einer Iridiozyklitis betroffen. Der Prototyp dieser Erkrankung ist die Spondylitis ankylosans (Bechterew-Strümpell-Marie-Krankheit).

Die Erkrankung beginnt nahezu regelhaft mit einer beidseitigen Sakroiliitis, gefolgt von Einsteifungsprozessen im Bereich der Brustwirbelsäule (BWS).

- **Frühstadium:** Die Erkrankung kündigt sich neben nächtlichem schmerzbedingtem Erwachen mit einer über 30 Minuten anhaltenden Morgensteifigkeit und alternierenden tiefsitzenden Kreuz- und Gesäßschmerzen an. Außerdem lässt sich eine Einschränkung der Rotationsfähigkeit der BWS mit einer relativen Starre des Thorax nachweisen.
  Eine gewisse Kurzatmigkeit signalisiert die beginnende knöcherne und ligamentäre Einsteifung, Hüft-, Knie- und Fersenschmerzen lassen einen entzündlichen Charakter erkennen.
- **Intermediärstadium:** Durch zunehmende knöcherne Einsteifung einzelner Wirbelsäulenabschnitte und zunehmender Ankylose der SIG durch Abflachung der Lendenlordose, zunehmender Kyphosierung der BWS bei gleichzeitiger Limitierung der Rotationsfähigkeit sowie Protraktion und Reklination des Kopfes, ebenfalls mit Einschränkung der Halswirbelsäulenrotation, wird das typische Haltungs- und Bewegungsmuster des AS-Patienten transparent.

> Erklärtes Ziel muss es jedoch sein, schon lange vor Erreichen dieses Erscheinungsbilds die zutreffende Diagnose zu stellen!

- **Spätstadium:** Eine weitgehende Versteifung der gesamten Wirbelsäule prägt dieses Stadium. Lediglich in den Kopfgelenken besteht noch eine vermehrte Restbeweglichkeit. Progressive Koxitiden können das Gangbild und damit den gesamten Bewegungsradius des Patienten erheblich limitieren. Eine generalisierte Osteoporose der Wirbelkörper nimmt mit zunehmender Immobilisierung zu.
- **Endstadium:** Das Erreichen variiert zwischen 5 und 30 Jahren. Bei erfolgloser Basistherapie kann eine vollständige Einsteifung der Wirbelsäule und Sakroiliakalgelenke mit fakultativer Zerstörung oder Ankylose vorwiegend von Hüft- und Kniegelenken und ausgeprägten muskulären Kontrakturen im Bereich des Beckens und der unteren Extremitäten resultieren. Oft stehen nun Komplikationen innerer Organe (Colitis ulcerosa, Nierenamyloidose, Kardiopathien usw.) im Fokus der weiteren Therapie.

Um die Wirkungsweise einzelner Therapieformen besser einordnen zu können, werden die einzelnen Wege der Schmerzverarbeitung kurz skizziert.

68.3 Wege der Schmerzverarbeitung

Die meisten Nozizeptoren, bestehend aus C- und Aδ-Fasern, konvergieren u. a. in **WDR-Neuronen** (Wide Dynamic Range Neurons) des Hinterhorns im Rückenmark, die nicht nur Nozizeptoren, sondern auch Propriozeptoren unterschiedlicher Reizstärken zusammenführen und deren Aktivität von einer summatorischen Reizverarbeitung abhängt. Sie führen nozizeptive Afferenzen aus der Haut und den tiefsomatischen Strukturen (Faszien, Gelenkkapseln der peripheren und Wirbelsäulengelenke, Skelettmuskulatur, Ligamente, Periost und den inneren Organen). Diese WDR-Neuronen bilden in ihrer Vernetzung den **Hinterhornkomplex,** dem die Aufgabe zufällt, den Zustrom an nozizeptiven Afferenzen zu filtern und zu bündeln (➤ Abb. 68.1).

Auf segmentaler Ebene wird das Ergebnis an das Vorderhorn des Rückenmarks als Zentrum der motorischen Efferenz mit Änderungen des Gleichgewichts der Muskelfunktionssteuerung (mit einer möglichen reflektorischen Aktivierung von α- und γ-Motoneuronen im **motorischen Vorderhornkomplex**) weitergeleitet. Multiple axonale Synapsen sind dem Seitenhorn, der Kernsäule der **sympathischen Efferenz** mit entsprechenden vegetativen Reaktionen, zugeschaltet.

Über die Tractus spinothalamici wird die Information in die **zentrale Steuerungsebene** weitergeleitet mit direkten axonalen Kollateralverbindungen

- zur Medulla oblongata (Steuerung von Atmung und Kreislauf, übergeordnete Tonusregelung der Muskulatur) und der Forma-

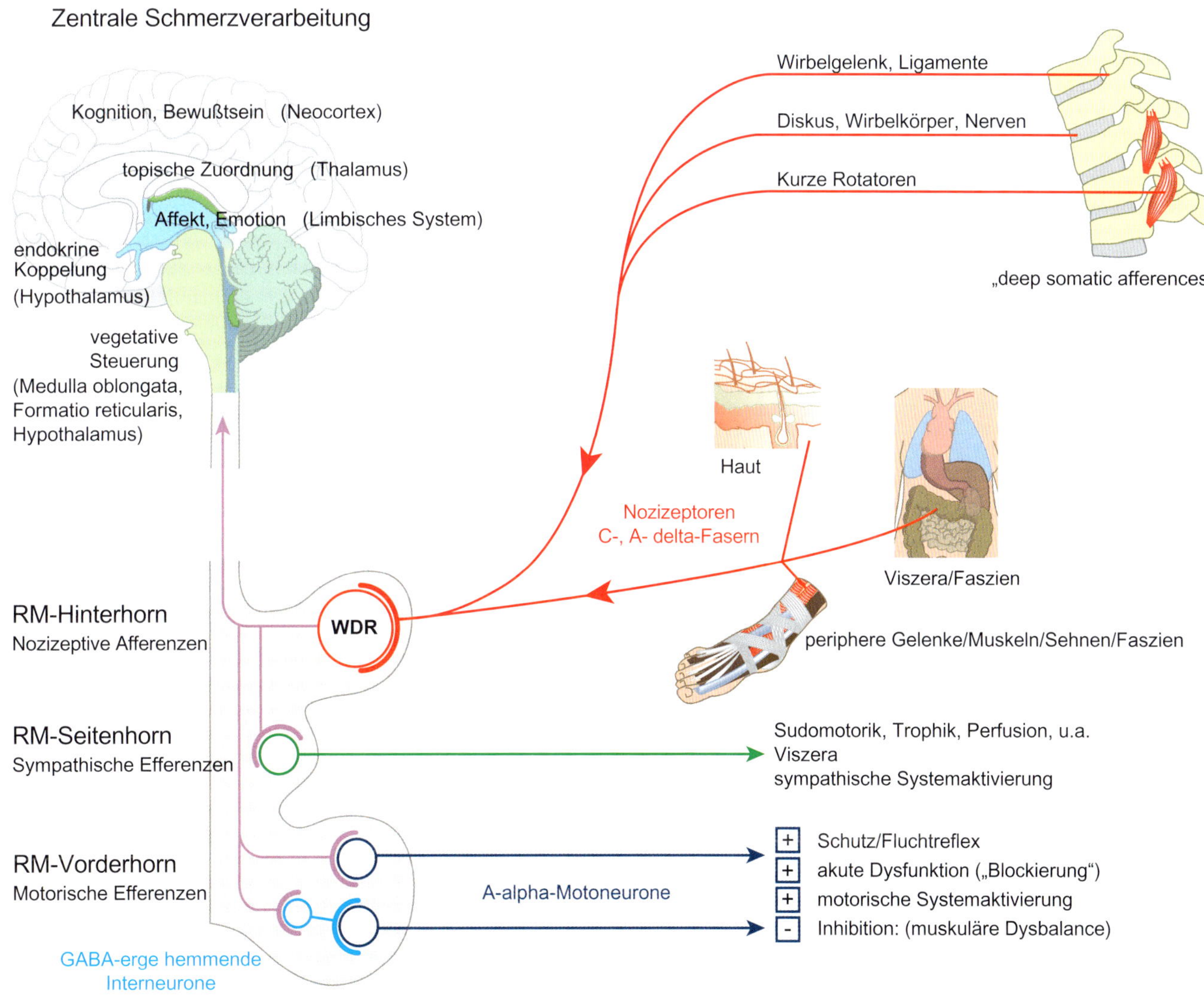

Abb. 68.1 Dysfunktion des Segments mit C-/Aδ-Noziafferenz. [L138]

tio reticularis des Hirnstamms (vegetative Zentren zur Homöostase und Stützmotorik),
- zum Thalamus, der die nozizeptiven (somatischen) Afferenzen mit dem Großhirn verschaltet,
- zum Großhirn mit Großhirnrinde und dem limbischem System.

Das Großhirn nimmt den Input wahr, lokalisiert, differenziert und wertet ihn, während das limbische System das affektive und emotionale Erleben beisteuert. Hervorzuheben ist dabei die Dominanz des limbischen Systems über den Hypothalamus mit seinen integrativen Funktionen auf das somatische und vegetative Nervensystem sowie das gesamte hormonelle System. Dies unterstreicht u. a. seine Bedeutung bei der Aufrechterhaltung konstanter Regelgrößen.

Bei Einwirkung von Noxen auf die Nervenendigungen von **Nozizeptoren** führt ein breites Spektrum biochemischer Vorgänge zur Freisetzung von Calcitonin Gene-Related Peptide (CGRP), Substanz P und andere, die eine Vasodilatation und Plasmaextravasation auslösen. Es kommt zu den typischen Erscheinungen der Entzündung mit Überwärmung, Rötung und Schwellung. Eine Absenkung der Reizschwelle lässt diese Sensibilisierung als Schmerz empfinden. Zur Reduktion der Gewebereaktion empfehlen sich Maßnahmen zur Entzündungshemmung, Verbesserung der Gewebetrophik, Entstauung usw. aus der breiten Palette der physikalischen Medizin.

Eine überschwellige Erhöhung des afferenten Nozizeptoreneinstroms in das Hinterhorn führt über eine neurogene Entzündung zu einer **peripheren Sensibilisierung** mit Erhöhung der Sensitivität der Nozizeptorendigungen. Eine lokale Hyperalgesie ist die Folge. Eine entsprechende Koppelung mit dem Seitenhorn über axonale Kollateralen der WDR-Neurone initiiert eine **sympathische Systemaktivierung** mit Zeichen der Dysästhesie, Trophödem oder Hyperhidrosis und bei Organbeteiligung Schmerzen in den Head-Zonen.

68

Über die konsekutive reflektorische Aktivierung des Hinterhornkomplexes kommt es zu einer **motorischen Systemaktivierung** mit Veränderung des Tonus, der muskulären Balance und der inter- und intramuskulären Koordination. Jede Schmerzafferenz führt also zu einer Störung der Motorik. Dabei können die unterschiedlichsten nozizeptiven Afferenzen in eine motorische Systemaktivierung einmünden.

Für eine effiziente Therapie zur Reduzierung des nozizeptiven Inputs und Inhibition rezeptiver Felder ist es daher unverzichtbar, die einzelnen Schmerzgeneratoren subtil zu differenzieren und sie hinsichtlich ihrer strukturellen oder funktionellen Wertigkeit abzugrenzen.

Die Sensibilisierung nozizeptiver Afferenzen kann im Rahmen der Neuroplastizität zu einer Veränderung der zentralen Informationsverarbeitung führen, die als **zentrale Sensibilisierung** bezeichnet wird. Gekennzeichnet ist sie durch **Hyperalgesie** (gesteigerte Schmerzempfindlichkeit auf einen schmerzhaften Reiz), **Allodynie** (Schmerzauslösung durch einen Reiz, der normalerweise keinen Schmerz verursacht), Spontanschmerzen und Vergrößerung bzw. Entwicklung neuer rezeptiver Felder mit eventueller Öffnung bislang stummer Nozizeptoren. Die Prozesse sind reversibel, wenn bereits der quantitative Gesamteinstrom der nozizeptiven Afferenzen reduziert wird. Insbesondere aus dem **Sympathikusbereich** stammende Afferenzen nehmen einen großen Einfluss auf die Entstehung und Perpetuierung einer zentralen Sensibilisierung.

Möglichkeiten eines direkten **osteopathischen Zugriffs auf das sympathische Nervensystem** bieten Behandlungsansätze an den inneren Organen, an der Wirbelsäule C8–L2, den Kostotransversalgelenken und anderen – ein Aspekt, der vor allem bei den Spondarthritiden besondere Beachtung verdient. Fortgeleitete Schmerzen, deren subjektiv lokalisierte Wahrnehmung nicht der Lokalisation der nozizeptiv aktiven Körperstruktur entspricht, weisen ebenfalls auf zentrale Sensibilisierungsvorgänge hin. Dies sind vor allem der übertragene Schmerz (referred pain), oftmals mit Triggerpunkten assoziiert, die Head-Zonen mit Konvergenz viszeraler nozizeptiver Afferenzen und die pseudoradikulären Schmerzen.

Umso bedeutsamer erscheint es, bei der Wertigkeit des limbischen Systems neben der Wahrnehmung der Intensität, Dauer und Ausdehnung des Schmerzes auch Ängste, Depressionen sowie psychosoziale Aspekte in die Therapieplanung dauerhaft zu integrieren.

Generell führen **Chronifizierungsprozesse,** wie dies bei systemischen Entzündungen regelhaft ist, über neuroplastische Veränderungen sowohl peripher als auch zentral zu neuronalen Veränderungen, die eine ganz neue Qualität des Schmerzempfindens mit eigenen Gesetzmäßigkeiten kreieren. Länger andauernde nozizeptiv aktive Prozesse sind also nicht nur als quantitative Größe zu betrachten. Unabhängig von der vorliegenden Strukturläsion oder dem Aktivitätszustand der Erkrankung lassen sich interindividuell große Unterschiede feststellen. Die ablaufenden Prozesse sind dynamisch, variabel und vor allem therapeutisch zugänglich.

Durch einen nozizeptiven Einstrom in den Hinterhornkomplex wird eine Reaktion ausgelöst, die auf spinaler Ebene versucht, Schäden zu verhüten oder zu beseitigen und der Nozizeption antagonistisch entgegenstehende Hemmmechanismen auf zentraler, spinaler oder peripherer Ebene in Gang zu setzen. Für die Schmerzintensität und das Schmerzerlebnis mitprägend sind die schmerzmodulierenden spinalen und zentralen **schmerzinhibitorischen Systeme.** Zentral sind sie vor allem zu finden
- in den kortikalen Rindenfeldern (Schmerzwahrnehmung),
- im limbischen System (emotionale Schmerzverarbeitung),
- im Stammhirnbereich (vegetative Schmerzverarbeitung).

Zentral und auf der Ebene des Metamers sind insbesondere **drei wichtige inhibitorische Systeme** zu erwähnen:
- GABA-erges System
- Opioderges System
- Deszendierendes, serotoninerges und adrenalinerges System

Aβ-Fasern leiten vorwiegend **propriozeptive Afferenzen** aus der Haut, Unterhaut und dem tiefsomatischen Gewebe (periphere Gelenke und Wirbelgelenke, Muskulatur, ligamentäre Strukturen, Faszien) zusammen mit den Nozizeptoren in die Konvergenzneurone des Hinterhorns und sind imstande, durch entsprechende Stimulierung sowohl direkt als auch indirekt nach zentraler Schmerzverarbeitung über Aktivierung inhibitorischer **GABA-erger** Interneurone die Aktivität der Nozizeptoren zu hemmen. Damit wird der Nozizeptionsstrom peripher deutlich gedämpft und eine sympathische Aktivierung im Seitenhorn sowie eine motorische Aktivierung im Vorderhorn reduziert.

Durch die Präsenz der Propriozeptoren in nahezu allen Körperstrukturen bietet sich damit eine breite Palette an therapeutischen Optionen, z. B. über die Haut, Faszien, Muskulatur, Gelenke, Nerven, Gleitschichten der inneren Organe usw. Aktive Bewegung als therapeutisches Prinzip kann also auch für entzündliche Erkrankungen postuliert werden.

Opioderge inhibitorische Systeme werden durch metamere Reizung von Aδ-Fasern angestoßen – mit Dämpfung präsynaptisch und der Exzitation der WDR-Neurone. Eine zentrale Stimulation erfolgt im periaquäduktalen Grau und in den Raphekernen, was insbesondere für die Akupunktur mit Expression endogener Opioide belegt ist.

Das durch **deszendierende** neuronale Bahnen aus dem Mittel- und Stammhirn beeinflusste **serotoninerge** und **adrenalinerge** System ist spezifisch auf nozizeptive Reizverarbeitung ausgerichtet und besitzt für vitale Lebensstrategien eine große Bedeutung.

Grundsätzlich sollte eine Dekonditionierung der körpereigenen schmerzhemmenden Systeme durch physische, aber auch psychische Stressbelastung vermieden werden, wozu auch ausreichender und erholsamer Schlaf gehört.

68.4 Möglichkeiten einzelner Therapieansätze

68.4.1 Gelenk und Segment

Aktive und passive Gelenkbewegungen sprechen die Aβ- und Aδ-Propriozeptoren der Gelenkkapsel an und wirken nozizeptiv deafferenzierend. Die Nutrition des Gelenkknorpels ist elementar von der Bewegung des Gelenks selbst abhängig.

Mobilisation bei rheumatoider Arthritis

Ziel einer jeden Behandlung muss es sein, nozizeptive Afferenzen zu reduzieren, Funktionsstörungen – soweit es möglich ist – zu minimieren und aus der Kenntnis der physiologischen funktionellen Anatomie eines Gelenks heraus zukünftig zu erwartenden Defiziten vorzubeugen. Gerade in den ersten beiden Stadien der Erkrankung der RA sollte der Versuch, die aktive und passive Beweglichkeit aller Gelenke zu erhalten, allgemeine oder lokale Verspannungen der Muskulatur zu lösen und eine Gleichgewichtung der Muskulatur zu erreichen in den Vordergrund gestellt werden.

Traktionen und Translationen wirken

- bis zur Stufe 2 aus der aktuellen Ruhestellung heraus durch Anspannen der Gelenkkapsel schmerzlindernd,
- in der Stufe 3 aus der Behandlungsstellung durch Dehnung der Gelenkkapsel bewegungsverbessernd.

Repetitive Anwendungen von Mobilisationen (1-Hz-Behandlung) sollen möglicherweise über eine gleichzeitige Stimulation der Aδ-Fasern eine länger andauernde Hemmung des WDR-Neurons zur Folge haben (long-term depression). Gleichzeitig ist eine antiödematöse Wirkung zu beobachten. Eine Vorbehandlung der Gelenke mit Eis bzw. milder Wärme können die Effekte weiter prolongieren.

Spätestens nach den ersten Anzeichen einer Gelenkinstabilität und knöcherner Erosionen in der Bildgebung, insbesondere wenn sie mit einer klinisch und serologisch hohen Entzündungsaktivität einhergehen, sollte eine Verbesserung der Gelenkbeweglichkeit nur noch mit Traktion und translatorisch erfolgen, in keinem Fall mehr angulär – und auch dann nur noch in Richtung einer zu erreichenden Stabilität.

Das zu erreichende Bewegungsausmaß ist dabei vor allem an den notwendigen Aktivitäten des Alltags (z. B. Essen, Trinken, An- und Auskleiden, Körperhygiene usw.) auszurichten. Die Erhaltung einer diesbezüglichen aktiven Beweglichkeit hat Priorität. An den Gewicht tragenden Gelenken soll der angestrebte Bewegungsumfang neben einer möglichst physiologischen Gangabwicklung vor allem auch einen stabilisatorischen Vorteil erwarten lassen.

Sämtliche Bewegungen sind langsam und unter Beachtung der mechanischen Gesetzmäßigkeiten der Konkav/Konvex-Gleitrichtungen durchzuführen.

RED FLAG

Von Manipulationen im Sinne mobilisierender Techniken mit Impuls an entzündlichen oder destruktiv veränderten Gelenken ist absolut Abstand zu nehmen.

Gelenkmobilisationen mithilfe postisometrischer Relaxation bzw. reziproker Hemmung sind vor allem bei muskulär bedingten Bewegungseinschränkungen wirksam. Sehr positiv können diese Techniken bei Patienten für Eigenmobilisationsbehandlungen an der Wirbelsäule verwendet werden, evtl. kombiniert mit Augenfazilitation und Atmung (z. B. HWS-Mobilisation nach Gayman mit Blick- und Atemfazilitation bei RA oder Extensions- und Rotationsmobilisation am Thorax bei AS-Patienten).

An den **Handgelenken und Händen** treten im Rahmen z. T. voluminöser hochaggressiver Synovialitiden Destruktionen der Knochen, insbesondere aber auch des stabilisierenden Bandapparats auf, die zu charakteristischen Instabilitäten führen:

- Subluxation der distalen Ulna gegenüber dem Radius nach dorsal (Caput-ulnae-Syndrom)
- Subluxation des proximalen Carpus nach ulnar und palmar mit Rotation nach radial
- Subluxation der Finger in den MCP-Gelenken nach ulnar und palmar
- Subluxation der Finger in den PIP-Gelenken nach palmar

- Schwanenhalsdeformität (Überstreckung PIP-Gelenk, Beugekontraktur distales Interphalangealgelenk [DIP-Gelenk])
- Knopflochdeformität (Beugekontraktur PIP-Gelenk, Überstreckung DIP-Gelenk)
- 90/90-Deformität Daumen (palmare Luxation MCP I, Überstreckung Interphalangealgelenk)

An den Handgelenken ist die Subluxations- und Luxationsrichtung durch die Abschrägung des Radius nach ulnar und palmar vorgegeben. An den Fingern werden sie bei entsprechendem Substanz- und Stabilitätsverlust durch die pathologisch einwirkende Zugrichtung der einzelnen Sehnen mit bestimmt. In diesem Stadium, meist III und IV, muss der Patient mit Finger- und Handgelenkorthesen versorgt werden, die auch nachts getragen werden sollten. Adjuvant können **schmerzentlastende Traktionen und BLT-Techniken** (Balanced Ligamentous Tension) zum Einsatz kommen, verbunden mit modellierenden Behandlungen der Hohlhandbögen um den stabilisierenden III. Mittelhandstrahl, bei den Füßen um den II. Mittelfußstrahl.

RED FLAG

Der Einschmelzungsprozess entzündlich destruktiv veränderter Handwurzelknochen zum Os carpale darf aus Gründen der positiv zu erwartenden Stabilität nicht durch gegenseitiges translatorisches Bewegen gestört werden!

Eine **Immobilisierung** soll, wenn dies nur immer möglich ist, zeitlich limitiert werden und einer systemischen Schubaktivierung vorbehalten bleiben. Dabei sind für die Lagerung wichtige funktionsorientierte Gesichtspunkte zu beachten, um Gelenkkontrakturen mit Verkürzung von Bändern und Muskulatur zu vermeiden (zum einen funktionell durch Tonuserhöhung, z. T. schmerzinduziert durch aktivierte Triggerpunkte, zum anderen bei länger andauernder Immobilisation) (➤ Tab. 68.1).

Ein **Befall der Kiefergelenke** äußert sich in einer schmerzhaften Artikulosynovialitis mit eventuellen Substanzdefekten des Mandibulaköpfchens, Schläfenkopfschmerzen, Bewegungslimitierungen und muskulärer Dyskoordination beim Sprechen und Kauen. Für die Ernährung und auch für Intubationsnarkosen bei eventuell notwendigen operativen Eingriffen ist eine ausreichende Mundöffnung, aber auch Stabilisierung des Kiefergelenks mit Koordination der Kaumuskulatur erforderlich. Zur Schmerzreduktion und Mobilisation empfehlen sich Traktionen und Translationstechniken aus der manuellen Medizin, insbesondere **mit beidseitiger Detonisierung des M. pterygoideus lateralis** als Starter der Mundöffnung.

Tab. 68.1 Lagerungsempfehlungen

Gelenk	Positionierung
	Grundposition: Rückenlage, nur mit flachem Kopfkissen
Schultergelenke	• in etwa 40° Abduktion und 20° Anteversion • Kissen zwischen Thorax und Oberarm sowie unter schultergelenknahem Oberarm und Unterarm • Rotationsmittelstellung
Ellenbogengelenk	in etwa 70–90° Flexion
Handgelenke	• in Neutral-Null-Stellung mit Opposition des Daumens in Grifffunktionsstellung der Finger • Interposition eines festen kleinen Balles oder eines zusammengerollten Tuches
Hüftgelenke	• in Streckstellung mit 10–15° Abduktion • evtl. zwischengelagertes Kissen
Kniegelenke	in Streckstellung
Sprunggelenk	• in Neutral-Null-Stellung • Spitzfußprophylaxe

Mobilisation bei Spondylitis ankylosans

Auch in dieser Gruppe ist es eines der vorrangigsten Ziele, die aktive und passive Beweglichkeit zu erhalten bzw. zu verbessern, Einsteifungen möglichst lange hinauszuzögern und progressive Limitierungen in eine funktionell günstige Stellung zu manövrieren.

Insbesondere **segmentale Mobilisationen der BWS in Extension,** des thorakolumbalen Übergangs in Rotation und der HWS in Flexion in **Kombination mit myofaszialen Techniken** und unter pointierter Miteinbeziehung des Lig. longitudinale anterius der Wirbelsäule sind dabei die Techniken der Wahl. Da die Kopfgelenke im Gegensatz zur RA weitestgehend frei bleiben, soll das Potenzial der Rotation von ca. 45°, also insgesamt die Hälfte der Rotationsfähigkeit der gesamten HWS einschließlich des zervikothorakalen Übergangs, voll ausgeschöpft werden. Im weiteren Verlauf der Erkrankung müssen Beugekontrakturen der Hüft- und Kniegelenke, zu denen die Patienten im Zuge der Kompensation neigen, sowie in den Hüftgelenken Einschränkungen der Extension und Innenrotation vermieden werden.

68.4.2 Muskulatur

Sowohl bezüglich der Schmerzreduktion als auch der Bewegungsverbesserung, Koordination und Stabilisierung eines Gelenks oder Wirbelsäulensegments, nimmt die Therapie der **Muskulatur** einen breiten Raum ein. Sie reduziert das Afferenzvolumen aus dem Golgi-Apparat der Sehnenansätze und der intramuskulären Sehnenspindeln, reguliert segmental und zentral das reflektorische Tonusverhalten sowie die Koordination, verbessert die faszialen Gleitschichten, die Blutzufuhr sowie den venösen und lymphatischen Abfluss. Zu beachten sind dabei

- ein muskulärer Hypertonus,
- abgeschwächte Muskelgruppen,
- muskuläre Dysbalancen und
- koordinative Störungen.

Eine generelle muskuläre Spannungserhöhung ist bei motorischer Systemaktivierung im Sinne von Schutzreflexen mit Tonussteigerung der Flexion und konsekutiver Inhibition der Extension, bei schmerzhaften Triggerpunkten und intraartikulären Gelenkergüssen zu beobachten. Verwiesen werden soll in diesem Zusammenhang auch nochmals auf die Bedeutung des limbischen Systems in ihrer zentralen Bedeutung für die Tonusregelung der Muskulatur. Dem längeren Bestehen eines reversiblen reflektorischen Hypertonus folgt nicht selten eine strukturelle Verkürzung mit Rückbau der Sarkomere. Für die Therapie ist es daher erforderlich, zwischen **hy-**

pertoner Muskulatur (Detonisierung) und **struktureller Verkürzung (Dehnung)** zu differenzieren.

Durch den nahezu regelhaften Verlauf der AS ergeben sich in den einzelnen Wirbelsäulenabschnitten und im Beckenbereich charakteristische muskuläre Verkürzungsmuster. Nach entsprechender Detonisierung oder Dehnung ist eine Kräftigung der korrespondierend abgeschwächten Muskelgruppen anzuschließen (z. B. Gluteal- und Bauchmuskulatur, Rückenstrecker im BWS- und LWS-Bereich, Schulterblattfixatoren, prävertebrale Halsmuskulatur usw.).

Längsdehnung bei schmerzhaften oder strukturell veränderten Gelenken sowohl bei RA als auch bei AS ist oft nur mangelhaft durchführbar, sodass sich insbesondere die **Querdehnung** der Muskulatur empfiehlt.

Neben reflektorischen Abhängigkeiten führt auch eine längere Inaktivität zur Abschwächung und struktureller Atrophie. Perpetuiert werden muskuläre Ungleichgewichte zum einen durch einen schmerzbedingten Circulus vitiosus aus reflektorischer muskulärer Verkürzung und konsekutiver Nozizeption aus der veränderten Gelenkstellung mit weiterer Muskelverkürzung oder zum anderen aufgrund struktureller Substanzveränderung im Gelenk mit insuffizienten Stabilisatoren.

Muskuläre **Dysbalancen** und Störungen der inter- und intramuskulären **Koordination** führen zu einem Kontrollverlust der Willkürbewegungen, gefolgt von Versuchen einer Kompensation in pathologischen Mustern. Dies wiederum hat erhebliche praktische Auswirkungen auf myofasziale Funktionsketten der oberen und unteren Extremitäten bei **RA,** bei der **AS** für die zentrale Kette sowie des Beckens und der unteren Extremitäten mit Hüft-, Knie- und Sprunggelenken.

Insbesondere bei der RA ist neben einer funktionell ausreichenden Mobilisierung eines Gelenks oder Wirbelsäulensegments eine den jeweiligen strukturellen Defiziten adäquate muskuläre Stabilisierung mit koordinativer Integration in die gesamte Extremität und in das allgemeine Bewegungsmuster unerlässlich.

Zusammen mit der jeweils aktuellen Kenntnis entzündungsbedingter struktureller Substanzverluste und Einsteifungen ist die Beachtung eventueller funktioneller Fehlentwicklungen entscheidend für die weitere Gebrauchsfähigkeit einer Extremität bzw. der Möglichkeit einer zukünftigen Gesamtmobilität. Mangelhafte oder fehlerhafte Therapieansätze können über Art, Ausmaß und zeitliches Eintreten einer Invalidität entscheidenden Einfluss haben.

Vor einer effizienten Behandlung der Muskulatur bzw. Tonusnormalisierung muss eine **Behandlung myofaszialer Triggerpunkte** erfolgen, um eine reflektorische Inhibition zu vermeiden. Auch Ergüsse und großvolumige intraartikuläre Fibrineinlagerungen wirken hemmend auf eine physiologische Muskelpropiozeption.

Triggerpunkte repräsentieren Störungen im myofaszialen Gewebe und können neben reproduzierbaren Schmerzen und definierten Ausbreitungsgebieten, insbesondere bei entsprechender Stimulation, zu muskulärer Schwäche und Koordinationsstörungen führen. Ein regionaler muskulärer Hypertonus führt zu Bewegungseinschränkungen und zu trophischen Gewebestörungen mit vegetativer Begleitsymptomatik. Hypertone Muskelstränge begünstigen Insertionstendopathien, lokale Gewebehypoxien die Entwicklung von Störungen myofaszialer Gleitschichten.

Bei der Behandlung myofaszialer Triggerpunkte sollte immer versucht werden, das **auslösende Metamer** mit der entsprechend involvierten Struktur zu eruieren, um durch eine mögliche falsche Zuordnung den Entwicklungen von Rezidiven Vorschub zu leisten.

Die Behandlung von myofaszialen Triggerpunkten wirft bei entzündlichen rheumatischen Behandlungen, insbesondere bei RA-Patienten, gewisse Probleme auf. Gerade bei chronischen Entzündungen mit hohen Anteilen an kontraktem Bindegewebe ist die Wirkung des „spray and stretch“ deutlich reduziert, eine manuelle Beeinflussung insbesondere bei zentraler Sensibilisierung gelegentlich sehr schmerzhaft und beim Dry-Needling-Verfahren mit eventueller Verletzung von Gefäßen und Nerven nicht ganz unproblematisch. Das gilt insbesondere auch für Behandlungen im Thoraxbereich (sich langsam entwickelnder Pneumothorax) und bei Patienten mit Blutbildveränderungen hinsichtlich einer möglichen verzögerten verlängerten Gerinnungsdauer.

Bewährt haben sich bei entsprechender Schmerztoleranz manuelle Kompressionen des Triggerpunkts mit wechselweisem Anspannen und Entspannen des Muskels, myofasziales Dehnen und Detonisierung des involvierten Muskelbündels.

Sehr effizient erweisen sich **Counter-Strain-Techniken** zur Behandlung von Tenderpunkten. Während sich bei der RA in den Stadien I und II kaum Probleme ergeben, kann sich die bestmögliche schmerzarme Einstellung durch Kontrakturen oder Instabilitäten von benachbarten Gelenken in den Stadien III und IV schwierig gestalten.

Eine Kombination von Gelenkmobilisation, Muskellängs- oder Querdehnungen sowie Einflussnahmen auf Haut, Unterhaut und Faszien mit gleichzeitiger hyperämisierender und entstauender Wirkung lassen sich oftmals mithilfe von sog. **Weichteiltechniken** erzielen. Sie sind gerade bei entzündlich systemischen Erkrankungen sehr zu empfehlen und bieten auch bei schweren Destruktionen noch vielfältige therapeutische Einsatzmöglichkeiten.

Ein Beispiel dafür bietet die **atlantoaxiale Instabilität,** die für die RA als typisch anzusehen ist, bei AS nur sehr selten und bei der Psoriasisarthropathie überhaupt nicht anzutreffen ist. Hier können Traktionen der Halswirbelsäule mit Längsdehnung sowie unilateraler und bilateraler Querdehnung der Halsmuskulatur, Detonisierung der Subokzipitalmuskulatur sowie der ventralen und dorsalen Faszienstrukturen wesentlich zur Reduzierung des nozizeptiven Afferenzvolumens beitragen. Therapeutisch sollten gleichzeitig eine entsprechende Diaphragmenbehandlung und Atlas-Release-Techniken zum Einsatz gebracht werden. Muskuläre Stabilisierungsprogramme des Kopfgelenkbereichs und der Halswirbelsäule sind anzuschließen. Mit ausgesprochenem subjektiven Gewinn für den Patienten lassen sich bei der atlantoaxialen Instabilität auch Techniken aus der kraniosakralen Therapie zur Anwendung bringen, sei es durch Sinus-venosus-Drainagen, Beeinflussung der Ventrikel oder eine Balancierung der intrakraniellen Membranen.

68.4.3 Therapiemethoden und ihre Differenzialindikation für rheumatische Erkrankungen

Myofasziale Techniken

Myofasziale Techniken nehmen im therapeutischen Spektrum einen breiten Raum ein. Wie kaum eine andere Therapieform betonen sie die Einheit aller Körpersysteme im Sinne der Tensegrity-Struktur und sichern die bestmögliche Funktion durch einen optimierten strukturellen Aufbau.

Das myofasziale Gewebe steht in wechselseitiger Beziehung zum parietalen, viszeralen und kraniosakralen Bereich und den damit verbundenen lymphatischen, vaskulären und neuronalen Strukturen, also den Elementen, die in den generalisierten Entzündungsvorgang mit eingebunden sind. In diesem Zusammenhang soll auch nochmals auf die wichtige Rolle des Bindegewebes als erste Barriere des Immunsystems hingewiesen werden. In ihrer Eigenmotilität von 8–12 Zyklen/Minute haben die Faszien auch wesentlichen Anteil an einem ungestörten Rückstrom von venösem Blut und Lymphe zum Herzen. Restriktionen können zu Stauungen und Durchblutungsstörungen führen, in Umkehrung kann eine Behandlung der Faszien antiödematös wirken.

Durch unterschiedlichen Druck lässt sich auch bestimmen, ob die oberflächliche Faszie mit ihrer Kapazitäten für Flüssigkeiten und Metabolite behandelt werden sollen oder mehr die Gleitschichten zu Muskeln oder **Viszera.**

Generelle, regionale und lokale Listening-Techniken führen zur Restriktion bzw. einem bewegungseingeschränkten Organ (➤ Kap. 23):

- Bei der RA vorwiegend Lunge, Herz, Leber und Niere
- Bei der AS Dickdarm und Urogenitalorgane

Die Behandlung von **Faszienketten an den unteren Extremitäten** verbessert die Kraftübertragung der einzelnen Gelenke und koordiniert bzw. harmonisiert den Bewegungsablauf. Dieser Aspekt ist auch bedeutsam bei Gelenkveränderungen und muskulären Ungleichgewichten an den unteren Extremitäten, bei der statischen und dynamischen Beeinflussung auf die Sakroiliakalgelenke, das Becken und die Wirbelsäule. Intraossäre Strains und spiraldynamische Aspekte sind dabei zu beachten.

RED FLAG

Bei der Anwendung myofaszialer Techniken in fortgeschrittenen Stadien der RA ist äußerste Vorsicht geboten, wenn die Haut deutliche trophische Veränderungen aufweist, bei Vaskulitis und insbesondere bei Ekchymosen auf dem Boden einer Langzeitkortikoidtherapie. Schon geringfügige Scherkräfte können zu Einrissen führen, die eine sehr schlechte Heilungstendenz aufweisen. Auch Pumping- und Recoil-Techniken im Bereich der Rippen sollten bei Verdacht auf Vorliegen einer Osteoporose nicht durchgeführt werden.

Zeigen Gelenke bereits Anzeichen einer beginnenden Instabilität oder sind sie im Röntgenbild aufgrund des Substanzverlusts knöcherner Strukturen zu erwarten, muss bei der Behandlung der einzelnen Extremitätenabschnitte darauf geachtet werden, dass das involvierte Gelenk nicht unkontrolliert abkippt.

Diaphragmen

Besondere Beachtung ist den Diaphragmen als transversale Pufferzonen der axial verlaufenden Fasziensysteme zu schenken. Eminente Bedeutung für eine optimierte und physiologische Atmung besitzt die Behandlung

- des respiratorischen Diaphragmas,
- des Thoracic Outlets,
- des Hyoids,
- des Mediastinums und
- der Lunge.

An vorderster Stelle ist dabei das **respiratorische Diaphragma** zu nennen. Es ist der stärkste Atemmuskel. Er ist eng mit dem Perikard verbunden und sorgt mit einer ständigen Bewegung der Bauchorgane für deren positive Stoffwechsellage. Eine physiologische Bewegung balanciert den Druck der Gefäße und drainiert das lymphatische System, insbesondere für entzündlich systemische Erkrankungen eminent bedeutsam. Unmittelbar benachbart ist das Ganglion coeliacum. In die periodische Atembewegung eingewobene parietale Verbindungen bestehen über das Lig. longitudinale anterius zum Anulus fibrosus der Bandscheiben und über die tiefe Halsfaszie bis hoch zu den Kopfgelenken. Das respiratorische Diaphragma steht im Zentrum der Vitalität. Zahlreiche Techniken zur Detonisierung und Äquilibrierung stehen zur Verfügung.

Aber auch die anderen Diaphragmen müssen integrativ in das Behandlungskonzept mit eingebunden werden, bei RA und AS insbesondere der zervikookzipitale Übergang und das Diaphragma pelvis.

Methoden nach Rollin Becker

Für die Therapie von entzündlich rheumatischen Erkrankungen, auch in fortgeschrittenen Stadien, haben sich die Behandlungstechniken nach Rollin Becker bewährt. Die Vorstellung dabei ist, über dynamische, sich verändernde Ruhepunkte einer ausgeglichenen Spannung der umgebenden Gewebe einen Punkt der Stille zu kreieren, über den es gelingt, die energetische Potenz der Gewebe zu nutzen und die selbstregulierenden Kräfte des Körpers zu stimulieren.

Die sequenziell für die obere und untere Körperhälfte entwickelten Techniken orientieren sich dabei in die axiale Mittellinie des Körpers, in der sich ausgehend von der embryonalen Entwicklung die stets präsenten Kräfte des Wachstums entfalten. Integrierend gelten Behandlungen in der sakrosternalen, okzipitosternalen und sakroabdominalen Achse.

Balanced Ligamentous Tension (BLT)

Gerade den polytopen und polyvalenten strukturellen und funktionellen Veränderungen bei entzündlich systemischen Erkrankungen mit erhöhter Schmerzempfindung und reduzierten Möglichkeiten von ausladenderen Bewegungsamplituden kommen BLT-Techniken sehr entgegen. Mit subtiler Einstellung und minimierter palpatorischer Belastung entfalten sie über neurophysiologische Mechanismen ein hohes Wirkungspotenzial.

Dabei wird versucht, in einem bestehenden Strain-Muster über ein regulierendes Fulcrum einen Zustand ausgeglichener Gewebespannung zu erreichen, die häufig zu einem Still Point führt. Das Prinzip basiert auf dem dynamischen Suchen nach einem Zustand einer ausgeglichenen Gewebespannung mit Fokus auf Muskulatur, Ligamente, Membranen, Gelenke und Knochen. Erreicht werden kann dies über Dekompression, direkte und indirekte exaggerierende Techniken oder gegenläufige Bewegungen. Unter der Behandlung lassen sich die wahrzunehmenden biomechanischen Kräfte von Muskeln, Bändern, intraossären Spannungen balancieren, an der Wirbelsäule auch hinsichtlich ihrer Zentrierung auf die funktionelle Mittellinie. Neben einer Schmerzreduktion wird gleichzeitig eine Verbesserung der lokalen Perfusion mit Ödemreduzierung induziert. Durch Verbesserung der Stoffwechsellage und der Funktion der einzelnen Strukturen optimiert sich auch die gesamte Funktionseinheit des Arthrons mit der involvierten Muskulatur, die Kompensationsfähigkeit der abhängigen Funktionskette wird erhöht.

Indirekte Methoden

Auch bei Gelenken und Wirbelsäulenabschnitten mit mäßigen strukturellen Defiziten und z. T. hohem Entzündungspotenzial lassen sich über biokybernetische Verfahren wie dem **Functional** ohne die Notwendigkeit einer biomechanisch analytischen Herangehensweise als **indirekte Technik** hinsichtlich einer nozizeptiven Deafferenzierung und Verbesserung der Beweglichkeit sehr positive Ergebnisse erzielen. Ohne eine Seitendifferenzierung wird bereits mit der Initialbewegung diagnostiziert und mit minimalen Bewegungen therapiert, was der Vulnerabilität des Gewebes sehr entgegenkommt. Das zentrale Feedback und die propriozeptive Information aus dem Segment sorgen für die Kontrolle der Bewegung. Differenzierte Screening- und Scanning-Untersuchungen können die anderen Globaluntersuchungen sinnvoll ergänzen.

Ein Release betrifft nicht nur Gelenk und Muskulatur, sondern neuroreflektorisch sämtliche Strukturen des Segments, einschließlich der Tonusregelung im Gamma-System. Afferente Impulse werden reguliert über die segmentale Einstellung ins Ease, auch immer kombiniert mit der Atmung. Durch die Entspannung nimmt das Gelenk die optimal zu erreichende Position ein, ggf. unterstützt durch einen myofaszialen Release. Das therapierte Segment orientiert sich bei der Behandlung jeweils in den Relationen zu den Nachbarsegmenten aus in Richtung einer Gesamtadaptation des Körpers.

Therapie der Nerven

Nicht selten sind bei RA **periphere Nervenkompressionssyndrome** zu beobachten, vor allem Nervenstränge aus dem Plexus brachialis beim Thoracic-Outlet-Syndrom, des N. medianus im Karpaltunnel und des N. ulnaris auf Höhe des Ellenbogengelenks (brennende Schmerzen im Ulnarisgebiet, verstärkt durch Beugestellung des Ellenbogens) sowie des N. tibialis posterior am Sprunggelenk.

Neben lokalen antiödematösen Maßnahmen und ggf. einer operativen Entfernung der Tenosynovialitiden können auch **Techniken am Nerv** selbst zum Einsatz kommen. Mithilfe einer alternierenden intraneuralen Traktionsspannung (Spannungszunahme und -abnahme innerhalb der neuromeningealen Strukturen) kann zum einen versucht werden, die viskoelastischen Eigenschaften der neuromeningealen Strukturen zu verbessern und Regenerationsprozesse anzustoßen, zum anderen durch fein dosierte Mobilisation des Nervs (beidseitige dosierte Traktionsspannung) die mechanische Sensitivität zu reduzieren und sein Gleitverhalten im umgebenden Interface zu verbessern.

Effizient und schonend gestalten sich Techniken, die zunächst am Sakrum angreifen, um dann in die gesamte Kraniosakraltherapie einschließlich Behandlungen der Dura mit einbezogen zu werden.

Kraniosakrale Therapie

Eine absolute Bereicherung im Spektrum der Behandlung entzündlich systemischer Erkrankungen stellt die kraniosakrale Therapie dar.

Die intrakraniellen Membranen repräsentieren in ihrer Spannung das gesamte Spektrum bindegewebiger Veränderungen im gesamten Körper, z. B. ossär, muskulär, faszial usw., die sich wiederum über BMT-Techniken **(Balanced Membraneous Tension)** beeinflussen lassen.

Die Fluktuation des Liquor cerebrospinalis ist der Motor für Flüssigkeitsbewegungen und -austausch im gesamten Körper. Durch Intervention auf den 4. Ventrikel mithilfe von Fluktuationstechniken eröffnen sich therapeutische Möglichkeiten einer direkten Beeinflussung von Vitalfunktionen über die unmittelbar angrenzenden relativ diffusen Kerngebiete des Hirnstamms im Bereich der Formatio reticularis (z. B. Inspiration und Exspiration, vasomotorische Kontrolle, vegetative Koordination der Nahrungsaufnahme, Schlaf-Wach-Rhythmus usw.) und der Modulation des muskulären Tonusverhaltens über interneurale Verbindungen zur Medulla oblongata.

Die kraniosakrale Therapie erschließt den Zugang zu anderen Teilen des Zentralnervensystems, einschließlich der Hirnnerven, zum kranialen und sakralen Parasympathikus, verbindet über die Dura das Kranium mit dem Sakrum und vermag die Vitalität des kraniosakralen Rhythmus zu steigern.

68.4.4 Übungstherapie

Unverzichtbar ist es, den Patienten immer wieder zu einer permanenten und intensiven eigenständigen Übungstherapie zu motivieren. Das Spektrum ist vielfältig: Mobilisation oder Stabilisation von Gelenken, Extremitäten oder Wirbelsäulenabschnitten, Entspannung, Dehnung oder Kräftigung von Muskelgruppen, Entstauungsübungen, Koordinations- und Gleichgewichtsübungen und andere.

> In jede vom Patienten durchzuführende Übungssequenz sollte immer eine Übung zur Optimierung der Atmung und zur komplexen myofaszialen Dehnung integriert werden.

Um eine entsprechende Compliance zu erreichen, ist die Anzahl der Übungen auf maximal fünf bis sechs zu begrenzen und idealerweise ein- bis zweimal täglich in einen festen Tagesablauf einzubetten. Die Übungen müssen dem Patienten detailliert instruiert und auf ihre korrekte Durchführung hin (insbesondere bei bestehenden Instabilitäten!) ständig kontrolliert werden.

Soweit möglich, ist auch ein gezieltes, überwachtes, individuell dosiertes und über einen längeren Zeitraum ausgelegtes **muskuläres Kraftausdauertraining** zu empfehlen, bei RA in den frühen Stadien der Erkrankung, bei AS kontinuierlich in sämtlichen Phasen. Die Ausschüttung körpereigener Opioide mit Reduzierung der peripheren und zentralen Sensibilisierung ist erwiesen, außerdem auch die Bildung von intramuskulären Blutgefäßen, Einfluss auf Motoneuronen und antientzündlichen Reaktionen über das Ko-Aktivatorprotein PGC-1α als zentraler Regulator in der Anpassung des Skelettmuskels.

Leitgedanken für die Behandlung entzündlich-rheumatischer Erkrankungen

- Vollständige Erfassung und Interpretation des Schmerzbildes und der Funktionsstörungen, lokal und in der Funktionskette.
- Die Therapie ist auf den gesamten Körper bezogen, umfassend (inkl. Medikamente, osteopathische und physikalische Therapie, Orthesen, Hilfsmittel usw.) und bedarf der ständigen kooperativen Zusammenarbeit des involvierten Teams (konservativer und operativer Orthopäde, Internist, Physiotherapeut, Ergotherapeut, Osteopath, Orthopädietechniker, Psychologe und andere).
- Sämtliche Therapieoptionen sind individuell auf die bestehenden Verflechtungen und Interaktionen der Funktionspathologien und Aktualität der schmerzauslösenden Strukturen mit Fokus auf die Schmerzlinderung und die bestmögliche Erhaltung der Eigenbeweglichkeit auszurichten.
- Jede Kontrollvorstellung erfordert jeweils
  - eine Überprüfung der bisherigen Entwicklung und der aktuellen Entzündungsaktivität
  - eine kurze Bestandsaufnahme des möglicherweise veränderten Funktionsstatus sowie der Quantität und Qualität des Schmerzes
  - eine Neuformulierung des aktuellen Behandlungsziels
  - eine Überprüfung der weiteren Behandlungsstrategie (funktionsorientiert) im Hinblick auf weitere mögliche und wahrscheinliche Veränderungen
  - eine Strukturierung jeweils aktuell formulierter therapeutischer Schwerpunkte.
- Förderung und Konkretisierung der Eigendynamik und des Eigenmanagements des Patienten.
- Der Patient ist mit seiner ganzen Persönlichkeit und seinem sozialen Umfeld in die Erkrankung miteinzubeziehen.

Zusammenfassung

Entzündlich systemische Erkrankungen sind geprägt von einer chronischen Entzündung mit schubweisem Verlauf, die im Rahmen z. T. schwerer struktureller Zerstörungen zu Instabilitäten oder Einsteifungen führt.

Anzustreben ist der frühestmögliche Einsatz effizienter Basismedikamente zur optimierten Reduktion der Entzündungsaktivität, um substanzielle Verluste an Knorpel, Knochen, Bändern und Sehnen zu minimieren und die jeweilige Gelenkfunktion aufrechtzuerhalten.

Diese Zielsetzung unterstützend steht eine Reihe osteopathischer Verfahren zur Verfügung, um

- den nozizeptiven Input zu reduzieren,
- motorische und sympathische Systemaktivierungen zu vermeiden,
- zentrale Sensibilisierungen zu verhindern,
- Chronifizierungsmechanismen abzubauen,
- Funktionspathologien zu reduzieren und
- den Gesamtorganismus in die Lage zu versetzen, inhärente Selbstheilungskräfte in optimierter Form rekrutieren zu können.

Die Kombination mit geeigneten Instrumenten aus der physikalischen Medizin (Lymphdrainagen, Elektrotherapie, Thermotherapie, Balneotherapie usw.) und Akupunktur kann dabei synergistisch wirken und Regelkreise modifizieren.

Die therapeutischen Empfehlungen basieren auf den Erkenntnissen der derzeitigen neurophysiologischen Grundlagenforschung und den bisher gewonnenen empirischen Erfahrungen. Es ist das Gebot der Stunde, nunmehr die Wirksamkeit osteopathischer Verfahren bei rheumatischen Erkrankungen mit wissenschaftlichen Studien zu untermauern.

WEITERFÜHRENDE LITERATUR

Böhni U, Lauper M, Locher H (Hrsg.). Manuelle Medizin 2. Diagnostische und therapeutische Techniken praktisch anwenden. Stuttgart: Thieme, 2012.

Butler DS. Mobilisation des Nervensystems. Berlin: Springer, 1995.

Drexel H et al. Physikalische Medizin. Stuttgart: Hippokrates, 1990.

Donner K. Physikalische Medizin. In: Gralow I et al. (Hrsg.). Schmerztherapie interdisziplinär. Stuttgart: Schattauer, 2002. S. 401–410.

Furrer R, Handschin C. Exercise and PGC-1Alpha in inflammation and chronic disease. Dtsch Z Sportmed. 2015; 66: 317–320.

Gallacchi G, Pilger B. Schmerzkompendium. Stuttgart: Thieme, 2005.

Gautschi R. Manuelle Triggerpunkt-Therapie. Stuttgart: Thieme, 2013.

Greenman PE. Lehrbuch der Osteopathischen Medizin. 3. Aufl. Stuttgart: Haug, 2005.

Gruber AAJ, Donhauser-Gruber U. Rheuma. Stuttgart: Thieme, 2013.

Locher H, Casser HR, Strohmeier M. Spezielle Schmerztherapie der Halte- und Bewegungsorgane. Stuttgart: Thieme, 2011.

Myers TW. Anatomy Trains. München: Urban & Fischer, 2010.

Neuhuber W. Anatomie des autonomen Nervensystems. In: Böhni U et al. (Hrsg.) Manuelle Medizin 1. Fehlfunktion und Schmerz am Bewegungsorgan verstehen und behandeln. Stuttgart: Thieme, 2012. S. 66–69.

Sandkühler J. Understanding LTP in pain pathways. Mol Pain. 2007; 3: 9.

Sandkühler J et al. Low frequency stimulation of afferent A delta-fibers induces long term depression at primary afferent synapses with substantia gelatinosa neurons in the rat. J Neurosci. 1997; 17: 6483–6491.

Schaible HG, Schmidt RF. Time course of mechanosensitivity changes in articular afferents during a developing experimental arthritis. J Neurophysiol. 1988; 60: 2180–2195.

68

Schünke M, Schulte E, Schumacher U. Prometheus Lernatlas der Anatomie. Stuttgart: Thieme, 2009.
Simons DG, Travell JG, Simons LS. Handbuch der Muskel-Triggerpunkte. 2. Aufl. München: Urban & Fischer, 2002.
Wolff HD. Neurophysiologische Aspekte des Bewegungssystems. Heidelberg: Springer, 1996.
Wolff HD. Manualmedizinische Diagnostik und Therapie. In: Miehle W et al. (Hrsg.) Rheumatologie in Praxis und Klinik. Stuttgart: Thieme, 2000. S. 246–252.
Zieglgänsberger W, Locher H, Böhni U. Die Begriffe der Schmerzanalyse. In: Böhni U, Lauper M, Locher H (Hrsg.) Manuelle Medizin 1. Fehlfunktion und Schmerz am Bewegungsorgan verstehen und behandeln. Stuttgart: Thieme, 2012. S. 100–183.
Zieglgänsberger W, Locher H, Böhni U. Rezeptive Felder und Neuroplastizität. In: Böhni U, Lauper M, Locher H (Hrsg.) Manuelle Medizin 1. Fehlfunktion und Schmerz am Bewegungsorgan verstehen und behandeln. Stuttgart: Thieme, 2012. S. 317–324.

KAPITEL

69 Sportverletzungen

Bernhard Leimbeck und Helmut Hager

69.1 Epidemiologie

Die Verletzungen, die sich im Sport ereignen, betreffen in den meisten Fällen Muskeln, Sehnen, den Kapsel-Band-Apparat und die Knochen. Bei einer plötzlichen Unterbrechung des dynamischen Bewegungsablaufs kommt es zu einem abrupten Abbremsen des Körpers oder der Extremitäten durch einen Gegner, ein Hindernis oder ein Sportgerät, oder es treten unkoordinierte Bewegungen auf mit der Folge eines Traumas, wie z. B. bei Überlastung oder Übermüdung.

In den meisten Fällen sind die **unteren Extremitäten** betroffen, seltener die Arme, die Wirbelsäule und der Kopf. Die häufigsten Verletzungen sind Distorsionen, Muskelrupturen, Kapselbandrupturen, Kontusionen, Schürf- und Platzwunden, Knochenbrüche, Hämatome und Gehirnerschütterungen.

Statistische Angaben über die Häufigkeit und Schwere der Sportverletzungen beziehen sich meist auf Erhebungen der großen Sportunfallversicherer, die überwiegend den Vereinssport abbilden. Die in ➤ Abb. 69.1 wiedergegebene Statistik für das Jahr 2013 entstammt der ARAG-Versicherung. Nach dieser Statistik entfallen etwa drei Viertel aller Sportunfälle im Vereinssport auf Männer und ein Viertel auf Frauen.

Die meisten der etwa 1,3 Millionen Sportverletzungen, die in Deutschland jährlich verzeichnet werden, entstehen beim Fußball, gefolgt von Skilauf, Handball, Leichtathletik (einschließlich Laufen), Turnen, Volleyball, Basketball, Tennis, Reiten und Schwimmen. Ein erhöhtes Verletzungsrisiko wird begünstigt durch das Nachlassen der Konzentration („die letzte Abfahrt beim Skilauf"), Ermüdung, falsche Technik, unzureichende Koordination, fehlende Aufwärmung, mangelnde Ausrüstung, ungünstige Umgebungsverhältnisse und fehlende Sicherheitsvorkehrungen.

Jede Sportart hat dabei entsprechend der Häufigkeit seine eigenen Verletzungsarten, die sog. **sportartspezifischen Verletzungen:** z. B. die vordere Kreuzbandruptur des Fußballers und Skifahrers, die Sprunggelenkdistorsion des Volleyballers, der Skidaumen und vieles mehr.

Von der Sportverletzung abzugrenzen ist der **Sportschaden.** Er ist definiert als der Aufbrauch des Gewebes durch immer wiederkehrende Über- oder Fehlbelastung von Knochen oder Gelenken. Während bei der Sportverletzung mit konsequenter Behandlung die Wiederherstellung der vollen Gebrauchsfähigkeit angestrebt wird, entstehen bei den Sportschäden irreversible Gewebeschäden, die nicht selten zur Aufgabe der Sportausübung führen. Zu nennen ist bei Erwachsenen vor allem der Knorpelverschleiß, der in Folge zur Gelenkarthrose führt. Bei Kindern und Jugendlichen hingegen stehen andere Strukturen im Mittelpunkt, wie etwa die Wirbelsäule und die Wachstumsfugen.

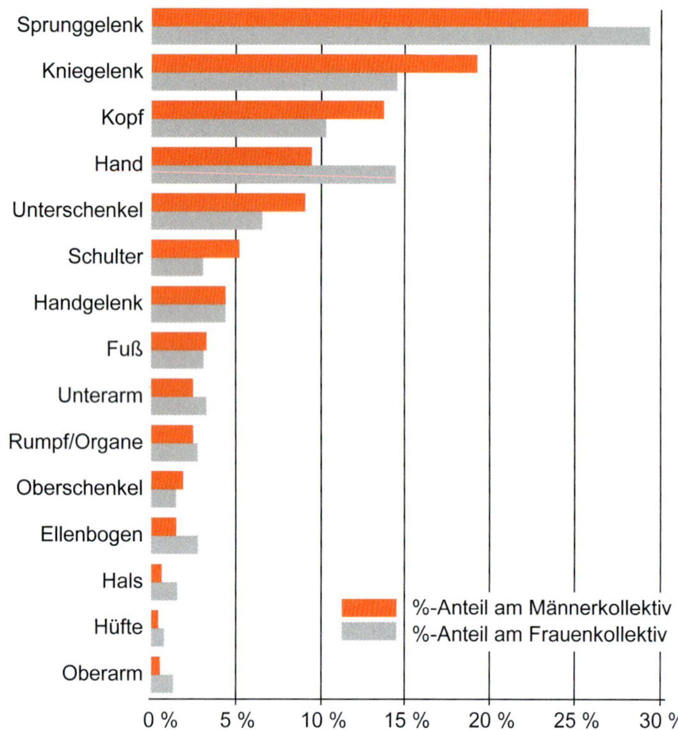

Abb. 69.1 Verletzungen nach Körperregionen bei Männern und Frauen (Stand 2013). P254/P255/L271]

69.2 Grundsätze der Bindegewebsverletzung und deren Therapie

Da eine Verletzung immer mit einer Beschädigung einer Gewebestruktur verknüpft ist und da es Ziel der therapeutischen Anstrengung ist, möglichst schnell und mit möglichst geringem Restschaden die Funktion der betroffenen Körperregion wiederherzustellen, ist es unabdingbar, sich über **Art und Ausmaß der Verletzung** im Klaren zu sein.

Dabei helfen die folgenden Punkte:

- Eine möglichst wirklichkeitsgetreue **Rekonstruktion des Verletzungsmechanismus,** um Art und Ausmaß der schädigenden Gewalteinwirkung abschätzen zu können.
- Eine **genaue klinische Untersuchung** mit Inspektion, Palpation und Funktionsprüfung der betroffenen Körperregion.
- Eine **Erfassung der Gesamtkonstitution** physischer und psychischer Natur des Betroffenen, um sich ein Bild von dessen Vitalitätszustand und dem daraus ergebenden Heilverhalten zu verschaffen.

69

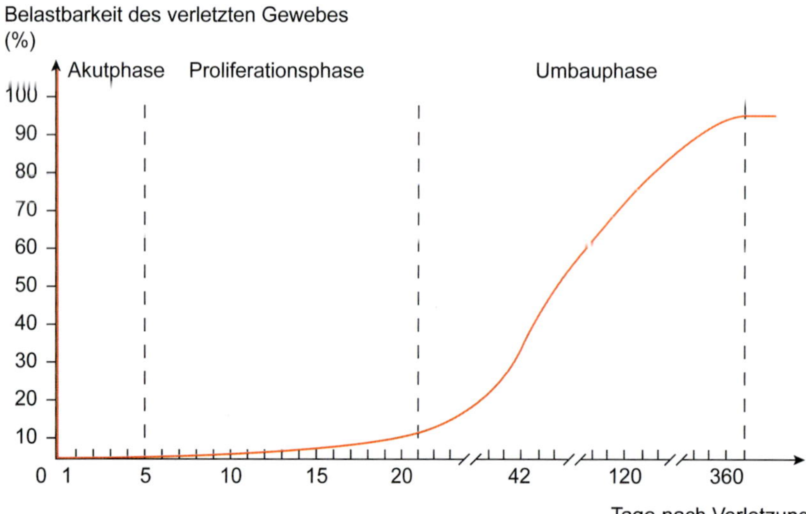

Abb. 69.2 Belastbarkeit des kollagenen Bindegewebes im Zeitverlauf der Heilung.

Bei schweren und unklaren Verletzungen helfen technische Hilfsmittel wie die Röntgenuntersuchung, Ultraschall, Magnetresonanztomografie (MRT) oder Computertomografie (CT). Sie verbessern die Genauigkeit der Diagnose und geben einen objektiven Ausgangswert für die Verlaufskontrolle im Heilungsprozess.

In **Abwägung der Heilungschancen,** den damit verbundenen Umständen für den Patienten und den in Kauf zu nehmenden Risiken ergibt sich die Entscheidung zur jeweiligen Therapie, sei sie konservativer oder operativer Art. Dabei ist die Kenntnis der Möglichkeiten und gesicherten Ergebnisse in der Traumatologie eine unabdingbare Voraussetzung, um dem Fortschritt der jeweiligen Disziplinen Rechnung zu tragen. So hat sich z. B. die konservative Behandlung von Kapselbandverletzungen am Sprunggelenk gegenüber der früheren operativen als vergleichbar erwiesen, umgekehrt sind viele Radiusbrüche heute operativ schneller und mit einem besseren Ergebnis therapierbar als mit geschlossener Reposition und Gipsbehandlung. Auch der Einsatz der extrakorporalen Stoßwelle bei verzögerter Bruchheilung, Knorpeltransplantation wie auch Meniskustransplantate bieten heutzutage Heilungschancen über die herkömmlichen hinaus.

Für alle Behandlungsverfahren gilt jedoch, dass die Heilung der verletzten Struktur den Gesetzmäßigkeiten der Natur unterliegt. Dabei unterscheidet man bei bindegewebigen Verletzungen jeder Art die folgenden Phasen:

- Akutphase
- Alarmphase – etwa 48 Stunden
- Entzündungs- oder Reizungsphase – zwischen dem 2.–5. Tag
  - vaskuläre Phase
  - zelluläre Phase
- Proliferationsphase – bis etwas zum 21. Tag
- Konsolidierungsphase – bis etwa zum 60. Tag
- Organisations- oder Umbauphase – Dauer bis zu einem Jahr (➤ Abb. 69.2)

RED FLAG

Gerade bei Weichteilverletzungen wird die notwendige Zeitdauer einer Restitutio ad integrum oder einer stabilen Vernarbung nicht selten unterschätzt und so ist die Reruptur von Muskel-oder Bandgewebe gerade im Leistungssport keine Seltenheit – oder die in Kauf genommene Instabilität von Gelenken führt langfristig zu vorzeitigem Verschleiß und Sportunfähigkeit.

Dabei hängt der Zeitrahmen verminderter Belastbarkeit sowohl vom Ausmaß der Verletzung als auch von der Natur des betroffenen Bindegewebes ab. Man kann bei einer unverschobenen oder mit einer Kompressionsosteosynthese versorgten Fraktur beim Erwachsenen von 6 Wochen Heilungsdauer ausgehen. Eine dislozierte Fraktur, eine ausgedehnte Kapselbandverletzung oder eine Muskelverletzung mit Durchtrennung von Faserbündeln und Faszien kann Monate beanspruchen. Bradythrophes Gewebe wie Knorpel bei Meniskus- oder Diskusverletzungen braucht zur Heilung deutlich länger als gut durchblutetes Gewebe wie Haut und Unterhaut. Durch histologische Untersuchungen wurde ein bindegewebiger Umbau etwa bei einer Kreuzbandplastik oder bei einem reinserierten knöchernen Ausriss des ischiokruralen Muskelsehnenursprungs am Sitzbeinhöcker und eine damit verbundene Minderbelastbarkeit bis hin zu einem Jahr nachgewiesen.

YELLOW FLAG

Der Balanceakt, eine ungestörte Gewebereparation nicht zu stören bzw. sie zu unterstützen und gleichzeitig möglichst viel der infrage gestellten Funktion zu erhalten, braucht zum einen im wahrsten Sinne Fingerspitzengefühl und Kreativität des Therapeuten in der Anwendung von Mobilisierungs-und Stabilisierungstechniken und zum anderen Wissen um die Gewebebelastbarkeit zu definierten Heilungszeitpunkten.

Dabei gilt es zunächst, Verklebungen, ausgelöst durch reflektorische Gewebeveränderungen und durch wasserlösliche Cross-Links des regenerierenden Bindegewebes zu verhindern und gleichzeitig das regenerierende Kollagenmaterial durch die Einleitung funktioneller Reize zu strukturieren und damit für zukünftige Beanspruchung möglichst gut herzurichten. Zur Anwendung kommen zunächst **Zirkulationsförderung und/oder Lymphdrainage** sowie schmerzfrei durchgeführte passive und aktive Bewegungen im Matrixbereich, also ohne Zugbelastung des Granulationsgewebes. Dann sollte in der Folge mit stadiengerechter Steigerung der belastenden Kräfte im kollagenen Zugbereich und dem Anfordern koordinativer Fähigkeiten die Funktionalität schrittweise wiederhergestellt werden. Hier helfen die Anwendung von Kälte, Wärme, Strom und Ultraschall sowie der geschickte Einsatz von Hilfsmitteln wie Unterarmgehstützen, Tapes, Orthesen oder speziellem Schuhwerk.

Zu bedenken ist vor allem in der Entzündungsphase die Absenkung sympathikotoner Überreaktionen mit indirekten Techniken an der Wirbelsäule und bedarfsgerechte Schmerzlinderung und Abschwellung. Sollte es durch unvermeidliche Immobilisierung etwa bei Knochenbrüchen zu bindegewebigen Verklebungen durch kollagene Crosslinks gekommen sein, sind zusätzliche Mobilisierungstechniken angezeigt, ebenso wie bei strukturierten Bewegungseinschränkungen in der Folge überschießender Entzündungsreaktionen wie etwa bei der Sudeck-Krankheit.

Die unterstützende Gabe von Mineralien und Vitaminen zur Wundheilung wird kontrovers diskutiert und ist nur in Ausnahmesituationen Erfolg versprechend. Die Heilung strebende Eigenart der Natur gibt in der Behandlung von Verletzungen das altbekannte Theorem vor: form makes function, function makes form!

69.3 Kontusionsverletzungen

Aufgrund ihrer Häufigkeit kommt dieser Verletzungsart im klinischen Alltag große Bedeutung zu und reicht von Bagatellschäden bis zu ausgedehnten Kompressionsschäden mit tiefgreifenden Strukturveränderungen.

69.3.1 Weichteile

Bei **Kontaktsportarten** wie Fußball, Handball, American Football, Eishockey, Boxen oder Kickboxen kommt es häufig bevorzugt an den unteren Gliedmaßen, aber auch am Rumpf und an den oberen

Gliedmaßen zur Einwirkung stumpfer Gewalt durch Fuß, Knie, Faust oder Ellenbogen des Gegners. Bei Stürzen gegen Absperrungen, Naturhindernisse oder das Sportgerät beim Rad- oder Skifahren, Geräteturnen, Reiten oder Surfen sind oft Schulter, Thorax oder Hüftregion betroffen. In der Folge kommt es durch eingerissene Gefäße zur Einblutung in Haut, Unterhaut und vor allem in die Muskulatur. Da ansonsten keine Durchtrennung von Bindegewebe stattfindet, steht die Blutung infolge des Gerinnungsvorgangs und des zunehmenden Gewebedrucks im Wundgebiet. Abhängig vom Ausmaß der Verletzung treten Schwellung, Ruhe- und/oder Belastungsschmerz und die der Hämatomausdehnung entsprechende Verfärbung der Haut auf.

Neben der klinischen Untersuchung hat sich in der Diagnosestellung vor allem die Ultraschalluntersuchung bewährt, gelegentlich ist eine Röntgenaufnahme zum Ausschluss einer knöchernen Verletzung notwendig.

Zunächst hilft Ruhe, Hochlagern der betroffenen Körperregion, Kälteauflage und milde Kompression, um die Blutstillung zu unterstützen. Zur Therapie der Entzündungsphase dienen Entlastung, Heparinkompressions- und Stützverbände sowie Antiphlogistika (NSAID, Enzyme) und bei Bedarf Analgetika. Im weiteren Verlauf erfolgen Bewegungstherapie im schmerzfreien Bereich und Wärme, Lymphdrainage und Ultraschalltherapie. Verbleibende Verklebungen etwa von Faszien sind durch entsprechende physiotherapeutische und osteopathische Weiterbehandlungen zu beheben, um die betroffene Bewegungskette nicht dauerhaft zu stören. Im Regelfall ist Alltagsbelastbarkeit nach einigen Tagen und Sportfähigkeit nach 1–2 Wochen wieder erreicht.

RED FLAG

Sehr viel länger dauern die Beschwerden bei Thoraxprellungen mit Rippenbeteiligung, aber auch bei ausgedehnten intramuskulären Hämatomen. Dabei kann der Gewebedruck, vor allem bei Unterschenkel- oder Unterarmverletzungen so groß werden, dass die Mikrozirkulation unterbrochen wird mit der drohenden Folge einer Gewebenekrose und/oder Nervenschädigung mit irreparablen Funktionsschäden (Kompartmentsyndrom). Hier ist eine notfallmäßige operative Eröffnung der Faszien dringlich. Im Muskel gelegene große Hämatome stellen ebenfalls eine Operationsindikation dar, wenn sie nicht durch eine Punktion abgesaugt werden können, da in Folge heterotope Ossifikationen mit entsprechender Funktionseinbuße des Muskels drohen.

69.3.2 Knochen und Gelenke

Oft in ihrer Wirkung unterschätzt werden **axial einwirkende Kräfte auf gestreckte Gelenke** bei Stürzen, direkt einwirkende Stoßbelastungen auf Gelenke oder Knochen durch Schläge bei Kontaktsportarten oder beim Aufprall auf Hindernisse. Klinische Untersuchung, Ultraschall und ggf. MRT sichern die Diagnose und ergeben die Ausdehnung der Verletzung.

Zum einen findet man bei zunächst kaum schmerzhaften Verletzungen des Knorpels eine nachfolgende Entzündungsreaktion und im Weiteren Knorpelerweichungen und ein Spongiasaödem des darunter liegenden Knochens.

YELLOW FLAG

Ohne die notwendige, oft wochenlange Entlastung des verletzten Gelenks bei gleichzeitiger angepasster Bewegungstherapie mit Extension und vorsichtiger Kompression im Wechsel sowie stoffwechselfördernden Anwendungen droht ein dauerhafter Strukturschaden bis hin zur Nekrose des Knorpel- und Knochengewebes (Osteochondrosis dissecans).

Zum anderen kann die Krafteinwirkung auf Knochen zu schmerzhaften Einblutungen und Verletzungen des Periosts oder bei Gelenken des Kapsel-Band-Apparats führen, die bei unsachgemäßer Behandlung in langwierige Entzündungen oder heterotope Ossifikationen münden können. Die Behandlung besteht in diesen Fällen zunächst in Kältetherapie, milder Kompression, Antiphlogistika und lokal abschwellenden Verbänden. Bewegungsübungen und Belastung im schmerzfreien Bereich sowie Lymphdrainage und durchblutungsfördernde Maßnahmen wie Ultraschall und feuchte Wärmepackung unterstützen den Tage bis mehrere Wochen dauernden Heilvorgang.

69.3.3 Schädelhirnverletzungen

Aus dem Boxsport ist schon lange bekannt, dass auf den Kopf einwirkende Schläge nicht nur den momentanen Knock-out, sondern als Folgeerscheinung oft mit langer Latenz extrapyramidale Bewegungsstörungen oder die „Boxerdemenz" bedeuten können.

Zunehmend wird anerkannt, dass auch Schädelprellungen beim Kopfballspiel oder Schädel-Schädel-Kontakt beim Fußball oder American Football oder Schädelaufprall auf dem Hallenboden bei Kontaktsportarten zu Hirnverletzungen führen können. Dabei wird zwischen **Kommotio, Kontusion und Kompression des Hirns** unterschieden. Als klinische Zeichen treten Benommenheit, visuelle Auffälligkeiten, Kopfschmerzen oder kognitive Ausfälle bis hin zur Bewusstlosigkeit auf. Manchmal verstärken sich die Symptome nach einer Latenz von Stunden wie etwa beim subduralen Hämatom.

YELLOW FLAG

Es ist wichtig, jeden Schädelhirnverletzten genau neurologisch zu untersuchen und mittels Röntgen und MRT Knochen- und Hirngewebeverletzungen und Einblutungen zu erfassen.

Eine gesicherte Überwachung und Bettruhe, wenn nötig abschwellende Medikamente und im Weiteren Belastungs- bzw. Sportkarenz von Tagen bis Wochen sind dringend geboten, und zwar bis zum gesicherten Nachweis des Rückgangs aller Ausfallerscheinungen, um Folgeschäden so klein wie möglich zu halten.

69.4 Distorsionsverletzungen

Intakte Kapselbandstrukturen gewährleisten im Verbund mit der beteiligten Muskulatur eine in der Evolution perfektionierte Arthrokinematik eines Gelenks. Äußerlich einwirkende Kraft oder Beschleunigungsvorgänge können ein Gelenk überdehnen, also die physiologische Längenbelastbarkeit von elastischem und/oder kollagenem Bindegewebe überfordern. Dabei finden sich innerhalb des Gewebes liegende Mikrorisse, ohne dass dabei die Kontinuität des Kapsel-Band-Apparats und damit die Stabilität des Gelenks verloren gehen.

Am häufigsten ist sicher die **untere Extremität** mit Sprunggelenk und Kniegelenk bei Sportarten wie Fußball, Tennis oder Leichtathletik, die **obere Extremität** mit Schultergelenk, Handgelenk oder Fingergelenken beim Handball, Volleyball, Surfen, Kiten oder Klettern betroffen. Nicht selten sind auch Distorsionsverletzungen der Halswirbelsäule (HWS) und Lendenwirbelsäule (LWS) bei Kampfsportarten, im Motorsport, beim Turnen oder Golf. Mit verbesserten Diagnosemöglichkeiten findet man aber auch Verletzungen des Hüftgelenks, etwa bei Kickboxern oder Sportgymnasten, oder Ellenbogenverletzungen im Handball oder Speerwerfen.

Klinisch imponieren Schmerz, Schwellung, eventuell Gelenkerguss und gestörte Funktion. Da die Dauer und Art der Behandlung hauptsächlich davon bestimmt wird, dass man eine sichere Abgrenzung zur instabilen Verletzung vornehmen kann, ist eine subtile klinische Stabilitätsprüfung und eine Funktionsuntersuchung mit Ultraschall notwendig. Ein MRT oder im Bereich der Wirbelsäule ein Funktions-MRT erhärten im Zweifel die Diagnose.

Die Akutbehandlung besteht in Kälteauflagen, Kompression und Entlastung des verletzen Gelenks, es folgen kurzfristige Schienenruhigstellung, Tapeverbandstabilisierung und Hochlagerung sowie eventuelle antiphlogistische Maßnahmen. Bei deutlichem Erguss sollte eine Gelenkpunktion zur Entlastung der Gelenkkapsel und zum Schutz der Knorpeloberflächen erfolgen.

Es folgen frühzeitige Mobilisierung und Reintegration des verletzten Gelenks unter Schutz der verletzten Gewebestrukturen mit Tape oder Orthese, begleitet von Komplexübungen zur Schulung der Propriozeption und angepasste Kraftanforderungen, um die beteiligte Muskulatur vor Atrophie zu bewahren. Der Behandlungsrahmen erstreckt sich zwischen 4 und 6 Wochen. Die Heildauer von Distorsionsverletzungen mit Angabe der unterschiedlichen Phasen ist in ➤ Tab. 69.1 angegeben.

YELLOW FLAG

Zu frühe Belastung nicht ausgeheilter Kapselbandstrukturen kann in eine Entzündungsreaktion oder durch erneute Verletzung in die Instabilität führen.

69.5 Rupturen

69.5.1 Kapselbandrupturen

Da wir es bei diesen Verletzungen mit einer **Strukturstörung** zu tun haben, die sich klinisch in einer vermehrten Aufklappbarkeit eines Gelenks zeigt, ist das Ziel die Wiederherstellung von Stabilität als Voraussetzung ungestörter Funktion. Dabei unterliegt die Heilung den Gesetzen der Bindegewebsphysiologie, unabhängig davon, ob ein konservativer oder operativer Behandlungsansatz gewählt wird. Allerdings ermöglicht eine anatomische Reposition und Fixierung oft einen umfassenderen Rehabilitationsansatz und sichert gerade bei Leistungssportlern ein gutes Ausheilungsergebnis, allerdings erkauft durch die Operations- und Narkoserisiken. Deshalb sind das Ausmaß der Verletzung, die Gesamtverfassung des Patienten und der Anspruch an künftige Belastung sowie die aktuell zur Verfügung stehenden Behandlungsmöglichkeiten Kriterien der Entscheidung.

Oberes Sprunggelenk

Diese häufigste aller Kapselbandverletzungen resultiert meist durch eine Hypersupination bei unvorhergesehenen Kräften und ungenügender aktiver muskulärer Stabilisation des Sprunggelenks, oft begleitet von Flexions- und Rotationskräften des Fußes gegenüber dem Unterschenkel. Sämtliche Lauf- und Ballsportarten ebenso wie Kampf- und Sprungsportarten sind davon betroffen.

Schmerzen, Schwellung, Bluterguss und eingeschränkte bzw. aufgehobene Belastbarkeit prägen das klinische Bild. Abhängig von der Anzahl der gerissenen fibulotalaren Bänder und der damit verbundenen Kapseldurchtrennung findet sich eine mehr oder weniger ausgeprägte Aufklappbarkeit im Supinationsstress, objektivierbar im Funktionssonogramm. **Zusatzverletzungen** der Syndesmosenbänder oder des Os cuboideum komplizieren den Verlauf und sind klinisch und radiologisch nachweisbar.

Heute besteht die in aller Regel konservative Therapie in der Akut- und Entzündungsphase in Kühlen, Kompression, Entlastung und Abschwellung, unterstützt durch eine Schienenruhigstellung. Dann erfolgen in der Proliferationsphase funktionelle Tapeverbände oder Orthesenbenutzung für ca. 6 Wochen, begleitet von Lymphdraina-

Tab. 69.1 Heildauer verschiedener Verletzungsarten

Verletzungsart	Akutphase	Proliferationsphase	Konsolidierungsphase	Organisations-/Umbauphase	Gesamtdauer der Heilung
	Tage	Wochen	Wochen	Wochen	Wochen
Kontusion	1–5	1–3	1–3	0–6	2–12
Distorsion	1–5	1–3	1–3	0–6	3–12
Kapselbandruptur	5	3	3	6–45	6–52
Muskelverletzung	2–5	1–3	3–6	2–6	6–16
Sehnenriss	5	3	3–9	6–12	18–25
Knorpelverletzung	5	3	6–8	6–12	16–25
Knochenbruch	5	3	3–6	6–45	12–52

gen und angepasster Bewegungstherapie im Matrixbereich. Abhängig vom Schmerz erfolgen zunehmende Belastung und Fahrrad-, Koordinations- und Krafttraining, in der Umbauphase sportspezifisches Aufbautraining. Sportfähigkeit wird nach 8–12 Wochen erreicht, auch wenn im Profisport unter Einsatz stabilisierender Verbände oft eine vorzeitige Belastung zu beobachten ist.

YELLOW FLAG

Lediglich bei Leistungssportlern ist eine Kapselbandnaht zu erwägen. Notwendig ist die Operation bei Syndesmosenverletzung mit Instabilität der Sprunggelenkgabel oder bei Zusatzverletzung des Talus.

Kniegelenk

Im Fußball- und Skisport, bei Stürzen vom Pferd oder beim Turnen kommt es häufig beim Kniegelenk zu Band- und Kapselrissen. Meist sind Innenband und vorderes Kreuzband betroffen, seltener Außenband und hinteres Kreuzband.

Schmerz, Schwellung und Blut- oder Gelenkerguss und – abhängig vom Ausmaß der Verletzung – Belastungsunfähigkeit und Instabilität kennzeichnen die Verletzung. Die klinische Untersuchung mit Test der medialen und lateralen Stabilität sowie der Stabilität des Zentralpfeilers geben dem geübten Untersucher ein Bild über Art und Ausmaß der Verletzung. Ein MRT präzisiert die Diagnose auch hinsichtlich Zusatzverletzungen der Knorpel, Menisken oder Knochen.

In der Akutphase sind Ruhigstellung und Abschwellung notwendig, die Entscheidung über konservative oder operative Therapie ergibt sich aus Art und Ausmaß der betroffenen Strukturen: Innenbandverletzungen heilen mit entsprechender Orthesenversorgung in der Regel gut. Auch isolierte vordere Kreuzbandrisse, insbesondere bei erhaltenem Synovialschlauch, oder anteromediale Instabilitäten ohne Zusatzverletzung lassen sich mit Orthese und stadienabhängiger Limitierung von Bewegungsumfang und Belastung über einen Zeitraum von 3 Monaten erfolgreich behandeln. Sollte danach weiterhin nicht muskulär kompensierbare Instabilität des Kniegelenks bestehen, ist hier die zeitversetzte vordere Kreuzbandplastik möglich. Bei hohen Anforderungen im Leistungssport oder weitergehenden Verletzungen ist eine sofortige Operation angezeigt.

YELLOW FLAG

Trotz begleitender Physiotherapie ist Sportfähigkeit frühestens nach 6 Monaten erreicht, volle Belastbarkeit nach 1 Jahr.

Obere Extremität

Durch **Sturz auf den Arm** beim Turnen, Reiten, Skifahren, Biken oder bei Kontaktsportarten überfordert die Wucht der eingeleiteten Kraft nicht selten Kapselbandstrukturen von Fingern, der Handwurzel sowie dem Hand-, Ellenbogen- und Schultergelenk.

Die Klinik besteht in Schmerz, Schwellung und Functio laesa. Die klinische Untersuchung muss vornehmlich eventuell entstandene Instabilitäten erfassen, die Röntgenuntersuchung knöcherne Zusatzverletzungen und MRT Knorpelverletzungen abklären.

Unkomplizierte Überdehnungen können in der Regel mit Ruhigstellung in Schienen- oder Tapeverbänden bzw. Orthesen über 2–6 Wochen behandelt werden. **Instabile Verletzungen** erfordern oft eine operative Therapie:

- Ruptur des ulnaren Daumenseitenbands („Skidaumen")
- Bandverbindung zwischen Kahn- und Mondbein (SL-Band)
- Distale radioulnare Bandverbindung
- Ulnare und radiale Bandhalt des Ellenbogengelenks
- Ausgedehnte Kapselbandzerreißungen mit Begleitverletzung von Knorpel oder Limbus nach Ellenbogen- und Schulterluxation
- Akromioklavikulargelenksprengung größeren Ausmaßes (Tossy III)

Oft kann durch die Operation eine frühere Mobilisierung ermöglicht werden, grundsätzlich gelten aber auch hier die Gesetze der Bindegewebsreparatur.

69.5.2 Muskelrisse

Selbst bei Einsatz moderner Untersuchungsmethoden wie Ultraschall und MRT ist es nicht immer einfach, das Ausmaß einer Muskelverletzung korrekt zu beurteilen. Unterschieden werden:

- Muskelzerrung
- Muskelfaserriss
- Muskelbündelriss
- Muskelriss

Verletzungsmechanismus ist meist eine plötzliche, oft exzentrische Muskelkontraktion bei unvorhergesehenen Bewegungskorrekturen oder Umstände wie nicht erwärmte oder ermüdete Muskulatur, Erschöpfung von Stoffwechsel und Konzentration oder schon bestehende statische Fehlbelastungen und verkürzte oder hypertone Muskulatur. Meist sind Laufsportarten betroffen, die zusätzlich phasische Bewegungskomponenten beinhalten, wie Fußball, Tennis, Hand-, Volley- oder Basketball, aber auch Skisport, Reiten oder Wasserski. Prädilektionsstellen sind die Oberschenkelmuskulatur mit M. quadriceps, M. biceps femoris und den Adduktoren sowie der M. gastrocnemius der Wade. Eher seltener betroffen sind die Rückenstreckmuskeln oder Bauchmuskeln, etwa beim Gewichtheben, Rudern, Ringen oder Turnen.

YELLOW FLAG

Die klinische Untersuchung ist nicht immer eindeutig. Das Ausmaß der Verletzung kann bei intramuskulären Rissen im Muskel verborgen sein oder durch zusätzlich gerissene Faszien bei intermuskularem Schaden als Bluterguss ein äußeres Symptom ergeben.

Schmerz und Functio laesa sind obligat, bei einer Zerrung eher langsam hervortretend, bei den sonstigen Rissen plötzlich und massiv. Die Kraftminderung ist relativ, die bei größeren Verletzungen eintretende Delle ist nur im frischen oder späten Zustand gut palpabel. Vor Eintreten der Entzündungsphase liefert die Sonografie gute Ergebnisse, später eher die MRT-Untersuchung.

Meist kann konservativ behandelt werden, nur bei Muskelrissen größer als ein Drittel des Durchmessers ist eine operative Vorgehensweise zu erwägen, um die Sportfähigkeit des Patienten nicht zu verlieren. Auffällig häufig sind **Rezidivverletzungen** zu beobachten, womit klar ist, dass trotz einer guten Stoffwechsellage der Muskulatur die Ausheilungszeit oft unterschätzt wird, zumal bei größeren Verletzungen immer bindegewebige Strukturen mitreißen.

Zunächst erfolgt Akutphasentherapie, wobei das Vermeiden von großen Hämatomen oder Ödemen der Heilung zugute kommt. Bewährt hat sich neben primärer Kälteapplikation und Kompression, in der Folge „Cryokinetics" (ein Wechsel zwischen Eisauflage und Bewegung), angepasste Entlastung, abschwellende Salben- und Tapeverbände oder auch Neoprenorthesen bis zur 3. Woche. Zunehmende Belastung und Bewegung mit Koordinations- und Krafttraining führen innerhalb von 4–6 Wochen zu einer ausreichenden Narbenbildung, bei kleinen Verletzungen schon früher zur Restitutio ad integrum (Heildauer von Muskelverletzungen ➤ Tab. 69.1).

RED FLAG

In der Akutphase droht durch die oft ausgedehnten Blutungen ein Kompartmentsyndrom (➤ Kap. 69.3.1).

69.5.3 Sehnenrisse

Durch **forcierte Zugbelastung** kann es sowohl zu einer intratendinösen Ruptur als auch zu einem Abriss am Sehnenknochenübergang kommen, obwohl die Natur durch geschickte räumliche Anordnung des kollagenen Bindegewebes eine enorm hohe Zugfestigkeit geschaffen hat. Nicht selten sind degenerative Vorschäden bzw. schlecht ausgeheilte Mikrorupturen ebenso in der Vorgeschichte zu finden wie gestörte lokale Stoffwechselverhältnisse oder fehlstatische Belastungen. Die entstehende Dehiszenz der Wundränder erfordert in den meisten Fällen ein operatives Vorgehen, nur eine in Zukunft akzeptierte Kraftminderung und Funktionseinbuße lässt in manchen Fällen eine konservative Behandlung zu.

Die Heildauer von Sehnenrissen mit Angabe der unterschiedlichen Phasen ist in ➤ Tab. 69.1 angegeben.

Achillessehnenruptur

Bei allen **Lauf- und Sprungsportarten mit phasischen Komponenten** kann es, oft verknüpft mit einem lauten Knall, zum Abriss dieser stärksten Sehne des Menschen kommen. Schmerz und Verlust der belasteten Plantarflexion des Fußes sowie lokaler Druckschmerz und eine tastbare Delle im Sehnenverlauf führen zur Diagnose. Erhärtet wird sie durch Sonografie und MRT.

Nach der üblichen Akutbehandlung erfolgt die Behandlung bei Sportlern meist operativ. Nur bei älteren Patienten mit geringerer Leistungsanforderung und bei Risikopatienten kann die Ausheilung konservativ versucht werden, wenn die Dehiszenz der Sehnenenden im Rupturbereich 1 cm nicht überschreitet. Dabei und auch postoperativ erfolgt unter Entlastung die Ruhigstellung für 6 Wochen in einer Unterschenkelorthese in Spitzfußstellung, die in der Folge bis zur 12. Woche schrittweise abgebaut wird.

YELLOW FLAG

Gerade bei bradytrophem Sehnengewebe dauert die Wiederherstellung der Zugfestigkeit für Normalbelastung auch unter Einsatz zielgerichteter Physiotherapie 3 Monate, bis zur Reintegration in einen sportbezogenen Bewegungsablauf mit Wiedergewinnung von Kraft und Elastizität vergehen weitere 3 bis 6 Monate.

Bizepssehnenruptur

Gerade beim **älteren Sportler mit degenerativen Vorschäden** kann es zur Ruptur der langen Bizepssehne kommen. Betroffen sind Wurfsportarten, Tennis, Klettern oder Kraftsport. Oft erstaunlich wenig Schmerz, gelegentlich ein knallendes Geräusch, ein nach distal sich ausbreitendes Hämatom am Oberarm und eine Konturveränderung des Bizepsmuskels prägen neben der verminderten Beugekraft das klinische Bild. Sehr viel seltener ist die distale Bizepssehnenruptur mit schmerzhafter Einschränkung der Ellenbeugung und Unterarmsupination.

Nur bei hoher Leistungsanforderung erfolgt eine operative Therapie mit Fixation des Sehnenstumpfes der langen Bizepssehne durch Schlüssellochplastik im Oberarmknochen. Häufiger ist die konservative Behandlung mit Vernarbung des Sehnenstumpfes mit dem kurzen Kopf der Bizepsmuskulatur, da lediglich ein Kraftverlust der Armbeugung von ca. 15 % zu erwarten ist. Lediglich bei störendem Interponieren des proximalen intraartikulären Sehnenstumpfes ist ein arthroskopisches Débridement erforderlich. Die distale Ruptur wird in der Regel operativ mit Reinsertion mittels Fadenanker im Radius versorgt.

Supraspinatussehnenruptur

Ebenfalls nicht selten, durch degenerative Vorschädigung getriggert, reißt die Rotatorenmanschette, und hier meist der M. supraspinatus, bei **Stürzen auf den ausgestreckten Arm** oder beim **schnellen Heben von Lasten** etwa beim Ringen, Judo oder Kraftsport. Neben dem Schmerz kommt es zu einer Hebeschwäche des Arms bis hin zur Pseudoparalyse. Der Nachweis erfolgt mit Sonografie und MRT.

Abhängig vom Ausmaß der Verletzung (Teil- oder Komplettruptur) erfolgt die Entscheidung zur konservativen Behandlung mit Ruhigstellung in einer Abduktionsorthese oder zum operativen Vorgehen mit Naht oder Reinsertion der gerissenen Sehnenanteile. Da die Ergebnisse des operativen Vorgehens in einem zweiten Schritt ebenfalls gut sind, wird in den meisten Fällen zunächst ein konservatives Vorgehen gewählt. In jedem Fall durchläuft auch hier die Verletzung sämtliche Phasen der Bindegewebsheilung mit zunächst der Notwendigkeit der Ruhigstellung, anschließend passive Bewegungsübungen im Matrixbereich, gefolgt von assistierten Übungen nach Ablauf von 6 Wochen.

YELLOW FLAG

Die anschließende Wiedergewinnung von Beweglichkeit und Kraft dauert weitere 3–6 Monate; schneller ist sportliche Belastbarkeit nicht zu erwarten.

Quadrizeps- und Patellarsehnenruptur, Ausriss der ischiokruralen Muskulatur am Os ischii

Im Gegensatz zu den bereits beschriebenen Verletzungen sind diese Verletzungen eine Domäne der operativen Therapie, da die Dehiszenz der Wundränder von Knocheninsertion und Sehne durch die Verkürzung der Muskulatur meist keine konservative Behandlung zulässt. Ausgangspunkt sind oft **Bremsmanöver bei hohen Geschwindigkeiten** oder **Beschleunigung maximaler Art** bei allen Laufsportarten, Tennis, Fußball, Squash oder Landemanöver beim Turnen. Betroffen sind auch hier mehr ältere, männliche Sportler mit degenerativen Vorschäden.

Klinisch imponieren neben dem Belastungsschmerz bzw. der Functio laesa oft ausgedehnte Blutergüsse, lokaler Druckschmerz und Dellenbildung. Die Absicherung der Diagnose erfolgt mittels Ultraschall und MRT.

Die Reinsertion der abgerissenen Sehnenenden im Knochen erfolgt über Bohrkanäle mit Faden- oder Drahtnaht oder im Knochen verschraubte Fadenanker. Orthesen mit Einschränkung der Bewegungsmöglichkeit im Nahtbereich sowie phasenabhängige Teilbelastung ermöglichen eine ungestörte Wundheilung bei frühfunktioneller Therapie, begleitet von stadiengerechten Bewegungsübungen, manueller Lösung von Verklebungen, Förderung der Durchblutung bei gleichzeitiger Unterstützung des Ödemabflusses.

YELLOW FLAG

Es gelten wieder die Gesetze der Bindegewebsheilung, sodass volle Sportfähigkeit nach 9–12 Monaten erreicht wird.

Strecksehnenabriss am Finger

Bei Ballsportarten sowie beim Diskuswerfen oder Kugelstoßen kann es zu einem Abriss der Strecksehne von Fingern kommen mit der Folge aufgehobener Streckfähigkeit im Endgelenk. Die Behandlung erfolgt in der Regel konservativ durch das Tragen einer Fingerschiene über 6 Wochen. Zwar erbringt die nachfolgende Bewegungstherapie nicht immer die volle Streckung, aber in aller Regel eine gute Funktionalität.

69.5.4 Verletzung von Knorpelgewebe

Als Begleitverletzungen von Kontusionen (➤ Kap. 69.3), Distorsionen (➤ Kap. 69.4) oder Luxationen können Meniskus- und Discus-triangularis-Risse, Labrumverletzungen von Schulter- und Hüftgelenk sowie Aussprengung oder Impression von Gelenkknorpel auftreten. Diese Verletzungen der entsprechenden Gelenke waren lange schlecht zu diagnostizieren. Auch heute stellen sie noch Probleme in der klinischen Diagnostik dar, da das nichtdurchblutete Knorpelgewebe keinen Hämarthros produziert und die Funktionstests durch die gleichzeitige Kapselbandverletzung keine eindeutigen Aussagen zulassen.

YELLOW FLAG

Erst die MRT-Untersuchung – am besten mit Kontrastmittel – und im Ausnahmefall die Arthroskopie sichern die Diagnose.

Die Wiederherstellung einer guten Arthrokinematik und die damit verbundene Meidung einer langfristig drohenden Arthrose machen den **Erhalt dieser gelenkstabilisierenden Knorpelstrukturen** zum Goldstandard der Therapie. Eine konservative Therapie mit Ruhigstellung und Entlastung der verletzten Strukturen bietet nur in den durchbluteten Randbereichen der Kapsel-Knorpel-Übergangszonen Aussicht auf Erfolg. Deshalb ist bei frischen Meniskus- und Labrumverletzungen mit guter Gewebestruktur die Naht oder Wiederverankerung zweckmäßig, auch wenn damit eine doch recht hohe Rissrezidivrate von ca. 20 % in Kauf genommen werden muss. In den meisten Fällen, vor allem bei vorgeschädigtem Gewebe erfolgt eine arthroskopische Entfernung der zerrissenen Anteile, um störendes Interponieren und mittelfristiges Zerstören des anliegenden Gelenkknorpels zu vermeiden. Meniskustransplantate sind wegen der hohen Versagensquote weiterhin die Ausnahme, der Einsatz von industriell hergestellten Meniskusimplantaten muss sich erst noch bewähren. Zunehmend bei abgegrenzten Gelenkknorpelverletzungen sind neben der primären Verschraubung von größeren Bruchstücken matrixgebettete Knorpelgewebeanzüchtungen im Einsatz, die im Erfolgsfall im Ergebnis eine hyaline Knorpeloberfläche und damit eine längere Belastbarkeit bieten als der faserknorpelige Narbenbereich einer natürlichen Heilung.

Da bei diesen bradytrophen Gewebestrukturen Ausheilzeiten von 3 bis 6 Monaten zu veranschlagen sind bei gleichzeitig hohem Aufwand an passiven und aktiven Bewegungsübungen mit entsprechend gestufter Entlastung bzw. Teilbelastung, scheuen viele aktive Sportler dieses Vorgehen und verschieben diese Art der Therapie z. T. in eine danach liegende Lebensphase (Heildauer von Knorpelverletzungen ➤ Tab. 69.1).

69.5.5 Bandscheibenverletzung

Diese glücklicherweise seltene Verletzung mit Zerreißung oder Ausriss des Anulus fibrosus ereignet sich durch **rasante Beuge- oder Streckbewegungen sowie Rotation und Kompression der Wirbelsäule.** Auslöser sind Stürze beim Skifahren, Reiten, Gleitschirmfliegen oder im Rennsport. Typisch sind rezidivierende Mikrotraumen beim Ringen.

Die klinischen Symptome reichen von lokalen sowie Bewegungs- und Belastungsschmerzen des betroffenen Wirbelsäulenabschnitts bis hin zu neurologischen Ausstrahlschmerzen und Ausfällen der Sensomotorik. Da sich die Symptomatik im Weiteren dramatisch verschlechtern kann, ist jede unnötige Bewegung zu vermeiden. Der gesicherte Transport in eine Klinik und eine genaue Abklärung der Unfallfolgen mit MRT und ggf. CT sowie neurologischer Untersuchung sind notwendig.

Falls keine Instabilität vorliegt oder neurologische Ausfälle schwerer oder progredienter Art zur Operation zwingen, ist langfristige Entlastung mit zunächst Bettruhe und medikamentöser Abschwellung und Schmerzstillung therapeutisch angezeigt. Vorsichtige, symptomabhängige Mobilisierung unter Orthesenentlastung und in der Folge Kräftigung der Stammmuskulatur bereiten die Phase der sportspezifischen Rehabilitation vor, wobei sich auch bei diesen Verletzungen die Zeitdauer bis zur vollen Belastung über Monate erstreckt.

69.6 Frakturen

Neben den Weichteilverletzungen spielen in der Sportmedizin Extremitäten-, Wirbel- und Rippenfrakturen eine wichtige Rolle. Bei starker äußerer Gewalteinwirkung kommt es zu **akuten Frakturen,** dauernde langfristige Überbelastungen führen gelegentlich zu **Ermüdungsfrakturen** (➤ Kap. 69.7).

- Sichere Frakturzeichen sind Achsabweichungen (Knickbildung, Verkürzung, Seitverschiebung, Rotationsfehler), abnorme Beweglichkeit und Krepitation.
- Unsichere Frakturzeichen sind Hämatom, Schwellung und schmerzhafte Funktionseinschränkung.

Bei jedem Frakturverdacht im Extremitätenbereich sollte die verletzte Region sofort nach dem PECH-Schema versorgt werden: Pause – Eis – Compression – Hochlagern. Bei Verdacht auf Wirbelsäulenfrakturen sollte der Verletzte primär nicht unnötig bewegt werden, um neurologische Folgeschäden zu vermeiden.

So schnell wie möglich ist eine vollständige Diagnostik mit Röntgen, CT, MRT usw. durchzuführen und die konservative oder operative Behandlung einzuleiten. Bei Sportlern wird oft aus Gründen einer höchstmöglichen Stabilität und damit der schnelleren Rehabilitation das operative Vorgehen bevorzugt. Behandlungsziel ist grundsätzlich die Wiederherstellung der vollen Gebrauchsfähigkeit mit möglichst schonenden Verfahren und wenig Risiko (Heildauer bei Knochenbrüchen ➤ Tab. 69.1).

69.6.1 Untere Extremität

Beckenringfraktur

Nur bei **massiven Gewalteinwirkungen** beim Motorsport, Drachenfliegen, Fallschirmspringen, Reiten und Skilaufen entstehen Brüche des Beckenrings. Diagnostisch hinweisend sind Deformierungen des Beckenrings sowie Bewegungs-, Belastungs- und Kompressionsschmerzen. Die Behandlung besteht bei unverschobenen Brüchen in Entlastung über 6–8 Wochen, größere Dislokationen müssen operativ reponiert und mit Osteosynthesen stabilisiert werden.

RED FLAG

Bei Rasanztraumen ist wegen möglicher schwerer Begleitverletzungen des Urogenital- und Darmtrakts mit erheblichem Blutverlust an eine sofortige intensivmedizinische Behandlung zu denken.

Steißbeinfraktur

Eine Steißbeinfraktur kommt in der Regel durch **direkte Gewalteinwirkung** bei einem Sturz auf oder durch **Tritt gegen das Gesäß** vor. Betroffen sind meist Snowboarder, Schlittschuh- und Skiläufer, aber auch Hallensportler bei Stürzen auf den Hallenboden.

Zu den typischen Symptomen eines Steißbeinbruchs gehören heftige Schmerzen beim Sitzen sowie ein lokales Hämatom. In der Regel erfolgt die konservative Therapie mit Analgetika und Entlastung mit einem speziellen Ringkissen. Bewährt haben sich hier vor allem osteopathische Repositionen.

Schenkelhalsfraktur

Betroffen sind oft Sportler bei **Hochrasanztraumen** wie z. B. beim Skilaufen und Motorsport. Es zeigen sich bei dieser Verletzung Schmerzen im Becken und im hüftnahen Oberschenkel, eine eingeschränkte und schmerzhafte Beweglichkeit und meist eine Verkürzung und Außenrotationsfehlstellung des Beins aufgrund der Verschiebung der Bruchenden.

Bei jüngeren Patienten werden operative hüftkopferhaltende Verfahren angewandt, wie z. B. dynamische Hüftschrauben (DHS) oder die Gammanagel-Osteosynthese. Eine Operation ist innerhalb weniger Stunden durchzuführen, um das Risiko einer Hüftkopfnekrose zu minimieren. Beim älteren Sportler erfolgt die Versorgung der Schenkelhalsfraktur eher durch Implantation einer Hüfttotalendoprothese (TEP) oder Hemiprothese.

Patellafraktur

Verletzungen sind in der Regel auf **direkte Gewalteinwirkung** zurückzuführen, wie Anprall gegen ein Hindernis, Stoß oder Schlag (Skiabfahrt, Schlittschuhlauf, Schlittensport, Motorsport, Fußball).

Die operative Rekonstruktion bei Quer- oder Trümmerfrakturen mit Kirschner-Draht und Zerklage ist indiziert, zumal meist der rupturierte Streckapparat mitversorgt werden kann. Bei nicht verschobenen Längsfrakturen wird die konservative Therapie mit Knieorthesen, die eine limitierte Beweglichkeit des Gelenks ermöglichen, bevorzugt.

Unterschenkelfraktur

Einem Bruch des Schienbeinkopfes geht ein direkter **Sturz auf das gestreckte Bein,** manchmal auch aus nur geringer Höhe, voraus. Bei Stürzen mit hoher Geschwindigkeit sind diese Brüche häufig. Bei indirekter Gewalteinwirkung (Pressschlag, Drehsturz mit fixiertem Fuß) ergeben sich eher kurze oder lange Schrägbrüche der Tibia.

Bei beiden ist die operative Therapie zu bevorzugen, zumal bei der Tibiakopffraktur oft durch Stufenbildung im Traglastbereich die Gefahr der Gelenkinkongruenz oder bei Begleitverletzungen des Bandapparats die drohende Instabilität besteht.

RED FLAG

In diesem Zusammenhang wird auf das Kompartmentsyndrom, das sich vornehmlich am Unterschenkel ausbildet, hingewiesen (➤ Kap. 69.3.1).

Sprunggelenkfraktur

Zu dieser Art von Verletzung kommt es **beim Springen oder Laufen.** Dabei wird der Knöchel umgeknickt oder verdreht. Sie gehören zu den häufigsten Verletzungen und reichen nach dem Schweregrad von einfachen und stabilen bis zu komplizierten Frakturen unter Mitbeteiligung des Bandapparats.

Der Patient schildert plötzliche Schmerzen bei der Frakturentstehung, kann in den meisten Fällen die entsprechende Extremität nicht mehr belasten und aktives Bewegen des Sprunggelenks ist schmerzbedingt nicht – oder nur sehr eingeschränkt – möglich. Die klinische Untersuchung zeigt bei dislozierten Frakturen erkennbar eine Fehlstellung des Sprunggelenks sowie in allen Fällen eine deutliche Schwellung mit Druckschmerzhaftigkeit. Die Diagnose wird durch Röntgen oder MRT gestellt, die Klassifikation erfolgt nach Weber.

RED FLAG

Für das operative oder konservative Vorgehen ist die Frage einer Syndesmosen- oder Membrana-interossea-Ruptur als Begleitverletzung mitentscheidend.

Eine insuffiziente Sprunggelenkgabel stellt eine entscheidende Voraussetzung zum Entstehen einer Arthrose dar, deshalb ist heute in den meisten Fällen eine Reposition und Osteosynthese mit den Möglichkeiten der Frühmobilisierung angezeigt.

Talusfraktur

Talusfrakturen sind selten und treten meist bei **Stürzen aus großer Höhe** oder **Unfällen mit hoher Energie** auf (Motorsport, Fallschirmspringen, Gleitschirmfliegen, Klettern). Als Sonderform bei Snowboardern kann es zu einer Fraktur des Proc. lateralis tali kommen, die als Snowboarder's Ankle bezeichnet wird.

Die Behandlung richtet sich nach der Lokalisation und Schwere der Fraktur. Bei nicht dislozierten Frakturen wird der Fuß meist in einem Unterschenkelgips für mindestens 6–8 Wochen ruhig gestellt. Bei allen übrigen Frakturformen sind Osteosyntheseverfahren indiziert.

YELLOW FLAG

Die Gefahr einer Osteonekrose, vor allem des Taluskörpers, ist bei verschobenen oder Mehrfragmentfrakturen sehr groß. Daher ist eine lange Entlastungsphase nach der Operation nötig.

Metatarsale-V-Fraktur

Metatarsalfrakturen haben in den letzten Jahren in allen Sportarten und Leistungsklassen zugenommen. Sie entstehen durch direkte Krafteinwirkung oder übermäßige Rotationskräfte bei forcierten Verdrehungen des Sprunggelenks oder Fußes. Das Metatarsale V ist dabei der am häufigsten gebrochene Fußmittelknochen und wird auch Tänzerbruch genannt.

Der Fuß wird im Gips oder in einer Orthese für 6–8 Wochen ruhiggestellt.

YELLOW FLAG

Schlechtere Heilungsergebnisse bei konservativem Vorgehen bestehen bei Frakturen an der Basis des Metatarsale V, die oft mit einer Dislokation verbunden sind. Hier ist eine operative Therapie zu favorisieren.

69.6.2 Obere Extremität

Klavikulafraktur

Bei Rad-, Ski- und Motorsport kommt es häufig zu **Stürzen auf den ausgestreckten Arm** oder bei ballspielenden Kindern auf die Schulter, die zu Klavikulafrakturen führen können. Klinisch findet man die Trias Schmerz, Schwellung und Functio laesa, oft ist zusätzlich eine Stufe in der Klavikula bei gleichzeitiger Krepitation zu tasten.

Die Interpretation des Röntgenbilds macht gelegentlich Probleme und muss dann durch ein CT ergänzt werden. Bei Kindern kommt es in der Regel nach Ruhigstellung in einem Rucksackverband nach 3–6 Wochen zur Ausheilung der Fraktur.

YELLOW FLAG

Operationsindikation sind gelenknahe Frakturen mit Dislokation, Fragmentverschiebungen um mehr als eine Schaftbreite, Trümmerfrakturen und glücklicherweise selten mitverursachte Gefäß-Nerven-Verletzungen.

Humeruskopffraktur

In der Leichtathletik und im Turnen, bei unfreiwilligem Abgang vom Pferd oder Rad besteht bei **Stürzen auf den ausgestreckten Arm** das Risiko einer Humeruskopffraktur. Die exakte Unfallanamnese und die Untersuchung mit Schwellung, Hämatom und gelegentlich Krepitation führen rasch zur Verdachtsdiagnose. Vor weiterem therapeutischem Vorgehen sind Röntgenaufnahmen und CT wichtig, da je nach Verletzungsart die Entscheidung für ein konservatives oder operatives Vorgehen getroffen werden muss. Kriterium ist Stellung und Stabilität des oft aus mehreren Teilen bestehenden Bruchs. Als seltene Komplikation ist die **Axillarnervenverletzung** zu beachten.

Humerusfraktur

Durch **direkte Stürze auf den Arm** kann der Oberarmknochen brechen. Hier sind vor allem Turner und Leichtathleten sowie Ski- und Radsportler betroffen.

YELLOW FLAG
Im Kindesalter ist bei distalen Humerusfrakturen an die häufig damit verbundene Verletzung der Wachstumsfuge zu denken.

Neben Schmerz, Schwellung und eventuell Krepitation ist ein mäßiger bis völliger Funktionsverlust des Arms zu beobachten, der durch die Instabilität oder Dislokation der Bruchfragmente verursacht ist. Auch die Möglichkeit von **Gefäß-Nerven-Verletzungen** (N. radialis!) ist zu beachten und erfordert dann eine schnelle Reaktion. Die Diagnose wird durch Röntgen, CT und MRT wegen der weichteiligen Begleitverletzungen erhärtet. Grundsätzlich ist zwischen der stabilen (eingestauchten) subkapitalen Humerusfraktur und einer instabilen (dislozierten) Fraktur zu unterscheiden. Im ersten Fall ist konservative Behandlung mit Ruhigstellung und frühzeitiger Physiotherapie angezeigt, im zweiten Fall eine Operation und Osteosynthese.

Olekranonfraktur

Hervorgerufen durch **Sturz auf den Ellenbogen,** gelegentlich kompliziert durch zusätzliche Weichteilverletzungen, ist diese Verletzung durch deutlichen Funktionsverlust und Schmerz gekennzeichnet. Röntgen und eventuell MRT führen zur Diagnose. Die Therapie ist meist operativ mit Zuggurtungsosteosynthese, womit eine schnelle Rehabilitation erreichbar ist.

Radiusköpfchenfraktur

Diese häufigste knöcherne Verletzung am Ellenbogen ist die Folge eines **Sturzes auf den ausgestreckten Arm** und imponiert durch lokalen Druckschmerz.

YELLOW FLAG
Es besteht oft nur eine mäßige Bewegungseinschränkung im Ellenbogen und etwas radialseitig eine Schwellung, deshalb wird die Fraktur immer wieder übersehen.

Allerdings hat dies langfristig eine Arthrose des Radiohumeralgelenks zur Folge, wenn die Stufenbildung oder Dislokation 2 mm überschreitet und mehr als ein Drittel der Gelenkfläche betroffen ist. Bei Verdacht auf eine solche Verletzung ist immer eine radiologische Abklärung und ggf. eine operative Rekonstruktion des Radiusköpfchens notwendig, ansonsten eine 4- bis 6-wöchige Ruhigstellung in der Gipsschiene und Frühmobilisierung.

Unterarmschaftfraktur

Unterarmfrakturen zählen zu den häufigsten Sportverletzungen während des Wachstumsalters. Trendsportarten wie Skateboarding oder Inlineskating haben dabei einen großen Anteil, nicht zu vergessen aber auch das klassische Turnen.

Durch **direkte Gewalteinwirkung** auf den Unterarm können entweder Speiche, Elle oder beide Knochen brechen. Schmerzen, Schwellung und Funktionsverlust führen unmittelbar zur Diagnose.

YELLOW FLAG
Das genaue Ausmaß der knöchernen Verletzung ergibt die Röntgenuntersuchung. Allerdings ist es dringlich angeraten, auf Zusatzverletzung der Nn. medianus, ulnaris oder radialis mit den möglichen Ausfallerscheinungen der „Schwur"-, „Krallen"- oder „Fallhand" zu achten.

Zusätzlich gibt es zwei Sonderformen: die **Monteggia-Fraktur** mit Schaftfraktur der Elle und Luxation des Radiusköpfchens, und die **Galeazzi-Fraktur** mit Schaftfraktur des Radius und Luxation des distalen Ellenendes. Werden bei der Bruchversorgung die Luxationen übersehen, sind Funktionsverluste und Arthrosen der betroffenen Gelenke die Folge.

Auch hier gilt bei der Therapie die Grundregel, dass nur unverschobene, weitgehend achsengerechte Frakturen, die nach etwaiger Reposition stabil sind, konservativ mit Oberarmgips versorgt werden können. Nur bei Kindern können sich Achsabweichungen bis 30° auswachsen. Ansonsten sind die operative Reposition und Osteosynthese sowie die Versorgung von Zusatzverletzungen notwendig.

RED FLAG
Zu achten ist bei diesen Verletzungen auch auf die mögliche Ausbildung eines Kompartmentsyndroms (➤ Kap. 69.3.1).

Distale Radiusfraktur

Der Bruch des Radius kommt durch **Sturz auf das überstreckte oder gebeugte Handgelenk** zustande. Die im ersten Fall typische „Bajonettstellung" und Ulnarabweichung sowie Schwellung und Schmerzen ergeben den Verdacht. Die radiologische Untersuchung oder CT zeigt das Ausmaß der Verletzung. Eine neurologische Untersuchung oder ein MRT sind bei den eher seltenen Begleitverletzungen des N. medianus oder der Kapselbandverbindungen der Handwurzel angezeigt. Nur stabile und nach eventueller Reposition stabile Frakturen mit geringer Achsabweichung oder Einstauchung des distalen Radiusendes eignen sich zur Versorgung im Unterarmgips. Instabile Brüche, Gelenkbeteiligung mit Stufenbildung, metaphysäre Trümmerzonen oder Begleitverletzungen wie Abrissfraktur des Proc. styloideus ulnae erfordern eine operative Formwiederherstellung und Osteosynthese. Zudem ergibt sich durch die auch deswegen heute favorisierte Operation die Möglichkeit der Frühmobilisation.

YELLOW FLAG

Leider kompliziert nicht selten eine neurodystrophe Regulationsstörung (Sudeck-Krankheit) die Heilung nach schmerzhaften Verletzungen und/oder Behandlungsmaßnahmen und führt zu monatelangen Krankheitsverläufen.

Brüche der Handwurzelknochen

Die meisten Skaphoidfrakturen ereignen sich bei der Sportausübung: beim Fußball, Inlineskaten, Snowboarden, Volleyball und Handball und werden durch **Sturz auf die gestreckte Hand oder einen harten Anprall,** etwa eines Fußballs, verursacht. Es zeigt sich ein Ruhe- und Bewegungsschmerz an der Radialseite des Handgelenks. Diagnostisch führend sind der Druckschmerz in der Tabatière und der Stauchungsschmerz im 1. Strahl. Seltener sind Frakturen des Os lunatum mit der Gefahr der **Lunatummalazie.**

RED FLAG

Die Skaphoidfraktur wird immer wieder übersehen, wodurch die Gefahr einer Osteonekrose- oder Pseudarthrosenbildung besteht.

Durch Röntgen und im Zweifelsfall CT gelingt die Diagnose. Die Behandlung erfolgt bei unverschobener Stellung durch einen Unterarmgips mit Daumeneinschluss, bei Dislokation durch operative Reposition und Verschraubung.

Brüche der Mittelhand- und Fingerknochen

In der Regel ist die Ursache eines **Fingerbruchs** entweder eine direkte Gewalteinwirkung auf die Hand ober das Abstützen der Hände auf dem Boden zum Abfangen eines Sturzes. Am häufigsten brechen Daumen sowie Zeige- und Mittelfinger. Frakturen des Ringfingers kommen am seltensten vor. Bei den Sportarten sind hauptsächlich Fußball, Basketball oder Volleyball zu nennen. Brüche der **Mittelhandknochen** sind ebenfalls Folge äußerer Gewalt auf Faust oder Mittelhand, wie sie beim Boxen, Handball und Fußball geschehen. Beim Fußball ist hier vor allem der Torwart gefährdet.

Diese Brüche gehen mit Schmerzen, eingeschränkter Fingerbeweglichkeit im betroffenen Strahl, Strahlverkürzung oder Achsabweichung und lokalem Druckschmerz und Hämatombildung einher. Die Abklärung erfolgt radiologisch und im Zweifelsfall mittels CT, um Ausmaß, eventuelle Gelenkbeteiligung oder Luxation/Subluxation zu erkennen.

YELLOW FLAG

Gerade am Daumen mit seiner übergeordneten funktionellen Wichtigkeit und bei allen Frakturen mit Instabilität, Achsabweichung oder Gelenkbeteiligung ist die offene Reposition der Bruchstücke und Stabilisierung mit Kleinfragmentschrauben- und/oder Platten notwendig. Oft genügt eine Reposition in Narkose und Kirschner-Draht-Spickung.

Nur bei stabilen Brüchen ohne wesentliche Achsabweichung und Verkürzung genügt eine Gips- oder Schienenruhigstellung. Ähnliches gilt auch für die Frakturen der Fingerglieder, da basis- und köpfchennahe Brüche mit Kapselbandverletzungen zu Instabilität und Früharthrose führen können. Eine Ausnahme bildet die **Nagelkranzfraktur des Endglieds,** meist als Trümmerzone, deren Behandlung aus Ruhigstellung und Trepanation des Nagels zur Hämatomentlastung besteht.

69.6.3 Frakturen der Wirbelsäule

Wirbelkörperfrakturen treten bei starken, direkten (z. B. Sturz, Anprall) oder indirekten Gewalteinwirkungen (z. B. Stauchung, Überstreckung) auf, etwa bei **Rasanztraumen** im Motorsport, Skifahren, Reiten, aber auch bei Kontaktsportarten wie z. B. beim Fußball. Eine Wirbelkörperfraktur kann an unterschiedlichen Stellen der Wirbelsäule auftreten. Häufig ist sie wegen der fehlenden Stabilisierung des Thorax am Übergang zwischen Brust- und Lendenwirbelsäule lokalisiert. Bei der HWS sind meist die unteren Halswirbel betroffen, eine Wirbelkörperfraktur an den beiden oberen Halswirbeln (Atlas und Axis) ist dagegen selten.

Die Verletzten geben mäßige bis stärkste Schmerzen auf Höhe des Bruchs an, eventuell mit Ausstrahlung in die Rippen oder die Lendengegend. Treten zusätzlich Gefühlsstörungen und/oder Teillähmungen auf, ist dies ein Hinweis auf eine Rückenmarkverletzung.

Bei den **Flexionstraumen** kommt es zu einer keilförmigen Verformung der ventralen Kante des Wirbelkörpers; die hintere Kante und der hintere Bogen bleiben meist so stabil, dass das Rückenmark nicht betroffen ist. Bei **Extensionstraumen** verformen sich die hintere Wirbelkörperkante sowie die Wirbelgelenke, oft kombiniert mit einer Kompression des Rückenmarks. Bei der axialen Stauchungsfraktur ist der Wirbelkörper in seiner gesamten Höhe gemindert, das Rückenmark kann mitbetroffen sein. **Quer- oder Dornfortsatzbrüche** sind seltene Verletzungen, die zumeist durch extreme Verdrehungen oder Biegebewegungen zustande kommen (Ringen, Gewichtheben), der Wirbelkörper selbst bleibt intakt.

Stabile Brüche werden üblicherweise mit einem Korsett versorgt und heilen meist innerhalb von 2–3 Monaten aus.

YELLOW FLAG

Instabile Brüche mit der Gefahr bleibender oder sich in der Folge einstellender neurologischer Schäden erfordern eine rasche dekomprimierende und oft segmentversteifende Operation.

69.6.4 Rippenfrakturen

Eine Rippenfraktur ist in den meisten Fällen die **Folge einer direkten Gewalteinwirkung,** wie sie im Kampfsport, bei Ballsportarten und bei Fahrradstürzen passieren. Die Therapie der einfachen Rippenfraktur ist konservativ, ein Thoraxgürtel ist hier hilfreich. Der Heilungsverlauf ist in der Regel unkompliziert. Komplikation vornehmlich bei Rippenserienfrakturen kann ein Pneumo- oder Hämatothorax oder eine Spießungsverletzung der Milz sein.

69.6.5 Schädelfraktur

Schädelverletzungen ereignen sich beim Sport vor allem **durch Stürze,** z. B. beim Radfahren, Reiten, Skifahren, Inlineskating oder Turnen oder bei Kontaktsportarten (wie Boxen, Fußball, Handball, Eishockey).

Dabei können verschiedene Bereiche des Schädelknochens betroffen sein: das Schädeldach (Kalottenfraktur) und die Schädelbasis (Schädelbasisbruch). Beim Fußball, Rugby und Boxen kommt es im Bereich des Gesichtsschädels häufig zu Jochbein- und Unterkieferbrüchen. Eine Besonderheit stellt die **Augenhöhle** dar. Bei Direkttraumen durch Faustschlag beim Boxen oder durch den Ball beim Squash bricht der Orbitaboden (Blow-Out Fracture).

Gesichtsschädelbrüche erfordern meist eine Operation, um die Bruchfragmente mittels Plattenosteosynthese, Drähten oder Zugschrauben zu fixieren.

YELLOW FLAG

Nicht immer wird ein Bruch der Gesichtsknochen unmittelbar bemerkt, denn teilweise kann er durch die Schwellung des Gesichts kaschiert werden.

69.7 Ermüdungsfrakturen

Diese Bruchform bezeichnet eine partielle oder komplette Fraktur eines Knochens durch wiederholte Einwirkung einer Kraft, die unterhalb der Bruchgrenze des Knochens liegt. Durch ein Missverhältnis von Krafteinwirkung und Reparationsleistung entstehen Mikrofrakturen und entzündliche Reaktionen und es kommt zum Ermüdungsbruch. Betroffen sind hauptsächlich die Metatarsalia, die Sesambeine des Hallux, die Fibula, die Tibia und das Os naviculare.

Auslöser sind **Fuß- und Unterschenkelbelastungen,** vor allem bei Langläufern und Laufsportlern. Der Beginn des schmerzhaften Knochenumbaus ist schleichend und belastungsabhängig. Man erkennt eine druckdolente Schwellung, manchmal mit Rötung.

Die Behandlung besteht in einer langfristigen, schmerzadaptierten Entlastung der betroffenen Gliedmaße und Ruhigstellung in einer Orthese oder entsprechend sohlensteifem Schuhwerk. Begleitend werden knochenstoffwechselfördernde Medikamente eingesetzt.

69.8 Sportschäden

Im Gegensatz zu manch einer harmlosen Sportverletzung haben Sportschäden oft gravierendere Folgen, da sie zur Aufgabe der Sportausübung führen können. Sportschäden resultieren zumeist aus immer wiederkehrenden Über- und Fehlbelastungen des Körpers beim Sport. Sowohl im Training als auch im Wettkampf werden sie zu Beginn oft überhaupt nicht wahrgenommen. Diese kleinsten Gewebeschäden summieren sich über Jahre und Jahrzehnte und führen erst spät zum Beschwerdebild. Um dieses Risiko für den Athleten zu minimieren, ist deshalb eine **regelmäßige sportmedizinische Kontrolle** dringend notwendig.

69.8.1 Wirbelsäule

Bei den Wirbelsäulenschäden durch Überlastung stehen vor allem die Breitensportarten Tennis, Golf oder auch Skifahren im Vordergrund. Allen gemeinsam sind **immer wiederkehrende Streck- und Beugebewegungen** wie etwa beim Golfschwung und Tennisaufschlag. Dadurch wirken sowohl auf den Bandapparat, auf die Wirbelgelenke und auf die Bandscheibe – und hier vor allem den Faserring – enorme Zug-und Druckbelastungen.

YELLOW FLAG

Mikrotraumen können zu Anulusfaserermüdungen, Degeneration der Gelenkfacetten (Spondylarthrosen), Instabilitäten und Bandscheibenprolapsen führen.

Dabei ist zu berücksichtigen, dass etwa 80 % der Bevölkerung im Laufe ihres Lebens unter Kreuzschmerzen leiden und deshalb deren Verursachung nur schwer zu beantworten ist. Die Bandbreite der therapeutischen Maßnahmen reicht von Technikumstellungen bei der Sportausübung über konservative Therapien (Infiltrationen, Orthesen, Physiotherapie, Osteopathie, Muskelaufbau) bis zu diversen operativen Verfahren.

Im Kindes- und Jugendalter ergeben sich spezielle sportorthopädische Probleme. Die angeborene Hypermobilität ist in manchen Sportarten Voraussetzung für den Erfolg (Turnen, Speerwurf, rhythmische Sportgymnastik, Schwimmen), kann aber durch forciertes Training und Eigenmobilisation in eine ausgeprägte Instabilität übergehen. Als Folge dieser chronischen Überlastung kann es zu knöchernen Schädigungen der Pars interarticularis des Wirbelbogens im Bereich zwischen oberem und unterem Gelenkfortsatz, meist des fünften oder vierten Lendenwirbels **(Spondylolyse),** kommen

YELLOW FLAG

Bei beidseitigem Auftreten der Spaltbildung entsteht ein Wirbelgleiten (Spondylolisthese). Die Stabilität der Wirbelsäule nimmt ab und die erhöhte Beweglichkeit zerstört die bindegewebige Verbindung zwischen Bandscheiben und Wirbelkörper.

YELLOW FLAG

Beim Heranwachsenden weist die Wirbelsäule zeitweise eine verminderte mechanische Belastbarkeit auf. Es kommt zu Einbrüchen von Bandscheibengewebe in den Wirbelkörper, den sog. Schmorl-Knötchen. Die Folge sind Wachstumsstörungen an den Grund- und Deckplatten, die zu einer vermehrten pathologischen Kyphosierung führen (Scheuermann-Krankheit). Durch die veränderte Statik entstehen muskuläre Dysbalancen mit den damit verbundenen Beschwerden.

Bei Vorliegen derartiger Veränderungen muss sowohl der Sportler als auch der Trainer sportorthopädisch beraten werden. Dabei sollte entweder ein Wechsel auf eine weniger belastende Sportart oder zumindest eine deutliche Reduktion des Trainingsumfangs mit entsprechender Technikumstellung erfolgen sowie auf die muskuläre Stabilisierung Wert gelegt werden.

69.8.2 Hüfte

Koxarthrose

Koxarthrosen sind bei professionellen Läufern nicht gehäuft nachweisbar. Als Voraussetzung für das vermehrte Auftreten sind deshalb präarthrotische Deformitäten wie Coxa valga oder Coxa vara, aber auch Formabweichungen bei nicht achsengerecht verheilten Frakturen zu nennen.

Epiphysiolysis capitis femoris

Die Epiphysenlösung des Hüftkopfes im Kindes- und Jugendalter tritt insbesondere zwischen dem 10. und 15. Lebensjahr auf und betrifft Jungen dreimal häufiger als Mädchen. Sie wird bei Sportarten wie Inlineskaten oder Fußball beobachtet. Verschiedene Entstehungsmechanismen werden diskutiert, als eine der Ursachen wird aber die **wiederholte mechanische Überlastung** angeschuldigt. Entscheidend für die Belastbarkeit des Hüftgelenks nach Ablauf der Erkrankung ist die verbleibende Verformung des Hüftkopfes. Die daraus limitierende Belastbarkeit ergibt das zukünftig vermehrte Risiko einer Koxarthrose bei weiterer sportlicher Betätigung.

Bei Krankheitsbeginn treten Beschwerden als unspezifische belastungsabhängige Schmerzen am betroffenen Gelenk auf, können aber gerade bei Kindern auch auf das Knie projiziert werden. Es entwickelt sich eine Innenrotationseinschränkung bis zur Außenrotationskontraktur und eine Verkürzung des Beins.

YELLOW FLAG
Nicht selten erfolgt die Diagnosestellung erst nach Monaten.

Auf der Röntgenaufnahme in zwei Ebenen wird die Fehlstellung der Epiphyse gut erkannt. Auf dieser Aufnahme wird der Abrutschwinkel bestimmt. Aus diesem Winkel ergeben sich therapeutische Konsequenzen für eine konservative oder operative Therapie.

Perthes-Krankheit

Die Perthes-Krankheit ist die häufigste aseptische Knochennekrose, die im Alter zwischen 3 und 9 Jahren auftritt. Jungen sind auch bei dieser Erkrankung häufiger betroffen als Mädchen. Sie ist eine spontane Osteochondronekrose des Hüftkopfes mit Beteiligung der Wachstumsfuge in Folge einer Durchblutungsstörung der proximalen Femurepiphyse. Als Mitursachen gelten **Mikrotraumen bei sportlich aktiven Kindern.**

Schmerzen sind zu Beginn der Erkrankung nicht unbedingt vorhanden, können sich aber im Verlauf sowohl im Hüft- als auch im Kniebereich entwickeln. Die Innenrotation und Abduktion sind eingeschränkt, später auch die Beugung und Streckung.

YELLOW FLAG
Frühsymptome der Perthes-Krankheit sind vorzeitige Ermüdbarkeit und zunehmendes Hinken.

Die Diagnose wird röntgenologisch oder kernspintomografisch gestellt. Therapeutisch überwiegt bei Weitem die konservative Therapie mit Entlastung des Hüftkopfes mit Orthesen oder Gehstützen. Die operative Therapie wird nur bei ungünstigen Verlaufsformen angewandt. Während des Krankheitsverlaufs darf **keine sportliche Aktivität** erfolgen. Die Therapie kann bis zu mehreren Jahren andauern, bleibende Verformungen des Hüftkopfes sind nach Abschluss der Behandlung nicht selten.

69.8.3 Kniegelenk

Gonarthrose

Bezüglich der Gonarthrose gibt es bei gesunden Sportlern keine Häufung. Da aber in der Regel Vorschädigungen vorhanden sind – man denke nur an die oft vorkommenden Meniskus- und Bandverletzungen –, ist das Auftreten der Gonarthrose bei Sporttreibenden durchaus häufig. Die Therapie umfasst die Gabe von entzündungshemmenden Medikamenten (NSAID, Kortison, Enzyme), chondroaktiven Substanzen (Glucosamin, Chondroitin, Hyaluronsäure, Orthokin, ACP [Autologous Conditioned Plasma]), Akupunktur, Physiotherapie zum Muskelaufbau und Gelenkmobilisation, Osteopathie zur faszialen Entlastung, arthroskopische Gelenkrevisionen, Umstellungsosteotomien und Endoprothesen.

Osteochondrosis dissecans

Die Osteochondrosis dissecans (OD) ist eine häufig im Wachstumsalter und jungem Erwachsenenalter auftretende Erkrankung, die zu ca. 85 % das Kniegelenk betrifft. Im subchondralen Gelenkknochen bildet sich eine aseptische Nekrose, im weiteren Verlauf demarkiert sich der darüberliegende Knorpel und schließlich kann es zur Abstoßung des Dissekats (freier Gelenkkörper) kommen.

Die Ursache für die Ausbildung einer OD ist weitgehend unbekannt, doch sollen auch hier immer wiederkehrende **Impulsbelastungen bei Abstopp- oder Stoßbewegungen** zur OD führen.

YELLOW FLAG
Die Beschwerden sind unspezifische Gelenkschmerzen mit Schwellungen. Erst beim Auftreten eines Dissekats zeigen sich Gelenkblockierungen.

Röntgen und MRT sichern die Diagnose. Bei nicht dissezierten oder dissektionsgefährdeten Knorpel-/Knochenherden steht die konservative Therapie im Vordergrund mit Entlastung für 3–6 Monate und einem konsequenten Sportverbot. Bei instabilem oder ausgebrochenem Fragment mit sekundären Gelenkbeschwerden ist die chirurgische Intervention mit dem Versuch der Refixation, Pridiebohrung oder autologer Knochenknorpeltransplantation notwendig.

Osgood-Schlatter-Krankheit

Die Osgood-Schlatter-Krankheit ist eine aseptische Nekrose der Apophyse der Tubcrositas tibiae. Sie betrifft Jugendliche zwischen 10 und 15 Jahren. Es wird angenommen, dass ein verstärkter Zug des Lig. patellae durch sportliche Aktivitäten und eine verminderte Belastbarkeit der Apophyse während der hormonellen Umstellung in der Pubertät zu einem Belastungsungleichgewicht, das die avaskuläre Nekrose fördert, führt.

Es bestehen ein Belastungsschmerz und eine Druckdolenz über der Tuberositas tibiae, das Röntgenbild ist charakteristisch. Als Therapie sind in der Regel entzündungshemmende Maßnahmen, eine Sportpause bei kniebelastenden Sportarten sowie die Wiederherstellung einer guten Muskelbalance um das Kniegelenk indiziert. Oft erstreckt sich die Therapie über Wochen und Monate.

69.8.4 Schultergelenk

Das Schultergelenk ist besonders anfällig für Verletzungen und deren Folgeschäden. Es hat kaum eine knöcherne Stabilisierung, für Stabilität sorgt vor allem die Schultermuskulatur. Betroffen sind alle **Sportarten mit extremen Abspreiz- und Drehbewegungen** (Kraul-, Delfin- und Brustschwimmen) und mit Überkopfbeanspruchungen (Tennis, Volleyball, Wurfsportarten).

Am häufigsten betroffen ist der M. supraspinatus. Fehlbelastungen erzeugen eine muskuläre Dysbalance und in Folge eine subakromiale Einengung (Impingement). Die damit verbundene Störung der Blutversorgung führt zu Ödemen mit Mikroblutungen, fibrotischen Degenerationen und Teil- oder vollständigen Rissen. Die Einengung kann durch eine angeborene ungünstige Formgebung des Schulterdaches oder durch subakromiale Exophyten verstärkt werden.

YELLOW FLAG

In der klinischen Untersuchung findet man eine schmerzhaft eingeschränkte Beweglichkeit in Abduktion und Außenrotation zwischen 80° und 120° (Painful Arc).

Schwerpunkte der Therapie degenerativer Veränderungen sind vor allem physiotherapeutische Behandlungen. Operative Maßnahmen sind bei Instabilitäten und vollständigen Rupturen angezeigt. Bewährt hat sich auch die arthroskopische subakromiale Dekompression.

69.8.5 Achillodynie

Insbesondere Sportler mit **hoher Lauf- und Sprungbelastung** sind gefährdet für die Ausbildung einer Achillodynie. Die Patienten klagen bei akuter Reizung der Achillessehne und ihres Gleitgewebes über heftige Schmerzen, bei degenerativen Prozessen eher über Dauerschmerzen. Die Achillessehne ist verdickt und druckdolent. Die Verschieblichkeit gegen das Gleitgewebe ist eingeschränkt, bei Mitbeteiligung der Sehnenscheide kann ein Reibegeräusch hörbar sein.

Die Sonografie reicht meist für die Diagnosestellung aus. Die Behandlung einer Achillodynie erfolgt in der Regel konservativ: Sportreduktion, Tapeverbände, im ausgeprägten Fall Orthesenversorgung, Entzündungsreduktion (NSAID lokal oder oral, Kälte oder Wärmeapplikation), Physiotherapie, exzentrische Kontraktion, Einlagenversorgung, peritendinöse Infiltrationen und Änderung ungünstiger Trainingsumstände.

Ursachen der Achillodynie

- Rückfußfehlstellungen (z. B. Rückfußvarus)
- Instabilitäten bei fibularer Bandinsuffizienz
- Muskuläre Dysbalancen
- Unphysiologische Bewegungsabläufe (z. B. bei Hallux rigidus)
- Falsche Laufschuhe
- Ungünstiger Trainingsuntergrund
- Falsche Trainingsmethodik

69.8.6 Hand

Radfahrerlähmung

Bei der Abstützung der Hand auf dem Lenkergriff und andauernder **starker Überstreckung des Handgelenks** beim Radfahren finden sich chronische Druckläsionen des N. ulnaris oder N. medianus. Neben Schmerzen und Sensibilitätsstörungen wird unter Umständen sogar über eine Kraftminderung im Kleinballenbereich (N.-ulnaris-Kompression) bzw. im Daumenballenbereich (N.-medianus-Kompression) geklagt.

Bei Beschwerden ohne neurologische Symptomatik genügt oft eine Änderung der Griffhaltung und Anpassung der Griffgeometrie neben den üblichen physiotherapeutischen oder osteopathischen Techniken, um eine Ausheilung zu erreichen. Selten sind perineurale Infiltrationen angezeigt. Bei eingetretener Nervenschädigung ist eine operative Entlastung zu diskutieren.

69

WEITERFÜHRENDE LITERATUR

van den Berg F. Angewandte Physiologie. Bd. 3. Stuttgart: Thieme, 2007.
Bischoff M, Heisel J, Locher A (Hrsg.) Praxis der konservativen Orthopädie. Stuttgart: Thieme, 2007.
Blanke F et al. Behandlung der begleitenden Innenbandverletzung bei der VKB-Ruptur des Athleten. OUP. 2014; 6: 278–284.
Ficklscherer A. Orthopädie und Traumatologie. 4. Aufl. München: Urban & Fischer, 2014.
Holsten D, Andreß B. Meniskusersatz beim Sportler. OUP. 2014; 6: 286–291.
Hudson Z, Small C. Leitfaden Physiotherapie bei Sportverletzungen. München: Urban & Fischer, 2011.
König DP et al. Überlastungsschäden und Sportverletzungen bei Bundesligaringern. Man Med Osteopath Med. 2001; 39: 110–13.
Lorch MJ, Reichert G, Windisch B. Ligamentum teres. Manuelle Med. 2014; 52: 146–150.
de Marées J. Sportphysiologie. Köln: Sportverlag Strauß, 2003.
Wirth CJ, Jäger M. Praxis der Orthopädie. 3. Aufl. Stuttgart: Thieme, 2001.
Rüther W, Lohmann C. Orthopädie und Unfallchirurgie. 20. Aufl. München: Urban & Fischer, 2014.
Statista. 2013. www.statista.de

KAPITEL

70 Integrierter Ansatz zum osteopathischen Management in Spitzensport und Rehabilitation

David J. Vaux und Matt Wallden

„Das erste ist der materielle Körper, das zweite das geistige Wesen und das dritte ein vernunftbegabtes Wesen, das allen vitalen Bewegungen und Materialformen überlegen ist und dessen Aufgabe es ist, diese große Maschine des Lebens mit Weisheit zu betreiben." A. T. Still (1902)

Zur Einführung in dieses Kapitel ist es wichtig, sich mit den von Andrew Taylor Still vertretenen Prinzipien der Osteopathie zu befassen. Obwohl diese Grundsätze auch in der heutigen Zeit relevant bleiben – ob es sich nun um einen Spitzensportler oder einen Patienten in der Rehabilitation nach Verletzung oder Krankheit handelt –, ist es angebracht, diese Konzepte an die sich verändernden Herausforderungen der modernen Welt anzupassen. Die Osteopathie ist auch weiterhin so gut ausgestattet, dass sie den Leistungsanspruch des modernen Lebens „klug verwalten" und sich an die sich ständig verändernden individuellen Bedürfnisse anpassen kann. Anschließend wird darauf eingegangen, wie sich diese Prinzipien in einem neuen integrierten Ansatz bei osteopathischen Interventionen weiterentwickeln. Anhand von Fallbeispielen werden die Vorteile dieses integrierten Ansatzes sowohl im Spitzensport als auch in der Rehabilitation veranschaulicht.

Anmerkung der Herausgeber Dieses Kapitel befasst sich mit der biomechanischen und neurologischen Neuprogrammierung beim Management von Spitzensportlern. Es gibt noch weitere integrierte osteopathische Therapieverfahren, die genauso wichtig sind und zu einem zeitgemäßen Ansatz der osteopathischen Praxis passen.

70.1 Performanz

Der englische Begriff „Performance" kann nach dem Oxford Dictionary u. a. als *„die Ausführung einer Aufgabe oder Funktion"* definiert werden. Ein Musiker kann ein Musikstück vortragen, ein Golfspieler einen Golfschlag ausführen und ein Osteopath eine osteopathische Manipulation vornehmen; in diesen Fällen bedeutet Performance einfach nur, dass etwas „gemacht" wird. Ob es sich um eine gute Ausführung des Musikstücks, des Golfschlags oder der Behandlung handelt, ist irrelevant. Eine vermutlich umfassendere Definition von Performance ist *„das Ausführen einer bestimmten Aufgabe gemessen an einem bekannten Standard der Genauigkeit, der Vollständigkeit, der Kosten und der Geschwindigkeit"* (www.businessdictionary.com).

Der menschliche Körper erfüllt ständig Aufgaben. Spitzenleistungen, z. B. als Sportler oder Musiker, sind keine größere Herausforderung als die allgemeine Leistung, die zur Bewältigung der alltäglichen Stressoren des Lebens, wie Autofahren, Kinderbetreuung oder einfach den Kampf gegen die Schwerkraft, erforderlich sind. Eine weitere Definition von Performance ist **die Art, wie jemand oder etwas funktioniert.** Wenn man die Performanz der osteopathischen Technik vernachlässigt und einen mehr patientenzentrierten Ansatz wählt, geht es um die Performanz des Patienten: Alle Menschen setzen ihre Körper unter Berücksichtigung ihres sportlichen Bedürfnisses zur Performanz ein. Spitzensportler unterscheiden sich von der Allgemeinbevölkerung hinsichtlich ihrer psychischen Motivation, der Häufigkeit der Wiederholungen und der Gesamtbelastung durch ein bestimmtes Bewegungsmuster. Ihr **Volumen** – um einen Begriff aus dem Kraft- und Konditionstraining zu verwenden – liegt bei einem bestimmten neuromuskulären Aktivierungsmuster (oder mehreren Mustern) über dem eines Durchschnittsmenschen. Die Motivation kann eine positive Antriebskraft sein, die außerordentliche Spitzenleistungen ermöglicht, oder ein schädigender Faktor mit ungünstigen Auswirkungen auf Gesundheit und Rehabilitation.

Im letzten Jahrhundert lag der Fokus der rehabilitativen Medizin auf passiven Techniken, bei denen der Patient passiv ist, während an ihm eine Maßnahme erfolgt: Was kann „ich", der Therapeut, für „Sie", den Patienten, tun, damit es Ihnen besser geht? In der osteopathischen Medizin hat die Effizienz der manuellen Techniken die Entwicklung aktiverer Rehabilitationstechniken, die den Patienten einbeziehen, begünstigt.

Mit zunehmendem Verständnis der Neurophysiologie sowie der Lern- und Motivationskonzepte der Patienten kann man behaupten, dass die aktive Teilnahme des Patienten ein essenzielles Element bei der Konzeptualisierung und der dauerhaften Behebung von chronischen Schmerzen und biomechanischen Dysfunktionen ist (Lederman 1997, Vaux 2014, Moseley und Butler 2015).

Still definierte die Osteopathie als *„eine Wissenschaft mit einer so exakten, umfassenden und verifizierbaren Kenntnis der Struktur und Funktion des menschlichen Mechanismus, seiner Anatomie, Physiologie und Psyche, einschließlich der Chemie und Physik seiner bekannten Elemente, dass sie bestimmte organische Gesetze und Heilquellen im Körper aufgedeckt hat, mit deren Hilfe sich die Natur unter der für die Osteopathie typischen wissenschaftlichen Behandlung jenseits aller gewöhnlichen Methoden der nicht relevanten, künstlichen oder medizinischen Stimulation und in harmonischer Übereinstimmung mit seinen eigenen mechanischen Grundsätzen, molekularen Aktivitäten und Stoffwechselprozessen von Dislokationen, Desorganisationen, Fehlstellungen und daraus folgender Krankheit erholen kann und sein normales Gleichgewicht der gesunden Form und Funktion sowie seine Kraft wiedererlangt“* (Still 1908).

Während die Osteopathie für viele die Durchführung manueller Techniken nach bestimmten Prinzipien bedeutet, ging Stills Vision weit darüber hinaus. Sie passt eher zu einer umfassenderen Definition von Performanz, die mehrere Faktoren beinhaltet: das Ausführen einer bestimmten Aufgabe gemessen an einem bekannten Standard der Genauigkeit, der Vollständigkeit, des Aufwands und der Geschwindigkeit.

Die Dogmen der Osteopathie zeigen, warum Stills Vision auch in der modernen Leistungsgesellschaft noch ihren Platz haben.

Durch den Fokus auf *„organische Gesetze und Heilquellen im Körper, mit deren Hilfe sich die Natur […] erholen kann […] und ihr normales Gleichgewicht […] wiedererlangt“*, überrascht es nicht weiter, dass die Konzepte der Naturheilkunde sehr stark mit denen der Osteopathie übereinstimmten (Turner 1984). Das naturheilkundliche Dreieck der Harmonie benennt drei **Schlüsselkomponenten einer ausgeglichenen Gesundheit** (Turner 1984):

1. Biomechanische Faktoren (auf die sich die Osteopathie konzentriert)
2. Biochemische Faktoren (auf die sich die Ernährung und die moderne Pharmakologie konzentrieren)
3. Psychoemotionale Faktoren (auf die sich die Psychiatrie und viele andere Fachrichtungen konzentrieren)

Angesichts des „exakten, umfassenden und verifizierbaren Wissens“ und der „bekannten Standards der Genauigkeit, der Vollständigkeit, der Kosten und der Geschwindigkeit“ der Performanz muss der Arzt des 21. Jahrhunderts die therapeutischen und präventiven Einflüsse der menschlichen Performanz ganzheitlicher betrachten.

70.1.1 Aktive osteopathische Intervention

Still hätte vermutlich den Gesundheitsmodellen von Lederman und Panjabi zugestimmt, wonach das weit verbreitete passive Modell der osteopathischen Behandlung noch Spielraum für Verbesserungen bietet (Lederman 1997, Panjabi 1992). Das vorherrschende Konzept einer passiven Behandlung des Bewegungsapparats kann die Performanz des Körpers nur begrenzt verändern, da es das Nervensystem nur auf

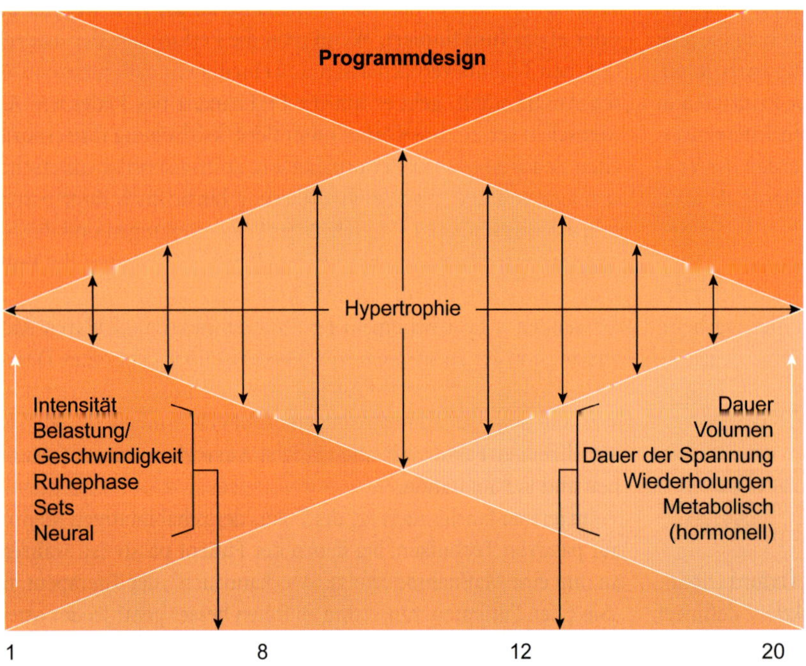

Abb. 70.1 SAID-Prinzip der Trainingsgestaltung. (vgl. Wallden 2008). [L271]

subkortikaler Ebene und meist nur das Rückenmark beeinflusst und somit lediglich einen vorübergehenden Effekt hat (Lederman 1997). Für eine ausführliche Besprechung des Gesundheitsmodells von Panjabi wird auf die Arbeiten von Wallden (2008, 2013) verwiesen.

70.1.2 Das SAID-Prinzip

Das SAID-Prinzip (Specific Adaptation to Imposed Demands) schlägt eine Brücke zwischen den Disziplinen der Rehabilitation und der Spitzenleistung (➤ Abb. 70.1): Wenn die Anpassungsfähigkeit eingeschränkt ist, benötigt der Kraft- und Koordinationstrainer die Unterstützung des Osteopathen, und wenn die Rehabilitation nur unvollständig möglich ist, benötigt der Osteopath die Hilfe des Kraft- und Koordinationstrainers (Hides et al. 1996).

Das SAID-Prinzip kann auch auf das **motorische Lernen** angewandt werden: Die in der Klinik oder beim Sport erlernten Fähigkeiten müssen präzise in die Performanz eingebaut werden. Nur weil jemand ein schweres Gewicht hochdrücken kann, wenn er auf dem Rücken auf einer Bank liegt, bedeutet das noch lange nicht, dass er bei einem Rugby-Spiel auch ein schweres Gewicht schieben kann. Aus dem gleichen Grund bedeutet ein Kräftigungstraining des Handgelenks nicht automatisch, dass ein Musiker besser Harfe spielen kann.

70.1.3 Prähabilitation

Die physiologische Belastung des menschlichen Körpers verhält sich umgekehrt proportional zum erzielbaren Performanzniveau (Chek 2001). Egal, ob ein Patient ein Normalperformer oder ein Höchstperformer ist, die physiologische Belastung ist oft hoch. Die Prävention von Verletzungen oder möglichen Einschränkungen der Performanz ist natürlich wichtig, wobei sich nicht alle Verletzungen und Krankheiten vollumfänglich verhindern lassen. Es kann aber eine gewisse persönliche Robustheit aufgebaut werden, um in der jeweiligen Umgebung zu bestehen. Dies sind die Wurzeln der Prähabilitation.

Die osteopathischen Pioniere gehörten zu den ersten Ärzten, die sich für eine präventive Medizin und das Konzept einsetzten, dass der Patient als Person und nicht nur die Symptome einer Krankheit behandelt werden sollten. Dieses Behandlungsmodell bezieht den Patienten mit ein, stärkt seine Rolle und schafft ein tragfähigeres, ethischeres und effektiveres System als das, bei dem der Patient von einem Arzt abhängig ist (Traeger et al. 2015). Daraus folgt, dass es auch die körpereigenen Heilungsmechanismen erleichtert.

In den nachfolgenden Abschnitten werden essenzielle Elemente einer integrierten osteopathischen Behandlung von Hochleistungsperformern vorgeschlagen. Wie anhand der beiden Fallbeispiele deutlich wird, liegt die Kunst der Behandlung in der korrekten Abwägung der Bedeutung aller beteiligten Elemente:

- Aufklärung und Visualisierung
- Manuelle Intervention
- Sensorische Diät und neurale Integration
- Verordnete Körperbewegungen zur muskuloskeletalen und neuroplastischen Adaptation

70.2 Fallbeispiele

Der integrierte ganzheitliche Ansatz wird erreicht durch die Kombination von:

- Passiven Techniken mit aktivem sensorischem neurologischem Input
- Bewegungstherapie
- Muskuloskeletalen Übungen
- Aufklärung/Visualisierung

Ein integrierter Ansatz wird erwogen, wenn etablierte und neuartige Behandlungen in oft komplexen Studien mit Hochleistungsperformern eingesetzt werden. An dieser Stelle werden Sport und Kunst berücksichtigt. Für die Behandlung, Prävention und Konditionierung von Hochleistungsperformern wird ein integrierter Ansatz vorgeschlagen, wobei erweiterte Grundlagen der Osteopathie sowie verschiedene andere Modelle zum Einsatz kommen. Wichtig ist, dass nicht alle Modelle und Sequenzen für alle Patienten geeignet sind.

Patientin: Claire, 35 Jahre alt

- Golferin
- Chronische zentralisierte neuropathische Schmerzen, erlernte Schmerzreaktion.
- Anamnestisch Schmerzen des Iliosakralgelenks seit 2 Jahren.
- Die Symptome sind seit 2 Jahren unverändert stark, obwohl alle Reflexe, Blutwerte und MRT-Befunde normal waren. Sie erhielt für 6 Monate eine strukturelle osteopathische Behandlung, wodurch sich die Bewegung in diesem Bereich wieder normalisierte. Die Schmerzen waren aber weiterhin vorhanden und hinderten sie am Golfspielen. Schließlich wurde die Diagnose chronische zentralisierte neuropathische Schmerzen gestellt.

Patient: Paul, 60 Jahre alt

- Berufsmusiker
- Musikerdystonie
- Der frühere Berufsmusiker eines international bekannten Orchesters musste seine Karriere vor 25 Jahren wegen einer fokalen Dystonie beenden. Sie manifestierte sich mit einem Tremor der Halswirbelsäule und einer Koordinationsstörung von Kiefer und Lippen, wodurch er das Mundstück seines Instruments nicht mehr luftdicht umschließen konnte.

Behandlungsprotokoll von Paul und Claire

- **Aufklärung/Visualisierung** zur Verbesserung von Wohlbefinden, Compliance und Ergebnissen
  - Verbesserung der emotionalen Reaktion und der neuralen Reaktion der Extremität
  - Optimierung des absteigenden Schmerzmodulationssystems
- **Sensorische Übungen und funktionelle Bewegungen**
  - Plastizität und Anpassungsfähigkeit des Nervensystems durch aktive Teilnahme des Patienten
  - Konzentration auf die Schmerzreaktion bzw. gestörte Reaktion von Gehirn und Rückenmark durch eine sensorische Strategie mit verordneten aktiven Bewegungen

- **Manuelle Therapie**
  - lokaler Nutzen am Bewegungsapparat und Bedeutung der auf- und absteigenden Bahnen für die Plastizität des Nervensystems
  - Wiederherstellung der Positionen der Elemente des Bewegungsapparats vor der Verletzung

Claire beschrieb ihre Schmerzen als „atemberaubende brennende Schmerzen, die mich zwingen, stehen zu bleiben". Sie klagte über Schmerzen am rechten Iliosakralgelenk, sobald sie mehr als einige Minuten Gewichte trug, und über Sofortschmerzen bei Flexion und Rotation der Wirbelsäule.

Die Symptome passten zu zentralisierten Schmerzen, die durch eine anormale neurale Adaptation in Gehirn und Rückenmark an chronische Schmerzsignale entsteht (Melzack und Wall 1965, Woolf und Moseley 2008). Dabei wirken die Schmerzen als Reiz auf die Gehirn- und Schmerzkarten im Rückenmark (Maihöfner et al. 2003, Janig und Baron 2003, Pleger et al. 2006) und führen nach Verletzungen (also ohne dass aktuell eine Verletzung des peripheren Bewegungsapparats vorliegt) zu einer anormalen Adaptation im Nervensystem. Aus dem gleichen Grund haben Patienten nach Amputationen Phantomschmerzen in der nun fehlenden Struktur (Fields 2000, Hoffman et al. 2000, Ramachandran und Blakeslee 1998). Andere Studien lassen vermuten, dass Schmerzen ebenso wie das Körperbild ein Konstrukt des Gehirns sind (Doidge 2007). Doidge zitiert Ramachandran mit den Worten: *„Schmerzen sind eine Aussage über den Gesundheitsstatus des Organismus und keine einfache Reflexantwort auf Verletzungen"* (Doidge 2007, S. 192).

Bei **resilienten Musikern oder Sportlern** verläuft das Verstärken der neuralen Plastizität über intensives Üben positiv und ermöglicht das Lernen und Kartieren von präzisen Bewegungen, die für den Sport, die Kunst und das Alltagsleben erforderlich sind (Coyle 2009). Bei **vulnerablen Menschen** hingegen, zu denen Paul gehört, wird die somatosensorische Karte des Körpers im zentralen Nervensystem durch die neurale Plastizität, die durch intensives Üben erzeugt wurde, undeutlich und fehlerhaft werden (Dystonia Association 2014). Durch die sensorische Adaptation wird der somatosensorische Homunkulus bei entsprechender Prädisposition nicht klarer definiert, sondern „verschwommen". In der Folge kommt es zu einer **Dystonie mit Verlust der Fähigkeiten und Funktionen** (Tegenthoff et al. 2005). Erfreulicherweise zeigen Studien, dass sich eine derartige Adaptation durch entsprechendes Training umkehren lässt (Moseley et al. 2008).

70

Schon seit Langem ist durch die Arbeit von Darwin über die **Angstreaktion des Körpers** ein Zusammenhang zwischen dem mentalen und dem körperlichen Status bekannt (Darwin 1872). Dies würde die Theorie unterstützen, wonach sich Schmerzen manchmal durch angstlindernde Strategien lindern lassen, weil sie das Einwirken der Stresshormone auf die spinalen schmerzinhibitorischen Neurone verändern (McAllister 2012, Liebenson 1999). Umgekehrt können sich negative emotionale Faktoren, wie die Wahrnehmung einer Krankheit oder Behandlung (Nocebo-Effekt), negativ auf das absteigende Schmerzmodulationssystem auswirken (Weich et al. 2008, Pincus et al. 2006).

Wichtig ist, dass das Ansprechen auf eine Behandlung sowie die Resilienz und Vulnerabilität bei jedem Menschen unterschiedlich sind. Das Gleiche gilt auch, wie Menschen Bedrohungen wahrnehmen (Arntz et al. 1994, Ploghaus et al. 2003, Moseley und Butler 2015). Interessanterweise befassen sich andere Studien mit dem Zusammenhang zwischen Geist und Körper, deren Bindeglied die Emotionen bilden (Pert 1997, Willard 2003, Moseley 2007).

Initial waren Claire und Paul während ihrer Behandlung sehr aufgeregt, wenn sie über die Auswirkungen des Performanzverlusts auf ihre Alltagsaktivitäten sprachen. Dieses Verhalten wird von Untersuchungen gestützt, die eine **Schmerzlinderung durch Schulungsprogramme** im Rahmen anderer physikalischer Strategien belegen (Moseley 2002, 2003). Daher wurde dieser Ansatz bei beiden Patienten in die Behandlung integriert.

Studien weisen darauf hin, dass die neuronale Kommandozentrale für Motorik/Bewegungen im Kortex im Rahmen der initialen Verletzung Verbindungen mit Schmerzbereichen herstellen kann, die für eine kurze Zeit durchaus von Nutzen sind. Wenn sie jedoch über längere Zeit bestehen, wie es bei chronischen Schmerzen der Fall ist, etablieren diese Verbindungen den sog. **„erlernten Schmerz"** (Ramachandran und Blakeslee 1998, Saaba und Willis 2003). Die anschließende Initiierung eines motorischen Signalwegs zur Bewegung einer zuvor verletzten Extremität kann somit in Abwesenheit einer aktuellen Verletzung zu einer unnötigen Schmerzreaktion führen.

Die plastischen Veränderungen im Gehirn aufgrund peripherer Reize sind bereits seit einiger Zeit bekannt. Die reaktiven Veränderungen des Gehirns nach Extremitätentraumen sind in der medizinischen Welt gut dokumentiert (Kapreli et al. 2009, Flor et al. 1995, Dimou et al. 2013). Weitere Studien befassen sich mit den Anpassungen in den kortikalen Repräsentationen der Extremitäten infolge chronischer Schmerzen (Moseley 2007, Maihöfner et al. 2003, Janig und Baron 2003, Pleger et al. 2006).

In beiden Fällen umfasste das Management eine **passive und aktive manuelle Behandlung,** die auch die Adaptation der Gelenke berücksichtigte, sowie eine Schulung und die Verordnung von Bewegungsübungen, um die nicht hilfreiche neurologische Adaptation aufzuheben. Bei Paul wurden auch auf sein Musikinstrument bezogene Bewegungen eingebunden, um die neuronalen Bewegungsmuster wieder zu etablieren, während die manuelle Behandlung an bestimmten Weichgeweben und Gelenken erfolgte. Claire wurden Bewegungen verordnet, mit deren Hilfe sie wieder eine schmerzfreie Funktion erlangen konnte.

Zu den **Behandlungsstrategien** gehörten mehrere sensorische Techniken, die die Funktion über eine Adaptation im Nervensystem normalisieren. Gleichzeitig wurden Ungleichgewichte und ungünstige Fehlhaltungen mit muskuloskeletalen Techniken behoben. Das Behandlungsprotokoll sollte bei minimaler Triggerung von Schmerzreaktionen und Dystonien eine maximale sensorische Stimulation erreichen (Moseley 2004, 2006).

> Wenn eine Extremität nicht eingesetzt wird, verliert sie nicht nur ihre Funktionsfähigkeit, sondern auch ihre motorische Karte im Gehirn. Daher ist durch die frühzeitige Integration von „sensorischer Diät" und Visualisierungs-Schulungs-Strategien in das Rehabilitationsprogramm eine raschere Heilung möglich (Vaux 2015).

Die Behandlung erfolgte mit bestimmten sensorischen Bewegungen, die die anormale neuronale Adaptation auflösen. Die sensorische Diät wechselte sich ab mit Phasen aus kombinierter Visualisierung, Balance/Sensorik und funktionellen Bewegungen. Dieser mehrdimensionale Ansatz wird als **„Neuro-Multitasking"** bezeichnet (ausführliche Darstellung in Vaux 2015).

Bei Claire konzentrierte sich das Neuro-Multitasking auf schmerzfreie Bewegungen. Der Einsatz von langsamen kontrollierten Bewegungen bei chronischen Schmerzen wird von anderen Autoren unterstützt (z. B. Knott und Voss 1956, Coyle 2009). Bei Paul konzentrierte sich das Neuro-Multitasking darauf, dass er sein Instrument wieder ohne Dystonie spielen kann.

In beiden Fällen erfolgte eine sensorische Diät zur Förderung plastischer Veränderungen im Gehirn und in den an der Fehlfunktion oder den Schmerzen beteiligten Bahnen. Dazu wurden Übungen zur Ganzkörperstimulation der betroffenen auf- und absteigenden Bahnen, des spinalen Niveaus und des somatosensorischen Kortexareals entworfen. Die unterschiedlich komplexen Aufgaben wurden zu verordneten Bewegungsübungen zusammengefasst und um Elemente ergänzt. Erst wenn der Patient eine Stufe bewältigen konnte, ohne Schmerzen oder Dystonie auszulösen, wurde ein neues Element hinzugefügt. Sobald es zur Auslösung kam, wurde auf die vorherige bewältigte Stufe zurückgekehrt und vorsichtig ein anderes Element zur Stimulation oder Provokation hinzugenommen.

Pauls sensorische Diät zielte auf die Normalisierung bestimmter Bewegungen des Arms und der Halswirbelsäule ab, die zuvor eine dystone Reaktion ausgelöst hatten. Dazu gehören die Beziehungen zwischen seinen Händen, seinem Mund, seiner allgemeinen Körperhaltung und dem Musikinstrument. Das Programm mit den aufgabenspezifischen Funktionsübungen erfolgte vorsichtig und schrittweise und umfasste zweimal täglich 10 Minuten Neuro-Multitasking.

Claires sensorische Diät war eine Kombination aus Gleichgewichts- und Ganzkörperübungen, visueller Deprivation und mentaler Visualisierung. Dazu gehörten Barfußübungen zum Neuerlernen der Gewichtsbelastung mit ansteigendem Niveau der visuellen und Gleichgewichtsprovokationen, ohne eine Schmerzreaktion auszulösen. Diese zweimal täglichen Neuro-Multitasking-Sitzungen wurden auf das Golfspielen abgestimmt, um eine entsprechende muskuloskeletale und neuronale Adaptation zu erlangen.

Durch die aktive Teilnahme wird eine Adaptation in den motorischen Karten von Gehirn und Rückenmark, den spinalen Bahnen, dem peripheren Nervensystem sowie in Denkprozessen der höheren Gehirnzentren erreicht (➤ Abb. 70.2). Es wurde angenommen, dass dieser kombinierte Ansatz die erlernten zentralisierten Schmerzen von Claire und die Dystonie von Paul beheben können würden.

70.2.1 Schlüsselfaktoren

> Schmerzen und Funktionsstörungen gehen ebenso wie der Weg zur Heilung vom Gehirn aus. Entscheidend ist, *„den Sportler/Performer aus der Verletzung herauszunehmen. Dann übernimmt das Gehirn, sobald es normale oder vertraute Bewegungsabläufe erkennt. Es ist alles im Gehirn!"* (Knowles 2012).

Arzt-Patient-Beziehung

Claire hatte 12 Wochen lang einmal in der Woche eine einstündige Behandlung. In ihrem örtlichen Schwimmbad wurde sie außerdem in spezielle Wasserübungen mit Unterstützung einer Schwimmhilfe eingewiesen. Sie wurde ermutigt, diese Übungen im Schwimmbad einmal wöchentlich für 12 Wochen durchzuführen. In der Klinik fanden auch Gespräche mit ihr statt, damit sie ihre Symptome und den Behandlungsansatz besser versteht. Außerdem fand eine manuelle osteopathische Behandlung statt und entsprechend der sich ändernden Symptome wurden neue neuronale Übungen und funktionelle Bewegungen eingeführt und erlernt. In der Anfangsphase wurden Ratschläge und Aktualisierungen auch per E-Mail weitergegeben. In Videokonferenzen wurden die selbst durchzuführenden Neuro-Multitasking-Übungen trainiert, was insbesondere bei zunehmenden Abständen zwischen den Klinikbesuchen nützlich war. Das Therapieziel wurde ständig neu beurteilt und entsprechend der Fortschritte bei der Symptombehandlung angepasst.

Nach 3 Monaten wurden die Sitzungen für einen Monat durch halbstündige Sitzungen alle 2 Wochen abgelöst und schließlich durch halbstündige Sitzungen einmal im Monat. E-Mails und Videokonferenzen wurden nach Bedarf eingesetzt.

Paul hatte in den ersten 12 Wochen einmal wöchentlich einstündige Termine, dann 4 Wochen lang halbstündige Termine, dann

70

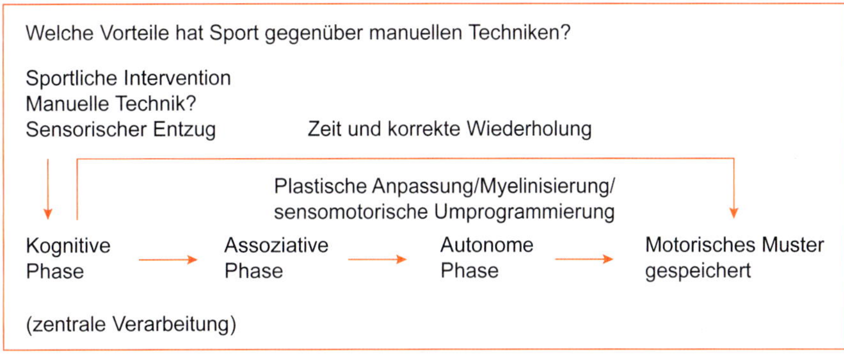

Abb. 70.2 Rehabilitationsübungen. (vgl. Lederman 1997/Vaux 2015). [L271]

einen Monat lang einen Termin alle 2 Wochen und schließlich einen Termin im Monat. Die Kliniksitzungen konzentrierten sich zunächst auf die neurale Plastizität und das Erlernen der vorgeschlagenen Neuro-Multitasking-Übungen. Außerdem wurden eine manuelle osteopathische Behandlung und funktionelle Bewegungsübungen durchgeführt, die sich speziell mit den am Spielen des Instruments beteiligten Abläufen befassten. Ebenso wie bei Claire wurden über den gesamten Behandlungsverlauf E-Mails und Videokonferenzen eingesetzt. Letztere waren besonders bei der Beobachtung von funktionellen Bewegungsübungen und neuen instrumentenbasierten Übungen von Nutzen, weil dadurch sofortige Korrekturen möglich waren sowie Feedback und Rat erteilt und eventuell leichte Veränderungen verordnet werden konnten. Das berufliche Fachwissen von Paul war bei der Besprechung und Verordnung des Gebrauchs verschiedener Objekte und Instrumente für funktionelle Übungen, die ohne das Auslösen einer unerwünschten Reaktion eine Stimulation bewirken, hilfreich.

Selbstverständlich ist die Betreuung durch einen ambulanten Osteopathen bei der Überwachung der korrekten restaurativen Übungen mindestens genauso wichtig wie die Betreuung durch an der Klinik tätige Osteopathen.

Proaktive Rehabilitation

Claire und Paul: Bei beiden begann die Rehabilitation mit einer Schulung, bei der sie erfuhren, was die chronischen Schmerzen und die Dystonie ausgelöst hat und sie unterhält. Beide erhielten eine positive Visualisierungsstrategie für die chronischen Schmerzen bzw. die Dystonie und eine spezielle sensorische Diät, bei der sie zweimal täglich intensive propriozeptive Übungen durchführen sollten. Es gibt Studien, die für eine Schulung sprechen (Moseley 2003, 2004), während andere zu dem Schluss kommen, dass die Wahrnehmung der Bedrohung durch die ausgelösten Schmerzen/Dystonie der Schlüssel zum Management ist (Grand et al. 2004, Moseley und Butler 2015).

Dies wird durch Studien gestützt, die Patienten mit zentralisierten Schmerzen mit Bewegungen und leichten Übungen sowie einer Gesprächstherapie behandeln (McLean et al. 2005). Außerdem bestand die Hoffnung, dass Aufklärung und Verstehen sowie Kontrolle über die gesundheitliche Situation in beiden Fällen nicht hilfreiche emotionale Stressreaktionen reduzieren (McAllister 2012). Interessanterweise zeigt die Forschung, dass die nützliche Aktion inhibitorischer Neurone im Rahmen der Pain Gate Theory (Melzack und Wall 1965) auf spinalem Niveau von Stresshormonen negativ beeinflusst werden (Barron 2006, Willard 2003, Moseley und Butler 2015).

Bei **Claire** wurden initial Wasserbehandlungen mit Schwimmhilfen durchgeführt, um Bewegungen ohne Gewichtsbelastung durchführen zu können. Außerdem führte sie Barfußübungen zum Neuerlernen der Gewichtsbelastung mit ansteigendem Niveau der visuellen und Gleichgewichtsprovokationen, ohne eine Schmerzreaktion auszulösen, durch. Diese Übungen wurden auf das Golfspielen abgestimmt, um gemäß des SAID-Prinzips eine entsprechende muskuloskeletale und neuronale Adaptation zu erlangen.

Pauls Fokus lag auf der maximalen Stimulation ohne Auslösen der dystonen Reaktion (Moseley 2004, 2006). Dazu wurden unterschiedlich komplexe Übungen zu einer instrumentenspezifischen sensorischen Diät kombiniert, die feine Elemente einbezog, wie den wechselnden Einsatz der Hände, das wechselnde Schließen eines Auges, zunehmend schwierigere Gleichgewichtsübungen, unterschiedliche Ausleuchtung, gleichzeitige Fußübungen und positive Visualisierung. Teil des Programms zum Erlernen neuer Bewegungsabläufe und Stimulation war der schrittweise Gebrauch des Mundstücks unter Berücksichtigung des Instruments und der Performanz. Dazu wurden allmählich neue Übungen, wie das Halten des Instruments und das Halten des Instruments an den Mund, durchgeführt. Gleichzeitig probierte Paul aus, in ungewöhnlichen Haltungen und Positionen einfache Noten auf dem Instrument und auf ungewohnten Instrumenten zu spielen, die andere Hand zu verwenden, Gleichgewichtsübungen einzubinden und die Übungen bei unterschiedlichem Licht und visueller Stimulation durchzuführen. Die Betonung lag während der gesamten Behandlung auf einer allmählichen Wideraufnahme des Instrumentenspiels.

Claire und Paul: Bei beiden umfasste die osteopathische Intervention rhythmische passive, oszillatorische und aktive Übungen gegen Widerstand, die jeweils nicht zu Schmerzen bzw. einer Dystonie führten. Die manuelle Behandlung und das Neuro-Multitasking waren so angelegt, dass sie ein maximales sensorisches Input mit minimaler dysfunktioneller Reaktion erzielten. Die überempfindliche dystone bzw. Schmerzreaktion wurde „verwirrt" oder „getäuscht", weil die Stimulation unter dem „Schmerz- bzw. Dystonieradar" blieb und die Aktivität der aufsteigenden Nervenbahnen erhöhte (Moseley 2004, 2006). Zur Strategie gehörten die Stimulation der entsprechenden Dermatome und Myotome sowie die nicht schmerzhafte Provokation der Myotome, um ein neurales Remodeling zu erreichen, die Angst zu reduzieren und eine neue Wahrnehmung des „Status" durch die Patienten zu trainieren (Coyle 2009).

Ergebnisse

Nach 8 Wochen berichtete **Claire,** dass sich der Charakter ihrer Schmerzen geändert hat. Sie waren nun nicht mehr „atemberaubend und säureartig", sondern „dumpf schmerzend". Zu diesem Zeitpunkt wurde stärker auf eine allmähliche Wiederaufnahme der Funktion geachtet. Die anschließende klinische Behandlung unterstützte die Wideraufnahme des Sports, indem die Schmerzen und Beschwerden, die nach einer derart langen Pause auftreten, behandelt wurden.

Nach 5 Monaten war **Claire** schmerzfrei und spielte wieder Golf Ihre Lebensqualität hatte sich parallel zur Abnahme der Schmerzen gebessert. Man könnte argumentieren, dass dieser Ansatz fehlfunktionierende periphere, segmentale und kortikale Reaktionen auf die Verletzung, d.h. die erlernte Schmerzreaktion auf eine vorausgegangene Verletzung, umtrainiert hat.

Nach 3 Monaten wurde **Pauls** Dystonie schwächer. Nach 6 Monaten spielte er sein Instrument wieder mit einer weitaus schwächeren und oft ganz fehlenden Dystonie.

Claire und Paul erhielten ein Präventionsprogramm mit regelmäßigen, aber weniger intensiven sensorischen Multitasking-Übungen.

- Nach 8 Wochen besserten sich Art und Intensität der Schmerzen von Claire, nach 5 Monaten war sie schmerzfrei.
- Nach 3 Monaten ließen sich die Symptome von Paul deutlich schwerer auslösen. Nach 3–6 Monaten erlangte er die Fähigkeit zum Spielen seines Instruments mit deutlich reduzierter oder fehlender Dystonie allmählich zurück.

Schlussfolgerung

Der Einsatz des SAID-Prinzips bei einem Management zur Stimulation körpereigener Prozesse geht konform mit dem Prinzip, dass der Körper nützliche Mechanismen zur Heilung und Normalisierung der Homöostase besitzt (Still 1908). In den beiden besprochenen Fällen war der Prozess aus Schulung und der Verordnung von aktiven Neuro-Multitasking-Körperbewegungen vermutlich wichtiger als die gewöhnliche osteopathische manuelle Behandlung. Die Osteopathie bietet weitaus mehr als nur manuelle Techniken. Da in den hier dargestellten Fällen das körpereigene neuromuskuläre System durch neuartige Übungen stimuliert wurde, musste der Osteopath neben seiner Funktion als manueller Therapeut die Rolle des Türhüters und Wissensvermittlers übernehmen. Bei der Arbeit mit komplexen Fällen muss sich der Osteopath sicher sein, welchen Ansatz er wählt und wie er ihn für eine schnellstmögliche Wiederherstellung der Homöostase integriert. Wie in allen medizinischen Fachbereichen setzt eine **integrative Therapie** ein Verständnis der Person, ihrer Welt und ihrer individuellen Bedürfnisse voraus. Erst dann kann der Therapeut im besten Interesse des Patienten einen pragmatischen, adaptiven und individualisierten Behandlungsplan aufstellen, der alle relevanten Ansätze umfasst.

Die beim Neuro-Multitasking verordneten **aktiven Körperbewegungen, Augenbewegungen und therapeutischen Berührungen** sollen auch psychophysiologische Faktoren beeinflussen, u. a. senken sie den Sympathikotonus. Ideal wäre eine Strategie, die große funktionelle Körperbewegungen oder sensorische Übungen umfasst, die zu ähnlichen Bewegungen bzw. Informationsweitergaben im Nervensystem führen. Das bei Paul und Claire eingesetzte Neuro-Multitasking verfolgte diesen Weg im Sinne des EMDR-Protokolls (Eye Movement Desensitization and Reprocessing) (Elofsson et al. 2008, Sack et al. 2008).

Somit ist ein Projekt zur Kombination von EMDR und Neuro-Multitasking, wie es oben beschrieben wurde, ein interessanter zukünftiger Forschungsbereich. Geeignete Untersuchungsbereiche sind chronische Syndrome, wie Fibromyalgie, Reizdarmsyndrom, Depression, myalgische Enzephalomyelitis, myofasziale Syndrome und unspezifische lumbale Rückenschmerzen, bei denen das Nervensystem jeweils funktionsgestört, aber potenziell anpassungsfähig ist (Goldenberg et al. 2004, McAllister 2012, Moseley 2003).

70.3 Verletzungsanfälligkeit durch Minderperformanz im internationalen Sportlerteam

70.3.1 Funktionelle Sportprähabilitation zur Verbesserung von Performanz und Belastbarkeit von Spielern in multidirektionalen Sportarten

„Entscheidend ist nicht, wie schnell du das machen kannst, sondern wie langsam du es korrekt machen kannst."

(T. Martinez 2009, NFL-Football-Trainer)

In diesem Abschnitt werden die **Validität des Einsatzes der Osteopathie** bei einer verordneten Rehabilitation für die Robustheit und Performanz des einzelnen und des Teams betrachtet. Dabei wird untersucht, was der Osteopath in der Grauzone zwischen Klinik und Sportstudio anbieten kann.

- Internationales Sportlerteam:
  - zunehmende vermeidbare spontane Verletzungen des Bewegungsapparats
  - Abnahme der Performanz der Spieler
  - Abnahme der Robustheit der Spieler
- Erhobene Befunde:
  - signifikante Anzahl von Nicht-Kontaktverletzungen des Bewegungsapparats durch Muskelungleichgewichte und Gelenkinstabilität
  - ineffektive Konditionierung zur Stärkung der Robustheit der Spieler
  - nicht hilfreichere frühere Trainingspraktiken

Hintergrund und Behandlungsgrundlage

Klinischer Bedarf: Bereitstellung einer Intervention, die die Verletzungsursachen behebt, praktisch und anwenderfreundlich ist und auf den osteopathischen Prinzipien beruht.

Befunde der initialen Konsultation und Untersuchung
Datenauswertung häufiger Verletzungen, Analyse des vorherigen Trainings und der Strategien zum Verletzungsmanagement. Die häufigen Verletzungen des Teams mussten auf die gleiche Weise identifiziert werden wie bei einem Einzelpatienten.

Dreistufiges progressives Konditionierungsprogramm (funktionelle Sportprähabilitation):

1. Langsames Bewältigen komplexer Bewegungen zur Stärkung der neuromuskulären Kontrolle, der Gelenkstabilität und zum neurologischen Lernen von Bewegungsabläufen
2. Steigerung der Belastung bei Behandlung der muskulären Ungleichgewichte. Betonung auf den Muskeln der dorsalen Kette, Kokontraktion, exzentrische Kontrolle und die korrekte Aktivierungssequenz
3. Im dritten Schritt Kombination der ersten beiden Schritte, damit die Spieler die sichere Arbeit bei höherer Belastung erlernen. Verbesserung der Robustheit. Betonung auf Geschwindigkeit/Kraft und sportartspezifische neurologische Aufgaben

Die **Ergebnisse** zeigten, dass vor der Saison ein allgemeines Fitnesstraining mit der Betonung auf Kraft und Geschwindigkeit durchgeführt wurde. Dazu gehörten auch ein Zirkeltraining, ein Gewichtstraining zur Hypertrophie sowie gelegentliches Input von Lauftrainern.

Es kam ungewöhnlich häufig während der Spiele spontan zu Weichgewebeverletzungen in der Regel der Sprunggelenk- und Kniegelenkbänder, der Ischiokruralmuskeln oder der Achillessehne. Außerdem bestand im gesamten Team eine Prädisposition für ein muskuläres Ungleichgewicht und eine Gelenkinstabilität, die ihrerseits verletzungsfördernd sind.

Offensichtlich fehlte es den Teammitgliedern an einer ausreichenden neuromuskulären Kontrolle und somit auch Gelenkkontrolle. Weitere Studien legen nahe, dass eine optimale Gelenkkontrolle davon abhängt, dass die passiv aktiven und neuralen Subsysteme harmonisch arbeiten (Wallden 2008, 2013). In diesem Modell sind die Gelenke und die Weichgewebe die passiven Subsysteme. Sie enthalten reichlich Mechanorezeptoren, die dem neuralen Subsystem Informationen über die Gelenkposition geben, damit das Nervensystem die Muskulatur so aktivieren kann, dass die Gelenkbewegungen kontrolliert werden und die Gelenkstabilität gewährleistet ist. Auf diese Weise wird die Belastung des passiven Subsystems weitgehend reduziert.

> *„Wenn ein Spieler/Sportler schneller laufen, höher springen oder weiter werfen soll, reicht es nicht, ihm die Technik zu zeigen. Sofern er neurologisch/physikalisch nicht darauf vorbereitet ist, den erhöhten Kräften des Technik- oder Geschwindigkeitstrainings Widerstand entgegenzusetzen, steigt sein Risiko für vermeidbare Verletzungen erheblich.“* (Vaux 2012).

Ein **Prähabilitationsprogramm** muss darauf ausgerichtet sein, die muskulären Ungleichgewichte bei multidirektionalem Sport zu beheben und die Gelenkstabilität zu verbessern. Dazu werden funktionelle sportartspezifische Bewegungen in ein dreistufiges Programm aufgenommen. Dieses Programm stellt zunächst durch das Bewältigen verordneter Bewegungen und ein Neuro-Multitasking-Element die Gelenkkontrolle wieder her. Im vorliegenden Fall wurde dazu ein **Video mit Instruktionen** eingesetzt.

Obwohl allen Spielern die Technik des schnelleren Laufens gezeigt worden war, bestand keine ausreichende Grundkondition, sodass der Körper die durch das schnellere Laufen einwirkenden Kräfte nicht effektiv übertragen konnte. Das ist in etwa so, als ob in den Motorcomputer einer Familienkutsche ein geschwindigkeitserhöhender Kontrollchip eingesetzt wird: Wurden Bremsen und Federung nicht entsprechend angepasst, wird es früher oder später zu Problemen kommen.

Schlüsselfaktoren

- Der **Video-Inhalt** war für eine Mannschaftsstärke von 120 entwickelt worden. Dazu gehörten sechs Teams mit unterschiedlicher Qualifikation, Damen-, Herren-, Junioren- und Seniorenmannschaften. Die drei Stufen wurden im Abstand von 2–3 Monaten veröffentlicht. Bei der Freigabe einer neuen Stufe fanden Team-Trainingslager statt, bei denen alle Teammitglieder und Mitarbeiter anwesend waren (ausführliche Darstellung des Protokolls in Vaux 2012).
- **Ziel** war eine allgemeine Erhöhung der Robustheit der Spieler und der Team-Performanz in einer Spielsaison.
- **Grundlage** waren das SAID-Prinzip, die Förderung einer neurologischen und muskuloskeletalen Rekonditionierung und sportartspezifische funktionelle Bewegungsübungen.
- Die Videoprogramme setzten mehrere Kombinationen aus **Muskelkontraktionen und Kokontraktionen** ein, um die natürliche Schienung der Gelenke bei dynamischen Bewegungen zu verbessern. Dadurch wurden Verletzungen verhindert und es waren keine Orthesen und Pflasterverbände mehr erforderlich. In allen Stufen erfolgten verschiedene Einzelbeinübungen, die für multidirektionale Sportarten typisch sind.
- In allen drei Stufen wurden auch **Übungen für den Rumpf** sowie die oberen und die unteren Extremitäten durchgeführt. Nach jeder plyometrischen oder exzentrischen Übung folgten Übungen der Propriozeption und des Gleichgewichts.
- In allen drei Stufen wurden **sensorische Übungen** durchgeführt, die funktionelle Ganzkörperbewegungen über die Mittellinie förderten. Dadurch wurden sonst in der Rehabilitation übliche Übungen in der Prävention eingesetzt.
- Zur **Konditionierung des Bewegungsapparats und des Nervensystems** sowie zum Aufbau adäquater Reaktionen und einer effektiven Muskelkraft zum Schutz der darunterliegenden passiven Subsysteme wurde eine konzentrische Belastung eingesetzt (Wallden 2008, 2013). Da die Muskelfasern in der exzentrischen Phase der Kontraktion geschädigt werden, führt vermutlich die Kontrolle der Beinabbremsung nach einem Schuss oder Sprint zur Akkumulation von Mikrotraumen im Muskel. Sofern derartige Belastungen ohne ausreichende Erholungszeit oder Ressourcen (wie Ernährung, Schlaf, Hydrierung) wiederholt werden, schreitet das kumulative Mikrotrauma irgendwann bis zu einem Muskelriss fort (Wallden 2000).
  Im Sport sind Beschleunigung, Krafterzeugung und Geschwindigkeit in der Regel erwünscht. Allerdings wird die Höchstleistung bei diesen Elementen nicht von der Krafterzeugung bestimmt. Der limitierende Faktor ist, wie schnell die Kraft entschleunigt werden kann. Das Nervensystem (neurale Komponente) erzeugt die Kraft im Muskel (aktives konzentrisches System) nur so schnell, wie es diese Kraft kontrollieren und abbremsen kann (aktives exzentrisches System). Andernfalls

kommt es zur Schädigung der darunterliegenden Gelenkstrukturen (passives Subsystem). Die meisten Fußballer kennen das Phänomen, wenn sie den Ball mit maximaler Kraft wegschießen wollen (d. h. den Unterschenkel beschleunigen) und dann versehentlich durch einen „Hüpfer" oder eine Abwehr in letzter Minute ungeplant treten. Dadurch können sie den Unterschenkel nicht mehr bewusst mit dem aktiven Subsystem abbremsen, sodass die Kräfte auf das passive Subsystem des Kniegelenks, nämlich die Kreuzbänder, übertragen werden.

- In dem Video der Stufe 1 lag die Betonung auf der **Perfektion der Technik** und dem **Beherrschen der komplexen Bewegungen ohne Geschwindigkeit,** um die neurologische Komponente der komplexen Bewegungen zu trainieren. Daraus folgt, dass falsche oder nicht abgestimmte Bewegungen die motorischen Signalwege und den Kortex verändern und den Betroffenen mit einem bekannten muskuloskeletalen Ungleichgewicht oder übermäßigem Training für eine schlechte Koordination und ein erhöhtes Verletzungsrisiko prädisponieren. Deswegen muss ein Patient mehrere unspezifische schmerzfreie Bewegungsmuster durcharbeiten, um die optimalen sportartspezifischen Bewegungsmuster wiederherzustellen. Auch ist eine zu frühe Wiederaufnahme des Sports unter Schmerzen längerfristig ungünstig. Aus demselben Grund sollten auch nicht hilfreiche motorische Adaptationen vermieden werden („erlernte Schmerzen"). Zur Verletzungsprävention werden initial langsame komplexe Bewegungsübungen empfohlen, die eine globale Adaptation (Verbesserung der muskuloskeletalen Strukturen und der motorischen Karte in Gehirn/Rückenmark) initiieren. Aus osteopathischer Sicht verändert eine derartige Strategie durch die Ablagerung neuer Myelinlagen die Struktur des zentralen Nervensystems und verbessert die Funktion. Es gibt kaum ein eleganteres Beispiel für die aktuellen wissenschaftlichen Durchbrüche bei der Bestätigung der osteopathischen Prinzipien zur Wechselbeziehung zwischen Struktur und Funktion.
- Erst als die Teilnehmer die Bewegungen von Stufe 1 und 2 ohne Verzögerungen durchführen konnten, machten sie mit Stufe 3 weiter, die im Sinne des **SAID-Prinzips** ein Element zur kontrollierten Kraft ergänzte.

Ergebnis

- Allgemeine Zunahme der Kraft und der Performanz
- Seltenere Verletzungen ohne Kontakt
- Erhöhte Robustheit der Spieler und des Teams während der Saison
- Erhöhte Performanz mit reduziertem Verletzungsrisiko

Diese prähabilitativen Strategien verbesserten die Performanz der Spieler und die Robustheit der Mannschaften erheblich.

Obwohl sich das hier dargestellte Programm an Leistungssportler richtet, hat das Beispiel nützliche Parallelen zur allgemeinen Praxis. So profitieren ältere Menschen selbst von einfachen Gleichgewichtsübungen.

Zusammenfassung

Bei den hier besprochenen Fallbeispielen ist offensichtlich, dass die positiven Ergebnisse ohne Neuro-Multitasking, sensorische Diät, Schulung, Visualisierung und Bewegungsübungen nicht möglich gewesen wären. Außerdem zeigt sich die Effektivität der Osteopathie bei der Prävention durch den Erfolg der Einbettung neuraler Integrationsstrategien in Programme zum Mannschaftstraining. In diesen Fällen wäre das traditionelle Bild des Osteopathen, der in einem Behandlungsraum an einem passiven Patienten arbeitet, wohl ineffektiv. Trotzdem können die ursprünglichen osteopathischen Prinzipien zum Einsatz kommen, allerdings progressiver und individualisierter. Komplexe Fälle sollten grundsätzlich nur integrativ behandelt werden. Bei einem integrativeren Ansatz muss der Osteopath die Türen abhängig von den Bedürfnissen und Zielen des Patienten für ein breites Spektrum an Managementmöglichkeiten offen halten. Dieser Ansatz muss noch bei der Verwendung in anderen Situationen weiter untersucht werden.

Die Osteopathie ist eine flexible und patientenzentrierte Intervention, die sich aufgrund des Erfolgs ihrer passiven Techniken einen Ruf geschaffen hat. Hinter diesen erfolgreichen, aber dennoch begrenzten Aufgaben stehen ein weitaus breiteres Fundament und weitreichendere Visionen. Das progressive Management, das in diesem Kapitel besprochen wurde, sowie das historische Archiv von Andrew Taylor Still sind ein Beispiel für diese Breite und die potenziellen Möglichkeiten. Wie er einst sagte: *„D. O. steht für Dig On! Das A. T. Still-Krankenhaus ist für die schwierigsten Fälle ausgestattet"* (Still 1898).

Vermutlich ist es an der Zeit, dass sich die osteopathischen Prinzipien in der Welt weiterentwickeln und dass der manuell tätige Arzt „für die schwierigsten Fälle neu ausgestattet wird". Auf jeden Fall liegt es in der Verantwortung des Arztes, dem Patienten die Mittel an die Hand zu geben, mit denen er sein eigenes harmonisches Gleichgewicht selbst aufrechterhalten kann.

70

LITERATUR

Arntz A. Treatment of borderline personality disorder: a challenge for cognitive-behavioral therapy. Behav Res Ther. 1994; 32: 419–430.

Barron R. Mechanisms of disease: neuropathic pain-a clinical perspective. Nat Clin Pract Neurol. 2006; 2: 95–106.

Check P. Movement that matters. C.H.E.K. Institute, UK, 2001.

Coyle D. The talent code. London: Arrow books, 2009.

Darwin C. Surprise – Astonishment – Fear – Horror. In: The expression of emotion in man and animals. London: John Murray, 1872. pp. 278–309.

Dystonia association, 2014. www.dystonia.org.uk (letzter Zugriff: 4.4.2016).

Dimou S et al. Motor cortex neuroplasticity following brachial plexus transfer. Front Hum Neurosci. 2013; 7: 500.

Doidge N. The brain that changes itself. Stories of personal triumph from the frontiers of brain science. London: Penguin, 2007.

Elofsson E et al. Physiological correlates of eye movement desensitization and reprocessing. J Anxiety Disord. 2008; 22: 622–634.

Fields L. Pain modulation: expectation, opioid analgesia and virtual pain. Prog Brain Res. 2000; 53; 122–245.

Flor H et al. Phantom limb pain as a perceptual correlate of cortical reorganisation following arm amputation. Nature. 1995; 375: 482–484.

Goldenberg D, Burckhardt C, Crofford L. Management of fibromyalgia syndrome. JAMA. 2004; 292 (19): 2388–2395.

Grand L et al. Complex regional pain syndrome as a stress response. Pain. 2004; 110: 495–498.

Hides J, Richardson C, Jull G. Multifidus muscle recovery is not automatic following resolution of acute first episode low back pain. Spine. 1996; 21: 2763–2769.

Hoffman H, Patterson D, Carrougher G. Use of virtual reality for adjunctive treatment of adult burn pain during physical therapy: a controlled study. Clin J Pain. 2000; 16 (93): 224–250.

Janig W, Baron R. Complex regional pain syndrome: mystery explained? Lancet Neurol. 2003; 2: 687–697.

Kapreli E et al. Anterior cruciate ligament deficiency causes brain plasticity. Am J Sports Med. 2009; 37: 2419–2426.

Knowles B. „Return to Competition". Presentation. BSMPG summer seminar. Boston, USA, 2012.

Knott M, Voss DE. Proprioceptive neuromuscular facilitation importance of movement patterns in rehabilitation. Patterns and Techniques. New York: Hoeber-Harper Inc., 1956.

Lederman E. Fundamentals of Manual Therapy. London: Churchill Livingston, 1997.

Liebenson C. Motivating pain patients. J Bodyw Mov Ther. 1999; 3: 143–146.

Maihöfner C et al. Patterns of cortical reorganization in complex regional pain syndrome. Neurology. 2003; 61: 1707–1715.

Martinez T. In: The talent code. Coyle D. London: Arrow Books, 2009.

McAllister J. Understanding chronic pain, central centralisation. Stillwater: The Institute for Chronic Pain, 2012; published online: Footnote 5.

McLean S et al. The development of persistent pain and psychological morbidity after motor vehicle collision: Integrating the potential role of stress response system into a biopsychosocial model. Psychosom Med. 2005; 67: 783–786.

Melzack R. Wall P. Pain mechanisms: a new theory. Science. 1965; 19 (150): 971–979.

Moseley G. Combined physiotherapy and education is efficacious for chronic low back pain. Aust J Physiother. 2002; 48: 297–302.

Moseley G. A pain neuromatrix approach to patients with chronic pain. Man Ther. 2003; 8: 130–140.

Moseley G. Graded motor imagery is effective for long-standing complex regional pain syndrome: a randomised controlled trial. Pain. 2004; 108: 192–198.

Moseley G. Graded motor imagery for pathologic pain. Neurology. 2006; 67: 2129–2134.

Moseley G. Reconceptualising pain according to modern pain science. Phys Ther Rev. 2007; 12: 169–178.

Moseley GL, Butler DS. 15 years of explaining pain – the past, present and future. J Pain. 2015; 10: 1016.

Moseley G et al. Thinking about movement hurts: The effect of motor imagery on pain and swelling in people with chronic arm pain. Arthritis Rheum. 2008; 59: 623–631.

Panjabi MM. The stabilizing system of the spine. Pt. I. Function, dysfunction, adaptation and enhancement. J Spinal Disord. 1992: 5 (4): 383–389; discussion 397.

Pert CB. Molecules of Emotion. Why you feel the way you feel. Reading: Cox & Wyman Ltd., 1997.

Pincus T, Vogel S, Burton AK. Fear avoidance and prognosis in back pain: a systematic review and synthesis of current evidence. Arthritis Rheum. 2006; 54: 3999–4010.

Pleger B et al. Repetitive transcranial magnetic stimulation induced changes in sensorimotor coupling parallel improvements of somatosensation in humans. J Neurosci. 2006; 26: 1945–1952.

Ploghaus A et al. Neural circuitry underlying pain modulation: expectation, hypnosis, placebo. Trends Cogn Sci. 2003; 7: 197–200.

Ramachandran VS, Blakeslee S. Phantoms in the Brain: Probing the Mysteries of the Human Mind. New York: William Morrow, 1998.

Saaba C, Willis W. The cerebellum: organization, functions and its role in nociception. Brain Res Brain Res Rev. 2003; 42: 85–95.

Sack M et al. Psychophysiological outcomes during EMDR therapy and treatment outcomes. J EMDR Pract Res. 2008; 2: 239–246.

Still AT. The True Fountainhead of Osteopathy. Journal of Osteopathy. 1898; 5: p. 226. www.atsu.edu/museum/subscription/pdfs/journalofosteopathy-vol5no51898october.pdf (letzter Zugriff: 1.4.2016).

Still AT. Philosophy and Mechanical Principles of Osteopathy. 1902. Reprint. Eastwood: Osteopathic Enterprises, 1986.

Still AT. Autobiography of A. T. Still. Kirksville, 1908.

Tegenthoff M et al. Improvement of tactile discrimination performance and enlargement of cortical somatosensory maps after 5 Hz rTMS. PLoS Biol. 2005; 3 (11): e362.

Traeger A et al. Effect of primary care-based education on reassurance in patients with acute low back pain: systematic review and meta-analysis. JAMA Intern Med. 2015; 175: 733–743.

Turner N. Naturopathic Medicine. Treating the whole person. Wellington: Thorsons, 1984.

Vaux D. The pitch side osteopath. In: Institute of Osteopathy Journal. October 2012: 20–21.

Vaux D. The pitch side osteopath. Osteopathic management of musicians dystonia. Institute of Osteopathy Journal. June 2014: 14–15.

Vaux D. Clinical development. Interview with David Vaux. Institute of Osteopathy Journal. July 2015: 40–42.

Wallden M. Lumbopelvic associations with hamstring strain in professional footballers. MSc Thesis. London: British College of Osteopathic medicine, 2000.

Wallden M. Rehabilitation and movement re-education. In: Chaitow L (ed.). Naturopathic Physical Medicine. London: Churchill Livingstone, 2008.

Wallden M. Facilitating change through active rehabilitation techniques. J Bodyw Mov Ther. 2013; 17: 531–540.

Wiech K, Ploner M, Tracey I. Neurocognitive aspects of pain perception. Trends Cogn Sci. 2008; 12; 306–313.

Willard FH. Nociception, the neuroendocrine immune system and osteopathic medicine. In: Ward RC (ed.) Foundations for Osteopathic Medicine. Philadelphia: Lippincott, Williams & Wilkins, 2003. pp. 137–154.

Woolf CJ, Moseley G. Central sensitization. Implications for the diagnosis and treatment of pain. Pain. 2008; 152: 3.

70

KAPITEL

71

Eduard Kraft

Schmerztherapie aus medizinischer Sicht

Die moderne Schmerzmedizin hat ihre Wurzeln in der Mitte des 20. Jahrhunderts. Jedoch entstanden erst ab 1980 die ersten Schmerzzentren in Deutschland. Dem vorausgegangen waren relevante Entwicklungen in der Grundlagenforschung und in der klinischen Forschung nach dem 2. Weltkrieg. Zu nennen sind dabei die Pionierarbeiten von Bonica und die bahnbrechenden Untersuchungen von Melzack und Wall (Bonica 1953, Melzack und Wall 1965). Ein weiterer Meilenstein war die Formulierung des **biopsychosozialen Modells** im Jahr 1977 durch den amerikanischen Psychologen Engel (Engel 1977).

Im Rahmen dieses Kapitels konzentrieren sich die Ausführungen auf einen zentralen Aspekt der modernen Schmerzmedizin und legen das Konzept der **multimodalen Schmerztherapie** bei chronischen Schmerzen dar. Relevante Anknüpfungspunkte zu anderen Bereichen, die in diesem Buch behandelt werden, sind soweit notwendig mitberücksichtigt. Dies gilt insbesondere für ➤ Kap. 53, in dem chronische lumbovertebrale Schmerzen ebenfalls aus einer multimodalen Perspektive heraus betrachtet werden. Im Folgenden werden daher die Ausführungen im Wesentlichen exemplarisch anhand eines rätselhaften Krankheitsbilds, dem komplexen regionalen Schmerzsyndrom (CRPS), ausgeführt. Anhand dieser Krankheitsentität, in der nach der aktuellen Forschungslage eine Reihe ähnlich gelagerter klinischer Syndrome zusammengefasst werden, können die Konzepte der modernen Schmerzmedizin erörtert werden.

71.1 Epidemiologie

Schmerzen, insbesondere **chronische Schmerzen,** stellen ein relevantes Gesundheitsproblem weltweit dar. Gemäß der vorliegenden Daten von epidemiologischen Untersuchungen liegt die Prävalenz zwischen 15 und 25 %. Dies bedeutet, dass in Deutschland 15 Millionen Menschen an länger anhaltenden Schmerzzuständen leiden. Die meisten der schmerztherapeutischen Einrichtungen arbeiten mit multimodaler Schmerztherapie, da bei chronischen Schmerzen viele ätiologische Aspekte berücksichtigt werden müssen. Neben der sensorisch-perzeptiven Dimension liegen auch relevante affektive und kognitive sowie soziale Dimensionen vor, die berücksichtigt werden müssen, um eine effektive Behandlung zu ermöglichen. Insbesondere muss bei Patienten mit chronischem Schmerz anerkannt werden, dass es häufig nicht möglich ist, die ehemals kausalen Faktoren der Schmerzentstehung zu beseitigen.

Der Schwerpunkt der Therapie liegt daher darin, diesen Patienten dabei behilflich zu sein, ihre Lebensgestaltung wieder in den Griff zu bekommen, indem sie sich aktiv mit der Schmerzerkrankung auseinandersetzen und idealerweise lernen, mit einem gewissen Schmerz zu leben. Da Patienten mit chronischen Schmerzen keine homogene Gruppe sind, gibt es in der multimodalen Therapie keinen „Königsweg", der für alle gleich gut geeignet ist. Jeder Patient bringt eine ihm eigene Kombination verschiedener Umstände und psychosozialer Belastungsfaktoren mit. Außerdem sind die körperlichen Voraussetzungen und die jeweiligen Zielsetzungen der Patienten häufig sehr unterschiedlich.

71.2 Biopsychosoziales Schmerzmodell

Der konzeptionelle Rahmen, in dem die multimodale Therapie verankert ist, ist das sog. biopsychosoziale Modell, das 1977 von Georg Engel definiert wurde und auf dessen Basis unsere aktuelle Definition von Schmerz basiert (Engel 1977, Adler 2009). Mit diesem Modell lassen sich viele Beobachtungen bei Schmerz gut einordnen, da Schmerz innerhalb dieses Modells als eine komplexe Interaktion zwischen biologischen, psychologischen, sozialen und kulturellen Faktoren betrachtet werden kann.

Biopsychosoziales Schmerzmodell

Schmerz ist ein multidimensionales Konstrukt aus biologischen (somatischen), psychologischen (kognitiven) und sozialen Faktoren und kann nur als solches sinnhaft erklärt werden.

71.3 Multimodale Schmerztherapie

Die multimodale Schmerztherapie ist die interdisziplinäre Behandlung mit der gleichzeitigen Anwendung unterschiedlicher übender Therapieverfahren sowie der Behandlung durch eine psychotherapeutische Fachrichtung als mindestens weitere Disziplin ergänzend zum ärztlichen Schmerztherapeuten (Arnold et al. 2009). Zusätzlich müssen strukturelle Voraussetzungen mit regelmäßigen Teambesprechungen und einer definierten Anzahl von Anwendungen vorliegen. Erst dann lässt sich die multimodale Schmerztherapie im Rahmen von teilstationären oder auch stationären Behandlungen gemäß des Operationen- und Prozedurenschlüssels (OPS, Ziffern 8–918) in Deutschland entsprechend abrechnen.

Als übergeordnete Ziele sind neben der Schmerzlinderung und der Förderung des biopsychosozialen Krankheitsverständnisses die Funktionsfähigkeit gemäß des ICF-Modells **(International Classification of Functioning)** der Weltgesundheitsorganisation anzustreben. Dabei können eine Reihe von **Einzelzielen** einer solchen Behandlung genannt werden (Arnold et al. 2014):

- Körperliche und geistige Reaktivierung mit Beendigung von Bewegungsvermeidung und sozialem Rückzug
- Motivation eines selbstverantwortlichen Umgangs mit der Krankheit
- Förderung einer besseren Körperwahrnehmung
- Vermeidung von Überforderung/Unterforderung durch eine verbesserte Einschätzung der individuellen Leistungsfähigkeit
- Förderung des Erkennens und der Stärken eigener Möglichkeiten sowohl auf körperlicher als auch auf persönlicher Ebene

Damit dies erreicht werden kann, muss es einen gemeinsam von allen Mitgliedern des Therapeutenteams abgestimmten **Behandlungsplan** geben, der für den jeweiligen Patienten individuelle Therapieziele festlegt. Alle einzelnen Fachdisziplinen sollten sich an diesen Plan orientieren. Dabei soll dem Patienten auch verdeutlicht werden, wie weit die Lösungsvorschläge der einzelnen Berufsgruppen in einem verzahnten Miteinander dieses Ziel verfolgen. Dadurch ist die **multimodale Schmerztherapie als kompaktes Behandlungskonzept** auch besser wirksam, als die Summe der einzelnen Teile, die – wie in einigen Studien gezeigt – einzeln eingesetzt schlechtere Effekte erzielen (Arnold et al. 2014).

Für die einzelnen Berufsgruppen können aber auch spezielle Inhalte innerhalb eines solchen Programms benannt werden.

Zu den **ärztlichen Aufgaben** gehören neben einer sinnvollen Adaptation und Anpassung der Medikation die Erstellung des therapeutischen Gesamtkonzepts sowie die medizinische Information über die Unterschiede eines somatischen gegenüber eines biopsychosozialen Modells mit allen Effekten und Wechselbeziehungen der verschiedenen Domänen, die dem Patienten vermittelt werden müssen. Zusätzlich kann der grundlegende Unterschied zwischen akuten und chronischen Schmerzen dem Patienten erläutert und eine ggf. neue Interpretation der jeweiligen beim Patienten vorliegenden Befunde vorgenommen werden. Darüber hinaus sollte der Arzt auch **medizinisches Wissen laiengerecht** dem Patienten vermitteln können, insbesondere

- die Physiologie des Schmerzes,
- die Bedeutung des vegetativen Nervensystems und des Stresses für die Schmerzerkrankung und
- Informationen über die wichtigsten chronischen Schmerzsyndrome (z. B. bei chronischem Lumbovertebralsyndrom, Fibromyalgie und Kopfschmerz).

Auch wichtige Komorbidität und die Bedeutung für die Schmerzerkrankung, wie z. B. Depression und Angststörungen, werden dem Patienten vom Arzt vermittelt. Darüber hinaus koordiniert der Arzt die interdisziplinär erhobenen Befunde und die Abfassung des abschließenden Behandlungsberichts.

71.3.1 Psychotherapeutische Behandlungsmaßnahmen

Häufig ist es notwendig, Patienten, die in einem streng somatischen Krankheitsmodell verhaftet sind, die **kognitive und psychologische Bewertungsdimension des Schmerzes** zu vermitteln. Weiterhin ist es wichtig, den Patienten über nachteilige Verhaltensmuster und Denkansätze zu informieren. So sind z. B. Katastrophisierung, Schonhaltung und Angstvermeidungsverhalten Verhaltensmuster, die sich ganz erheblich schmerzunterhaltend auswirken können.

Der Patient braucht hierbei einen empathischen Therapeuten und eine auf seine Möglichkeiten abgestimmte Kommunikationsebene mit dem Therapeuten.

Multimodale Schmerztherapie

Interdisziplinäre und gleichzeitige, aufeinander abgestimmte Behandlung chronischer Schmerzen. Sie wird meist in einem tagesklinischen oder stationären Rahmen angeboten. Sie beinhaltet neben ärztlichen Schmerztherapeuten eine psychotherapeutische Fachdisziplin sowie ein Therapeutenteam (Physio-, Ergotherapie, Psychologie), das die Behandlung gemeinsam nach einem definierten Therapieziel durchführt. Voraussetzungen zur Durchführung in Deutschland werden im OPS unter der Ziffer 8–918 vorgegeben.

71.4 Multimodale Schmerztherapie bei CRPS

Beim **komplexen regionalen Schmerzsyndrom** (Complex Regional Pain Syndrome, CRPS) handelt es sich um eine Erkrankung, die nach Verletzung oder operativen Eingriffen an den Extremitäten auftritt. Dieses Syndrom ist gekennzeichnet durch eine Kombination eines ausgeprägten neuropathischen Schmerzes mit weiteren sensorischen Störungen wie:

- Allodynie
- Hypästhesie und Hyperalgesie
- Autonomen Störungen
- Verstärkte Schweißneigung
- Lymphödem
- Trophikstörungen (vermehrter Haarwuchs, beschleunigtes Nagelwachstum)
- Beeinträchtigungen der Motorik

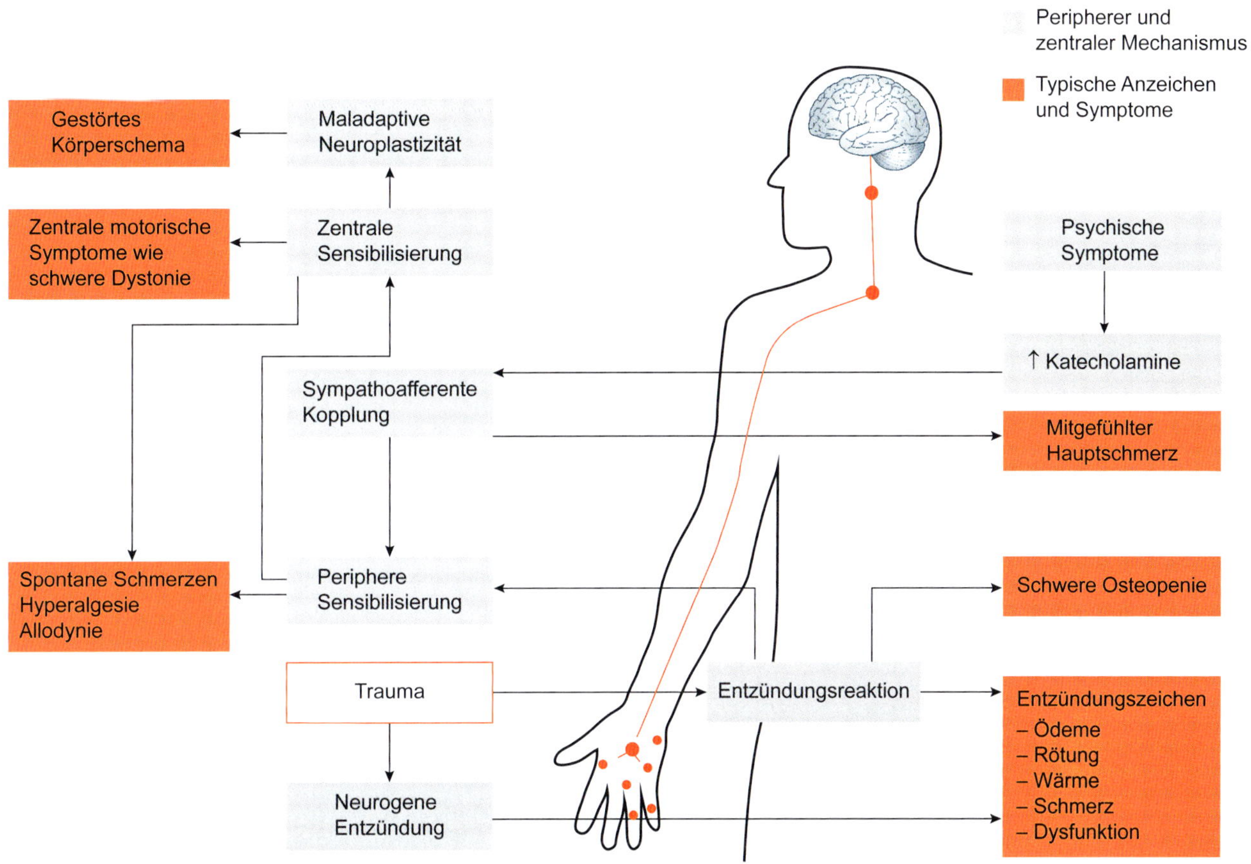

Abb. 71.1 Darstellung der komplexen pathophysiologischen Zusammenhänge beim komplexen regionalen Schmerzsyndrom (CRPS; vgl. Giertmühlen et al. 2014). [L271].

Es werden gemäß der aktuellen Diagnosekriterien (sog. Budapest-Kriterien IASP) ein **Typ I ohne periphere Nervenläsion** und ein **Typ II nach peripherer Nervenläsion** unterschieden. Beim CRPS werden relevante maladaptive neuroplastische Veränderungen der zentralen Repräsentation im sensomotorischen System als Ursache diskutiert (➤ Abb. 71.1). Das CRPS ist eine chronische Schmerzerkrankung, die häufig sehr schwer zu behandeln ist und den Patienten in seiner Funktionsfähigkeit und Teilhabe am gesellschaftlichen Leben erheblich und z. T. über Jahre einschränkt.

Hinzu können im Rahmen der Erkrankung auch kognitive Phänomene mit Neglect-ähnlicher Symptomatik und psychische Probleme und auftreten (Frettloh et al. 2006). Das Vorliegen dieser Zeichen und Symptome ist bei verschiedenen Patienten unterschiedlich ausgeprägt. Die Symptome und Untersuchungsbefunde können beim selben Patienten über mehrere Zeiträume auch sehr variabel sein. Ein wichtiger klinischer Befund ist die im Wesentlichen **distale Verteilung der Störungen.** Auch findet die Ausbreitung der Störung – ausgehend von der verletzten Region – in einer von distal nach proximal reichenden Richtung statt. Dabei kommt es zu **handschuh- oder strumpfförmigen Ausbreitungen der Störungen,** die an der oberen Extremität zu einem Erfassen der gesamten Hand bei initialer Verletzung des Fingers und an der unteren Extremität bei einer Zehenverletzung zur Erfassung des Fußes, Sprunggelenks und Unterschenkels führen. Insbesondere die sensorischen Störungen können sich bis nach proximal ausbreiten und in Einzelfällen auch die initial nicht betroffene gesunde Extremität erfassen.

Klinisches Leitsymptom ist dabei ein Schmerz, der charakteristische Veränderungen im Zeitverlauf aufweist. Die meisten Patienten beschreiben initial einen eher nozizeptiven Schmerz, der im Rahmen der Verletzung oder der Operation aufgetreten sei. Im weiteren Zeitverlauf entwickelt sich oft ein ausgeprägter neuropathischer Schmerz mit brennender, elektrisierender Komponente.

71.4.1 Therapeutische Prinzipien bei Behandlungsbeginn

Am Anfang steht die Reduktion der ausgeprägten Schmerzen im Vordergrund. Hierzu kann auf ein breites Instrumentarium der gängigen Schmerzmedikamente gemäß des WHO-Stufen-Schemas sowie eine Reihe gut bewährter Co-Analgetika zurückgegriffen werden (➤ Tab. 71.1).

Mittlerweile hat sich eine am pathophysiologischen Mechanismus (➤ Abb. 71.2) orientierte analgetische Behandlungsstrategie entwickelt (Gierthmühlen et al. 2014).

Die Modulation der peripheren nervalen Aktivität, der inflammatorischen Antwort sowie der neurogenen und tiefen Gewebe-

Tab. 71.1 Übersicht über einsetzbare Analgetika und Co-Analgetika

Analgetika	Co-Analgetika
Metamizol	trizyklische Antidepressiva: • Amitriptylin • Imipramin
nichtsteroidale antiinflammatorische Substanzen (NSAID): • Ibuprofen • Diclophenac	Antikonvulsiva: • Pregabalin • Gabapentin
COX-2-Inhibitoren: • Etoricoxib • Celecoxib	
Opiate WHO II/III: • Tramadol • Tilidin/Naloxon • Tapentadol • Morphium • Oxycodon	

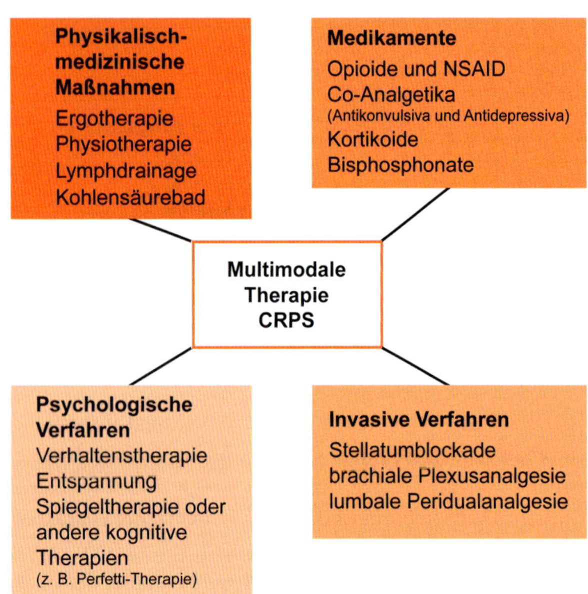

Abb. 71.2 Übersicht über die wesentlichen Therapieansätze, die im Rahmen der Therapie des komplexen regionalen Schmerzsyndroms (CRPS) eingesetzt werden können. Sie können alle in eine multimodale Therapie integriert werden.

struktur entsprechenden Komponenten können sowohl mit nichtsteroidalen analgetischen Substanzen wie Ibuprofen und Diclofenac als auch mit COX-2-Inhibitoren angegangen werden. Zu Beginn der Erkrankung, insbesondere beim ausgeprägten Lymphödem, haben sich Kortikosteroide bewährt. Für die periphere neuropathische Komponente sind Pregabalin, aber auch Gabapentin beliebte neuropathisch wirksame Co-Analgetika. Sehr gute Erfahrungen, insbesondere bei starker psychovegetativer Komponente mit Schlafstörungen, liegen für niedrigdosiertes Amitriptylin oder Trimipramin vor.

Häufig werden WHO-Analgetika der Stufe I für die relevante Schmerzreduktion nicht ausreichen; dann bieten sich schwache Opiate, wie Tilidin/Naloxon und Tramadol an. Erfahrungsgemäß hat Tramadol aufgrund einer serotonergen Komponente bessere Wirksamkeit gegenüber neuropathischen Schmerzen, zeigt aber im Allgemeinen eine etwas schlechtere Verträglichkeit als Tilidin. Interessant in diesem Kontext kann Tapentadol mit einer noch stärkeren noradrenergen Wirksamkeit als weitere Option sein. Auch andere Analgetika der WHO-Gruppe III wie Morphin oder Oxycodon können gelegentlich in Kombination mit Co-Analgetika eingesetzt werden.

In unserer Schmerzambulanz wird eine Reduktion der Schmerzintensität auf der visuellen Analogskala (VAS) auf Werte unter 5/10 VAS angestrebt. Wenn dies innerhalb eines 4-wöchigen Behandlungszeitraums nicht möglich ist oder der Patient über nicht tolerable Nebenwirkungen klagt, führen wir eine **Eskalation mit interventioneller Schmerztherapie durch.** Hierzu stehen uns an der oberen Extremität insbesondere die axilläre Katheteranalgesie des Plexus brachialis und an der unteren Extremität die lumbale peridurale Analgesie zur Verfügung. Beide Verfahren ermöglichen die Anlage eines Katheters über mehrere Tage. Über diese Katheter können Lokalanästhetika, hochpotente Opiate, aber auch Kortikoide und sympathisch wirksame Substanzen (z. B. Clonidin) über mehrere Tage gegeben werden. Wenngleich die Evidenzbasis in der Fachliteratur umstritten ist, haben wir in unserem Zentrum sehr gute Erfahrungen mit dieser Vorgehensweise gemacht (O'Connell et al. 2013).

71.4.2 Multimodale physikalisch-medizinische Therapie im Verlauf

Sobald der Patient die entsprechende Spontanschmerz- bzw. Ruheschmerzreduktion durch die analgetische Therapie erhalten hat, kann die intensive physikalisch-medizinische Therapie systematisch begonnen werden. Unseren Erfahrungen nach sind die ersten 4 Wochen der Behandlung, in denen die analgetische Therapie anschlagen muss, in dieser Hinsicht sehr limitiert und viele von den Anwendungen werden von den Patienten schlecht toleriert. Andererseits sollten alle Übungsverfahren, insbesondere die **physiotherapeutischen Übungen,** frühzeitig erfolgen, um Atrophien und Kontrakturen zu vermeiden. An der Wirksamkeit dieser Verfahren nach evidenzbasierten Kriterien besteht zum jetzigen Kenntnisstand kein Zweifel (Oerlemans et al. 1999, O'Connell et al. 2013). Ziele der Physiotherapie sind Reduktion der Schmerzen und der Bewegungseinschränkung.

Bis vor Kurzem galt eine Behandlung unterhalb der Schmerzgrenze als oberstes Gebot. In letzter Zeit haben Untersuchungen aus den Niederlanden Hinweise darauf gezeigt, dass unter kontrollierten Bedingungen eine graduelle Zunahme des Bewegungsumfangs mit schrittweiser Exposition von schmerzhaften Bewegungen durchaus möglich ist. Ein wichtiger Aspekt ist die reduzierte Bewegung der betroffenen Extremität, die zu Überlastungserscheinungen von proximalen Körperabschnitten führen kann. So kann es beim CRPS der Hand z. B. zu nachgeordneten Funktionsstörungen in den Schultergelenken und der Schultergürtelmuskulatur kommen. Daraus resultierende myofasziale Schmerzen müssen in das Behandlungskonzept miteinbezogen werden.

Eine zentrale Bedeutung nimmt die **Ergotherapie** ein, die die Verbesserung der Funktionsfähigkeit und Koordination der Extremität anstrebt. Eine Reihe somatosensorischer Stimuli, die von dem Patienten initial z. T. nicht toleriert werden, können hierbei verwendet werden. Perzeptive Lernstrategien, insbesondere die in diesem Kontext sehr bewährte **Perfetti-Methode,** finden häufig Anwendung. **Physikalische Maßnahmen,** z. B. durch Kohlensäurebäder, Linsenbad oder andere thermische Reize, können vom Patienten als angenehm empfunden werden. Eine goldene Regel bezüglich der Anwendung gibt es nicht und bei jedem Patienten muss das Vorgehen sehr individuell abgestimmt werden.

Eine Sonderrolle der ergotherapeutischen/physiotherapeutischen Behandlung nimmt die **Spiegeltherapie** ein. Hier kann durch die Aufstellung eines Spiegels zwischen der betroffenen und der nicht betroffenen Extremität die Illusion eines Spiegelbilds der nicht gesunden Seite erfolgen (Kraft 2015).

Wenngleich die Evidenzbasis im Vergleich zu den motorischen Ergebnissen bei chronischem Schlaganfall derzeit beim CRPS noch nicht eindeutig ist, erscheint die Behandlung nach unseren Erfahrungen als sehr hilfreich. Dabei muss allerdings auch berücksichtigt werden, dass einige kognitive Symptome, z. B. Vorliegen einer Körperschemastörung, die Erfolgsaussichten dieser Interventionen beeinflussen können.

Auch die **psychologische Dimension** der Erkrankung muss therapeutisch ausreichend behandelt werden. Neben einer auffälligen kognitiven Symptomatik, die häufig als Neglect-ähnliche Symptomatik eingeordnet wird, liegen bei den Patienten häufig nicht adäquate Krankheitsverarbeitung und nicht ausreichende Coping-Strategien von belastenden Lebensereignisse vor, die möglicherweise auch als Risikofaktoren für einen protrahierten Verlauf der Erkrankung zu betrachten sind (Maihöfner 2014). Hierzu konnte in einer Studie bei 80 % der Patienten mit CRPS bis zu 8 Wochen vor bzw. nach dem Auftreten des CRPS ein sog. „stressful life event" nachgewiesen werden (Geertzen et al. 1998). Das Erlernen von Entspannungs- und Stressbewältigungsverfahren kann ein wichtiger Baustein in der Behandlung sein.

Trotz mehrfach anekdotischen Beschreibungen lassen sich klare psychologische Profile beim Patienten mit CRPS derzeit in der Fachliteratur nicht eindeutig belegen (Gierthmühlen et al. 2014). Bewährt haben sich in Psychoedukation auch die Anwendung von Entspannungsverfahren wie progressive Muskelrelaxation oder Imaginationsverfahren und Genusstraining. Bei zusätzlich vorliegender Co-Morbidität – insbesondere bei Hinweisen auf Depression, Angsterkrankung oder posttraumatische Belastungsstörung – ist eine verhaltenstherapeutisch orientierte Psychotherapie häufig angezeigt.

Einen Sonderaspekt nimmt die mögliche Körperwahrnehmungsstörung bei diesen Patienten ein. Wie die Wahrnehmung des Körpers und die Regulation des somato- und viszeromotorischen Verhaltensmusters beeinträchtigt sind, wird derzeit intensiv erforscht. Die bisherigen neuropsychologischen Untersuchungen haben u. a. zeigen können, dass im Gegensatz zum klassischen Neglect nach Schlaganfall sich die Patienten dieser Vernachlässigungssymptomatik sehr wohl bewusst sind (Frettloh et al. 2006, Reinersmann et al. 2012).

RED FLAG

- Fieber oder systemische Entzündungszeichen sollten beim CRPS nicht auftreten. Eine andere Differenzialdiagnose muss dann zwingend erwogen werden.
- Bei anhaltendem Schmerz oder Verstärkung unter Therapie sollte eine multidisziplinäre schmerztherapeutische Einrichtung mit einbezogen werden, um eine weitere Chronifizierung zu vermeiden.

Aufgrund der komplexen Interaktion von sensorischen, autonomen, motorischen und kognitiven Störungen beim CRPS ist die multimodale Schmerztherapie die Methode der Wahl.

Zusammenfassung

Wie im vorliegenden Beispiel gezeigt, ist die moderne multimodale Schmerztherapie ein umfassendes Therapieschema. Sie trägt dem komplexen Erkrankungsbild des CRPS durch den koordinierten Einsatz von Medikamenten, Physio-, Ergo- und Psychotherapie Rechnung. In den nächsten Jahren wird weitere Forschung notwendig sein, um die verschiedenen somatosensorisch, motorisch, autonomen und psychologisch-kognitiven Dimensionen dieser Erkrankung noch besser erfassen und behandeln zu können. Aus schmerzmedizinischer Sicht erscheint das CRPS das Paradebeispiel für die Entwicklung der Schmerzmedizin in den letzten 50 Jahren: von einer rein biologisch orientierten und symptomfokussierten Sicht zu einer auf dem biopsychosozialen Modell basierten integrativen Betrachtungsweise unserer Patienten.

LITERATUR

Adler RH. Engel's biopsychosocial model is still relevant today. J Psychosom Res. 2009; 67: 607–611.

Arnold B et al. [Multimodal pain therapy: principles and indications]. Schmerz. 2009; 23: 112–120.

Arnold BA et al. Multimodale Schmerztherapie für die Behandlung chronischer Schmerzsyndrome. Schmerz. 2014; 28: 459–472.

Bonica JJ. The Management of Pain. Philadelphia: Lea and Febinger, 1953.

Engel GL. The need for a new medical model: a challenge for biomedicine. Science. 1977; 196: 129–136.

Frettloh J, Huppe M, Maier C. Severity and specificity of neglect-like symptoms in patients with complex regional pain syndrome (CRPS) compared to chronic limb pain of other origins. Pain. 2006; 124: 184–189.

Geertzen JH et al. Stressful life events and psychological dysfunction in Complex Regional Pain Syndrome type I. Clin J Pain. 1998; 14: 143–147.

Gierthmühlen J, Binder A, Baron R. Mechanism-based treatment in complex regional pain syndromes. Nat Rev Neurol. 2014; 10: 518–528.

Kraft E. Spiegeltherapie bei chronischen Schmerzen. NeuroReha. 2015; 7 (1): 37–39.

Maihöfner C. [Complex regional pain syndrome: A current review]. Schmerz. 2014; 28: 319–336; quiz 337–338.

Melzack R, Wall PD. Pain mechanisms: a new theory. Science. 1965; 150: 971–979.

O'Connell NE et al. Interventions for treating pain and disability in adults with complex regional pain syndrome. Cochrane Database Syst Rev. 2013; 4: CD009416.

Oerlemans HM et al. Pain and reduced mobility in complex regional pain syndrome I: outcome of a prospective randomised controlled clinical trial of adjuvant physical therapy versus occupational therapy. Pain. 1999; 83: 77–83.

Reinersmann A et al. Impaired spatial body representation in complex regional pain syndrome type 1 (CRPS I). Pain. 2012; 153: 2174–2181.

KAPITEL

72 Schmerzmanagement aus osteopathischer Sicht

Wolfgang Liebschner

Schmerztherapie befasst sich mit Schmerzen jeglicher Art, die das Wohlbefinden beeinträchtigen und/oder als Störung empfunden werden. Die Spannbreite von Schmerzen ist dabei sehr groß. Sie reicht vom akuten Schmerz, der biologisch sinnvoll als Warnsignal eine überlebenswichtige Funktion hat, über Schmerzen als Begleitsymptom von Entzündung, Trauma usw., die – verlaufsbedingt – einen Krankheitsprozess begleiten und im Normalfall mit oder ohne Therapie wieder abklingen, über Tumorschmerzen bis hin zu chronischen benignen Schmerzen. Diskutiert wird auch der Begriff einer eigenen **Schmerzkrankheit** (Petzke und Kohlmann 2014). Das ist natürlich nur eine kurze Beschreibung, aber sie lässt erahnen, welche vielfältigen Methoden heute zum Zwecke der Schmerzlinderung regional, kontinental, ja auch weltweit angewandt werden.

Die Methoden der Schmerztherapie unterscheiden sich z. T. erheblich voneinander. Diese Methoden sind nicht nur abhängig von der Verfügbarkeit vor Ort, sondern ebenso von historischen, traditionellen und kulturellen Besonderheiten.

Schmerztherapie ist kein gesetzlich geschützter Begriff. Sie gehört zur Aufgabe eines jeden Arztes, wobei jeder Arzt unterschiedliche Kenntnisse und Erfahrungen im Laufe seiner Tätigkeit erzielt hat.

Der Begriff **„Spezielle Schmerztherapie"**, aus deren Sicht der Autor schreibt, ist in Deutschland eine Zusatzbezeichnung bzw. Qualifikation, die geregelt ist und unter ärztlicher Kontrolle steht und somit auch geschützt ist. Diese Qualifikation ist jedoch an keine spezifische Fachrichtung gebunden.

Zu den **Ausbildungsinhalten** gehören neben einer abgeschlossenen Facharztweiterbildung eine 12-monatige Ausbildung in einer ermächtigten Einrichtung. Dazu gehört u. a. auch der Nachweis angewandter schmerztherapeutischer Methoden (z. B. Lokalanästhesien, TENS [transkutane elektrische Nervenstimulation] usw.) sowie Kenntnisse über manuelle Untersuchungs- und Behandlungsmöglichkeiten. Der Nachweis einer intensiven oder abgeschlossenen manualmedizinischen bzw. osteopathischen Ausbildung ist jedoch nicht erforderlich und wird auch nicht gefordert. Es bleibt also dem Arzt überlassen, sich Kenntnisse darüber anzueignen. Daher finden sich unter den Ärzten mit der Zusatzbezeichnung „Spezielle Schmerztherapie" solche mit und ohne osteopathischen Fertigkeiten.

> Es gibt nicht den Schmerzpatienten und auch nicht die Schmerztherapie und den Schmerztherapeuten. Das heißt, jeder Patient ist einzigartig. Mit keiner schmerztherapeutischen Methode allein können wir alle Schmerzen zufriedenstellend behandeln und kein Arzt/Therapeut kann heute alle Methoden sicher beherrschen.

Die Vielfalt der Schmerzen unterschiedlicher Genese bei unterschiedlichen Krankheitsbildern unterschiedlicher Organsysteme erfordert ein **interdisziplinäres Herangehen.** Das Wissen und die Erfahrungen der einzelnen medizinischen Disziplinen sind nicht verzichtbar. Heute ist es aufgrund des technischen Fortschritts leicht, den menschlichen Körper in den verschiedensten Strukturen, aber auch zunehmend in der Funktion bildlich darzustellen. Das bedeutet aber nicht, dass damit ausreichend die **Schmerzursache** gefunden ist. In der Realität ist es häufig so, dass Patienten mit vielen Vorbefunden, z. B. Röntgen, Computertomografie (CT), Magnetresonanztomografie (MRT), Labor und andere, zur Schmerztherapie kommen, aber wichtige Fragen zur Ursache ihrer Schmerzen nur vermutet werden können.

Hieraus ergibt sich die **Notwendigkeit der Kommunikation und Kooperation** zwischen den einzelnen ärztlichen Fachrichtungen, den Psychologen und den heilkundlichen Berufen. Wichtig ist der Austausch der Untersuchungsbefunde. Der Schmerztherapeut, der oft an letzter Stelle in der Behandlung chronischer Schmerzen steht, braucht diesen interdisziplinären Austausch bzw. die Zuarbeit anderer Disziplinen. Er selbst profitiert dabei von einer möglichst vielfältigen eigenen Qualifikation. Von großem Vorteil sind dabei anatomische Kenntnisse über die eigene Facharztausbildung hinaus.

Und hier ist die große Chance der **Osteopathischen Medizin** – diagnostisch wie therapeutisch.

72.1 Anamnese

Am Anfang steht die ausführliche Anamnese, weit über die alleinige „Krankheitsgeschichte" hinaus. Das ist deshalb so wichtig, weil jeder Schmerz auch individuellen, familiären, die Arbeitswelt betreffenden und auch kulturellen Einflüssen unterliegt bzw. auf diese zurückwirkt (Mitchel et al. 2011) – und das muss gezielt erfragt werden. Mit dem Wissen und den eigenen Erfahrungen in Schul- sowie osteopathischer Medizin kann die Anamnese in Bezug auf körperliche und psychische Traumen und Erkrankungen wichtige Hinweise auf **funktionelle Zusammenhänge und Störungen** geben, selbst wenn sie lange zurückliegen.

72.2 Osteopathische Untersuchung

Die ausführliche osteopathische Untersuchung – parietal, viszeral und kraniosakral – liefert dem Schmerztherapeuten zusätzliche Erkenntnisse, die eine wichtige Ergänzung der bisherigen Befunde durch verschiedene Fachdisziplinen sind. Oft kommt es vor, dass diese Befunde länger zurückliegen und sich verändert haben. Auch passiert es nicht selten, dass wichtige Befunde übersehen werden (z. B. Bruxismus beim Spannungskopfschmerz, Koxarthrose beim chronischen Rückenschmerz, myofasziale Triggerpunkte des M. sternocleidomastoideus beim benignen paroxysmalen Lagerungsschwindel oder bei Otalgien). Hier ist der **osteopathisch, d. h. anatomisch geschulte Schmerztherapeut** im Vorteil, da osteopathische Diagnostik immer fachübergreifend auf der Grundlage der funktionellen Anatomie basiert.

72.3 Osteopathische Therapie

Die therapeutischen Chancen der osteopathischen Medizin bestehen in der schonenden, nebenwirkungsarmen, zuwendungsintensiven manuellen Behandlung aller Anteile einer somatischen Dysfunktion (parietal, viszeral, neural, kraniosakral, lymphatisch, angiologisch). Eine gründliche ärztliche Untersuchung ist gerade zu Beginn richtungsweisend für die Planung des schmerztherapeutischen Vorgehens.

Die moderne Schmerztherapie integriert natürlich verschiedene Methoden: Pharmakotherapie, Psychotherapie, Lokalanästhesie, Akupunktur, Physiotherapie, manuelle/osteopathische Medizin, Ernährungsberatung und andere. Ausschlaggebend für das therapeutische Vorgehen sind die **individuelle Ausgangssituation des Patienten** und das **therapeutisch zur Verfügung stehende Spektrum aller Beteiligten.**

Je chronifizierter das Schmerzsyndrom ist, umso wichtiger sind Psychodiagnostik (mit einem umfangreichen Instrumentarium) und Psychotherapie. Insgesamt kommt es jedoch auf das Zusammenspiel aller schmerztherapeutischen Methoden an.

In Zeiten des technischen Fortschritts ist die **Untersuchung des Körpers mit den Händen** aber immer mehr in den Hintergrund getreten. Inspektion, Palpation, manuelle Untersuchung usw., die früher – selbst in der studentischen Ausbildung – intensiv gelehrt und geübt wurden, kommen auch nach Aussagen vieler Ärzte heute zu kurz. Dadurch entsteht oft ein Ungleichgewicht zwischen technischen und manuell erhobenen Untersuchungsbefunden. Hier bringt die osteopathische Medizin wichtige Ergänzungen.

Ein Vorteil der osteopathischen Medizin ist die Untersuchung unabhängig vom sonst fachrichtungsabhängigen Vorgehen. Schmerztherapeuten mit osteopathischen Kenntnissen kommen in Deutschland aus unterschiedlichen Fachrichtungen der Medizin: Allgemeinmedizin, Anästhesiologie, Orthopädie, Neurologie, physikalische und rehabilitative Medizin. Somit können sich in der Synopsis aller anamnestischer und diagnostischer Daten beim interdisziplinären Austausch interessante Diskussionen und Erkenntnisse ergeben.

> Die Grundlage des gemeinsamen Handelns und der gemeinsamen Sprache in der Osteopathischen Medizin, wie in der Schmerztherapie, ist letztlich die Anatomie (ohne dass Physiologie, Psychologie und andere wichtige Grundlagen vernachlässigt werden dürfen).

In der Speziellen Schmerztherapie ist ein kollegiales Miteinander und gegenseitiges Vertrauen sehr wichtig, z. B. wenn der osteopathisch ausgebildete Allgemeinmediziner den Befund des Gynäkologen im Bereich des Beckens ergänzt.

Osteopathische Diagnostik ergibt jedoch nicht nur einen somatischen Befund. Im Zusammenhang mit der Anamnese bringen die folgenden Beobachtungen wichtige, über die Osteopathie hinausgehende Informationen zum aktuellen psychischen Zustand des Patienten:

- Vegetative Zeichen
- Körpersprache, Auftreten
- Gangbild
- Befunde an typischen Stressmuskeln (Mm. trapezius, masseter, temporalis)
- Reaktion des Patienten auf die manuelle Untersuchung (z. B. Abwehrverhalten)

Nach langjähriger Arbeit in seiner Praxis für Spezielle Schmerztherapie (über 25 Jahre) hat der Autor u. a. die folgenden Beobachtungen am Patientengut machen können.

Was ist gleich geblieben?

- Patienten kommen nach vielen erfolglosen Therapien enttäuscht, frustriert, depressiv in die Sprechstunde.
- Ausnahmslos kommen Patienten mit für sie wichtigen bzw. ernsten Problemen.
- Beobachtet wird, dass nicht jeder Patient mit chronischen Schmerzen eine intensive Schmerztherapie benötigt und nicht jeder verlangt eine solche Therapie. Viele ältere Patienten sind auch mit einer geringen Linderung ihrer Schmerzen völlig zufrieden und verstehen es, mit einem sehr persönlichen Maß an Schmerz zu leben, wie auch bei Kohlmann beschrieben (Petzke und Kohlmann 2014).
- Der Wunsch nach einer bestimmten Therapie (z. B. Akupunktur oder Osteopathie) wird oft geäußert (z. B. bei Säuglingen), aber die letzte Entscheidung wird dem Arzt nach ausführlicher Beratung überlassen.
- Nach Aussage vieler Patienten kommt die körperliche, funktionelle, manuelle Untersuchung/Diagnostik in der Medizin zu kurz, wenn sie überhaupt als solche erkannt wird. Dafür werden zahllose Bilder/Befunde von MRT, CT, Röntgen usw. erhoben, ohne dass eine therapeutische Konsequenz folgt.

- Viele Patienten fühlen sich bisher nicht ernst genommen: zu schnell werde operiert, konservative Methoden würden zu wenig angeboten, Psychotherapie steht oft nur nach längerer Wartezeit zur Verfügung.
- Das Anspruchsverhalten von Patienten ist z. T. sehr hoch (wie der Wunsch nach Schmerzfreiheit) und muss oft korrigiert werden.

Was hat sich verändert?

- Neben chronischen Schmerzpatienten suchen zunehmend Patienten mit akuten und subakuten Schmerzen den Kontakt mit dem Ziel, eine Chronifizierung zu verhindern.
- Die Anzahl multimorbider, multitraumatisierter, auch „multioperierter" Patienten hat zugenommen.
- Die Patientenzahl, die nach einem Gelenkersatz nicht den erhofften (und manchmal versprochenen) Nutzen hat, steigt (natürlich mit der steigenden Anzahl an Operationen).
- Zunehmend kommen auch Patienten, die überhaupt nicht ausreichend diagnostiziert wurden, „weil das ja gleich der Schmerztherapeut machen könne".
- Immer häufiger suchen Kollegen gezielt die Mithilfe bei der Differenzialdiagnose (z. B. Stenokardie- und/oder sternothorakaler Schmerz).
- Zunehmend kommen auch jüngere Patienten bis zum Säugling – Bedeutung der pädiatrischen Osteopathie!
- Patienten mit anliegenden Rentenverfahren, juristischen Verfahren, Versicherungsstreitigkeiten haben zugenommen.
- Seit Jahren ist ein stetig zunehmender Gebrauch sowie Gewöhnung und Abhängigkeit von Opiaten bei Patienten mit benignen chronischen Schmerzen zu beobachten.
- Manche Krankheitsbilder, wie z. B. Migräne, sind dagegen seltener Anlass geworden, den Schmerztherapeuten aufzusuchen, da die medikamentöse Therapie effektiver geworden ist, aber auch aufgrund von Selbstmedikation.
- Patienten, deren Heilungsprozess nach Erkrankungen/Traumen noch gar nicht abgeschlossen ist (z. T. durch Ungeduld des Patienten oder weil nach ärztlicher Entscheidung dort keine weiteren Konsultationen erfolgen), möchten schmerztherapeutisch behandelt werden.
- Zunehmend wird eine Zweitmeinung gewünscht, wenn aus Sicht des Patienten zu schnell eine Operation vorgeschlagen wurde, der Patient aber erst konservativ behandelt werden möchte. Dieses Vorgehen wird immer häufiger von den Krankenkassen unterstützt. Auch hier ist der Schmerztherapeut mit seinen klinischen Erfahrungen und den funktionell anatomischen Kenntnissen aus der Osteopathischen Medizin im Vorteil.

72.3.1 Grundsätzliche Überlegungen

Vor Beginn einer osteopathischen Diagnostik/Therapie im Rahmen der Speziellen Schmerztherapie ergeben sich oft **wichtige Fragen:**

- Welche Therapien wurden bisher durchgeführt, mit welchem Ergebnis, und welche Therapien laufen zurzeit noch?
- Sind osteopathische Behandlungen für den Patienten überhaupt sinnvoll?
- Sind die erhobenen Befunde im Sinne einer somatischen Dysfunktion nur osteopathisch zu behandeln oder ist eine gezielte aktive Übungsbehandlung, Krankengymnastik oder Sporttherapie für den Patienten genauso wichtig bzw. wichtiger?
- Welche Bedeutung hat der psychopathologische Befund im Gegensatz zur somatischen Dysfunktion?
- Besteht die Gefahr einer osteopathischen Iatrogenisierung?
- Werden unbewusste Wünsche beim Patienten geweckt (z. B. Somatisierungswünsche, cave Rentenbegehren usw.)?
- Besteht beim Patienten Abwehr gegen einen zu nahen Körperkontakt? Wenn ja, generell oder an einzelnen Körperregionen, evtl. warum?
- Zu welchem Zeitpunkt einer Schmerztherapie ist eine osteopathische manipulative Therapie (OMT) sinnvoll, d. h., geht es um eine Erstdiagnostik/-therapie und damit evtl. um eine wichtige Weichenstellung für den weiteren Verlauf oder begleitet sie die Schmerztherapie neben anderen Verfahren?
- Ist z. B. eine Operation vorgeschlagen, die der Patient strikt ablehnt? Soll dann eine osteopathische Therapie neben anderen Verfahren stattfinden?
- Patienten kommen zunehmend auch nach erfolglosen osteopathischen Behandlungen.

In erster Linie hängt das weitere Vorgehen vom Wissensstand und den Erfahrungen des Schmerztherapeuten und der Mitbehandler sowie den Wünschen und Interessen des Patienten ab.

72.3.2 Weichenstellungen

- Hat der Arzt selbst eine abgeschlossene osteopathische Ausbildung und arbeitet er in einer schmerztherapeutischen Einzelpraxis oder wird das Vorgehen in einem Team, z. B. Klinik oder Reha-Einrichtung, entschieden?
- Im Idealfall steht – nach der gründlichen Anamnese – eine osteopathische Diagnostik/Therapie am Anfang.
- Ist zu Beginn gleich Zeit für eine ausführliche Diagnostik oder reicht für einen Geübten auch eine orientierende Untersuchung/Screening und der Vergleich zu vorliegenden Befunden, um das weitere Vorgehen festzulegen? Hier spielt das Zeitmanagement eine große Rolle. Das Risiko der Überforderung des Patienten muss beachtet werden. (Dabei sollte nicht jeder Tastbefund dem Patienten mitgeteilt werden, um eine Verängstigung oder Fehlinterpretation zu vermeiden.)

Selbst dem Erfahrenen fällt es schwer, den Verlauf und die Erfolgsaussichten einer OMT vorherzusagen; deshalb ist Zurückhaltung diesbezüglich wichtig. Am Ende einer erfolgreichen Schmerztherapie werden immer die gesamten Bemühungen und die Zufriedenheit beurteilt.

Viele Schmerztherapien scheitern u. a., wenn die „Chemie" zwischen Patient und Therapeut nicht stimmt. Hier kommt den osteopathischen Ärzten und Therapeuten eine besondere Bedeutung zu, haben sie doch einen unvergleichlich intensiven, engen Körperkontakt zum Patienten. Damit sind nicht zu unterschätzende Begleiteffekte – sowohl vegetativ als auch psychovegetativ – möglich. Phänomene wie **Übertragung und Gegenübertragung** müssen beachtet werden.

Oft ist OMT als alleinige Therapie schon eine große Herausforderung für den Patienten und natürlich auch für den Therapeuten. Kommt eine zweite „Körpertherapie" hinzu, ist die Einschätzung über den weiteren Verlauf aus Sicht des Therapeuten erschwert.

Die relativ kurze stationäre Schmerztherapie (ca. 2–3 Wochen) hat den Vorteil einer zeitnahen, intensiven und komplexen Schmerztherapie (einschließlich Psychodiagnostik/-therapie) und auch einer gut kontrollierbaren medikamentösen Einstellung. Vegetative Umstellungen, Erlernen und Anwenden eines speziellen Übungsprogramms, Veränderungen im Kreislauf von Adaptation und Kompensation im Rahmen einer somatischen Dysfunktion brauchen aber oftmals wesentlich mehr Zeit – gute Motivation und Mitarbeit des Patienten vorausgesetzt. Stationäre Schmerztherapie ist nur im Intervall möglich. Die meiste Zeit wird der chronische Schmerzpatient ambulant betreut und behandelt. Das ist auch aus osteopathischer Sicht nicht anders.

Osteopathische Sitzungen sollten auch bei chronischen Schmerzpatienten nicht zu lang sein. Eine Stunde sollte das absolute Maximum sein – weniger ist oft mehr. Es besteht eher die Gefahr einer Überforderung des Patienten und des Therapeuten bei zu langer Behandlungsdauer.

Je chronischer der Krankheitsverlauf, desto weniger reicht prinzipiell eine Methode zur Behandlung aus. Kombinationen verschiedener schmerztherapeutischer Verfahren sind möglich, z. B. Osteopathie und Akupunktur oder diagnostische/therapeutische Lokalanästhesie. Wenn dazu Krankengymnastik und Psychotherapie gleichzeitig angewandt werden, ist eine ärztliche Planung/Koordination unbedingt erforderlich.

72.3.3 Fallbeispiele

Fallbeispiel 1

Patientin, 36 Jahre alt. Überweisung vom Hals-Nasen-Ohren-Arzt. Diagnose: unklarer Halsschmerz. Die Patientin arbeitet in einem Callcenter.

- **Anamnese:** seit ca. 3 Wochen Schmerzen vorn seitlich links, insbesondere im Sitzen und bei Bewegungen des Kopfes. Kein Trauma. Computerarbeitsplatz, Maus, Headset, Großraumbüro, immer leichter Geräuschpegel, Zweischichtsystem.
- **Befund:** Die Patientin ist 180 cm groß! Leichter Rundrücken, alle großen Gelenke frei beweglich. Dysfunktionen: Kopfgelenke, C6–D1, D8–10, L4 und L5, Sakrum, Hyoid, Klavikula/Sternoklavikulargelenk, Diaphragma. Druckschmerz über Mm. sternocleidomastoideus und trapezius, Mastoid, Sutura occipitomastoidea, links.
- **Therapie:** drei osteopathische Sitzungen, zweimal Lokalanästhetikainjektionen der myofaszialen Triggerpunkte mit anschließender Muskel-Energie-Technik (MET). Haltungsschulung: gutes Sitzen am Computerarbeitsplatz.
- **Verlauf:** Nach dreimaliger Behandlung ist die Patientin beschwerdefrei. Sie erhält zur muskulären Stabilisierung eine Verordnung zur Physiotherapie.
- **Ziel:** Behandlung weiterer muskulärer Dysbalancen.

Fallbeispiel 2

Patientin, 44 Jahre alt.

- **Eigenanamnese:** Hysterektomie, mehrere Unterleibsoperationen bei Endometriose, rezidivierende zervikale und lumbale Schmerzen. Seit ca. 7 Monaten Schmerzen im Unterbauch rechts, Flanke, gering im Rücken, zeitweise in den rechten Oberschenkel ausstrahlend, belastungsabhängig, mehrmals täglich. Seit ca. 4 Monaten plötzlich zunehmend Schmerzen nach Gymnastikübungen („Bauch, Beine, Po"), nun täglich, mehrere Stunden, bewegungsabhängig und z. T. in Ruhe. Daraufhin Einweisung in eine chirurgische Klinik.
- **Diagnostik:** Sonografie, MRT, Laborwerte im Normbereich.
- **Diagnose:**
  - peritoneale Adhäsionen von Dünndarmschlingen, Beckenboden, innere Genitale, Blase
  - Hämangiom im rechten Leberlappen
- **Stationäre Therapie:** laparoskopische Adhäsiolyse, intraabdominale Spülung. Darauf wenige Tage Linderung, anschließend Beschwerden wie zuvor, aber anhaltend starke, diffuse Bauchschmerzen. Nach Aussage des Chirurgen postoperativ noch normal. Erste Konsultation eine Woche nach stationärem Aufenthalt.
- **Befund:** Dysfunktionen dorsolumbal, lumbosakral, Symphyse, deutlich schmerzhafter Tastbefund der Mm. iliopsoas, quadratus lumborum, gluteus maximus medius, rectus abdominis rechts. Der abdominale Tastbefund ist zu dem Zeitpunkt nicht beurteilbar.
- **Therapie:** im Verlauf von 8 Wochen sieben osteopathische Behandlungen (MET, myofasziale Entspannungstechniken [MFR], Counterstrain, viszerale Manipulation [VIS]). Therapeutische Lokalanästhesie myofaszialer Triggerpunkte – soweit erreichbar – der Dorsaläste der Spinalnerven Th12, L1, L5 beidseits, Anleitung zur MET der oben genannten Muskulatur.
- **Verlauf:** Die Patientin ist noch 3 Monate später beschwerdefrei, die Übungen werden nur noch selten und sporadisch durchgeführt.

Zusammenfassung

Osteopathische Medizin ist ein Teil der Medizin mit einem sehr hohen Anspruch an eine ganzkörperliche, fachübergreifende, manuelle, funktionell-anatomische Untersuchung und Therapie. Bei der zunehmend technisierten Medizin, dem relativ schnellen Fortschritt der Medizintechnik und auch der Bildgebung ist sie – adjuvant oder allein durchgeführt – deshalb von nicht zu unterschätzender Bedeutung. Niemand kann heute und in Zukunft auf die moderne Technik verzichten, aber in der Praxis ist ein Ungleichgewicht zwischen Technik und Zeitmangel einerseits sowie direkter ärztlicher/therapeutischer Zuwendung und Behandlung andererseits nicht zu übersehen.

Die differenzialdiagnostische Hilfe mittels osteopathischer Verfahren zum Auffinden dysfunktioneller Regionen, Strukturen, Organe und somatischer Dysfunktionen ist für den Patienten **schonend und nebenwirkungsarm.** Therapeutisch gesehen haben weiche, schonende Techniken in den letzten Jahren an Beliebtheit gewonnen und nicht nur aus Vorsicht vor Nebenwirkungen und Komplikationen.

Bei chronischen Schmerzpatienten, der Hauptklientel der Speziellen Schmerztherapie, sind HVLA-Methoden (High Velocity Low Amplitude) nicht immer sinnvoll.

Auch die Vor- und Nachteile einer manuellen Zuwendung müssen im Einzelfall berücksichtigt werden.

Ein entscheidender Vorteil aus der Sicht des Autors ergibt sich aus dem primär interdisziplinären Ansatz der Osteopathischen Medizin überhaupt und damit im Erkenntnisgewinn über die einzelnen medizinischen Teilgebiete hinaus – mit dem Ziel, sie zu verbinden, aber nicht zu trennen.

Die Fortschritte der klassischen (Schul-)Medizin verlangen eine immer tiefer gehende Spezialisierung. Die Osteopathische Medizin kann (wie oben beschrieben) hier wichtige Impulse für ein zunehmendes Miteinander – nicht Gegeneinander – in den verschiedenen Teilgebieten der Medizin geben.

Das funktionelle Denken und Handeln der Osteopathischen Medizin ist eine große Chance für die Medizin allgemein und zum Nutzen des Patienten. In der Schmerztherapie ist deshalb osteopathisches Wissen und osteopathisch orientiertes Management von enormem Vorteil.

Die **Vorteile der Osteopathischen Medizin** für chronische, aber auch akute Schmerzpatienten liegen auch im Sinne der Qualitätssicherung quasi „auf der Hand“. Aus der Sicht der Kosten, z. B. Operation versus konservative Therapie bei muskuloskelettalen Beschwerden, kann die OMT ähnlich wie die Physiotherapie ihren Beitrag liefern (Luomajoki 2013).

Da, wie wir wissen, Struktur und Funktion sich gegenseitig bedingen, kann die Osteopathie bei chronisch schmerzkranken Patienten nur so viel Funktion optimieren, wie die oftmals schwer pathologische Struktur überhaupt zulässt. Entscheidend ist aber immer, funktionelle Ressourcen des Patienten zu finden und dann gezielt zu stärken.

Osteopathische Medizin kann natürlich nur ein Teil der (Speziellen) Schmerztherapie sein, aber ohne sie würden wichtige Informationen verloren gehen und die Therapie kann unter Umständen verzögert werden bzw. in eine falsche Richtung gehen.

In der Dokumentation sollten wir uns bemühen, Begriffe und Befunde anatomisch exakt zu benennen und zu beschreiben. Das ist im deutschen Sprachgebrauch eben lateinisch/griechisch. Nicht jeden osteopathischen Spezialbegriff, mit dem wir täglich umgehen, versteht der osteopathisch „unkundige“ Mediziner. Die exakte Sprache ist aber wichtig, weil in der Schmerztherapie Osteopathische Medizin nicht allein angewandt wird, sie aber genauso die Kooperation mit anderen Medizinsystemen braucht.

LITERATUR

Luomajoki H. Muskuloskelettale Beschwerden als größte Kostenverursacher. Manuelle Med. 2013; 51: 468–472.

Elkiss ML, Jerome JA. Chronic Pain Management. In: Chila AG (ed.). 3rd ed. Foundations of Osteopathic Medicine. Philadelphia: American Osteopathic Association, 2011. pp. 253–275.

Petzke F, Kohlmann T. Die eine Zahl wird es nicht geben. Manuelle Med. 2014; 52: 538–539.

KAPITEL

73 Management zentraler neurologischer Störungen

Ingo Schmitz

Schaut man sich die gängigen Lehrbücher der Neurologie an, findet man kein Buch, das weniger als 500 Seiten umfasst. Von daher muss klar sein, dass dieses Kapitel – genauso wie auch ➤ Kap. 74 – nicht das gesamte Spektrum der Neurologie abdecken kann. Ziel soll sein, ein Gespür zu entwickeln, wann eine Symptomatik weiterer neurologischer Diagnostik und ggf. Therapie bedarf.

In diesem Kapitel werden die **zentralnervösen Störungen** beschrieben. Zum zentralen Nervensystem gehören Gehirn und Rückenmark sowie deren Häute. Erkrankungen dieses Systems können **entzündlicher** Natur – aufgrund von Neubildungen, Störungen der Durchblutung – oder **degenerativ** sein. Natürlich gibt es auch traumatische Schäden, auf die hier jedoch nicht eingegangen werden soll, da die Anamnese eindeutig ist und in der Regel eine entsprechende medizinische Vorversorgung stattgefunden hat. Ebenfalls wird auf die große Gruppe der Epilepsien nicht eingegangen, da sie in der osteopathischen Praxis eine untergeordnete Rolle spielen.

YELLOW FLAG

Aus neurologischer Sicht sollten Epilepsien nicht osteopathisch behandelt werden.

Wann denkt man an zentralnervöse Störungen? Bestimmte Untersuchungsbefunde weisen auf zentrale Störungen hin. Findet man Lähmungen ohne relevante Muskelatrophie und eine Tonuserhöhung, ein Überwiegen von Massenbewegungen anstatt Vorhandensein einer Feinmotorik und pathologische Reflexe (Babinsky-Reflex, Trömner-Reflex) oder Absinken in den Vorhalteversuchen, aber auch bei psychiatrischen Auffälligkeiten muss an eine zentrale Genese gedacht werden. Bei motorischen und sensiblen Störungen ist die Kenntnis der Innervationsareale des Homunkulus und des peripheren Nervensystems unumgänglich (➤ Kap. 73.1). Schon Andrew Taylor Still sagte, dass es drei zwingende Voraussetzungen für einen guten Osteopathen gibt: Anatomie, Anatomie und Anatomie. Dies ist sicherlich gerade in der Neurologie entscheidend.

73.1 Anatomie des Gehirns

Betrachtet man die Anatomie, kann das Gehirn in mehrere Teile eingeteilt werden (➤ Kap. 10.2). Eine Einteilung wurde von Brodmann 1909 für die Großhirnrinde kartografiert, die heute noch Gültigkeit hat (Brodmann 1909) (➤ Abb. 73.1).

Zusätzlich sind die Projektionsfelder der Körperregionen den motorischen und sensiblen Kortex betreffend als Homunkulus bekannt (➤ Abb. 73.2).

In Kenntnis dieser Regionen, verbunden mit der Kenntnis der Blutversorgung, lässt sich ein Teil der Befunde sozusagen mathematisch zuordnen.

Vor Betrachtung der Blutversorgung ist noch einmal zu klären, wie sich **zentralnervöse Symptome** zeigen. Entsprechend der **Lokalisation** finden sich meist:

- Einseitige sensible oder motorische Störungen (Areae 1–4) (Ausnahme Mantelkantenprozesse, da Paraparese möglich)
- Störungen bei der Bewegungsinitiierung und Fortleitung zum Rückenmark bzw. Hirnnerven (Pyramidenbahnen) (Area 6)

Pyramidenbahnzeichen sind:

- Gesteigerte Muskeleigenreflexe
- Spastische Muskeltonuserhöhung
- Positiver Babinsky-Reflex
- Paresen
- Dysdiadochokinese

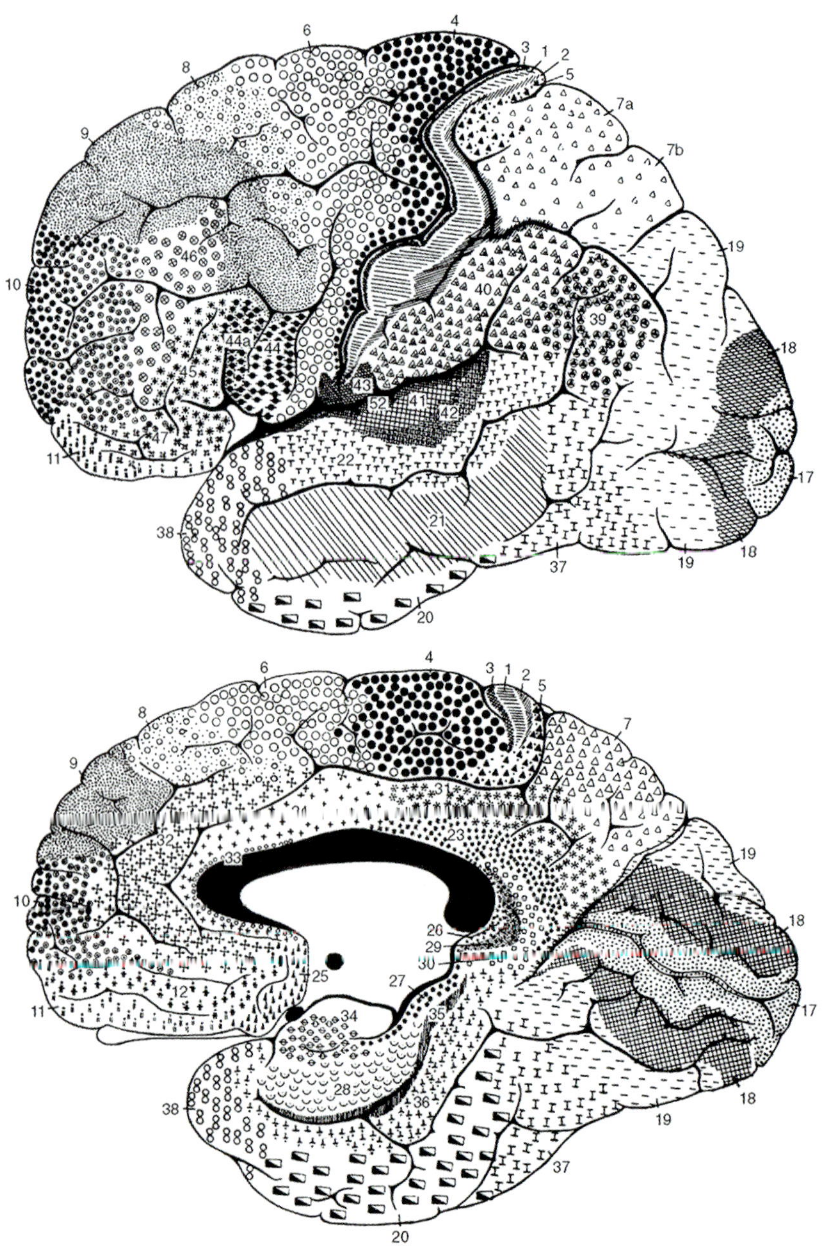

Abb. 73.1 Ausgewählte Brodmann-Areale. 1, 2, 3: somatosensorischer Kortex. 4: primärmotorischer Kortex. 6: prämotorischer und supplementär-motorischer Kortex. 8: frontales Augenfeld. 17: primäre Sehrinde. 18, 19: sekundäre und tertiäre Sehrinde. 22: Wernicke-Areal (sensorische Sprachregion). 23: Teil des Cortex cingularis posterior. 24: Teil des Cortex cingularis anterior. 28, 34: entorhinaler Kortex. 37: Gyrus fusiformis. 39, 40: Übergangsregion zwischen sekundären sensorischen Projektionszentren zum tertiären Assoziationsgebiet. 41: primäre Hörrinde. 42: sekundäre Hörrinde. 44, 45: Broca-Areal (motorische Sprachregion). 46: dorsolateraler präfrontaler Kortex. [E549]

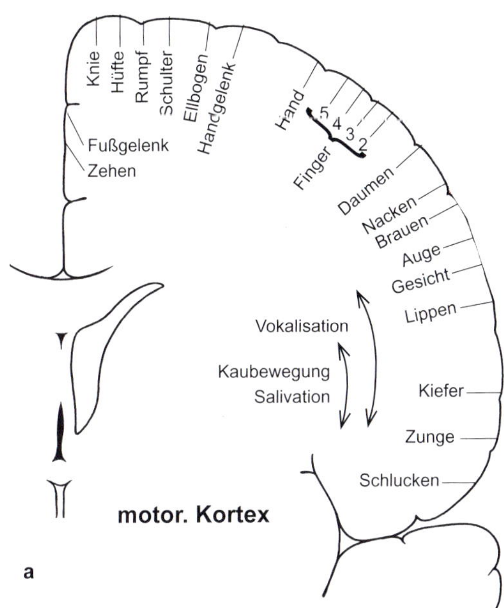

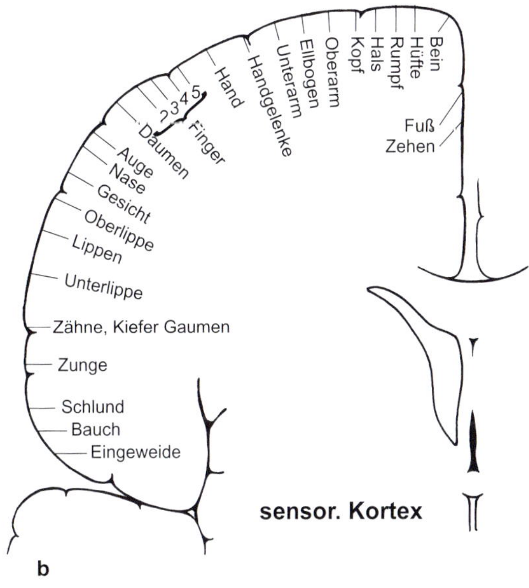

Abb. 73.2 Projektionsfelder im motorischen (a) und im sensiblen (b) Kortex. [L190]

Cave: Pyramidenbahnzeichen sind bei frischen Läsionen nicht nachweisbar.

- Im frontalen Augenfeld wird die **Augenmuskelsteuerung** generiert (Area 8).
- **Sehstörungen** in Form unterschiedlicher Anopsien können einerseits im Verlauf der Sehstrahlung, andererseits bei Läsionen im Bereich der Sehrinde auftreten (Areae 17–19).
- **Sprechstörungen** finden sich motorisch (gestörte Wortproduktion) in Areae 44 und 45, sensorisch (Wortfindung) in Area 22.
- Störungen im anterioren zingulären Kortex (Area 23) werden für **gestörte Aufmerksamkeit und Motivation** verantwortlich gemacht (Bush et al. 2000, Nieuwenhuis et al. 2001).
- Im posterioren zingulären Kortex (Area 24) sollen u. a. **Lernen und Emotionen** angesiedelt sein (Leech und Sharp 2013). Auffälligkeiten zeigten sich hier sowohl bei den affektiven Störungen, der Schizophrenie und der Alzheimer-Krankheit.
- Der entorhinale Kortex (Areae 28 und 34) spielt eine wichtige Rolle bei der Gedächtnisbildung, entsprechend sind **Gedächtnisstörungen** u. a. hier angesiedelt (Eichenbaum et al. 2007).
- Schädigungen des Gyrus fusiformis (Area 37) können zur **Störung der Gesichtserkennung** führen.
- Störungen im rechten Assoziationsgebiet (Areae 39 und 40) sind für das **Neglect** (Ausblendung der kompletten linken Seite) und für **Störungen im abstrakten Denken** verantwortlich.
- Linksseitige Störungen beeinflussen **Schreiben und Sprechen.**
- **Störungen des Hörens** finden sich in Areae 41 und 42.
- Bei Läsionen des präfrontalen dorsolateralen Kortex (Area 46) sind das **Arbeitsgedächtnis** und die **Entscheidungsfindung** gestört.

Bei der **Blutversorgung des Gehirns** unterscheidet man einen vorderen Kreislauf, gespeist von der A. carotis interna, von einem hinteren Kreislauf, gespeist von der A. basilaris aus den Aa. vertebrales. Die A. cerebri anterior, die die medialen Anteile, und die A. cerebri media, die die lateralen Anteile der jeweiligen Großhirnhemisphäre mit Ausnahme von Teilen des Temporallappens und Okzipitallappens versorgen, bilden den vorderen, die A. cerebri posterior, die eben diese fehlenden Teile versorgt, den hinteren Kreislauf. Aus der A. basilaris gehen noch die Äste für die Kleinhirnversorgung und der Pons ab. Die tiefen Kerngebiete (Thalamus, Basalganglien) haben eine gemischte Versorgung. Der venöse Abfluss findet über die Sinus, die in den Faszienduplikaturen der Dura verlaufen, statt.

73.2 Durchblutungsstörungen

Bei Durchblutungsstörungen der A. cerebri anterior findet man entsprechend der Areale eher sensomotorische **Halbseitenausfälle mit Betonung der unteren Körperhälfte** (aufgrund der Kreuzung der Pyramidenbahnen der kontralateralen Seite) und der Blasenfunktion. Bei Störungen im Bereich der A. cerebri media tritt eine sensomotorische **Halbseitensymptomatik der kontralateralen Seite mit Betonung der oberen Körperhälfte** und des Gesichts (zentrale Fazialisparese) auf. Da das Hörzentrum sowie das motorische und sensorische Sprachzentrum linksseitig liegen, kommt es beim **linksseitigen Mediainfarkt** zu Hörverlust, Agrafie und Aphasie. Bei der Störung der A. cerebri posterior kommt es zu einer **beidseitigen Sehstörung** der betroffenen Seite (homonyme Hemianopsie). Bei **Störungen der Kleinhirngefäße** treten Schwindel und Gleichgewichtsstörungen auf. Sind die kleineren Blutgefäße oder Seitenäste betroffen, finden sich entsprechend kleinere oder isolierte Ausfallsmuster mit entsprechender klinischer Symptomatik.

Die frühere Einteilung der TIA (transitorisch ischämische Attacke) mit einer Symptomatik < 24 Stunden hat man mittlerweile auf Patienten ohne Läsionsnachweis in der diffusionsgewichteten Magnetresonanztomografie (MRT) (Easton et al. 2009) und einer Symptomatik < 1 Stunde (Albers 2010) eingeschränkt. Insgesamt ist eine TIA ebenfalls als Schlaganfall anzusehen (Diener und Weimar 2012).

RED FLAG

Bei den Durchblutungsstörungen handelt es sich um hochakute Erkrankungen, die einen medizinischen Notfall darstellen und entsprechender intensiver Diagnostik (insbesondere Bildgebung) und Therapie bedürfen.

Gleiches gilt für Blutungen, wobei sich Blutungen, wie in ➤ Kap. 34.1 beschrieben, primär durch Kopfschmerzen in Kombination mit fokalen Ausfällen, die dann nicht einem Verteilungsmuster eines Blutgefäßes folgen, bemerkbar machen.

Abflussstörungen im Gebiet der Sinus (Sinusvenenthrombosen) entwickeln sich in der Regel langsam, sodass diese durchaus in der osteopathischen Praxis vorkommen können. Die Frühzeichen wie Druckschmerz in den Nasenaugenwinkeln, Sehstörungen, später Kopf- und Nackenschmerzen ausstrahlend in beide Arme, sind hier keine seltenen Beschwerden. Im weiteren Verlauf können Krampfanfälle oder psychotische Wesensänderungen auftreten, die dann die Notwendigkeit der weitergehenden Diagnostik klar machen. Insgesamt ist die Erkrankung selten (3–5 Erkrankte/10^6 Einwohner/Jahr) (Einhäupl et al. 2010).

73.3 Hirnabszesse

Fokale Veränderungen, die sich ebenfalls nicht an die Versorgungsgebiete der Blutgefäße halten, sind die raumfordernden Prozesse. Hierzu zählen einerseits die entzündlichen Veränderungen, wie Hirnabszesse, andererseits die große Gruppe der hirneigenen Tumoren bzw. Hirnmetastasen. Blutungen sind in ➤ Kap. 73.2 erwähnt.

Die Hirnabszesse sind ähnlich häufig wie die Sinusvenenthrombose. Es handelt sich um eine **abgekapselte Entzündung des Gehirns,** die bakteriell oder durch Fremdkörper ausgelöst wurde. Es gibt sowohl akute als auch langsame Entwicklungen. Am häufigsten finden sich fortgeleitete Infektionen aus dem Bereich der Nasennebenhöhlen, der Mastoide oder des Mittelohrs (Kastenbauer und Pfister 2003). Hier ist bei der Anamnese auf entsprechende Angaben zu achten. Sie finden sich in der Regel im Frontal- oder Temporallappen (➤ Tab. 73.1).

Tab. 73.1 Symptome bei Frontal- und Temporallappenabszessen

Frontallappenabszess	Temporallappenabszess
primär psychische Symptome • teils mit Negativ-Symptomen wie – Apathie – Interessenverlust – Pseudodemenz – Depressivität • teils mit Positiv-Symptomen wie – Distanzlosigkeit – Impulsivität – Wahnvorstellungen – Logorrhö	• akustische, olfaktorische, gustatorische und optische Halluzinationen • homonyme Hemianopsie (evtl. nur Quadrantenhemianopsie) • fokale Krampfanfälle • Unzinatuskrisen (Schwindelgefühle, Dysmorphopsien, Geschmacksempfindungen, üble Gerüche) • sensorische Aphasie, wenn die dominante Hemisphäre betroffen ist

Am zweithäufigsten sind **traumatisch bedingte Abszesse,** die je nach Lokalisation Symptome erzeugen. Diese können selbst nach Jahren oder Jahrzehnten auftreten, von daher ist die ausführliche Anamneseerhebung wichtig. **Hämatogene Abszesse** sind meist gestreut und bieten ein „buntes Bild". Hier gilt es, nach entsprechenden Vorerkrankungen, aber auch nach Immunsuppressionen im Rahmen einer Chemotherapie oder HIV-Infektion zu fragen.

Hirnabszesspatienten wirken sehr krank, obwohl Entzündungszeichen wie Fieber, Leukozytose und erhöhte Blutsenkungsgeschwindigkeit (BSG) oft fehlen.

73.4 Hirntumoren

Hirneigene Tumoren (Einteilung siehe Louis et al. 2007) oder Hirnmetastasen können je nach Lokalisation trotz beeindruckender Größe kaum Symptome zeigen. Nicht selten machen Hirntumoren durch Krampfanfälle auf sich aufmerksam. Hierbei können fokale Anfälle, die entsprechende Störungen des jeweiligen Hirngebiets bei erhaltenem Bewusstsein aufweisen, aber auch generalisierte Grand-Mal-Anfälle mit tonisch-klonischen Krämpfen des ganzen Körpers und Bewusstseinsstörung auftreten. Des Weiteren können Hirndruckzeichen vorliegen (➤ Kap. 34.1.1). Ansonsten fallen entsprechende Hirnfunktionen aus bzw. sind beeinträchtigt. Bei entsprechender Anamnese muss ein Schädel-MRT durchgeführt werden.

73.5 Infektionen des Zentralnervensystems

73.5.1 Erregerbedingte Infektionen des Zentralnervensystems

Infektionen des Zentralnervensystems (ZNS) können ebenfalls sehr variabel in der Symptomatik sein. So fällt eine **bakterielle Meningitis primär** durch Fieber, Kopfschmerz, Nackensteifigkeit, Bewusstseinsstörungen, Lichtempfindlichkeit, Übelkeit und schwerem Krankheitsgefühl auf, während eine **virale Meningitis** je nach Erreger klinisch nahezu unauffällig verlaufen kann. Aber auch hier stellt z. B. die Herpes-Virus-Meningitis eine lebensbedrohliche Erkrankung dar. Ist das Gehirn selbst betroffen, spricht man von Enzephalitis. Sind die Meningen nicht mit betroffen, kann die Diagnose durchaus schwierig sein, da evtl. wenig stark ausgeprägte Symptome auftreten. Hier stehen die viralen Infektionen bei den erregerbedingten Enzephalitiden im Vordergrund, aber auch andere Erreger sind möglich (Neuroborreliose, Neurotuberkulose, Neurosyphilis, septische Herdenzephalitis). Anamnestisch ist vor allem an nicht voll immunkompetente Patienten zu denken. Die Diagnose wird durch die zerebrale Bildgebung und die Lumbalpunktion zum Erregernachweis gestellt. Die Therapie richtet sich nach dem Erreger, wobei bei der bakteriellen Meningitis noch vor Erregernachweis mit einer Breitspektrumantibiose begonnen wird, um nicht in Verzug zu kommen (Diener und Weimar 2012).

73.5.2 Vaskulitiden

Andere entzündliche Erkrankung des ZNS stellen die Vaskulitiden dar. Hierbei handelt es sich um **Gefäßentzündungen,** die sich in wiederholten entzündungsbedingten Ischämien und teils auch Blutungen manifestieren. Entsprechend findet man alle möglichen unterschiedlichen zentralnervösen Störungen einschließlich Kopfschmerzen, Störungen der kognitiven Fähigkeiten und der Affektivität. Bei der **primären Angiitis** des ZNS handelt es sich um eine isolierte Enzephalopathie. Die Ursache der Entzündungsreaktion ist unbekannt. Die Diagnose stützt sich auf MRT-, Angiografie- und Liquorbefund bei Fehlen von Zeichen systemischer Vaskulitiden. Therapeutisch ist bei der primären Angiitis eine Langzeit-Immunsuppression notwendig, sodass bei Verdacht auch eine leptomeningeale und Hirnbiopsie durchgeführt werden muss, um die adäquate Therapie einzuleiten (Diener und Weimar 2012). Differenzialdiagnostisch ist hier an das **zerebrale Vasokonstriktionssyndrom** zu denken, das aber akuter im Verlauf und heftiger in den Kopfschmerzen ist. Findet man weitere Zeichen systemischer Vaskulitiden oder anderer Erkrankungen aus dem rheumatologischen Formenkreis (bei der Untersuchung auf eine Livedo racemosa, Angiokeratome, Dysmorphien, Hyperlaxidität der Haut und Gelenke, in der Anamnese auf Lungen-, Nieren- oder periphere Durchblutungsstörungen [Raynaud-Syndrom] achten), ist die Vaskulitis als Begleitreaktion zu sehen und die Behandlung richtet sich nach der Grunderkrankung.

73.5.3 Multiple Sklerose

Eine weitere chronische immunvermittelte Entzündung des ZNS ist die multiple Sklerose. Sie ist die häufigste chronisch-neurologische Erkrankung des jungen Erwachsenen, die zur Berentung führen kann. Weltweit sind 1–1,2 Mio. Menschen erkrankt. Die Prävalenz in Deutschland beträgt 60–100 Erkrankte/100.000 Einwohner.

Es handelt sich um **entzündungsbedingte Demyelinisierungen und axonale Schäden.** Die Läsionen betreffen die weiße Substanz und können entsprechend der Lokalisationen sämtliche neurologischen Symptome hervorrufen. Die Ätiologie ist bislang nicht geklärt. Genetische Faktoren ebenso wie infektassoziierte Bedingungen, aber auch immunologische Besonderheiten werden diskutiert. Es scheint jedoch ein Autoimmunprozess aktiviert zu sein, der zu entzündlichen Demyelinisierungen in der weißen Substanz gefolgt von herdförmigen Entmarkungen führt.

Primär betroffene Areale sind die Pons, das Kleinhirn, die Pyramidenbahnen oder die Rückenmarkhinterstränge. Hier entsteht dann das vermeintlich typische Lhermitte-Zeichen (bei passiver Vorbeugung Kopf in Richtung Brust entsteht ein unangenehmes bis schmerzhaftes Gefühl, teils mit elektrisierendem Charakter). Es ist nicht mit dem Meningismus zu verwechseln.

Typische Frühsymptome sind die paroxysmale Dysarthrie und Ataxie. Die klassische Charcot-Trias besteht aus skandierender Dysarthrie, Intensionstremor und Nystagmus (Läsion im oberen Kleinhirnstiel). In 40 % der Fälle finden sich sensible Störungen, in 30 % Sehstörungen (Retrobulbärneuritis). Des Weiteren treten spastische Mono- oder Paraparesen auf. Als Marburg-Trias bezeichnet man die temporale Abblassung der Sehnervenpapille, eine Paraspastik und fehlende Bauchhautreflexe.

Es werden **vier Verlaufsformen** unterschieden:

- Klinisch isoliertes Syndrom (Clinically Isolated Syndrome, CIS)
- Schubförmig remittierend (70–80 % initial)
- Sekundär progredient
- Primär progredient (15 %)

Die **Diagnose** stützt sich einerseits auf die klinische Symptomatik (räumliche und zeitliche Streuung), gestützt durch Liquordiagnostik (positive oligoklonale Banden, MRZ-Reaktion [intrathekale Antikörper gegen Masern, Röteln und Herpes zoster], im akuten Stadium leichte lymphomonozytäre Pleozytose) und MRT-Befund (multiple Entmarkungsherde primär periventrikulär oder im Rückenmarkbereich, im akuten Stadium Gadolinium aufnehmend). Neurophysiologisch zeigen sich entsprechend der zentralen Genese Verzögerungen bzw. Amplitudenreduktionen in den somatosensiblen, den visuellen oder auch auditiven evozierten Potenzialen. Die Diagnosekriterien wurden von McDonald zusammengestellt (Polman et al. 2011).

Differenzialdiagnostisch müssen an Infektionserkrankungen, Kollagenosen, Vaskulitiden, Leukodystrophien, aber auch Vitamin-B_{12}-Mangel (funikuläre Myelose) gedacht und entsprechende Untersuchungen durchgeführt werden. Klinisch wird die Symptomatik mit dem **EDSS-Score** (Expanded Disability Status Scale, Kurtzke 1983) klassifiziert.

Im akuten Schub erfolgt die Therapie mittels **Kortisonstoßtherapie,** wobei geklärt werden muss, ob es sich tatsächlich um einen frischen Schub handelt oder ob „alte Symptome" aktiviert wurden, z. B. im Rahmen einer Temperaturerhöhung im Gefolge eines Infekts (Uthoff-Phänomen). Die **Intervalltherapie** erfolgt z. B. mittels Beta-Interferonen, Fumarsäuredimethylester oder Glatirameracetat, bei Kontraindikationen mittels Azathioprin und i. v. Immunglobulinen. Für **Eskalationstherapien** werden Natalizumab, Fingolimod, Mitoxantron oder Cyclophosphamid eingesetzt. Die jeweils aktuellen Therapieregime werden durch die Leitlinien der Multiplen Sklerose Therapie Konsensus Gruppe (MSTKG) empfohlen. Im Rahmen der **symptomatischen Therapie** können osteopathische Techniken ebenso wie krankengymnastische, logopädische und ergotherapeutische Verfahren angewandt werden. Unterstützend je nach Symptom entsprechende Pharmaka.

73.6 Basalganglienerkrankungen

Andere zentralnervöse Erkrankungen machen durch Bewegungsstörungen auf sich aufmerksam. Hier sind die Basalganglienerkrankungen zu nennen. Dazu gehören das Parkinson-Syndrom, die choreatischen Erkrankungen, die Dystonien und die Athetosen.

73.6.1 Parkinson-Syndrom

Bei der Parkinson-Symptomatik liegt ursächlich ein Dopaminmangel in der Substantia nigra vor. Hierdurch entsteht ein Ungleichgewicht zwischen dopaminerger und cholinerger Transmission. Dopaminerg (Dopaminmangel) entstehen **Minussymptome** wie Hypokinese und gestörte Stellreflexe (Pro-/Retropulsionstendenz), cholinerg entstehen **Plussymptome** wie Rigor und Tremor. Hieraus leiten sich die Kardinalsymptome Bradykinese, Rigor und Tremor ab. Als Frühsymptome finden sich jedoch oft Riechstörungen, Armschmerzen, Obstipation oder depressive Verstimmung, sodass die Diagnose zunächst schwierig sein kann. Zum Teil zeigt sich ein fokaler Beginn der Symptomatik. Des Weiteren finden sich autonome Störungen wie Seborrhö (Salbengesicht), erektile und Blasenentleerungsstörungen, gastrointestinale Störungen oder orthostatische Dysregulationen. Im weiteren Verlauf kann es zu einer demenziellen Entwicklung kommen.

Die **Diagnose** stützt sich auf die klinische Symptomatik, Computertomografie (CT) bzw. MRT, ggf. DaTScan (Dopamintransporter-Szintigrafie) und – wie immer bei zentralen Störungen – Ausschluss symptomatischer Formen. Hier sind auch an medikamentöse Nebenwirkungen wie unter Neuroleptika zu denken. Dazu gehörte auch das weit verbreitete Metoclopramid, das bei gastrointestinalen Störungen eingesetzt wurde und als Nebenwirkung ein akutes Parkinsonoid verursachen kann. **Therapeutisch** werden Anticholinergika, L-Dopa, Dopaminagonisten oder MAO-Hemmer (unterstützend COMT-Hemmer) eingesetzt. Bei Therapieresistenzen kann ein stereotaktischer Eingriff oder beim tremordominanten Typ eine Elektrostimulation diskutiert werden (Deuschl et al. 2006, Williams et al. 2010).

73.6.2 Choreatische Erkrankungen

Während das Parkinson-Syndrom eine hypokinetische Symptomatik zeigt, kommt es bei den choreatischen Erkrankungen zu hyperkinetischen motorischen Entäußerungen. Es zeigen sich unwillkürliche, irreguläre, rasch einschießende, blitzartige Hyperkinesien mit einer Muskelhypotonie. Neben der genetischen Form der Chorea Huntington, gibt es Minor-Formen wie die Chorea Syndenham als Autoimmunerkrankung nach einem Streptokokkeninfekt, der Chorea gravidarum im Rahmen der Schwangerschaft oder als senile Chorea. Auch andere Erkrankungen (Wilson-Krankheit, Hyperthyreose, Kollagenosen, Akanthozytose) und Medikamentennebenwirkungen sind ursächlich nicht zu vergessen und auszuschließen. **Therapeutisch** werden neben Tetrabenazid symptomatisch Psychopharmaka eingesetzt oder steht die Behandlung der Grunderkrankung im Vordergrund. Konservativ ist vor allem auf den durch die vielen Bewegungen erhöhten Kalorienbedarf zu achten und entsprechend hochkalorisch zu ernähren.

73.6.3 Ballismus

Gegenüber der Chorea ist der Ballismus abzugrenzen. Die Störung liegt hier im Nucleus subthalamicus bzw. seinen Bahnen zum Pallidum. Er äußert sich durch plötzliche, unwillkürliche und heftige Schleuderbewegungen der Arme und Beine oder von Schulter- und Beckengürtel. Therapeutisch werden Valproinsäure und Neuroleptika eingesetzt.

73.6.4 Athetose

Bei der Athetose handelt es sich um eine Zelldegeneration im Corpus striatum und der Pars interna des Globus pallidus. Ursächlich ist bei Kindern häufig die Bilirubinenzephalopathie (Kernikterus) oder die Little-Krankheit, bei Erwachsenen nach fokaler Hirnschädigung (Schlaganfall, Blutung usw.) die Hemiathetose anzunehmen. Die Folge ist, das Agonisten und Antagonisten gleichzeitig angespannt werden. Hieraus resultiert, dass Hände, Finger, Füße und Zehen bizarre Stellungen einnehmen, sich hyperkinetisch-hypotone oder poikilotone (wechselnd), unwillkürliche, langsame, wurmförmige Hyperkinesien, vorwiegend distaler Extremitätenabschnitte einstellen. Eine ursächliche Therapie ist derzeit nicht bekannt. Symptomatisch wird eine krankengymnastische Behandlung nach Bobath angewandt.

73.6.5 Dystonien

Auch den Dystonien liegt eine Läsion in den Basalganglien zugrunde. Hierdurch entstehen eine abnorme Haltung oder phasisch repetitive Muskelkontraktionen. Es gibt eine **hereditär-progressive Form** mit Beginn im Kindes- und Jugendalter, die oft in den Extremitäten beginnt und sich über den ganzen Körper als Torsionsdystonie ausbreitet. Hier kommen therapeutisch L-Dopa oder Anticholinergika zum Einsatz. Bei Erwachsenen liegen meist fokale Dystonien vor. Beim **Blepharospasmus** werden je nach Symptomatologie verschiedene Typen unterschieden: intermittierender heftiger Lidschluss, tonischer Lidschluss, Lidöffnungs-Inhibitionstyp. Kommt eine oromandibuläre Dystonie dazu, spricht man vom Meige-Syndrom. Bei der **laryngealen Dystonie** (spasmodische Dysphonie) werden zwei Typen unterschieden: Adduktortyp – gepresste Stimme; Abduktortyp – flüsternde hauchende Stimme. **Distale Extremitätendystonien** sind häufig aktionsinduziert und auf bestimmte Bewegungen beschränkt. Bei der **zervikalen Dystonie** können ein Torticollis, ein Anterocollis oder ein Retrocollis auftreten. Insbesondere der Torticollis kann dem Osteopathen in seiner Praxis im Initialstadium begegnen. Hier darf nicht einfach von einem blockierten Halswirbel und einer Muskelverspannung ausgegangen werden. Patienten beschreiben einen Zug, der z. T. mit einer Bewegung aufgelöst werden kann (Geste antagoniste). Beim Halten des Kopfes ist dieser Zug gut zu spüren.

Therapeutisch werden bei den fokalen Dystonien primär Botolinustoxin-Injektionen alle 3 Monate eingesetzt. Bei Therapieresistenzen bzw. schwerer Symptomatik kann eine tiefe Hirnstimulation diskutiert werden (Kupsch et al. 2006, Vidailhet et al. 2005, 2009).

73.6.6 Tics

Auch der Tic gehört zu den extrapyramidal generierten Hyperkinesien. Er stellt jedoch keine Erkrankung, sondern ein Symptom dar.

Es beschreibt eine kurze und unwillkürliche, regelmäßig oder unregelmäßig wiederkehrende und teilweise komplexe motorische Kontraktion einzelner Muskeln oder Muskelgruppen. Zusätzlich gibt es einfache (Räuspern, Zunge schnalzen, Grunzen usw.) oder komplexe vokale Tics (Koprolalie, Echolalie, Palilalie). Besonders eindrücklich findet sich dies bei der primären Tic-Erkrankung, beim **Gilles-de-la-Tourette-Syndrom.** Auch bei den Tics liegt die Störung in den Basalganglien, wobei auch striatofrontale Dysfunktionen identifiziert wurden. Differenzialdiagnostisch sind psychiatrische Erkrankungen zu erwägen. Hier ist an Zwangsstörungen oder an hyperkinetische Erkrankungen wie das ADHS (Aufmerksamkeitsdefizit-/Hyperaktivitätsstörung) zu denken (Bloch et al. 2009). Therapeutisch sind neben verhaltenstherapeutischen Interventionen und Entspannungsverfahren, Neuroleptika oder Antidepressiva, aber auch tiefe Hirnstimulation möglich (Müller-Vahl et al. 2011, Roessner et al. 2011, Verdellen et al. 2011).

73.6.7 Tremor

Auch ein Symptom, das in den Basalganglien generiert wird, ist der Tremor. Man unterscheidet die **Tremorformen** nach der Aktivierung (Ruhe, Aktion, Haltetremor) oder/und der Amplitude und Frequenz (grob-, mittel- oder feinschlägig, nieder-, mittel- oder hochfrequent). Ein physiologischer Tremor (feinschlägiger hochfrequenter Haltetremor), sozusagen ein Grundrauschen, liegt immer vor und wird in der Regel nicht bemerkt. Er kann durch unterschiedlichste Faktoren verstärkt werden, ohne dass eine Erkrankung vorliegt. Dann wird die Amplitude größer. Ursächlich können Medikamentennebenwirkungen, Schmerz, Angst oder Nervenreizstoffe, wie z. B. Koffein oder Drogen, in Betracht kommen. Bei verschiedenen Erkrankungen, wie z. B. Schilddrüsenüberfunktion, kommt es ebenfalls zu einem verstärkten physiologischen Tremor.

Anders beim **Parkinson-Syndrom.** Hier liegt ein niederfrequenter, grobschlägiger Ruhetremor (Pillendrehertremor oder Kinntremor) vor. Bei der **Wilson-Krankheit** findet sich ein sog. Flapping-Tremor (Asterixis). Ursächlich ist hier die durch die Kupferablagerung bedingte Hepatopathie bzw. die hepatische Enzephalopathie anzunehmen. Dystonien können sich ebenfalls durch einen Tremor bemerkbar machen.

Bei den vorgenannten Tremorformen steht jeweils die **Behandlung der Grunderkrankung** im Vordergrund. Auch die orthostatische Dysregulation kann zu einem Tremor beim Stehen führen. Therapeutisch wird Gabapentin eingesetzt. Auch ein isolierter Stimmtremor kann vorkommen. Psychologische Extrembelastungen können zu Tremores in Form von Zitteranfällen führen. Hier ist Psychotherapie das Mittel der Wahl.

Als eigenständige Tremorerkrankung gilt der **essenzielle Tremor.** Er ist zu 60 % genetisch bedingt, zeigt einen feinschlägigen niederfrequenten Haltetremor, der auf Alkohol sistiert. (Natürlich macht ein Alkoholentzugssyndrom auch einen Tremor, der auf Alkohol sistiert. Dieser ist jedoch mit anderen vegetativen Symptomen wie Puls- und Blutdruckanstieg oder Schwitzen vergesellschaftet.) Therapeutisch wird hier Propranolol eingesetzt (Koller et al. 1985, Deuschl et al. 2011).

Alternative Methoden sind neben der stereotaktischen Operation (Schuurman et al. 2000, Breit et al. 2009, Follett et al. 2010) konservative Möglichkeiten mit Meditation, Entspannungstechniken und Yoga. Krankengymnastik wird allgemein nicht als wirksam angesehen. In osteopathischer Hinsicht können insbesondere kraniosakrale Techniken hilfreich sein.

73.7 Degenerative Hirnerkrankungen

Zu den degenerativen Hirnerkrankungen gehören neben dem bereits oben erwähnten Parkinson-Syndrom die große Gruppe der Demenzen. Je nach Verteilung oder histopathologischem Befund oder der Genese unterscheidet man verschiedene Demenzformen. Die wichtigsten werden nachfolgend kurz beschrieben.

73.7.1 Alzheimer-Krankheit

Sie ist die häufigste Demenz der über 65-Jährigen und mit 60 % für die weltweit insgesamt 24 Mio. Demenzerkrankungen verantwortlich. Charakteristisch ist eine zunehmende Verschlechterung der kognitiven Leistungsfähigkeit, die in der Regel mit einer Abnahme der Fähigkeit, die Aktivitäten des täglichen Lebens zu bewältigen, mit zunehmenden Verhaltensauffälligkeiten und verstärkt auftretenden neuropsychologischen Symptomen einhergeht. Histologisch finden sich fehlerhaft gefaltete β-Amyloid-Peptide (Tauprotein), die sich in den Neuronen als Fibrillen ablagern. Die Ursachen sind nicht bekannt. Es werden genetische und entzündliche Faktoren, Prionen, Stoffwechselerkrankungen (Cholesterin, Diabetes mellitus), traumatische Erkrankungen wie auch Einwirkungen von Aluminium (Ferreira et al. 2008) diskutiert. Derzeit ist die Erkrankung nicht heilbar. Neben gesunder Ernährung werden Antioxidanzien in grünem (Rezai-Zadeh et al. 2008) und schwarzem (Grelle et al. 2011) Tee empfohlen. NSAID wie Ibuprofen sollen die Progression hemmen (Mohihara et al. 2005). Auch Acetylcholinesterase-Hemmer werden eingesetzt (Kaduszkiewicz et al. 2005). NMDA-Antagonisten (N-Methyl-D-Aspartat), Ginkgo biloba und Cannabis sind in der klinischen Erprobung (Eubanks et al. 2007, Weinmann et al. 2010).

73.7.2 Vaskuläre Demenz

Bei den vaskulären Demenzen (etwa 20 % der Demenzen) liegen multiple kleine Hirnsubstanzschädigungen vor. Ursächlich können Mikroinfarkte als Folge von ischämischen Durchblutungsstörungen, Mikroembolien oder auch Folgen einer unzureichend behandelten Hypertonie angesehen werden. Therapeutisch steht neben der wie bei der Alzheimer-Krankheit beschriebenen Behandlung die Therapie der Grunderkrankung im Vordergrund.

73.7.3 Lewy-Körperchen-Demenz

Bei dieser Erkrankung finden sich eosinophile Einschlüsse im Zytoplasma von Nervenzellen der Großhirnrinde und des Hirnstamms. Diese Einschlüsse verhindern die Bildung von Dopamin, was zu einer Parkinson-Symptomatik führen kann. „Parkinson of the lower Body" mit schlurfendem Gangbild findet sich zusätzlich zu gestörter Aufmerksamkeit und Wachheit. Zusätzlich können Synkopen und Halluzinationen auftreten. Die Diagnose kann bei typischer Klinik mittels DaTScan gestellt werden. Die Therapie erfolgt wie bei allen Demenzen.

73.7.4 Frontotemporale Demenz (Pick-Krankheit)

Bei dieser Demenzform handelt es sich um eine meist vor dem 60. Lebensjahr auftretende neurodegenerative Erkrankung im Stirn- bzw. Schläfenlappen des Gehirns. Bei dieser Erkrankung steht zunächst nicht die Beeinträchtigung von Gedächtnisleistungen im Vordergrund, sondern eine fortschreitende Veränderung der Persönlichkeit und der sozialen Verhaltensweisen. Erst später kommen demenzielle Symptome, Sprachstörungen und Rigidität der Muskulatur hinzu. Genau wie die Alzheimer-Krankheit gehört sie zu den Tauopathien, da auch hier das Tauprotein gefunden werden konnte. Diagnostisch kommen SPECT (Einzelphotonen-Emissionscomputertomografie) oder PET (Positronenemissionstomografie) zum Einsatz, um das frontotemporale Verteilungsmuster der Glukoseminderversorgung zu zeigen. Die Therapie verläuft wie bei den anderen Demenzformen.

73.7.5 Jakob-Creutzfeldt-Krankheit

Diese Erkrankung ist eine übertragbare spongioforme Enzephalopathie, die durch atypische Eiweiße (Prionen) ausgelöst wird. Auch hierbei bilden sich gefaltete Proteine, die zu einer Degeneration des Gehirns führen. Der Erkrankungsgipfel liegt im 70. Lebensjahr. Die Erkrankung ist selten (1 Erkrankter/10^7 Einwohner/Jahr). Eine Therapie gibt es nicht. Man unterscheidet genetische von übertragenen Erkrankungen. Eine Sonderform trat Anfang des Jahrtausends primär in England auf und wurde als neue Variante bezeichnet. Besonders auffällig war hier die Erkrankung von jungen Menschen. Sie trat in Zusammenhang mit der Rinderseuche BSE auf und wurde als „menschlicher Rinderwahnsinn" bezeichnet. Die Erkrankungszahl nimmt stetig ab.

73.7.6 Korsakow-Syndrom

Hierbei handelt es sich um eine typische Alkoholfolgeerkrankung, sie kann aber auch bei anderen Hirnerkrankungen auftreten. Symptomatisch stehen Amnesien, Bewegungsstereotypien und Konfabulationen im Vordergrund. Ursächlich wird ein Vitamin B_1-Mangel angenommen, der im Akutfall zu einer Wernicke-Enzephalopathie führt. Das Korsakow-Syndrom kann jedoch auch ohne eine vorherige Wernicke-Enzephalopathie auftreten. Entsprechend der Ursache ist die hochdosierte Gabe von Vitamin B_1 die Therapie der Wahl.

73.8 Anatomie des Rückenmarks

Genau wie bei den hirneigenen Erkrankungen ist auch bei den Rückenmarkerkrankungen die Kenntnis der Anatomie unabdingbar (➤ Kap. 10.2.2). Das Rückenmark hat eine segmentale Gliederung gemäß den Austrittstellen der Spinalnerven. Die Pars cervicalis hat 8 Segmente, die Pars thoracalis 12, die Pars lumbalis 5 und die Pars sacralis ebenfalls 5. Die Pars coccygis ist rudimentär mit einem Segment vorhanden. Wie das Hirn besteht das Rückenmark ebenfalls aus grauer und weißer Substanz. Die graue Substanz enthält primär die Perikarien, während die weiße Substanz die Axone enthält.

Die **graue Substanz** (➤ Abb. 73.3, ➤ Abb. 10.4) ist gegliedert in Hinterhorn mit seinen Laminae I–VII, das Vorderhorn mit den La-

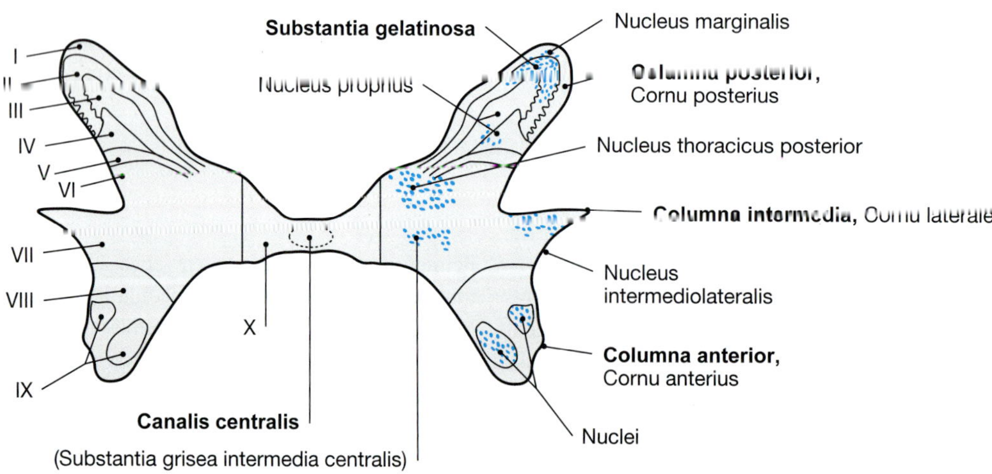

Abb. 73.3 Gliederung graue Substanz. [S007-3-23]

minae VIII und IX sowie die Commisura grisea mit der Lamina X. In der Commisura grisea liegt der Canalis centralis, der den inneren Liquorraum des Rückenmarks darstellt. Die wesentliche **Aufgabe des Hinterhorns** liegt in der Umschaltung der Afferenzen. In der **Lamina II** (Substantia gelatinosa) erfolgt die Umschaltung der Schmerzsignale aus den Hautafferenzen auf das zweite Neuron, bevor sie im Tractus spinothalamicus lateralis zum Thalamus ziehen. In den **Laminae III und IV** liegt der Nucleus proprius, der Afferenzen der Tiefensensibilität erhält und diese über den Tractus spinocerebellaris anterior in Richtung Kleinhirn weiterleitet. In den **Laminae V und VI** liegt der Nucleus dorsalis, der ebenfalls Afferenzen der Tiefensensibilität aufnimmt und über den Tractus spinocerebellaris posterior in Richtung Kleinhirn weiterleitet.

Das **Vorderhorn** ist für die Efferenzen zuständig. Hier befinden sich die **Laminae VIII und IX,** in denen die Efferenzen aus den Pyramidenbahnen und extrapyramidalen Bahnen enden. Hier liegen die Motoneurone und Renshaw-Zellen, die letztendlich für die Signalweiterleitung zur Skelettmuskulatur verantwortlich sind. Im Bereich der Pars thoracalis und weniger ausgeprägt in der Pars lumbalis existiert ein **Seitenhorn,** in dem die Kerne der vegetativen Neurone des Sympathikus liegen, bevor die Informationen an den Grenzstrang weitergegeben werden. In der Pars sacralis liegen äquivalent die Kerngebiete der Neurone des Parasympathikus, ohne dass es hier ein Seitenhorn gibt.

In der **weißen Substanz** (➤ Abb. 73.4, ➤ Abb. 10.4) laufen die Axone der Neurone in Form aufsteigender (primär sensibler) und absteigender (primär motorischer) Bahnen.

- **Aufsteigende Bahnen:** Die Hinterstrangbahnen leiten die epikritische Sensibilität und die Tiefensensibilität zur Medulla oblongata. Die entsprechenden Kerne liegen in den Spinalganglien. Medial liegt der Fasciculus gracilis, der die Informationen **der unteren Körperhälfte** zum entsprechenden Nucleus gracilis in der Medulla weiterleitet, lateral der Fasciculus cuneatus, der die Informationen **der oberen Körperhälfte** zum entsprechenden Nucleus cuneatus in der Medulla weiterleitet. Kurz nach der dortigen Umschaltung auf das zweite Neuron kreuzen sie die Seiten und gehören zum **lemniskalen System.** Der Tractus spinothalamicus (lateralis und anterior) leitet die protopathische Sensibilität (groben Druck, Temperatur und Schmerzempfindung) zum Thalamus. Dieses Bahnsystem kreuzt auf Höhe des Ursprungssegments und gehört zum **extralemniskalen System.** Der Tractus spinocerebellaris (posterior und anterior) leitet die propriozeptiven (Informationen über Lage und Stellung von Gelenken, Muskeln, Sehnen) Informationen zum Kleinhirn. Er verläuft entweder ungekreuzt oder doppelt gekreuzt zum Kleinhirn.
- **Absteigende Bahnen:** Hierzu gehören die **Pyramidenbahnen** Tractus corticospinalis lateralis (70–90 % kreuzen in der ventralen Medulla oblongata) und anterior (laufen ungekreuzt), die vom motorischen Kortex bis zur Vorderhornzelle ziehen, und die **extrapyramidalen Bahnen** Tractus rubrospinalis, Tractus vestibulospinalis, Tractus reticulospinalis und Tractus tectospinalis, die entsprechend Informationen von unterschiedlichen Gehirnarealen zur feinmotorischen Abstimmung an die Vorderhornzellen leiten.

Die **Blutversorgung** des Rückenmarks läuft über die A. spinalis anterior und die beiden Aa. spinales posteriores. Diese entspringen aus den Aa. vertebraliae im Halsmarkbereich. Im Thorakal- und Lumbalbereich erhalten sie segmentale Zuflüsse aus den Interkostal- und den Lendenarterien. Die größte ist die A. radicularis magna (Adamkiewicz). Ein Verschluss dieser Arterie ist folgenreich für das thorakale Rückenmark (➤ Kap. 73.9.3).

Je nach Umfang der Schädigung können isolierte Symptome, aber auch komplette oder inkomplette Querschnittsyndrome auftreten. Beim **kompletten Querschnittsyndrom** kommt es zu einer vollständigen funktionellen Unterbrechung aller aufsteigenden und

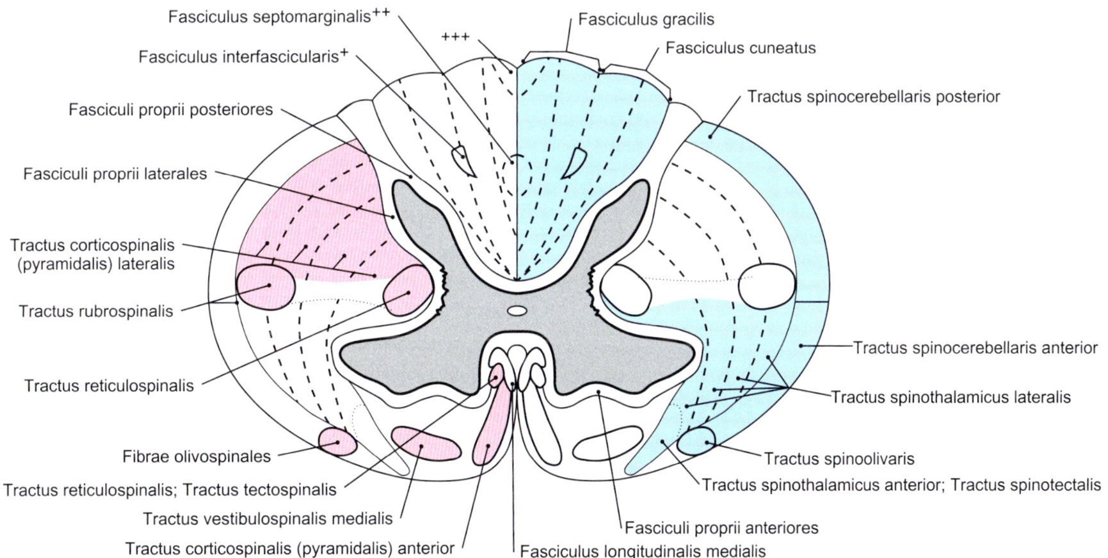

Abb. 73.4 Schematisierte Gliederung der weißen Substanz am Beispiel eines unteren Halssegments. Afferente (= aufsteigende) Bahnen sind blau, efferente (= absteigende) Bahnen rot dargestellt. In den mit +, ++ und +++ gekennzeichneten Bereichen liegen absteigende Kollateralen der Hinterstrangbahnen. [S007-3-23]

Tab. 73.2 Komplette Querschnittsyndrome

Läsionshöhe	Symptome
C1–C4	spastische Tetraparese mit vollständiger Atemlähmung, Sensibilitätsausfall unterhalb Läsion, spinale Reflexblase, Mastdarmfunktionsstörung, reflektorische Erektionen und Ejakulationen möglich
C5–C8	wie C1–C4, nur mit unvollständiger Atemlähmung
Th1–Th12	spastische Paraplegie, Th1/2 mit Horner-Syndrom, oberhalb Th6 Atemfunktion beeinträchtigt sowie komplette Lähmung der Bauchmuskulatur, durch Schädigung der Nn. splanchnici paralytischer Ileus, weitere autonome Störungen wie oben
L1–L5	schlaffe Paraparese, neurogene Überlaufblase, reflektorische Erektionen und Ejakulationen nicht möglich
L4–S2	Epikonussyndrom mit schlaffer Parese der L5 und S1 versorgten Muskulatur, bei Erhalt des sakralen Blasenzentrums, Reflexblase
S2 nach kaudal	Konussyndrom mit Reithosenanästhesie, Stuhlinkontinenz, Überlaufblase

Tab. 73.3 Inkomplette Querschnittsyndrome

Läsionsart	Symptome
Brown-Séquard-Syndrom (halber Querschnitt a.-p.)	auf Läsionshöhe ipsilaterale schlaffe Parese und kompletter Sensibilitätsausfall; unterhalb der Läsion spastische Parese, ipsilateral gestörtes Berührungs-, Lage- und Vibrationsempfinden und kontralateral dissoziierte Empfindungsstörung, Blasen-Mastdarm-Funktion intakt
vorderes Quadrantensyndrom	ipsilateral schlaffe Parese auf Läsionshöhe; unterhalb ipsilateral spastische Parese und vermindertes Berührungsempfinden und kontralateral dissoziierte Empfindungsstörung
hinteres Quadrantensyndrom	auf Läsionshöhe ipsilateral Ausfall aller sensiblen Qualitäten; unterhalb der Läsion Ausfall der epikritischen Sensibilität, ipsilaterale sensible Ataxie möglich
zentromedulläres Syndrom	Symptomatik variabel, schlaffe atrophe Paresen und dissoziierte Empfindungsstörung; Blasen-, Mastdarm- und Vasomotorenstörungen sowie trophische Hautstörungen und spastische Paresen sind variabel möglich
atypische inkomplette Querschnittsyndrome	einseitig oder asymmetrische Symptome langer Bahnen, das Vorliegen eines sensiblen Niveaus sowie auf ein bis zwei Segmente begrenzte atrophe Paresen

absteigenden Leitungsbahnen. Auf Läsionshöhe ist es zusätzlich durch die Zerstörung der spinalen Kerngebiete gekennzeichnet und führt zu segmental atrophen Paresen. Oft besteht auf Läsionshöhe eine bandförmige Hyperalgesie, während der Sensibilitätsausfall einige Segmente unterhalb der Läsion liegen kann. Je nach Läsionshöhe zeigen sich spezifische Besonderheiten (➤ Tab. 73.2). Die **inkompletten Querschnittsyndrome** sind in ➤ Tab. 73.3 aufgeführt.

73.9 Myelopathien

Erkrankungen des Rückenmarks nennt man Myelopathien. Sie können

- degenerativ (z. B. Syringomyelie, amyotrophe Lateralsklerose oder spinale Muskelatrophie),
- druckbedingt (Tumor, Bandscheibenvorfall, Einblutung),
- durchblutungsbedingt (Rückenmarkinfarkt),
- entzündungsbedingt (autoimmun oder infektbedingt) oder
- stoffwechselbedingt (funikuläre Myelose) sein.

Auch bei den Myelopathien wird auf die traumatischen Schäden nicht gesondert eingegangen. Hier finden sich entsprechend der Schädigungen mehr oder weniger stark ausgeprägte Querschnittsyndrome, die entsprechend vorbehandelt sind.

73.9.1 Degenerative Myelopathien

Syringomyelie

Die Syringomyelie ist eine Höhlenbildung im Bereich der grauen Substanz ausgehend vom Canalis centralis, vorwiegend im Hals- oder Brustmark. Es gibt angeborene wie auch erworbene Erkrankungen. Es findet sich letztendlich eine Liquorzirkulationsstörung, die bei den angeborenen Erkrankungen oft Folge einer Arnold-Chiari-Fehlbildung ist. Ursachen für die erworbenen Erkrankungen können posttraumatisch, postentzündlich, tumorbedingt (Stiftgliom) oder Folge einer Einblutung sein. Symptomatisch finden sich je nach Höhe diffuse Schmerzen, Sensibilitätsstörungen oder Lähmungen, die durch Untersuchung der betroffenen Hautareale, Reflexe (Abschwächung) und betroffenen Muskelgruppen eingegrenzt werden kann. Des Weiteren finden sich Muskelatrophien, Störungen des Schmerz- und Temperaturempfindens oder Pyramidenbahnzeichen. Die weitergehende Diagnostik besteht in der MRT-Untersuchung und ggf. weiterführenden Untersuchungen. Therapeutisch bestehen oft nicht viele Möglichkeiten. Die früher häufiger durchgeführten Shunt-Operationen haben sich langfristig nicht bewährt. Symptomatisch steht die Schmerztherapie und Krankengymnastik im Vordergrund.

Amyotrophe Lateralsklerose (ALS)

Die ALS ist eine degenerative Erkrankung des motorischen Nervensystems (Motoneuronerkrankung). Es kommt aus bislang ungeklärter Ursache zu einer Degeneration des ersten (Kortex) und zweiten (Vorderhornzelle) Motoneurons. Aus diesem Grund finden sich parallel Zeichen einer zentralen (Spastik, Reflexsteigerungen) und einer peripheren (Atrophie, Faszikulationen, Fibrillationen der Zunge) Lähmung. Sensible Störungen finden sich entsprechend nicht. Die primären Symptome sind Gang-, Sprech- und Schluckstörungen. Eine Heilung ist derzeit nicht möglich. Der Erkrankungsgipfel liegt zwischen dem 50. und 70. Lebensjahr, wobei auch juvenile Formen bekannt sind. Neuroprotektive Medikamente wie Riluzol werden eingesetzt, primär wird jedoch symptomatisch sowohl medikamentös als auch osteopathisch, physiotherapeutisch, ergotherapeutisch usw. behandelt (Andersen et al. 2012).

Spinale Muskelatrophie

Bei dieser Erkrankung kommt es genetisch bedingt ebenfalls zu einem Untergang der Vorderhornzellen, also des zweiten Motoneurons. Daher finden sich Zeichen der peripheren Lähmung ohne sensible Störungen. Im Gegensatz zur ALS finden sich keine zentralen Symptome. Je nach Alter und Verteilungsmuster werden unterschiedliche Typen mit unterschiedlichen Verläufen unterschieden. Eine kausale Therapie ist auch hier nicht möglich. Differenzialdiagnostisch ist die multifokale motorische Neuropathie, die einer Therapie (i.v. Immunglobuline) zugänglich ist, auszuschließen (➤ Kap. 74.2). Unterstützend sind Osteopathie, Physiotherapie, Ergotherapie usw., aber auch orthopädische Hilfsmittel einzusetzen.

73.9.2 Druckbedingte Störungen

Ursächlich können hier Druck von außen (Bandscheibenvorfall, Spinalkanalstenose, Meningeom usw.), aber auch Druck von innen (Tumor, Einblutung usw.) zu Schädigungen und damit Leitungsstörungen führen. Je nach betroffener Bahn können sich unterschiedliche auf Läsionshöhe und unterhalb der Störung liegende Symptome zeigen, bei denen aufgrund des Verteilungsmusters auch an eine Schädigung des Rückenmarks gedacht und dann mittels MRT und neurophysiologischer Diagnostik die Ursache gesucht werden muss. Während der Bandscheibenvorfall oft ein Akutereignis darstellt, das entsprechend mit Schmerz und oft einer Seitenbetonung und radikulären Symptomatik aufwartet (➤ Kap. 74.3), gibt es mediale Prozesse, die zu einer primär myelopathischen Symptomatik führen.

Hier ist insbesondere die **zervikale Myelopathie** zu nennen, die aufgrund einer Spinalkanalstenose im Halsmark bei Kompression des Fasciculus gracilis mit einer sensiblen Störung im Bereich der unteren Extremität und einer dadurch bedingten sensiblen (afferenten) Ataxie auf sich aufmerksam macht. Als Sonderform tritt die **Claudicatio spinalis** bei häufig vorliegender lumbaler Spinalkanalstenose und damit verbundener intermittierender Schmerz- und neurologischer Symptomatik wie Kribbelparästhesien oder sensible und selten auch motorische Störungen auf. Die Patienten klagen typischerweise über belastungsabhängige (Bergabgehen, langes Stehen) Lumboischialgien und neurologische Symptome, die beim nach vorn Beugen oder Hinsetzen schnell verschwinden. Bei Meningiomen oder Tumoren findet sich meist eine langsame Entwicklung, während die Einblutung ebenfalls ein Akutereignis darstellt. Die Einblutung folgt wie die Rückenmarkischämie den Blutgefäßen. Aufgrund der räumlichen Enge im Wirbelkanal zeigen sich komplette oder inkomplette Querschnittsymptome (➤ Tab. 73.2, ➤ Tab. 73.3).

73.9.3 Durchblutungsbedingte Störungen

Hier liegen Störungen in der arteriellen Versorgung des Rückenmarks vor. Sie sind genau wie die zerebralen Ischämien **als Notfälle akutmedizinisch zu behandeln.** Entsprechend der Höhe und des betroffenen Gefäßes finden sich Ausfallserscheinungen. Beim **A.-spinalis-anterior-Syndrom** findet man eine Paraparese, gürtelförmige Parästhesien sowie eine dissoziierte Empfindungsstörung (Schädigung des Tractus spinothalamicus bzw. spinothalamischer Fasern in der vorderen Kommissur mit gestörtem Schmerz- und Temperaturempfinden bei erhaltener Berührungs- und Vibrationsempfindung [Hinterstränge]). Die **Ischämie einer Sulkokommissuralarterie** führt zu einer Sonderform des A.-spinalis-anterior-Syndroms mit variablen asymmetrischen Ausfällen. Diese entsprechen einem inkompletten Brown-Séquard-Syndrom, vorderen Quadrantensyndrom oder atypischen inkompletten Querschnittsyndrom. Beim A.-spinalis-posterior-Syndrom sind die Tiefensensibilität und das Berührungsempfinden (epikritische Sensibilität) auf und unterhalb der Segmenthöhe gestört und es zeigt sich eine sensible Ataxie. Sind die Hinterhörner mit einbezogen, kommt es zusätzlich zu einer Störung von Schmerz- und Temperaturempfinden sowie Reflexverlust in Segmenthöhe. Die Höhenlokalisation der **A. radicularis magna (Adamkiewicz)** ist variabel im unteren Thorakal- und oberen Lumbalmark. Ihr Verschluss führt zu einem thorakalen oder hohen lumbalen kompletten Querschnittsyndrom mit einer schlaffen atrophen Paraparese und dem Ausfall aller sensiblen Qualitäten kaudal der Läsion. Ebenso besteht eine schlaffe Mastdarm- und Blasenlähmung (Überlaufblase).

73.9.4 Entzündliche Myelopathien

Entzündliche Myelopathien (Myelitiden) lassen sich in infektiöse und nichtinfektiöse Ursachen einteilen. Die Symptomatik kann schleichend oder subakut einsetzen und ist häufig durch Schmerzen, sensible und motorische Störungen und Blasenstörungen gekennzeichnet. Oft entwickelt sich ein atypisches inkomplettes Querschnittsyndrom. Bei den **nichtinfektiösen Myelitiden** finden sich meist autoimmun vermittelte Reaktionen (multiple Sklerose, postinfektiös bzw. postvakzinal, systemischer Lupus erythematodes, Behçet-Krankheit, Sarkoidose oder paraneoplastisch). **Infektiös verursacht** stehen virale Erkrankungen (Polio-, Coxsackie- oder ECHO-Viren, Herpesviren) sowie *Borrelia burgdorfferi* und *Treponema pallidum* im Vordergrund, bakterielle Myelitiden sowie Toxoplasmen und Pilzerkrankungen sind eher selten. Die Diagnose ist mit MRT, Blut- und Liquoranalyse zu stellen. Die Therapie richtet sich nach der Grunderkrankung.

73.9.5 Funikuläre Myelose

Bei der funikulären Myelose kommt es aufgrund eines Vitamin-B_{12}-Mangels zu einer Entmarkung der Hinterstrangbahnen, der Kleinhirnseitenstrangbahnen und der Pyramidenbahn. Folge sind nach initial brennenden Missempfindungen in den Händen und Füßen

Lähmungen und auch Koordinationsstörungen sowie Blasenentleerungsstörungen bis hin zum Querschnittsyndrom. Diagnostisch findet sich eine Erhöhung des Homocysteins und Methylmalonat im Urin, mittels MRT können Demyelinisierungen nachgewiesen werden. Neurophysiologisch finden sich Verzögerungen der somatosensibel evozierten Potenziale und der magnetevozierten Potenziale. Auszuschließen ist ein Mangel an Intrinsic-Faktor mittels Schilling-Test u. a. bei chronischer Gastritis oder beim Magenkarzinom. Therapeutisch sind regelmäßige parenterale Gaben von Vitamin B_{12} notwendig. Ist es noch zu keinen axonalen Schäden gekommen, ist eine Restitutio ad integrum möglich.

73.10 Osteopathische Behandlung zentralnervöser Störungen

Osteopathische Therapie versucht nicht, isolierte Symptome zu behandeln, sondern behandelt die „Körper-Einheit". *„Osteopathen haben erkannt, dass wenige Pfade oder homöostatische Mechanismen isoliert existieren. Von daher gehört das Streben nach der Optimierung der integrierten Funktionen des gesamten Patienten, und damit Auswirkungen auf die Lebensqualität, zu den zentralen Themen im osteopathischen Ansatz"* (Ward 2003). Dies gilt insbesondere für den Bereich der Behandlung der zentralnervösen Störungen.

In erster Linie sind die zentralnervösen Strukturen aufgrund ihrer geschützten Lage innerhalb des Schädels und des Wirbelkanals nur schwer einer direkten Behandlung zugänglich. Dies heißt jedoch nicht, dass eine Behandlung nicht möglich ist. Die Primärdiagnostik und in der Regel Akuttherapie obliegt der neurologischen bzw. neurochirurgischen Versorgung. Unterstützend oder auch im Sinne der langsameren Progression sind osteopathische Verfahren von hoher Wertigkeit. Shi et al. konnten nachweisen, dass während der kraniosakralen Therapie der zerebrale Blutfluss beeinflusst wird (Shi et al. 2011). Chikli (Kursreihe der Deutschen Gesellschaft für Osteopathische Medizin, DGOM) spricht von Hypo- bzw. Hyperaktivität der grauen Substanz und der Nuclei und behandelt diese entsprechend mittels kraniosakralen Techniken. Natürlich werden hierdurch keine strukturellen Läsionen, um die es sich in der Regel bei den zentralnervösen Störungen handelt, behoben, jedoch ist eine supportive Behandlung in Form von Verbesserung der Sauerstoffversorgung und Optimierung des Blutflusses möglich. Yoo et al. (2013) zeigten, dass mit osteopathischen Techniken die biomechanischen Eigenschaften, die sich in Sturzhäufigkeit, Angst davor oder Schmerzen äußerten, bei Parkinson Patienten besserten.

> Von daher gilt das Prinzip, somatische Dysfunktionen, die man findet, zu behandeln, um somit dem Körper Ressourcen zu schaffen, um in seiner Mitte zu bleiben (Becker 2007) und größtmögliche Kompensationsmechanismen zu erlangen und damit die Selbstheilungskräfte zu aktivieren.

LITERATUR

Albers GW et al. TIA Working Group. Transient ischemic attack – proposal for a new definition. New Engl J Med. 2002; 347: 1713–1716.

Andersen PM et al. EFNS guidelines on the clinical management of amyotrophic lateral sclerosis (MALS) revised report of an EFNS task force. Eur J Neurol. 2012; 19: 360–375.

Becker R. Leben in Bewegung & Stille des Lebens. Pähl: Jolandos Verlag, 2007.

Bloch MH et al. Meta-analysis: treatment of attention-deficit/hyperactivity disorder in children with comorbid tic disorders. J Am Acad Child Adolesc Psychiatry. 2009; 48: 884–893.

Breit S et al. Effective thalamic deep brain stimulation for neuropathic tremor in a patient with severe demyelinating neuropathy. J Neurol Neurosurg Psychiatry. 2009; 80: 235–236.

Brodmann K. Vergleichende Lokalisationslehre der Grosshirnrinde. In ihren Principien dargestellt auf Grund des Zellenbaues. Leipzig: Johann Ambrosius Barth Verlag, 1909.

Bush G, Luu P, Posner MI. Cognitive and emotional influences in anterior cingulate cortex. Trends Cogn Sci. 2000; 4: 215–222.

Deuschl G et al. German Parkinson Study Group. A randomized trial of deep-brain stimulation for Parkinson's disease. New Engl J Med. 2006; 355: 896–908.

Deuschl G et al. Treatment of patients with essential tremor. Lancet Neurol. 2011; 10: 148–161.

Diener HC, Weimar C (Hrsg.). Leitlinien für Diagnostik und Therapie in der Neurologie. Herausgegben von der Kommission „Leitlinien" der Deutschen Gesellschaft für Neurologie. Stuttgart: Thieme, 2012.

Easton JD et al. Definition and evaluation of transient ischemic attack: a scientific statement for healthcare professionals from the American Heart Association/American Stroke Association Stroke Council; Council on Cardiovascular Surgery and Anesthesia; Council on Cardiovascular Radiology and Intervention; Council on Cardiovascular Nursing; and the Interdisciplinary Council on Peripheral Vascular Disease. The American Academy of Neurology affirms the value of this statement as an educational tool for neurologists. Stroke. 2009; 40: 2276–2293.

Eichenbaum H, Yonelinas AP, Ranganath C. The medial temporal lobe and recognition memory. Annu Rev Neurosci. 2007; 30: 123–152.

Einhäupl K et al. EFNS guideline on the treatment of cerebral venous and sinus thrombosis in adult patients. Eur J Neurol. 2010; 17: 1229–1235.

Eubanks LM et al. A molecular link between the active component of marijuana and Alzheimer's disease pathology. Mol Pharm. 2006; 3: 773–777.

Ferreira PC et al. Aluminum as a risk factor for Alzheimer's disease. Rev Lat Am Enfermagem. 2008; 16: 151–157

Follett KA et al. Pallidal versus subthalamic deep-brain stimulation for Parkinson's disease. New Engl J Med. 2010; 362: 2077–2091.

Grelle G et al. Black tea theaflavins inhibit formation of toxic amyloid-β and α-synuclein fibrils. Biochemistry. 2011; 50: 10624–10636.

Kaduszkiewicz H et al. Cholinesterase inhibitors for patients with Alzheimer's disease: systematic review of randomised clinical trials. BMJ (Clinical Research Ed.). 2005; 331: 321–327

Kastenbauer S, Pfister HW. Intrakranielle und spinale Abszesse. In: Brandt T, Dichgans J, Diener HC (Hrsg.). Therapie und Verlauf neurologischer Erkrankungen. Stuttgart: Kohlhammer, 2003. S. 499–512.

Koller W, Graner D, Mlcoch A. Essential voice tremor: treatment with propranolol. Neurology. 1985; 35: 106–108.

Kupsch AJ et al. Pallidal deep-brain stimulation in primary generalized or segmental dystonia. New Engl J Med. 2006; 355: 1978–1990.

Kurtzke JF. Rating neurologic impairment in multiple sclerosis: an expanded disability status scale (EDSS). Neurology. 1983; 33: 1444–1452.

Leech R, Sharp DJ. The role of the posterior cingulate cortex in cognition and disease. Brain. 2013; 137 (Pt 1): 12–32.

Louis DN et al. (eds.). WHO Classification of tumours of the central nervous system. Lyon: IARC, 2007.

Morihara T et al. Ibuprofen suppresses interleukin-1beta induction of pro-amyloidogenic alpha1-antichymotrypsin to ameliorate beta-amyloid (Abeta) pathology in Alzheimer's models. Neuropsychopharmacology. 2005; 30: 1111–1120.

Müller-Vahl KR et al. European clinical guidelines for Tourette syndrome and other tic disorders. Part IV: deep brain stimulation. Eur Child Adolesc Psychiatry. 2011; 4: 209–217.

Nieuwenhuis S et al. Error-related brain potentials are differentially related to awareness of response errors: evidence from an antisaccade task. Psychophysiology. 2001; 38: 752–760.

Polman CH et al. Diagnostic criteria for multiple sclerosis: 2010 revisions to the McDonald criteria. Ann Neurol. 2011; 69: 292–302.

Rezai-Zadeh K et al. Green tea epigallocatechin-3-gallate (EGCG) reduces beta-amyloid mediated cognitive impairment and modulates tau pathology in Alzheimer transgenic mice. Brain Res. 2008; 12: 177–186.

Roessner V et al. European clinical guidelines for Tourette syndrome and other tic disorders. Part II: pharmacological treatment. Eur Child Adolesc Psychiatry. 2011; 20: 173–196.

Schuurman PR et al. A comparison of continuous thalamic stimulation and thalamotomy for suppression of severe tremor. New Engl J Med. 2000; 342: 461–468.

Shi X et al. Effect of cranial osteopathic manipulative medicine on cerebral tissue oxygenation. J Am Osteopath Assoc. 2011; 111: 660–666.

Verdellen C et al. European clinical guidelines for Tourette syndrome and other tic disorders. Part III: behavioural and psychosocial interventions. Eur Child Adolesc Psychiatry. 2011; 20: 197–207.

Vidailhet M et al. Bilateral deep-brain stimulation of the globus pallidus in primary generalized dystonia. New Engl J Med. 2005; 352: 459–467.

Vidailhet M et al. Bilateral pallidal deep brain stimulation for the treatment of patients with dystonia-choreoathetosis cerebral palsy: a prospective pilot study. Lancet Neurol. 2009; 8: 709–717.

Ward RC (ed.). Foundations for Osteopathic Medicine. 2nd ed. Baltimore: Lippincott,Williams & Wilkins, 2003.

Weinmann S et al. Effects of Ginkgo biloba in dementia: systematic review and meta-analysis. BMC Geriatr. 2010; 10: 14.

Williams A et al. PD SURG Collaborative Group. Deep brain stimulation plus best medical therapy versus best medical therapy alone for advanced Parkinson's disease (PD SURG trial): a randomised, open-label trial. Lancet Neurol. 2010; 9: 581–591.

Yao SC, Hart AD, Terzella MJ. An evidence-based osteopathic approach to Parkinson disease. Osteopathic Family Physician. 2013; 5: 96–101.

KAPITEL

74 Management peripherer neurologischer Störungen

Ingo Schmitz

Zu den Erkrankungen des peripheren Nervensystems zählen die Polyneuropathien, die Nervenwurzelläsionen, die Mononeuropathien mit den Engpasssyndromen sowie die Erkrankungen des autonomen Nervensystems. Darüber hinaus werden in diesem Kapitel die Erkrankungen der Hirnnerven besprochen. Es folgt ein kurzer Exkurs zu den Muskelerkrankungen, die eine eigenständige Gruppe von Erkrankungen darstellt, die weder zum zentralen noch zum peripheren Nervensystem gehören, traditionell jedoch in den Bereich der Neurologie fallen.

Wann denkt man an periphere Nervenläsionen? Bei den peripheren Schädigungszeichen findet man abgeschwächte Reflexe, sensible Defizite oder Parästhesien, die einem relativ scharf umschriebenem Gebiet zugehören (➤ Abb. 74.2), schlaffe und atrophe Muskelparesen (je nach Dauer der Schädigung) sowie Störungen der Sudomotorik. Eine Zuordnung zu den einzelnen Nerven, Plexus oder Nervenwurzeln ist nur bei genauer Kenntnis der Anatomie möglich.

74.1 Anatomie des peripheren Nervensystems

Das periphere Nervensystem setzt sich aus den 12 Hirnnerven, 31 Spinalnervenpaaren sowie den Komponenten des autonomen Nervensystems zusammen (➤ Kap. 10.3). Ein peripherer Nerv besteht mit wenigen Ausnahmen aus sensiblen und motorischen Fa-

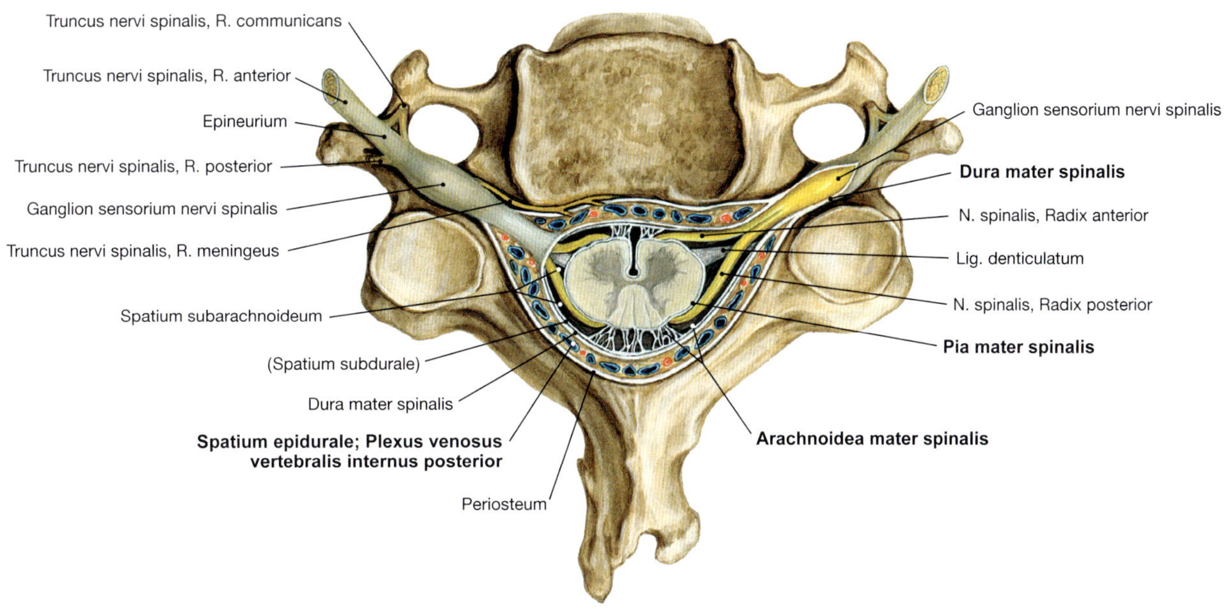

Abb. 74.1 Querschnitt eines Wirbelsäulensegments. [S007-1-23]

sern. Er wird von Fasern des autonomen Nervensystems begleitet. Der Beginn ist das Rückenmarksegment mit ventraler (Radix anterior) und dorsaler (Radix posterior) Wurzel, R. dorsalis (posterior) et ventralis (anterior), R. meningeus und R. communicans (➤ Abb. 74.1).

In den Rückenmarksegmenten wurzeln **31 Spinalnervenpaare:**

- 8 im Halsabschnitt (Nn. cervicales)
- 12 im Brustabschnitt (Nn. thoracici)
- Je 5 im Lenden- und Sakralabschnitt (Nn. lumbales bzw. sacrales)
- 1 im Steißabschnitt (N. coccygeus)

Fasern der (motorischen) ventralen und der (sensiblen) dorsalen Wurzel (Radix) vereinigen sich und bilden ab dem spinalen Ganglion den gemischten peripheren Nerv. Nach Hervortreten aus dem Foramen intervertebrale geben sie den rückläufigen R. meningeus zur Innervation der Rückenmarkhäute ab, des Weiteren geben sie den jeweiligen R. communicans zum sympathischen Grenzstrang ab bzw. nehmen ihn auf. Hiernach erfolgt die Aufteilung in je einen R. dorsalis und ventralis. Alle dorsalen Äste sowie die ventralen der Nn. thoracici bleiben segmental, die übrigen ventralen Äste bilden die Plexus cervicalis, brachialis, lumbalis und sacralis (mit entsprechenden Haut- und Muskelnerven).

Der **Plexus cervicalis** (C1–C5) gibt sensibel den N. occipitalis minor, den N. auricularis magnus, den N. transversus colli und die Nn. suprascapularis ab. Sie durchbohren die Halsfaszie am Punctum nervosum (Erb-Punkt). Der **Erb-Punkt** liegt rückenwärts (dorsal) auf halber Länge des M. sternocleidomastoideus. Dies ist insbesondere ein **Ansatzpunkt für osteopathische Manipulationen.**

Motorisch entspringt der N. phrenicus (C3–C5 Zwerchfellinnervation) aus den Plexus cervicalis. Weitere motorische Äste gehen direkt an den M. sternocleidomastoideus, den M. trapezius, z. T. den M. levator scapulae, die Mm. scaleni sowie über die Ansa cervicalis an die Zungenbeinmuskulatur, bestehend suprahyal aus M. geniohyoideus (innerviert teils durch N. hypoglossus), M. digastricus (venter posterior innerviert durch N. facialis), M. mylohyoideus (M. stylohyoideus wird über den R. stylohyoideus n. facialis innerviert) und infrahyal aus M. omohyoideus, M. sternohyoideus, M. sternothyroideus und M. thyrohyoideus sowie die prävertebrale Halsmuskulatur bestehend aus M. longus colli, M. longus capitis und M. rectus capitis anterior.

Der **Plexus brachialis** (C5–Th1) besteht aus einem supraklavikulären und einem infraklavikulären Teil. Je nach Läsionsort finden sich typische Verteilungsmuster der Funktionsstörungen. **Supraklavikulär** gibt er die Nn. suprascapularis (Mm. supra et infraspinatus), dorsalis scapulae (Mm. rhomboidei und z. T. M. levator scapulae), thoracicus longus (M. serratus anterior [scapula alata]) und subclavius (M. subclavius) ab. **Infraklavikulär** gibt er die Nn. pectoralis medialis und lateralis, musculocutaneus, medianus, ulnaris, cutaneus brachii medialis, cutaneus antebrachii medialis, axillaris, radialis, subscapularis und thoracodorsalis ab.

Der **Plexus lumbalis** (Th12–L4) umfasst die Nn. iliohypogastricus (Th12–L1), ilioinguinalis (Th12–L1), genitofemoralis (L1–L2), cutaneus femoris lateralis (L2–L3), femoralis (L1–L4) und obturatorius (L2–L4).

Der **Plexus sacralis** (L4-S4) speist die Nn. gluteus superior (L4–S1), gluteus inferior (L5–S2), cutaneus femoris posterior (S1–S3), ischiadicus (Ischiasnerv, L4–S3 zweigt sich auf in den N. tibialis und N. peroneus [fibularis] communis), pudendus (S1–S4) und anococcygei. Die sensible Innervation der Haut ist in ➤ Abb. 74.2 dargestellt.

In feingeweblicher Hinsicht bestehen die peripheren Nerven aus einem **impulsleitenden Anteil** (Axon und Markscheiden) sowie einem **bindegewebigen Anteil** (Endo-, Peri- und Epineurium), der die Stützfunktion übernimmt. Dies ist insbesondere im Rahmen der diagnostischen (elektrophysiologischen) Abklärung hinsichtlich Ätiologie und therapeutischer Optionen wichtig. Zu klären gilt, ob es sich um eine Schädigung der Markscheiden oder der Axone handelt. Sind die Markscheiden betroffen (Demyelinisierung), ist die Nervenleitgeschwindigkeit aufgrund Störung der saltatorischen Erregungsleitung vermindert. Bei axonalen Schädigungen findet sich einerseits eine verminderte Amplitude in der Neurografie, andererseits sog. pathologische Spontanaktivität in der elektromyografischen Untersuchung (Bischoff und Schulte-Mattler 2011). Isolierte (mononeuropathische), rein demyelinisierende Nervenschädigungen haben eine bessere Prognose, auch hinsichtlich einer osteopathischen Therapie, als Schädigungen, die bereits mit einer axonalen Läsion einhergehen. Dies trifft nicht zwingend für Polyneuropathien zu.

74.2 Polyneuropathien

Vor Betrachtung der einzelnen Nervenläsionen soll ein Blick auf die Polyneuropathien geworfen werden. Ähnlich wie bei den zentralnervösen Störungen handelt es sich hier um strukturelle Läsionen, denen z. T. Systemerkrankungen oder auch genetische Faktoren zugrunde liegen.

> Wichtig ist zu erkennen, dass es sich um eine Polyneuropathie handelt, die weiterer Diagnostik oder unter Umständen akuter schulmedizinischer Therapie bedarf.

Von Polyneuropathien spricht man, wenn mehrere oder alle peripheren Nerven geschädigt sind. Die **Ursachen** lassen sich einteilen in:

- Entzündungen (infektiös oder immunologisch)
- Metabolische Ursachen (endokrin, Diabetes mellitus)
- Mangelerscheinungen (Hypovitaminosen)
- Organschäden (z. B. Niere)
- Paraproteinämien und Paraneoplasien
- Toxische Ursachen (Alkohol, Medikamente, gewerbliche bzw. Umweltgifte)
- Hereditäre Ursachen (genetische und/oder strukturelle Defekte)

Klinisch finden sich symmetrische oder asymmetrische, motorische, sensible oder gemischte Formen, aber auch rein die Tiefensensibilität (Pseudotabes) oder das Schmerzempfinden (small fiber neuropathy) betreffend, neurophysiologisch demyelinisierende, axonale oder gemischte Formen jeweils mit oder ohne Hirnnervenbeteiligung (Neundörfer und Heuß 2006, Pestronk 2008). Insgesamt gibt es über 200 Ursachen für eine Polyneuropathie, knapp

50 % der Schädigungen werden durch den Diabetes mellitus oder Alkoholfolgewirkung ausgelöst, 20 % können ätiologisch nicht geklärt werden. Für die übrigen 30 % ist eine umfassende Labor- einschließlich Liquor-, ggf. molekulargenetische und bildgebende Diagnostik (Tumorsuche bei paraneoplastischen Syndromen) nötig (Engelhardt 1994).

Im Rahmen der **klinisch neurologischen Untersuchung** finden sich

- abgeschwächte/aufgehobene Muskeleigenreflexe (in der Regel beginnend beim M.-triceps-surae-Reflex/Achillessehnenreflex),
- vermindertes Vibrationsempfinden (Pallhypästhesie),
- strumpf- oder handschuhförmige Hypästhesien aller Qualitäten und
- ggf. atrophe schlaffe Paresen.

Findet man dies, gilt es anhand der Anamnese die Akuität abzuschätzen. Schneller Beginn, schmerzhafte Sensibilitätsstörungen oder asymmetrische Lähmungen lenken den Verdacht auf entzündlich oder vaskulär bedingte Neuropathien. Finden sich elektrophysiologisch Zeichen der primär demyelinisierenden Schädigung, ist dann vor allem an eine idiopathische Polyradikuloneuritis (**Guillain-Barré-Syndrom,** GBS) oder **chronisch-inflammatorisch demyelinisierende Polyneuropathie** (CIDP) zu denken. Da etwa 10–20 % der GBS-Patienten im Rahmen der Erkrankung beatmungspflichtig werden – selbst unter intensivmedizinischen Bedingungen liegt eine Letalität von 2–7 % vor –, ist eine weitergehende Diagnostik zwingend notwendig (Witsch et al. 2013). In Konsequenz ist dann eine Liquordiagnostik durchzuführen. Bei Nachweis einer Schrankenstörung, also einer Proteinerhöhung bei normaler Zellzahl (dissociation albumino cytologique), ist die Diagnose gesichert. Die Therapie der Wahl besteht beim GBS in der Gabe von i. v. Immunglobulinen oder der Plasmapherese (Diener et al. 2001, Hughes et al. 2006).

Als Sonderform wird die **Miller-Fisher-Variante** mit Beteiligung der Augennerven und einer zerebellären Ataxie bezeichnet. Bei langsamen Beginn ist eine CIDP anzunehmen. Im Gegensatz zum GBS sind hier auch Kortikoide therapeutisch wirksam (Cocito et al. 2010).

Als Sonderform der CIDP findet sich die **multifokale motorische Neuropathie.** Neben elektrophysiologisch nachweisbaren multiplen Leitungsblöcken finden sich im Serum gehäuft erhöhte GM1-Antikörper (Antikörper gegen Ganglioside). Dies ist allerdings nicht spezifisch. Therapeutisch werden i. v. Immunglobuline hochdosiert oder Cyclophosphamid eingesetzt (Umapathi et al. 2009). Bei vaskulitischer Genese (➤ Kap. 73.5.2) sind Kortikoide das Mittel der Wahl (Collins et al. 2010).

Als Sonderform der Immunkomplexvaskulitis wird die **neuralgische Schulteramyotrophie** angesehen. Hierbei kommt es Tage nach heftigen Schulterschmerzen zu atrophen Paresen der Schultermuskulatur. Ein vergleichbares Krankheitsbild existiert als **idiopathische Beinplexusneuritis.** Hier werden ebenfalls Kortikoide bei starken Schmerzen eingesetzt, auch wenn sie den Krankheitsverlauf nicht beeinflussen (van Eijk et al. 2009). Natürlich finden sich auch akut entzündliche Veränderungen als Auslöser einer Polyradikulopathie/Polyneuropathie, die je nach Erregernachweis, meist *Borrelia burgdorferi* oder **Herpes zoster,** seltener **Cytomegalie, Diphtherie, Tetanus, Botulismus** oder **Lepra,** einer Antibiose bedürfen. Hier findet sich jedoch im Gegensatz zum GBS oder der CIDP eine Zellzahlerhöhung im Liquor (Heuß 2006).

Endokrine Störungen wie **Diabetes mellitus, Akromegalie** oder **Hypothyreose** führen ebenfalls zu Polyneuropathien. Der Diabetes stellt insgesamt die häufigste Ursache einer Polyneuropathie dar. Die diabetische Polyneuropathie ist primär demyelinisierend. Selten kommt es im Rahmen einer diabetischen Erkrankung zu einer Mononeuritis multiplex mit z. T. weit entfernt voneinander liegenden Nervenläsionen oder zu einer isolierten Neuropathie der Rami dorsalis mit unklaren Dorsalgien, was die ätiologische Abklärung dann schwierig macht. **Hypovitaminosen,** insbesondere der Vitamine B_1, B_2, B_6, B_{12}, Folsäure oder Vitamin E, können ebenfalls zu Polyneuropathien führen. Eine unkritische Substitution (gern wird Vitamin-B-Komplex verordnet) ist nicht anzuraten, da eine Hypervitaminose von Vitamin B_6 ebenfalls zu einer Polyneuropathie führen kann. Bei den toxischen Polyneuropathien steht eindeutig **Alkohol** als Auslöser im Vordergrund (etwa 11 % aller Polyneuropathien im Vergleich zu 0,9 % der übrigen toxischen Auslöser). Hier finden sich primär axonale Schäden. Bei den oben genannten Polyneuropathien steht jeweils die Behandlung der Grunderkrankung im Vordergrund.

Die **hereditären** (vererbten) oder **strukturellen** (z. B. tomakulöse Neuropathie) **Polyneuropathien** finden sich mit einer Häufigkeit von etwa 3,5 %. Die z. T. sehr aufwendige Diagnose wird hier laborchemisch, gentechnologisch oder histologisch gestellt. Einer kausalen Therapie sind sie meist nicht zugänglich.

74.3 Nervenwurzelläsionen

Zeigen sich Zeichen einer peripheren Läsion, werden die einzelnen Strukturen – bei Ausschluss einer Polyneuropathie – abgearbeitet. Der Beginn (außer der Vorder- oder Hinterhornzelle) stellt die Nervenwurzel dar. Aufgrund ihrer anatomischen Verhältnisse (➤ Abb. 74.1) stehen mechanische Bedrängnisse der Nervenwurzel durch degenerative Wirbelsäulen- oder Bandscheibenveränderungen, durch Trauma oder auch Tumoren im Vordergrund. Bei **polysegmentalen Schädigungen** überwiegen entzündliche oder metabolisch bedingte Radikulopathien, auch strahlenbedingte Läsionen sind möglich.

Ist die Nervenwurzel mechanisch bedrängt, kommt es im Bereich der Hinterwurzel zu sensiblen, im Bereich der Vorderwurzel zu **motorischen Ausfällen.** Betroffene Hautbezirke (Dermatome) (Abb. in ➤ Tab. 74.1) und Muskeln sowie Reflexabschwächungen weisen auf die entsprechende Höhe hin. Demgegenüber sind pseudoradikuläre Beschwerden, meist Nackenbeschwerden mit intermittierender Ausstrahlung in den Arm oder Lumbalgien mit intermittierender Ausstrahlung ins Bein, abzugrenzen. Auch hier können sensible Ausfälle auftreten, diese sind jedoch eher unspezifisch, teils fleckig bzw. nicht genau einem Dermatom oder peripheren Nerven/Plexus zuzuordnen. Paresen oder Reflexdefizite finden sich in der Regel nicht.

Besteht der **Verdacht auf eine Radikulopathie,** sollten diagnostisch eine Bildgebung und eine neurophysiologische Diagnostik durchgeführt werden. Immer ist ein Abgleich zwischen klinischer Symptomatik und bildgebend betroffener Struktur zu treffen. Neurophysiologisch finden sich verzögerte somatosensibel evozierte Potenziale, verminderte F-Wellen oder H-Reflexe bei unauffälliger Neurografie. In der Elektromyografie (EMG) kann zwischen akuter (pathologische Spontanaktivität) und chronischer (mehr oder weniger pathologische Spontanaktivität, Polyphasien usw.) Denervierung unterschieden werden. Das EMG des Kennmuskels liefert die betroffene Nervenwurzel, nicht das betroffene Segment. Dies ist zu bedenken, da bei z. B. Bandscheibenvorfällen je nach Lage des Prolapses die Nervenwurzel des eigentlichen Segments (mehr mediolateral und kaudal abgeklappt) oder aber auch des Segments darüber (mehr lateral und kranial hochgeschlagen) betroffen sein kann. Ist man sich der radikulären Genese nicht sicher, empfiehlt sich ein EMG der autochthonen Rückenmuskulatur. Durch die streng segmentale Innervation durch den R. dorsalis ist eine Plexusläsion oder Läsion eines peripheren Nervs ausgeschlossen.

In ➤ Tab. 74.1 sind die entsprechenden Kennmuskeln und Reflexe bei Radikulopathien aufgelistet. Die betroffenen Schmerzareale entsprechen den Dermatomen, die Hypästhesien sind meist zentral in den Dermatomen gelegen, da diese z. T. überlappen. Idealerweise wird die Sensibilität mit einem Nadelrad getestet. Eine Darstellung findet sich in ➤ Tab. 74.1. Anzumerken ist jedoch, dass sich die Darstellung je nach Lehrbuch etwas unterscheiden kann.

Ursächlich stehen die **degenerativen Wirbelsäulenerkrankungen** bei den Radikulopathien im Vordergrund. Hierunter versteht man Osteochondrosen und Spondylarthrosen.

Osteochondrosen sind regressive Veränderungen der Bandscheibe mit reaktiver Osteophytenbildung an den Wirbelkanten. Wölbt sich der Gallertkern der Bandscheibe nach vorn, spricht man von **Protrusion.** Hierbei kann schon eine Rissbildung des Faserrings der Bandscheibe eintreten, was äußerst schmerzhaft ist. Reißt der Faserring und der Gallertkern hebt das Längsband an, liegt ein **Prolaps** vor. Bei einem **Sequester** haben sich Gewebeteile abgetrennt und das Längsband deutlich abgehoben. Dieser kann kaudal oder kranial sequestrieren und das Längsband zerreißen. Liegt der Vorfall median, erzeugt er einen lokalen Rückenschmerz. Bei lateral gelegenen Vorfällen kommt es zur Radikulopathie.

Die **Behandlung des Bandscheibenvorfalls** richtet sich nach Lokalisation und Symptomatik. Prinzipiell stellen progrediente und funktionell relevante Paresen mit einem Kraftgrad < 3/5 eine absolute Operationsindikation dar, in der Lendenwirbelsäule (LWS) zusätzlich die Kaudasymptomatik mit Blasen-Mastdarm-Störung (Diener und Weimar 2012). Näheres zu den verschiedenen operativen Verfahren ist der entsprechenden Fachliteratur zu entnehmen. Die konservative Therapie besteht aus angepasster Schmerzmedikation (NSAID oder auch kurzzeitig Opioide), ggf. Myotonolytika (Chou und Huffman 2007a, 2007b), je nach Vorfall periradikuläre Kortikoidinjektionen unter Bildgebung oder auch kurzfristig oraler Kortikoidgabe (Argoff et al. 2009) sowie, nach allenfalls kurzer Ruhephase (bis 4 Tage), physiotherapeutische Behandlung.

> Hier sind osteopathische Verfahren, die einerseits detonisierend wirken und andererseits die Stellung der Wirbelkörper behandeln, sinnvoll. In der Akutphase sind indirekte Techniken zu bevorzugen. Einen weiteren Ansatz stellen die Fluid-Techniken dar.

Tab. 74.1 Kennmuskeln und Reflexe bei Radikulopathien sowie Darstellung der Dermatome in Vorder- und Rückansicht

Höhe	Parese	Reflex	Sensibilität/Schmerz
C1–C4	C3/C4 Zwerchfell einseitig	keiner	Begrenzungen der Trigeminuskernareale; ventral; dorsal [L231]
C5	M. deltoideus	keiner	
C6	Mm. biceps brachii et brachioradialis	Bizeps- und Brachio-radialis-Reflex	
C7	M. triceps brachii	Trizepsreflex	
C8	Fingerbeuger und Handmuskeln	Fingerflexorenreflex	
Th1–Th6	keine	keine	
Th7–Th12	Bauchmuskulatur	keine	
L1–3	Hüftbeugemuskulatur	Adduktorenreflex	
L4	M. quadriceps	Quadrizepsreflex	
L5	M. tibialis anterior, M. gluteus medius	Tibialis-posterior-Reflex	
S1	Fuß- und Zehensenker, M. gluteus maximus	Triceps-surae-Reflex	
Cauda equina	Blasen-Mastdarm-Lähmung, bilaterale Beinparese	Triceps-surae-Reflex	

RED FLAG
HVLA-Techniken sind kontraindiziert.

Bei chronischen Schmerzen kommen trizyklische Antidepressiva oder auch Gabapentin/Pregabalin zum Einsatz.

Aber auch **foraminelle Einengungen,** z. B. durch Osteophyten, Spondylarthrosen oder Unkovertebralgelenkarthrosen, können zu Radikulopathien führen, wobei diese sich im Gegensatz zum Bandscheibenvorfall eher langsam progredient entwickeln. Hier ist die Therapie erwartungsgemäß schwieriger. Eine physiotherapeutische Behandlung sollte bei den meist chronischen Beschwerden versucht, eine operative Therapie eher zurückhaltend kritisch geprüft werden (Chou et al. 2009). Der medikamentöse Ansatz entspricht dem oben beschriebenen.

Weitere mechanische Ursachen können die **Spondylolisthesis** (Wirbelgleiten), **Traumen** (osteoporotische Spontanfraktur) oder **Tumoren** unterschiedlichster Ätiologie sein. Findet sich in der Bildgebung kein Hinweis auf eine Bedrängung der Nervenwurzel, ist an eine entzündliche (Spondylodiszitis, Herpes zoster, Herpes simplex oder Borreliose) oder auch diabetische Genese zu denken. Entzündliche Radikulopathien werden kombiniert antibiotisch und schmerztherapeutisch behandelt. Auch postentzündliche oder postoperative Arachnopathien sind möglich, betreffen dann meist die lumbosakralen Segmente und sind oft schwer therapeutisch angehbar. Bei Kindern mit schubweise auftretenden Beinschmerzen und sensomotorischen Ausfällen sollte an ein Tethered-Cord-Syndrom gedacht werden. Hier ist die operative Durchtrennung des Filum terminale Therapie der Wahl (Hertzler 2010).

74.4 Erkrankungen der peripheren Nerven

Schädigungen des peripheren Nervs können als Folge äußerer Verletzungen, bei anatomischen Engpässen oder auch aufgrund entzündlicher, ischämischer oder tumoröser Erkrankungen auftreten. An erster Stelle steht die klinische Untersuchung. Hier sollte der entsprechende Nerv, idealerweise die Schädigungshöhe identifiziert werden. In diagnostischer Hinsicht sind dann ggf. noch neurophysiologische, bildgebende oder laborchemische Untersuchungen nötig. Im nachfolgenden Absatz wird auf die häufigsten Schädigungen eingegangen. Weitergehende Informationen können den entsprechenden Fachbüchern entnommen werden. In ➤ Abb. 74.2 sind die sensiblen Hautareale der peripheren Nerven dargestellt. Dies ist insbesondere auch zur Differenzierung zu radikulären Läsionen wichtig (Abb. in ➤ Tab. 74.1).

Der **Plexus cervicalis** mit seinen Ästen ist in ➤ Kap. 74.1 beschrieben. Die Spinalnerven der Wurzeln C5–Th1 bilden den **Plexus brachialis.** Die Spinalnerven bilden wiederum Trunci, die sich um die A. axillaris lagern. Die Position zur A. axillaris bestimmt die Lagebezeichnung (C5–C6 Truncus superior, C7 Truncus medius, C8–Th1 Truncus inferior). Die Trunci sowie die supraklavikulären Nerven (Nn. suprascapularis, dorsalis scapulae, thoracicus longus und subclavius) laufen in der Skalenuslücke. Schädigungen des Truncus superior zeigen Ausfälle der Mm. deltoideus, supra- und infraspinatus sowie biceps brachii und brachioradialis. Sensibel ist der laterale Ober- und Unterarm bis Daumen betroffen (Dermatom C5–6).

Motorische Ausfälle des Truncus medius finden sich im M. triceps, der Hand- und Fingerstrecker und auch der Beuger. Sensibel ist das Dermatom C7 betroffen.

Ist der Truncus inferior betroffen, lassen sich auch Ausfälle der Fingerbeuger und -strecker sowie der Handmuskeln finden. Sensible Ausfälle der Finger DIV und V über den medialen Unter- und Oberarm entsprechend Dermatomen C8 und Th1.

Die **Differenzierung gegenüber Wurzelläsionen** sollte über die EMG-Untersuchung der paravertebralen Muskulatur oder über einen Schweißtest (Innervation über sympathische Fasern hinter der Nervenwurzel) gelingen. Hiernach läuft der Plexus weiter unter der ersten Rippe und der Klavikula durch und gibt dann die Fasciculi, aus denen die **Armnerven** entspringen, ab:

- Fasciculus posterior: Nn. axillaris et radialis
- Fasciculus lateralis: Nn. musculocutaneus et medianus (sensibel)
- Fasciculus medialis: Nn. ulnaris et medianus (motorisch)

Zu den **typischen Plexusläsionen** gehören traumatische Schäden, Thoracic-Outlet-Syndrom und die neuralgische Schulteramyotrophie (➤ Kap. 74.2). Bei traumatischen Läsionen ist die Anamnese richtungsweisend, ein MRT zum Nachweis der Läsion ist sinnvoll. Findet sich keine Läsion (stumpfes Trauma), sollte nach einem Zeitraum von 14 Tagen (Waller-Degeneration) nach Reinnervationspotenzialen im EMG gefahndet werden (Bischoff und Schulte-Mattler 2011).

„Echte" Thoracic-Outlet-Syndrome mit Läsionen des Plexus sind selten. Sie entstehen durch anhaltende Einklemmung des Plexus durch Halsrippen, in der Skalenuslücke oder durch eine kostoklavikuläre Enge. Sehr viel häufiger sind die **funktionellen Thoracic-Outlet-Syndrome,** die primär durch muskuläre Hypertonien und/oder fasziale Spannungen bedingt sind. Die Patienten klagen vorwiegend über nächtliches Einschlafen eines Arms bzw. einer Hand oder beider Arme bzw. Hände in Verbindung mit Schulter-, Nacken- und/oder Kopfschmerzen. Hierbei ist auf die beschriebenen Defizite zu achten, um nicht ein Engpasssyndrom eines einzelnen peripheren Nerven oder eine radikuläre Genese zu übersehen. Auch an Lymphome oder einen Lungenspitzenprozess (Pancoasttumor) sollte gedacht werden (B-Symptome: Fieber, Nachtschweiß, Gewichtsverlust?), der den unteren Plexus betreffen kann. Strahleninduzierte Schäden sind genauso denkbar und anamnestisch abzufragen.

Bei **symptomatischen Plexusläsionen** steht die Therapie der Grunderkrankung im Vordergrund.

> Unterstützend ist hier eine physiotherapeutische und vor allem osteopathische Behandlung sinnvoll, die beim funktionellen Thoracic-Outlet-Syndrom die Therapie der Wahl ist. Hier gilt es, Muskeln und Faszien zu detonisieren und Nerven zu mobilisieren, um sie zu entlasten und eine Erholung zu ermöglichen.

74

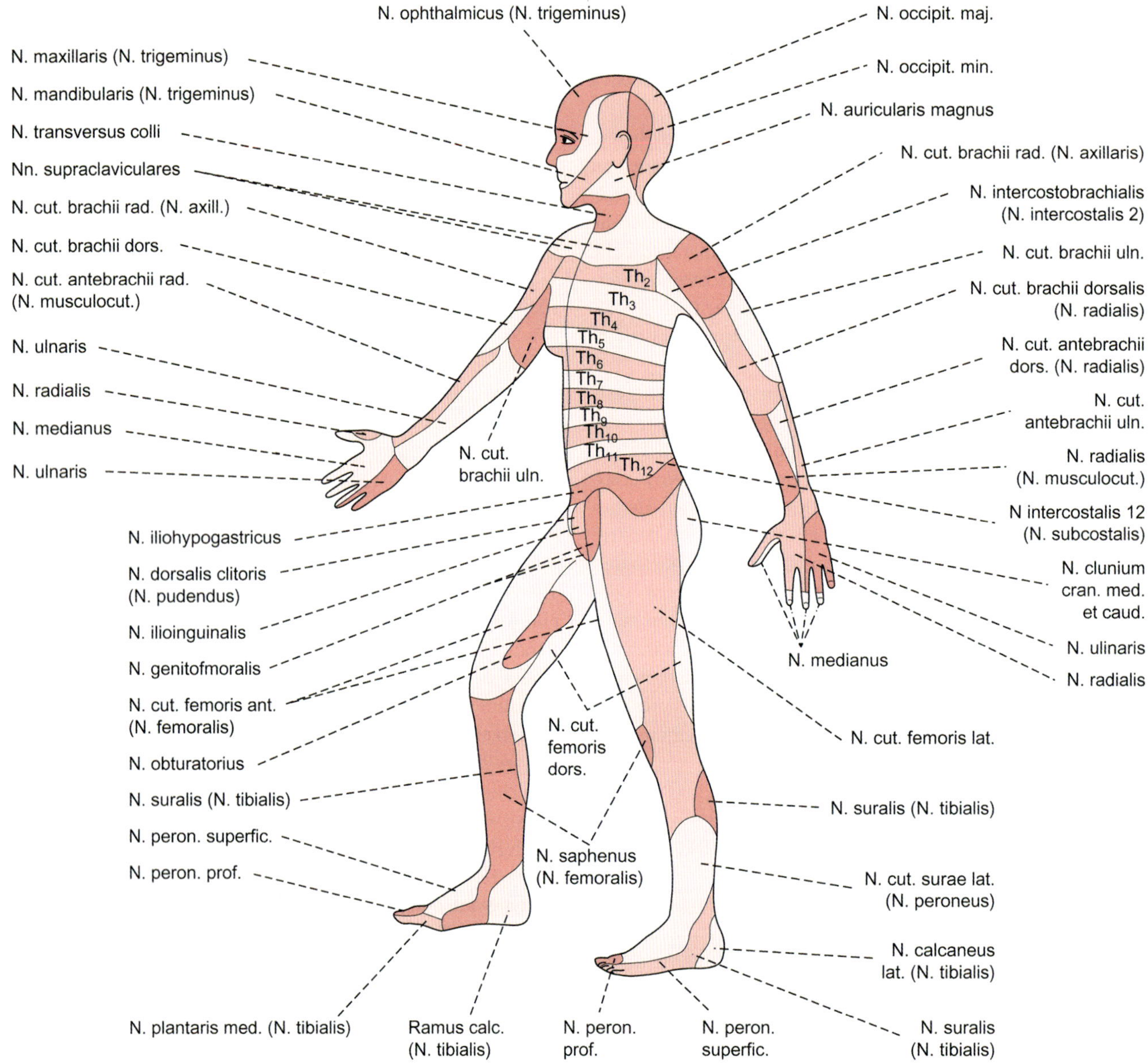

Abb. 74.2 Sensible Hautareale der peripheren Nerven. [L231]

Dieses Prinzip gilt bei allen peripheren Nerven, sodass die Kenntnis des Nervenverlaufs und seinen Engstellen essenziell ist (Butler 1995, Barral und Croibier 2011). Nachfolgend werden die klinisch relevanten Nerven dargestellt, wobei nicht bei jedem Nerv sämtliche anatomischen Engen beschrieben werden, sondern die wesentlichen Symptome der Affektion, sodass dieser erkannt wird. Auch wird auf traumatische Läsionen nicht eingegangen, da die Anamnese in der Regel eindeutig ist.

Nervus thoracicus longus

Bei den Läsionen im Schulterbereich ist die Schädigung des N. thoracicus longus mit seiner Scapula alata eindrücklich. Ursächlich finden sich hier Druckläsionen durch z. B. Gehen an Schulterkrücken oder Dehnungen durch Heben schwerer Lasten.

Nervus suprascapularis

Der N. suprascapularis läuft durch die Incisura scapulae unter dem Ligamentum transversum scapulae. Hier kann er durch einseitiges Tragen von schweren Taschen (Schultergurt), aber auch bei Sportlern, die vermehrt die Arme über Kopf heben müssen, geschädigt werden. Es finden sich neben Schulterschmerzen eine Abduktions- und Außenrotationsstörung des Oberarms.

Nervus axillaris

Der N. axillaris kann bei seinem Austritt aus der hinteren Achsellücke komprimiert werden. Klinisch finden sich neben Schmerzen eine Schwäche und ggf. Atrophie des M. deltoideus (Abduktion > 60°) und des Teres minor (Schulteradduktion und -außenrotation); sensible Defizite finden sich in der Mitte des M. deltoideus. Die isolierte Läsionen der Nn. dorsalis scapulae, subscapularis, thoracodorsalis, pectoralis medialis und lateralis sind selten.

Nervus musculocutaneus

Isolierte Schädigungen des N. musculocutaneus (Mm. coracobrachialis, biceps brachii und – mit N. radialis – brachioradialis) sind meist traumatisch oder bei Lagerung in Narkose bedingt. Der sensible Ast, N. cutaneus antebrachii lateralis, kann in seinem Verlauf an der lateralen Ellenbeuge oder am Durchtritt durch die Faszie, z. B. durch Tragen einer Tasche, komprimiert werden, was sich durch Taubheitsgefühle am radialen Unterarm bemerkbar macht.

Nervus medianus

Die häufigste Schädigung des N. medianus und der peripheren Nerven überhaupt ist das **Karpaltunnelsyndrom.** Beim Durchtritt unter dem Retinaculum flexorum der Handwurzelknochen führt die chronische Kompression zu Taubheitsgefühlen der Finger I–IV/2 (radialseitig) und der halben Hohlhand volarseitig und distal DII–DIV/2 (radialseitig) dorsalseitig. Paresen und später Atrophien betreffen den Daumenballen und die Mm. lumbricales I–III. Klinisch findet sich die **Brachialgia paraesthetica nocturna.** Die Patienten klagen vorwiegend nachts über Kribbelparästhesien der Hand sowie Schmerzen, die bis in den Oberarm ziehen können. Gesichert wird die Diagnose über die verzögerte Nervenleitgeschwindigkeit (distal motorische Latenz) über dem Karpaltunnel. Zeigen sich im EMG noch keine Schädigungszeichen des Axons (pathologische Spontanaktivität), kann konservativ (Huisstede et al. 2010a), **insbesondere osteopathisch,** aber auch durch eine nächtliche volare Handschiene behandelt werden (O'Conner et al. 2003). Bei zunehmenden Paresen und pathologischer Spontanaktivität im EMG (M. opponens policis) steht die operative Dekompression des Nervs im Vordergrund (Huisstede et al 2010b). Demgegenüber abzugrenzen sind proximalere Schäden im Bereich des M. pronator teres (Fingerbeuger mit betroffen) oder isoliert des N. interosseus anterior (rein motorische Ausfälle der tiefen Fingerbeuger I–III) sowie Radikulopathien C7 bzw. Schädigungen des Truncus medius.

Nervus ulnaris

Am häufigsten ist der N. ulnaris im Bereich des Sulcus ulnaris des Olekranons und im Kubitaltunnel (Aponeurose zwischen Olekranon und Epicondylus medialis) geschädigt. Zusammengefasst wird dies als **Sulcus-ulnaris-Syndrom.** Klinisch finden sich Hypästhesien der ulnaren Handkante sowie der Finger DV und DIV/2 (ulnarseitig) sowohl volar als auch dorsalseitig. Zusätzlich ist der Bereich des ulnaren Handgelenks und ein Teil des distalen ulnaren Unterarms betroffen (R. palmaris). Beim distal gelegenen selteneren **Loge-de-Guyon-Syndrom** ist er nicht betroffen, manchmal fehlen sensible Ausfälle auch komplett. Dann ist die differenzialdiagnostische Abklärung zur spinalen **Muskelatrophie Aran-Duchenne** wichtig. Geht die Hypästhesie weit nach proximal am Unterarm, ist eher eine Radikulopathie C8 oder eine Affektion des unteren Armplexus anzunehmen.

Motorische Ausfälle betreffen die Mm. interossei (Fingerabduktion und -adduktion), lumbricales IV–V (Fingerstreckung). Die Parese des M. adductor pollicis (interosseus dorsalis I) fällt beim sog. **Froment-Zeichen** auf. Der Patient kann ein Blatt Papier nicht mit gestrecktem Daumen zwischen Daumen und Zeigefinger festhalten, sondern muss den Daumen beugen und hält das Papier mit dem Endglied. Ist der M. flexor carpi ulnaris nicht betroffen, liegt die Läsion eher im Kubitaltunnel. Häufig findet sich ein positives **Hoffmann-Tinel-Zeichen** (Elektrisierungsgefühl im kleinen Finger beim Beklopfen des Nervs in der Ulnarisrinne, „Musikknochen"). Letztendlich wird die Diagnose durch die Impulsleitungsverzögerung der Nervenleitgeschwindigkeit über dem Sulcus bestätigt. Zum Nachweis der axonalen Läsion und damit als Operationsindikation dient das EMG (M. interosseus dorsalis I). Bei reiner Demyelinisierung sind z. B. nächtliche Watteverbände und physiotherapeutische/osteopathische Behandlungen indiziert (Assmus et al. 2011, Caliandro et al. 2011).

Nervus radialis

Die klassische Läsion des N. radialis zeigt sich klinisch in der **Fallhand,** einer Parese der Hand und Fingerextensoren sowie des M. brachioradialis. Zusätzlich findet sich eine Hypästhesie im Spatium interosseum I dorsalseitig. Die Läsion liegt hier im proximalen Oberarmbereich, in der Regel Druck von medial, den Nerv gegen den Humerus pressend (Parkbankläsion). Ist der M. triceps mitbetroffen und der gesamte mediolaterale Arm sensibel gestört, liegt die Läsion in der Axilla. Ist der M. brachioradialis ausgespart, liegt die Läsion im Bereich des Ellenbogens. Finden sich lediglich Fallfinger (Parese der langen Fingerstrecker und des M. abductor pollicis) ohne sensibles Defizit, handelt es sich um ein **Supinatorlogensyndrom,** einer Schädigung des R. profundus (N. interosseus posterior). Mitbetroffen ist auch der M. extensor carpi ulnaris, dessen Parese in der Regel gut kompensiert ist. Als **Cheiralgia paraesthetica** bezeichnete Dysästhesien am Daumenrücken kommen als Schädigungszeichen des R. superficialis durch z. B. enge Armbänder vor. Diagnostik und Therapie der Radialisläsionen entsprechen dem oben beschriebenen.

Interkostalnerven

Periphere Nervenläsionen am Rumpf betreffen die zwölf Interkostalnervenpaare. Eine Differenzierung gegenüber Wurzelläsionen ist oft schwierig. Hier findet sich eine streng segmentale Anordnung, wobei der R. ventralis der eigentliche Interkostalnerv ist, der R. dorsalis versorgt die autochthone Rückenmuskulatur (➤ Kap. 74.1). Durch diese segmentale Anordnung (im Gegensatz zur Plexusbildung) wirken sich Einflüsse des vegetativen Nervensystems über die Verbindung zu den Grenzstrangganglien mittels Rr. communicantes in diesem Bereich direkter aus und innere Anspannung (Stress) führt schnell zur Anspannung des gesamten Brustkorbs.

Klinisch steht die **Interkostalneuralgie** im Vordergrund. Sensible Ausfälle sind durch die Überlappung der Segmente eher gering ausgeprägt. Paresen sind bei monosegmentalen thorakalen Ausfällen in der Regel klinisch nicht nachweisbar. In den oberen sechs Segmenten ist generell keine Parese nachweisbar, in den unteren sechs Segmenten finden sich Paresen der Bauchwand, wenn mindestens zwei benachbarte Nerven betroffen sind. Bei dezidierter Prüfung können dann auch Verluste der segmentalen Bauchhautreflexe (nicht polysegmentaler Bauchdeckenreflexe) nachgewiesen werden. Als **Notalgia paraesthetica** werden brennende Dysästhesien paravertebral bezeichnet. Hier liegen mechanische Bedrängnisse (muskulär, faszial, degenerativ) des R. dorsalis zugrunde. Beim **Rectus-abdominis-Syndrom** werden die Endäste der kaudalen Interkostalnerven beim Durchtritt durch die Rectus-abdominis-Scheide bedrängt und verursachen brennende Dysästhesien und Sensibilitätsstörungen der paramedianen Bauchdecke. Therapeutisch kommen bei beiden Erkrankungen detonisierende Maßnahmen oder auch therapeutische Lokalanästhesien in Frage.

Beinplexusläsionen

Schädigungen des Beinplexus (Plexus lumbalis und sacralis) sind aufgrund der geschützten Lage im Bauchraum weit seltener als des Plexus brachialis. Schädigungen des **Plexus lumbalis** (L1–L4) führen zu einer schlaffen Parese der N. femoralis und N. obturatorius versorgten Muskulatur und somit zu einer Schwäche der Hüftbeugung, Hüftadduktion und Kniestreckung. Quadrizepsreflex und Adduktorenreflex sind vermindert oder erloschen. Liegt eine Sensibilitätsstörung unterhalb der Leiste vor, sind die proximalen Plexusanteile (mit) betroffen. Ansonsten finden sich Störungen der Vorderaußenseite des Oberschenkels (N. cutaneus femoris lateralis), der Vorderinnenseite des Oberschenkels (N. femoralis) und der Innenseite des Unterschenkels (N. saphenus). Schädigungen des **Plexus sacralis** (L5–S3) führen zu einer Parese der ischiokruralen Muskulatur (Kniebeugung) sowie der Unterschenkel und Fußmuskulatur. Zusätzlich ist die gluteale Muskulatur betroffen (Hüftabduktion und Hüftstreckung). Dies ist wichtig zur Abgrenzung gegenüber Läsionen des N. ischiadicus.

Sensible Defizite betreffen die Oberschenkelrückseite sowie Unterschenkel und Fuß mit Ausnahme des Saphenusgebiets. Die Reflexe der Mm. biceps femoris, tibialis posterior und triceps surae sind abgeschwächt oder erloschen. Kombinationen aus Schädigungen des Plexus lumbalis und sacralis sind möglich. Differenzialdiagnostisch muss an ein polyradikulitisches Geschehen oder eine lateralisierte Kaudasymptomatik gedacht werden. Hier ist wieder der Schweißtest oder das fehlende Betroffensein der paravertebralen Muskulatur hilfreich zur Differenzierung. Ätiologisch kommen bei den Plexusläsionen am Bein Traumen, Kompressionen (Aortenaneurysma, Tumoren) und Entzündungen infrage. Iatrogene Schädigungen während einer Operation oder postoperative Ischämien sind möglich. Die Therapie richtet sich nach der Grunderkrankung.

Nervus iliohypogastricus und Nervus ilioinguinalis

Diese beiden Nerven können in ihrem Verlauf beim Hinterkreuzen der Nierenkapsel insbesondere durch Raumforderungen im Bereich der Niere (Tumoren, Hämatome oder Abszesse) geschädigt werden. Der N. iliohypogastricus hat sein sensibles Areal lateral unterhalb des Beckenkamms. Beim sehr seltenen Ilioinguinalissyndrom wird der Nerv bei seinem Durchtritt durch die Bauchwand komprimiert. Es kommt zu einer sensiblen Störung im Bereich und unterhalb des Ansatzes des Lig. inguinale am Os pubis. Motorisch kann die untere Bauchwand betroffen sein.

Nervus genitofemoralis

Der N. genitofemoralis kann durch Psoashämatome oder -abszesse bei Durchtritt durch den Muskel geschädigt werden. Hierbei treten sensible Störungen skrotal bzw. der Labiae majores und unterhalb der Leiste auf. Ansonsten kommen Schädigungen eher iatrogen im Rahmen operativer Maßnahmen vor. Dann können auch entsprechende Neuralgien auftreten, die mitunter schwer therapierbar (z. B. Antikonvulsiva) sind.

Nervus obturatorius

Die eher seltenen Läsionen des N. obturatorius führen zu einer Schwäche der Oberschenkeladduktion. Sensible Ausfälle sind aufgrund der Mischinnervationen der Hautareale selten. Ursächlich sind entzündliche Prozesse in seinem Verlauf, vor allem auch dem Iliosakralgelenk oder im M. psoas, häufig.

Nervus cutaneus femoris lateralis

Die **Meralgia paraesthetica** bezeichnet das häufigste Kompressionssyndrom der unteren Extremität und betrifft den rein sensiblen N. cutaneus femoris lateralis. Es kommt zu Schmerzen und sensiblen Ausfällen am frontolateralen Oberschenkel durch Druck beim Durchtritt durch die Fascia iliaca oder durch Fasern des Leistenbands. Exogene Faktoren wie enge Hosen oder Gürtel, Übergewicht und Schwangerschaft sind nicht selten. Differenzialdiagnostisch ist an eine Radikulopathie L3/L4 (Reflexdefizit Adduktoren und Quadrizepsreflex, motorische Ausfälle) zu denken.

Nervus femoralis

Läsionen des N. femoralis betreffen hauptsächlich die Kniestreckung (M. quadriceps). Ausfälle im Bereich des M. sartorius oder pectineus fallen klinisch oft nicht auf. Sensibel ist die frontomediale Seite des Oberschenkels und der mediale Unterschenkel betroffen. Ist der Nerv intrapelvin geschädigt, kommt zusätzlich eine Schwäche der Hüftbeugung (Mm. psoas major, minor und iliacus) hinzu. Es kommt zu keinem Komplettausfall, da diese Muskeln auch aus ventralen Ästen der Wurzeln L2 und L3 direkt versorgt werden. Differenzialdiagnostisch ist an eine Plexusläsion oder eine Radikulopathie L3/4 zu denken. Zum Nachweis ist das EMG hilfreich. Ursächlich ist die Palette mit Retroperitonealhämatomen, Raumforderungen (Aneurysmen, Neoplasien, Zysten), iatrogenen, ischämischen bzw. diabetischen Schädigungen weit. Auch Engpasssyndrome, den N. saphenus im Adduktorenkanal (Saphenusneuropathie) oder den R. infrapatellaris am Ansatz des M. sartorius (Neuropathia patellae bzw. Gonalgia paraesthetica) betreffend, sind zu bedenken.

Nervi gluteus superior und inferior

Die Nn. gluteus superior (Mm. gluteus minimus und medius, Hüftabduktion; M. tensor fasciae latae) und gluteus inferior (M. gluteus maximus, Hüftstreckung) sind rein motorisch. Isolierte Schädigungen sind selten, durch fehlerhafte gluteale Injektion möglich, wobei bei Läsionen des N. gluteus inferior in der Regel der N. ischiadicus und auch der N. cutaneus femoris posterior mitbetroffen sind.

Nervus ischiadicus

Ist der N. ischiadicus komplett geschädigt, kommt es zu einem Ausfall der gesamten Unterschenkel- und Fußmuskulatur sowie der ischiokruralen Muskulatur mit Kniebeugung. Sensible Störungen betreffen den gesamten Unterschenkel mit Ausnahme der medialen

Seite (N. saphenus) sowie den Fuß. Erloschen bzw. abgeschwächt sind die Reflexe der Mm. triceps surae, tibialis posterior und biceps femoris. Zur Differenzialdiagnose Plexus-sacralis-Läsion oder Radikulopathie L5/S1 dient die Kraft der Glutealmuskulatur oder das EMG. Da der Nerv oft bereits bei seinem Austritt aus dem Foramen infrapiriforme in seinen peronealen und tibialen Anteil getrennt ist, aber in einer gemeinsamen bindegewebigen Hülle verläuft, kommen Teilschädigungen primär den peronealen Anteil betreffend vor.

Neben den üblichen Ursachen für Kompression des Nervs ist beim N. ischiadicus das **Piriformis-Syndrom** zu nennen. Hierbei wird der Nerv durch den M. piriformis gedrückt und verursacht starke Schmerzen gluteal und ausstrahlend ins Bein entlang des Verlaufs des N. ischiadicus in der Flexorenloge des Oberschenkels (im Vergleich zur dermatombezogenen Ausstrahlung bei der Radikulopathie). Aufgrund anatomischer Variationen kann es zu unterschiedlichen Beschwerdebildern kommen, wegweisend ist jedoch die Palpation des hypertonen M. piriformis und die durch Druck provozierbaren Dysästhesien. Hierdurch erklärbar sind auch Ausfälle durch langes Sitzen (z. B. auf der Toilette, im Sattel, auf harten Steinplatten) oder Lagerungen bei Operationen. Spätestens in der Fossa poplitaea erfolgt die Aufteilung in N. tibialis und N. peroneus.

Nervus tibialis

Ist der N. tibialis distal des Tarsaltunnels geschädigt, kommt es zu Funktionsstörungen der Nn. plantaris medialis und/oder lateralis mit entsprechenden sensiblen Ausfällen der Fußsohle. Muskulär ist die Fußmuskulatur betroffen und es können Krallenzehen zur Stabilisierung des Fußgewölbes auffallen. Proximal des Tarsaltunnels sind beide Nerven sowie die Rr. calcanei (Sensibilität der Ferse) betroffen. Liegt die Schädigung im proximalen Unterschenkel, ist die Zehenbeugung und die Fußsupination (M. tibialis posterior) mit betroffen. Bei Läsion in der Kniekehle oder proximal kommen die Mm. gastrocnemius und soleus dazu und der Zehenstand ist gestört. Wird der N. peroneus profundus in Höhe des Sprunggelenks geschädigt, kommt es zu einer Schwäche der kurzen Zehen- und Großzehenstrecker und einer Gefühlsstörung im Interdigitalraum DI–II. Liegt die Schädigung proximaler, kommt eine Schwäche der Fuß- und Zehenheber hinzu. Es resultiert der typische Steppergang.

Nervus peroneus superficialis

Eine isolierte Schädigung des N. peroneus superficialis führt zu einer Störung der Fußpronation (Mm. peroneus longus et brevis) und gehäuftem Umknicken. Die Gefühlsstörung liegt auf dem Span. Häufiger ist jedoch der N. peroneus communis geschädigt, was zu einem Kombinationsbild der beiden Nerven führt. Differenzialdiagnostisch ist bei der Peroneusparese immer an eine Schädigung des Peroneusanteils des N. ischiadicus (M.-biceps-femoris-Prüfung) oder an eine Radikulopathie L5 (M.-tibialis-posterior-Prüfung) zu denken. Schädigungen kommen häufig im Bereich des Knies und insbesondere des Fibulaköpfchens (Beine übereinander schlagen, Gips, Traumen) vor. Anatomische Engen finden sich für den N. peroneus communis beim Durchtritt durch die Ansätze des M. peroneus longus und den N. peroneus profundus unter dem Retinaculum flexorum.

Plexus pudendus

Störungen des Plexus pudendus als Teil des Plexus sacralis betreffen motorisch (Harn- und Stuhlinkontinenz, Sexualfunktionen – nur bei beidseitigem Ausfall) und sensibel (auch bei einseitigen Läsionen) den Anogenitalbereich. Häufig kommt es zu sensiblen Störungen im Dammbereich durch Druck im Bereich des Lig. sacrospinale z. B. bei Radfahrern, aber auch Raumforderungen im kleinen Becken müssen bedacht werden. Eine osteopathische Behandlung ist meist möglich. Im anatomischen Verlauf ist hier auf Nervendurchtritte durch Muskeln, Sehnen oder knöcherne Kanäle zu achten und hier detonisierend zu arbeiten. Dabei sind nicht nur die klassischen Engpässe zu beachten. Natürlich ist – wie immer in der Osteopathie – der Mensch als Ganzes zu betrachten und zu behandeln.

74.5 Erkrankungen des autonomen Nervensystems

Das autonome Nervensystem besteht aus dem sympathischen, dem parasympathischen und dem enterischen (Darmtrakt) Nervensystem. Es ist für die Aufrechterhaltung des inneren Gleichgewichts zuständig und regelt Herzschlag, Atmung, Verdauung und Stoffwechsel. Zusätzlich innerviert es Drüsen, Blutgefäße und die Pupillen. Die übergeordnete Steuerung liegt im Hirnstamm, dem Hypothalamus und der Formatio reticularis.

Die ersten Neurone des **sympathischen Nervensystems** liegen im Brust- und Lendenmark (Nucleus intermediolateralis). Sie bilden den sympathischen Grenzstrang (Umschaltung auf das zweite Neuron), der paravertebral verläuft. Hiernach begleitet er u. a. die peripheren Nerven. Der Sympathikus wirkt leistungssteigernd, erhöht Herzfrequenz, Blutdruck, Muskeltonus und auch Stoffwechselfunktionen, Glykolyse, hemmt Darmtätigkeit, Durchblutung der Nieren, der Haut und des Darms.

Die präganglionären Fasern des **Parasympathikus** liegen im Hirnstamm und im Sakralmark. Die Umschaltung auf die postganglionären Fasern erfolgt in den Ganglien, die in der Nähe oder innerhalb des Zielorgans liegen. Er wirkt erholungsfördernd und wirkt entgegen dem Sympathikus, dies jedoch nicht antagonistisch, sondern synergistisch im Sinne der Feinsteuerung.

Erkrankungen des autonomen Nervensystems machen sich primär in Störungen der Kreislauf-und Thermoregulation oder/und der Darmtätigkeit bemerkbar. Die Hauptsymptome sind neben orthostatischen Synkopen und Schwindel Schweißsekretionsstörungen oder Störungen von Drüsenfunktionen und Pupillenreaktionen. Aufgrund der anatomischen Lage sind Störungen des vegetativen Nervensystems bei einer Vielzahl der zentral- (Parkinson-Krankheit, Multisystem-Atrophien) und peripher-neurologischen (verschiedene Polyneuropathien) Erkrankungen nachweisbar (oder von differenzialdiagnostischem Nutzen). Eigenständige Erkrankungen, wie die **primäre autonome Insuffizienz** oder das **Riley-Day-Syndrom** (familiäre Dysautonomie), sind selten. Immer wieder kommt ein Patient mit einem **hyperreagiblen Karotissinus** in die Praxis, der bei Behandlungen an der Halswirbelsäule (HWS) durchaus synkopieren kann. Hier reagieren die Barorezeptoren im

Karotissinus überschießend auf leichten Druck und der Parasympathikus wird aktiviert, sodass es zu einer Herunterregelung der Herzfrequenz und des Blutdrucks kommt. Ein **Horner-Syndrom** (meist einseitig Ptosis, Miosis, Enophthalmus), sofern es nicht angeboren ist, ist ein Hinweis auf eine Hirnstamm- oder Mittelhirnläsion oder eine Schädigung vor der HWS oder im oberen Thorakalmark. Anhand der Schweißsekretionsstörung kann die Höhenlokalisation durchgeführt werden. Bei Säuglingen mit Verstopfung muss auch an Agangliosidosen wie z. B. die **Hirschsprung-Krankheit** gedacht werden, bei der Nervenzellen des parasympathischen Systems im enterischen Nervensystem fehlen.

Zur Abklärung der Beteiligung des autonomen Nervensystems dienen kardiologische Tests wie z. B. die Herzratenanalyse oder der Schellong-Test sowie Schweißteste.

Die osteopathische Behandlung folgt den Prinzipien der Behandlung zentralnervöser Strukturen (➤ Kap. 73.10) bzw. den oben beschriebenen.

74.6 Erkrankungen der Hirnnerven

Es gibt traditionell 12 (paarige) Hirnnerven, die als periphere Nerven, die ihr Kerngebiet im Gehirn haben, verstanden werden. Die Hirnnerven I und II sind jedoch vorgelagerte Teile des Gehirns und keine peripheren Nerven, der Hirnnerv XI hat seine Kerngebiete im Rückenmark und im Gehirn. In diesem Abschnitt werden die Hauptstörungen dargestellt. Bei Hirnnervenstörungen ist immer eine MRT-Untersuchung des Kopfes und ggf. Halsmarks sowie ggf. eine Liquor- oder Blutdiagnostik indiziert, um Hinweise zur Ätiologie der Schädigung zu bekommen.

Nervus olfactorius (I)

Der N. olfactorius leitet die Riecheindrücke aus der Riechschleimhaut zur primären Riechrinde. Häufig sind Anosmien nach Schädelhirntraumen, bei denen dann die Nervenzellen (Fila olfactoria) am Siebbein abgerissen wurden. Kann Vanille als Duftstoff erkannt werden, ist der Riechnerv intakt.

Nervus opticus (II)

Der N. opticus liefert die Signale vom Auge zur Sehstrahlung beginnend am Chiasma opticum. Dort kreuzen die nasalen Abschnitte jeweils die Seite, sodass das linke Gesichtsfeld jedes Auges zur rechten Gehirnseite leitet und umgekehrt. Der Nerv besteht aus einem **intrabulbären** (den Sehnervenzellen der Retina), einem **intraorbitalen** und einem **intrakraniellen** Teil. Unterschiedliche Lokalisationen der Störung des Sehnervs führen zu unterschiedlichen Gesichtsfeldausfällen, die dann wiederum eine Lokalisation im Auge, im Sehnerv oder im Tractus opticus ermöglichen. Die Leitfähigkeit des Nervs wird mittels visuell evozierter Potenziale bestimmt, die insbesondere bei der **Neuritis nervi optici** („der Augenarzt sieht nichts und der Patient sieht nichts") eine wesentliche Rolle und damit in der Diagnostik der multiplen Sklerose (➤ Kap. 73.5.3) spielen. Aber auch das Glaukom macht Sehnervenschädigungen.

RED FLAG

Durch ihren intraneuralen Verlauf wirken sich Durchblutungsstörungen der A. und V. centralis z. T. dramatisch aus und stellen einen absoluten Notfall dar.

Nervus oculomotorius (III)

Der N. oculomotorius versorgt motorisch vier der sechs Augenmuskeln sowie den Lidhebemuskel. Eine Störung im Kerngebiet oder seines Verlaufs führt zu einer Ptose, einer Mydriasis (Beteiligung parasympathischer Fasern) sowie einer Abweichung des betroffenen Auges nach unten außen. Bei allen Augenmuskelparesen kommt es zu Doppelbildern.

Nervus trochlearis (IV)

Der N. trochlearis versorgt motorisch den M. obliquus superior (Intorsion, Senkung und Abduktion des Auges). Eine Störung führt oft zu einer kompensatorischen Kopfzwangshaltung (Neigung zur gesunden Seite) des Patienten.

Nervus trigeminus (V)

Der N. trigeminus besteht aus drei Ästen (N. ophthalmicus, N. maxillaris und N. mandibularis) und versorgt motorisch die Kaumuskulatur und Teile des Mundbodens, den M. tensor veli palatini und den M. tensor tympani. Sensibel erhält er Informationen aus dem Gesicht, aus dem Kiefergelenk, aus dem Zahnhalteapparat und den vorderen zwei Drittel der Zunge. Bei peripheren Läsionen entspricht das gestörte sensible Areal dem Gebiet der Äste (➤ Abb. 74.2), während bei zentralen Läsionen kreisförmig drei Ringe beginnend perioral (Abb. in ➤ Tab. 74.1) mit sensiblen Defiziten nachweisbar sind. Motorisch ist entsprechend Kauen und Schlucken gestört, der Kornealreflex ist nicht auslösbar. Die häufigste Erkrankung des Nervs ist die **Trigeminusneuralgie** (➤ Kap. 34.4) mit blitzartigen heftigsten Gesichtsschmerzen, die mit und ohne Triggerung auftreten können.

Nervus abducens (VI)

Der N. abducens versorgt motorisch den M. rectus lateralis (Abduktion des Auges). Ein Ausfall führt zu einem Einwärtsschielen, weswegen die Patienten oft auch eine kompensatorische Kopfzwangshaltung (Drehung zur betroffenen Seite) einnehmen.

Nervus facialis (VII)

Der N. facialis versorgt motorisch die Gesichtsmuskulatur, die Ohrmuskeln, Teile des Mundbodens und das Platysma sowie über den N. stapedius den M. stapedius, der die Spannung der Gehörknöchelchen steuert; der N. intermedius beinhaltet sensorische und parasympathischen Fasern. Er besteht aus dem N. petrosus major (Innervation der Tränendrüse, Drüsen der Nasenschleimhaut, des Gaumens und des Epipharynx sowie sensorisch Geschmacksinformationen aus dem weichen Gaumen) und der Chorda tympani (Drüsen im Unterkiefer, unter der Zunge und der Zunge selbst sowie sensorisch Geschmacksinformationen aus den vorderen zwei Dritteln der Zunge). Auch bei der **Fazialisparese** kann eine zentrale von einer peripheren Läsion unterschieden werden.

Bei der **zentralen fazialen Parese** ist nicht der N. facialis betroffen, sondern die Fasern vom motorischen Kortex zum Fazialisnervenkern. Hierbei ist zu beachten, dass linksseitige Läsionen rechtsseitige Paresen verursachen und umgekehrt. Des Weiteren wird der Stirnast und der Lidschluss beidseitig innerviert, sodass diese ausgespart bleiben. Ursächlich sind hier Infarkte, Tumoren oder entzündliche Erkrankungen (z. B. multiple Sklerose) anzunehmen.

Bei der **peripheren („eigentlichen") Fazialisparese** liegt die Läsion auf der betroffenen Seite. Je nach Ausfall der Funktionen kann eine Höhenlokalisation durchgeführt werden; von peripher nach zentral: mimische Muskulatur mit hängendem Mundwinkel und fehlendem Lidschluss (Gesichtsäste), Geschmacksstörung (Chorda tympani), Hyperakusis (N. stapedius), gestörte Tränensekretion (N. petrosus major). Bei 75 % der Patienten findet sich keine Ursache durch Bildgebung und Liquordiagnostik (Gilden 2004, Peitersen 2002). Eine Herpes-Virus-Entzündung, die zu einer Schwellung des Nervs im Fazialiskanal führt, wird angenommen (Ronthal 2011). Diese **„idiopathische Fazialisparese (Bell-Lähmung)"** hat eine gute Prognose und heilt bei 80 % der Patienten in 3–8 Wochen vollständig ab. Bei den 25 % der Patienten, bei denen eine Ursache gefunden wird (Erregernachweis: z. B. Borreliose; Verletzung; Tumor: z. B. Akustikusneurinom, Cholesteatom; Autoimmunerkrankung: z. B. GBS, ➤ Kap. 74.2, mit beidseitiger Fazialisparese) ist die Prognose schlechter und die Heilungszeit länger oder unvollständig.

Nervus vestibulocochlearis (VIII)

Der N. vestibulocochlearis leitet die Informationen vom Innenohr zum Gehirn. Der N. vestibularis leitet die Gleichgewichtsinformationen aus den Bogengängen, der N. cochlearis die Hörreize aus der Schnecke. Die Neuritis vestibularis stellt die dritthäufigste Schwindelerkrankung dar (➤ Kap. 36). Bei den Erkrankungen ist insbesondere an das Akustikusneurinom zu denken. Es geht von den Schwann-Zellen des N. vestibularis aus und wächst vom inneren Gehörgang in Richtung Kleinhirnbrückenwinkel. Symptome sind entsprechend Hörminderung, Ohrgeräusche, Gleichgewichtsstörungen und Schwindel.

Nervus glossopharyngeus (IX)

Der N. glossopharyngeus innerviert sensibel das Mittelohr (R. tympanicus), motorisch zusammen mit dem N. vagus und sympathischen Fasern aus dem Ganglion cervicale superior die quergestreifte Rachenmuskulatur und ist für Würgereflex und Schluckakt zuständig. Seine Zungenäste leiten sensible und sensorische Informationen von dem hinteren Drittel der Zunge. Im Vergleich zur Trigeminusneuralgie ist die Glossopharyngeusneuralgie selten.

Nervus vagus (X)

Der N. vagus ist der größte Nerv des parasympathischen Nervensystems. Er vermittelt somit vegetative Funktionen, ist aber auch an der motorischen Steuerung von Kehlkopf, Rachen und der oberen Speiseröhre beteiligt. Er übermittelt Geschmacksempfindungen vom Zungengrund sowie Berührungsempfindungen aus dem Rachen, dem Kehlkopf und einem Teil des äußeren Gehörgangs. Aus den inneren Organen in Brust- und Bauchraum übermittelt er sensible Informationen. Relevant ist die **Rekurrensparese.** Hier ist der N. laryngeus recurrens, der die Kehlkopfmuskeln motorisch innerviert, z. B. bei Schilddrüsenoperationen, verletzt worden, was zu Heiserkeit führt. Des Weiteren ist die Vagusstimulation eine Alternative in der Epilepsiebehandlung.

Nervus accessorius (XI)

Der N. accessorius wird aus der Radix spinalis (aus dem Rückenmark kommend) und aus der Radix cranialis (aus dem Kopf kommend) gebildet. Er versorgt motorisch den M. sternocleidomastoideus und den M. trapezius. Ein Teil der Radix cranialis bildet mit Fasern des N. vagus zusammen den N. laryngeus recurrens.

Nervus hypoglossus (XII)

Der N. hypoglossus versorgt motorisch die Zunge. Bei einer Hypoglossusparese weicht die Zunge zur betroffenen Seite ab.

> Eine osteopathische Behandlung ist, sofern anatomisch zugänglich, wie bei den peripheren Nerven im Verlauf durch Detonisierungen des umgebenden Gewebes und Mobilisation des Nervs möglich. Behandlungen der Kerngebiete werden durch Chikly (Kursreihe der Deutschen Gesellschaft für Osteopathische Medizin, DOGM) beschrieben.

74.7 Muskelerkrankungen

Bei den Muskelerkrankungen/Myopathien handelt es sich um Erkrankungen, die mit einer Schwäche der Muskulatur einhergehen. Sensible Störungen finden sich nicht. Differenzialdiagnostisch sind Motoneuronerkrankungen (amyotrophe Lateralsklerose, spinale Muskelatrophie ➤ Kap. 73.9) sowie Erkrankungen der motorischen Endplatte (Myasthenie, Lambert Eaton Syndrom) abzugrenzen.

Man unterscheidet primäre Myopathien, Myopathien bei anderen Grunderkrankungen und sonstige Myopathien (ICD-10-GM 2015).

Zur Gruppe der **primären Myopathien** gehören die Muskeldystrophien, Myotonien, kongenitale Myopathien sowie mitochondriale Myopathien. Alle primären Myopathien sind Erbkrankheiten mit je nach Erkrankung typischem Verteilungsmuster und Erkrankungsgipfel sowie Verlauf (Schoser 2009). Bei der Diagnostik werden EMG (Sturzkampfbombergeräusch) (Reiners 2009), Labor (Kreatinkinase) und molekulargenetische Analysen (Kaplan 2010) eingesetzt. Eine kausale Behandlung ist derzeit nicht möglich.

Bei den **Muskeldystrophien** handelt es sich um Krankheiten, bei denen es zu einem Mangel oder zu defekten Muskelproteinen kommt. Dies führt zu (dystrophen) Umbauprozessen der Muskelzellen, die licht- oder elektronenmikroskopisch nachweisbar sind, und somit zu einer progressiven Muskelschwäche. Bei den **Myotonien** handelt es sich um Krankheiten, bei denen es zu einer verzögerten Muskelentspannung kommt. Klinisch findet man die sog. myotone Delle: Beim Beklopfen des Muskels bleibt kurzzeitig eine Eindellung sichtbar als Zeichen der verzögerten Entspannung. Bei festem Faustschluss oder Lidschluss können diese nicht schnell geöffnet werden. Die sehr seltenen **kongenitalen Myopathien** liegen bereits bei Geburt vor. Die Säuglinge fallen durch eine Muskelhypotonie auf („floppy infant"). Auch die **Mitochondriopathien** sind seltene Erkrankungen. Hierbei sind je nach Erkrankung unterschiedliche Proteine in den Mitochondrien oder deren DNS gestört, sodass die Energiegewinnung nicht richtig stattfinden kann und es somit zu Muskelschwächen kommt. Auch hierbei sind unterschiedliche Verteilungsmuster vorhanden, da nicht alle Mitochondrien in allen Erfolgsorganen gleich sind.

Zur Gruppe der **Myopathien bei anderen Grunderkrankungen** gehören Muskelschwächen, die auftreten bei:

- Vitamin-D- oder Selenmangel
- Endokrinen Erkrankungen (Hypo- oder Hyperthyreose, Cushing-Syndrom, Hypo- oder Hyperparathyreoidismus)
- Glykogen- oder Lipidspeicherkrankheiten

Zur Gruppe der **sonstigen Myopathien** gehören arzneimittelinduzierte, alkoholkrankheitsassoziierte und toxische Myopathien.

Neben den Myopathien gibt es auch akute Verlaufsformen bei entzündlichen Erkrankungen oder Autoimmunerkrankungen im Sinne einer **Myositis.** Hier und bei den nichtprimären Myopathien steht die Behandlung der Grunderkrankung im Vordergrund. Auch kommen vorübergehende Myopathien postinfektiös vor, die eine gute Prognose haben.

Im Gegensatz zu den Myopathien kommt es bei den Myasthenien und dem Lambert-Eaton-Syndrom zu einer Muskelschwäche aufgrund einer Störung der neuromuskulären Impulsübertragung. Die Myasthenien, allen voran die **Myasthenia gravis,** sind Autoimmunerkrankungen, bei denen Antikörper gegen postsynaptische Strukturen, in 85 % der Acetylcholinrezeptor, gebildet werden. Folge ist eine Muskelschwäche, die bei wiederholten Bewegungen auftritt. Betroffen sind nur quergestreifte Muskeln. Oft sind Augenmuskelschwächen das erste Symptom. Eine beidseitige Ptose ist hinweisend. Der klinische Test ist der Simpson-Test, bei dem eine Ptose entsteht bei langem Aufblick. Diese verschwindet sofort nach Gabe von Tensilon (Cholinesterasehemmer). Im EMG findet man das typische Dekrement (abnehmende Amplitude des Muskelaktionspotenzials bei Serienstimulation). Therapeutisch werden Cholinesterasehemmer (Pyridostigmin) und ggf. Glukokortikoide oder Immunsuppresiva eingesetzt. Zum Teil werden Thymektomien mit gutem Erfolg durchgeführt (Engel 2012).

Im Gegensatz zu den Myasthenien liegt beim **Lambert-Eaton-Syndrom** eine Antikörperbildung gegen die präsynaptischen Kalziumkanäle vor. In 60 % der Fälle stellt es ein paraneoplastisches Syndrom dar, sodass eine Tumorsuche (kleinzelliges Bronchialkarzinom, Thymom, Prostatakarzinom) indiziert ist. Bei 40 % der Fälle findet sich kein Tumor und es ist von einer reinen Autoimmunerkrankung auszugehen. Auch hier kommt es zu proximalen Muskelschwächen der Extremitäten. Im Gegensatz zur Myasthenia gravis sind die Augenmuskeln ausgespart. Zusätzlich kommen Beteiligungen des vegetativen und zentralen Nervensystems mit Mundtrockenheit, Kopfschmerzen und kognitiven Störungen hinzu. Diagnostisch kann der Tensilontest positiv sein. Bei 85 % der Betroffenen lassen sich Antikörper gegen die Kalziumkanäle nachweisen. Therapeutisch steht bei den Paraneoplasien die Behandlung des Tumors im Vordergrund, bei der reinen Autoimmunerkrankung die Immunsuppression, unterstützt durch einen Kalium-Kanal-Blocker (Amifampridin) (Wirtz et al. 2009, Keogh et al. 2011).

LITERATUR

Argoff CE, Sims-O'Neill C. Epidural steroid injections are useful for the treatment of low back pain and radicular symptoms: con. Curr Pain Headache Rep. 2009; 13: 35–38.

Assmus H et al. Cubital tunnel syndrome – a review and management guidelines. Cen Eur Neurosurg. 2011; 72: 90–98.

Barral JP, Croibier A. Manipulation peripherer Nerven: Osteopathische Diagnostik und Therapie. München: Urban & Fischer, 2011.

Bischoff C, Schulte-Mattler W. Das EMG-Buch: EMG und periphere Neurologie in Frage und Antwort. 3. Aufl. Stuttgart: Thieme, 2011.

Butler D. Mobilisation des Nervensystems (Rehabilitation und Prävention). Heidelberg: Springer, 1995. Korr. Nachdruck 1997.

Caliandro P et al. Treatment for ulnar neuropathy at the elbow. Cochrane Database Syst Rev. 2011; 2: CD006839.

Chou R, Huffman LH. Nonpharmacologic therapies for acute and chronic low back pain: a review of the evidence for an American Pain Society/American College of Physicians clinical practice guideline. Ann Intern Med. 2007a; 147: 492–504.

Chou R, Huffman LH. Medications for acute and chronic low back pain: a review of the evidence for an American Pain Society/American College of Physicians clinical practice guideline. Ann Intern Med. 2007b; 147: 505–514.

Chou R et al. Surgery for low back pain: a review of the evidence for an American Pain Society Clinical Practice Guideline. Spine (Phila Pa 1976). 2009; 34: 1094–1109.

Cocito D et al. A nationwide retrospective analysis on the effect of immune therapies in patients with chronic inflammatory demyelinating polyradiculoneuropathy. Eur J Neurol. 2010; 17: 289–294.

Collins MP et al. Peripheral Nerve Society Guideline on the classification, diagnosis, investigation, and immunosuppressive therapy of non-systemic vasculitic neuropathy: executive summary. J Peripher Nerv Syst. 2010; 15: 176–184.

Diener HC, Weimar C (Hrsg.). Leitlinien für Diagnostik und Therapie in der Neurologie. Herausgegeben von der Kommission „Leitlinien" der Deutschen Gesellschaft für Neurologie. Stuttgart: Thieme, 2012.

Diener HC et al. A preliminary, randomized, multicenter study comparing intravenous immunoglobulin, plasma exchange, and immune adsorption in Guillain-Barre syndrome. Eur Neurol. 2001; 46: 107–109.

Engel AG. Myasthenia gravis and Myasthenic Disorders. New York: Oxford University Press, 2012. pp. 156–173.

Engelhardt A. Vaskulitische Neuropathien. Theorie und Forschung Medizin. Regensburg: Roderer Verlag, 1994.

van Eijk JJ et al. Evaluation of prednisolone treatment in the acute phase of neuralgic amyotrophy: an observational study. J Neurol Neurosurg Psychiatry. 2009; 80: 1120–1124.

Gilden DH. Bell's palsy. New Engl J Med. 2004; 351: 1323–1331.

Hertzler A et al. Tethered cord syndrome: a review of the literature from embryology to adult presentation. Neurosurg Focus. 2010; 29 (1): E1.

Heuß D. Untersuchungen des Liquor cerebrospinalis. In: Neundörfer B, Heuß D (Hrsg.) Polyneuropathien. Stuttgart: Thieme, 2006. S. 32–35, Tafel IX.

Hughes RA et al. Intravenous immunoglobulin for Guillain-Barre syndrome. Cochrane Database Syst Rev. 2006: CD002063.

Huisstede BM et al. Carpal tunnel syndrome. Part I: effectiveness of nonsurgical treatments – a systematic review. Arch Phys Med Rehabil. 2010a; 91: 981–1004.

Huisstede BM et al. Carpal tunnel syndrome. Part II: effectiveness of surgical treatment – a systematic review. Arch Phys Med Rehabil. 2010b; 91: 1005–1024.

ICD-10-GM 2015. www.dimdi.de/dynamic/de/klassi/downloadcenter/icd-10-gm/ (letzter Zugriff: 6.1.2016).

Kaplan JC. The 2011 version of the gene table of neuromuscular disorders. Neuromuscul Disord. 2010; 20: 852–873.
Keogh M et al. Treatment for Lambert-Eaton myasthenic syndrome. Cochrane Database Syst Rev. 2011; (2): CD003279.
Neundörfer B, Heuß D (Hrsg.). Polyneuropathien. Stuttgart: Thieme, 2006.
O'Connor D, Marshall S, Massy-Westrop N. Non-surgical treatment (other than steroid injection) for carpal tunnel syndrome. (Cochrane Review). The Cochrane Library. Issue 2, 2003.
Peitersen E. Bell's palsy: the spontaneous course of 2,500 peripheral facial nerve palsies of different etiologies. Acta Otolaryngol Suppl. 2002; 549: 4–30.
Pestronk A. Neuromuscular disorders – hereditary neuropathies. 2008. Available from: http://neuromuscular.wustl.edu/time/hmsn.html (letzter Zugriff: 6.1.2016).
Reiners K. Elektromyografische Untersuchung bei Myopathien. Akt Neurol. 2009; 36: 227–233.
Ronthal M. Bell's palsy: Pathogenesis, clinical features, and diagnosis. 2015. www.uptodate.com/contents/bells-palsy-pathogenesis-clinical-features-and-diagnosis-in-adults (letzter Zugriff: 6.1.2016).
Schoser B. Klinische Phänotypen hereditärer Myopathien und die Indikation zur Muskelbiopsie. Akt Neurol. 2009; 36: 221–226.
Umapathi TE et al. Immunosuppressant and immunomodulatory treatments for multifocal motor neuropathy. Cochrane Database Syst Rev. 2009: CD003217.
Wirtz PW et al. Efficacy of 3,4-diaminopyridine and pyridostigmine in the treatment of Lambert-Eaton myasthenic syndrome: a randomized, double-blind, placebo-controlled, crossover study. Clin Pharmacol Ther. 2009; 86: 44–48.
Witsch J et al. Long-term outcome in patients with Guillain-Barré syndrome requiring mechanical ventilation. J Neurol. 2013; 260: 1367–1374.

Register

S